"十四五"普通高等教育本科规划教材

供基础、临床、护理、预防、口腔、中医、药学、医学技术类等专业用

诊断学

Diagnostics

（第 2 版）

主　　编　王　欣　周燕斌

副 主 编　李　悦　郝长来　马新华　李　伟

编　　委（按姓名汉语拼音排序）

曹颖平（福建医科大学附属协和医院）
常　春（北京大学第三医院）
陈章荣（贵州医科大学附属医院）
刁晓艳（贵州医科大学附属医院）
董江川（重庆医科大学附属第二医院）
冯　春（哈尔滨医科大学附属第五医院）
福　泉（内蒙古医科大学附属医院）
桂庆军（南华大学衡阳医学院）
郝长来（承德医学院附属医院）
郝春艳（山西医科大学第一临床医学院）
贺鹏程（西安交通大学第一附属医院）
黄　涛（山东大学齐鲁医学院）
姜玉杰（山东第一医科大学附属省立医院）
蒋文功（广东药科大学第一临床医学院）
兰学立（北京大学航天临床医学院）
李红建（新疆医科大学第五附属医院）
李　伟（贵州医科大学附属医院）
李　英（山东大学齐鲁医学院）
李　悦（哈尔滨医科大学附属第一医院）
林晓英（山东大学第二医院）
刘　娟（中山大学附属第一医院）
卢雪玲（新疆医科大学第七附属医院）
陆　楠（山东大学齐鲁医学院）
马新华（邵阳学院）
荣　芳（山西大同大学）
沈　楠（大连医科大学附属第一医院）
孙连桃（包头医学院）
王　芳（北京大学第五临床医学院北京医院）
王相华（山东第一医科大学附属省立医院）
王　欣（山东大学齐鲁医学院）
徐　宁（内蒙古医科大学包头临床医学院）
杨金玲（山东大学齐鲁医学院）
张　贝（滨州医学院）
张　薇（哈尔滨医科大学附属第一医院）
张　义（山东大学齐鲁医院）
张志华（承德医学院附属医院）
钟　宁（山东第一医科大学临床与基础医学院）
周燕斌（中山大学附属第一医院）
周　芸（山西医科大学）

北京大学医学出版社

ZHENDUANXUE

图书在版编目（CIP）数据

诊断学 / 王欣，周燕斌主编．—2版．—北京：北京大学医学出版社，2024. 3

ISBN 978-7-5659-3091-1

Ⅰ．①诊… Ⅱ．①王… ②周… Ⅲ．①诊断学 Ⅳ．①R44

中国国家版本馆CIP数据核字（2024）第038070号

诊断学（第 2 版）

主　　编：王　欣　周燕斌
出版发行：北京大学医学出版社
地　　址：（100191）北京市海淀区学院路 38 号　北京大学医学部院内
电　　话：发行部 010-82802230；图书邮购 010-82802495
网　　址：http：//www.pumpress.com.cn
E-mail：booksale@bjmu.edu.cn
印　　刷：中煤（北京）印务有限公司
经　　销：新华书店
责任编辑：赵　欣　**责任校对：**靳新强　**责任印制：**李　啸
开　　本：850 mm × 1168 mm　1/16　**印张：**62　**字数：**1790 千字
版　　次：2018 年 6 月第 1 版　2024 年 3 月第 2 版　2024 年 3 月第 1 次印刷
书　　号：ISBN 978-7-5659-3091-1
定　　价：120.00 元

第 5 轮修订说明

国务院办公厅印发的《关于加快医学教育创新发展的指导意见》提出以新理念谋划医学发展、以新定位推进医学教育发展、以新内涵强化医学生培养、以新医科统领医学教育创新，要求全力提升院校医学人才培养质量，培养仁心仁术的医学人才，发挥课程思政作用，着力培养医学生救死扶伤精神。《教育部关于深化本科教育教学改革全面提高人才培养质量的意见》要求严格教学管理，把思想政治教育贯穿人才培养全过程，全面提高课程建设质量，推动高水平教材编写使用，推动教材体系向教学体系转化。《普通高等学校教材管理办法》要求全面加强党的领导，落实国家事权，加强普通高等学校教材管理，打造精品教材。以上这些重要文件都对医学人才培养及教材建设提出了更高的要求，因此新时代本科临床医学教材建设面临更大的挑战。

北京大学医学出版社出版的本科临床医学专业教材，从 2001 年第 1 轮建设起始，历经多轮修订，高比例入选了教育部“十五”“十一五”“十二五”普通高等教育国家级规划教材。本套教材因骨干建设院校覆盖广，编委队伍水平高，教材体系种类完备，教材内容实用、衔接合理，编写体例符合人才培养需求，实现了由纸质教材向“纸质 + 数字”的新形态教材转变，得到了广大院校师生的好评，为我国高等医学教育人才培养做出了积极贡献。

为深入贯彻党的二十大精神，落实立德树人根本任务，更好地支持新时代高等医学教育事业发展，服务于我国本科临床医学专业人才培养，北京大学医学出版社有选择性地组织各地院校申报，通过广泛调研、综合论证，启动了第 5 轮教材建设，共计 53 种教材。

第 5 轮教材建设延续研究型与教学型院校相结合的特点，注重不同地区的院校代表性，调整优化编写队伍，遴选教学经验丰富的学院教师与临床教师参编，为教材的实用性、权威性、院校普适性奠定了基础。第 5 轮教材主要做了如下修订：

1. 更新知识体系

继续以“符合人才培养需求、体现教育改革成果、教材形式新颖创新”为指导思想，坚持“三基、五性、三特定”原则，对照教育部本科临床医学类专业教学质量国家标准，密切结合国家执业医师资格考试、全国硕士研究生入学考试大纲，结合各地院校教学实际更新教材知识体系，更新已有定论的理论及临床实践知识，力求使教材既符合多数院校教学现状，又适度引领教学改革。

2．创新编写特色

以深化岗位胜任力培养为导向，坚持引入案例，使教材贴近情境式学习、基于案例的学习、问题导向学习，促进学生的临床评判性思维能力培养；部分医学基础课教材设置“临床联系”模块，临床专业课教材设置“基础回顾”模块，探索知识整合，体现学科交叉；启发创新思维，促进“新医科”人才培养；适当加入“知识拓展”模块，引导学生自学，探索学习目标设计。

3．融入课程思政

将思政元素、党的二十大精神潜移默化地融入教材中，着力培养学生“敬佑生命、救死扶伤、甘于奉献、大爱无疆”的医者精神，引导学生始终把人民群众生命安全和身体健康放在首位。

4．优化数字内容

在第4轮教材与二维码技术结合，实现融媒体新形态教材建设的基础上，改进二维码技术，优化激活及使用形式，按章（或节）设置一个数字资源二维码，融知识拓展、案例解析、微课、视频等于一体。

为便于教师教学、学生自学，编写了与教材配套的PPT课件。PPT课件统一制作成压缩包，用微信“扫一扫”扫描教材封底激活码，即可激活教材正文二维码，导出PPT课件。

第5轮教材主要供本科临床医学类专业使用，也可供基础、护理、预防、口腔、中医、药学、医学技术类等开设相同课程的专业使用，临床专业课教材同时可作为住院医师规范化培训辅导教材使用。希望广大师生多提宝贵意见，反馈使用信息，以便我们逐步完善教材内容，提高教材质量。

序

医学关乎人类生命的存在与繁衍，医学卫生事业的发展涉及国家安全、经济发展、社会文明和人民福祉。医者德为先，能为重，技为精。医学教育应既科学、严谨、规范，又充满温情与关怀。“健康中国”的美好愿景与目标，激励着医务工作者为之奋斗。医学教育要坚守为国育才、立德树人的根本任务，落实《关于深化新时代学校思想政治理论课改革创新的若干意见》《高等学校课程思政建设指导纲要》《教育部关于深化本科教育教学改革全面提高人才培养质量的意见》《关于深化医教协同进一步推进医学教育改革与发展的意见》《关于加快医学教育创新发展的指导意见》等文件精神，以适应我国“大医学、大卫生、大健康”的发展需求，为“健康中国”筑牢人才基础。

近年来，高等院校探索新医科建设，推进现代医学教育教学新模式，坚持以人和健康为中心，建立健全覆盖生命全周期和健康全过程、“促防诊控治康”一体化的人才培养体系，高度重视身心、社会、环境等要素，融通医工理文学科，提升新时代医学生的整体素养；运用现代数字信息技术，增强情境化教学，加强临床实践教学，有效地提高了学生专业胜任力。同时，高等院校深化落实党和国家关于加强大学生思想政治教育的指示精神，将思想政治教育贯穿于人才培养体系和课程教学，使习近平新时代中国特色社会主义思想进课堂、入头脑，培养人民群众满意的、医术精湛的社会主义卫生健康事业接班人。

北京大学是经历过百年洗礼的老校，为我国建设和发展做出了杰出贡献，与全国医学教育界的同道们共同努力，在医学教育教学研究、教师培养、教材建设、实践教学规范等多方面不断改革创新。北京大学医学出版社秉承医学教育宗旨，落实党和国家对教材建设的要求和任务，立足北大医学，服务全国高等医学教育，与各院校教师一起不懈努力，打造精品教材，以高质量完成课程教学活动的“最后一公里”。本套本科临床医学专业教材是在教育及卫生健康部门领导的关心指导下，由医学教育专家顶层设计，北京大学医学部携手全国各兄弟院校群策群力、共同建设的成果。本套教材多年来与高等医学教育改革相伴而行，与时俱进，历经多轮修订，体系日趋完善，符合专业要求，编写队伍与院校构成合理，编写体例不断优化创新，实现了纸质教材与数字教学资源结合的精品新形态教材建设。实践证明，这套教材满足本科医学教育的专业标准要求，在适应多数院校的教学能力与资源的情况下，能很好地引导、深化专业教学，已成为本科医学人才培养的精品教材，为我国高等医学教育事业发展做出了突出贡献。

第 5 轮教材建设坚持以习近平新时代中国特色社会主义思想为指引，积极探索思政元素融入教材，落实立德树人根本任务，坚持现代医学教育理念，体现生命全周期、健康全覆盖的整体要求，与相关学科恰当融合，全面更新了医学知识和能力体系，体现了“中国本科医学教育标准—临床医学专业（2022）”的要求，配合教学模式与方法的改革，吸收“金课程”建设经验，优化教材体例，融入医学文化，重视中华医学文明，强调适用、实用，行稳致远，开创新局，锤炼精品。

在第 5 轮教材出版之际，欣为之序。相信第 5 轮教材的高质量建设一定会为我国新时代高等医学教育人才培养和健康中国事业发展做出更大贡献。

前　言

诊断学是我国高等医学院校的必修课之一，是从基础医学向临床医学过渡的桥梁和纽带。随着教育改革的不断深入，在党的二十大报告提出的加强教材建设和管理、加快建设高质量教育体系、推进教育数字化等方针政策指导下，教育部等多部委相继出台了一系列关于加快医学教育创新发展的指导性文件，为我国高等医学教育人才培养提出了新的要求和挑战，也为《诊断学》教材建设指明了方向。为了适应新时代发展的需求，服务于医学创新教育，重塑数字化育人新范式，为健康中国建设提供人才支撑，《诊断学》教材完成了第 2 版的修订。

第 1 版《诊断学》教材自发行使用以来，得到了来自教师、学生及医务工作者的广泛好评。本版《诊断学》教材的修订结合新时代医学教育的要求，采纳了前一版使用者的宝贵建议，集中了国内 14 个省区市、19 所医学院校的 39 名富有临床和教学经验的资深教师，立足医学生岗位胜任力，坚持“三基”（即基础理论、基本知识和基本技能）、“五性”（即思想性、科学性、先进性、启发性和适用性）和“三特定”（即特定学制、特定专业方向、特定对象），致力于培养学生爱国、创新、求实、奉献精神和人民至上、生命至上的思想品质，内容上紧扣国家执业医师资格考试大纲和研究生入学考试“西医综合”科目的考试要求，严格把握内容的覆盖面和深浅度，强调理论知识和临床实践的双向整合与滋养。着力提升医学生临床思维、整体思维和解决临床实际问题的能力，融入预防、康养理念，注重“生命全周期、健康全过程”，进一步提高了教材的高阶性、创新性和挑战度。

本次教材的修订主要包括以下几个方面：

1. 体现临床医学本科的人才培养目标，在主要章前面分知识、能力、素养三个层次为学生提出了明确的学习目标，体现了立德树人的宗旨，增强了教材的思政性、人文性。

2. 为促进理论知识和临床实践的结合，指导教学活动，在每章（节）前设置了案例导入，并在案例情境中增加了医患沟通、医学伦理等相关内容，将思政育人理念潜移默化地渗透入案例分析的实践中，体现了医学的温度。

3. 通过“微整合”等模块，将与临床问题密切相关的基础科学原理、伦理、心理、卫生法规等穿插入正文，促进临床知识与基础知识的融合。

4. 根据章节内容特点，为学生提供思考题，并给出答题要点，便于学生自我评价、反馈，实现了教材的形成性评价功能。

5. 本版教材积极适应教育数字化转型，在第 1 版的基础上，增加了大量黑白和彩色图片，并通过二维码等方式为学生提供知识拓展、最新研究进展、案例分析、思考题、教学课件等学习资源，将传统出版与数字技术有机融合，实现了以纸质教材为核心、配套数字及在线课程教学资源的立体化新形态教材。

6. “常见症状”篇，强调症状学的问诊技巧及诊断思路，帮助培养学生整体化、系统化的临床思维。

7．“体格检查”篇，增加了常见疾病的临床表现，使体格检查不再只注重检查方法和体征鉴别，而是更贴近临床、贴近疾病，更强调学生能力和素质的培养。

8．“实验诊断学”篇，在内容编排和组织上，注重教材的系统整合，以系统、器官疾病为主线编写实验诊断项目，突出临床意义及应用评价，在每章最后集中阐述各类疾病的实验诊断策略，更贴近医学专业学生的培养目标和学习要求。

在本次教材的修订过程中，全体编者均投入了极大的热情，花费了大量时间和精力，精益求精，努力使本书成为本科生、研究生、规范化培训的住院医师和临床医生学习和工作中的必备工具。同时，我们也得到了各级专家、同道和学生们的指导和帮助，在此一并致以诚挚的谢意！本教材涉及面广，内容庞杂，难免存在疏漏和不足，敬请广大师生批评指正，我们将不断完善和修订。

王　欣　周燕斌

目　录

绪论 …… 1

第一篇　常见症状

第一章　发热 …… 9
第二章　皮肤黏膜出血 …… 16
第三章　咳嗽与咳痰 …… 20
第四章　咯血 …… 24
第五章　胸痛 …… 28
第六章　呼吸困难 …… 32
第七章　发绀 …… 36
第八章　心悸 …… 39
第九章　吞咽困难 …… 43
第十章　恶心与呕吐 …… 46
第十一章　呕血与便血 …… 49
第十二章　腹痛 …… 53
第十三章　腹泻 …… 59
第十四章　便秘 …… 63
第十五章　黄疸 …… 67
第十六章　血尿 …… 74
第十七章　尿频、尿急、尿痛 …… 77
第十八章　无尿、少尿与多尿 …… 80
第十九章　尿失禁与尿潴留 …… 83
第二十章　水肿 …… 88
第二十一章　肥胖 …… 93
第二十二章　消瘦 …… 97
第二十三章　腰背痛 …… 102
第二十四章　关节痛 …… 107
第二十五章　头痛 …… 112
第二十六章　眩晕 …… 116

第二十七章 晕厥……………… 120

第二十八章 抽搐与惊厥……… 124

第二十九章 意识障碍………… 128

第三十章 情感障碍…………… 132

第二篇 问诊

第三十一章 问诊的重要性…… 139

第三十二章 问诊的方法与技巧 141

第三十三章 问诊的内容……… 145

第三篇 体格检查

第三十四章 基本检查法……… 151

第一节 视诊 ………………………… 151
第二节 触诊 ………………………… 151
第三节 叩诊 ………………………… 155
第四节 听诊 ………………………… 157
第五节 嗅诊 ………………………… 160

第三十五章 一般检查………… 161

第一节 全身状态检查 ……………… 161
第二节 皮肤检查 …………………… 175
第三节 淋巴结检查 ………………… 184

第三十六章 头部检查………… 189

第三十七章 颈部检查………… 209

第三十八章 胸部检查………… 215

第一节 胸部解剖和呼吸生理 ……… 215
第二节 胸部的体表标志 …………… 218
第三节 肺和胸膜检查 ……………… 222
第四节 呼吸系统常见疾病的临床表现 ………………………… 233
第五节 乳房检查 …………………… 240
第六节 心脏检查 …………………… 242
第七节 血管检查 …………………… 261
第八节 循环系统常见疾病的临床表现 ………………………… 266

第三十九章 腹部检查………… 272

第一节 腹部的体表标志及分区 …… 273
第二节 腹部视诊 …………………… 276
第三节 腹部触诊 …………………… 283
第四节 腹部叩诊 …………………… 301
第五节 腹部听诊 …………………… 305

第四十章 生殖器、肛门、直肠检查………………… 308

第一节 男性生殖器检查 …………… 308
第二节 女性生殖器检查 …………… 312
第三节 直肠与肛门检查 …………… 315

第四十一章 脊柱与四肢检查… 320

第一节 脊柱检查 …………………… 320
第二节 四肢及关节检查 …………… 325

第四十二章 神经系统检查…… 333

第一节 脑神经检查 ………………… 333
第二节 运动功能检查 ……………… 339
第三节 感觉功能检查 ……………… 344
第四节 神经反射检查 ……………… 347
第五节 自主神经功能检查 ………… 354
第六节 其他神经系统检查 ………… 356

第四十三章 全身体格检查…… 359

第一节 全身体格检查的概念、意义和基本原则 …………………… 359
第二节 全身体格检查的顺序和内容 ……………………… 361

第四篇 实验诊断学

第四十四章 实验诊断学概论… 367

第四十五章 实验室常规检查… 373

第一节 血细胞计数 ………………… 373
第二节 外周血细胞形态学检验 …… 389
第三节 尿液常规试验 ……………… 398
第四节 粪便检查 …………………… 413
第五节 浆膜腔积液检查 …………… 419

第四十六章 血液系统疾病的实验诊断……………… 424

第一节 外周血细胞检测 …………… 424
第二节 骨髓细胞形态学检验 ……… 424
第三节 常用血细胞化学染色 ……… 431
第四节 骨髓与血细胞免疫表型分析 ……………………… 436
第五节 骨髓与血细胞分子遗传学分析 ……………………… 437
第六节 骨髓与血细胞分子生物学分析 ……………………… 439
第七节 常用铁代谢试验 …………… 440
第八节 叶酸与维生素 B_{12} 代谢试验 ……………………… 443
第九节 溶血性贫血相关检查 ……… 445
第十节 贫血的实验诊断 …………… 453
第十一节 造血与淋巴组织肿瘤的实验诊断 ………………… 458
第十二节 止血与血栓的实验诊断 … 480
第十三节 血型鉴定与交叉配血试验 ……………………… 519

第四十七章 消化系统疾病的实验诊断……………… 528

第一节 肝功能检验 ………………… 528
第二节 胰腺酶学检验 ……………… 544
第三节 常见消化系统疾病的实验诊断 ……………………… 546

第四十八章 泌尿系统疾病的实验诊断……………… 549

第一节 尿液分析 …………………… 549
第二节 肾功能评价试验 …………… 549
第三节 常见泌尿系统疾病的实验诊断 ……………………… 566

第四十九章 内分泌与代谢性疾病的实验诊断……… 571

第一节 糖代谢检查 ………………… 571
第二节 脂质代谢检查 ……………… 577
第三节 血清电解质检查 …………… 581
第四节 垂体激素 …………………… 586
第五节 甲状腺功能试验 …………… 589
第六节 肾上腺激素 ………………… 591
第七节 性激素与人绒毛膜促性腺激素 ……………………………… 595
第八节 常见内分泌疾病的实验诊断 ……………………………… 597

第五十章 风湿免疫性疾病的实验诊断………………… 605

第一节 免疫相关的实验检测 ……… 605
第二节 风湿免疫病的实验检测 …… 612
第三节 常见风湿免疫病的实验室检查 ……………………………… 626

第五十一章 心脏疾病的实验诊断 …………………… 630

第一节 心肌损伤标志物 …………… 630
第二节 心力衰竭标志物 …………… 633
第三节 心血管损伤相关风险因子 … 635
第四节 心包积液检验 ……………… 637
第五节 常见心脏疾病的实验诊断 … 638

第五十二章 呼吸系统疾病的实验诊断……………… 642

第一节 痰液检查 …………………… 642
第二节 支气管肺泡灌洗液检验 ……………………………… 645
第三节 常见呼吸系统疾病的实验诊断 ……………………………… 646

第五十三章 神经系统疾病的实验诊断……………… 651

第一节 脑脊液检查 ………………… 651
第二节 神经系统疾病相关基因检查 ……………………………… 657
第三节 常见神经系统疾病的实验诊断 ……………………………… 660

第五十四章 生殖系统疾病与优生优育的实验诊断… 666

第一节 生殖系统体液检测 ………… 666
第二节 优生优育检测 ……………… 676
第三节 常见生殖系统疾病的实验诊断 ……………………………… 693

第五十五章 感染性疾病的实验诊断……………… 699

第一节 标本的采集运送、质量评估与检查方法 ……………………… 700
第二节 细菌感染的实验诊断 ……… 704
第三节 病毒感染的实验诊断 ……… 715
第四节 真菌感染的实验诊断 ……… 725
第五节 其他病原体感染的实验诊断 ……………………………… 728
第六节 性传播疾病的实验诊断 …… 732
第七节 新发传染病的实验诊断 …… 738
第八节 医院感染的监测 …………… 743

第五十六章 肿瘤的实验室诊断……………… 747

第一节 肿瘤相关蛋白标志物 ········ 747
第二节 肿瘤相关基因检验 ··········· 757
第三节 恶性肿瘤的实验诊断策略 ··· 762
第四节 常见恶性肿瘤的实验诊断特点 ···························· 764

第五十七章 遗传性疾病的实验诊断················ 771

第一节 染色体分析技术 ·············· 772
第二节 生物化学检查 ················ 774
第三节 基因诊断 ······················ 779
第四节 常见遗传性疾病的实验室诊断 ···························· 785

第五篇 辅助检查

第五十八章 心电图··············· 793

第一节 心电图的基础知识 ··········· 793
第二节 心房肥大与心室肥厚 ········ 803
第三节 心肌缺血与 ST-T 改变 ······ 807
第四节 心肌梗死 ······················ 809
第五节 心律失常 ······················ 815
第六节 电解质紊乱和药物影响 ······ 831
第七节 心电图的临床应用和分析方法 ···························· 833

第五十九章 其他常见心电学检查 ··············· 835

第一节 动态心电图 ···················· 835
第二节 心电图运动负荷试验 ········ 837
第三节 食管心电图和起搏心电图 ··· 839

第六十章 呼吸功能检查与呼吸睡眠监测··············· 842

第一节 肺功能检查 ···················· 842
第二节 动脉血气分析 ················ 852
第三节 呼出气一氧化氮测定 ········ 861
第四节 睡眠呼吸监测技术 ··········· 863

第六十一章 内镜检查············ 866

第一节 内镜的基本结构和原理 ······ 866
第二节 消化道内镜检查 ·············· 867
第三节 呼吸内镜检查 ················ 873

第六篇 病历书写与诊断思维

第六十二章 病历书写············ 885

第一节 病历的重要性 ················ 885
第二节 病历书写的基本要求 ········ 886
第三节 病历书写的种类、格式和内容 ···························· 888

第六十三章 临床诊断思维······ 897

第一节 诊断疾病的步骤 ·············· 897
第二节 临床诊断的思维方法 ········ 900
第三节 临床疾病诊断的内容与格式 ···························· 904

第七篇 临床常用诊疗技术

第六十四章 淋巴结穿刺术…… 909
第六十五章 淋巴结活体组织检查术…………… 911
第六十六章 骨髓穿刺术……… 913
第六十七章 骨髓活体组织检查术…………… 917
第六十八章 胸膜腔穿刺术…… 920
第六十九章 胸膜活体组织检查术…………… 924
第七十章 经皮肺穿刺术……… 926
第七十一章 心包穿刺术……… 929
第七十二章 深静脉穿刺术及中心静脉压测定……… 933
第七十三章 动脉穿刺置管及有创动脉血压监测… 938
第七十四章 腹腔穿刺术……… 942
第七十五章 肝活体组织穿刺术…………… 946
第七十六章 肝穿刺抽脓术…… 949
第七十七章 三腔二囊管压迫止血术…………… 951
第七十八章 导尿术…………… 954
第七十九章 肾穿刺活体组织检查术…………… 957
第八十章 前列腺检查及按摩术……………… 960
第八十一章 腰椎穿刺术……… 963

主要参考文献………………………………………………………………………… 967

中英文专业词汇索引………………………………………………………………… 968

绪　论

诊断学（diagnostics）是运用医学基础理论、基础技能和相关技术与方法对疾病进行诊断的一门学科，是临床医学中最重要的基础学科，是论述诊断疾病的基本理论和方法的一门课程。诊断学作为连接基础医学与临床医学重要的桥梁和纽带，其任务是帮助医学生熟悉或掌握诊断疾病的基础理论、基础技能和相关技术与方法，为学习临床各专业课程及临床操作技能奠定基础，从而促使学生迈出从基础理论步入临床实践的第一步。诊断学的主要内容包括采集病史、常见症状、体格检查、实验室检查、辅助检查、病历书写、临床常用诊疗操作和临床诊断思维等，重点培养医生所需的素质、基本技能、临床思维和交流技巧，特别是学会临床实践过程中在面对患者进行诊断时的思维和行为模式。因此，诊断学也是临床医学教学的关键学科，对诊断学的掌握程度直接关系到医学生乃至医务人员的临床诊断和业务水平。

一、诊断学的起源和历史

诊断学最早起源于古希腊医学。尽管在古希腊之前，古埃及、古克里特、古巴比伦的临床医学就开始繁盛，但是他们少有文献资料流传，也没有成为西方医学的主流，反而是古希腊保留了大量的医学资料，记载了详尽的病史采集资料和直接听诊方法的运用。古希腊的黄金时期，涌现了大量的史诗级学者，例如希波克拉底、柏拉图、苏格拉底等。其中希波克拉底对医学的发展做出了最为卓越的贡献，在他的手中，临床医学“成为一门艺术，一门科学，一门职业”。

在希波克拉底之后，随着现代西方医学的发展，临床诊断学体系也进入了一个新的发展时代。1543 年，Andreas Vesalius 创建了基于人体解剖的精准解剖学，也为临床诊断学的发展提供了理论基础。1763 年，Boissier de Sauvages 详细地描述了 2400 种疾病，将其划分为 10 大类、40 小类。随后，法国医师 René Laennec 首次将症状、体征和病理表现结合起来，归纳整理了一系列经典的疾病，很多现代的疾病概念，如肺气肿、支气管扩张、气胸都是由他第一次描述的，初具现代临床综合诊断思维和方法的雏形，这对临床诊断是一个里程碑式的变革，代表着现代诊断学进入了一个更加科学的新的发展阶段。

现代诊断学经典体格检查方法中的视、触、叩、听、嗅，是临床医生和学者在不断的摸索和探讨中进行完善和总结而确定的，同时衍生出很多新的诊断工具。Leopold Auenbrugger 于 1761 年发明了叩诊，这代表着现代物理诊断的体格检查方法开始了突飞猛进的发展，Leopold Auenbrugger 发表文章阐述如何通过敲击胸部判断胸内隐藏的疾病。他提出 4 种不同的叩诊音——正常音、鼓音、浊音、实音，并且列出了每一种叩诊音相对应的临床疾病，现代诊断学 5 种叩诊音的分类也是由此而来的；他还提出叩诊并不能检查出所有的胸部疾病，他通过描述

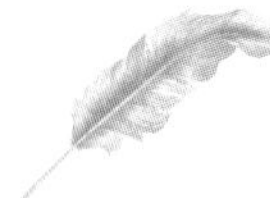

心脏浊音界勾勒出心脏在胸部的位置，这些诊断学的检查方法一直沿用至今。

1816 年，René Laennec 发明了听诊器，听诊器的出现意味着医生们能够清晰地听到心音，这是物理诊断学方法的一个突破性进展。在随后的时间里，新型的听诊器不断涌现。第一个软管听诊器由 Nicholas Conins 在 1829 年制造；第一个可完全折叠的单耳听诊器出现于 19 世纪 30 年代；第一个令人满意的双耳听诊器出现于 19 世纪 50 年代；19 世纪 90 年代，可折叠双耳听诊器得到普遍应用；20 世纪初，隔膜被应用在听诊器上。René Laennec 在发明听诊器的同时，创造了大量的关于听诊的医学词汇，如啰音、支气管音、胸语音、羊鸣音等，这些词汇在诊断学中一直使用至今。

随着现代医学的发展，越来越多的新型辅助检查工具被发明，并应用在临床诊断中。1851 年，Hermann van Helmholtz 发明了检眼镜，通过检眼镜，临床医生观察到了眼底的解剖结构并准确描述了眼睛成像的光学原理。另一个现代临床诊断常用工具——体温计——也经历了漫长的发展历程。1871 年，Karl Wunderlich 正式确立体温测量在临床医学中的重要地位。Daniel Gabriel Fahrenheit，华氏温度计的设计者，第一次将汞作为测量温度的载体，并将冰和沸水的温度设置为两个固定的点，在二者之间进行了刻度的划分，1710 年，他将腋下温度定为 96 华氏度。血压的第一次测量大约出现在 1733 年，Stephen Hales 通过将铜管直接插入动脉的方法在动物身上进行了第一次血压测量的尝试，Hales 被称为植物生理学的奠基人和血流动力学之父，他对血压的测量是对血液循环研究的一个重大贡献，Hales 估算出人体血压为 70.5 英尺，还计算出血液平均速度、主动脉收缩期输出速度和舒张压。Karl von Vierordt 在 1855 年试图通过测量抑制桡动脉搏动所需的力量来测量血压；Ritter von Basch 将压力计连接到一个充满水的橡胶管上（1881 年）；Pierre Potain 使用了空气袖带，并将空气袖带连接到气压表上；1896 年，Riva Rocci 发表文献公布了今天采用的血压计的发明。

近年来，我国医学进入了迅猛发展的新阶段。从国外引进的诊断知识、器械、技术和方法，加上国内同行研制和开发的诊断设备和方法，使诊断学内容急剧丰富，新的诊断思维、方法、器械令人眼花缭乱，目不暇接。近几十年来新增加的诊断学内容，包括计算机体层成像（computer tomography，CT）、磁共振成像（magnetic resonance imaging，MRI）、多普勒超声诊断、放射性核素扫描等，已成为临床常用的诊断手段，大量高、精、尖的医学诊断手段（例如 PET-CT 和分子生物学诊断方法等）不断问世。回顾现代诊断学发展的历史，临床医生和学者们在临床实践过程中不断提高诊断学技艺，探讨新的检查方法和检查工具，阐述疾病进展过程中的病理生理改变和症状、体征变化，这些努力和探索塑造了现代临床诊断体系，也激励着医学工作者和医学生们继续发掘更好的诊断方法，完善诊断学体系，为战胜疾病贡献自己的力量。

二、诊断学的学习内容

1. 诊断学的相关理论 诊断学不仅包括与“症状学”和“体征学”有关的理论知识，还包括与基础医学和临床医学各专业学科有关的理论知识，也包括其他学科与诊断学有关的理论知识等。症状学（symptomatology）是研究各种症状的发生原因、发生机制、临床表现特点及其诊断价值的科学。症状（symptom）是指患者自身感受和体验到疾病所引起的一些生理功能改变（如发热、头痛等）和病理形态改变（如肿块等），如瘙痒、疼痛、心悸、气促、胀闷、恶心和眩晕等，这种异常感觉出现的早期，在问诊时由患者的陈述中获得。体征（sign）是患者的体表或内部结构发生可察觉的改变，如皮肤黄染、肝脾大、心脏杂音和肺部啰音等，体征对临床诊断的建立可发挥主导作用。理解和掌握这些症状和体征的发生与发展必须具备以上所述的各种理论知识。

2．诊断学的相关技能　主要是指诊断思维、诊断行为与诊断艺术等方面所体现出来的临床能力。它包括问诊、体格检查、病历书写以及诊断疾病的步骤和临床的诊断思维方法等基本技能。问诊是病史采集（history taking）的重要手段，是医生通过对患者或相关人员询问获取与疾病有关的病史资料（主要包括症状的演变），并加以综合分析形成初步诊断或为下一步进行的体格检查提出重点的检查内容及为选取必要的辅助检查项目提供线索，是医生向患者进行疾病调查研究的第一步。体格检查（physical examination）是医生用自己的感官或传统的辅助器具（听诊器、叩诊锤、血压计、体温计等）对患者进行系统的观察和检查，揭示机体正常和异常征象的临床诊断方法。体格检查是在问诊的基础上物理诊断学的进一步深入，也是物理诊断学的最基本、最核心的内容之一。病历书写（medical record）是根据问诊和体格检查等所获得的资料及以后在诊断和治疗过程中的全部资料，经过加工整理，按规定格式记录而成的全部诊断和治疗工作的书面记录。它既是医疗、教学和科研工作的基本资料，又是涉及医疗纠纷和诉讼时的重要依据，它既反映书写者的业务水平和工作态度，更是医院医疗质量的重要指标。病历书写是初学物理诊断学者的最重要学习内容之一。如何对获取的疾病资料进行分析、归纳、综合、逻辑推理，得出符合事实的结论，即得出正确的临床诊断甚为重要，这是学习诊断学的最终目的。它不仅需要丰富的医学专业知识和熟练的临床技能，而且需要正确的思维方法和运用循证医学的能力，需要多年甚至在整个临床生涯中反复实践总结才能达到。各级医师都要明确应该具备的上述基本能力，包括临床专业能力和临床基本能力。医学生从学习“诊断学”开始，就应该注重并加强临床基本能力的学习和培养，这对将来成为好医师大有益处。

3．诊断学的技术与方法　由于医学及其相关学科的飞速发展，诊断疾病的方法越来越多，诊断疾病的技术也越来越先进，与诊断疾病有关的仪器设备日新月异，这些先进的技术方法和仪器设备为疾病诊断提供了更多的信息和依据，为疾病的正确诊断发挥了重要作用。辅助检查是利用一定的器械或精密仪器进行的检查，包括各种实验室检查、影像学检查及一些特殊检查，如心电图、超声心动图、肺功能、各类内镜检查和临床上常用的各种诊断操作技术等。在问诊和体格检查的基础上，根据临床诊断的需要，选择适当的辅助检查项目，将会更准确地对病变进行定位和定性诊断，在诊断中常发挥重要作用。实验室检查（laboratory examination）是通过物理、化学和生物学等实验室方法，对患者的血液、体液、分泌物、排泄物、细胞取样和组织标本等进行检查，从而获得病原学、病理形态学或器官功能状态等资料，再结合病史、临床症状和体征进行全面分析和汇总的诊断方法。以基因诊断为标志的精准诊断是21世纪医学领域的一次革命。它使疾病的诊断远远超出细胞水平，达到基因水平，使人们对疾病本质的认识达到更深的层次，出现质的飞跃，真正做到由现象到本质，是未来精准治疗的前提条件。但必须明确指出，诊断疾病的基本手段和方法在诊断疾病过程中仍然是非常重要的，有时甚至是其他先进检查方法所不能替代的。临床医生不仅要掌握它，而且要熟练地应用它。临床医生应该根据患者的病情和具体情况合理恰当地选择某种或某些检查项目。诊断学的有关理论、技能与技术方法并非是截然分开的，而是相互联系、相互影响的。

三、诊断学的学习方法

临床医学是实践性极强的一门科学，不可能通过一次学习立即掌握和应用，需要经过长时间的反复实践和不断训练。从一个医学生到一个面对真实患者能够提出初步诊断的临床医生，是需要经历许许多多临床实践才能逐步实现的。诊断学的学习是贯穿一个医生职业生涯终生的，诊断学的学习必须从初学到担任见习医生和实习医生乃至住院医生、更高年资医生的整个

过程中，自始至终地不断反复和持续巩固。作为一个具有高尚医德修养、高超医学技艺的医务工作者，必须掌握“诊断艺术”，不断在学习中提高诊断和医疗水平。

医学生在初学诊断学时，已经学习了基础医学的各门课程，但是临床课程尚未开始讲授，因此，在这个最初阶段不应该也不可能要求医学生在学习诊断学时对临床上的各种疾病做出准确而全面的诊断。诊断学更主要的任务是指导学生如何接触和面对患者，如何通过问诊确切而客观地了解病情，如何正确地运用视诊、触诊、叩诊、听诊和嗅诊等物理检查方法来发现和收集患者的症状和体征，进而了解这些临床表现的病理生理学基础，以阐明哪些征象为正常生理表现，而哪些属于异常病态征象。联系这些异常征象的病理生理基础，通过反复推敲和分析思考，便可得到诊断疾病的某些线索，从而提出可能发生的疾病。

学习诊断学的具体方法如下。

1．面向患者，结合实际，检查方法系统有效 诊断学要求医生密切接触患者，认真听取患者患病经过和痛苦；仔细检查患者，搜集患者存在的所有病征，尽快和尽可能准确地做出诊断，以便尽早地采取治疗措施，以减轻患者痛苦、改善患者的预后。在进行实验室检查和其他器械检查时，也要从患者病情实际出发，选择适当的项目，不可撒网式盲目检查。对于检查结果，要结合患者实际进行分析，避免误差而导致误诊。

2．换位思考，以患者为中心，在为患者服务中学习，在学习中为患者服务 在询问病史、进行体格检查时，有时不为患者所理解，患者配合不良，检查难以进行。这就要求医生对患者态度亲切和蔼，体贴患者的疾苦，以患者为本，多为患者着想，并在为患者服务的过程中进一步了解病情，了解其心理和精神状态，加深对疾病的认识。

3．细心观察，反复练习，操作技能规范熟练 细心观察患者是了解病情的第一步，针对患者的精神状态、面容、表情、声音、姿势等都应仔细观察，甚至对患者二便的颜色、性状、气味都要认真观察和思索，以发现病情的细微变化。体格检查时，操作技能熟练与否，是能否发现体征的关键。临床操作技术必须反复练习，掌握要领，动作规范，才有助于发现比较隐蔽的疾病征候。学习者必须努力使自己的检查技能达到精确、娴熟，才能做出合理的诊断。

4．全面分析，辩证思维，诊断结论综合可靠 由于诊断疾病是一个复杂的过程，疾病的临床表现错综复杂，变化多样，搜集到的病史、体征和其他各项检查结果往往很不一致，因此必须全面分析，将繁杂的资料进行归纳，运用辩证思维，撇开假象，抓住本质，才能做出正确诊断。面对大量的临床资料，如何去粗取精、去伪存真地分析和思考问题，是每位临床医生所必须应对的严峻挑战。症状、体征、实验室和影像学检查的结果是统一而不可分割的整体，要以临床为主，切忌仅依据某种局部征象或某一辅助检查的结果贸然做出诊断，避免顾此失彼，抓不住主要矛盾。

5．打好基础，贯彻始终，建立正确的诊断思维 诊断学是跨学科的临床医学，是临床各科的共同基础，需要经过长时间的反复实践和不断训练。完成诊断学的学习，是为之后学习临床学科奠定基础。在临床各科实践中，始终贯穿着诊断学的内容，仍然需要认真学习。医学生在日常医疗实践工作中坚持诊断学的学习，不断总结经验和吸取教训，不断纠正错误的临床思维，加强正确临床思维的形成。只有把在临床实践中的感性认识上升为理性认识，然后再指导临床实践，这样周而复始、反复循环，才能使正确的诊断思维不断建立和完善，才能把诊断的失误减至最小。

四、诊断学的学习要求

在诊断学的学习过程中，医学生必须一切从患者的利益出发，全心全意为患者服务，做一个具有高尚医德修养的医务工作者。学习诊断学的基本要求如下。

1．能独立进行系统而有针对性的问诊，能较熟练地掌握主诉、症状、体征间的内在联系和临床意义。

2．能以规范化手法进行系统、全面、重点、有序的体格检查。

3．熟悉血、尿、粪等常规项目实验室检查的操作技术及常用临床检验项目的选择、检验的目的和临床意义。了解现代生化分析仪器的操作程序及原理，了解实验结果对疾病的诊断意义。

4．掌握心电图机的操作程序，熟悉正常心电图及异常心电图的图像分析。能辨认心肌供血不足、心肌梗死、房室肥大、期前收缩、心房及心室颤动和传导阻滞等常见的心电图改变。

5．能将问诊和体格检查资料进行系统的整理，写出格式正确、文字通顺、表达清晰、字体规范、符合要求的完整病历和本教材所推荐的表格病历。

6．能根据病史、体格检查、实验室检查和其他辅助检查所提供的资料，进行分析和总结，提出诊断印象或初步诊断。

（王　欣）

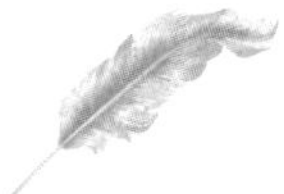

第一篇

常见症状

症状（symptom）是患者主观感受到的不舒适感或痛苦的异常感觉或某些客观病态改变，如疼痛、乏力、眩晕、食欲减退等。体征（sign）是指医师经客观检查发现的异常表现，如肝脾大、淋巴结肿大、心脏杂音、肺部啰音等。临床上还有一种不仅能主观感觉到，而且客观检查也能发现的异常表现，如发热、黄疸、呼吸困难等。因此，广义的症状包括了症状和一些体征。

症状学（symptomatology）研究症状产生的病因、发生机制、临床表现及其在疾病诊断中的作用。症状是医师进行病史采集的主要内容，是疾病诊断、鉴别诊断的重要线索和主要依据，也是反映病情的重要指标之一。疾病的症状很多，同一疾病可有不同的症状，不同的疾病又可出现相同或相似的症状。因此，在诊断疾病时必须结合所有临床资料，综合分析，切忌单凭某一个或几个症状而做出诊断。

第一章

发　热

第一章数字资源

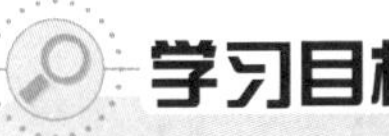

学习目标

1. 知识：说出发热的病因与分类、常见的热型及临床意义。
2. 能力：具有判断发热病因是感染性还是非感染性的能力。
3. 素养：通过详细的问诊、伴随症状和全面的体格检查，综合分析发热的病因。

发热（fever）是指当机体在致热原（pyrogen）或各种原因引起体温调节中枢功能障碍时，使产热增多，散热减少，致使体温高出正常范围。

健康人在清晨安静状态下腋下体温一般为 36 ～ 37 ℃，按测量方法不同而有所差异，口腔温度为 36.3 ～ 37.2 ℃，直肠温度（肛表温度）为 36.5 ～ 37.7 ℃。正常体温在不同个体之间略有差异，并受昼夜、年龄、性别、活动程度、药物、情绪和环境等内外因素的影响而稍有波动。在 24 小时内，下午的体温较早晨略高，剧烈运动、劳动或进餐后体温也可稍升高，但波动范围一般不超过 1 ℃。

案例 1-1

患者，男，55 岁，发热 1 周，体温最高达 39.8 ℃。

问题：

1. 问诊时应该包括哪些方面？
2. 对患者进行体格检查时应关注哪些体征？

【病因与分类】

发热的病因很多，临床上通常分为感染性发热（infective fever）和非感染性发热（non-infective fever）两大类。

（一）感染性发热

感染性发热在临床上最常见，占发热的 60% 以上。各种病原体（如病毒、细菌、支原体、立克次体、螺旋体、寄生虫、真菌等）所致的急性、慢性感染，无论局部还是全身性感染均可出现发热。

Note

微整合

临床应用

新型冠状病毒感染

新型冠状病毒感染（corona virus disease 2019，COVID-19）是由新型冠状病毒引起的一种急性呼吸道传染性病。2020 年 2 月 11 日世界卫生组织（WHO）总干事谭德塞在瑞士日内瓦宣布，将新型冠状病毒感染命名为“COVID-19”。主要表现为发热、咳嗽、乏力。也有部分患者以鼻塞、流涕、咽痛、腹泻等上呼吸道和消化道症状为主，重症病例多在 1 周后出现肺炎，血氧饱和度下降，呼吸困难，严重者快速进展为急性呼吸窘迫综合征、脓毒症休克、难以纠正的代谢性酸中毒和出凝血功能障碍及多器官功能衰竭等。疫情突如其来，肆虐各方，医务人员肩负使命，不顾个人生死，冲锋在前抗击疫情，尽职尽责地守护群众的健康和生命。2023 年 5 月 5 日，世界卫生组织宣布肆虐全球 3 年的新型冠状病毒感染不再构成国际关注的突发公共卫生事件。

（二）非感染性发热

1．无菌性坏死物质的吸收 是由于细胞坏死、组织蛋白分解及组织坏死产物的吸收而导致的无菌性炎症，常引起发热，亦称吸收热（absorption fever）。包括：①机械性、物理或化学性损害，如大手术组织损伤、内出血、大面积烧伤等；②血管栓塞或血栓形成引起的心肌梗死、肺梗死、脾梗死或肢体坏死；③组织坏死和细胞破坏，如白血病、恶性肿瘤及急性溶血等。

2．变态反应性疾病 如风湿热、血清病、药物热、结缔组织病等。

3．内分泌与代谢障碍 如甲状腺功能亢进症、大量脱水等。

4．皮肤散热减少 如广泛性皮炎、鱼鳞病、慢性心力衰竭等。

5．体温调节中枢功能紊乱 包括：①物理性，如中暑、日射病；②化学性，如重度安眠药中毒；③机械性，如脑出血、脑震荡、颅脑外伤等。以上因素直接损害体温调节中枢，使体温升高，称为中枢性发热。中枢性发热的特点为高热无汗。

6．自主神经功能紊乱 由于自主神经系统功能紊乱而影响正常体温调节过程，使产热大于散热，体温升高，表现为低热，常伴有自主神经功能紊乱的表现，属功能性低热。包括以下类型。

（1）原发性低热：由于自主神经功能紊乱导致体温调节障碍或体质异常，低热可持续数月甚至数年，热型较规则，体温波动范围小（多在 0.5 ℃以内）。

（2）感染后低热：由于细菌、病毒、真菌感染致发热后，经治疗后原有感染已治愈，但仍低热不退，主要是因体温调节功能未恢复所致。但应注意排除一些因机体抵抗力降低导致潜在感染病灶活动的情况，如结核病。

（3）夏季低热：低热仅发生在夏季，秋凉后自行消退，可反复发作数年，多见于幼儿，因体温调节中枢功能不完善所致。

（4）生理性低热：虽然测量体温显示低热，但属于正常生理变异范围，如剧烈运动后、精神紧张、月经前及妊娠初期也可以有低热表现。

【发病机制】

在正常情况下，人体的产热和散热在体温调节中枢的控制下保持动态平衡，各种原因导致产热增加或散热减少，或体温中枢出现异常则出现发热。分为致热原性发热和非致热原性发热。

（一）致热原性发热

致热原性发热是导致发热的最主要因素。致热原可分外源性致热原（exogenous pyrogen）和内源性致热原（endogenous pyrogen）。

1．外源性致热原 包括：①各种病原体及其产物；②炎性渗出物及无菌性坏死组织；③抗原 - 抗体复合物；④某些类固醇物质；⑤多糖体成分及多核苷酸、淋巴细胞激活因子等。外源性致热原大多是大分子物质，不能通过血脑屏障直接作用于体温调节中枢，而是通过激活血液中的中性粒细胞、嗜酸性粒细胞和单核吞噬细胞系统，使之产生内源性致热原作用于体温调节中枢而使体温升高。

2．内源性致热原 又称为白细胞致热原（leukocytic pyrogen），如白介素 -1（interleukin-1，IL-1）、肿瘤坏死因子（tumor necrosis factor，TNF）和干扰素（interferon）等，这些化学介质通过血脑屏障直接作用于体温调节中枢的体温调定点，通过提高体温调定点对体温加以重新调节，一方面通过垂体内分泌因素使代谢增加，或通过运动神经使骨骼肌阵缩（临床表现为寒战），产热增多；另一方面可通过交感神经使皮肤血管及竖毛肌收缩，散热减少，最终导致机体产热大于散热，使体温升高。

（二）非致热原性发热

非致热原性发热常见以下几种。

1．体温调节中枢直接受损 如颅脑外伤、出血、炎症等。

2．引起产热增多的疾病 如癫痫持续状态、甲状腺功能亢进症等。

3．引起散热减少的疾病 如广泛性皮肤病、心力衰竭等。

【临床表现】

（一）发热的分度

按发热的程度可分为以下类型。

（1）低热：37.3 ～ 38 ℃。

（2）中等度热：38.1 ～ 39 ℃。

（3）高热：39.1 ～ 41 ℃。

（4）超高热：41 ℃以上。

（二）发热的临床过程及特点

发热的临床过程一般分为三个阶段。

1．体温上升期 机体产热大于散热的过程。患者感觉疲乏无力、皮肤苍白、肌肉酸痛、无汗、畏寒或寒战等。有体温骤升或缓升两种方式。

（1）骤升：体温常在数小时内达 39 ～ 40 ℃或以上，常伴寒战。小儿易发生惊厥。如疟疾、肺炎球菌肺炎、脓毒症、流行性感冒、急性肾盂肾炎、输液或某些药物反应等。

（2）缓升：体温逐渐上升，在数日内达高峰，多不伴寒战。如伤寒、结核病、布鲁菌病等。

2．高热期 指体温上升达高峰之后保持一定的时间，是发热的最高阶段，机体产热和散热在较高水平保持相对平衡。因不同的病因，发热持续时间不同，数小时到数天不等，如疟疾可持续数小时，肺炎球菌肺炎、流行性感冒可持续数天，伤寒则可持续数周。此期患者寒战消

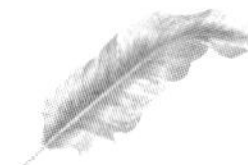

失，皮肤潮红、灼热、呼吸深快，开始出汗并逐渐增多。

3．体温下降期 由于病因消除或应用药物，致热原的作用逐渐减弱或消失，产热相对减少，散热大于产热，体温下降。临床表现为多汗，皮肤潮湿。体温下降有骤降或渐降两种方式。

（1）骤降（crisis）：体温常在数小时内迅速降至正常，常伴大汗。见于疟疾、肺炎球菌肺炎、急性肾盂肾炎、输液反应等。

（2）渐降（lysis）：体温在数日内逐渐降至正常，一般无大汗。如伤寒、风湿热等。

（三）常见热型及临床意义

将患者在不同时间测得的体温数值分别记录在体温单上，再把各体温数值点连接起来的曲线称为体温曲线，该曲线的不同形态（形状）称为热型（fever type）。

临床上常见的热型如下。

1．稽留热（continued fever） 体温持续在 39 ~ 40 ℃以上，达数天或数周，24 小时内体温波动不超过 1 ℃。常见于肺炎球菌肺炎、斑疹伤寒及伤寒高热期（图 1-1）。

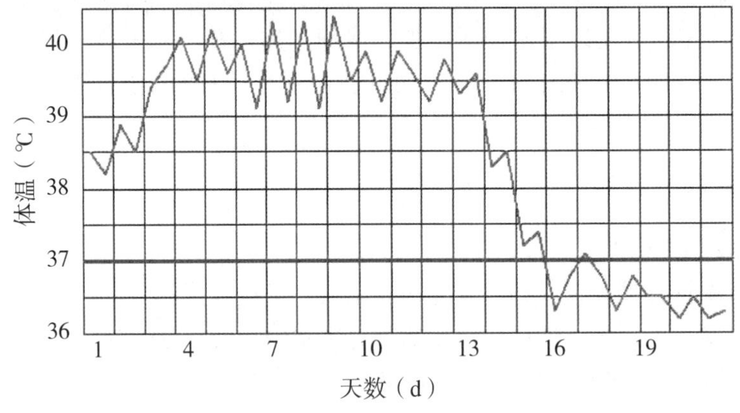

图 1-1 稽留热

2．弛张热（remittent fever） 又称为脓毒症热型。体温常在 39 ℃以上，24 小时内体温波动超过 2 ℃，但都在正常水平以上。常见于脓毒症、风湿热、化脓性炎症、重症肺结核等（图 1-2）。

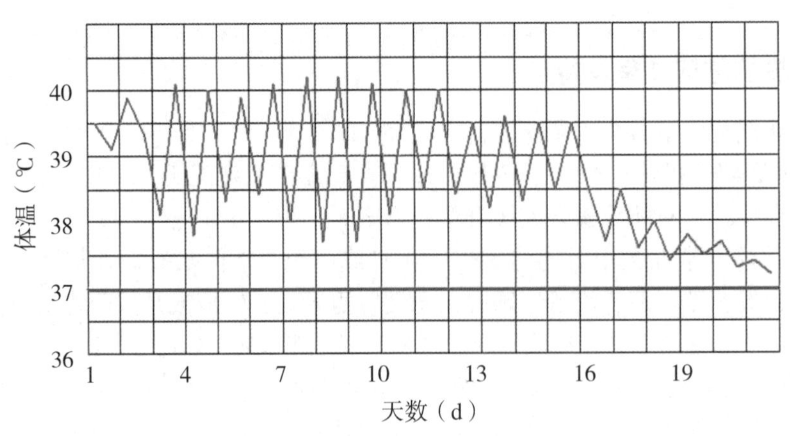

图 1-2 弛张热

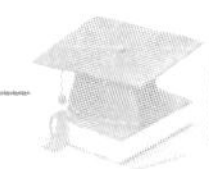

知识拓展

白求恩医生

亨利·诺尔曼·白求恩（Henry Norman Bethune）是加拿大国际主义战士，著名胸外科医生。白求恩1890年出生于加拿大安大略省，1938年来到中国参加抗日革命，为中国抗日革命呕心沥血。因手术中被细菌感染，发展成脓毒症，不幸于1939年11月12日逝世。

3．间歇热（intermittent fever） 体温骤升达39 ℃以上，高峰后持续数小时，又迅速降至正常水平，无热期可持续1天至数天，高热期与无热期反复交替出现。常见于疟疾、急性肾盂肾炎等（图1-3）。

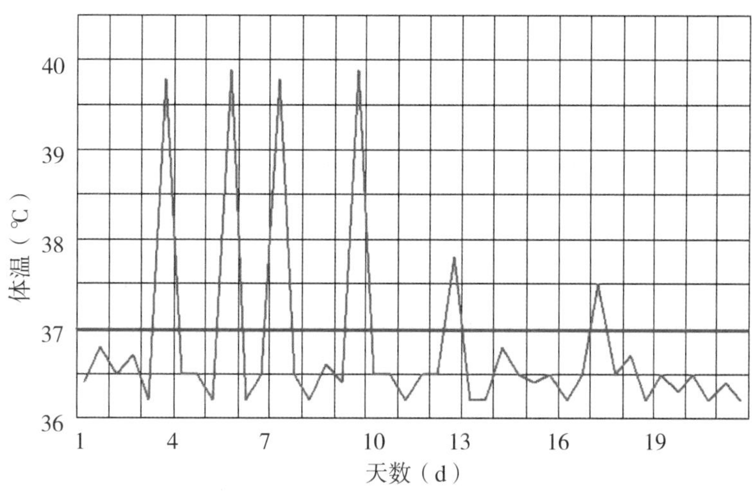

图1-3　间歇热

4．波状热（undulant fever） 体温逐渐上升达39 ℃或以上，数天后又下降至正常水平，持续数天后又逐渐升高，如此反复多次。常见于布鲁菌病（brucellosis）（图1-4）。

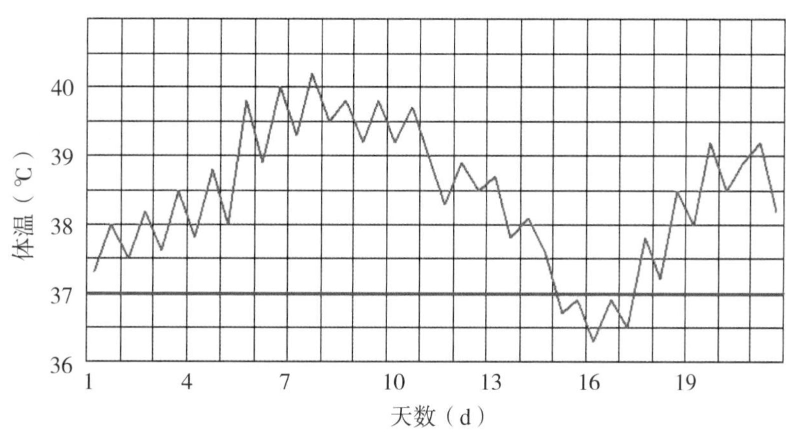

图1-4　波状热

Note

5．回归热（recurrent fever） 体温骤升至 39 ℃或以上，持续数天后又骤然下降至正常水平，数天后体温又骤升，如此规律性交替出现。见于回归热、霍奇金病（图 1-5）。

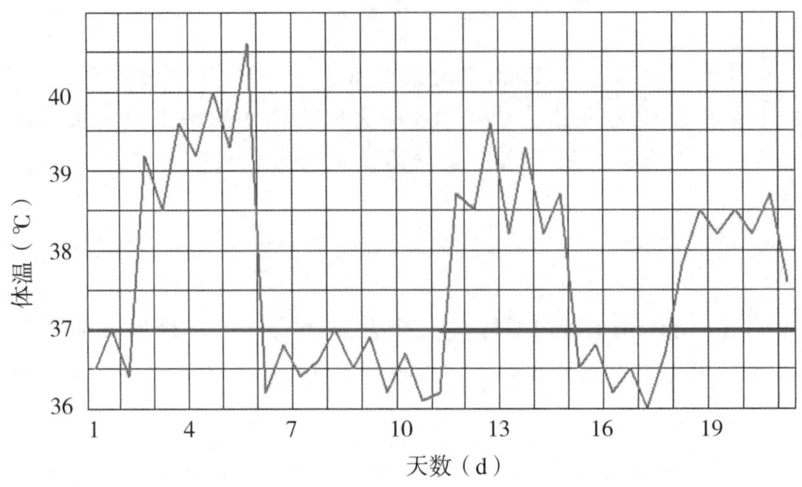

图 1-5 回归热

6．不规则热（irregular fever） 发热的体温曲线无一定规律，见于结核病、癌性发热、支气管肺炎等（图 1-6）。

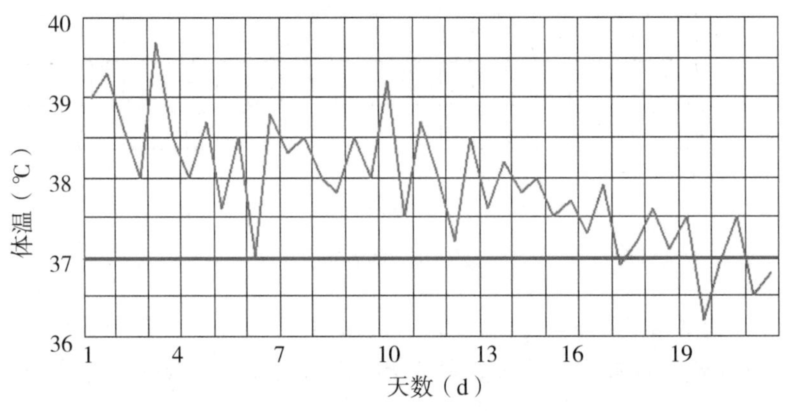

图 1-6 不规则热

但应注意，由于抗生素的广泛应用控制了感染，以及解热药、糖皮质激素的应用，可使某些疾病的特征性热型变得不典型或呈不规则热型，另外热型也与个体反应的强弱有关。

【伴随症状】

1．伴寒战 见于肺炎球菌肺炎、脓毒症、急性胆囊炎、急性肾盂肾炎、流行性脑脊髓膜炎、疟疾、钩端螺旋体病、药物热、急性溶血或输血反应等。

2．伴结膜充血 见于麻疹、流行性出血热、斑疹伤寒、钩端螺旋体病等。

3．伴口唇单纯疱疹 常见于肺炎球菌肺炎、流行性脑脊髓膜炎、流行性感冒等。

4．伴肝、脾、淋巴结肿大 见于传染性单核细胞增多症、病毒性肝炎、结缔组织病、白血病、淋巴瘤、丝虫病、转移癌等。

5．伴皮肤黏膜出血 常见于：①某些造血系统疾病，如急性白血病、再生障碍性贫血、弥散性血管内凝血（disseminated intravascular coagulation，DIC）；②某些急性传染病，如流行性出血热、斑疹伤寒、流行性脑膜炎、脓毒症、发热伴血小板减少症等。

6．伴胸痛 见于肺炎球菌肺炎、胸膜炎、肺脓肿、急性心肌梗死等。

7．伴腹痛 常见于急性细菌性痢疾、急性肠炎、急性胆囊炎、急性阑尾炎、急性肾盂肾炎、肠结核、肝脓肿、急性腹膜炎、腹腔恶性肿瘤等。

8．伴关节肿痛 见于结缔组织病、脓毒症、猩红热、布鲁菌病、风湿热等。

9．伴皮疹 见于麻疹、猩红热、风疹、水痘、斑疹伤寒、风湿热、结缔组织病、药物热等。

10．伴昏迷 见于颅内感染、感染中毒性脑病，如流行性乙型脑炎、流行性脑脊髓膜炎、中毒性细菌性痢疾，还可见于中暑、脑出血等。

【问诊要点】

1．针对发热的起病情况与主要症状特点 详细询问起病时间、是否有诱因、发热的季节及其相关性、起病缓急、病程持续时间、发热程度及规律、最高温出现的时间、发热频度。

2．有无畏寒、寒战或大汗、盗汗

3．伴随症状 ①是否伴有咳嗽、咳痰、咯血、胸痛等呼吸系统临床表现；②是否伴有腹痛、恶心、呕吐、腹泻、便血等消化系统疾病特点；③伴有尿频、尿急、尿痛者，要考虑泌尿系统感染；④是否伴有皮肤黏膜出血、贫血、淋巴结肿大等造血系统疾病和传染病的临床表现；⑤是否伴有肌肉、关节疼痛等风湿免疫性疾病的症状；⑥是否伴有情绪亢奋、多食、消瘦、手足多汗等甲状腺功能亢进症临床表现。

4．诊治经过 包括：①发病以来所有做过的检查，对有阳性意义的结果要核对和前后对比，以期找出发热病因；②对于手术后出现的发热，由于发热常见的原因可根据术后天数和病情发展来划分，因此术后天数和相关伴随症状的问诊非常重要，如 2 天内可能是吸收热，合并有泌尿系统感染、肺炎多出现在术后 3 ~ 5 天，而伤口感染引起的发热则一般在手术 5 天后发生；③发热过程中治疗用药和疗效也是问诊的重要环节，包括药物名称、应用的剂量和疗程，特别注意糖皮质激素的应用可以掩盖一些发热的病因，造成延误治疗。

5．既往史与个人史 ①有无传染病接触史、疫水接触史，特别不能漏掉近期是否去过传染病疫区；②既往手术史、流产或分娩史，有无相关并发症；③有长期服药史的患者，问诊时要包括药物名称、用法、疗效、有无漏服、停药原因；④对一些与职业有关的疾病，从事该职业的年限、接触有毒物质的名称、有无群发相同症状也是问诊重点。

6．患病以来的一般情况 如精神状态、食欲、体重改变、睡眠及二便情况。

【知识整合】

1．首先确定发热病因是感染性还是非感染性，详细的问诊和全面的体格检查是判断发热的最基本方法。热型对诊断和鉴别诊断有很大帮助。

2．判断为感染性发热，进一步检查血常规（血小板和白细胞计数）、C 反应蛋白（C-reactive protein，CRP）、降钙素原（procalcitonin，PCT）、尿液分析和镜检、血液尿液及分泌物培养、查痰结核分枝杆菌、病毒系列检测、肥大外斐反应、布鲁菌凝集试验、结核抗体、结核分枝杆菌感染 T 细胞斑点试验（T-SPOT.TB）检测、肝功能、X 线胸片及胸部 CT、腹部和心脏 B 超及骨髓穿刺、胸腹腔穿刺等检查，以明确感染灶及病原体诊断。

3．考虑非感染性发热，需进一步检查甲状腺功能、风湿免疫性疾病相关指标、肿瘤指标等。

（李 英）

第二章

皮肤黏膜出血

第二章数字资源

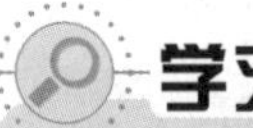
学习目标

1. 知识：阐述皮肤黏膜出血的基本病因和发病机制。
2. 能力：具有判断皮肤黏膜出血的基本病因的能力。
3. 素养：通过详细的问诊和全面的体格检查、实验室检查，综合分析皮肤黏膜出血的病因。

皮肤黏膜出血（mucocutaneous hemorrhage）是因机体止血或凝血功能障碍所引起的，通常以全身性或局限性皮肤黏膜自发性出血或损伤后难以止血为特征。临床主要表现为皮肤出血点（petechia）、紫癜（purpura）和瘀斑（ecchymosis），以及鼻出血、牙龈出血、月经过多、血尿及黑便等。

案例 2-1

患者，女，25岁，因鼻出血3天入院。

问题：

1. 问诊时应该关注哪些方面？
2. 对患者要进行哪些实验室检查？

【病因和发生机制】

皮肤黏膜出血的基本病因有血管壁功能异常、血小板数量或功能异常及凝血功能障碍三个因素，任何一个或多个因素出现障碍都可导致皮肤黏膜出血。

（一）血管壁功能异常

正常情况下，在血管破损时，局部小血管即发生反射性收缩，引起远端毛细血管闭合，使血流变慢，以利于初期止血；随后，在血小板释放的血管收缩素等血清素作用下，使毛细血管较持久收缩，发挥止血作用。当毛细血管壁存在先天性缺陷或受损伤时，则不能正常地收缩发挥止血作用，而致皮肤黏膜出血，常见于以下疾病。

1. 遗传性出血性毛细血管扩张症、血管性假性血友病。

2．过敏性紫癜、单纯性紫癜、老年性紫癜及机械性紫癜等。

3．严重感染、化学物质或药物中毒及代谢障碍、维生素 C 缺乏、尿毒症、动脉硬化等。

（二）血小板数量或功能异常

血小板在止血过程中起重要作用，在血管损伤处血小板相互黏附、聚集成白色血栓阻塞伤口，血小板膜磷脂在磷酯酶作用下释放花生四烯酸，随后转化为血栓烷（TXA_2），进一步促进血小板聚集，并有强烈的血管收缩作用，促进局部止血。当血小板数量或功能异常时，均可引起皮肤黏膜出血，常见于以下情况。

1．血小板减少

（1）血小板生成减少：再生障碍性贫血、白血病、感染、药物性抑制等。

（2）血小板破坏过多：免疫性血小板减少症（immune thromobocytopenia，ITP）、药物免疫性血小板减少。

（3）血小板消耗过多：血栓性血小板减少性紫癜（thrombotic thrombocytopenic purpura，TTP）、弥散性血管内凝血（disseminated intravascular coagulation，DIC）。

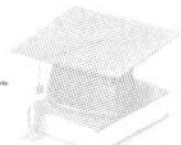

知识拓展

血型的发现

1900 年，奥地利病理遗传学家卡尔·兰德斯坦纳（Karl Landsteiner，1868—1943）首次发现人类红细胞血型，这一划时代的 ABO 血型系统的发现，为安全输血提供了理论指导。兰德斯坦纳也因此获得了 1930 年诺贝尔生理学或医学奖，被誉为“血型之父”。2001 年，将兰德斯坦纳的生日 6 月 14 日定为“世界献血者日”。

2．血小板增多

（1）原发性：原发性血小板增多症。

（2）继发性：继发于慢性粒细胞白血病、脾切除后、感染、创伤等。

此类疾病虽然血小板数量多，仍可引起出血现象，主要是由于活动性凝血活酶生成迟缓或伴有血小板功能异常所致。

3．血小板功能异常

（1）遗传性：血小板无力症（thrombasthenia）、血小板病（thrombocytopathy）等。

（2）继发性：继发于药物、尿毒症、肝病、异常球蛋白血症等。

（三）凝血功能障碍

凝血过程分为三个阶段：第一阶段为凝血酶原激活物的形成，依其形成途径分内源性凝血系统和外源性凝血系统；第二阶段是在 Ca^{2+} 参与下，凝血酶原激活物催化凝血酶原转化为具有活性的凝血酶；第三阶段是纤维蛋白形成。在此过程中有许多凝血因子参与，任何一个凝血因子缺乏或功能不全均可引起凝血障碍，导致皮肤黏膜出血。

1．遗传性 血友病、低纤维蛋白原症、凝血酶原缺乏症、低凝血酶原症、凝血因子缺乏症等。

2．继发性 严重肝病、尿毒症、维生素 K 缺乏等。

3．循环血液中抗凝物质增多或纤溶亢进 肝素类抗凝物质增多、抗凝药物治疗过量、原

发性纤溶或弥散性血管内凝血所致的继发性纤溶等。

微整合

临床应用

血友病

血友病是一种X染色体连锁的隐性遗传性出血性疾病，主要是血液中体内凝血因子Ⅷ（FⅧ）基因或凝血因子Ⅸ（FⅨ）基因缺陷，导致FⅧ或FⅨ缺乏，从而使患者终生凝血功能障碍，易于出血。血友病分为两种类型，其中血友病A是最为常见的一种类型，是由于缺乏凝血因子Ⅷ引起的，而血友病B是由于缺乏凝血因子Ⅸ引起的。

【临床表现】

皮肤黏膜出血主要表现为血液淤积于皮肤或黏膜下，形成红色或暗红色斑，压之不褪色，皮肤出血根据出血面积大小可分为出血点（出血直径1～2 mm）、紫癜（直径3～5 mm）和瘀斑（出血直径大于5 mm）。黏膜出血主要表现为鼻出血、牙龈出血、口腔黏膜或舌体血疱、月经过多、血尿及黑便等，严重者可导致脑出血。

不同病因引起的皮肤黏膜出血可有不同的特点，过敏性紫癜多表现为四肢对称性紫癜，高出皮面，常伴有关节痛、腹痛和血尿；血小板减少所致皮肤黏膜出血多是出血点、紫癜和瘀斑同时存在，多伴有鼻出血、牙龈出血等，出血严重。凝血功能障碍如血友病所致出血则是皮肤黏膜出血较少，多表现为内脏、关节、肌肉出血或软组织血肿。

【伴随症状】

1．四肢皮肤对称性紫癜并伴有关节痛及腹痛、血尿 见于过敏性紫癜。

2．伴有广泛性出血，如鼻出血、牙龈出血、血尿、黑便 见于免疫性血小板减少症、急性白血病、再生障碍性贫血、其他原因引起的血小板减少、弥散性血管内凝血、流行性出血热、脓毒症、TTP等。

3．伴有黄疸 见于严重肝疾病、传染病、脓毒症等。

4．自幼有轻伤后出血不止，且有关节肿痛或畸形 见于血友病。

5．伴贫血 常见于白血病、再生障碍性贫血等。

6．伴发热 常见于脓毒症、流行性脑膜炎、发热伴血小板减少综合征、急性白血病、流行性出血热等。

7．伴神经精神异常 常见于脓毒症、流行性脑膜炎、TTP等。

【问诊要点】

1．初发年龄 自幼出血提示先天性出血性疾病，而成年后发病多为获得性因素所致。

2．性别 在遗传性出血性疾病中，血友病几乎均见于男性，血管性血友病男女均可发病。

3．针对出血问诊 围绕出血的诱因、时间、部位、分布及特点。应注意询问皮肤黏膜出血的部位、范围大小、分布、持续天数、消退情况和出血的频度。如过敏性紫癜多有过敏史或上呼吸道感染史，紫癜呈对称，以下肢多见，可自行消退，分批出现，伴有腹痛、关节痛，累及肾时可有血尿；老年性紫癜常为手、足伸侧的瘀斑。

4．针对伴随症状问诊 详细询问是否伴有腹痛、关节痛；有无头晕、乏力等贫血表现，伴有发热者，要进一步了解是否伴有头痛、恶心呕吐，是否有神经精神异常。

5．既往情况 诊断治疗经过，相关疾病病史。注意询问有无拔牙或创伤后出血不止的出血史，过去有无某些血液病史、严重肝肾疾病史，有无感染性疾病及特殊用药史，有无药物和食物过敏史。

6．个人史　饮食习惯、营养状况、居住环境、职业、是否接触放射性物质及毒物等，女性患者有无月经过多及生产时、产后大出血史，家族史中应注意询问有无类似患者，若家系或近亲中有类似患者时，应想到有遗传性出血性疾病家族史的可能。

【知识整合】

1．首先确定是否属于出血性疾病　筛选试验包括血常规（血小板计数）和凝血功能（BT、PT、APTT、TT、Fg），可以迅速、准确、实用地覆盖大部分出血原因，以区别血管、血小板或凝血障碍致病因素。

2．判断血小板数量是否异常　除血小板计数、血小板抗体外，进一步明确病因需要骨髓穿刺检查以鉴别血小板减少是生成减少还是破坏增加。

3．确定凝血功能异常是先天性、遗传性还是后天获得性　筛选检查包括凝血功能、肝功能、凝血因子活性等，如为先天性或遗传性，进一步做基因及其他分子生物学检测。

（李　英）

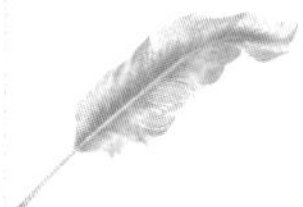

第三章

咳嗽与咳痰

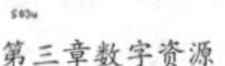

第三章数字资源

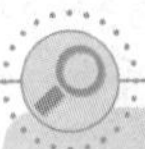

学习目标

1. **知识**：列举咳嗽咳痰常见的发病原因和临床表现。
2. **能力**：通过不同的痰液性状和量对疾病进行鉴别诊断。
3. **素养**：准确的病史对于诊断至关重要。

咳嗽（cough）、咳痰（expectoration）是临床上最常见的症状之一。咳嗽是人体的一种防御性反射动作，通过咳嗽可以清除呼吸道分泌物和气道异物。但咳嗽也可使呼吸道感染扩散，剧烈的咳嗽还可导致呼吸道出血，甚至诱发自发性气胸等。长期、频繁、剧烈咳嗽也可影响工作及休息，是一种病理状态。痰液（sputum）是气管、支气管的分泌物或肺泡内的渗出液，借助咳嗽将其排出称为咳痰。

案例 3-1

患者，男，32 岁，发热伴咳嗽、咳痰、右侧胸部疼痛 3 天。

问题：

1. 问诊时应该关注哪些方面？
2. 对患者进行体格检查时应关注哪些体征？

【病因与发生机制】

引起咳嗽与咳痰的病因很多，最常见的病因是呼吸系统疾病。

（一）呼吸道疾病

呼吸道疾病包括呼吸道（如咽喉、气管、支气管和肺）炎症、异物、肿瘤、出血以及烟雾、粉尘、刺激性气体（包括冷热空气、氨气、氯气等）吸入等，呼吸道感染是引起咳嗽、咳痰最常见的病因。来自呼吸系统及周围各器官（如脑、耳、内脏）的刺激经过迷走神经、舌咽神经、三叉神经与皮肤的感觉神经纤维传入延髓咳嗽中枢，或者颅脑疾病直接刺激呼吸中枢，再经喉下神经、膈神经与脊神经分别传到咽肌、声门、膈和其他呼吸肌，引起咳嗽，而各种病因产生的呼吸道黏膜或肺泡充血、水肿，使黏液分泌增多；毛细血管通透性增加，浆液渗出。

含有红细胞、白细胞、巨噬细胞、纤维蛋白等的渗出物与黏液、吸入的尘埃和一些组织破坏物、某些病原体等混合成痰，随咳嗽动作而排出。

（二）胸膜疾病

各种病因所致的胸膜炎、胸膜间皮瘤、自发性气胸或胸腔穿刺等。

（三）心血管疾病

二尖瓣狭窄或左心衰竭引起肺动脉高压、肺淤血、肺水肿，右心或体循环静脉血栓脱落或羊水、气栓、瘤栓引起肺栓塞时，由于肺泡及支气管内有浆液性或血性渗出液，刺激肺泡壁及支气管黏膜，可引起咳嗽。

（四）消化系统疾病

如胃食管反流性疾病（GERD），由于反流物的刺激和损伤，少数患者以咳嗽与哮喘为首发或主要症状，个别患者因反流物吸入气道，可引起吸入性肺炎。

（五）神经、精神系统疾病

1．中枢神经病变 如脑炎、脑膜炎，可影响大脑皮质或延髓咳嗽中枢引起咳嗽。

2．神经反射性 膈神经反射刺激，如膈下脓肿、肝脓肿、肝或脾周围炎等；迷走神经耳支反射刺激，如外耳道异物或炎症等。

3．精神性 如习惯性咳嗽、癔症等。

（六）其他

上气道咳嗽综合征（upper airway cough syndrome，UACS）、服用一些药物如血管紧张素转换酶抑制剂（ACEI）可引起咳嗽。

【临床表现】

（一）咳嗽的性质

咳嗽无痰或痰量极少，称为干性咳嗽。干咳或刺激性咳嗽常见于急慢性咽喉炎、喉癌、气管受压、过敏、支气管异物、肺间质纤维化、胸膜疾病等。咳嗽伴咳痰称为湿性咳嗽，常见于慢性支气管炎、慢性阻塞性肺疾病（COPD）、支气管扩张、肺炎、肺脓肿和空洞型肺结核、肺囊肿合并感染等。

（二）咳嗽的音色

咳嗽的音色指咳嗽声音的色彩和特点。

1．声音嘶哑 多因声带炎症或肿瘤压迫喉返神经所致，见于喉炎、喉结核、喉癌和喉返神经麻痹等。

2．鸡鸣样 多因百日咳，会厌、喉部疾病或气管受压引起的阵发性、连续性剧咳伴有高调吸气回声，似鸡鸣。

3．金属音 主要是由于纵隔肿瘤、主动脉瘤或支气管肺癌、淋巴瘤、结节病直接压迫气管所致。

4．低微或无力 见于严重肺气肿、声带麻痹及极度衰弱。

Note

（三）咳嗽的时间与规律

1．突发性咳嗽 常由于：①吸入刺激性气体所致的急性咽喉炎或支气管-气管异物；②淋巴结或肿瘤压迫气管或支气管分叉处所引起。

2．发作性咳嗽 见于百日咳、支气管内膜结核、以咳嗽为主要症状的支气管哮喘。

3．长期慢性咳嗽 见于慢性支气管炎、支气管扩张症、肺脓肿、肺结核、特发性肺纤维化、尘肺等慢性呼吸系统疾病。

某些疾病引起的咳嗽有一定规律性，如：①慢性阻塞性肺疾病、UACS、支气管扩张和肺脓肿，往往于清晨起床或晚上卧位时（即体位改变时）咳嗽加剧，伴咳痰；②周期性咳嗽主要见于慢性支气管炎、支气管扩张、COPD，其咳嗽与咳痰在每年冬季加重，气温转暖时症状减轻或消失；③夜间咳嗽常见于UACS、肺结核和肺淤血（充血性心力衰竭）；④骤然发生咳嗽多见于急性呼吸道炎症及气管炎或大支气管内异物等；⑤胃食管反流性疾病所致咳嗽多在餐后或平卧、弯腰、夜间发生，呈阵发性咳嗽，与季节无关；⑥左心衰竭所致的咳嗽、咳痰多发生在夜间，与夜间肺淤血加重及迷走神经兴奋性增高有关。

（四）痰液性质和颜色

1．痰的性质 分黏液样、浆液性、脓性和血性痰等。①黏液性痰：多见于急性支气管炎、肺结核、肺炎初期；②浆液性痰：见于肺水肿；③脓性痰：见于化脓性细菌性下呼吸道感染；④血性痰：见于肺栓塞、支气管扩张、肺脓肿、肺结核、肿瘤，心源性、出血性疾病。

2．痰液的颜色和性状 痰液的颜色、性状常对疾病诊断有提示作用，如：①铁锈色痰：是典型肺炎球菌性肺炎的特征；②砖红色、胶冻样痰：提示肺炎克雷伯菌肺炎；③恶臭痰：提示有厌氧菌感染，多见于肺脓肿；④黄绿色痰：提示铜绿假单胞菌感染；⑤黏液浓痰，静置后出现分层现象，上层是泡沫，中层是浆液或浆液脓性，底层是坏死组织，见于支气管扩张、肺脓肿和支气管胸膜瘘；⑥粉色、泡沫状：见于急性肺水肿；⑦白色黏痰、牵拉成丝：见于白假丝酵母菌感染；⑧稀薄浆液性痰内含粉皮样物：提示棘球蚴病（包虫病）。

【伴随症状】

1．伴发热 多见于各种病原体所致的呼吸系统感染、胸膜炎、肺结核等。

2．伴胸痛 常见于各种肺炎、胸膜炎、支气管肺癌、肺栓塞和自发性气胸等。

3．伴哮鸣音 多见于支气管哮喘、慢性支气管炎喘息型、慢性阻塞性肺疾病、左心衰竭引起的心源性哮喘等。也见于气道狭窄，如气管与支气管异物、支气管肺癌引起的气道不完全狭窄等，后者哮鸣音呈局限性分布，吸气时明显。

4．伴呼吸困难 常见于喉炎、喉水肿、喉肿瘤、支气管哮喘、重度慢性阻塞性肺疾病（COPD）、重症肺炎、肺结核、大量胸膜腔积液、气胸及肺淤血、肺水肿、气管与支气管异物等。

5．伴大量脓痰 见于支气管扩张症、肺脓肿、肺囊肿合并感染和支气管胸膜瘘等。

6．伴咯血 见于肺结核、支气管扩张症、肺脓肿、支气管肺癌、肺栓塞、二尖瓣狭窄、支气管结石、肺含铁血黄素沉着症等。

7．伴杵状指（趾） 见于支气管扩张、肺脓肿、支气管肺癌和脓胸等。

8．伴大量浆液泡沫痰，每日可咳数百毫升 要考虑弥漫性肺泡癌的可能。

【问诊要点】

1．发病性别与年龄 疾病的发生与性别、年龄有一定的关系。如气管异物吸入或支气管淋巴结肿大是致儿童呛咳的主要原因；青壮年的长期咳嗽，首先考虑是肺结核、支气管扩张；40岁以上男性吸烟者，出现咳嗽需考虑慢性支气管炎、支气管肺癌等；年轻女性出现咳嗽应

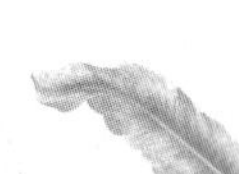

警惕支气管结核和支气管腺瘤。

2．针对起病情况及咳嗽、咳痰的特点　完整的病史采集是做出诊断的关键。针对咳嗽、咳痰是急性还是慢性、突发还是渐进性、发作季节、持续时间、咳嗽程度的轻重、咳嗽性质、音色、痰液的性状、昼夜和体位变动时咳嗽和咳痰有无差别、诱发因素、有无缓解因素等方面问诊。这些对咳嗽、咳痰的病因诊断和鉴别诊断有重要意义。若慢性干咳，需注意有无后鼻部分泌物滴流、变异性哮喘、胃食管反流的存在及是否服用降压药（如血管紧张素转换酶抑制剂）等。

3．伴随症状　伴随症状是鉴别诊断的重要依据。包括是否伴有呼吸困难、胸痛、后鼻滴涕、喘鸣、咯血、有无大量脓痰、心脏增大、肝脾大、发热等。

4．痰液的颜色、性状、量、气味、痰中带血、痰液静置后有无分层。

5．既往史及流行病史　有无特殊职业史（接触有毒气体、化学物质、霾、煤尘等）、吸烟史（时长和量），是否曾戒烟。过去有无其他慢性病，有无长期服药史。根据当地流行病状况及时判断。

6．诊疗经过　包括既往诊断、所做检查结果、治疗过程及疗效。

【知识整合】

1．完整的病史和全面体格检查对诊断十分重要，特别是鼻咽部和心肺等检查，以判断是生理性还是病理性咳嗽，是呼吸道病变还是非呼吸道病变所致咳嗽。

2．X 线胸片、胸部 CT 等影像检查用于肺炎、肺结核、COPD、肺癌等的诊断。影像学阴性的慢性咳嗽患者可完善肺功能激发试验、痰液细胞学检查明确有无支气管哮喘。怀疑食管反流者可行 24 小时食管 pH 检测。

3．支气管镜检查对于异物吸入、肺癌、间质性肺病及感染性疾病病原菌的诊断很有帮助。

（李　英）

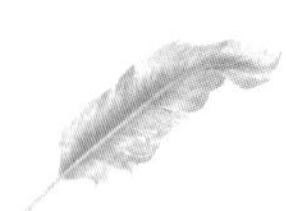

第四章

咯　血

第四章数字资源

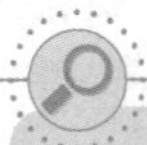

学习目标

1. **知识**：说明咯血常见的发病原因和临床表现。
2. **能力**：通过咯血的颜色和性状，判断咯血的病因。
3. **素养**：提高专业知识，鉴别咯血和呕血是判断疾病的关键。

咯血（hemoptysis）是指喉及以下的呼吸道或肺组织出血，血液经咳嗽从口腔排出或痰中带血。咯血量的多少与疾病的严重程度不完全一致，少量咯血有时仅表现为痰中带血，大咯血时血液可从口鼻涌出，阻塞呼吸道，甚至造成窒息。咯血需要与鼻咽部、口腔出血及呕血鉴别。

案例 4-1

患者，女，65 岁。咳嗽、咳痰、咯血 1 个月。

问题：

1. 问诊时应该关注哪些方面？
2. 对患者进行体格检查时应关注哪些体征和辅助检查？

【病因与发生机制】

咯血的病因有支气管疾病、肺部疾病、心血管疾病、造血系统疾病或急性传染病等，但仍有 30% 的咯血原因不明。

（一）支气管疾病

常见于支气管扩张症、支气管肺癌、支气管结核和慢性阻塞性肺疾病等；较少见于支气管结石、良性支气管瘤、支气管黏膜非特异性溃疡等炎症。主要机制是肿瘤或结石损伤支气管黏膜，或病灶处毛细血管通透性增高或黏膜下血管破裂。

（二）肺部疾病

各种原因所致的肺部感染性疾病均可引起咯血，如肺结核、肺炎、肺脓肿、肺真菌病、肺吸虫病、肺阿米巴病等；肺含铁血黄素沉着症、恶性肿瘤及肺转移癌等也可引起咯血。主要机制是以上病变使毛细血管通透性增高，血液渗出，或病变侵蚀小血管使其破裂出血所致。

（三）心血管疾病

心血管疾病如二尖瓣狭窄、急性左心衰竭、原发性肺动脉高压、肺栓塞、某些先天性心脏病（如房间隔缺损、动脉导管未闭等引起肺动脉高压时）、肺血管炎、肺动静脉瘘等，急性左心衰竭、肺栓塞是咯血的常见原因，主动脉瘤破裂至支气管可引起致命性大咯血，但较罕见。主要机制是由于肺淤血致肺泡壁或支气管内膜毛细血管破裂，或支气管黏膜下层支气管静脉曲张破裂所致。

（四）造血系统疾病

造血系统疾病如免疫性血小板减少症、急性白血病、再生障碍性贫血、血友病、DIC 等，主要机制是造血系统疾病引起血小板减少、凝血功能障碍和合并 DIC 所致。

（五）其他

急性传染病（如流行性出血热、肺出血型钩端螺旋体病等）、风湿免疫性疾病（如 Wegener 肉芽肿、白塞病、系统性红斑狼疮等）等引起咯血的主要原因是病变累及肺引起肺血管炎。支气管子宫内膜异位症引起咯血有其规律性，即咯血和月经来潮同时出现。

【临床表现】

（一）发生年龄

青壮年咯血最常见于肺结核、支气管扩张症、二尖瓣狭窄等，40 岁以上、有长期大量吸烟史者应考虑支气管肺癌。肺结核是目前我国咯血最常见的病因。

（二）咯血量与症状

小量咯血（小于 100 ml/d）多无症状；中等量以上咯血（100 ~ 500 ml/d），咯血前患者可有胸闷、喉痒、咳嗽等先兆症状；大咯血（大于 500 ml/d 或一次咯血 100 ~ 500 ml）时常表现为咯出满口血液或短时间内咯血不止，常伴呛咳、脉搏加快、出冷汗、呼吸急促、面色苍白、紧张不安或恐惧感。

（三）咯血的颜色和性状

1. 鲜红色　见于肺结核、支气管扩张症、肺脓肿、出血性疾病、支气管内膜结核等。

2. 铁锈色痰　可见于肺炎球菌性肺炎。

3. 砖红色胶冻样　见于肺炎克雷伯菌肺炎。

4. 暗红色　见于二尖瓣狭窄肺淤血所致咯血。

5. 浆液性粉红色泡沫样痰　见于左心衰竭肺水肿所致。

6. 黏稠的暗红色痰　见于肺梗死。

当发生咯血时，需要仔细鉴别血液的来源，排除口腔、鼻腔、上消化道出血经口腔排出，确定是否是来自呼吸道的血液。呕血（hematemesis）是指上消化道出血经口腔呕出。咯血与呕血的鉴别见表 4-1。

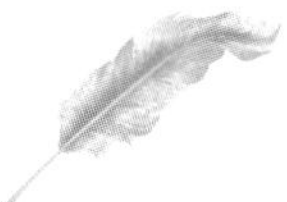

表 4-1 咯血与呕血的鉴别

鉴别点	咯血	呕血
病因	肺结核、支气管扩张症、肺癌、肺炎、肺脓肿和二尖瓣狭窄等	消化性溃疡、肝硬化、急性胃黏膜病变、胃癌、胆道病变
出血前症状	喉部痒感、胸闷、咳嗽等	上腹部不适、恶心、呕吐等
出血方式	咯出	呕出
出血的颜色	鲜红	暗红、棕色，出血量大时为鲜红色
血中混有物	痰液、泡沫	食物残渣
酸碱反应	碱性	酸性
黑便	无（吞咽较多血液时可有）	有，可为柏油样，呕血停止后仍可持续数天
出血后痰的性状	血痰持续数天	一般无痰

【伴随症状】

1．伴发热 见于肺结核、肺炎、肺脓肿、流行性出血热等。

2．伴胸痛 见于肺炎、肺结核、肺栓塞、支气管肺癌等。

3．伴脓痰 见于支气管扩张症、肺脓肿、肺结核空洞及肺囊肿并发感染、化脓性肺炎等。支气管扩张症表现为反复咯血而无脓痰者，称为干性支气管扩张症。

4．伴皮肤黏膜出血 见于造血系统疾病（如 ITP、急性白血病、再生障碍性贫血、血友病等）、流行性出血热、肺出血型钩端螺旋体病、风湿免疫性疾病等。

5．伴杵状指（趾） 见于支气管扩张症、肺脓肿、支气管肺癌。

6．伴呼吸困难 见于肺栓塞、大面积肺实变。

7．伴黄疸 见于钩端螺旋体病、肺炎球菌肺炎、肺梗死等。

【问诊要点】

1．确定是否咯血及出血部位 首先需通过问诊确定是否是咯血，针对出血是来自呼吸道、消化道，还是鼻、口咽部，有无明显病因及前驱症状，出血的颜色及血中有无混合物等与呕血及鼻腔、咽喉部、口腔出血鉴别。

2．发生年龄 是青壮年还是中老年，是否有潜在疾病等。

3．量、颜色和性状 鲜红色见于量较大、速度较快的出血或支气管动脉出血，暗红色多为支气管静脉出血，浆液样粉红色泡沫痰是肺水肿的特点，铁锈色痰主要见于大叶性肺炎。

4．伴随症状的问诊 ①伴有发热、咳嗽、咳痰首先须考虑肺炎、肺结核、肺脓肿等；②伴大量脓性痰：多见于支气管扩张和肺脓肿；③伴有皮肤黏膜出血：应注意造血系统疾病、风湿病及肺出血型钩端螺旋体病和肾综合征出血热等；④伴胸痛：常见于肺炎、肺栓塞、肺癌等；⑤伴呼吸困难：常见于肺栓塞、大面积肺实变、急性左心衰竭等；⑥伴有杵状指（趾）应考虑支气管扩张、慢性肺脓肿和支气管肺癌；⑦老年人如咳泡沫状血痰并伴有心悸、呼吸困难，则提示心功能不全。

5．既往史及个人史 既往健康状况，是否有相关病史及家族史，有无结核病接触史、吸烟史、职业性粉尘接触史、生食海鲜史，注意月经史、肺寄生虫病所致咯血、子宫内膜异位症所致咯血等。

6．诊疗经过 患病以来的相关检查及诊断情况，包括血常规、凝血功能、肺部 X 线及胸部 CT、支气管镜检查等，治疗中的用药史，是否应用了引起出血的药物，尤其是抗凝剂等。

【知识整合】

1．通过详尽的问诊、体格检查，确定是否咯血，如借助鼻腔镜、喉镜、胃镜等检查可鉴别鼻腔、口腔及消化道出血。

2. 血常规、凝血功能的检查、痰查抗酸杆菌、瘤细胞、痰普通培养及真菌培养等，有助于咯血的病因诊断。风湿免疫性疾病所致咯血需进一步查抗核抗体等相关指标。

3. 胸部X线检查对明确咯血的病因如肺结核、肺炎，特别是大咯血如支气管扩张、肺部空洞等可提供重要线索。对于少量及中等量咯血，支气管镜检查是确定咯血部位和病因的主要手段。

（李　英）

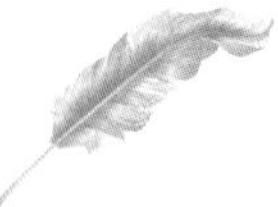

第五章

胸 痛

第五章数字资源

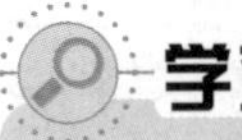

学习目标

1. 知识：说出胸痛常见的发病原因和临床表现。
2. 能力：通过胸痛的部位、性质、发作形式、持续时间等特点判断胸痛的病因。
3. 素养：快速判断胸痛的病因，进行准确的检查，积极治疗。

胸痛（chest pain）是临床上常见的症状，主要由胸部疾病所致，少数由其他疾病引起。胸痛的程度因个体痛阈的差异而不同，与病情严重程度并不完全一致。如果忽略则可危及生命，如急性心肌梗死，可能导致严重后果，因此要重视胸痛这一临床常见症状。

案例 5-1

患者，男，53 岁，发作性胸痛 3 年，加重 3 小时。

问题：

1. 问诊时应该关注哪些方面？
2. 对患者要进行哪些必要检查？

【病因与发生机制】

胸痛的病因较多，各种刺激因子如缺氧、炎症、肌张力改变、肿瘤浸润、组织坏死及理化因子可刺激肋间神经、膈神经、脊神经后根和迷走神经支配的气管、支气管、心脏及主动脉的神经末梢，传至大脑皮质的痛觉中枢引起胸痛。部分非胸部器官也可引起胸痛，这是因为病变器官与分布于体表的传入神经进入同一节段并在后角发生联系，来自内脏的痛觉冲动直接激发脊髓体表感觉神经元，引起相应体表区域的痛感，称为“放射痛”。

（一）心血管疾病

心血管疾病所引起的胸痛主要是支配胸腔内器官的内脏感觉神经传导的内脏痛。内脏传入纤维的末端分布在数个脊髓节段中，且脊髓神经元可同时接受内脏传入纤维和躯体传入纤维，再通过脊髓丘脑束传入大脑，因此内脏痛通常定位不清、分布弥散，并向体表放射。常见于冠状动脉硬化性疾病（包括心绞痛、急性冠脉综合征、急性心肌梗死）、主动脉瓣病变、肺动脉高压、心包炎、特发性肥厚性主动脉下狭窄、二尖瓣脱垂、心肌炎、心肌病、胸主动脉瘤破裂、主动脉夹层等。

（二）呼吸系统疾病

呼吸系统疾病所致胸痛，主要是胸膜性胸痛，这是因为壁胸膜的痛觉神经主要来自肋间神经和膈神经，肺组织和脏胸膜缺乏痛觉感受器。胸膜性胸痛的特点是疼痛与咳嗽、呼吸有关，屏住呼吸时可使胸痛减轻或消失，按压胸痛部位的胸壁不会使疼痛加重。最常见的疾病有肺栓塞、肺炎、胸膜炎、气胸、肿瘤等。

（三）纵隔疾病

纵隔疾病导致的胸痛是由内脏神经传导。常见于纵隔炎、纵隔气肿、纵隔肿瘤、反流性食管炎、食管裂孔疝、Plummer-Vinson 综合征（缺铁性吞咽困难）、食管癌等。

（四）胸壁疾病

胸壁疾病包括胸部肌肉与骨骼病变，如非化脓性肋软骨炎、带状疱疹、肋骨或椎骨骨折、骨癌、多发性骨髓瘤、白血病浸润、肋间肌炎、肋间神经炎、胸肌劳损、骨关节炎、乳腺脓肿或肿瘤、乳腺炎等。胸壁疼痛的特点是咳嗽及运动可加重胸壁痛，按压疼痛部位可明显使胸痛加重。

（五）神经疾病

神经疾病由于炎症或病变压迫神经所致，包括颈神经根炎、神经纤维瘤、脊髓背侧受损等。

（六）腹部消化系统疾病

腹部消化系统疾病由炎症等刺激因子刺激膈胸膜所致。常见于急性胃扩张、肝大、膈下脓肿、消化性溃疡、胰腺炎、胆囊炎、脾梗死等。

【临床表现】

胸痛的临床表现因病因不同而异，应从发生年龄、胸痛部位、胸痛性质和持续时间以及诱发因素等多方面进行综合分析。

（一）发病年龄

青壮年的胸痛应注意结核性胸膜炎、自发性气胸、心肌炎、心肌病、风湿性心瓣膜病等，40 岁以上者应考虑心绞痛、心肌梗死和肺癌等。

（二）胸痛部位及特点

大部分胸痛有一定的部位及疼痛特点。

1. 胸壁疾病 疼痛常局限在病变部位，定位准确，且局部有压痛。胸壁皮肤的炎症性病变，局部可有红、肿、热、痛，深呼吸对胸壁疼痛基本无影响。非化脓性肋软骨炎多发生在第 2、3、4 肋软骨，局部可出现肿胀或包块，有压痛；多发性骨髓瘤多累及肋骨而引起胸痛。

2. 带状疱疹 在出现典型的疱疹前，胸痛呈烧灼样，极易误诊。典型表现是成簇的水疱沿着一侧肋间神经分布，伴剧痛，疱疹一般不超过体表中线。

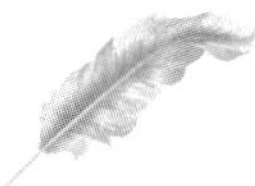

3. 心绞痛及心肌梗死 心绞痛的疼痛多在胸骨后方、左心前区或剑突下，为压榨样疼痛，可向左肩和左臂内侧放射，甚至达环指与小指，也可放射于左颈或面颊部，常误认为牙痛，常

Note

由活动后或情绪激动诱发，休息或含服硝酸甘油可缓解。心肌梗死较心绞痛疼痛更剧烈，伴窒息感、大汗，含服硝酸甘油不缓解。

4．呼吸系统疾病 急性胸膜炎引起的胸膜性胸痛的特点是疼痛与咳嗽、呼吸有关，可因为深呼吸和咳嗽而加重，屏住呼吸时可使胸痛减轻或消失，按压胸痛部位的胸壁不会使疼痛加重。多有干咳，体格检查时胸壁局部无压痛，可听到胸膜摩擦音。自发性气胸、肺栓塞的胸痛多位于患侧腋前线与腋中线附近；肺尖部肺癌（肺上沟癌、Pancoast 癌）疼痛多以肩部、腋下为主，向上肢内侧放射。

5．主动脉夹层 胸痛特点是突然出现的撕裂样疼痛，多位于胸背部，向下放射至下腹、腰背部与两侧腹股沟和下肢。

6．肺栓塞 巨大肺栓塞为突发的胸部剧痛或绞痛，常伴呼吸困难与发绀。多有心脏病、血栓病史、手术后及长期卧床史。

7．食管及纵隔病变 疼痛多位于胸骨后。食管病变所致的胸痛于吞咽时发生或加重，常伴有吞咽困难。

8．肝胆疾病及膈下脓肿 疼痛多在右下胸，侵犯膈中心部时疼痛放射至右肩部。

（三）胸痛程度与性质

1．胸痛的程度 可呈剧烈、轻微和隐痛，胸痛的性质可多种多样。例如刀割样或灼热样剧痛多见于带状疱疹；烧灼痛多见于食管炎；典型心绞痛的胸痛呈压榨性或紧缩感；心肌梗死的疼痛性质与心绞痛相似，但更为剧烈并有恐惧、窒息感；撕裂样疼痛多见于气胸发病初期；隐痛、钝痛和刺痛多见于胸膜炎。胸主动脉夹层时胸痛的特点为突然发生的胸部撕裂样剧痛，突发的胸部剧痛或绞痛可见于肺栓塞。反流性食管炎可引起胸骨后疼痛，伴有胃烧灼（“烧心”）感。

2．疼痛持续时间 阵发性疼痛多见于平滑肌痉挛或血管狭窄缺血，持续性疼痛多见于炎症、肿瘤、栓塞或梗死。如心绞痛发作时间短暂（持续 1 ~ 5 分钟），而心肌梗死的疼痛持续时间较长（半小时或更长），且不易缓解。

3．影响胸痛的因素 主要为疼痛发生的诱因、加重与缓解的因素。劳累或精神紧张可诱发心绞痛，休息后、含服硝酸甘油或硝酸异山梨酯后于 1 ~ 2 分钟内缓解，而对心肌梗死所致疼痛则无效。食管疾病所致的胸痛多在进食时发作或加剧，服用抗酸剂和胃促动力药物可使胸痛减轻或消失。胸膜炎及心包炎的胸痛可因咳嗽或用力呼吸而加剧。

【伴随症状】

伴随症状对鉴别诊断有重要价值，也可提示某些并发症。

1．伴咳嗽、咳痰和（或）发热 见于气管、支气管和肺部炎症。

2．伴呼吸困难 提示病变累及肺组织范围较大或者胸膜腔疾病，如大叶性肺炎、自发性气胸、渗出性胸膜炎和肺栓塞等。

3．伴咯血 见于肺栓塞、支气管肺癌等。

4．伴面色苍白、大汗、血压下降或休克 心肌梗死、主动脉夹层、主动脉窦瘤破裂和肺栓塞等。

5．伴吞咽困难 见于食管疾病，如反流性食管炎等。

【问诊要点】

1．发生年龄 青壮年胸痛多考虑结核性胸膜炎、自发性气胸、心肌炎、心肌病、风湿性心瓣膜病，40 岁以上则注意心绞痛、心肌梗死和支气管肺癌等。

2．针对胸痛问诊 包括胸痛的诱因、发生时间、起病的缓急、胸痛的部位、性质、放射部位、持续时间和缓解方法。如剧烈咳嗽或强力劳动后胸痛可能为肌肉损伤；咳嗽、负重或屏气后出现胸痛伴有呼吸困难考虑气胸；劳累或情绪激动后出现胸骨后或心前区压榨样疼痛考虑心绞痛、心肌梗死，含服硝酸甘油缓解为心绞痛；长期卧床、有瓣膜病史或下肢静脉血栓患者出现胸痛伴呼吸困难考虑肺栓塞；外伤后考虑肋骨骨折及局部软组织损伤；吞咽异物或腐蚀剂后要考虑急性食管炎。

3．伴随症状 不同的伴随症状提示不同的病变。肺部疾病引起的胸痛多伴有咳嗽；食管疾病伴有吞咽困难；大面积肺栓塞胸痛同时伴有呼吸困难、发热、咯血；急性心肌梗死可伴有休克、心力衰竭、心律失常等。

4．诊疗经过 包括所做各项检查及治疗药物。心电图、心脏B超、胸部X线、肺部CT检查的结果及药物名称及治疗反应的时间和效果对判断疾病有重要作用。

【知识整合】

1．问诊 围绕胸痛的准确部位、性质、发作形式、持续时间及缓解方式以及放射部位等特点进行，并快速全面地进行体格检查，包括生命体征及各部位检查，以期在最短时间内判断出胸痛的病因。

2．心电图检查十分必要，可提示心绞痛或急性心肌梗死，还可进一步行心肌酶检测、冠状动脉造影；超声心动图有助于心瓣膜病的诊断。

3．考虑肺炎、胸膜炎可行胸部X线检查，如果病史提示主动脉夹层，应行胸部CT血管成像（CT angiography，CTA）检查。

（李 英）

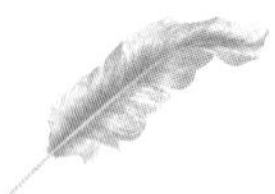

第六章

呼吸困难

第六章数字资源

学习目标

1. 知识：阐述呼吸困难常见的发病原因和临床表现。
2. 能力：鉴别肺源性呼吸困难与心源性呼吸困难。
3. 素养：判断左心衰竭所致呼吸困难，立即针对病因抢救患者。

呼吸困难（dyspnea）是患者主观感觉胸闷、气促、空气不足或呼吸费力，客观上表现为呼吸运动用力，严重时可出现张口呼吸、鼻翼扇动、端坐呼吸及发绀、辅助呼吸肌参与呼吸运动，并伴有呼吸频率、深度和节律的异常。

案例 6-1

患者，男，34 岁，右侧胸痛伴胸闷、憋气 2 小时。2 小时前患者在搬重物时突感右侧胸痛，以前胸和腋下部为著，呈撕裂样疼痛，伴刺激性咳嗽，不伴咳痰、咯血，疼痛在深呼吸和咳嗽时加重，逐渐感胸闷、憋气、进行性呼吸困难。

问题：

1. 问诊时应该关注哪些方面?
2. 对患者进行体格检查时应关注哪些体征?

【病因与发生机制】

（一）病因

引起呼吸困难的病因较多，主要为呼吸系统疾病和循环系统疾病。

1. 呼吸系统疾病

（1）气道阻塞：喉、气管、支气管的炎症、痉挛、水肿、肿瘤或异物所致的狭窄或阻塞、支气管哮喘、COPD 等。

（2）肺疾病：各种病原体引起的肺炎、肺脓肿、肺结核、肺淤血、肺水肿、肺不张、弥漫性间质性肺疾病、细支气管肺泡癌等。

（3）胸壁、胸廓、胸膜腔疾病：胸壁炎症、严重胸廓畸形、胸腔积液、自发性气胸、广泛胸膜粘连、结核、外伤等。

2．循环系统疾病　各种病因所致的左心和（或）右心衰竭、心脏压塞、肺栓塞和原发性肺动脉高压等。

3．中毒　如糖尿病酮症酸中毒、吗啡类药物中毒、有机磷杀虫剂中毒、氰化物中毒、亚硝酸盐中毒和急性一氧化碳中毒、急性感染与传染病等。

4．血液系统疾病　常见于重度贫血、高铁血红蛋白血症、硫化血红蛋白血症等。

5．神经精神性疾病

（1）神经系统：颅脑外伤、脑出血、脑肿瘤、脑炎、脑膜炎、脑脓肿等致呼吸中枢功能障碍。

（2）神经肌肉疾病：脊髓灰质炎病变累及颈髓、急性多发性神经根炎和重症肌无力累及呼吸肌、药物所致呼吸肌麻痹等。

（3）精神因素：癔症、焦虑症等所致呼吸困难。

6．其他　如膈麻痹、大量腹水、腹腔巨大肿瘤、胃扩张和妊娠晚期。

（二）发生机制

根据发生机制，将呼吸困难分为以下五种类型。

1．肺源性呼吸困难　主要是由于呼吸系统疾病引起的通气、换气功能障碍导致缺氧和（或）二氧化碳潴留。临床上分三种类型。

（1）吸气性呼吸困难：主要由于大气道如喉部、气管、大支气管的狭窄和阻塞。

（2）呼气性呼吸困难：主要由于肺泡弹性减弱和小支气管痉挛或炎症所致。

（3）混合性呼吸困难：由于肺或胸膜的病变使肺呼吸面积减小导致换气功能障碍。

2．心源性呼吸困难　主要是由于左心和（或）右心衰竭引起。

（1）左心衰竭所致的呼吸困难更为严重，主要原因是肺淤血、肺泡弹性减低，其机制为：①肺淤血使气体弥散功能降低；②肺泡张力增高，刺激牵张感受器，通过迷走神经反射兴奋呼吸中枢；③肺泡弹性减退，肺活量减少；④肺循环压力升高对呼吸中枢的反射性刺激。

（2）右心衰竭所致的呼吸困难，程度比左心衰竭轻，主要原因是体循环淤血。其发生机制为：①右心房与上腔静脉压升高，刺激压力感受器，反射性刺激呼吸中枢；②血氧含量减少，乳酸、丙酮酸等代谢产物增多，刺激呼吸中枢；③淤血性肝大、腹水和胸腔积液，限制了呼吸运动，使呼吸面积减少所致；④各种原因所致的心包积液、心包缩窄，可使心脏舒张受限，引起体循环压力静脉淤血。

3．中毒性呼吸困难　①血液中代谢产物增高刺激颈动脉窦、主动脉体化学感受器或直接兴奋呼吸中枢引起呼吸困难；②中枢抑制剂和有机磷杀虫剂中毒时可直接抑制呼吸中枢引起呼吸困难。

4．血源性呼吸困难　严重贫血及异常血红蛋白血症，由于红细胞携氧量减少，血氧含量减低，缺氧刺激呼吸中枢所致。

5．神经精神性呼吸困难　呼吸中枢受增高的颅内压和供血减少的刺激。精神性呼吸困难多由过度通气而发生呼吸性碱中毒所致。

【临床表现】

（一）肺源性呼吸困难

1．吸气性呼吸困难　特点是吸气显著费力，严重者可出现三凹征（three depressions sign），伴有干咳及高调吸气性喉鸣。三凹征是指由于吸气困难，吸气时呼吸肌为克服气道阻力用力收缩而使胸腔负压增大，造成胸骨上窝、锁骨上窝及肋间隙的明显凹陷。主要见于喉部、气管、大支气管的狭窄与阻塞，如喉炎、喉头水肿、喉头痉挛、气管异物、气管肿瘤、气管外压性狭

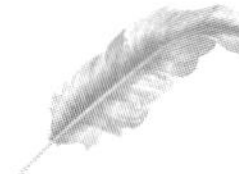

窄等。

2．呼气性呼吸困难 特点是呼气缓慢、费力，呼吸时间明显延长，伴有呼气期哮鸣音。主要见于慢性支气管炎（喘息型）、慢性阻塞性肺气肿、支气管哮喘等。

3．混合性呼吸困难 特点是吸气期和呼气期均感呼吸费力，呼吸频率增快、深度变浅，可伴有呼吸音异常或病理性呼吸音，主要见于以下病变。

（1）肺实质病变：如重症肺炎、重症肺结核、急性呼吸窘迫综合征（acute respiratory distress syndrome，ARDS）等。

（2）肺血管病变：如肺栓塞、各种原因所致的肺动脉高压等。

（3）肺间质病变：如特发性肺间质纤维化、尘肺等。

（4）胸膜病变：如大量胸腔积液、气胸和广泛胸膜肥厚。

（二）心源性呼吸困难

心源性呼吸困难最常见的原因为充血性心力衰竭，见于高血压性心脏病、冠心病、风湿性心脏病、心肌病等各种心脏病的晚期。

1．左心衰竭所致的呼吸困难 常表现为：①活动时出现或加重呼吸困难，休息时减轻或缓解；②仰卧位时加重，坐位减轻，病情较重者常被迫采取半坐位或端坐呼吸（orthopnea）。主要原因是活动时心脏负荷加重，机体耗氧增加；坐位时回心血量减少，肺淤血程度减轻；同时坐位时膈肌下降，活动度增大，可增加肺活量。

急性左心衰竭时常出现阵发性呼吸困难，多在夜间熟睡中发生，称为夜间阵发性呼吸困难。患者常于熟睡中突感胸闷憋气而惊醒，被迫坐起，惊恐不安，伴有咳嗽，轻者数分钟至数十分钟后症状逐渐减轻、缓解；重者呼吸困难加重，颜面发绀、大汗，呼吸有哮鸣声，甚至咳出大量浆液性血性痰，或粉红色泡沫样痰，听诊两肺底有较多湿啰音，心率增快，有奔马律。此种呼吸困难又称为“心源性哮喘”（cardiac asthma）。多见于老年人高血压性心脏病、冠状动脉粥样硬化性心脏病、风湿性心脏病、心肌炎、心肌病、先天性心脏病等。

2．右心衰竭所致的呼吸困难 右心衰竭患者亦常取半坐位以缓解呼吸困难，与慢性肺心病及其原发疾病亦有关；心包疾病患者喜取前倾坐位，以减轻增大的心脏对左肺的压迫。

（三）中毒性呼吸困难

代谢性酸中毒所致的呼吸困难表现为呼吸深大，规律，可伴有鼾音，称为酸中毒大呼吸（Kussmaul 呼吸）；某些药物如吗啡类、巴比妥类及有机磷中毒时，可抑制呼吸中枢，使呼吸缓慢、变浅伴有呼吸节律异常，如潮式呼吸（Cheyne-Stokes 呼吸）或间停呼吸（Biot 呼吸）。

（四）神经精神性呼吸困难

神经性呼吸困难表现为双吸气（抽泣样呼吸）、呼吸遏制（吸气突然停止）等；精神性呼吸困难主要表现为呼吸表浅而频率快，伴有叹息样呼吸或手足搐搦。

（五）血源性呼吸困难

血源性呼吸困难多由于重度贫血和异常血红蛋白血症引起，表现为呼吸表浅、急促，心率增快。

【伴随症状】

伴随症状对鉴别诊断有重要价值。

1．伴肺弥漫性哮鸣音 见于支气管哮喘、心源性哮喘。

2．伴骤然发生的严重呼吸困难 见于急性喉水肿、气管异物、大面积肺栓塞、自发性气胸、急性呼吸窘迫综合征（伴有明显的发绀）等。

3．伴缓慢渐进性呼吸困难 常见于慢性阻塞性肺气肿、弥漫性肺间质纤维化、卡氏肺孢子菌肺炎等。

4．伴一侧胸痛 多见于大叶性肺炎、急性渗出性胸膜炎、肺栓塞、自发性气胸、急性心肌梗死、支气管肺癌等。

5．伴发热 多见于感染性疾病，如肺炎、肺脓肿、干酪样肺炎、胸膜炎、急性心包炎等。

6．伴咳嗽、脓痰 见于慢性支气管炎、阻塞性肺气肿并发感染、化脓性肺炎、肺脓肿、支气管扩张症并发感染等。

7．伴大量浆液性泡沫样痰 见于急性左心衰竭和有机磷杀虫剂中毒。

8．伴意识障碍 见于脑出血、脑膜炎、尿毒症、糖尿病酮症酸中毒、肺性脑病、急性中毒等。

【问诊要点】

1．针对发病情况问诊 包括急性还是慢性、突发性还是渐进性，有无诱因，呼吸的频度和深度，以及呼吸困难的具体表现，如吸气性、呼气性，还是混合性，与活动、体位的关系，昼夜是否一致等。

2．针对伴随症状 是否伴有发热、胸痛、咳嗽与咳痰、痰液的性状与颜色、发绀、意识障碍等。

3．既往病史及当地流行病状况 既往患过的疾病及目前效果和用药情况；过敏史及相关疾病的家族史，是否有手术史等。

4．既往检查和诊断、治疗情况，特别是疗效的判定对诊断和鉴别诊断意义很大。

【知识整合】

1．详尽的病史和全面体格检查是判断呼吸困难病因的基本方法，大部分患者需进一步行胸部 X 线、CT 检查和心电图、心脏超声检查以寻找心肺疾病证据。

2．血常规、血气分析、血电解质、甲状腺功能等检查对贫血、电解质紊乱、甲状腺功能亢进等引起的呼吸困难的诊断有帮助。

（李 英）

第七章

发　绀

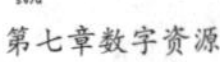
第七章数字资源

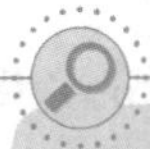
学习目标

1. **知识**：列举发绀的病因和临床表现，陈述中心性发绀和周围性发绀的临床特点。
2. **能力**：通过问诊、体格检查、辅助检查鉴别患者发绀的病因。
3. **素养**：确定病因后立即对基础疾病进行治疗。

发绀（cyanosis）是指血液中去氧血红蛋白（deoxyhemoglobin）增多（> 50 g/L），使皮肤、黏膜呈现青紫色的现象。发绀多表现在皮肤较薄、色素较少和毛细血管丰富的部位，如舌、口唇、鼻尖、耳垂、颊部及指（趾）甲床等处最为明显。

案例 7-1

患儿，男，3 岁，因晕厥 1 小时入院。1 小时前患儿在哭闹中突然意识丧失，呼之不应，面色青紫，约 2 分钟后神志清醒。患儿 6 个月开始在哭闹时口唇有轻度发绀，后进行性加重，常出现憋气、呼吸困难，蹲踞可缓解以上症状。

问题：

1. 问诊应该包括哪些方面？
2. 对患者进行体格检查时应关注哪些体征？

【病因与发生机制】

（一）血液去氧血红蛋白增多（真性发绀）

1. 中心性发绀　此类发绀的特点表现为全身性，除四肢及颜面外，也累及躯干和黏膜，但受累部位的皮肤是温暖的。

（1）肺性发绀：由于严重的呼吸道阻塞、肺部疾病、胸膜病变，使肺通气与换气功能障碍而致肺氧合作用不全，导致 SaO_2 降低，使体循环毛细血管中去氧血红蛋白量增多，当其超过 50 g/L 时，皮肤黏膜可出现发绀。

（2）心源性发绀：由于体循环静脉血与动脉血相混合，部分静脉血未经肺氧合，而经异常通路流入体循环，如果分流量超过心排血量的 1/3，即可出现发绀。见于法洛四联症、艾森门

格综合征等发绀型先天性心脏病。

2. 周围性发绀 此类发绀常由于周围循环血流障碍所致。其特点表现在发绀常出现于肢体的末端与下垂部位。这些部位的皮肤是冷的，但若给予按摩或加温，使皮肤转暖，发绀可消退。此特点亦可作为与中心性发绀的鉴别点。此型发绀可分为：①淤血性周围性发绀：常见于引起体循环淤血、周围血流缓慢的疾病，如右心衰竭、渗出性心包炎、心脏压塞、缩窄性心包炎、血栓性静脉炎、上腔静脉阻塞综合征、下肢静脉曲张等；②缺血性周围性发绀：常见于引起心排出量减少的疾病和局部血流障碍性疾病，如严重休克、暴露于寒冷中和血栓闭塞性脉管炎、雷诺（Raynaud）病、肢端发绀症、冷球蛋白血症、真性红细胞增多症等。真性红细胞增多症除肢端、口唇发绀外，还伴有颜面和大、小鱼际紫红，结膜充血。

3. 混合性发绀 中心性与周围性发绀并存，因血液在肺内氧合不足及周围血流缓慢、毛细血管内耗氧过多所致，可见于充血性心力衰竭。

（二）血液存在异常血红蛋白衍化物

1. 高铁血红蛋白血症（methemoglobinemia） 药物或化学物质中毒导致高铁血红蛋白血症，如伯氨喹、亚硝酸盐、氯酸盐、磺胺类、非那西丁、苯丙砜、硝基苯、苯胺等中毒，当血液中高铁血红蛋白含量达 30 g/L 时，即可出现发绀。由于大量进食含有亚硝酸盐的变质蔬菜而引起的中毒性高铁血红蛋白血症，也可出现发绀，称为“肠源性青紫症”。

2. 硫化血红蛋白血症（sulfhemoglobinemia） 患者服用含硫的药物或化学品后，使血液中硫化血红蛋白升高，当血液硫化血红蛋白含量达 5 g/L 时，即可出现发绀。分光镜检查可证明有硫化血红蛋白的存在。

【临床表现】

（一）中心性发绀

除四肢与面颊皮肤黏膜青紫外，亦可见于舌及口腔黏膜与躯干皮肤，且发绀的皮肤温暖。

（二）周围性发绀

发绀常出现于肢体下垂部分及周围部位（如肢端、耳垂及颜面），皮肤冰冷，经按摩或加温发绀可消失。

（三）高铁血红蛋白血症

出现急骤、暂时性发绀，病情严重，静脉血呈深棕色，氧疗后发绀不减轻，若静脉注射亚甲蓝（methylene blue）、硫代硫酸钠或大剂量维生素 C，发绀可消退。

（四）硫化血红蛋白血症

发绀持续时间长，可达数月以上，血液呈蓝褐色。但一般认为本病患者须同时具有便秘或服用含硫药物或化学物史，在肠内形成大量硫化氢为先决条件。

【伴随症状】

1. 伴呼吸困难 见于严重心、肺疾病，急性呼吸道阻塞、气胸等。

2. 伴杵状指（趾） 病程较长，主要见于发绀型先天性心脏病及某些慢性肺部疾病。

3. 伴意识障碍 见于某些药物或化学物质急性中毒、休克、急性肺部感染等。

4. 冷凝集现象伴手足发绀症 见于冷球蛋白血症、红细胞增多症等。

【问诊要点】

1. 针对发绀的发生情况问诊 包括发生的年龄、起病时间、可能诱因、出现的急缓、发

Note

绀在出生后即存在还是近期发生、急性还是慢性发病、发绀的部位、有无相关病史等。

2．发绀的特点及严重程度 注意发绀的部位与范围、青紫的程度，是全身性还是局部性；发绀部位皮肤的温度，经按摩或加温后发绀能否消退；发绀是否伴有呼吸困难。全身性发绀见于心肺疾病及异常血红蛋白血症；而心肺疾病发绀严重者常伴呼吸困难，异常血红蛋白血症者却一般无呼吸困难。红细胞增多症者发绀明显，而休克和贫血者发绀不明显。

3．相关病史 ①有无心肺疾患及其他与发绀有关的疾病史；②是否出生及幼年时期就发绀；③有无家族史；④有无相关药物、化学物品、变质蔬菜摄入史及在持久便秘情况下过量食用蛋类或硫化物病史等。

4．伴随症状 ①有无伴发的呼吸困难、心脏杂音或心脏增大、雷诺现象等；②急性发绀伴意识障碍，见于某些药物或化学物质急性中毒、休克、急性肺部感染、急性肺水肿等；③发绀伴杵状指（趾）见于发绀型先天性心脏病、某些慢性肺部疾病；④发绀伴呼吸困难见于重症心肺疾病、气胸、大量胸腔积液等。

【知识整合】

1．通过问诊和体格检查，特别是通过观察皮肤黏膜的颜色和温度，初步确定是中心性发绀还是周围性发绀。发病年龄可判断发绀是否为先天性。

2．动脉血气分析检查和无创脉搏血氧饱和度测量仪可进一步明确发绀的类型。确诊可通过胸部 X 线片、胸部 CT、心脏超声检查。

3．血常规检查、血管 B 超等有助于一些周围性发绀的诊断。临床怀疑异常血红蛋白衍生物引起的发绀，可行分光镜检查。

（李　英）

第八章

心 悸

学习目标

1. **知识**：概述心悸的常见病因、心悸问诊要点、心悸的机制。
2. **能力**：评估心悸，识别危重患者。
3. **素养**：考虑引起心悸的危重心律失常的重要性，充分与患者及家属进行医患沟通，考虑对患者及家属情感方面的影响。

心悸（palpitation）是患者感到的异常心搏或心慌感，伴心前区不适，通常被描述为心脏撞击或跳动感。心悸多见于心律失常，心率可快、可慢，也可正常。

案例 8-1

患者，女，42岁。阵发性心悸10年，再发1小时入院。查体：血压120/80 mmHg，心率160次/分，律齐，各瓣膜区未闻及杂音，其余查体无阳性体征。

问题：

1. 该患者可能的病因是什么？需要怎样问诊？
2. 需要进行哪些检查？

【病因】

发生心悸的原因很多，可有生理性和功能性的，病理性除了心脏本身病变外，全身性疾病也可引起心悸。

（一）心脏搏动增强

1. 生理性　心悸一般是一过性的，诱因解除后会迅速恢复。

（1）健康人在剧烈体力活动、受惊吓或精神过度紧张时。

（2）大量饮酒及喝浓茶、咖啡后。

（3）妊娠分娩、性行为、温度变化。

（4）应用某些药物，如肾上腺素、麻黄碱、咖啡因、阿托品、甲状腺激素、氨茶碱等。

2. 病理性　常由心脏疾病或其他引起心室搏出量增加的疾病引起。

(1) 心室肥大：①如高血压性心脏病、冠心病、主动脉瓣关闭不全、二尖瓣关闭不全等引起左心室肥大，心收缩力增强；②动脉导管未闭、室间隔缺损则使回心血量增多，心脏负荷增加，导致心室肥大；③脚气性心脏病（beriberi heart disease）为维生素 B_1（硫胺素）严重且长时间缺乏而引起的一种高排量型心脏病。

(2) 其他疾病：①甲状腺功能亢进症；②严重贫血；③高热；④低血糖症；⑤嗜铬细胞瘤等。

（二）心律失常

1．心动过速 如窦性心动过速、阵发性室上性心动过速、房性或室性心动过速等。

2．心动过缓 如高度房室传导阻滞、窦性心动过缓、病态窦房结综合征等。

3．期前收缩 如房性、交界性、室性期前收缩。

4．扑动与颤动 如心房扑动、心房扑动。

（三）心力衰竭

各种原因引起的心力衰竭均可出现心悸。

（四）神经精神因素

如心脏神经症，是由于自主神经功能失调，致心脏血管功能紊乱引起的一种临床综合征。发生常与失眠、头痛、焦虑、精神紧张、情绪激动等精神因素有关，多见于青年女性。

【发生机制】

心悸的发生机制尚未完全清楚，一般认为心脏活动过度是心悸发生的基础，常与心动过速、心搏出量改变和心律失常有关，也与个人敏感性、精神因素、注意力是否集中有关。

（一）血流动力学改变

器质性心脏病出现心室肥大，使心肌收缩力增强，心搏出量增加，心脏搏动增强产生心悸；某些疾病如甲状腺功能亢进症，由于基础代谢增强或交感神经兴奋性增高，导致心率加快，心脏搏动增强而产生心悸；贫血时血液携氧量减少，器官和组织缺氧，机体通过增加心率、提高排出量来代偿，引起心悸；发热、低血糖、嗜铬细胞瘤也是通过增加心率、增加心排血量引发心悸。

（二）心律失常

心动过速时，由于舒张期缩短，心室充盈量减少，收缩期心室内压力上升速率增快，使心室肌与心瓣膜的紧张度突然增加而产生心悸；心动过缓时，由于舒张期延长，心室充盈量增加，心肌收缩力代偿性增强而导致心悸；期前收缩时由于提前出现的心脏搏动距离前一次心脏搏动间歇较短，而代偿后的心室收缩较正常明显强而有力，引起心悸。

（三）神经体液调节

心力衰竭时，交感神经兴奋性增强，去甲肾上腺素分泌增多，心肌收缩力增强，心率增快，引起心悸；心力衰竭时由于心排血量减低，肾血流减少，肾素 - 血管紧张素 - 醛固酮系统被激活，心肌收缩力增强引起心悸。

（四）精神因素

主要是自主神经功能紊乱引起，在焦虑、紧张、情绪激动时出现，心脏本身无器质性病变。

【临床表现】

患者自觉心搏或心慌，可有撞击感、跳动感、扑动感或漏跳及停跳。当心率加快时，感到心脏搏动不适，心率缓慢时则感到心脏搏动有力。常伴有头晕、晕厥、呼吸困难、胸痛、出冷汗、手足冰冷、麻木、恐惧等。部分患者可无阳性体征，部分患者有原发病的体征，或有心率异常或心律失常。

威胁生命的原因常伴有头晕或晕厥。出现晕厥、胸痛、新出现心律失常，有基础性心脏病、猝死家族史者，是病情危险的信号，应特别注意。

【伴随症状】

1．发热　常见于急性传染病、风湿热、心肌炎、心包炎、感染性心内膜炎等。

2．心前区疼痛　见于冠状动脉粥样硬化性心脏病（如心绞痛、心肌梗死）、心肌炎、心包炎等，亦可见于心脏神经症。

3．呼吸困难　见于急性心肌梗死、心肌炎、心包炎、心力衰竭、重症贫血等。

4．意识模糊和晕厥　见于病态窦房结综合征、高度房室传导阻滞、心室颤动和阵发性室性心动过速等。

5．消瘦及出汗、食欲亢进　见于甲状腺功能亢进症，持续性心悸是甲状腺功能亢进症的一个典型症状。

6．贫血　见于各种原因引起的急性失血，常伴有乏力、脉搏微弱、血压下降，严重者出现休克。

7．阵发性高血压　见于嗜铬细胞瘤。

【问诊要点】

1．病史及相关因素　有无与心悸发作相关的疾病史或吸烟、饮酒和咖啡、精神受刺激等诱发因素或加重的因素。

2．心悸的特点　发作时间、性质、程度、诱发因素，心悸发作频率、持续时间与间隔时间。

（1）持续性心悸可能为心动过速，见于甲状腺功能亢进症或过量摄入咖啡因及其他药物。

（2）间断性心悸则与心律失常，特别是期前收缩有关，也可见于不明原因的发热。

（3）不规则的漏跳提示有室性期前收缩。

（4）发作性快速节律、可突然停止，提示阵发性室上性心动过速。

3．主观感受及伴随症状

（1）如果心悸伴体重下降、食欲增加及多汗，提示甲状腺功能亢进症。

（2）心悸伴气促及凹陷性水肿，提示充血性心力衰竭。

（3）心跳间断“停顿”：室性期前收缩。

（4）快速“扑动”：阵发性室上性心动过速、室性心动过速、窦性心动过速、心房颤动。

（5）心搏“不齐”：心房颤动、房室传导阻滞、期前收缩。

4．诊断及治疗的过程　对判断病因非常重要，特别是相关的实验室检查如血常规、甲状腺功能、心肌酶等对诊断及鉴别诊断有重要意义；心电图、动态心电图检查及心脏B超检查可明确大部分心脏病所致的心悸。

Note

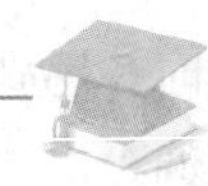

知识拓展

心脏腔内电生理检查

心脏腔内电生理检查是一种检测心脏电活动的有创检查，能够直接检查心脏内部的电活动，更为精准，是目前用于检测电活动异常的金标准，用于有症状而心电图或动态心电图不能明确诊断的患者。其检查过程主要是通过人工诱发或者是自身的电位活动进行记录，然后进行判断分析，更进一步地了解异常传导束的位置和心律失常的位置及类型，对于特殊的结构性心脏病也有一定的指导和诊断意义。不仅如此，心脏电生理检查对心律失常的治疗也有指导意义。

【知识整合】

1．全面的病史采集和体格检查是判断心悸原因是生理性还是病理性的基本方法。

2．心电图是心悸最基本的检查项目，可诊断大部分心脏本身疾病所致的心悸。

3．血常规、甲状腺功能检查可判断贫血、甲状腺功能亢进症所致心悸。

4．动态心电图、心脏 B 超可明确病因。

（陈章荣）

第九章

吞咽困难

第九章数字资源

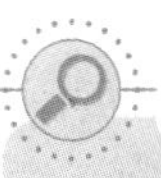

学习目标

1．**知识**：说出吞咽困难的病因和临床表现。
2．**能力**：具有从吞咽困难部位和病因判断吞咽困难性质的能力。
3．**素养**：知识掌握全面，尽快准确地解除患者的痛苦。

吞咽困难（dysphagia）是指食物从口腔至胃运送过程中受阻而产生咽部、胸骨后或剑突部位的梗阻停滞感觉，可伴有胸骨后疼痛。吞咽困难可由中枢神经系统疾病、食管疾病、口咽部疾病引起，亦可由吞咽肌运动障碍所致。假性吞咽困难并无食管梗阻的基础，而仅为一种咽喉部阻塞感、不适感，但不影响进食。

案例 9-1

患者，女，73 岁，进行性吞咽困难 1 个月。
问题：
1．问诊时应该关注哪些方面？
2．对患者进行体格检查时应关注哪些体征？

【病因与发生机制】

吞咽困难可分为机械性吞咽困难和动力性吞咽困难。

（一）机械性吞咽困难

机械性吞咽困难是指吞咽食物的管腔发生狭窄引起的吞咽困难。临床常见原因包括以下方面。

1．腔内因素　食团过大或食管异物。

2．管腔外压性狭窄　咽后壁肿块或脓肿、甲状腺极度肿大、纵隔占位病变，如纵隔肿瘤及脓肿、左心房肥大、主动脉瘤等。

3．口咽部炎症　咽炎、扁桃体炎、口咽损伤（机械性、化学性）、咽白喉、咽喉结核、咽肿瘤、咽后壁脓肿。

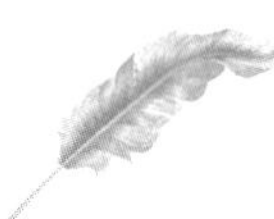

Note

4．食管良性狭窄 良性肿瘤如平滑肌瘤、脂肪瘤、血管瘤、息肉；食管炎症如反流性食管炎、放射性食管炎、腐蚀性食管炎、食管结核及真菌性感染。

5．恶性肿瘤 舌癌、咽部肿瘤、食管癌。

6．其他 如缺铁性贫血所致的食管蹼（Plummer-Vinson 综合征）、食管下端黏膜环（Schatzki ring）。

（二）动力性吞咽困难

动力性吞咽困难是指随意的吞咽动作发生困难，伴随一系列吞咽反射性运动障碍，使食物不能从口腔顺利运送至胃。最常的原因包括以下方面。

1．吞咽启动困难 口咽肌麻痹、口腔咽部炎症、脓肿、唾液缺乏（如干燥综合征）。

2．咽、食管横纹肌功能障碍 延髓麻痹、运动神经元疾病、重症肌无力、肉毒杆菌食物中毒、有机磷杀虫剂中毒、多发性肌炎、皮肌炎、甲亢性肌病。

3．食管平滑肌功能障碍 系统性硬化症、糖尿病、乙醇中毒性肌病、食管痉挛、贲门失弛缓症。

4．精神因素 厌食症、癔症、抑郁症、焦虑症等。

5．其他 狂犬病、破伤风、某些药物等。

食物从食管上段括约肌进入食管的过程中发生功能障碍，可引起口咽性吞咽困难；当食管蠕动功能出现异常或出现阻碍食物团块通过食管状况时，可引起食管性吞咽困难。两种情况都会发生机械性吞咽困难和动力性吞咽困难。两者有时可存在于同一疾病，如食管癌，主要是管腔狭窄所致机械性吞咽困难，但可因肿瘤浸润管壁，导致该处食管蠕动减弱或消失。反流性食管炎主要是动力性吞咽困难，但长期的食管下段炎症可致弥漫性食管痉挛和狭窄，加重吞咽困难症状。

【临床表现】

不同解剖部位病变引起的吞咽困难各有其特点。动力性吞咽困难无液体、固体之分；吞咽反射性动力障碍者吞咽液体比固体食物更加困难。口咽性吞咽困难主要是进入食管过程受阻，食物阻滞于口腔及咽喉部，如脑血管病变、帕金森病、脑干肿瘤等使吞咽中枢到控制口咽部横纹肌的运动神经节病变所致；口咽部炎症引起的吞咽困难常伴咽下疼痛；口咽部肿瘤引起的吞咽困难还伴有肿瘤局部压迫、浸润表现；延髓麻痹者，由于舌肌、软腭、咽肌麻痹，除吞咽困难外，还伴有咀嚼无力、饮水由鼻孔反流伴呛咳、呼吸困难、构音障碍等症状。而食管性吞咽困难是食物停滞在食管某一段，进食过程受阻，主要是由肿瘤、狭窄或痉挛等引起。食管癌的吞咽困难呈进行性，一般半年内从起初进干食发噎到半流质，最后进流质也难以下咽；贲门失弛缓症病程偏长，反复发作，发病多与精神因素有关，进食时需大量饮水以助干食下咽，后期有反食症状；反流性食管炎的主要症状是胸骨后烧灼感和疼痛，伴反酸，由于反流的酸性胃内容物刺激食管引起局部痉挛，可出现间歇性吞咽困难症状；Plummer-Vinson 综合征主要表现为缺铁性贫血，伴口角炎、吞咽困难；多发性肌炎咽肌受累时可发生吞咽困难，同时伴有发热、多发肌痛、肌无力等；精神因素引起的吞咽困难多间歇发生，病程较长，症状时轻时重，进流质和固体食物同样困难，冷饮加重，反复做吞咽动作或喝水可缓解。

【伴随症状】

1．伴声音嘶哑 多见于食管癌纵隔浸润、主动脉瘤、肿大淋巴结、甲状腺肿大及肿瘤压迫喉返神经。

2．伴呛咳 见于脑神经疾病、食管憩室、贲门失弛缓症、食管癌致食管支气管瘘、重症肌无力。

3．伴呃逆 常见于食管下段的病变，如贲门失弛缓症、食管裂孔疝及膈疝。

4．伴吞咽疼痛 多为口咽性吞咽困难，常见于口咽炎或溃疡，如急性扁桃体炎、咽后壁脓肿、急性咽炎、白喉及口腔溃疡等。

5．伴体重减轻 见于食管癌、贲门痉挛等。

6．伴胸骨后疼痛 见于食管炎、食管溃疡、食管异物、晚期食管癌、纵隔炎、弥漫性食管痉挛、放疗后，常伴烧灼感。

7．伴哮喘和呼吸困难 见于纵隔肿物、大量心包积液压迫食管及大气管等。

8．伴反酸 见于反流性食管炎、贲门失弛缓症。

9．伴咀嚼无力、构音困难、呼吸困难 见于重症肌无力、肌营养不良、多发性肌炎等。

【问诊要点】

1．起病情况 有无病因、诱因，如误服腐蚀剂、化学药物及咽下异物等；口咽部、食管、胃手术史；与情绪、不良刺激的关系等。发病年龄对某些吞咽困难有一定帮助，如老年男性食管癌多见，儿童以食管异物为多。

2．病程及过程 病程长但无进行性加重多为良性病变，病程短且进行性加重多为恶性病变。

3．针对伴随症状 是否伴有咽下疼痛、胸骨后疼痛、声音嘶哑、呃逆、反酸等表现，是否伴有呛咳、咀嚼无力、构音困难、多发肌无力等神经肌肉疾病的临床表现。

4．与饮食种类的关系 进食固体还是液体食物困难。

5．吞咽梗阻的部位 机械性吞咽困难者，患者所指梗阻的部位一般与病变部位相吻合。

6．其他情况 如营养、睡眠状况、运动及肢体活动、贫血、消瘦等。

【知识整合】

1．通过详细询问病史，区分吞咽困难是口咽性还是食管性，是梗阻性的还是神经肌肉性的。大部分患者可找到病因。

2．全面体格检查 有助于判断病因，如可了解口咽部溃疡、炎症，有无浅表淋巴结、甲状腺肿大及皮肤硬化。完善的神经系统查体有助于诊断神经系统疾病引起的运动性吞咽困难。

3．食管 pH 监测和测压 可判断食管运动功能状态，对判断贲门失弛缓症有意义。X 线胸片和胸部 CT 检查可了解纵隔有无占位性病变压迫食管；食管 X 线钡餐检查可判断病变为梗阻性还是肌蠕动失常性。

4．血常规检查 可排除缺铁性贫血，血清免疫学检测有助于风湿免疫类疾病的诊断，考虑中枢神经系统疾病引起的吞咽困难，进一步需行颅脑 CT、MRI 检查。

5．内镜和（或）组织检查 可直接观察食管病变，还可观察食管有无狭窄或扩张，有无贲门失弛缓；活组织病理检查对鉴别食管的溃疡、良性肿瘤和食管癌有重要意义。

（李 英）

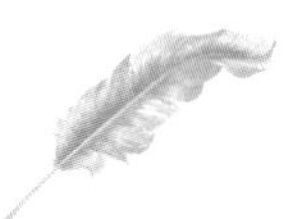

第十章

恶心与呕吐

第十章数字资源

学习目标

1. **知识**：列举恶心、呕吐的病因和临床表现。
2. **能力**：具有判断恶心、呕吐病因的能力。
3. **素养**：通过问诊、体格检查，鉴别恶心、呕吐的病因，立即治疗。

恶心（nausea）与呕吐（vomiting）是临床常见的症状。恶心是一种强烈的不舒服的感觉，多为上腹部不适、紧迫欲吐的感觉，可伴有皮肤苍白、出汗、流涎、血压降低及心动过缓等迷走神经兴奋的症状。恶心后随之呕吐，但也可仅有恶心而无呕吐，或仅有呕吐而无恶心。呕吐是通过胃的强烈收缩迫使胃或部分小肠的内容物经食管、口腔排出体外的现象。

案例 10-1

患者，男，62 岁，腹痛半个月伴恶心、呕吐 5 天。

问题：

1. 问诊时应该关注哪些方面？
2. 对患者进行体格检查时应关注哪些体征？

【病因】

引起恶心与呕吐的病因很多，按发生机制可分为反射性呕吐和中枢性呕吐。

（一）反射性呕吐的常见病因

1．咽部受到刺激 如吸烟、剧咳、鼻咽部炎症或溢脓等。

2．胃、十二指肠疾病 急慢性胃肠炎、消化性溃疡、急性胃扩张或幽门梗阻、十二指肠壅滞症等。

3．肠道疾病 急性阑尾炎、各型肠梗阻、急性出血坏死性肠炎、腹型过敏性紫癜等。

4．肝、胆、胰疾病 急性肝炎、肝硬化、肝淤血、胆囊炎或胰腺炎等。

5．腹膜及肠系膜疾病 急性腹膜炎。

6．前庭性呕吐 梅尼埃病、内耳迷路病变、晕动病。

7．其他　肾及输尿管结石、急性肾盂肾炎、急性盆腔炎、异位妊娠破裂、心肌梗死、心力衰竭、青光眼、屈光不正等。

（二）中枢性呕吐的常见病因

1．神经性

（1）颅内感染：各种脑炎、脑膜炎。

（2）脑血管疾病：脑出血、脑栓塞、脑血栓形成、高血压脑病及偏头痛。

（3）颅脑损伤：脑挫裂伤或颅内血肿。

（4）癫痫：特别是癫痫持续状态。

2．全身性　尿毒症、肝性脑病、糖尿病酮症酸中毒、肾上腺皮质功能不全、低血糖、低钠血症、早孕等。

3．药物性　抗生素、抗癌药、洋地黄、吗啡。

4．中毒性　乙醇、重金属、一氧化碳、有机磷杀虫剂、鼠药等中毒。

5．精神性　胃肠神经症、癔症、神经性厌食。

【发生机制】

呕吐中枢位于延髓，有两个功能不同的结构，一是神经反射中枢即呕吐中枢，位于延髓外侧网状结构的背部，接受来自消化道、大脑皮质、内耳前庭、冠状动脉以及化学感受器触发带的传入冲动，直接支配呕吐的动作；二是化学感受器触发带，位于延髓第四脑室的底部，接受各种外来的化学物质、药物或内生代谢产物（如感染、尿毒症等）的刺激，并由此发出神经冲动，传至呕吐中枢而引发呕吐。

【临床表现】

（一）呕吐的时间

晨起呕吐见于早期妊娠，也可见于尿毒症、慢性乙醇中毒或功能性消化不良；鼻窦炎患者因起床后脓液经鼻后孔刺激咽部，亦可致晨起恶心、干呕；晚上或夜间呕吐见于幽门梗阻。

（二）呕吐与进食的关系

进食过程中或餐后即刻呕吐，可能为幽门管溃疡或精神性呕吐；餐后 1 小时以上呕吐称为延迟性呕吐，提示胃张力下降或胃排空延迟；餐后较久或数餐后呕吐，见于幽门梗阻；餐后近期呕吐，特别是集体发病者，多由食物中毒所致。

（三）呕吐的特点

精神性或颅内高压性呕吐，恶心很轻或缺如，后者以喷射状呕吐为其特点。

（四）呕吐物的性质

呕吐物带发酵、腐败气味提示胃潴留，见于幽门梗阻；带粪臭味提示低位小肠梗阻；不含胆汁提示梗阻部位多在十二指肠乳头以上，含有多量胆汁则提示在十二指肠乳头以下；含有大量酸性液体者多为胃泌素瘤或十二指肠溃疡，无酸味者可能为贲门狭窄或贲门失弛缓症所致；上消化道出血常呈咖啡渣样呕吐物。

【伴随症状】

1．伴腹痛、腹泻　多见于急性胃肠炎或细菌性食物中毒、霍乱、副霍乱及各种原因的急性中毒。

2．伴右上腹痛及发热、寒战或黄疸　可为胆囊炎或胆石症。

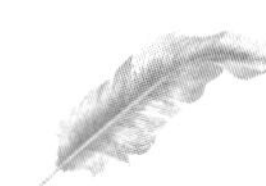

3．伴头痛及喷射性呕吐 常见于颅内高压症或青光眼。

4．伴眩晕 多见于前庭器官疾病如迷路炎、化脓性中耳炎、梅尼埃病、晕动病等。梅尼埃病主要表现为旋转性眩晕伴恶心呕吐。

5．应用某些药物如抗生素与抗癌药物等，则呕吐可能与药物副作用有关。

6．育龄妇女早晨呕吐者应注意早孕。

【问诊要点】

1．起病情况及诱因 有无确定的病因或诱因，起病的急缓，发作的时间，与进食的关系，有无进食可疑食物或毒物等。有无精神刺激及进食、体位、咽部刺激等。

2．症状的特点与变化 如呕吐的方式、发作频率、持续时间、严重程度等。

3．伴随症状 如伴头痛及喷射性呕吐者常见于颅内高压症或青光眼。

4．诊治情况 是否行上消化道钡餐、胃镜、腹部B超、血糖、尿素氮等检查。

5．个人史及既往史 吸烟、饮酒情况，既往腹部手术史，女性月经、妊娠史，颅脑外伤史。

【知识整合】

1．详细的问诊可了解大部分呕吐的原因和诱因。

2．怀疑神经性呕吐，除详细的专科体格检查外，需要进一步做颅脑CT和磁共振检查确诊。

3．胃肠源性呕吐需要做上消化道钡餐和胃镜及腹部B超检查。

（李　英）

第十一章

呕血与便血

第十一章数字资源

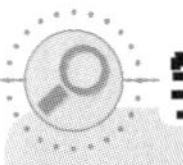
学习目标

1. 知识：区分上消化道出血和下消化道出血。
2. 能力：说出常见上消化道出血疾病的呕血便血特点。
3. 素养：评估消化道出血量。

呕血（hematemesis）与便血（hematochezia）是由于各种原因引起消化道出血，血液经口腔呕出为呕血，经肛门排出为便血。呕血和便血是消化系统常见的临床危急症之一。

消化道以屈氏韧带为界分为上消化道和下消化道。上消化道包括食管、胃、十二指肠、肝、胆、胰及胃空肠吻合术后的空肠上段。呕血是指这些部位的疾病或者全身性疾病所致的上消化道出血，血液经口腔呕出。便血是指消化道出血，血液经肛门排出。

案例 11-1

患者，男，48 岁，突发呕血以及黑便 12 小时就诊于急诊。呕血 2 次，暗红色，量约 500 ml，黑便 2 次，共约 500 g。既往高血压病史 5 年。血压 110/70 mmHg，脉搏 120 次 / 分。

问题：

1. 问诊时应该关注哪些方面?
2. 对患者进行体格检查时应关注哪些体征?

【病因】

（一）呕血

1. 食管疾病 反流性食管炎、食管憩室炎、食管癌、食管异物、食管贲门黏膜撕裂（Mallory-Weiss tear）、食管损伤（器械检查、放射性损伤、酸碱等化学剂损伤）。

2. 胃和十二指肠疾病 消化性溃疡最常见，其次有急性糜烂性出血性胃炎、药物（非甾体类抗炎药、抗血小板药物、抗凝药）引起的胃十二指肠黏膜损伤、应激相关性黏膜损伤、黏膜下恒径动脉破裂出血（Dieulafoy 病）、胃癌、胃间质瘤、息肉、急性胃扩张、十二指肠憩

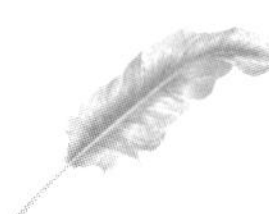

室、胃泌素瘤。

3．门脉高压引起的食管胃底静脉曲张破裂或门脉高压性胃病出血。

4．相邻器官或组织疾病 胆道结石、胆管炎、胆道外伤和胆道肿瘤引起的胆道出血流入十二指肠；急性胰腺炎、慢性胰腺炎和胰腺癌等；主动脉瘤破入食管、胃或十二指肠；纵隔肿瘤。

5．全身性疾病

（1）血液系统疾病：血小板减少性紫癜、白血病、血友病和遗传性出血性毛细血管扩张症等。

（2）急性传染病：流行性出血热、急性重型肝炎、钩端螺旋体病、败血症、登革热等。

（3）其他：肺源性心脏病、呼吸衰竭、尿毒症、系统性红斑狼疮、皮肌炎、结节性多动脉炎等。

（二）便血

1．下消化道疾病

（1）直肠肛管疾病：痔、肛裂、肛瘘、直肠炎、直肠癌、直肠息肉等。

（2）结肠疾病：细菌性痢疾、阿米巴痢疾、溃疡性结肠炎、结肠癌、结肠息肉、缺血性肠病等。

（3）小肠疾病：急性出血坏死性肠炎、肠结核、小肠肿瘤、克罗恩病、梅克尔憩室、肠套叠等。

（4）血管病变：血管畸形、血管瘤、血管退行性变、毛细血管扩张症等。

2．上消化道疾病 见呕血病因。视出血量与出血速度不同，可表现为便血或黑便。

3．全身性疾病 血液系统疾病、急性传染病、结缔组织病、尿毒症、维生素 C 及维生素 K 缺乏等。

【发生机制和临床表现】

（一）呕血

呕血前常有恶心和上腹不适，随后呕出血性胃内容物。呕吐物颜色视出血量、出血速度、出血部位以及血液在胃肠道内停留的时间而表现各异。出血量大、速度快、在胃内停留时间短、食管出血，则血液呈鲜红色或者暗红色，常混有凝血块；出血量较小、速度慢、在胃内停留时间长，可因血红蛋白与胃酸作用形成酸化正铁血红蛋白（hematin），呕吐物呈棕褐色或咖啡渣（coffee-grounds）样。

（二）便血

出血可来自上消化道和下消化道。便血颜色受出血部位、出血量、出血速度以及血液在肠腔内停留时间的影响。下消化道出血量多、速度快、部位低时多呈鲜红色；出血量少、停留时间长、部位高则多呈暗红色。血液可与粪便相混合或单独便出。便血鲜红色，附于粪便表面，不与粪便混合，排便前后滴血或喷血者，表明是由肛门直肠疾病，如痔、肛裂和直肠肿痛等引起的便血。上消化道出血或小肠出血超过 50 ml 时，停留在肠内的血中的血红蛋白与肠内硫化物结合形成硫化亚铁，使粪便呈黑色，形成黑便。肠腔内血量超过 300 ~ 500 ml 时，形成较大量的硫化亚铁，刺激肠黏膜分泌黏液，使粪便呈现油亮的黑色，状如柏油，故称柏油样便（tarry stool）。细菌性痢疾多有黏液脓血便，阿米巴痢疾脓血便常呈暗红色果酱样。急性出血坏死性肠炎可排出洗肉水样血便，并有特殊的腥臭味。

（三）隐血便

少量消化道出血，每日在 5 ～ 10 ml 以内时，无肉眼可见的粪便颜色改变，需经隐血试验方可确定者称为隐血便，即粪便潜血。一般隐血试验虽然敏感性高，但有一定的假阳性，使用抗人血红蛋白单克隆抗体的免疫学检测，不受其他动物血液、铁剂等的干扰，可以避免其假阳性。

（四）失血症状

消化道出血后可引起一系列失血后的症状。少量出血（失血量小于循环血容量 10% 以下时），可无症状，或出现轻微头晕、乏力。中等量出血（失血量占循环血容量的 10% ～ 20%），现头晕、冷汗、口渴、心悸、四肢厥冷、脉搏增快，可有晕厥发作。出血量超过 30% 的急性重度出血，常有神志不清、面色苍白、心率加快、血压下降等表现，甚至休克和意识障碍。有些出血早期可无明显血液学改变，大量出血者数小时内即出现贫血表现。急性消化道出血后可有低热，持续数日。

微整合

临床应用

呕血与黑便相关检查

血常规变化：出血后一般 3 ～ 4 小时后出现红细胞计数、血红蛋白和血细胞比容的下降，这三个指标可以估计失血的程度。血红蛋白短时间内从正常下降至 70 g/L，表示出血量在 1200 ml 以上。每丢失 500 ml 血液，血细胞比容下降 2 ～ 3 个百分点。出血 24 小时网织红细胞开始升高，4 ～ 7 天达到 0.05 ～ 0.15。大出血后白细胞可轻度增高。

血尿素氮：上消化道大出血数小时后，血尿素氮开始增高，1 ～ 2 天达高峰，出血停止后 3 ～ 4 天降至正常。如再出血，血尿素氮可再次升高。血容量的急剧下降可引起尿素氮和血肌酐的同时增高，如果肌酐小于 133 μmol/L，而尿素氮大于 14.3 mmol/L，则消化道出血在 1000 ml 以上。

【伴随症状】

1．腹痛 慢性反复上腹痛，呈周期性与节律性发作，出血后腹痛减轻，提示消化性溃疡。急性持续性上腹痛伴腹部瘀斑见于急性重症胰腺炎。上腹绞痛伴黄疸应考虑胆道出血。腹痛时排血便或脓血便，便后腹痛减轻，见于细菌性痢疾、阿米巴痢疾或溃疡性结肠炎；发作性腹痛伴便血见于缺血性肠病。中老年人慢性无规律性腹痛、食欲缺乏、消瘦、贫血、粪便隐血试验阳性者应警惕胃肠恶性肿瘤。

2．发热 发热、便血见于急性出血性坏死性肠炎、急性传染病、白血病及其他恶性肿瘤。

3．肝脾大、蜘蛛痣、肝掌、腹壁静脉曲张、腹水 提示肝硬化门脉高压或肝癌。

4．里急后重（tenesmus）、肛门坠胀、屡有便意、排便不净感 提示肛门、直肠疾病，也应警惕直肠癌。应做肛门指诊检查和内镜检查。

5．全身出血倾向 除呕血、便血外，尚有皮肤黏膜出血、鼻出血、尿血、女性阴道出血等，应考虑血液病、肝病、肾综合征出血热和服用抗血小板药及抗凝血药等。

6．腹部肿块 应考虑相应部位的恶性肿瘤、结核病灶、肠套叠及克罗恩病等。

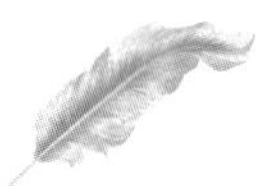

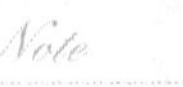

知识拓展

黏膜下恒径动脉破裂出血

黏膜下恒径动脉破裂出血（Dieulafoy 病）是上消化道大出血的少见病因，但是出血凶猛，反复出血，出血部位隐匿。Dieulafoy 病是血管先天发育畸形，正常胃黏膜下小动脉逐渐变细，在末梢形成毛细血管网。但 Dieulafoy 病变黏膜下小动脉保持恒径，且迂曲增多。恒径小动脉搏动产生的压力使表面的黏膜受损，恒径小动脉可自发破裂，引发大出血。出血量大，多大于 1000 ml，病情凶险。胃镜下表现为孤立黏膜缺损，直径 2 ~ 5 mm，周围无炎症溃疡等，黏膜中央有血管走行。部位隐匿，容易漏诊。临床上反复上消化道大出血而原因不明时需考虑 Dieulafoy 病。

【问诊要点】

应特别注意询问有无酗酒、服用非甾体抗炎药、剧烈呕吐等病史，应激状态如颅脑损伤或手术、大面积烧伤和各种严重创伤、严重感染、休克、多脏器功能衰竭等，既往有无消化性溃疡、慢性肝炎、血液系统疾病、肾炎、高血压、缺血性心脑血管病、痔、肛裂和肛瘘等病史。

【知识整合】

1．首先要确定是否呕血和（或）便血 排除鼻咽喉和口腔出血直接经口呕出或下咽后的假性呕血。排除因服用铁剂、铋剂，进食动物血、肉类等出现的假性黑便。服用上述药物粪便一般呈灰黑色、无光泽，粪便隐血试验阴性。免疫学隐血检测方法（如抗人血红蛋白抗体、抗人红细胞基质抗体检测）可鉴别。还应注意鉴别呕血与咯血。一些消化道大出血的患者，可能以晕厥或休克为首发症状，应注意追踪观察。

2．根据出血方式初步判断消化道出血的部位 呕血多来自上消化道，鲜血或暗红色血便多来自下消化道，黑便多来自上消化道或高位下消化道。出血部位离直肠越远，出现黑便的机会越大。回盲部以下结肠病变很少出现黑便。放置鼻胃管有助于判别，胃管内出现血性抽吸物提示上消化道出血，非血性抽吸物大致可排除食管和胃出血。

3．根据呕血、便血的量和颜色，结合血红蛋白检测和全身表现综合估计出血量。

4．判断出血是否停止 如有下列情况应考虑仍有活动性出血：①反复呕血、便血，或排便次数增多伴粪质变稀薄、肠鸣音亢进；②周围循环衰竭表现经充分补液输血无改善，或暂时好转而又恶化；③血红蛋白浓度、红细胞计数与血细胞比容继续下降；④补液与尿量足够的情况下，血尿素氮持续升高或再次升高。

5．确定消化道出血的病因 根据消化道出血发生概率考虑病因，消化性溃疡、食管胃底静脉曲张破裂、急性糜烂性出血性胃炎和胃癌是上消化道出血最常见的原因。痔、肛裂是下消化道出血最常见的原因。定性诊断宜从上述常见病考虑，结合解剖部位，逐一考虑消化道各个器官，排除可能的出血病灶。除了消化道本身病变外，还应注意相邻器官和全身性疾病引起出血的可能性。

6．消化道出血的患者应常规进行血、尿常规检查，粪便常规及隐血试验，病原体检查，凝血功能及肝、肾功能检查等。病因诊断的首选检查方法是内镜检查。急性消化道出血必要时在出血后 24 ~ 48 小时内急诊检查。X 线钡剂造影适于不愿接受内镜检查或内镜检查禁忌的患者，或作为内镜检查的补充检查，但是活动性出血期间钡剂造影为禁忌。选择性动脉造影检查有助于确定出血部位，并且可以同时止血治疗，缺血性肠病发生血管痉挛、梗阻时可有特征性改变。B 超检查是腹腔脏器病变重要的常规检查方法。

（周　芸）

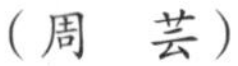

第十二章

腹　痛

第十二章数字资源

学习目标

1. **知识**：阐述腹痛的发生机制。
2. **能力**：总结腹痛的部位和伴随症状对鉴别诊断的意义。
3. **素养**：概述以腹痛为主的常见疾病的腹痛性质。

腹痛（abdominal pain）多数由腹部脏器疾病引起，但腹腔外疾病及全身性疾病也可引起。腹痛的病因可能为功能性，也可能为器质性。腹痛程度除了受病变性质和刺激程度影响，也与神经和心理因素相关。腹痛的原因繁多，诊断时须根据病史、全面体格检查和必要的辅助检查进行综合分析。临床上一般将腹痛按起病缓急、病程长短分为急性腹痛（acute abdominal pain）和慢性腹痛（chronic abdominal pain）。其中，需外科紧急处理的急性腹痛一般称为急腹症（acute abdomen）。

案例 12-1

患者，男，45 岁，主因脐周痛 1 天急诊入院。患者 1 天前出现脐周疼痛，持续性疼痛，疼痛明显，就诊于急诊。

问题：

1. 问诊时应该关注哪些方面?
2. 对患者进行体格检查时应关注哪些体征?

【病因】

（一）急性腹痛

急性腹痛起病急，病情重，变化快。急腹症是指不超过 24 小时的腹痛，其表现错综复杂，误诊、漏诊时有发生，必须引起临床医生的高度重视。常见于以下病变。

1. 腹腔器官急性炎症　急性胃肠炎、急性胰腺炎、急性出血坏死性肠炎、急性胆囊炎、急性阑尾炎等。

2. 腹腔器官扭转或破裂　肠扭转、肠系膜或大网膜扭转、卵巢囊肿蒂扭转、肝脾破裂、

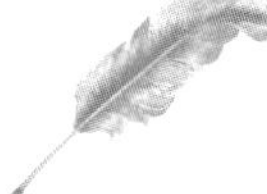

异位妊娠破裂。

3．空腔脏器阻塞或扩张 急性胃扩张、肠梗阻、肠套叠、胆道结石、胆道蛔虫症、泌尿系统结石梗阻。

4．腹膜急性炎症 多数是急性胃肠穿孔引起的急性弥漫性腹膜炎，少数为肝硬化、肾病综合征所致的自发性腹膜炎。

5．腹腔脏器血管病变 急性肠系膜动脉栓塞、缺血性肠病、门静脉血栓形成。

6．腹壁疾病 腹壁挫伤、脓肿及带状疱疹。

7．胸腔疾病所致的腹部牵涉痛 肺炎、肺梗死、胸膜炎、心绞痛、急性心肌梗死、急性心包炎。

8．其他 腹型过敏性紫癜、糖尿病酮症酸中毒、尿毒症、铅中毒、血卟啉病。

（二）慢性腹痛

慢性腹痛起病缓慢，病程长，或急性发病后疼痛迁延不愈或反复发作。常见于以下病变。

1．消化性溃疡

2．腹腔内脏器慢性炎症 慢性胃炎、十二指肠炎、慢性胆囊炎及胆道感染、慢性胰腺炎、结核性腹膜炎、溃疡性结肠炎、克罗恩病。

3．腹腔内脏器慢性扭转和不全性梗阻 慢性胃、肠扭转，十二指肠淤滞症，粘连性肠梗阻。

4．腹腔内实质性脏器病变 实质性器官肿胀致包膜张力增加而发生的腹痛，如肝淤血、肝炎、肝脓肿、肝癌。

5．肿瘤压迫及浸润 恶性肿瘤居多，与肿瘤不断生长、压迫和侵犯感觉神经有关。

6．中毒与代谢障碍 铅中毒、尿毒症。

7．慢性功能性疾病 功能性消化不良、肠易激综合征及胆道运动功能障碍等。

【发生机制】

发生机制可分为三种，即内脏性腹痛、躯体性腹痛和牵涉痛。

1．内脏性腹痛（visceral pain） 是腹内某一器官受到刺激，信号通过交感或副交感神经传入脊髓。特点为：①疼痛部位不确切，难定位，常位于腹部中线；②疼痛感觉模糊，常被描述为痉挛、烧灼、不适和虫咬感；③常伴恶心、呕吐、出汗、面色苍白等其他自主神经兴奋症状；④患者常常改变体位以试图减轻不适感。

2．躯体性腹痛（somatic pain） 主要由 T6 ~ L1 的脊神经支配。各对脊神经末梢感受器主要分布于腹部皮肤、腹壁肌层和腹膜壁层，肠系膜根部也有少量的脊神经分布。当内脏病变累及腹膜壁层和肠系膜根部时，可产生躯体性疼痛。小网膜和膈肌也存在脊髓感觉神经，也可受理化刺激产生躯体性疼痛。特点为：①定位准确，可在腹部一侧；②多为刺痛（stabbing）、刀割样痛（lancinating），程度剧烈而持续；③可引起局部腹肌紧张或强直；④可因咳嗽、体位变化或深呼吸而加重。

3．牵涉痛（referred pain） 指内脏性疼痛牵涉身体体表部位，即内脏痛觉信号传至相应脊髓节段，引起该节段支配的体表部位疼痛。特点是：①定位明确；②疼痛剧烈；③有压痛；④伴有肌紧张及感觉过敏。如胆囊疾病除右上腹痛外，尚可有右肩部痛和右肩胛下区痛。腹部内脏病变体表牵涉痛部位详见表 12-1。

表 12-1　腹部内脏病变疼痛的部位与神经分布

内脏	传入神经	相应的脊髓节段	体表感应部位
食管	内脏大神经	T5、6	胸骨后，剑突下
胃	内脏大神经	T7、8	上、中腹部
小肠	内脏大神经	T9、10	脐周围
阑尾	内脏大神经	T10	右下腹
升结肠	腰交感神经与主动脉前神经丛	T12，L1	下腹部与耻骨上区
乙状结肠、直肠	骨盆神经及骨盆神经丛	S2、3、4	会阴部及肛门区
肝、胆囊	内脏大神经	T7、8	右上腹，右肩胛下
肾、输尿管	腰丛、内脏最下神经及肾神经丛	T12，L1、2	腰部及腹股沟部
膀胱底部	腹下神经丛	T11、12，L1	耻骨上部
膀胱颈部	骨盆神经及骨盆神经丛	S2、3、4	会阴部及阴茎
子宫底	腹下神经丛	T11、12，L1	耻骨上及后背下方
子宫颈	骨盆神经及骨盆神经丛	S2、3、4	会阴部

【临床表现】

各类急性腹痛的临床特点如下。

（一）腹腔脏器急性炎症

1．局限性或弥漫性腹部压痛。

2．腹痛多为中等程度，重症急性胰腺炎腹痛剧烈。

3．常伴发热、畏寒和（或）寒战。

4．血白细胞增多、中性分类增高与核左移，严重感染时中性粒细胞可见中毒颗粒。

（二）腹腔空腔脏器急性穿孔

1．起病急骤、腹痛剧烈。

2．腹部视诊可见腹部膨隆、腹式呼吸消失，听诊肠鸣音减弱或消失，叩诊肝浊音界消失，出现腹部移动性浊音，触诊腹腔空腔脏器急性穿孔、局部或弥漫性压痛与反跳痛。

3．腹部 X 线检查显示膈下游离气体。

（三）腹腔脏器阻塞和扭转

1．急性出现的阵发性腹部绞痛，伴恶心、呕吐、出冷汗。

2．出现梗阻征象　肠道梗阻导致恶心、呕吐，肛门停止排气、排便；尿道梗阻（如结石）出现尿中断；胆道梗阻导致梗阻性黄疸。

3．梗阻近端局限性膨隆、扩张，如幽门梗阻可见到胃型、胃蠕动波，肠梗阻可见到肠型。

4．肠梗阻导致肠音减弱、消失，幽门梗阻导致上腹振水音。

5．可能触及腹部局限性包块。

6．肠梗阻时腹部 X 线平片显示液平，胆道梗阻时胆道造影示梗阻以上的胆管扩张。

（四）腹腔脏器破裂出血

1．局限性急性腹痛伴失血征象　心悸、面色苍白、冷汗、脉速、手足湿冷、血压下降甚至休克。

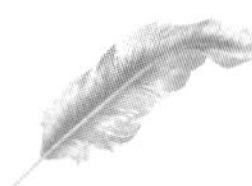

2．肝脾破裂可因外伤引起，肝癌可并发肝破裂。

3．异位妊娠破裂出血者可追询到育龄期妇女的停经史。

4．腹部叩诊移动性浊音阳性。

5．腹腔穿刺有血性液体；进行性红细胞计数和血红蛋白下降。

（五）腹腔脏器血管病变

1．有导致腹腔内脏器血管发生痉挛、梗死或血栓形成的原发病，如慢性心瓣膜病伴心房颤动、亚急性感染性心内膜炎、高血压、动脉硬化、肝硬化门脉高压、腹部手术后、心力衰竭、大出血等。

2．腹痛伴便血，常由肠系膜血管阻塞所致。

3．超声多普勒、X线血管造影和腹部CT、MRI有助于确定血管栓塞、血管狭窄等病变。

（六）腹部以外脏器疾病（包括全身性疾病）

以胸部疾病的放射性腹痛及中毒与代谢性疾病所致的痉挛性腹痛为多见，下壁心肌梗死患者可表现为急性上腹痛，糖尿病酮症酸中毒患者可出现剧烈呕吐和腹痛，但多有原发病征象，相关的实验室检查和器械检查有助于诊断。

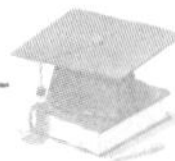

知识拓展

急性胰腺炎

急性胰腺炎（acute pancreatitis，AP）是各种原因引起胰酶外渗对胰腺以及胰腺周围组织的自身消化导致的化学性炎症。常见的病因为胆囊结石、酒精、高三酰甘油血症。急性胰腺炎的诊断标准为：急性、持续性上腹部疼痛；血淀粉酶超过3倍；胰腺炎症的影像学改变。三条符合两条即可诊断。急性胰腺炎可发展为多器官功能障碍且持续48小时不能恢复的重症急性胰腺炎。器官功能障碍可有呼吸功能障碍，引起急性呼吸窘迫综合征；急性循环功能障碍，低血压休克；急性肾障碍，少尿或无尿，血肌酐升高；出现肠麻痹所致的腹腔内高压或腹腔间室综合征。

【伴随症状】

1．休克、失血性贫血 腹腔脏器破裂，如肝、脾破裂或异位妊娠破裂，无失血性贫血可能为穿孔、急性重症胰腺炎、绞窄性肠梗阻或急性心肌梗死。

2．发热 提示炎症、感染，如胆道感染、肠道感染、盆腔感染、尿路感染、急性胰腺炎或急性阑尾炎等。

3．呕吐 见于梗阻性腹腔脏器疾病、炎症性病变。

4．黄疸 见于胆道梗阻（且常伴发热、寒战）、肝病、急性溶血性贫血。

5．腹泻 见于肠炎、痢疾、溃疡性结肠炎、肠道肿瘤。

6．反酸、嗳气、上腹部烧灼感 见于消化性溃疡或慢性胃、十二指肠炎。

7．腹部肿块 见于炎症性肿块、肿瘤、肠扭转、肠套叠、蛔虫性肠梗阻。

8．血尿 见于尿路结石、感染。

9．便血 见于痢疾、肠套叠、绞窄性肠梗阻、急性出血坏死性肠炎、过敏性紫癜及缺血性肠病。

【问诊要点】

1．诱发因素和缓解因素 十二指肠溃疡的腹痛特点是空腹痛、夜间痛或受凉、情绪波动而诱发，进食可缓解；急性胰腺炎发病前常有酗酒、暴饮暴食史；胆石症、胆囊炎常因进食油腻饮食而诱发；与月经期有关的腹痛见于子宫内膜异位症、卵泡破裂发作者；异位妊娠破裂应追询其停经史；肠梗阻可能与以前的腹部手术史有关；肝脾破裂多有外伤史。某些疾病的腹痛加剧及缓解与体位有关，如反流性食管炎烧灼痛在前屈时明显，直立位时减轻；胃黏膜脱垂患者左侧卧位时腹痛减轻；十二指肠淤滞症患者膝胸位或俯卧位时腹痛减轻；胰腺炎、胰腺癌患者仰卧位时腹痛明显，前倾或俯卧位时减轻。

2．起病情况 急性穿孔、破裂、缺血性病变等起病急骤，炎症性疾病呈亚急性起病，部分可自限性缓解；胆绞痛、肾绞痛呈发作性。

3．腹痛部位 一般腹痛部位多为病变所在部位，但也要警惕腹外疾病及全身性疾病引起腹痛的可能。根据患者提示的腹痛部位（往往是最痛的部位），通过体检加以核实，将腹痛部位（含牵涉痛部位）和该部位常见疾病进行联系和分析。腹痛部位对初步诊断具有重要价值（表 12-2）。

表 12-2　急性腹痛部位与相应主要疾病的联系

腹痛部位	腹部疾病	腹外疾病
右季肋部	急性胆囊炎、胆石症、十二指肠溃疡合并穿孔、急性肝炎、右下肺炎、右侧胸膜炎、右肋右膈下脓肿、右肾结石、急性肾盂肾炎	右下肺炎、右侧胸膜炎、右肋间神经痛
上腹部	急性胃炎、胃痉挛、急性胃扭转、胃溃疡穿孔、急性胰腺炎、胆道蛔虫症、急性阑尾炎早期	急性心肌梗死、心绞痛、食管裂孔疝
左季肋部	胃溃疡合并穿孔、急性胰腺炎、左膈下脓肿、脾梗死、脾曲综合征、脾周围炎、左肾结石、急性肾盂肾炎	左下肺炎、左侧胸膜炎、左肋间神经痛
脐部	急性小肠梗阻、肠蛔虫症、急性腹膜炎、小肠痉挛、回肠憩室炎、腹主动脉瘤	毒物、药物所致急性腹痛
右髂部	急性阑尾炎、腹股沟嵌顿疝、急性肠系膜淋巴结炎、肠梗阻、右输尿管结石、肠穿孔、肠肿瘤、克罗恩病	
下腹部	急性膀胱炎、尿潴留、前列腺炎、痛经、急性盆腔炎、盆腔脓肿、卵巢囊肿蒂扭转、异位妊娠破裂	
左髂部	腹股沟嵌顿疝、急性细菌性痢疾、结肠肿瘤、乙状结肠扭转、左输尿管结石	
弥漫性或部位不定	急性腹膜炎、肠穿孔、急性肠梗阻、缺血性肠炎、大网膜扭转	糖尿病酮症酸中毒、铅中毒、砷中毒、过敏性紫癜、结缔组织病、血卟啉病

4．腹痛性质和严重程度 绞痛多为空腔脏器痉挛、扩张或梗阻所致，常见于胆、肾、肠绞痛，鉴别要点如表 12-3。持续性痛多见于脏器炎症，如胰腺炎、盆腔炎等。撕裂样、刀割样或烧灼样剧痛见于胃、十二指肠穿孔。钝痛、胀痛多由胃肠张力变化、慢性炎症引起。术后粘连可有牵拉痛。盆腔病变常有坠痛。

表 12-3 三种常见腹部绞痛的鉴别

疼痛类别	疼痛部位	其他特点
肠绞痛	多位于脐周围、下腹部	常伴有恶心、呕吐、腹泻、便秘、肠鸣音增强等
胆绞痛	位于右上腹，放射至右背与右肩胛	常有黄疸、发热，肝可触及或 Murphy 征阳性
肾绞痛	位于腰部并向下放射至腹股沟、外生殖器及大腿内侧	常有尿频、尿急，尿含蛋白质、红细胞等

【知识整合】

1．详细的问诊和体格检查可初步判断腹痛的诱因和部位。

2．实验室检查 实验室检查需要反映出在采集病史和查体中所提示的临床疑虑，所有腹痛患者都应进行血常规和尿常规检查。白细胞增多、中性粒细胞比例增加为感染反应，若有核左移则为炎症进展的表现，若白细胞内再现中毒颗粒则为严重感染。尿比重增高常提示失水，是补液的指征。脓尿、蛋白尿、尿酮体阳性、尿糖阳性均可为诊断提供重要线索。所有下腹痛的育龄期妇女都应进行血或尿妊娠试验。上腹痛患者应检查肝功能和淀粉酶，再根据临床情况选择其他检查。

3．其他辅助检查 针对病史、查体和实验室检查所带来的鉴别诊断问题，选择进一步的辅助检查项目。包括：①腹部 X 线片：是急性腹痛患者最常进行的影像学检查。需进行卧位和立位检查，如患者不能站立，则应左侧卧位进行 X 线平片检查。有时，最好同时行直立位胸部 X 线片除外胸腔内病变引起的腹痛（如下叶肺炎）。腹部 X 线片检查简单易行，可疑肠梗阻、肠穿孔、吞食异物的患者需进行此项检查。②心电图：排除急性心肌梗死可能。③ B 超检查：可快速、准确、经济地提供腹部器官的情况，在一些病例中为首选检查，如胆管疼痛、胆囊炎、异位妊娠、卵巢囊肿和输卵管脓肿等。④ CT 检查：是急腹症最有用的影像学检查，可检测气腹、异常肠管气体和钙化，可发现阑尾炎、胰腺炎和腹腔脓肿等，还能发现结肠、胰腺肿瘤，肝、脾、肾等脏器损伤，腹腔内和腹膜后出血以及血管病变。⑤其他：如磁共振血管成像和磁共振胰胆管成像，前者可有效地评价内脏血管畸形，而后者则对评价胆囊和胆管疾病更为敏感。消化内镜检查可有效地评价胃、十二指肠、结肠黏膜的病变。

4．诊断性腹腔穿刺 对急腹症的诊断有很大的实用价值，适应证是腹部挫伤疑有内脏出血者、伴有休克怀疑肠管绞窄坏死等。

5．其他诊断方法 其他不常用但有效的方法包括腹腔镜、腹腔灌洗和剖腹探查。随着微创技术的发展，腹腔镜技术的成熟使得微创外科可以诊断和治疗大部分腹腔内疾病。而腹腔灌洗可以发现钝性或穿透性创伤后的腹腔内出血、空腔脏器损伤以及穿孔后可能出现的脓性和粪质灌洗液。剖腹探查仅用于不治疗即会致命的极少数疾病。

（周　芸）

第十三章

腹　泻

第十三章数字资源

学习目标

1. **知识**：列举腹泻的病理生理类型。
2. **能力**：概括常见腹泻的伴随症状对腹泻鉴别诊断的意义。
3. **素养**：鉴别功能性腹泻和器质性腹泻。

腹泻（diarrhea）指排便次数增多，粪质稀薄，或带黏液、脓血或未消化的食物。如解液状粪便，次数多于 3 次 / 天或总量大于 200 克 / 天，其中粪便含水量增多，大于 80%，则可认为是腹泻。仅有排便次数增加，粪便性状无改变，一般不称为腹泻。腹泻常伴有排便急迫感、肛门不适、失禁等症状。

案例 13-1

患者，男，72 岁，因肺部感染在呼吸科住院期间发生腹泻，排便 5 ~ 6 次 / 日，稀水样，每次量约 100 ml，无黏液黏液以及脓血。伴有腹胀，腹部隐痛不适。体温最高 38.5 ℃。查体：腹部软，左下腹部轻压痛。

问题：

1. 问诊时应该关注哪些方面？
2. 对患者进行体格检查时应关注哪些体征？

【病因】

按病程分为急性腹泻及慢性腹泻。病程超过 2 个月者为慢性腹泻。

（一）急性腹泻

1. 肠道疾病　病毒、细菌、真菌、原虫、蠕虫等感染引起的肠炎，急性出血坏死性肠炎，抗生素相关性腹泻。

2. 急性中毒　食物毒蕈、桐油、白果、河豚、鱼胆等以及砷、锑中毒。

3. 药物不良反应　泻药、新斯的明、氟尿嘧啶、秋水仙碱、利血平、大多数抗生素、甲状腺激素。

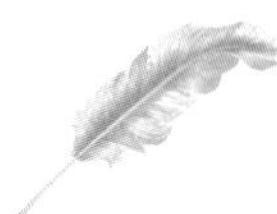

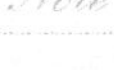

4．食物过敏 鱼虾、菠萝过敏。

5．消化不良 饮食无规律、进食过多不易消化的食物。

6．全身性疾病 伤寒、钩端螺旋体病、甲状腺功能亢进危象、肾上腺皮质功能减退危象、尿毒症，过敏性紫癜、变态反应性肠炎。

（二）慢性腹泻

1．胃部疾病 萎缩性胃炎、胃癌等因胃酸缺乏可致腹泻，胃大部切除 - 胃空肠吻合术、胃 - 肠瘘管由于内容物进入空肠过快也可引起腹泻。

2．肠道疾病

（1）感染性腹泻：慢性细菌性痢疾、肠结核、慢性阿米巴痢疾、肠鞭毛虫病、血吸虫病、肠道蠕虫病。

（2）非感染性腹泻：肠易激综合征、溃疡性结肠炎、克罗恩病、肠道菌群失调、多发性息肉、吸收不良综合征。

（3）肠道肿瘤：结肠癌、肠淋巴瘤、肠神经内分泌肿瘤、结肠绒毛状腺瘤。

3．肝胆胰疾病 慢性胰腺炎、胰腺癌、胰腺切除术后、肝硬化、胆汁淤积性黄疸、慢性胆囊炎、胆石症。

4．全身性疾病

（1）内分泌疾病：糖尿病、甲状腺功能亢进症、腺垂体功能减退、甲状旁腺功能减退。

（2）药物副作用：利血平、甲状腺激素、洋地黄类、考来烯胺等。

（3）其他系统疾病：系统性红斑狼疮、硬皮病、尿毒症。

微整合

临床应用

抗生素相关性腹泻

我国住院患者使用抗生素比例很高，随之带来的不良反应也增多，抗生素相关性腹泻是最常见的表现。使用广谱抗生素超过 3 天、高龄等均是抗生素相关腹泻的高危因素。抗生素抑制肠道的正常菌群，使其数量急剧减少，而致病菌成为优势菌群，引起腹泻或肠炎。诊断主要靠粪便菌群分析和肠镜检查。正常的肠道菌群，细菌总数在正常范围，革兰氏阳性杆菌多于革兰氏阴性杆菌，有少量的革兰氏阳性球菌和革兰氏阴性球菌，未见明显的酵母样菌。肠道菌群失调时，肠道细菌总数减少；革兰氏阳性杆菌显著减少；革兰氏阴性杆菌（拟杆菌、大肠埃希菌）明显增多；革兰氏阳性球菌（链球菌、葡萄球菌）较正常增多，球杆菌比例倒置。严重菌群失调时，类酵母样菌或葡萄球菌占优势。肠镜检查可见直肠、乙状结肠甚至全结肠充血水肿、口疮样糜烂病变。

【发生机制】

腹泻的发生机制很复杂，可归纳为以下 4 种类型。

1．渗透性腹泻（osmotic diarrhea） 肠腔内存在大量高渗内容物，由体液水分大量进入肠腔所致。摄入难吸收物质、食物消化不良及黏膜转运机制障碍均可导致。

2．分泌性腹泻（secretory diarrhea） 肠黏膜受刺激，分泌过多的水、电解质或吸收受抑而引起腹泻。此类促分泌物包括细菌肠毒素、炎性细胞产物、内源性肠激素或神经肽、外源性导泻剂、脂肪酸、胆酸等。

3．渗出性腹泻（exudative diarrhea） 又称炎症性腹泻（inflammatory diarrhea），是由于炎症、毒物、肿瘤浸润等使肠黏膜的完整性被破坏而大量渗出所致。此外还存在肠壁组织炎症及其他改变而导致的肠分泌增加、吸收不良和运动加速等。可分感染性和非感染性，前者的病原体可为细菌、病毒、寄生虫、真菌等，后者包括自身免疫、炎症性肠病、肿瘤、放射线、营养不良等。

4．动力异常性腹泻（motility diarrhea） 肠道蠕动过快，肠内容物与肠黏膜接触时间过短，从而影响消化与吸收，水、电解质吸收减少而发生腹泻。

【临床表现】

不同类型的腹泻具有不同的临床特点。渗透性腹泻表现为禁食 48 小时后腹泻停止或显著减轻。分泌性腹泻的临床特点有：①粪便总量超过 1 L/d（多达 10 L）；②粪便为水样，无脓血；③粪便的 pH 多为中性或碱性；④禁食 48 小时后腹泻仍持续存在，粪便量仍> 500 ml/d。渗出性腹泻表现为粪便含有渗出液和血液。结肠特别是左半结肠病变多有肉眼脓血便。小肠病变渗出物及血液与粪便均匀混合，除非大量渗出或肠道蠕动过快，一般无肉眼脓血，常表现为粪便隐血试验阳性。

【伴随症状】

1．腹痛 急性腹泻常伴腹痛，尤以感染性腹泻明显。腹痛位于脐周，排便后不缓解，见于小肠疾病；左下腹痛、便后常可缓解见于结肠疾病。分泌性腹泻往往无明显腹痛。

2．发热 多见于感染性疾病或全身感染性疾病，也见于炎症性肠病、淋巴瘤等。

3．里急后重 多见于直肠疾病，如急性痢疾、直肠炎、直肠肿瘤等。

4．明显消瘦 见于恶性肿瘤、炎症性肠病、吸收不良、肠结核、甲状腺功能亢进症等。

5．排气过多 见于摄食不易吸收的糖类或小肠糖类吸收不良，引起结肠细菌发酵的糖类增加。

6．颜面潮红 见于毒性甲状腺肿、类癌综合征、嗜铬细胞瘤。

7．口腔溃疡 见于炎症性肠病、结缔组织病等。

8．重度失水 常见于分泌性腹泻，如霍乱、沙门菌属细菌性食物中毒、尿毒症。

9．皮疹或皮下出血 见于伤寒或副伤寒、败血症、麻疹、过敏性紫癜、糙皮病等。

10．皮肤红斑 见于系统性肥大细胞增多症、胰高血糖素瘤等。

11．淋巴结肿大 见于淋巴瘤、Whipple 病和艾滋病，若甲状腺结节合并颈部淋巴结肿大，可能是甲状腺髓样癌的表现。

12．关节炎 见于炎症性肠病、感染性肠炎、结缔组织病、Whipple 病等。

13．腹部肿块 见于恶性肿瘤、肠结核、克罗恩病等。

14．腹水 见于肝硬化、腹膜结核或转移癌。

15．神经病变 见于糖尿病、淀粉样变性等。

16．肛周病变及肛门指诊异常 肛周病变见于克罗恩病及直肠肿瘤。肛门指诊触及肿物、指套有血迹提示直肠癌。

【问诊要点】

1．年龄与性别 病毒性肠炎、大肠埃希菌性肠炎多见于小儿；细菌性痢疾好发于儿童及青壮年；肠易激综合征多见于中青年女性；恶性肿瘤多见于中老年人，以男性多见。

2．发病季节 小儿尤其是 2 岁以内婴儿的秋季腹泻，轮状病毒肠炎可能性大；发生在 5—6 月的成人腹泻要考虑成人型轮状病毒肠炎；发生在夏季的腹泻以产毒素型大肠埃希菌肠炎可能性大。

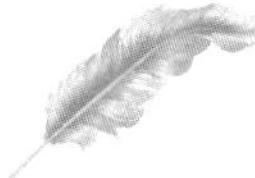

3．起病及病程 急性腹泻多见于感染、食物中毒、急性缺血、过敏、药物、使用抗生素。食物中毒常为同食者集体发病。感染性腹泻有不洁饮食史。慢性腹泻见于慢性感染、炎症性肠

Note

病、肠道肿瘤、内分泌和代谢性疾病、胃肠病术后、吸收不良、肠易激综合征等。

4．粪便性状及腹泻次数 急性水样腹泻多为轮状病毒或产毒素型细菌感染；无里急后重的稀水样便见于食物中毒；黏液脓性便或脓血便伴里急后重，要考虑细菌性痢疾；粪便中血多脓少、呈果酱样多为阿米巴痢疾以及侵袭性细菌感染；水样便或米汤样便，腹泻不止伴有呕吐，迅速出现严重脱水，要考虑霍乱。慢性腹泻带黏液脓血见于慢性痢疾、炎症性肠病，应警惕结肠、直肠癌；粪便臭而黏稠提示消化吸收不良或伴肠道感染；粪便中大量黏液而无病理成分者见于肠易激综合征。

5．既往史及其他病史 注意有无传染病接触史、饮酒史、旅游史、用药史、过敏史、放射治疗史、手术史、家族史等重要病史及诱因，有无其他腹泻相关性病史。

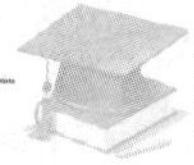

知识拓展

嗜酸细胞性胃肠炎

嗜酸细胞性胃肠炎是由于大量嗜酸细胞在胃肠组织内浸润引起的腹痛、腹泻等症状的疾病。本病可累及食管到直肠的全消化道，但以小肠和胃受累最为常见。组织学特点为水肿和几乎全部为嗜酸细胞的炎性细胞浸润，可以聚集成堆。根据嗜酸细胞累及层分为 3 型：黏膜病变型，最常见，病变累及黏膜层和黏膜下层，最主要表现为腹痛、腹泻；肌层病变型，胃肠壁增厚、僵硬，主要表现为肠梗阻或幽门梗阻；浆膜层病变型，最少见，浆膜层增厚累及肠系膜淋巴结，主要表现为腹膜炎腹水。组织学病理嗜酸细胞浸润，嗜酸性粒细胞计数须达到 10 ～ 50/HP。激素治疗有效。

【知识整合】

1．重点判断是急性还是慢性腹泻，是功能性还是器质性疾病，是源于小肠吸收不良还是结肠病变，以及导致腹泻的是消化系统疾病还是全身性疾病。

2．为进一步判断病因选择相关检查。

（1）粪便检查：包括粪便常规及隐血试验、病原体检查、粪便渗透压。

（2）酌情检查血常规、红细胞沉降率、电解质、肝肾功能等，病毒性肝炎、艾滋病、梅毒等血清学检验和免疫功能检查，血浆激素检查，小肠吸收功能检查，内镜检查，B 超、胃肠道钡餐、钡剂灌肠、血管造影、内镜下逆行胰胆管造影、CT 和 MRI 等检查。小肠黏膜多点组织学活检有助于诊断多种小肠疾病。

（周　芸）

第十四章

便 秘

第十四章数字资源

学习目标

1. **知识**：说出便秘的概念以及分型。
2. **能力**：列举功能性便秘各型的临床特点以及辅助检查特征。
3. **素养**：分辨功能性便秘和器质性便秘。

便秘（constipation）是指排便困难、粪便干结、排便次数减少，一般每周少于 3 次。便秘在临床上常见，多长期持续存在，影响患者的生活质量。有多种病因，以肠道病变最常见，但应谨慎排除其他病因。

案例 14-1

患者，女，57 岁，便秘 10 年。患者排便 1 次 /(4 ~ 5) 日，缺乏便意，粪便呈干球状，排便费力，每次排便时间长。使用过麻仁胶囊等，开始效果尚可。排便不尽感明显，致使排便后反复如厕但无粪便排出。既往高血压病史，口服氨氯地平片。其父亲：结肠癌。查体：T 36.8 ℃，P 72 次 / 分，R 16 次 / 分，营养中等，焦虑状态。心肺无异常。腹部软，全腹部无压痛以及反跳痛。下肢无水肿。肛直肠指检：可及 2 枚痔，未及直肠肿物，肛门括约肌紧张度可，缩肛有力，用力排便时肛门括约肌不能松弛。

问题：

1. 问诊时应该关注哪些方面？
2. 对患者进行体格检查时应关注哪些体征？

【病因】

（一）功能性便秘

1. 不良生活方式 进食少、不良排便习惯、食物缺乏纤维素或水分不足、运动少等。

2. 社会与心理因素 结肠和直肠的协调运动依赖于大脑功能的相互调节。各种精神心理疾病，如精神紧张、焦虑症、抑郁症等可发生自主神经紊乱，引起肠蠕动抑制或亢进。生活规律改变也可引起排便规律改变。

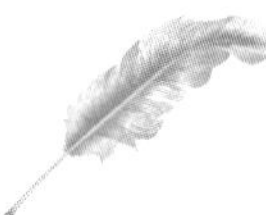

3．结肠运动功能障碍 如老年体弱，活动过少，肠痉挛导致排便困难。

4．腹肌及盆腔肌张力不足，缺乏排便推动力，难以将粪便排出体外。

5．结肠冗长，食糜残渣经过结肠时水分被过多吸收。

（二）器质性便秘

1．直肠肛门疾病 栓塞性内痔、肛裂、肛周脓肿、脱肛等因排便疼痛而惧怕排便，导致便秘。肛门狭窄、直肠膨出、孤立性直肠溃疡等影响肛门直肠结构。

2．结肠疾病 结肠肿瘤、憩室、肠外肿物挤压致肠腔狭窄，引起结肠结构改变或造成梗阻，引起便秘。

3．内分泌或代谢性疾病 糖尿病、甲状腺功能减退症、甲状旁腺功能亢进症、高钙血症、低钾血症、低镁血症、脱水、尿毒症、嗜铬细胞瘤、卟啉病等，主要影响肠平滑肌功能而导致便秘。

4．神经系统疾病 脊髓损伤、脊髓结核、脊髓肿瘤、腰椎间盘疾病、帕金森病、多发性硬化、脑肿瘤、脑血管病、自主神经疾病、神经纤维瘤、先天性巨结肠症等，主要是干扰了肠神经系统功能而致便秘。

5．其他 肌病、遗传性肛门内括约肌病、系统性硬化、硬皮病、肌萎缩、淀粉样变性等，可影响结肠排空或直肠、肛门内外括约肌的功能。

（三）医源性便秘

1．药物不良反应 阿片类药、抗惊厥药、镇静剂、三环类抗抑郁药、抗帕金森病药、拟交感神经药、抗精神病药、钙通道阻滞剂、抗胆碱能药、利尿剂、抗组胺药、抗酸药、钙剂、补铁剂、止泻药、非甾体类抗炎药、抗肿瘤药等。

2．肛肠外科手术 可因镇痛药物的应用、术后长时间卧床、纤维摄入减少、肛门局部疼痛等引起便秘。

【发生机制】

正常的排便依赖于结肠和肛门直肠的正常功能，包括产生便意和排便动作两个过程。粪便进入直肠积累至一定容量后，刺激耻骨直肠肌的压力感受器，刺激信号沿盆神经、腹下神经传至腰骶部脊髓的排便中枢，再沿脊髓传至大脑皮质产生便意。中枢发出调节信号，引起盆底肌肉舒张，盆底下降，耻骨直肠肌向骶骨方向松弛而致肛门直肠角增大。直肠扩张促使肛门内括约肌松弛，即肛门直肠抑制反射。同时，肛门外括约肌反射性和自发性松弛，最终排出粪便。

此过程中任一环节出现障碍都可引起便秘。引发排便过程障碍的主要机制包括以下方面。

1．摄食过少或食物缺乏纤维素、水分，使肠内食糜和粪团量不足以刺激肠道正常蠕动引起便意及排便反射。

2．各种因素引起的肠平滑肌张力减低和蠕动减弱。

3．肠道狭窄、肠传输运动受阻使肠内容物滞留。

4．神经肌肉病变致腹肌、膈肌、盆底肌收缩力减弱，肛门括约肌异常舒张，排便反射减弱或消失。

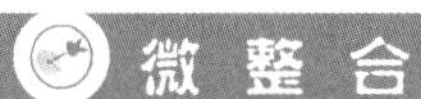

临床应用

功能性便秘的罗马Ⅳ诊断标准

慢性便秘的诊断可借鉴功能性便秘罗马Ⅳ的诊断标准：①至少满足以下 2 项症状：> 25% 的排便感到费力；> 25% 的排便有不尽感；> 25% 的排便为干粪或硬粪（Bristol 粪便性状量表 1 ～ 2 型）；> 25% 的排便有肛门直肠梗阻 / 堵感；> 25% 的排便需要手法辅助；每周自发排便 < 3 次。②不用泻药时很少出现稀便。③不符合便秘型肠易激综合征的诊断标准。

Bristol 粪便性状量表

分型	图片	描述
1 型		一颗颗硬球（很难通过）
2 型		香肠状，但表面凹凸
3 型		香肠状，但表面有裂痕
4 型		像香肠或蛇一样，且表面很光滑
5 型		断边光滑的柔软块状（容易通过）
6 型		粗边蓬松块，糊状便
7 型		水状，无固体块（完全呈液体状）

【临床表现】

急性、短期便秘多有诱因和原发性疾病的临床表现，多见于各种原因引起的肠梗阻，多伴有腹痛、腹胀，甚至恶心、呕吐。慢性便秘多无特殊表现，可伴有一些神经紊乱症状，如头痛、头晕、疲乏、食欲减退、口苦、腹胀等，以功能性疾病为多。

【伴随症状】

1. **腹部肿块** 应注意肠肿瘤、肠结核、克罗恩病等。
2. **呕吐、腹胀、腹部绞痛** 可能是各种原因所致的肠梗阻。
3. **精神紧张、环境改变而发生** 多为功能性便秘。
4. **便秘和腹泻交替出现** 要考虑肠结核、溃疡性结肠炎、肠易激综合征。

微整合

临床应用

便秘型肠易激综合征

肠易激综合征（IBS）是以腹痛、腹胀或腹部不适为主要症状，伴随排便习惯如频率和（或）粪便性状改变的一组临床表现，检查未发现器质性改变。罗马Ⅳ修订后的肠易激综合征诊断标准为反复发作的腹痛，近 3 个月内每周平均发作至少 1 日，伴有以下

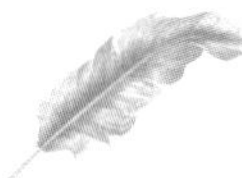

Note

2 项或 2 项以上：①与排便相关；②伴有排便频率改变；③伴有粪便性状（外观）改变。要求诊断前症状出现至少 6 个月，近 3 个月符合以上诊断标准。其中便秘型肠易激综合征是主要的分型之一。根据主要的粪便性状对 IBS 进行分型，便秘型肠易激综合征表现为：至少 25% 的排便为硬粪或干粪球，松散型粪或水样粪少于 25%。便秘型肠易激综合征除有便秘的表现外，主要伴有与排便相关的腹痛或腹部不适的表现。而功能性便秘无明显腹痛或腹部不适。

【问诊要点】

详细询问便秘的症状与病程、伴随症状和原发病、工作生活情况、精神心理状态、用药情况、手术史、分娩史等。尤其注意以下报警症状：便血、贫血、发热、消瘦、腹痛和腹部肿块等。应追查可能存在的器质性疾病。

【知识整合】

1．首先通过详细询问病史和体格检查，初步判断为功能性还是器质性便秘。

2．根据初步判断，进行一般项目检查，内容包括：①血常规、粪便常规及隐血试验、生化和代谢方面检查；②肛门直肠指检；③常规进行内镜检查和 X 线钡剂灌肠造影检查，除外肠道器质性病变。

3．对慢性便秘患者，如通过以上检查仍未能明确诊断，可根据具体病情选择胃肠通过试验、肛门直肠测压、结肠压力检测、气球排出试验、排粪造影、盆底肌电图、阴部神经潜伏期测定和肛门超声内镜检查等特殊检查。

（周　芸）

第十五章

黄　疸

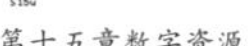

第十五章数字资源

学习目标

1. **知识**：说出黄疸的概念、分类及胆红素的正常代谢。
2. **能力**：总结黄疸的分类与临床表现的联系。
3. **素养**：列举黄疸相关的诊断要点、伴随症状、辅助检查。

黄疸（jaundice）是由于血清胆红素浓度增高使巩膜、皮肤、黏膜以及其他组织和体液发生黄染的现象。黄疸既是常见症状，又是重要体征。

案例 15-1

患者，男，65岁，3年前间断出现乏力，伴反复双下肢水肿，未给予正规诊治。1年前出现过皮肤、巩膜及尿色发黄，当地医院给予护肝、退黄治疗后减轻。最近1个月患者再次出现皮肤以及巩膜黄染，尿色深，伴有腹胀，腹部增大，下肢水肿，乏力，食欲缺乏。

问题：

1. 问诊时应该关注哪些方面？
2. 对患者进行体格检查时应关注哪些体征？

正常血清总胆红素（total bilirubin，TB）浓度为1.7 ~ 17.1 μmol/L（0.1 ~ 1.0 mg/dl）。17.1 ~ 34.2 μmol/L时临床上不易察觉，称为隐性黄疸（latent jaundice）。大于34.2 μmol/L时才能肉眼可见。其中结合胆红素（conjugated bilirubin，CB）正常值为0 ~ 3.42 μmol/L（0 ~ 0.2 mg/dl），非结合胆红素（unconjugated bilirubin，UCB）正常值为1.7 ~ 13.68 μmol/L（0.1 ~ 0.8 mg/dl）。识别黄疸应在充分的自然光线下进行。某些情况可出现假性黄疸：①过量进食含胡萝卜素的食品导致胡萝卜素血症，只引起皮肤发黄，巩膜颜色无变化；②老年人球结膜常有微黄色脂肪斑块，巩膜显出的黄色不均匀，以内眦部明显，皮肤无黄染；③某些药物（如米帕林）引起皮肤发黄。假性黄疸时，血清胆红素浓度正常，容易鉴别。

【胆红素的正常代谢】

黄疸是由胆红素代谢紊乱所致，胆红素代谢包括生成、运输、摄取、结合、排泄和肠肝循

Note

环等过程（图 15-1）。

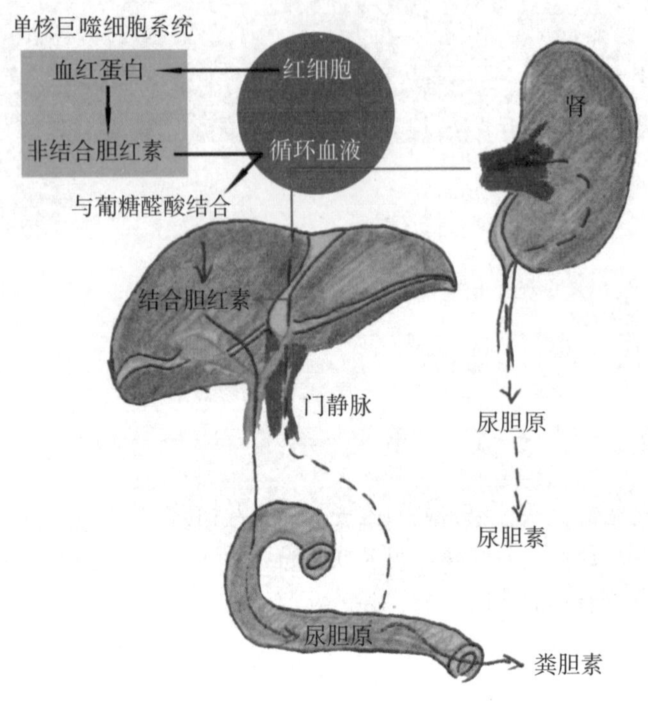

图 15-1 正常胆红素代谢示意图

1. 生成 血清胆红素 80% ~ 85% 来源于血红蛋白。正常血循环中衰老的红细胞经单核-巨噬细胞破坏，降解为血红蛋白，血红蛋白在组织蛋白酶的作用下形成血红素和珠蛋白，血红素在催化酶的作用下转变为胆绿素，后者再经还原酶还原为胆红素。另外 15% ~ 20% 来源于骨髓幼稚红细胞的血红蛋白和肝内含有亚铁血红素的蛋白质。

2. 运输 上述形成的胆红素称为游离胆红素或非结合胆红素，由于对重氮盐试剂呈间接反应，故又称为间接胆红素。其与血清白蛋白结合而运输，不溶于水，不能从肾小球滤过，故尿中不会出现非结合胆红素。但非结合胆红素对中枢神经系统有特殊的亲和力，能透过血脑屏障引起核黄疸。

3. 摄取 胆红素白蛋白复合物通过血循环运输至肝，在肝血窦与白蛋白分离后，在窦状间隙被肝细胞摄取，在肝细胞内与 Y、Z 两种载体蛋白结合，并被运送至肝细胞滑面内质网的微粒体。

4. 结合 非结合胆红素在微粒体内经葡糖醛酸转移酶的催化作用，与葡糖醛酸结合，形成胆红素葡糖醛酸酯或称结合胆红素，由于对重氮盐试剂呈直接反应，故又称为直接胆红素。结合胆红素为水溶性，可通过肾小球滤过从尿中排出，但大部分从胆汁排出。

5. 排泄 结合胆红素被运送至毛细胆管微突，经细胆管至各级胆管排入肠道，再经结肠细菌脱氢酶作用还原为尿胆原（urobilinogen），肠内尿胆原又称粪胆原（stercobilinogen）。尿胆原大部分氧化为尿胆素（urobilin），从肠内随粪便排出，称粪胆素（stercobilin），使粪便呈黄褐色。

6. 肠肝循环 粪胆原可被肠黏膜细胞重吸收小部分（10% ~ 20%），经肝门静脉回到肝内。其中大部分再转变为结合胆红素随胆汁排入肠内，形成胆红素的肠肝循环（entero-hepatic circulation）。被吸收回肝的小部分尿胆原从尿中排出体外。正常人每日随尿排出 0.5 ~ 4.0 mg 尿胆原。尿胆原接触空气后被氧化成尿胆素，后者是尿的主要色素。

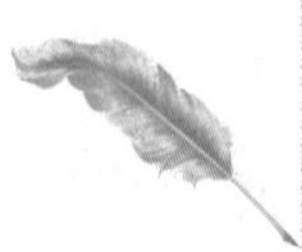

【分类】

黄疸的发生是由胆红素代谢紊乱所致。临床多按病因及胆红素升高的性质进行分类，有利于对黄疸相关疾病的识别（图 15-2）。

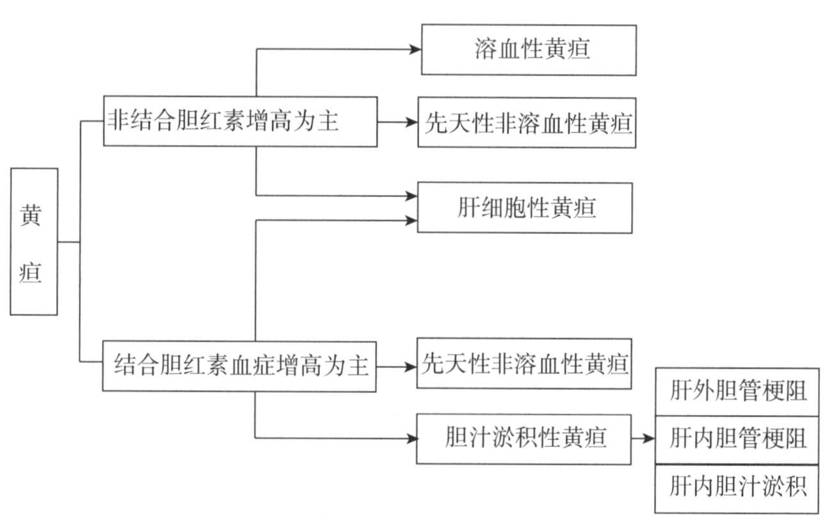

图 15-2　黄疸的分类

1．按病因学分类

（1）溶血性黄疸。

（2）肝细胞性黄疸。

（3）胆汁淤积性黄疸。

（4）先天性非溶血性黄疸。

2．按胆红素性质分类

（1）以结合胆红素增高为主的黄疸。

（2）以非结合胆红素增高为主的黄疸。

微整合

临床应用

ALP、GGT

ALP：碱性磷酸酶，主要分布于肝，经胆汁排入小肠，当胆汁排出不畅，毛细胆管内压力增加时，血液中碱性磷酸酶会升高。碱性磷酸酶升高常见于慢性肝炎、肝硬化或酒精性肝炎。所以 ALP 在溶血性黄疸中正常，肝细胞性黄疸中增高，胆汁淤积性黄疸中明显增高。

GGT：谷氨酰转移酶，正常人血清中谷氨酰转移酶主要来自于肝，正常值为 3 ～ 50 U/L。谷氨酰转移酶升高见于急性肝炎、慢性活动性肝炎、肝硬化及肝癌的患者，谷氨酰转移酶轻度升高还可见于脂肪肝、酒精肝、药物性肝损伤等。胆道梗阻时，谷氨酰转移酶因排泄障碍而逆流入血。因此，GGT 在溶血性黄疸中正常，肝细胞性黄疸中增高，梗阻性黄疸中明显增高。

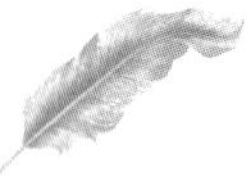

Note

【病因与发生机制】

（一）溶血性黄疸

凡能引起溶血的疾病都能导致溶血性黄疸（hemolytic jaundice）。由于红细胞大量破坏，形成大量的非结合胆红素，超过肝细胞的摄取、结合和排泄能力。另外，由于溶血造成的贫血、缺氧和红细胞破坏产物的毒性作用削弱了肝细胞对胆红素的代谢功能，使非结合胆红素在血循环中滞留，超过正常水平而出现黄疸。

引起溶血性黄疸的原因有以下几个方面。

1．红细胞自身异常 ①红细胞膜异常：如遗传性球形细胞增多症、遗传性椭圆形细胞增多症、遗传性口形细胞增多症等；②红细胞酶缺乏：如葡萄糖-6-磷酸脱氢酶（G6PD）缺乏症、丙酮酸激酶缺乏症等；③珠蛋白生成障碍：如不稳定血红蛋白病，血红蛋白病 S、D、E 等；④血红素异常：如红细胞生成性血卟啉病、铅中毒。

2．红细胞外部异常 ①免疫因素：如自身免疫性溶血性贫血，异型输血后溶血，使用药物如青霉素、甲基多巴、奎尼丁；②血管因素：如弥散性血管内凝血、主动脉瓣钙化性狭窄及人工机械瓣、行军性血红蛋白尿；③物理因素：如大面积烧伤、血浆渗透压改变；④化学因素：如苯肼、亚硝酸盐；⑤生物因素：如疟疾、黑热病等。

（二）肝细胞性黄疸

受损的肝细胞对胆红素的摄取、结合和排泌功能均减退，故血 CB 和 UCB 都有不同程度的升高而出现肝细胞性黄疸（hepatocellular jaundice）。

1．感染性肝病 病毒性肝炎、传染性单核细胞增多症、钩端螺旋体病（leptospirosis）、其他感染性疾病等。

2．非感染性疾病 酒精性肝病、中毒性肝损伤、药物性肝损伤、肝硬化等。

（三）胆汁淤积性黄疸

仅有血胆红素增高而胆汁酸正常，称为高胆红素血症。仅有血胆汁酸增高而胆红素正常，称为胆汁淤积。若两者均高，称为胆汁淤积性黄疸（cholestatic jaundice）。胆汁淤积可分为肝内性和肝外性，肝内性又可分为肝内阻塞性胆汁淤积和肝内胆汁淤积。梗阻的胆道近端压力增高，各级胆管扩张，毛细胆管破裂，含胆红素的胆汁反流入血，导致胆红素排泄障碍。肝内胆汁淤积部分机制在于胆汁分泌功能障碍、毛细胆管的通透性增加，胆汁浓缩，从而流量减少，胆道内胆盐不断沉积、胆栓形成，发生胆管内淤滞。

1．肝外胆管梗阻（extrahepatic biliary obstruction）

（1）胆总管内梗阻：结石、蛔虫、癌肿、术后狭窄等。

（2）胆总管受压：壶腹癌、胰腺癌、周围淋巴结肿大、肝部肿瘤、胆囊颈结石、十二指肠乳头旁憩室压迫胆总管。

2．肝内胆管梗阻 肝内胆管癌、肝胆管结石、原发性硬化性胆管炎、华支睾吸虫病等。

3．肝内胆汁淤积 病毒性肝炎、药物、酒精性肝病、原发性胆汁性肝硬化、妊娠期特发性黄疸等。

（四）先天性非溶血性黄疸（congenital non-hemolytic jaundice）

1．Gilbert 综合征 系因肝细胞摄取游离胆红素障碍及微粒体内葡糖醛酸转移酶不足，引起高未结合胆红素血症。

2．Crigler-Najjar 综合征 是由于肝细胞缺乏葡糖醛酸转移酶，不能形成结合胆红素，引

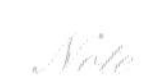

起高未结合胆红素血症，可并发核黄疸，预后差。

3．Roter 综合征 是由于肝细胞摄取游离胆红素和排泄结合胆红素均有先天性缺陷，引起高结合性胆红素血症。

4．Dubin-Johnson 综合征 系因肝细胞对结合胆红素及其他有机阴离子（造影剂等）向毛细胆管排泄障碍，引起高结合胆红素血症。肝组织活检可见肝细胞有棕褐色色素颗粒。

【临床表现】

不同类型黄疸具有不同的临床特点。

（一）溶血性黄疸

1．皮肤、巩膜多呈现浅柠檬色。

2．急性溶血发作常有发热、寒战、头痛、呕吐、腰背酸痛、血红蛋白尿，严重者出现急性肾衰竭；慢性溶血常有脾大。

3．血清 TB 增高，一般不超过 85 μmol/L，主要为 UCB 增高，尿中无胆红素，尿胆原增加。

（二）肝细胞性黄疸

1．皮肤、巩膜呈浅黄至深金黄色。

2．可伴有皮肤瘙痒。

3．血 TB、CB、UCB 均增高。

4．尿胆红素阳性，尿胆原轻度增加。

（三）胆汁淤积性黄疸

1．皮肤、巩膜呈黄绿、暗黄或绿褐色。

2．多伴有皮肤瘙痒、心动过缓。

3．血清 TB 增高，以 CB 增高为主；尿胆红素明显增加，尿胆原减少或消失。

4．粪色浅或呈白陶土色（kaolin-like）。

（四）先天性非溶血性黄疸

1．非溶血性黄疸，儿童期、青年期即可发现。

2．有阳性家族史。

3．多为轻度或重度黄疸，慢性波动性或间歇性。

4．大多全身情况良好，预后好，除少数类型如 Crigler-Najjar 综合征外。

知识拓展

IgG4 相关性硬化性胆管炎

IgG4 相关性硬化性胆管炎（IgG4-SC）也是引起梗阻性黄疸的原因之一。IgG4 相关性疾病（IgG4-RD）是新认识的由免疫介导的慢性炎症伴纤维化的疾病。消化系统常累及胰腺和胆管。血清 IgG4 升高是 IgG4-RD 诊断和病情评估的重要指标。组织病理学是诊断 IgG4-RD 的重要依据：受累组织中大量淋巴浆细胞浸润，伴纤维化；IgG4 浆细胞浸润；席纹样纤维化和闭塞性静脉炎。IgG4-SC 引起的胆管狭窄影像学上多为弥漫性或节段性狭窄，不同于原发性硬化性胆管炎的枯树枝样、串珠样胆管狭窄。IgG4-SC 最常表现为梗阻性黄疸，可伴有腹痛、体重减轻等。对激素治疗敏感。预后相对较好。

【伴随症状】

1．伴发热 见于病毒性肝炎、急性胆管炎、钩端螺旋体病、传染性单核细胞增多症、急性胆管炎、急性溶血。

2．伴上腹痛 胆石症、肝癌、胆道蛔虫病、胰头癌。右上腹剧痛、寒战高热、黄疸，称为 Charcot 三联征。

3．伴皮肤瘙痒 提示胆汁淤积性黄疸，肝细胞性黄疸可有轻度瘙痒。

4．伴尿、粪颜色改变 胆汁淤积性黄疸时尿色如浓茶色，粪色浅灰或白陶土色，肝细胞性黄疸时尿色加深，急性溶血性黄疸发作时可出现酱油色血红蛋白尿。

5．伴消化道出血 见于重症肝炎、肝硬化、壶腹周围癌等。

6．伴肝大 充血性、胆汁淤积性和酒精性肝病常有肝大伴黄疸，急性肝炎时肝轻度或中度肿大、质软而压痛。肝硬化时肝质地硬，肝癌时肝明显增大、质硬而有结节感和压痛。急性重型肝炎时，因肝坏死，肝浊音界缩小。

7．伴脾大 肝硬化伴门静脉高压时，脾呈中度至显著肿大。急性肝炎可有轻度脾大。

8．伴胆囊肿大 胆囊颈部结石嵌顿可出现肿大的胆囊伴压痛，因肿大的胆囊压迫胆总管导致梗阻性黄疸（Mirizzi 综合征）。胰头癌、壶腹癌、胆总管癌引起肝外胆总管梗阻时，胆囊无痛性肿大，出现 Courvoisier 征。胆囊癌及胆囊底部巨大结石导致胆囊肿大而坚硬。

9．伴腹水 见于肝硬化失代偿期。

10．伴皮肤改变 肝病面容、蜘蛛痣、肝掌、毛细血管扩张、出血点、腋毛脱落、腹壁静脉曲张等见于肝硬化患者。皮肤瘙痒抓痕、眼睑部位黄色瘤可见于胆汁淤积性黄疸患者。

【问诊要点】

1．年龄 婴儿期黄疸有新生儿生理性黄疸、新生儿肝炎和先天性胆管闭锁。青少年期黄疸常以病毒性肝炎、溶血性黄疸为多，也要考虑到先天性非溶血性黄疸的可能性。中年后胆石症发病率增高。50 岁以上中老年人的黄疸应多考虑恶性肿瘤所致。

2．性别 男性以原发性肝癌、胰腺癌居多，女性则以胆管癌、原发性胆汁性肝硬化居多。女性妊娠期黄疸要特别警惕妊娠期急性脂肪肝。

3．黄疸急性起病 见于急性传染病、急性药物中毒、急性溶血、急性肝外胆道梗阻等。

4．病程 甲型病毒性肝炎黄疸一般在 3 ～ 4 周。胆石症黄疸往往呈间歇性、发作性，癌性梗阻性黄疸为慢性进行性发展。原发性胆汁性肝硬化可持续多年黄疸。

5．既往史 有无传染病接触史，病毒性肝炎注意与患者的密切接触史，血吸虫病、钩端螺旋体病疫区疫水的接触史。有无使用解热镇痛药（对乙酰氨基酚、阿司匹林）、降脂药（吉非贝齐、非诺贝特和他汀类降脂药）、抗生素（红霉素、头孢拉定）、抗结核药（异烟肼、利福平）、抗甲状腺药（卡比马唑、甲巯咪唑）、抗精神失常药（氯丙嗪、三氟拉嗪）、抗癫痫药（丙戊酸钠、卡马西平）、化疗药以及某些中草药等用药史，这些药物可引起中毒性肝损害或肝内胆汁淤积。有无胆道手术史、胆绞痛发作史。有无饮酒嗜好。有无先天性黄疸的家族遗传病史。

【知识整合】

1．详尽的病史和全面体格检查可提供一些线索。比如溶血性黄疸皮肤呈柠檬色，肝细胞性黄疸呈浅黄色或金黄色，胆汁淤积性黄疸持续时间较长者呈黄绿色、褐绿色。

2．血液学检查对诊断溶血性黄疸意义较大。溶血性黄疸时，有贫血、网织红细胞明显增多，骨髓红系细胞增生旺盛。地中海贫血红细胞呈靶形，红细胞脆性轻度减低。遗传性球形细胞增多症者血中球形细胞明显增多、脆性增加。抗人球蛋白试验（Coombs test）阳性见于自身免疫性溶血性贫血及新生儿溶血性贫血。肝功能试验及尿胆红素 / 尿胆原检测有助于初步区分溶血性、肝细胞性及胆汁淤积性三类主要黄疸（表 15-1）。

表 15-1　三类黄疸的主要实验室检查鉴别

项目	溶血性黄疸	肝细胞性黄疸	胆汁淤积性黄疸
TB（μmol/L）	增加（< 85.5）	增加（17.1 ~ 171）	增加（171 ~ 265 提示胆道不全梗阻，> 342 提示胆道完全梗阻）
CB	正常	增加	明显增加
UCB	明显增加	中度增加	轻度增加
CB/TB	< 20%	20% ~ 50%	> 50%
尿胆红素	阴性	阳性	强阳性
尿胆原	明显增加	轻度增加	减少或消失
ALT、AST	正常	明显增高	增高
ALP	正常	增高	明显增高
GGT	正常	增高	明显增高
胆固醇	正常	增高	明显增高
血浆蛋白	正常	白蛋白降低、球蛋白增加	正常

3．鉴别肝内外胆管梗阻性黄疸与肝内胆汁淤积性黄疸可进行 B 超、CT、内镜下逆行胰胆管造影、经皮肝穿刺胆管造影、磁共振胆胰管成像等检查。肝活组织检查有助于肝细胞性黄疸、肝病的诊断，也有利于肝内胆汁淤积性黄疸及其病因诊断，可确诊 Dubin-Johnson 综合征。对原因未明的黄疸且高度怀疑肝病的患者，在腹腔镜直视下做胆道造影和活组织检查，有助于黄疸的鉴别。经综合检查后，少数原因未明的黄疸病例尤其疑有肝外胆管梗阻者，可考虑剖腹探查并做好相应手术治疗准备。

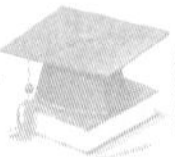

知识拓展

新生儿黄疸光照疗法的发现

1956 年，英国罗奇福德综合医院的儿科医生们在查房时发现，一早产儿整体皮肤呈淡黄色，其中有块三角形皮肤却要黄得多。经过询问，原来一位修女曾把这个婴儿带出去晒太阳。而偏黄色的部分则是被布的一角盖住的缘故。仅仅几周后又一件奇怪的事情发生。一位黄疸婴儿接受换血后，阴错阳差放在窗台的血样中的胆红素含量远远低于预期。随即儿科医生 Cremer 大胆指出，黄疸血清里的胆红素含量降低与在日光下的暴露有关。

基于以上发现，儿科医生 Cremer 和生物化学家 Perryman 通过 8 个 40 瓦的“淡蓝色”荧光管的自制光疗装置，证实阳光和蓝光均能降低黄疸新生儿的胆红素水平，并发表了这项颇具开创意义的研究结果。此后的数十年中，经过医生们的不断努力，光疗不断完善，成为了治疗新生儿黄疸的重要方法。

（周　芸）

第十六章

血　尿

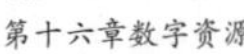
第十六章数字资源

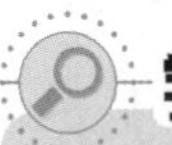
学习目标

1. 知识：掌握血尿的相关知识。
2. 能力：具有良好的语言表达、观察及逻辑思维能力，对尿液异常进行基本分析。
3. 素养：具有良好的医患沟通能力，熟练运用问诊技巧采集泌尿系统疾病病史。

血尿（hematuria）包括肉眼血尿和镜下血尿。新鲜清洁中段尿离心后行尿沉渣镜检，如果每高倍视野有 3 个以上红细胞，或新鲜尿液直接计数红细胞大于等于每毫升 8000 个，或 12 小时尿 Addis 计数红细胞多于 50 万个，即可诊断为血尿。每升尿中出血量大于 1 ml 时，尿可呈洗肉水色、茶色或血色，称为肉眼血尿。尿色正常，需经显微镜检查方能确定，为镜下血尿。阴道或直肠出血如污染尿液可导致假性血尿；正常人发热或激烈运动后尿红细胞可一过性增高，为功能性血尿。

案例 16-1

患者，男，65 岁，尿色发红 2 天来诊，既往体健。

问题：

1. 问诊时应该关注哪些方面？
2. 对患者进行体格检查时应关注哪些体征？

【病因与发生机制】

血尿是泌尿系统疾病最常见的症状之一，98% 的血尿由泌尿系统疾病引起，2% 的血尿由全身性疾病或泌尿系统邻近器官疾病所致。

（一）泌尿系统疾病

1. 肾内科疾病

（1）病因：各种原发性及继发性肾小球疾病、遗传性肾疾病（Alport 综合征、薄基底膜肾病、多囊肾等）、泌尿系感染、结核、尿路畸形、肾下垂、血管性疾病（肾动脉硬化、肾静脉血栓形成、肾动静脉畸形）等。

（2）肾小球性血尿的发生机制：红细胞通过损伤断裂的肾小球基底膜时受挤压变形，经过肾小管时受管腔内渗透压、pH 及代谢产物的影响，因而尿中红细胞呈多形性变化。

2. 泌尿外科疾病

(1) 病因：泌尿系结石、肿瘤、创伤、梗阻等。

(2) 发生机制：各种原因造成泌尿道损伤、血管破裂出血，因而尿红细胞形态正常，相差显微镜显示尿中红细胞呈均一性，与外周血相似。

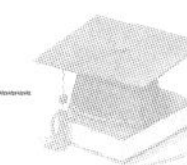

知识拓展

胡桃夹现象

"胡桃夹现象"即左肾静脉受压综合征，多见于较为瘦高的青少年，30 岁以上者很少见，表现为直立位时出现肉眼血尿，卧位时消失。病因是由于直立位时，脊柱前突，使左肾静脉受到腹主动脉和肠系膜上动脉的挤压，血液回流受阻，肾盂内静脉曲张渗血而导致血尿，因此，一般具有非肾小球源性血尿的特点，但也有少数患者具有肾小球源性血尿的特点，并且可以合并有直立性蛋白尿。患者预后良好，成年后大多血尿逐渐减轻。彩色多普勒超声可以帮助诊断。

(二) 全身性疾病

1. 血液系统疾病 过敏性紫癜、血小板减少性紫癜、白血病、血友病等，因出凝血障碍所致。

2. 免疫性疾病 系统性红斑狼疮、结节性多动脉炎等。

3. 感染性疾病 败血症、感染性心内膜炎、肾综合征出血热、流行性脑膜炎。

4. 心血管疾病 充血性心力衰竭、恶性高血压。

5. 药物副作用 抗凝血药、非甾体类抗炎药、磺胺药、甘露醇、环磷酰胺等。

6. 理化因素 放射性、重金属（汞、铅、镉）中毒、动植物毒素中毒等。

(三) 邻近器官疾病

结肠癌、直肠癌、妇科肿瘤、盆腔炎、附件炎、急性阑尾炎等疾病累及输尿管、膀胱时，产生血尿。

【临床表现】

肾小球疾病所致的血尿通常为无痛性、全程性血尿，可呈肉眼或镜下血尿，为持续性或阵发性发作，相差显微镜检查提示血尿来源于肾小球。泌尿外科疾病所致血尿多为伴有疼痛的阵发性血尿。泌尿系统肿瘤可致非肾小球源性无痛性全程肉眼血尿。血液系统疾病、邻近器官疾病引起的血尿，除了血尿外，还有原发病的特征性表现。

微 整 合

临床应用

红色尿 = 血尿?

正常尿的外观为淡黄色、透明，其颜色主要来源于尿色素。大量饮水稀释后可呈无色透明，限水后颜色加深。尿成分异常时可表现出尿色异常，最先为肉眼发现，常成为

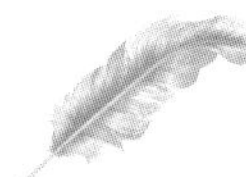

Note

患者就诊的直接原因。尿色异常有些来自食物（如红心火龙果、甜菜根等）、药物（如利福平、酚酞等）、食用色素及其代谢产物，对身体没有损害，但会引起患者的紧张，还有些是由于全身性疾病或泌尿系统疾病，导致尿中出现异常成分而发生尿颜色改变，因此，尿色异常经常可以为疾病诊断及鉴别诊断提供重要线索。

【伴随症状】

1．蛋白尿、水肿、高血压 常见于肾小球疾病。

2．尿频、尿急、尿痛 不论有无发热，均应考虑泌尿系感染。

3．肾绞痛并向会阴部放射或尿流中断 为泌尿系结石的特点。

4．肾肿块 考虑多囊肾、肿瘤、肾下垂、异位肾。

5．全身出血倾向（皮肤黏膜出血、消化道出血、月经过多等） 见于血液病，或抗凝药物使用过量。

6．皮疹、关节痛或咯血 可见于过敏性紫癜、系统性红斑狼疮、小血管炎等。

7．乳糜尿 可见于丝虫病、慢性肾盂肾炎。

【问诊要点】

注意患者的年龄、性别，血尿的出现方式、时间、尿中是否有血凝块、伴随症状等；近期是否有剧烈运动、腰部外伤或泌尿系器械检查史；月经情况。应注意除外假性血尿和功能性血尿。询问患病以来的检查、治疗经过。询问相关既往及其他病史，既往有无肾疾病及相关疾病史；有无长期、大量应用磺胺类、氨基糖苷类、非甾体类抗炎药、抗凝药等药物史；有无肾疾病、多囊肾、耳聋、血尿家族史。

【知识整合】

1．首先区别是真性血尿还是假性血尿。

2．再进一步做血尿的定性诊断和定位诊断。血、尿、粪便三大常规，尿三杯试验，尿相差显微镜检查，尿红细胞容积分布曲线，肝、肾功能，电解质，自身免疫学检查，ANCA，尿细菌学检查，影像学检查（包括泌尿系 B 超、静脉肾盂造影、泌尿系 CT、MRI 等），肾组织活检，膀胱镜检查等有助于明确诊断。

（周 芸）

第十七章

尿频、尿急、尿痛

第十七章数字资源

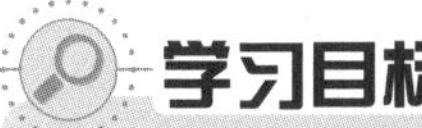

学习目标

1. **知识**：说出尿频、尿急、尿痛的概念、病因、临床表现及问诊要点。
2. **能力**：列举尿频、尿急、尿痛的伴随症状。
3. **素养**：具有良好的医患沟通能力，熟练运用问诊技巧采集泌尿系统疾病病史。

尿频（frequent micturition）、尿急（urgent micturition）、尿痛（dysuria）是膀胱、尿道受到刺激后出现的症状，称为膀胱刺激征，也称作尿路刺激征。三者常同时出现，亦可单独出现，是泌尿系统感染最常见的症状。

正常成人白天排尿 4 ~ 6 次，夜间 0 ~ 2 次，平均每次尿量 200 ~ 400 ml。若单位时间内排尿次数明显超过正常范围，称为尿频。一有尿意出现，即刻要排尿，而且每次尿量较正常尿量减少，甚至仅有尿意而无尿液排出，称为尿急。排尿时有耻骨联合上区、会阴部和尿道内疼痛或烧灼感为尿痛。

案例 17-1

患者，女，55 岁，尿频、尿急、尿痛 1 天来诊，既往患有糖尿病。

问题：

1. 问诊时应该关注哪些方面？
2. 对患者进行体格检查时应关注哪些体征？

【病因与临床表现】

尿频、尿急、尿痛可由多种病因引起，包括生理性和病理性因素、感染性和非感染性疾病、器质性和功能性疾病等。

（一）尿频

1. 生理性尿频 因精神紧张、饮水过多或者气候寒冷时出现排尿次数增多，属正常现象。临床特点是常常单独出现，每次尿量不少，不伴尿急、尿痛等症状。

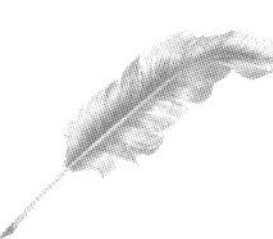

Note

2. 病理性尿频

(1) 多尿性尿频：见于尿崩症、糖尿病及急性肾衰竭多尿期。临床特点是每日排尿次数增多，每次尿量正常，24小时总尿量增多，一般无尿急、尿痛等排尿不适感。

(2) 炎症性尿频：见于膀胱炎、前列腺炎和尿道炎等，炎症刺激兴奋尿意中枢而引起反射性尿频，尿频、尿急、尿痛往往同时出现，并且每次尿量减少。

(3) 非炎症刺激性尿频：如尿路结石、异物等，通常以尿频为主要表现。

(4) 膀胱容量减少性尿频：见于膀胱占位性病变（如肿瘤）、妊娠期子宫增大、卵巢囊肿压迫膀胱、结核性膀胱挛缩、较大的膀胱结石等。临床表现为持续性尿频，每次尿量少，常常伴排尿困难。

(5) 神经性尿频：见于中枢及周围神经病变如癔症、神经源性膀胱。临床表现为尿频多见于白昼或夜间入睡前，每次尿量少，常不伴有尿急、尿痛。尿液镜检无炎性细胞。

(6) 尿道口周围病变：由尿道口息肉、处女膜伞和尿道旁腺囊肿等刺激引起。

（二）尿急

1. 炎症 急性膀胱炎、尿道炎，特别是膀胱三角区和后尿道炎症，尿急特别明显。急性前列腺炎常有尿急，慢性前列腺炎常伴有排尿困难、尿流变细、尿流中断。

2. 结石和异物 膀胱结石或异物可刺激黏膜产生尿急。

3. 肿瘤 如膀胱占位性病变和前列腺癌。

4. 神经源性 精神因素和神经源性膀胱。

5. 尿液浓缩 尿液高度浓缩，呈酸性，可刺激膀胱或尿道黏膜产生尿急。

（三）尿痛

引起尿急的原因几乎都可引起尿痛。尿痛部位多在耻骨上区、会阴部和尿道内，性质多为刺痛或烧灼痛。膀胱炎、后尿道炎和前列腺炎常出现终末性尿痛，尿道炎多在排尿开始时出现疼痛。

微整合

临床应用

尿路感染

病原体侵犯尿路黏膜或组织引起的尿路炎症称为尿路感染，简称尿感，是临床常见病和多发病，从婴儿到老年各个年龄段均可发生，女性尤其是妊娠期妇女发病率更高。下尿路感染（膀胱炎、尿道炎）主要表现为尿频、尿急、尿痛，可伴有尿液浑浊及血尿。如果病情发展，病原菌经输尿管上行，则会引发上尿路感染（急性肾盂肾炎），此时，患者会出现肾区痛以及高热、恶心等全身症状。

【伴随症状】

1. 尿路刺激征伴发热、脓尿或血尿要考虑泌尿系感染，如发热、肾区痛多为上尿路感染。

2. 男性患者尿痛明显，放射至腹股沟、睾丸处，伴会阴部、肛门坠胀感，要注意前列腺炎。老年男性尿频伴排尿困难，多见于前列腺增生。

3. 尿频伴有血尿者，除外肾小球源性血尿，要考虑泌尿系结石、结核及肿瘤。

4．尿路刺激征明显，但尿液检查均正常，多为尿道综合征，女性多见。尿频、尿急，但不伴尿痛，尿检正常者，多与精神因素有关。

知识拓展

寒冷利尿

气候寒冷时，人体排尿次数及尿量会增多，医学上称为“寒冷利尿”，是人体自我调节的一种适应性生理现象。天气寒冷时，皮肤血管收缩，皮肤血液循环量显著降低，身体深部的中央循环中血容量增加、血压升高，血容量增加和血压升高会抑制下丘脑产生和分泌抗利尿激素。抗利尿激素主要作用于肾远曲小管和集合管，增加其对水的重吸收，是一种“保水”激素。寒冷刺激导致抗利尿激素产生和分泌减少，水分重吸收减少，尿液稀释，尿量增加，尿次增多。

【问诊要点】

1．注意患者的年龄、性别。

2．了解每天排尿次数、每次尿量，有无尿频、尿急、尿痛，三者是同时出现还是以某种症状为主。尿频严重程度，呈持续性还是间歇性。尿频与尿痛的关系，尿痛的部位、性质，有无放射痛以及放射痛部位。有无诱因，包括劳累、饮水量、用药史、精神因素等。患病以来接受过的检查及治疗，可为诊断和鉴别诊断提供线索。了解伴随症状。

3．有无糖尿病、结核、泌尿系感染、结石、妇科疾患、前列腺疾患、神经系统疾患、近期导尿史、尿路器械检查史或人工流产史。若疑为性传播疾病所致尿路感染，应询问患者本人或其配偶有无不洁性交史。

【知识整合】

详尽的病史和全面体格检查是判断病因的基本方法，必要时行妇科检查、肛门指诊前列腺检查。部分患者需要进一步行血、尿、粪便三大常规和尿培养、尿相差显微镜镜检红细胞、血液生化、24 小时尿沉渣找结核分枝杆菌、泌尿系统 B 超、膀胱镜、静脉肾盂造影等。

（周　芸）

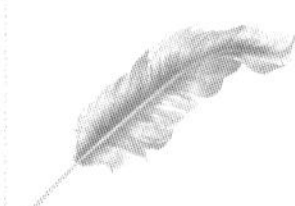

第十八章

无尿、少尿与多尿

第十八章数字资源

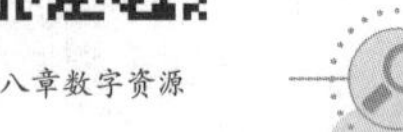

学习目标

1. 知识：说出无尿、少尿、多尿的定义及临床表现。
2. 能力：阐述无尿、少尿、多尿的病因及发生机制。
3. 素养：列举无尿、少尿、多尿相关的诊断要点、伴随症状、辅助检查。

正常人 24 小时尿量为 1000 ~ 2000 ml，平均约为 1500 ml。若 24 小时尿量少于 400 ml 或每小时尿量少于 17 ml，称为少尿（oliguria）；少于 100 ml 或 12 小时完全无尿，称为无尿（anuria）；多于 2500 ml 则为多尿（polyuria）。

案例 18-1

患者，男，11 岁，烦渴、多饮、多尿、多食 1 个月来诊，既往体健。

问题：

问诊时应该关注哪些方面？

【病因、发生机制与临床表现】

（一）少尿或无尿

病因有以下三类。

1．肾前性

（1）主要病因：各种原因导致的肾血流灌注不良，如休克、急性心肌梗死、心力衰竭、心脏压塞、严重心律失常、严重脱水、重度低蛋白血症、肾病综合征、重度肝硬化、烧伤等。

（2）发生机制：全身有效循环血量减少，导致肾血流量减少，使肾小球滤过率降低所致。

（3）临床表现：有明确诱因，在原发病基础上出现的少尿或无尿。

2．肾性

（1）主要病因：①肾小球疾病，如急性肾小球肾炎、急进性肾小球肾炎、慢性肾小球肾炎急性发作、重度狼疮性肾炎等；②肾小管间质疾病，如急性肾小管坏死、急性间质性肾炎、流行性出血热、败血症等；③肾血管病变，如肾静脉血栓形成、恶性高血压等；④其他，如肾移植后急性排斥反应等。

（2）发生机制：各种原因引起肾实质性损伤，导致肾小球、肾小管、肾间质及肾血管损伤所致的少尿或无尿。

（3）临床表现：常伴有血尿、蛋白尿、水肿、高血压及肾功能损害。

3．肾后性

（1）主要病因：①尿路梗阻，如泌尿系结石、肿瘤、血块等阻塞输尿管、膀胱颈或尿道；②肿瘤、腹膜后纤维化、前列腺病变等压迫尿道；③输尿管结核、手术所致粘连、瘢痕挛缩；④神经源性膀胱等。

（2）发生机制：肾盂及其以下尿路内部梗阻或外部受压所导致的尿液排出不畅。

（3）临床表现：原有尿量正常，突然出现少尿或无尿，或者少尿与多尿交替出现。

（二）多尿

1．暂时性多尿 见于摄入较多水分、应用利尿剂等。

2．持续性多尿

（1）内分泌和代谢性疾病：①尿崩症：由于原发性或继发性下丘脑-神经垂体病变造成抗利尿激素（ADH）分泌减少或缺乏，导致远端肾小管及集合管对水分重吸收障碍。临床特点：低渗尿。②糖尿病：由于血糖过高，尿糖增多，肾小管腔内渗透压增高，抑制了水的重吸收，产生渗透性利尿。临床特点：多尿、多饮，呈等渗或高渗尿。③原发性甲状旁腺功能亢进症：因甲状旁腺腺瘤或增生致甲状旁腺激素分泌增多，导致高血钙、低血磷，长期血钙升高可影响肾小管的浓缩功能。临床特点：多尿、夜尿增多、口渴、多饮，常伴肾结石、肾实质钙化和骨病，血钙、尿钙、甲状旁腺激素均升高。④原发性醛固酮增多症：因醛固酮过高使肾排钾过多，导致肾小管上皮细胞空洞样变性，尿浓缩功能下降。临床特点：多尿，夜尿，尿比重下降，伴口渴、多饮、高尿钾及低钾血症，易并发尿路感染。

（2）肾疾病

1）主要病因：肾小管-间质损害，如慢性间质性肾炎、慢性肾盂肾炎、慢性肾衰竭、肾小管性酸中毒、高钙性肾病、低钾性肾病等。

2）发生机制：药物、炎症、代谢等因素使肾髓质的高渗状态受损或破坏了肾小管上皮细胞对ADH的反应所致。

3）临床表现：多尿，为低渗或等渗尿，常伴有电解质紊乱。

（3）精神因素：多见于精神性多饮多尿、精神分裂症等。多由多饮所致，为低渗尿。

微整合

临床应用

急进性肾炎

急进性肾炎是指在肾炎综合征（血尿、蛋白尿、水肿、高血压）的基础上短期内出现少尿、无尿、肾衰竭急骤进展的一组临床综合征，病理改变特征是肾小囊内细胞增生、纤维蛋白沉积而形成新月体，又名新月体性肾炎。本病预后凶险，如未及时治疗，患者多进展至终末期肾衰竭，如果在疾病的早期（如出现无尿之前）应用强化血浆置换并联合糖皮质激素和细胞毒药物，可有一定疗效。

Note

【伴随症状】

1．少尿伴随症状

（1）伴血尿、蛋白尿、水肿、高血压：应考虑肾小球疾病。

（2）伴尿频、排尿困难：应考虑前列腺病变。

（3）与多尿交替出现：伴有肾绞痛、血尿、肾盂积水、放射痛，考虑泌尿系结石。

（4）伴心悸、气促、夜间不能平卧：应考虑心功能不全。

（5）伴皮肤黄染、严重肝病：应考虑肝肾综合征。

2．多尿伴随症状

（1）伴多饮、多食及消瘦：应考虑糖尿病。

（2）伴烦渴、多饮、夜尿增多、低比重尿：应考虑尿崩症。

（3）伴高血压、低血钾至低钾麻痹者：考虑原发性醛固酮增多症。

（4）伴高钙血症、肾结石、骨痛甚至病理性骨折：多见于原发性甲状旁腺功能亢进症。

（5）伴酸碱平衡、电解质紊乱：应注意肾间质 - 小管疾病。多尿还可见于急性肾小管坏死的多尿期。

【问诊要点】

准确测量 24 小时尿量，同时询问 24 小时摄水量、饮食情况、尿的颜色、尿量异常持续的时间、多尿前是否有明显的少尿或无尿情况、发病前病史、有无使用过肾毒性药物、是否食用过生鱼胆或毒蕈等食物、是否应用过利尿剂、是否去过疫区、伴随症状等。患者症状出现前后的诊疗经过也可提供一些线索。应注意询问相关既往史及其他病史，有无慢性肾病、心脏病、大出血、心力衰竭、感染、尿路结石、前列腺病史，有无糖尿病、尿崩症、精神病、传染病史，有无外伤史，有无药物过敏史，有无慢性肾病家族史。

知识拓展

蛇胆、鱼胆与肾

蛇胆、鱼胆具有祛风、除湿、清凉、明目等功效，因此，在素有“鱼米之乡”之称的湖南、湖北等地，每年冬天都有人（特别是老年人）生吞鱼胆或蛇胆，结果不但没有治好病，还因为中毒造成肝、肾损害。蛇胆、鱼胆含有大量的生物毒素，对细胞有毒性作用，直接食用会对肝、肾等器官造成伤害，严重时还会导致肾衰竭而突然无尿。中草药鱼胆、蛇胆须经特殊炮制，方能解除毒性，切勿盲目服用。

【知识整合】

1．根据详细的病史、全面体格检查可作出初步判断。

2．血、尿、粪便三大常规，尿渗透压，尿 β_2 微球蛋白、α_1 微球蛋白，肝、肾功能，电解质，生化，糖耐量试验，腹部 B 超检查，心脏超声检查是水肿患者的常规检查。可酌情选择静脉肾盂造影、蝶鞍摄片、脑 CT、禁水试验、垂体加压素试验、高渗盐水试验、内镜检查等进一步明确病因。

（周　芸）

第十九章

尿失禁与尿潴留

第十九章数字资源

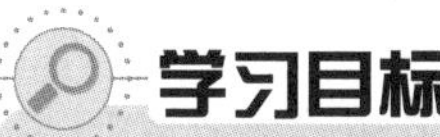

学习目标

1. **知识**：说出尿失禁、尿潴留的概念。
2. **能力**：阐述尿失禁、尿潴留的分类与临床表现的联系。
3. **素养**：列举尿失禁、尿潴留相关的诊断要点、伴随症状、辅助检查。

膀胱的正常排尿功能受大脑和骶髓的排尿中枢调节，靠膀胱括约肌与尿道括约肌的张力平衡来实施控制。当各种原因使膀胱括约肌异常收缩或尿道括约肌张力障碍，或神经功能障碍而丧失排尿自控能力，使尿液不自主地从尿道口流出或点滴溢出时，称为尿失禁（urine incontinence）。膀胱内尿液经尿道溢出者，称为尿道内尿失禁，即传统观念上的尿失禁；尿液经泌尿系统与其他系统和器官之间的异常通道（比如阴道、子宫）溢出者，称为尿道外尿失禁，即尿漏。尿失禁可以发生在任何年龄及性别，但以老年人和女性更为常见。

膀胱内的尿液不易排出，排尿时须增加腹压才能排出，称为排尿困难，表现为排尿开始迟缓、排尿费力、射程缩短、射力减弱、尿速减慢、尿程延长、尿流变细、中断和滴沥不尽等。病情严重者，即使增加腹压也不能将膀胱内的尿排出体外，膀胱内积有大量尿液而不能排出，称为尿潴留（retention of urine）。按病变程度可分为完全性尿潴留（尿液完全不能排出）和部分性尿潴留（尿液不能完全排出，残余尿量大于 10 ml）；按发病速度可分为急性尿潴留（既往无排尿困难史，短时间内突然发生膀胱胀满而无法排尿）和慢性尿潴留（由膀胱颈以下部位梗阻所致排尿困难发展而来）；按病因分为梗阻性、神经性和肌源性尿潴留。尿潴留容易继发尿路感染及引起反流性肾病，应积极处理。

案例 19-1

患者，女，71 岁，近 5 年经常于咳嗽或大笑时出现漏尿，既往体健。

问题：

1. 问诊时应该关注哪些方面？
2. 该患者尿失禁最可能的类型是什么？

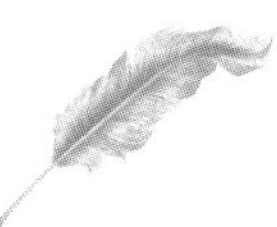

Note

【病因与发生机制】

（一）尿失禁

尿失禁的分类方法有多种，按性别可分为男性和女性尿失禁；按病程可分为暂时性和长期性尿失禁。根据临床表现，尿失禁一般可分为以下四种类型。

1. 真性尿失禁 由于膀胱或尿道疾病使膀胱括约肌不自主收缩，尿道括约肌过度松弛，膀胱失去控制尿液的能力，以致排尿次数增多。常见原因为尿道括约肌受损、先天性或后天获得性神经源性疾病。

主要病因包括以下方面。

（1）膀胱及尿道疾患：膀胱及尿道炎症、结石、肿瘤、结核等。

（2）输尿管梗阻：如输尿管结石致输尿管受刺激而蠕动增强，刺激膀胱三角肌区而致膀胱括约肌张力增高。

（3）手术、外伤、分娩：尿道括约肌受损，导致尿道括约肌过度松弛。

2. 充溢性尿失禁 又称作假性尿失禁，由于各种原因使膀胱出口梗阻或膀胱括约肌失去正常张力，引起尿潴留，膀胱过度充盈，膀胱内压力增高，使尿液从尿道不断溢出。

主要病因包括以下方面。

（1）下尿路梗阻：如前列腺肥大、膀胱颈梗阻、肿瘤、先天性精阜增生、尿道狭窄等。

（2）神经系统病变：如神经源性膀胱、脊髓损伤、脊髓肿瘤、脊髓结核。

3. 急迫性尿失禁 脑桥上中枢神经对排尿反射主要起抑制作用，该处病变常导致对脊髓排尿中枢的抑制减弱，引起膀胱括约肌不自主收缩或反射亢进，使膀胱收缩不受控制。或者膀胱局部炎症、出口梗阻等刺激引起不稳定膀胱，在膀胱贮尿期出现膀胱括约肌不自主收缩，引起膀胱内压升高，称作括约肌过度活动或膀胱过度活动（overactive bladder，OAB），使患者反复不自主地少量排尿。急迫性尿失禁是 OAB 的严重表现，常常伴有尿频和尿急，可分为两种类型：①运动型急迫性尿失禁：由于逼尿肌不自主收缩引起不自主漏尿。②感觉型急迫性尿失禁：有强烈的排尿感而不伴有逼尿肌收缩。

主要病因包括以下方面。

（1）膀胱局部炎症或激惹，膀胱壁的神经肌肉改变可致膀胱功能失调，出现 OAB，如下尿路感染、前列腺增生、子宫脱垂、粪便嵌顿、萎缩性阴道炎等。

（2）中枢神经系统疾病如脑血管意外、帕金森病、脑部肿瘤、多发性硬化等。

（3）糖尿病等通过引起骶髓周围神经病变，也可出现括约肌反射亢进的现象，这可能与糖尿病的多灶病变有关。

微整合

临床应用

糖尿病神经源性膀胱

糖尿病神经源性膀胱多见于糖尿病史 15 年以上的患者患者，属于糖尿病的慢性病变。主要是由于长期血糖控制不良导致自主神经脱髓鞘，以及小神经纤维变性坏死所致。另外，由于高血糖导致微血管损伤，造成营养自主神经的微血管功能异常，导致局部神经供血不足，膀胱自主神经营养缺乏，进而引起糖尿病神经源性膀胱。临床主要表现为排尿异常，早期可出现排尿时间延长、排尿费力、排尿等待等类似于前列腺增生的症状，也可能出现尿失禁。随着病情进展，中晚期糖尿病神经源性膀胱患者患者可出现尿潴留、膀胱增大等症状，随后还可能继发尿路感染、肾盂积水、肾功能异常等情况。

4. 压力性尿失禁　正常男性排尿控制依靠：①近端尿道括约肌，包括膀胱颈部及精阜以上的前列腺尿道括约肌；②远端尿道括约肌，包括精阜以下的后尿道括约肌和尿道外括约肌。男性患者因前列腺手术等因素使近端尿道括约肌功能完全丧失，而远端尿道括约肌完好，仍能控制排尿。如果近、远端尿道括约肌功能同时受损，则视损害的轻重可引起不同程度的尿失禁。不论男女，膀胱颈部都是阻止尿液外流的主要力量。女性患者膀胱颈功能完全丧失则可引起压力性尿失禁。某些女性患者膀胱括约肌功能、尿道括约肌张力正常，但由于骨盆底部尿道周围肌肉和韧带松弛，导致尿道阻力下降，腹内压骤然升高时，也可造成尿液小量溢出。

主要病因包括妊娠、中年经产妇、绝经期妇女、盆腔肿瘤和有盆腔或尿道手术史者。糖尿病性膀胱也常常伴有括约肌受损。

以上类型尿失禁有时可能并存。混合性尿失禁是指同时具有压力性和急迫性两种不同类型尿失禁的症状。

（二）尿潴留

1. 尿路梗阻

（1）主要病因

1）前尿道疾病：前尿道狭窄、结石、肿瘤、异物或者先天畸形如尿道外翻、阴茎异常勃起、阴茎包皮嵌顿。

2）后尿道疾病：由于前列腺病变如肥大、肿瘤、炎症、积脓、出血、纤维化等压迫后尿道；后尿道本身的炎症、结石、异物、肿瘤等。

3）膀胱颈部病变：膀胱颈部被肿瘤、结石、血块、异物等阻塞；膀胱颈部受卵巢囊肿、增大的子宫压迫；炎症、狭窄致膀胱颈部狭窄。

（2）发生机制：参与排尿的神经和肌肉功能正常，但在膀胱颈至尿道外口的某一部位存在着梗阻性病变，导致尿流阻力增加。

2. 神经性因素

（1）主要病因：糖尿病、盆腔手术、多发性硬化、脊髓损伤、颅脑或脊髓肿瘤、脑卒中等。

（2）发生机制：患者尿路无机械性梗阻存在，因膀胱感觉或运动神经受损，造成膀胱储存和排空尿液的功能异常。依损伤的部位不同分为以下类型。

1）上运动神经元损伤（也称痉挛性神经源性膀胱）：病变发生在脊髓中枢（S2 ~ S4）以上，膀胱的压力感受不能上传，见于外伤、手术等。

2）下运动神经元损伤（也称松弛性神经源性膀胱）：病变累及脊髓中枢（S2 ~ S4）或中枢以下的周围神经，包括支配膀胱括约肌的腹下神经、支配内括约肌的盆神经、支配外括约肌的阴部神经，可因下腹部手术、糖尿病、脊髓灰质炎等造成暂时性或永久性受损，使膀胱失去排尿中枢的支配。

3. 膀胱括约肌和平滑肌病变　糖尿病患者因发生能量代谢障碍使膀胱肌球蛋白水平降低，肌膜表面 cAMP 含量下降，肌球蛋白轻链激酶磷酸化和脱磷酸障碍，使平滑肌收缩无力。某些药物如阿托品、山莨菪碱、硝酸甘油等可促使平滑肌松弛，使膀胱收缩无力。膀胱括约肌和尿道括约肌协同失调症是膀胱收缩时，膀胱内括约肌和尿道外括约肌不开放，甚至反射性收缩，引起排尿困难。

4. 精神因素　排尿反射直接受意识支配。一些患者处于不良的排尿环境下，如乘坐长途汽车途中，排尿害怕暴露隐私、厌恶如厕环境卫生，强烈控制排尿意识。其他疾病如心脏手术、急性心肌梗死需绝对卧床休息等。因不习惯躺在床上排尿、下腹部手术术后因害怕切口疼痛而拒绝排尿。

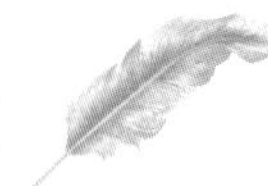

Note

【临床表现】

（一）尿失禁

压力性尿失禁患者平时尚能控制排尿，但当咳嗽、喷嚏、跑跳、大笑、举重等动作使腹压骤然升高时，出现少量尿液不自主从尿道口溢出。急迫性尿失禁的特点是先有强烈的尿意，后有尿失禁，或在出现强烈尿意时发生尿失禁；咳嗽、打喷嚏或增加腹压可诱发其发生，容易与压力性尿失禁相混淆。因为治疗方法不同，所以两者的鉴别在临床上具有重要意义，鉴别见表19-1。充溢性尿失禁表现为膀胱充盈，排尿后残余尿量增加，并有原发病表现。

表 19-1　压力性尿失禁和急迫性尿失禁的鉴别

	压力性尿失禁	急迫性尿失禁
症状和体征	咳嗽、大笑、喷嚏或用力时不自主漏尿，不伴尿急	漏尿伴随强烈的尿急、尿频和夜尿症
病因	括约肌功能不全，如多次分娩、结缔组织薄弱	中枢神经系统疾病或膀胱局部炎症、激惹
尿流动力学	括约肌稳定，但受刺激时尿道内部闭合压力不足	运动型急迫性尿失禁：括约肌不稳定收缩感觉型急迫性尿失禁：膀胱容量下降，对充盈度过度敏感
治疗	骨盆底部肌肉锻炼，理疗，严重者需手术	膀胱松弛剂（抗胆碱能药、钙通道阻滞剂、胆碱酯酶抑制剂），中医中药治疗

（二）尿潴留

尿路梗阻所致的尿潴留伴原发病相应症状。急性尿潴留表现为急性发生的膀胱胀满而无法排尿，常伴随由于明显尿意而引起的疼痛和焦虑；慢性尿潴留表现为尿频、尿不尽感，下腹胀满不适，可出现充溢性尿失禁。超声检查提示膀胱残余尿增多。上运动神经元损伤引起的尿潴留表现为患者不能自主排尿，只有当膀胱内尿量达到 400 ml 以上，才通过膀胱反射弧刺激排尿中枢排尿，但往往不能排空，造成部分尿潴留。下运动神经元损伤引起的尿潴留患者无膀胱胀满感，膀胱内尿量增多使其内压大于尿道开口阻力时，尿液从膀胱溢出，但不能完全排空。

【伴随症状】

1．尿失禁　①中老年男性，尿失禁，伴进行性排尿困难，应考虑前列腺肥大或肿瘤；②中年以上经产妇，伴有压力性尿失禁，要考虑产伤或盆腔及会阴部手术损伤；③急迫性尿失禁，伴尿急、尿频、尿痛，要考虑急性膀胱炎。

2．尿潴留　①排尿时伴有尿道痉挛性疼痛应考虑尿道疾患；②中年以上男性，伴进行性排尿障碍、尿频、尿急，应考虑前列腺疾患；③伴有尿路刺激征，应考虑膀胱疾患；④伴有血尿、尿流中断、体位变换后可以恢复排尿者，应考虑膀胱或尿道结石、异物；⑤伴糖尿病周围神经病变、中枢神经系统或脊髓损害者，应考虑神经源性膀胱。

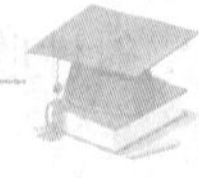

知识拓展

女性压力性尿失禁诊治进展

压力性尿失禁（stress urinary incontinence，SUI）是女性尿失禁最主要的类型，多是因为妊娠分娩引起尿道支撑结构破坏或绝经后低雌激素引起盆底肌肉松弛所致，此外，白种人、肥胖、高强度劳动、吸烟饮酒史、高血压、糖尿病、便秘等也是其发病的危险因素。保守治疗是轻度SUI的主要治疗方法，包括物理治疗、子宫托、行为治疗、药物治疗、中医治疗和激光治疗。手术治疗用于保守治疗失败或中重度患者，主要术式包括阴道前壁修补术、膀胱尿道悬吊术、无张力尿道中段悬吊术和尿道填充术。近年来，干细胞用于SUI的治疗逐渐被研究者报道。

【问诊要点】

1．对尿失禁患者应询问排尿有无异常，排尿习惯有无改变，未排尿时是否有尿液溢出（注意应与遗尿相鉴别，遗尿为夜间睡熟后不自觉地排尿，无器质性病变，多见于儿童），尿失禁严重程度（频率、每次溢出的尿量）、发作的时间、诱因、是间断发作还是持续发作。注意询问患病以来所进行的检查及治疗。注意询问有无尿道、盆腔或外阴手术史、外伤史，妇女应注意妊娠、分娩、产伤史，有无糖尿病、前列腺疾病、神经系统病变、盆腔及泌尿生殖系统疾病史。

2．对尿潴留患者应询问每天排尿情况，每次排尿量，排尿是否通畅，有无排尿困难，有无合并尿频、尿急、尿痛、尿流突然中断、变细或分叉现象，有无伴发全身症状。询问患病以来所进行的检查及治疗。询问有无泌尿系统结石、肿瘤、感染、外伤、手术史，有无糖尿病病史，有无颅脑、脊髓损伤病史等相关病史。

【知识整合】

1．详尽的病史和全面体格检查是判断病因的基本方法。

2．尿失禁患者需行尿常规、尿培养、前列腺检查、泌尿系B超、尿道镜、膀胱镜、尿路造影、膀胱测压、尿流速度测定、膀胱残余尿量测量等。

3．尿潴留患者需行排尿后膀胱区B超检查或导尿检查、残余尿量测定；检测排尿肌张力，测定膀胱内压力，膀胱镜等。

（周　芸）

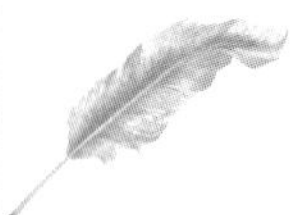

第二十章

水　肿

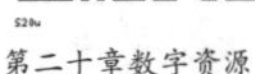

第二十章数字资源

学习目标

1. 知识：说出水肿发生的机制、伴随症状。
2. 能力：列举全身性水肿和局限性水肿的常见病因。
3. 素养：概述诊断右心衰竭引起水肿、肾源性水肿和营养不良性水肿的必备条件。

水肿（edema）是指人体组织间隙有过多的体液积聚导致组织肿胀。一般当体液积聚量达 4 ～ 5 kg 时，临床上就可出现肉眼可见的水肿。水肿可分为全身性水肿和局限性水肿。全身性水肿常为对称性，一般以下垂部位最明显，且多表现在组织松弛部位，如眼睑、面颊、踝部、阴囊等。局限性水肿则可发生在身体的任何部位。水肿还可分为凹陷性水肿（pitting edema）和非凹陷性水肿。用手指按压水肿部位有凹陷，抬手后数秒钟内不消失者称为凹陷性水肿，反之为非凹陷性水肿。若水肿明显，液体可积聚于体腔内，称积水（hydrops）或积液，如胸水或胸腔积液（pleural effusion）、腹水（ascites）或腹腔积液、心包积液（pericardial effusion）。一般情况下，因形成机制特殊，肺水肿、脑水肿等内脏器官局部的水肿，不包括在本章水肿范畴内。

案例 20-1

患者，男，75 岁，间断双下肢水肿 1 年，加重 7 天来诊，既往患有冠心病。

问题：

1. 问诊时应该关注哪些方面？
2. 对患者进行体格检查时应关注哪些体征？

【病因与发生机制】

产生水肿的主要病理生理机制有以下几个方面。

1. 毛细血管血流动力学改变　①毛细血管内静水压增加；②血浆胶体渗透压降低；③组织液胶体渗透压增高；④组织间隙机械压力降低；⑤毛细血管通透性增强。

2. 水钠潴留

（1）肾小球滤过功能降低：①肾小球滤膜通透性降低；②球 - 管平衡失调；③肾小球滤过

面积减少；④肾小球有效滤过压下降。

（2）肾小管对钠水的重吸收增加：①肾小球滤过分数增加；②醛固酮分泌增加；③抗利尿激素分泌增加。

3．静脉、淋巴回流障碍 多产生局部性水肿。

不同病因时产生水肿的主要机制不同。

（一）全身性水肿

全身性水肿是指液体在体内组织间隙中呈现弥漫性分布时的水肿。

1．心源性水肿（cardiac edema）

（1）主要病因：各种原因导致的右心衰竭所致，包括各种心脏病引起的慢性心力衰竭、渗出性心包积液、慢性缩窄性心包炎、容量负荷过度等。

（2）发生机制：①水钠潴留：右心衰竭时有效循环血量不足、肾血流量减少，致使肾小球滤过率降低、肾排钠减少，同时继发性醛固酮增多，更促进钠与水的潴留；②毛细血管内静水压升高：右心功能不全时体循环淤血，静脉压增高，致使毛细血管静脉端静水压增高，组织液重吸收减少。

2．肾性水肿（renal edema）

（1）主要病因：多见于各型肾炎和肾病。

（2）发生机制：主要是水钠潴留。①血浆胶体渗透压降低：长期、大量蛋白尿造成血浆蛋白过低，血浆胶体渗透压下降，液体从血管内渗入组织间隙，产生水肿；②球-管失衡：肾小球滤过率下降，而肾小管重吸收功能基本正常，导致球-管失衡和肾小球滤过分数（肾小球滤过率、肾血浆流量）下降，出现水钠滞留；③肾实质血供不足，导致肾素-血管紧张素-醛固酮系统活化；④肾内前列腺素（PGI、PGE 等）产生减少，致使肾排钠减少。

3．肝源性水肿（hepatic edema）

（1）主要病因：各种原因导致肝硬化，多见于肝硬化失代偿期。

（2）发生机制：①门静脉压力增高，肝静脉回流受阻，肝窦内压力明显增高，滤出的液体主要经肝包膜渗出、流入腹腔，形成腹水；②肝蛋白质合成障碍致低蛋白血症，引起血浆胶体渗透压降低；③继发性醛固酮增多，促进水钠滞留；④肝淋巴液生成增多，超过胸导管引流能力，渗出至腹腔促进腹水形成。

4．营养不良性水肿（nutritional edema）

（1）主要病因：进食过少（如长期饥饿或高度食欲缺乏）、吸收障碍（如严重胃肠疾病、吸收不良综合征等）、慢性消耗性疾病（如恶性肿瘤晚期）、重度烧伤等。

（2）发生机制：营养不良导致低蛋白血症或维生素 B_1 缺乏，引起水肿，而皮下脂肪减少使组织松弛和组织压降低，可加重水肿。

5．妊娠性水肿（pregnancy edema）

（1）主要原因：正常妊娠后期孕妇常出现双下肢轻度水肿，休息后减轻，此为生理性反应。若休息后水肿不减轻，且日趋严重，应考虑为病理性，如妊娠高血压（其三大临床特点为高血压、蛋白尿和水肿）。

（2）发生机制：水钠潴留，毛细血管通透性增加。

6．黏液性水肿（myxedema）

（1）主要病因：甲状腺功能减退症。部分甲状腺功能亢进症可呈黏液性水肿。

（2）发生机制：组织液中黏多糖（主要由透明质酸和硫酸软骨素 B 组成）、黏蛋白等胶体物质沉积，致组织液胶体渗透压增高，形成黏液性水肿。

Note

7．药物性水肿（**pharmacal edema**）

（1）主要原因：应用肾上腺皮质激素、雄激素、雌激素、胰岛素、萝芙木制剂、甘草制剂等。

（2）发生机制：主要为水钠潴留。

8．特发性水肿（**idiopathic edema**）

（1）病因：未清楚。

（2）发生机制：可能与内分泌功能失调、毛细血管通透性增加和直立体位反应的异常等有关。立卧位水试验有助于诊断。

9．经前期紧张综合征 育龄妇女月经来潮前 1 ～ 2 周出现眼睑、下肢水肿，可能与内分泌激素改变有关。

10．功能性水肿 患者受体位、体质、环境等因素的影响，体液循环功能发生改变而产生水肿，并无引起水肿的器质性疾病，称为功能性水肿。包括：①肥胖性水肿；②老年性水肿；③旅行者水肿；④高温环境引起的水肿；⑤久坐者水肿。

（二）局限性水肿

局限性水肿指局限发生于身体任何部位的水肿。其病因和发生机制如下。

1．局部静脉回流障碍性水肿 如血栓性静脉炎、肢体静脉血栓形成、静脉曲张等。

2．淋巴回流障碍性水肿 丝虫病引起淋巴系统阻塞。

3．炎症性水肿 如丹毒（erysipelas）、疖、痈、蜂窝织炎（cellulitis）及蛇或虫咬中毒等。

4．神经源性水肿（**anaphylactic edema**）

5．血管神经性水肿（**angioneurotic edema**）

6．局部黏液性水肿

微整合

临床应用

心源性水肿与肾性水肿的鉴别

鉴别点	心源性水肿	肾性水肿
起始部位	足部开始，向上延及全身	眼睑、颜面部开始，延及全身
发展速度	缓慢	迅速
水肿性质	较坚实，移动性小	软，移动性大
伴随改变	心脏增大、心脏杂音、肝大、静脉压升高	高血压、尿检异常、肾功能异常

【临床表现】

（一）全身性水肿

1．心源性水肿 水肿为对称、凹陷性；首先出现于身体下垂部位，以后逐渐、缓慢地上延至全身。水肿受体位变动和机体活动的影响，如经常卧床者以腰骶部明显，站立时以下肢和足部明显，行走活动后加重，休息后减轻或消失，颜面部一般不肿。常同时伴有基础心脏病和体循环淤血的表现，严重者可出现胸腔积液、腹水。

2．肾性水肿 初为晨起眼睑和颜面部水肿，可较迅速地发展为全身性水肿。肾病综合征时常有中、重度水肿。水肿部位与体位关系不大。常同时伴有尿检异常、高血压和肾功能损害。

3．肝源性水肿 以腹水为主要表现，也可先出现水肿，常先见于踝部，然后缓慢向上发展，一般头、面部和上肢无水肿。同时，临床上有肝功能异常和门静脉高压的表现。

4．营养不良性水肿 先出现消瘦和体重下降，然后出现水肿。水肿初见于踝部和下肢，以后可逐渐向上蔓延至全身，严重时出现浆膜腔积液（serous membrane fluid）。

5．妊娠性水肿 正常妊娠时水肿较轻，而妊娠高血压时水肿较重，呈全身性，常伴有高血压和蛋白尿。

6．黏液性水肿 水肿呈非凹陷性，不受体位影响，颜面及双下肢较明显，水肿部位皮肤增厚、粗糙、苍白、温度减低。伴有其他甲状腺功能减退的表现。

7．药物性水肿 水肿发生于药物治疗过程中，较其他类型水肿发生得快，停药后逐渐消退。

8．特发性水肿 多见于妇女。水肿发生于身体下垂部位，每天午后出现水肿，次日晨起又消失，每天体重亦相应发生变化（1 kg 左右）。月经期或活动劳累后加重，常伴心悸、焦虑、失眠等症状，少数伴迅速肥胖和月经紊乱。

（二）局限性水肿

上腔静脉阻塞综合征的水肿局限于胸廓以上，伴胸壁静脉扩张充盈。丝虫病引起阴囊和下肢淋巴回流受阻，出现凹陷性水肿。慢性丝虫病晚期出现象皮肿（elephantiasis），伴有皮肤增厚、变粗、变硬，按压后呈非凹陷性，严重者呈疣状畸形。乳腺癌根治术后影响局部淋巴回流，出现上肢水肿。感染中毒常伴有局部皮肤红、肿、热、痛。

【伴随症状】

1．肝脾大、腹壁浅静脉曲张、门脉高压、腹水者，提示肝硬化。

2．端坐呼吸、颈静脉怒张、心脏扩大、心率增快、心脏杂音、肝淤血肿大、肝颈静脉回流征阳性和中心静脉压升高等，提示心源性水肿可能性大。

3．蛋白尿、血尿、高血压者常为肾性水肿。

4．皮肤干燥和苍黄、毛发脱落、反应迟钝，提示黏液性水肿的可能。

5．明显食欲缺乏、消瘦者多为营养不良性水肿。

6．与月经周期有关者多见于特发性水肿。

知识拓展

利尿药——消除水肿的“神器”

利尿药通过减少肾单位中不同部位对 Na^+ 的重吸收，增加尿钠和水的排出，从而有消除水肿的作用，临床主要用于治疗心、肾、肝疾病所引起的水肿。利尿药通常分为五大类，即袢利尿药、噻嗪类利尿药、留钾利尿药、渗透性利尿药、碳酸酐酶抑制剂。袢利尿药常见的有呋塞米、布美他尼、托拉塞米等，作用最强。噻嗪类利尿药常用的有氢氯噻嗪。留钾利尿药常见的主要有阿米洛利、螺内酯、依普利酮等。甘露醇是渗透性利尿药的代表。乙酰唑胺属于碳酸酐酶抑制剂，作用较弱。

【问诊要点】

除一般病史资料外，还应注意追问以下情况：①过去有无水肿，水肿的发展情况，呈持续

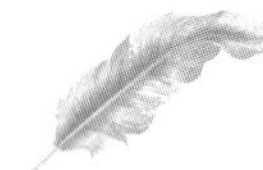

性还是间歇性，目前是趋于好转还是恶化。②有无诱因或前驱表现，水肿发生的部位、时间及速度；全身性还是局限性。③最近是否接受过某些药物（如大量盐水注射、肾上腺皮质激素、钙通道阻滞剂、睾酮、雌激素）治疗等。患病以来的检查和治疗情况，可为诊断和鉴别诊断提供线索。既往有无相关病史，营养障碍性疾病史，其他病史如用药史、过敏史及月经生育史等。全身性水肿应注意询问有无心、肾、肝、营养、内分泌功能紊乱等。局限性水肿则应注意询问炎症感染、创伤、手术、肿瘤、血管疾患和过敏等状况。

【知识整合】

1．对水肿患者需进行详细的问诊和全身体格检查，以助于了解水肿的来源与特征。

2．针对水肿病因可选择进行血、尿、粪便三大常规，血浆白蛋白及总蛋白测定，肝、肾功能测定，醛固酮、肾素活性测定，甲状腺功能检测，自身免疫性疾病检测，以及心电图检查、胸部X线片、腹部B超和超声心动图检查等。

（周　芸）

第二十一章

肥 胖

第二十一章数字资源

学习目标

1. **知识**：复述肥胖的定义和问诊要点，描述肥胖的临床表现和伴随症状，列举肥胖的常见病因和发生机制。
2. **能力**：正确对肥胖患者进行问诊，结合临床表现分析其常见病因，并选择合适的辅助检查进一步明确病因。
3. **素养**：评估肥胖对患者健康的影响，并考虑对其心理健康的影响，向患者提供减重健康教育理念及建议。

肥胖（obesity）是体内脂肪尤其是三酰甘油积聚过多，而导致体重超出正常人平均水平的一种状态，通常认为超过标准体重的 20% 为肥胖。多种疾病可伴发肥胖，表现为脂肪细胞数目过多或体积增大。肥胖是指机体总脂肪含量过多和（或）局部脂肪含量增多及分布异常，是由遗传、环境等因素共同作用而导致的慢性代谢性疾病。超重 / 肥胖造成的并发疾病与死亡风险密切相关，成为导致疾病及失能的主要原因。

体重指数（body mass index，BMI）是世界卫生组织（WHO）推荐、国际统一使用的衡量体重标准的常用指标，且比较准确，目前被广泛采用。BMI = 体重（kg）/ 身高 ^{2}（m^2）。WHO 标准：BMI 18.5 ～ 24.9 kg/m^2 为正常，BMI 25 ～ 29.9 kg/m^2 为超重，BMI ≥ 30 kg/m^2 为肥胖。中国标准：BMI 18.5 ～ 23.9 kg/m^2 为正常，BMI 24 ～ 27.9 kg/m^2 为超重，BMI ≥ 28 kg/m^2 为肥胖。

根据脂肪积聚部位，肥胖可分为中心型肥胖（腹型肥胖）和周围型肥胖（皮下脂肪型肥胖）。中心型肥胖以脂肪主要蓄积于腹部为特征，内脏脂肪增加，腰部增粗，呈现“梨形”肥胖，一般以腰围男性≥ 90 cm、女性≥ 85 cm 为中心型肥胖，此型肥胖患者更易患糖尿病等代谢性疾病。周围型肥胖以脂肪积聚于股部、臀部等处为特征，呈现“苹果形”肥胖。

案例 21-1

患者，女，33 岁，身高 160 cm。因“体型发胖 10 余年”于门诊就诊。10 余年前患者出现体型偏胖，喜食肉食、甜食及油炸食品，体重逐渐增加，最重达 130 kg，伴有走路气喘、体力下降及关节疼痛。

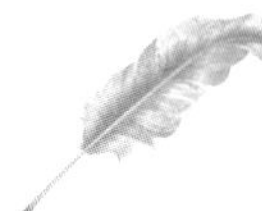

问题：

1. 该患者肥胖是否诊断明确？

2. 问诊时需关注哪些方面？

【病因与发生机制】

肥胖可分为单纯性肥胖和继发性肥胖，其中95%以上是单纯性肥胖。

（一）单纯性肥胖

单纯性肥胖又称原发性肥胖，可能与遗传、进食过多（尤其是甜食或肥腻食物）、体力活动过少及社会心理因素等有关，由于患者能量摄入多于能量消耗，机体物质合成代谢大于分解代谢，使体内脂肪过度蓄积，引起肥胖。

（二）继发性肥胖

继发性肥胖是由于机体存在各种疾病而引起的肥胖。

1．内分泌系统疾病

（1）下丘脑性肥胖：炎症、创伤、新生物刺激等导致下丘脑病变，致使腹内侧核饱觉中枢（厌食中枢）被破坏，从而解除了对腹外侧核摄食中枢（嗜食中枢）的抑制，出现多食、易饥，导致肥胖。

（2）垂体性肥胖：常见于垂体ACTH细胞瘤所致的库欣病或垂体生长激素细胞瘤所致的肢端肥大症。

（3）皮质醇性肥胖：常见于肾上腺皮质功能亢进，导致皮质醇分泌过多，如库欣综合征（Cushing syndrome）。

（4）甲状腺功能减退症：由于自身免疫反应产生多种自身抗体，如甲状腺过氧化物酶抗体（TPO-Ab、TG-Ab），影响脂类物质代谢，导致体脂增多。但是甲状腺功能减退症患者的肥胖并不完全由体脂过多引起，还可能与黏液性水肿有关。后者是因为甲状腺激素合成减少，致使主要由透明质酸和硫酸软骨素B形成的黏多糖增加，并在组织中沉积。

（5）胰腺性肥胖：常见于糖尿病。胰岛素具有促进脂肪合成、抑制脂肪分解的作用，长期使用导致肥胖。

（6）性腺性肥胖：常见于性腺切除或经放射线照射后，性腺被损毁。

（7）双侧多囊卵巢综合征：由卵巢-下丘脑-垂体内分泌轴的调节功能发生障碍导致。①雄激素过多；②恒定的雌激素水平；③黄体生成素（LH）增多、促卵泡激素（FSH）正常或降低；④LH/FSH增高等。久之，造成双侧卵巢增大，包膜增厚，卵泡不能发育成熟及排卵，形成大小不一的囊泡，产生多囊卵巢。

（8）痛性肥胖（dolorosa adipsis，又称Dercum病）：常因遗传、神经精神因素或内分泌因素导致。①下丘脑腹内侧核饱觉中枢与腹外侧核摄食中枢功能紊乱；②胰岛素分泌过多，胰岛素抵抗，体内脂肪分解减慢而合成增多，致使脂肪堆积。

（9）颅骨内板增生症（Morgagni-Stewart-Morel综合征）：病因不清，可能与自主神经功能失调或垂体功能不良有一定关系。

（10）肥胖-通气不良综合征（Pickwickian综合征）：主要是因患者自身肥胖而引起通气功能减退的一种综合性病症。

2．神经系统疾病 多因肿瘤、感染和外伤损伤皮质下中枢，引起饮食和运动习惯的改变。

3．医源性肥胖 长期应用胰岛素、糖皮质激素、吩噻嗪、三环类抗抑郁药等，药物致使机体物质合成代谢增加，而分解代谢减少。

微整合

临床应用

减重与代谢手术

减重与代谢手术是通过外科或者内镜方式改变胃肠道的解剖和（或）连接关系的一种手术方式，以调整营养摄入、吸收和代谢转化，从而减轻体重，逆转肥胖相关的代谢紊乱，降低心脑血管事件发生率，最终改善生活质量、延长预期寿命。目前具有较多临床证据且获得多个国家级学会正式认可的减重手术治疗方式包括胃袖状切除术（sleeve gastrectomy，SG）、Roux-en-Y 胃旁路术（Roux-en-Y gastric bypass，RYGB）、联合术式等。

【临床表现】

（一）单纯性肥胖

临床最为常见。主要表现为：①与遗传有关，常有肥胖家族史或营养过度史；②多为均匀性肥胖，但腹部脂肪堆积较多。

（二）继发性肥胖

1．内分泌系统疾病

（1）下丘脑性肥胖：①多为均匀性进行性肥胖；②可伴饮水、进食、体温、睡眠及智力异常；③可伴下丘脑功能障碍的其他异常表现。

（2）垂体性肥胖：①垂体 ACTH 细胞瘤所致的库欣病常表现为向心性肥胖、多血质（polyemia）、皮肤紫纹、高血压、低血钾和碱中毒，可伴糖尿病或骨质疏松；②垂体生长激素细胞瘤所致肢端肥大症常出现体重增加，肌肉、骨骼和内脏增生等典型的肢端肥大症体征，血压和血糖可升高，垂体瘤压迫时可出现头痛和视力障碍等表现。

（3）皮质醇性肥胖：表现为向心性肥胖、多血质、皮肤紫纹、高血压等，可伴糖耐量减低或糖尿病、骨质疏松或性功能紊乱。

（4）甲状腺功能减退症：多呈向心性肥胖、体重增加，伴毛发稀疏、表情呆滞、动作缓慢、少言寡语、皮肤黏液性水肿等。

（5）胰腺性肥胖：中年或中年以上发病的糖尿病患者，常在糖尿病发生前出现皮下脂肪普遍增多、丰满，表现为肥胖。

（6）性腺性肥胖：肥胖多在性腺切除或放射线照射性腺后出现，脂肪主要分布在腰部以下、臀部及大腿等处。女性患者的表现类似于闭经或绝经后。

（7）双侧多囊卵巢综合征：多见于 20 ~ 40 岁女性，上身肥胖，常自青春期开始，体重随年龄增长而逐渐增加，伴月经紊乱甚至闭经，唇毛、腿毛增多等。

（8）痛性肥胖：肥胖，伴多个痛性皮下结节，患者常有过早停经和性功能早衰等表现。

（9）颅骨内板增生症：此病少见，几乎全为女性，多发生于绝经期前后，表现为肥胖，尤以躯干和四肢近端明显，伴头痛、多毛，常伴有精神症状。颅骨 X 线片可显示额骨及其他颅骨内板增生，这是与其他继发性肥胖症的主要不同点。另外，尚有基础代谢率降低及糖类代谢

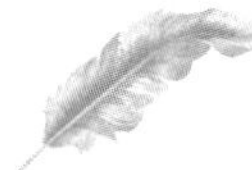

障碍。

(10) 肥胖-通气不良综合征：肥胖，伴通气功能减低、心悸、呼吸困难、嗜睡、发绀、全身水肿和继发性红细胞增多症等。严重者可出现潮式或间停呼吸，甚至意识障碍。

2. 神经系统疾病 常呈不同程度的肥胖，一般伴神经系统相关病变表现。

3. 医源性肥胖 肥胖常在长期使用相关药物后发生，如糖皮质激素、胰岛素等。

知识拓展

肥胖的危害

肥胖可导致较高的早期死亡风险，并增加总体死亡率。由于过多脂肪组织的质量效应或其直接的代谢效应，还与各种慢性病发生相关，包括糖尿病、脑卒中、冠状动脉疾病、高血压、呼吸系统疾病、阻塞性睡眠呼吸暂停、骨关节炎和胆结石等。肥胖甚至还与多种肿瘤的发生相关。此外，已知肥胖对个体可能产生不良心理和社会后果。多项调查研究显示有超过200种与肥胖相关的共存疾病，同时，即使小幅度减重也能改善这些共存疾病。2019年我国因慢性病导致的死亡人数占总死亡人数的88.5%，其中心脑血管疾病、肿瘤、慢性呼吸系统疾病死亡比例为80.7%。

【伴随症状】

1. 伴家族史或营养过度者，见于单纯性肥胖。

2. 伴饮水、进食、睡眠及智力、精神异常者，见于下丘脑性肥胖。

3. 伴溢乳、闭经者，见于垂体性肥胖。

4. 伴进行性月经减少、闭经及性功能障碍、多毛、双侧卵巢对称性增大者，应考虑性腺性肥胖或双侧多囊卵巢综合征。

5. 伴多血质、皮肤紫纹、高血压，见于库欣综合征。

6. 伴表情呆滞、动作缓慢、颜面及下肢黏液性水肿，见于甲状腺功能减退症。

【问诊要点】

1. 针对肥胖 肥胖出现的时间、身体变化显著的部位、饮食习惯、食谱构成、诱因、月经、性功能及生育情况等。

2. 针对伴随症状 包括如上描述的各种伴随症状的特点。

3. 针对诊疗经过 患病以来进行过那些检查、治疗及效果。

4. 针对相关既往史及其他病史 有无垂体瘤、糖尿病、甲状腺功能减退症等病史；有无神经系统感染、肿瘤、外伤及颅脑手术史；有无胰岛素、糖皮质激素等用药史；有无肥胖家族史等。

【知识整合】

1. 首先明确体重是否增加，是否处于肥胖或超重状态。

2. 然后进行相关病史询问及体格检查，特别注意身高、体重、腰围、腹围、臀围、颈围的测定，注意脂肪堆积的部位，有无向心性肥胖、多血质、皮肤紫纹、毛发稀少、肢端肥大等。

3. 选择相应的辅助检查，如血糖、血脂、血电解质等测定，明确肥胖的病因。选择性地进行肾上腺素、生长激素、甲状腺素、性激素水平测定和头部CT、MRI等检查。

（张 贝）

第二十二章

消 瘦

第二十二章数字资源

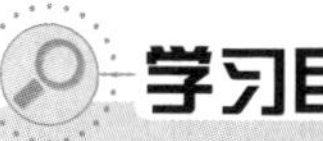

学习目标

1. **知识**：复述消瘦的定义和问诊要点，描述消瘦的临床表现和伴随症状，列举消瘦的常见病因和发生机制。
2. **能力**：正确对消瘦患者进行问诊，结合临床表现分析其常见病因，并选择合适的辅助检查进一步明确病因。
3. **素养**：评估消瘦对患者健康的影响，并考虑对其心理健康的影响，向患者提供营养支持健康教育理念及建议。

消瘦（emaciation）是指因疾病或某些因素造成体内脂肪和蛋白质减少，体重低于正常上限的一种状态。广义上讲，体重下降低于标准体重的 10%，或者男、女体重指数（BMI）分别低于 21 kg/m^2 和 20 kg/m^2，就可以诊断为消瘦。但是，由于许多低体重者并非疾病所致，所以可将体重低于正常状态分为两种程度：低于标准体重 10% 者为低体重，低于标准体重 20% 称为消瘦。

案例 22-1

患者，女，22 岁，身高 170 cm，45 kg。因“怕热、消瘦 3 月余”就诊。3 月余前患者出现怕热、多汗，伴有体重下降、间断腹泻，无发热、纳差，无腹痛，平素饮食睡眠可，排便次数增加，3 ~ 4 次 / 天，排尿未见明显异常，体重近 3 个月下降 5 kg。

问题：

1. 该患者消瘦可能的病因是什么？
2. 问诊时需关注哪些方面？

【病因与发生机制】

消瘦的病因和发生机制主要包括营养摄入不足、营养物质利用障碍或丢失增加、机体代谢与消耗增加、消化吸收不良等。

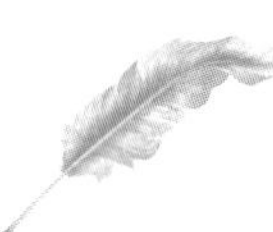

Note

（一）消化系统疾病

消化系统疾病均可引起消化与吸收功能障碍，使体内脂肪和蛋白质严重不足，从而导致消瘦。

1．慢性食管、胃肠疾病 如食管炎、胃及十二指肠溃疡、慢性胃炎、胃肠道肿瘤、慢性结肠炎、肠结核及克罗恩病等。

2．慢性肝、胆、胰疾病 如慢性肝炎、肝硬化、肝癌、慢性胆道感染、胰腺炎、胆囊和胰腺肿瘤等。

（二）神经－内分泌及代谢性疾病

1．甲状腺功能亢进症 为最常见的导致消瘦的内分泌疾病之一。由于机体基础代谢率增高，分解代谢增强而致消耗过多，导致体重明显下降。

2．糖尿病 因遗传和环境因素导致胰岛素缺乏和（或）胰岛素作用障碍，引起糖类、脂肪、蛋白质、水、电解质等代谢紊乱，大量糖从尿中排出，继发脂肪、蛋白质分解增强而致消瘦。

3．下丘脑综合征 多种因素致下丘脑损伤，腹外侧核摄食中枢（嗜食中枢）损害，腹内侧核饱觉中枢（厌食中枢）相对兴奋而引起拒食、厌食，热量摄入不足导致消瘦。

4．原发性慢性肾上腺皮质功能减退症（Addison 病） 主要为自身免疫反应和结核，导致肾上腺皮质醇激素分泌不足，患者食欲减低而摄入不足，导致消瘦。

5．垂体功能减退症 因垂体肿瘤、感染、蝶鞍旁动脉瘤、手术、放疗等，导致腺垂体破坏或功能低下而引起继发性性腺、甲状腺和肾上腺皮质功能减退。因产后大出血导致者称为希恩综合征（Sheehan syndrome）。

（三）恶性肿瘤

尤其对中老年患者，若出现进行性消瘦时，要逐一排查恶性肿瘤。主要机制包括以下方面。

1．生理、心理和治疗反应等因素，导致和增加了食欲缺乏。

2．肿瘤的迅速生长，消耗了机体的能量。葡萄糖是各种生物最重要、最基本的能量来源，癌细胞也需要消耗超量葡萄糖才能维持其生长扩增。

3．肿瘤产生的毒素，使患者体内葡萄糖利用率降低，游离脂肪酸的氧化代谢增加，氨基酸和乳酸等糖原异生增加，ATP 的无效消耗增多。

4．肿瘤继发感染、出血、渗出等，增加中晚期恶性肿瘤患者的能量消耗。

知识拓展

Addison 病

原发性慢性肾上腺皮质功能减退症又称 Addison 病。1855 年，美国盖伊斯医院的 Thomas Addison 在 11 例尸体解剖中首次发现这些患者的肾上腺有破坏性变化，首次将临床表现与内分泌腺体解剖联系在一起，开辟了内分泌研究的里程碑，故以其名字命名该病。各种原因导致双侧肾上腺皮质破坏，引起肾上腺皮质激素分泌不足，从而出现疲乏、软弱、色素沉着、低血压、水电解质代谢失常、胃肠功能紊乱等临床症状。

希恩综合征

希恩综合征（Sheehan syndrome）是垂体或下丘脑的多种病损累及垂体的内分泌功

能，当垂体的全部或绝大部分被毁坏后，可产生一系列的内分泌腺功能减退的表现，主要累及的腺体为性腺、甲状腺及肾上腺皮质，临床上称为腺垂体功能减退症（aterior pituitary hypofunction），亦称希恩综合征（Sheehan syndrome）。最常见的病因为产后垂体缺血性坏死及垂体腺瘤。

（四）慢性感染和消耗性疾病

1．慢性感染 如结核病、慢性化脓性感染、伤寒、血吸虫等，因大量的能量消耗而导致消瘦。

2．艾滋病 因人类免疫缺陷病毒（HIV）感染导致全身免疫系统损伤，患者长期低热，能量消耗增多。

3．皮肤损伤 如大面积烧伤、剥脱性皮炎等，皮肤出现大面积糜烂，创面大量血浆渗出，导致能量消耗增大。

（五）神经性厌食

多因严重的情绪紊乱导致患者不愿进食，能量摄入严重减少，且进食后会引起自我殴辱。

（六）精神性疾病

如抑郁症，可因厌食或拒食而导致消瘦。精神紧张、焦虑和抑郁也可引食欲减退，造成消瘦。

（七）药物

某些药物可通过以下机制减轻体重：①增强代谢（如甲状腺素制剂、苯丙胺等）；②抑制食欲（如双胍类降糖药、西布曲明、安非拉酮、氨茶碱、对氨基水杨酸和雌激素等）；③抑制营养物质的吸收（如阿卡波糖、奥利思他）等。

（八）体质性消瘦

因遗传基因所致，常有家族倾向，生来即消瘦，机体无任何异常。

【临床表现】

消瘦的主要临床特点就是体重低于正常上限。但不同病因导致的消瘦往往伴随相应的临床特点。

1．消化系统疾病 一般多有食欲减退、恶心、呕吐、腹痛、腹泻及反酸等症状。

2．内分泌代谢疾病 ①甲状腺功能亢进时常多食、善饥、怕热多汗、急躁及失眠等；②糖尿病常有多食、多饮、多尿、烦渴等表现；③下丘脑综合征、垂体功能减退症，则多有外伤、颅内感染、手术、放疗等病史或影像学可见颅内肿瘤或占位；④ Addison 病，可伴有皮肤黏膜色素沉着、乏力、纳差、低血压、低血糖，常继发于自身免疫病和结核；⑤因产后大出血导致的希恩综合征，可伴有性腺功能低下，表现为产后无乳、闭经、毛发脱落、性欲减退、生殖器萎缩等。

3．慢性感染和消耗性疾病 ①结核多伴随长期低热，且有相应的感染证据及淋巴结肿大；②药物性消瘦则有明确的药物服用史；③恶性肿瘤常短期内体重迅速下降，以及有肿瘤相应部位的表现。

4．神经性厌食 ①多见于青少年女性，表现为抑郁或激动，常否认饥饿或消瘦，对进食

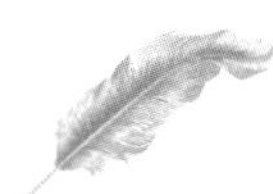

有成见，常进食后自我殴辱，常伴心动过缓、活动能力降低等；②消瘦明显，体重多低于标准体重的 25%，但一般情况尚可；③常有闭经，但第二性征发育正常，体重恢复到一定水平时月经可以恢复；④无其他明显的器质性或精神性疾病。

5．精神性疾病 有明确的精神性疾病史，精神紧张、焦虑和抑郁均可引起食欲减退，造成消瘦。

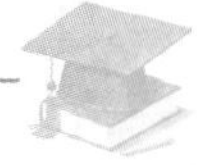

知识拓展

神经性厌食

神经性厌食（anorexia nervosa，AN）是以自己有意地严格限制进食、体重降至明显低于正常标准、伴恐惧发胖或拒绝正常进食为主要特征的一种进食障碍。美国《精神病诊断和统计手册》提出 AN 诊断标准：自我形象过度受体重或体型的影响；明显体重减轻，比正常人减轻 15% 以上；女性在未用避孕药的情况下继发性闭经，至少达 3 个周期；过分担心发胖，甚至已明显消瘦仍认为太胖。

本病常见于 13 ～ 20 岁的女性，世界范围整体患病率约 1/1000，但死亡率高达 20%。且研究表明，超过 5% 的女性虽未达到诊断标准，但已具有 AN 的症状，严重影响身心健康。在我国，病例数明显增多，不仅患者身心健康受损，也给家庭带来巨大压力和负担。

【伴随症状】

1．伴吞咽困难 见于咽部、食管疾病。

2．伴腹痛、泛酸、恶心呕吐、腹泻等 见于消化系统疾病。

3．伴长期低热 见于慢性感染及肿瘤等。

4．伴多食、善饥、怕热多汗、心悸、急躁及失眠等 见于甲状腺功能亢进症。伴多食、多饮、多尿等则见于糖尿病。

5．伴皮肤黏膜色素沉着、低血压 见于 Addison 病。

6．伴情绪低落、自卑、食欲缺乏 见于抑郁症。

【问诊要点】

1．针对消瘦情况 消瘦出现的时间、年龄、生活区域、体重下降的速度、诱因、饮食习惯、食谱构成、用药史等。

2．针对伴随症状问诊 ①伴食欲亢进，见于甲状腺功能亢进症、糖尿病等；②伴反酸、恶心、呕吐，应考虑消化系统疾病；③伴乏力、发热，应考虑慢性感染如结核病、血吸虫病、伤寒等；④短期内迅速消瘦伴恶液质，应考虑恶性肿瘤；⑤伴抑郁等症状，应考虑神经、精神因素引起的消瘦。

3．针对诊疗经过 了解患病以来进行过哪些检查及治疗，为诊断和鉴别诊断提供线索。

4．针对相关既往史及其他病史 既往有无垂体瘤、糖尿病、甲状腺功能亢进症、消化系统疾病、结核、肿瘤、外伤、产后大出血等病史，有无家族史。

【知识整合】

1．首先确定体重是否达到消瘦的标准。

2．问诊既往病史和相关症状，并进行全身系统体格检查，找到病因的诊断线索。尤其注意消瘦的严重程度、患者的精神状态、淋巴结、甲状腺、心肺，腹部有无压痛、包块等。

3．根据临床表现选择相关的辅助检查明确诊断，如血、尿、粪便常规检查，红细胞沉降率，肝、肾功能，血糖、血脂、血浆蛋白等。选择性进行肾上腺素、生长激素、甲状腺素、性激素水平测定以及头部CT、腹部CT、胃镜等检查。

（张　贝）

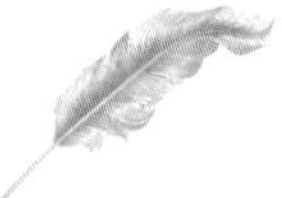

第二十三章

腰背痛

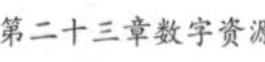

第二十三章数字资源

学习目标

1. **知识**：复述腰背痛的问诊要点，描述腰背痛的临床表现和伴随症状，列举腰背痛的常见病因和发生机制。
2. **能力**：正确对腰背痛患者进行问诊，结合临床表现分析其常见病因，并选择合适的辅助检查进一步明确病因。
3. **素养**：评估腰背痛对患者健康的影响，向患者提供运动及保健建议。

腰背痛（lumbodorsalgia）是临床常见症状。许多疾病可引起腰背痛，因为日常生活中腰背部长期负重，脊柱及软组织等结构较易损伤，所以临床上由腰背局部病变引起者较多，也可以是邻近器官的病变波及所致或者为放射性腰背痛。

案例 23-1

患者，男，31 岁，因“反复腰背痛 10 年，加重半个月”就诊。10 年前患者无明显诱因出现腰痛，夜间及晨起时明显，口服“双氯芬酸钠”等止痛药缓解，停药后症状易反复并逐渐加重，渐出现双侧骶髂部疼痛，腰部各方向活动受限，仍间断服用止痛药治疗。半个月前上述症状加重，并出现颈后疼痛、僵硬感。

问题：

1. 该患者腰背痛可能的病因是什么？需进一步完善哪些检查？
2. 问诊时需关注哪些方面？

【病因与发病机制】

腰背痛的病因复杂多样。腰背部解剖组织结构由外而内包括皮肤、皮下组织、肌肉、韧带、脊椎、肋骨和脊髓。任何原因损伤腰背部的任何组织，均可引起腰背痛，按照解剖部位可分为几类。

（一）脊柱本身疾病

1．急、慢性损伤

（1）急性损伤：因各种外力所致的腰椎骨折、脱位或腰肌软组织损伤等。

（2）慢性损伤：长期的不良体位或工作劳动姿势等，可以引起慢性积累性损伤，在受凉及潮湿后极易发生腰背痛。尤其有腰骶部先天性疾患者更容易发生。

2．炎症性疾病

（1）感染性炎症：可以因发生败血症，或者有外伤、腰椎手术、腰穿和椎间盘造影过程中发生感染，致病菌可以是结核分枝杆菌或者各种化脓菌等，引起腰部椎体及周围软组织的感染性炎症，炎症直接刺激局部神经末梢，引起疼痛。

（2）无菌性炎症：在某些自身免疫病，如强直性脊柱炎、类风湿关节炎等时，由于免疫反应产生多种炎症介质，导致脊柱及周围软组织的免疫性炎症。另外，寒冷、潮湿以及重手法推拿等，也可引起骨及软组织渗出、肿胀、变性，而发生炎性疼痛。

3．退行性变　退行性变在人体发育停止后就已经开始。一般认为 20 ～ 25 岁腰椎就开始了退行性变，主要改变为纤维环及髓核组织退变。在过度活动及经常负重状态时，髓核易于脱出，前后纵韧带及小关节松动，随椎体移位，引起骨膜下出血，血肿逐渐机化，最终骨化形成骨刺。髓核突出和骨刺压迫或刺激神经引起腰背部疼痛如椎间盘突出症。

4．腰骶部先天性疾患　是引起下腰部疼痛的常见病因。由于脊椎骨先天性发育缺陷，骨性结构薄弱，容易形成以后的慢性积累性损伤，常见的异常有隐性脊柱裂、腰椎骶化或者骶椎腰化、漂浮棘突、椎管狭窄和椎体畸形等。

5．肿瘤　原发于脊柱的肿瘤或转移性肿瘤，都可以导致胸腰椎及周围软组织的破坏损伤而引起疼痛。

微整合

临床应用

HLA–B27 与强直性脊柱炎

1．HLA-B27 是人体白细胞抗原，属于 HLA-B 位点之一，基本上表达在机体中所有有核细胞上，尤其是淋巴细胞的表面含量丰富。早在二十多年前，人们就已发现 HLA-B27 抗原的表达与 AS 有高度相关性，超过 90% 的 AS 患者其 HLA-B27 抗原表达为阳性，普通人群中仅 5% ～ 10% 的为阳性。由于 AS 的症状与许多疾病相似而难以确诊，因此 HLA-B27 的检测在诊断中具有重要意义。

2．HLA-B27 与遗传的关系　遗传因素在 AS 的发病中具有重要作用。据流行病学调查，AS 患者患者 HLA-B27 阳性率高达 90%，而普通人群 HLA-B27 阳性率仅 4% ～ 8%；HLA-B27 阳性者 AS 发病率为 10% ～ 20%，而普通人群发病为 1‰～ 2‰。有报道，AS 一级亲属患 AS 的危险性比一般人高出 20 ～ 40 倍，国内调查 AS 一级亲属患病率为 24.2%，比正常人群高出 120 倍。

（二）脊椎旁软组织疾病

如腰肌劳损、肌纤维组织炎、风湿性多肌炎及梨状肌损伤综合征等，多是在腰部外伤治疗不彻底或累积性损伤及自身免疫病的基础上，引起脊柱旁软组织肌炎及筋膜炎，炎性组织压迫

Note

或刺激局部神经末梢引起疼痛。

（三）脊神经根及皮神经病变

如脊髓压迫症、急性脊髓炎、腰骶神经炎、带状疱疹等疾病时，相应部位的脊神经根及皮神经受到压迫或炎性刺激，引发剧烈疼痛。

（四）内脏器官疾病

全身各个系统的许多内脏器官病变可以产生放射性腰背痛，如胸及腹膜病变、肾及输尿管结石、前列腺炎、盆腔炎及直肠疾患等。来自这些脏器的神经传入纤维与一定皮肤区的神经传入纤维进入相同的脊髓节段，故由内脏神经传入的疼痛感觉，直接刺激相应脊髓节段的体表感觉神经元，兴奋了局部区域皮肤的神经纤维，引起相应体表区的疼痛，即放射性疼痛或牵涉痛（referred pain）。

（五）代谢性骨病

如甲状旁腺功能亢进症、骨质疏松等。

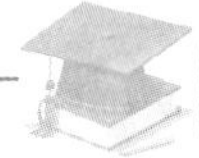

知识拓展

甲状旁腺功能亢进症与骨质疏松

甲状旁腺功能亢进症是甲状旁腺分泌过多甲状旁腺素而引起的钙磷代谢失常，导致出现的一组临床症候群，包括高钙血症、肾钙重吸收和尿磷排泄增加、肾结石、肾钙质沉着症和以皮质骨为主的骨吸收增加等。

临床表现主要是骨骼化及纤维囊性骨炎引起的症状。骨痛及畸形表现为广泛的骨关节疼痛，伴明显压痛。起初症状为腰腿痛，逐渐发展至全身骨及关节，活动受限，严重时不能起床，不能触碰，表现为难以忍受的全身性疼痛。可以发生病理性骨折，表现为自发性骨折，多见于上肢、肋骨、锁骨及盆骨。

（六）风湿性疾病

与脊柱有关的关节炎，如强直性脊柱炎，病变主要累及骶髂关节和脊柱，还有类风湿关节炎、骨性关节炎等。

【临床表现】

不同疾病引起的腰背疼痛具有不同的临床特点。

（一）脊柱本身疾病

1．脊椎骨折 常有明确的外伤史，骨折部位有明显压痛和叩击痛，脊椎不仅有功能活动障碍，还可有后突或侧突畸形。

2．椎间盘突出 多见于 20 ~ 50 岁常弯腰劳动或长期坐位工作的患者，首次发病多在半弯腰持重或扭腰中发生，因为大部分发生在 L4 ~ 5 及 L5 ~ S1，所以除了腰痛剧烈外，多伴有坐骨神经痛，疼痛可放射至臀部、大腿后外侧、小腿外侧至足跟或足背。疼痛于咳嗽、打喷嚏时加重，卧床休息时缓解。

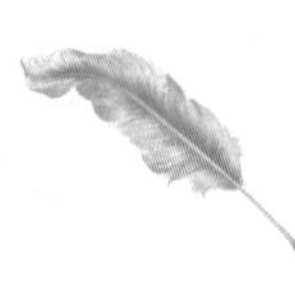

3．感染性脊柱炎 以结核分枝杆菌感染最常见，又以腰椎最易受累，疼痛多局限于病变

部位，呈隐痛、钝痛或酸痛，夜间疼痛比较明显，活动后加剧。可伴有低热、盗汗、乏力、消瘦等结核中毒症状，晚期可出现脊柱畸形、冷脓肿形成及脊髓压迫症状。化脓性脊柱炎较少见，常有败血症、外伤、腰椎手术、腰椎穿刺和椎间盘造影等病史，感染严重时患者可有畏寒、高热、恶心呕吐、肌肉酸痛等全身中毒症状。

4．退行性脊柱炎 又称增生性脊柱炎。多见于50岁以上患者，患者往往于晨起时感觉腰部酸胀疼痛、僵直而不灵活，活动后可减轻，但过多活动后腰痛又再加重，平卧位时可有所缓解，敲打或按摩腰部时有舒适感，腰椎一般无明显压痛。

5．脊椎肿瘤 多见于恶性肿瘤骨转移，如前列腺癌、甲状腺癌和乳腺癌等，或多发性骨髓瘤累及脊椎。患者常感腰背疼痛剧烈而持续，休息和药物均难使疼痛缓解，并可伴有放射痛。

（二）脊椎旁软组织疾病

常见于腰肌劳损、腰肌纤维织炎等，疼痛多位于病变部位，腰骶部、腰椎两旁肌肉及髂嵴上方等部位都可疼痛，疼痛定位不很明确，痛感模糊，多呈酸痛、钝痛，晨起、劳累后加重，特别是弯腰工作时疼痛明显，休息时缓解，伸腰或叩击腰部也可使疼痛有所缓解。

（三）脊神经根病变

在脊髓压迫症、急性脊髓炎等疾病时，由于脊神经根受刺激，而表现为神经根激惹征。腰痛呈放射性，沿一根或多根脊神经后跟分布区域放射，疼痛剧烈而顽固，多呈烧灼样或绞榨样锐痛，脊椎活动、咳嗽及打喷嚏时加重，局部可有压痛。严重时可伴有节段性感觉障碍、下肢无力、肌肉萎缩、腱反射减退等。

（四）内脏器官疾病

各系统内脏器官疾病引发的疼痛，除器官自身所处部位疼痛外，更容易引发相应部位的放射性腰背痛。

1．泌尿系统疾病 肾盂肾炎时腰痛多呈钝痛或酸痛，肋脊角和输尿管有压痛，肾区可有叩击痛。肾脓肿多为单侧腰痛，常伴有局部肌紧张和压痛。肾结石多为绞痛，叩击痛剧烈。肾肿瘤引起的腰痛多为钝痛或胀痛，有时可呈绞痛。

2．盆腔脏器疾病 男性前列腺炎和前列腺癌常引起下腰骶部疼痛，伴有尿频、尿急、排尿困难等症状；女性慢性盆腔炎时，腰骶部疼痛，多伴有下腹坠胀感和盆腔压痛等症状。

3．消化系统疾病 急性胆囊炎、胆结石等胆囊疾病发生时，除右上腹疼痛外，疼痛常放射至背部右肩胛下区。十二指肠后壁溃疡穿孔时，除上腹部疼痛外，还可以直接累及脊柱周围组织，引起腰背部肌肉痉挛，出现疼痛。急性胰腺炎时，常有左侧腰背部放射痛。

4．呼吸系统疾病 胸膜炎、肺结核和肺癌等除有呼吸系统症状及体征外，尚可引起后胸部、侧胸部和肩胛部疼痛，检查脊柱无压痛，脊柱运动也不受限。

【伴随症状】

1．伴脊柱畸形及活动受限，并且有过外伤史者，多因脊柱骨折错位所致，也可见于强直性脊柱炎、腰背部软组织急性扭伤、挫伤等。自幼即有畸形者多为先天性脊柱疾病所致。

2．起病缓慢者，伴低热、乏力、消瘦等症状，并有腰背活动受限，可见于腰椎结核、强直性脊柱炎。伴高热及全身中毒症状者，常见于化脓性脊柱炎。

3．伴尿频、尿急、尿痛和血尿者，常见于尿路感染、前列腺炎和泌尿系统结石等。

4．与进食关系密切，并伴上腹痛、嗳气、反酸等症状，常见于胃、十二指肠炎、溃疡或胰腺病变等。伴右上腹痛，尤其进油腻饮食时加重，墨菲征阳性，见于急性胆囊炎和胆结石等。

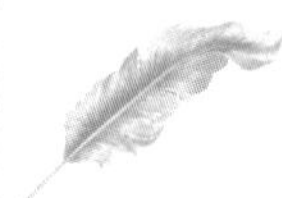

Note

5．伴月经异常、痛经、白带过多，见于盆腔炎及盆腔肿瘤等。

6．伴有干咳、胸痛等症状，呼吸时胸痛加重，屏住呼吸减轻，常见于各种原因所致肺和胸膜疾病。

【问诊要点】

1．针对起病情况 包括起病时间、起病急缓、起病原因和诱因等。外伤或感染患者可准确说出疼痛时间；慢性积累性腰部损伤，仅能说出大概时间；腰背部外伤、脏器急性病变，如肾结石、胆道、胰腺疾病等多起病急骤；腰椎结核、腰肌劳损等多起病缓慢。

2．针对腰背疼痛特点 包括疼痛的具体部位、性质、程度及演变过程。如脊柱及其软组织急性病变引起腰背痛，疼痛多在病变部位，多呈锐痛；内脏疾患所致腰背痛多为放射痛；而腰肌慢性劳损、肌纤维织炎等引起的腰背疼痛一般轻微、模糊，并且发作与缓解反复出现，多在劳累时加重，休息时缓解。

3．针对伴随症状 患者是否伴有全身症状如发热、乏力等，是否有相应脏器病变的症状如咳嗽、胸痛、腹痛、反酸等，女性患者月经及白带情况等。

4．针对诊疗经过 患病以来曾做过哪些检查、治疗用药及是否进行复位等治疗、效果如何等。

5．针对既往相关病史及职业特点 如外伤、结核及自身免疫病史等。特别注意翻砂工、搬运工、举重运动员、摔跤运动员等，易产生腰背部疼痛。

【知识整合】

1．根据起病情况及疼痛部位，脊柱弯曲度及功能活动，脊柱及背部软组织有无压痛、叩击痛等情况，初步分析是脊柱本身疾患还是脊柱以外的疾病引起。

2．结合伴随症状，进行全身相关部位的体格检查，如体温、肺及腹部检查等，根据症状体征情况确定疾病的部位及性质。

3．根据病史和体格检查中所获得的症状及体征，选择必要的辅助检查，包括血、尿、粪便常规，红细胞沉降率，血生化，自身免疫指标全项等实验室检查；必要时行心电图、脊柱 X 线、脊柱 MRI、腹部超声、腹部 CT、静脉肾盂造影及腰椎穿刺行脑脊液等检查，以进一步明确病因。

（张 贝）

第二十四章

关 节 痛

第二十四章数字资源

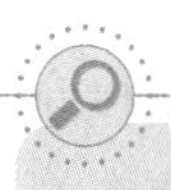
学习目标

1. **知识**：复述关节痛的问诊要点，描述关节痛的临床表现和伴随症状，列举关节痛的常见病因和发生机制。
2. **能力**：正确对关节痛患者进行问诊，结合临床表现分析其常见病因，并选择合适的辅助检查进一步明确病因。
3. **素养**：评估关节痛对患者健康的影响，向患者提供运动及保健建议。

关节痛（arthralgia）既可以由关节局部疾病引起，也可由全身性疾病导致。临床分为急性和慢性，急性关节痛以关节及周围组织的炎性反应为主，慢性关节痛则以关节囊肥厚及骨质增生为主。

案例 24-1

患者，女，52岁，因“多关节肿痛15年，加重2个月”入院。患者15年前无明显诱因出现双手掌指关节、近端指间关节、双腕关节、双膝关节、双足趾间关节肿胀疼痛，伸屈受限，晨起时症状明显，活动后略减轻，伴发热，体温最高37.7 ℃，查类风湿因子26 IU/ml（正常< 20 IU/ml），间断口服布洛芬等止痛药，症状暂时减轻。上述关节逐渐变形，双手不能持物，双下肢站立行走明显受限。2个月前双膝关节肿痛加重，同前治疗无效。

问题：

1. 该患者关节痛可能的病因是什么？
2. 问诊时需关注哪些方面？

【病因与发生机制】

（一）外伤

1. 急性损伤 因关节碰撞或突然过度伸展扭曲，造成关节骨质、肌肉及韧带等结构损伤，引起关节脱位、骨折、出血，组织液渗出，关节肿胀疼痛。

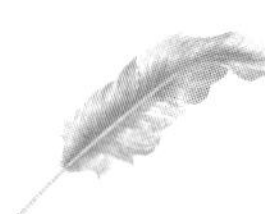

2．慢性损伤 持续的慢性机械损伤，或急性外伤后关节面处理不当，留下粗糙瘢痕，关节润滑作用消失，长期摩擦关节面，产生慢性损伤。关节长期负重，关节活动过度，或骨折畸形愈合所致负重不平衡，也使关节软骨及关节面破坏。

（二）感染

常见的病原菌如葡萄球菌、链球菌、脑膜炎球菌、结核分枝杆菌和梅毒螺旋体等，通过外伤直接侵入关节内；或关节周围骨髓炎、软组织炎症、脓肿等蔓延至关节内；或败血症时细菌经血液到达关节内，造成关节结构炎性破坏。

（三）变态反应和自身免疫

某些病原菌及代谢产物、某些药物、异种血清与血液中的抗体形成免疫复合物，沉积在关节腔，引起组织、关节损伤。或者外来抗原或理化因素导致机体组织成分改变，形成自身抗原，产生自身抗体，引起关节免疫性损伤，滑膜充血水肿、软骨破坏，甚至畸形。如类风湿关节炎、系统性红斑狼疮、过敏性紫癜、强直性脊柱炎、结核变态反应关节炎、血清病性关节炎、药物变态反应性关节炎等。

（四）退行性关节病

退行性关节病又称增生性关节炎（hypetrophic arthritis），分原发性和继发性两种。

1．原发性 无明显局部病因。多见于肥胖老人，女性多见，有家族史。

2．继发性 继发于骨关节畸形、关节损伤及炎症等病变，逐渐导致关节软骨面退行性变，软骨细胞萎缩、坏死，软骨下骨板反应性增生，形成骨刺，导致关节疼痛甚至功能障碍。吸烟、肥胖和重体力劳动为主要危险因素。

（五）代谢性骨病

很多原因所致的代谢障碍都可累及关节，出现关节疼痛。

1．维生素D和钙、磷代谢障碍 在阳光照射不足、维生素D缺乏和磷摄入不足，老年性、失用性骨质疏松及甲状旁腺疾病时，由于骨吸收、生长和矿物质沉积异常，导致骨质软化性骨关节病。

2．其他代谢异常 包括脂质代谢障碍所致的高脂血症性关节病、骨膜和关节腔脂蛋白转运代谢障碍性关节炎；嘌呤代谢障碍所致的痛风；某些内分泌代谢疾病，如糖尿病性骨病、皮质醇增多症骨病等。

微整合

临床应用

抗核抗体

抗核抗体（ANA）是临床中应用最多的自身免疫标识。它是一组将自身真核细胞的各种细胞核成分作为靶抗原的自身抗体的总称，其无器官和种属特异性，迄今已有二十余种抗核内不同成分的抗核抗体被相继发现。ANA一般可分为可提取核抗原（ENA）抗体、不可提取性抗原抗体和胞质抗原抗体。ANA和ENA抗体检测对SLE与SLE密切相关的混合结缔组织病及其他风湿性疾病的诊断具有重要意义。

抗核抗体的组成包括抗DNA抗体如抗双链DNA（ds-DNA）及抗单链DNA

(ss-DNA)、抗组蛋白抗体、抗非组蛋白抗体如抗ENA抗体及Sm、SS-A、Ro-52、SS-B、Scl-70、Jo-1、核糖体P蛋白、PCNA等抗体、抗着丝点抗体、抗核仁抗体、抗其他细胞成分抗体。

（六）骨关节肿瘤

1．良、恶性骨关节肿瘤 原发于滑膜、骨和骨关节，如良性骨样骨瘤、骨软骨瘤、骨巨细胞瘤，恶性骨肉瘤、软骨肉瘤、骨纤维肉瘤、滑膜肉瘤等。

2．其他组织器官肿瘤 可以通过淋巴、血液系统转移至骨关节。

【临床表现】

（一）外伤性关节痛

1．急性 常在外伤后即出现受损关节疼痛、肿胀和活动受限。

2．慢性 除有外伤史，常反复出现关节痛，多在过度活动、负重及气候寒冷等刺激时诱发。

（二）感染性关节痛

1．化脓性关节炎 起病急，全身中毒症状明显，常有寒战、高热，体温高达39 ℃以上。可单个或多个关节受累，表现为红肿热痛、功能障碍甚至关节积脓。位置较深的肩关节和髋关节红肿可不明显。

2．结核性关节炎 多发于儿童和青壮年。以脊柱最常见，其次为髋关节和膝关节。早期症状和体征不明显，活动期常有疲劳、低热、盗汗及食欲下降，病变关节肿胀，疼痛程度较化脓性关节炎轻，可以出现冷脓肿，晚期关节畸形和功能障碍。

（三）自身免疫与变态反应性关节痛

1．风湿性关节炎 起病急剧。常在链球菌感染后出现，以膝、踝、肩和髋关节多见，关节红肿热痛，呈游走性，常在1～6周内自然消肿，不造成关节畸形。

2．类风湿关节炎 多以手中指指间关节首发疼痛，逐渐出现其他指间关节和腕关节肿胀疼痛，也可累及踝、膝和髋关节，常为对称性。病变关节活动受到限制，晨僵明显，可伴有发热等全身症状。晚期病变关节附近肌肉萎缩、关节软骨增生而出现畸形。

（四）退行性关节病

早期表现为步行、久站和天气变化时关节酸痛，常累及负重较大的关节，如髋、膝及脊椎关节等，也可累及指关节，常感觉手指僵硬、活动不便。如病变在膝关节，则常伴有关节腔积液，关节边缘有压痛。晚期病变关节疼痛加重，关节有摩擦感，活动时有响声，甚至屈曲畸形。

（五）代谢性骨病

1．痛风 常在饮酒、高嘌呤饮食后急起关节红肿热痛及运动障碍，有时夜间痛醒。常侵及第1跖趾关节、踝、手、膝、腕等关节。病变呈自限性，1～2周内自行消退，但经常复发。晚期可出现关节畸形，皮肤破溃，经久不愈。

2．其他 其他代谢原因所致骨病常有相应病史及表现，如糖尿病史、甲状旁腺疾病、高脂血症及骨质疏松等。

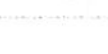

【伴随症状】

1．伴高热，局部红肿热痛 见于化脓性关节炎；伴低热、乏力、盗汗等症状，见于结核性关节炎。

2．伴晨僵和小关节畸形 见于类风湿关节炎。

3．伴心肌炎、舞蹈病 见于风湿热。

4．伴血尿酸升高 见于痛风。

5．伴皮肤红斑、光过敏、低热和多器官损害 见于系统性红斑狼疮。

6．伴皮肤紫癜、腹痛、腹泻 见于过敏性紫癜。

【问诊要点】

1．针对关节痛起病的时间、诱因 如外伤性、化脓性关节炎起病急，具体时间明确；代谢性骨病等常难以陈述确切的起病时间。痛风常在饮酒或高嘌呤饮食后诱发。增生性关节炎常在关节过度负重、活动过度时诱发疼痛。风湿性关节炎常因气候变冷、潮湿而发病。反复发作的慢性关节疼痛不剧烈，以其他器官受累症状为主，如系统性红斑狼疮。

2．针对关节痛的特点及伴随症状 ①部位：化脓性关节炎多为大关节和单关节发病；结核性关节炎多见于髋关节和脊椎；指（趾）关节痛多见于类风湿关节炎；增生性关节炎常以膝关节多见。②疼痛的程度及性质：急性外伤、化脓性关节炎及痛风疼痛剧烈，呈烧灼样、刀割样疼痛或跳痛；骨折和韧带拉挫伤则呈锐痛；骨关节肿瘤呈钝痛；系统性红斑狼疮、类风湿关节炎、增生性骨关节病等起病缓慢，疼痛程度较轻，呈酸痛、胀痛。

3．针对诊疗经过 曾做过的检查及治疗情况，尤其是用药情况，如是否长期服用镇痛药和糖皮质激素等。

4．针对既往及其他病史 注意询问有无慢性病，特别是引起关节痛的疾病。

【知识整合】

1．对以关节痛为主诉的患者，应注意判断其是否存在关节炎。与腱鞘炎、腕管综合征不同，关节炎除关节疼痛、压痛外，还应伴有关节肿胀。

2．根据年龄、起病情况及主要症状的特点，如起病急缓、诱因、有无外伤史、关节疼痛的部位、性质、关节局部改变及功能活动情况，初步分析可能的病因。

3．结合伴随症状的提示进行相关的体格检查，如是否伴有发热、心悸、胸闷、皮肤损害、消瘦等。进行心脏及肝、脾、肾等检查，查找疾病的原因。

4．选择相关的辅助检查，如血尿类常规、红细胞沉降率、肝肾功能、血生化、免疫指标等实验室检查，必要时选择心电图、X 线关节片、骨关节 CT 或 MRI 等检查，以进一步协助诊断、判断病情活动程度，并排除其他有类似表现的疾病。

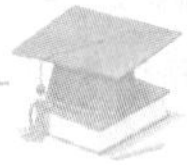

知识拓展

自身抗体与类风湿关节炎

类风湿关节炎（RA）是累及周围关节为主的系统性炎症性自身免疫疾病，主要表现为小关节受累为主，对称性、持续性、进行性关节炎。多见于女性。

在 RA 临床表现不典型时，自身抗体检测对其诊断尤为重要。目前与 RA 早期诊断密切相关的自身抗体有：

1．抗 CCP 抗体 敏感性为 42% ~ 72%，特异性高达 97% ~ 99%，是 RA 特异性抗体。在病程早期甚至关节症状出现之前即可呈阳性。抗 CCP 抗体阳性较阴性者骨侵蚀更严重，对疾病预后评估有意义。

2．抗核周因子抗体（APF） 敏感性为50%～80%，特异性为89%～94%，也可出现于早期RA，阳性提示预后不良。

3．抗角蛋白抗体（AKA） 敏感性为40%～60%，特异性为94%～98%，阳性常提示预后欠佳。

4．抗突变型瓜氨酸波形蛋白（MCV）抗体 敏感性为78.2%，特异性为93.4%，可出现在早期类风湿关节炎中，与疾病预后相关。

（张 贝）

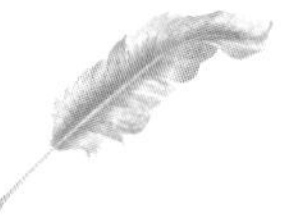

第二十五章

头　痛

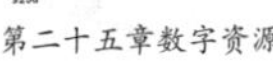

第二十五章数字资源

学习目标

1．**知识**：复述头痛的问诊要点，描述头痛的临床表现和伴随症状，列举头痛的常见病因和发生机制。

2．**能力**：正确对头痛患者进行问诊，结合临床表现分析其常见病因，并选择合适的辅助检查进一步明确病因。

3．**素养**：评估头痛对患者健康的影响，向患者提供健康教育及保健建议。

头痛（headache）是指自头颅眉以上至枕外隆突区域感觉到的疼痛。疼痛既可以是某个部位，也可以是某个区域。很多疾病可以引发头痛，既可以是颅内、外疾病引起，也可以是全身性疾病、神经血管功能失调及精神心理因素等导致。所以头痛并无特异性，但反复发作或持续的头痛可能是某些器质性疾病的信号。

案例 25-1

患者，女，75岁，因"发作性头痛4天"入院。4天前无明显原因出现头痛，为左侧额颞部，阵发性电灼样疼痛，伴局部头皮触痛，每次持续1分钟左右自行缓解，后呈持续性疼痛，服用镇痛药无效。

既往有高血压病史10年，血压最高180/100 mmHg，平时自服"美托洛尔"治疗，血压控制于130/90 mmHg左右。

问题：

1．该患者头痛可能的病因是什么？

2．问诊时需关注哪些方面？

【病因与发生机制】

（一）颅内病变

1．**颅内感染**　如脑膜炎、脑膜脑炎、脑脓肿等。

2．**颅内血管病变**　如蛛网膜下腔出血、脑出血、脑梗死、脑血管畸形、风湿性和血栓闭塞性脑脉管炎等。

3．颅脑外伤 如脑震荡、脑挫伤、颅内血肿、脑外伤后遗症。

4．颅内占位性病变 颅内原发肿瘤、转移癌、中枢性白血病、颅内囊虫病等。

5．其他 如偏头痛、丛集性头痛、肌收缩性头痛、头痛型癫痫、低颅压性头痛等。

以上原因引发头痛，主要是因为颅内结构中对疼痛较敏感的部位受到炎症刺激、外伤、肿物压迫或者收缩、扩张、牵拉等。颅内对疼痛敏感的部位有：①硬脑膜，尤其是颅底部分的硬脑膜最敏感；②血管，尤其是脑膜中动脉对刺激最敏感，其他还有大脑基底动脉环及与环相连接的脑动脉近侧段、静脉窦以及与静脉窦相连的大静脉近端；③脑神经和脊神经，主要是三叉神经、舌咽神经、迷走神经和颈段第 1 ～ 3 脊神经。

（二）颅外病变

1．颅骨及头皮软组织疾病 如颅底凹入症、颅骨骨髓炎、颅骨骨折等。

2．颈部疾病 颈椎病、颈肌炎症及颈部其他疾病等。

3．神经痛 主要有眶上神经、耳颞神经、耳大神经及枕神经痛等。

4．其他 眼、耳、鼻和牙齿疾病，如青光眼、屈光不正、中耳炎、鼻窦炎、颞下颌关节病等。

以上颅外病变所累及的部位，均是颅外结构中对疼痛敏感的部位，当这些部位受到各种刺激、牵拉或挤压时会引起头痛。具体机制：①通过刺激、牵拉或挤压具有痛觉的神经引发头痛；②各种原因引起头颈部肌肉的炎症及持续收缩，使局部血液循环障碍，导致代谢产物集聚，乳酸、缓激肽等致痛物质的产生引发头痛；③五官中如鼻腔、鼻旁窦黏膜、外耳、内耳、牙髓及眶内组织等都是具有丰富神经末梢的敏感组织，对各种疼痛刺激非常敏感，不仅能够引起局部疼痛，也可以通过神经反射引起头部牵涉痛。

（三）全身性疾病

1．急性感染 如流感、伤寒、肺炎等。

2．心血管疾病 如高血压，尤其是发生高血压急症、心力衰竭等。

3．某些中毒 酒精、一氧化碳、有机磷农药、铅中毒等。

4．其他系统疾病 尿毒症、糖代谢严重异常、贫血、肺性脑病、某些自身免疫病、月经及绝经期、中暑等。

以上疾病引发头痛，主要与下列因素有关：①血管舒缩障碍；②某些生化因素，如 5- 羟色胺、儿茶酚胺、缓激肽、前列腺素 E 和 β 内啡肽等；③某些内分泌因素，如女性偏头痛发作常与月经周期有关，甲状腺功能亢进时也可引起头痛。

（四）精神或心理疾病

在神经衰弱、癔症、抑郁症、焦虑症等患者，经常出现头痛，主要是因为长期在各种不良心理、精神因素影响下，机体自主神经功能发生紊乱而引起头痛。

【临床表现】

（一）起病情况

1．急性起病者，常为感染性疾病、颅内血管性疾病所致的头痛；缓慢起病，但头痛却是呈进行性加重者，应考虑颅内占位性病变。

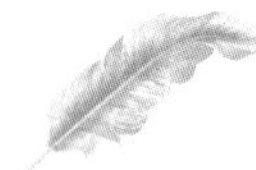

2．反复发作的头痛或搏动性头痛，多为血管性头痛或神经症引起；青壮年慢性头痛，常在压力过大、情绪紧张失眠时发生，多为肌收缩性头痛（或称肌紧张性头痛）。

Note

微整合

临床应用

急性头痛

1. 临床工作中，急性剧烈头痛患者通常首诊于急诊科，头颅CT基本可以排除脑出血、颅内占位、蛛网膜下腔出血（一定要查脑膜刺激征，如果阳性，需要排除头颅CT阴性的蛛网膜下腔出血，应进一步行腰椎穿刺检查才能完全排除）。

2. 如果是年轻女性、产褥期，需要排除静脉窦血栓；如果是老年患者，眼眶周围剧烈疼痛伴有恶心、呕吐，很有可能是青光眼；中青年男性，眼眶周围剧烈疼痛、鼻塞、流涕、周期性疼痛，一般多见于丛集性头痛；中青年女性，有家族史和既往史、头痛、恶心、呕吐，有的有视觉先兆,一般多见于偏头痛。

（二）头痛的特点

1. 头痛部位 全身性疾病、颅内感染性疾病及低颅压所致的头痛，多为全头部痛；蛛网膜下腔出血或脑脊髓膜炎的头痛常伴颈部疼痛；眼源性头痛多为浅表性且多局限于眼眶、前额或颞部；偏头痛、丛集性头痛、耳源性或牙源性头痛多在一侧；高血压引起的头痛多在额部或整个头部；颈椎病引起的头痛多在枕部。

2. 头痛的程度与性质 各种神经痛多呈剧烈电击样痛或刺痛；偏头痛、脑膜刺激头痛及有些神经功能性头痛的程度也很剧烈；脑肿瘤的疼痛多为中度或轻度，并呈持续性加重；高血压性、血管性及发热所致的头痛，多呈搏动性跳痛；肌肉收缩性头痛多为重压感、紧箍感或钳夹样痛；眼源性、鼻源性和牙源性头痛多呈浅表性疼痛。

3. 头痛出现的时间、持续时间及影响因素 颅内占位性病变多为持续性，往往清晨加剧，可以有长短不等的缓解期；咳嗽、打喷嚏、摇头、俯身可使颅内高压性头痛、血管性头痛、颅内感染性头痛及肿瘤性头痛加剧；鼻窦炎的头痛也常发生在清晨或上午；丛集性头痛常在晚间发生，直立位时可缓解；颈肌急性炎症所致的头痛可因颈部运动而加剧；慢性颈肌劳损、痉挛所致的头痛，可在按摩等理疗后减轻；女性偏头痛常与月经周期有关。

【伴随症状】

1. 伴剧烈呕吐并呈喷射状，继之意识障碍 常见于颅内压增高或脑疝；伴非喷射性呕吐，呕吐后头痛减轻者常见于偏头痛。

2. 伴眩晕 见于小脑肿瘤、椎-基底动脉供血不足。

3. 伴发热 见于颅内及全身感染性疾病。

4. 慢性头痛伴视力障碍及精神症状 见于青光眼或颅内肿瘤。

5. 伴脑膜刺激征 见于脑膜炎、蛛网膜下腔出血等。

6. 伴心悸、出汗等自主神经功能紊乱等症状 见于精神、心理因素引起的功能性头痛。

【问诊要点】

1. 针对起病情况及头痛特点 如急性起病，常为感染性疾病、颅内血管性疾病所致；缓慢起病但进行性加重，应考虑颅内占位性病变；青壮年压力过大、情绪紧张失眠时发生，多为肌收缩性头痛；剧烈电击样痛或刺痛多为神经痛；高血压、血管及发热性头痛，多呈搏动性跳痛；肌肉收缩性头痛多为重压感、紧箍感或钳夹样痛。

2. 针对伴随症状的特点 如伴喷射性呕吐、意识障碍，常为颅内压增高或脑疝；非喷射性呕吐后头痛减轻常见于偏头痛；伴眩晕见于小脑肿瘤、椎 - 基底动脉供血不足，伴发热常见于颅内及全身感染性疾病；伴脑膜刺激征见于脑膜炎、蛛网膜下腔出血；伴自主神经功能紊乱等症状，见于功能性头痛等。

3．针对诊疗经过 包括曾做过的检查，尤其是头颅 CT 及脑血管造影等，所进行的治疗措施及治疗效果等。

4．针对相关病史 有无感染、高血压、颅脑外伤、颈椎病、五官疾病及毒物接触史等。

【知识整合】

1．首先仔细询问相关病史、起病的急缓及是否有诱因、头痛的特点及伴随症状的特点等，初步分析可能的病因。

2．然后以问诊内容为指引，进行相关的体格检查，如检查体温、血压、颈椎活动情况、脑膜刺激征、眼压、鼻旁窦、瞳孔及意识状态等，获得有助于诊断的客观体征。

3．选择相关的辅助检查，查找病因。如摄 X 线颈椎片、头颅 CT、头颅 MRI、脑脊液检查、脑血管造影等。

知识拓展

带状疱疹及三叉神经痛

1．带状疱疹 水痘 - 带状疱疹病毒感染时，病毒可长期潜伏于脊髓神经后根神经节或三叉神经节内，当机体免疫力低下时，病毒沿感觉神经轴索下行到神经支配的皮肤黏膜细胞内增殖，发生水疱疹，呈串珠状簇状，按神经分布形成带状，称带状疱疹，主要见于老年人及免疫缺陷者。病毒最常侵犯肋间神经，产生胸腹或腰部带状疱疹，其次为三叉神经，累及三叉神经可导致头痛。

2．三叉神经痛 指在三叉神经支配区内反复发作的短暂性阵发性剧痛，多呈烧灼痛。分为：①原发性：临床找不到确切病因，多见于 40 岁以上中老年人，以第二、三支最常受累。临床呈发作性短暂剧烈疼痛。②继发性：由各种病变引起，多累及第一、三支。第一支在根部分布于头侧 1/3 区域，疼痛发生在眼、上睑及前额颞部。疼痛持续时间较长，达数分钟至数十分钟。

（张 贝）

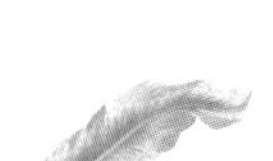

第二十六章

眩　晕

第二十六章数字资源

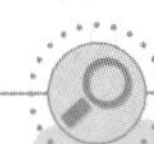

学习目标

1. **知识**：复述眩晕的问诊要点，描述眩晕的临床表现和伴随症状，列举眩晕的常见病因和发生机制。
2. **能力**：正确对眩晕患者进行问诊，结合临床表现分析其常见病因，并选择合适的辅助检查进一步明确病因。
3. **素养**：评估眩晕对患者健康的影响，向患者提供健康教育建议。

眩晕（vertigo）是人体对空间关系的定向或平衡感觉障碍，患者感觉自身或周围环境物体旋转或倾倒的一种运动性或位置性错觉，一般无意识障碍。主要由迷路、前庭神经、脑干及小脑等部位病变引起，亦可由其他系统或全身性疾病引起。临床上按病变的解剖部位可将眩晕分为前庭系统性和非前庭系统性眩晕两大类。

案例 26-1

患者，男，58 岁，因“发作性眩晕 4 天，加重 1 天”入院。患者 4 天前无诱因出现发作性头晕，体位变化加重，卧床休息 2 小时后缓解，伴视物旋转、恶心、呕吐，非喷射状，呕吐物为胃内容物，无发热；1 天前上述症状加重，呈持续性，伴行走不稳、头痛，于当地卫生所静滴药物治疗（具体药物及剂量不详），无好转。

既往有高血压病史 20 年，血压最高 200/110 mmHg，近期每早口服“硝苯地平缓释片”1 片控制血压，目前血压 140/90 mmHg。

问题：

1. 该患者眩晕可能的病因是什么？
2. 问诊时需关注哪些方面？

【病因与发生机制】

（一）前庭系统性眩晕

前庭系统性眩晕又称真性眩晕，是眩晕的主要类型，包括周围性和中枢性眩晕。

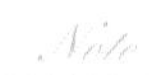

1. 周围性眩晕 又称耳性眩晕，是指内耳前庭至前庭神经颅外段之间的病变引起的眩晕。

（1）梅尼埃病（Ménière disease）：可能由于自主神经功能失调，引起内耳迷路动脉痉挛，微循环障碍，神经上皮缺氧变性而致感觉障碍；内耳的淋巴代谢失调、淋巴液分泌过多或吸收障碍，引起内耳膜迷路积水所致；也可能是变态反应、B 族维生素缺乏等原因所致。

（2）迷路炎（labyrinthitis）：常因中耳炎引起，多数系炎症直接破坏迷路的骨壁，少数是炎症经血循环或淋巴扩散所致。严重时可形成瘘管，而使迷路炎反复发作，酷似梅尼埃病的表现。

（3）前庭神经元炎（vestibular neuronitis）：可能为某些病毒感染累及了前庭神经的 Scarpa 神经节，引起炎性病变，导致眩晕。

（4）良性位置性眩晕（benign positional vertigo，BPPV）：可能系前庭终器退变，椭圆囊斑上耳石脱落沉积于后壶腹嵴，当头部位置变动时产生刺激，发生短时的眩晕。三个半规管均可受累，以后半规管最常见，其次是水平半规管，前半规管很少受累。

（5）药物性眩晕：患者对某些药物敏感，造成内耳前庭或耳蜗受损害所致，有时尚可累及小脑。如氨基糖苷类抗生素、苯妥英钠、氢氯噻嗪、利血平等。

（6）晕动病：是由于乘坐车、船或飞机时，内耳迷路受到机械性刺激，引起前庭功能紊乱所致。

2. 中枢性眩晕 又称脑性眩晕，是指前庭神经颅内段、前庭神经核及其纤维联系、小脑、大脑等部位的病变引起的眩晕。

（1）颅内血管性病变：在发生脑动脉粥样硬化、高血压脑病、椎 - 基底动脉供血不足、锁骨下动脉盗血综合征、延髓外侧综合征和小脑或脑干出血等疾病时，导致前庭、脑干、小脑功能障碍，引起眩晕。

（2）颅内占位性病变：如听神经瘤、小脑肿瘤、第四脑室肿瘤、颞叶肿瘤和其他部位肿瘤时，肿瘤直接压迫前庭神经及其纤维，或导致颅压增高，尤其是肿瘤阻塞脑脊液循环，导致脑积水，引起第四脑室底部前庭核充血水肿，而引起眩晕。

3. 其他 ①颅内感染性疾病：常见于颅后窝蛛网膜炎、小脑脓肿等。②颅内脱髓鞘疾病及变性疾病：如多发性硬化、延髓空洞症等，由于脑干和小脑内的髓鞘脱失或存在硬化斑块，使前庭神经核或与前庭有联系的结构受损而导致眩晕。③癫痫等。

（二）非前庭系统性眩晕

非前庭系统性眩晕又称一般性眩晕，是指由前庭系统以外的全身性疾病引起的一组眩晕。

1. 心血管疾病 如低血压、高血压、阵发性心动过速、房室传导阻滞等心律失常。

2. 造血系统疾病 各种原因所致的贫血、出血等。

3. 眼部疾病 如眼肌麻痹、屈光不正、青光眼、先天性视力障碍及屏幕性眩晕等。

4. 中毒性 急性发热性疾病、尿毒症、严重肝病、糖尿病酮症酸中毒等。

5. 神经精神性眩晕 见于神经症、更年期综合征及抑郁症等。

6. 某些药物 主要是麻醉和镇静药。

Note

微整合

临床应用

急性眩晕

1．血管源性头晕/眩晕　主要病因包括缺血性与出血性脑卒中。缺血性脑卒中包括脑梗死与短暂性脑缺血发作（TIA），常见病因包括心源性栓塞、动脉粥样硬化与夹层，少见病因包括椎-基底动脉延长扩张、血管炎等。出血性脑卒中包括自发性颅内出血与蛛网膜下腔出血，其中高血压是自发性颅内出血最常见的病因，其他病因还包括脑淀粉样变性、梗死后出血转化、颅内静脉血栓形成、动静脉畸形等；蛛网膜下腔出血最常见的病因是颅内动脉瘤破裂。

2．梅尼埃病　是一种原因不明的、以膜迷路积水为主要病理特征的内耳病，临床表现为发作性眩晕、波动性听力下降、耳鸣和（或）耳闷胀感，眩晕症状通常持续20 min ～ 12 h，听力学检查证实患耳存在低-中频感音神经性听力损害。

【临床表现】

不同原因导致的眩晕，其临床表现各有不同。前庭系统性眩晕常有旋转、摇晃或移动感。非前庭系统性眩晕多无旋转感，仅有头晕、站立不稳等。

（一）周围性眩晕

周围性眩晕程度多严重。

1．梅尼埃病　多为发作性眩晕伴耳鸣、听力减退及眼球震颤，严重时可伴有恶心、呕吐、面色苍白和出汗等自主神经症状，持续数小时至数天不等，可自行缓解，但可反复发作。

2．迷路炎　症状基本同梅尼埃病，检查常可发现鼓膜穿孔。

3．前庭神经元炎　多在发热或上呼吸道感染后突然出现眩晕，伴恶心、呕吐，一般无耳鸣及听力减退。持续时间可达6周，但很少复发。

4．良性位置性眩晕　患者常在头部处于一定位置时出现眩晕，伴有眼球震颤和自主神经症状，多数不伴耳鸣及听力减退。也可见于迷路和中枢病变。

5．药物性　服用相关药物后逐渐发生持续眩晕，逐渐加重，常伴耳鸣、听力减退。部分患者可有口周及四肢麻木等药物毒性作用。

6．晕动病　当乘车、船、飞机时发生眩晕，常伴恶心、呕吐、面色苍白、出汗等自主神经症状。

（二）中枢性眩晕

中枢性眩晕程度一般相对较轻，持续时间长。

1．颅内血管性病变　常突发眩晕，多伴头痛、耳鸣、呕吐，或出现共济失调、感觉异常等症状，严重者出现意识障碍，尤其脑干、小脑出血，很快昏迷。

2．颅内占位性病变　常伴头痛、进行性耳鸣、听力下降、持久眼震、复视、共济失调、脑神经受损及瘫痪等表现。

3．颅内脱髓鞘疾病　眩晕呈持续性，伴有眼震、听力下降和平衡障碍。

（三）非前庭系统性眩晕

1．此类患者多有各系统、各部位原发病的病史和临床表现。眩晕只是一个伴随症状，且程度不同，常无真正旋转感，而是头晕、头重脚轻感，一般不伴听力减退、眼球震颤，少有耳鸣及自主神经症状。

2．神经症　常见于中年女性患者，其性格内向且敏感，精神刺激后突然眩晕，不敢睁眼，发作后完全恢复正常，无眼震、听力异常等。多有睡眠障碍、食欲减退、疲乏无力及其他自主神经症状。

【伴随症状】

1．伴耳鸣、听力下降、恶心、呕吐等自主神经症状　常见于梅尼埃病、晕动病、前庭器官疾病及肿瘤。

2．伴共济失调　可见于小脑、颅后窝或脑干病变。

3．伴眼球震颤　可见于脑干病变、梅尼埃病。

4．伴各系统、各部位原发病的表现　提示非前庭系统性晕厥；伴胸痛、胸闷、血压改变及心律失常等，见于心血管疾病；伴屈光不正、复视等，见于眼部疾病等。

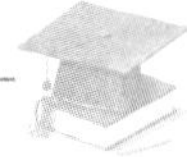

知识拓展

良性位置性眩晕的诊断与治疗

近年来，良性位置性眩晕（benign paroxysmal positional vertigo，BPPV）占眩晕患者中的很大比例，是常见的耳性眩晕病。当头部运动到某特定位置时可诱发眩晕，并伴眼震。据此在临床上采取变位试验，作为诊断的金标准；配合手法复位也有很好的疗效。

变位试验：即改变体位诱发短暂眩晕发作及特异性眼震。Dix-Hallpikes 试验，患者坐于检查床上，头向可疑侧旋转45°后迅速躺下，躺下后头悬垂20°～30°，并仍保持侧转45°，同时用手托患者后颈部支撑保护，观察有无眩晕发作及眼震，如出现眩晕及以眼球上级为标志的垂直扭转性眼震，眩晕和眼震通常不超过30秒，回到座位时眼震方向逆转，即为阳性。

【问诊要点】

1．针对起病情况及病程特点　包括起病时间、缓急、诱因及病程中有无复发性特点等。

2．针对眩晕特点　包括感觉、程度及持续时间等，如周围物体旋转感、倾倒、摇晃、移动感、头晕、头重脚轻等。

3．针对伴随症状　有无发热、耳鸣、听力减退，恶心、呕吐、出汗等自主神经症状，口周及四肢麻木、视力改变、共济失调等。

4．针对相关病史　有无急性感染、中耳炎、颅脑疾病及外伤、心血管疾病、严重肝肾疾病、糖尿病、眼部等疾病史。有无晕车、晕船及服药史等。

【知识整合】

1．首先通过仔细询问病史、起病情况、眩晕特点及伴随症状，初步分析可能的病因。

2．根据问诊内容，进行相关的体格检查，如检查体温、皮肤黏膜、血压、眼球震颤、瞳孔、听力、视力、心脏、共济运动等，获得有助于诊断的客观体征。

3．根据病史和体征，选择相关的辅助检查，如头颅CT、头颅MRI、脑多普勒超声(TCD)、脑电图以明确颅内情况，电测听、眼震电图、旋转试验、冷热水试验等了解前庭功能，心电图、血常规、肝肾功能及血糖等生化检查以了解各系统、各器官的原发疾病情况。

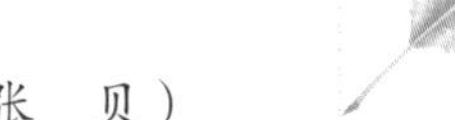

（张　贝）

第二十七章

晕　厥

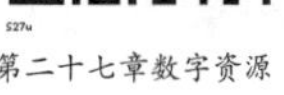

第二十七章数字资源

学习目标

1. **知识**：复述晕厥的问诊要点，描述晕厥的临床表现和伴随症状，列举晕厥的常见病因和发生机制。
2. **能力**：正确对晕厥患者进行问诊，结合临床表现分析其常见病因，并选择合适的辅助检查进一步明确病因。
3. **素养**：评估晕厥对患者健康的影响，特别是心理健康的影响，向患者提供健康教育及保健建议。

晕厥（syncope）是由于各种原因导致一过性、广泛脑供血不足所致的突发、短暂的意识丧失，发作时肌张力消失，不能保持正常姿势而倒地。在平卧后短时间内苏醒，一般 1 ～ 2 分钟，很少有后遗症。

案例 27-1

患者，男，67 岁，因“头晕、心悸 1 年，晕厥 2 小时”入院。1 年前无明显诱因出现头晕、心悸，无胸痛，多于活动时出现，有时伴有黑矇，未诊治。2 小时前患者再次出现上述症状并较前加重，伴晕厥 1 次，1 分钟后自行醒转，无四肢抽搐及二便失禁。

既往高血压病史 2 年，最高血压达 180/100 mmHg，平时服用硝苯地平缓释片（10 mg bid）降压治疗，血压控制不详。

问题：

1. 该患者晕厥可能的病因是什么？
2. 问诊时需关注哪些方面？

【病因与发生机制】

晕厥是由多种原因引起的综合征，按病因的不同大致可以分为四种类型。

（一）反射性晕厥

此类晕厥主要是由于压力感受器功能障碍，通过迷走反射引起血管的舒缩障碍，导致心率减慢、心排血量减少、血压下降、脑血流灌注量急剧下降，出现晕厥。

1．单纯性晕厥（simplex syncope） 又称血管抑制性晕厥，是最常见的一种晕厥。在精神紧张、晕针、见血、创伤、疲劳、环境闷热等诱因刺激下，通过迷走神经反射，引起短暂的全身血管扩张，回心血量减少、心排血量减少、血压下降，导致脑供血不足。

2．直立性低血压（orthostatic hypotension） 又称体位性低血压。由于：①站立于固定位置较长时间或长期卧床者，下肢静脉张力低，血液积聚于下肢（体位性），静脉回流减少。②服用某些药物，如大量利尿剂、脱水剂、某些降压药等，造成有效循环血量减少。③服用交感神经阻滞剂或交感神经切除术后，血循环神经反射调节障碍，最终导致回心血量减少、心排血量减少、血压下降而致脑供血不足。

3．颈动脉窦性晕厥（carotid sinus syncope） 又称颈动脉窦综合征，由于颈动脉窦附近病变，如局部动脉硬化、淋巴结肿大、肿瘤以及瘢痕等，在突然转头、衣领过紧过高或用手压迫颈动脉窦等诱因存在时，颈动脉窦受刺激或压迫，导致迷走神经兴奋、心率减慢、心排血量减少、血压下降而致脑供血不足。

4．咳嗽性晕厥（tussive syncope） 在慢性肺部疾病患者，当剧烈咳嗽时，胸腔压力增高，回心血流受阻，心排血量突然下降导致大脑供血不足。另外，剧烈咳嗽时，脑脊液压力迅速上升，也导致脑灌注量减少。

5．排尿性晕厥（micturition syncope） 男性排尿或排尿结束时，由于自主神经不稳定，迷走神经功能亢进；加之排尿时的屏气及膀胱收缩，产生强烈的迷走神经反射；而体位骤变时又使回心血量减少，心排血量减少，血压下降，导致脑供血不足。

6．疼痛性晕厥（painful syncope） 当发生剧烈疼痛、过分悲伤和极度的恐怖事件时，血管舒缩障碍，周围血管扩张，血压骤降，脑血流锐减，引致晕厥发作。

（二）心源性晕厥

心源性晕厥（cardiogenic syncope）见于严重心律失常，如病态窦房结综合征、房室分离、广泛心肌梗死、肥厚型梗阻性心肌病及严重的心脏瓣膜病等，造成心排血量突然急剧减少，导致心源性脑供血不足，发生晕厥。

（三）脑源性晕厥

当脑血管系统发生病变时，如弥漫性脑动脉硬化、短暂性脑缺血发作、偏头痛、多发性大动脉炎等，由于血管腔狭窄甚至闭塞，或血管收缩舒张功能障碍，导致广泛性一过性脑供血不足，产生脑源性晕厥（cerebral syncope）。

微整合

临床应用

心源性晕厥和非心源性晕厥的临床特征

临床特征	心源性晕厥	非心源性晕厥
年龄	年龄大（> 60 岁多见）	年轻患者多见
性别	男性多见	女性多见
心脏疾病病史	有	无
诱因	身体或精神压力增加	有特定诱因，如脱水、疼痛、痛苦刺激、医疗操作等

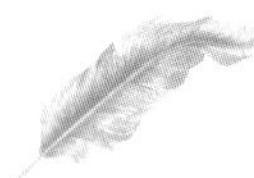

Note

续表

临床特征	心源性晕厥	非心源性晕厥
前驱症状	前驱症状短暂（心悸）或无前驱症状	常有前驱症状，如恶心、呕吐、发热感等
与运动的关系	运动中发生	运动后发生
与体位的关系	卧位发生	仅发生在站立位，或从卧位、坐位到站立位的体位改变时发生
频率	发作次数少	发作频繁，有长期发作的病史且临床特征相似
情境因素	无	咳嗽、大笑、排尿、排便、吞咽时发生
遗传性疾病或早发（< 50 岁）心脏性猝死家族史	有	无
心脏体格检查	异常	正常

（四）其他原因所致晕厥

1．低血糖 严重低血糖造成脑组织能量不足。

2．过度通气综合征 由于呼吸急促、通气过度，二氧化碳排出增加，导致呼吸性碱中毒、脑部血管收缩、脑缺氧。

3．严重贫血 由于红细胞和血红蛋白减少，携带氧的能力减低，导致脑缺氧。

4．高原晕厥 由于高原地区空气氧不足而引起脑缺氧。

5．哭泣性晕厥 3 岁以内幼儿，由于哭闹时屏住呼吸，超过 15 秒即可引起一过性脑缺氧。

【临床表现】

（一）反射性晕厥

1．单纯性晕厥 多见于年轻体弱的女性，坐位或立位时间较长时发生，发作常有明显诱因（如疼痛、情绪紧张等），在闷热、空气污浊、疲劳、空腹、失眠及妊娠等情况下更易发生。先有头晕、无力、恶心、面色苍白、肢体发软、坐立不安和焦虑等不适，继而突然意识丧失，跌倒在地，常伴有血压下降、心率减慢、脉搏微弱，持续数秒或数分钟后可自然苏醒，无后遗症。

2．直立性低血压 在立位时间较长或长期卧床患者，当体位骤变，如由卧位或蹲位突然站起时，突然发生晕倒，意识丧失，伴有血压下降，但多无前驱症状。

3．颈动脉窦综合征 在某些诱因存在时，如衣领过紧过高、突然转头、手压迫颈动脉窦等时，突然发作晕厥，可伴有抽搐，但多无前驱症状。

4．咳嗽性晕厥 有慢性肺部疾病患者，在发生剧烈咳嗽后突然晕倒，意识丧失，有时会有头晕、眼花、恶心等前驱症状，但多无后遗症。

5．排尿性晕厥 多见中年男性，夜间或午睡后起床排尿中或排尿结束时，突然摔倒，意识丧失，1 ~ 2 分钟后自行苏醒，多无前驱症状，也无后遗症。

（二）心源性晕厥

心源性晕厥是最严重的晕厥。患者有严重的心脏疾病，在剧烈活动或用力时，突然意识丧失，晕倒，常伴呼吸困难、发绀甚至心搏停止。严重时可出现抽搐、二便失禁等，称为

阿 - 斯综合征（Adams- Stokes syndrome）。发作多与体位无关，也无前驱症状，但严重者可导致猝死。

（三）脑源性晕厥

前述各种原因引起的脑源性晕厥，除短暂性意识丧失、晕倒，常因病变部位不同、损害的血管不同而出现多种神经功能障碍的表现，如头痛、呕吐、偏瘫、肢体麻木、语言障碍等。

（四）其他原因所致晕厥

1. 低血糖 低血糖综合征的表现有头晕眼花、乏力、饥饿感、恶心、出汗、震颤、神志恍惚、晕厥甚至昏迷。

2. 通气过度综合征 在情绪紧张或癔症发作时，表现为呼吸急促、头晕、乏力、颜面四肢针刺感，血钙降低时可发生手足抽搐。

3. 严重贫血 晕厥时可伴有明显的皮肤黏膜苍白、头晕、心悸等贫血表现。

【伴随症状】

1. 伴明显的自主神经功能障碍 如面色苍白、出冷汗、恶心、乏力等，多见于血管抑制性晕厥或低血糖性晕厥。

2. 伴面色苍白、头晕眼花、疲乏、心悸、气促等 见于严重贫血。

3. 伴心律和心率的明显改变或剧烈胸痛，甚至抽搐、二便失禁 见于心源性晕厥。

4. 伴头痛、呕吐、视听障碍、抽搐及多种神经功能障碍 见于中枢神经系统疾病。

5. 伴发热、水肿、呼吸困难、杵状指（趾）等 提示心肺疾病。

6. 伴呼吸深而快、手足麻木、抽搐 见于通气过度综合征、癔症等。

【问诊要点】

1. 针对晕厥发生的年龄、性别。

2. 针对起病情况 包括发作的时间、诱因，与体位、咳嗽及排尿等的关系。

3. 针对伴随症状 发作时的面色、呼吸、血压、心率、心律、偏瘫及相关神经体征等情况。

4. 针对相关病史 既往有无相同发作史及家族史，有无心脑血管病、糖尿病、贫血及用药情况等。

【知识整合】

1. 首先通过仔细询问病史、起病情况、诱因及伴随症状，初步分析可能的病因。

2. 以问诊内容为指引，进行全面的体格检查，尤其是体温、血压、呼吸、心率、心律、偏瘫及相关神经体征等，获得有助于诊断的客观体征。

3. 根据病史和体征，选择相关的辅助检查以明确病因，如头颅 CT、头颅 MRI、脑血管造影、心电图、心脏 B 超、肺功能、血常规及血糖等。

（张 贝）

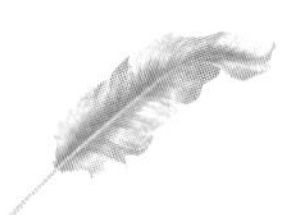

第二十八章

抽搐与惊厥

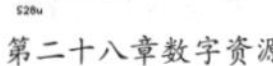

第二十八章数字资源

学习目标

1. **知识**：复述抽搐与惊厥的问诊要点，描述抽搐与惊厥的临床表现和伴随症状，列举抽搐与惊厥的常见病因和发生机制。
2. **能力**：正确对抽搐与惊厥患者进行问诊，结合临床表现分析其常见病因，并选择合适的辅助检查进一步明确病因。
3. **素养**：评估抽搐与惊厥对患者健康的影响，向患者提供健康教育及保健建议。

抽搐（tic）与惊厥（convulsion）均属于骨骼肌不随意运动。抽搐是指全身或局部肌群非自主抽动或强烈收缩，常可引起关节运动和强直。当肌群的收缩表现为强直性和阵挛性时，称为惊厥。惊厥表现的抽搐一般为全身性、对称性，伴有或不伴有意识丧失。

案例 28-1

患儿，男，5岁8个月。因“突发抽搐2小时”入院。患儿于2小时前睡眠中突发抽搐、呼之不应，伴双眼上翻、牙关紧闭、口吐白沫、四肢僵直，持续约2分钟后自行缓解，缓解后意识即恢复正常，无二便失禁，急来医院就诊，测体温38.1 ℃，以“抽搐原因待查”收入院。

患儿系第一胎、第一产，足月剖宫产，无产伤、窒息及青紫史；体格发育、智力发育与同龄儿相符。

问题：

1. 该患者抽搐可能的病因是什么？
2. 问诊时需关注哪些方面？

【病因】

引起抽搐与惊厥的病因很多，可分为特发性与症状性。特发性常由于先天性脑部不稳定状态所致。症状性病因常分为以下几类。

（一）颅脑疾病

1．颅内感染 各种脑炎、脑膜炎、脑脓肿、脑寄生虫病及感染性肉芽肿。

2．颅内占位性病变 包括原发性肿瘤和脑转移瘤，尤以胶质细胞瘤多见。

3．颅脑外伤 如产伤、脑挫裂伤及颅内血肿等。

4．脑血管病 如血管畸形及动脉瘤、脑栓塞、脑梗死、脑出血及蛛网膜下腔出血等。

5．先天性脑发育障碍 如小头畸形、脑积水、先天性脑发育不全等。

6．中枢脱髓鞘疾病 如多发性硬化、弥漫性硬化（Schilder 病）、急性播散性脑脊髓炎等。

（二）全身性疾病

1．感染 如中毒性细菌性痢疾、败血症、百日咳、中耳炎、狂犬病、破伤风等。高热惊厥是婴幼儿抽搐的常见原因，主要由急性感染所致。

2．缺氧 如窒息、休克、一氧化碳中毒、吸入麻醉等。

3．代谢与内分泌疾病 ①代谢性脑病：如肺性脑病、肾性脑病、肝性脑病等；②氨基酸代谢异常：如苯丙酮尿症等；③脂质代谢障碍：如脂质贮积症；④糖代谢病：如低血糖、半乳糖血症；⑤水、电解质紊乱：如低钠血症、高钠血症、水中毒、低血钾、低血镁、高碳酸血症等；⑥钙磷镁代谢障碍：如甲状旁腺功能减退症、维生素 D 缺乏引起的手足搐搦症；⑦维生素缺乏及依赖症：如维生素 B_6、维生素 B_{12} 及叶酸缺乏症。

4．中毒 如酒精、苯、铅、汞、砷、樟脑、白果、阿托品、有机磷等中毒。

5．心血管疾病 如阿 - 斯综合征、高血压脑病等。

6．其他 突然撤停抗癫痫药、药物过敏等。

（三）神经症

如癔症性抽搐。

微整合

临床应用

高热惊厥

高热惊厥通常是指发生于儿童的以惊厥为主要表现的临床急症，其特点是伴随发热，发病高峰年龄为 18 个月左右，最常见于 6 个月～6 岁的儿童。

常分为单纯性高热惊厥和复杂性高热惊厥：①单纯性高热惊厥：占约 70%，临床特征是患儿仅有一般的强直 - 阵挛表现，无局部抽搐表现，持续时间小于 10 分钟，缓解后即刻恢复意识，在接下来的 24 小时内不出现症状复发。②复杂性高热惊厥：占约 30%，临床特征是抽搐时间长于 10 分钟，24 小时内出现至少 2 次惊厥发作，每次发病后患儿在 1 小时内无法完全恢复正常意识状态，且出现局部抽搐。

高热惊厥的用药：止惊治疗，常用的药物为苯二氮䓬类药物，如地西泮、劳拉西泮等。当抽搐症状得到有效控制后，患儿恢复意识可予检测体温，如体温仍高于 38 ℃，需要给予退热药物治疗，常用药物有对乙酰氨基酚和布洛芬等。

【发生机制】

抽搐和惊厥的发生机制尚未完全明了，认为可能是由于运动神经元的异常放电所致。这种病理性放电主要是由于神经元膜电位的不稳定引起，并与多种因素相关，可由代谢、营养、脑皮质肿物或瘢痕等激发，与遗传、免疫、内分泌、微量元素、精神因素等有关。按异常电兴奋信号的来源不同，可分为两种情况。

1．大脑生理功能及结构异常

(1) 正常情况下，发育完善的脑部神经元具有一定的自身稳定作用，其兴奋与抑制系统处于相对平衡。许多脑部疾病或全身疾病破坏了这一平衡，导致神经元兴奋阈降低和过度同步化放电，因而引发抽搐。如各种脑器质性病变（出血、肿瘤、挫裂伤、脑炎、脑脓肿等）、低钠血症、高钾血症、缺血、缺氧、低血糖、低血镁及维生素 B_6 缺乏等。

(2) 精神创伤可引起大脑皮质功能出现一时性紊乱，失去对皮质下中枢的调节和抑制，引发抽搐，如癔症性抽搐。

2．非大脑功能障碍

(1) 引起肌肉异常收缩的电兴奋信号，不是来自大脑，而是源于下运动神经元，主要是脊髓的运动神经元或脑干的周围运动神经元。如破伤风梭菌外毒素选择性作用于脊髓、脑干的下运动神经元突触，使其肿胀而发生功能障碍，导致持续性肌肉强直性抽搐。士的宁中毒引起脊髓前角细胞兴奋过度，发生破伤风样抽搐等。

(2) 低血钙或碱中毒除了使神经元膜通透性增高外，常由于周围神经和肌膜对钠离子通透性增加而兴奋性升高，引起手足搐搦。

【临床表现】

由于病因不同，抽搐和惊厥的临床表现形式也不一样。通常可分为全身性和局限性抽搐两大类。

1．全身性抽搐　为全身骨骼肌收缩。如癫痫大发作表现为强直 - 阵挛性抽搐，临床表现为突然意识丧失，呼吸暂停，全身强直，继而四肢发生阵发性痉挛，可伴有二便失禁，大多持续 2 ~ 5 分钟。自行停止后不久意识恢复，也可反复发作或呈持续状态。破伤风则是持续性强直性抽搐，发作时全身肌张力持续性增高，四肢呈伸性强直，头向后仰，上肢内旋，下肢挺直，呈角弓反张状。癔症性发作前常有一定的诱因，如生气、情绪激动或各种不良刺激，发作样式不固定，时间较长，没有舌咬伤和二便失禁。

2．局限性抽搐　为躯体或颜面某一局部肌群的连续性抽动。如局限性运动性癫痫常表现为口角、眼睑、手或足等的反复抽搐。而手足搐搦症则呈间歇性四肢（以上肢手部最显著）强直性肌痉挛；手搐搦特征性表现为掌指关节屈曲，手指伸直，拇指贴近掌心，呈“助产士手”。另外，尚有一种特殊类型的癫痫，兼有全身性和局限性抽搐的特点，称为杰克逊癫痫。大脑皮质运动区有皮质损害时，可引起对侧躯体相应部位出现发作性抽搐，严重时抽搐可向同侧及对侧扩散，引起全身性抽搐，称为杰克逊癫痫（Jackson epilepsy）；脑内异常放电若沿大脑皮质运动区分布扩展，临床表现为抽搐从拇指 - 腕部 - 前臂 - 肘 - 肩 - 口角 - 面部逐步发展，又称杰克逊发作。

【伴随症状】

1．伴发热　多见于感染性疾病，也可见于胃肠功能紊乱、重度失水等。婴幼儿惊厥伴发热者多为高热惊厥。但须注意，惊厥也可以引起发热。

2．伴血压增高　可见于高血压、肾炎、子痫、铅中毒等。

3．伴脑膜刺激征　可见于脑炎、脑膜炎、脑膜脑炎、蛛网膜下腔出血等。

4．伴瞳孔扩大、意识丧失及二便失禁　常见于癫痫大发作。

5．惊厥发作前有剧烈头痛，可见于高血压、急性感染、蛛网膜下腔出血、颅脑外伤、颅内占位性病变等。

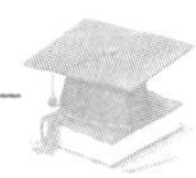

知识拓展

癫痫持续状态

在国际癫痫病友会（IBE）和国际抗癫痫联盟（International League Against Epilepsy，ILAE）联合倡议下，自 2015 年起，每年 2 月的第 2 个周一被确定为国际癫痫日。

癫痫持续状态（status epilepticus，SE）是以持续癫痫发作并可能造成神经系统甚至多脏器损伤为特征的神经系统危重症之一。2015 年，国际抗癫痫联盟（ILAE）将 SE 定义为持久的痫性发作且可能造成长期损伤的状态：①强直阵挛发作超过 5 min；②伴意识障碍的局灶性发作超过 10 min；③失神发作超过 15 min。SE 的病因繁多，治疗的目标是迅速终止发作，及时规范的治疗可降低病死率并改善预后。

【问诊要点】

1．询问抽搐与惊厥发生年龄、是否为孕妇，发作的频率、诱因、持续时间、缓解方式，部位是全身性还是局限性，性质呈持续强直性还是间歇阵挛性。

2．询问发作时的意识状态，有无二便失禁、舌咬伤、肌痛等。

3．询问有无脑部疾病、全身性疾病、癔症、毒物接触、外伤等病史及相关症状。

4．患者若是病儿，还应询问出生史、喂养史、生长发育史及预防接种史等。

【知识整合】

1．首先通过仔细询问病史，如起病情况、抽搐特点及伴随症状，初步分析可能的病因。

2．在全面进行体格检查时，尤其注意以问诊内容为导向的相关的体格检查项目，如测量体温、脉搏、呼吸、血压，检查瞳孔、舌、心脏、神经反射、脑膜刺激征等，获得有助于诊断的客观体征。

3．根据病史和体征，选择相关的辅助检查以明确病因，如脑电图、颅脑 CT、颅脑 MRI、脑多普勒超声（TCD）及脑脊液等明确颅内情况。进行心电图、肌电图、血常规、肝肾功能、血钠、血钾、血钙及血糖等生化检查，了解各系统、各器官的原发疾病情况及有无代谢异常等。

（张　贝）

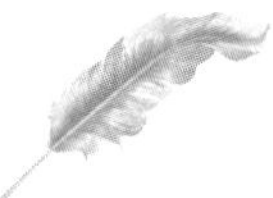

第二十九章

意识障碍

第二十九章数字资源

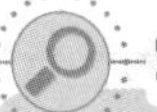

学习目标

1. **知识**：复述意识障碍的问诊要点，描述意识障碍的临床表现和伴随症状，列举意识障碍的常见病因和发生机制。
2. **能力**：正确对意识障碍患者进行问诊，结合临床表现分析其常见病因，并选择合适的辅助检查进一步明确病因。
3. **素养**：评估意识障碍对患者健康的影响，向患者提供健康教育及保健建议。

意识是中枢神经系统对内、外环境中各刺激具有的应答能力。意识障碍（disturbance of consciousness）则是由于中枢神经功能受损，对周围环境及自身状态的识别能力和觉察能力出现障碍，主要表现为嗜睡、昏睡、昏迷、意识模糊和谵妄。

案例 29-1

患者，女，48 岁，因“突发意识障碍伴恶心呕吐 10 小时”急诊入院。患者 10 小时前无明显诱因突发意识障碍，随后出现间断恶心、呕吐 2 次，呕吐物为胃内容物，无呕血及咖啡色物质。入院查体：昏迷状态，查体不合作。体温 36.5 ℃，脉搏 86 次 / 分，呼吸 18 次 / 分，血压 160/103 mmHg。既往体健，无高血压等病史。

问题：

1．该患者意识障碍可能的病因是什么？

2．问诊时需关注哪些方面？

【病因】

（一）颅脑疾病

1．**脑血管疾病** 脑出血、蛛网膜下腔出血、脑栓塞、脑血栓形成、高血压脑病等。
2．**损伤** 脑震荡、脑挫裂伤、外伤性颅内血肿、颅骨骨折等。
3．**感染性疾病** 脑炎、脑膜炎、脑寄生虫病等。
4．**占位性疾病** 脑肿瘤、脑脓肿等。

5．癫痫。

（二）全身性疾病

1．急性重症感染 如败血症、重症肺炎、中毒性细菌性痢疾、伤寒、斑疹伤寒和流行性出血热等。

2．内分泌与代谢障碍 如糖尿病性昏迷、低血糖、甲状腺危象、尿毒症、肝性脑病、肺性脑病、妊娠中毒症等。

3．心血管疾病 重度休克、严重心脏病，如心瓣膜病、心肌病和心律失常等引发的阿-斯综合征及心力衰竭等。

4．水、电解质及酸碱平衡紊乱 如低钠血症、低氯性碱中毒、高氯性酸中毒等。

5．外源性中毒 包括工业毒物，如硫化氢；农药，如有机磷农药、百草枯等；急性重金属中毒，如汞、铅等；某些药物如催眠药、吗啡等；毒蛇咬伤中毒、酒精、一氧化碳等中毒。

6．其他 如高温中暑、日射病、触电、高山病等。

【发生机制】

意识的产生是由“内容”和“开关系统”两方面所决定的。意识的“内容”即大脑皮质的功能活动，包括记忆、思维、定向力和情感，还有通过视、听、语言和复杂运动等与外界保持紧密联系的能力。意识的“开关系统”包括特异性上行投射系统（经典感觉传导路径）及非特异性上行投射系统（脑干网状结构）。当各种感觉信息通过开关系统弥散投射至大脑皮质时，使其保持一定的兴奋性，维持觉醒状态并产生意识的内容。所以，正常的意识状态有赖于大脑半球和投射系统结构、功能的完整。当大脑受到不同原因损伤后，脑细胞的代谢紊乱直接或间接引起大脑半球或脑干投射系统的损害，使大脑的活动功能减退，产生意识障碍。

【临床表现】

意识障碍主要包括觉醒度改变及意识内容改变两方面，前者表现为嗜睡、昏睡和昏迷，后者表现为意识模糊和谵妄。尚有特殊类型的意识障碍，如去皮质综合征、无动性缄默症、植物状态。

（一）以觉醒度改变为主的意识障碍

1．嗜睡（somnolence） 是最轻的意识障碍，表现为病理性倦睡、持续的睡眠状态，一般的刺激容易唤醒，能正确回答问题，做出各种反应，但停止刺激后很快又入睡。

2．昏睡（stupor） 意识障碍加重，呈持续睡眠状态，但一般刺激不易唤醒，需给予强烈刺激（压迫眶上神经、摇动患者身体等）方可唤醒，醒后答话简单、含糊或答非所问，停止刺激后很快又入睡。

3．昏迷（coma） 是最严重的意识障碍，各种强烈的刺激都不能使其觉醒，表现为意识中断或完全丧失。按严重程度可分为三个阶段。

（1）轻度昏迷：意识大部分丧失，无自主运动，对声光刺激无反应，对疼痛等强刺激尚可出现痛苦表情或肢体退缩等反应，眼球转动，各生理反射如瞳孔对光反射、角膜反射、吞咽及咳嗽反射等存在，生命体征无异常改变。

（2）中度昏迷：对周围事物及各种一般刺激均无反应，对于强烈刺激可出现防御反应，但明显减弱，各生理反射也减弱或迟钝，眼球无转动，生命体征可有变化。

（3）深度昏迷：全身肌肉松弛，无自主活动，对所有刺激均无反应，各种反射都消失，眼球固定、瞳孔散大，二便失禁，生命体征发生明显的改变，呼吸不规则，血压下降，仅维持着呼吸、循环功能。

Note

（二）以意识内容改变为主的意识障碍

1. 意识模糊（confusion） 较嗜睡为重的一种意识障碍，表现为不能恰当地感知和理解外界的刺激或事件，仅保持简单的精神活动，表情淡漠，反应迟钝，对时间、地点、人物的定向能力发生障碍。

2. 谵妄（delirium） 是以高级神经兴奋性增高为主的急性功能失调状态，可以是一种短期的精神错乱，也可发展成昏迷状态。临床表现为躁动不安、言语杂乱、定向力丧失，有的可出现幻觉、错觉，甚至发生攻击行为。常见于高热期，某些物质如酒精、颠茄类等中毒。

（三）特殊类型的意识障碍

1. 去皮质综合征（decorticated syndrome） 是双侧大脑皮质广泛受损，皮质功能丧失，而皮质下及脑干功能尚存在的一种状态。患者意识丧失，但有觉醒和睡眠周期，无意识地睁眼，貌似清醒，但缺乏意识活动，各生理反射存在。

2. 无动性缄默症（akinetic mutism） 大脑半球及其传出通路正常，但脑干上部和丘脑网状激活系统受损，使皮质得不到充分的兴奋性刺激，而处于缄默不语、四肢不动的特殊状态，即使强烈刺激也不能改变其意识状态。但患者能注视周围环境及人，貌似清醒。

3. 植物状态（vegetative state） 是大脑半球严重损害，而脑干功能尚存在的一种状态，患者认知功能完全丧失，呼之不应，但可自发性睁眼、无意义哭笑，原始反射如吸吮、咀嚼、吞咽等存在。

【伴随症状】

1. 伴发热 先发热，后有意识障碍，可见于重症感染性疾病；先有意识障碍后发热，见于脑出血、蛛网膜下腔出血等。

2. 伴呼吸缓慢或不规则且双瞳孔缩小 是呼吸中枢受抑制的表现，见于吗啡、巴比妥类、有机磷农药等中毒。

3. 伴双瞳孔散大 见于颠茄类、酒精等中毒，癫痫，低血糖等。

4. 伴剧烈头痛、呕吐、偏瘫、高血压、心动过缓等 见于颅内高压症、高血压脑病、脑出血、脑梗死或颅内占位性病变等。

5. 伴皮肤黏膜出血 见于严重感染及出血性疾病。

6. 伴低血压 见于各种原因引起的休克。

7. 伴脑膜刺激征 见于脑膜炎、蛛网膜下腔出血等。

8. 伴抽搐 见于癫痫及阿 - 斯综合征。

【问诊要点】

1. 针对起病情况 包括起病的时间、急缓及发病前的诱因等。

2. 针对意识障碍的各种表现及进程。

3. 针对伴随症状 如高热多为重症感染，皮肤黏膜出血多见于出血性疾病等。

4. 针对相关病史 如高血压、糖尿病、甲状腺功能亢进、各系统疾病、癫痫等，服毒或毒物接触史等。

【知识整合】

1. 首先通过仔细询问病史、起病情况、意识障碍的表现特点，确定意识障碍的程度及类型。

2. 针对伴随症状及既往病史，结合起病情况，初步分析引起意识障碍可能的病因。如是否伴有头痛、呕吐、偏瘫、高血压、心动过缓等，是否有糖尿病、甲状腺功能亢进、高血压及各系统病史。

Note

3．以问诊获得的病史内容为依据，进行全身体格检查，尤其注意体温、血压、瞳孔、呼吸、心率、心律，以及偏身运动、感觉功能及脑膜刺激征等神经体征，获得有助于病因诊断的客观依据。

4．选择相关的辅助检查以确定原发疾病，如头颅 CT、头颅 MRI、脑血管造影、脑脊液检查、心电图、血常规、血糖及甲状腺激素测定等。

（张　贝）

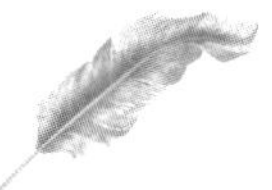

第三十章

情感障碍

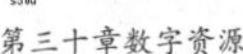
第三十章数字资源

学习目标

1. **知识**：复述情感障碍的问诊要点，描述情感障碍的临床表现和伴随症状，列举情感障碍的常见病因和发生机制。
2. **能力**：正确对情感障碍患者进行问诊，结合临床表现分析其常见病因，并选择合适的辅助检查进一步明确病因。
3. **素养**：评估情感障碍对患者心理健康的影响，向患者提供健康教育及保健建议。

现代神经科学证明，精神活动是人的大脑功能的体现，对往事的回忆、喜怒哀乐、一言一行都体现了大脑的功能。所以人类所有的精神活动（广义的行为）均由大脑调控，这是一个极其复杂、相互联系又相互制约的过程。如果没有大脑的完整性，就不可能有完整的精神活动。当大脑的结构和功能发生异常时，可以引起很多异常精神活动和行为表现。本章主要讨论精神障碍症状中的情感障碍。

情感（affection）和情绪（emotion）在日常生活中是互相通用的词语，但是狭义上讲两者含义是不同的。情感是指个体对客观事物的主观态度及产生的相应内心体验。而情绪主要是与个体的生物需要相联系的体验形式，具有暂时性和明显的外部表现，并常伴有明显的生理功能变化，如喜与怒等表现多是非常明显的。情绪的变化一般受已形成的情感的制约。

心境（mood）是一种较微弱而持续的情感状态，为一段时间内个体精神活动的基本背景。所以情感障碍必定涉及情绪和心境两个方面。而心境障碍（mood disorder）又称情感性精神障碍，主要是以显著而持久的心境或情感改变为主要特征的一组疾病。

案例 30-1

患者，女，24岁，因"情绪低落半年"入院。患者半年前因失恋逐渐出现情绪低落、失眠，不愿意出门，伴有食欲下降、言语减少，后出现坐立不安、烦躁易怒、口干，不能正常工作。为进一步诊治来院就诊。既往体健，无家族性疾病、精神性疾病史。

问题：

1. 该患者情感障碍可能的病因是什么？
2. 问诊时需关注哪些方面？

【病因与发生机制】

长期以来，人们对精神障碍的病因和发生机制做了很多方面的研究探索，发现精神障碍的发生涉及很多方面。大量研究资料提示，能够引起大脑结构和功能异常的原因有很多方面：①器质性的因素，包括脑自身疾病及全身性疾病，如脑占位性病变、炎症、外伤、脑血管病及退行性变等，全身性疾病如全身感染性疾病、各系统内脏器官疾病等；②生物学因素，如遗传因素、感染因素，化学物质如成瘾毒品、酒精、工农业毒物等；③社会心理因素，包括心理素质与心理应激，心理素质往往是条件因素，而心理应激如生活应激事件、社会经济状况、人际关系等则常成为致病的诱因。但是，目前临床上针对某一精神障碍的确切病因和发生机制尚不十分清楚。本章只对与情感障碍发生的相关机制进行介绍。

（一）遗传因素

在精神障碍的发病中，遗传因素具有重要作用，但遗传学影响的作用方式十分复杂，尚不清楚，目前一般倾向于多基因遗传模式。对与情感障碍关系密切的心境障碍患者的研究显示：①先证者家族中同病率较一般人群高 10 ~ 30 倍，血缘关系越近，发病率越高。②对双生子与寄养子的研究显示：单卵双生子同病率显著高于双卵双生子的同病率。这些都充分说明了遗传因素在心境障碍发病中有重要地位，其影响远甚于环境因素。

（二）神经生化因素

感染、接触神经毒性化学物质、大脑自身疾病或外伤等，都可引起脑组织损伤及中枢神经递质代谢异常和相应受体功能异常，产生精神症状。情感障碍患者存在生物胺水平或生物胺神经通路功能和结构的异常，而去甲肾上腺素（NE）和 5- 羟色胺（5-HT）被认为与情感障碍的发生关系最密切。5-HT、去甲肾上腺素、多巴胺（DA）功能活动降低可能与抑郁症发病有关，5-HT、去甲肾上腺素、多巴胺的功能活动增强与躁狂症发病有关。临床采用的阻滞 5-HT、NE、DA 重摄取的药物以及抑制 5-HT 降解的药物均具有抗抑郁的治疗作用。

（三）神经内分泌功能异常

许多研究发现心境障碍患者各种内分泌轴出现异常，包括下丘脑 - 垂体 - 肾上腺轴（HPA）、下丘脑 - 垂体 - 甲状腺轴（HPT）、下丘脑 - 垂体 - 生长素轴（HPGH）等功能异常，其中下丘脑 - 垂体 - 肾上腺轴（HPA）功能异常最为重要。

（四）社会心理因素

临床观察发现，在各种精神障碍的发病中，社会心理因素常作为一种促发因素而起作用。心理素质缺陷，常常为各种危害因素刺激致病提供有利条件，而健全的心理素质则对抵御有害因素的侵袭起保护作用。常见的危害因素主要包括危及生命的生活事件、负性生活事件如丧偶、丧子、失恋、离婚、婚姻不和谐、失业、严重躯体疾病、亲人突然病故等。

微整合

临床应用

抑郁症相关知识

抑郁障碍（depressive disorder）是指各种原因引起的以显著而持久的心境低落为主要临床特征的一类心境障碍。临床上主要表现为心境低落，部分患者会出现明显的焦虑

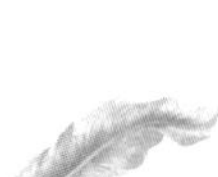

Note

和运动性激越，严重者可以出现幻觉、妄想等精神病性症状。部分患者存在自伤、自杀行为，甚至因此死亡。

抑郁症（major depressive disorder，MDD）是抑郁障碍最常见的类型，表现为单次发作或反复发作，具有较高的复发风险。发作期存在显著的情感、认知和躯体症状，发作间期症状缓解。

临床症状：抑郁症状主要包括3个部分，即情绪症状、躯体症状和认知症状。情绪症状是抑郁症的核心症状。

【临床表现】

在精神疾病中，不同情感障碍的临床表现有着很大的差异，主要有三种形式的表现：情感性质改变、情感稳定性改变及情感协调性改变。

（一）情感性质改变

1．情感高涨（elation） 是正性情感活动明显增强，与所处的周围环境不相符。表现为不同程度的病态喜悦，感觉无比舒畅与幸福。其高涨的情感与其他精神活动对周围人有较强的感染力，由于它与环境之间的统一性仍保持完好，所以能为一般人所理解，容易产生共鸣。症状轻时可能不被视为异常，这与精神分裂症的兴奋状态不同。常见于躁狂发作。

2．欣快（euphoria） 是在智能障碍的基础上出现的与周围环境不协调的愉快体验。表面看患者也自得其乐、无忧无虑、兴奋、喜悦，也有似乎十分满意和幸福愉快的体验，似乎与情感高涨很相似。但因为存在智能障碍，所以患者即使很高兴，面部表情却给人以呆傻、愚蠢的感觉。多见于脑器质性精神障碍，如脑动脉硬化性精神病及阿尔茨海默病。

3．情绪低落（depression） 是负性情感明显增强的表现。和情感高涨恰恰相反，患者情绪低沉、整日忧心忡忡、愁眉苦脸，常常诉说自己心情不好、苦闷，感觉自己一无是处，有度日如年、生不如死之感，外界一切都不能引起兴趣，常自责自罪，严重时甚至出现自杀企图和自杀行为。多见于抑郁状态。

4．焦虑（anxiety） 是指在缺乏明显客观因素或充分根据的情况下，患者对其健康或其他问题感到焦灼不安、紧张恐惧、顾虑重重。任何解释、劝解都无法消除焦虑。此类症状出现时，常伴发自主神经功能紊乱和疑病等表现。见于焦虑症、恐惧症及抑郁症。

5．恐惧（phobia） 正常人遇到危险时会产生恐惧，属于正常反应。而病态的恐惧是指产生的恐惧反应与所遇到的危险不相符合，是一类不以患者的意志愿望为转移的恐怖情绪。患者对平时无关紧要的物品、环境或活动产生紧张恐惧的心情，也感觉这种恐惧是不正常的，但是无法摆脱。常伴有自主神经功能紊乱表现，如胸闷、心悸、血压升高、出汗、手抖等。多见于恐惧症及精神分裂症早期。

（二）情感稳定性改变

1．易激惹（irritability） 这是一种剧烈但持续时间较短的情感障碍，是情感活动的激惹性增高，极易因细小琐事引起强烈的不愉快的情感反应。表现为极易生气、激动、愤怒，甚至暴怒、大发雷霆，严重时与人争吵不停，但恶劣情感反应转瞬即逝，很快又转怒为喜，情绪极不稳定。常见于躁狂状态、癔症及癫痫等所致的精神障碍。

2．情感脆弱（emotional fragility） 在细微的外界刺激下，甚至并无明显的外因刺激，患者的情绪容易发生波动，反应也迅速，有时甚至很强烈，可以因为无关紧要的事件而伤心流泪或兴奋激动，并且无法克制。常见于癔症、脑动脉硬化所致的精神障碍等。

3. 情感不稳（emotional instability） 表现为在主、客观因素影响下，患者的情感极易发生变化，从一个极端波动至另一个极端，喜怒无常，变化多端。多见于脑器质性精神障碍、癔症。

4. 病理性激情（pathological affect） 这是一种突然发作、非常强烈、持续时间短暂的情感障碍。患者意识不到强烈冲动产生的后果，也不能控制发作。发作时的行为表现多残暴，以至伤人毁物，因常常伴有一定程度的意识障碍，所以事后可能会遗忘。多见于癫痫、较严重的颅脑外伤及精神分裂症等。

5. 情感爆发（emotional outburst，raptus） 这是一种在外界因素刺激下，突然发作的、爆发性的情感障碍。其特点是发作持续时间较短、情感色彩异常浓厚，有时伴有撒娇、做作、幼稚、表演夸张等行为，暗示性较高，癔症性格特征明显。患者对周围环境的感知并无障碍，意识清醒，仅病情严重时有轻度意识障碍。情感爆发发作时，常出现的表现是哭笑无常，有时捶胸顿足、号啕大哭；有时则兴高采烈、手舞足蹈、狂笑不已；有时又满地打滚、粗暴撒泼，甚至打人毁物。整个情感表现杂乱无章，变化很大。常见于癔症。

（三）情感协调性障碍

1. 情感淡漠（apathy） 是指患者对外界任何刺激均缺乏相应的内心体验和情感反应。即使与切身相关的极大悲伤或高度愉快的事件，如对亲人生离死别、久别重逢等也无动于衷，对周围发生的一切事物均漠不关心，熟视无睹，表情冷淡呆板，说话声调平淡，内心体验贫乏或缺如，与周围环境基本失去了情感的联系。多见于精神分裂症晚期和严重的脑器质性痴呆患者。

2. 情感倒错（parathymia） 指情感活动与相应的外界刺激的性质及思维内容、内心体验不相协调，而产生截然相反的情感反应或情感颠倒现象。如遇到亲人去世等悲哀事件，却非常开心地放声高歌；相反，碰到高兴事件，却痛苦悲伤；面带笑容地诉说自己不幸的遭遇等。多见于精神分裂症。

3. 情感矛盾（affective ambivalence） 指在同一时间内对同一人或事情同时产生两种完全相反的互相矛盾的情感体验。患者并不感到两种情感的对立和矛盾，也不为此苦恼和不安，常将此矛盾的情感体验同时流露于外表或付诸行动，如患者对某亲人恨之入骨，但却又同时对其非常亲近关心。多见于精神分裂症。

【伴随症状】

1. 情感高涨伴活动增多、思维奔逸、精力旺盛等，常见于躁狂综合征。
2. 情绪低落伴思维缓慢、反应迟钝、言语及动作减少、兴趣缺乏、快感缺失、睡眠紊乱、自杀观念和行为等症状，常见于抑郁综合征。
3. 焦虑伴自主神经症状、疑病，常见于焦虑症、恐惧症、抑郁症。
4. 情感改变伴幻觉，如幻听、幻视；伴随妄想，如被害妄想、关系妄想；伴随思维障碍，常见于幻觉妄想综合征。
5. 情感爆发伴有明显癔症性格特征，暗示性较高，无意识障碍者，常见于癔症。
6. 病理性激情发作伴一定程度的意识障碍，事后遗忘，多见于癫痫、精神分裂症等。

【问诊要点】

1. 针对起病情况、生活压力、药物使用情况及其他诱因 如自然灾害、乔迁、丧偶、离婚、婚姻不和谐、失业、亲人突然病故、人际关系破裂、工作压力等负性生活事件。

2. 针对起病年龄、性别、病前性格 15 ~ 24 岁是抑郁的好发年龄段，儿童较少见，抑郁症状常不典型，多表现为兴趣减退、活动减少、成绩下降或者易激惹等。女性月经前期、月经期、产后、更年期是抑郁的高发时间段。

Note

3．针对症状特点及病程特点 仔细了解症状发作的临床特点，尤其是有无自杀观念及自伤自杀行为，症状持续时间是否达到疾病的病程诊断标准。

4．针对伴随症状 有无如思维障碍、精神活动不协调等精神病性症状及其他躯体症状等。

5．针对既往史、其他疾病史、家族史及诊疗经过 如有无外伤、颅脑疾病及其他疾病史；因为遗传因素在精神疾病的发病中占很重要的地位，所以对家族成员的患病情况应仔细询问；诊疗经过包括就诊经过、接受过的治疗措施及疗效、复发情况等。

6．针对社会功能的影响 是否影响正常的人际交往、工作、学习能力等。

【知识整合】

1．首先确定是原发性还是继发性情感障碍。后者有明确的器质性疾病、某些药物或精神性物质等使用史，多伴有意识障碍、记忆智能障碍等。

2．注意排除精神分裂症。患者多先有幻觉、思维逻辑及思维内容障碍，后继发出现情感障碍，精神活动及情感活动与周围环境不协调，并呈发作性进展或持续进展。

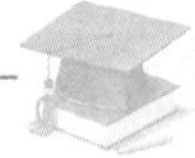

知识拓展

抑郁症的发病机制探讨

1．抑郁症患者的大脑改变

(1) 体积改变：脑室扩大和部分脑部灰质体积减小，如前额叶、尾状核与海马等。抑郁越严重，减小程度越明显。

(2) 大脑白质高信号表现：脑部白质出现高信号，说明白质受到损害。

(3) 大脑皮质代谢率降低以及某些脑区血液流量变化，如左前皮质血流量不足等。

2．肠道微生物失衡或会引发焦虑、抑郁 2017 年 8 月，发表在 *Microbiome* 期刊上的一项新研究揭示了肠道细菌如何影响焦虑行为。研究发现，肠道微生物能够影响杏仁核和前额皮质的 microRNAs 水平。这些 microRNAs 可能会影响对中枢神经系统和一些焦虑抑郁相关脑区（如杏仁核和前额皮质）功能至关重要的生理过程。研究人员表示，通过靶向肠道微生物来调节特定脑区的 miRNA 并用于精神疾病治疗是有吸引力的前景。据此，焦虑、抑郁患者通过“粪便移植”或可改善。

（张 贝）

第二篇

问 诊

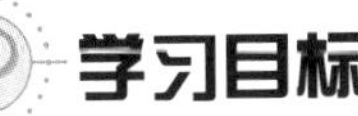

学习目标

1. **知识**：问诊的内容包括一般项目、主诉、现病史、既往史、系统回顾、个人史、婚姻史、月经及生育史、家族史。
2. **能力**：通过不同的技巧和方法获得高质量的病史资料。
3. **素养**：意识到不能过分依赖于当代高精尖的高科技辅助检查设备，把问诊当作临床医生的基本必备技能。在问诊过程中，严肃认真，尊重患者隐私，一视同仁，并对患者进行医学健康教育及指导。
4. **掌握**：问诊的技巧、方法和内容。

问诊（inquiry）是医师通过对患者或相关人员的系统询问获取病史资料，经过综合分析而做出临床判断的一种诊法。问诊是病史采集（history taking）的主要手段，是每个临床医生必须掌握的基本技能。解决患者诊断问题的大多数线索和依据即来源于病史采集所获得的资料。

问诊是临床医师诊治患者疾病的第一步，也是医患沟通、建立良好医患关系的重要时机和途径。通过问诊所获取的病史资料对了解患病情况、疾病的演变、诊治经过和既往健康以及对目前所患疾病的诊断和处理至关重要，也为下一步的体格检查和针对性辅助检查（auxiliary examination）提供重要的基本资料。

第三十一章

问诊的重要性

问诊十分重要，特别是在当代高精尖的高科技辅助检查设备条件下，更要强调问诊的重要性，因现在某些临床医师存在过分依赖于辅助检查，而忽视问诊的基本技能的现象，作为医学生，要自觉主动地杜绝此观念。

一、临床上有部分疾病的诊断仅通过问诊即可以基本确定

临床上有些患者的临床表现很典型，特异性较强，只要通过问诊获取完整准确的病史资料就可能对疾病做出初步诊断或者基本确诊。如对于癫痫（epilepsy）患者，通过询问目击者患者临床发作过程即可作出初步诊断，而这时由于机体还处于功能或病理生理改变的阶段，尚缺乏器质性病变，通常体格检查和实验室检查仍无异常发现，甚至脑电图和颅脑磁共振成像等特殊检查亦难发现异常。其他如心绞痛、感冒、支气管炎、良性阵发性位置性眩晕、反流性食管炎、睡眠障碍、某些遗传病和某些精神病等也可单凭问诊基本确定诊断。

二、问诊可为疾病的诊断提供重要的线索和依据

有些疾病临床表现多样、复杂，单凭问诊不能做出明确诊断，还需医生通过问诊了解疾病的演变过程、诊疗经过，以及与疾病相关的既往史和其他病史，获取完整准确的病史资料，使医生一方面在全面体格检查的基础上选择重点查体，另一方面有针对性地选择进行辅助检查，为诊断提供重要线索和依据，以确定诊断。反之，忽视问诊是临床造成误、漏诊的重要原因。如对于胸痛患者，通过问诊了解患者胸痛多在劳累、情绪激动、饱食、上楼后出现，位于胸骨后，约巴掌大小，持续数分钟，休息或口服“速效救心丸”后可缓解，虽不能立即确诊心绞痛，但至少可提示查体重点应在胸部，还应进一步做心电图、心脏超声、心肌酶、血脂、血糖检查，监测血压，必要时还可行运动负荷试验、冠脉 CTA、冠脉造影检查等以明确诊断。德国一所大学医院的 Kirch 和 Schafii 从该院 1959、1969、1979 及 1989 年 4 个年度所进行的尸检病例中，随机各抽调 100 例，将尸检结果与临床诊断进行对照分析，其结论是各时期的临床误诊率均在 10% 左右，说明超声、CT、放射性核素扫描等现代医学科学诊断手段的进展未能有效地解决临床误诊问题，从而降低误诊率。而病史、体检在正确诊断过程中起重要作用，具体地说，病史、体检对最终正确诊断率的贡献为 60% ～ 70%。

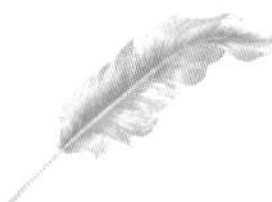

Note

案例 31-1

患者，男，27岁。因母亲去世，精神恍惚，误服地西泮10片。家人发现后送医。值班医生诊断为催眠药中毒，由护士给患者洗胃。此时，患者腹部膨胀，按压不动，并大口吐血，继而出现呼吸困难、二便失禁，后处于休克状态。其间家属多次向医生反映，医生查看过后先是说“腹胀是洗胃引起的胃肠胀气”，后又说“患者是胃黏膜出血”，之后离去。此时，患者病情进一步恶化。家属在绝望中将患者转入另一家医院抢救。该院诊断为胃破裂出血，患者胃部有一条长7 cm、宽3 cm的纵向裂口，并有一小动脉破裂，流血不止，腹腔内有大量气体，并清理出超过5000 ml血性液体及食物残渣。后抢救脱险。

问题：

如果你是初诊医院的医生，在患者出现“腹部膨胀，大口吐血”症状时应该重点询问患者或者护士哪些重要信息？下一步做哪些处置？

三、问诊是建立良好医患关系、体现高尚医德的重要途径

1977年由美国精神病学家和内科学教授Engel提出的“生物 - 心理 - 社会医学模式”是医学进步的重要标志，对医生职业道德提出更高的要求，其模式更加强调医患关系的重要性。问诊是医患沟通的起步，是医生给患者第一印象的重要时刻，也是建立良好医患关系、展现职业道德的开始。患者信任医生并与之充分合作是诊治疾病的前提和基础，这是通过良好的问诊实现的。有资料显示，临床上相当一部分医疗纠纷不是医疗技术原因引起的，而是由于医患之间的沟通不畅或是交流质量不高造成的。在问诊中，如果医师能熟练掌握问诊技巧，则可以避免很多医疗纠纷，使医患关系融洽和谐。

四、问诊本身可以作为治疗患者的一部分

问诊过程中给患者提供精神 / 情感支持不但能增强医师采集病史的能力，而且其本身可以作为治疗患者的一部分。事实上，没有人会仅为某个症状去就诊，而是带着对这一症状的想法、不安以及与症状有关的一些期望去就诊，因此，要求医师不仅具有医学的自然科学方面的知识，还要有较高的人文科学、社会科学方面的修养，在问诊过程中，医师可以获得患者的真正想法和状态，同时可以通过与患者的交流安慰患者的焦虑不安等心情，给予心理疏导。

第三十二章

问诊的方法与技巧

第三十二章数字资源

如前所述，问诊是临床医师的基本技能，如何获得高质量的病史资料，也十分重要。因此，作为临床医师，特别是医学生，要掌握正确的问诊的方法和技巧，才能使问诊获得的病史资料完整、准确和可靠。在问诊过程中，严肃认真，尊重患者隐私，一视同仁，不随意评价、诋毁同道，并对患者进行医学健康教育及指导。

一、认真学习并在实践中不断完善，全面系统地掌握相关的医学和人文知识

要掌握全面系统的医学知识，才能在短时间问诊中抓住患者的主要问题，边思考边综合和分析，有的放矢地问诊，并做出相关的判断。例如，以鼻出血就诊的患者，可以是鼻腔疾病，可以是出凝血异常疾病，也可以是高血压等疾病所导致，故问病史时既要全面，又要有针对性。同时，接诊每一位患者的过程也是学习和积累的过程，是不断完善医师问诊的方法和技能的过程，应认真总结和积累经验及吸取教训。

二、建立医患信任，缩短医患距离

问诊开始前，医师应主动营造一种宽松和谐的气氛，一般从礼节性的自我介绍开始（如佩戴胸牌），讲明自己的职责和问诊的目的，使用恰当的口头语言或肢体语言（即行为举止和表情动作）表示愿为解除患者的痛苦和满足其来就诊的要求尽自己所能，尽可能让患者充分陈述他认为重要的情况和感受，讲述自己的“故事”，并认真耐心地倾听，告诉患者会尊重和保护其隐私等，但如患者的陈述离病情太远时，医师需根据病情的主要线索灵活地把话题转回，不可生硬打断，医师要做记录来保护证据，要对患者所陈述的内容进行总结，从而让患者感受到被倾听，并有机会补充和说明，医师和患者也可以对疾病相关问题进行讨论和分享。地位平等是医师问诊的基础，医生在问诊过程中避免傲慢、冷漠、胆怯、责问等态度或行为的发生。良好的问诊态度有助于建立良好的医患关系，赢得患者的信任关系，尽快缩短医患之间的距离，改善生疏局面，为顺利地获取所需的病史资料做好感情上的铺垫。

三、问诊内容要完整，防止遗漏

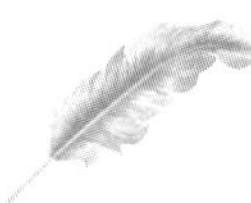

一定要按问诊的内容要求全面问诊，一般项目也要全面询问，特别在现病史问诊中，通过

Note

问诊所获的病史资料能足以说明疾病起始的情况和演变过程，能按时间顺序讲述或写出主诉和现病史。对初学者来说，容易遗漏并经常被忽略的是：①有鉴别诊断意义的阴性症状，如对年轻高血压患者容易遗漏“血压是持续性升高还是阵发性升高？血压升高过程中是否伴有心悸、出汗、头痛、脸色苍白等交感神经兴奋症状（提示嗜铬细胞瘤）？是否夜尿增多？是否四肢末端麻木？是否有腹胀等低钾症状（提示原发性醛固酮增多症）？”；②现病史中饮食、尿、便、睡眠和体重变化的内容，对了解患者的整体情况和进行鉴别诊断等都有重要意义。另外，对其他病史如既往史、个人史、月经史、婚姻生育史和家族史等均应详细询问（详见第三十三章）。

四、问诊要有重点，条理分明

病史采集一般应从本次就诊最痛苦或首发的症状（或体征）入手，抓住重点，逐步深入地进行有目的、有层次、有顺序地询问疾病的演进过程，既要有系统性，又要有目的性，把主要症状（或体征）问深问透，然后再针对与鉴别诊断（differential diagnosis）相关的阳性或阴性症状进行询问。对任何症状特别是疼痛要掌握以下 7 要素：部位、性质、严重性、时间（timing，什么时候开始？持续多久？发生频率是多少？）、发生的环境（包括环境因素、个人活动性、情感反应或其他引起疾病的因素）、使症状好转或加重的因素、相关表现。如一胸痛就诊患者，应以胸痛为问诊重点，首先询问患者胸痛的部位、发生时间、性质、疼痛的程度、每次胸痛持续的时间（持续时间是以秒、以分还是以小时计算）、有否放射及其部位、与运动或劳力或情绪变化是否有关、缓解方式（服药、进食或体位改变）、相关的伴随症状或体征如生命体征（血压）是否稳定（以判断病情的轻重缓急）、是否有反酸和胃灼热等（以利判断是否有反流性食管炎等鉴别诊断）；其次要询问诊疗经过，包括是否到医院就诊过、做过哪些检查、治疗情况和疗效如何等；最后，要注意睡眠、二便、精神状态和心情等变化，以明确是器质性病变伴心理精神障碍还是单纯的心理问题引起。

五、与时俱进，主动积极地转变医学模式并在临床工作中加以实践

随着医学的进步，传统传染性疾病逐步被控制，发病率逐渐降低，但新型传染病不容忽视，由不良生活方式和环境及心理社会等多种因素引起的慢性疾病逐渐增加，并成为当今世界主要威胁人类健康的疾病。这就要求我们也要转变医学模式的理念，要把传统的“生物医学模式”变为“生物 - 心理 - 社会医学模式”。这需要在临床实践中确实落实“以患者为中心”的理念，从传统单一的“看病”模式转变到“看患者”模式。既要关注患者身体（肉体）上的痛苦，也要关注患者心理精神上的问题。体现在问诊上，需要询问并掌握就诊患者的心理和精神状态，询问患者的经济情况，在问诊过程中培养共情能力，特别是在遇到不能用器质性病变解释的症状时更要注意患者的心理和精神问题，包括环境问题。医学生在学习诊断学这门桥梁课程时，会不断获得启发和锻炼，将会对整个医学生涯有重要的导航作用。

六、问诊语言要通俗易懂，避免应用医学术语生硬地询问

要以通俗易懂的语言问诊，这对文化水平较低和理解力较差的患者来说更为重要。特别应避免使用患者听不懂的医学术语进行问诊，以保证问诊内容的准确性和问诊顺利地进行。如问

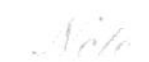

患者是否“烧心”，不能说是否“胃灼热”这一医学术语；如果问患者是否“总打嗝”，不能用是否有“呃逆”的医学术语等，因为这些医学术语即使是对文化程度较高的患者来说，也难免发生理解错误，以致带来不准确的病史资料，引起诊断的错误。

七、避免暗示性问诊和逼问

为了保证病史资料的准确可靠，一定要避免暗示性问诊和逼问。暗示性问诊是一种能为患者提供带倾向性特定答案的问诊方式，如“你的上腹痛能在进食后减轻吗？”“你的上腹痛能在进食油腻食物后加重吗？”等，若患者为满足医生的想法而默认和随声附和，则可能会带来错误的信息。而正确的问诊应该是“你的上腹痛在什么情况下会减轻或加重呢？”另外，当问诊过程中患者回答的问题与医生的想法有差距时，不能逼迫患者同意医生的想法，否则势必造成患者回答的问题含糊不清，影响问诊所得资料的可靠性。正确的问诊方法应该是耐心地启发、恰当地鼓励、适当地评价，使患者积极地思考、回忆，愿意主动提供信息。

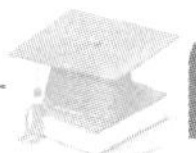

知识拓展

不当的提问方式

问诊过程中应避免诱问、责问和连问。如以下例子。

你没有恶心是吗？（诱问）

你为什么暴饮暴食？（责问）

饭后痛得怎么样？和饭前不同吗？是锐痛还是钝痛？（连问）

八、问诊中运用思维和判断

在问诊中要不断地运用思维和联想，对获取的信息资料加以分析、综合和判断，不能简单地“记录员”似的进行一问一答。要求做到：①简捷、快速地记录所问的内容，阶段性归纳小结；②让患者了解医生对其口述信息的理解，并适时核实患者所述的病情；③判断患者的就诊目的和要求，为其提供适当的信息或指导；④初步判断患者的心理精神或社会环境因素在发病过程中是否起作用。

九、以礼貌、友善、告慰的举止结束问诊

问诊结束时，礼貌地谢谢患者的合作，友善地微笑以示意问诊过程的愉快，并说明下一步对患者的要求、需要做的项目、医疗注意事宜。要提醒初学者的是，对精神紧张的患者要给予适当的安慰，要给患者以信心。需要强调，只有通过深入的理论学习，具有丰富的疾病知识，并与实践相结合，通过反复训练，才能逐渐掌握问诊的方法和技巧。

Note

十、特殊患者的问诊技巧

1．对于忧伤及抑郁的患者，要以尊重的态度给予鼓励及安慰，同时注意分寸，以免适得其反，使患者产生抵触情绪，交流更加困难。对于精神病患者，病史常由其家属提供，有时提供的资料杂乱无章，需结合医学知识综合分析。

2．对于有敌意及不信任的患者，医生应采取坦然、不卑不亢的态度，提问应该缓慢而清晰，询问敏感问题时应十分谨慎，给予充分解释，避免得到不准确的病史资料。

3．对于老年患者，常存在听力减退、反应缓慢等问题，提问时要简单清晰，通俗易懂。对于儿童患者，常不能自述病史，由家长代述，问病史时需体谅家长的焦急心情。学龄患儿可一定程度地表述病情，应注意其表达的准确性。有些患儿由于对医生及医院的畏惧，不肯如实表述病情，需仔细观察分析。

4．对于重症患者可经过初步处理，待疾病稳定后再详细询问病史。肿瘤晚期患者存在绝望、违拗等情绪，对患者的提问要中肯，避免造成伤害，可以用真诚和善良打动患者，给患者关心和安慰，有利于获得全面的病史资料。

思 考 题

特殊患者的问诊技巧有哪些?

第三十三章

问诊的内容

问诊的内容包括一般项目、主诉、现病史、既往史、系统回顾、个人史、婚姻史、月经史和生育史、家族史共 9 项。对初学者来说，一定要全面、系统、规范地掌握问诊的内容，只有这样，才能写出完整、准确、合格的病历。

一、一般项目

一般项目（general data，basic items）包括患者的姓名、性别、年龄、婚姻、民族、职业、籍贯、通讯地址、联系电话、入院日期、记录日期和时间、病史陈述者及可靠程度和身份证号等。其中年龄要写实足年龄，不要用“儿童”或“成年”；职业应详尽到工种，因为年龄和职业对于疾病诊断均有参考价值；通讯地址应详细填写并加邮编；若病史陈述者不是患者本人，则应注明与患者的关系；特别提醒的是，对初学者来说，要养成记录日期和时间的习惯（急诊病历等要求精确到分钟）。

二、主诉

主诉（chief complaint）是患者感觉最痛苦的症状或最明显的体征及其持续时间，也就是患者就诊的最主要原因。因此，书写的主诉要体现患者的症状或体征及其持续的时间，如有可能，尽量用患者自己的语言，描述确切；应简洁明了，高度概括（一般不超过 20 个字）。如以患者最痛苦的症状为主诉，即“发热、咳嗽伴胸痛 2 天”，或“活动后心悸气促 2 年，加重伴双下肢水肿 1 周”；以最明显的体征为主诉，即“发现无痛性进行性颈部肿块 1 周”等，尽量不要用诊断用语，如“高血压 2 年”“溃疡病 1 年”。已诊断明确，而入院时又无症状和体征，但入院目的明确的患者，入院主诉就可书写为“诊断急性淋巴细胞白血病 3 个月，为化疗入院”。一个合格的主诉，能直接提供疾病诊断的重要线索，并提示疾病的轻重缓急，对病程较长、病情复杂的病例，应综合分析概括更能反映其患病特征的主诉，如“反复咳嗽、咳痰、喘息 40 余年，双下肢水肿 1 年，咯血 1 周”。

三、现病史

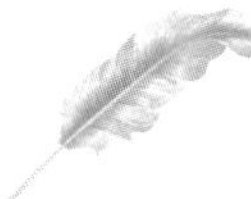

现病史（present illness）是病史的主体部分，包括疾病发生、发展、演变和诊疗经过等直至就诊时的全过程，可以按以下内容和程序询问。

Note

1．发病情况 记录发病的诱因、时间、起病缓急、前驱症状。

2．记录主要症状（或体征）的特点 对主要症状的描述应该包括7个方面：①部位及范围；②性质；③严重性；④时间（timing，什么时候开始？持续多久？发生频率是多少？是否有周期性？是否有季节性？）；⑤发生的环境（包括环境因素、个人活动性、情感反应或其他引起疾病的环境）；⑥使症状好转或加重的因素；⑦伴随的临床表现及其与主要症状之间的相互关系。

3．记录有鉴别诊断意义的阴性症状 如询问胸痛患者有无反酸、胃灼热等对胸痛是缺血性还是非缺血性（如反流性食管炎）的鉴别有重要意义。

4．发病以来的诊治经过及结果 记录患者发病后到入院前，在院内、外接受检查与治疗的详细经过及效果。对患者提供的药名、诊断和手术名称需加双引号以示区别。

5．发病以来的一般情况 简要记录患者发病后的精神状态、睡眠、食欲、二便、体重等情况。

6．需要指出的是，要注意患者的心理、精神压力变化，即前文所述的应有“看患者”而不是“看病”的理念，并在问诊中贯彻“生物 - 心理 - 社会医学模式”。

7．与现病史直接相关的共存疾病 与本次疾病虽无紧密关系，但仍需治疗的其他疾病情况，如以“胸痛3天”就诊的患者，同时存在“糖尿病”，且血糖控制不佳，需调整治疗，可在现病史后另起一段予以记录。

四、既往史

既往史（past history）包括如下内容。

1．既往的健康状况。

2．既往患过的疾病（包括各种传染病） 其中多数可能与现病史无关，但应特别询问与现病史有关的疾病史，如冠状动脉粥样硬化性心脏病患者曾患过十二指肠溃疡和肺结核病等多与现病史无关，但高血压、糖尿病和血脂异常的病史与现病史有明确的关系，应详细全面地问诊并记录。既往患过的疾病一般应按发生的先后顺序记录。

3．传染病接触史和预防注射史，特别是对正在流行的传染病应详细询问调查。

4．过敏史 包括对药物、食物和其他接触物的过敏情况。

5．输血史、外伤手术史。

五、系统回顾

系统回顾（review of systems）是指除现病史外的其他各系统是否发生疾病（包括目前仍存在或已痊愈者），以及这些疾病与本次疾病之间是否存在因果关系的一系列问诊内容，是最后一遍搜集病史资料，避免问诊过程中患者或医师忽略或遗漏的症状和体征的重要保障，因此对初学者是非常重要的。它被作为住院病历不可缺少的一部分，目的是熟练掌握，并牢记在心。系统回顾的问诊内容如下，若问诊结果为阴性，可进入下一个系统，若问诊有阳性结果，应按症状学介绍的内容再进行深入细致的询问。

1．呼吸系统 有无咳嗽、咳痰、咯血、胸痛、发热、盗汗、呼吸困难等。

2．心血管系统 有无心悸、心前区疼痛、端坐呼吸、咯血、血压增高、晕厥、水肿、少尿等。女性患者应询问妊娠时是否有高血压发生。

3. 消化系统 有无食欲减退或亢进、胃灼热、反酸、嗳气、口腔疾病、吞咽困难、恶心、呕吐、呕血、腹痛、腹泻、腹胀、便秘、便血、黑便和黄疸等。

4. 泌尿生殖系统 有无尿频、尿急、尿痛、排尿困难、尿潴留、尿失禁、尿色和尿量异常、夜尿增多、水肿、腰痛等。

5. 血液系统 皮肤黏膜有无苍白、黄染、出血点、瘀斑、紫癜、血肿，有无鼻出血、牙龈渗血、咯血、呕血、便血、阴道出血、血尿、乏力、头晕、耳鸣、烦躁、记忆力减退、心悸、舌痛、吞咽困难、淋巴结肿大、肝脾大、骨骼痛等。

6. 内分泌及代谢系统 有无多饮、多食、多尿、怕热、多汗、心悸、怕冷、乏力、体重改变和营养障碍、色素沉着、闭经、性欲和性征改变、发育畸形、性格和智力改变等。

7. 肌肉骨骼系统 有无肌肉疼痛、麻木、痉挛、萎缩、瘫痪，有无关节肿痛和脱位、关节畸形、运动障碍、外伤、骨折等。

8. 周围血管 有无间歇性跛行、腿痛性痉挛、静脉曲张、既往静脉血栓等。

9. 神经系统 有无头痛、头晕、失眠、嗜睡、记忆力减退、意识障碍、晕厥、痉挛、视力障碍、感觉和运动异常等。

10. 精神状态 有无焦虑、紧张不安、易激惹、情绪低落、思维迟缓、幻觉、妄想、定向障碍、自知力异常等。

六、个人史

个人史（personal history）描述患者个体重要和相关信息、促进或不利健康的生活方式和健康保持措施等。包括如下内容：

1. 社会经历 包括出生地、居住地和居住时间（尤其是居住或过去某段时间去过疫源地和地方病流行地区）、文化程度、经济条件。

2. 职业与环境 包括从事工种、工作条件和持续时间、与有毒物质接触情况和时间。

3. 习惯与嗜好 包括饮食、起居、卫生和使用电脑手机等电子产品习惯、业余爱好及烟酒嗜好（摄入量与时间）、其他异嗜物和麻醉药品、毒品等。

4. 性病、冶游史（go whoring） 有无不洁性交史（同性或异性），是否患过淋病性尿道炎、尖锐湿疣和下疳等。

七、婚姻史

婚姻史（marital history）是指未婚还是已婚，对已婚者应询问结婚年龄、配偶健康状况、夫妻关系等，若已离婚，应询问离婚年龄，若配偶已故，应询问死亡原因。

八、月经史和生育史

月经史（menstrual history）询问初潮年龄、周期和经期天数，月经的量和色，经期反应，有无痛经和白带，末次月经日期（last menstrual period，LMP）、闭经日期、绝经年龄。记录格式是：

Note

$$初潮年龄\frac{行经期（天数）}{月经周期（天数）}末次月经日期（LMP）或绝经年龄$$

$$如15\frac{3\sim5天}{28\sim30天}2008年8月1日（或49岁）$$

生育史（childbearing history）询问妊娠与生育次数和年龄、人工流产或自然流产次数，有无死产、剖宫产和产褥热等，避孕措施等情况如何，对男性患者应询问是否患过影响生育的疾病。

九、家族史

家族史（family history）要询问父母、兄弟姐妹及子女的健康状况与疾病情况，特别要询问有无同样的疾病、有无与遗传有关的疾病，而且有的遗传疾病（inherited disease）如血友病等还涉及父母双方的亲属，也均应询问，对已故的直系亲属应询问死因和年龄。

注意家族中患有如下慢性病或状态之一的也应记录：糖尿病、心脏病、高胆固醇血症、高血压、脑卒中、慢性肾病、结核病、癌症、关节炎、风湿免疫病、甲状腺疾病、贫血、过敏、哮喘、头痛、癫痫、精神性疾病、酗酒、药物成瘾等。

思考题

1．什么是现病史？询问的具体内容包括什么？

2．既往史问诊的内容有哪些？

3．一名72岁男性患者，主诉“发热、咯血、胸痛、心悸1周”。问诊的重点有哪些？体检的重点是什么？最需要做哪些检查？

（徐 宁）

第三篇

体格检查

第三十四章

基本检查法

学习目标

1. 掌握基本检查法的主要检查手段。
2. 掌握各种检查手段的主要适用条件。
3. 掌握通过基本检查法可获得的特征性疾病的特点。

基本检查法是体格检查的主要手段，医师通过视诊、触诊、叩诊、听诊、嗅诊等方法，来获取患者的阳性体征，在此过程中，结合其他信息如询问病史、辅助检查等，医师逐步建立诊断思路，获得诊断依据。正确且完整的基本检查直接关系到诊断的准确性和全面性，避免误诊、漏诊。

第一节　视　诊

视诊（inspection）是医师用视觉来观察患者全身和局部有无异常的检查方法，不同部位的视诊内容和方法不同，但它简单易行，有时仅用视诊就可以明确诊断一些疾病，例如根据"突眼征"诊断"甲状腺功能亢进症"，通过观察患者的震颤动作而诊断"震颤麻痹"等。

通过视诊可观察患者一般状态和许多全身性的体征，如发育、营养、体型或体质、意识、表情、体位、姿势和步态等。局部视诊可了解患者身体各部分的改变，如皮肤、黏膜、眼、耳、鼻、口、舌、头颈、胸廓、腹形、肌肉、骨骼、关节外形等。不同部位的视诊方法和内容不同，对于一些特殊部位的检查，需借助于一些检查器械如鼻镜（rhinoscope）、耳镜（otoscope）、检眼镜（ophthalmoscope）等协助检查。

视诊虽然简单易行，但常被忽略，只有在丰富医学知识和临床经验的基础上才能减少和避免"视而不见"的现象；只有反复临床实践，才能深入、细致、敏锐地观察；只有将视诊与其他检查方法紧密结合起来，将局部征象与全身表现结合起来，才能发现并确定具有重要诊断意义的临床征象。

第二节　触　诊

触诊（palpation）是医师用手指或触觉来进行体格检查的方法，是通过触、摸、按、压被检查局部，以了解体表（皮肤及皮下组织等）及脏器（心、肺、肝、脾、肾、子宫等）的物理

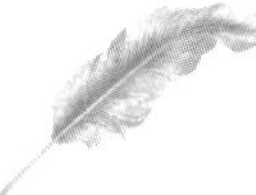

特征，它可帮助医生对检查部位及脏器是否发生病变提供直观的重要依据。触诊的适用范围广泛，可用于身体各部分，但在腹部检查中尤为重要。

通过触诊既可发现视诊未能明确的体征，又可以进一步补充视诊发现的异常体征。如视诊见到一包块，只有通过触诊才能明确其确切位置、大小、外形、硬度、表面情况、有无压痛、有无波动、活动性等；另如体温、湿度、震颤、摩擦感等必须通过触诊才能发现。触诊可帮助医生对检查部位及脏器是否发生病变提供直观的重要依据。触诊时必须紧密结合解剖部位及脏器、组织间的关系全面分析，从微观到宏观角度获得完整信息。根据检查部位及目的的需要，可用不同手法让患者采用不同的体位配合检查。由于手指指腹和掌指关节部掌面皮肤感觉最敏感，所以多用手指的这两个部位触诊。

一、触诊方法

鉴于触诊部位、目的的不同，所用方法及压力有所不同，将触诊分为直接触诊法、浅部触诊法和深部触诊法三种。触到肿块时，应注意其部位、大小、形态、硬度、压痛和移动性。

（一）直接触诊法

直接触诊法（direct palpation）以手掌或手指直接轻置于体表被查部位，以感触被检查部位的温度高低、有无细震颤或搏动感等，主要用于体表检查。

（二）浅部触诊法

浅部触诊法（light palpation）适用于体表浅在病变（皮下结节、肌肉中的包块、关节腔积液、肿大的浅表淋巴结、胸腹部病变、浅部动脉、静脉、阴囊、精索等）的检查和评估。将右手放在被检查部位，以掌指关节和腕关节的运动，进行滑动按摸以触知被检查部位有无触痛或异常感觉。检查时除注意手法轻柔外，还应观察有无压痛、抵抗感及搏动，如有肿块应注意其大小、与邻近脏器之间的关系等。浅部触诊法可触及的深度为 1 ~ 2 cm，一般不引起患者痛苦或痛苦较轻，也多不引起肌肉紧张，因此有利于检查腹部有无压痛、抵抗感、搏动、包块和某些肿大脏器等。检查时应系统有序地对整个腹部进行检查。以右手的平展部分或指腹，而不用指尖施行，手指必须并拢，应避免用指尖猛戳腹壁，检查每个区域后，检查者的手应提起并离开腹壁，不能停留于整个腹壁上移动。一般于呼气时腹肌松弛变软，否则提示腹肌强直。浅部触诊也常在深部触诊前进行，有利于患者做好接受深部触诊检查的心理准备（图 34-1）。

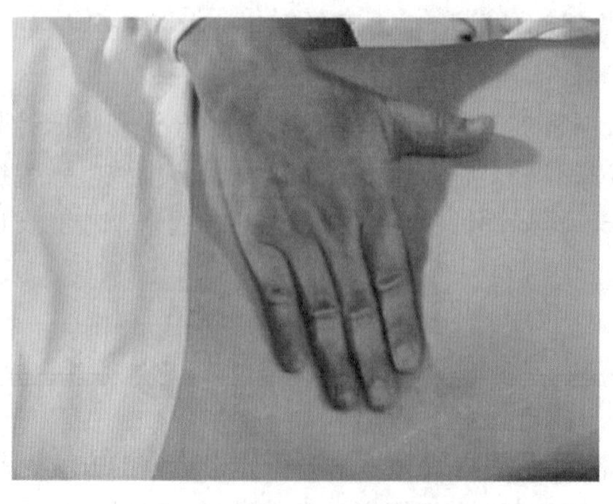

图 34-1 浅部触诊法

（三）深部触诊法

深部触诊法（deep palpation）主要用于诊察腹内脏器大小和腹部异常包块等病变。深部触诊时，嘱受检者平卧，屈膝以松弛腹肌，检查者运用一手或双手重叠在被检查部位逐渐加压向深层触摸，由浅入深，逐渐加压以达到深部触诊的目的。深部触诊法触及的深度可达 4 ～ 5 cm，主要用于检查和评估腹腔病变和脏器情况。根据检查目的和手法不同可分为以下几种。

1．深部滑行触诊法（deep slipping palpation） 此法常用于腹腔深部包块和胃肠病变的检查。受检者应平卧屈膝，放松腹肌平静呼吸，医生以手掌置于腹壁，利用示指、中指、环指的掌指运动，向腹部位深层滑动触摸，对被触及的脏器或肿块应做上下左右滑动触摸以了解其形态、大小及硬度等，如为肠管或索条状包块，应与包块长轴相垂直的方向进行滑动触诊。

2．深压触诊法（deep press palpation） 以 1 ～ 3 个手指逐渐用力深插被检查部位，以了解有无局限触痛点及反跳痛，如阑尾压痛点、胆囊压痛点、输尿管压痛点等。检查反跳痛时，在手指深压的基础上迅速将手抬起，并询问患者是否瞬时感觉疼痛加重或察看是否出现痛苦表情。

3．双手触诊法（bimanual palpation） 可用于检查肝、脾、肾、子宫等脏器。将左手置于被检查部位的背面（腰部）或腔内（阴道、肛门），右手置于腹部进行触摸（图 34-2）。

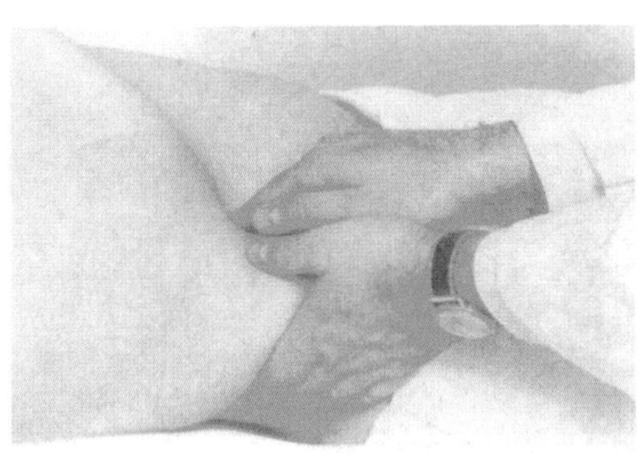

图 34-2 双手触诊法

4．冲击触诊法（ballottement） 又称为浮沉触诊法，此法用于有大量腹水且伴有脏器肿大或肿块的患者，因急促冲击下触诊可使腹水暂时移开而较易触知腹水的脏器或肿块。检查时，右手并拢的示、中、环三个手指取 70° ～ 90°，放置于腹壁相应部位，做数次急速而较有力的冲击动作，通过指端感触有无浮动的肿块或脏器。冲击触诊会使患者感到不适，操作时应避免用力过猛。

二、触诊内容

以腹部触诊为例，触诊内容主要是检查腹壁紧张度、有无压痛和反跳痛、腹部包块、液波感及肝脾等腹内脏器情况。

（一）腹部紧张度

正常人腹壁柔软、无抵抗。在某些病理情况下，全腹或局部紧张度增加、减弱或消失。

1．腹壁紧张度增加 按压腹壁时，阻力较大，有明显抵抗感。多为腹腔内有急性炎症，刺激腹膜引起反射性腹肌痉挛，使腹壁变硬，称腹肌紧张。腹肌紧张可分弥漫性或局限性。弥

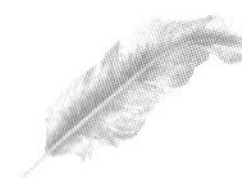

Note

漫性腹肌紧张多见于胃肠道穿孔或实质脏器破裂所致的急性弥漫性腹膜炎，此时腹壁常强直，硬如木板，称板状腹。局限性腹肌紧张多系局限性腹膜炎所致，如右下腹壁紧张多见于急性阑尾炎。腹膜慢性炎症，使腹膜增厚，全腹紧张，触诊有时如揉面团一样，称揉面感，常见于结核性腹膜炎、癌肿的腹膜转移。腹肌紧张虽然是诊断腹膜炎的重要体征，但小儿腹部触诊时，因恐惧可使腹壁反应敏感；而年老体弱、腹肌发育不良者，当腹腔内有炎症时，可使腹壁反应迟钝，故在判断时应注意。

2．腹壁紧张度减低或消失 按压腹壁时，感到腹壁松软无力，多为腹肌张力降低或消失所致。全腹紧张度减低，见于慢性消耗性疾病或刚放出大量腹水者，也可见于身体瘦弱的老年人和经产妇。全腹紧张度消失，见于脊髓损伤所致腹肌瘫痪和重症肌无力等。

（二）压痛和反跳痛

正常腹部在触诊时一般不引起疼痛，如由浅入深按压发生疼痛，称为压痛。出现压痛的部位多表示所在内脏器官或腹膜有病变存在，如炎症、结核、结石、肿瘤等病变引起。压痛可分为广泛性和局限性。广泛性压痛见于弥漫性腹膜炎；局限性压痛见于局限性腹膜炎或局部脏器的病变。若压痛局限于一点时，称为压痛点。明确而固定的压痛点，是诊断某些疾病的重要依据。如麦氏（McBurney）点（右髂前上棘与脐连线中外 1/3 交界处，图 34-3）压痛多考虑阑尾炎；胆囊区（右腹直肌外缘与肋弓交界处）压痛考虑胆囊病变。有腹部压痛时多伴有腹壁紧张度增加。

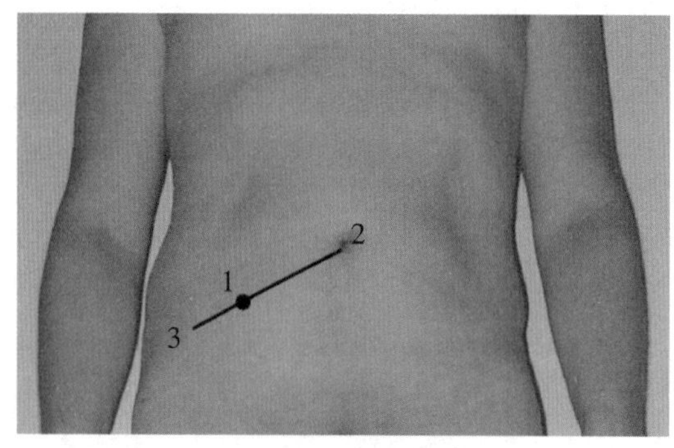

图 34-3 麦氏点

用一两个手指（多用拇指）逐渐用力压迫腹部某一局限部位后，手指可于原处稍停片刻，给患者短暂的适应时间，然后迅速将手抬起，如此时患者感觉腹痛加重，并有痛苦表情，称为反跳痛（rebound tenderness），表示炎症已波及壁腹膜。临床上把腹肌紧张、压痛及反跳统称为腹膜刺激征，是急性腹膜炎的可靠体征。

（三）腹部包块

腹腔内脏器的肿大、异位、肿瘤囊肿或脓肿、炎性组织粘连或肿大的淋巴结等，均可形成包块。如触到包块，要鉴别其来源于何种脏器；是炎症性还是非炎症性；是实质性还是囊性；是良性还是恶性；在腹腔内还是在腹壁上，左下腹包块要注意与粪块鉴别。因此，触诊腹部包块时必须注意下列各点。

1．位置 可根据腹部分区推测包块可能来源于哪个脏器，如右腰部触及包块，考虑为右肾下极或升结肠肿块，但也可能为原发病灶在远处的转移性肿瘤。带蒂的包块或肠系膜、大网膜的包块位置多变。肠管分布区的较大包块，若不伴有肠梗阻现象，多来源于肠系膜、大网膜、腹膜或腹膜后的脏器。

2. 大小 凡触及包块均要用尺测量其上下（纵长）、左右（横径），其大小以厘米记载，也可用实物比拟其大小，如鸡蛋大、拳头大、核桃大、黄豆大等。明确体积便于动态观察，以及用于判断治疗效果等。

3. 深浅 腹膜前包块，一般较易触及；腹膜后包块，由于部位较深，若非明显肿大，不易触及，浅部包块要区别腹壁肿块，可用抬头试验来鉴别，屏气抬头时，因腹肌紧张使腹壁肿块更加突出明显，而腹腔内肿块则更不明显。

4. 形态 要摸清包块的形状如何，轮廓是否清楚，表面是否光滑，有无结节，边缘是否规则，有否切迹等。如触及表面光滑的圆形包块，多提示为膨胀的空腔脏器或良性肿物；触及形态不规则、质地偏硬且表面呈结节形状或凹凸不平，多考虑恶性肿瘤、炎性肿物或结核包块；条索状或管状肿物，且形态多变者，多为蛔虫团或肠套叠；肿大的脾内侧可有明显的切迹。

5. 硬度、质地 可区别肿块是囊性的或实质性的。若为囊性包块，其质地柔软，见于囊肿、脓肿、多囊肾等。实质性包块，其质地柔软、中等硬或坚硬，见于肿瘤、炎性或结核浸润块，坚硬包块多为癌肿，如肝癌、胃癌。

6. 压痛 炎症性包块及部分肿瘤有明显压痛，无压痛的包块多系囊肿。

7. 活动度 如包块随着呼吸上下移动，多为肝、脾、肾、胆等，如包块随体位移动或用手推动者，可能来自胃、肠或肠系膜，移动范围较广且距离较大，见于带蒂的肿物、游走脾、游走肾等。腹腔后肿瘤及炎症性肿块一般无移动性。

三、触诊注意事项

1. 检查前医师要向患者讲清触诊目的，如何配合腹式呼吸动作，消除患者紧张心情，取得被检者的密切合作。如检查下腹部前，嘱患者排尿，必要时排便，避免将充盈的膀胱或粪块误诊为腹腔包块，以保证腹部检查的顺利进行。

2. 为了充分暴露检查部位，室温应适中，医生手温暖且动作轻柔，触诊应由浅入深，一般规律是先左后右、先上后下以逆时针方向进行触诊。如有疼痛部位应先健侧后患侧触诊，避免因疼痛引起腹肌紧张，影响检查的顺利进行。检查压痛及反跳痛要放在最后进行。

3. 腹部触诊时患者多采用仰卧位，双腿稍屈，双手置于身体两侧，张口平静呼吸，在腹肌松弛下进行。必要时请患者采取适当体位以配合触到须检查的脏器，如查肝时请患者取左侧卧位，查脾时请患者取右侧卧位且适当屈膝，取直立位、上身稍前倾来触肾。

4. 触诊检查中应密切观察患者的面部表情及反应，医生要边检查边思考，结合解剖位置及比邻关系来明确病变的性质及来源，将腹部各区仔细进行触诊，并注意比较病变区与健康部位，检查时要注意患者的表情，尤其是检查压痛、反跳痛等时。

第三节　叩　诊

叩诊（percussion）是用手指叩击身体表面某一部位，使之震动而产生的音响，检查者听到称为叩诊音。检查者可根据振动和声音的音调的特点来判断被检查部位的脏器状态有无异常，尤其对胸部和腹部的检查更重要，多用于确定肺尖宽度、肺下界、肺底移动度、胸膜病变，有无胸膜腔液体或气体，确定心界、肝脾的边界，有无腹水等情况。

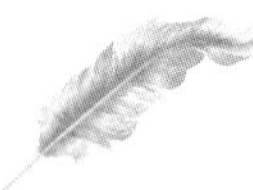

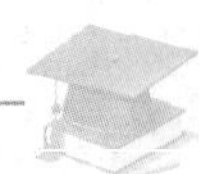

知识拓展

叩诊的由来

叩诊是在18世纪中叶发明的。一位名叫奥恩布路盖的维也纳医生在进行尸体解剖的时候，发现有些死者的胸腔内充满液体。这种现象引起了他的深思，为什么胸腔积液在死者生前不能被发现？应该如何发现？一次，他忽然想起他经营酒业的父亲经常用手指敲打酒桶，凭其发出的清、浊声音来估计桶内酒量的多少。人体的胸腔也可以用手指叩击，听其发出不同的声音而估计胸腔内有无积液。经过不断的摸索，奥恩布路盖终于发明了最早的叩诊方法，即用四个手指直接叩击人体胸部，并对胸部疾病与叩击音的变化关系作了较深刻的研究，于1761年在维也纳发表了题为《用叩诊人体胸廓发现胸腔内部疾病的新方法》的论文。

一、叩诊方法

根据叩诊目的和手法的不同又分为直接叩诊法和间接叩诊法两种。

（一）直接叩诊法

检查者的右手中间三指并拢，用指端或掌面直接叩击或拍击被检查部位，借助所产生的反响和指下的振动感来判断病变，称为直接叩诊法（direct percussion）。此法适用于胸部和腹部范围较广泛的病变，如胸膜肥厚（pleural thickening）、胸膜粘连（pleural adhesions）、大量胸腔积液（pleural effusion）或积气、肺不张（atelectasis）和大量腹水（peritoneal effusion）等。

（二）间接叩诊法

间接叩诊法（indirect percussion）为应用最多的叩诊方法。检查者将左手中指第二指节紧贴于叩诊部位，其他手指稍微抬起，勿与体表接触；右手指自然弯曲，用中指指端叩击左手中指末端指关节处或第二节指骨的远端，因为该处易与被检查部位紧密接触，而且对于被检查部位的振动较敏感。叩击方向应与叩诊部位的体表垂直。叩诊时，右手应以腕关节与掌指关节的活动为主，避免肘关节与肩关节参与运动。叩诊时动作要灵活、短促、富有弹性，每次叩击后右手中指应立即抬起来，以免影响对叩诊音的判断。此外，一个叩诊部位每次可连续叩击2～3下，若未能得到明确印象，可再连续叩击2～3下。避免不间断的连续叩击，这样不利于叩诊音的分辨。间接叩诊能确定肺尖的宽度，肺下界的定位，胸腔积液或积气量的多少，胸膜病变、肺部病变的部位、范围及性质，纵隔的宽度，心界的大小与形态，肝和脾的边界，腹水的有无及量，以及膀胱有无充盈等。此外，叩击被检查部位如肝、脾、肾区等诊查有无叩击痛反应也属叩诊的范围。方法是检查者左手掌平置于被检查的部位，右手握拳用尺侧叩击左手背，观察或询问患者有无疼痛。

二、叩诊音

叩诊时被叩击部位产生的反响称为叩诊音（percussion sound）。叩诊音的不同取决于被叩击部位组织或器官的致密度、弹性、含气量及与体表的间距。叩诊音根据音响的频率（高音者调高，低音者调低）、振幅（大者音响强，小者音响弱）和是否乐音（音律和谐）的不同，在临床上分为清音、浊音、鼓音、实音、过清音五种。

1．清音（resonance） 是正常肺部的叩诊音。是一种音调较低、音响较强、振动持续时间较长、音响不甚一致的非乐性音，频率为 100 ～ 128 次 / 秒，提示肺组织的弹性、含气量、致密度均正常。

2．浊音（dullness） 是一种音调较高、音响较弱、振动持续时间较短的非乐性叩诊音。除音响外，板指所感到的振动也较弱。正常情况下叩击被少量含气组织覆盖的实质脏器时所产生的音响，如心脏或肝被肺覆盖的部位称相对浊音界区（relative dullness）。在病理状态下，如肺炎（肺组织含气量减少）的叩诊音也可为浊音。

3．鼓音（tympany） 如同击鼓声，是一种和谐的乐音，音响比清音更强，振动持续时间也较长，在叩击含有大量气体的空腔脏器时出现。在生理情况下，于胃泡区和腹部可叩出，而病理情况下常见于肺内大空洞、气胸（pneumothorax）和气腹（pneumoperitoneum）等。

4．实音（flatness） 是一种音调较浊音更高、音响更弱、振动持续时间更短的非乐性音，如叩击心和肝等实质脏器所产生的音响。在病理情况下见于大量胸腔积液和肺实变等。

5．过清音（hyperresonance） 介于鼓音与清音之间，是属于鼓音范畴的一种变音，音调较清音低，音响较清音强，为一种类乐性音。正常情况下，儿童因胸壁薄，可叩出相对过清音，正常成人不会出现。临床上见于肺组织含气量增多、弹性减弱时，如肺气肿（pulmonary emphysema）。

三、叩诊注意事项

1．检查环境应安静，以免影响叩诊音的判断。

2．根据叩诊部位的不同，患者应当采取适宜的体位，如叩诊胸部时，可取坐位或卧位；叩诊腹部时，患者常取仰卧位；如需确定是否有少量腹水，则患者采取肘膝位（elbow-knee position）等。

3．叩诊时要注意对称部位的比较和鉴别。叩诊时不仅要注意叩诊音响的变化，还要注意不同病灶的振动感差异，两者应相互配合。

4．叩诊时手法应规范，叩击力要均匀、适中，使产生的音响一致。叩诊力量应视不同的检查部位、病变组织性质、范围大小或位置深浅等情况而定。病灶或检查部位范围小或位置浅，宜采取轻（弱）叩诊，如确定心、肝相对浊音界及叩诊脾界时；当被检查部位范围比较大或位置比较深时，则需要用中度力量叩诊，如确定心、肝绝对浊音界。

第四节 听 诊

听诊（auscultation）是医师用耳或借助听诊器（stethoscope）听取体内自行发出的声音。多用于听心音、呼吸音及肠鸣音等。常用的听诊器具有集音作用，同时还具有滤波作用。通过听诊，医生可根据声音的特性与变化（如声音的频率高低、强弱、间隔时间、杂音等）来诊断相关脏器有无病变。

一、听诊方法

听诊可分为直接听诊和间接听诊两种方法。

Note

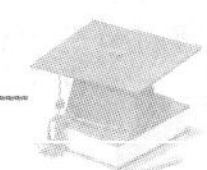

知识拓展

听诊和听诊器的由来

两百多年前，医生在诊断心肺疾病时，先用双手摇动患者的身体，然后把耳贴在患者的身上倾听，这样的方法很不方便。当时，一名叫雷奈克（Rene Laennec）的法国医生遇到了一个长得很胖的患者，靠用手摇患者的身体这个办法根本就听不清他心脏的搏动情况，怎么办呢？有一天，雷奈克在散步，看到一群孩子在玩跷跷板。一个孩子把耳贴在板上倾听。“听见了，听见了！”孩子们高兴地喊叫着。雷奈克走上前去，学着孩子们的姿势把耳贴在木板上。果然，一阵清脆的敲打声传入他的耳中。雷奈克受到了启发。他制作了一根细长的木管，木管两端各有一个喇叭形的听筒。将听筒的一端贴在患者的胸口，另一端贴在医生的耳上，果然，雷奈克听到了一阵清楚的心搏声。这就是世界上最早的听诊器。

（一）直接听诊法

医师将耳直接贴附于被检查者的体表部位进行听诊称为直接听诊法（direct auscultation），这种方法所能听到的体内声音很弱，是在听诊器出现之前采用的听诊法，目前也只有在某些特殊和紧急情况下才会采用（图 34-4）。

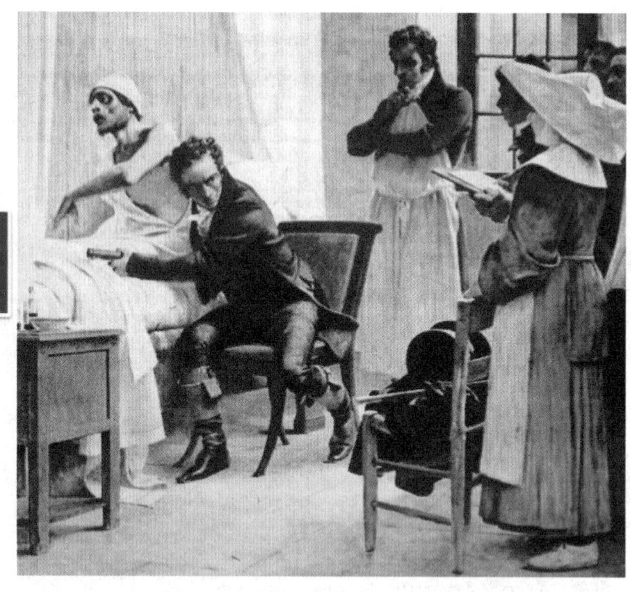

图 34-4 法国医生雷奈克使用直接听诊法为一位患者进行诊疗

（二）间接听诊法

间接听诊法（indirect auscultation）是用听诊器进行听诊的一种检查方法，这种方法方便，适用于任何体位患者的检查。鉴于听诊器对器官活动的声音能起放大作用，且能阻断环境中的噪声，听诊效果好，应用范围广，除用于心、肺、腹的听诊外，还可以听取身体其他部位的血管音、皮下气肿音、肌束颤动音、关节活动音以及骨折面摩擦音等（图 34-5）。

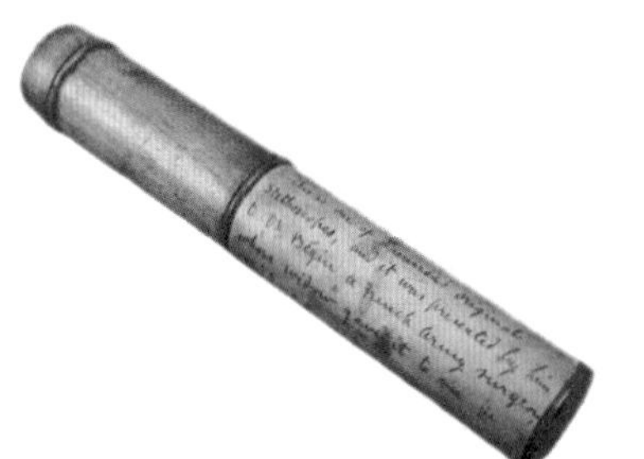
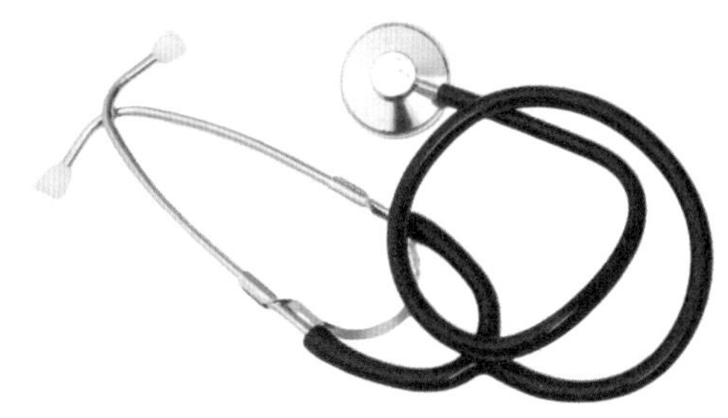

图 34-5　雷奈克发明的最早期的听诊器（左）及现代听诊器（右）

二、听诊注意事项

1．听诊时注意环境应安静、温暖、避风，以免患者因肌束颤动出现附加音及外界嘈杂音的干扰。

2．根据病情和听诊的需要，让患者采取适当体位并使肌肉松弛，被检部位充分暴露，用听诊器体件直接接触皮肤，从而得到准确的听诊结果。切忌隔衣听诊，以避免体件与衣服摩擦产生附加音。

3．**要正确使用听诊器**　听诊器由耳件、体件及软管三部分组成（图 34-6）。体件分钟型件及膜型件两种。钟型件适用于听取低调的声音，如二尖瓣狭窄时的隆隆样舒张期杂音等，使用时应轻置于体表检查部位，用力加压时皮肤作为钟型件膜有滤去或减弱低频心音及低频杂音的作用。膜型件适用于听取高调的声音，如主动脉瓣关闭不全的杂音及呼吸音等，使用时应紧贴于体表检查部位。瘦弱者因肋间隙窄，肋骨突出，难以放置模型件，可将钟型件紧压皮肤而相当于变成膜型胸件更为恰当。听诊前要先检查听诊器如耳件弯曲方向是否正确，软管是否通畅、有无破裂漏气、长度是否适当（长度应以与医生手臂相当为宜）等。

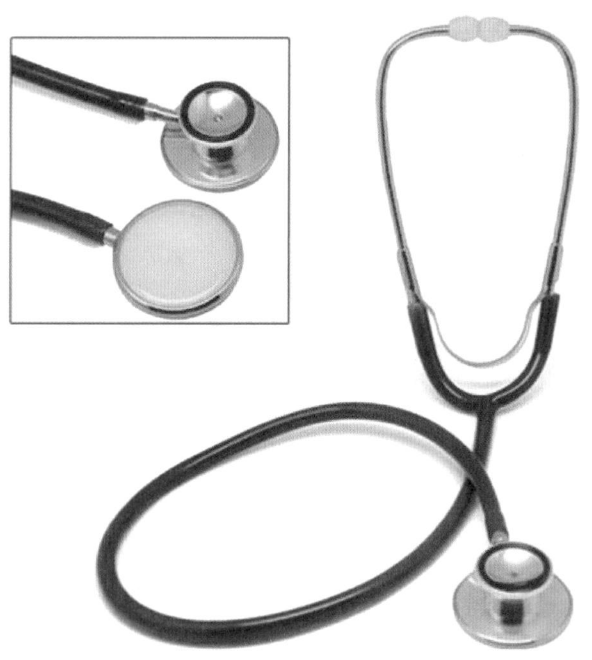

图 34-6　听诊器（小图中分别显示膜型件和钟型体件）

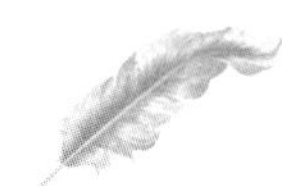

4．听诊时注意力必须集中，要摒除外来的附加音，听心音时要摒除呼吸音的干扰，必要时可嘱患者暂时控制呼吸，配合听诊心音；听诊肺部呼吸音时要摒除心音的干扰，并嘱患者经口呼吸以取得良好的效果。

总之，听诊是体格检查方法中的重点、难点，必须反复实践、积累心得、深入体会、反复比较才能熟练应用。

第五节 嗅 诊

嗅诊（olfactory examination）是以嗅觉来辨别发自患者的异常气味及与疾病之间的关系的检查方法。这些异常气味多来自皮肤、黏膜、呼吸道、胃肠道、呕吐物、排泄物、分泌物、脓液与血液等。嗅诊时医生用手将患者散发的气味扇向自己的鼻部，然后仔细判断气味的特点和性质。在临床工作中通过嗅诊往往能够迅速提供具有重要意义的诊断线索，此外，嗅诊虽可迅速提供具有重要意义的诊断线索，但必须结合其他相应检查才能做出正确诊断。

常见的异常气味及其临床意义如下。

1．汗液味 正常人汗液无强烈刺激性气味。酸性汗味见于风湿热或长期服用水杨酸、阿司匹林等解热镇痛药物的患者；特殊的狐臭味见于腋臭（bromidrosis）等。脚臭味见于多汗者或脚癣合并感染。

2．痰液味 正常痰液无特殊气味。如嗅到血腥味，见于大量咯血的患者；嗅到恶臭味提示可能有支气管扩张或肺脓肿。

3．脓液味 一般脓液无特殊臭味。如有恶臭，应考虑气性坏疽的可能。

4．呕吐物味 单纯饮食性胃内容物略带酸味，如酸味过浓则提示食物在胃内滞留时间长，胃内容物发酵。粪臭味见于肠梗阻。烂苹果味并混有脓液见于胃坏疽。酒味见于饮酒和醉酒等。浓烈的酸味见于幽门梗阻或狭窄等。

5．粪便味 粪便带有腐败性臭味多由消化不良或胰腺功能不良引起；腥臭味见于细菌性痢疾；肝腥味见于阿米巴痢疾。

6．尿液味 尿呈浓烈氨味见于膀胱炎，由于尿液在膀胱内被细菌发酵所致。

7．呼气味 浓烈的酒味见于饮酒后或醉酒者；刺激性蒜味见于有机磷中毒；烂苹果味见于糖尿病酮症酸中毒患者；氨味见于尿毒症；腥臭味见于肝性脑病。

8．患者身上散发的某些特殊气味 新烤出的面包味见于伤寒；禽类羽毛味见于麻风；蜂蜜味见于鼠疫；鼠臭味见于精神错乱患者。

（姜玉杰）

第三十五章

一般检查

第三十五章数字资源

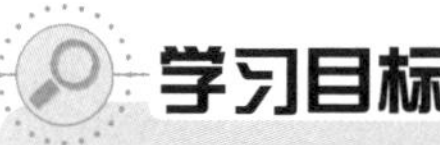

学习目标

1. 列举全身状体检查的内容。
2. 说出异常皮肤表现的特点。
3. 阐述淋巴结的分区及淋巴结检查方法。

一般检查包括对被检查者的全身状态检查、皮肤检查及淋巴结检查。检查者第一次接触被检查者时就开始了一般状况检查，在交谈及全身体检过程中可完成这一检查。

第一节　全身状态检查

全身状态检查是对被检查者全身健康状况的概括性观察，是体格检查过程中的第一步，以视诊为主，当视诊不能满意地达到检查目的时，应配合使用触诊和嗅诊。检查内容包括性别、年龄、体温、呼吸、脉搏、血压、发育与体型、营养、意识状态、面容表情、体位、姿势、步态等。同时也要注意患者服饰仪容、个人卫生、呼吸或身体气味，以及被检查者精神状态及对周围环境中人和物的反应和全身状况及器官功能的综合评估。

一、性别

正常人因性征很明显，根据表型容易判断性别（sex）。染色体性别（chromosome sex）即遗传性别，女性为XX，男性为XY，因其决定了性腺性别的分化方向，称为性决定，性腺性别的器官发生又决定了表型性别。

在性征的正常发育上，雄激素对男性表型性别的发育作用包括出现睾丸、阴茎的发育、腋毛多、阴毛呈菱形分布、喉结突出、声音低而洪亮以及皮脂腺分泌多而出现痤疮等，此外，雄激素对精子发生的启动和维持也有重要作用。女性除受雌激素影响出现乳房、子宫及卵巢的发育外，还受雄激素的影响，出现大阴唇及阴蒂的发育、腋毛、阴毛呈倒三角形分布以及痤疮。女性月经周期也需要雌激素与孕激素的共同维持。

临床上，与性别、性征有关的疾病很多，常见的有如下情况。

1. 某些疾病的发生率与性别有关　如甲、乙型血友病几乎都见于男性，女性极罕见。而

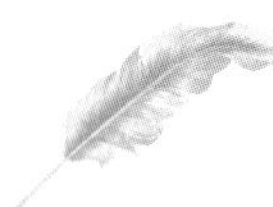

甲状腺疾病、系统性红斑狼疮女性发病占绝对优势。胃癌、食管癌、痛风等疾病则多发生于男性。

2．某些疾病对性征有影响 如肝硬化、肾上腺皮质肿瘤可致男性女性化，表现为毛发、皮肤、声音的改变及脂肪分布等方面。性染色体的数目或结构异常可引起两性畸形，即外生殖器和其他性征兼有两性特征。

3．在性决定和性分化发育过程中发生障碍 即X染色体、Y染色体及常染色体遗传信息的异常，可导致性分化疾病如染色体性别异常的克兰费尔特（Klinefelter）综合征、真两性畸形等；如性腺发育不全（gonadal dysgenesis），最常见病例为特纳（Turner）综合征（45,XO性腺发育不全，图35-1）；如表型性别发育异常，则可发生假两性畸形（pseudohermaphroditism）。

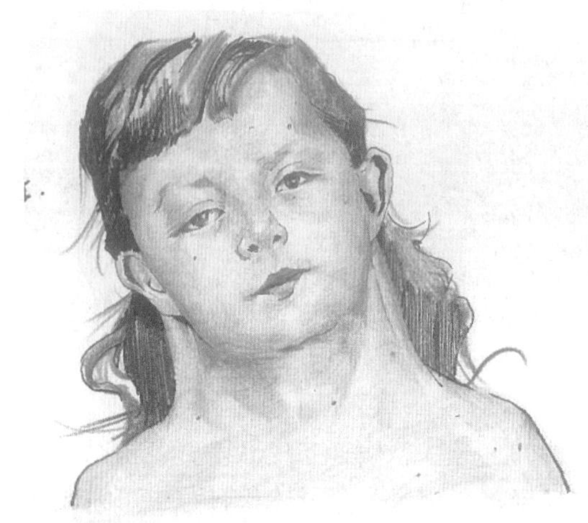

图35-1 一位患特纳综合征的7岁女孩，多痣，后发际低，耳大位低，眼睑下垂，颈短而宽并伴颈蹼，胸廓呈盾形

二、年龄

年龄（age）与疾病发生有密切关系，如佝偻病、麻疹、白喉多见于儿童，风湿热、结核病多见于青少年，动脉硬化、实体癌症、高血压多见于中老年人。机体随着年龄的增长也在发生相应的变化，除生长、发育的变化外，器官、功能也随之改变，此外，智力、心理、情感等状态亦有相应的变化。年龄与临床药物用量以及诊断、治疗方法的选择也均有关系。

医生在诊疗中应全面考虑，病历中也应如实反映，更要记录清楚患者的实际年龄，以便综合分析。年龄大小一般通过问诊即可得知，当遇昏迷、死亡或隐瞒年龄等情况时，需通过观察进行判断。分析年龄的方法一般以皮肤的弹性与光泽、肌肉的状态、毛发的颜色与分布及光泽、面部与颈部皮肤的皱纹、牙齿情况等为依据来进行判断，但由于每个人的健康状态与环境、社会、心理、经济等因素密切相关，因此从外观判断年龄有其局限性，应该结合其他方法如询问家属等来获得信息。

三、生命体征

生命体征（vital sign）包括体温、脉搏、呼吸和血压，是用以判断生命活动存在与否及其质量的基本指标，是体格检查时必须检查的项目之一。

（一）体温

正常人体温（temperature）平均 37 ℃，在生理情况下，体温 24 小时内波动幅度一般不超过 1 ℃，但在进食、饮水、劳动或者运动后体温会略高；月经前期和妊娠期妇女体温略高，称为黄体热；老年人体温略低。体温高于正常称为发热，见于感染、脑血管意外、恶性肿瘤、创伤以及各种体腔内出血等情况。体温低于正常称为体温过低，见于休克、严重营养不良、慢性消耗性疾病、甲状腺功能减退症（hypothyroidism）以及在低温条件下暴露过久等。

1．常用体温测量法　国内一般按摄氏法进行记录。体温测量常用方法有三种：口测法、肛测法、腋测法。

（1）口测法：正常值为 36.3 ～ 37.2 ℃，方法是将消毒后的体温计汞柱端置于舌下，紧闭口唇，用鼻呼吸，避免冷空气进入口腔影响测量结果，5 分钟后取出并读数。此法结果较准确。应注意在测量前 10 分钟内禁食及禁止饮用冷、热水，以免影响测量的准确性；另外，婴幼儿及神志不清者禁用此法测量。

（2）肛测法：正常值为 36.5 ～ 37.7 ℃，方法是让患者取侧卧位，将肛门体温计（肛表）汞柱端涂以润滑剂后缓缓插入肛门内，进入约为体温计长度的一半为止，5 分钟后取出并读数。此法测值稳定，适用于婴幼儿、神志不清及某些特殊情况下。应注意在排便后间隔 10 分钟再进行测量，避免影响测量结果。

（3）腋测法：正常值为 36 ～ 37 ℃，方法是将体温计汞柱端放置于一侧腋窝的中央顶部，用同侧上臂将其夹紧，放置 10 分钟后取出并读数。此法安全、简便，且不易发生交叉感染，是应用最广泛的体温测量法。应注意如果腋窝有汗液应擦干，并注意腋部有无保暖或降温物品，避免影响测量结果。

2．测量体温注意事项　很多因素可影响测量的准确性，如不注意，可造成诊断和处理上的错误。应注意以下几项：①在使用前应将体温计汞柱甩到 35.5 ℃以下；②在测量口温前 15 分钟内不能饮用过热、过冷饮料，也不能用热、冷水漱口；③出汗者应用干毛巾擦拭腋下汗液，不能使用热、冷毛巾擦拭；④掌握三种测量体温方法的适应证与禁忌证。

3．体温记录法　将体温测定的结果按时记录在体温记录单上，并连接描绘出体温曲线。许多发热性疾病体温曲线的形状具有一定的规律性，称为热型。某些热型对发热性疾病的诊断及鉴别诊断具有重要的临床意义。

4．体温测量出现误差的常见原因　在临床工作中如出现体温测量结果与患者全身状态不符合，应仔细分析原因。发生误差的常见原因有：①测体温前未将体温计的汞柱甩至 36 ℃以下，致使测量结果高于患者的实际体温；②检测部位存在影响体温检测的因素，如口腔进食冷、热水或食物后影响口测法的温度，如腋部用冷、热毛巾擦拭或用冷、热水袋置放后均可影响腋测法的温度；③采用腋测法时，鉴于患者消瘦、病情危重或意识障碍等未能将体温计夹紧及测量方法不规范等，均可导致测量的体温值低于实际体温，发生误差。

（二）脉搏

正常情况下，因心脏的搏动使全身各处动脉管壁产生有节律的搏动，这类搏动称为脉搏（pulse）。临床检查脉搏主要方法为触诊法，通常以桡动脉处最为多用，此外还可触颞动脉、颈动脉、肱动脉、股动脉和足背动脉等部位。触脉搏时应注意频率、节律、强弱、动脉壁的弹性以及呼吸对脉搏的影响等。

1．检查方法　检查脉搏时，最常采用的位置是靠拇指一侧手腕部的桡动脉（图 35-2），如因某些特殊情况而不能触摸此处时，可以选用位于耳前的颞浅动脉、颈部两边的颈动脉及肱动脉、股动脉、足背动脉等。检查脉搏前，要让患者休息 5 ～ 10 分钟，保持安静。患者取坐、

卧位都可以，将手平放于适宜的部位。检查者将示指、中指与环指三指并齐放置在患者近手腕段的桡动脉上，压力大小以可以清楚感到搏动为宜。注意不要用拇指摸脉，因拇指自身动脉搏动比较强，易和患者脉搏混淆。通常情况下数脉搏达半分钟就可以，乘以 2，即为 1 分钟的脉搏次数。对于危重患者、心率过快或者过慢的患者，要数至 1 分钟。检查脉搏时要注意其速率、节律及强弱变化等。同时观察患者呼吸，计算胸廓起伏频率，如脉搏不规律，则应延长触诊时间，以掌握其规律性。

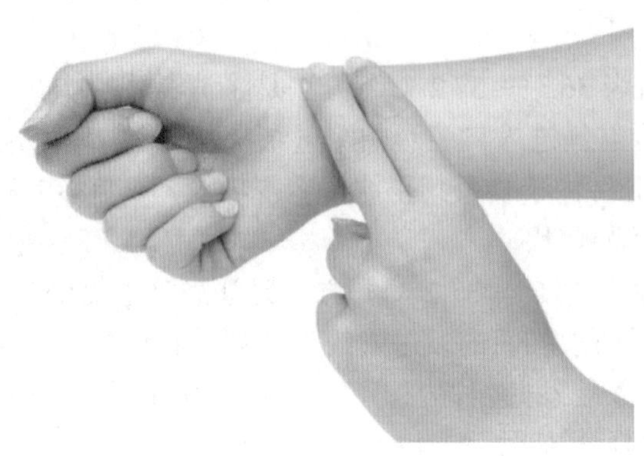

图 35-2 触诊脉搏

2．正常脉搏 正常脉搏次数和心搏次数相一致，并且节律均匀、间隔相等。脉率的快慢与年龄、性别、运动、情绪等诸多因素有关，正常成年人脉率 60 ～ 100 次 / 分，平均 72 次 / 分，女性较快，老年人较慢，为 55 ～ 60 次 / 分，婴幼儿可达 130 次 / 分，儿童约为 90 次 / 分。日常脉率于夜间睡眠时较慢，长时间进行体育锻炼的人或者运动员的脉搏比较普通人要慢，而餐后、活动以及情绪激动等情况下可出现一过性增快，休息后可恢复正常。

3．异常脉搏 一些病理情况及药物因素亦可影响脉率。脉搏在正常人左右两侧差异很小，不易分辨，但某些疾病如多发性大动脉炎（multiple Takayasu arteritis）或无脉症（pulseless disease）时两侧脉搏可明显不同，所以触诊脉搏时应双侧对比，利于早期发现差异。必要时可用脉搏计或监护仪对脉搏波形、频率以及节律等变化进行精确的观察。

（1）脉率增快：成年人脉搏在 100 次 / 分以上时定义为脉率增快，多见于发热、贫血、冠心病、甲状腺功能亢进症等。高热患者体温每升高 1 ℃，脉搏每分钟可增加 10 次钟左右。如体温非常高，脉搏却不快或者增快极少，应当注意检查是否患了伤寒病。

（2）脉率减慢：成年人脉搏在 60 次 / 分以下时定义为脉率减慢，多见于房室传导阻滞、颅内压升高等。

（3）脉律不整：在各种心律失常患者中，脉律均受不同的影响，如心房颤动患者的心律完全不整致使脉律完全不规则，亦称绝对不齐，同时加上脉搏强弱不等、脉搏短绌，称为“短绌脉”。又如心脏期前收缩呈现二联律或三联律者，在触诊脉搏时可触到二联脉或三联脉的相应异常改变。还有不规则的期前收缩，在触诊脉搏时在正常节律的脉律间突然提前出现暂时性的不整脉，之后有一长的间歇，称为间歇脉，表现无规律性。

（4）脉微欲绝：脉搏很微弱，见于大出血、病情危重时。

（5）交替脉：一种节律正常而交替出现的一强一弱的脉搏，这是心脏的收缩按一强一弱交替出现的结果。它的出现常表示有心肌损害，可见于高血压性心脏病与冠状动脉粥样硬化性心脏病。

（三）呼吸

通常通过视诊观察患者呼吸（respiration）运动，注意每分钟呼吸的次数、节律、类型、深度及其他情况。

1．检查方法　呼吸易受主观因素影响，故医生在触诊脉搏后，右手三指仍继续置于患者桡动脉处，在无任何暗示的情况下自然观察患者的胸廓或腹部伴随呼吸出现的运动状况，一般应计数 1 分钟的呼吸次数。

2．正常呼吸　男性和儿童的呼吸以膈肌运动为主，故胸廓下部及腹上部活动度较大，形成腹式呼吸；而女性的呼吸以肋间肌运动为主，故胸廓活动度大，形成胸式呼吸。实际上，两种呼吸类型在每个人均程度不同地同时存在着。正常人静息状态下呼吸为 16 ～ 18 次 / 分，新生儿为 43 次 / 分左右，随着年龄的增长，呼吸频率则逐渐减慢。

3．异常呼吸　呼吸节律在安静情况下正常成人大致上是均匀而整齐的，在病理情况下则会出现各种不同的呼吸节律的改变。超过 20 次 / 分为呼吸过速，见于发热、贫血、甲状腺功能亢进、心力衰竭；低于 12 次 / 分为呼吸过缓，见于麻醉剂、镇静剂过量和颅内压增高。

（四）血压

血压（blood pressure，BP）通常指的是动脉血压或体循环血压，是重要的生命体征。广义上的血压包括收缩压（systolic blood pressure，SBP）和舒张压（diastolic blood pressure，DBP）。

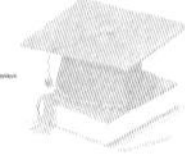

知识拓展

血压计的由来

最早认识到血压存在的是英国科学家威廉·哈维，他在 1628 年发表的著作《心与血的运动》中提出了血压的概念。而最早有这个想法并开始实施的，是英国生理学家黑尔斯。1733 年，他在马的股动脉中插入一根铜管，另一端再连接一根长长的玻璃管，随后马的动脉血冲入玻璃管，形成高达 2.5 米的血柱，并随马心的搏动上下跳动。

1835 年，尤利乌斯·埃里松发明了一个血压计，它把脉搏的搏动传递给一个狭窄的水银柱。当脉搏搏动时，水银会相应地上下跳动。医生第一次能在不切开动脉的情况下测量脉搏和血压。

1860 年，艾蒂安·朱尔·马雷（法国科学家）研制成了当时最好的血压计。它将脉搏的搏动放大，并将搏动的轨迹记录在卷筒纸上，这个血压计也能随身携带。马雷用这个血压计来研究心脏的异常搏动。

1．测量方法　血压检测法有直接测量法和间接测量法。

（1）直接测量法：即经皮穿刺将导管由周围动脉送至主动脉，导管末端接监护测压系统，自动显示血压值。本法检测数值不受外周动脉收缩的影响，较为准确，但需要专用设备且有创伤，所以仅适用某些危重、疑难等特殊病例。

（2）间接测量法：袖带加压法以血压计测量。血压计有汞柱式、弹簧式和电子血压计（图 35-3），在医院等医疗机构中，原来最常见的汞柱式血压计已逐渐被电子血压计所代替。本法优点为简便、易行、无创伤性、不需特殊设备、适合用于任何患者和健康人的体格检查。被检者在安静环境下休息 5 ～ 10 分钟，取仰卧或坐位。通常测右上肢血压，右上肢裸露伸直并轻度外展，肘部置于心脏同一水平，将气袖均匀紧贴皮肤缠于上臂，使其下缘在肘窝以上约

3 cm，气袖之中央位于肱动脉表面。检查者扪及肱动脉搏动后，将听诊器胸件置于搏动位置上（不能塞在气袖下）准备听诊。然后，向袖带内充气，边充气边听诊，待肱动脉搏动声消失，再升高 20 ~ 30 mmHg 后，缓慢放气，双眼视线随汞柱下降，平视汞柱表面根据听诊结果读出血压值，当听到动脉搏动第一响为收缩压；当声音消失时的血压值即舒张压。收缩压与舒张压之差值为脉压，舒张压加 1/3 脉压为平均动脉压。同法测量血压两次，取检测低值的一次为被检者的血压值。

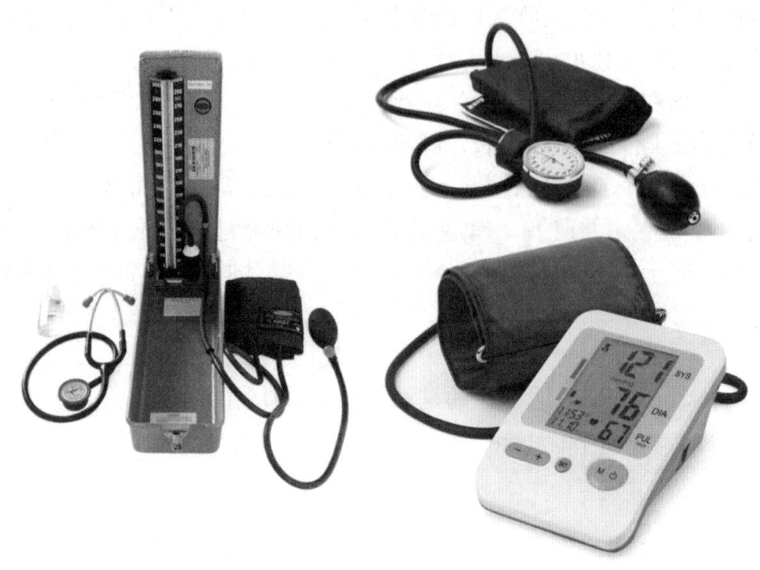

图 35-3 血压计

左：汞柱式血压计；右上：弹簧式血压计；右下：电子血压计

2．血压标准 正常成人血压标准的制定经历了多次改变，主要根据大规模流行病学资料分析获得。目前我国卫健委颁布的中国成人高血压的诊断标准仍为非同日 3 次血压超过 140/90 mmHg。此外，2022 年《中国高血压临床实践指南》中提出：我国成人高血压诊断标准由 ≥ 140/90 mmHg 下调至 ≥ 130/80 mmHg，并将我国成人高血压患者按血压水平分为 1 级［收缩压 130 ~ 139 mmHg 和（或）舒张压 80 ~ 89 mmHg］和 2 级［收缩压 ≥ 140 mmHg 和（或）舒张压 ≥ 90 mmHg］。并指出了诊室血压、家庭自测血压、日间血压、夜间血压及 24 小时动态血压对应 SBP/DBP 数值的关系（表 35-1）。高血压新定义的设定，体现了新指南对“早期干预”的重视，将高血压诊断的标准降低，可以让更多人的血压得到管理，从而更早保护靶器官，预防更多的心脑血管并发症。

表 35-1 诊室血压、家庭自测血压、日间血压、夜间血压及 24 小时动态血压对应 SBP/DBP 数值的关系（mmHg）

诊室血压	家庭自测血压	日间动态血压	夜间血压	24 小时动态血压
120/80	120/80	120/80	100/65	115/75
130/80	130/80	130/80	110/65	125/75
140/90	135/85	135/85	120/70	130/80
160/100	145/90	145/90	145/85	145/90

3．血压变动的临床意义

（1）高血压（hypertension）：即血压超过正常标准。因为影响血压测量值的因素有很多，如紧张、激动、运动等，所以采用标准测量血压方法应至少测量 3 次，不同日测值达到或超过 130/80 mmHg 或仅舒张压达标准即为高血压。高血压是动脉粥样硬化和冠心病的重要危险因素，也是心力衰竭的重要原因。原因不明的高血压称为原发性高血压（essential hypertension），临床上绝大多数为此型。而继发于其他疾病，高血压仅是其临床症状之一者称为继发性或症状性高血压（secondary hypertension），见于慢性肾炎（chronic nephritis）、肾动脉狭窄（renal arterial stenosis）、嗜铬细胞瘤（pheochromocytoma）、妊娠中毒症（eclampsia）等。

（2）低血压（hypotension）：即血压低于 90/60 mmHg，见于各种原因所致的休克（shock）、急性心肌梗死（acute myocardial infarction）、急性心脏压塞和极度衰弱者等。此外，低血压也可有体质因素，即血压虽偏低但无临床症状。

（3）两侧上肢血压差异：即双上肢血压差异大于 10 mmHg，见于多发性大动脉炎、先天性动脉畸形、血栓闭塞性脉管炎（thromboangitis obliterans）等。

（4）上下肢血压差异：正常下肢血压高于上肢血压 20 ~ 40 mmHg，如下肢血压等于或低于上肢血压时即应考虑到动脉狭窄或闭塞，见于主动脉狭窄（aorta stenosis）、胸腹主动脉型大动脉炎、髂动脉或股动脉栓塞等。

（5）脉压异常：脉压＞ 40 mmHg 为脉压增大，主要见于主动脉瓣关闭不全、动脉导管未闭、甲状腺功能亢进症等。脉压＜ 30 mmHg 为脉压减小，可见于主动脉瓣狭窄、心包积液、缩窄性心包炎以及心力衰竭等患者。

（6）血压的体位差异：正常人一般在平卧位与坐位时血压无明显差异，站立位时收缩压可暂时下降（一般在 20 mmHg 以内），而舒张压不变，因直立反射，30 ~ 40 秒后收缩压可较快回升至原来水平。如站立位血压下降幅度＞ 50 mmHg，而且持久不回升，称为直立性低血压（orthostatic hypotension），见于自主神经功能失调、体弱、营养不良、肾上腺皮质功能减退及某些药物反应等。

（7）血压的睡、醒差异：睡眠时收缩压可下降 20 ~ 30 mmHg，长期卧床者可能更低。

4．测量血压的注意事项

（1）血压可随季节、环境、昼夜、情绪、运动等的影响而波动，有时相差较大，所以动态观察血压波动范围、规律性、变化趋势才有较大的临床意义。

（2）重复测血压时应将袖袋内的气体全部放净后再测，或放气后嘱被检者举高上臂以减轻静脉充血，这样可以减少误差，提高测量结果的准确度。

（3）血压计袖带的宽度成人为 12 ~ 14 cm（约为被测者肢体周径的 40%）；其长度约为被测者肢体周径的 60% ~ 100% 为宜。如袖带过窄、过短，易导致血压测量值偏高；如过宽，则使血压测量值偏低。故手臂过粗或测量下肢血压时袖带应增宽至 20 cm，反之，儿童或手臂太细时袖带宽度应以 7 ~ 8 cm 为宜。

（4）因听诊器体件没能按准肱动脉或肱动脉位置异常，血压测值可偏低，所以应注意位置的准确。

（5）当袖带放气过快（超过 4 mmHg/s 的下降速度）时，血压测值收缩压偏低，而舒张压偏高，所以应注意缓慢放气。

四、发育与体型

（一）发育

发育（development）是否正常，应以年龄、智力、体格成长变化状态（包括身高、体重、

肌肉和脂肪量、肢体长短、头颈和躯干形态及第二性征）及其相互间的关系来综合判断。发育正常时，年龄、智力和体格成长变化应该是相称的，它们之间的关系应该是彼此协调和相互适应的。

正常成人一般是头长为身高的 1/7，胸围约等于身高的一半，两上肢水平展开的指间距离约等于身高，身体上部量（指头顶至耻骨联合上缘的距离）与下部量（指身高减去上部量或耻骨联合上缘至足底的距离）之比约 1∶1。正常人各年龄组的身高与体重之间有一定关系。发育与地区、种族遗传、营养代谢、内分泌、生活条件、体育锻炼、环境状况等多种因素密切相关。正常发育状态是出生后 2 年内身体生长速度较快，以后逐渐缓慢，至青春期生长速度又加快，称之为青春期骤长。女孩较男孩约早 2 年，在此期除增长速度加快以外，身体的相应部位也出现明显的变化，表现为男孩肌肉和骨骼细胞数增多、体积增大、体重增加、肩部增宽，以及男性性征的发育。而女孩表现为脂肪细胞的增殖、身体脂肪量增加、臀部增大，以及女性性征的发育等。以上变化的基本动因是性激素的作用，另外，甲状腺激素对体格发育具有促进作用，当甲状腺功能减退时临床上出现呆小症（cretinism），表现为体格矮小、智力低下（图 35-4）。

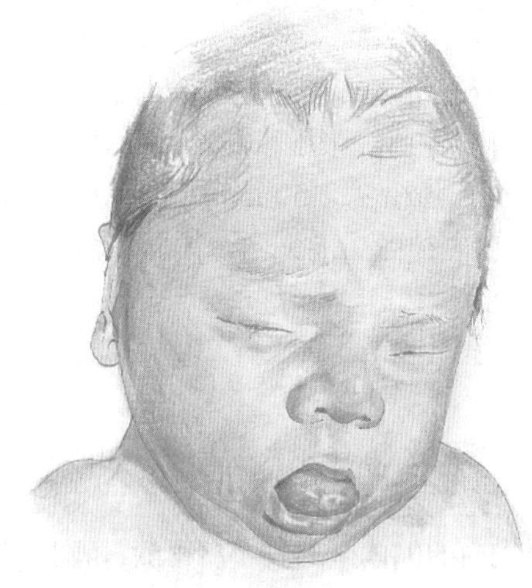

图 35-4 呆小症患儿的面部：表情淡漠，精神呆滞，面部水肿，舌体肥大

（二）体型

体型（habitus）是身体各部发育的外观表现，包括骨骼肌肉的成长与脂肪分布状态等。

1．体型的分类 临床上将成年人体型分为 3 种（图 35-5）。

（1）无力型（瘦长型）（asthenic type）：体高肌瘦，颈、躯干、四肢细长，肩窄下垂，胸廓扁平，腹上角小于 90°。

（2）超力型（矮胖型）（sthenic type）：体格粗壮，颈、四肢粗短，肌肉发达，肩宽平，胸围大，腹上角大于 90°。

（3）正力型（匀称型）（orthosthenic type）：身高与体重比例适中，躯干、四肢及身体各部分匀称，正常人多为此型。

2．异常体型 指与同一地区、种族、年龄、性别的群体相比有显著差异者。

（1）矮小体型：指成年男性身高低于 145 cm，女性低于 135 cm 者。可见于青春期延迟、遗传因素、内分泌疾病（如垂体性侏儒、呆小症、性早熟等）、营养不良、代谢紊乱、全身性

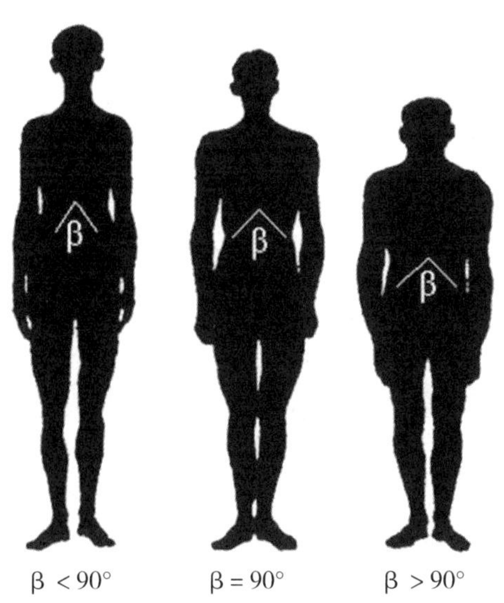

图 35-5　三种体型
从左至右分别为无力型、正力型、超力型

疾病（如结核、肿瘤、心脏病、血吸虫病、先天性或获得性骨病、下丘脑病变）等，均可导致体格发育迟缓或停滞。

（2）高大体型：可分为体质性高身材、青春期提前和疾病所致的高大体型。疾病所致的高大体型可见于内分泌疾病，如巨人症和肢端肥大症等；性腺功能减退使骨髓融合推迟，骨骼生长过度也可出现高大体型。

五、营养

营养状态（state of nutrition）与食物的摄取、消化和吸收功能以及代谢等多种因素密切相关，应根据皮肤、毛发、皮下脂肪、肌肉等情况，结合年龄、身高和体重进行综合判断。

1．观察方法　观察皮下脂肪充实的程度，最适宜的部位是前臂的屈侧或上臂背侧下 1/3。营养状态分良好、中等、不良三个等级。

（1）良好：黏膜红润、皮肤光泽有弹性、皮下脂肪丰满、肌肉结实、指甲和毛发润泽、锁骨上窝和肋间隙深浅适中、肩胛部和股部肌肉丰满，体重和（或）体重指数正常或稍高。

（2）不良：黏膜和皮肤干燥且弹性差，皮下脂肪菲薄，肌肉松弛无力，指甲粗糙，毛发稀疏、无光泽，锁骨上窝和肋间隙凹陷，肩胛骨、肋骨及髂骨嶙峋突出。体重和（或）体重指数明显低于正常。

（3）中等：为介于良好与不良之间的状态。

2．临床常见的营养异常状态

（1）营养过度：亦称肥胖（obesity），是体内中性脂肪过多积聚的表现，即体重过高，超过标准体重达 20% 以上，或体重指数（body mass index，BMI）男性 $> 27\ kg/m^2$，女性 $> 25\ kg/m^2$。引起肥胖最常见的原因是热量摄入过多，超过了消耗量后储存于体内，亦与内分泌、遗传、生活方式、精神因素等密切相关。

（2）营养不良：亦称消瘦（emaciation），是体内脂肪与蛋白质减少、体重减轻至低于正常的 10%，BMI $< 18.5\ kg/m^2$，多由于疾病或某些因素致使能量消耗过度而引起。极度消瘦又称恶病质（cachexia），表现为极度消瘦，皮包骨头，形如骷髅，贫血，无力，完全卧床，生活不

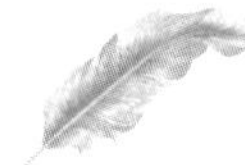

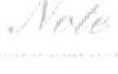

能自理，极度痛苦，全身衰竭综合征。多由癌症和其他严重慢性病引起，可看作由于全身许多脏器发生障碍所致的一种中毒状态。

知识拓展

体重指数的计算方法

体重指数 = 体重（kg）/ 身高 ^{2}（m）^{2}。我国成人 BMI 的正常范围为 18.5 ～ 23.9 kg/m^2，BMI 24 ～ 27.9 kg/m^2 为超重，BMI ≥ 28 kg/m^2 为肥胖，＜ 18.5 kg/m^2 为消瘦。但此标准在判断体重过重时，难以区分是因脂肪存积还是肌肉发达所致，故还应结合体脂含量的测定来综合判断。

六、意识状态

意识状态（consciousness）即人对周围环境的知觉状态，它是大脑功能活动的综合表现。正常人意识清晰，思维敏锐，语言流畅，表达准确，对刺激的反应敏捷。如大脑及脑干受损害，即可出现各种不同的意识障碍。

（一）检查方法

意识障碍检查方法一般通过问诊，即与被检查者谈话来了解其思维反应、情感活动、计算能力和定向力（对时间、空间、人物的分析能力），同时还要作痛觉检查、瞳孔反射及腱反射等以评估意识障碍程度。

（二）意识障碍

意识状态主要包括认知（cognitive）、思维（thought）、情感（affection）、记忆（memory）和定向力（orientation）五个方面。正常人的意识清晰，反应敏锐、精确，定向力和判断力正常；思维活动、情感表达、记忆力正常；语言流畅、字音清楚、表达准确。而意识障碍（disturbance of consciousness）时则表现为兴奋不安、思维紊乱、情感活动异常、无意识动作增加、语言表达能力减退或失常等，见于高级中枢功能活动受损的情况下。意识障碍可根据障碍程度不同而分为嗜睡、意识模糊、昏睡、昏迷和谵妄等。

1. 嗜睡 是轻度的意识障碍。患者表现出病理性的持续睡眠状态，唤之能醒，醒后能正确回答问题及配合体格检查。但外界刺激停止后又很快再入睡。

2. 意识模糊 是较嗜睡更深的意识障碍，表现为患者虽能保持简单的精神活动，但对周围事物的判断力，对时间、地点、人物的定向力出现障碍，且常伴幻觉（hallucination）、错觉（illusion）及思维不连贯。

3. 昏睡 是较重的意识障碍，表现为患者处于熟睡状态，不易唤醒，必须予以较强刺激才能醒来（如摇晃身体或压迫眶上神经），但随即又熟睡。即使在唤醒时，对所提的问题亦答非所问或含混不清，昏睡时虽然随意运动减少或消失，但生理反射尚存在。

4. 昏迷 是严重的意识障碍。按程度临床上分为三度。

（1）浅昏迷：患者意识大部分丧失，无随意运动，对周围的声、光刺激无反应，虽对疼痛刺激尚有反应，但不能被唤醒。角膜反射、瞳孔对光反射、眼球运动、吞咽反射、咳嗽反射等尚存在，生命体征正常。

（2）中度昏迷：表现为患者对周围刺激无反应，角膜反射减弱，瞳孔对光反射迟钝，对强烈刺激防御反射减弱、眼球无转动，生命体征已有改变。

（3）深昏迷：表现为患者全身肌肉松弛，肌张力降低，对一切外界刺激全无反应，各种深浅反射、吞咽反射及咳嗽反射均消失，生命体征异常。

5. 谵妄　是一种以兴奋性增高为主的脑功能活动急性失调状态，表现为意识模糊、定向力丧失、出现感觉错乱（错觉、幻觉）、胡言乱语和躁动不安等。见于急性感染的高热期、急性酒精中毒、颠茄类药物中毒、肝性脑病及中枢神经系统疾患等。

七、语调与语态

语调（tone）是指言语时的音调。语调改变是由于神经和发音器官的病变导致，这种失常的音调对某些疾病的诊断具有重要意义。如声音嘶哑（voice hoarse）见于喉返神经麻痹、喉部炎症、结核和肿瘤以及声带水肿（vocal cord edema）或息肉等疾病时。在鼻炎或鼻窦炎（nasosinusitis）时，可出现鼻音变化。

语态（voice）是指言语过程中的语速和节奏。语态异常表现为语言节奏紊乱、语速缓慢或快慢不匀、语言不畅、音节不清及字音模糊等。见于帕金森综合征（Parkinson syndrome）、舞蹈症（chorea）、手足徐动症（athetosis）、脑血管病等患者。此外，如舌肿痛、溃疡等口腔及鼻腔病变亦可出现言语不清和语调、语态的改变。

八、面容与表情

面容（facial features）与表情（expression）是反映面部皮色、肌肉功能、骨骼结构、皱纹及脂肪、五官比例及扮相等的综合表现。正常人表情自然，神态安怡，当某些疾病困扰，或当疾病发展到一定程度时，可出现某些特征性面部表情，称为面容，对某些疾病的诊断有重要价值。临床上常见的典型面容如下。

1. 急性病容（acute facies）　表现痛苦而烦躁不安，面色潮红，呼吸急促，鼻翼扇动，口唇可见疱疹，多见于急性感染性疾病，如肺炎（pneumonia）、疟疾（malaria）、流行性脑脊髓膜炎（epidemic cerebrospinal meningitis）等。

2. 慢性病容（chronic facies）　面色苍白，唇舌色淡，表情忧虑、疲惫，目光呆滞无神。多见于慢性消耗性疾病，如肝硬化与肝癌晚期、严重肺结核及晚期恶性肿瘤等。

3. 贫血病容（anemic facies）　面色苍白、面容疲惫、唇舌色淡。见于各种原因所致的贫血患者，如大出血及营养不良患者等。

4. 二尖瓣面容（mitral facies）　两颊紫红、口唇发绀。见于风湿性心脏病（rheumatic heart disease）二尖瓣狭窄患者。

5. 甲亢面容（hyperthyroidism facies）　表情惊愕，眼球突出，目光闪烁，烦躁易怒，睑裂增宽。见于甲状腺功能亢进症（图 35-6）。

6. 黏液性水肿面容（myxedema facies）　面色苍黄，脸厚面宽，目光呆滞，反应迟缓，颜面水肿，皮肤干燥，反应迟钝，头发稀疏而干枯，眉梢脱落。见于甲状腺功能减退症患者（图 35-6）。

7. 肝病面容（hepatic facies）　面容消瘦，面色晦暗，面部可有褐色色素沉着，有时可见蜘蛛痣（spider angioma）。见于慢性肝病患者。

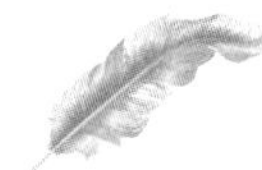

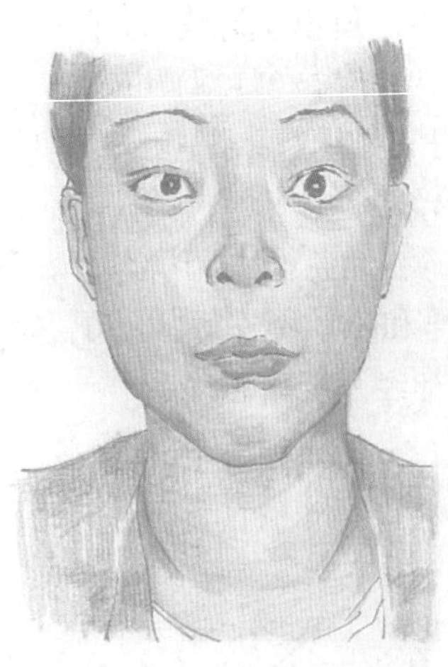
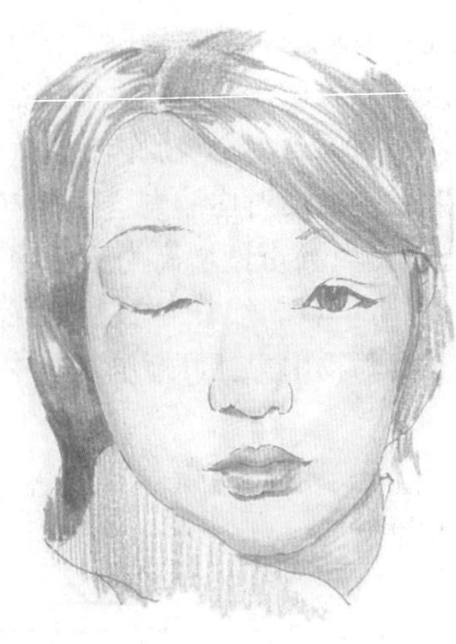

图 35-6 甲亢面容（左）和黏液性水肿面容（右）

8．肢端肥大症面容（acromegaly facies） 头大脸长，耳鼻增大，眉弓及两颧隆起，唇舌肥厚，耳鼻增大，嘴唇肥厚。见于肢端肥大症患者。

9．满月面容（moon facies） 面如满月，双颊肥胖，鼻翼被内挤，颊唇沟深而长，小口，面部毳毛多，唇有小须，常有痤疮。见于库欣综合征（Cushing syndrome）及长期服用糖皮质激素的患者（图 35-7）。

10．肾病面容（nephrotic facies） 面部及双睑水肿，面色苍白，唇舌色淡且舌缘多有齿痕。见于慢性肾疾病患者。

11．伤寒面容（typhoid facies） 表现为无欲状态、表情淡漠、反应迟钝。见于肠伤寒、脑炎、脑脊髓膜炎等高热且衰弱患者。

12．苦笑面容（sardonic facies） 发作时牙关紧闭，面肌及咀嚼肌强直性痉挛，口角外牵，扬眉，皱额呈苦笑状。见于破伤风（tetanus）患者。

13．面具面容（masked facies） 面容呆板，毫无表情，双眼直视，很少眨眼，口唇半闭半开，似戴着面具一样。见于帕金森综合征、脑炎、脑血管疾患等患者（图 35-8）。

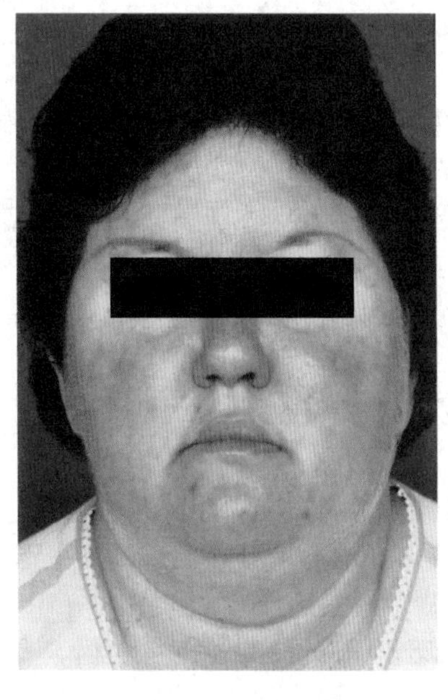

图 35-7 满月面容

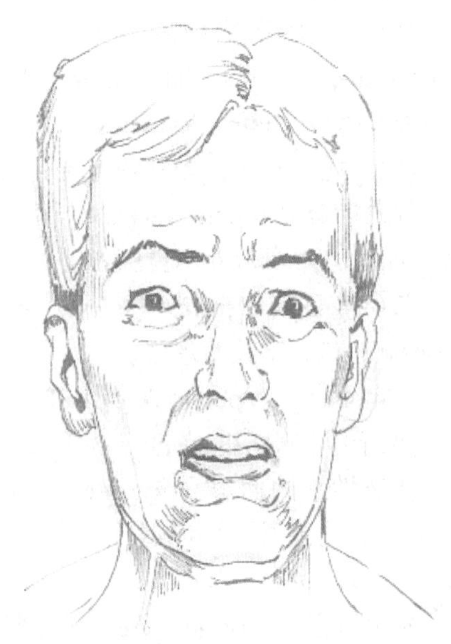

图 35-8 面具面容

14．病危面容（critical facies） 亦称为Hippocrates面容，表现为面部瘦削、面色灰白、眼窝凹陷、目光无神、鼻骨峭耸、表情淡漠。见于严重休克、脱水、大出血、急性腹膜炎（acute peritonitis）等患者。

九、体位

体位（position）是指患者身体所处的状态。临床上某些疾病呈现特征性的体位状态，对诊断具有重要意义。常见体位如下。

（一）自主体位

自主体位（active position）即身体活动自如，不受限制。见于病情较轻的及疾病早期患者。

（二）被动体位

被动体位（passive position）是指因疾病所迫，患者不能自主调整和变换躯干及肢体的位置。见于极度衰竭和意识丧失的患者。

（三）强迫体位

强迫体位（compulsive position）是患者为了减轻疾病所致的痛苦，而被迫采取的特殊体位。常见的强迫体位如下。

1．强迫仰卧位 患者仰卧，双腿蜷曲，借以减轻腹部肌肉的紧张程度。见于急性腹膜炎等。

2．强迫俯卧位 为了减轻脊背肌肉的紧张程度而缓解疼痛，患者只能采取俯卧位。见于脊柱疾患的患者。

3．强迫侧卧位 有胸膜疾病的患者多采取患侧卧位，可限制患侧胸廓活动而减轻疼痛和有利于健侧代偿呼吸。见于一侧胸膜炎和大量胸腔积液患者。

4．强迫坐位 亦称端坐呼吸（orthopnea），即患者坐于床沿，双腿下垂，用两手撑于膝部或床边上，便于辅助呼吸肌参与呼吸运动，加大膈肌活动度，增加肺通气量，并减少回心血量和减轻心脏负担。见于心、肺功能不全者。

5．强迫蹲位（compulsive squatting） 患者在活动过程中，因呼吸困难和心悸而停止活动并采取蹲踞位或膝胸位以缓解症状，这样的姿势可减少右心向左心的分流量，使缺氧现象得以暂时改善。见于先天性发绀型心脏病患者。

6．强迫停立位（forced standing position） 患者在步行或其他活动时，由于心前区疼痛突然发作而被迫立即原位停立，同时常用手按抚心前区部位，待症状好转或缓解后才离开原位继续行走。见于心绞痛患者。

7．辗转体位（alternative position） 患者在腹绞痛发作时表现为坐卧不安、辗转反侧或用手捂按痛处。见于胆绞痛（biliary colic）、胆道蛔虫症（biliary ascariasis）、肾绞痛（renal colic）患者。

8．角弓反张体位（opisthotonos position） 患者颈及脊背肌肉强直、痉挛，致使头向后仰、背过伸、胸腹前凸，躯干呈弓形。见于破伤风（tetanus）、脑炎（encephalitis）、流行性脑膜炎患者（图35-9）。

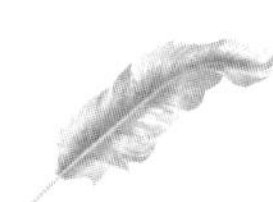

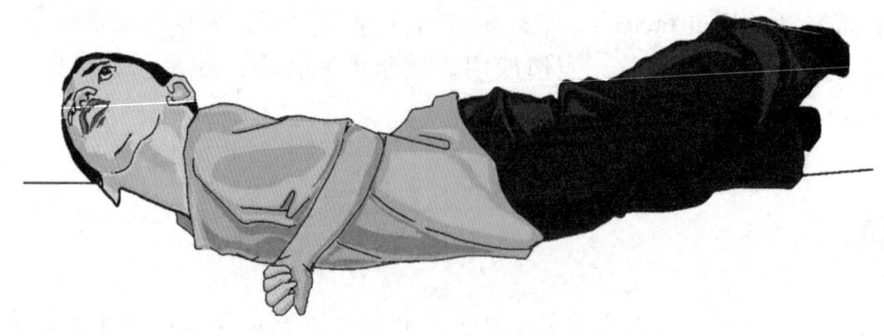

图 35-9 角弓反张体位

十、姿势与步态

(一) 姿势

姿势（posture）是指患者举止的状态。健康人躯干是端正的，肢体动作灵活、协调适度。维持常态姿势主要靠骨骼结构和各部分肌肉的适当紧张。另外，姿势也与身体的健康状态及精神状态有关，如疲劳、精神状态不好以及情绪低落时，可表现出低头、垂肩、弯背和步态拖拉等。在临床上，某些特征性姿势对疾病的诊断有重要意义，如颈部活动受限制则提示颈椎或颈部肌肉病变；如躯干前屈，捧腹而行，可提示腹痛；而头前倾、面稍抬、躯干前屈、肘关节屈曲、腕关节伸直、手指关节活动呈现搓丸状者，提示为帕金森综合征患者。

(二) 步态

步态（gait）是指走路时所表现的姿态。人的步态受年龄、身体状态、所受训练的影响而有不同，如青壮年步态矫健，老年人多为小步慢行，小儿则喜急行或小跑状。在临床上，某些疾病具有特征性步态，对诊断有意义。常见的特征性异常步态如下（图 35-10）。

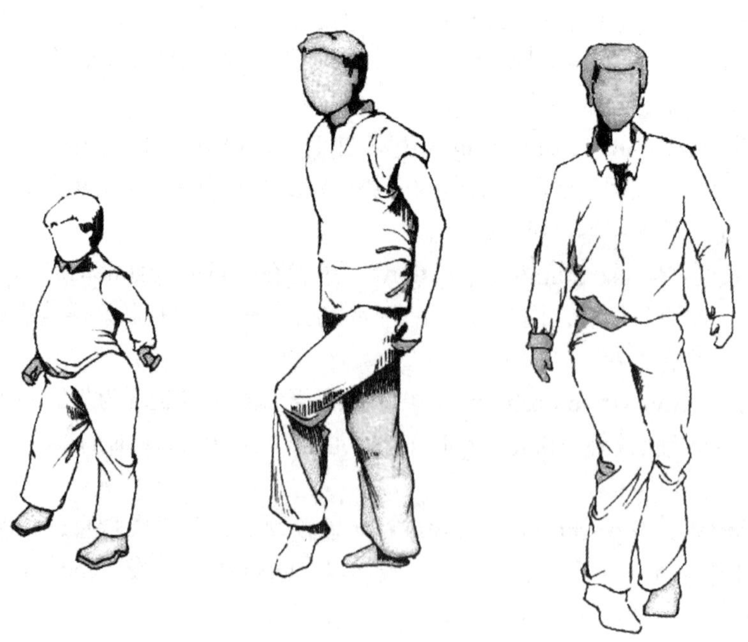

图 35-10 异常步态

从左至右分别为蹒跚步态、跨域步态、剪刀步态

1．蹒跚步态（waddling gait） 走路时左右摇摆如同鸭步。见于佝偻病（rickets）、大骨节病（Kaschin-Beck disease）、进行性肌营养不良（progressive muscular dystrophy）以及先天性双侧髋关节脱位等患者。

2．醉酒步态（drunken gait） 行路时身体重心不稳，步态紊乱、不准确，不能直线走路，见于小脑病变、酒精中毒或巴比妥类中毒。

3．共济失调步态（ataxic gait） 走路不稳，双目向下注视，两脚间距宽。起步时一脚高抬，骤然垂落，闭目时不能保持平衡，暗处走路困难，见于脊髓病变。

4．慌张步态（festinating gait） 又称“追重心步态”，起步困难，起步后小步行走，双脚擦地，身体前倾，越走越快，有难以止步之势，双上肢缺乏摆动动作，见于帕金森综合征患者。

5．跨域步态（steppage gait） 由于踝部肌腱肌肉弛缓，患足下垂，行走时必须高抬患侧下肢。见于腓总神经麻痹。

6．剪刀步态（scissors gait） 移步时，下肢内收过度，两腿交叉如剪刀状。这是由于双下肢肌张力增高，尤以伸肌及内收肌张力增高明显，见于脑性瘫痪（cerebral diplegia）及截瘫（paraplegia）患者。

7．间歇性跛行（intermittent claudication） 行走过程中，因下肢突发性酸痛，软弱无力，而被迫停止行进，需小憩后方能继续走动。见于高血压、动脉硬化（arteriosclerosis）患者。

第二节 皮肤检查

皮肤（skin）是身体对外环境的保护层，具有分泌、排泄、防御等功能。皮肤本身的疾病很多，许多疾病在病程中可伴随多种皮肤病变和反应。皮肤的病变和反应有的是局部的，有的是全身的。皮肤病变除颜色改变外，亦可为湿度、弹性的改变，以及出现皮疹、出血点、紫癜、水肿及瘢痕等。

一、检查方法

皮肤检查主要靠视诊，有时需配合触诊才能获得更加清楚的印象。视诊皮肤时光线要好，最好在自然光或日光灯下进行。描写皮肤损害时应注意其解剖部位，体表分布，皮损排列、类型、颜色及其对称性。对称分布提示全身性或系统性疾病，不对称分布则提示局部或非系统疾病。检查皮肤时不要遗漏黏膜、指甲、毛发及外生殖器部位。

二、检查内容

皮肤检查内容包括皮肤颜色、湿度、弹性、毛发、皮疹、皮肤脱屑、皮下出血、蜘蛛痣与肝掌、水肿、皮下结节、瘢痕等。

（一）皮肤颜色（skin color）

皮肤颜色与种族遗传、表皮内色素量的多少、皮肤厚度、毛细血管的分布、血液充盈度、血红蛋白高低以及皮下脂肪的厚薄等均有关系，另外与职业、阳光照射的程度等亦有关。同一人体的不同部位皮肤颜色也不相同。皮肤颜色的改变对病情的诊断与鉴别诊断有重要意义。皮

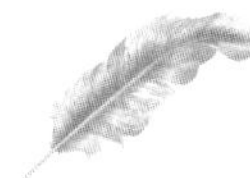

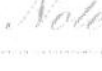

肤颜色的改变包括苍白、发红、发绀、黄染（主要见于黄疸）、色素沉着、色素脱失（白癜风、白斑、白化症）等。

1．苍白（pallor） 表现为全身皮肤、黏膜苍白，可由各种原因的贫血及末梢毛细血管痉挛或充盈不足而致，如休克、虚脱、主动脉瓣关闭不全以及寒冷、剧痛、惊恐等。若仅表现为肢端苍白，可能是肢体动脉痉挛或阻塞造成，如血栓闭塞性脉管炎（thromboangiitis obliterans）和雷诺病（Raynaud disease）等。

2．潮红（redness） 表现为皮肤发红，主因毛细血管扩张、血流增速以及红细胞增多所致，见于受热、日晒、劳动、饮酒后及兴奋激动时，病理情况下见于发热性疾病如肺炎、肺结核、猩红热等，亦可见于阿托品及一氧化碳中毒时。如皮肤持久发红，可见于库欣综合征、长期服用糖皮质激素的患者及真性红细胞增多症（polycythemia vera），还可见于部分皮肤病患者。

3．发绀（cyanose） 表现为皮肤呈青紫色。较明显的部位是口唇、舌、耳垂、面颊、肢端及甲床等含色素较少、毛细血管较丰富的部位。发绀主因血液中还原血红蛋白量增多或异常血红蛋白血症如高铁血红蛋白血症（methemoglobinemia）、硫化血红蛋白血症（sulfhemoglobinemia）。临床见于心肺疾病、亚硝酸盐中毒、药物中毒及异常血红蛋白血症等患者。

4．黄染（stained yellow） 表现为皮肤、黏膜呈黄色，又分为以下类型。

（1）黄疸（jaundice）：由于血清内胆红素浓度增高所致，黄疸首先出现于巩膜、硬腭后部及软腭黏膜。巩膜黄染是连续的，近角巩膜处黄染轻，远角巩膜处黄染重。随着黄疸加深，才出现皮肤黄染。黄染的深浅与血清胆红素浓度呈正相关，可呈柠檬色、橘黄色、黄绿色及暗黄色等。巩膜黄染的特点是持续性存在且于近角膜处黄染轻、远角膜处色深。临床见于肝炎（hepatitis）、肝胆管梗阻及肝外阻塞性黄疸等患者（图 35-11）。

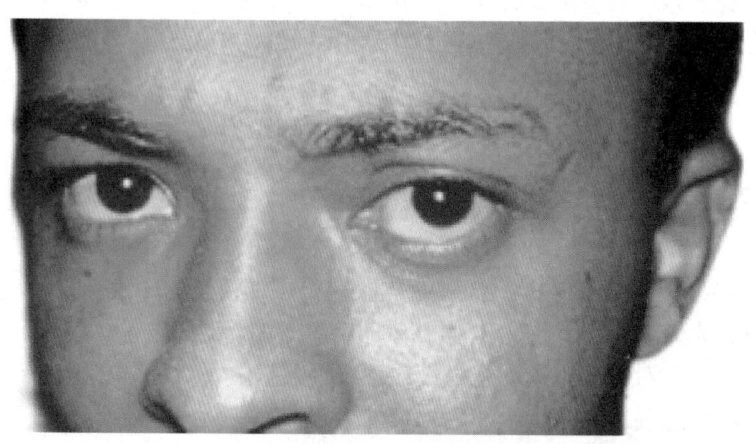

图 35-11 巩膜及皮肤黄染

（2）胡萝卜素（carotene）增高：由于进食过多橘子、橘汁、胡萝卜或南瓜而引起血中胡萝卜素增多，当超过 2.5 g/L 时皮肤即出现黄染，以手掌、足底、前额及鼻部皮肤黄染更突出，但巩膜和口腔黏膜一般不出现，停食上述含胡萝卜素多的食品后皮肤黄染可逐渐消退。

（3）长期服用米帕林、呋喃类等含黄色素的药物则皮肤先黄染，巩膜后黄染。特点是近角膜处黄染重，远角膜处黄染轻。

5．色素沉着（pigmentation） 表现为部分或全身皮肤色泽加深。主因表皮基底层的黑色素（melanin）增多所致。在正常情况下，身体外露部分的皮肤和乳头、腋窝、关节、肛门周围和外阴部位皮肤的颜色较深；妊娠期妇女的乳头、乳晕、外生殖器及皮肤皱褶处等色素更加深，妊娠期出现面部、额部的对称性棕褐色色素沉着，称之为妊娠斑；老年人体表尤以面、臂、手等处均可出现散在的色素沉着，称为老年斑（senile plaque）。病理情况下，上述部位色素加深更为显著或口腔黏膜及其他部位出现色素沉着。肾上腺皮质功能减退症、肝硬化、肝癌、肢端肥大症、黑热病以及某些药物、砷剂等均可导致程度不同的色素沉着（图 35-12）。

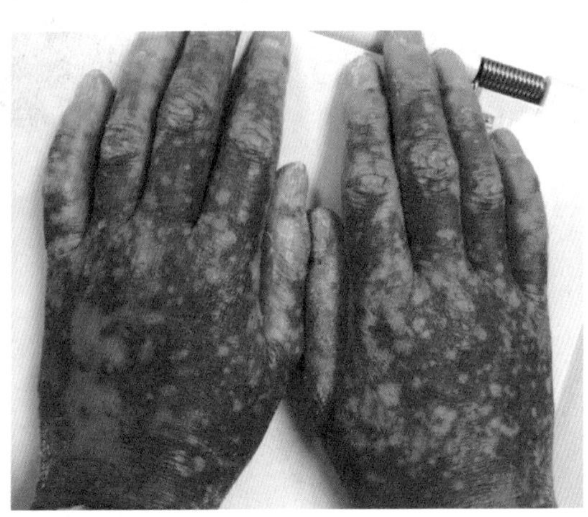

图 35-12 服用某些药物导致的色素沉着

6．色素脱失 表现为部分或全身皮肤色素脱失、色泽变浅，临床上见于白癜风、白斑、白化病、汗斑等。主因体内酪氨酸酶缺乏或功能受抑而致使酪氨酸不能转化为多巴（dopa）和多巴醌，引起黑色素生成减少，即色素脱失。

（1）白癜风（vitiligo）：表现为大小不等、形态不同的色素脱失斑片，呈缓慢进展性，无自觉症状，可发生于身体各个部位，但以面、眼、鼻、口周围、颈、手臂等外露部位易见，见于白癜风患者，偶见于甲亢、肾上腺皮质功能减退症及恶性贫血患者（图 35-13）。

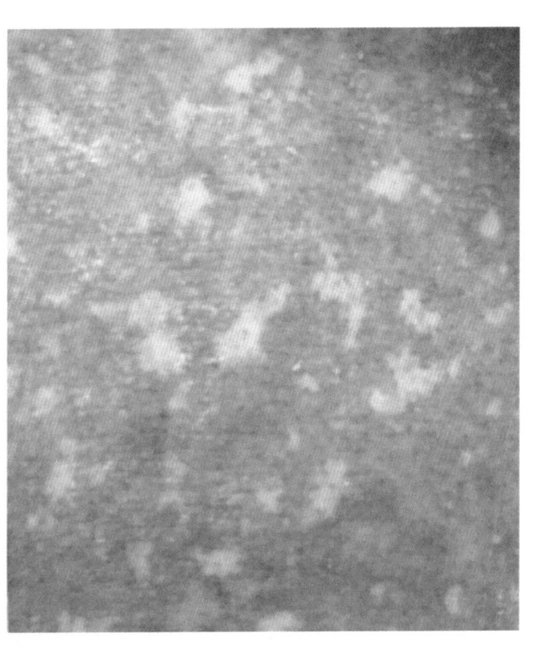

图 35-13 患者皮肤白癜风

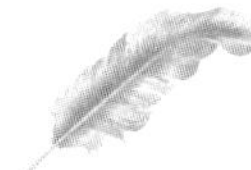

（2）白化病（albinismus）：全身皮肤和毛发色素脱失，头发可呈浅黄色或金黄色。属遗传性疾病。见于先天性酪氨酸酶合成障碍（图 35-14）。

（3）白斑（leukoplakia）：表现为圆形或椭圆形斑片状的色素脱失，一般面积不大，多发生于口腔黏膜和女性外阴部位。部分白斑可能为癌前病变，应随访观察（图 35-15）。

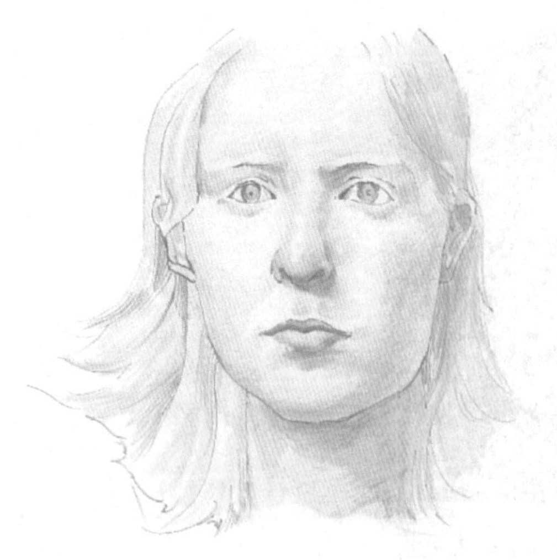

图 35-14　白化病患者，表现为全身皮肤和毛发色素脱失

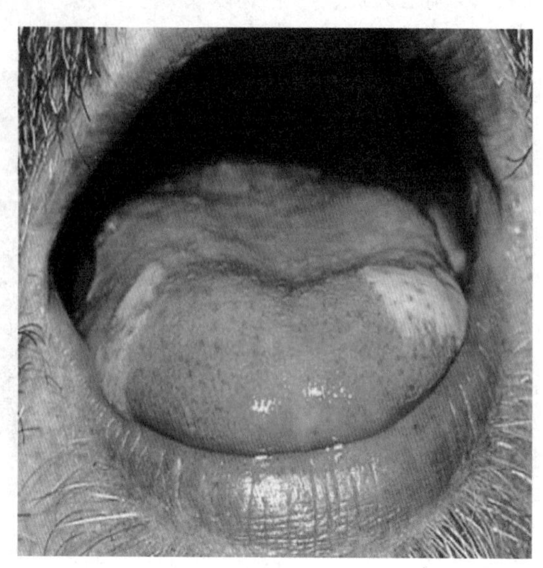

图 35-15　舌体白斑

（二）皮肤湿度

皮肤湿度与汗腺分泌功能有关，出汗多则皮肤湿润，出汗少则皮肤干燥。正常情况下，与影响和调节腺体的排泌与自主神经功能、温度、湿度、饮食、药物以及精神状态等因素密切相关。正常人皮肤比较湿润，并随周围环境的温度、湿度的变化而改变，在气温高、湿度大的环境里出汗增多，这是正常的调节功能。在病理情况下，出汗过多、过少或无汗具有临床意义。皮肤湿度异常主要有以下情况。

1. 多汗（hyperhidrsis） 见于甲状腺功能亢进症、佝偻病、淋巴瘤、脑炎后遗症等。发热期伴出汗，多见于风湿病、结核病、布鲁菌病等。局限性多汗常发生于腋下、前额、手掌、跖、肛门及会阴等处，常对称发生，以掌、跖多汗最多见，情绪激动时尤为明显。多汗又可分为全身多汗、半身多汗及局部多汗。

（1）全身多汗：见于风湿病（rheumatic disease）、结核病和布鲁菌病（Brucella abortus disease）等。表现为夜间睡眠中出汗而醒后汗止的称为“盗汗”，是活动性结核病的特征性症状。甲状腺功能亢进症、库欣综合征、佝偻病、脑炎后遗症均可有多汗。虚脱（collapse）患者表现为皮肤、四肢发凉而大汗淋漓，称为冷汗。还有某些药物中毒、毛果云香碱中毒等亦出现全身多汗。

（2）半身多汗：见于中枢神经系统（如大脑、间脑、脑干、脊髓）病变造成的瘫痪期出现患侧肢体多汗。

（3）局部多汗：见于交感神经兴奋的多汗，表现为额部、腋下及手足掌部多汗。病理情况下，全身皮肤异常干燥、无汗见于维生素 A 缺乏症、甲状腺功能减退症、脱水（dehydration）、中暑、硬皮病（scleroderma）以及尿毒症（uremia）等患者，亦可见于阿托品中毒者。而局部无汗见于霍纳综合征（Horner syndrome）患者。

2. 少汗或无汗 少汗（hyphidrosis）是指皮肤干燥，见于维生素 A 缺乏、脱水及使用抗胆碱能药物等；无汗（adiaphoresis）是指皮肤异常干燥，见于黏液性水肿、硬皮病、尿崩症及先天性外胚叶发育不全等。

3．盗汗（night sweat） 夜间睡后出汗为盗汗，见于结核病、淋巴瘤等。

4．冷汗（cold sweat） 大汗淋漓伴四肢发凉为冷汗，见于休克、虚脱。

（三）皮肤弹性

皮肤弹性与年龄、营养状况、皮下脂肪及组织间隙水分多少有关。在正常情况下，婴幼儿、青少年的皮肤弹性好；中年以后因皮肤组织逐渐松弛而弹性逐渐降低；老年因皮肤组织萎缩、皮下脂肪减少而弹性减退。检查皮肤弹性的部位常选择在上臂的内侧或手背，方法是用拇指和示指捏起皮肤，1 ~ 2 秒后松开手观察皮肤皱褶平复速度，迅速平复者表示皮肤弹性好，见于正常人；平复缓慢者表示皮肤弹性减低，见于慢性消耗性疾病（chronic hectic disease）、营养不良症（dystrophy）和严重脱水患者。

（四）毛发

毛发（hair）包括头发、胡须、腋毛、阴毛、毳毛（汗毛）、眉毛、睫毛、耳毛及鼻毛等。毛发的色泽、多少和分布对疾病有辅助诊断意义，受种族、年龄、性别、遗传、营养状况和疾病的影响。正常人之间毛发量有差异，一般男性体毛较多而女性较少；中年以后头发可逐渐减少并出现秃顶、白发；老年可出现毛发脱落等变化。主因毛发根部的血运和细胞代谢减退的缘故。毛发的常见变化如下。

1．毛发脱落 是临床上最多见的毛发改变，原因很多，常见原因如下。

（1）局部皮肤疾病：脂溢性皮炎（seborrheic dermatitis）、头癣（tinea capitis）、麻风（lepra）、梅毒（syphilis，图 35-16）等。常表现为不规则脱发。

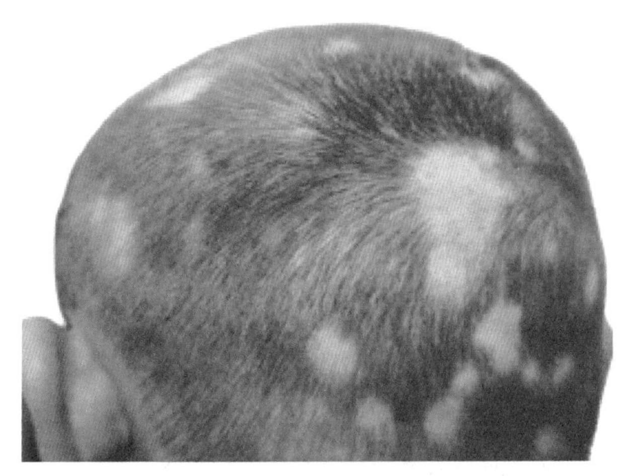

图 35-16　梅毒所致的不规则脱发

（2）神经营养障碍性疾病：如斑秃（alopecia areata）表现为突发局限性脱发，多呈圆形，范围大小不等，常可以再生。

（3）内分泌疾病：如甲状腺功能减退症、垂体前叶功能减退症以及性腺功能减退症等患者。

（4）某些发热性疾病：如伤寒等。

（5）理化因素性脱发：见于放射线损害及某些抗癌药物如环磷酰胺、足叶乙苷、顺铂及砷剂等。

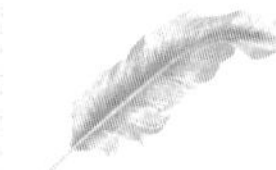

2．毛发增多 全身性毛发增多见于先天性全身多毛症，如毛孩，可有家族史；而获得性毛发增多常见于某些内分泌疾病如库欣综合征，长期应用肾上腺皮质激素、性激素如睾酮及环

孢素 A 等的患者，除表现为体毛增多外，还可出现胡须、浓眉、阴毛呈菱形男式分布。

（五）皮疹

皮疹（skin eruption）多为全身性疾病的表现之一，是临床上诊断某些疾病的重要依据。发现皮疹时应仔细观察和记录其出现与消失的时间、发展顺序、分布部位、形态大小、颜色、压之是否褪色、平坦还是隆起、有无瘙痒及脱屑等。常见的皮疹如下。

1．斑疹（maculae） 表现为局部皮肤色红、形态不一、多数不高出皮肤表面的皮肤损害。见于斑疹、风湿性多形性红斑（erythema multiforme，图 35-17）和丹毒（erysipelas）等。

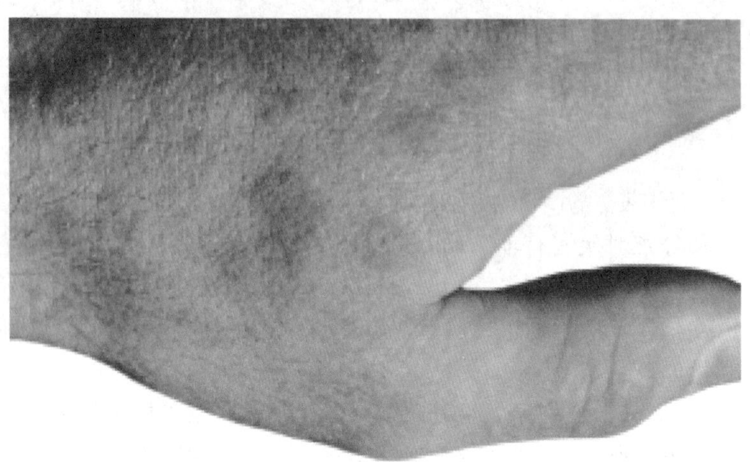

图 35-17 风湿性多形性红斑

2．丘疹（papules） 表现为较小的、高出皮肤表面的红色皮肤损害。见于药物疹（drug eruption）、麻疹、猩红热疹（图 35-18）及湿疹（eczema）等。

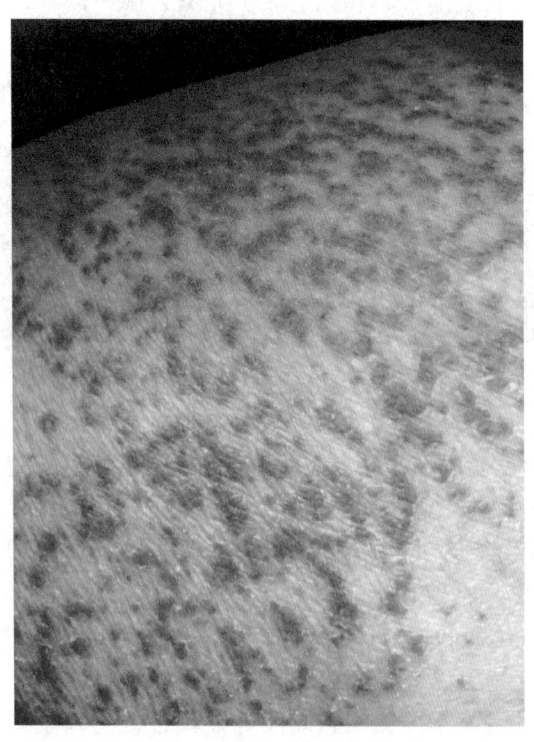

图 35-18 丘疹

3．斑丘疹（maculopapular） 表现为丘疹周围有皮肤发红的斑疹底盘的皮肤损害。见于风疹（rubella）、猩红热疹及药物疹等。

4．玫瑰疹（roseola） 表现为鲜红色小圆形斑疹（直径 2 ～ 3 mm），多出现在胸腹部，指压可褪色。见于伤寒（typhoid fever）和副伤寒（paratyphoid fever），是具诊断价值的特征性皮疹。

5．荨麻疹（urticaria） 表现为高出皮肤表面的暂时局限性水肿、色淡红或苍白、大小不等、形态不一、消退后不留痕迹的一种速变性皮肤变态反应，俗称“风团”或“风疙瘩”。见于异性蛋白性食物、药物、昆虫咬伤及花粉等物质的过敏反应（图 35-19）。

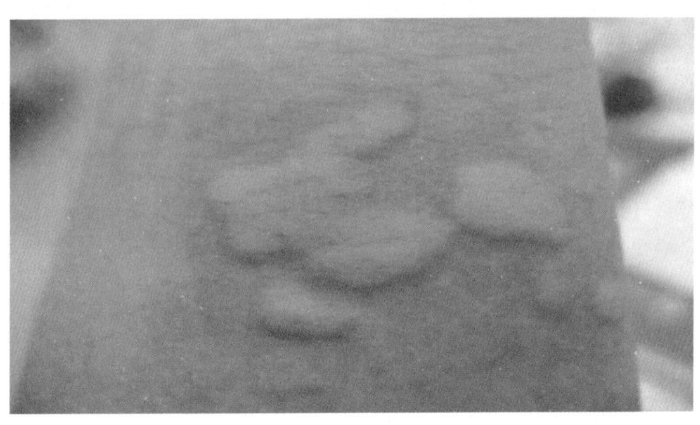

图 35-19　荨麻疹

6．疱疹（bleb） 表现为局限性高于皮肤表面的液腔性皮损。分为水疱和大疱。水疱（vesicle）直径 < 1 cm，疱内含血清液，见于单纯疱疹（herpes simplex）、水痘、带状疱疹（图 35-20）等；水疱直径 > 1 cm 称为大疱，如疱内含脓液则称为脓疱（pustule），可原发亦可由水疱或丘疹演变而来。见于糖尿病患者，多发于手、足部位，可能与糖代谢障碍有关。

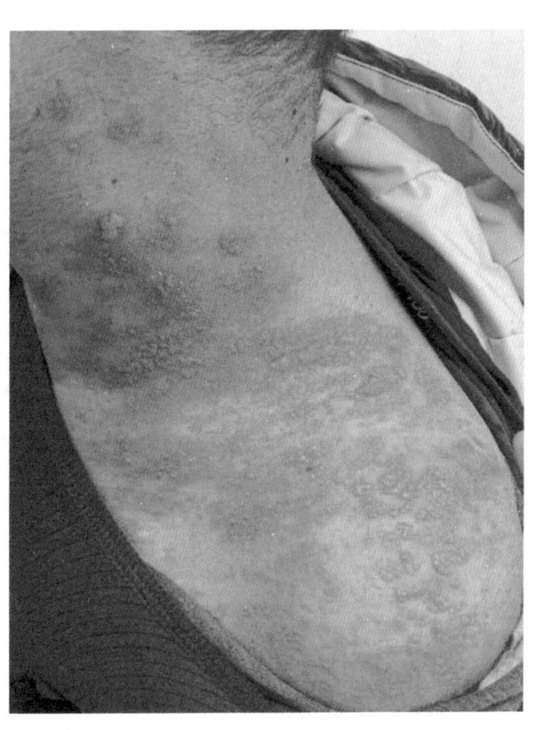

图 35-20　免疫缺陷患者并发的带状疱疹

Note

（六）皮肤脱屑

正常皮肤表层不断角化和更新，可有皮肤脱屑（desquamation）。但在病理情况下可出现皮肤的大量脱屑（图 35-21），如麻疹时为米糠样脱屑；猩红热时为片状脱屑；银屑病（psoriasis）时为银白色的鳞状脱屑，亦称为云母状脱屑或蛎壳状脱屑。

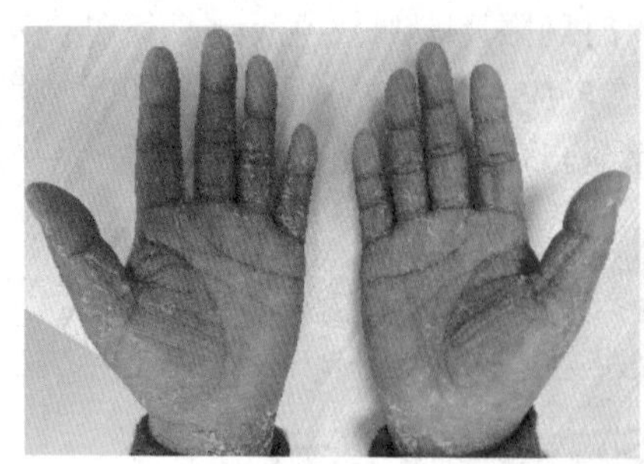
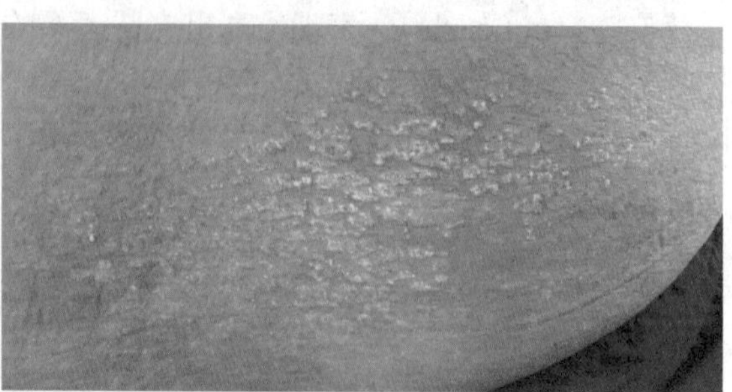

图 35-21　皮肤脱屑

（七）皮下出血

病理状态下可出现皮下出血（subcutaneous hemorrhage），根据其直径大小及伴随情况分为以下几种，小于 2 mm 称为瘀点（petechia），3 ~ 5 mm 称为紫癜（purpura），大于 5 mm 称为瘀斑（ecchymosis）（图 35-22）；片状出血并伴有皮肤显著隆起称为血肿（hematoma）。检查时，较大面积的皮下出血易于诊断，对于较小的瘀点应注意与红色的皮疹或小痣进行鉴别，皮疹受压时一般可褪色或消失，瘀点和小红痣受压后不褪色，但小红痣于触诊时可感到稍高于皮面，且表面光亮。临床多见于血液系统疾病如血小板数量减少或功能异常、凝血因子异常和某些血管损害性疾病、重症感染以及某些毒物或药物中毒患者。临床上应与分批出现、对称分布、大小不等、触之高出皮肤表面的过敏性紫癜（allergic purpura，图 35-23）进行鉴别。

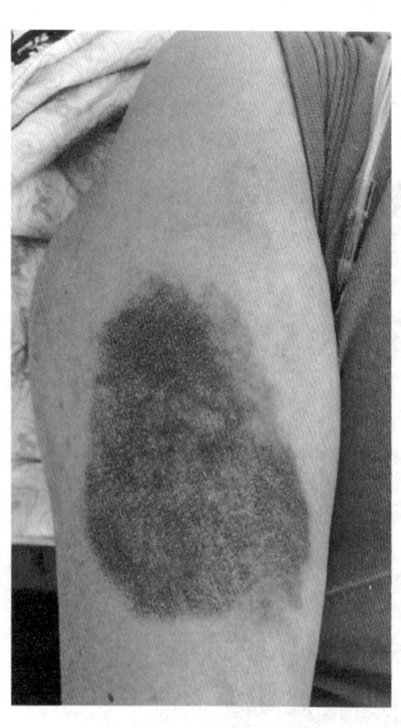

图 35-22　皮下出血

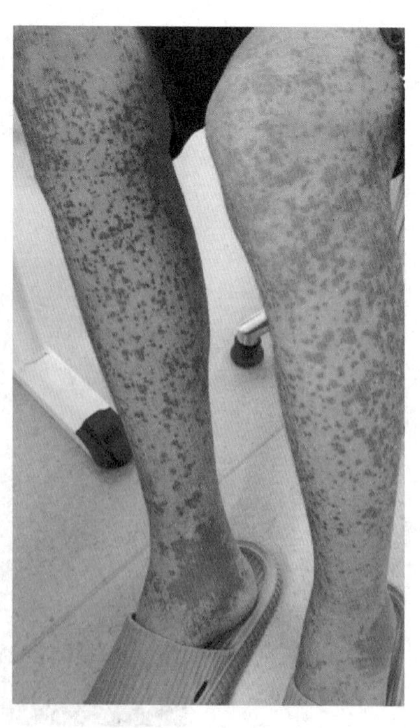

图 35-23　过敏性紫癜

（八）蜘蛛痣与肝掌

皮肤小动脉末端分支性扩张所形成的血管痣，形似蜘蛛，称为蜘蛛痣（spider angioma），多出现于上腔静脉分布的区域内，如面、颈、手背、上臂、前胸和肩部等处。检查时用棉签或火柴杆压迫蜘蛛痣的中心，其辐射状小血管网即消退，去除压力后又复出现。但有的患者不形成蜘蛛痣，仅表现为毛细血管扩张，常见于急、慢性肝炎或肝硬化。慢性肝病患者在手掌大、小鱼际处常发红，加压后褪色，称为肝掌（palmar erythema）。这两者与肝病时对雌激素灭活作用减弱而使体内雌激素水平升高有关。也可见于健康孕妇。

（九）水肿

皮下组织的细胞内及组织间隙内液体积聚过多称为水肿（edema）。水肿的检查应以视诊和触诊相结合。分辨水肿常用的检查方法是指压胫骨前内侧的皮肤 3 ~ 5 秒，若加压部位组织呈现凹陷，则称为凹陷性水肿（pitting edema）。常见于心源性、肾性、肝源性及营养不良性水肿。凹陷性水肿局部受压后可出现凹陷，而黏液性水肿及象皮肿（丝虫病）尽管组织肿胀明显，但受压后并无组织凹陷。

1．凹陷性水肿 根据水肿程度，分为轻、中、重三度。

（1）轻度水肿：仅见于眼睑、眶下软组织和胫骨前及踝部的皮下组织，表现为指压后组织轻度凹陷而较快可平复（体重增加 5% 左右）。

（2）中度水肿：可见于全身疏松组织，表现为指压后出现较深的组织凹陷且平复较慢（体重增加 10% 左右）。

（3）重度水肿：全身组织严重水肿，以身体低垂部位最为明显，表现为皮肤薄而发亮，甚至可有液体渗出，有时伴胸腔、腹腔、鞘膜腔等浆膜腔的积液等（体重增加 10% ~ 15% 或以上）。

2．非凹陷性水肿 又可分为以下类型。

（1）黏液性水肿：表现为全身尤以颜面、锁骨上、胫骨前内侧及手、足背的皮肤水肿，同时伴有皮肤苍白、干冷、粗糙，但指压时无凹陷性变化。见于甲状腺功能减退症患者。

（2）象皮肿：表现为下肢出现不对称性的皮肤增厚、粗硬，严重时犹如皮革且伴毛孔增大，可出现皮肤皱褶及深的沟纹，但指压时无凹陷性改变。见于丝虫病（filariasis）及慢性淋巴管炎（lymphangitis）患者。因淋巴液回流受阻所致（图 35-24）。

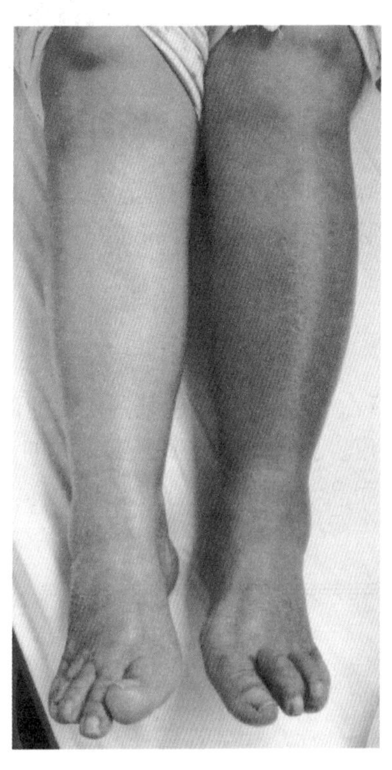

图 35-24 一侧淋巴回流障碍导致同侧下肢水肿

（十）皮下结节

较大的皮下结节（subcutaneous nodules）视诊即可发现，对较小的结节则必须触诊方能查及。无论结节大小，均应触诊检查，注意其大小、硬度、部位、活动度、有无压痛等。临床常见皮下结节如下。

1．风湿小结（rheumatic nodule） 多见于关节附近、长骨骺端，小结数目不定，大小为数毫米至 1 ~ 2 cm，可活动，无压痛，见于风湿病患者（图 35-25）。

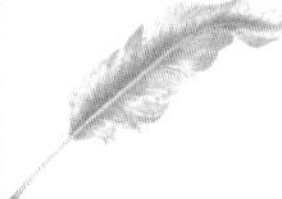

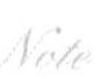

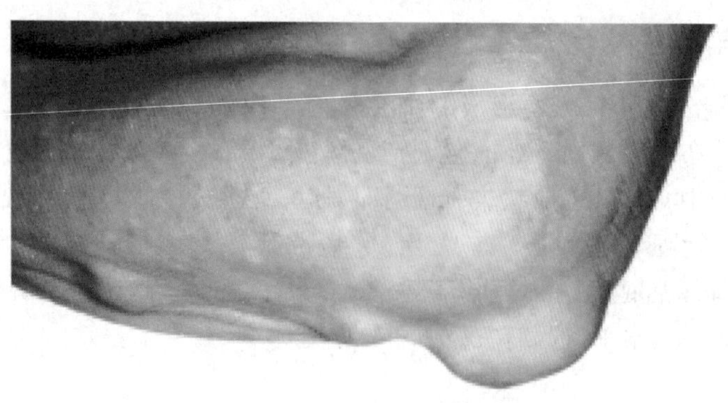

图 35-25 前臂的风湿小结

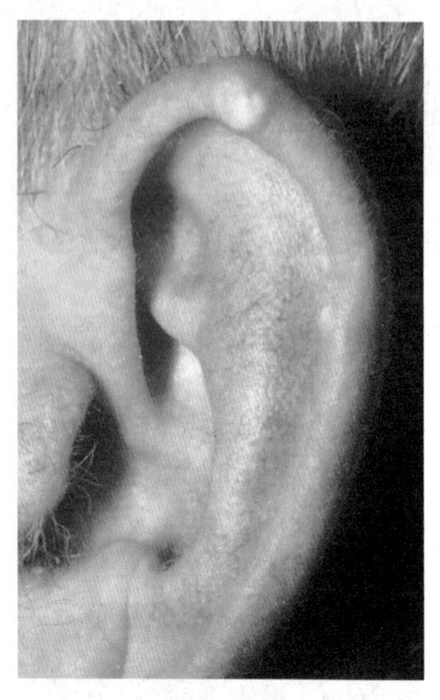

图 35-26 外耳轮的痛风结石

2．结节性红斑（erythema nodosa） 多见于小腿伸侧，数个或多个，大小不等，1 ～ 5 cm，有触痛，色呈暗红，可对称性出现。临床以青壮年妇女多发，可见于溶血性链球菌感染、自身免疫病等。

3．痛风结节 亦称痛风石（tophus），多发于外耳轮、对耳轮，掌、指关节，指（趾）关节等处，为黄白色结节，大小不等（0.2 ～ 2 cm），可有压痛或无症状（图 35-26）。较大结节表皮薄时可破溃排出白色糊状物、破口不易愈合是痛风结节的特征。见于尿酸过高的痛风症患者。

4．囊蚴结节 好发于躯干、四肢的皮下或肌肉内。表现为数目不定、豆状、质韧、表面光滑、活动无压痛的结节。临床常见的多为猪肉绦虫囊蚴结节。

5．Osler 小结 多发在指尖、足趾、鱼际、小鱼际部位。为粉红或发绀色、数目不定、有压痛的小结节。临床见于感染性心内膜炎患者。

6．小动脉结节及游走型皮下结节 小动脉结节沿末梢动脉排列或成群堆在血管旁，结节质硬，有压痛，色红，好发于四肢皮下组织中，见于结节性多动脉炎（polyarteritis nodosa）。而游走性皮下结节见于寄生虫病，如肺吸虫病（paragonimiasis）。

（十一）瘢痕

瘢痕（scar）指真皮或其深部组织外伤、病变或手术切口愈合后结缔组织增生所形成的斑。瘢痕可为曾患某些疾病的证据。如患过天花者，在其面部或其他部位有多数大小类似的瘢痕。瘢痕的表皮薄，无皮肤的正常结构。如瘢痕表面低于周围的正常皮肤，称为萎缩性瘢痕；而高于周围的正常皮肤时，称增生性瘢痕，如瘢痕疙瘩（蟹足肿）。

第三节 淋巴结检查

淋巴结（lymph node）散在分布于全身，一般体格检查只能发现身体各部位的表浅淋巴结。正常情况下，淋巴结较小，直径多在 0.2 ～ 0.5 cm 之间，质地柔软，表面光滑，与毗邻组织无粘连，不易触及，亦无压痛。正常人有时可在颌下及腹股沟触及如绿豆、黄豆大的淋巴结，其他体表淋巴结一般不能触及。由于各种病因的刺激或侵犯，使淋巴结组织发生改变，致使淋巴结肿大（lymphadenectasis）而被触及。因病变及病程的不同，可表现为局限性或全身性淋巴结肿大并有不同特征。

一、表浅淋巴结的分布

表浅淋巴结呈组群分布，一个组群的淋巴结收集一定区域的淋巴液，头颈部淋巴结主要分布于耳前、耳后、乳突区、枕骨下区、颈后三角、颈前三角、颏下，躯体的淋巴结主要分布于锁骨上、锁骨下及腋窝、滑车上、腹股沟和腘窝。

（一）头颈部淋巴结的分布（图 35-27）

1. 耳前淋巴结 位于耳屏前方，接受同侧面部范围的淋巴液。

2. 耳后淋巴结（乳突淋巴结） 位于耳后乳突表面，接受头皮范围内的淋巴液。

3. 枕后淋巴结 位于枕部皮下，接受头皮范围内淋巴液。

4. 颌下淋巴结 位于下颌下腺附近，在颏部与下颌角之间，接受口、颊、齿龈等处的淋巴液。

5. 颏下淋巴结 位于颏下三角内，接受颏下三角区内组织、唇、舌部的淋巴液。

6. 颈前淋巴结 位于颈前三角，接受鼻部、咽部的淋巴液。

7. 颈后淋巴结 位于颈后三角，接受咽喉、气管、甲状腺等处的淋巴液。

8. 锁骨上淋巴结 位于锁骨与胸锁乳突肌间，左侧锁骨上淋巴结接受食管、胃等器官的淋巴液，右侧则接受气管、肺、胸膜等处的淋巴液。

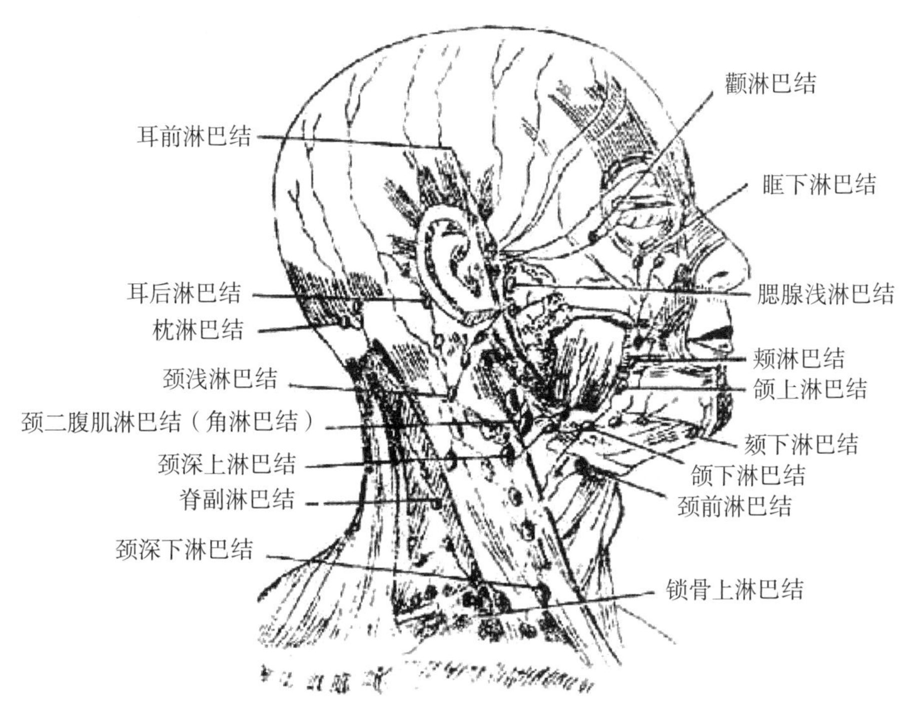

图 35-27 头颈部淋巴结分布

（二）上肢淋巴结的分布（图 35-28）

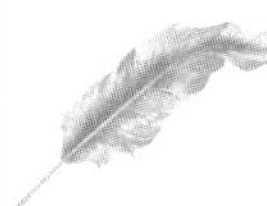

1. 腋窝淋巴结 分为五群：①外侧淋巴结群；②胸肌淋巴结群；③肩胛下淋巴结群；

Note

④中央淋巴结群；⑤腋尖淋巴结群。接受躯干上部、乳腺、胸壁等处的淋巴液。

2．滑车上淋巴结 位于上臂内侧内上髁上方约 3 cm 处，肱二头肌与肱三头肌之间的沟内。

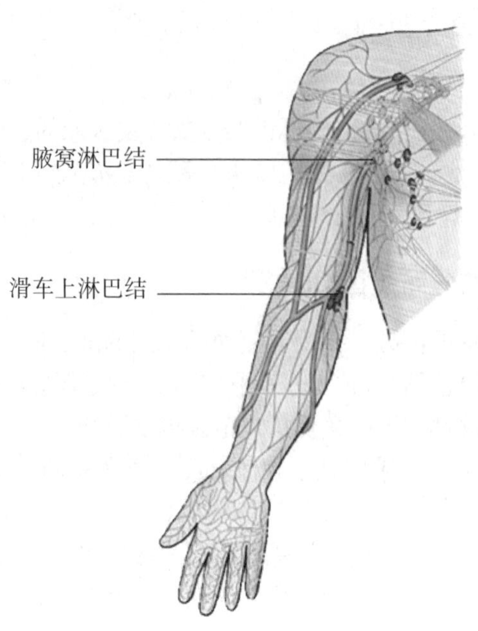

图 35-28 上肢淋巴结分布

（三）下肢淋巴结的分布（图 35-29）

1．腹股沟淋巴结 分为两组：①横组（水平组）：位于腹股沟韧带的下方，与其平行排列。②纵组（垂直组）：位于大隐静脉上端，沿着静脉走向排列。接受下肢、会阴部等处的淋巴液。

2．腘窝淋巴结 位于腘静脉和小隐静脉的汇合处。

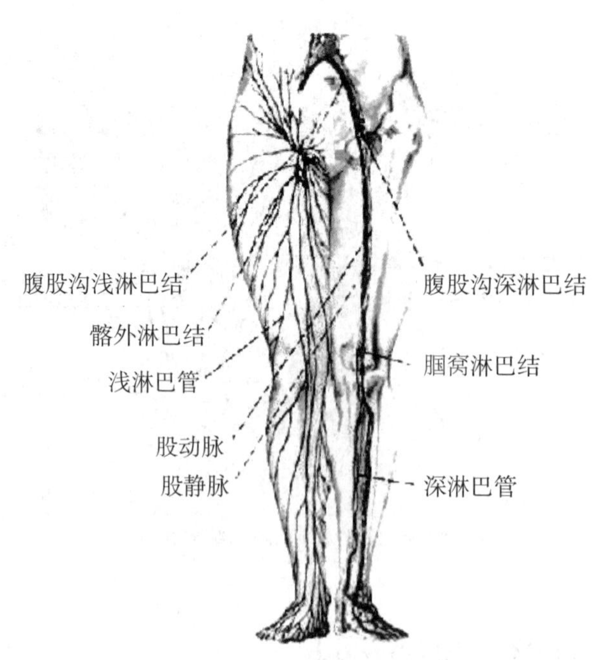

图 35-29 下肢淋巴结分布

二、表浅淋巴结的检查次序及内容

在全身体格检查时，淋巴结的检查穿插融合在相应的体格检查部位中进行。检查每一部分淋巴结均应按顺序进行，以免遗漏。检查中如发现肿大淋巴结，应注意其部位、大小、形状、数目、硬度、活动度、有无压痛、表面特点、与周围组织有无粘连以及局部皮肤有无红肿、瘢痕、瘘管等情况。

1．头颈部淋巴结的检查顺序　耳前→耳后→枕部→颌下→颏下→颈前→颈后→锁骨上淋巴结。

2．上肢淋巴结的检查顺序　腋窝淋巴结→滑车上淋巴结。

3．腋窝淋巴结的检查顺序　尖群→中央群→胸肌群→肩胛下群和外侧群。

4．下肢淋巴结的检查顺序　腹股沟上群→下群淋巴结→腘窝淋巴结。

三、表浅淋巴结的检查方法

对表浅淋巴结主要使用触诊。检查者用并拢手指的指腹平放在被检部位的皮肤上，由浅渐深进行滑动触诊，滑动时采取相互垂直的多个方向进行或采用转动式滑动，此手法有利于淋巴结、肌肉、血管的区分。

1．检查颈部淋巴结时可站在被检查者背后，手指紧贴检查部位，由浅及深进行滑动触诊，嘱被检查者头稍低，或偏向检查侧，以使皮肤或肌肉松弛，有利于触诊。

2．检查锁骨上淋巴结时，让被检查者取坐位或卧位，头部稍向前屈，检查者以左手触诊右侧，右手触诊左侧，由浅部逐渐触摸至锁骨后深部。

3．检查腋窝淋巴结时应以手扶被检查者前臂，使其稍外展，检查者以右手检查左侧，以左手检查右侧，由浅及深触诊至腋窝顶部。

4．检查滑车上淋巴结时，以左（右）手扶托被检查者左（右）前臂，以右（左）手向滑车上由浅及深进行触摸。

5．检查腹股沟淋巴结时，被检查者取仰卧位，两下肢稍屈曲，检查者站在右侧，先触摸腹股沟韧带下方水平组淋巴结，再触摸股上部大隐静脉起始处的垂直组淋巴结。

四、临床常见的淋巴结肿大

淋巴结肿大分为局限性和全身性淋巴结肿大两类。

（一）局限性淋巴结肿大

局限性淋巴结肿大的常见原因如下。

1．感染性淋巴结肿大　急性时表现为淋巴结质软至中、表面光滑、有压痛、活动、肿大至一定程度可渐消退。慢性炎症时质地稍硬，但最终仍可缩小及消退，尤在应用有效抗菌药后消退更快。见于淋巴结引流范围内组织器官的急慢性炎症，如扁桃体炎、牙龈炎等引起的颈部淋巴结肿大；胸壁、乳腺等部位的炎症引起的腋窝淋巴结肿大；会阴、臀部、小腿等部位感染引起的腹股沟淋巴结肿大。

（1）急性感染：既可由病毒感染引起，又可由细菌感染引起（不包括结核分枝杆菌）。急性感染引起的淋巴结肿大特点是质软，有压痛，表面平滑，无粘连，肿大到一定程度即停止。

病毒感染导致者多可自愈，细菌感染导致者应用有效抗菌药物后多很快缩小或消失（图 35-30）。

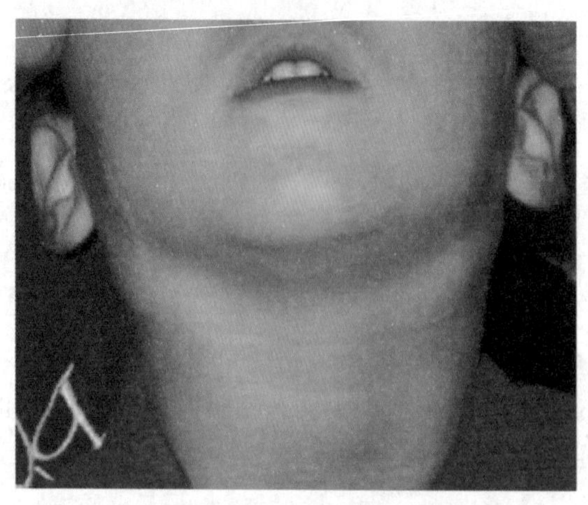

图 35-30 儿童病毒感染导致的颈部淋巴结肿大

（2）慢性感染：慢性感染引起的淋巴结肿大质地较硬，但最终仍可缩小或消失。

（3）淋病：淋病可引起两侧压痛性腹股沟淋巴结肿大。

（4）软下疳：软下疳可引起单侧压痛性淋巴结肿大。

（5）梅毒：梅毒可引起单侧或双侧无压痛性腹股沟淋巴结肿大。

（6）淋巴结结核：肿大的淋巴结常发生于颈部血管周围，常呈串珠状分布，大小不等，质地稍硬，可互相粘连或与周围组织粘连。如发生干酪样坏死，可触及波动，晚期可溃破，不易愈合而形成瘘道，愈合后可形成不规则瘢痕。

2．恶性肿瘤淋巴结转移 肿瘤转移所致的淋巴结肿大质地坚硬，有时呈橡皮样感，一般无压痛，可与周围组织粘连，有时肿大淋巴结界限不清。若左侧锁骨上窝出现大而坚硬、无压痛的淋巴结，应考虑胃癌或食管癌的转移所致。此处为胸导管进入颈静脉的入口，这种肿大的淋巴结称为 Virchow 淋巴结，为胃癌、食管癌转移的标志。

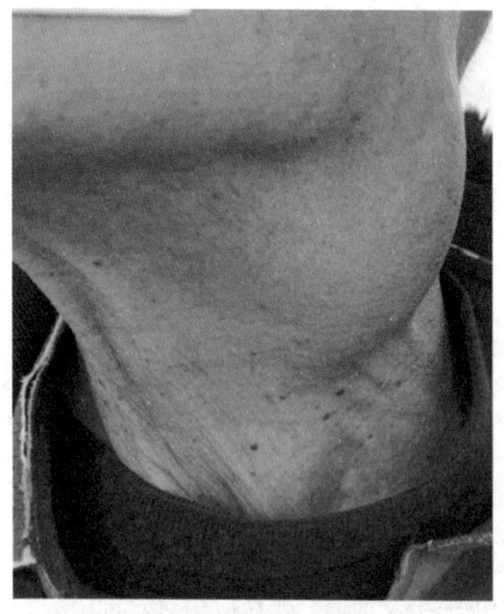

图 35-31 淋巴瘤导致的颈部淋巴结肿大

（二）全身性淋巴结肿大

全身性淋巴结肿大的常见原因如下。

1．感染性疾病 如传染性单核细胞增多症（infectious mononucleosis）、传染性淋巴细胞增多症（infectious lymphocytosis）、布鲁菌病及血行播散型结核等细菌感染，梅毒、钩端螺旋体病等螺旋体感染，黑热病、丝虫病等寄生虫感染。

2．风湿性疾病 如干燥综合征、系统性红斑狼疮、结节病等。

3．血液系统疾病 如急慢性白血病、骨髓增生异常综合征、淋巴瘤（图 35-31）、浆细胞病、组织细胞病等。

（姜玉杰）

第三十六章

头部检查

第三十六章数字资源

学习目标

1. **知识**：陈述头颅检查、颜面及其器官的检查方法。
2. **能力**：概括引起头颅及颜面器官等异常的常见病因。
3. **素养**：检查头颅及颜面及器官，检查前注意检查室内温度和环境，为患者进行细致检查，注意人文关怀。
4. **掌握**：头颅及颜面及器官的检查手法。

头部（head）及其器官是人体最重要的外形特征之一。头部有很多重要器官，大部分感觉器官均位于头部，诸如眼、耳、鼻、口，分别有视觉、听觉、嗅觉和味觉功能。头部的检查方法为视诊及触诊，必要时借助视力表、检眼镜、音叉等进行检查。

一、头颅检查

头颅检查一般包括头颅大小、外形、压痛、包块和有无异常活动。广义的头颅检查还包括头发、头皮等。头发和头皮检查见皮肤检查章节。

（一）头颅的检查方法

头颅（skull）的视诊应注意其大小、外形和运动情况。触诊是用双手触摸头颅的每一个部位，进一步了解其外形、有无压痛和异常隆起。

（二）头颅的大小异常或外形变化

头颅的大小以头围来衡量，测量时用软尺自双眉水平环绕至颅骨后面通过枕骨粗隆，左右对称环绕一周。头围在各发育阶段的变化：新生儿约 34 cm，出生后的前半年约增加 8 cm，后半年约增加 3 cm，第 2 年约增加 2 cm，第 3、4 年内约增加 1.5 cm，4 ~ 10 岁共增加约 1.5 cm，至 18 岁可以达 53 cm 或以上，此后基本不再有变化。矢状缝和其他颅缝大多在出生后 6 个月内骨化，骨化过早会影响颅脑的发育。

头颅的大小异常或外形变化畸形是某些疾病的典型体征，多同时伴有颜面部的改变，常见的如下。

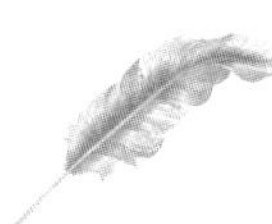

1．小颅（microcephalia） 小儿囟门于 12 ～ 18 个月内闭合，过早闭合即可形成小颅畸形，并伴有智力发育障碍。见于多种遗传性疾病如唐氏综合征、Meyer-Schwickerath 综合征、Wolf-Hirschhorn 综合征、Smith-Lemli-Opitz 综合征（SLOS）等。上述疾病除小颅畸形外，都伴有颜面部畸形或发育障碍，如唐氏综合征患者的头部宽短，头围小，头发稀少，睑裂小且向外上方倾斜，枕部扁平，口常半张，舌伸出口外，流涎，表情愚钝。Meyer-Schwickerath 综合征见眼睑完全未发育，可双侧或单侧，亦可一侧隐眼，而另一侧小眼，可见皮肤性并指（趾）畸形，指甲缺如或发育不良（图 36-1）。Wolf-Hirschhorn 综合征可能有不对称的面部特征和小头畸形、宽阔平坦的鼻梁和额头，被形容为“希腊战士头盔”的外观，眼间隔大，鼻子和上唇之间的距离缩短，小下巴以及具有小孔或皮瓣形成不良的耳朵。SLOS 的患者除小头外，还可出现睑下垂、斜视、耳低位、鼻宽大、小颌、弓形腭、后部腭裂。

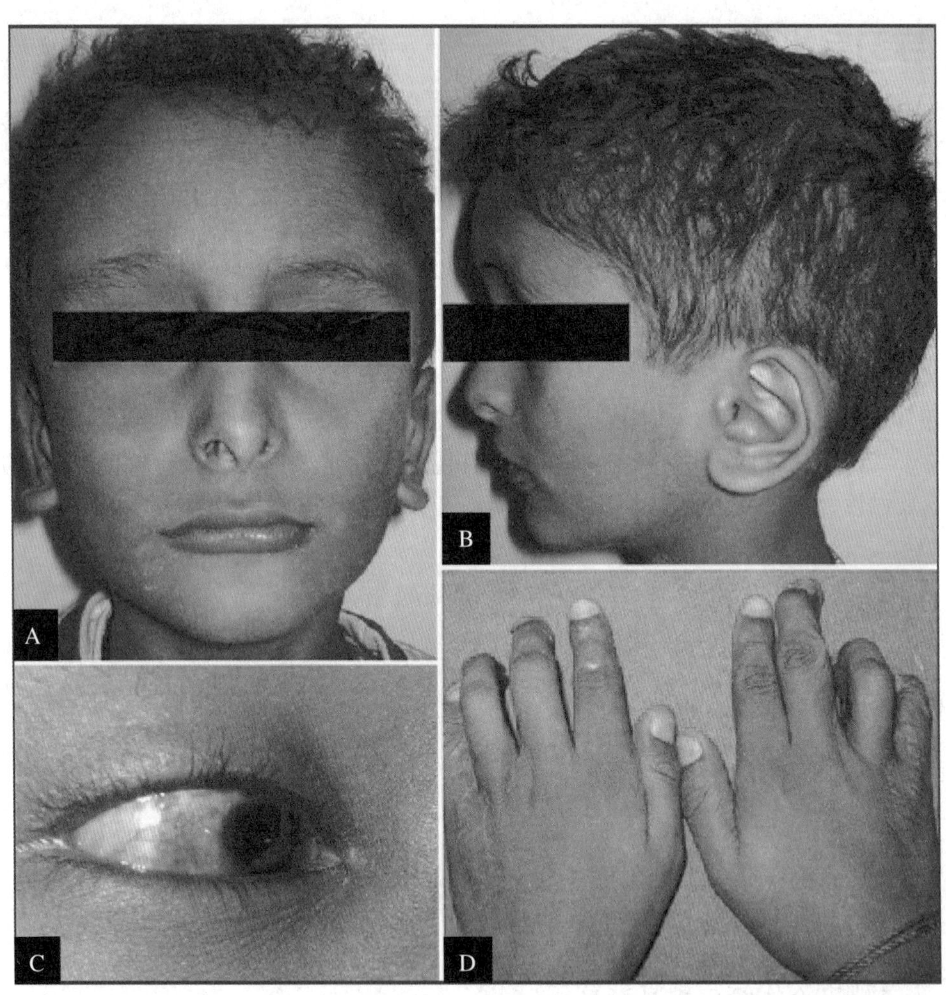

图 36-1 Meyer-Schwickerath 综合征患儿

2．方颅（squared skull） 前额左右突出，头顶平坦呈方形。见于小儿佝偻病、先天性梅毒、骨骼系统疾病如骨骼化石症等（图 36-2）。

微整合

临床应用

佝偻病

佝偻病即维生素D缺乏性佝偻病，是由于婴幼儿、儿童、青少年体内维生素D不足，引起钙、磷代谢紊乱，产生的一种以骨骼病变为特征的全身慢性营养性疾病。高危人群是2岁以内（尤其是3～18个月）婴幼儿，6月龄以内婴儿佝偻病以颅骨改变为主，前囟边缘软，颅骨薄，轻按有乒乓球样感觉。6月龄以后，骨缝周围亦可有乒乓球样感觉，但额骨和顶骨中心部分常逐渐增厚，至7～8个月时，头型变成“方颅”，头围也较正常增大。可以通过摄入充足的维生素D得以预防。可以在体检时发现，也可能以低钙惊厥、生长迟缓、萎靡、易激惹或者婴儿期易于发生呼吸道感染为首发症状。

3．尖颅（oxycephaly） 小儿矢状缝和冠状缝约于6个月内骨化闭合，闭合过早可造成头顶部尖突高起，与颜面造成比例失常，形成尖颅，也称塔颅（tower skull）。见于先天性尖颅并指（趾）畸形（acrocephalosyndac-tylia），即Apert综合征（图36-3）。本病为常染色体显性遗传性疾病。

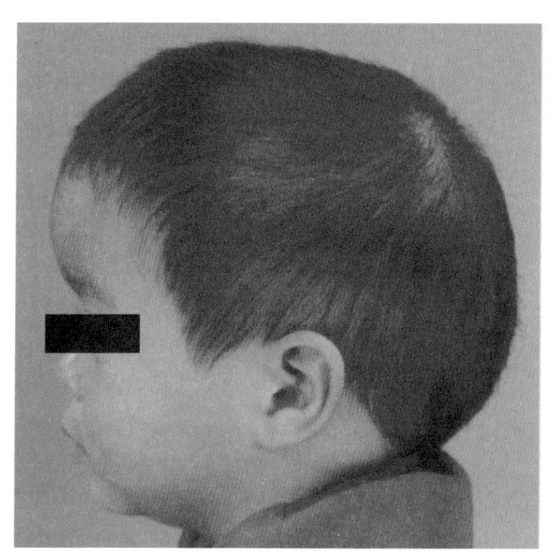

图36-2　方颅患儿

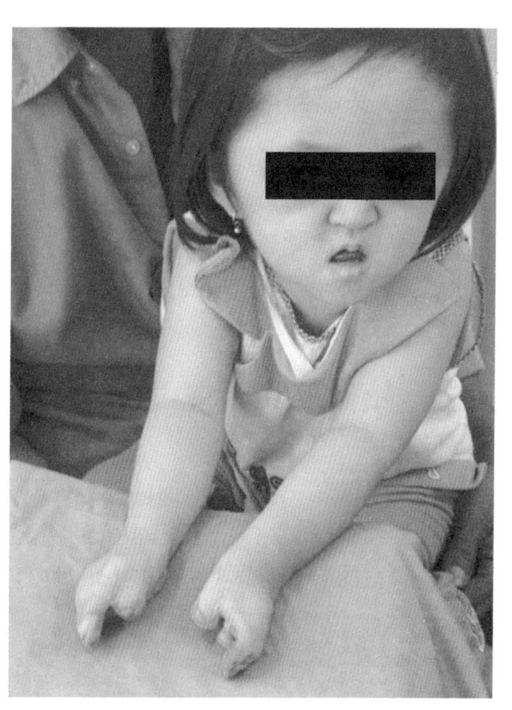

图36-3　Apert综合征患儿

4．巨颅（large skull） 见于脑积水患者。长期的颅内高压、脑积水使额、顶、颞、枕部突出，头颅增大，对比之下颜面很小，常有头皮静脉曲张。因颅压增高压迫眼球，可出现双目下视、巩膜外露的特殊表情，称落日现象（setting sun phenomenon）（图36-4）。

5．长颅（dolichocephalia） 自颅顶至下颏的长度明显增大。见于马方综合征、肢端肥大症。

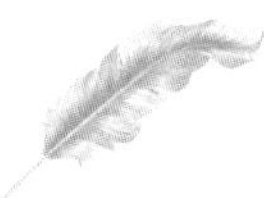

6．变形颅（deforming skull） 也称地图样头颅。多发生在中年人，见于变形性骨炎（Paget 病），触诊时感患者头颅骨面凹凸不平。本病可能是先天性骨代谢异常所致的骨局限性变形性疾病，由于破骨细胞过度活跃引起骨溶解加速，同时伴随不规则新骨形成，表现出一种特殊的镶嵌性骨形成而产生局部骨外观变化。

7．克鲁宗脸（Crouzon face） 见于克鲁宗综合征，有常染色体显性遗传所致的原发性骨发育异常，使颅骨缝闭合过早，而正常发育的脑组织压迫颅骨薄弱处形成膨隆，表现为头颅呈舟状，额部及枕骨部隆起，头左右径短而前后径增大，眼球外突，耳后倾低位，鼻前弯呈鸟喙状，鼻根宽平，鼻中隔弯曲，下颌骨突出，齿列排列位置异常（图 36-5）。

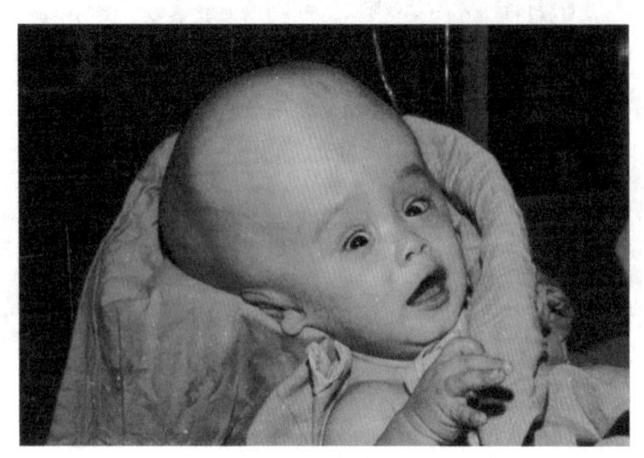

图 36-4 脑积水患儿的"落日现象"

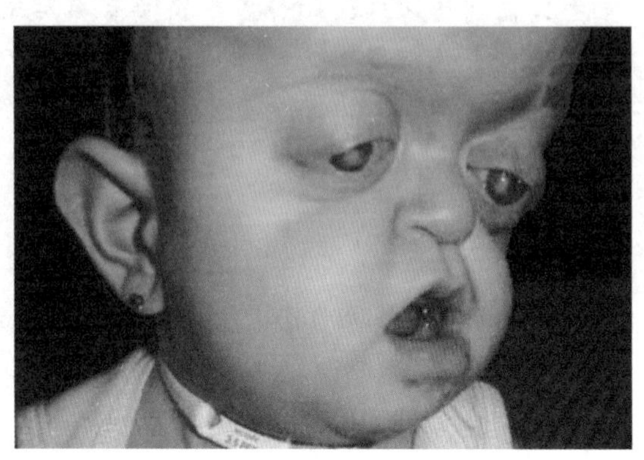

图 36-5 克鲁宗脸

（三）头部异常运动

一般视诊即可发现头部异常运动。头部活动受限，见于颈椎疾患。头部不随意而比较有规律的颤动见于帕金森病。与颈动脉搏动一致的点头运动称 De Musset 征，也称收缩期点头征，见于严重的主动脉瓣关闭不全。主要是由主动脉瓣反流造成脉压增大和颈动脉高动力性搏动，连带头部点头样运动形成的。

二、颜面及其器官

颜面（face）为头部前面的部分，其外观特征性很强，构成面部表情的面部肌群，含有丰富的血管和神经。除面部器官本身的疾病外，许多全身性疾病在面部有特征性的改变，所以颜面及其器官的检查对某些疾病的诊断具有重要意义。

（一）眼

眼（eye）的检查包括 4 部分，应从外向内按一定的顺序进行：外眼，包括眼眉、眼睑、泪囊、结膜、眼球位置和眼压检查；眼前节，包括巩膜、角膜、前房、虹膜、瞳孔和晶状体；内眼，包括眼底和玻璃体，需用检眼镜在暗室进行；视功能，包括视力、视野、色觉和立体视等。眼部的一些变化可以是全身性疾病的反映（图 36-6）。

1．眼眉（eyebrow） 正常人眉毛的疏密不完全相同，一般内侧与中间部分较浓密，外侧较稀疏。外 1/3 的眉毛过于稀疏或脱落见于黏液性水肿患者。此种患者各种组织内含有大量的细胞外黏液性物质，皮肤受到累及后发生表皮角化、萎缩，毛囊及汗腺管角化栓塞，表现为毛发干燥、脱落，眉毛常自外向内脱落。腺垂体功能减退症患者由于同时有性腺功能、甲状腺功

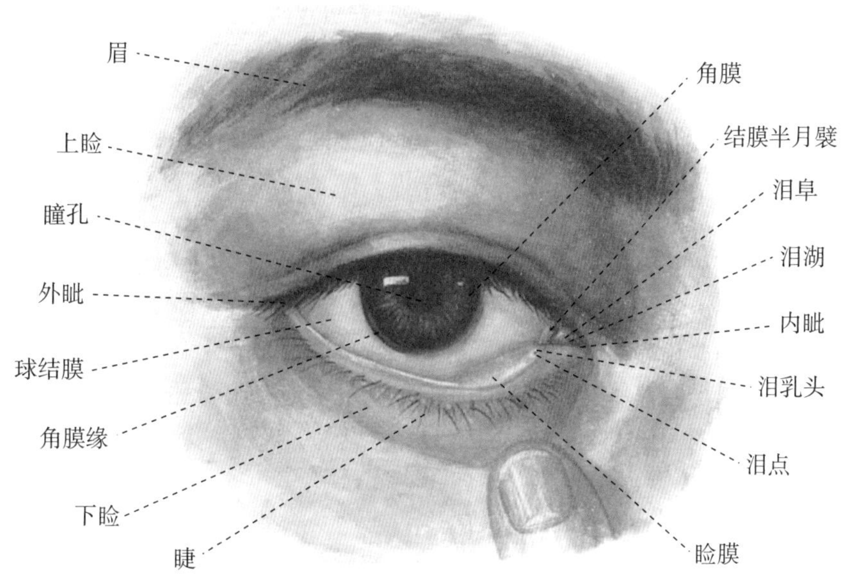

图 36-6　右眼前面观

能和肾上腺皮质功能减退的表现，故也可出现眉毛稀少、头发干枯等现象。特别稀疏或脱落应考虑麻风病。眉毛与小片头发同时脱落见于梅毒。

2．眼睑（eye lids） 除了观察眼睑的外形等，还应注意眼睑有无红肿、淤血、气肿、瘢痕或肿物，有无内翻或外翻，睑裂是否对称，睑裂闭合是否正常。睫毛是否整齐等。

（1）睑内翻（entropion）：眼睑向内翻转称为睑内翻。当睑内翻达到一定程度时，睫毛也倒向眼球，称为倒睫（trichiasis），表现为结膜充血、畏光、流泪、刺痛及眼睑痉挛等症状。因睑内层组织瘢痕挛缩造成的睑内翻称为瘢痕性睑内翻，常见于沙眼。

（2）睑外翻（ectropion）：是睑缘向外翻转、离开眼球的反常状态，睑外翻时上、下眼睑不能完全闭合，导致部分或全部的睑结膜暴露在外。相应部位球结膜充血，严重者可导致角膜混浊、溃疡，视力不同程度减退。有流泪、畏光、流泪刺激症状，异物感、摩擦感，导致角膜溃疡者有眼痛。瘢痕性睑外翻：多发生于上睑，在睑结膜面与睑板上可见瘢痕组织。痉挛性睑外翻：下睑多见。因眼轮匝肌异常收缩，眼睑痉挛导致。老年性睑外翻：眼睑皮肤、眶隔松弛，下睑缩肌无力，眼睑缺乏支撑。先天性睑外翻：多见于婴儿，多发生在下睑侧，常伴有眦赘皮。

（3）上睑下垂（ptosis）：正常人双眼向前平视时，上睑遮盖角膜上部 1 ~ 2 mm，如果上睑遮盖瞳孔的一部分或全部，则是上睑下垂，患者常有皱额、抬眉等动作以开大睑裂。上睑完全不能上举者为完全下垂，能轻度上举者为不完全下垂。先天性上睑下垂多为双侧睑下垂，是由提上睑肌或第三神经核发育不全所致。后天性上睑下垂的常见原因如下。

1）动眼神经麻痹性上睑下垂：多为单眼，常合并动眼神经支配的其他眼外肌或眼内肌的麻痹。

2）交感神经麻痹性上睑下垂：为 Müller 肌功能障碍或因颈交感神经受损导致。颈部和胸部交感神经节麻痹引起单侧上睑下垂，伴有眼球内陷、瞳孔缩小及同侧面部无汗，为霍纳（Horner）综合征。病因可为肿瘤、炎症、结核、外伤等。

3）肌源性上睑下垂：多见于重症肌无力患者，伴全身骨骼肌疲劳现象，亦有长期单纯眼肌疲劳的病例。

4）机械性上睑下垂：由于眼肌本身的重量引起上睑下垂，见于重症沙眼、淀粉样变性、眼睑肿瘤、组织增生等。

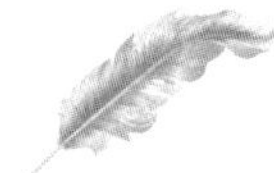

5）假性上睑下垂：小眼球、无眼球、眼球萎缩等引起假性上睑下垂。

6）其他：外伤引起外伤性上睑下垂。此外还有癔症性上睑下垂。

（4）眼睑闭合障碍（eyelid closure disorder）：睑裂闭合受限或完全不能闭合，致角膜部分或全部暴露，称为眼睑闭合障碍。除眼球、眼睑的局部因素及功能性和生理性原因外，面神经麻痹和甲状腺功能亢进是眼睑闭合障碍的常见原因。前者引起单侧眼睑闭合障碍，后者引起双侧眼睑闭合障碍。

（5）眼睑水肿（blepharoedema）：眼睑皮下组织疏松，轻度或初发水肿常在眼睑表现出来。生理性水肿大多是由于夜间睡眠差、睡前饮水多、枕头过低影响了面部血液回流，多见于健康人，常能自然消退。病理性眼睑水肿又分炎性水肿和非炎性水肿。炎性水肿患者除眼睑水肿外，还有局部的红、热、痛等症状，见于眼睑的急性炎症、眼睑外伤，或眼周炎症等。非炎性水肿患者大多没有局部红、热、肿等症状，常见病因为肾炎、慢性肝病、营养不良、贫血、血管神经性水肿等。

（6）眼睑充血（eyelid congestion）：眼睑皮肤或睑缘部呈鲜红色或暗紫色，压之褪色，即为眼睑充血。动脉性充血为鲜红色，由眼睑或邻近组织的炎症反应引起，也见于蚊虫叮咬、热辐射、理化局部刺激因素引起，也可以是高热、中毒等全身疾病的局部表现。静脉充血时眼睑皮肤呈深紫色，见于海绵窦血栓形成、副鼻窦肿瘤压迫以及长期的眼睑高度痉挛等。睑缘充血则多由于眼睑局部因素造成。

（7）眼睑皮下出血（subcutaneous hemorrhage of eyelid）：眼睑皮肤呈现局部点状或片状的暗红色或青紫色，压之不褪色，为眼睑皮下出血。由睑部、眼眶、鼻部、颅底骨折等部位的出血渗透到眼睑皮下出血。也见于出血性疾病，维生素 C、K 缺乏，高血压，百日咳等疾病时，可由于剧烈咳嗽、剧烈呕吐导致眼睑皮下出血。

（8）眼睑皮下气肿（subcutaneous emphysema of eyelid）：眼睑肿胀、触之有握雪感为眼睑皮下气肿。该体征可以是全身皮下气肿的表现之一，也见于眼部钝伤合并筛骨骨折，筛窦内气体进入眼睑皮下造成皮下气肿，擤鼻涕可使气肿加重。

（9）眼睑疱疹（eyelid herpes）：眼睑皮肤出现成簇或散在的水疱或脓疱即眼睑疱疹。见于单纯疱疹、带状疱疹、水痘、天花、脓疱病、眼部湿疹等。眼睑疱疹多由病毒感染引起，常出现在急性发热性传染病病程中或免疫力低下的患者。

（10）眼睑肿块（eyelid mass）：视诊或触诊时发现眼睑部皮下或高出皮面的肿块为眼睑肿块。见于睑板腺囊肿、麦粒肿、泪囊囊肿、泪腺肿瘤、皮脂腺囊肿、寄生虫病等。检查时应注意其大小、部位、质地、形态、活动性、压痛等。

（11）睑裂增宽（widened cleavage）：正常双眼向前平视时上睑缘遮盖角膜上缘约 2 mm，下睑缘恰好与角膜下缘相接触，若暴露部分大于上述范围则为睑裂增宽。见于面神经麻痹、眼球突出，如甲亢、脑积水、睑外翻、颧骨或上颌骨骨折、颈交感神经受刺激时。

（12）睑裂缩小（shrinking）：上下睑缘距离小于 7.5 mm 为睑裂缩小。能引起上睑下垂的疾病都可致睑裂缩小。上颌窦或上颌骨的肿瘤可使下睑上抬、睑裂缩小。此外，眼睑痉挛、眼球萎缩、先天性小睑裂综合征、睑缘粘连也可引起睑裂缩小。

（13）紫红眼睑（red eyelid）：上睑皮肤呈暗紫红色伴肿胀，眼眶周围皮肤也可出现暗紫红色改变，称为紫红眼睑，是眼睑皮肌炎的重要体征之一。

3. 泪囊（saccus lacrimalis） 泪囊是狭长的囊袋，为泪液排出部。检查泪囊时，请受检者双眼向上方看，检查者用双手拇指轻压受检者双眼内眦下方，即骨性眶缘下内侧，挤压泪囊，同时观察有无分泌物或泪液自上、下泪点溢出。如有黏液或黏液脓性分泌物溢出，应考虑慢性泪囊炎。有急性炎症时避免做此项检查。

4. 结膜（conjunctiva） 结膜分为睑结膜、穹隆部结膜与球结膜三部分。检查时注意观察结膜颜色，有无充血、苍白、出血点、水肿、颗粒及滤泡、睑球粘连、新生物等。

（1）检查方法：检查上睑结膜时需将眼睑外翻，充分暴露巩膜与结膜。检查者用右手检查受检者左眼，左手检查右眼。先嘱被检查者向下看，嘱受检者向下看，此时轻轻向前下方牵拉，然后示指向下压迫睑板上缘，并与拇指配合，将睑缘向上捻转即可将眼睑翻开。翻眼睑时动作要轻巧、柔和，以免引起受检者的痛苦和流泪。检查后，轻轻向前下牵拉上睑，同时嘱受检者往上看，即可使眼睑恢复正常位置。检查下睑结膜时，嘱受检者向上看，拇指置于眼眶下缘将眼睑向下拉，即可将巩膜与下睑结膜显露出来。

（2）正常结膜：结膜是覆盖在上、下眼睑内和眼球前面的一层半透明黏膜组织。睑结膜与睑板结合紧密，贴在眼球前的球结膜和穹窿部结膜与眼球结合疏松。结膜内含有丰富的血管和神经末梢，并有少量的黏液腺，能分泌黏液，润滑眼球，以减少睑结膜与角膜的摩擦。检查时注意其颜色、充血、苍白、出血点等。

（3）结膜的常见病变：结膜充血发红、血管充盈见于结膜炎；颗粒与滤泡见于沙眼；结膜苍白见于贫血；出血点可见于亚急性感染性心内膜炎。球结膜水肿可由局部炎症、刺激性药物滴眼、邻近组织的炎症引起，也见于全身性疾病如肺性脑病、心力衰竭、过敏性病变、甲状腺功能亢进症、脑水肿、急性肾炎、流行性出血热等；结膜下出血也有局部和全身的因素，局部因素有急性结膜炎、眼外伤、邻近组织外伤等，全身因素有高血压、动脉硬化、出血性疾病、糖尿病、流行性出血热、急性肾炎、百日咳，以及剧烈咳嗽、严重呕吐、用力过度及老年人用力揉擦眼睛时。

5. 眼球（eyeball） 眼球内一些无色透明的折光结构，包括晶状体、眼房水和玻璃体，与角膜一起组成眼的折光系统。眼球由眼球壁和内容物两部分组成。由巩膜、角膜及其内容物组成的大体上像球状的眼的主要部分。位于眼眶内，后端有视神经与脑相连。检查时注意观察眼球外形及眼球运动等。

（1）眼球突出（exophthalmos）：眼球向前平视时，受人种、颅骨发育、眼屈光状态等因素影响，一般突出外侧眶缘 12 ~ 14 mm，但两侧眼球突出度相差通常不超过 2 mm。超过上述数值者称眼球突出。单侧眼球突出，多由于局部炎症或眶内占位性病变所致，如眼球肿瘤、眼内出血，偶见于颅内病变。双侧眼球突出见于甲状腺功能亢进，患者除突眼外还有以下眼征（图 36-7）。

1）Graefe 征：眼球下转时，上睑不能相应下垂 .

2）Stellwag 征：瞬目减少。

3）Mobius 征：辐辏运动减弱，即目标由远处逐渐移近眼球时，两侧眼球不能适度内聚。

4）Joffroy 征：上视时无额纹出现。

（2）眼球下陷（enophthalmos）：眼球按轴向向眼眶内退缩即为眼球下陷。双侧下陷见于严重脱水，单侧下陷见于霍纳综合征和眶尖骨折。

（3）眼球运动（ocular movement）：检查时医生置一目标物（棉签或手指）于受检者眼前 30 ~ 40 cm 处，嘱受检者固定头位，眼球跟随目标移动。按左→左上→左下、右→右上→右下六个方向运动。检查时每个方向都要从中位出发，以两眼平视时的位置为中位。眼球运动受动眼神经、滑车神经、展神经 3 对脑神经支配，上述神经麻痹时可出现眼球运动障碍并伴有复视（diplopia）。由支配眼肌运动的神经麻痹产生的斜视（strabism），称为麻痹性斜视（paralytic squint），多见于脑炎、脑膜炎、脑脓肿、脑血管病变、脑外伤等。

（4）眼内压（intraocular pressure）：眼内压可采用触诊法（即指测法）或眼压计检查。指测法是最简单的定性估计方法，嘱受检者闭目下视，检查者用双手示指尖放在上睑板上缘的皮肤面（避免压迫角膜），两指交替轻压眼球，像检查波动感那样感觉眼球的张力，估计眼球硬度。用此方法需要有一定的临床经验。眼内压增高见于青光眼等。某些药物也可诱发眼内压增

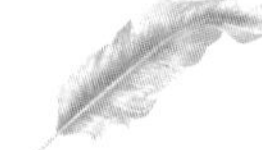

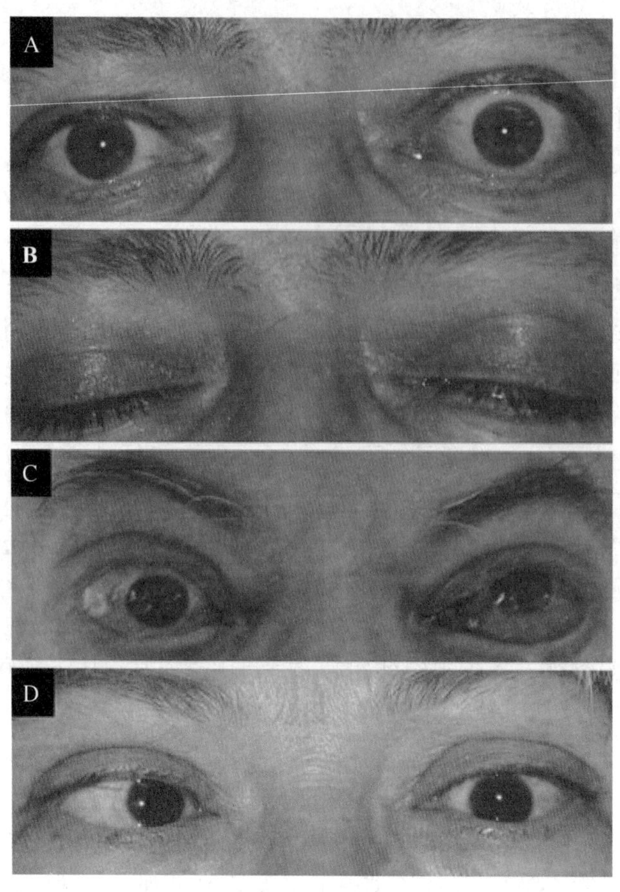

图 36-7 甲亢眼征

A. Stellwag 征；B. Graefe 征；C. Joffroy 征；D. Mobius 征

高，如散瞳药、肾上腺皮质激素类眼药、避孕药等。眼内压降低，双眼球凹陷，常为其他眼病的并发症或后遗症，如眼外伤、手术等。也见于低血压、脱水、眼球萎缩、低钠、糖尿病昏迷、各种贫血等。

（5）眼球震颤（nystagmus）：双侧眼球发生一系列有规律的快速往返运动称为眼球震颤。运动方向以水平方向常见，垂直和旋转方向较少见。检查方法：嘱受检者眼球跟随检查者手指按一定的方向往返运动数次（水平或垂直），观察是否出现震颤。眼球震颤可有眼肌性、迷路性、中枢性等类型。眼球震颤的方式、方向和频率随引起震颤的原因不同而不同，检查时应观察震颤的方向、频率、幅度、快慢相等，以便分析原因。自发性眼球震颤见于耳源性眩晕、小脑疾患及严重的视力低下等。

6. 眼前节 包括巩膜、角膜、虹膜、瞳孔。

（1）巩膜（sclera）：正常巩膜色乳白、不透明、血管极少，小儿可呈蓝白色，老年巩膜稍呈淡黄色。检查时观察巩膜颜色，有无黄染、充血、结节、葡萄肿。血液中胆红素增高时可在巩膜沉积，造成黄染，越远离角膜的周边部，巩膜黄染越明显。检查时，可让受检者向内下视，暴露其巩膜的外上部分更容易发现黄疸。血液中其他黄色色素增多时（如胡萝卜素、阿的平等）造成的巩膜黄染以角膜周围的巩膜最明显。巩膜脂肪沉积所致的黄色斑块呈不均匀分布，应与黄疸鉴别。巩膜局限性隆起可由局部因素或全身性因素引起，紫红色椭圆或圆形结节状隆起见于结节性浅层巩膜炎，一般与类风湿关节炎等风湿性疾病并发；痛风结节多表现为鲜红色的巩膜结节；结核结节为顶端呈黄色的结节；紫蓝色的巩膜局限性隆起见于巩膜葡萄肿；暗红色弥漫性胶样水肿的巩膜隆起见于硬化性巩膜炎。巩膜出现局部斑片状或遍布巩膜的灰黑色、蓝灰色或褐色改变称为灰黑色巩膜，见于褐黄病，是由于患者体内缺乏黑尿酸氧化酶，使黑尿酸代谢发生障碍而累积于组织中，在巩膜累积产生灰黑色巩膜，是该病的重要体征之一。巩膜黑色素斑点见于结节性巩膜表层炎、眼球黑色素沉积症等。巩膜呈均匀清澈的淡蓝色称蓝色巩膜，见于脆骨 - 蓝色巩膜综合征（Van Der Hoeve syndrome）。

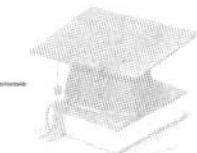

知识拓展

先天性非溶血性黄疸

先天性非溶血性黄疸（Gilbert 综合征）系 1092 年法国医师 Gilbert 首先报告，为非溶血性、非结合性胆红素升高所致的黄疸。先天性患者家族中有 25% ~ 50% 的人患有此病，为常染色体显性遗传病。其特点为非溶血性、非结合性高胆红素血症，而血清胆酸与其他肝功能指标正常。

研究认为，由于遗传性或获得性的肝细胞微粒体中胆红素 - 葡糖醛酸转移酶活力不足，影响非结合胆红素在肝细胞内结合反应的正常进行，致使肝细胞对胆红素的摄取障碍，而造成肝细胞对非结合型胆红素的摄取和结合功能的双缺陷。

（2）角膜（cornea）：正常角膜为透明、表面光滑、湿润、没有血管的纤维膜。表面有丰富的感觉神经末梢，因此角膜的感觉十分灵敏。可取斜照法检查角膜的透明度和异物等，注意角膜的透明度，有无云翳、白斑、软化、溃疡、新生血管等。发现异常时，应记录病变大小、数目和部位。瞳孔部位的角膜发生云翳和白斑可以引起不同程度的视力障碍；角膜周围血管增生可能是严重沙眼的结果。角膜软化见于婴幼儿营养不良、维生素 A 缺乏等。角膜边缘及周围出现的灰白色浑浊环，多见于老年人，称为老年环（arcus senilis），是类脂质沉着的结果，无自觉症状，不影响视力。Kayser-Fleischer 环是出现于角膜边缘的黄色或棕褐色的色素环，环的外缘较清晰，内缘较模糊，是铜代谢障碍的结果，见于肝豆状核变性（Wilson 病）（图 36-8）。角膜溃疡多见于感染和外伤。

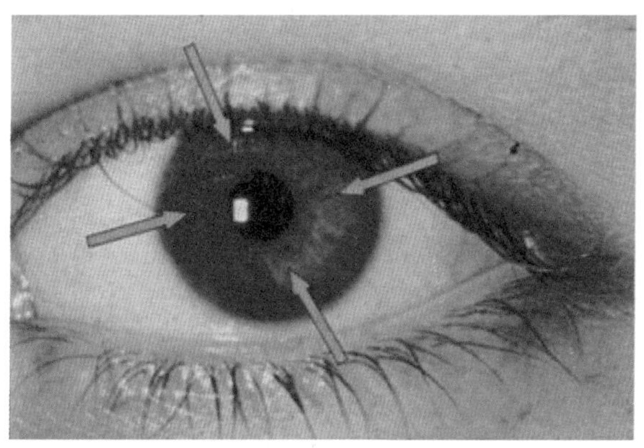

图 36-8　肝豆状核变性患者的 Kayser-Fleischer 环

（3）虹膜（iris）：虹膜为一圆盘状膜，为眼球葡萄膜（uvea）的最前部分，中央有一圆形孔洞，称为瞳孔。虹膜内有瞳孔括约肌和瞳孔扩大肌，起到调节瞳孔的作用。正常虹膜近瞳孔部分纹理呈放射状排列，周边呈环形排列。纹理模糊或消失见于虹膜炎症、水肿。虹膜形态异常或有裂孔见于虹膜前粘连、外伤、先天性虹膜缺损等。猫眼综合征的患者双眼虹膜呈垂直方

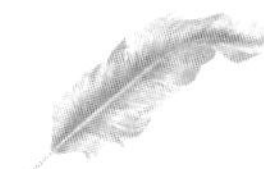

向缺损，眼球间距增大，睑裂向下倾斜，斜视如同猫眼，由第22号染色体长臂部分三体性异常所致。

（4）瞳孔（pupil）：瞳孔是虹膜中央的孔洞，正常直径为3～4 mm。检查瞳孔时应注意瞳孔的大小、形状、双侧是否等圆等大、对光及集合反射等。瞳孔括约肌收缩，使瞳孔缩小，由动眼神经和副交感神经支配；瞳孔扩大肌收缩，使瞳孔扩大，由交感神经支配。

1）瞳孔的形状与大小：正常瞳孔双侧等大、等圆。青光眼或眼内肿瘤时可呈椭圆形，虹膜粘连时形状可不规则。影响瞳孔大小的因素很多。生理情况下，婴幼儿和老年人瞳孔较小，光线强处瞳孔较小；青少年瞳孔较大，精神兴奋、光线弱时瞳孔较大。病理情况下，瞳孔缩小见于虹膜炎症、中毒（有机磷农药、毒蕈中毒）、药物（毛果芸香碱、吗啡、氯丙嗪）反应等。瞳孔扩大见于外伤、颈交感神经刺激、青光眼绝对期、视神经萎缩、药物（阿托品、可卡因）影响等。双侧瞳孔散大并伴有对光反射消失为濒死状态的表现。一侧眼交感神经麻痹，见于霍纳综合征，出现瞳孔缩小、眼睑下垂和眼球下陷，同侧结膜充血及面部无汗。

2）双侧瞳孔大小不等：生理性瞳孔不等大见于两眼屈光严重不等。病理性瞳孔不等大见于眼部病变和颅内病变，眼部病变常见的有角膜炎、虹膜炎、虹膜后粘连、瞳孔括约肌损伤等；颅内病变如脑外伤、脑肿瘤、脑出血、中枢神经梅毒、脑疝等。双侧瞳孔不等大，且变化不定，提示中枢神经和虹膜的神经支配障碍；如瞳孔不等大且伴有对光反射减弱或消失以及神志不清，往往是中脑功能受损的表现。

3）瞳孔对光反射（pupillary light reaction）：瞳孔对光反射分为直接对光反射和间接对光反射两种。瞳孔对光反射的检查对于眼内局部病变和中枢神经病变的诊断都有重要的临床意义。手电筒直接照射正常人一侧瞳孔时，该侧瞳孔受到光线刺激立即缩小，移开光源后瞳孔迅速复原，称为直接对光反射。用一手竖直放于两眼之间，以挡住手电筒的光线照到对侧。此时用手电筒照射一侧瞳孔，可观察到另一侧瞳孔立即缩小，移开光线则瞳孔迅速复原，称为间接对光反射。直接对光反射和间接对光反射均为检测瞳孔的功能活动。

瞳孔对光反应迟钝或消失，通常见于昏迷的患者。单侧瞳孔直接对光反射消失而间接对光反射及调节反应存在，多见于单眼视网膜或视神经病变导致失明时，此时另一眼的间接对光反射消失而直接对光反射存在。如单侧瞳孔直接、间接对光反射均消失而另一眼各种反射正常存在，见于瞳孔括约肌麻痹，病变部位多在动眼神经核、睫状神经节睫状短神经或瞳孔括约肌本身，病因可以是流行性乙型脑炎、梅毒、硬膜外或硬膜下血肿。双眼直接、间接对光反射消失或迟钝，可见于Argyll-Robertson瞳孔，表现为双侧瞳孔缩小，直接、间接对光反射消失或迟钝，而调节反射及视力正常，可见于脑炎、大脑导水管或四叠体附近的肿瘤、脑膜炎、酒精中毒、动脉硬化、糖尿病、脑外伤、播散性脊髓硬化症、阿尔茨海默病等。

4）集合反射（convergence reflex）：嘱患者注视1 m以外的目标（通常是检查者的示指指尖），然后将目标逐渐移近眼球（距眼球5～10 cm处），正常人此时可见双眼内聚，瞳孔缩小，称为集合反射。由于视物由远至近，也同时伴有晶状体的调节（accommodation），因此，以上双眼内聚、瞳孔缩小和晶状体的调节三者又统称为近反射（near reflex）。动眼神经功能损害时，睫状肌和双眼内直肌麻痹，集合反射和调节反射均消失。

7. 内眼 主要是眼底（fundus oculi）。眼底检查需借助检眼镜才能看到，眼底检查一般要求在不扩瞳情况下检查，患者不戴眼镜。目前多用直接检眼镜检查，实用、方便，且眼底所见为正像。检查宜在暗室中进行，受检者多取坐位，检查者坐位或立位均可。检查右眼时检查者位于受检者的右侧，用右手持镜，右眼观察；检查左眼时，则位于受检者左侧，左手持镜，用左眼观察。

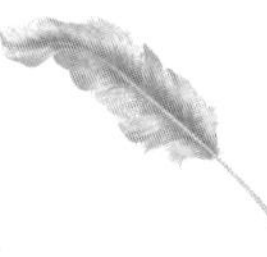

正常眼底视盘呈椭圆形或圆形，淡红色，边缘清楚，颞侧较鼻侧稍淡，中央有凹陷。视网膜中央动脉颜色鲜红，静脉颜色暗红，动静脉内径比为2∶3。

检查眼底主要观察的项目为：视神经盘、视网膜血管、视网膜各象限和黄斑区等（图36-9）。应注意视盘的颜色、边缘、大小、形状，视网膜有无出血和渗出物，动脉有无硬化等。

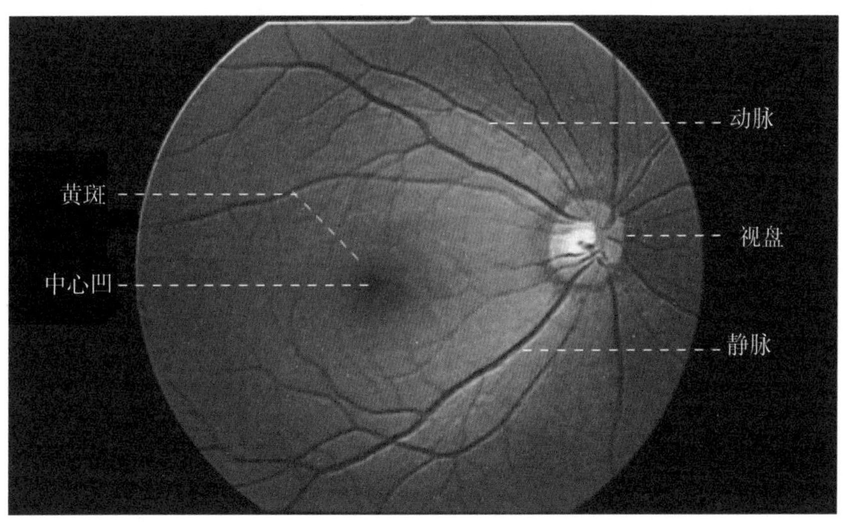

图 36-9 眼底

视盘水肿常见于颅内肿瘤、脑脓肿、外伤性脑出血、脑膜炎、脑炎等引起颅内压增高时，其原理为颅内压增高后影响视网膜中央静脉的回流。许多全身性疾病可以引起眼底的改变，常见疾病如下。

（1）高血压动脉硬化：早期为视网膜动脉痉挛。硬化期为视网膜动脉变细，反光增强，动静脉交叉有压迫现象，动脉呈铜丝状甚至银丝状。晚期围绕视盘可见火焰状出血、棉絮状渗出物，严重时有视盘水肿。

（2）糖尿病视网膜：视网膜静脉扩张迂曲，视网膜有点状和片状深层出血。

（3）肾疾病：慢性肾炎表现为视盘及周围视网膜水肿，火焰状出血，棉絮状渗出物。

（4）先兆子痫 - 子痫：视网膜动脉痉挛、水肿，渗出物增多时可致视网膜脱离。

（5）白血病：视盘边界不清，视网膜血管色淡、曲张或弯曲，视网膜上有带白色中心的出血斑或渗出物。

8．眼的功能检查 包括视力、视野、色觉检查和立体视觉检查等。

（1）视力（visual acuity）：视力分为远视力和近视力，后者通常指阅读视力。日常屈光状态下不戴镜所测得的视力称为裸眼视力，验光戴镜后的视力称为矫正视力。通常采用通用国际标准视力表进行。

1）远距离视力表：两眼分别检查，一般先右后左，可用手掌或小板遮盖另一眼，注意不要压迫眼球，视力表需以标准亮度的光线照明。

在距视力表前 5 m 处，能看清“1.0”行视标者为正常视力。如果在 5 m 处无法识别最大的视标（“0.1”行），则嘱受检者逐步向视力表走近，直到识别“0.1”行视标为止。根据 $V = d/D$ 的公式计算，如在 3 m 处才看清 50 m（“0.1”行）的视标，其实际视力应为 $V = 3\ \text{m}/50\ \text{m} = 0.06$。

如受检者远视力低于 1.0，须加针孔板或小孔镜检查，如视力有改进，则可能是屈光不正。

如在视力表 1 m 处仍不能识别最大视标，则分别进行以下检查：

数指（counting finger，CF）：检查者伸出不同数目的手指，嘱受检者说出手指数目，检查距离从 1 m 开始，逐渐移近，直到能正确辨认为止，并记录该距离，如“数指 /30 cm”。

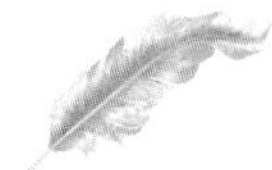

手动（hand motions，HM）：数指在 5 cm 处仍数不清，则改为用手指在患者眼前左右摆动，如能看到则记为手动，并记录该距离，如“手动 /20 cm”。

光感或无光感（light perception /no light perception，LP/NLP）：如果不能识别手动，则检查光感。在暗室中用手电筒照受检眼，另眼须严密遮盖不让透光，测试受检者眼前能否感觉光亮，记录为光感。不能者，记录为无光感。对有光感者还须行光源定位检查（简称光定位），用来反映视网膜功能。

2）近距离视力表：在距视力表 33 cm 处，能看清“1.0”行视标者为正常视力。近视力检查能大致了解眼的调节能力，与远视力检查配合则可判断有无屈光不正、老视及眼底病变等。

（2）视野（visual fields）：是指眼球向前方固视不动时所见的空间范围，与中央视力相对而言，它是周围视力，即检查黄斑中心凹以外的视网膜功能。粗略测定视野的常用方法为手试对比检查法：以检查者的正常视野与受检者的视野做比较，大致确定受检者的视野是否正常。方法为检查者和受检者面对面而坐，距离约 1 m，如检查右眼时，受检者遮盖左眼，用右眼注视检查者的左眼，而检查者遮盖右眼，左眼注视受检者的右眼，检查者将手指置于二人之间等距离处，分别自上、下、左、右等不同方位从外周逐渐向眼的中央移动，嘱受检者发现手指即示意，检查者可以自己的正常视野对比受检者视野的大致情况，但不精确，如发现异常可利用视野计作精确的视野测定。

视野计的主要构造为一可自由转动的半圆弓，正中有一白色（或镜面）视标，供受检查眼注视之用。眼与视标的距离为 30 cm。当受检者用一眼（另一眼用眼罩盖住）注视视标时，检查者从边缘各部位将视标向中央移动，直至受检者察觉为止。视野在各方向均缩小者，称为向心性视野狭小。在视野内的视力缺失地区称为暗点。视野的左或右一半缺失，称为偏盲。双眼视野颞侧偏盲或象眼偏盲见于视交叉以后的中枢病变，单侧不规则的视野缺损见于视神经和视网膜病变。

（3）色觉（color sensation）：色觉是对不同波长光线成分的感知检查功能。正常人能辨别各种颜色，凡不能准确辨别各种颜色者为色觉障碍。色觉异常可分为色弱和色盲（achromatopsia）两种。色弱为对某种颜色的识别能力降低，色盲为对某种颜色的识别能力丧失。色盲又分为先天性和后天性两种。先天性色盲为遗传性疾病，以红绿色盲最常见，遗传方式为伴性遗传，男性发病率为 4.7%，女性为 0.7%；后天获得性色盲可发生于某些视神经、视网膜疾病，多由视神经萎缩和球后视神经炎引起。蓝黄色盲极为少见，全色盲更罕见。

色觉检查要在自然光线下进行，让受检者在距 0.5 m 处读出色盲表上的彩色数字或图像，若在 5 ~ 10 s 内不能读出，则按色盲表上的说明判断为某种色觉异常（色盲或色弱）。色觉障碍患者不适合从事交通运输、服兵役、警察、美术、印染、医疗、化验等工作，因而色觉检查已被列为体格检查的常规项目之一。

（4）立体视觉（stereoscopic vision）：也称深度觉，是感知物体立体形状及不同物体相互远近关系的能力，是由双眼视网膜成像的水平差异所形成的。立体视觉检查可利用同视机或立体视觉检查图谱等检查。

（二）耳

耳（ear）是人体的听觉和平衡器官，分外耳、中耳、内耳三部分。

1．外耳（external ear） 分为耳郭、外耳道、鼓膜。

（1）耳郭（auricle）：应注意耳郭的外形、大小、位置和对称性，有无副耳、畸形、外伤、瘢痕及红肿、瘘口等。观察是否有结节，耳郭上触及痛性结节，多为尿酸盐沉积造成的痛风结节。耳郭红肿并有局部发热和疼痛，见于感染。牵拉和触诊耳郭时有疼痛，提示有外耳道炎症。

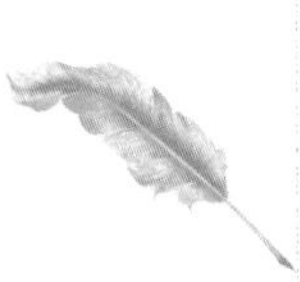

（2）外耳道（external auditory canal）：可徒手或用耳镜检查。检查前需清除耵聍或分泌

物。受检者侧坐，医生面向被检耳，将额镜反光射于被检部位上。一手轻轻牵拉耳郭使外耳道展直（牵拉方向成人向后上，小儿向后下），另一手持合适尺寸的耳镜放入耳道内，观察外耳道和鼓膜。如患者外耳道较宽直，耳毛较少，也可不用耳镜，一手牵拉耳郭，另一手指向前牵引耳屏前皮肤，即可看清外耳道和鼓膜。观察外耳道皮肤是否正常，有无溢液。外耳道有黄色液体流出并伴痛痒感为外耳道炎。外耳道局部红肿疼痛伴耳郭牵拉痛为疖肿。有脓液流出伴全身感染症状应考虑急性中耳炎。有血液或脑脊液流出应考虑颅底骨折。出现耳闷或耳鸣时应注意有否外耳道瘢痕所致狭窄、耵聍或异物阻塞。腮腺肿瘤可使外耳道底壁隆起。

（3）鼓膜（eardrum）：检查方法同外耳道。正常鼓膜颜色灰白而微带青色，有光泽，有弹性，呈圆形。检查时注意鼓膜各标志是否清晰，有无充血、内陷、浑浊、穿孔等。可借助耳镜检查，观察有无鼓膜穿孔（图 36-10），以及穿孔位置。

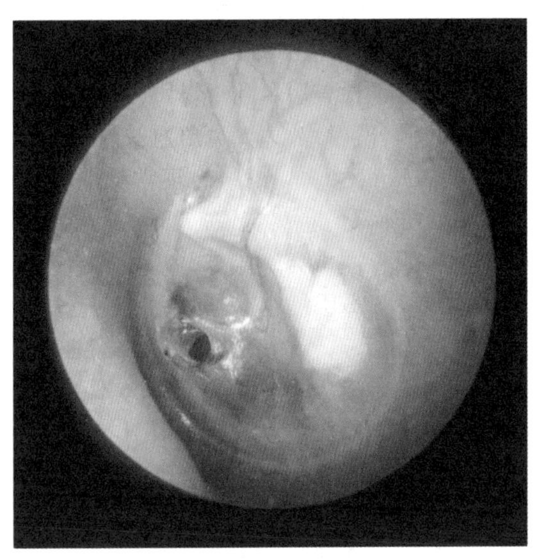

图 36-10　鼓膜穿孔

2．中耳（middle ear）　中耳为一含气的不规则腔隙，大部分位于颞骨岩部内。中耳向外借鼓膜与外耳道相隔，向内与内耳道相毗邻，向前借咽鼓管通向鼻咽部。通过耳镜、听力、X 线检查其是否患中耳炎。当鼓膜穿孔时，通过穿孔的鼓膜，可观察鼓室黏膜是否充血、水肿，鼓室内有无肉芽、息肉或表皮样瘤。

3．乳突（mastoid）　外壳由骨密质组成，内腔为大小不等的骨松质小房。乳突检查应注意有无压痛、红肿、瘘管。因乳突内腔与中耳道相连，患化脓性中耳炎时引流不畅可蔓延为乳突炎，严重时乳突炎向上蔓延，可导致耳源性脑脓肿或化脓性脑膜炎。此时耳郭后方皮肤有红肿，乳突有压痛，有时可见瘘管或瘢痕。

4．听力（auditory acuity）　听力检查法是通过观察声刺激所引起的反应，以了解听觉功能状态和诊断听觉系疾病的检查。目的是了解听力损失的程度、性质及病变的部位。

体格检查时可先用粗略的方法了解受检者的听力，方法为：在静室内嘱受检者闭目静坐，一耳对向检查者，另一耳用手指堵塞，医生持机械表或以拇、示指互相摩擦，自 1 m 以外逐渐移近受检侧耳部，直到受检者听到声音为止，测量距离，同样方法检查另一耳，比较两耳的检测结果，与正常人对照。听力正常时一般约在 1 m 处即可听到机械表或捻指声。听力的精测需用音叉或电测听设备，多由耳科医生操作。当粗测发现听力减退时可进行专科检查，包括听觉诱发电位、耳声发射测试等。听力减退见于听神经损害、局部或全身血管硬化、耳硬化、耳道耵聍、异物、中耳炎等。

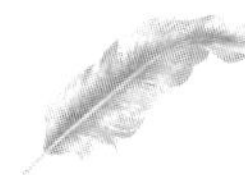

（三）鼻

鼻（nose）由外鼻、鼻腔和鼻窦三部分组成。

1．外鼻 一般采用视诊和触诊检查鼻部皮肤和外形。鼻梁皮肤出现黑褐色斑点或斑片，为日晒后或其他原因所致的色素沉着，如慢性肝病、黑热病等。如鼻梁皮肤出现高起皮面的红色斑块并向两颊部扩展，见于系统性红斑狼疮。鼻尖和鼻翼的红色皮损伴毛细血管扩张和组织肥厚，见于酒渣鼻（rosacea）。鼻腔完全阻塞、外鼻变形、鼻梁宽平如蛙状，称为蛙状鼻，见于鼻息肉患者。鞍鼻（saddle nose）由鼻骨破坏、鼻梁塌陷所致，见于鼻骨骨折、鼻骨发育不良、先天性梅毒和麻风病患者。鼻翼扇动（flaring of alaenasi）表现为吸气时鼻孔张大，呼气时鼻孔回缩，可见于伴有明显呼吸困难的高热患者（如大叶性肺炎）、支气管哮喘、心源性哮喘发作时。面神经麻痹时，鼻唇沟变浅。鼻骨骨折是最常见的骨折之一，凡鼻外伤引起鼻出血患者都应仔细检查是否存在鼻骨或软骨的骨折或移位。

2．鼻腔 检查包括：徒手检查观察鼻腔；前鼻镜观察鼻腔底、各个鼻甲和鼻道、鼻中隔、嗅裂等；后鼻镜检查，利用间接鼻咽镜检查后鼻孔、鼻甲、鼻道的形态、颜色、分泌物等。检查时重点注意鼻腔黏膜、鼻中隔、鼻分泌物及有无鼻出血等。

（1）鼻腔黏膜：鼻腔黏膜检查应借助鼻镜进行。正常鼻黏膜呈红色，光滑湿润，无分泌物积聚。应观察鼻甲及鼻黏膜有无充血、肿胀、肥厚、干燥、萎缩，各鼻道内有无分泌物、息肉、新生物等。鼻黏膜肿胀充血见于急性鼻炎，伴有鼻塞和流涕；鼻黏膜组织肥厚多见于慢性鼻炎；鼻黏膜萎缩、鼻腔分泌物减少、鼻甲缩小、鼻腔宽大、嗅觉减退或丧失，见于慢性萎缩性鼻炎。

（2）鼻中隔（nasal septum）：正常成人鼻中隔多数稍有偏曲。如明显偏曲并产生呼吸困难，称为鼻中隔偏曲。严重的高位鼻中隔偏曲可压迫鼻甲引起神经性头痛，偏曲部骨质刺激黏膜可引起出血。鼻中隔出现孔洞称为鼻中隔穿孔，患者可听到鼻腔中有哨声，检查时用小型手电筒照射一侧鼻孔，则对侧有亮光透入。穿孔多为鼻腔慢性炎症、外伤等引起。

（3）鼻出血（epistaxis）：为鼻常见症状，也是某些全身性疾病的症状之一。多为单侧，见于外伤、鼻腔感染、局部血管损伤、鼻中隔偏曲、鼻肿瘤等。双侧出血则多由全身性疾病引起，如某些发热性传染病（流行性出血热、伤寒等）、血液系统疾病（血小板减少性紫癜、再生障碍性贫血、白血病、血友病）、高血压、肝脾疾病、维生素C或维生素K缺乏等。妇女如发生周期性鼻出血，应考虑到子宫内膜异位症。

（4）鼻腔分泌物：鼻腔黏膜受到各种刺激时会产生过多的分泌物。清稀无色的分泌物为卡他性炎症所致，黏稠发黄或发绿的分泌物为鼻或鼻窦的化脓性炎症所致。颅底骨折和脑膜在鼻腔、鼻窦、中耳等处破裂或缺失时，颅内与鼻腔间有直接或间接的交通形成，脑脊液从鼻腔流出，为脑脊液鼻漏，鼻腔内有血水样或棕黄色或清水样液体经鼻流出，可单侧或双侧、持续性或间歇性，在低头、屏气、压迫双侧颈静脉时量增加。脑脊液鼻漏对于颅底骨折或损伤有极高的诊断价值。

3．鼻窦（nasal sinus） 为鼻腔周围含气的骨质空腔，共有4对，均有窦口与鼻腔相通（图36-11）。当引流不畅时容易发生炎症，出现鼻塞、流涕、头痛和鼻窦压痛。各鼻窦区压痛法检查如下。

（1）上颌窦（maxillary sinus）：医生双手固定于受检者的两侧耳后，将拇指分别置于受检者左右颧部向后按压，询问有无压痛，并比较两侧压痛有无区别。也可用中指指腹叩击颧部，询问有否叩击痛。

（2）额窦（frontal sinus）：检查者一手扶持受检者枕部，用另一手拇指或示指置于眼眶上缘内侧用力向后向上按压。或采取检查上颌窦的方法，检查者双手固定于受检者的两侧耳后，

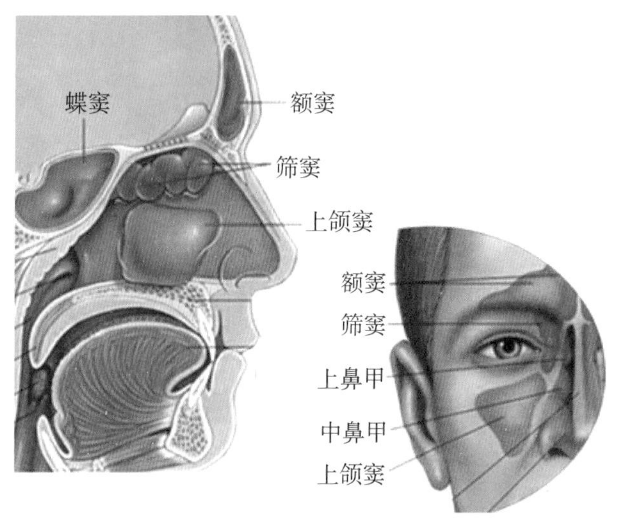

图 36-11　鼻窦

以双手拇指置于眼眶上缘内侧向上、向后按压，询问有无压痛、两侧有无区别，也可用中指指腹叩击该区，询问有无叩击痛。

（3）筛窦（ethmoid sinus）：检查者双手固定于受检者的两侧耳后，两拇指分别置于鼻根部与眼内眦之间向后方按压，询问有无压痛。

（4）蝶窦（sinus）：因解剖位置深，不能在体表进行检查。

（四）口

口（mouth）的检查包括口唇、口腔内器官和组织以及口腔气味等。

1．口唇（lip）　因有丰富的毛细血管，正常人口唇红润有光泽。检查时应注意口唇的颜色、有无畸形、疱疹、肿胀、肿块等。

（1）口唇颜色异常：口唇苍白，见于休克、虚脱、贫血、尿毒症、主动脉瓣关闭不全等，因毛细血管充盈不足或血红蛋白含量减低导致。口唇深红，见于急性发热性疾病，是由血液循环加速、毛细血管过度充盈所致。口唇发绀，见于呼吸衰竭、先天性发绀型心脏病、真性红细胞增多症等，为血液中还原血红蛋白增加，以及异常血红蛋白衍化物增多如亚硝酸盐中毒、先天性高铁血红蛋白血症等引起。口唇樱桃红色见于一氧化碳中毒、代谢性酸中毒等。

（2）口唇疱疹：口唇疱疹为口唇黏膜与皮肤交界处发生的成簇的小水疱，半透明，初发时有痒感或刺激感，随后出现疼痛，1 周左右结棕色痂，愈后不留瘢痕，多为单纯疱疹病毒感染引起，可并发于大叶性肺炎、感冒、流行性脑脊髓膜炎、疟疾等。

（3）口唇干裂：口唇干燥并有皲裂等即为口唇干裂。见于高热、严重脱水、干燥综合征、维生素 B_2 缺乏、有舔唇习惯者。

（4）唇裂：口唇有一裂隙为唇裂，又称兔唇。最常见的原因是先天性发育畸形。

（5）唇红斑：口唇有红色斑片，加压即褪色，见于遗传性毛细血管扩张症，除口唇外，其他部位也可出现。

（6）口唇肥厚：口唇肥厚的常见原因如下。

1）炎症性：唇部组织的急性炎症如疖肿、唇痈，慢性炎症如慢性唇炎、肉芽肿性唇炎、维生素 B_2 缺乏等。

2）过敏性：突然发生非炎症性、无痛性口唇肿胀，见于血管神经性水肿。

3）肿瘤性：口唇深部血管瘤、淋巴管瘤、神经纤维瘤等。

4）全身性疾病：克汀病（又称呆小病）、黏液性水肿（myxedema）、肢端肥大症

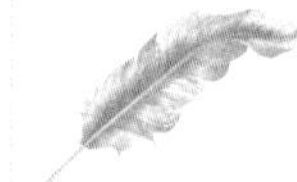

Note

(acromegaly)等。

5）遗传性疾病及先天性异常：黏多糖贮积症、重唇、遗传性外胚叶发育不全症等。

(7) 口角糜烂：最常见的病因是维生素 B_2 缺乏。

2．口腔黏膜（mucous membrane of mouth） 在充足的自然光线或手电筒照明下进行，正常口腔黏膜呈粉红色且有光泽，若口腔黏膜出现蓝黑色的色素沉着斑片，多见于肾上腺皮质功能减退症（Addison 病）；若在相当于第二磨牙的颊黏膜处出现针帽大小白色斑点，周围有红晕，称为麻疹黏膜斑（Koplik spot，图 36-12），是麻疹的早期特征性改变；若见到大小不等的黏膜下出血点或瘀斑，则可能为各种出血性疾病或维生素 C 缺乏所引起；若口腔黏膜充血、肿胀并伴有小出血点，称为黏膜疹，多为对称性，见于猩红热、风疹和某些药物中毒；口腔黏膜溃疡见于慢性复发性口疮；口腔黏膜出现的散在色白如雪的斑点为鹅口疮（雪口病），常融合成白色或蓝白色丝绒状斑片，多为白念珠菌感染所致，多见于长期使用广谱抗生素、激素及抗癌药的患者，以及衰弱的患儿或老年患者。

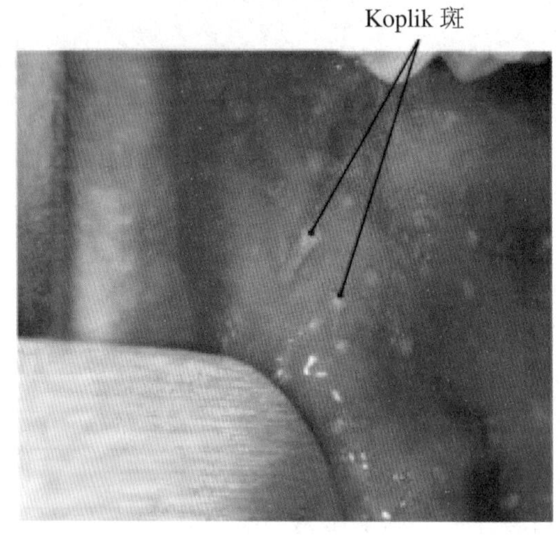

图 36-12 麻疹黏膜斑

检查口底黏膜和舌底部，让患者舌头上翘触及硬腭。由于口底组织比较松软，有时需要用触诊法才能触及口底新生物，下颌下腺导管结石也建议应用触诊法检查。

3．牙（teeth） 检查要注意牙齿的形态、颜色、数目、有无龋牙、残根、缺牙、义牙等（图 36-13）。牙齿可出现多种先天性发育异常如过小牙、融合牙、牙釉珠、多生牙等，也可因后天因素干扰出现各种异常如牙齿阻生等，同时也受全身、局部或邻近组织的疾病的影响而出现各种异常。

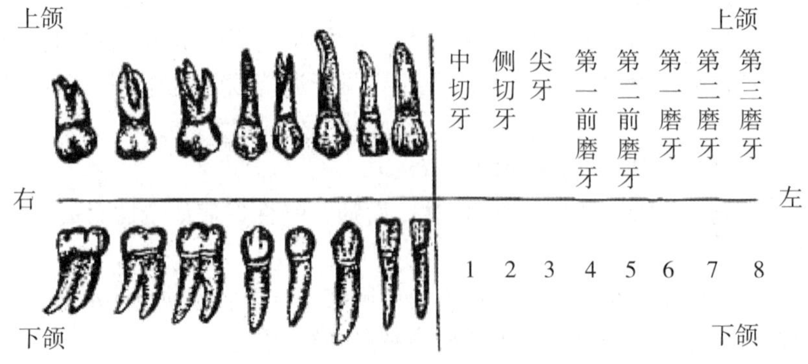

图 36-13 成人牙齿的排列

（1）首先检查有无龋齿、残根、缺齿和义齿等，并以下列格式标明牙齿疾患所在位置，例如：

左上中切牙缺如描述为：⌊1 缺如，

右下尖牙残根描述为：3⌉ 残根。

（2）其次检查牙齿的色泽与形状。正常牙齿为瓷白色，如牙齿呈黄褐色为斑釉牙，是长期饮用含氟量过高的水造成的；儿童长期服用四环素可使牙齿变色，呈灰黄色，称四环素牙。中切牙齿切缘呈月牙形凹陷，且牙间隙分离过宽，称为 Hutchinson 齿（图 36-14），是先天性梅毒的重要体征之一；单纯牙间隙过宽见于肢端肥大症。

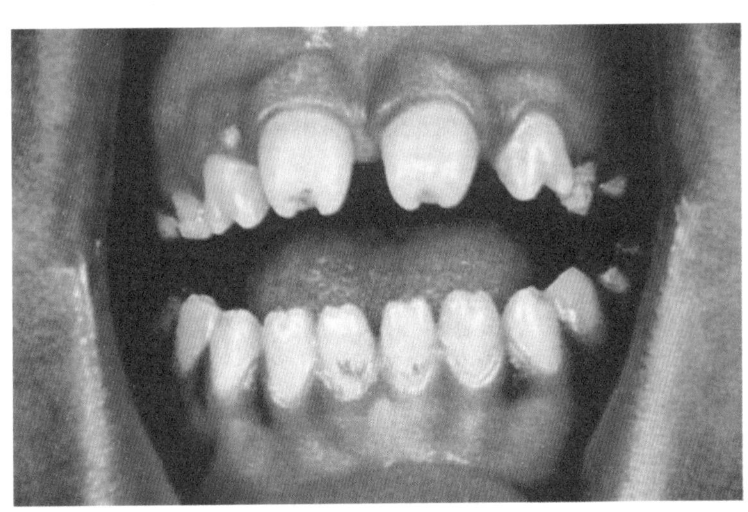

图 36-14　先天性梅毒患者的 Hutchinson 齿

4．牙龈（gum）　正常牙龈呈粉红色，质坚韧且与牙颈部紧密贴合，检查时经压迫无出血及溢脓。牙龈水肿见于慢性牙周炎；牙龈缘出血常由口腔内局部因素引起，如牙石等，也见于全身性疾病，如维生素 C 缺乏、血液系统疾病或出血性疾病等；挤压牙龈后有脓液溢出见于慢性牙周炎、牙龈瘘管等；牙龈边缘出现蓝灰色点线称为铅线，是铅中毒的特征；在铋、汞、砷等中毒时也可出现类似的黑褐色点线状色素沉着，应结合病史注意鉴别。

5．舌（tongue）　局部或全身性疾病均可使舌的感觉、运动与形态发生变化，这些变化往往为临床提供重要的诊断依据。检查时应注意舌质、舌苔、舌的运动情况、舌体大小及舌痛。

（1）舌质与舌苔：正常人舌质淡红、湿润、薄白苔。当出现以下改变时，提示某些临床情况或疾病。

1）舌质发绀：见于心肺功能不全患者。

2）干燥舌：轻度干燥舌无明显改变；明显干燥舌见于鼻部疾病（张口呼吸、唾液缺乏）、大量吸烟、某些药物（阿托品）作用、放射治疗后等；严重干燥舌舌质可见纵沟、舌体缩小，见于高度脱水，可伴有皮肤弹性减退。

3）游走性舌炎（migratory glossitis）：俗称地图舌，是自发性舌乳头萎缩、脱落，表现像地图一样的改变，部分舌乳头没脱落就特别高，相当于地图边缘，部分乳头会萎缩。病因尚未研究明确，可能与缺锌、自身免疫力和遗传因素有关。

4）裂纹舌（fissured tongue）：又称沟纹舌，一般表现为舌头正面的纵、横沟纹，沟纹的深浅、长短不一，随着年龄的增长可逐渐加重。病因不清，可能与先天发育异常、遗传因素、全身性疾病等因素有关。

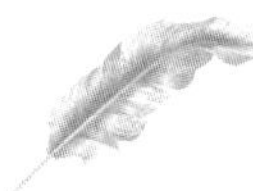

5）草莓舌（strawberry tongue）：舌乳头肿胀、突起呈鲜红色，类似草莓，见于长期发热

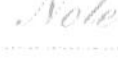

和急性传染病猩红热患者。

6）牛肉舌（beefy tongue）：舌质暗红，舌苔光剥似生牛肉状，主要见于恶性贫血患者。

7）镜面舌（mirror tongue）：又称光滑舌，舌乳头萎缩消失，舌体缩小，舌面光滑，无苔如镜面，舌质发红，见于恶性贫血、缺铁性贫血和慢性萎缩性胃炎。

8）毛舌（hairy tongue）：也称黑舌，由于丝状乳头缠绕真菌丝以及其上皮细胞角化，在舌面上形成了布满黑色或黄褐色的毛，见于长期使用广谱抗生素、激素及老弱病残和危重患者。

（2）舌的运动：舌震颤见于甲状腺功能亢进症；伸舌时舌偏向一侧，见于舌下神经麻痹。

（3）舌体增大：见于舌炎、口腔炎、舌的蜂窝织炎、脓肿、血肿、血管神经性水肿等。克汀病（呆小病）、黏液性水肿、唐氏综合征（Down syndrome）、舌肿瘤等。

（4）舌体缩小：见于严重脱水。

（5）舌痛：局部因素可以是舌刺伤、舌系带外伤、溃疡等，全身性疾病如糙皮病、核黄素缺乏症、维生素 C 缺乏、巨幼细胞贫血、重金属中毒、苯妥英钠中毒、尿毒症、抗生素过敏等。

6．咽部及扁桃体 咽部分为鼻咽、口咽和喉咽三个部分（图 36-15）。

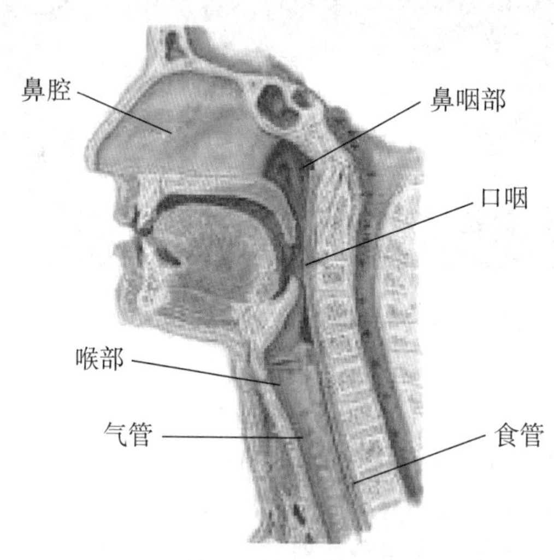

图 36-15 鼻咽、口咽和喉咽

（1）鼻咽（nasal pharynx）：位于软腭平面之上、鼻腔的后方。在儿童时期，这个部位淋巴组织丰富，称为腺状体或增殖体，青春期前后逐渐萎缩，如果过度肥大，可发生鼻塞、张口呼吸和语音单调。如单侧出现血性分泌物和耳鸣、耳聋，应考虑早期鼻咽癌。

（2）口咽（oral pharynx）：位于软腭平面之下、会厌上缘之上，前方直对口腔，软腭向下延续形成前后两层黏膜皱襞，前面的黏膜称为舌腭弓，后部称咽腭弓，两者之间为扁桃体窝，扁桃体位于此窝中。咽腭弓后面是咽后壁。一般咽部检查即指这个范围。

咽部的检查方法：受检者取坐位，头稍向后仰，嘱受检查者张大口并发出“啊”音，检查者用压舌板置于舌前 2/3 处，迅速将舌向下压，此时软腭上抬，用手电筒照射可见到软腭、悬雍垂、舌腭弓、咽腭弓、扁桃体及咽后壁等。注意观察有无充血、肿胀、溃疡、分泌物增多，咽后壁有无增生淋巴滤泡，扁桃体有无肿大、脓苔、假膜等。

咽部异常主要见于以下情况。

1）咽炎：①急性咽炎：咽部黏膜充血、水肿、黏性分泌物增多；②慢性咽炎：咽部黏膜充血，表面粗糙，咽后壁可见成簇状淋巴滤泡增生。

2）扁桃体炎：扁桃体红肿增大，扁桃体表面或腺窝处可见黄白色分泌物，或渗出物形成的苔片状易剥离假膜。这点与咽白喉在扁桃体上所形成的假膜不同，白喉假膜不易剥离，若强行剥离则易引起出血。

3）扁桃体增大：正常情况下，扁桃体位于舌腭弓和咽腭弓之间的扁桃体窝中而不被查见，当出现扁桃体增大时，常常按增大的程度来描述。扁桃体肿大分 3 度（图 36-16）：Ⅰ度肿大的扁桃体不超过咽腭弓；Ⅱ度肿大的扁桃体超过咽腭弓，但未达到咽后壁中线；Ⅲ度肿大时扁桃体达到或超过咽后壁中线。扁桃体增大多是由各种感染或非感染性致病因素刺激扁桃体组织引起的病理性体征。部分儿童存在扁桃体增大现象，表面光滑，无明显充血，无咽喉疼痛，考虑生理性肿大。病理性因素见于慢性扁桃体炎、扁桃体肿瘤。

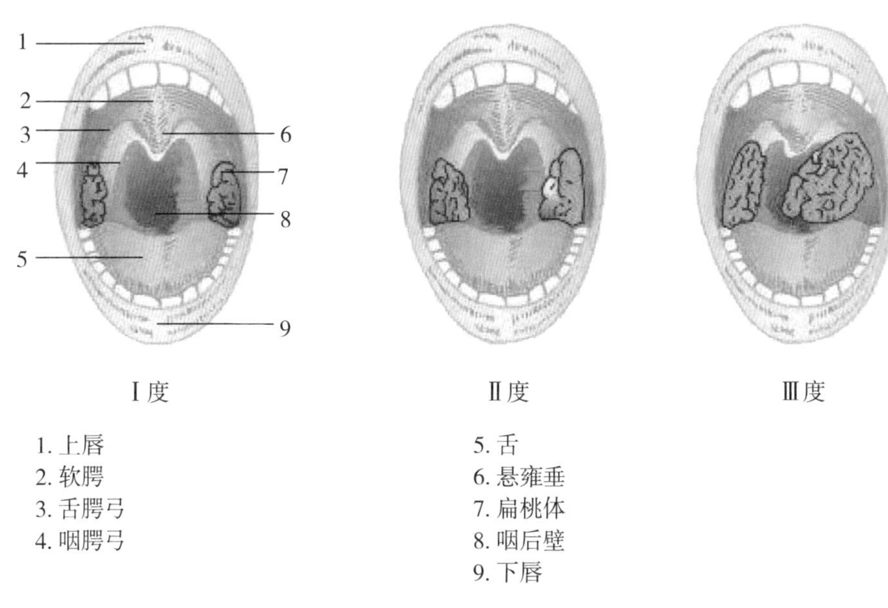

1. 上唇
2. 软腭
3. 舌腭弓
4. 咽腭弓
5. 舌
6. 悬雍垂
7. 扁桃体
8. 咽后壁
9. 下唇

图 36-16　扁桃体肿大示意图

（3）喉咽（laryngeal pharynx）：位于口咽之下，也称下咽部，其前方通喉腔，此部分的检查需用间接或直接喉镜进行。

7. 喉（larynx） 是呼吸的主要通道、下呼吸道的门户，上通喉咽，下连接气管。为软骨、肌肉韧带、纤维组织及黏膜共同构成的一个管腔结构，是发音的主要器官。但声音的协调和语言的构成还需肺、气管、咽部、口腔、鼻腔、鼻窦等多方面的配合才能完成。以上任何部分发生病损时都会使声音发生变化。急性声音嘶哑或消失，常见于急性炎症，慢性失音则要考虑喉癌或喉结核；喉的神经支配有喉上神经与喉返神经，当神经受损时，可出现声音嘶哑或失音；吸气性呼吸困难常见于喉部阻塞性病变，如喉的先天性疾病、喉肿瘤、喉异物、喉痉挛等；突然出现窒息性呼吸困难可见于各种原因引起的喉头水肿，需紧急处理。

8. 口腔的气味 健康人口腔无特殊气味，饮酒、吸烟的人可有烟酒味。疾病原因导致口腔有特殊难闻气味称为口臭，可由口腔局部、胃肠道或其他全身性疾病引起。局部原因：如牙龈炎、龋齿、牙周炎可产生臭味；牙槽脓肿为腥臭味；牙龈出血为血腥味。其他疾病引起具有特殊气味的口臭有：糖尿病酮症酸中毒患者可发出烂苹果味；尿毒症患者可发出尿味；肝坏死患者口腔中有肝臭味；肺脓肿患者呼吸时可发出组织坏死的臭味；有机磷农药中毒患者口腔中能闻到大蒜味。

（五）腮腺

腮腺（parotid gland）位于耳屏、下颌角、颧弓所构成的三角区内，正常腮腺体薄而软，

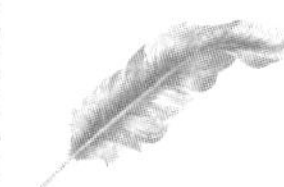

触诊时摸不出腺体轮廓。腮腺肿大时可见到以耳垂为中心的隆起，并可触及边缘不明显的包块（图 36-17）。

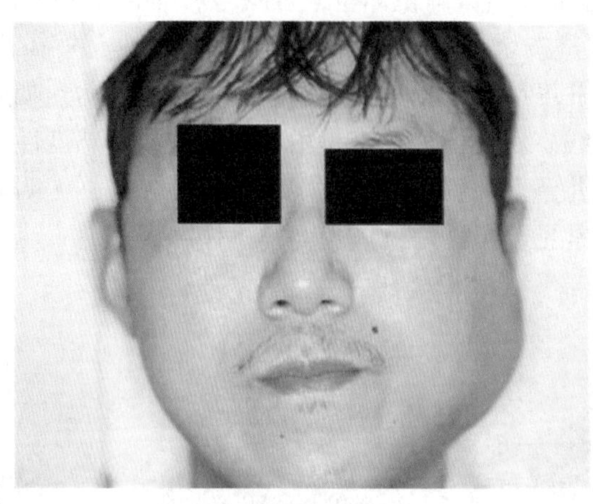

图 36-17 腮腺肿大

腮腺导管位于颧骨下 1.5 cm 处，横过咀嚼肌表面，开口相当于上颌第二磨牙对面的颊黏膜上。如腮腺有病变，应注意观察腮腺导管开口有无分泌物。

腮腺肿大见于以下情况。

1．急性流行性腮腺炎 腮腺迅速胀大，先为单侧，继而可累及对侧，触诊时有压痛，急性期可能累及胰腺、睾丸或卵巢。腮腺导管结石时，腮腺肿大，进食时肿胀和疼痛加重。Mikulicz 综合征除腮腺肿大外，还同时有泪腺、下颌下腺肿大，但皆为无痛性。

2．急性化脓性腮腺炎 发生于抵抗力低下的危重症患者，多为单侧性，检查时在导管口处加压后有脓性分泌物流出，多见于胃肠道术后及口腔卫生不良者。

3．腮腺肿瘤 多形性腺瘤质韧，呈结节状，边界清楚，可移动；恶性肿瘤质硬，有痛感，发展迅速，与周围组织有粘连，不可移动，可伴有面瘫。

（冯 春）

第三十七章

颈部检查

第三十七章数字资源

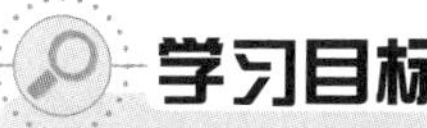

1. **知识**：陈述颈部检查及其检查方法。
2. **能力**：概括引起颈部异常的常见病因。
3. **素养**：检查颈部器官，检查前注意检查室内温度和环境，为患者进行全面细致检查，注意人文关怀。
4. **掌握**：颈部检查手法。

颈部（neck）检查应在自然、平静、光线充足的状态下进行，受检者应取舒适坐位或卧位，充分暴露颈部和肩部。检查者手要温暖，手法应轻柔，当怀疑颈椎有疾病时更应注意。

一、颈部外形与分区

颈部是连接头和躯干的部位，前正中线将其分为左右两侧。正常人颈部直立，两侧对称，矮胖者较粗短，瘦长者较细长。男性甲状软骨比较突出，女性则平坦不显著，转头时可见胸锁乳突肌突起。头稍后仰时较易观察到颈部有无包块、瘢痕以及两侧是否对称。正常人在静坐时颈部血管不显露。

为了便于描述和标记颈部病变的部位，根据解剖结构，颈部每侧可分为两个大三角区域，即颈前三角和颈后三角。颈前三角区为胸锁乳突肌内缘、下颌骨下缘与前正中线之间的区域。颈后三角区为胸锁乳突肌后缘、锁骨上缘与斜方肌前缘之间的区域。

二、颈部皮肤

检查时应注意有无蜘蛛痣（spider angioma）、感染（包括疖、痈、结核等）及其他局限性或广泛性皮肤病变，如瘢痕、瘘管、神经性皮炎、银屑病等。

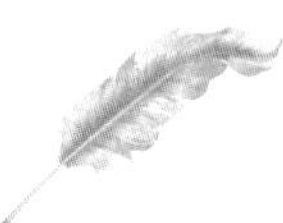

Note

三、颈部的姿势与运动

正常人坐、立位时颈部直立，伸屈、转动自如。检查时应注意颈部静态与动态时的改变。

（一）颈部姿势

先天性斜颈的胸锁乳突肌短粗，如两侧胸锁乳突肌外观差别不明显，可让患者把头位转正，此时病侧胸锁乳突肌的胸骨端会立即隆起，为本病诊断的特征性表现（图 37-1）。斜颈（torticollis）还见于颈肌外伤、瘢痕挛缩等。如头不能抬起，见于严重消耗疾病的晚期、重症肌无力（myasthenia gravis）、进行性肌萎缩（progressive muscular atrophy）、脊髓前角灰质炎（anterior poliomyelitis）等。

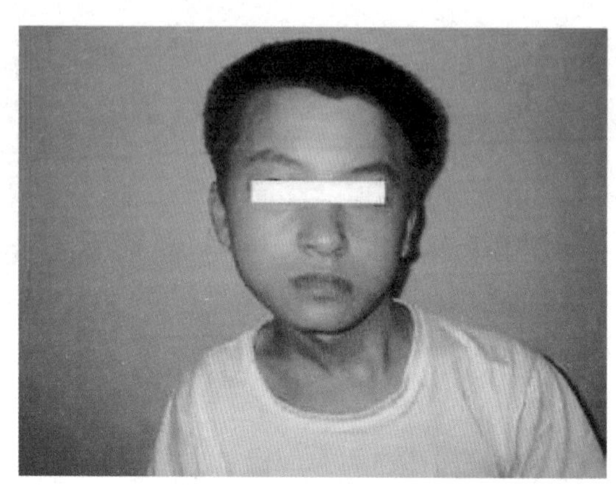

图 37-1　斜颈

（二）颈部运动

颈部运动受限伴疼痛，见于局部软组织炎症、颈肌扭伤、肥大性脊椎炎、颈椎结核或肿瘤；颈项强直患者被动屈颈时颈部有明显的抵抗感，这是因为伸肌在患病时最容易受刺激。颈部抵抗感的检查方法是：患者去枕仰卧，颈部肌肉放松，医生左手托扶患者枕部，做被动屈颈动作并感受患者颈肌抵抗力。正常人被动屈颈时下颏能触及或贴近胸骨，颈部柔软、无抵抗力。颈项强直提示脑膜受到炎症、血液或压力变化的刺激，是脑膜刺激征之一，见于各种脑膜炎、蛛网膜下腔出血、颅内高压、脑实质出血破入蛛网膜下腔等。颈部抵抗感增强除上述颅内疾患外，还见于局部因素如颈椎病、颈椎关节炎、颈椎结核、颈椎骨折或脱位、颈部肌肉损伤等，也见于破伤风患者。帕金森病患者可出现颈部不自主的摇头或点头运动。

四、颈部包块

检查时应注意其部位、形状、大小、质地、活动度、有无压痛、与邻近器官的关系等特点。检查方法应视诊、触诊结合，以触诊为主。淋巴结肿大是颈部包块的常见原因。

淋巴结肿大、质地不硬、有轻压痛时，可能为非特异性淋巴结炎；全身性无痛性淋巴结肿大，多见于血液系统疾病；如淋巴结的质地较硬、不活动，且伴有纵隔、胸腔或腹腔病变的症状或体征，应考虑恶性肿瘤的淋巴结转移。如颈部包块呈圆形，表面光滑，囊样感，压迫能使其缩小，则可能为囊状瘤。如颈部包块弹性大又无全身症状，则应考虑囊肿的可能。其他还有甲状腺舌骨囊肿、胸腺咽管囊肿或瘘、囊状淋巴管瘤、颏下皮样囊肿等。肿大的甲状腺及甲状腺来源的包块可随吞咽向上移动。颈前三角区的肿块以急慢性淋巴结炎及甲状腺疾病多见，在颈后三角区的肿块除急、慢性淋巴结炎和淋巴结结核外，以恶性淋巴瘤、转移性肿瘤常见。进一步确诊者可行颈部超声、X 线摄片或活体组织检查等。

微整合

临床应用

淋巴结肿大

正常人体浅表淋巴结很小，直径多在 0.5 cm 以内，表面光滑、柔软，与周围组织无粘连，无压痛。当机体受到致病因素侵袭后，淋巴细胞产生淋巴因子和抗体，有效地杀伤致病因子，同时淋巴结内淋巴细胞和组织细胞反应性增生，使淋巴结肿大。头颈部淋巴丰富，颈部有很多淋巴结。无论是原发于淋巴组织的内生肿瘤，如淋巴瘤、淋巴细胞性白血病等，还是淋巴结外转移来的肿瘤，如口腔癌转移至颈部淋巴结、鼻咽癌转移至颈部淋巴结、胃癌转移至左锁骨上淋巴结等，都可表现为肿瘤细胞在淋巴结内大量增殖，占据和破坏淋巴结正常组织结构，同时引起淋巴结内纤维组织增生及炎症细胞浸润，导致淋巴结肿大。

五、颈部血管

（一）颈部血管视诊

正常人坐位或立位时颈静脉平坦，常不显露，平卧时可稍见充盈，但充盈水平仅限于锁骨上缘至下颌角之间距离的下 2/3 以内。在坐位或半坐位（身体呈 45°）时，如颈静脉明显充盈、怒张或搏动，为异常体征，提示颈静脉压增高（图 37-2），见于右心衰竭、心包积液（pericardial effusion）、缩窄性心包炎（constrictive pericarditis）、上腔静脉阻塞综合征（superior vena cava obstruction syndrome）以及胸腔、腹腔压力增高等情况。颈静脉怒张右侧常比左侧明显，检查时以右侧为准。如双侧颈静脉怒张而无肝大、下肢水肿，见于上腔静脉阻塞综合征。若平卧位时看不到颈静脉充盈，提示低血容量状态。

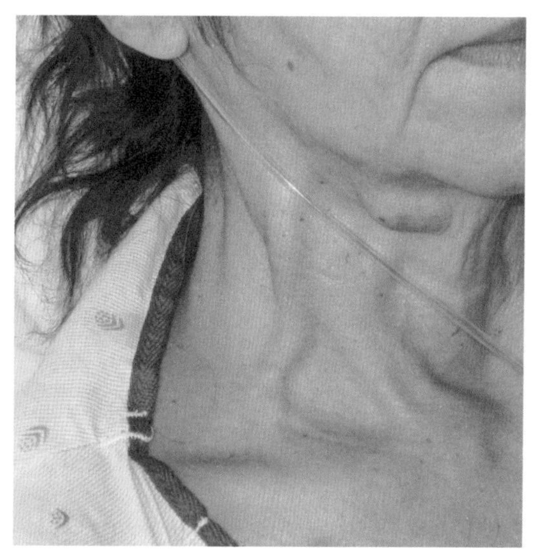

图 37-2　颈静脉怒张

（二）颈部血管触诊

正常人颈部动脉的搏动仅在剧烈活动后心搏出量增加时可见，且较微弱。如安静状态下出现明显的颈动脉搏动，多见于高血压、主动脉瓣关闭不全、甲状腺功能亢进症以及严重贫血的

患者。因为颈静脉和颈动脉邻近，都可能发生搏动，故应加以鉴别。一般静脉搏动柔和，范围弥散，触诊时无搏动感；而动脉搏动比较强有力，为膨胀性，触之搏动感明显。

（三）颈部血管听诊

一般让患者采取坐位，用钟型听诊器听诊，如发现异常杂音，应注意杂音的部位、强度、音调、性质、出现时间和传播方向，以及体位变化和呼吸等对杂音的影响。若在健侧颈动脉听到杂音，可能与代偿性血流增快有关。如在胸锁乳突肌内缘平甲状软骨上缘处听到收缩期吹风样杂音，见于颈动脉狭窄，音量可强可弱，与动脉狭窄程度有关，一般于收缩期明显，呈吹风样高音调性质，临床上多见于大动脉炎或动脉硬化。颈动脉的收缩期杂音较柔和，不向心底部传导，而主动脉瓣或肺动脉瓣的杂音最响部位是在心底部。锁骨上窝处闻及的收缩期杂音多由锁骨下动脉狭窄引起，常见的原因是颈肋压迫。有时在右锁骨上窝听到连续性静脉“嗡鸣”音，是由颈静脉流入上腔静脉口径较宽的球部所产生的，是生理性静脉音，用手指压迫颈静脉后即可消失。

六、甲状腺

甲状腺（thyroid gland）位于甲状软骨下方和两侧，正常重 15 ~ 25 g，表面光滑，柔软，不易触及，可随吞咽动作上下移动，以此可与颈前其他包块鉴别。

（一）检查方法

检查甲状腺时受检者取坐位，充分暴露颈部，头稍后仰。医生按视诊、触诊、听诊的顺序进行检查（图 37-3）。

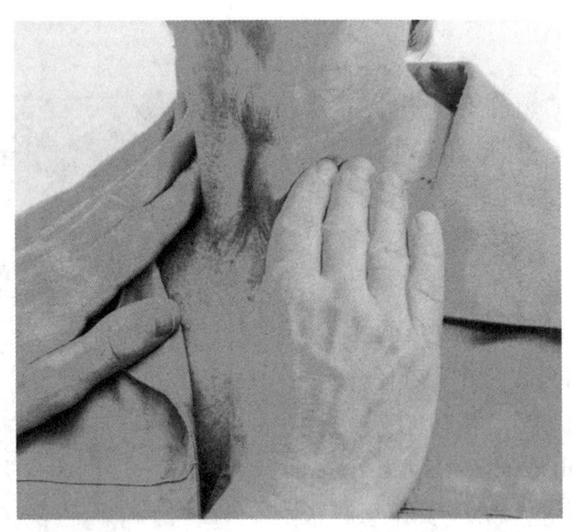

图 37-3　甲状腺的检查方法

1．视诊　观察甲状腺的大小和对称性。正常人甲状腺外观不突出，女性在青春发育期可略增大，视诊时嘱受检者做吞咽动作，一般可见甲状腺随吞咽动作而上下移动，如不易辨认时，请受检者两手置于枕后，头向后仰，再进行观察则较易看清。

2．触诊　触诊的目的是明确甲状腺的轮廓及病变的性质。触诊包括甲状腺峡部和甲状腺侧叶的检查。检查时注意是否肿大、肿大是否对称、有无结节以及结节的部位、大小、数目、表面性状、质地、活动度、压痛、震颤、波动感等。

(1) 甲状腺峡部：位于环状软骨下方第 2 ～ 4 气管环前面。站于受检者前面用拇指或站于受检者后面，用示指从胸骨上切迹向上触摸，可感到气管前软组织，判断有无增厚，请受检者吞咽，可感到此软组织在手指下滑动，判断有无肿大或肿块。

(2) 甲状腺侧叶

1) 前面触诊：一手拇指施压于一侧甲状软骨，将气管推向对侧，另一手示、中指在对侧胸锁乳突肌后缘向前推挤甲状腺侧叶，拇指在胸锁乳突肌前缘触诊，配合吞咽动作，重复检查，可触及被推挤的甲状腺。用同样方法检查对侧甲状腺。

2) 后面触诊：类似前面触诊。一手示、中指施压于一侧甲状软骨，将气管推向对侧，另一手拇指在对侧胸锁乳突肌后缘向前推挤甲状腺，示、中指在其前缘触诊甲状腺。配合吞咽动作，重复检查。用同样方法检查对侧甲状腺。

3．听诊 正常甲状腺区听不到血管杂音。当触及甲状腺肿大时，用钟型听诊器直接放在肿大的甲状腺上，如可以听到连续性血管杂音，对诊断甲状腺功能亢进很有帮助。在弥漫性甲状腺肿伴功能亢进时还可听到收缩期动脉杂音。

（二）甲状腺肿大

1．甲状腺肿大的分度 甲状腺肿大分三度：Ⅰ度肿大，即甲状腺不能看出肿大但能触及者；Ⅱ度肿大，即甲状腺能看出肿大又能触及，但在胸锁乳突肌以内者；Ⅲ度肿大，即甲状腺肿大超过胸锁乳突肌外缘者。

2．甲状腺肿大常见的疾病

(1) 甲状腺腺瘤：多为孤立性甲状腺结节，单发、光滑。

(2) 甲状腺功能亢进症（hyperthyroidism）：肿大的甲状腺多呈对称性弥漫性肿大，触诊质地柔软，可有震颤，听诊能听到“嗡鸣”样血管杂音，是由于血管增多、血流增速所致。有甲状腺功能亢进的临床表现。

(3) 单纯性甲状腺肿（simple goiter）：甲状腺呈轻或中度弥漫性肿大，触诊质地柔软、无压痛，可为结节性，无甲状腺功能亢进症状及体征。

(4) 甲状腺癌（thyroid carcinoma）：触诊甲状腺包块有不规则结节感，质硬。因进展较慢，体积有时不大，临床上应与甲状腺腺瘤及颈前淋巴结肿大鉴别。

(5) 慢性淋巴性甲状腺炎（chronic lymphocytic thyroiditis，桥本甲状腺炎）：甲状腺呈弥漫或结节性肿大，触诊质韧或硬，部分增长快的可有触痛。由于肿大的腺体可将颈总动脉向后方推移，故在腺体后缘可触及颈总动脉搏动，而甲状腺癌则往往将颈总动脉包绕在癌组织中，故触诊时不能触及搏动，两者可借此鉴别。

(6) 甲状旁腺腺瘤：甲状旁腺位于甲状腺之后，发生腺瘤时可以使甲状腺突出，且也随吞咽移动，需结合临床表现加以鉴别。

七、气管

正常人气管（trachea）位于颈前正中部。检查时让受检者取舒适坐位或仰卧位，双肩在水平位且两侧等高，头端正位，颈部呈自然直立状态。医生将示指与环指分别置于两侧的胸锁关节上，中指在胸骨上窝处探触气管并置于气管之上，观察中指是否在示指与环指中间。如两侧距离不等，则表示有气管移位。气管移位提示胸腔或颈段气管周围有病变，根据气管的偏移方向可以大体判断病变的位置和性质。如大量的胸腔积液、气胸、纵隔肿瘤以及单侧甲状腺肿大，气管向健侧偏移；而肺不张、肺硬化、胸膜粘连时，气管向患侧偏移。

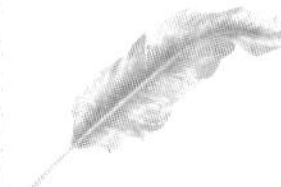

严重的甲状腺肿大或胸内甲状腺，长期压迫气管软骨使其发生退行性变或坏死，导致气管软化，患者可出现呼吸困难，仰卧平躺时明显，如轻压肿大的甲状腺时呼吸困难加重，称为气管软化征。当手术切除压迫气管的肿大的甲状腺后，软化的气管壁失去牵拉而塌陷，使气管腔变小、通气不畅，重者可因气管塌陷而窒息。患者常在甲状腺肿切除术中或术后 24 小时内出现吸气性呼吸困难并进行性加重，伴有烦躁不安、大汗、发绀、喉鸣、窒息，如可排除血肿压迫，即可诊断为气管软化征。颈段或胸内段的气管透视或 X 线摄片有助于发现气管软化征。此外，主动脉弓动脉瘤时，心脏收缩期瘤体膨大将气管压向后下，因而可以触到随心脏搏动气管的向下拽动，称为 Oliver 征。

（冯 春）

第三十八章

胸部检查

第三十八章数字资源

学习目标

1. **知识**：描述胸廓、肺部、心脏视诊、触诊、叩诊、听诊及血管各项内容检查手法和应用；列举大叶性肺炎、慢性阻塞性肺疾病、支气管哮喘、胸腔积液、气胸、二尖瓣狭窄、二尖瓣关闭不全、主动脉瓣狭窄、主动脉瓣关闭不全、心包积液、心力衰竭的临床症状和体征。阐述肺部、心脏及血管异常体征，并分析其临床意义。描述胸部的体表标志、胸壁、胸廓与乳房、肺、肺叶及胸膜的界限和投影。
2. **能力**：应用胸、肺、心脏视、触、叩、听诊及血管各项内容的检查手法；通过相互检查，能获得较为准确的检查结果。
3. **素养**：强化渗透人文关怀和医德培育。

胸部（chest）是指颈部以下和腹部以上的区域，由胸廓及胸腔内组织脏器构成。目前临床上有许多辅助检查方法广泛应用于胸部疾病的诊断，如胸部X线片、胸部B超、胸部CT、肺功能检查、血气分析、胸膜腔穿刺、支气管镜检查、胸腔镜检查、超声心动图、冠状动脉CT、冠状动脉造影、心脏核素显像等。这些检查可以很准确地评估心肺功能，并能提供病因学及病理学的诊断依据。然而，由于设备要求高、时效性、经济学等因素，这些检查方法尚不能完全取代基本的胸部体格检查。胸部体格检查设备要求低、操作方便，并能收集到许多具有重要价值的资料和征象，常为临床医生提供初步的诊断依据，并为开立上述辅助检查提供线索。而且，通过体格检查可以及时发现体征变化，随时了解患者的病情变化。有时体格检查还能提供其他辅助检查无法提供的重要发现，如听诊时发现哮鸣音对气道疾病具有重要的诊断和鉴别诊断价值，但影像学检查则可能无阳性发现。当然，必须有机结合病史、体格检查和其他辅助检查等多个方面才能做出正确的诊断。

第一节　胸部解剖和呼吸生理

一、胸部解剖

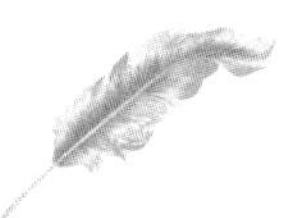

胸部由胸廓和胸腔内脏器组成。胸廓（thorax）是由骨、软骨、肌肉、结缔组织及皮肤组

成的有一定活动度的保护性结构。骨性胸廓由锁骨、胸骨（包括胸骨柄、胸骨体和剑突）、12对肋骨、12个胸椎及它们之间的连结构成。第1～7对肋骨前端通过肋软骨分别与胸骨相连；第8～10肋骨通过融合在一起的肋软骨与胸骨相连；第11～12肋骨前端游离，不与胸骨相连，称为浮肋（图38-1）。

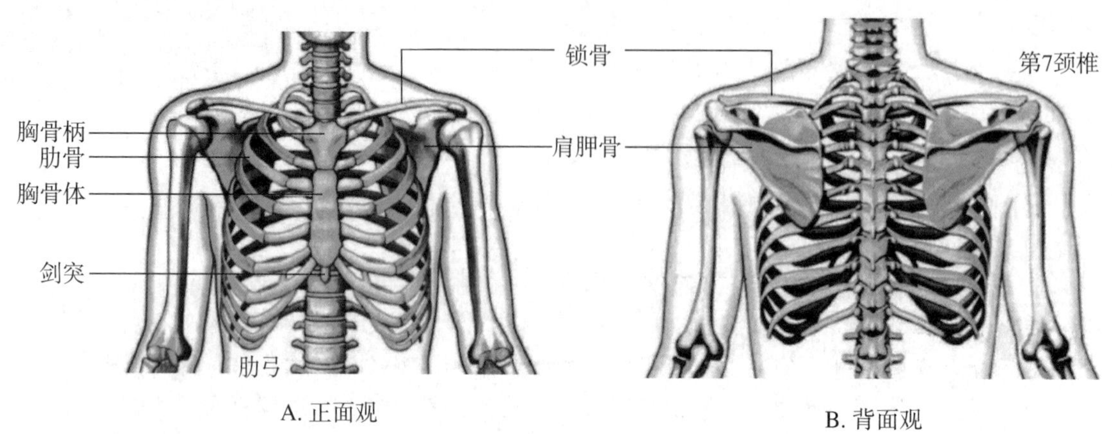

图 38-1 骨性胸廓

参与呼吸运动的肌肉主要包括膈肌和肋间肌，称为呼吸肌（respiratory muscles）。吸气时，膈肌收缩、下移，使胸廓上下径增大；肋间外肌收缩，肋骨向上向外运动，使胸廓前后径及左右径增加，胸腔和肺体积增大，完成吸气动作。平静呼吸时，吸气为主动运动；呼气为被动运动，由膈肌和肋间外肌的舒张引发。用力呼气时，肋间内肌及胸锁乳突肌和腹壁肌（称为辅助呼吸肌）收缩，使胸廓左右径及前后径更小，从而呼出更多的气体，此时呼气也是主动运动。用力吸气时，也有辅助呼吸肌（胸锁乳突肌、斜角肌）参与，呼吸肌和辅助呼吸肌收缩，扩张胸廓上部。当呼吸困难时，呼吸肌收缩更为强烈，躯干许多其他肌肉也可以参与呼吸运动。

胸腔（thoracic cavity）是胸廓与横膈围成的密闭体腔，胸腔中部为纵隔，两侧分别容纳左右肺。胸膜（pleura）是覆盖在肺表面、胸廓内面、膈上面及纵隔侧面的浆膜，可分为脏胸膜（visceral pleura）与壁胸膜（parietal pleura）。脏胸膜被覆于肺表面。肺被叶间胸膜分割成不同的肺叶。右肺被水平裂（horizontal fissure）和斜裂（oblique fissure）分为上中下3叶，左肺则被水平裂分为上下2叶。右肺水平裂在前胸壁的投影约在第4肋间，在侧胸壁的投影约在第5肋间。左右肺斜裂始于后正中线第3胸椎，向外下斜行，在腋后线上与第4肋骨相交，然后向前下方延伸，止于第6肋骨与肋软骨连接处（图38-2）。脏胸膜与壁胸膜在两肺周围分别形成左、右两个完全密闭的胸膜腔（pleural cavity）。胸膜腔内压力低于大气压，称为胸膜腔负压，对维持肺扩张起关键作用。胸膜腔内仅有薄层浆液将两层胸膜隔开，正常情况下，由于胸膜腔负压及液体的吸附力，脏胸膜、壁胸膜紧贴在一起，因此胸膜腔实际上是两个潜在的腔隙。

两侧肺部外形相似，仅左胸前内部被心脏占据。每个肺叶在胸壁表面有一定的投影位置，了解投影位置对肺部疾病的定位诊断具有重要的意义。

纵隔（mediastinum）是左右纵隔胸膜之间全部器官、组织的总称。主要包括胸腺、气管、支气管、食管、心脏、出入心脏的大血管、迷走神经、膈神经、胸导管和淋巴结等。

气管（trachea）自颈前部正中沿着甲状腺峡部的后面和食管前方下行进入胸廓内，直径约2 cm，长度10～12 cm。在平胸骨角（第4或5胸椎水平）分为左、右主支气管。右主支气管粗短而陡直，左主支气管细长而倾斜。右主支气管又分为3支，分别进入右肺上、中、下3

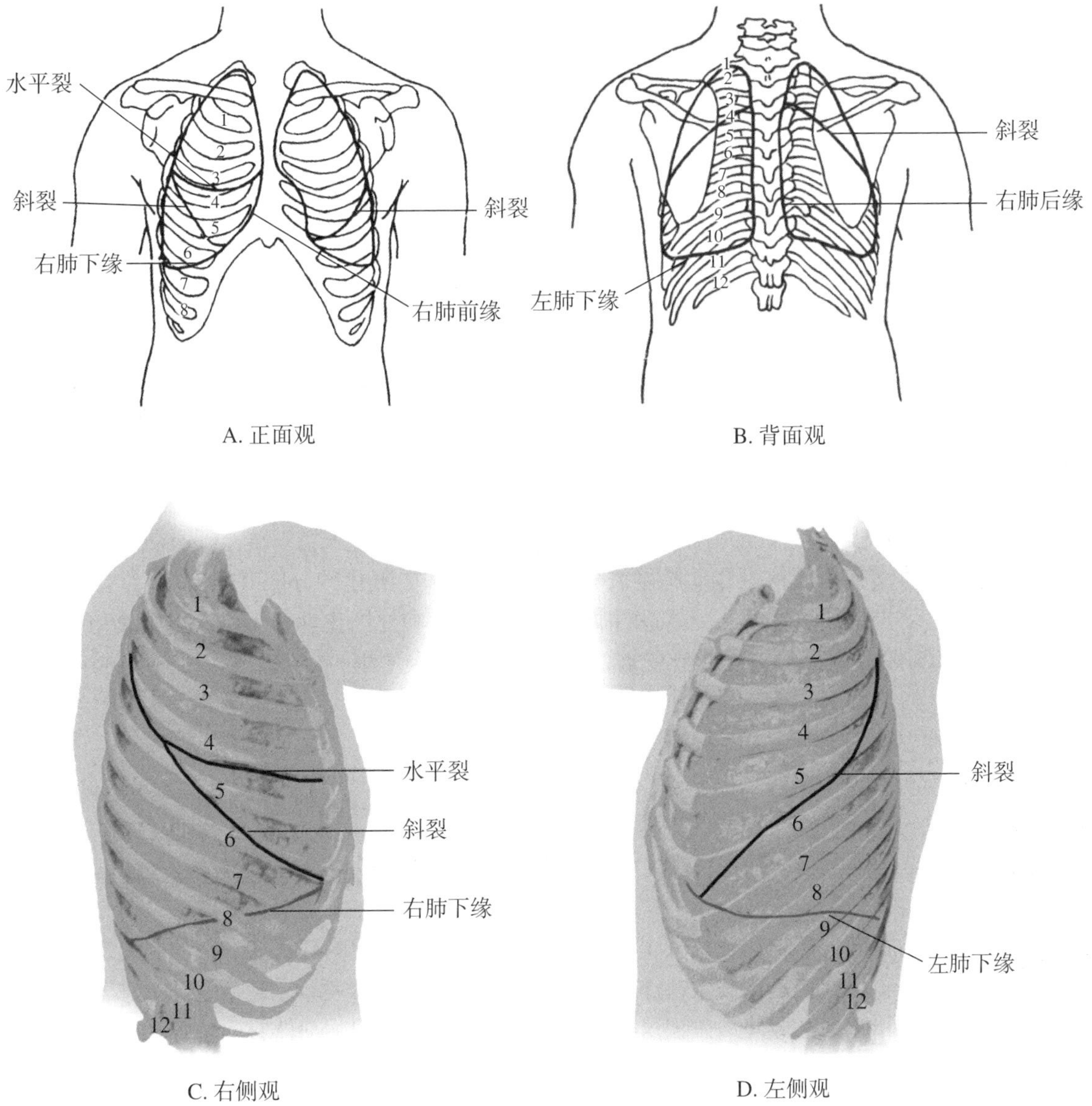

A. 正面观

B. 背面观

C. 右侧观

D. 左侧观

图 38-2 叶间裂的体表投影

个肺叶；左主支气管分为 2 支，分别进入左肺的上、下 2 个肺叶。以后各叶支气管逐级分支形成支气管、细支气管，呈树状结构向下延伸，直到肺泡水平（图 38-3）。

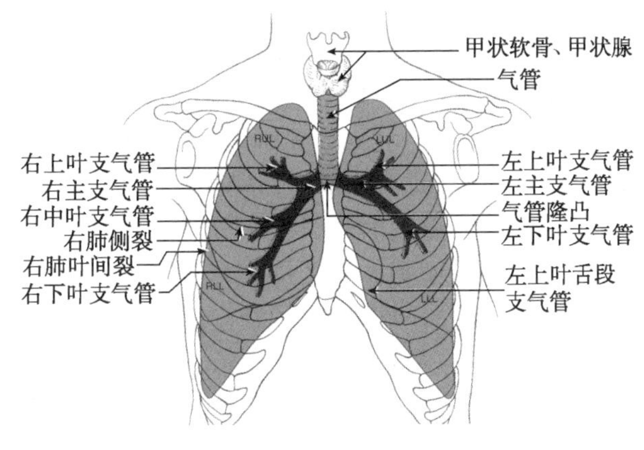

图 38-3 支气管和肺的结构

肺部有两套供血系统，一套是支气管循环，是体循环的一部分，包括支气管动脉、静脉和毛细血管等，是肺、气道和胸膜的营养血管。另一套是肺循环，由肺动脉、肺静脉和毛细血管组成，全身回心的静脉血均流经肺循环，在肺内进行气体交换。

二、呼吸生理

呼吸是指机体与外界环境进行气体交换的过程。呼吸的主要目的在于为机体提供足够的 O_2，并排出 CO_2。人的呼吸包括三个相互联系的环节：①外呼吸，包括肺通气和肺换气；②气体在血液中的运输；③内呼吸，指组织细胞与血液间的气体交换。通常所说的呼吸指的是外呼吸。空气通过气管、支气管树进出肺泡，这个过程称为肺通气。肺换气是指气体通过肺泡 - 毛细血管膜进行交换，换气后 O_2 通过循环系统运输到全身组织中，而外周组织代谢产生的 CO_2 被运送至肺部排出。

位于延髓的呼吸中枢神经元规律地发放冲动，经脊髓及神经末梢下传至呼吸肌，产生通气动作，进而气体交换，使得机体动脉血氧分压（PaO_2）和二氧化碳分压（$PaCO_2$）维持在适当范围。呼吸运动主要通过化学感受器进行调节，包括中枢和外周化学感受器。当血液和脑脊液中 PO_2 和 PCO_2 变化时，刺激化学感受器，信号传导至呼吸中枢神经元，然后通过调整呼吸运动和气体交换使 PaO_2 和 $PaCO_2$ 维持在正常范围。

（周燕斌）

第二节 胸部的体表标志

利用胸廓的解剖学标志和一些人工划线，可以较准确地描述胸部病变的部位和范围，所描述的胸廓内脏器病变位置是该病变在体表的投影位置。胸部的体表标志包括骨骼标志、垂直线标志、自然陷窝和解剖区域等，认识这些标志，有助于正确标记胸部器官的位置和轮廓、描述体征的位置和范围、指示穿刺和手术部位。

一、骨骼标志

1．胸骨柄（manubrium sterni） 胸骨上端略呈六角形的骨块。其上部两侧与左右锁骨的胸骨端相连接，下方与胸骨体相连。

2．胸骨上切迹（suprasternal notch） 位于胸骨柄的上方。正常情况下气管位于切迹正中。

3．胸骨角（sternal angle） 又称 Louis 角，是胸骨柄和胸骨体相连处向外突出的部分。两侧分别与左右第 2 肋软骨相连，是前胸计数肋骨和肋间顺序的主要标志。它与气管分叉、心房上缘和第 5 胸椎位于同一水平，还是上下纵隔的分界线。

4．肋间隙（intercostal space） 是上下两个相邻肋骨之间的间隙。用以标记病变的水平位置。第 1 肋骨下面的间隙为第 1 肋间隙，第 2 肋骨下面的间隙为第 2 肋间隙，其他以此类推。大多数肋骨可在胸壁上触及，但第 1 肋骨前部因与锁骨相重叠，故不能触到。

5．腹上角（epigastric angle） 又称胸骨下角（infrasternal angle），是左右肋弓（由两侧的第 7 ~ 10 肋软骨相互连接而成）在胸骨下端汇合处形成的夹角，相当于横膈的穹窿部。腹上角正常为 70° ~ 110°，体型瘦高者角度较小，矮胖者角度较大。深吸气时可稍增宽；其后为肝左叶、胃及胰腺所在区域。

6．剑突（**xiphoid process**） 是胸骨体下端的突出部分，呈倒三角形，其底部与胸骨体相连，正常人剑突的长短存在较大的差异。

7．脊柱棘突（**spinous process**） 当受检者低头时，沿颈椎向下触摸到第一个明显的突起为第7颈椎棘突，如果可以摸到2个明显的突起，则第一个为第7颈椎棘突。嘱受检者左右转动头部，该突出处不转动可确证。用作计数胸椎的标志。

8．肩胛角（**scapula**） 位于后胸壁第2～8肋骨之间。肩胛冈及其肩峰端均易触及。其外上缘称为肩峰，和锁骨外端相连，最下端为肩胛下角。当受检者双上肢自然下垂时，肩胛下角平第7肋骨或肋间隙水平，或第8胸椎水平，可用作计数背部肋骨的标志。

9．肋脊角（**costospinal angle**） 是第12肋骨与脊柱构成的夹角。其内为肾和输尿管上端所在的区域。

10．肋骨（**rib**） 共12对。于背部与相应的胸椎相连，由后上方向前下方倾斜，其倾斜度上方略小，下方稍大。第1～7肋骨在前胸部与各自的肋软骨连接，第8～10肋骨与上一肋的软骨连接，形成肋弓，再与胸骨相连，构成胸廓的骨性支架。第11～12肋骨不与胸骨相连，其前端为游离缘，称为浮肋（free ribs）。

微整合

临床应用

肋骨相关结构及意义

剑突和肋弓构成剑肋角，左侧剑肋角是心包穿刺常用的进针部位。

肋间后动脉、肋间神经的主干和在肋角处发出的下支分别沿肋沟和下一肋上缘前行。因此根据肋间神经和血管的行程，在胸前壁或外侧壁进行胸膜腔穿刺时选择肋间隙中部作为穿刺点；若在胸后壁（肩胛线）行胸膜腔穿刺，则选择下一肋上缘作为穿刺点。

二、自然陷窝和分区

胸部的自然陷窝包括腋窝、胸骨上窝、锁骨上窝和锁骨下窝（图38-4）。其中腋窝和锁骨上窝是浅表淋巴结触诊的重要部位。背部根据肩胛骨所在的区域进行分区。

1．胸骨上窝（**suprasternal fossa**） 为胸骨柄上方的凹陷，其后为气管。

2．锁骨上窝（**supraclavicular fossa**） 为锁骨上方的凹陷部，相当于两侧上叶肺尖的上部。

3．锁骨下窝（**infraclavicular fosa**） 为锁骨下方的凹陷，下界为第3肋骨下缘，相当于两侧上叶肺尖的下部。

4．肩胛上区（**suprascapular region**） 为肩胛冈以上的区域。其外上界为斜方肌的上缘，相当于上叶肺尖的下部。

5．肩胛间区（**interscapular region**） 为两侧肩胛骨内缘之间的区域。后正中线将此区分为左右两部。

6．肩胛下区（**infrascapular region**） 为两侧肩胛下角连线和第12胸椎水平线之间的区域。后正中线将此区分为左右两部。

7．腋窝（**axillary fossa**） 为上肢内侧与胸壁相连的凹陷部位。

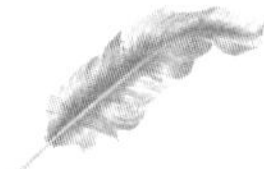

三、人工划线（图 38-4）

1．前正中线（anterior midline） 又称胸骨中线，为通过胸骨正中的垂直线。即其上端位于胸骨柄上缘的中点，向下通过剑突中央的垂直线。

2．锁骨中线（midclavicular line） 是通过锁骨肩峰端和胸骨端中点的垂直线。即通过锁骨中点向下的垂直线，此线与前正中线平行。

3．胸骨线（sternal line） 是经过胸骨边缘与前正中线平行的垂直线。

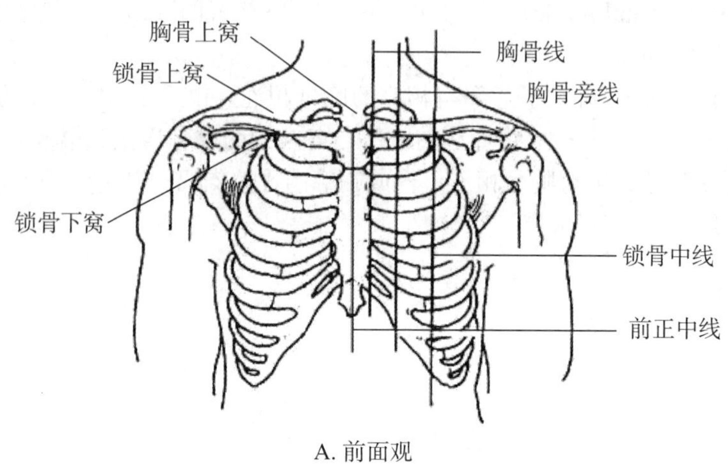

A. 前面观

B. 侧面观

C. 后面观

图 38-4 胸部人工划线及分区

4．胸骨旁线（parasternal line） 是经过胸骨线和锁骨中线连线中点的垂直线。

5．腋前线（anterior axillary line） 为通过腋窝前皱襞沿侧胸壁向下的垂直线。

6．腋中线（midaxillary line） 为通过腋窝顶端，沿腋前线和腋后线中间向下的垂直线。

7．腋后线（posterior axillary line） 为通过腋窝后皱襞沿侧胸壁向下的垂直线。

8．肩胛线（scapular line） 为双臂下垂时通过肩胛下角与后正中线平行的垂直线。

9．后正中线（posterior median line） 即脊柱中线，为通过椎骨棘突沿脊柱正中向下的垂直线。

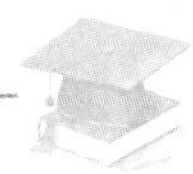

知识拓展

确定胸廓各参考线位置的注意事项

乳头因其位置不固定，无论男性还是女性，都不是满意的体表标志。

在确定侧胸壁三条垂直线的位置时，应注意该侧上肢必须笔直外展，且不得超过90°。若上肢外展时向前或后偏移，或外展超过90°，那么腋窝与胸壁的正常位置关系就会改变。

由于肩胛骨可以在一定范围内活动，所以在确定肩胛线时受检者必须上身坐直，双上肢自然下垂放于身体两侧。

四、肺和胸膜的界限

两侧肺部外形相似，左胸前内部由心脏占据。了解每个肺叶在胸壁上投影的部位，对肺部疾病的定位诊断具有重要意义。

1. 肺尖　突出于锁骨之上，其最高点偏内近锁骨的胸骨端，达第1胸椎的水平，距锁骨上缘约3 cm。

2. 肺上界　始于胸锁关节向上至第1胸椎水平，然后转折向下至锁骨中1/3与内1/3交界处。于前胸壁的投影呈一向上凸起的弧线。

3. 肺外侧界　由肺上界向下延伸而成，几乎与侧胸壁的内表面相接触。

4. 肺内侧界　自胸锁关节处下行，于胸骨角水平处左右两肺的前内界几乎相遇。然后分别沿前正中线两旁下行，至第4肋软骨水平处向左达第4肋骨前端，沿第4～6肋骨的前面向下，至第6肋软骨水平处再向左，下行于左肺下界连接。

5. 肺下界　左右两侧肺下界的位置基本相似。前胸部的肺下界始于第6肋骨，向两侧斜行向下，于锁骨中线处达第6肋间隙，至腋中线处达第8肋间隙。后胸壁的肺下界几乎呈一水平线，于肩胛线处位于第10肋骨水平。

6. 胸膜　分为脏胸膜（visceral pleura）和壁胸膜（parietal pleura），脏胸膜覆盖在肺表面，壁胸膜覆盖在胸廓内面、膈上面及纵膈面。胸膜的脏、壁两层在肺根部相互反折延续，围成左右两个完全封闭的潜在无气空腔，称为胸膜腔。每侧的肋胸膜与膈胸膜于肺下界以下的转折处称为肋膈窦（sinus phrenic costalis），由于其位置最低，胸腔积液易积于此。两肺的叶与叶之间由脏胸膜分开，称为叶间裂（interlobar fissures）。左右两肺斜裂均始于后正中线的第3胸椎，向外下方斜行，在腋后线上与第4肋骨相交，然后向前下方延伸，止于第6肋骨与肋软骨的连接处。右肺上叶与中叶的分界呈水平位，称为水平裂，始于腋后线第4肋骨，终于第3肋间隙的胸骨后缘。

微 整 合

临床应用

肺的投影及阅读胸部X线片的注意事项

从前面看，右侧胸腔大部分由右上叶和中叶占据。左侧胸腔则主要被左上叶占据，

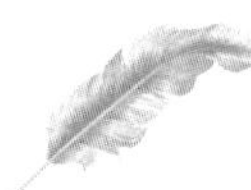

仅胸腔靠外下侧很小部分为下叶。从后面看，胸腔大部分被下叶占据，仅胸腔上部的一小部分为上叶。

阅读胸部X线片时的注意事项：在阅读胸部X线片时，很容易将上肺野的病灶简单地归结为上叶病变，而忽视了下叶上段（背段）的位置相当高，因此上肺野病灶也可能为肺下叶病变。

（周燕斌）

第三节 肺和胸膜检查

进行肺部体检时，受检者采取坐位或仰卧两种体位，以利于前胸部、侧胸部和背部的全面检查。如果受检者因活动受限不能坐起，可让受检者采取左右侧卧位进行检查。检查时注意室温适宜，光线明亮，充分暴露检查部位。检查者的手和听诊器的体件要温暖。

一、视诊

（一）胸廓外形

检查胸廓有无畸形和对称性是否良好时，应从前后两个方向进行观察。正常胸廓两侧大致对称，呈椭圆形。双肩基本在同一水平上。锁骨稍突出，锁骨上下稍下陷。惯用右手的人右侧胸大肌常较左侧发达，惯用左手者相反。个体间胸廓的大小和外形具有一定的差异。成年人胸廓的前后径较左右径短，两者的比例约为1∶1.5。儿童和老年人胸廓的前后径和左右径接近。常见的胸廓外形改变如下。

1．桶状胸（**barrel chest**） 胸廓的前后径增加，有时和左右径大致相等，甚至大于左右径，呈圆桶状，肋骨斜度变小，肋间隙增宽且饱满，脊柱呈后突，胸骨下角增大（图38-5）。桶状胸的形成可能是由于在老龄骨质退行性变化的基础上，两肺过度充气，肺容积增大所致。常见于肺气肿患者，有时亦可见于无肺气肿的老年人或矮胖者。

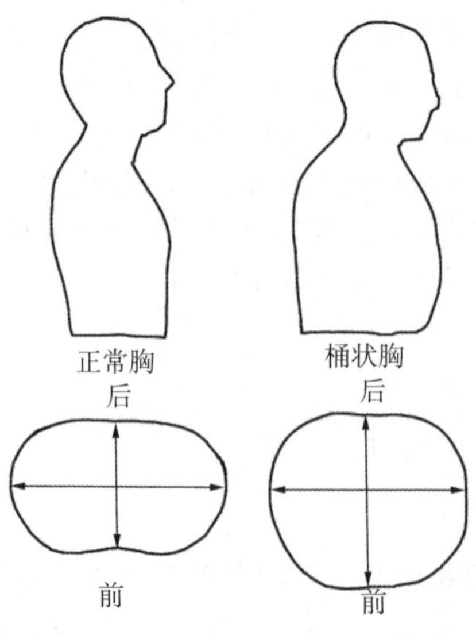

图38-5 桶状胸

2．扁平胸（flat chest） 胸廓呈扁平状，前后径缩小，胸廓的前后径和左右径之比约为1：2或更小。腹上角窄小，两侧肋骨向下斜行。有人认为患有结核病的患儿，由于纵隔淋巴结结核的粘连作用，限制胸骨向前发育，以致胸廓前后径缩小，胸廓扁平。扁平胸常见于营养不良和慢性消耗性疾病，如既往或现症肺结核患者。

3．佝偻病胸（rachitic chest）（图 38-6） ①沿胸骨两侧各肋软骨与肋骨交界处常突起，呈串珠样硬性结节，称为佝偻病串珠。②下胸部肋骨前端肋骨外翻，沿膈附着的部位其胸壁内陷形成的沟状带，称为肋膈沟。③胸骨剑突显著内陷，形似漏斗，称为漏斗胸（funnel chest）。④胸廓前后径比左右径略大，其上下径距离略短，胸骨下端常前突，胸廓前侧壁肋骨凹陷，其形状如鸡的胸廓，称为鸡胸（pigeon chest）。上述几个种类均为佝偻病所致的胸廓畸形，儿童多见。

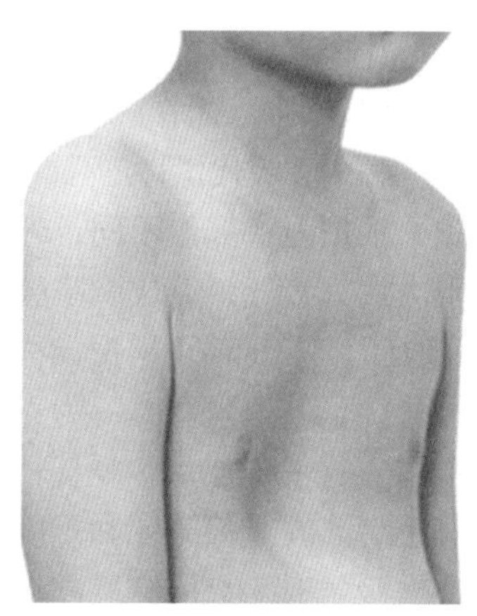

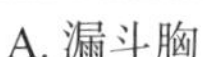

A. 漏斗胸

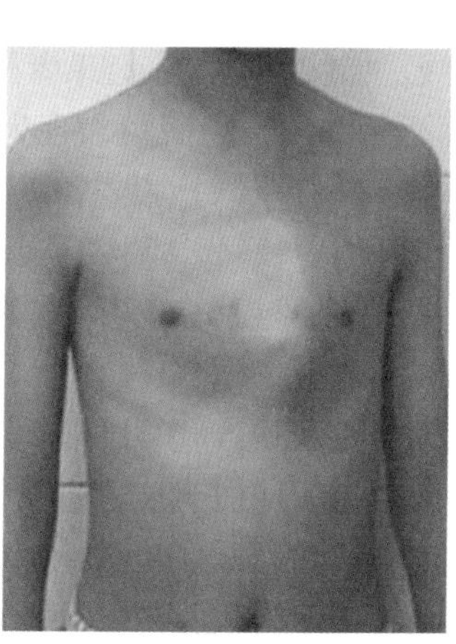

B. 鸡胸

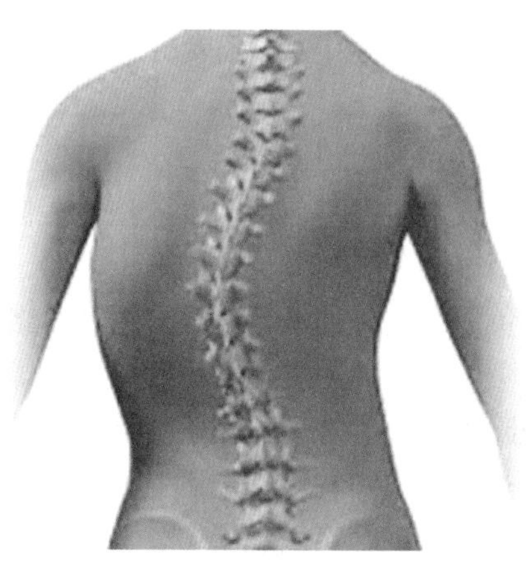

C. 脊柱侧弯

图 38-6　胸廓畸形

4．胸廓一侧变形 胸廓一侧膨隆多见于大量胸腔积液、气胸、一侧严重代偿性肺气肿、肿瘤等。胸廓一侧平坦或凹陷常见于肺不张、肺纤维化、广泛性胸膜增厚和粘连等。

5．胸廓局部隆起 不同的隆起部位有不同的意义，心前区隆起见于心脏明显肿大、心包大量积液。胸骨柄或胸骨上凹隆起见于主动脉瘤及胸内或胸壁肿瘤等。肋骨肿块见于肋软骨炎和肋骨骨折等，前者于肋软骨突起处常有压痛，后者于前后挤压胸廓时，局部常出现剧痛，还可于骨折断端处闻及骨摩擦音。

6．脊柱病变所致的胸廓畸形 严重者因脊柱前凸、后凸或侧弯（图 38-6），导致胸廓两侧不对称，肋间隙增宽或变窄。胸腔内器官与表面标志的关系发生改变。严重时可造成患者的心、肺功能障碍。常见于脊柱发育畸形、脊椎肿瘤、外伤、佝偻病及长期姿势不正等。

（二）呼吸运动

呼吸运动是在中枢神经系统的控制下，通过呼吸肌的节律性运动造成胸廓的扩大或缩小，通过吸入氧气和呼出二氧化碳调节人体的内环境稳态，是一种自动的节律性活动。同时，呼吸运动又受大脑皮质的调节，可有意识地控制，所以在一定程度上是一种随意运动。

呼吸运动在各自不同的生理和病理状态下会产生适应性变化，这些适应性变化有赖于反射性调节，其中比较重要的有呼吸中枢、肺牵张反射和化学感受器。各自不同的刺激可直接作用于呼吸中枢或者各种感受器，直接或间接地影响呼吸运动，导致呼吸频率和节律异常。

呼吸频率和节律异常包括呼吸过速、呼吸过缓、呼吸暂停、潮式呼吸、间停呼吸、叹息样呼吸、抑制性呼吸、点头呼吸、抽泣式呼吸、长吸式呼吸和喘式呼吸等表现。

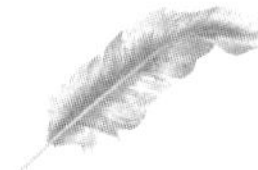

Note

静息状态下，新生儿的呼吸频率约为 44 次 / 分，随着年龄的增长而逐渐减慢，健康成年人在静息状态下的呼吸频率为 16 ～ 20 次 / 分。常见的呼吸频率异常有呼吸过速和呼吸过缓。当呼吸频率超过 24 次 / 分时，称为呼吸过速；呼吸频率低于 12 次 / 分时，称为呼吸过缓。也可同时有呼吸深度的改变，如呼吸浅快、呼吸深快、呼吸浅慢、呼吸深慢。为确保呼吸计数的准确性，计数呼吸次数时应避免引起患者的注意。

正常成人静息状态下，呼吸幅度适中，节律均匀。在病理状态下，可出现节律异常。吸气为主动呼吸，胸廓前部肋骨向外上方收缩移动，膈肌收缩下移，使胸廓增大，腹部向外隆起，胸腔内负压增高，肺扩张，外界空气进入肺内。呼气为被动运动，肺弹性回缩，膈肌松弛，胸廓缩小，腹部回缩，肺内气体呼出。成人静息呼吸时，潮气量约为 500 ml。

正常成年男性和儿童呼吸时以膈肌驱动为主，胸廓下部及腹上区的动度较大，主要表现为腹式呼吸；正常女性呼吸时以肋间肌驱动为主，主要表现为胸式呼吸。一般情况下胸式呼吸和腹式呼吸并存。肺部病变可影响胸式呼吸，如胸膜炎、肺炎患者因吸气时胸痛加重，迫使胸廓运动幅度减小，或胸膜广泛粘连使胸廓运动受限，患者可表现为腹式呼吸增强。而在腹膜炎、大量腹水、腹腔巨大肿瘤或妊娠时，由于膈肌下降受限，腹式呼吸减弱，胸式呼吸代偿性增强。

气道阻塞时，由于气流通过受阻，患者用力吸气，造成呼吸困难。根据阻塞部位不同，呼吸困难的表现形式也不同。上呼吸道和大气道梗阻时，患者为克服阻力用力吸气，造成胸膜腔内负压极高，使胸骨上窝、锁骨上窝和肋间隙向内凹陷，称为“三凹征”。吸气时间延长，称为吸气性呼吸困难，常见于气道阻塞，如喉头水肿、气管肿瘤、异物等。下气道阻塞时，为克服阻力，患者常用力呼气，使呼气时胸膜腔内压增加明显，造成气道阻塞进一步加重，呼气相延长，称为呼气性呼吸困难，常见于支气管哮喘和慢性阻塞性肺疾病患者。在重症哮喘和重度慢性阻塞性肺疾病患者中，由于肺过度充气，使胸膜腔内正压增加，在吸气时为克服胸腔内正压，患者也需用力呼吸使胸膜腔内产生负压，以使空气能进入肺内，此时也会因胸膜腔内的负压增加而出现“三凹征”(图 38-7)。当气道阻力持续显著增加时，呼吸运动主要由辅助呼吸肌驱动，膈肌因疲劳而随胸腔内压被动地运动，即吸气时胸腔内压增加，膈肌上移；呼气时胸腔负压下降，膈肌下移，从而使患者的呼吸运动呈现和正常状况下相反的的变化，即呼气时腹部向外膨出，吸气时腹部快速塌陷，称为胸腹矛盾运动。常见于重症哮喘和慢性阻塞性肺疾病，还见于双侧膈肌瘫痪。

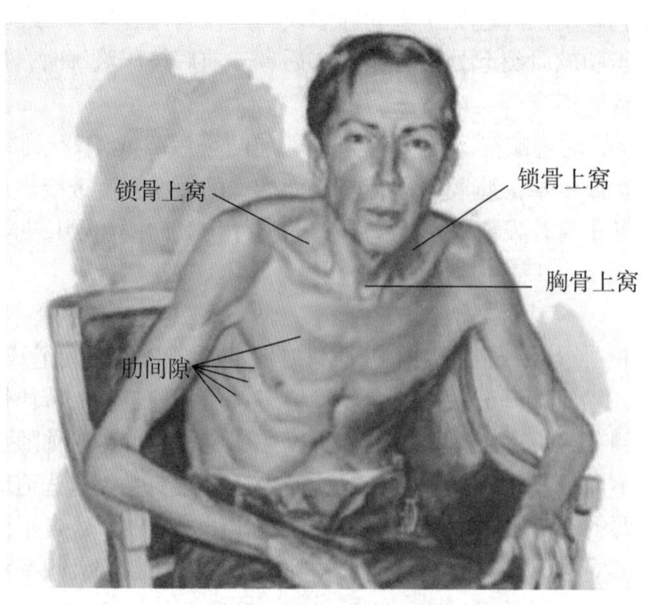

图 38-7　三凹征

图片摘自《奈特人体解剖学图谱》

以下为几种异常呼吸（图 38-8）。

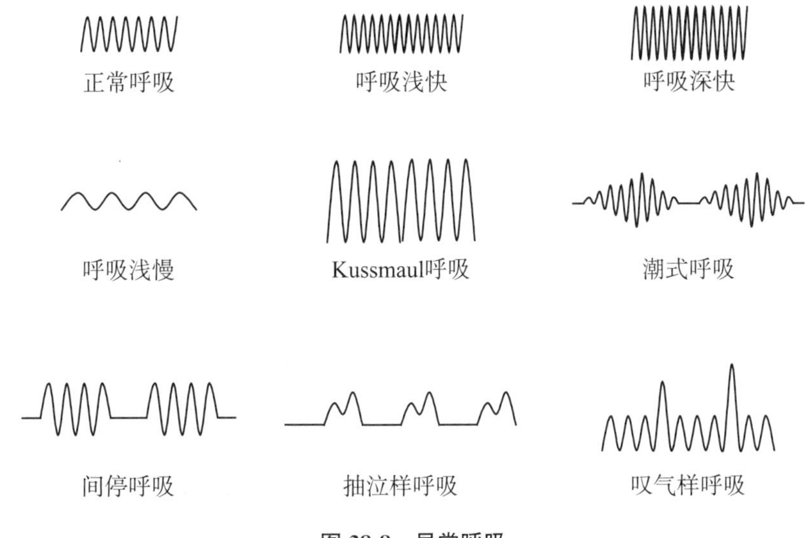

图 38-8 异常呼吸

1. 呼吸过速（tachpnea） 是指呼吸频率持续在 24 次 / 分以上。胸部发生剧烈疼痛导致吸气相中断，呼吸浅而快，常见于胸膜恶性肿瘤、肋骨骨折、胸部外伤及胸膜炎等情况。肝大和腹水患者由于膈肌不能充分下降，也会出现类似情况。另外，机体氧耗增加或缺氧时也可出现呼吸频率代偿性增快，见于肺炎、心力衰竭、发热、甲状腺功能亢进等情况。呼吸深快可见于正常人情绪激动、高通气综合征等。血液中［H^+］浓度增高，刺激呼吸中枢，通过肺排出 CO_2 进行代偿，称为库斯莫尔（Kussmaul）呼吸，常见于糖尿病酮症酸中毒和尿毒症酸中毒。癔症患者在特定情况可出现发作性呼吸深快。

2. 呼吸过缓（bradypnea） 是指呼吸频率小于 12 次 / 分。呼吸浅慢常见于呼吸中枢受抑制的情况，如麻醉剂或镇静剂过量，颅内压增高等。

3. 酸中毒大呼吸 又称 Kussmaul 呼吸，是一种深而规律的呼吸，常见于糖尿病酮症酸中毒和尿毒症酸中毒。

4. 浅快呼吸 是一种表浅而不规则的呼吸，有时是叹息样。见于呼吸肌麻痹、某些肺与胸膜疾病等。

5. 周期性呼吸 包括 Cheyne-Stokes 呼吸（又称潮式呼吸、陈 - 施呼吸）和比奥（Biot）呼吸（又称间停呼吸）。Cheyne-Stokes 呼吸是间歇性高通气和呼吸暂停周期性交替出现的一种呼吸形式。呼吸暂停可以持续 15 ～ 60 秒，随后呼吸幅度逐渐增加，达到最大幅度后慢慢降低直至呼吸暂停，整个呼吸周期可长达 30 秒～ 2 分钟。Biot 呼吸是在呼吸暂停后呼吸频率和幅度迅速回复到较正常稍高的水平。表现为有规律呼吸数次后，突然停止一段时间，又开始呼吸，周而复始，形成间停呼吸，间歇期长短不定，呼吸频率和幅度大致整齐。以上两种周期性呼吸节律改变主要见于中枢神经系统兴奋性下降，使调节呼吸的反馈系统异常。中枢神经系统疾病，如脑炎、脑膜炎、颅内压增高及糖尿病酮症酸中毒，以及巴比妥中毒等均可引起周期性呼吸节律改变。Biot 呼吸是较 Cheyne-Stokes 呼吸更为严重的情况，预后多不良，常在临终前发生。此外，周期性呼吸还见于使用呼吸抑制剂、尿毒症等情况。少数情况下见于婴儿和老年人。

6. 叹息样呼吸 表现为正常呼吸节律中插入一次深大呼吸，并常伴叹息声（sigh），多为功能性改变，是心因性呼吸困难的常见表现，见于精神紧张或抑郁症等。

7. 抑制性呼吸 常为胸部发生剧烈疼痛所致的吸气相突然中断，呼吸运动短暂地突然受

Note

到抑制，患者表情痛苦，呼吸较正常浅而快。抑制性呼吸多见于急性胸膜炎、胸膜恶性肿瘤、肋骨骨折及胸部严重外伤等。

8．抽泣式呼吸 又称为双吸气呼吸，为连续两次吸气，类似哭泣时的抽泣，见于颅内压增高和脑疝前期。

9．点头呼吸 是指吸气深长且头后仰，吸气时头恢复原位，表现为头部随呼吸而出现有节奏的后仰和前俯，犹如点头。

（三）胸壁

检查胸壁（chest wall）时，除注意观察肋骨及皮下脂肪来判断患者营养状况外，还应注意观察以下几点。

1．胸壁浅静脉 在正常情况下无明显显现，当出现上腔静脉或下腔静脉阻塞时，胸壁浅静脉由于侧支循环建立而明显充盈，主要分布于前上胸部，其血流方向为自上而下，常见于肺癌所致纵隔淋巴结转移。

2．肋间隙 注意观察肋间隙有无回缩或膨出。气道阻塞时，吸气时肋间隙回缩。大量胸腔积液、张力性气胸或严重慢性阻塞性肺疾病患者用力呼气时可见肋间隙膨隆。此外，胸壁肿瘤、主动脉瘤或婴儿和儿童时期心脏明显肿大者，相应的肋间隙亦常膨出。

二、触诊

（一）胸壁

1．胸壁压痛 对胸壁疼痛部位进行触诊有可能发现胸壁压痛，常见于肋骨骨折或胸壁软组织损伤。肋间神经炎、胸壁软组织炎及肋骨骨折、肋软骨炎的患者，胸壁受累的局部可有压痛。胸骨压痛见于白血病骨髓浸润。

2．皮下气肿 气体积存于胸部皮下组织。受按压时，气体可在组织内移动。以手触之，可出现握雪感或捻发感。正常胸壁无皮下气肿，胸部皮下气肿是由于气管、肺或胸膜受损，气体逸出存积于皮下所致，偶尔可由局部产气荚膜梭菌感染产生。皮下气肿可局限于胸骨上窝和颈根部，也可以从前胸壁累及侧胸壁，甚至腹壁。

（二）胸廓扩张度

胸廓扩张度（thoracic expansion）测量受检者平静呼吸时，以及深呼吸时两侧胸廓动度，由于胸廓前下部和背部呼吸时动度较大，常在该处进行检查。受检者深呼吸时，胸廓的扩张程度，是在视诊基础上对胸廓运动是否充分和对称的进一步检查。受检者取卧位或坐位时，检查者将左右拇指沿肋缘对称放置于剑突两侧，手掌和四指轻贴于胸廓下侧胸部，指间距约 2 cm。嘱受检者深呼吸，观察吸气时双手拇指分开的情况并通过手掌感觉两侧胸廓的扩张。受检者取坐位时，可以在背部检查胸廓扩张度，方法为两手平放于受检者背部，约于第 10 肋骨水平，拇指与中线平行，并将两侧皮肤向中线轻推。余检查方法同上。正常情况下，胸廓扩张度双侧对称，如果胸廓在吸气时不能对称地扩张，提示扩张受限的一侧有病变，见于大量胸腔积液、气胸和胸膜增厚、肺不张和肋骨病变等。两侧胸廓扩增均减弱，可见于中枢和周围神经病变，呼吸肌无力、广泛肺部病变等。

（三）语音震颤

语音震颤（vocal fremitus）又称触觉语颤，指受检者发声时，声波沿气管支气管树传导，经肺泡至胸壁。此时，通过触摸可感知胸壁的震颤，即为语音震颤。语音震颤因为发音音调和强度不同，以及胸壁结构和厚度不一而差别较大。根据其震动的增强或减弱，可帮助判断胸内病变的性质。正常情况下，语音震颤两侧对称，最强部位在胸骨两侧第 2 肋间周围及肩胛间区，以及气管支气管分叉处。检查方法：检查者将左右手掌的尺侧缘或掌面轻放于两侧胸壁的对称部位，嘱受检者用同等的强度重复“yi”长音，手掌感知振动。自上而下，从前到后，由内到外，双手可交换比较两侧语颤是否相同，注意语颤是否对称，有无增强或减弱。

正常人语音震颤的强度受发音的强弱、音调的高低、胸壁的厚薄以及支气管至胸壁距离的差异等因素的影响。一般来说，发音强、音调低、胸壁薄及支气管至胸壁距离近者语音震颤强，反之则弱。此外，语音震颤在两侧前后的上胸部和沿着气管和支气管前后走向的区域，即肩胛间区及左右胸骨旁第 1、第 2 肋间隙部位最强，两侧震颤强度基本一致，自上而下呈对称性减弱，于肺底最弱。在正常成人，男性和消瘦者较儿童、女性和肥胖者更强。

语音震颤增强主要见于：①肺泡内有炎症浸润，因肺组织实变使语颤传导良好，如大叶性肺炎实变期、大片肺梗死等；②接近胸膜的肺内巨大空洞，声波在空洞内产生共鸣，尤其是当空洞周围有炎性浸润并与胸壁粘连时，则更有利于声波传导，使语音震颤增强，如肺脓肿、空洞型肺结核等；③胸腔积液引起压迫性肺不张时，如肺组织变致密有利于声音的传导，部分也可使语音震颤增强。

语音震颤减弱或消失主要见于：①肺内含气量过多，如肺气肿；②支气管阻塞，如阻塞性肺不张；③大量胸腔积液或气胸；④胸膜高度粘连；⑤胸壁皮下气肿和皮下水肿。

（四）胸膜摩擦感

正常人胸膜光滑，胸膜腔内有少量的液体起润滑作用，呼吸时无胸膜摩擦感。胸膜摩擦感（pleural friction fremitus）是患者呼吸时在胸壁触到的一种粗糙的摩擦感，其感觉类似于皮革相互摩擦，可出现于吸气相和呼气相，以吸气相明显。发生机制为急性胸膜炎时，因纤维蛋白沉着于两层胸壁，使其表面粗糙，在呼吸时，两层胸膜相互摩擦。因胸廓的下前侧部为呼吸时胸廓动度最大的区域，该征象常于此部触及。若屏住呼吸，则此感觉消失。

胸膜摩擦感可见于以下情况：胸膜炎症、胸膜肿瘤、肺炎等肺部病变；尿毒症累及胸膜时。

当空气通过呼吸道内的黏稠渗出物或狭窄的气管、支气管时，亦可产生一种震颤，传至胸壁，但常于患者咳嗽后消失，应注意与胸膜摩擦感的鉴别。

三、叩诊

（一）叩诊方法

叩诊方法为间接叩诊法和直接叩诊法，以间接叩诊法使用最为广泛。间接叩诊是指检查者一手的中指第 1 和第 2 指节紧贴于叩诊的部位上，作为叩诊板，一般应与肋骨平行，平贴肋间隙。另一手的中指指端以垂直的方向短而稍快地叩击于板指上，叩击力量要均匀，轻重要适宜，每次叩击 2 ～ 3 下，判断由胸壁及其下面的组织结构发出的声音。正确的叩诊前臂应尽量固定不动，主要由腕关节的运动予以实现。直接叩诊是指检查者将手指稍并拢，以其指腹对胸壁进行拍击，从而显示不同部位叩诊音的改变。胸部叩诊时，受检者取坐位或仰卧位，放松肌肉，两臂垂放，呼吸均匀。按照自上而下的顺序，首先检查前胸，从锁骨上窝开始，沿第 1 肋间依次向下逐个肋间进行叩诊，直到肺底膈活动范围被确定为止。检查侧胸壁时，嘱受检者双臂交叉抱于头部，从腋窝沿各肋间依次叩诊。最后检查背部，受检者上半身稍前倾，双手交叉

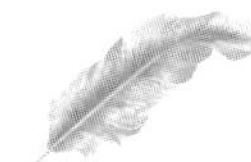

Note

抱于胸前，尽可能使肩胛骨移向外侧方，叩诊自肺尖开始，沿肩胛线逐个肋间隙向下检查，直至肺底膈活动范围被确定为止。叩诊时注意左右对比，每个肋间间隔 4 ~ 5 cm 叩诊一次。叩诊时左右、上下、内外进行对比，并注意叩诊音的变化。直接叩诊法适用于病变范围广泛者，如大量胸腔积液、气胸等。

（二）叩诊音的分类

根据叩诊部位下方含气量的多少，从不含气到完全含气可依次呈实音（flatness）、浊音（dullness）、清音（resonance）、过清音（hyperresonance）和鼓音（tympany）。

1．清音 是正常胸部叩诊音，呈中低音调，较响亮而易闻及，其音响强弱和高低与肺含气量的多少、胸壁的厚薄以及邻近器官的影响有关。呈现前胸上部较下部叩诊音稍浑浊；右肺上部较左肺上部叩诊音亦相对浑浊；背部的叩诊音较前胸部稍浊；此外，右侧腋下因受肝的影响而叩诊音稍浊，而左侧腋前线下方因有胃泡的存在，叩诊呈鼓音，又称 Traube 鼓音区。

2．过清音 是由于肺含气量增加所致，常见于肺气肿患者，儿童胸壁较薄时叩诊也可呈过清音。过清音较清音的音调低，有较深的回响，声音相对较强，极易闻及。

3．鼓音 产生的原因是胸腔内积气，如气胸。鼓音音调较清音高，强度中等而响亮，类似击鼓的声音。

4．浊音 是由于叩诊区域下方肺的含气量下降或肺和实体器官重叠所致，浊音音调较高而不响亮，叩诊音较短。

5．实音 是由于叩诊区域下方完全不含气所致，叩诊音高调，持续时间短。

（三）胸部叩诊

1．正常叩诊音 正常情况下，肺野叩诊呈清音，心脏、肝等部位叩诊呈实音。在肝和肺以及心和肺的交界处为浊音，如在肺、肝交界处，自上而下呈现出由清音到浊音再到实音的变化。由清音转为浊音所在的肋间为肝上界，由浊音转为实音的肋间为肺下界。同理，心的浊音界是心脏大小较真实的反映。在左季肋区，由于其内胃泡含气，叩诊呈鼓音。

2．肺界叩诊

（1）肺上界：即肺尖的上界，其内侧为颈肌，外侧为肩胛带。叩诊方法：检查者站在受检者的后外侧，将板指垂直贴放于锁骨上窝，从斜方肌前缘终点依次向两侧叩诊，由清音变为浊音的部位为肺上界的两侧界，划上标记，测量内外两标记之间的宽度即为肺尖的宽度。该清音带宽约 5 cm，又称 Kronig 峡。右侧较左侧稍窄。当该清音带变窄或消失时，提示肺尖病变，常见于肺结核所致的肺尖浸润、纤维性变及萎缩、肺炎、肺肿瘤等。肺上界增宽，叩诊稍呈过清音，常见于肺气肿、气胸和肺尖部肺大疱。

（2）肺前界：正常的肺前界相当于心脏的绝对浊音界。右肺前界相当于胸骨线的位置。左肺前界相当于胸骨旁线自第 4 ~ 6 肋间的位置。叩诊方法：由锁骨上窝开始，沿锁骨中线、腋前线自第 1 肋间隙从上至下逐一肋间隙进行叩诊，叩诊时板指平贴于肋间隙并与肋骨平行，从外向内，在左右两侧对称的部位进行对比叩诊。当心脏扩大、心肌肥厚、心包积液、主动脉瘤、肺门淋巴结明显肿大时，左右两侧肺前界间的浊音区扩大，反之，慢性阻塞性肺疾病时可使其缩小。

（3）肺下界：正常人平静呼吸时肺下界分别在锁骨中线第 6 肋间（左侧受胃泡鼓音区的影响不易确定）、腋中线第 8 肋间和肩胛线第 10 肋间。叩诊方法：沿右锁骨中线、左右腋中线、左右肩胛线从第 2 肋间开始，自上而下叩诊，由清音变为浊音时即为下界，并做出标记（图 38-9）。因体型差别，矮胖者可上移 1 个肋间，瘦长者可下移 1 个肋间。肺下界降低多见于肺充气过度，如肺气肿、支气管哮喘发作期和腹腔内脏下垂。肺下界上移见于肺不张和引起膈肌

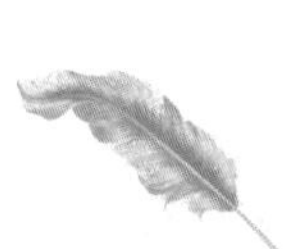

抬高的多种腹腔病变，如大量腹水、鼓肠、气腹、腹腔巨大肿瘤及膈肌麻痹等。胸腔积液于坐位叩诊时也可表现为肺下界上移，如果为少量游离胸腔积液，则卧位叩诊时锁骨中线或腋中线的肺下界可恢复正常。

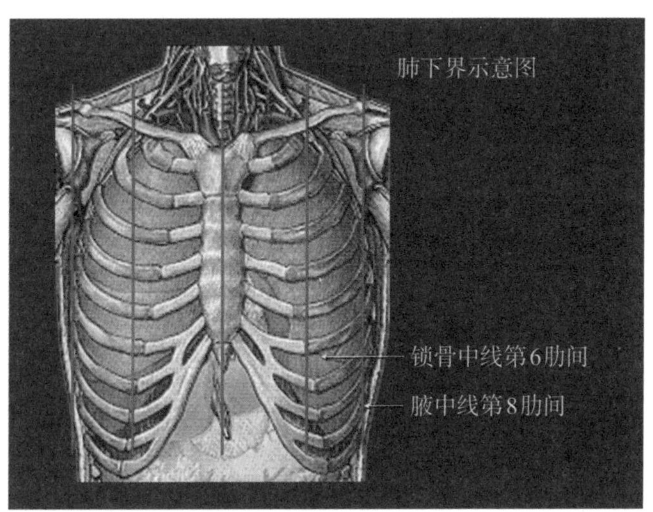

图 38-9 肺下界的叩诊

（4）肺下界移动度：呼吸时膈肌的移动范围相当于肺下界的移动范围。叩诊方法：在平静呼吸时，于一侧肩胛线上叩出肺下界并做标记，嘱受检者做深吸气并屏住呼吸，沿该线继续向下叩诊，由清音变为浊音时，用笔标记，此即为肩胛线上肺下界的最低点；嘱受检者恢复平静呼吸，同样先于肩胛线上叩出平静呼吸时的肺下界，再嘱其做深呼气并屏住呼吸，沿该线由下往上叩诊，由浊音变为清音时，用笔标记，此即为肩胛线上肺下界的最高点；最高至最低两个标记间的距离，即为肺下界的移动范围（又称肺下界移动度），正常人为 6 ~ 8 cm。同法测出对侧肩胛线上的肺下界移动范围。

肺下界移动度减弱常见于肺组织弹性消失，如肺气肿等；肺组织萎缩，如肺不张和肺纤维化等；以及肺组织炎症和肺水肿。当胸腔大量积气、积液及广泛胸膜增厚粘连时，肺下界及其移动度不能叩得。肺下界移动度消失，也见于膈神经麻痹患者。

3. 异常叩诊音 正常肺的清音范围内，如出现浊音、实音、过清音或鼓音则为异常叩诊音，提示肺、胸膜或胸壁有病理改变存在。异常叩诊音的类型取决于病变的性质、范围的大小及部位的深浅。当病灶较小、位置过深时，常不易发现叩诊音的改变。浊音或实音见于肺含气量下降的病变，如肺炎、肺梗死、肺不张、肺实变或肺部巨大占位；还见于胸腔积液、胸膜肥厚等。过清音提示肺过度充气，见于肺气肿或哮喘。广泛鼓音提示气胸，局限性鼓音见于位置贴近于胸壁的巨大空洞或肺大疱。深部病灶（距胸壁 5 cm 以上）或病灶范围较小（直径 < 3 cm）时，通过叩诊难以发现，常常需要进行辅助检查，如胸部 X 线片等。局限性鼓音具有金属性回响时，又称空瓮音（amphoric rale），常见于位置表浅且壁腔光滑的巨大空洞或张力性气胸患者。当肺泡壁松弛，肺泡含气量减少时，如肺炎充血期或消散期和肺水肿、肺不张等，局部叩诊时可呈浊鼓音，是一种兼有浊音和鼓音特点的混合性叩诊音。

四、听诊

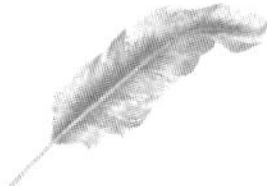

听诊是检查肺和胸膜病变的重要方法。听诊时应使用膜型体件，因为膜型体件传导高频声

音优于钟型体件，并且听诊音域较广。体件要紧贴皮肤。嘱受检者张口做深慢呼吸。听诊顺序和体位与叩诊时相同。一般由肺尖开始，自上而下分别检查前胸、侧胸、后背部，听诊前胸部应沿锁骨中线和腋前线，注意上下对比、左右对比。背部听诊时应避开肩胛骨，沿肩胛线逐个肋间进行。受检者微张口做均匀呼吸，必要时可做深呼吸或咳嗽数声后立即听诊。肺部听诊，每处至少听 1 ~ 2 个呼吸周期。当病情较重无法采取自主体位时，可以不按顺序听诊，重要的是听诊要全面。听诊声音包括正常呼吸音、异常呼吸音、啰音和胸膜摩擦音等。

（一）正常呼吸音

呼吸音（breath sound）是气流在气管、支气管和肺泡运动时所产生的声音。根据听诊部位、呼吸音强度、性质以及吸气相和呼气相的不同特点，将呼吸音分为气管呼吸音、支气管呼吸音、支气管肺泡呼吸音和肺泡呼吸音。

1．气管呼吸音（tracheal breath sound） 是空气进出气管所发出的声音，粗糙、响亮且高调，吸气和呼气相几乎相等，于胸外气管可闻及。

2．支气管呼吸音（bronchial breath sound） 是吸入的空气在声门、气管或主支气管形成湍流所产生的声音，音调高、音响最强，性质较粗糙，呼气相声音较吸气相强且持续时间长，吸气末与呼气始之间有极短暂的间隙。正常情况下只在气管附近可以闻及，如喉部，胸骨上窝，背部第 6、第 7 颈椎及第 1、第 2 胸椎附近均可听到支气管呼吸音。

3．支气管肺泡呼吸音（bronchovesicular breath sound） 是兼有支气管呼吸音和肺泡呼吸音特点的混合性呼吸音。音调和音响中等，吸气相和呼气相的比例相当，但强度稍弱，音调稍低。可以在距主支气管最近的前胸部和背部区域闻及，即前胸部第 2 肋间附近和肩胛间区。正常人于胸骨两侧第 1、第 2 肋间隙，肩胛间区第 3、第 4 胸椎水平以及肺尖前后部可闻及支气管肺泡呼吸音。当其他部位听及支气管肺泡呼吸音时，常提示有病变存在。

4．肺泡呼吸音（vesicular breath sound） 是空气在细支气管和肺泡内进出时产生的一种低调、强度较弱的呼吸音。吸气时气流经支气管进入肺泡，冲击肺泡壁，使肺泡由松弛变为紧张，呼气时肺泡由紧张变为松弛，产生一种叹息样的或柔和吹风样的“fu-fu”声。其特点为吸气时音响强、音调高，吸气相声音较呼气相强且持续时间长，可在大部分肺野闻及。正常人肺泡呼吸音的强弱与受检者肺组织弹性的大小及胸壁的厚薄、呼吸的深浅和年龄、性别等因素有关。乳房下部及肩胛下部肺泡组织多，胸壁肌肉较薄的部位肺泡呼吸音最强，其次为腋窝下部，而肺尖及肺下缘区域则较弱。儿童的胸壁较薄且富有弹性，而老年人的肺泡弹性较差，故儿童的肺泡呼吸音较老年人强。男性因呼吸运动的力量较强，且胸壁皮下脂肪较少，故其肺泡呼吸音较女性强。此外，瘦长体型者较矮胖体型者肺泡呼吸音强。

（二）异常呼吸音

由于生理或病理因素对呼吸运动及通气功能的影响，使进入肺泡内的空气流量、流速发生变化，引起肺泡呼吸音的强度、性质和时间变化，称为异常呼吸音（abnormal breath sound）。异常呼吸音包括以下几种。

1．异常肺泡呼吸音

（1）肺泡呼吸音减弱或消失：主要原因为气道内气流速度减慢和呼吸音传导障碍，可在局部、单侧或双侧出现肺泡呼吸音减弱或消失。前者见于呼吸运动受限的各种原因，如胸廓运动受限、呼吸肌功能障碍、肺气肿等；后者见于支气管阻塞，如阻塞性肺不张、慢性支气管炎，以及气胸、胸腔积液和胸膜增厚等。

（2）肺泡呼吸音增强：生理或病理因素使进入肺泡的空气流量增多或进入肺内的空气流速加快，可使肺泡呼吸音增强。见于引起呼吸运动增强的各种情况，主要原因有：①机体需氧量增加，如运动、发热等。②缺氧导致呼吸中枢兴奋，如贫血。③血液［H^+］浓度增高，刺激呼吸中枢，如酸中毒。一侧肺部病变引起肺通气功能下降时，健侧肺代偿性通气过度，可使该侧肺泡呼吸音增强。

（3）呼吸音延长：见于下呼吸道广泛狭窄以及肺泡弹性回缩力减退的情况，如慢性阻塞性肺疾病和支气管哮喘等，多伴有呼吸音减弱。

（4）呼吸音粗糙：见于气管、支气管炎。炎症导致气道黏膜充血、水肿和分泌物增多，黏膜面不光滑使得气道内气流摩擦增强。

（5）呼吸音断续：肺内局部炎症或支气管狭窄，使空气不能均匀地进入肺泡，出现短促而间歇性的呼吸音，因其声如转动齿轮相互咬合发出的声音，故又称齿轮状呼吸音，常见于肺炎和肺结核等。但需注意，当寒冷、疼痛和精神紧张时，亦可闻及断续性肌肉收缩的附加音，其与呼吸周期运动无关，应予鉴别。

2．异常支气管呼吸音　在正常肺泡呼吸音部位听到支气管呼吸音，则为异常的支气管呼吸音，或称管样呼吸音（tubular breath sound）。引起管样呼吸音的机制如下：①肺组织实变：由支气管呼吸音通过因实变而致密的肺组织传至体表所致。支气管呼吸音的范围和强弱与病变的部位大小和深浅有关。实变的范围越大、越浅，其声音越强，反之则较弱，常见于大叶性肺炎的实变期、肺栓塞、干酪性肺炎等。②肺内大空腔：当肺内大空腔与支气管相通，且其周围肺组织又有实变存在时，音响在空腔内共鸣，并通过实变肺组织良好传导，故可在体表闻及清晰的支气管呼吸音，常见于肺脓肿、空洞性肺结核。③压迫性肺不张：胸腔积液时，发生压迫性肺不张，受压肺组织较致密，有利于支气管呼吸音的传导，故于积液区上方有时可听到支气管呼吸音，但强度较弱且遥远。

3．异常支气管肺泡呼吸音　当致病因素使肺部小区域实变且与正常含气肺组织混合存在，或肺实变部位较深并被正常肺组织所覆盖时，在正常肺泡呼吸音的区域内可闻及支气管肺泡呼吸音。异常支气管肺泡呼吸音常在支气管肺炎、肺结核、大叶性肺炎早期或在胸腔积液上方肺膨胀不全的区域闻及。

（三）附加音

附加音（adventitious sound）是呼吸音以外的肺部听诊音，可分为连续性附加音和不连续性附加音，前者又称干啰音（rhonchi，wheeze），包括哮鸣音（wheeze）、鼾音（sonorous rhonchi）和喘鸣（stridor）；后者又称湿啰音（moist crackles）或水泡音。

1．干啰音　是由于气管、支气管或细支气管狭窄或部分阻塞，空气吸入或呼出时形成湍流所产生的声音。性质为乐音样，分为以下类型。

（1）哮鸣音：见于各种原因导致的气道狭窄，包括气道痉挛、黏膜增厚和管腔阻塞等。音调较高，频率达 400 Hz 或以上。持续时间长，吸气及呼气均可闻及，但以呼气时明显，因用力呼气可使气道的狭窄程度加重。哮鸣音有较大的可变性，可以随听诊部位和听诊时间的不同而不同。双侧哮鸣音常见于哮喘发作，是由于气道痉挛和气道内分泌物增多所致，也可见于急性、慢性支气管炎。单侧或更为局限的哮鸣音常提示气管中有新生物或异物。肿瘤压迫支气管可在压迫部位产生固定的单一音调的哮鸣音。

（2）鼾音：鼾音响亮，音调低，频率约为 200 Hz 或更低，类似于打鼾发出的声音，在吸气相和呼气相均可闻及。多发生在气管或大气管，病因主要是气道中存在较黏稠的分泌物，有时咳嗽可使鼾音消失。

（3）喘鸣：常出现在吸气相，粗糙、音调高，多数非常响亮，不用听诊器可也闻及。主要见于大气道狭窄（如异物、新生物、邻近器官压迫）、喉部和气管的部分阻塞或痉挛（如喉头水肿、喉痉挛等），多伴有吸气性呼吸困难和三凹征，需要紧急处理。

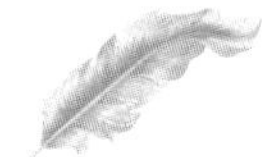

Note

2．湿啰音或水泡音 是吸气时气流通过气道中稀薄的分泌物产生的气泡破裂所引发的声音。由连续出现的多个断续性、短暂的气泡破裂音组成。常常出现于吸气相，偶见于呼气相早期。部位较固定，性质不易变化，咳嗽往往不能使其消失。根据啰音的音响强度可分为响亮性和非响亮性两种。根据发生部位和出现在吸气相早晚的不同分为粗、中、细湿啰音和捻发音。

响亮性湿啰音：由于周围具有良好的传导介质，如肺实变等，或因空洞共鸣作用的结果致啰音较响亮，见于肺炎、肺脓肿或空洞型肺结核等病变；如空洞内壁光滑，响亮性湿啰音还可带有金属音调。非响亮性湿啰音：由于病变周围有较多的正常肺泡组织，传导过程中声音逐渐减弱，听诊时感觉遥远。

（1）粗湿啰音（coarse crackles）：又称大水泡音，较响，是吸气相早期听到的类似于大量水泡破裂的声音，持续时间长，发生于气管、主支气管和大空洞等部位。常见于支气管扩张、急性左心衰竭、肺结核空洞等。

（2）中湿啰音（medium crackles）：又称中水泡音。多出现在吸气的中期，发生于中等大小的支气管。见于支气管炎、支气管肺炎等。

（3）细湿啰音（fine crackles）：又称小水泡音，为高调、不连续的湿啰音，多出现于吸气后期，发生于小支气管。常见于细支气管炎、支气管肺炎、肺淤血和肺梗死等。

（4）捻发音（crepitus）：是一种极细而均匀一致的湿啰音。在吸气末闻及，性质类似于捻搓头发时发出的声音。发生机制为细支气管和肺泡因为分泌物的存在而陷闭，吸气时被气流冲开而重新开放。常见于细支气管炎、肺淤血等。老年人或长期卧床者在肺底亦可闻及捻发音，在深呼吸或咳嗽后可消失，一般无临床意义。

按啰音的部位分为局部性和两侧弥漫性啰音。肺部局限性固定湿啰音，仅提示局部病变，如肺炎、肺结核或支气管扩张等。两侧肺底湿啰音，多见于支气管肺炎和心力衰竭所致的肺淤血等，如双肺满布湿啰音，则多见于急性肺水肿和严重支气管肺炎。心力衰竭时，湿啰音分布与体位相关，多分布于较低部位的肺部，且随体位变动而异。

（四）语音共振

受检者讲话时发出的声音经肺传导至胸壁引起振动，通过听诊进行检查，即语音共振（vocal resonance）。语音共振的影响因素和发生机制与语音震颤相同。即嘱受检者用一般的声音强度重复发“yi”音，喉部发音产生的振动经气管、支气管、肺泡传至胸壁，与语音震颤不同的是，检查者用听诊器闻及声音。正常情况下，听到的语音共振不响亮、不清晰。语音共振一般在气管和大支气管附近听到的声音最强，在肺底则较弱。检查时通过两侧比较，判断有无语音共振增强或减弱，其临床意义与语音震颤相同。在病理情况下，语音共振的性质发生变化，根据听诊音的差异可分为以下类型。

1．支气管语音（bronchophony） 为语音共振的强度和清晰度增加，常伴有语音震颤增强，常见于肺组织实变。

2．胸语音（pectoriloquy） 是一种更强、更响亮和较近耳的支气管语音，言语清晰可辨，容易闻及，见于大范围的肺实变区域。

3．羊鸣音（egophony） 嘱患者说“yi”长音，听到的是“a”的声音，不仅语音的强度增加，语音的性质也发生改变。常见于肺实变合并胸腔积液、肺叶不完全实变、肺梗死和中等量胸腔积液上方的肺组织。

4．耳语音（whispered pectoriloquy） 嘱患者用耳语音调说“1、2、3”，在胸壁清楚地闻及音调较高的耳语音，意义同支气管语音，见于肺实变。

相反，语音共振减弱或消失常见于支气管阻塞、肺充气过度以及胸膜病变等传导功能下降的情况。

（五）胸膜摩擦音

正常情况下不能闻及胸膜摩擦音（pleural friction rub）。当胸膜表面因炎症、纤维素渗出而变粗糙时，随着呼吸便可出现胸膜摩擦音。其特征似一手掩耳，以另一手指在其手背上摩擦听到的声音。在吸气相和呼气相均可闻及，在下侧胸壁最响，因此处随呼吸运动的幅度最大。胸膜摩擦音在屏气时可消失，而心包摩擦音不消失，可资鉴别。当胸膜炎波及纵膈胸膜时，可出现心包摩擦音，与呼吸及心脏搏动均有关。听诊特点：①为粗糙、响亮、断续、长短不一的声音，似两手背或两张皮革相互摩擦的声音。②通常于吸气和呼气时均能听到，以吸气末或呼气初最明显，屏气时消失。③深呼吸或在听诊器体件上加压时，摩擦音更清楚。④最常听到的部位是前下侧胸壁，即腋下第 5 ～ 7 肋间。⑤可随体位的改变而消失或出现。

胸膜摩擦音常见于纤维素性胸膜炎、肺梗死、胸膜肿瘤、尿毒症及严重脱水。胸膜摩擦音是干性胸膜炎的重要体征，当胸腔积液增多时，两层胸膜被分开，摩擦音消失，积液吸收后两层胸膜又接触，摩擦音重新出现。当纵隔胸膜发生炎症时，于呼吸及心脏搏动时均可出现胸膜摩擦音，称胸膜心包摩擦音。胸膜摩擦音与心包摩擦音的鉴别：前者随呼吸出现，故屏气消失；后者随心搏出现，故屏气时存在或更清楚。

（周燕斌）

第四节　呼吸系统常见疾病的临床表现

肺和胸膜疾病导致的病理生理改变会使得胸部（肺和胸膜）的某些物理学特征发生变化，从而形成不同的体征。通过体格检查，并结合患者的症状及其他病史特点可以初步确定患者的临床诊断。肺和胸膜疾病对胸部物理学特性的影响主要表现在以下几个方面。

（1）胸腔或肺容积的改变

（2）胸腔或肺含气量的改变

（3）胸腔或肺传导性能的改变

（4）通气功能的改变

以上变化可以通过视、触、叩、听等体格检查反映出来。

（1）胸腔或肺容积的改变会使邻近脏器的位置发生改变，如气管、纵隔、横膈发生移位，甚至胸廓外形发生变化，可以通过视诊、触诊或叩诊发现，其中气管触诊是最重要的检查手段。

（2）胸腔或肺内含气量变化会导致叩诊音的改变。

（3）胸腔或肺传导性能的改变主要导致语音震颤和语音共振的改变，可以通过触诊和听诊发现。

（4）呼吸运动的变化可以通过视诊或触诊发现。

但是，一种体征可以由多种病因引起，因此需要将体征进行综合分析才有利于做出准确的诊断。以下通过对临床常见的肺部和胸膜疾病的临床表现进行分析阐述。

一、肺实变

肺实变（pulmonary consolidation）是指肺泡被炎性分泌物、水肿液、血液或肿瘤细胞等成分广泛填充，导致肺泡含气量减少，肺致密化。多种肺部疾病可引起肺实变，如各种病原体引起的肺炎、肺动脉栓塞、肺泡蛋白沉积症、心源性肺水肿、肺泡出血、肺炎型肺腺癌（原称细支气管肺泡癌）等。引起肺实变最常见的疾病是细菌感染导致的大叶性肺炎。大叶性肺炎的病理改变分为充血期、红色肝变期、灰色肝变期和消散期，肝变期表现为典型的肺实变。引起大叶性肺炎的主要致病菌有肺炎链球菌、α溶血性链球菌、金黄色葡萄球菌和肺炎克雷伯菌。

（一）症状

大叶性肺炎多见于既往体健的青壮年，于受凉、过度疲劳或酗酒后急骤起病，寒战、高热、咳嗽、咳痰、患侧胸痛，病情严重时还可出现明显的呼吸困难，甚至呼吸、循环衰竭。

干酪性肺炎患者急性或亚急性起病，低热或中等热多见，咳嗽、咳痰，痰量少，可伴有咯血，多有显著的结核中毒症状，如盗汗、乏力、食欲减退、体重减轻等。

肺炎型肺腺癌发生实变的原因是，肿瘤细胞沿着肺泡壁生长，并沿 Cohn 孔播散，最终形成大面积的肺实变。起病隐匿，常常因为合并感染而被发现。临床表现为咳嗽、咳痰，典型表现为咳大量白色泡沫痰。随着病情的进展逐渐出现呼吸困难。

（二）体征

肺实变对胸部物理学特性的影响包括以下方面。

1．肺容积无明显改变 肺泡中填充的成分替代了原来的气体，肺容积变化不大。

2．病变部位含气量下降

3．病变部位传导增强 肺泡中填充物的密度近似于液体或半固体，因此传导功能较含气的肺泡明显增强，并且因为支气管通畅，声音的传导不受影响。

4．通气功能基本丧失 肺泡被填充后气体难以进入。

由于上述的变化，肺实变的典型体征如下。

1．视诊 急性病面容，呼吸急促，脉搏加快，鼻翼扇动，发绀，患侧呼吸运动减弱。

2．触诊 患侧胸廓扩张度减弱，语音震颤增强，累及胸膜时还可触及胸膜摩擦感。

3．叩诊 实变局部叩诊呈浊音。

4．听诊 可闻及湿啰音，实变局部听觉语颤增强，可闻及支气管呼吸音，累及胸膜时可闻及胸膜摩擦音。

知识拓展

肺炎链球菌性肺炎

1．病因 肺炎链球菌感染引起，是由于肺炎链球菌多糖荚膜对组织的侵袭作用。

2．病理 病理改变分为充血期、红色肝变期、灰色肝变期和消散期。

3．临床表现 起病前常有受凉淋雨、疲劳、醉酒、病毒感染史。多有上呼吸道感染前驱症状，急性起病，高热、寒战、全身肌肉酸痛，痰少，可痰中带血或呈铁锈色痰。口角及鼻周可有单纯疱疹，肺实变时叩诊呈浊音，触觉语颤增强，并可闻及支气管呼吸音。

4．胸部 X 线检查 典型改变为肺大片炎症浸润阴影或实变影。在实变阴影中可见支气管充气征。在消散期，胸部 X 线显示炎性浸润逐渐吸收，可有片状区域吸收较快，呈现“假空洞”征。

二、肺不张

肺不张（atelectasis）是指任何原因导致的肺充气减少，伴有肺容积缩小的病理状态。可分为阻塞性肺不张、压迫性肺不张和肺泡表面活性物质缺乏导致的肺不张，后者见于急性呼吸窘迫综合征和新生儿透明膜肺。阻塞性肺不张是由于气道内肿瘤、结核、炎症狭窄、痰液、血块或异物堵塞气道，远端肺组织内气体被血液循环逐渐吸收后导致肺不张。压迫性肺不张则是由于大量胸腔积液、气胸、胸膜肿瘤、膈肌上抬等压迫肺组织，使肺泡萎陷引起肺不张。

（一）症状

肺不张的临床表现由两部分构成，一是原发病的临床表现，二是肺不张引起的临床表现。例如肺癌引起的肺不张，常见于中老年人，有长期大量吸烟史，出现刺激性干咳、痰中带血等症状。肺不张主要表现为不同程度的呼吸困难，取决于肺不张累及的范围和发生的速度，发生速度快、肺不张的范围广者，呼吸困难出现早且严重。反之，肺不张发生缓慢、累及范围小者，则可无症状或仅有轻微症状。

（二）体征

压迫性肺不张的体征一般为引起肺不张的疾病本身的体征为主，如大量胸腔积液或气胸的体征。阻塞性肺不张引起的胸廓和肺组织的物理学特征改变包括：①肺容积缩小；②病变部位肺含气量减少；③传导性减弱；④通气功能丧失，通气 / 血流比例失调。

阻塞性肺不张的范围小时，可无明显阳性体征。范围较广时，可引起以下体征。

1. 视诊 患者胸廓塌陷，肋间隙变窄，呼吸运动减弱。

2. 触诊 语音震颤减弱，气管向患侧移位。

3. 叩诊 病变部位呈浊音或实音，心浊音界向患侧移位。

4. 听诊 呼吸音明显减弱或消失，语音共振减弱或消失。

三、肺气肿

肺气肿（emphysema）是指呼吸性细支气管远端气腔的永久性扩张，无肺泡壁的纤维化。按照病因和发病机制可分为阻塞性和非阻塞性肺气肿，前者病因包括吸烟、慢性支气管炎、支气管哮喘、α_1- 抗胰蛋白酶缺乏症等，后者则包括老年性肺气肿以及肺叶切除术后、肺不张及胸廓畸形等导致的健康肺组织代偿性肺气肿。阻塞性肺气肿除了呼吸性细支气管、肺泡管、肺泡囊和肺泡等的扩张外，还伴有肺泡壁的破坏和肺泡融合；非阻塞性肺气肿肺泡结构一般完整，功能基本正常。慢性支气管炎是肺气肿最常见的病因，晚期可发展为慢性阻塞性肺疾病（chronic obstructive pulmonary disease，COPD），甚至引起呼吸衰竭、肺源性心脏病，通常与有毒颗粒或气体的显著暴露引起的气道和（或）肺泡异常有关。吸入有毒物质引起小气道慢性炎症，导致细支气管周围和间质纤维化，小气道闭塞，进而引起肺气肿，导致特征性的持续气流受限。

（一）症状

COPD 常见于中老年人，多有长期大量吸烟史或接触其他有害物质病史，表现为慢性咳嗽、咳痰，一般为白色黏液或泡沫痰，合并细菌感染时可有脓痰，呼吸困难逐渐加重，早期在

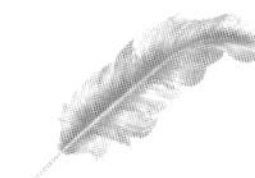

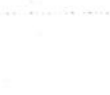

剧烈运动时出现，以后在日常活动甚至休息时感到气促、喘息和胸闷。感染等因素可诱发咳嗽、咳痰、呼吸困难等症状的急性加重。重度及极重度患者还可有疲劳、消瘦和食欲缺乏。双下肢水肿是肺源性心脏病的标志。合并肺癌时还可有胸痛、咯血或痰中带血。突然出现胸痛、气促加重提示气胸的可能。

（二）体征

肺气肿的病理生理特征为：①肺容积增加。②肺含气量增加。③传导性减弱：由于肺含气量增加，传导性能下降。④通气功能显著减退，为了能较充分地呼出肺内的气体，需要克服肺弹性回缩力，因此用力呼气，呼气时间延长。

肺气肿的典型体征包括以下方面。

1．视诊 桶状胸，表现为胸廓前后径增大、肋间隙增宽、胸骨下角增宽。呼吸运动减弱，可见辅助呼吸肌参与呼吸运动。

2．触诊 呼吸动度减弱，双侧触觉语颤减弱。

3．叩诊 肺部叩诊呈过清音，心浊音界缩小，肺下界及肝浊音界下移，肺下界移动范围减少。

4．听诊 双肺呼吸音减弱，呼气相延长，语音共振减弱，急性加重或合并感染时可闻及干湿啰音。

知识拓展

阻塞性肺气肿的分类

阻塞性肺气肿按其累及肺小叶的部位可分为三类。

1．小叶中央型 是最常见的病理类型。由于终末细支气管或一级呼吸性细支气管炎症导致管腔狭窄，其远端的二级呼吸性细支气管呈囊状扩张。特点是囊状扩张的呼吸性细支气管位于二级肺小叶的中央区。

2．全小叶型 由于呼吸性细支气管所属终末肺组织，即肺泡管、肺泡囊及肺泡的扩张。特点是气肿囊腔较小，遍布肺小叶内，均匀影响全部肺泡，在肺下部明显。ZZ纯合子抗胰蛋白酶缺乏症多见此类型。

3．混合型 二者同时存在。

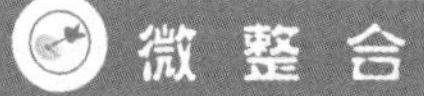

微整合

临床应用

阻塞性肺气肿的胸部X线片表现

后前位胸部X线片见胸廓扩张，肋间隙增宽，后肋呈水平状。膈肌降低，膈面变平。纵隔变窄，心脏常呈垂直状。心影狭长。双肺野的透亮度增加，有时可见局限性透亮度增高，为局限性肺气肿或肺大疱的表现。在外带的肺血管纹理纤细、稀疏、变直，而内带的血管纹理可增粗和紊乱。

四、支气管哮喘

支气管哮喘（bronchial asthma）简称哮喘，是气道慢性炎症性疾病，特征是气道对刺激呈高反应性，反复引起不同程度的可逆性气流受限。发作时支气管平滑肌痉挛、黏膜充血水肿、腺体分泌增加，导致阻塞性通气功能障碍。长期反复发作后，可出现支气管平滑肌增生 / 肥大、上皮下胶原沉积纤维化、基底膜增厚等气道重构的表现，患者通气功能可逐渐下降。

（一）症状

多数患者起病年龄小，多在幼年或青少年时期发病，可有过敏性疾病的病史或家族史。发作前可有接触过敏原、冷空气或运动等诱因。临床表现为反复发作的喘息、气促、胸闷、咳嗽等症状，多在夜间或凌晨发作或加重，可自行缓解或经治疗后缓解。临床上还存在不典型哮喘，患者仅有发作性咳嗽或胸闷，不伴有喘息。

（二）体征

缓解期患者无明显体征。发作时可出现以下体征。

1. 视诊　端坐呼吸、呼气性呼吸困难，严重者精神紧张、大汗淋漓、发绀，胸廓胀满，呼吸动度减弱。

2. 触诊　患者胸廓扩张度减弱，语音震颤减弱。

3. 叩诊　可呈过清音。

4. 听诊　双肺满布哮鸣音，呼气音延长。病情危重时，哮鸣音可减弱，甚至消失，称为“沉默肺”（silent chest）。

病程较长、反复发作的患者，合并阻塞性肺气肿，可有相应的症状和体征。

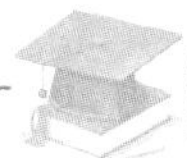

知识拓展

沉默肺

沉默肺是指哮喘重度发作时，支气管高度痉挛或痰栓阻塞，气流减少。虽然呼吸困难，反而出现呼吸音降低或哮鸣音不明显的现象，是哮喘病情危重的标志。

五、胸腔积液

正常人胸膜腔内有 3 ~ 15 ml 液体，其生成和吸收处于动态平衡。由于全身或局部因素使得液体形成过快或吸收过缓，造成胸膜腔内的液体量增加，称为胸腔积液（pleural effusion）。胸腔积液根据性质可分为漏出液（transudate）和渗出液（exudate）。漏出液是由于胸膜毛细血管内静水压增加或血浆胶体渗透压减低引起，主要见于：①心力衰竭：左心衰竭（脏胸膜毛细血管的静水压增高）、右心衰竭（壁胸膜及脏胸膜毛细血管的静水压增高）。②肝硬化、肾病综合征、营养不良等：主要发病机制为血浆胶体渗透压下降。渗出液的主要发病机制为胸膜毛细血管通透性增加或淋巴回流障碍，见于各种感染和非感染性肺及胸膜炎症、肿瘤、肺栓塞等。其他原因包括胸腔内组织损伤、药物、放射治疗等。按照积液量的多少可分为少量、中量和大量胸腔积液。胸腔积液可引起胸廓顺应性下降、压缩性肺不张。

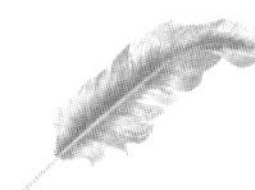

Note

（一）症状

少量胸腔积液时症状多不明显，但以纤维素性渗出为主时常引起刺激性干咳、患侧胸痛，吸气时加重，患者喜患侧卧位以减轻呼吸动度和疼痛。随着积液量的增多，脏胸膜与壁胸膜分开，胸痛可减轻或消失。中到大量胸腔积液最常见的症状为胸闷、呼吸困难，严重时出现端坐呼吸、发绀。此外，按照病因不同，可出现相应的原发病症状。类肺炎性胸腔积液患者多有咳嗽、咳痰、发热等肺炎的症状，积液量一般不多。脓胸（pyothorax）为严重的胸腔感染，胸腔积液外观呈脓性，急性脓胸常表现为高热、寒战、胸痛等，慢性脓胸则有胸膜增厚、胸廓塌陷、消瘦和杵状指（趾）。恶性胸腔积液（malignant pleural effusion）即肿瘤侵犯胸膜引起的胸腔积液，多见于肺癌、乳腺癌、淋巴瘤，也可见于胃肠道、泌尿生殖系统等其他部位的肿瘤。中老年人多见，有原发肿瘤的相关表现，如咯血、低热等，胸腔积液增长迅速，常为中至大量。心功能不全者以右侧胸腔积液多见，患者有心脏病史，症状包括活动后胸闷、胸痛、下肢水肿、卧位时气促症状加重等。

（二）体征

少量胸腔积液对肺和胸廓的物理学特性一般无明显影响。除外胸膜急性炎症所致的少量胸腔积液，由于胸膜性胸痛，患者的呼吸运动受到限制。中至大量胸腔积液可导致以下物理学特征改变。

1. 积液侧出现压迫性肺不张，肺容积缩小。

2. 传导性能减弱 由于压迫性肺不张，声波不能经支气管树直接传导至胸壁，经过胸腔积液时发生衰减，另外由于肺组织和积液之间形成气液面，使得部分声波被反射。

3. 呼吸运动受限 大量积液时由于患侧的胸膜腔负压减少、积液的压迫，使得纵隔向健侧移位。

4. 积液上方部位的肺组织为压迫性肺不张的特征，肺组织被胸腔积液压迫而发生萎陷，肺容积缩小，肺含气量减少，同时由于气道通畅，因而传导性能增强。

因此，不同的积液量可分别引起以下的体征。

1. 少量胸腔积液 少量的漏出液除原发病相关体征外，很难发现阳性体征，或仅有下肺部叩诊呈浊音，肺下界轻度上移。少量渗出性胸腔积液可出现以下体征。

（1）视诊：患者呼吸运动减弱。

（2）触诊：患者胸廓扩张度减弱，患侧有胸膜摩擦感。

（3）叩诊：无明显异常或患侧肺下界略上移。

（4）听诊：患者呼吸音减低，可闻及胸膜摩擦音。

2. 中量胸腔积液

（1）视诊：患侧卧位，患侧胸廓饱满，呼吸动度减弱。

（2）触诊：患侧下胸部语音震颤消失。

（3）叩诊：患侧下胸部叩诊呈实音。

（4）听诊：患侧叩诊呈实音的区域呼吸音减低或消失，语音共振消失。

积液平面以上出现语音震颤增强，可闻及支气管呼吸音。

3. 大量胸腔积液

（1）视诊：患侧卧位，患侧胸廓饱满，呼吸动度减弱。

（2）触诊：气管向健侧移位，患侧语音震颤消失。

（3）叩诊：患侧实音，心界向健侧移位。

（4）听诊：患侧呼吸音消失，语音共振消失。

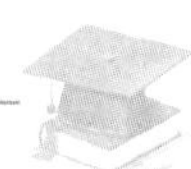

知识拓展

诊断渗出液和漏出液的标准（Light 标准）

胸液蛋白 / 血清蛋白 > 0.5；胸液 LDH/ 血清 LDH > 0.6；胸液 LDH > 200 U/L（或 2/3 血清正常高限）。符合基中一项即可诊断为渗出液，反之为漏出液。

六、气胸

气胸（pneumothorax）是指空气进入胸膜腔内造成积气状态，可分为自发性气胸、外伤性气胸和医源性气胸。自发性气胸常见于无基础肺疾病的青壮年男性，多为瘦高体型，可有胸膜下肺大疱，另外也见于慢性阻塞性肺疾病、肺结核、肺脓肿、肺癌等患者，由于病变导致细支气管不完全阻塞，形成肺大疱并破裂。胸部外伤所致者称为外伤性气胸。诊断和治疗等医疗行为导致的气胸称为医源性气胸，如胸膜腔穿刺误伤肺部以及胸腔镜检查时向胸腔内注入空气制造人工气胸等。气胸时胸膜腔内负压消失，甚至形成正压压迫肺部、心脏和血管，导致不同程度的压缩性肺不张、回心血量减少、心搏出量下降，引起低氧血症、血压降低、心率加快。张力性气胸引起纵隔移位，呼吸、循环障碍，危及生命。

（一）症状

起病前可有抬举重物、剧烈运动、屏气等诱因，但大多数患者无明显诱因。起病常急骤，患者突感一侧胸痛，针刺样或刀割样，继之出现胸闷和呼吸困难，部分患者出现刺激性咳嗽，因气体刺激胸膜引起。呼吸困难的严重程度与患者肺功能、气胸量及胸膜腔压力等有关，轻者仅为活动后出现呼吸困难，严重者呈端坐呼吸、不能平卧，或被迫健侧卧位以减轻呼吸困难。张力性气胸患者还可有表情紧张、烦躁不安、大汗淋漓、发绀，甚至出现意识障碍。

（二）体征

1．患侧胸廓扩张　胸膜腔负压消失，胸廓失去负压的牵引而向外膨隆。

2．患侧胸膜腔内积气　胸膜腔内形成正压，患侧肺组织被压缩，肺容积减少。

3．传导性能下降

4．呼吸运动减弱或消失　患侧压缩性肺不张，肺通气和换气功能下降。

少量胸腔积气的患者常无明显体征，积气量多者可出现下列体征。

（1）视诊：喜患侧卧位，患侧胸廓饱满，肋间隙增宽，呼吸运动减弱。

（2）触诊：患侧胸廓扩张度减弱，语音震颤减弱或消失。气管、心脏移向健侧。

（3）叩诊：患侧叩诊呈鼓音，心浊音界向健侧移位。

（4）听诊：患者呼吸音减弱或消失，语音共振减弱或消失。

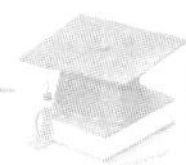

知识拓展

自发性气胸的分类

1．原发性自发性气胸　指肺部无原发疾病者发生的气胸。通常由于脏胸膜下肺大

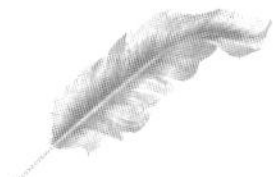

Note

疱或小囊肿破裂引起，多见于肺尖部。常见于20～40岁体型瘦长男性，右侧多见，易复发。

2．继发性自发性气胸 在原有肺部疾病基础上发生，如慢性阻塞性肺疾病、支气管哮喘、肺结核、肺癌等。因此这类气胸患者肺通气储备功能较差，症状往往较重，对心脏功能影响较大，危险性大。

（周燕斌）

第五节 乳房检查

乳房（breast）位于胸大肌和胸肌筋膜的表面，由皮肤、脂肪组织、纤维组织和乳腺构成。乳腺以乳头为中心呈放射状分布。正常儿童和男性乳房基本没有发育，因此不明显，乳头大约位于锁骨中线第4肋间隙。女性乳房在青春期后逐渐增大，呈半球形，乳头也逐渐长大呈圆柱状。成年女性的乳房位于第2～6肋骨之间，内侧至胸骨旁线，外侧可达腋中线。乳头位于第4肋间隙或第5肋骨水平。妊娠和哺乳期乳腺增生，乳房明显增大，乳晕扩大，颜色加深。停止哺乳后乳腺萎缩，30岁后乳房开始下垂，绝经后乳房萎缩更加明显。

检查乳房时应在光线明亮的检查室进行，充分暴露胸部，男医生检查女受检者之前应先征求患者同意，必要时需要受检者家属或女医护人员在场。受检者采取坐位或仰卧位，先视诊后触诊。通常以乳头为中心作水平线和垂直线，将乳房分为4个象限，以准确描述病变部位（图38-10）。

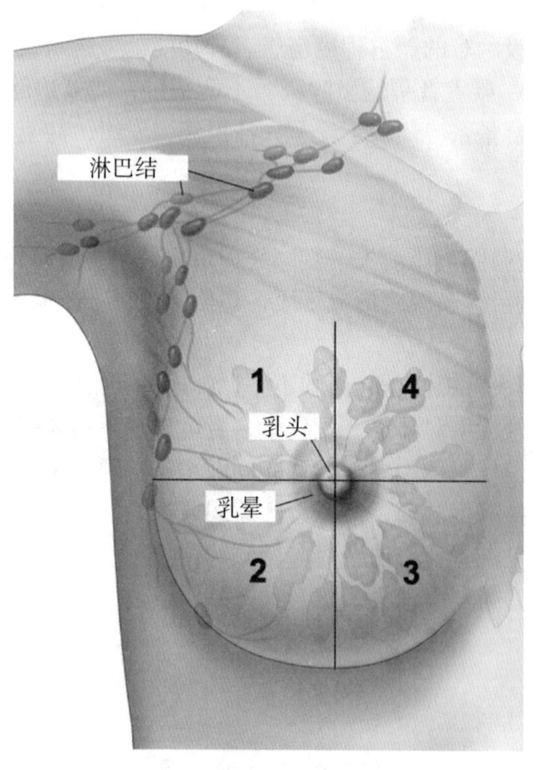

图38-10 乳房的结构和分区

1．外上象限；2．外下象限；3．内下象限；4．内上象限

一、视诊

（一）大小和形态

正常女性乳房基本对称，少部分女性由于发育原因可略不对称。一侧乳房明显增大见于先天畸形、炎症、囊肿或肿瘤，一侧乳房明显缩小多为发育不全，双侧乳房明显增大见于巨乳症。男性一侧或双侧乳房呈女性样发育见于男性乳房发育。

（二）乳房皮肤

乳房表面皮肤发红、肿胀、皮温升高伴疼痛见于急性乳腺炎，是由于炎症引起局部血管扩张、毛细血管通透性增加。皮肤发红而无热痛见于乳腺癌。乳房表面皮肤呈橘皮样改变见于乳腺癌，形成机制为肿瘤侵犯淋巴管，阻碍淋巴回流，导致皮肤水肿、毛囊孔下陷。乳腺癌还可以引起皮肤凹陷，肿瘤侵犯连接乳腺皮肤和深层胸肌筋膜的 Cooper 韧带，使其缩短并失去弹性，牵拉相应部位的皮肤，形成酒窝征。乳房皮肤凹陷还可以由炎症或外伤引起，皮肤凹陷在抬手或叉腰时更明显。晚期乳腺癌可引起皮肤溃疡，并可伴有恶臭。妊娠和哺乳期妇女乳房显著增大，乳晕扩大、颜色变深。异常的乳晕色素沉着见于肾上腺皮质功能减退症（Addison 病）。

（三）乳头

检查乳头（nipple）有无内缩以及异常分泌物。乳头内缩常为发育异常，但如为近期出现，可能提示乳腺癌。乳头异常分泌物见于乳腺导管内病变，血性分泌物常见于导管内良性乳突状瘤或乳腺癌。清亮的黄色分泌物常见于慢性囊性乳腺炎。

（四）腋窝和锁骨上窝

腋窝和锁骨上窝是乳房淋巴引流的重要区域，乳房病变时应仔细观察这些区域有无红肿、包块、溃疡和瘘管。

二、触诊

触诊乳房时，受检者一般取坐位或仰卧位。取坐位时，受检者双臂自然下垂，必要时双臂上举或叉腰以充分暴露乳房。如取仰卧位，可用小枕头垫高肩部，并嘱受检者将手臂置于枕后。检查者将示指、中指和环指并拢，用指腹平放于乳房表面轻柔地滑动触诊。避免用手指抓捏，因易将乳腺组织误认为肿块。先触诊健侧乳房，再检查患侧。触诊从外上象限开始，左侧按顺时针方向，右侧按逆时针方向，依次完成 4 个象限检查。最后触诊乳头。未哺乳的乳房，腺体被纤维组织紧密包绕，触诊柔软，质地均匀。哺乳后，曾经膨大的腺体回缩，纤维组织松弛，触诊时弹性减退，可有结节感和纤维条索感，老年女性更为明显，应注意勿将腺体小叶误认为肿块。月经期前乳腺小叶充血，乳房触诊有紧张感，月经后充血迅速消退。妊娠期乳房增大，触诊呈柔韧感，哺乳期则呈结节感。触诊时注意下述情况。

（一）硬度和弹性

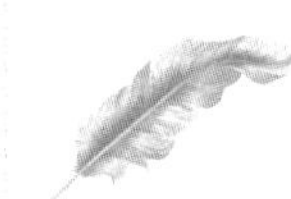

硬度增加和弹性下降常见于炎症和肿瘤浸润。乳头弹性消失常见于乳晕下肿瘤。

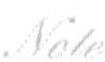

（二）压痛

乳房的局限性压痛常见于炎症。经期乳腺因为充血明显可有压痛，乳腺癌常无压痛。

（三）包块

触及包块后应注意以下特征。

1．位置和大小 记录包块的大小，以便比较。以乳头为中心，按时钟钟点的方位描述包块的部位，同时记录包块和乳头间的距离。50% 以上的乳腺癌位于外上象限。

2．边缘和质地 表面光滑、质地柔软或呈囊性感见于良性肿瘤，表面凹凸不平、质地坚硬见于恶性肿瘤。

3．活动度 双手捏住包块两端皮肤，检查包块与皮肤是否粘连，恶性肿瘤常常与皮肤粘连，乳晕下的良性肿瘤由于有乳管穿过，也常与乳晕粘连在一起。多数良性肿瘤活动度大，炎性包块则较固定。早期恶性肿瘤活动度尚可，晚期肿瘤浸润周围组织，活动度明显下降。可嘱受检者双手叉腰使胸大肌紧张，然后再行触诊检查包块的活动度。乳房触诊后应仔细触诊其引流部位的淋巴结，如腋窝、锁骨上窝和颈部淋巴结是否肿大。

三、乳房的常见病变

（一）急性乳腺炎

急性乳腺炎常见于产后哺乳期妇女。炎症部位的乳房皮肤发红、变硬、有压痛。短期内液化形成脓肿，并出现波动感。患者常常有高热、寒战等全身症状。外周血白细胞增高。

（二）乳腺良恶性肿瘤

恶性肿瘤常见于中年妇女，肿瘤多为单发，质地坚硬、表面凹凸不平、活动度差，局部皮肤呈橘皮样改变，可有皮肤凹陷或乳头内陷，晚期肿瘤常伴有腋窝淋巴结肿大。良性乳腺肿物表现为边缘光滑、质地较软、活动度良好，不伴有皮肤橘皮样变、乳头内陷或溢液等改变，常见于乳腺囊性增生、乳腺纤维瘤等。

（三）男性乳房增生

男性一侧或双侧乳房女性化，乳腺小叶增生，多发生于青春期，常与睾丸发育不全有关，还见于内分泌紊乱，如使用雌激素、肾上腺皮质功能亢进症和肝硬化等。

（周燕斌）

第六节　心脏检查

心脏检查是全身体格检查的重要部分之一。运用视、触、叩、听等检查方法可获取初步、快捷、可动态观察的信息，可初步判定有无心脏疾病以及心脏病的病因、性质、部位及程度，为临床的诊断及治疗提供依据，在临床上具有重要的意义。尽管现代心血管学的先进检查方法很多，但心脏的视、触、叩、听仍是临床诊治的基本方法，每位临床医生必须熟练掌握。

检查的注意事项：①一般采取仰卧位或坐位，按视、触、叩、听顺序进行，有些体征的获取需先后通过多个体位进行检查；②环境应安静，对于杂音的听诊更为重要，光线最好是来源于左侧；③受检者应充分坦露胸部，不应隔着衣服听诊；④检查者应集中精神，按规范的检查手法仔细检查；⑤认真做好记录，以便全面分析。

一、视诊

心脏视诊要点：检查者站在受检者右侧，双眼与受检者胸廓同高，以便于观察心前区隆起、心尖搏动和心前区异常搏动，视线应与心尖部呈切线位置（图 38-11）。

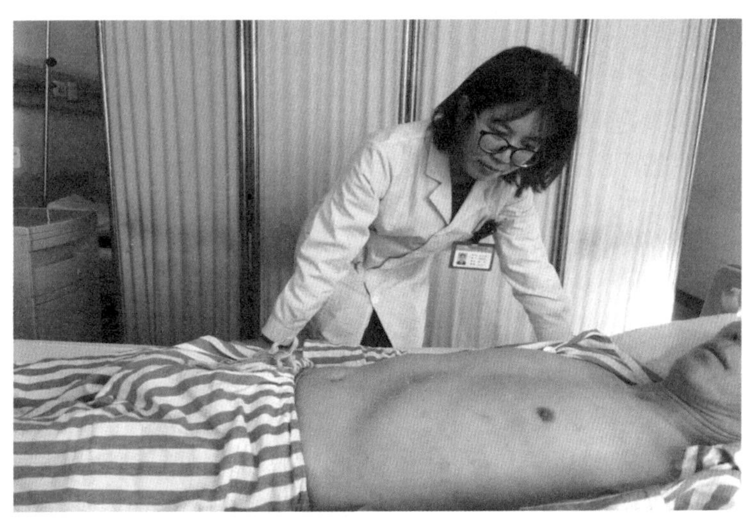

图 38-11　心脏视诊

（一）心前区隆起与凹陷

1．正常情况　正常人胸廓左右两侧的前后径和横径基本对称，无异常隆起及凹陷。

2．异常情况

心前区隆起见于：①先天性心脏病引起心脏增大，使儿童生长发育时左侧前胸壁受压而局部向外隆起，常见于胸骨下段及胸骨左缘第 3、4、5 肋间，如法洛四联症、肺动脉瓣狭窄等造成的右心室增大；②大量心包积液时，心前区胸壁受挤压而向外膨隆，外观饱满。

鸡胸、漏斗胸、脊柱畸形：严重畸形可引起心脏位置偏移，引起或合并心脏疾病，如脊柱后侧凸可引起肺源性心脏病，鸡胸可伴马方综合征。

（二）心尖搏动

心尖主要由左心室构成，心尖搏动（apical impulse）是心脏收缩时，心尖冲击心前区胸壁对应部位，使局部胸壁向外搏动而形成。

1．正常心尖搏动　位于胸骨左缘第 5 肋间，锁骨中线内 0.5 ~ 1.0 cm 处。搏动范围直径为 2.0 ~ 2.5 cm。

2．异常心尖搏动　主要指心尖搏动位置、强弱及范围的改变，可受多种生理性和病理性因素的影响。

（1）心尖搏动位置的改变：生理条件下，心尖搏动的位置可因体位的改变和体型不同而有所变化。正常仰卧时，心尖搏动略向上移；左侧卧位时，心尖搏动可向左移 2 ~ 3 cm；右侧卧位时，可向右移 1.0 ~ 2.5 cm；小儿、矮胖体型及妊娠时，心脏呈横位，心尖搏动向上外移

位达第4肋间；瘦长体型者，心脏呈垂位，心尖搏动向下移位达第6肋间。

病理情况下，心尖搏动位置可由以下原因而发生改变。

1）心脏疾病：①左室增大：心尖搏动向左下移位，可见于主动脉瓣关闭不全等；②右室增大：心尖搏动向左移位，见于二尖瓣狭窄等；③左、右室增大：心尖搏动向左下移位，并可伴有心界向两侧扩大，见于扩张型心肌病等；④右位心：心尖搏动在胸骨右缘第5肋间，相当于正常心尖搏动的镜像位置，见于先天性右位心。

2）胸部疾病：①一侧胸腔积液或气胸，可将纵隔推向健侧，心尖搏动向健侧移位；一侧肺不张或胸膜粘连，纵隔向患侧移位，心尖搏动向患侧移动。②胸廓或脊柱畸形时，心脏位置发生改变，心尖搏动亦相应移位。

3）腹部疾病：大量腹水、腹腔巨大肿瘤等，横膈位置升高，心脏呈横位，使心尖搏动位置上移。

（2）心尖搏动强度及范围的变化

1）生理性变化：胸壁肥厚（肥胖、乳房悬垂）或肋间隙狭窄时，心尖搏动减弱，搏动范围减小；胸壁薄（消瘦、儿童）或肋间隙增宽时，心尖搏动强，搏动范围增大。此外，剧烈运动与情绪激动时，心率加快和心搏有力，心尖搏动也可增强。

2）病理性变化：①心尖搏动增强：见于发热、甲状腺功能亢进、严重贫血或左心室肥厚心功能代偿期，由于心肌收缩力增加使心尖搏动增强，范围增大，尤其是左室肥厚时，心尖搏动明显增强。②心尖搏动减弱：心肌病变，如急性心肌梗死或扩张型心肌病等导致心肌收缩力下降，心尖搏动减弱；其他心脏因素包括缩窄性心包炎、心包积液，由于心脏与前胸壁距离增加而使心尖搏动减弱；心脏外因素包括左侧大量胸腔积液或气胸、肺气肿时，心尖搏动减弱或消失。③负性心尖搏动（inward impulse）：心脏收缩时，心尖搏动内陷者，称为负性心尖搏动。见于粘连性心包炎，由于心包与周围组织广泛粘连，导致此现象，也称 Broadbent 征。重度右室肥大时，心脏顺钟向转位，左心室向后移位，亦可出现负性心尖搏动。

（三）心前区异常搏动

心前区异常搏动包括肺动脉瓣区、主动脉瓣区和剑突下上腹部区的搏动。这些部位的搏动视诊不如触诊清楚，宜通过触诊明确。

二、触诊

心脏触诊应与视诊密切结合，互相印证。触诊内容主要包括心尖搏动、心前区搏动、震颤和心包摩擦感。受检者取仰卧位或坐位，若坐位触诊不清，可改为仰卧位或左侧卧位检查。检查者应注意手要温暖，一般先用右手全手掌开始检查，置于心前区（图 38-12A），再渐缩小至用手掌尺侧（小鱼际）或示指和中指并拢以指腹触诊（图 38-12B）。检查震颤常用手掌尺侧掌面或示指、中指和环指三指掌面，而不是指尖。必要时也可单指指腹触诊。触诊顺序依次为二尖瓣区、肺动脉瓣区、主动脉瓣区、主动脉瓣第二听诊区和三尖瓣区。

（一）心尖搏动及心前区搏动

在视诊基础上，触诊可进一步确定心尖搏动位置、强弱和范围，尤其在视诊看不清心尖搏动的情况下，必须进行触诊方能确定。触诊还可以判断心尖区或心前区的抬举性搏动。心尖区抬举性搏动是指心尖区徐缓、有力的搏动，可使手指尖端抬起且持续至第二心音开始，同时心尖搏动范围增大，为左室肥厚的体征。而胸骨左下缘收缩期抬举性搏动是右室肥厚的可靠指

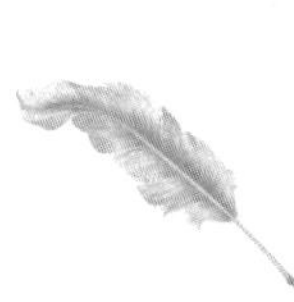

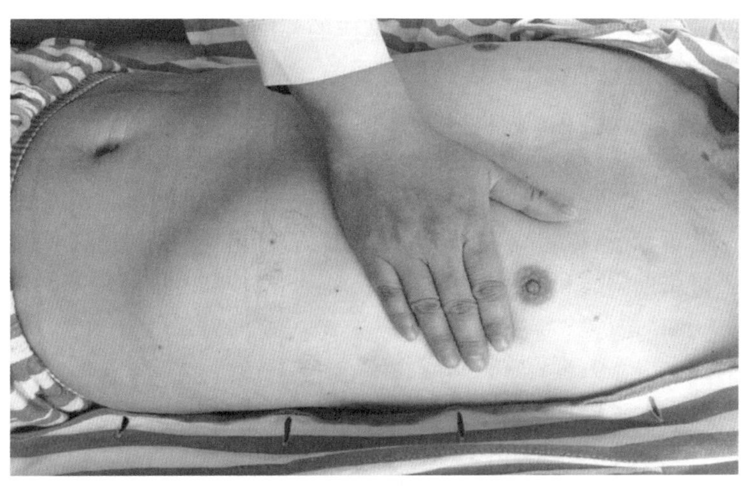

全手掌触诊心脏

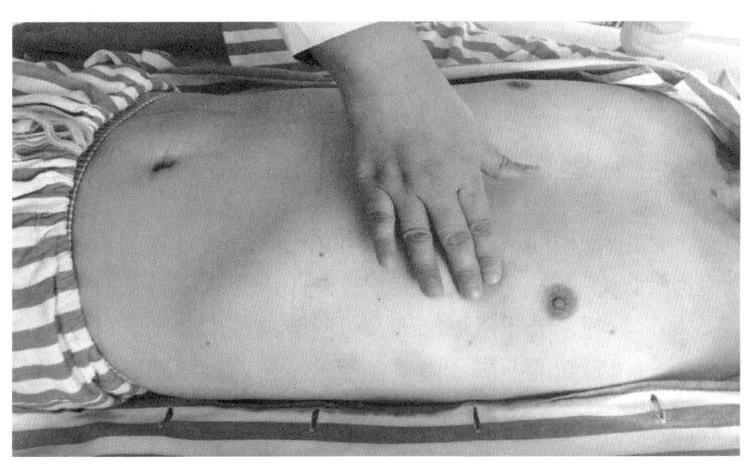

示指和中指指腹触诊心脏

图 38-12 心脏触诊

征。由于心尖搏动外向运动标志着心室收缩期，内向运动为舒张期，故结合听诊，心尖搏动的触诊对于复杂的心律失常患者确定收缩期和舒张期有重要价值。触诊也可进一步确定或鉴别心前区其他异常搏动。

1．心底部搏动 胸骨左缘第 2 肋间搏动多在收缩期，见于肺动脉高压或肺动脉扩张，也可见于正常青年人，特别是瘦长体型者。胸骨右缘第 2 肋间及其邻近部位或胸骨上窝收缩期搏动，多为升主动脉扩张或主动脉弓动脉瘤。

2．胸骨左缘第 3 ~ 4 肋间搏动 多见于先天性心脏病，如室间隔缺损所致的右室肥大。

3．剑突下搏动 见于各种原因引起的右室肥大，亦可由腹主动脉瘤搏动产生。鉴别方法如下：嘱受检者深吸气，如搏动增强则为右室搏动，搏动减弱则为腹主动脉瘤，或以手指平放于剑突下，指端指向剑突，从剑突下向后上方加压，如搏动冲击指尖且吸气时增强，则为右室搏动，如搏动冲击掌面且吸气时减弱，则为腹主动脉瘤。消瘦或腹壁薄而凹陷者，剑突下搏动可能是腹主动脉搏动或心脏垂位时的右室搏动所致，鉴别方法同上。

（二）震颤

震颤（thrill）是指用手掌触诊时感觉到的一种细小震动感，与在猫喉部摸到的呼吸震颤相似，故又称猫喘，是器质性心血管病的特征性体征之一。其产生机制与杂音相同，系由于血流

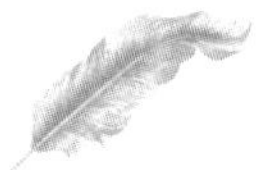

Note

经狭窄的瓣膜口或关闭不全或异常通道流至较宽广的部位产生漩涡，使瓣膜、心壁或血管壁产生振动传至胸壁所致。一般情况下，震颤的强弱与病变狭窄程度、血流速度和压力阶差呈正比。例如，狭窄越重，震颤越强，但过度狭窄则无震颤。

震颤具有重要的临床意义，如触到震颤则可肯定心脏有器质性病变，常见于某些先天性心脏病及狭窄性心脏瓣膜病（如主动脉瓣狭窄），而瓣膜关闭不全时，震颤较少见，仅在房室瓣重度关闭不全时可触及震颤。不同类型的病变，震颤出现的时期亦不同。按出现的时期可分为收缩期震颤、舒张期震颤和连续性震颤三种。不同部位和时期的震颤，其临床意义也不同（表 38-1）。

表 38-1　心前区震颤的临床意义

震颤时期	部位	常见疾病
收缩期	胸骨右缘第 2 肋间	主动脉瓣狭窄
	胸骨左缘第 2 肋间	肺动脉瓣狭窄
	胸骨左缘第 3 ～ 4 肋间	室间隔缺损
舒张期	心尖部	二尖瓣狭窄
连续性	胸骨左缘第 2 肋间	动脉导管未闭

由于震颤产生机制与杂音相同，震颤与杂音可以一致。杂音越响，越易触到震颤，有震颤一定可听到杂音，但听到杂音不一定能触到震颤。这是因为人体触觉对低频振动较敏感，听觉对高频振动较敏感。如声波频率处于既可触知又可听到的范围，则既可触及震颤，又可听到杂音；如声波振动频率超过可触知的上限，则只可闻及杂音而触不到震颤。

（三）心包摩擦感

心包摩擦感是急性心包炎时心包膜纤维素渗出致表面粗糙，心脏收缩时脏、壁心包摩擦产生振动，传至胸壁所致。可在心前区或胸骨左缘第 3、4 肋间触及，多呈收缩期和舒张期双相的粗糙摩擦感，在收缩期、前倾体位和呼气末（心脏靠近胸壁）最为明显。随着渗出液增多，心包脏、壁层分离，心包摩擦感可消失。

三、叩诊

心脏叩诊可确定心界，判定心脏大小、形状。心脏不含气，叩诊呈绝对浊音（实音）。心脏左、右缘被肺遮盖的部分叩诊呈相对浊音；不被肺遮盖的部分，叩诊呈绝对浊音（图 38-13）。叩心界是指叩诊心脏相对浊音界，一般不要求叩诊心脏绝对浊音界，因为只有相对浊音界反映心脏的实际大小，具有重要的临床意义。

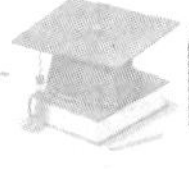

知识拓展

叩诊法的发明

“叩诊法”由奥地利医生 Leopold Auenbrugger 于 18 世纪中期发明。他曾注意到，可通过叩打装酒的木桶辨认不同的声响来判定桶内酒水还剩多少。基于这个原理，他想到利用叩打胸腔产生不同的声响来判断胸腔内的情况，并记录“当用手轻轻叩打的时

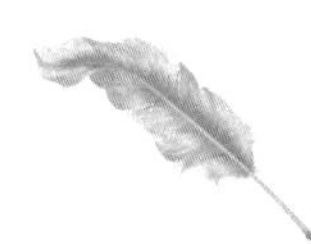

候，健康人的胸腔就发出声音；叩打胸腔时，应缓慢而柔和，手指应并拢伸直；如果给予相同力度敲打，胸腔回声较正常声音低沉，则提示该位置可能存在病变”。1761 年，他将这一方法用拉丁文详细记录并在著作 *Inventum novum* 上发表。

心脏叩诊要领如下。

1．遵循一定顺序 心脏叩诊的顺序是先叩左界，后叩右界，由下而上，由外向内。左界叩诊的具体方法是从心尖搏动最强点外 2 ～ 3 cm 处开始（一般为第 5 肋间左锁骨中线稍外），由外向内，叩至由清音变为浊音时用笔作一标记，如此向上逐一肋间进行，直至第 2 肋间。右界叩诊时先叩出肝上界，于其上一肋间（通常为第 4 肋间）由外向内叩出浊音界，逐一肋间向上，至第 2 肋间，分别作标记。用硬尺测量前正中线至各标记点的垂直距离，再测量左锁骨中线至前正中线的距离。

2．采取适当手法 心脏叩诊一般采取间接叩诊法。受检者通常取仰卧位，检查者立于受检者右侧，左手中指完全伸展作为叩诊板指，平行于各肋间放置，右手中指利用腕关节活动均匀叩击板指，按顺序逐个部位叩诊，通过叩诊声音由清音到浊音的变化来确定心脏相对浊音界；如受检者取坐位，板指可与肋间垂直放置；必要时分别进行卧位和坐位叩诊，并注意不同体位心脏相对浊音界的不同改变。叩诊宜采用适当且均匀的力度。通常叩诊左侧界或消瘦受检者时，应用轻叩诊法；叩诊右侧界或肥胖受检者时，应用较重的叩诊法。另外，在同一肋间叩诊时，板指每次移动距离不宜过大。如有声音变化，必要时需短距离往返叩诊几次，以明确心界范围。

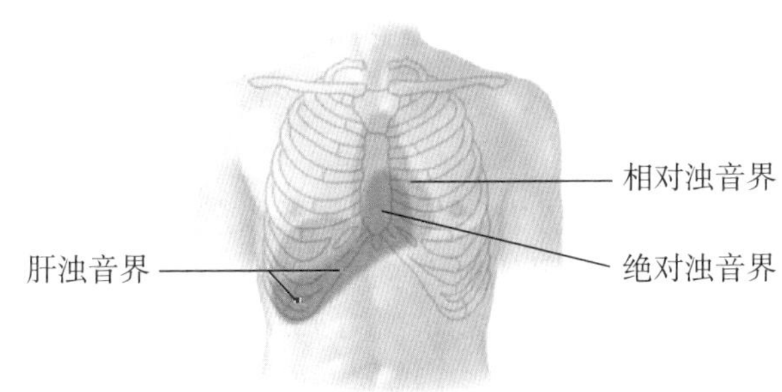

图 38-13 心脏绝对浊音界和相对浊音界

（一）正常心浊音界

正常人心左界在第 2 肋间几乎与胸骨左缘一致，第 3 肋间以下心界逐渐向外形成一外凸弧形，达第 5 肋间。右界除第 4 肋间处稍偏离胸骨右缘以外，其余各肋间几乎与胸骨右缘一致。正常成人左锁骨中线至前正中线的距离为 8 ～ 10 cm。正常人心界与前正中线的距离见表 38-2。

表 38-2 正常心脏相对浊音界

右心界（cm）	肋间	左心界（cm）
2 ～ 3	第 2	2 ～ 3
2 ～ 3	第 3	3.5 ～ 4.5
3 ～ 4	第 4	5 ～ 6
	第 5	7 ～ 9

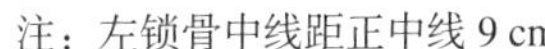
注：左锁骨中线距正中线 9 cm

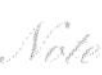

（二）心浊音界各部的组成（图 38-14）

心左界第 2 肋间相当于肺动脉段，其下第 3 肋间为左房耳部，第 4、5 肋间为左室；心右界第 2 肋间相当于升主动脉和上腔静脉，第 3 肋间以下为右房；心上界相当于第 3 肋骨前端下缘水平，其上即第 2 肋间以上为心底部浊音区，相当于主动脉、肺动脉段；主动脉与左室交界处向内凹陷，称为心腰；心下界由右室及左室心尖部组成。

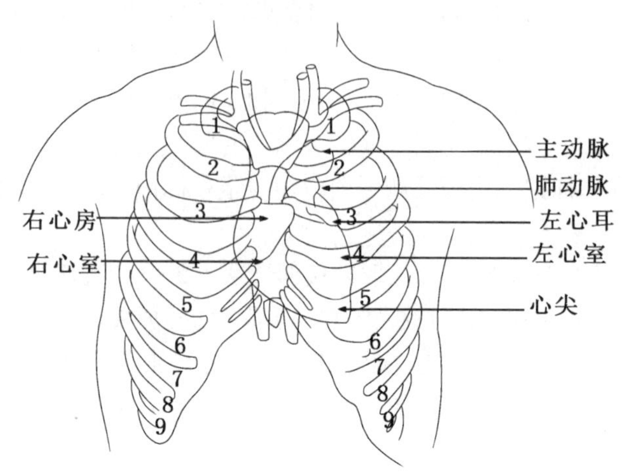

图 38-14 心脏各部在胸壁上的投影

（三）心浊音界改变及其临床意义

心浊音界大小、形态和位置可由于心脏本身病变及心外因素而发生改变。

1．心脏本身因素

（1）左心室增大：心左界向左下扩大，心腰加深近似直角，心浊音界呈靴形。常见于主动脉瓣狭窄和关闭不全、高血压性心脏病，故又称主动脉型心，或靴型心（图 38-15）。

（2）右心室增大：轻度增大时，心左界叩诊不增大；显著增大时，相对浊音界向左、右扩大，因心脏长轴发生顺钟向转位，故向左增大明显，但不向下扩大。常见于肺源性心脏病、单纯二尖瓣狭窄等。

（3）双心室增大：心浊音界向两侧扩大，且左界向下扩大，称普大型心。常见于扩张型心肌病、克山病、重症心肌炎、全心衰竭。

（4）左心房增大：显著增大时，胸骨左缘第 3 肋间心浊音界向外扩大。

（5）左心房及肺动脉扩大：肋骨左缘第 2、3 肋间心浊音界向外扩大。心腰饱满或膨出，心浊音界呈梨形，因常见于二尖瓣狭窄，故又称二尖瓣型心，或梨型心（图 38-16）。

（6）主动脉扩张及升主动脉瘤：第 1、2 肋间浊音区增宽。

（7）心包积液：心界向两侧扩大，坐位时心浊音界呈三角形（烧瓶型），仰卧位时心底部浊音区增宽，这种心浊音界随体位改变而发生的变化是心包积液的特征。

2．心外因素 ①大量胸腔积液、积气时，心界在患侧叩不出，健侧心浊音界向外移；②肺实变、肺肿瘤或纵隔淋巴结肿大时，如与心浊音界重叠，则心界叩不出；③肺气肿时，心浊音界变小，甚至叩不出；④大量腹水或腹腔巨大肿瘤，使横膈升高，心脏呈横位，叩诊时心界扩大。

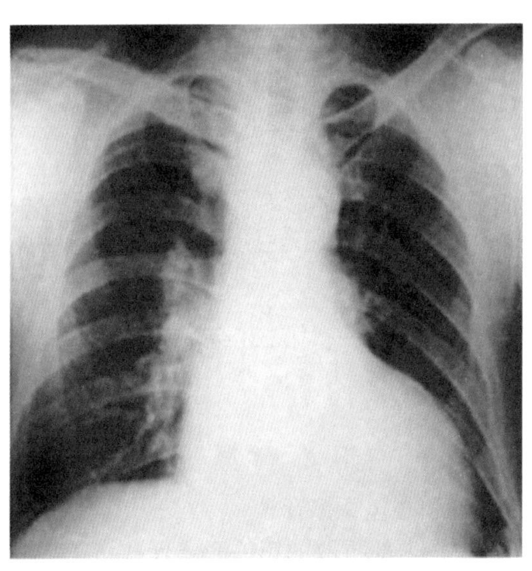

图 38-15　主动脉瓣关闭不全的心浊音界（靴型心）

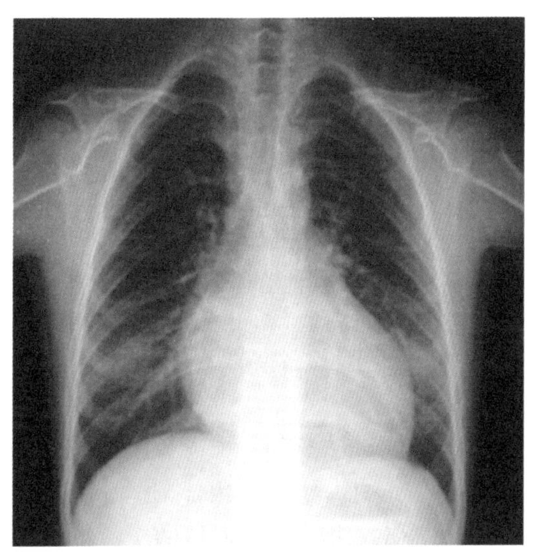

图 38-16　二尖瓣狭窄的心浊音界（梨型心）

四、听诊

听诊是心脏体格检查的重要方法，也是较难掌握的部分。听诊需关注心率、心律、心音、额外心音、心脏杂音和心包摩擦音等。听诊时，受检者多采用仰卧位或坐位，完全暴露胸部。有时为使某些杂音更清晰，需让受检者改变体位、屏住呼吸或做适当运动。如疑诊二尖瓣狭窄者，宜嘱受检者左侧卧位；疑诊主动脉瓣关闭不全者，宜嘱受检者坐位且上半身前倾。听诊器的体件分为钟型和膜型两种，前者需轻放于胸前皮肤，适合听诊低音调声音，如二尖瓣舒张期隆隆样杂音和母体宫内的胎儿心音；后者需紧贴皮肤，适合听诊高音调声音，如主动脉瓣舒张期叹气样杂音、呼吸音和肠鸣音等。心脏听诊常可为诊断提供有力证据。例如，在心尖部听到典型的舒张期隆隆样杂音，即可确诊二尖瓣狭窄。因此，学习中应用心体会，反复实践，逐步掌握这项临床基本功。

（一）心脏瓣膜听诊区

心脏瓣膜听诊区是指心脏各瓣膜开放及关闭时产生的声音传导至体表，是听诊最清楚的部位。根据各瓣膜产生的声音沿血流方向传导到胸壁的不同部位确定瓣膜听诊区，各瓣膜的解剖位置与听诊区并不完全一致。传统的心脏瓣膜听诊区为 4 个瓣膜 5 个区（图 38-17）。

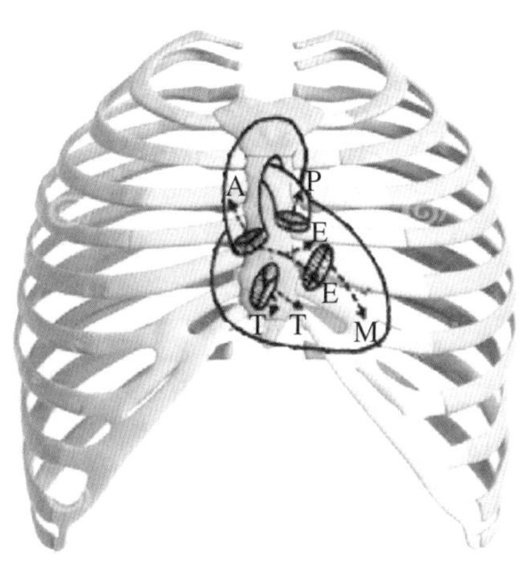

图 38-17　心脏瓣膜听诊区
①M，二尖瓣区；②P，肺动脉瓣区；③A，主动脉瓣区；④E，主动脉瓣第二听诊区；⑤T，三尖瓣区

1．二尖瓣区　位于心尖部，即左侧第 5 肋间锁骨中线稍内侧。如心脏增大，心尖位置向左或左下移位，听诊时应选择心尖搏动最强点。

2．肺动脉瓣区　胸骨左缘第 2 肋间。

3．主动脉瓣区　胸骨右缘第 2 肋间。主动脉瓣狭窄时收缩期喷射性杂音在此听诊区听诊。

4．主动脉瓣第二听诊区　胸骨左缘第 3 肋间。主动脉瓣关闭不全时舒张期叹息样杂音在此听诊较清晰。此处又称 Erb 区。

Note

5．三尖瓣区 胸骨体下端左缘，即胸骨左缘第 4、5 肋间。此外，对疑有心脏病的患者还可听诊其他部位，如颈部、肩胛间区等。

（二）听诊顺序

对于初学者，规范听诊的顺序有助于防止遗漏听诊内容。通常心脏听诊的顺序是按逆时针方向，即二尖瓣区→肺动脉瓣区→主动脉瓣区→主动脉瓣第二听诊区→三尖瓣区。这一检查顺序易学易记，较其他心脏听诊顺序为佳。

其他心脏听诊顺序也有先听心底部，后听心尖部，以分辨第一、第二心音，这适合一些有经验的临床医师，初学者不宜采用。

（三）听诊内容

听诊内容应包括心率、心律、心音、额外心音、杂音和心包摩擦音等。

1．心率 指每分钟心搏的次数。检查时以听诊器在心尖部听取的第一心音计数。正常成人在安静情况下心率范围为 60 ～ 100 次 / 分，大多数为 70 ～ 80 次 / 分，女性稍快。3 岁以下儿童多在 100 次 / 分以上。老年人多偏慢。成人心率超过 100 次 / 分，婴幼儿心率超过 150 次 / 分，称为心动过速。心率低于 60 次 / 分称为心动过缓。

2．心律 指心脏搏动的节律。正常成人节律基本规则，青年和儿童心律稍有不齐，吸气时心率增快，呼气时心率减慢，这种随呼吸出现的心律失常称为窦性心律失常（sinus arrhythmia），无临床意义。听诊能发现的心律失常最常见的是期前收缩（premature beat）和心房颤动（简称房颤，atrial fibrillation）。

期前收缩是指在规则心搏基础上突然提前出现一次心搏，其后有一较长间歇（代偿间歇），听诊时很容易发现这种节律的失常。若期前收缩有规律地出现，可形成联律，如连续在每次窦性搏动后出现一次期前收缩，即为二联律；连续在每两次窦性搏动后出现一次期前收缩，即为三联律。期前收缩按其来源可分为房性期前收缩、室性期前收缩和交界性期前收缩三种，但在听诊上难以区别，需依据心电图诊断。

房颤是由于心房内异位节律点发出异位冲动产生多个折返所致。听诊特点主要是：①心律绝对不齐；②第一心音强弱不等；③脉率小于心率，这种脉搏脱漏现象称为脉搏短绌或短绌脉（pulse deficit）。房颤常见于二尖瓣狭窄、高血压、甲状腺功能亢进、老年人等。

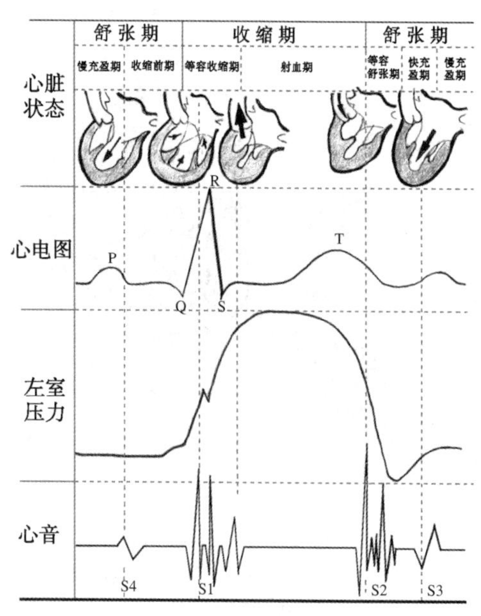

图 38-18 心动周期（1）

3．心音 心音有 4 个，按出现的先后命名为第一心音（S1）、第二心音（S2）、第三心音（S3）和第四心音（S4）。通常只能听到 S1 和 S2，在某些健康儿童和青少年也可听到 S3。S4 一般听不到，如能听到则可能为病理性（图 38-18，图 38-19）。

（1）第一心音：出现在心室收缩早期，标志着心室收缩（收缩期）的开始。S1 产生机制主要是瓣膜起源学说，即由于心室收缩开始，二尖瓣和三尖瓣突然关闭，瓣叶突然紧张引起振动而产生。其他如左室和主动脉因血流冲击产生的室壁和大血管壁的振动、半月瓣的开放、心室肌收缩、心房收缩终末部分，也参与第一心音的形成。

第一心音听诊的特点：①音调较低（55 ～ 58 Hz）；②强度较响；③性质较钝；④历时较长（持

续约 0.1 s)；⑤与心尖搏动同时出现；⑥心尖部听诊最清晰。

(2) 第二心音：标志着心室舒张期开始。S2 产生机制一般认为主要是由于心室舒张开始时主动脉瓣和肺动脉瓣突然关闭引起的瓣膜振动所产生。其他如血流加速和对大血管壁冲击引起的振动，房室瓣的开放，心室肌的舒张和乳头肌、腱索的振动也参与 S2 的形成。第二心音听诊的特点：①音调较高 (62 Hz)；②强度较 S1 为低；③性质较 S1 清脆；④历时较短 (0.08 s)；⑤在心尖搏动之后出现；⑥心底部听诊最清楚。

第一心音与第二心音的区分具有重要的临床意义。只有正确区分 S1 和 S2，才能正确判定心脏收缩期和舒张期，确定异常心音或杂音出现的时期以及与 S1、S2 的时间关系。

(3) 第三心音：出现在心室舒张早期，第二心音之后 0.12 ~ 0.18 s。S3 的产生是由于心室快速充盈时，血流冲击心室壁引起室壁（包括乳头肌和腱索）振动所致。

第三心音 S3 听诊的特点：①音调低（< 50 Hz)；②强度弱；③性质重浊而低钝，似为 S2 之回声；④持续时间短 (0.04 s)；⑤心尖部及其内上方听诊较清晰；⑥仰卧位或左侧卧位清晰，抬高下肢可使其增强，坐位或立位时减弱至消失；⑦一般在呼气末较清楚。S3 通常只在儿童和青少年可听到。

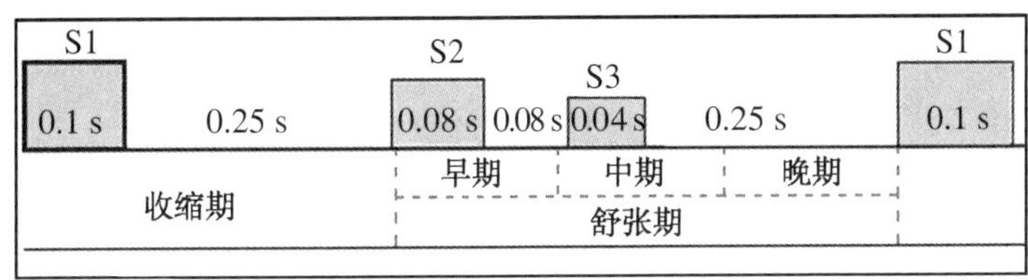

图 38-19　心动周期（2）

(4) 第四心音：听诊特点是低调、沉浊、很弱，在 S1 之前，是心房收缩产生的低频振动，正常人耳听不到。听诊部位在心尖部及其内侧。

4．心音改变　包括心音强度、性质改变和心音分裂。

(1) 心音强度改变：除了胸壁厚度和肺含气量等心外因素外，影响心音强度的主要因素还有心室充盈情况与心脏瓣膜位置的高低、瓣膜完整性与活动性、心室收缩力与心排血量等。

1) 第一心音强度改变

S1 增强见于：①二尖瓣狭窄，因左心室前负荷（容量负荷）减小，心室开始收缩时二尖瓣位置低垂，瓣叶经过较长距离到达闭合位置，振动幅度大；另外，由于瓣口狭窄，左心室充盈减少，收缩时间缩短，左心室内压迅速上升，二尖瓣关闭速度加快，振动较大，使 S1 增强。若瓣叶明显增厚、钙化较重，瓣膜活动明显减弱，则 S1 反而减弱。② P-R 间期缩短时，左室充盈减少，瓣膜位置低，使 S1 增强。③心动过速及心室收缩力加强时，如发热、运动、甲状腺功能亢进等，舒张期变短，充盈不足，瓣膜在舒张晚期处于低垂状态，关闭速度快，故 S1 增强。④完全性房室传导阻滞时，出现房室分离现象，如心房与心室同时收缩，则 S1 明显增强，称为“大炮音”(cannon sound)。

S1 减弱见于：①二尖瓣关闭不全时，由于瓣膜严重损伤，闭合不严。另外，左心室前负荷（容量负荷）过高时，二尖瓣位置较高，瓣膜关闭幅度减小，S1 减弱。② P-R 间期延长时，左室充盈过度，瓣膜位置较高。③心肌梗死、心肌炎、心肌病和左心衰竭时，心室肌收缩力减弱，S1 低钝。

S1 强弱不等主要见于：心房颤动和完全性房室传导阻滞。心房颤动时因每个心动周期长短不等，心室充盈程度不等，二尖瓣位置高低不同，致使 S1 强弱不等。完全性房室传导阻滞时，房室完全性分离，心室收缩距离其前的心房收缩时间长短不等，心室充盈程度不等，致使

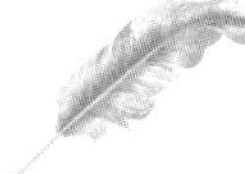

S1 强弱不等。

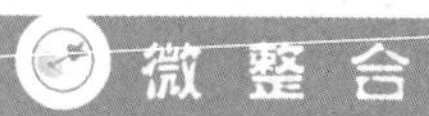

临床应用

心室负荷过重

心室前负荷（又称容量负荷）是指心脏收缩前所承受的压力，相当于心室舒张末期容量。左心室前负荷过重主要见于二尖瓣或主动脉瓣关闭不全所致左心室容量增加；右心室前负荷过重常见于房室间隔缺损引起的左向右分流、三尖瓣或肺动脉瓣关闭不全；严重贫血、甲状腺功能亢进时，回心血量增加，可导致左、右心室前负荷都增加。

心室后负荷（又称压力负荷）是指心室射血时所要克服的阻力。左心室后负荷过重常见于高血压、主动脉缩窄和主动脉瓣狭窄等；右心室后负荷增加主要见于肺动脉高压和肺动脉瓣狭窄等。

2）第二心音强度的改变：影响 S2 强度的主要因素是主动脉瓣、肺动脉瓣的完整性和弹性，主、肺动脉内压力高低和体肺循环阻力大小等。

S2 有两个主要成分，即主动脉瓣成分（A2）和肺动脉瓣成分（P2）。通常 P2 在肺动脉瓣区听诊最清晰，A2 在主动脉瓣区听诊最清晰。儿童及青年期 P2 > A2，老年人则相反，成人 P2 = A2。

主动脉瓣区第二心音（A2）增强：主要由于体循环阻力增大，主动脉内压力增高所致。见于高血压、主动脉粥样硬化。

肺动脉瓣区第二心音（P2）增强：主要由于肺循环阻力增大，肺动脉内压力增高所致。见于肺心病、二尖瓣狭窄、左心衰竭及伴有左向右分流的先天性心脏病（如房间隔缺损、室间隔缺损、动脉导管未闭等），使肺循环血量明显增多，肺动脉瓣关闭时受到的血流冲击较大，右室流出道血流骤减引起的振动也较大，即使尚未发生肺动脉高压，也可听到 P2 增强。

主动脉瓣区第二心音（A2）减弱：由于主动脉内压力降低所致。主要见于主动脉瓣狭窄、主动脉瓣关闭不全、主动脉瓣粘连或钙化。

肺动脉瓣区第二心音（P2）减弱：由于肺动脉内压力降低所致。主要见于肺动脉瓣狭窄、肺动脉瓣关闭不全等。

3）第一、第二心音同时改变：① S1、S2 同时增强：见于心脏活动增强时，如运动、情绪激动、贫血等。胸壁薄者，心音听诊清晰有力，但并非心音增强。② S1、S2 同时减弱：见于心肌梗死、心肌炎、心肌病等心肌严重受损和休克等循环衰竭时心包积液、左侧胸腔大量积液、肺气肿、胸壁水肿等，使心音传导受阻。体胖者听诊时心音远，较体瘦者减低。

（2）心音性质改变：心肌严重病变时，S1 失去原有的低钝性质，而与 S2 相似，可形成单音律（monotone rhythm），且多有心率增快，舒张期缩短，几乎与收缩期相等，似钟摆之“di-da”声，称为钟摆律（pendular rhythm）。由于该音调常见于胎儿心音，故又称胎心律（embryocardia）。钟摆律为心肌严重受损重要的体征，提示病情严重。主要见于大面积急性心肌梗死、重症心肌炎、围生期心肌病。

（3）心音分裂（splitting of heart sounds）：生理情况下，S1 和 S2 的两个主要成分之间的间距通常只有 0.03 s，这种差别人耳不能分辨，仍为单一的 S1 和 S2。如在某些情况下，这种差别增大，在听诊时出现一个心音分成两个声音的现象，称为心音分裂。构成 S1 的两个成分即二尖瓣和三尖瓣关闭时间差加大，形成 S1 分裂；构成 S2 的两个成分即主动脉瓣和肺动脉瓣关闭时间差加大，形成 S2 分裂。

1）S1 分裂：当左右心室收缩不同步，三尖瓣较二尖瓣关闭延迟 > 0.03 s 时，可致 S1 分裂。在生理情况下，只有少数儿童和青年可听到 S1 分裂。在病理情况下，主要是机械或电活动延迟，使三尖瓣关闭明显迟于二尖瓣，在心尖部便可听到 S1 分裂。机械延迟见于心力衰竭、肺动脉高压、Ebstein 畸形等，由于右室充盈时间延长，三尖瓣关闭明显延迟。电延迟见于右束支传导阻滞，右室激动和开始收缩时间均晚于左室，三尖瓣关闭延迟，引起 S1 分裂。

2）S2 分裂：临床较常见（图 38-20）。有以下几种情况：①生理性分裂（physiologic splitting）：在生理情况下，多数人深吸气末可以听到 S2 分裂，呼气时又成为单一的 S2。这是由于深吸气时胸腔负压增加，右心回心血量增多，右室排血时间延长，使肺动脉瓣关闭明显迟于主动脉瓣关闭，形成 S2 分裂。呼气时这两个成分的时距缩短，变为单一 S2。这种情况称为生理性分裂。在青少年尤为常见。②通常分裂：是临床上最常见的 S2 分裂类型，即由于某些疾病，使右室排血时间延长，肺动脉瓣关闭明显迟于主动脉瓣关闭，或主动脉瓣关闭提前。前者常见于完全性右束支传导阻滞、肺动脉瓣狭窄、二尖瓣狭窄等，后者常见于二尖瓣关闭不全、室间隔缺损等，左室射血时间缩短，主动脉瓣提前关闭，因而出现 S2 分裂。③固定性分裂（fixed splitting）：指 S2 分裂程度几乎不受呼气、吸气的影响，分裂的两个成分的时距相对固定，常见于房间隔缺损。机制为吸气时右房回心血量增多，压力增高，此时左房压力较低，使左向右分流减少；呼气时，回心血量虽较吸气时减少，但左向右分流增加。结果是呼吸对保持在一恒定、高充盈水平的右室无大影响，右室排血时间大致一定，因而 S2 分裂相对固定。④反常分裂（paradoxical splitting）：又称逆分裂（reversed splitting），较少见。是指主动脉瓣关闭迟于肺动脉瓣，即 P2 在前，A2 在后，吸气时分裂变窄，呼气时分裂加宽。S2 反常分裂几乎都是病理性的，是重要的心脏体征。见于完全性左束支传导阻滞、主动脉瓣狭窄等。

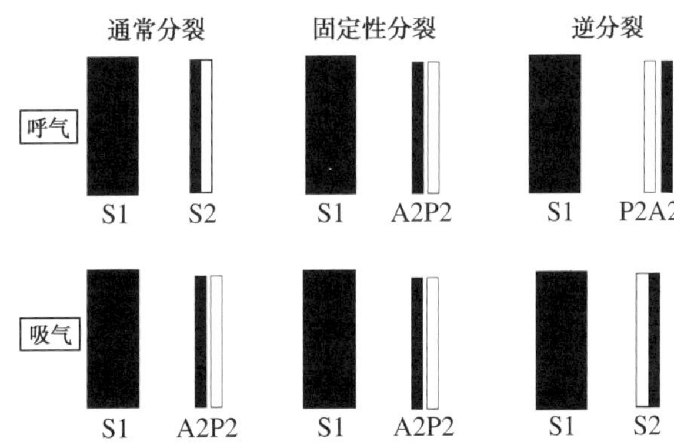

图 38-20　第二心音分裂示意图

A2：第二心音主动脉瓣成分；P2：第二心音肺动脉瓣成分

5. 额外心音　是指在正常 S1、S2 心音之外，额外出现的病理性附加心音。大部分出现在 S2 之后、S1 之前，即舒张期额外心音；也可出现于 S1 之后、S2 之前，即收缩期额外心音。

（1）舒张期额外心音

1）奔马律（gallop rhythm）：是由出现在 S1 之后的病理性 S3 和（或）S4，与原有的 S1、S2 组成的节律，在心率快（> 100 次 / 分）时，似马奔跑时的蹄声，故称奔马律。听到奔马律是心肌严重受损的重要体征，它的出现和消失都有重要的临床意义。按额外心音在舒张期出现时间的早晚，奔马律可分为三种。

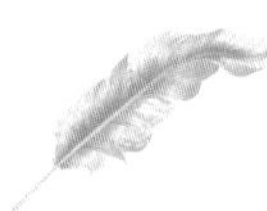

S3 奔马律：为临床最常见的一种奔马律。产生的机制一般认为是由于舒张期心室前负荷过重且心肌病变使心室壁顺应性减退，在心室舒张中期血液快速充盈，导致僵硬的心室壁产生振动，出现病理性 S3。其为一短促、低调的额外音。S3 奔马律又称舒张早期奔马律（protodiastolic gallop）或室性奔马律（ventricular gallop）。舒张早期奔马律，可理解为病理性 S3，按其来源分为左室奔马律和右室奔马律，两者在听诊部位和临床意义方面略有不同，以左室奔马律常见，临床意义较重要，右室奔马律较少见。除了特别指明外，一般所言舒张早期奔马律通常是指左室奔马律。左室奔马律大多在平静呼吸时，用钟型体件轻置于心尖区或其内侧时易于闻及，特别在患者轻微活动后立即左侧卧位时更易听清楚。病理性 S3 与生理性 S3 的区别：①临床上病理性 S3 出现在严重器质性心脏病患者发生左心衰竭时，如冠心病严重心肌缺血及大面积心肌梗死、重症心肌病、心肌炎等；而生理性 S3 出现于健康人，尤其是儿童和青少年多见。②病理性 S3 出现于心率较快，常在 100 次 / 分以上时，生理性 S3 多出现在心率低于 100 次 / 分时。③病理性 S3 不受体位影响，生理性 S3 于坐位或立位时消失。④病理性 S3 与 S2 的间距远于 S1 与 S2 的间距，声音较响；生理性 S3 距 S2 较近，声音较低。

S4 奔马律：为增强的 S4。听诊特点为音调较低，强度较弱，在心尖部稍内侧听诊最清楚。其产生的机制是左心室舒张末期压力增高和室壁顺应性降低，左房为克服来自心室的充盈阻力而代偿性收缩增强，使心室舒张末期血液冲击较僵硬的室壁所致。因而 S4 奔马律也称为舒张晚期奔马律（late diastolic gallop）或收缩期前奔马律（presystolic gallop）或房性奔马律（atrial gallop）。临床上多见于心室后负荷过重引起心室肥厚的心脏病，如高血压性心脏病、肥厚型心肌病、主动脉瓣狭窄、肺动脉瓣狭窄等；也可见于心肌受损出现的心肌顺应性下降等疾病，如缺血性心肌病、心肌炎等。

重叠型奔马律（summation gallop）：为病理性 S3 和 S4 重叠在一起所致。在心动过速或房室传导时间延长时，两音可在心室舒张中期重叠，产生一个较响亮的额外音。在心率较慢时，两音不重叠，听诊时可同时闻及 S1、S2、S3 和 S4，称为舒张期四音律。无论 S3 与 S4 互相是否重叠，其临床意义均与 S3 奔马律相同，见于心肌病或心力衰竭。

2）开瓣音（opening snap）：又称二尖瓣开放拍击音。它是在二尖瓣狭窄时，S2 后出现的一个高调而清脆的额外音。开瓣音产生的机制是在舒张早期，血液自左房快速经过狭窄的二尖瓣口流入左室，弹性尚好的二尖瓣迅速开放到一定程度又突然停止，引起瓣叶张帆式振动，产生拍击样声音。听诊特点是：①音调较高；②响亮、清脆、短促，呈拍击样；③听诊部位在心尖部及其内侧；④呼气时增强。见于二尖瓣狭窄为主的病变。听到开瓣音提示轻、中度二尖瓣狭窄，瓣膜弹性和活动性较好。如狭窄严重、瓣膜钙化或伴有明显二尖瓣关闭不全，则开瓣音消失。

3）心包叩击音（pericardial knock）：指缩窄性心包炎时，在 S2 后出现的一个较响的短促声音。其产生机制系心包增厚、粘连，使心室舒张严重受限，在舒张早期心室快速充盈阶段，心室舒张受心包阻碍而被迫骤然停止，使室壁振动产生的声音。此音可在心前区听到，以心尖部和胸骨下段左缘最清晰，主要见于缩窄性心包炎，也可见于慢性心包渗液、心包增厚或粘连等。单纯心包积液时偶可闻及。

4）肿瘤扑落音（tumor plop）：带蒂的心房黏液瘤（多在左房）在左室舒张时，随血流进入左室，冲击二尖瓣叶，由于黏液瘤蒂柄突然紧张而产生振动，称为肿瘤扑落音。听诊特点：与开瓣音相似，音调不及开瓣音响，在 S2 后，较开瓣音出现晚，常随体位改变而变化。听诊部位在心尖部及胸骨左缘 3、4 肋间。此音为心房黏液瘤的常见体征。

（2）收缩期额外心音：心脏在收缩期也可出现额外心音，如收缩期喷射音（systolic ejection sounds）和喀喇音（click），其临床意义较小。收缩期额外心音可发生于收缩期、中期或晚期。

1）收缩早期喷射音（early systolic ejection sounds）：出现于收缩早期，即 S1 后 0.05 ~ 0.07 s，为一高调、短促、清脆、爆裂样额外音，其音“咔嗒”样，按响声又称为喷射性喀喇音（click）。它产生的机制有二：①主动脉、肺动脉由于某种原因扩张或压力增高，在左、右心室射血时引起突然紧张，发生振动；②如存在主、肺动脉瓣狭窄而瓣膜活动尚好时，在左、右心室射血起始时瓣膜突向主、肺动脉，而产生振动。按发生部位，收缩早期喷射音可分为肺动脉喷射音和主动脉喷射音。肺动脉收缩期喷射音在胸骨左缘第 2、3 肋间最响，不向心尖部传导，于呼气时增强，吸气时减弱或消失，常见于肺动脉高压、轻中度肺动脉瓣狭窄、房间隔缺损、室间隔缺损、动脉导管未闭和原发性肺动脉扩张等疾病。主动脉收缩期喷射音在胸骨右缘第 2、3 肋间最响，可向心尖部传导，它的响度不受呼吸影响，常见于主动脉瓣狭窄、主动脉瓣关闭不全、主动脉缩窄、主动脉扩张和高血压等疾病。

2）收缩中、晚期喀喇音（middle and late systolic clicks）：性质与收缩早期喀喇音相同，出现于 S1 后 0.08 s 者称收缩中期喀喇音，0.08 s 以上者称收缩晚期喀喇音。听诊的特点是高调、较强、短促，如关门落锁之“ka-ta”声；最响部位在心尖区及其稍内侧；随体位改变而变化，即某一体位可听到，改变体位可能消失。喀喇音产生机制是由于二尖瓣后叶（多见）或前叶在收缩中、晚期突入左房，引起“张帆”声响，也可由于腱索、瓣膜过长或乳头肌收缩无力，在收缩期突然被拉紧产生振动所致，这种现象称为二尖瓣脱垂。因半数以上二尖瓣脱垂合并二尖瓣关闭不全，故可伴有收缩晚期杂音，一般统称为二尖瓣脱垂综合征。

（3）医源性额外心音：是由于人工器材的置入造成的异常心音。目前主要有两种：①人工心脏起搏音（artificial cardiac pacing）：在植入人工心脏起搏器后，可有两种额外音——膈肌音，发生在 S1 前，因起搏电极导管位置不当，脉冲电流刺激膈肌，膈肌收缩产生额外音，此时视诊、触诊可发现明显的肌肉收缩，较听诊更可靠。起搏音，发生于 S1 前 0.08 ~ 0.12 s，在心尖内侧及胸骨左下缘最清晰。②人工心脏瓣膜音（cardiac valve prosthesis）：由于置换人工瓣膜（金属瓣膜），在开放和关闭时瓣膜碰撞金属支架所致的喀喇音，为高调、短促、响亮的金属乐音。人工二尖瓣开瓣音在胸骨左下缘最明显，关瓣音在心尖部最响亮。人工主动脉瓣开瓣音在心底部及心尖部均可听到，而关瓣音仅在心底部闻及。

6．心脏杂音（cardiac murmurs） 心脏杂音是指除心音和额外心音之外，由心室壁、瓣膜或血管壁振动产生的一种不同频率、不同强度、持续时间较长的异常声音，它可与心音分开或连续，甚至掩盖心音。杂音的不同特性对某些心血管疾病的诊断有重要意义。

（1）心脏杂音产生的机制：正常人血液在心血管腔内向前流动呈层流（laminar flow）状态，不产生声音。当在某些病理生理状况下如血流加快、管径异常或血黏度改变，血流则由层流变为湍流（turbulent flow）状态，当达到一定强度时撞击心壁、瓣膜、腱索或大血管壁使之产生不规则的振动，在相应的部位可听到声音，即杂音。具体机制如图 38-21。

1）血流加速：血流加速，由层流变为湍流，流速越快，湍流越明显，杂音越响。正常人剧烈运动后，或发热、重度贫血、甲状腺功能亢进等高动力循环状态时，血流速度加快，可出现杂音或使原有杂音加强。

2）瓣膜口狭窄：由于血流通过狭窄部位产生湍流而出现杂音。见于器质性狭窄如二尖瓣狭窄、主动脉瓣狭窄、肺动脉瓣狭窄等；相对性狭窄见于心室腔或主、肺动脉根部扩张引起的瓣膜口相对狭窄。

3）瓣膜关闭不全：由于血流通过关闭不全部位产生湍流而出现杂音。见于器质性关闭不全如二尖瓣关闭不全、主动脉瓣关闭不全等；相对性关闭不全，如左室扩大引起的二尖瓣关闭不全、右室扩大引起的三尖瓣关闭不全等。

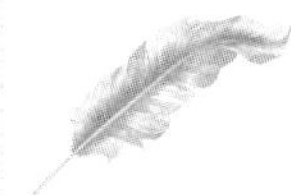

4）异常通道：心脏内或相邻的大血管间存在异常通道，血液在此种通道处产生分流，形成湍流而出现杂音。如室间隔缺损、动脉导管未闭、动静脉瘘等。

5）心腔内异常结构：由于乳头肌、腱索断裂的残端或瓣膜的赘生物、血栓等在心腔内漂浮摆动，干扰血流产生湍流而引起杂音。

6）血管腔扩大或狭窄：动脉壁由于病变或外伤而发生局限性扩张，形成动脉瘤。血液流入扩张部位时产生湍流，形成杂音。血管狭窄亦可产生湍流出现杂音，如主动脉缩窄、缩窄性大动脉炎、肾动脉狭窄等。

（2）心脏杂音听诊的要点：杂音听诊是心脏检查中较难掌握的部分。应按下述 6 个要点仔细听诊，以正确识别和判定杂音及其临床意义。

1）部位：杂音的最响部位与病变部位相关，也与血流方向有关。杂音在某瓣膜听诊区最响，则提示相应的瓣膜有病变。如杂音在心尖部或主动脉瓣区或肺动脉瓣区最响，分别提示二尖瓣或主动脉瓣或肺动脉瓣病变，如胸骨左缘第 3、4 肋间听到响亮而粗糙的收缩期杂音，则可能存在室间隔缺损；胸骨左缘第 2、3 肋间有连续性机器样粗糙杂音，提示动脉导管未闭。

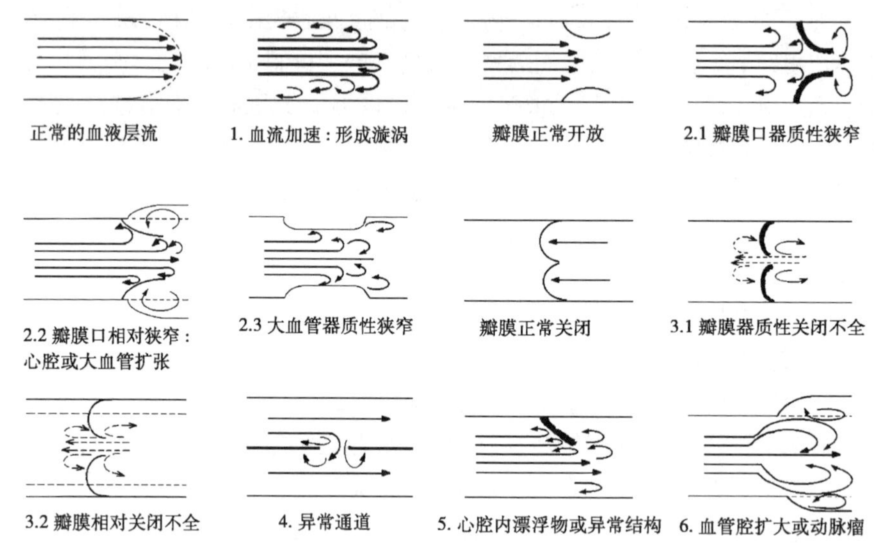

图 38-21 心脏血管杂音产生机制示意图

2）时期：按心动周期的变化，发生在 S1 与 S2 之间的杂音，称为收缩期杂音（systolic murmur，SM）。发生在 S2 与下一个 S1 之间的杂音，称为舒张期杂音（diastolic murmur，DM）。在收缩期与舒张期不间断的杂音，称为连续性杂音。收缩期和舒张期分别出现杂音时，可称为双期杂音。按杂音在收缩期或舒张期出现的早晚和持续时间长短，进一步分为早期、中期、晚期和全期杂音。不同时期出现的杂音，常反映不同的病变。如二尖瓣狭窄的杂音出现在舒张中、晚期，二尖瓣关闭不全的杂音占据整个收缩期，甚至可遮盖第一心音，称全收缩期杂音。主动脉瓣或肺动脉瓣狭窄的杂音常为收缩中期杂音。主动脉瓣关闭不全的杂音则在舒张早期出现。由此可见，区分杂音出现的时期对判定病变有重要意义。一般认为，舒张期和连续性杂音均为病理性杂音，收缩期杂音则有病理性和生理性两种，必须根据其强度、性质等进一步分析。

3）性质：不同病变产生的杂音性质也不同。杂音的性质是指由于振动的频率不同而表现为音调和音色的不同。临床上常用生活中的类似声音来形容，如吹风样、隆隆样（滚筒样）、叹气样、喷射样、机器样、乐音样、鸟鸣样（海鸥鸣、雁鸣）等。此外，还可按音调高低进一步分为柔和、粗糙两种。功能性杂音常较柔和，器质性杂音多较粗糙。杂音的频率常与形成杂音的血流速度成正比。临床上可根据不同性质的杂音帮助推断不同的病理改变。心尖区舒张期隆隆样杂音是二尖瓣狭窄的特征；心尖区粗糙的吹风样全收缩期杂音提示二尖瓣关闭不全；主动脉瓣第二听诊区舒张期叹气样杂音为主动脉瓣关闭不全的特点等。

4）传导：杂音常沿产生杂音的血流方向传导，也可经周围组织向四周传导。杂音越响，传导越广。某种杂音传导方向一定。故听诊时根据杂音最响部位及其传导方向，可判断杂音来源及其病变性质。二尖瓣关闭不全时的收缩期杂音多向左腋下、左肩胛下区传导；二尖瓣狭窄时舒张期杂音较局限。主动脉瓣狭窄时收缩期杂音向颈部、胸骨上窝传导；关闭不全时舒张期杂音主要沿胸骨左缘下传并可达心尖。由于许多杂音具有传导性，在心脏任何听诊区听到的杂音除考虑相应的瓣膜病变外，尚应考虑是否由其他部位传导所致。一般杂音传导得越远，则其声音将变得越弱，但性质仍保持不变。若想鉴别在某瓣膜听诊区听到的杂音是该瓣膜产生的还是传导而来的，方法如下：移动听诊器，由听到杂音的一个瓣膜区向另一个瓣膜区移动，如杂音逐渐减弱，则此瓣膜是杂音来源，另一瓣膜区的杂音可能是传导而来；如杂音先逐渐减弱，当移至另一瓣膜区时，杂音又增强，则考虑两个瓣膜皆有病变。

5）强度：杂音的强度取决于血流速度，心血管腔狭窄、瓣膜关闭不全的程度，血液反流量及分流量、心肌收缩力等因素。因舒张期杂音具有明确的临床意义，故仅区分轻、中、重度 3 级即可。而收缩期杂音则一般细分为 6 级。

杂音强度通常采用 Levine 6 级分级法（表 38-3）。杂音具体的描述方法是以 6 为分母表示 6 级分类法，以杂音的响度级别为分子，分为 1/6、2/6、3/6、4/6、5/6 和 6/6 级。一般认为，2/6 级以下的杂音多为功能性，常无病理意义。3/6 级及以上的杂音多为器质性，具有病理意义，但应结合杂音性质、粗糙程度、传导情况来判定。

表 38-3　杂音强度分级（Levine 6 级分级法）

级别	响度	听诊特点	震颤
1	极轻	很柔和，易被忽略	无
2	轻度	较易听到，不太响亮	无
3	中度	明显易听到，较响亮	无或可有
4	响亮	杂音响亮	有
5	很响	杂音很强，且向四周甚至背部传导，听诊器体件一侧边缘接触胸壁即可听到	明显
6	最响	杂音极响，听诊器体件靠近而不接触胸壁亦可听到	强

杂音强度有多种变化类型，常见的有 6 种形态：①递增型杂音（crescendo murmur），即杂音开始较弱，逐渐增强，如二尖瓣狭窄时的舒张期隆隆样杂音；②递减型杂音（decrescendo murmur），即杂音开始时较强，以后逐渐减弱，如主动脉瓣关闭不全时的舒张期叹气样杂音；③递增 - 递减型杂音（crescendo-decrescendo murmur），即杂音开始较弱，逐渐增强后又逐渐减弱，如主动脉瓣狭窄时的收缩期杂音；④一贯型杂音（regular murmur），即杂音的强度始终保持大体一致，如二尖瓣关闭不全时的收缩期杂音；⑤连续型杂音（continuous murmur），即杂音由收缩期（S1）开始后，逐渐增强，至 S2 时达最高峰，在舒张期逐渐减弱，直至下一心动周期的 S1 前消失，其形态实际上是一个跨越收缩期和舒张期的菱形杂音，菱峰在 S2 处，如动脉导管未闭时的杂音；⑥ 双期杂音，即心脏收缩期及舒张期均能闻及的杂音（图 38-22）。

6）体位、呼吸和运动对杂音的影响：体位不同或改变体位、调整呼吸、运动等动作，可导致回心血量、血液分布及血流速度等改变，使某些杂音增强或减弱，有助于杂音的判定和鉴别。

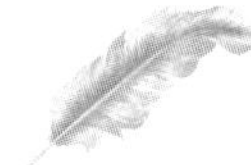

体位：①体位改变，受检者取卧位时，因回心血量增多，可因通过瓣膜口血流量增多，使瓣膜狭窄和关闭不全的杂音增强。某些体位使一些杂音容易听到。如左侧卧位时，心尖朝下，

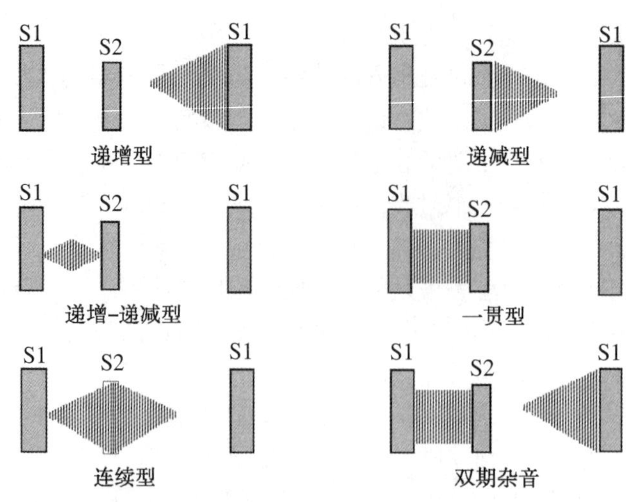

图 38-22 心脏各类杂音示意图

二尖瓣口血流加速，可使二尖瓣狭窄的舒张期隆隆样杂音更明显；坐位前倾时，可使主动脉瓣关闭不全的舒张期杂音更明显；仰卧位时，可使二尖瓣、三尖瓣关闭不全和肺动脉瓣关闭不全的杂音更明显。②迅速改变体位，由于血液分布和回心血量的变化，杂音强度也发生变化。如由卧位或下蹲位到迅速站立，瞬间回心血量减少，可使二尖瓣和三尖瓣关闭不全、肺动脉瓣狭窄和关闭不全、主动脉瓣关闭不全的杂音均减弱，而肥厚梗阻型心肌病的杂音增强。如由立位或坐位迅速平卧，并抬高下肢，使回心血量增加，则上述立位时减弱的杂音均增强，而肥厚梗阻型心肌病的杂音减弱。

呼吸：深吸气时，胸腔负压增加，腔静脉回流到右心的血量增多，使右心排血量增加；同时，心脏沿长轴顺钟向转位，使三尖瓣更贴近胸壁，从而使右心发生的杂音（如三尖瓣关闭不全或狭窄、肺动脉瓣关闭不全或狭窄）增强。深呼气时，胸腔压力增加，腔静脉回流到右心的血量减少，而肺静脉回流到左心的血量增多；同时，心脏沿长轴逆钟向转位，使二尖瓣更贴近胸壁，因而使左心发生的杂音（如二尖瓣关闭不全或狭窄、主动脉瓣关闭不全或狭窄）增强。如深吸气后紧闭声门并用力作呼气动作（Valsalva 动作）时，胸腔内压增高，回心血量减少，左、右心发生的杂音一般均减弱，而肥厚梗阻型心肌病的杂音增强。临床医师常用上述方法帮助鉴别杂音的性质和来源。

运动：运动时心率增快，在一定的心率范围内，循环血量增加，血流加速，使杂音增强。

（3）心脏杂音的临床意义：杂音对判定心血管疾病有重要意义，但不能单凭有无杂音来判定有无心脏病。健康人在某些条件下（如运动、发热、妊娠等）可出现杂音，而器质性心脏病如冠心病也可无杂音。根据产生杂音的心脏部位有无器质性病变，可区分为器质性杂音和功能性杂音；根据杂音的临床意义又可以分为病理性杂音和生理性杂音（包括无害性杂音）。

产生杂音的部位有器质性损害的，称为器质性杂音，属于病理性杂音。而功能性杂音包括：生理性杂音；全身疾病如甲状腺功能亢进症导致血流动力学改变产生的杂音；杂音产生的部位虽无器质性病变，但因其他部位的器质性病变，导致相对性心血管腔的狭窄或关闭不全的杂音，称为相对性杂音，如二尖瓣狭窄时，由于肺动脉压增高，使右室扩大，导致三尖瓣相对关闭不全，三尖瓣区可闻及全收缩期吹风样杂音，此时，三尖瓣本身并无器质性病变，此杂音提示三尖瓣关闭不全、肺动脉高压。当心力衰竭纠正后，右室回缩，三尖瓣相对关闭不全减轻或消失，此杂音亦减弱或消失。这种由于心室腔、瓣环扩大引起的关闭不全或由于单位时间通过瓣膜的血流量增多引起的狭窄，分别称为相对性关闭不全或狭窄。这种杂音的特点和变化，对判定病情和确定治疗措施很有价值。

功能性杂音与器质性杂音的鉴别具有重要临床价值（表 38-4）。

下面按杂音发生的时期将各瓣膜区杂音的特点及意义简述如下。

1）收缩期杂音

二尖瓣区：①功能性：常见。可见于发热、贫血、甲状腺功能亢进、妊娠、剧烈运动等。听诊特点是呈吹风样，性质柔和，2/6 级，时限较短，较局限，原因去除后杂音消失。具有心脏病理意义的功能性杂音见于扩张型心肌病、贫血性心脏病、冠心病等导致左室增大，引起二尖瓣相对关闭不全，听诊特点是杂音呈吹风样，性质较粗糙，（2 ~ 3）/6 级，时限较长，可有一定传导性。②器质性：主要见于风湿性心脏瓣膜病二尖瓣关闭不全、二尖瓣脱垂、乳头肌功能失调等。听诊特点是杂音呈粗糙的吹风样，高调，强度常在 3/6 级及以上，持续时间长，占整个收缩期，可遮盖 S1，常向左腋下传导，吸气时减弱，呼气时加强，左侧卧位时更明显。

表 38-4　功能性与器质性杂音的鉴别

鉴别点	功能性杂音	器质性杂音
年龄	儿童、青少年多见	不定
部位	肺动脉瓣区和（或）心尖区	不定
性质	柔和，吹风样	粗糙，吹风样，常呈高调
持续时间	短促	较长，常为全收缩期
强度	一般为 3/6 级以下	常在 3/6 级及以上
震颤	无	3/6 级或以上常伴有
传导	局限或传导不远	沿血流方向传导广远

主动脉瓣区：①功能性：主要见于主动脉粥样硬化、升主动脉扩张、高血压等。听诊特点是杂音较柔和，一般无震颤，杂音可沿胸骨右缘向下传导，常有 A2 亢进。②器质性：多见。主要见于主动脉瓣狭窄。听诊特点是杂音为喷射性、吹风样，收缩中期杂音，性质响亮而粗糙，递增 - 递减型，常伴有震颤，向颈部传导，伴 A2 减弱。

肺动脉瓣区：①功能性：临床多见，尤以健康儿童或青少年常见。听诊特点为柔和、吹风样杂音，音调低，不向远处传导，常为 2/6 级及以下，时限较短，卧位时明显，坐位时减轻或消失。心脏病理情况下的功能性杂音见于二尖瓣狭窄、房间隔缺损等疾病，引起肺动脉高压、肺动脉扩张，出现肺动脉瓣相对关闭不全而产生此杂音。其特点与功能性杂音大致相同，杂音强度较响，P2 亢进。②器质性：见于先天性肺动脉瓣狭窄，杂音呈典型的收缩中期杂音，喷射性，响亮而粗糙，强度为 3/6 级或以上，常伴有震颤，且 P2 常减弱并有 S2 分裂。

三尖瓣区：①功能性：多见。大多数是由于二尖瓣狭窄、肺心病等右室扩大引起三尖瓣相对性关闭不全产生杂音。听诊为吹风样、柔和，吸气时增强，呼气时减弱，一般在 3/6 级以下，可随病情好转、心腔缩小而减弱或消失。另外此杂音随右室增大可传导至心尖区，易误认为二尖瓣关闭不全，需注意鉴别。②器质性：三尖瓣器质性关闭不全极少见，杂音特点与二尖瓣器质性关闭不全相似，但不传至腋下，可伴颈静脉和肝收缩期搏动。

其他部位：①功能性：于胸骨左缘第 2、3、4 肋间，在部分青少年中可闻及生理性（无害性）杂音，可能系左或右心室将血液排入主或肺动脉时产生的紊乱血流所致。杂音（1 ~ 2）/6 级、柔和、无传导，卧位吸气时杂音明显。②器质性：室间隔缺损时，可于胸骨左缘第 3、4 肋间听到响亮而粗糙的收缩期杂音，强度 3/6 级以上，常伴有震颤，向心前区传导。室间隔穿孔时，杂音突然出现，听诊特点与室间隔缺损大致相同，且常伴有奔马律。

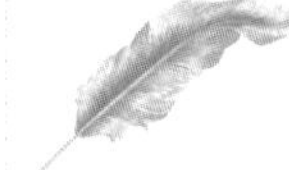

2）舒张期杂音

二尖瓣区：①功能性：主要见于中、重度主动脉瓣关闭不全，由于左室血容量增多及舒张期压力增高，使二尖瓣瓣膜处于较高位置，引起相对性二尖瓣狭窄而产生杂音，称为 Austin Flint 杂音。此杂音应与器质性二尖瓣狭窄杂音相鉴别，鉴别点见表 38-5。②器质性：主要见于风湿性心脏病二尖瓣狭窄。听诊特点是杂音最强部位在心尖区，时期为舒张中晚期，性质为隆隆样，先递减后递增，音调较低，较局限，不传导，常伴有震颤及 S1 增强，杂音前可有开瓣音。这些特点是确定二尖瓣狭窄极为重要的根据。

表 38-5 二尖瓣器质性与相对性狭窄杂音的鉴别

	器质性	相对性
杂音特点	粗糙，呈递增型，为舒张中晚期杂音，常伴震颤	柔和，递减型，为舒张中期杂音，无震颤
S1 亢进	常有	无
开瓣音	常有	无
心房颤动	常有	无
X 线心影	呈二尖瓣型，右室、左房增大	呈主动脉型，左室增大

主动脉瓣区：主要见于主动脉瓣关闭不全导致的器质性杂音。杂音听诊特点：于主动脉瓣第二听诊区闻及舒张期、递减型、叹气样杂音，常向胸骨左缘及心尖部传导，前倾坐位、深呼气后暂停呼吸最清楚。可见于风湿性心脏瓣膜病或先天性心脏病的主动脉瓣关闭不全、梅毒性升主动脉炎和马方综合征等所致主动脉瓣关闭不全。

肺动脉瓣区：器质性病变（先天性、风湿性等）引起者极少见，多由于肺动脉扩张引起瓣膜相对关闭不全所致功能性杂音。听诊特点是：杂音柔和，呈舒张期递减型，吹风样，胸骨左缘第 2 肋间听诊最明显，向第 3 肋间传导，吸气末增强，常合并 P2 亢进，此杂音称为 Graham Steell 杂音。常见于引起肺动脉高压的疾病如二尖瓣狭窄、肺源性心脏病、原发性肺动脉高压等。

三尖瓣区：舒张期杂音局限于肋骨左缘第 4、5 肋间，亦为隆隆样，吸气时增强。可见于三尖瓣狭窄，但极少见。

3）连续性杂音：常见于先天性心脏病动脉导管未闭。听诊的特点是杂音从 S1 后不久开始，持续整个收缩期和舒张期，杂音性质粗糙、响亮而嘈杂，似机器的转动样，故又称机器样杂音或 Gibson 杂音。杂音最响部位在胸骨左缘第 2 肋间稍外侧，向上胸部和肩胛间区传导，常伴有震颤。先天性心脏病房间隔缺损时，杂音产生的机制和特点与动脉导管未闭基本相同，但杂音听诊位置偏内而低，位于胸骨左缘 3 肋间。此外，连续性杂音还可见于冠状动静脉瘘、冠状动脉窦瘤破裂等，但前者杂音柔和，后者有冠状动脉窦瘤破裂的急性病史。

7. 心包摩擦音 心包为一弹性纤维囊，正常心包脏层、壁层光滑，内有少量心包液，心脏舒缩时不产生摩擦音。若脏层和壁层心包由于生物性或理化性因素致纤维蛋白沉着，两层心包表面粗糙，随心脏搏动互相摩擦而产生声音，则称为心包摩擦音。听诊的特点是性质粗糙，呈搔抓样，与心搏一致，典型者摩擦声音呈三相，即心房收缩—心室收缩—心室舒张均出现摩擦音，但多为心室收缩—心室舒张的双期摩擦音。心包摩擦音与呼吸无关，屏气时仍出现，此特点可与胸膜摩擦音相鉴别。摩擦音可在整个心前区听到，但以胸骨左缘 3、4 肋间最响，坐位前倾时更明显。以听诊器体件向胸壁加压时，摩擦音可加强。随着心包积液增多，两层心包隔开时摩擦音可消失。心包摩擦音常见于心包炎（结核性、非特异性、风湿性、化脓性），也可见于急性心肌梗死、尿毒症和系统性红斑狼疮等。

（李　悦）

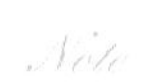

第七节 血管检查

人类的各种疾病，均可累及包括动脉、静脉和毛细血管在内的全身血管。血管检查是心血管检查的重要组成部分，可为疾病的诊断提供极有价值的资料。本节主要讲解周围血管检查，重点阐述脉搏、血压、血管杂音和周围血管征。

一、脉搏

脉搏（pulse）检查是每个受检者必做的常规检查。检查脉搏的主要方法是触诊。脉搏计可描记脉搏波形。床边监护仪可连续显示和记录脉搏搏动情况，直接观察脉搏波形、节律、频率等变化。

检查脉搏时，必须选择浅表的动脉，一般多用桡动脉，也可检查颈动脉、肱动脉、股动脉及足背动脉。检查者手指并拢，以示指、中指和环指指腹平放于动脉处，感觉脉搏搏动情况。两侧均须触诊，以作对比。正常人两侧差异很小，不易察觉。某些疾病时，两侧脉搏出现明显差异。例如，头臂型多发性大动脉炎，桡动脉两侧脉搏强弱不等，或一侧消失。有些疾病如胸腹主动脉型多发性大动脉炎、主动脉缩窄等，上下肢脉搏强弱不等，故检查时还应作上下肢脉搏对比，并应同时作上下肢血压测量。

检查脉搏应注意脉搏的频率、节律、紧张度、强弱、波形和动脉壁的情况。

（一）脉率

脉率可因年龄、性别、体力活动和精神情绪状态不同而有一定范围的变动。正常成人脉率在安静、清醒的情况下为 60 ～ 100 次 / 分；儿童较快，＜ 3 岁的婴幼儿多在 100 次 / 分以上；老年人较慢，为 55 ～ 60 次 / 分；女性较男性为快。白昼较夜间睡眠时快，活动后或情绪激动时增快。病理情况下，脉搏可增快或减慢。例如，发热、贫血、疼痛、甲状腺功能亢进等，脉率增快；颅内压增高、病态窦房结综合征、二度以上房室传导阻滞、甲状腺功能减退等，或服用某些药物如洋地黄类、β 受体阻滞剂等，脉率减慢。

除注意脉率增快或减慢之外，还应注意脉率与心率是否一致。正常人脉率与心率相等。某些心律失常，如心房颤动、频发期前收缩时，脉率小于心率。这是由于部分心搏的搏出量显著下降，使周围动脉不能产生搏动，故每分钟的脉搏次数少于心搏次数，这种现象称为脉搏短绌（pulse deficit）。

（二）脉律

脉搏的节律是心搏节律的反映。正常人脉律较规整，儿童、青少年和部分成年人可出现吸气时脉搏增快、呼气时减慢现象。这种随呼吸而出现的脉律不整无临床意义。但在心律失常时，脉律不整则有重要意义，如前面所述的心房颤动和期前收缩时出现的脉律不整，心房颤动时脉律绝对不规则，脉搏强弱不等及脉搏短绌。二度房室传导阻滞时，心房的激动不能下传至心室，使心搏出现脱漏，脉搏亦相应脱落，脉律也不规则，称为脱落脉（dropped pulse），与脉搏短绌有根本区别。

（三）紧张度与动脉壁状态

脉搏的紧张度与动脉硬化程度有关。检查方法如下：检查者以示指和中指指腹置于桡动脉上，以近端手指用力按压桡动脉，使远端手指触不到脉搏，表明近端手指已完全阻断了桡动脉血流，此时所施的压力及感知的血管壁弹性情况，即为脉搏的紧张度。正常人动脉壁光滑、柔软，并有一定弹性。正常动脉用手指压迫时，不能触到远端动脉，如仍能触到，提示动脉硬化。动脉硬化程度不同，动脉壁的改变也不同，早期硬化仅可能触知动脉壁弹性消失，呈条索状，严重时动脉壁有钙质沉着，动脉壁不仅硬，且有迂曲和结节。

（四）强弱

脉搏的强弱决定于心排血量、脉压和周围血管阻力大小。心排血量增加、脉压增大、周围动脉阻力减低时，脉搏增强而振幅大，见于高热、甲状腺功能亢进、主动脉瓣关闭不全等。心排血量减少、脉压减小、周围动脉阻力增高时，脉搏减弱而振幅低，见于心力衰竭、主动脉瓣狭窄和休克等。

（五）脉波

利用触诊或无创性脉搏示波描记，可了解脉搏搏动情况及波形（图 38-23）。

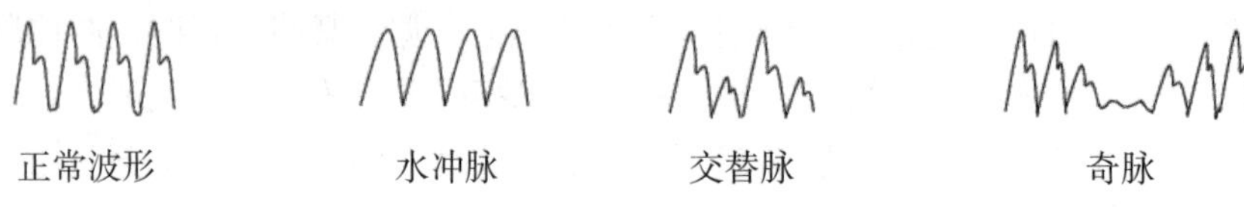

图 38-23 各种脉波示意图

1．正常脉搏波形 由一升支（叩击波）、波峰（潮波）和降支（重搏波）构成。升支发生在左室收缩早期，为左室射血、主动脉压骤然升高引起，故较陡直；波峰出现在收缩中、晚期，系血液向动脉远端运行的同时，部分逆返，冲击动脉壁引起；降支是左室舒张时，主动脉内仍维持一定压力，推动血液继续流向周围动脉，故降支较平缓。降支上尚有一切迹，称重搏波，这是由于主动脉瓣关闭，部分血流冲向主动脉瓣以及主动脉壁弹性回缩所致。在明显主动脉硬化者，重搏波趋于不明显。

2．水冲脉（water hammer pulse） 脉搏骤起骤落，如潮水冲涌，故名水冲脉或陷落脉，又称 Corrigan 脉。检查方法是检查者用手紧握受检者手腕掌面，将其前臂抬高过头，可明显感知桡动脉犹如水冲的急促而有力的脉搏冲击，是由于脉压增大所致。主要见于主动脉瓣关闭不全，也可见于动脉导管未闭、甲状腺功能亢进、严重贫血等。

3．交替脉（pulsus alternans） 指节律规则而强弱交替出现的脉搏，必要时嘱患者在呼气中期屏住呼吸，以排除呼吸变化的影响。如测量血压可发现强弱脉搏间有 10 ～ 30 mmHg 的压力差。一般认为是左室收缩力强弱交替所致。交替脉是左室衰竭的重要体征之一。常见于高血压性心脏病、急性心肌梗死及主动脉瓣关闭不全等。

4．奇脉（paradoxical pulse） 指吸气时脉搏明显减弱甚至消失的现象。其产生机制是左室排血量减少所致。正常人吸气时，回心血量增多，肺循环血量增多，而肺静脉血流进入左室的量较呼气时无明显改变，左室排血量亦无明显变化，故吸气呼气时脉搏强弱无显著变化。如缩窄性心包炎或心脏压塞时，心室舒张受限，吸气时肺循环容纳血量虽增加，但体静脉回流受限，右室排入肺循环血量减少，致使肺静脉回流亦减少，故左室排血量锐减，这些因素形成吸气时脉搏减弱甚至不能触及。明显的奇脉在触诊时即可感知，不明显的奇脉可用血压计检测，当袖带放气出现动脉音后，稳定在舒张压与收缩压之间听诊，吸气时此音明显减弱，且伴有收缩压较呼气时降低 10 mmHg 以上。

5．无脉（pulseless） 主要见于两种情况：①严重休克时，脉搏触不到；②多发性大动脉炎时，由于大动脉闭塞，相应部位的脉搏触不到，常见部位是桡动脉，也可见于股动脉、足背动脉，这种脉搏消失的同时，该部位血压也测不出。

二、血压

血压（blood pressure，BP）为血流对血管壁的侧压力，通常指体循环动脉血压。血压为重要的生命体征，进行体格检查时，均应测量血压。

（一）测量方法

血压测量有两种方法：①直接测量法：即经皮穿刺将导管送至周围动脉（如桡动脉）内，导管末端接监护测压系统，自动显示血压数值。此法优点是直接测量主动脉内压力，不受周围动脉收缩的影响，测得的血压数值准确。缺点是方法有创，需用专用设备，技术要求高，故仅适用于危重、疑难患者。②间接测量法：即目前广泛采用的袖带加压法，此法采用血压计测量。常用的血压计有汞柱式和经国际标准（BHS 和 AAMI、ESH）检验合格的电子血压计，2020 年世界卫生组织建议，为减少汞污染，全面废除汞柱式血压计的使用，推荐使用电子血压计。间接测量法的优点是简便易行，随时可以测量。缺点是易受多种因素影响，尤其是周围动脉舒缩变化的影响。

血压计测血压的具体方法：测血压前，受检者应至少坐位安静休息 5 分钟，30 分钟内禁止吸烟或饮咖啡，排空膀胱。受检者取坐位，最好坐靠背椅，裸露测压上肢，肘部应与心脏在同一水平，上臂伸直并轻度外展。将袖带紧贴缚在受检者的上臂，袖带的下缘应在肘弯上 2.5 cm，气袖之中央位于肱动脉表面。将听诊器探头置于肱动脉搏动处。使用汞柱式血压计测压时，快速充气，使气囊内压力达到桡动脉搏动消失后，再升高 30 mmHg，然后以恒定的速率（2 ~ 6 mmHg/s）缓慢放气，心率缓慢者，放气速率应更慢些，双眼随汞柱下降，平视汞柱表面，根据听诊结果读出血压值。根据 Korotkoff 5 期法，首先听到的响亮拍击声（第 1 期）代表收缩压，连续放气减压至左室舒张压水平时，受压血管内血流即从脉冲式转变为持续血流，动脉音突然变钝（第 4 期）继而消失（第 5 期）的汞柱高度即为舒张压。对于 12 岁以下儿童、妊娠妇女、严重贫血、甲状腺功能亢进、主动脉瓣关闭不全及 Korotkoff 音不消失者，可以第 4 期作为舒张压读数。血压至少测量 2 次，每次相隔 1 ~ 2 分钟；如果收缩压或舒张压的两次读数相差 5 mmHg 以上，应再次测量，取 3 次读数的平均值作为测量结果。收缩压与舒张压之差值为脉压，舒张压加 1/3 脉压为平均动脉压。如果怀疑外周血管病，首次就诊时应测量左、右上臂血压，以后通常测量较高读数一侧的上臂血压。特殊情况下可以取卧位或站立位。老年人、糖尿病患者及出现直立性低血压情况者，应加测站立位血压。站立位血压应在卧位改为站立位后 1 分钟和 5 分钟时测量。

气囊袖带宽度：气袖大小应适合患者的上臂臂围，至少应包裹 80% 上臂。肥胖者、手臂臂围过于粗大或测量大腿血压时，用标准气袖测值会过高；反之，手臂太细或儿童测压时，用标准气袖测值会偏低。因此，针对这些特殊情况，为保证测量准确，须使用适当大小的袖带。

（二）血压标准

近年来，随着流行病学和临床研究的不断深入，高血压的诊断标准曾被多次修改，主要根据大规模流行病学资料分析获得。根据中国高血压防治指南（2010 年修订版）的标准，规定如表 38-6。

表 38-6 血压水平的定义和分类

类别	收缩压（mmHg）		舒张压（mmHg）
正常血压	＜ 120	和	＜ 80
正常高值	120 ～ 139	和 / 或	80 ～ 89
高血压	≥ 140	和 / 或	≥ 90
1 级高血压（轻度）	140 ～ 159	和 / 或	90 ～ 99
2 级高血压（中度）	160 ～ 179	和 / 或	100 ～ 109
3 级高血压（重度）	≥ 180	和 / 或	≥ 110
单纯收缩期高血压	≥ 140	和	＜ 90

注：当患者的收缩压与舒张压分属不同级别时，则以较高的分级为准；单纯收缩期高血压也可按照收缩压水平分为 1、2、3 级

（三）血压变动的临床意义

1．高血压 影响血压的因素较多，如活动、吸烟、饮酒、情绪激动或精神紧张时，血压可稍上升。在安静、清醒和未使用降压药物的条件下采用标准测量方法，至少非同日 3 次测量血压，诊室收缩压≥ 140 mmHg 和（或）舒张压≥ 90 mmHg，家庭自测血压收缩压≥ 135 mmHg 和（或）舒张压≥ 85 mmHg。收缩压≥ 140 mmHg 且舒张压＜ 90 mmHg 为单纯收缩期高血压。患者既往有高血压史，目前正在使用降压药物，血压虽然低于 140/90 mmHg，也诊断为高血压。动态血压监测在高血压的诊断中具有重要作用，可用于诊断白大衣高血压、隐蔽性高血压和夜间高血压等，其诊断高血压的标准是白昼收缩压≥ 135 mmHg 和（或）舒张压≥ 85 mmHg，全天收缩压≥ 130 mmHg 和（或）舒张压≥ 80 mmHg，夜间收缩压≥ 120 mmHg 和（或）舒张压≥ 70 mmHg。

高血压绝大多数是原发性高血压，约 5% 继发于其他疾病，如慢性肾炎、肾动脉狭窄、肾上腺皮质和髓质肿瘤、垂体瘤、甲状腺功能亢进、颅内压增高等，称继发性高血压。

2．低血压 血压低于 90/60 mmHg 时，称为低血压。急性的持续低血压状态多见于休克、急性心肌梗死、心力衰竭、心脏压塞、肾上腺皮质功能减退等，也可见于极度衰弱者。慢性低血压也可有体质的原因，患者自诉长期血压偏低，一般无症状。另外，如果患者平卧 5 分钟以上后改为站立位 1 分钟和 5 分钟，其收缩压下降 20 mmHg 以上，并伴有头晕或晕厥，为直立性低血压。

3．双侧上肢血压差别显著 正常双侧上肢血压相差可达 5 ～ 10 mmHg，若超过此范围则属异常。主要见于多发性大动脉炎、先天性动脉畸形、血栓闭塞性脉管炎等。

4．上下肢血压差异常 袖带法测量时，正常下肢腘动脉血压应较上肢肱动脉血压高 20 ～ 40 mmHg，如等于或低于上肢血压，则提示相应部位动脉狭窄或闭塞。见于主动脉缩窄、胸腹主动脉型大动脉炎、闭塞性动脉硬化、髂动脉或股动脉栓塞等。既往下肢血压测量多采用腘动脉部位，目前多测定踝部动脉血压。踝部血压正常参考值，青年人为（100 ～ 165）/（60 ～ 89）mmHg，中老年人为（110 ～ 170）/（60 ～ 89）mmHg。四肢血压同步测量是指将 4 个袖带分别置于左、右上臂肱动脉处和左、右踝部足背动脉或胫后动脉处，同步获得四肢血压数值。

微整合

临床应用

四肢血压测定的意义

四肢血压测定在高血压诊断和治疗中发挥重要意义，从一个真实病例中可了解四肢血压测定的意义。某患者，女性，24 岁，因“发现血压升高 2 年”就诊，就诊时测右上肢血压为 180/110 mmHg。反复就诊于多家医院，查高血压的继发因素，均未发现异常。诊断为“原发性高血压”，给予药物治疗降压。患者需要备孕，再次因高血压就诊，医生给予四肢血压测定发现右上肢血压 180/110 mmHg，左上肢血压 178/108 mmHg，右下肢血压 140/90 mmHg，左下肢血压 146/95 mmHg。然后行主动脉 CTA 检查发现先天性主动脉缩窄。

从以上病例中，可看出四肢血压测定在先天性主动脉缩窄、胸腹型大动脉炎诊断中的重要临床意义，应作为继发性高血压筛查的常规检查。

5. 脉压增大和减小 脉压＞ 60 mmHg 称为脉压增大，主要见于主动脉瓣关闭不全、动脉导管未闭、动静脉瘘、甲状腺功能亢进和严重贫血、主动脉硬化等。脉压＜ 30 mmHg 称为脉压减小，主要见于主动脉瓣狭窄、严重心力衰竭、心包积液、缩窄性心包炎等。

（四）动态血压监测

血压测量是评估血压水平、诊断高血压以及观察降压疗效的主要手段。目前，在临床和人群防治工作中，除了采用诊室血压外，尚有动态血压监测（ambulatory blood pressure monitoring，ABPM）。使用经 BHS、AAMI 和（或）ESH 方案验证的动态血压监测仪，按设定的间隔时间，24 小时连续地记录血压。一般设白昼时间为 6am—10pm，测压间隔时间可选择 15、20 或 30 分钟；晚间为 10pm—次晨 6am，每 30 分钟记录一次。动态血压的国内正常参考标准：24 小时平均血压值＜ 130/80 mmHg，白昼平均值＜ 135/85 mmHg，夜间平均值＜ 120/70 mmHg。正常情况下，夜间血压值较白昼低 10% ～ 20%。动态血压监测可诊断白大衣性高血压，发现隐蔽性高血压，检查顽固难治性高血压的原因，评估血压升高程度、短时变异和昼夜节律等，可作为常规血压测定的补充手段。

正常人 24 小时血压为波动性，一般情况下，夜间血压低于白昼血压，根据夜间血压下降的百分率不同，可将 24 小时血压分为杓型、非杓型、超杓型和反杓型，正常人一般为杓型。夜间血压下降百分率：（白昼平均值 - 夜间平均值）/ 白昼平均值 ×100%。10% ～ 20% 为杓型，＜ 10% 为非杓型，大于 20% 为超杓型，＜ 0% 为反杓型。

三、血管杂音及周围血管征

（一）静脉杂音

由于静脉压力低，不易出现显著压力阶差和涡流，故杂音多不明显。临床较有意义的有颈静脉营营声（无害性杂音）和腹壁静脉营营声。颈静脉营营声是由于颈静脉血液快速流入口径较宽的上腔静脉所致。在颈根部近锁骨处，甚至锁骨下，尤其是右侧听诊，可闻及低调的连续性杂音，较柔和，坐位和立位时明显，卧位减弱或消失，颈部转向对侧或头后仰时杂音出现或加强，用手指压迫颈静脉则杂音消失，易误为甲状腺功能亢进之血管杂音。肝硬化时，由于门静脉高压，腹壁侧支循环静脉扩张，血流增快，于脐周围或上腹部可听到一种连续的静脉营营声。

（二）动脉杂音

动脉杂音多见于周围动脉，亦可见于肺动脉和冠状动脉。临床上最常见的动脉杂音有：①甲状腺功能亢进时甲状腺侧叶的连续性杂音临床多见，提示局部血流丰富；②多发性大动脉炎时，根据累及部位不同，可在狭窄病变部位听到收缩期杂音；③肾动脉狭窄时，可在上腹部及腰背部听到收缩期杂音；④周围动静脉瘘时，可在病变部位听到连续性杂音；⑤肺内动静脉瘘时，可在胸部相应部位听到连续性杂音；⑥冠状动静脉瘘时可在胸骨中下端出现较表浅而柔和的连续性杂音或双期杂音。

（三）周围血管征

脉压增大除可触及水冲脉外，还有以下体征。

1．枪击音 指在外周较大动脉处，常选择股动脉，轻放听诊器膜型体件时可闻及与心搏一致的短促的如同射枪的声音。也可于肱动脉、足背动脉处听到。

2．Duroziez 双重杂音 将听诊器钟型体件置于股动脉上，稍加压力，并使体件开口方向稍偏向近心端，即可听到收缩期与舒张期皆出现的杂音，呈吹风样。这是由于脉压增大，听诊器加压造成人工动脉狭窄，血流往返于动脉狭窄处形成杂音。

3．毛细血管搏动征（capillary pulsation） 正常人毛细血管搏动较难看出。当脉压增大时，则可出现毛细血管搏动。检查方法：用手指轻压患者指甲末端，或以玻片轻压患者口唇黏膜，则发白的局部边缘出现有规则的红白交替现象，即为毛细血管搏动征。

凡体检时发现上述体征及水冲脉，可统称周围血管征，主要见于主动脉瓣重度关闭不全、动脉导管未闭、甲状腺功能亢进、严重贫血等。

（李　悦）

第八节　循环系统常见疾病的临床表现

一、二尖瓣狭窄

二尖瓣狭窄（mitral stenosis）是临床常见的心脏瓣膜病。其主要病因为风湿热，但近年来发病呈下降趋势，而老年人的瓣膜钙化所致的心脏瓣膜病变在我国日渐增多。其基本病理为二尖瓣叶交界处由于反复炎症、渗出与增生性病变导致粘连、融合、增厚、畸变与钙化，瓣膜开放受限，使瓣口面积明显缩小。正常二尖瓣口径面积 4.0 ~ 6.0 cm^2，一般将二尖瓣口狭窄程度分为三度：①轻度狭窄：瓣口面积缩小至≤ 2.0 cm^2；②中度狭窄：瓣口面积缩小至≤ 1.5 cm^2；③重度狭窄：瓣口面积缩小至≤ 1.0 cm^2。二尖瓣狭窄致左房血液在舒张期流入左室受阻，左房内压增高，左房增大，肺静脉和肺毛细血管发生淤血和扩张，继而出现肺动脉压增高，右室负荷过重而发生肥大和扩张，导致右心衰竭，左室充盈减少，心排血量降低。

（一）症状

最早出现的症状为劳力性呼吸困难，此后可发展为夜间阵发性呼吸困难，严重者可表现为端坐呼吸甚至心源性肺水肿。可有咳嗽、咳粉红色泡沫痰，当肺淤血致肺血管破裂时可发生咯血。二尖瓣狭窄合并心房颤动患者可发生血栓栓塞，左心房增大可压迫喉返神经，引起声音嘶哑。

（二）体征

1．视诊 重度二尖瓣狭窄者双颧可呈紫红色，称为“二尖瓣面容”。当右心室肥大时，心尖搏动可向左移位。若儿童期即有二尖瓣狭窄，心前区可有隆起。

2．触诊 心尖部可触及舒张期震颤。患者左侧卧位时明显。右心室肥大时，心尖搏动左移，于胸骨左下缘或剑突下可触及右心室收缩期抬举样搏动。

3．叩诊 轻度二尖瓣狭窄时心浊音界正常。中度以上狭窄可造成肺动脉段、左房大，胸骨左缘第 2、3 肋间心浊音区略向左扩大，正常心腰消失，心浊音区可呈梨形。

4．听诊 ①特征性改变为心尖区听到较局限、低调、隆隆样、舒张中晚期递增型杂音，左侧卧位时明显，可向腋下或胸骨左侧下区放射。心房颤动时，舒张晚期杂音可不明显。②可闻及心尖区 S1 亢进。③部分患者于心尖区内侧可闻及开瓣音，提示二尖瓣瓣膜弹性及活动度尚好。开瓣音在 S2 后发生越早，提示左房压高和狭窄严重。如瓣叶钙化僵硬，则 S1 减弱和（或）开瓣音消失。④由于肺动脉高压，同时主动脉压力低于正常，两瓣不能同步关闭，导致 P2 亢进和分裂。⑤有时肺动脉扩张，肺动脉瓣区可闻及递减型高调叹气样舒张早期 Graham Steell 杂音，于吸气末增强。⑥晚期患者可出现心房颤动，表现为第一心音强弱不等、心律绝对不规则和脉搏短绌。

二、二尖瓣关闭不全

二尖瓣关闭不全（mitral insufficiency）可分急性与慢性两种类型。急性常由感染或缺血坏死引起腱索断裂或乳头肌坏死，也可为人工瓣膜置换术后并发急性瓣周漏，相对少见，可引起左心衰竭，故常发病急、发展快、病情凶险。慢性二尖瓣关闭不全的病因可有风湿性、二尖瓣黏液样变性、二尖瓣脱垂、冠心病伴乳头肌功能失调、老年性二尖瓣退行性变等。主要病理生理改变是收缩期左室血液反流至左房，使其充盈增加，压力增高，舒张期左室容量负荷增大，继而扩张。由于二尖瓣反流的出现，使心排血量减低。因左心室代偿潜力大，故病程多很长，有时无症状期可达数十年。然而一旦出现左心功能不全症状，即提示左心室失代偿，病情可迅速发展。

（一）症状

轻度二尖瓣关闭不全患者可终生无症状，中、重度者因二尖瓣口血液大量反流致心排血量减少，常有疲劳、乏力感，晚期则出现肺淤血所致的呼吸困难。急性重度二尖瓣关闭不全可发生严重呼吸困难乃至急性肺水肿和心源性休克。

（二）体征

1．视诊 心尖搏动位置向左下移位，搏动增强，若发生心力衰竭则搏动减弱。

2．触诊 心尖搏动有力，可呈抬举性，重度二尖瓣反流时可触及收缩期震颤。

3．叩诊 心浊音界向左下扩大，晚期亦可向两侧扩大，提示左右心室均增大。

Note

4．听诊 特征性体征为心尖区闻及≥ 3/6 级全收缩期粗糙吹风样杂音，可向左腋下、左肩胛下区传导。后叶损害为主者，杂音可传向胸骨左缘及心底部。S1 常减弱，P2 可亢进和分裂。严重反流时心尖区可闻及 S3，以及紧随 S3 后的短促舒张期隆隆样杂音。

三、主动脉瓣狭窄

主动脉瓣狭窄（aortic stenosis）的主要病因有风湿性、先天性及老年退行性主动脉瓣钙化，少数病因为感染性心内膜炎、梅毒等。主要病理生理学改变是主动脉瓣口狭窄，左室排血阻力增高，终致左室室壁肥厚乃至心力衰竭，心排血量减少引起心脑等重要脏器供血不足。

（一）症状

由于左心室代偿潜力大，故症状出现较晚。轻度狭窄可无症状，中、重度狭窄可出现呼吸困难、心绞痛和晕厥，为典型主动脉瓣狭窄常见的三联症。

（二）体征

1．视诊 心尖搏动增强，当左心室肥大时可向左下移位。

2．触诊 心尖搏动有力，可呈抬举性。主动脉瓣区可触及收缩期震颤。主动脉瓣狭窄严重者脉搏呈迟脉。

3．叩诊 心脏相对浊音界向左下扩大。

4．听诊 特征性体征为主动脉瓣区可闻及≥ 3/6 级收缩期粗糙吹风样递增 - 递减型杂音，向颈部传导，有时可传至胸骨左缘和心尖部。其次，A2 减弱。严重主动脉瓣狭窄时 S2 可逆分裂，有时在心尖部可闻及 S4。

四、主动脉瓣关闭不全

主动脉瓣关闭不全（aortic insufficiency）的主要病因为风湿性心脏病，其他可见于老年退行性主动脉瓣钙化及先天性畸形如马方综合征等。主要病理生理改变为舒张期主动脉血液反流至左心室，使左心室容量负荷过重，继而扩张，代偿期多较长，能维持正常心排血量和肺静脉压。晚期失代偿时，左心室收缩功能减退，发生左心衰竭。由于舒张期主动脉部分血液反流，致使舒张压降低，脉压增大。

（一）症状

首发症状常为因心排血量增多所致的心悸、头部搏动感。晚期发生呼吸困难等左心衰竭症状。

（二）体征

1．视诊 心尖搏动向左下移位，范围较大。部分重度主动脉瓣关闭不全时颈动脉搏动可明显增强，并可有随心搏出现的点头运动（de Musset 征）。

2．触诊 心尖搏动向左下移位，呈抬举性搏动。可出现毛细血管搏动征和水冲脉。

3．叩诊 心浊音界向左下扩大，心腰凹陷，心浊音界似靴形。

4．听诊 主要体征为主动脉瓣区或其第二听诊区可闻及叹气样舒张期杂音，为递减型，可沿胸骨左缘向下传导至心尖，以前倾坐位呼气末屏气时杂音最清楚。重度反流致相对性二尖瓣狭窄，则在心尖区可闻及舒张期隆隆样杂音，出现于舒张中期，即 Austin Flint 杂音。此外，由于脉压增大，在股动脉、肱动脉等处可听到枪击音和 Duroziez 双重杂音。枪击音、Duroziez 双重杂音、毛细血管搏动征和水冲脉，通常合称为周围血管征。

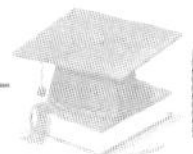

知识拓展

Austin Flint 杂音的由来

1862 年，美国著名生理学家、内科医生 Austin Flint 首次描述了主动脉瓣关闭不全患者在左心室舒张期，可在心尖部听到柔和、低调的隆隆样杂音，并以他的名字命名为“Austin Flint 杂音”。其产生机制是主动脉瓣关闭不全时，血液反流回左心室，造成左心室充盈过度，二尖瓣无法完全开放，形成相对狭窄。Austin Flint 还首先推广使用了双耳型的听诊器（之前用单筒听诊器）。

五、心包积液

心包积液（pericardial effusion）指心包腔内积聚过多液体（正常心包液 30 ~ 50 ml），包括液性、浆液纤维蛋白性、脓性和血性等。病因可为感染性（如结核性、病毒性、化脓性等）和非感染性（如风湿性、尿毒症性、肿瘤转移、出血等）引起的心包腔内液体积聚。主要病理生理改变为心包腔内压力增高，心脏舒张受限，致使体静脉回流受阻，心室充盈及排血量减少，从而引起一系列血流动力学改变。大量心包积液或急性心包积液量较大时可以出现急性心脏压塞而危及生命。

（一）症状

症状轻重与心包积液量的多少和积液产生的速度有关。常见症状为胸闷、心悸、呼吸困难、腹胀、水肿等，严重时可呈端坐呼吸，身体前倾，呼吸浅速、面色苍白和发绀。可同时存在原发病症状，如为感染性则可有发热、出汗、疲乏等。如大量心包积液压迫邻近器官，可产生干咳、声音嘶哑、吞咽困难等。严重的心脏压塞可出现休克。

（二）体征

1．视诊 心尖搏动减弱或消失。缩窄性心包炎患者静脉压明显增高时，吸气时颈静脉扩张更明显，称 Kussmaul 征。

2．触诊 心尖搏动减弱或触不到，若能触及，则在心相对浊音界内侧。

3．叩诊 心浊音界向两侧扩大，并随体位改变而变化；卧位时心底部浊音界增宽，坐位则心尖部增宽。

4．听诊 炎症渗出初期最主要的体征是可在心前区闻及心包摩擦音，当渗液增多时心包摩擦音消失。大量心包积液时，心率较快，心音弱而遥远，偶尔可闻及心包叩击音。

此外，由于心包积液量较大，静脉回流障碍，可出现颈静脉怒张、肝大和肝颈静脉反流征阳性。还可由于左肺受挤压，于左肩胛下区出现语音震颤增强，叩诊浊音，听诊可闻及支气管呼吸音，称为 Ewart 征。脉搏细速，脉压减小，且可出现奇脉。

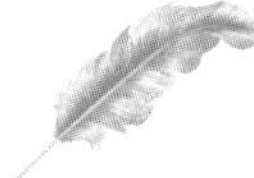

Note

六、心力衰竭

心力衰竭（heart failure，简称心衰）是由于任何心脏结构或功能异常导致心室充盈或射血能力受损的一组复杂临床综合征，临床上以肺和（或）体循环淤血以及组织灌注不足为特征，又称充血性心力衰竭（congestive heart failure），为各种心脏疾病的严重和终末阶段，发病率高，是当今最重要的心血管病之一。

心力衰竭的病因很多，可分为心肌本身病变和心室负荷过重两大类。前者临床上常见于冠心病、心肌炎、心肌病等。后者又可分为心室压力负荷过度，如高血压、主动脉瓣狭窄、肺动脉瓣狭窄、慢性阻塞性肺疾病等；以及容量负荷过度，如二尖瓣或主动脉瓣关闭不全等。心力衰竭的发生除基本病因外，常有诱因促使其发病或使其在原有基础上病情加重，如感染、心律失常、钠盐摄入过多、输液过多和（或）过快以及过度劳累、紧张、贫血、洋地黄中毒、甲状腺功能亢进等也可成为心力衰竭的诱因。

微整合

基础回顾

心力衰竭的病理生理机制

心力衰竭时，根据Frank-Starling定律，随着回心血量增多和心室充盈压的增高，心排血量可相应增加，表现为心室功能曲线的上升。但这种心搏出量的增加是有一定限度的，当左室舒张末压、心房压和静脉压增高达到一定程度时，可出现体循环和（或）肺循环淤血的症状和体征。当心排血量不足时，机体将启动神经体液机制代偿，激活交感神经系统、肾素-血管紧张素-醛固酮系统，并使抗利尿激素分泌增加，通过增强心肌收缩力、收缩外周血管和水钠潴留来维持正常心排血量，但这些体液机制持续激活将导致直接细胞毒性，引起心肌纤维化、心律失常及泵衰竭。在心功能受损、心肌肥厚、心腔扩大的代偿过程中，心肌细胞和胞外基质发生变化，引起心室重塑。

（一）症状

1．左心衰竭（肺循环淤血） 急性左心衰竭可表现为突发呼吸困难，面色灰白、大汗、烦躁，咳粉红色泡沫痰，严重者可出现神志模糊。慢性心力衰竭主要表现为乏力、进行性劳累性呼吸困难、夜间阵发性呼吸困难、端坐呼吸、咳嗽、咳痰，少数出现咯血。

2．右心衰竭（体循环淤血） 急性右心衰竭通常表现为组织低灌注，如出汗、口唇青紫、四肢厥冷、低血压和心悸等。慢性右心衰竭常出现消化道及肝淤血引起的腹胀、食欲缺乏、恶心甚至呕吐。

（二）体征

1．左心衰竭 主要为肺循环淤血的体征。

（1）视诊：有不同程度的呼吸急促、轻微口唇发绀、高枕卧位或端坐体位。急性肺水肿时可出现自口鼻涌出大量粉红色泡沫，呼吸窘迫，并大汗淋漓。

（2）触诊：严重者可触及交替脉。

（3）叩诊：除基础心脏病的固有体征外，慢性左心衰竭者心脏相对浊音界一般多向左下扩大。

（4）听诊：根据心力衰竭程度的轻重，单侧或双侧肺可闻及由肺底往上不同程度的细小湿啰音，也可伴哮鸣音；急性肺水肿时，则双侧满布湿啰音和哮鸣音。心率增快，心尖部及其内侧可闻及舒张期奔马律，P2 亢进。

2．右心衰竭　主要为体循环淤血的体征。

（1）视诊：可见颈静脉充盈、怒张，肝颈静脉回流征阳性，可有周围性发绀及皮下水肿，晚期可发生黄疸及大量腹水。

（2）触诊：可触及不同程度的肝大、压痛。下肢或腰骶部等下垂部位可查到凹陷性皮下水肿，严重者全身水肿。

（3）叩诊：心脏相对浊音界常向左扩大，可发现胸腔积液和腹水体征。

（4）听诊：可因右心室显著扩大，出现三尖瓣相对性关闭不全的反流性杂音以及右心室舒张期奔马律。

除以上所列体征外，尚有原发性心脏病变和心力衰竭的症状与体征。

（李　悦）

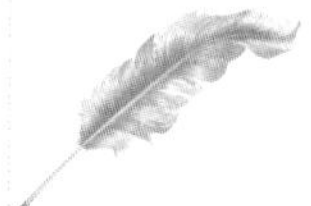

第三十九章

腹部检查

第三十八章数字资源

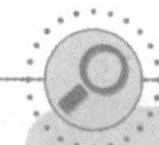

学习目标

1. **知识**：解释腹部体表标志与腹腔内脏的对应关系。
2. **能力**：阐述腹部检查的内容、方法、步骤及临床意义。
3. **素养**：腹部检查过程中要体现对受检者的人文关怀，向受检者解释检查目的，进行相应安慰，照顾受检者取舒适体位进行检查。

腹部包括腹壁、腹腔和腹腔脏器。腹腔顶端为膈肌，底端为骨盆，前壁的上端由剑突和两侧肋弓下缘组成，下缘至耻骨联合和两侧腹股沟韧带，后壁由脊柱、肋骨、腰肌、骨盆壁组成，左右两侧上至肋弓下缘，下至髂嵴（图 39-1）。腹腔内脏器由消化、内分泌、泌尿、生殖、血管、淋巴管和韧带系统等组成。

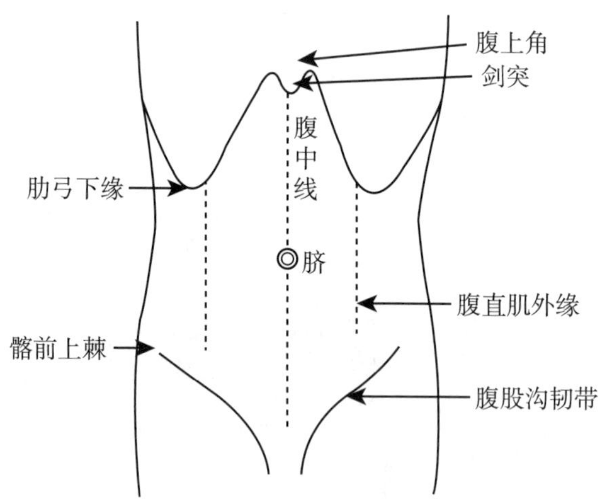

图 39-1　腹部解剖位置

腹部检查是全身体格检查的重要组成部分。通过腹部查体可发现病变部位，为明确疾病诊断提供重要依据。腹部检查方法由视诊、触诊、叩诊和听诊组成，其中触诊最为重要。由于触诊可导致受检者腹部受到刺激，引发不适，或导致病情加重、疼痛范围扩大而影响进一步的检查，因此腹部检查顺序调整为先行视诊、听诊和叩诊检查，最后行触诊检查，但检查结果记录仍按视、触、叩、听诊的顺序进行。

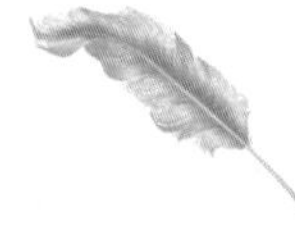

第一节 腹部的体表标志及分区

案例 39-1

患者诉右下腹疼痛明显。

问题：

如何通过腹部体表标志初步明确病变部位？

为了腹腔脏器病变、体征的部位和范围记录的准确性，以及腹腔穿刺点、手术切口的准确定位，必须熟悉腹部体表标志、分区及腹腔脏器的体表投影。

一、腹部的体表标志

常用体表标志如下（图 39-2）。

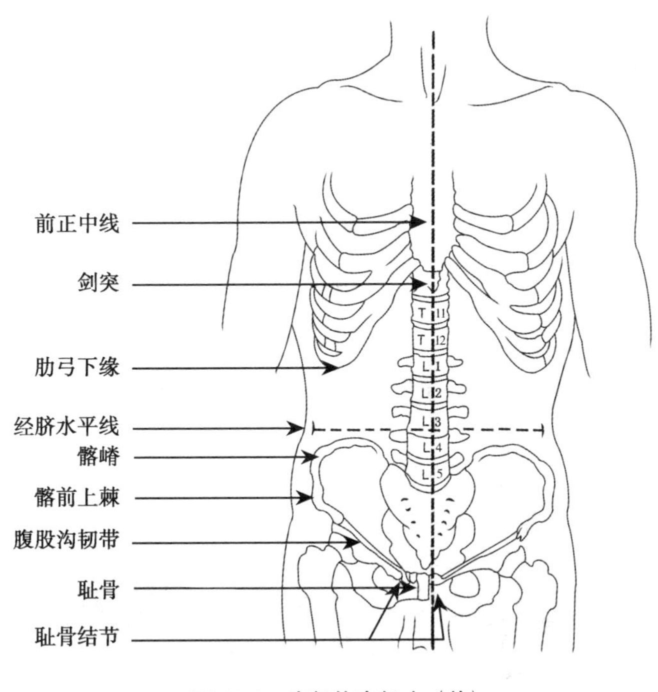

图 39-2 腹部体表标志（前）

1．腹中线（midabdominal line） 为人体的前正中线腹部部分，用于腹部分区的定位等。

2．剑突（xiphoid process） 为胸骨下端的软骨，腹部前壁体表的上界，用于肝大小的测量等。

3．腹上角（upper abdominal angle） 为两侧肋弓至剑突根部的交角，用于肝大小的测量和体型的判断。

4．肋弓下缘 由第 8 ～ 10 肋软骨形成的肋缘和第 11、12 游离浮肋组成，常用于腹部分

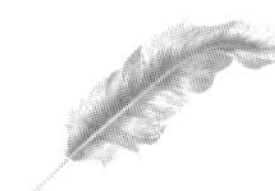

Note

区、肝脾测量和胆囊底体表投影的定位。

5．腹直肌外缘（lateral border of the rectus muscle） 腹直肌位于腹前壁正中线两侧，起自耻骨联合和耻骨嵴，肌纤维向上止于第 5 ～ 7 肋软骨和剑突前面，相当于锁骨中线的延续，常用于定位胆囊底体表投影和手术切口。

6．髂前上棘（anterior superior iliac spine） 为髂嵴前方的突出点，常用于腹部九分区、阑尾压痛点和骨髓穿刺点定位标志等。

7．脐（umbilicus） 位于腹正中线上，其向后投影相当于第 3 ～ 4 腰椎之间，为腹部四分区的标志。

8．髂嵴（iliac crests） 为两侧髂骨翼最高点，其连线与后正中线交点相当于第 3 ～ 4 腰椎棘突间隙，是腰椎穿刺点的定位标志。

9．耻骨联合（pubic symphysis） 为骨盆左右耻骨间的纤维软骨连接而成的结构，与两侧腹股沟韧带共同构成腹部前壁体表的下界。

10．腹股沟韧带（inguinal ligament） 为腹部与股部分界处的韧带。与耻骨联合共同构成腹部前壁体表的下界，常作为寻找腹股沟淋巴结、股动脉和股静脉的标志。

11．肋脊角（costovertebral angle） 为背部两侧第 12 肋与脊柱的交角，用于肾区压痛点与叩击痛的定位。

二、腹部分区

1．四区分法（quadrantic division） 腹中线与脐水平线相交将腹部分为四区（图 39-3），腹部分区的命名及相应的脏器组织见表 39-1。此方法简单、实用，但脏器定位欠准确。

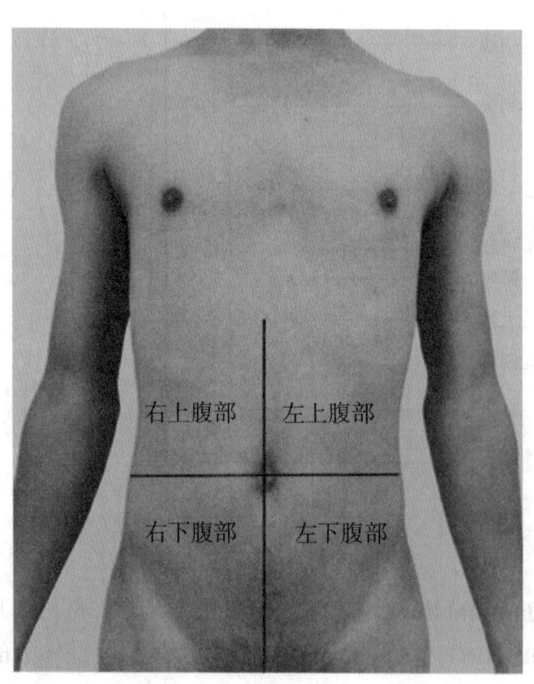

图 39-3　腹部四区分法

表 39-1 腹部四区名称及相应的脏器组织

右上腹部（right upper quadrant，RUQ）	左上腹部（left upper quadrant，LUQ）
肝	肝左叶
胆囊	脾
幽门、十二指肠	胃
小肠	小肠
胰头	胰体、胰尾
右肾上腺	左肾上腺
右肾	左肾
结肠肝曲	结肠脾曲
腹主动脉	腹主动脉
右下腹部（right lower quadrant，RLQ）	**左下腹部（left lower quadrant，LLQ）**
升结肠	降结肠
盲肠、阑尾	乙状结肠
小肠	小肠
充盈的膀胱、右侧输尿管	充盈的膀胱、左侧输尿管
女性：增大的子宫、右侧卵巢	女性：增大的子宫、左侧卵巢
男性：右侧精索	男性：左侧精索

2．九区分法（nine division） 左右肋弓下缘连线和两侧髂前上棘连线作为两条水平线，左、右髂前上棘分别与腹中线连线的中点所作的两条垂直线，四线相交，将腹部分成九个区(图 39-4)。九区命名及体表投影的器官组织见表 39-2。此分区法能更细致地表述相应的脏器组织定位。但该分区细小，某些脏器可能占据一个以上的分区，导致应用不便。

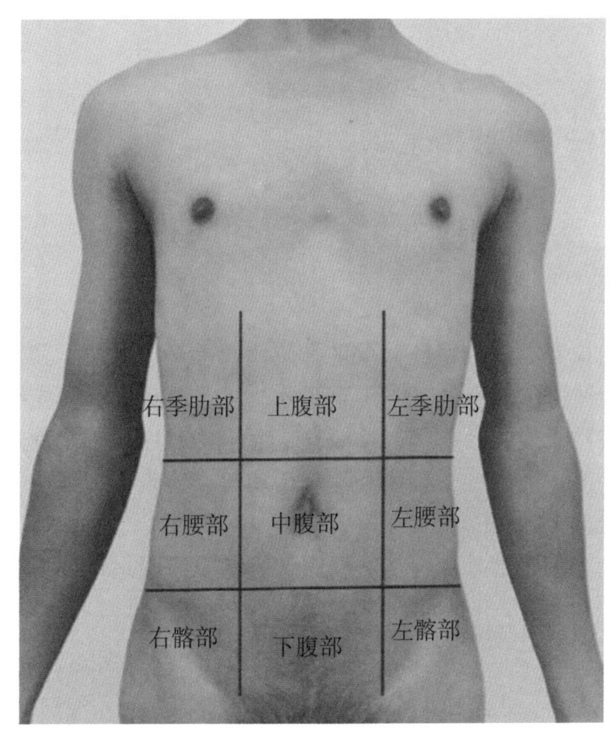

图 39-4 腹部九区分法

Note

表 39-2 腹部九区分法

右季肋部（right hypochondrial region）	上腹部（epigastric region）	左季肋部（left hypochondrial region）
肝右叶	肝左叶	脾
胆囊	胃、十二指肠	胃、胰尾
结肠肝曲	横结肠	结肠脾曲
右肾上腺	胰头、胰体	左肾上腺
右肾	腹主动脉、大网膜	左肾
右腰部（right lumbar region）	**中腹部（脐部）（umbilical region）**	**左腰部（left lumbar region）**
升结肠	十二指肠、下垂的胃	降结肠
空肠	横结肠、空肠、回肠	空肠、回肠
右肾	左右侧输尿管	左肾
	腹主动脉、肠系膜	
右髂部（right iliac region）	**下腹部（hypogastric region）**	**左髂部（left iliac region）**
回肠末端、盲肠、阑尾	回肠	乙状结肠
女性：右侧卵巢、输卵管	乙状结肠	女性：左侧卵巢、输卵管
男性：右侧精索	充盈的膀胱、输尿管	男性：左侧精索
	女性：增大的子宫	

第二节 腹部视诊

案例 39-2

发现患者下腹部出现少许皮肤瘀斑。

问题：

如何初步判断病变部位及性质？

行腹部视诊前，受检者需排空膀胱，取平卧位，双手平放于躯干两侧，暴露全腹，上至剑突，下至腹股沟部 - 耻骨联合，遮盖躯体其他部分，注意保暖，室内光线宜明亮，光线最好来自头侧或足侧。检查者站于受检者右侧，按照自上而下的顺序仔细全面地观察，主要观察腹部表面的器官轮廓、蠕动波、胃肠型、肿块、呼吸运动等，检查者视线应与腹平面呈切线，便于发现微小变化（图 39-5）。

腹部视诊的主要内容：腹部外形、皮肤、腹壁静脉、呼吸运动、胃肠型与蠕动波和上腹部搏动等。

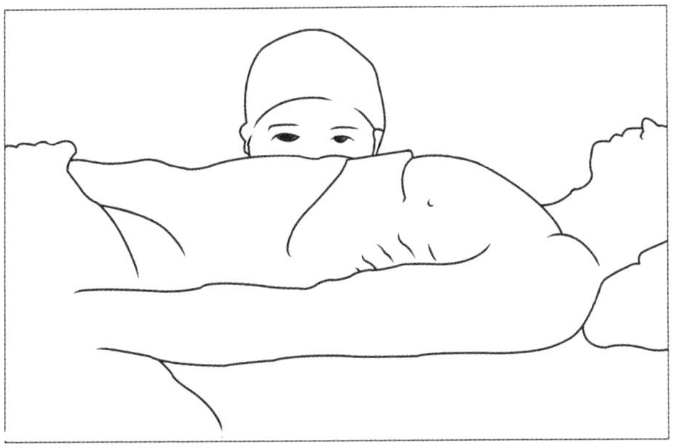

图 39-5　切线方向观察腹壁

一、腹部外形

观察腹部外形是否对称，有无异常隆起或凹陷。以两侧肋缘与耻骨联合所在平面作为参照，来判断腹部外形的变化。平卧时，若前腹壁与参照平面在同一平面，称为腹部平坦，若腹部外形较饱满，前腹壁稍高于参照平面，称为腹部饱满，若腹部下陷，前腹壁稍低于参照平面，称为腹部低平，以上均属于正常腹部外形。如健康正力型成年人，前腹壁平坦或略凹陷。生理状态下，小儿、孕妇、习惯静坐者或肥胖者前腹壁高于此平面。老年人、瘦型人前腹壁略低于此平面。病理状态下，前腹壁明显高于此平面，称为腹部膨隆，低于此平面称为腹部凹陷。若受检者有腹水或腹部包块，则需测量腹围，嘱受检者平卧，检查者用软尺经脐绕腹一周测其周长，以厘米为单位，称为腹围。并定期在同等条件下对其测量比较，观察腹围变化。

（一）腹部膨隆

受检者平卧位时前腹壁高于肋缘与耻骨联合所在平面称为腹部膨隆（abdominal protuberance），常分为全腹膨隆和局部膨隆。

1．全腹膨隆

（1）肥胖：腹壁皮下脂肪过多堆积所致全腹弥漫性呈球形或椭圆形膨隆。

（2）腹腔积气（flatus）：指胃肠内大量积气使腹部呈球形或半球形膨隆，腹部外形不随体位变化而改变。见于各种类型的肠梗阻、肠麻痹。腹腔内有游离的气体称为气腹（pneumoperitoneum），见于胃肠穿孔或腹腔镜诊治前人工注气。

（3）腹水：腹腔内有大量积液即腹水（ascites）时，腹部外形随体位改变而变化。平卧时，腹水沉积于腹腔两侧，腹部扁而宽，呈蛙腹状（frog belly）。坐位或立位时，腹水下沉，下腹部膨隆（图 39-6）。多见于肝硬化门静脉高压症、右心衰竭、缩窄性心包炎、肝静脉 - 下腔静脉阻塞综合征（Budd-Chiari syndrome）、肾病综合征及胃、肝、胰、卵巢癌引起的腹膜转移癌。结核性腹膜炎、胰腺炎等引起的腹水，因腹膜炎症引起腹部隆起呈尖凸状（图 39-7），称为尖腹（apical belly）。

（4）腹内巨大肿块：见于巨大卵巢囊肿、畸胎瘤及足月妊娠等。此腹部膨隆不随体位改变而变化。

2．局部膨隆　可由局部肿大的器官、胃肠胀气、局限性积液、腹内肿瘤或炎性包块、腹壁肿块和腹壁疝等引起。在视诊时需注意观察局部膨隆的外形及部位、是否随体位改变及呼吸而变化、有无搏动等。

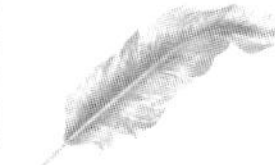

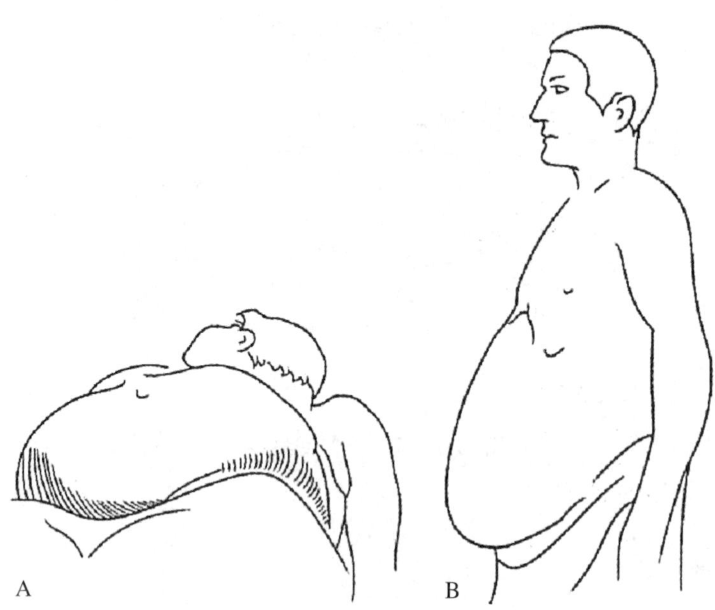

图 39-6 腹部蛙腹形
A．卧位；B．立位

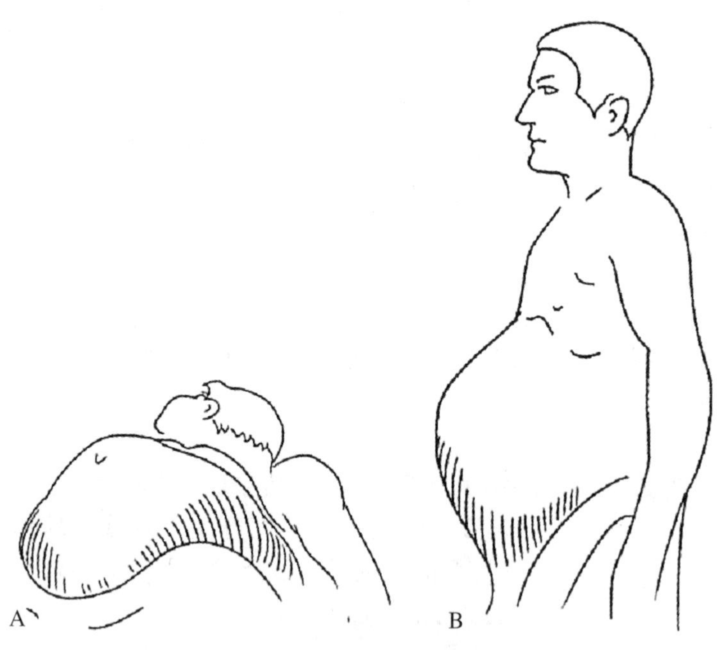

图 39-7 腹部尖凸形
A．卧位；B．立位

（1）上腹部膨隆：见于幽门梗阻或胃扭转引起的胃扩张、肝左叶肿大、胰腺肿物（肿瘤或囊肿）等。

（2）右上腹部膨隆：见于肝大、胆囊肿大、结肠肝曲肿瘤。

（3）左上腹部膨隆：见于脾大、巨结肠、结肠脾曲肿瘤。

（4）左、右侧腹部膨隆：见于该侧肾盂积水或积脓、多囊肾、肾肿瘤、巨大肾上腺肿瘤等。

（5）脐膨隆：见于脐疝、腹部炎症性肿块。

（6）下腹部膨隆：见于子宫增大、尿潴留（膀胱过度充盈，排尿后可消失）、胃下垂（立位时）。

（7）右下腹膨隆：见于回盲部结核或肿瘤、克罗恩病、阑尾周围脓肿。

（8）左下腹膨隆：见于降结肠及乙状结肠肿瘤或因积存粪块嵌塞所致。

（9）腹壁肿物引起的局限性膨隆：见于皮下脂肪瘤、神经纤维瘤等。若受检者卧床屈颈抬肩动作腹壁肿物更明显，则为腹壁肿块，反之为腹腔内肿物。

（二）腹部凹陷

受检者平卧位时前腹壁明显低于肋缘与耻骨联合所在平面称为腹部凹陷（abdominal retraction），分为全腹凹陷和局部凹陷。

1．全腹凹陷　严重时前腹明显低凹，周边肋弓、髂嵴和耻骨联合更显凸出，典型表现呈舟状，称舟状腹（scaphoid abdomen）（图 39-8）。见于明显消瘦、脱水、恶病质（cachexia），如恶性肿瘤、结核病、脑垂体功能减退症、糖尿病、甲状腺功能亢进症、败血症等。此外，膈肌麻痹（吸气时腹部凹陷）、膈疝、早期急性弥漫性腹膜炎（因腹肌痉挛性收缩）均可致全腹凹陷。

2．局部凹陷　多由腹部手术后腹壁瘢痕收缩使腹部变形或腹直肌分离（diastasis of rectus muscle）所致。

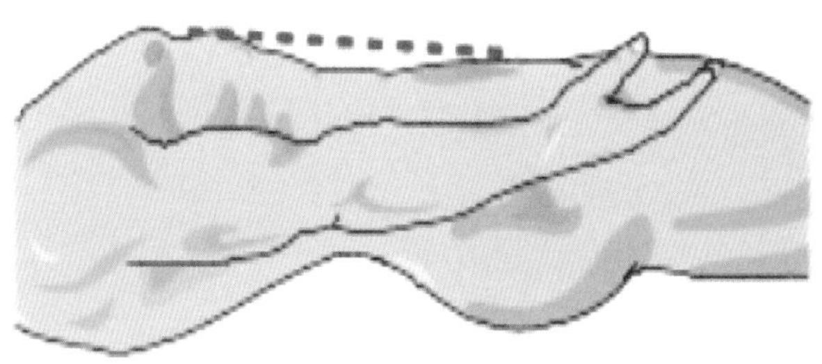

图 39-8　舟状腹

二、皮肤与腹壁外观

腹部皮肤形态学视诊内容包括皮疹、色素沉着、腹部条纹、腹部体毛、瘢痕、脐、疝、腹壁静脉等。

1．皮疹（skin rash）　为全身性疾病的表现之一，不同的皮疹类型提示不同疾病，如高热伴皮疹的传染病（伤寒、猩红热、麻疹等）、药物过敏出现出血性或充血性皮疹。如伤寒在发病第 7 ～ 10 天，腹部可见玫瑰疹（roseola）（图 39-9）；猩红热、风疹可见斑丘疹；药物、食物等引起的变态反应在腹部分别可见到荨麻疹和各种形态的皮疹等。

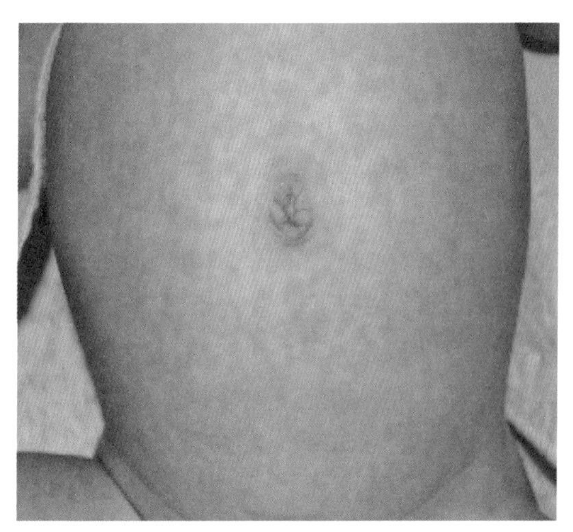

图 39-9　玫瑰疹

2．色素（pigmentation）　肾上腺皮质功能减退症可在患者系腰带部位出现褐色色素沉着。腰部出现皮肤瘀斑，称为 Grey-Turner 征（图 39-10），可见于急性重型胰腺炎和肠绞窄。脐周围或或皮肤发蓝称为 Cullen 征，可见于急性重型胰腺炎、异位妊娠破裂或子宫内膜异位

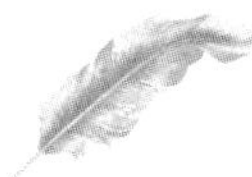

症。妊娠妇女在脐与耻骨之间的中线上有褐色色素沉着。腹部长久热敷，也可出现局部的红褐色色素斑。

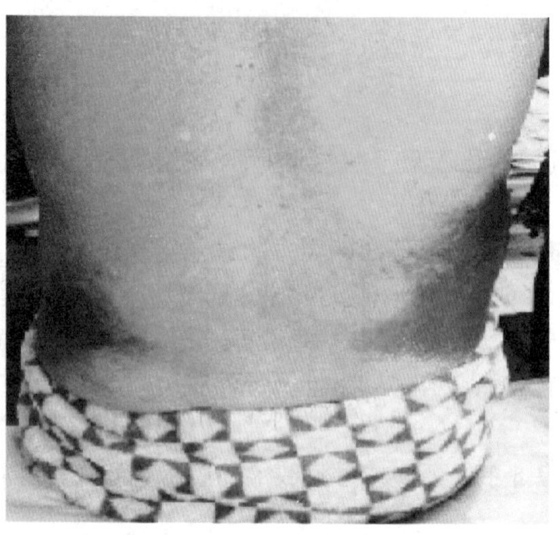

图 39-10 Grey-Turner 征

微整合

临床应用

Grey–Turner 征

目前 Grey-Turner 征的定义仅限于任一侧腰胁部的皮肤颜色的改变。急性胰腺炎的患者，有部分因胰酶、坏死组织及出血沿腹膜间隙与肌层渗入腹壁下，致两侧胁腹部皮肤呈暗灰蓝色，以发生在左侧者居多，最初为青紫色，渐变为青色，再浅至暗灰蓝色。它多出现于急性胰腺炎症状出现后的 3 天到 1 周内。它的出现多提示急性重型胰腺炎（急性出血坏死性胰腺炎）。

3．腹部条纹（striae） 下腹部多见。白色、浅褐色纹见于肥胖者和孕妇，由于真皮裂开显露出的瘢痕组织所致。淡蓝色、紫色纹是皮质醇增多症的常见征象，见于下腹部、髂部、大腿根部、臀外侧、髂嵴下部和肩背部，由于真皮萎缩变薄而显露出皮下丰富的毛细血管网之色。

4．腹部体毛（hairs） 男性胸部体毛可延伸至脐部，阴毛分布呈三角形，尖在上。女性阴毛分布呈倒三角形，尖在下，止于耻骨联合上缘。腹部体毛增多或女性阴毛呈男性型分布见于皮质醇增多症、肾上腺性变态综合征或糖皮质激素药物副作用。腹部体毛稀少见于腺垂体功能减退症、性腺功能减退症或黏液性水肿（myxedema）。

5．瘢痕（scars） 为腹部外伤、手术和感染灶遗迹，尤其是局部的手术切口瘢痕提示曾做过相应部位的手术，如右上腹胆囊手术、右下腹阑尾手术等。

6．脐（umbilicus） 正常人脐稍凹陷。脐明显突出外翻常见于大量腹水、腹内压增加，脐可膨出形成脐疝（umbilical hernia）。脐凹分泌物呈脓性，伴臭味，提示有炎症。分泌物为水样且呈尿臊味，提示脐尿管未闭。

7．疝（hernia） 腹腔组织内容物可经腹腔、腹壁或骨盆壁的组织间隙或薄弱部分突出而形成腹部疝，分为腹内疝和腹外疝。腹内疝少见，如食管裂孔疝等。腹外疝包括：脐疝，常见于婴幼儿、经产妇和大量腹水患者；手术后瘢痕组织愈合不良引起的切口疝（incisional hernia）；股疝（femoral hernia），多见于女性，位于腹股沟韧带中部；腹股沟疝，以男性多见，位于腹股沟韧带内部，包括腹股沟斜疝（indirect inguinal hernia）和腹股沟直疝（direct inguinal hernia）（图 39-11）。男性腹股沟斜疝易下降至阴囊，在直立位时或用力咳嗽时该疝更明显，平卧时可缩小、消失，亦可回纳，若发生嵌顿，可出现急性腹痛。

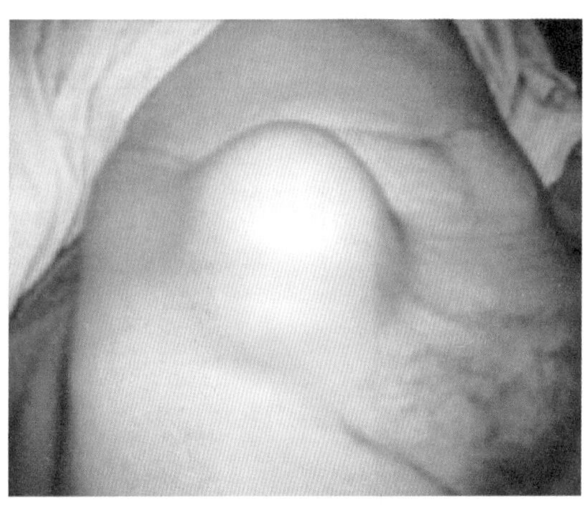

图 39-11 腹股沟直疝

知识拓展

腹股沟斜疝及直疝的治疗原则

腹股沟斜疝除一部分婴儿病例外，一般不能自愈。可复性腹股沟斜疝症状一般较轻。而一旦出现疝嵌顿，即症状剧烈，如处理不及时，可出现疝内容物（多为网膜或肠管）的绞窄性坏死，预后相当不良。因而斜疝患者一般宜早行手术，以免造成不良后果。

腹股沟直疝多见于中、老年体弱者。直疝一般并无明显症状，如无手术禁忌，原则上应手术治疗。鉴于直疝极少发生嵌顿，对年老体弱或伴其他慢性疾患不能耐受手术者，可用疝托减轻症状。

8．腹壁静脉（venous pattern of the abdominal wall） 除皮肤白皙、消瘦者及皮肤薄而松弛的老年人外，正常人一般看不到腹壁静脉。若腹壁静脉粗大、隆起、蜿蜒迂曲，称为腹壁静脉曲张（varices of abdominal wall）。为辨明腹壁静脉曲张的来源，需检查其血流方向。检查方法：选择一段无分支的静脉，检查者将并拢的左右示指压在血管上，然后分别向外侧滑动，挤出该段静脉内血液，达 7.5 ~ 10 cm 后放松一侧示指，另一指紧压不动，观察静脉是否迅速充盈，若快速充盈，表明血液来自该侧。再用同法放开另一指，根据充盈速度即可判断血流方向（图 39-12）。

正常情况下，脐水平线以上的腹壁静脉血流经胸壁静脉和腋静脉自下而上进入上腔静脉。脐水平以下的腹壁静脉经大隐静脉自上而下流入下腔静脉。各种原因引起门静脉高压时，腹壁静脉以脐为中心流向周围，形如水母头（caput medusae），系因血液经再通的脐静脉而入腹壁静脉形成侧支循环，流向四方（图 39-13）。上腔静脉梗阻时，上腹壁或胸壁的曲张静脉血流

Note

因入上腔静脉受阻而转向下方（图 39-14）。下腔静脉梗阻时，脐以下的腹壁静脉血流进入下腔静脉受阻而转向上方。

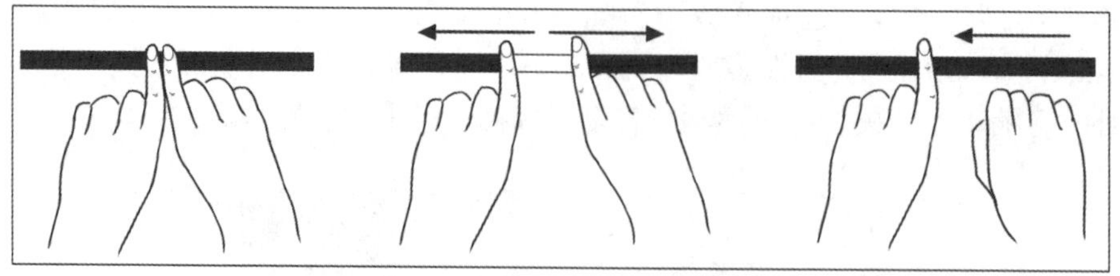

图 39-12　腹壁静脉曲张血流方向检查手法

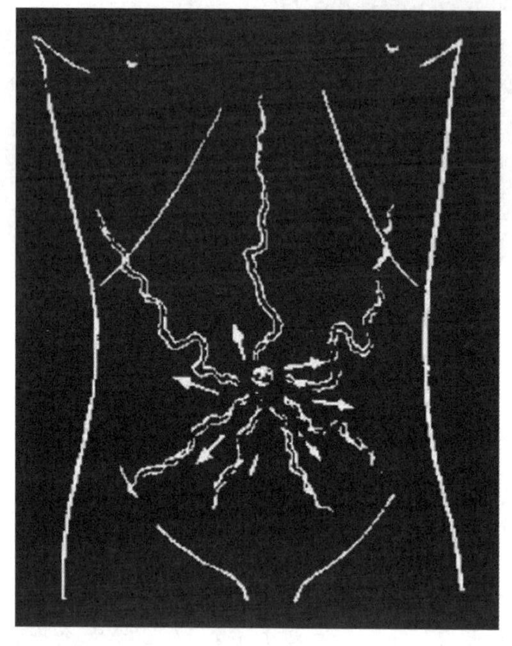

图 39-13　门静脉高压时，腹壁静脉以脐为中心流向四周，形如水母

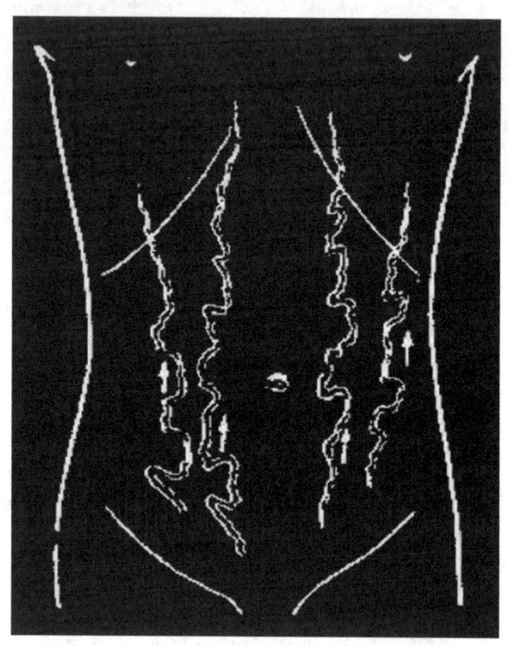

图 39-14　上腔静脉梗阻时，曲张静脉血流方向由上方转向下方

三、呼吸运动

正常人吸气时腹壁随膈肌下降而上抬，呼气时下伏，称之为腹式呼吸运动（图 39-15）。男性和小儿的呼吸运动类型以腹式呼吸为主，呼吸时腹壁起伏明显；女性以胸式呼吸为主（图 39-16），腹壁起伏不明显。腹式呼吸运动减弱常见于腹膜炎症、腹水、腹腔内巨大肿瘤或妊娠，急性腹痛时腹式呼吸减弱尤其明显。腹式呼吸消失见于胃肠穿孔所致急性腹膜炎或膈肌麻痹（diaphragma myoparalysis）等。腹式呼吸增强少见，见于癔症患者过度换气的呼吸状态，或胸腔疾病如胸腔积液等。

四、胃肠型和蠕动波

正常人腹部一般看不到胃肠轮廓和蠕动波，仅在腹壁特别松弛或菲薄者（如老年人、经

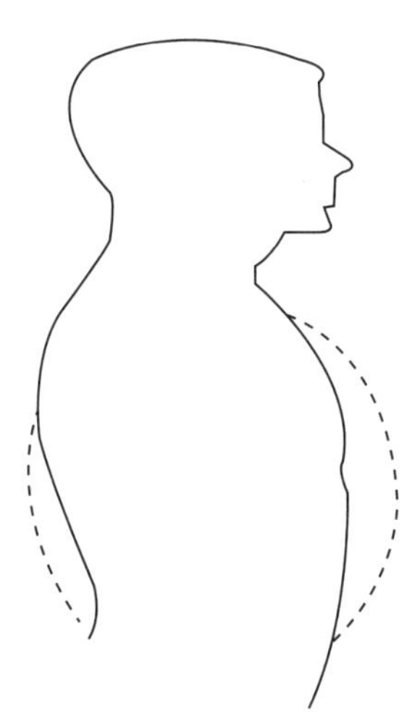
图 39-15 腹式呼吸

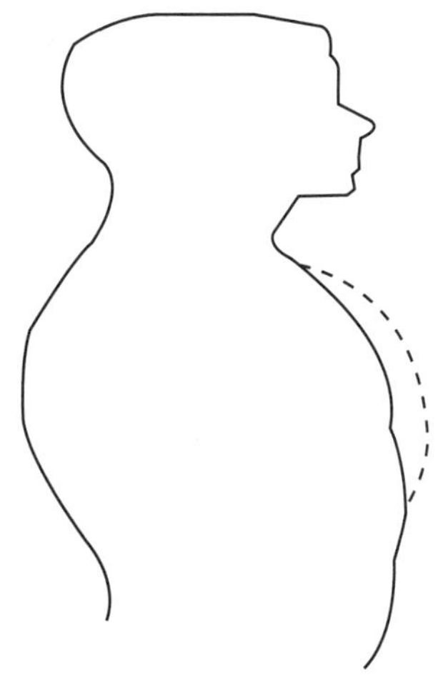
图 39-16 胸式呼吸

产妇、极度消瘦者）可能隐约见到胃和肠的轮廓及蠕动波形。胃肠道发生梗阻时，因梗阻近端的胃或肠段扩张而隆起，并伴有该部的蠕动加强，呈现出胃或肠的轮廓，形成胃型或肠型，同时可见到蠕动波。胃蠕动波自左肋缘下开始，缓慢地向右推进，到达右腹直肌旁（幽门区）消失，此为正向蠕动波。幽门梗阻时可见到自右向左的胃逆蠕动波。小肠梗阻所致的蠕动波多见于脐部，完全梗阻时，胀大的肠袢呈管状隆起，肠型呈梯形排列于腹中部，称为梯形征（ladder sign），并可见到明显的肠蠕动波，此起彼伏，运行方向不一。此时腹部膨胀，听诊则可闻及高调的肠鸣音或呈金属音调。结肠远端梗阻时，可见宽大的肠型位于腹部周边，盲肠扩张肿大呈球形。如发生麻痹性肠梗阻，则蠕动波消失（听诊肠鸣音消失）。在观察蠕动波时，宜从侧面腹壁切线方向观察。

五、上腹部搏动

上腹部搏动（impulse of upper abdomen）多由腹主动脉搏动传导而来，可见于瘦型正常人。腹主动脉瘤和肝血管瘤患者，上腹部搏动明显。二尖瓣狭窄或三尖瓣关闭不全引起右心室增大，亦可见明显的上腹部搏动。

第三节 腹部触诊

案例 39-3

患者右下腹疼痛明显，入院前进食大量油腻性食物。

问题：

如何通过查体初步判断病变器官及性质？

腹部触诊（abdominal palpation）是全身体格检查的重点之一，也是腹部检查的主要方法。腹部触诊可进一步验证视诊所见，并为叩诊检查提供重点，同时可结合其他方法，对于腹部体征的认定和疾病的诊断具有重要意义，如确诊腹膜刺激征、脏器大小和腹部肿块等。

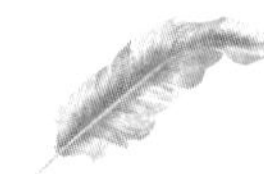

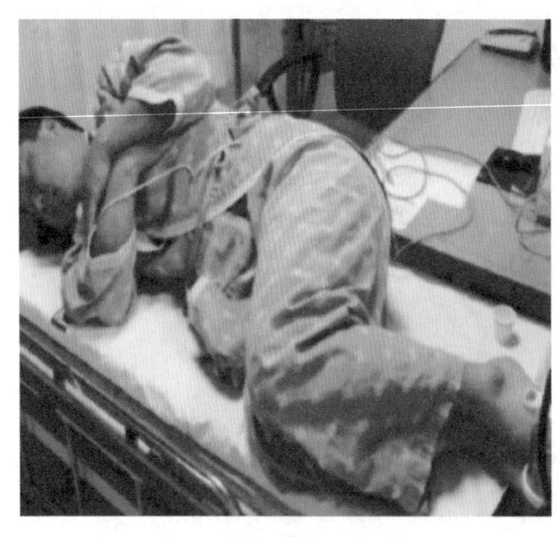
图 39-17 右侧卧位

腹部触诊检查准备及注意事项：受检者排空膀胱后取低枕仰卧位，两臂自然平置于身体两侧，双腿屈曲稍张开，或垫一枕头于膝下，以使腹肌充分松弛，张口缓慢行腹式呼吸来配合检查。检查脾时，增加右侧卧位（right lateral decubitus）（图 39-17）。检查肾时，可采用坐位（sitting position）或立位（upright position）。检查腹部深部肿物时，还可结合肘膝位（elbow-knee position）触诊。检查者站于受检者的右侧，面朝受检者，前臂尽可能与受检者腹部在同一水平面，检查时先将全手掌放置于受检者腹壁，检查腹肌紧张度，然后按逆时针方向从左下腹开始至右下腹，再触脐区，依次检查腹部各区。按照先健康区域再病变区域触诊的原则，触诊时手应温暖、动作宜轻柔。若受检者怕痒，触诊时出现腹肌紧张而影响检查，可嘱受检者用自己的手放在腹壁上，检查者通过受检者的手逐渐加压，待其适应后，再更换检查者的手进行触诊。边触诊边观察受检者的反应和表情，通过交谈和询问有关病史，分散其注意力。有时用尽各种方法，受检者腹肌仍不能放松，可试用 Nicholson 法：将检查者左手掌掌面放置于受检者胸骨下部，逐渐增加压力，胸部扩张受限，使胸式呼吸改为腹式呼吸，因为在吸气时腹肌必然放松，检查者可利用此机会进行触诊。

触诊方法：

1．浅部触诊法（light palpation） 将右手手指掌面平放于受检者腹壁上，在腹壁上进行轻压滑动触诊（图 39-18），以检查腹肌紧张度、压痛、浅表肿物、搏动和肿大的脏器，并为深部触诊做准备。

2．深部触诊法（deep palpation） 深部触诊使腹壁压陷至少 2 cm，有时需压陷 4 ~ 5 cm，主要用于检查腹腔内脏器情况、腹部肿块、压痛及反跳痛。

（1）深部滑行触诊法（deep slipping palpation）：用于检查腹腔脏器，尤其是肠管及肿块。检查者用右手并拢的示、中、环指端或两手重叠平放在受检者的腹壁上，由浅入深在每次吸气时逐渐迎向腹腔脏器或肿块，呼气时追向腹腔脏器或肿块进行触诊。当触诊的手感知腹腔的脏器或肿块时，在其上做上下左右滑行触摸。如触及肠管或肿块呈长条形，应做与其长轴方向垂直的触诊（图 39-19）。

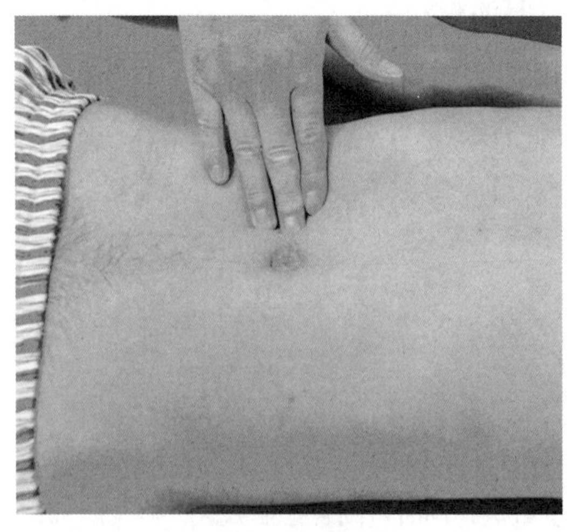
图 39-18 浅部触诊法

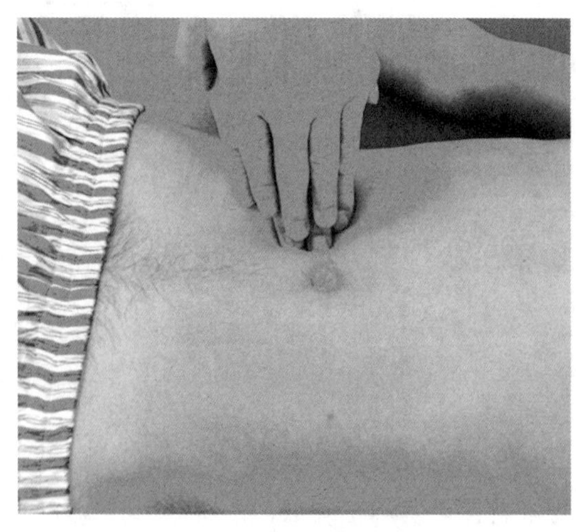
图 39-19 深部滑行触诊法

（2）双手触诊法（bimanual palpation）：通常用于肝、脾、肾及腹腔内肿块的触诊。用右手触诊。左手置于受检者背部第 12 肋与髂嵴之间脊柱旁肌肉的外侧，并将被检查部位或脏器向腹侧右手方向托起，既可发挥固定作用，又可使被检查的脏器和肿块更接近体表，在双手双合之间配合右手的触诊检查。

（3）深压触诊法（deep press palpation）：用一个或两个并拢的手指垂直于腹壁被检查的部位（如阑尾压痛点）行深压触诊（图 39-20）。

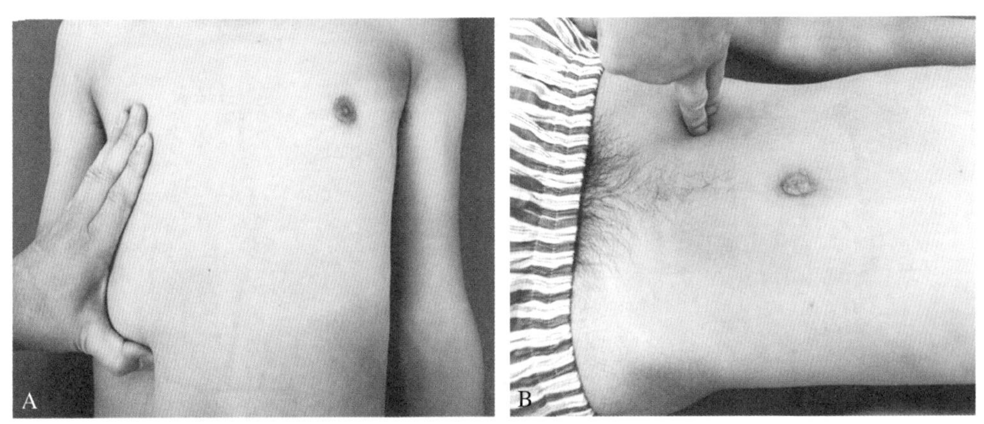

图 39-20　腹部深压触诊法

A．胆囊触痛；B．阑尾触痛

（4）冲击触诊法（ballottement palpation）：腹腔内有大量积液，触诊肿大的肝、脾或腹内较大的肿物时用此法。用 3 ～ 4 个并拢的手指与腹壁呈 70° ～ 90° 置于腹部的相应部位，进行急速冲击，不要离开腹壁，手指末端可以触到有浮沉之感的脏器或肿物实体（图 39-21）。

触诊的程序与方式：一般是从健区至病灶区、从左至右、从下至上逐渐缩小范围，对比地查向病灶处，原则上从左下腹开始按横“S”形路线触诊。若病灶在左侧，则从右开始；病灶在下，则从上开始。

触诊的重要内容与项目：①腹壁紧张度；②压痛与反跳痛；③脏器触诊；④腹部肿块；⑤液波震颤；⑥振水音。

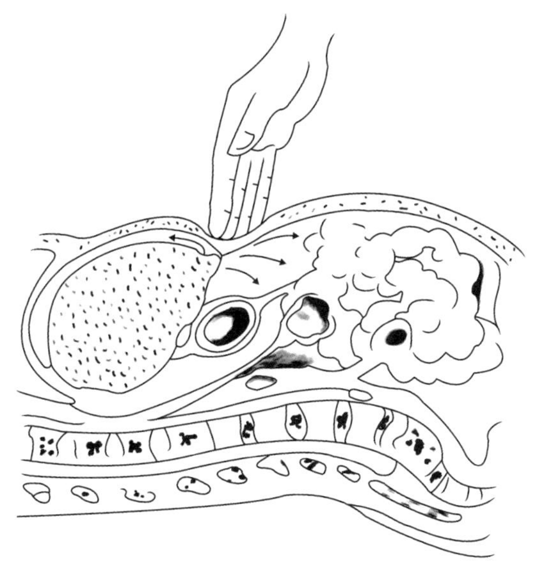

图 39-21　大量腹水时腹部冲击触诊肿大的肝

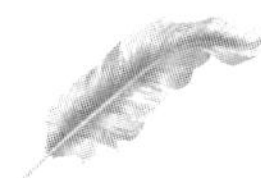

一、腹壁紧张度

正常人腹壁柔软而坚实，张力适中。病理情况下可出现腹壁紧张度（somatic tensity of abdomen）增加或减弱。腹壁紧张度增加是指不受意志控制的一种肌卫（involuntary guarding）（图 39-22），由于腹膜受到刺激而引起的腹壁硬度增加，不能自行消除。有些受检者尤其是儿童、年轻人怕痒或不愿让人触摸检查，受检时发笑导致腹肌自主性痉挛，腹壁硬度增加，采取分散其注意力和劝说等方法后消除者属正常。某些病理情况会引起腹壁紧张度增加或减弱。

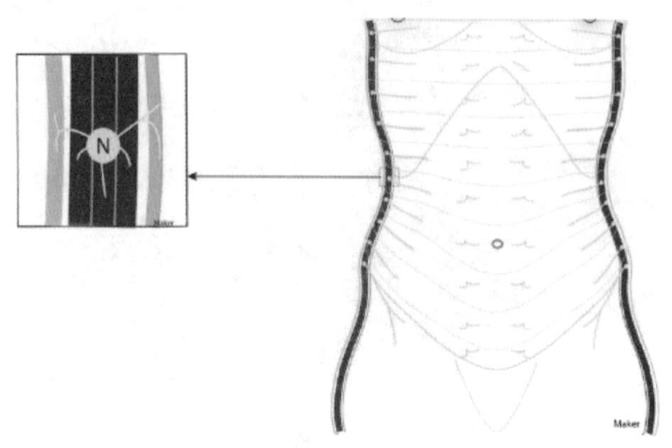

图 39-22 肌卫

1．全腹壁紧张度增加 ①腹腔内大量积液、肠胀气或人工气腹时，腹壁因腹腔内容物增加而绷紧，但无腹肌痉挛，触之饱满，无明显压痛。②急性胃肠穿孔（perforation）、细菌感染或化学物质（胃液、肠液、胰液、胆汁）等刺激腹膜引起急性弥漫性腹膜炎，出现腹肌痉挛、高度紧张，呈强直状态（rigidity），甚而强硬如板，称板状腹（board-like abdomen）。③实质性脏器破裂（rupture），常见于肝脾破裂、异位妊娠破裂，血液刺激腹膜引起腹肌收缩紧张，腹壁触诊紧张度增加，但不如胃肠急性穿孔后腹壁紧张程度强。④结核性腹膜炎，腹膜增厚并与肠系膜、肠管粘连，腹壁紧张度增加，呈中等程度，触及有柔韧感，或称揉面感（dough kneading sensation）。腹膜转移性癌有时也会出现类似触诊柔韧感。⑤大量腹水、年老体弱、过度肥胖、腹肌发育不良的患者患腹膜炎时，全腹壁紧张度增加不明显。

2．局限性腹壁紧张度增加 主要为脏器炎症累及局部腹膜引起，如急性胆囊炎引起右上腹壁紧张度增加。急性阑尾炎引起右下腹壁紧张度增加。急性胰腺炎引起上腹正中或左上腹壁紧张度增加。胃肠穿孔时其内容物沿肠系膜向下流至右下腹，而引起局部腹肌紧张。

3．腹壁紧张度减低或消失 表现为腹壁触之松软无力，缺乏弹性。全腹壁紧张度减低或消失，见于：①脊髓损伤引起的腹肌瘫痪、重症肌无力。②年老体弱、经产妇、慢性消耗性疾病、脱水状态。③大量放腹水后。局限性腹壁紧张度减低，见于引起局部腹肌瘫痪的疾病如脊髓灰质炎、周围神经损伤、腹直肌分离等。

二、压痛与反跳痛

1．压痛 触诊时按压腹部引发的疼痛，称为压痛（tenderness），表明按压处可能存在腹壁或腹腔内的病变。腹壁的病变表浅，判定压痛来自腹壁有两种方法：①捏起压痛区的腹壁后，压痛更明显；②仰卧位抬起头颈和肩背部促使腹肌收缩时，压痛更明显。腹腔内的病变深在，常见于腹腔脏器组织的炎症、出血、穿孔、破裂、梗阻、扭转、套叠、肿瘤等，正常人腹部触诊时有压迫感，但不引起疼痛。

2. 反跳痛 当检查者触诊腹部出现压痛时，用并拢的示、中、环指短暂按压在原处不动，使压痛感趋于稳定，然后迅速抬手，若受检者感觉腹痛突然加剧，并伴有痛苦表情或表述腹痛，称为反跳痛（rebound pain）。系抬手时壁腹膜受牵拉激惹所致，表明腹腔脏器组织炎症病变已累及壁腹膜。如未累及壁腹膜，可仅有压痛而无反跳痛。腹壁肌紧张、腹部压痛与反跳痛三联征合称为腹膜刺激征（peritoneal irritation sign）。

微整合

临床应用

腹膜刺激征的治疗

（1）腹腔封闭疗法：先将腹腔内的积液放出，待液体放完后，向腹腔内注射青霉素、链霉素、普鲁卡因。

（2）控制感染、补充能量、解除酸中毒。

（3）对化脓性腹膜炎可用混合青霉素生理盐水进行腹腔冲洗术。

（4）全身治疗：对饮食困难的患者应给予补糖疗法；对出现酸中毒的患者给予补碱疗法；脱水的患者给予补液疗法。

（5）必要时手术治疗。

腹部常见疾病的压痛点、压痛区见图 39-23。

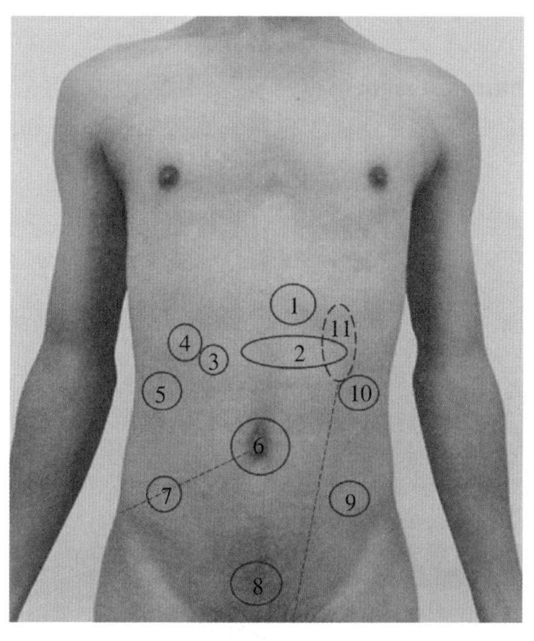

图 39-23 腹部常见疾病的压痛点和压痛区

①胃炎、胃溃疡；②胰腺炎症、肿瘤；③十二指肠溃疡；④胆囊炎、胆囊结石；⑤肝、结肠肝曲疾病；⑥小肠疾病；⑦阑尾炎；⑧膀胱、子宫疾病（女性）；⑨乙状结肠炎、肿瘤；⑩脾、结肠脾曲疾病；⑪肾结石：疼痛沿输尿管放射至会阴部

确定压痛部位可作为疾病诊断的重要线索，与相关的病变脏器和疾病有联系。如右上腹压痛提示有胆囊炎、胆石病、肝病、右下肺炎等病变的可能，右锁骨中线与肋缘交界处的胆囊点触诊时有压痛伴因触痛而短暂屏气或有痛苦表情，称为 Murphy 征阳性（图 39-20A）；上腹部压痛见于胰腺炎、消化性溃疡等；左上腹压痛见于胃炎、胃溃疡、急性心肌梗死等；双侧腰部压痛见于肾和输尿管炎症、结石等；脐部压痛见于小肠炎症、肠梗阻、蛔虫病等；下腹部压痛见于子宫、膀胱等盆腔疾病等；右下腹部压痛见于盲肠疾病等，如在脐与右髂前上棘连线的外 1/3 和中 1/3 的交点即阑尾点（McBurney point）有压痛，提示阑尾炎（图 39-20B）。

1．腰大肌试验（iliopsoas test） 若受检者下腹部疼痛，触诊时压痛不明显，嘱受检者将患侧髋关节屈曲 90°，然后检查者用左手和右手分别固定其膝、踝关节，让受检者做伸髋对抗动作（图 39-24）。如伸展时出现腹痛，表示腹膜后有激惹，提示后位阑尾炎。亦可让受检者健侧卧位，将患侧下肢向后过伸，若引起腹痛则为阳性。

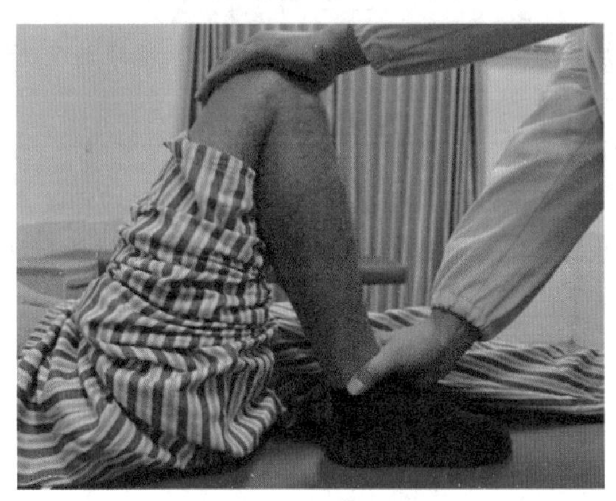

图 39-24 腰大肌试验

屈髋呈 90°，检查者右手固定足与踝，左手压膝，受检者在做伸展大腿对抗时出现盆腔疼痛

2．闭孔内肌试验（obturator maneuver） 若受检者下腹部疼痛，触诊时压痛不明显，嘱其患侧髋关节屈曲 90°，检查者双手分别固定膝、踝关节，将股部向内侧旋转，如有下腹疼痛，提示闭孔内肌有激惹，见于盆腔与后位阑尾炎症（图 39-25）。

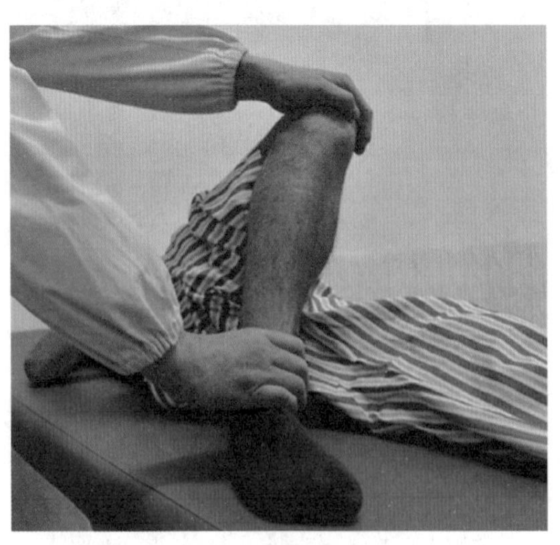

图 39-25 闭孔内肌试验

屈髋呈 90°，检查者左右手分别固定膝关节与踝关节，嘱受检者大腿内旋时出现下腹疼痛

3．牵涉性触痛（referred tenderness） 检查者在腹部某处行深压触诊，疼痛发生于远处，提示远处可能存在局限性腹膜炎。

4．结肠充气试验（Rovsing 试验） 用右手按压左下腹降结肠区（麦氏点对称位置），向近段施压可使结肠内的积气传至盲肠和阑尾部位，引起右下腹疼痛为阳性，又称为罗夫辛征（Rovsing sign）阳性，提示右下腹炎症的可能。

三、脏器触诊

（一）肝触诊

肝触诊主要了解肝下缘所在位置以及肝的大小、质地、表面与边缘、压痛、是否有搏动等。

1．触诊方法

（1）双手触诊法（bimanual palpation）：检查者左手掌放置于患者第 12 肋与髂嵴之间，托起右腰部并向上举，拇指张开置于右肋弓部，与腰部左手掌配合固定右下胸，即可使肝下缘贴紧前腹壁，又可限制右下胸部的扩张。右手第 2 ~ 5 指并拢，掌指关节伸直，与肋弓下缘基本平行并稍加压平放于腹部，随受检者呼气时手指压向腹壁深部，吸气时手指缓慢抬起朝肋缘向上迎触下移的肝下缘。这样随受检者吸气 - 呼气有两次触及肝下缘的机会，若经过一完整的吸 - 呼周期，右手仍未触及肝下缘，可略向头侧方向上移 0.5 ~ 1 cm，如此反复进行触诊，手指逐渐移向肋缘直至触及肝下缘（图 39-26）。肝触诊需在右锁骨中线和前正中线上进行，分别记录其离肋缘和剑突根部的距离，以 cm 为单位。

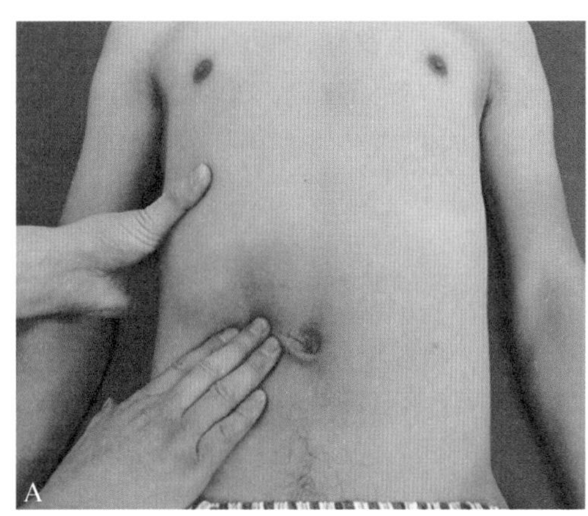

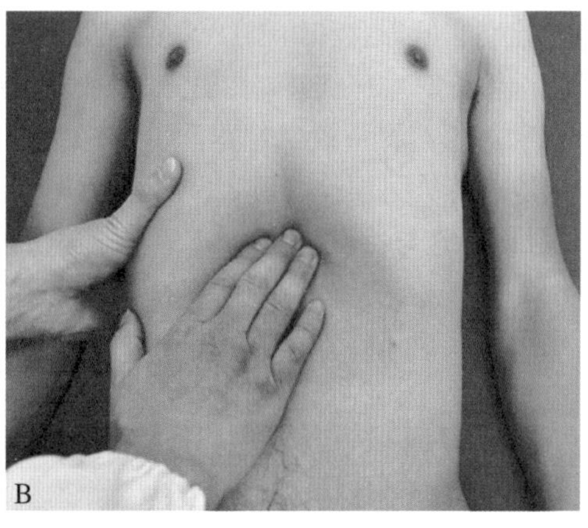

图 39-26　肝触诊
A．肋下；B．剑突

（2）单手触诊法（monomanual palpation）：较为常用。只用右手操作，方法与双手触诊之右手动作相同。主要用于腹壁膨隆、肥胖、腹水患者的肝触诊，触诊时右手压力较双手触诊法加大。

（3）冲击触诊法（ballottement palpation）：见图 39-21，主要用于大量腹水时肝触诊。

（4）钩指触诊法（hook method palpation）：适合于儿童、腹壁菲薄松软者或肝边缘不清者，检查者位于受检者头侧右肩旁，面向其足侧。将右手掌搭在受检者右前胸下部上，第 2 ~ 5 指屈曲呈钩状，嘱其做腹式深呼吸，检查者在其腹部锁骨中线上进一步屈曲指关节，用指腹来感知肝下缘（图 39-27）。

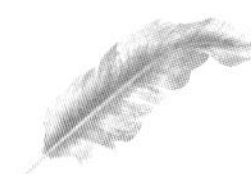

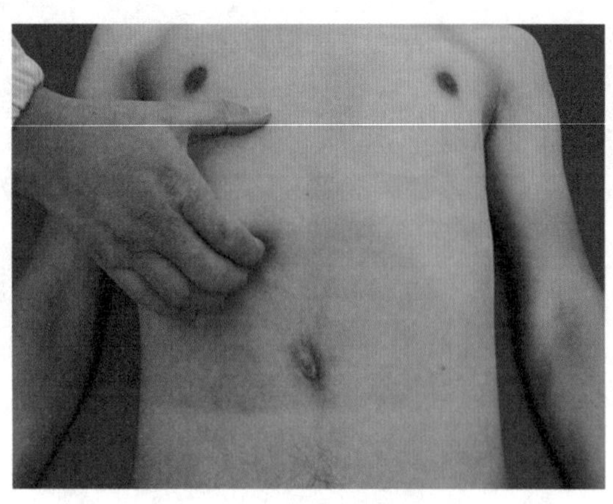

图 39-27 钩指法触诊肝

2．肝触诊检查的注意事项

（1）双手触诊法中右手为触诊手，四指并拢，以示指、中指前端桡侧感知肝下缘最敏感。一般触诊从右上腹部或脐右侧开始，若此处已感知肝的存在，则需从髂前上棘连线水平或更低位开始，从下而上触诊肝，否则可能始终在肝表面上触诊而未能触及肝下缘，易漏诊巨大的肝。

（2）触诊力度适中，否则易导致受检者疼痛不适，影响触诊效果。

（3）若受检者腹肌发达，检查者右手宜置于腹直肌外缘稍外侧向上触诊，否则易导致肝缘被掩盖或将腹直肌腱划误认为肝缘。

（4）检查肝必须配合受检者腹式呼吸的吸气 - 呼气时相进行触诊，触诊的右手要与之同步。初学者最常犯的错误是在受检者吸气期间，触诊手已过早地抬离腹壁，错失吸气末感知下移的肝下缘的机会，也失去感知随呼气即将回退的肝下缘的机会。

（5）鉴别非肝器官和组织：①腹直肌腱划：不随呼吸上下移动，两侧对称，对腹肌发达的受检者腹部检查时尤应注意；②过长的浮肋：其质地硬，位置偏外侧；③横结肠：充盈时为横行的条状物；④右肾下极：位置深，下缘钝圆，不像肝向两侧延伸；⑤其他：如肿大的胆囊、胃癌、胰腺癌等均可误检为肝大。

3．触诊内容与特点描述

(1) 大小：正常成人肝下缘一般无法触及，少数如腹壁松软的瘦长体型者，在深吸气时于肋弓下缘可触及肝下缘，但在 1 cm 以内，在剑突下（以剑突根部而非剑突尖部为起点）可触及肝下缘，多不超过 3 cm，在瘦高者，剑突根部可达 5 cm，但是未超过剑突根部至脐距离的上 1/3 水平（图 39-28）。若超出以上指标，可结合叩诊叩出肝上界，根据肝下界及肝上界进行综合判断。下界参照上述肝下缘的标准，上界以叩诊右锁骨中线肝界为准。

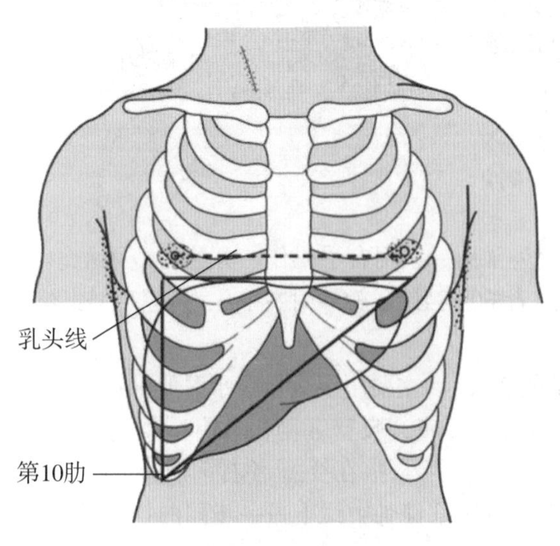

图 39-28 肝的位置

肝下移（downward displacement）：肝上界及肝下界均下移，而肝上下径正常，常见于肝下垂（hepatoptosis）、肺气肿、右侧胸腔积液等。

肝大（hepatomegaly）：肝上界正常或升高，肝下界超出上述正常范围称为肝大。肝大分为感染性肝大与非感染性肝大。①感染性肝大：见于病毒性肝炎、细菌性肝脓肿、肝包虫病、血吸虫病、钩端螺旋体病、传染性单核细胞增多症、华支睾吸虫病等。②非感染性肝大：见于肝淤血、脂肪肝、酒精性肝病、中毒性肝病、肝肿瘤、肝囊肿、白血病、肝硬化早期、布-加综合征（Budd-Chiari syndrome）等。

（2）质地（palpatory consistency）：肝质地分为以下三度。

Ⅰ度：质软，如触口唇样柔软，为正常肝质地，各种原因引起的急性肝炎早期肝质地亦较软。肝囊肿或肝脓肿液化患者为特殊的柔软质地，触之呈局限性的囊样感觉，大而表浅者可触及波动感。

Ⅱ度：质韧呈中等硬度，如触鼻尖样硬，常见于慢性病毒性肝炎、肝淤血、脂肪肝等。

Ⅲ度：质硬，如触前额硬度，见于肝硬化、肝癌（坚硬如石）等。

（3）表面和边缘：触及肝时还需注意表面是否光滑、有无结节、边缘是否整齐。正常肝表面光滑、边缘整齐、厚薄相同且无结节。脂肪肝、肝淤血之肝边缘钝圆。肝硬化、肝癌、多囊肝表面呈结节状，边缘不规整。

（4）压痛：正常肝无压痛，肝炎症、淤血及其他病因引起的肝大累及包膜则有压痛。肝脓肿、肝癌压痛明显，可出现叩击痛。

（5）搏动：正常肝以及炎症、肿瘤等原因引起的肝大无搏动。若肝大尚未压迫腹主动脉，亦或右心室尚未增大到向下推压肝时，肝亦无搏动。肝搏动分为扩张性搏动和单向性搏动。①扩张性搏动：为肝本身的搏动，三尖瓣关闭不全患者，由于右心室的收缩性搏动通过右心房、下腔静脉传导到肝，使肝呈扩张性搏动，双手掌分别放在肝的左右叶或肝前后两面可感知双手被推向两侧；②单向性搏动：又称之为传导性搏动，肿大的肝波及腹主动脉，传导其搏动，手掌放置于肝区可感知被上推。

（6）肝震颤（liver thrill）：手指掌面稍用力按压肝囊肿表面，有一种微细的震动感，称之为肝震颤。常见于肝包虫病，由于包囊中的子囊浮动撞击囊壁引起震颤，用左手示、中、环指按压在肝囊肿表面，中指重压，示指与环指轻压，然后用右手中指叩诊左手中指第二指骨远端，同时示、环指感受震颤。

（7）肝颈静脉回流征（hepatojugular reflux）：见于右心衰竭淤血性肝大时，检查者用右手掌面轻贴于肝区，逐渐加大压力，持续10秒，可见颈静脉怒张更明显，放手停压后颈静脉恢复原状（图39-29）。其因将肝的淤血挤压回心，超出右心房的负荷，迫使血逆流入颈静脉而导致其怒张，称为肝颈静脉回流征阳性。正常人无此体征，肝硬化患者也难引出此征。

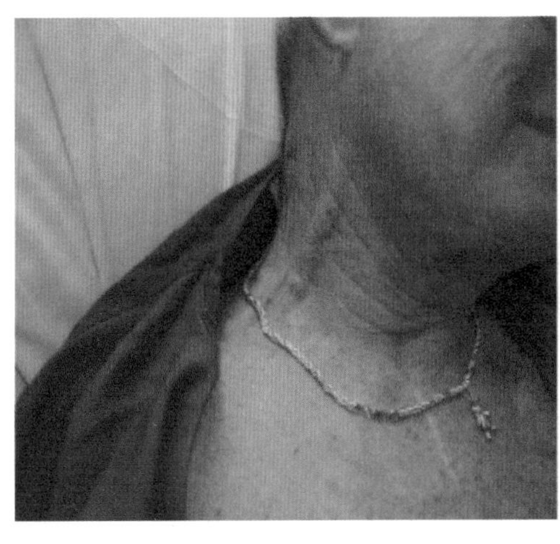
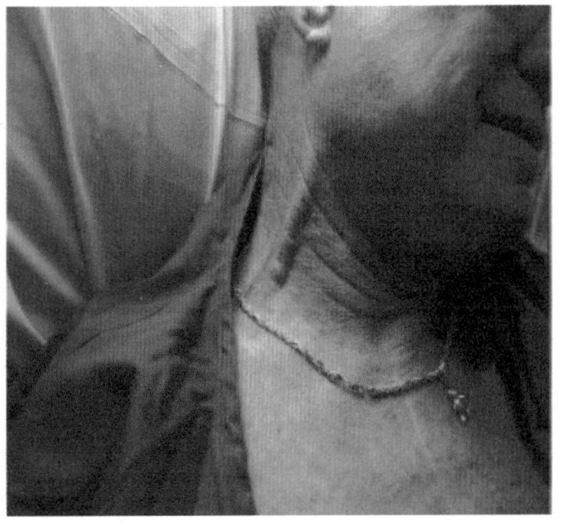

图 39-29　肝颈静脉回流征

Note

微整合

临床应用

颈静脉怒张和肝颈静脉回流征阳性的区别

颈静脉怒张主要是全身静脉压增高的表现，只有在半卧位或坐位锁骨上位才能看到颈外静脉充盈。肝颈静脉回流征阳性标志是按压患者肿胀的肝时颈静脉充盈更明显，停止按压后可迅速恢复正常。

肝病性质不同，其物理性状各异，触诊时需仔细逐项检查并综合分析。常见肝疾病触诊的主要特点：①急性病毒性肝炎：肝轻度肿大、边缘钝、表面光滑、质软或稍韧、有压痛；②肝淤血：肝明显肿大（大小与淤血的程度呈正相关）、边缘钝、表面光滑、质韧、压痛、肝颈静脉回流征阳性；③脂肪肝：肝轻度肿大或中度肿大、边缘钝、表面光滑、质软或稍韧、无压痛；④肝硬化：早期肝大晚期缩小，而酒精性肝硬化、淤血性肝硬化、胆汁性肝硬化等疾病肝可能长期肿大，质较硬，边缘锐利，表面有小结节，一般无压痛；⑤肝癌：进行性肝大，表面高低不平，有大小不等的结节，边缘不规整，质地坚硬如石且压痛和叩痛明显。

（二）脾触诊

脾触诊可采取两种体位（图 39-30）。①仰卧位：受检者平卧，双腿屈曲稍分开，检查者左手第 2 ～ 5 指掌面绕过受检者腹上方，置于左胸背部即左第 9 ～ 11 肋处，并向上推，右手掌面平放于脐部，与左肋弓基本垂直，从脐平线或其以下左锁骨中线上开始，其做腹式深呼吸的吸 - 呼动作配合，吸气时迎向随膈肌下移的脾下缘，呼气时再次追向即将移回的脾下缘，检查者的右手逐步移行，从而触知脾下缘。②右侧卧位：若上述方法未触及脾，嘱受检者取右侧卧位，双下肢屈曲，检查者从脐平线或以下起始，垂直受检者左肋弓方向，逐步配合吸 - 呼动作触诊，感知脾下缘。

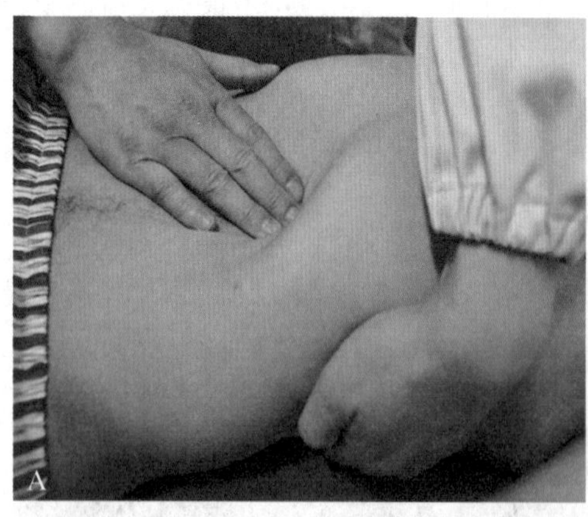

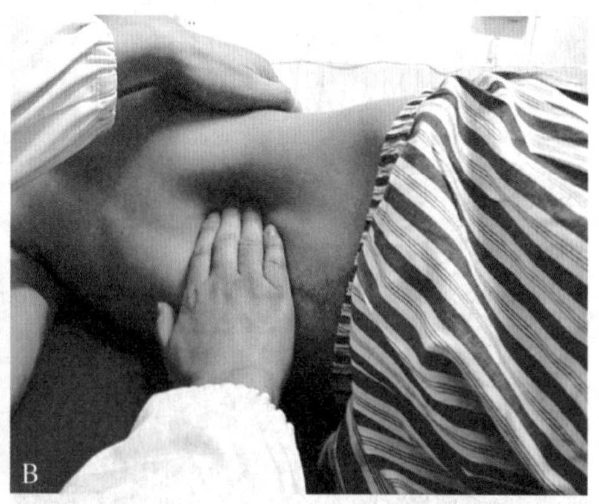

图 39-30 脾触诊
A．仰卧位；B．右侧卧位

正常脾不能触及，若触到，则提示脾大至正常的 2 倍以上。触到肿大的脾需注意其大小、形状、质地、表面光滑与否、有无压痛与摩擦感。脾具有典型的形态特征——脾切迹，常用于鉴别诊断。

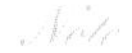

大的测量与记录法如下（图 39-31）。

第Ⅰ线：为左锁骨中线与左肋弓下缘交点至脾下缘的距离，以 cm 表示。脾轻度肿大时只作第Ⅰ线测量。第Ⅱ线：为左锁骨中线与左肋弓下缘交点至脾最远点的距离，一般大于第Ⅰ线的距离。第Ⅲ线：为脾右缘与前正中线的距离。若脾高度肿大超过正中线，测量脾右缘至正中线的最大距离以“+”表示；若未超过正中线，则测量脾右缘与正中线的最短距离以“－”表示。

临床上常将脾大分为轻、中、高三度。轻度脾大：脾下缘不超过肋下 2 cm。中度脾大：脾肋下 2 ~ 7 cm，在脐水平线以上。高度脾大：脾超过 7 cm，在脐水平线以下，甚至肿大的脾右缘越过前正中线，即巨脾。

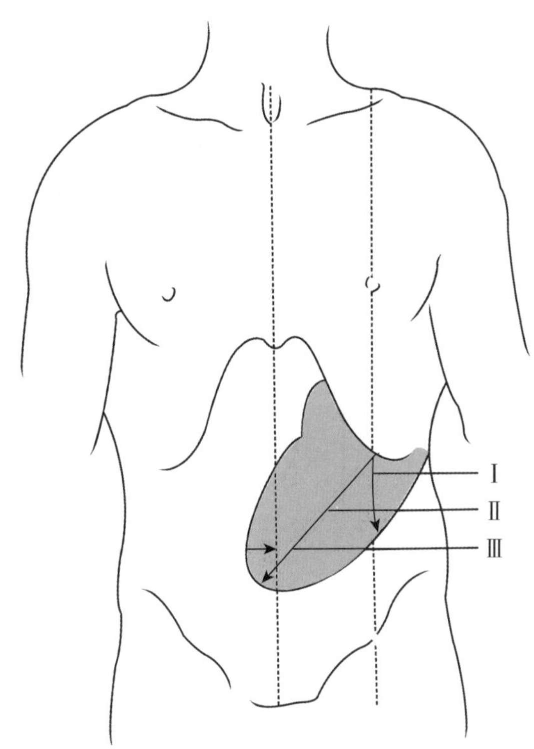

图 39-31　脾大的测量方法

在进行脾触诊确定脾大时，需与下列情况相鉴别：①脾下移，见于左侧大量胸腔积液、积气，迫使脾随膈下降而向下移位；或见于内脏下垂。②左肾肿大，增大的左肾位置较深，边缘圆钝且无切迹。③肿大的肝左叶，肝左叶与肝右叶为一体，可沿着边缘向右触诊，且其与脾右缘不同，无脾切迹。④结肠脾区肿物，质硬，多为圆形或不规则形，不与左肋缘相连。⑤胰尾囊肿，无切迹和锐利的边缘，且位于腹膜后，不随呼吸移动。

脾大的常见病如下：轻度脾大常见于急性或慢性病毒性肝炎、伤寒、感染性心内膜炎、粟粒性结核、急性疟疾、败血症等感染性疾病。中度脾大常见于肝硬化、门静脉高压、淋巴瘤、慢性淋巴细胞白血病、系统性红斑狼疮、慢性溶血性黄疸、痢疾后遗症等疾病。高度脾大见于慢性粒细胞白血病、骨髓纤维化、血吸虫病、黑热病、慢性痢疾等。脾压痛见于脾脓肿或脾梗死，后者触诊时有摩擦感。

（三）胆囊触诊

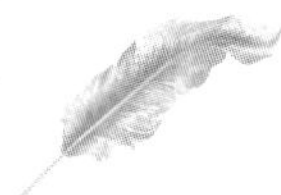

胆囊触诊可用单手滑行触诊法或钩指触诊法。正常情况下胆囊隐没于肝之后，无法触及。

但当胆囊肿大超过肝下缘及肋弓下缘时，在右肋弓下缘与腹直肌外缘交界处（即胆囊点）可触及。肿大的胆囊一般呈卵圆形或梨形，有时呈布袋形，表面光滑，张力较高，随呼吸运动上下移动，常有触痛。如胆囊肿大呈囊性感，且伴有明显压痛，常见于急性胆囊炎；无压痛者，常见于壶腹周围癌。胰头癌压迫胆总管可引起梗阻性黄疸且进行性加深，伴有胆囊显著肿大但无压痛，称为库瓦西耶征（Courvoisier sign）。胆囊肿大呈实性感者，常见于胆囊结石或胆囊癌。若胆囊有炎症，但无肿大或肿大不明显，则可能无法触及胆囊，可用以下方法鉴别：检查者以左手掌平放于受检者右胸下部，以拇指的指腹勾压于右肋弓下缘与腹直肌右缘交点处，嘱受检者缓慢深吸气，在吸气过程中炎性胆囊下移时碰到勾压的拇指，可引起疼痛，称为胆囊触痛；如患者因疼痛而中止吸气，称为墨菲征（Murphy sign）阳性（图 39-32）。

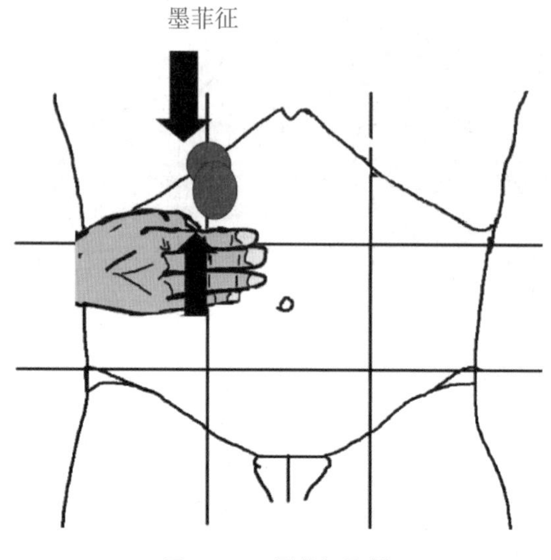

图 39-32 墨菲征阳性

（四）肾触诊

正常人的肾位于脊柱两旁，左肾上端平第 11 胸椎下缘，下端平第 2 腰椎下缘；右肾比左肾低，其上端平第 12 胸椎，下端平第 3 腰椎。正常人的肾难以触及，但身材瘦长、游走肾、肾下垂、肾代偿性增大、腹壁松弛者等情况时，肾较易被触及。

肾触诊检查多用双手触诊法。受检者可取平卧位、坐位或立位。卧位触诊右肾时（图 39-33A），嘱受检者双腿屈膝稍分开并做深呼吸，检查者立于其右侧，以左手掌从背后托起右腰部，右手掌平放在右腰腹部，手指方向与右肋缘大致平行，自下而上进行深触诊，在受检者吸气时双手夹合触诊肾，如触及光滑圆钝的脏器，可能为肾下极。触诊左肾时（图 39-33B），左手越过受检者前方，从背后托起左腰部，右手掌横置于其左腰腹部，同前法双手夹合触诊肾。若受检者腹壁较厚或腹壁紧张难以配合检查，导致检查者右手难以压向后腹壁，可在其吸气时，用左手向前冲击后腰部，若肾移至两手之间，则右手有被实体冲顶的感觉；反之，也可用右手向左手方向冲击，左手也可有同样的触及肾的感觉。

如卧位未触及肾，嘱受检者取坐位或立位深呼吸，用两手前后互夹，在吸气时触诊肾。肾下垂、游走肾或肾增大时，坐位、立位较易触及肾。在深吸气时若触到 1/2 以上的肾，即认为有肾下垂（nephroptosis）。右侧肾下垂易误认为肿大的肝，左侧肾下垂易误认为肿大的脾，应注意鉴别。如肾下垂明显且能在腹腔多个方向移动，称为游走肾（floating kidney）。肾肿大见于肾盂积水或积脓、肾肿瘤、多囊肾等。当肾盂积水或积脓时，肾的质地较软、富有弹性，偶可触及波动感；多囊肾表现为一侧或两侧肾不规则增大，常伴有多囊肝；肾肿瘤则表面凹凸不

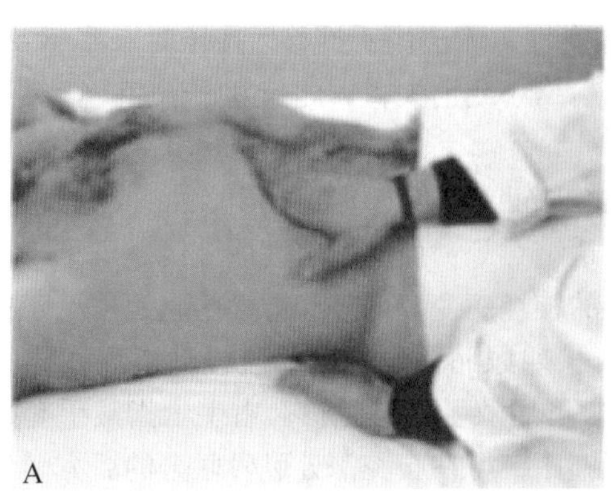
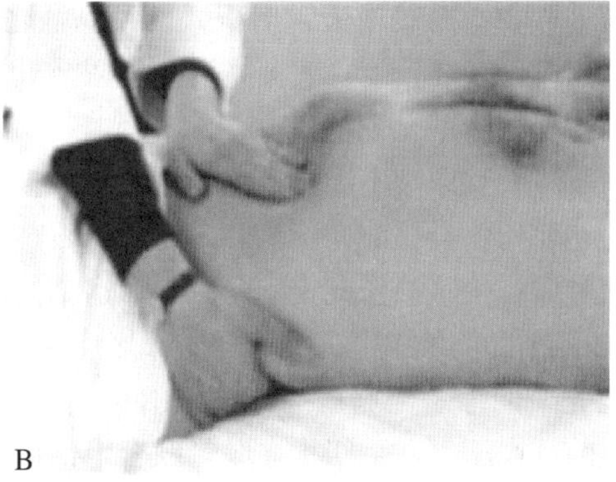

图 39-33 肾触诊
A．触诊右肾；B．触诊左肾

平，质地坚硬。

当泌尿系有炎症、结石或其他疾病时，可在相应部位触及压痛点（图 39-34）：①季肋点（前肾点）：第 10 肋骨前端，右侧位置稍低，此点相当于肾盂位置。②上输尿管点：在脐水平腹直肌外缘。③中输尿管点：在髂前上棘水平腹直肌外缘，相当于输尿管第二狭窄处。④肋脊点：背部第 12 肋骨与脊柱的交角（肋脊角）的顶点。⑤肋腰点：第 12 肋骨与腰肌外缘的交角（肋腰角）顶点。肋脊点、肋腰点和季肋点压痛提示肾炎症性疾病的可能，如肾盂肾炎、肾脓肿和肾结核等。如炎症隐于肾实质内，可仅有叩击痛而无压痛。上输尿管点或中输尿管点出现压痛，提示输尿管结石、结核或化脓性炎症。

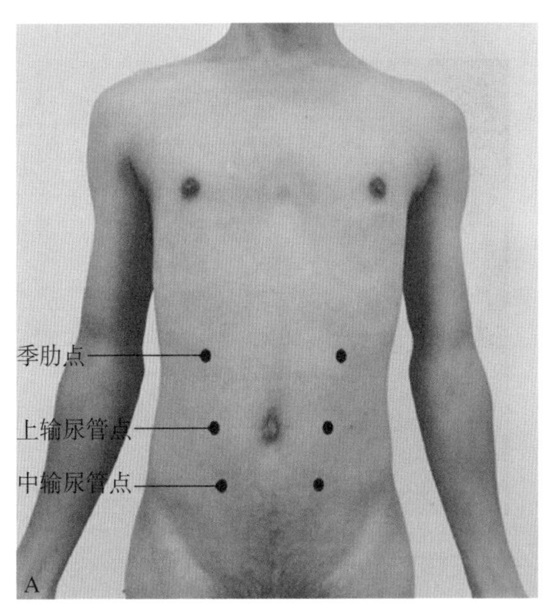

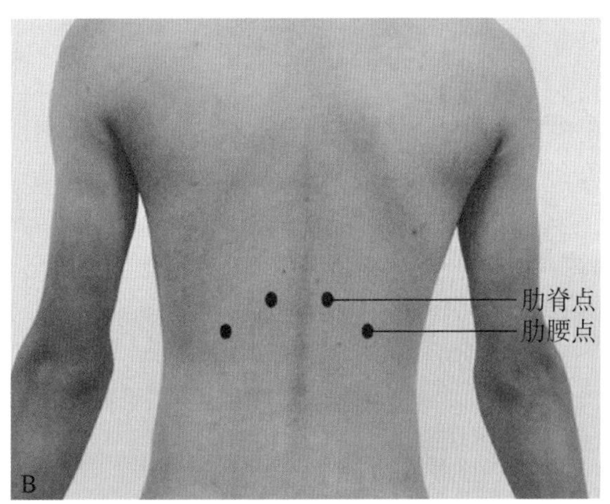

图 39-34 肾和输尿管疾病压痛点
A．正面观；B．背面观

（五）膀胱触诊

正常膀胱未充盈时隐于盆腔内，难以触及。当膀胱充盈胀大，超出耻骨上缘时则可在下腹中部触及。膀胱触诊常采用单手滑行触诊法（图 39-35）。嘱受检者取仰卧位屈膝，检查者右手自脐开始由上往下向耻骨方向触摸，触及包块需查明其性质，需鉴别其为充盈的膀胱、子宫

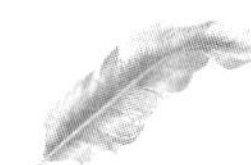

还是其他肿物。膀胱增大常由积尿所致，触之呈囊性，无法用手推移，按压时有胀感及尿意。极度充盈时，触之较硬、表面光滑。排尿或导尿后缩小或消失，据此与妊娠子宫、卵巢囊肿及直肠肿物等相鉴别。

膀胱胀大且尿液不能排出称为尿潴留。梗阻性尿潴留多见于尿道梗阻，如前列腺增生、前列腺癌、前列腺炎、前列腺囊肿、膀胱结石、尿道结石等；而非梗阻性尿潴留，可见于脊髓损伤、脑肿瘤、颅脑损伤或支配膀胱和尿道括约肌的神经病变，即神经源性膀胱。也见于昏迷患者、腰椎或骶椎麻醉后、手术后局部疼痛患者。长期尿潴留可引起膀胱慢性炎症，导尿后膀胱不能完全回缩。当膀胱有结石或肿瘤时，有时可用双手合诊触诊，右手示指戴手套插入直肠内向前方推压，左手四指在耻骨联合上部向下施压，可在腹腔深处耻骨联合的后方触到结石或肿块。

（六）胰腺触诊

胰腺位居腹膜后，位置深且质地柔软，故不能触及。在上腹部相当于第 1、2 腰椎处，胰头位居中线偏右，胰体、尾位居中线偏左。当胰腺有病变时，如病变在左上腹或上腹中部有横行的条带状肌紧张及压痛，并涉及左腰部者，提示胰腺炎症；如起病急，伴有腰部皮下淤血（Grey-Turner 征）或脐部皮下淤血（Cullen 征）呈紫蓝色斑（图 39-36），则提示出血坏死性胰腺炎；如在上腹部触及质硬而固定性的横行条索状肿物，应考虑慢性胰腺炎；如有坚硬块状，表面不光滑似有结节，则考虑胰腺癌的可能；发生于胰头部者，出现黄疸及无痛性胆囊肿大，即为 Courvoisier 征阳性。在急性胰腺炎发病后，若在上腹部或左上腹部触到囊性肿物伴有肌紧张和压痛，考虑为胰腺假性囊肿。但需注意胰腺与胃的位置关系，此部位的肿块要排除胃肿瘤的可能。

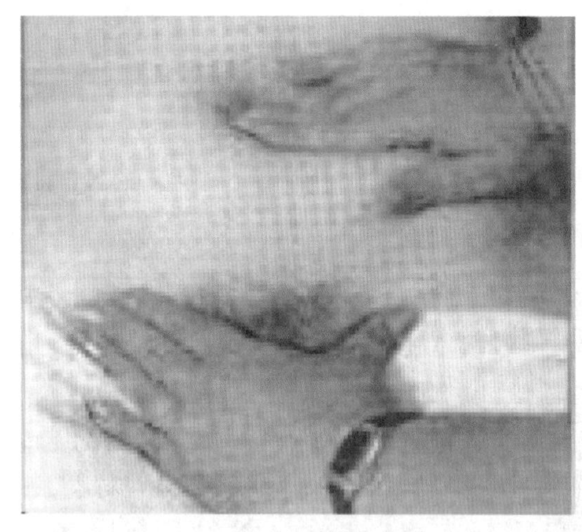

图 39-35　膀胱触诊

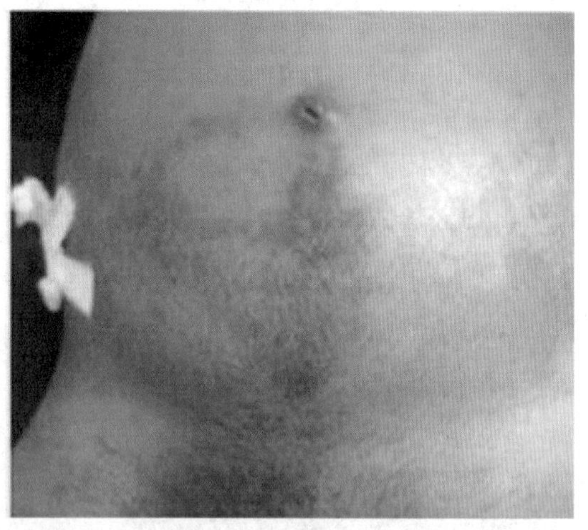

图 39-36　Cullen 征

（七）腹部其他正常脏器或组织的触诊

腹腔内一些正常结构易被误诊为腹部肿块。

1．腹直肌肌腹及腱划　腹肌发达者的腹壁中上部可触到腹直肌肌腹，其呈分隔的圆形或方块状隆起，较坚实，腱划呈横行凹沟分布在隆起之间（图 39-37），常被误为腹壁肿物或肝缘。腹直肌肌腹及腱划在中线两侧对称分布，较表浅，于屏气、仰卧屈颈抬肩或取半坐位时腹肌收缩更为明显，可据此与肝及腹腔内肿物鉴别。

2．腰椎椎体及骶骨岬　对于体型消瘦及腹壁松弛薄软者，在腹部中线脐附近位置深触时常可触到骨性硬度的腰椎椎体或骶骨岬，常易将其误认为后腹部肿瘤。在其左前方常可触及腹主动脉搏动，其宽度不超过 3.5 cm。

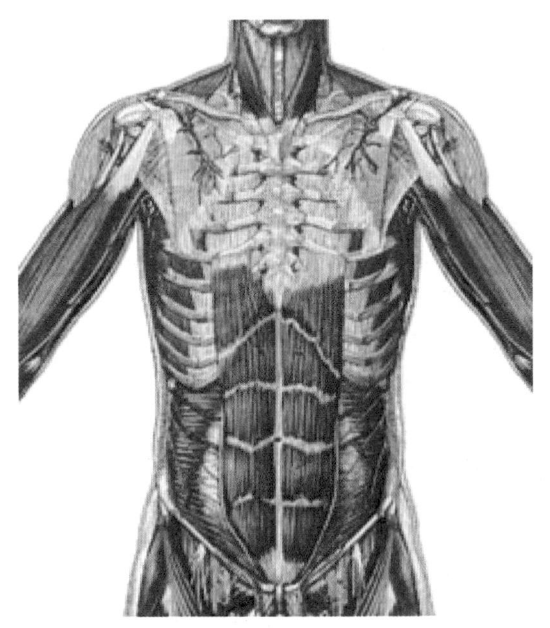

图 39-37　腹直肌肌腹及腱划

3．腹主动脉　检查者用双手掌在脐下腹中线偏两旁对称位置由上向下进行深触诊，可触及腹主动脉侧缘和腹主动脉的搏动（图 39-38），但有些正常人特别是肥胖者却无法触及。若触到腹主动脉，应注意其连续性，估测其宽径和搏动方向。腹主动脉的宽径超过 4 cm 者应注意排除腹主动脉瘤的可能。腹主动脉固定沿长轴下行，而典型的腹主动脉瘤是一个向侧面和前后搏动的膨胀性肿块，但非纵向移动。深触诊时，触诊双手的指腹感受到腹主动脉搏动方向是膨胀性、分散性的，这表明搏动方向是直接来源于腹主动脉。若搏动方向是上下起落的，表明是通过位于腹主动脉之上的肿块组织传导的，以此进行鉴别。

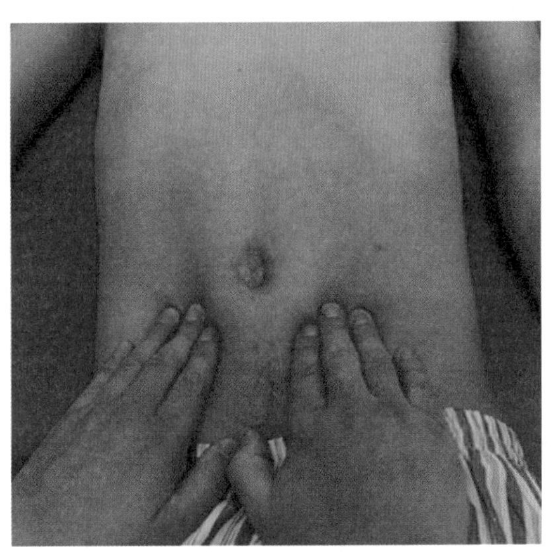

图 39-38　腹主动脉触诊

4．乙状结肠　正常情况下乙状结肠可通过滑行触诊法触及（图 39-39），尤其是有粪便充盈时，其呈光滑条索状，无压痛，推之可动或压之变形。若有干结粪块滞留，则可触及较硬的

球状或粗条状肿物，而被误认为肿瘤。当排便后或清洗肠道后，粪块移走或消失，可资鉴别。

5．横结肠 正常体型偏瘦的人在上中腹部可触及充盈时横行的条状物，即横结肠（图 39-39），其呈腊肠样粗细，触之光滑柔软，触诊时可推动，部分人横结肠呈“V”形或“U”形，可在脐部或脐部以下触到横结肠条状物。横结肠或结肠肝曲易被误判为肝下缘；但横结肠上下缘均能被触及，可资鉴别。

6．盲肠 除腹壁肥厚的人外，大部分人在右下腹麦氏点稍内上部位可触及盲肠（图 39-39）。正常情况下盲肠触之有圆钝感，可移动、柔软、表面光滑、无压痛。注意与右下腹部肿瘤鉴别。

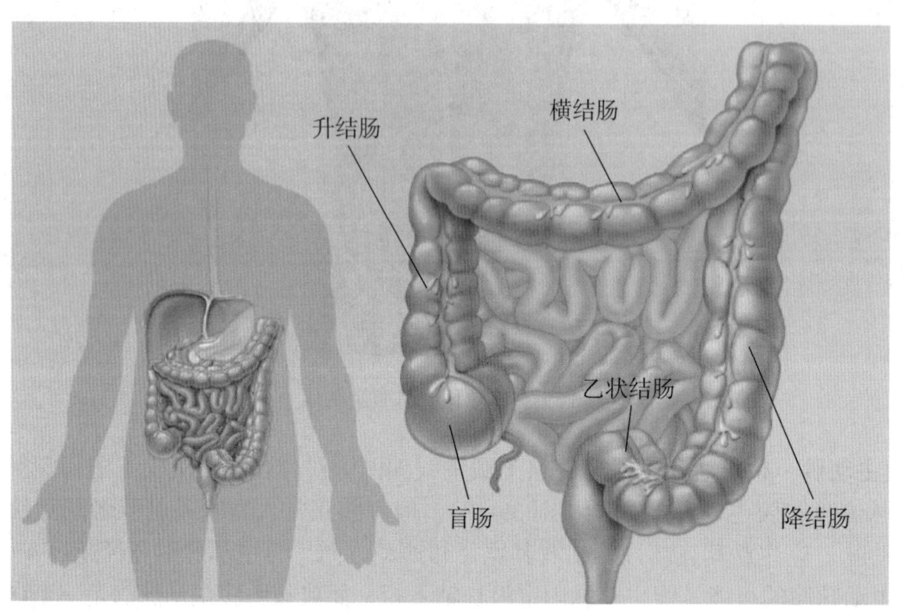

图 39-39 乙状结肠、横结肠、盲肠

7．妊娠子宫 育龄期的女性受孕后，随着月份增加，子宫体积也生理性增大（图 39-40），下、中腹部可触及增大的子宫。故育龄期女性出现原因不明的“腹部肿块”就医，需排除妊娠子宫的可能。可结合其有停经史、乳房增大、乳晕扩大和色素加深、皮肤色素沉着以及妇科检查加以确定。此外需排除病理性子宫增大，如子宫肿瘤和其他腹部肿瘤等。

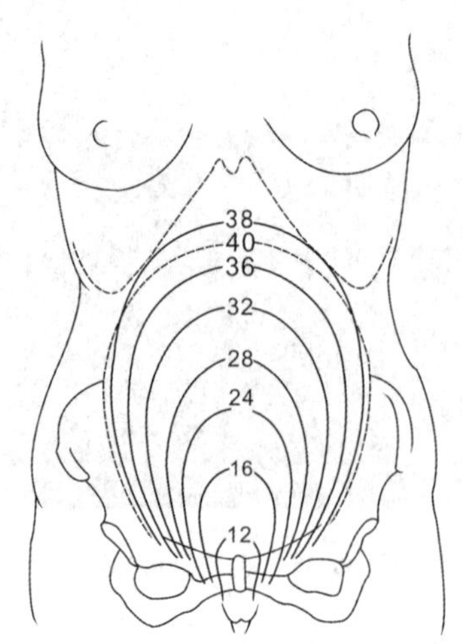

图 39-40 妊娠腹部（数字表示妊娠周数）

四、腹部肿块

除上述正常的脏器、组织结构外，若在腹壁、腹腔内和腹膜后触及肿块，则具有病理意义。腹部包块主要包括良性肿瘤、恶性肿瘤、炎性包块、囊肿、肿大的淋巴结、外伤性血肿、胃内结石等。

触到腹部肿块时需注意以下特点。

(一) 部位

首先，鉴别所触及的肿块是在腹腔内还是腹壁上。腹壁肿块在视诊时可见腹壁局限性膨隆，仰卧位屈颈抬肩或半坐位使腹壁肌肉收缩时，视诊及触诊肿块更为明显。若是腹腔内肿块，在腹肌收缩后反而不显或消失。

其次，判断肿块是在腹腔内还是腹膜后，可嘱受检者取肘膝位，此时腹腔内的肿块下垂，触之更为清楚，活动度亦增加，但腹膜后肿块却因位置深而固定，触诊较仰卧位更模糊。

腹部肿块常来源于其相应部位的脏器。如左上腹肿块见于脾充血性或浸润性病变、左侧结肠肿瘤和左肾肿瘤等。右上腹肿块常见于肝、胆和右肾的肿瘤、炎症性肿块或浸润性疾病。上腹中部肿块常见于胃、胰腺、横结肠或肝左叶的肿瘤，幽门梗阻或胃内结石等（图 39-41A）。两侧腰部的肿块常见于肾与结肠的肿瘤。左下腹肿块见于乙状结肠的肿瘤或炎性肿块、左侧输卵管和卵巢的肿瘤、炎症性肿块或脓肿等。中下腹的肿块常见于粘连型结核性腹膜炎、子宫或膀胱的肿瘤、腹主动脉瘤等。右下腹肿块常见于盲肠、阑尾、远端回肠、右侧输卵管和卵巢的肿瘤、炎症性肿块或脓肿等。下腹两侧类球形、可活动、有压痛的肿块可能是腹腔内肿大的淋巴结。游走性腹部肿块常见于卵巢囊肿（图 39-41B）。

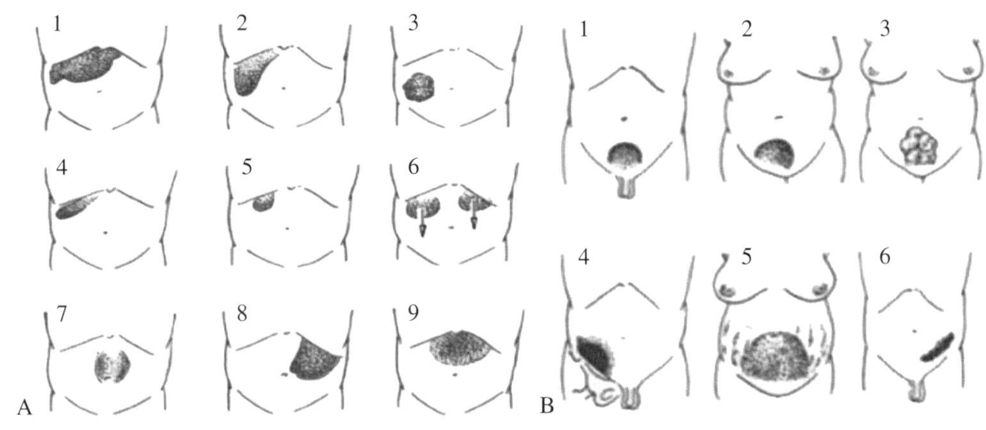

图 39-41　腹部肿块

A．上腹肿块；B．下腹肿块

(二) 大小

肿块大小需按测定的长径（cm）× 宽径（cm）来表示。因其前后径（即厚度）不易测出，故可粗略估计。此外，可用人们熟悉的实物作形象比喻，如核桃大小、鸡蛋大小、拳头大小等，但也应注明其最大长径与宽径的厘米（cm）数值。胃肠道肿块一般很少超过其腔径，因为其增大到一定程度即可引起不同程度的内腔梗阻。巨大肿块多见于卵巢、肝、脾、肾、胰等脏器病变和腹膜后淋巴结结核或肿瘤。若肿块大小多变或可自行消失，则考虑是空腔脏器如肠袢的发作性痉挛、扩张或不完全梗阻所引起，缓解期消失。

Note

（三）形态

凡触及肿块时，均需注意其表面情况、形状、轮廓和边缘。良性病变多为圆球形、表面光滑的肿块，如囊性病变（炎性肿大的胆囊、卵巢囊肿等）或肿大的淋巴结。不规则形、表面凹凸不平而质硬者，多见于恶性肿瘤，也可见于慢性炎症性肿块或结核性肿块。软性的团块状肿块见于肠蛔虫病、肠套叠。脾大的特征性表现为左上腹有切迹的肿块。

（四）质地

实质性肿块质地分为柔韧、中等硬度或坚硬。质地柔韧的肿块见于早期的急性炎症性肿块，如阑尾脓肿等。中等硬度的肿块见于慢性炎性肿块如克罗恩病、慢性胰腺炎或结核性肿块（如回盲部肠结核、粘连型结核性腹膜炎等）。质地坚硬的肿块见于恶性肿瘤，如肝癌、胃癌等。囊性肿块质地柔软多见于囊肿、脓肿，如多囊肝、多囊肾、卵巢囊肿等。

（五）压痛

炎性包块多有明显压痛，如急性胆囊炎、肝脓肿、阑尾脓肿、慢性胰腺炎、肠结核或克罗恩病等。在空腔器官梗阻、脏器肿瘤等疾病时，压痛轻重各异。

（六）移动度

若肿块随呼吸而上下移动，多为肝、脾、胃、肾及其肿物，因胆囊附于肝下，横结肠借胃结肠韧带与胃相连，故其肿物亦随呼吸而上下移动。肝和胆囊的移动度大，很难用手固定。若包块能用手推动，则可能来自胃、肠或肠系膜。移动度大的多为带蒂的肿物或游走的脏器。局部炎症性肿块、脓肿及腹腔后壁的肿瘤，一般较固定、不移动。

（七）搏动

消瘦者可在腹部见到或触及动脉的搏动。如在腹中线附近触到明显的膨大且伴有扩张性搏动，则需考虑腹主动脉或其分支的动脉瘤。

五、液波震颤

腹腔内有大量游离液体时，用手叩击腹部，可感到液波震颤（fluid thrill），亦称波动感（fluctuation）。检查时受检者平卧，检查者以一手掌面贴在受检者一侧腹壁上，另一手四指并拢屈曲在对侧腹壁对应部位上，叩击腹壁（或以指端冲击式触诊），如有大量液体存在，则贴于腹壁的手常有被液体波动冲击的感觉，即波动感。为防止腹壁本身的振动传至对侧，可让另一人将手掌尺侧缘压于脐部腹中线上，即可阻止（图 39-42）。此法常用于腹水大于 3000 ～ 4000 ml 者，其可粗略地判断腹水的存在，但不如移动性浊音检查方法敏感。

六、振水音

当胃内有大量液体及气体存留时，振动腹部或左右晃动腹部可出现液气撞击后产生的音响，称为振水音。检查方法：嘱受检者取仰卧位，检查者将一耳接近腹壁，用右手弯曲的四指连续冲击其中上腹部使之振动，或检查者双手分别放在受检者腹部的两侧左右摇晃腹部；亦可将听诊器膜型体件置于上腹部，另一手自一侧振动或摇晃其腹部，或在局部做冲击性震动，以

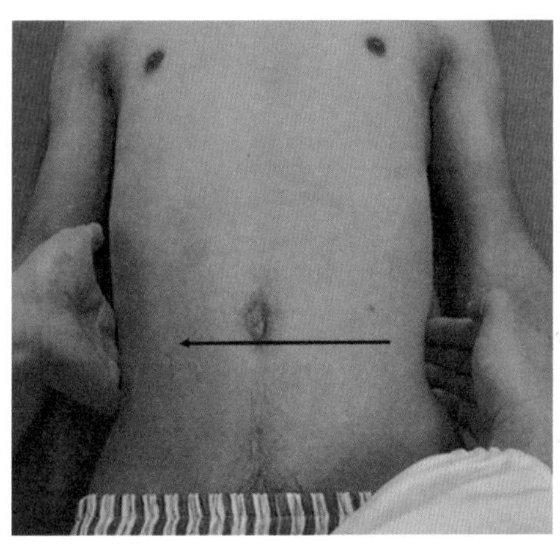
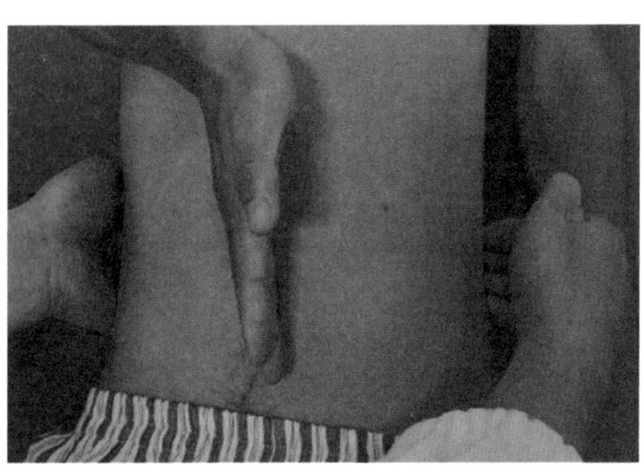

图 39-42　液波震颤检查方法

引出振水音。正常人在餐后或饮多量液体时可有上腹振水音，一般在餐后 6 小时内消失。但若在清晨空腹或餐后 6 ～ 8 小时以上仍有此音，则提示有胃或十二指肠排空障碍，如幽门梗阻或肠系膜上动脉压迫综合征（mesenteric superior artery syndrome）。

第四节　腹部叩诊

案例 39-4

患者腹部膨隆。

问题：

如何通过查体判断是否存在腹水？

腹部叩诊内容包括：根据实质性脏器的叩诊浊音区或实音区来判断脏器有无肿大、缩小或移位；判断实质性脏器有无叩击痛；判断有无胃肠胀气、腹腔内有无游离气体或液体以及腹部肿块的存在等。腹部叩诊分为直接叩诊法及间接叩诊法，一般采用间接叩诊方法，手法宜轻，以便获得清晰的叩诊音。

一、腹部叩诊音

正常人的腹部叩诊浊音区分布在肝脾所在部位、腹部两侧近腰肌处以及充盈的膀胱或妊娠子宫，其余大部分区域因胃肠腔内含气，均为鼓音区。在病理状态下，腹部叩诊音区有相应的变化：①鼓音区范围缩小，如正常鼓音区出现浊音或实音，提示有腹部肿块占位、肿大的脏器占位或腹腔内有游离液体（腹水形成）；②病变脏器所在部位浊音区或实音区扩大，提示该脏器肿大；③鼓音区范围扩大，考虑胃肠高度胀气或胃肠穿孔腹腔内出现游离的气体（即气腹）时，则腹部鼓音区范围扩大，使肝的浊音界缩小甚至消失。

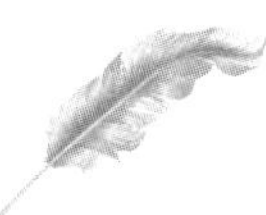

二、肝叩诊

肝叩诊内容包括：①用叩诊方法确定肝上界和辅助判定肝下界，并与触诊法和搔刮听诊法结合确定肝下界，测定肝上下径；②检查肝区有无叩击痛。

肝上界的叩诊方法：在右锁骨中线上，从第 2 肋间隙起逐个肋间隙向下叩诊。当清音变为浊音时，即为肝上界。此处是被肺覆盖的肝顶部，又称肝相对浊音界。再向下叩 1 ～ 2 肋间，若浊音变为实音（因该处的肝不再被肺覆盖而直接贴近胸壁，故叩诊呈实音），此为肝绝对浊音界，实为肺下界（图 39-43）。

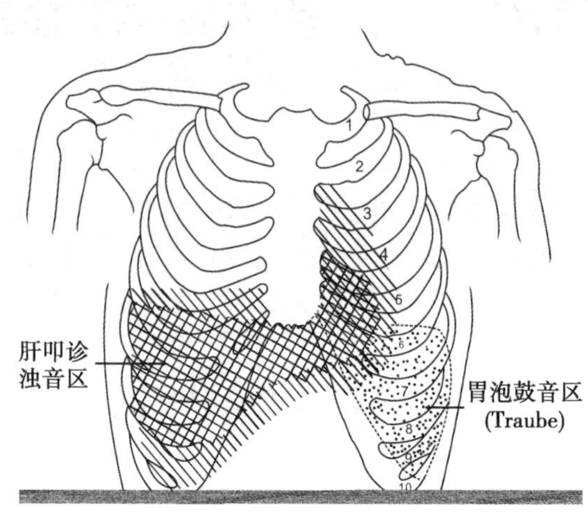

图 39-43 肝叩诊浊音区及胃泡鼓音区示意图

肝下界的叩诊方法：由腹部鼓音区沿右锁骨中线或正中线由下向上叩诊，当鼓音变为浊音时即为肝下界。但因肠腔内气体覆盖肝的影响，叩出的肝下界可高于实际的肝下界 1 ～ 2 cm。但若肝下部分明显增厚，受肠腔内气体覆盖的影响小，则叩诊的肝下界与触诊的肝下缘两者结果较为接近。

正常肝上界在右锁骨中线上第 5 肋间，下界位于右季肋下缘。在右腋中线上，上界为第 7 肋间，下界相当于第 10 肋间。在右肩胛线上，上界为第 10 肋间。矮胖体型者肝上下界可提高 1 个肋间，瘦长体型者则可降低 1 个肋间。肝上、下界二者之间的距离为肝上下径，正常为 9 ～ 11 cm。

肝浊音界扩大多表明各种原因引起的肝大，常见于肝脓肿、肝癌、病毒性肝炎、肝淤血及多囊肝，也可见于膈下脓肿，系因其使肝下移和膈抬高。肝浊音界缩小见于急性重型肝炎、肝硬化和胃肠胀气等。肝浊音区消失是急性胃肠穿孔患者的一个重要征象，多因肝表面覆盖的游离气体叩诊呈鼓音；肝浊音区明显缩小或消失亦可见于明显胃肠胀气、腹部大手术数日内、间位结肠（结肠位于肝与横膈之间）、人工气腹、全内脏转位等。肝浊音区向上移位见于右肺纤维化、右下肺不张、人工气腹、鼓肠等。肝浊音区向下移位见于右侧胸腔积液、肺气肿、右侧张力性气胸等。

肝区叩击痛（percussion pain）检查法：将左手掌平置于受检者肝区，右手握拳，以轻、中强度叩击左手背，若受检者疼痛，即为肝区叩击痛阳性。其对诊断肝癌、病毒性肝炎、肝脓肿有一定意义。正常人肝区无叩击痛。胆囊位于被肝覆盖的深处，当有胆囊炎症时，胆囊区可有叩击痛（图 39-44）。

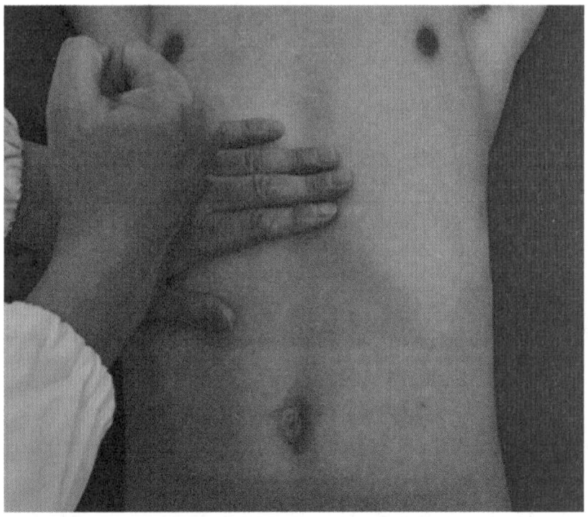

图 39-44 肝区叩击痛检查

三、脾叩诊

超声显像测量正常脾最大长径一般小于 10 ~ 11 cm，宽径（厚径）一般小于 3.5 ~ 4 cm。脾大的方向一般是向下、向中线，但早期脾大主要是前后方向。当脾触诊不满意或脾轻度肿大时，脾叩诊可作为脾大小检查的补充。

脾叩诊方法：宜采用轻叩法，嘱受检者取右侧卧位或仰卧位，沿左腋中线进行叩诊，正常人脾叩诊浊音区位于左腋中线第 9 ~ 11 肋，其长度为 4 ~ 7 cm。脾浊音区扩大见于各种原因所致脾大；脾浊音区缩小见于左侧气胸、胃扩张、鼓肠等。

四、胃泡鼓音区叩诊

胃泡鼓音区（图 39-43）由含气的胃底穹隆部构成，呈半球形，其上界为横膈及左肺下缘（左第 6 肋水平），下界为左肋弓，左界为脾（左腋前线），右界为肝左缘。胃泡鼓音区大小不一，与胃泡含气量的多少和胃内容充盈状态有关，亦受周边器官组织病变的影响。空腹时大，饱餐后缩小或消失。如果禁食 2 小时以上或空腹状态下，叩诊此区明显缩小或消失，则提示中重度脾大、肝大、左侧胸腔积液、心包积液等。脾大时，脾浊音界前缘超过左腋前线，并且胃泡鼓音区明显缩小或消失。

五、腹水叩诊

腹腔内存积较多的游离液体即称为腹水（ascites），游离液体因重力作用而沉积于腹腔的最低处，此处叩诊呈浊音。该叩诊浊音区随体位变动而出现相应改变的现象，称为移动性浊音（shifting dullness），这是判断腹腔内有无游离积液的一种重要方法。

1. 比较仰卧位与左、右侧卧位时脐部与侧腹部叩诊音的变化（图 39-45） 当腹水患者取仰卧位时，液体因重力作用积聚于腹腔低处，含气的肠管漂浮在液面上，叩诊时腹中部呈鼓音，腹部两侧则呈浊音。患者取侧卧位时，液体积聚于下部，肠管上浮，位于下方的一侧腹部叩诊为浊音，位于上方的一侧腹部则为鼓音。

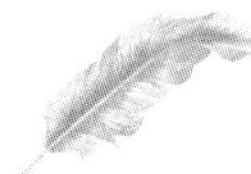

检查方法：检查者站立于受检者右侧，嘱其取仰卧位，先从脐部开始叩诊（为鼓音），沿脐平面向左侧叩诊，直达左侧髂腰肌边缘，如叩诊变为浊音，则叩诊板指位置固定（不离开皮肤），嘱受检者翻身取右侧卧位，重新叩诊该处，若叩诊呈鼓音，则表明浊音移动；然后用同样方法向右侧叩诊，直达浊音区，则叩诊板指位置固定，嘱受检者翻身取左侧卧位，再次叩诊核实浊音是否移动。

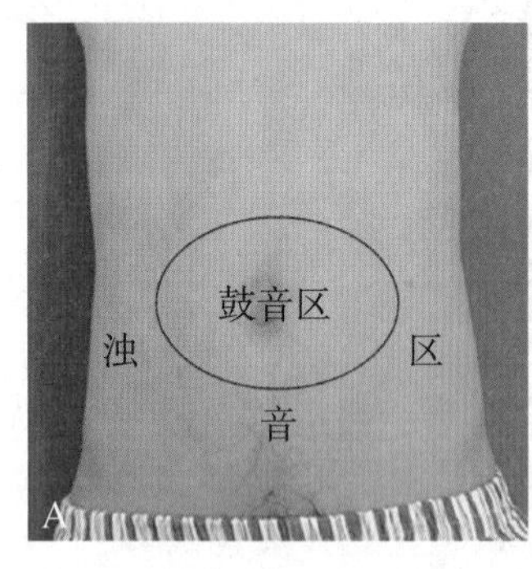

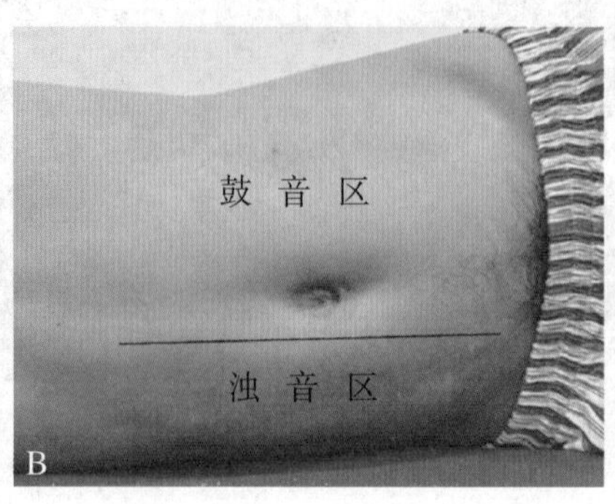

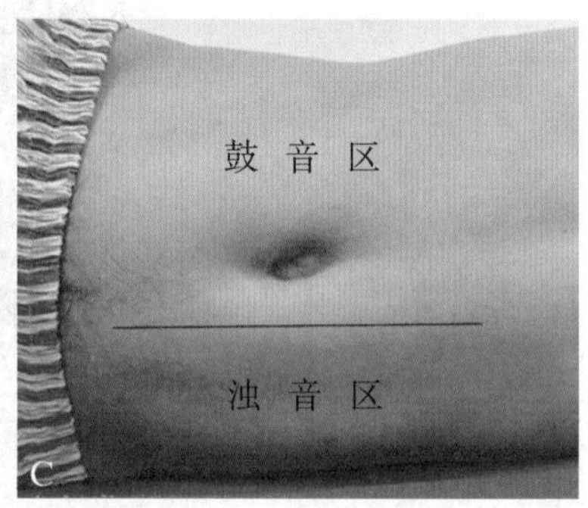

图 39-45 腹部移动性浊音叩诊（比较两侧卧位浊音的变化）

A. 仰卧位：从前正中线开始叩诊，叩诊板指与前正中线平行，逐渐移向左侧叩诊，可发现叩诊音由鼓音变为浊音；B. 右侧卧位：叩诊发现左侧腹部浊音后，叩诊板指固定不动，受检者转向右侧卧位，继续自板指部位向上叩诊，左侧由原浊音区变为鼓音区；C. 左侧卧位：右侧腹部叩诊浊音，叩诊板指固定不动，受检者转向左侧卧位，继续自板指部位向上叩诊，右侧由浊音区变为鼓音区

以上因体位改变而出现浊音区与鼓音区的相互变动，提示腹腔内有游离腹水。当腹腔内游离腹水在 1000 ml 以上时，即可用此法查出。含气的肠管由于浮力始终浮于积液之上，因此浊音界会随体位变化而改变。当侧卧时查出鼓音变浊音的气 - 液界面之后划线标记，再取仰卧位叩诊脐部探测鼓音变浊音的气 - 液界面并划线标记，据此浊音移动范围可估计腹水的程度。

2. 比较仰卧位和肘膝位脐部叩诊音的变化（图 39-46） 如果腹水量少，以上方法难以查出时，若病情允许，可采用肘膝位腹部叩诊法。先在受检者仰卧位时叩诊脐部，若此处叩诊为鼓音，再嘱其取肘膝位，使腹水积于脐部，相当于“小水坑”。分别由侧腹部向脐部逐步移行叩诊，由鼓音转为浊音，则提示有少量腹水沉于脐部，此为叩诊水坑试验（puddle test）。也可利用该体位结合听诊轻弹音（flicking）音响的变化判断少量腹水的存在，即听诊水坑试验；将听诊器膜型体件置于脐部，检查者的弹指轻弹一侧腹壁并同时听其音响，当听诊器体件逐渐向对侧腹部移动并继续轻弹时，音响突然变低之处，即为腹水的界面。用同样方法检查另一侧，以判定音响变化即腹水边缘。此法可检出 120 ml 以上的游离腹水。

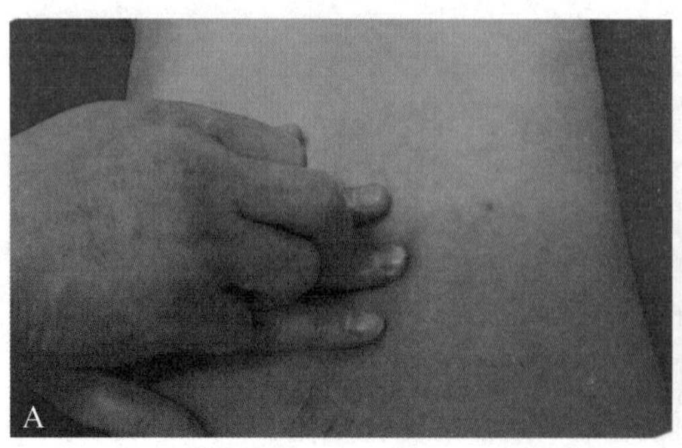

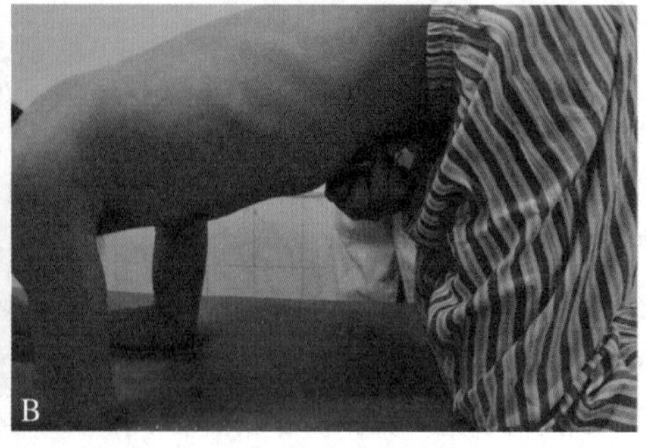

图 39-46 腹部移动性浊音叩诊（比较仰卧位和肘膝位浊音的变化）

A. 仰卧位叩诊；B. 肘膝位叩诊

在确定有无腹水时，应注意与肠管内有大量液体潴留、巨大的卵巢囊肿等相鉴别：

1．肠梗阻 因肠管内大量液体潴留，在改变体位时出现移动性浊音，但同时伴有肠梗阻的临床表现。

2．巨大的卵巢囊肿 腹中部叩诊出大面积浊音，但是浊音不随体位而移动。

六、膀胱叩诊

若膀胱触诊不满意，可通过叩诊来判断膀胱充盈情况及其膨胀的程度。叩诊在耻骨联合上方从上向下进行。当膀胱充盈尿液时，叩诊呈圆形浊音区；膀胱空虚时，由于该区被肠管覆盖，叩诊呈鼓音，膀胱的轮廓无法叩清。通过膀胱的叩诊可判断低血容量性休克患者补充血容量治疗是否有效，若叩诊膀胱部位在原鼓音区出现浊音，证明补液治疗有效。尿潴留所致膀胱增大，耻骨上方叩诊呈圆形浊音区，在排尿或导尿后复查，浊音转为鼓音。妊娠的子宫、子宫肌瘤或卵巢囊肿，该区叩诊也呈浊音，但排尿或导尿后无变化，可资鉴别。腹水时，耻骨上方叩诊的浊音区，其弧形上缘凹向脐部，而膀胱充盈胀大时浊音区弧形上缘凸向脐部。

七、肾区叩痛

检查方法：嘱受检者取坐位或侧卧位，检查者用左手掌平放在其肋脊角处（即肾区），右手握拳，以轻度或中等的力量叩击左手背，若引起该区疼痛，称为肾区叩击痛，常见于肾盂肾炎、肾小球肾炎、肾结核、肾结石及肾周围炎等。正常人肾区无叩击痛。

第五节 腹部听诊

案例 39-5

患者下腹部可闻及咕噜声，音响大，但音调不高亢。

问题：

如何通过听诊初步判断是否存在病变？

腹部听诊主要内容包括肠鸣音、腹部血管杂音、搔弹音和胎心音（妊娠 5 个月以上的妇女）。听诊时受检者一般取仰卧位，多采用听诊器膜型体件轻轻压在腹部上，全腹范围听诊，重点听诊上腹部、中腹部、腹部两侧、肝区及脾区。

一、肠鸣音

肠鸣音（bowel sound）是肠蠕动时肠管内液体和气体随之流动发出断断续续的咕噜声。通过腹部肠鸣音听诊可了解肠蠕动的情况。由于叩诊、触诊检查有可能改变肠活动状况，因此宜将听诊检查移至叩诊、触诊检查之前进行，以便获取更准确的肠鸣音信息。正常情况下，肠

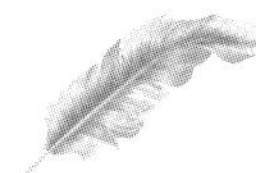

鸣音每分钟 4 ～ 5 次。其频率和音响程度变化较大，如餐后频繁、音响增强，休息时次数减少而微弱。

在病理状态下，肠鸣音变化如下：①肠鸣音活跃（active bowel sound）：常见于急性胃肠炎、服泻药后或胃肠道大出血后积血时，肠鸣音每分钟可达 10 次以上，其音响大，但音调不高亢。②肠鸣音亢进（hyperactive bowel sound）：表现为肠鸣音次数多、音响大、音调高，常见于机械性肠梗阻。肠中气体和液体在肠管强烈收缩后经过狭窄部位时产生气过水声（gurgling），因肠管高度扩张，肠鸣音产生共鸣，故音调高亢，呈“叮叮”的金属音（tinkling）。③肠鸣音减弱（hypoactive bowel sound）：表现为肠鸣音次数减少或数分钟才听到一次，由于神经、体液因素直接抑制肠壁肌肉，使肠壁蠕动减弱或失去蠕动能力。主要见于急性腹膜炎、低血钾、久病的老年人等胃肠动力低下的状态和肠梗阻的后期等。④肠鸣音消失（absent bowel sound）：若持续听诊 2 分钟以上未听到肠鸣音，用手指轻叩或搔弹腹壁仍未听到肠鸣音，称为肠鸣音消失，常见于急性弥漫性腹膜炎、急性重症胰腺炎、腹部手术反射性抑制引起的麻痹性肠梗阻、缺血性肠病、药物或毒物中毒等。

二、血管杂音

腹部血管杂音对某些疾病的诊断有重要意义，因此血管杂音的听诊不容忽视。血管杂音包括动脉性杂音和静脉性杂音。动脉性杂音常在腹中部或腹部两侧闻及（图 39-47）。腹主动脉瘤、腹主动脉炎或肿物压迫腹主动脉造成狭窄，在腹中部可听到收缩期血管杂音（喷射性杂音）。腹主动脉瘤患者可在听诊部位触到搏动的肿块；腹主动脉狭窄患者则搏动减弱，下肢血压低于上肢，严重者甚至触不到足动脉搏动。肾动脉狭窄患者可在左、右上腹部闻及收缩期血管杂音，多为一侧性，可放射至腰部，甚至背侧，常见于肾血管性高血压和青年高血压患者。胰腺癌部位的血管杂音是肿块压迫脾动脉所致，听诊部位在左上腹部。髂动脉狭窄可在下腹部两侧闻及收缩期血管杂音。静脉性杂音无收缩期、舒张期性质，表现为连续性潺潺声。肝硬化门脉压增高时其侧支循环建立，脐静脉开放，可在上腹部或脐部听到静脉连续的嗡鸣声。

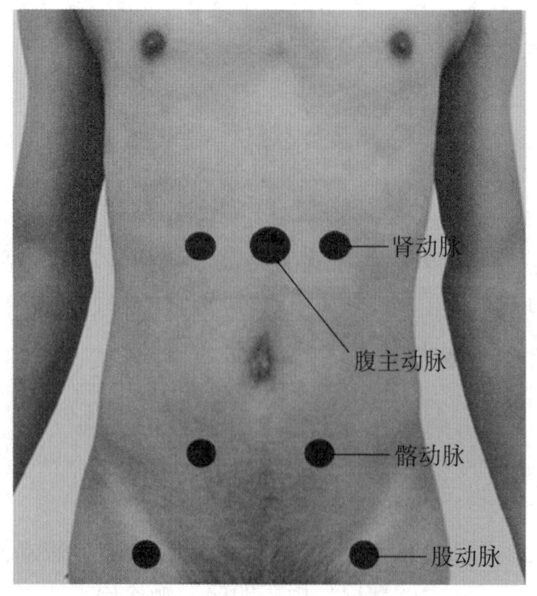

图 39-47 腹部动脉性杂音听诊部位

有些正常人也可闻及腹部血管杂音，但大多数正常人的血管杂音发生于收缩期，部位多出现在剑突至脐部之中线，不放射，音响及音调低。

三、搔弹音

嘱受检者取仰卧位，检查者左手持听诊器膜型体件放置于相应检查位置，同时用右手示指轻轻搔刮或弹击腹壁，即搔刮试验（scratch test）。通过搔刮试验引出腹部音响的变化即搔弹音（scratch sound）的改变来辅助测定肝下缘、微量腹水和胃扩张的胃边界。

1．肝下缘的测定 若受检者腹壁较厚，无法准确行肝触诊或配合触诊不满意，可用搔刮试验协助测定肝下缘，其原理为声音在实质性脏器中的传导优于空腔脏器。嘱受检者取仰卧位，检查者以左手持听诊器膜型体件置于右肋缘肝表面上，右手示指在上腹部以听诊器膜型体件为中心半圆形等距离轻轻搔刮腹壁或弹击腹壁，当其未达肝下缘时，声音轻微而遥远，当搔弹指达肝边缘时，声音明显增强且接近。

2．听诊水坑征（puddle sign） 用于少量腹水的检查，参阅腹部叩诊（叩诊水坑试验）。

3．胃边界测定 嘱受检者取仰卧位，检查者用左手持听诊器膜型体件放置于受检者胃区，右手示指在左锁骨中线由下而上或以听诊器膜型体件所在位置为中心由远处向膜型体件处轻轻搔刮腹壁或弹触腹壁，当其未达大量内容物充盈的胃边缘时，声音遥远且微弱，当搔弹指达充盈的胃边缘时，声音明显增强而接近，由此确定胃边界。

（沈　楠）

第四十章

生殖器、肛门、直肠检查

第四十章数字资源

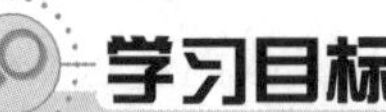

学习目标

1. **知识**：充分理解人体生殖器、肛门直肠的解剖和功能；解释男女生殖器、肛门直肠的查体内容和方法，以及可能发现的常见疾病。
2. **能力**：针对患者情况，对生殖器、肛门、直肠检查进行系统的查体，发现并正确记录查体结果，并结合患者的病史、辅助检查进行初步的诊断和鉴别。
3. **素养**：该部位检查需要充分暴露患者隐私部位，因此特别注重取得患者知情同意，并与患者的充分沟通，保护隐私保护，尤其对女性检查时需要女性医护工作者或者家属在场。
4. **掌握**：外生殖器视诊、阴囊及其内容物的触诊；前列腺、直肠指诊；女性外生殖器的解剖、妇科双合诊。

生殖器（genital organ）、肛门（anus）和直肠（rectum）的查体是全身体格检查的一部分，全面正确的检查对疾病的临床诊断、鉴别诊断和治疗具有重要意义。检查生殖器、肛门和直肠前，均应向受检者说明检查的目的、方法和重要性，使其接受并配合检查。男性医师在检查女性受检者时，须有女性医务人员在场，不能独自检查女性受检者，女性生殖器检查应由妇产科医师进行。

第一节　男性生殖器检查

案例 40-1

王某，男，34岁。因发现右侧阴囊肿大6个月入院。患者6个月前无明显诱因出现右侧阴囊肿大，可触及鸭蛋大小肿块，无明显疼痛。一直未予处理，肿块逐渐增大，无腰痛、血尿，无发热、尿频、尿急、尿痛，无腹痛、腹胀。为进一步诊治，于门诊就诊。

问题：

1. 患者的可能病因是什么？
2. 查体有哪些主要内容？

男性生殖器可分为两部分，一部分为外生殖器（external genital organ），包括阴茎、阴囊；另一部分为内生殖器（internal genital organ），包括生殖腺（睾丸）、输送管道（附睾、输精管、射精管、尿道）和附属腺体（精囊、前列腺、尿道球腺）（图 40-1）。检查时应让受检者充分暴露被检查部位，主要采取视诊及触诊，先检查外生殖器，后检查内生殖器。

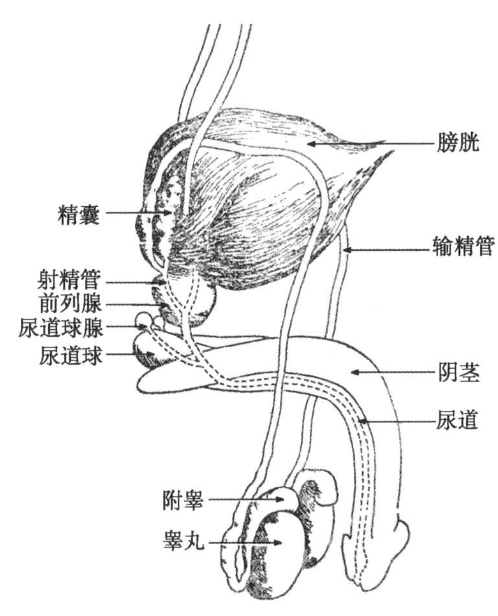

图 40-1　男性生殖器结构示意图

一、阴茎

阴茎（penis）为前端膨大的圆柱体，分头、体、根三部分。后端为阴茎根（root of penis），藏于阴囊及会阴部皮肤的深面，固定于耻骨下支和坐骨支，为固定部分；中部为阴茎体（body of penis），呈圆锥形，以韧带悬于耻骨联合前下方，为可动部分。阴茎前端膨大部分为阴茎头，其尖端有矢状位的尿道口（urethral orifice），阴茎头后稍细的部分为阴茎颈。正常成年人阴茎长 7 ～ 10 cm，由 2 个阴茎海绵体和 1 个尿道海绵体构成，外面包以筋膜和皮肤，阴茎皮肤薄而软，有弹性和伸展性，海绵体充血后使阴茎变粗、变硬，称为勃起（erection）。

（一）阴茎大小与形态

注意阴茎的大小（发育不良）、显露程度（是否隐匿）、与阴囊位置关系（是否存在阴茎阴囊转位）。成年人阴茎过小似幼儿，见于垂体功能或性腺功能不全患者；而儿童期阴茎过大似成人，见于性早熟，如促性腺激素过早分泌。假性性早熟见于睾丸间质细胞瘤患者。注意阴茎的皮肤是否有溃疡、疣状物、斑丘疹、水疱、红肿等。

（二）包皮

阴茎的皮肤在头和颈处与深层贴附紧密，其余部分则疏松、易于游离，皮肤自阴茎颈游离向前，形成包绕阴茎头的双层环行皱襞，称阴茎包皮（prepuce），在阴茎颈又返折移行于阴茎头的皮肤。幼儿包皮较长，包绕整个阴茎头，对 4 岁以下的男童，包皮无法上翻是正常的。随

Note

着年龄的增长，包皮逐渐退缩，包皮口逐渐扩大，包皮不应遮盖尿道口，上翻后可被退到冠状沟，暴露阴茎头。龟头和包皮之间有包皮垢，由阴茎分泌的黏液及蜕去的上皮细胞产生。包皮长过阴茎头但上翻后能露出尿道口和阴茎头时，称为包皮过长（prepuce redundant）。若包皮上翻后不能使阴茎头外露，称为包茎（phimosis），常由于包皮口狭窄或包皮与阴茎头粘连所致。包皮过长或包茎常引起阴茎包皮炎或包皮嵌顿，可使污垢在阴茎颈部残留，常被视为阴茎癌的重要致病因素之一，故提倡早期手术处理。

（三）阴茎头与阴茎颈

阴茎前端膨大部分称为阴茎头（glans penis），俗称龟头。在阴茎头、颈交界部位有一环行浅沟，称为阴茎颈（neck of penis）或阴茎头冠（corona of glans penis）。检查时应尽量将包皮上翻，充分暴露全部阴茎头及阴茎颈，观察其颜色，以及有无充血、水肿、分泌物及结节等。正常阴茎头红润、光滑，如有硬结或伴有暗红色溃疡、检查易出血，应考虑阴茎癌的可能，晚期可呈菜花状，表面覆盖灰白色坏死组织，有腐臭味。冠状沟处如有单个椭圆形质硬溃疡，称为下疳（chancre），愈合后留有瘢痕，此征对诊断梅毒有重要价值。阴茎部如出现淡红色小丘疹融合成蕈样，呈乳头状突起，应考虑尖锐湿疣。

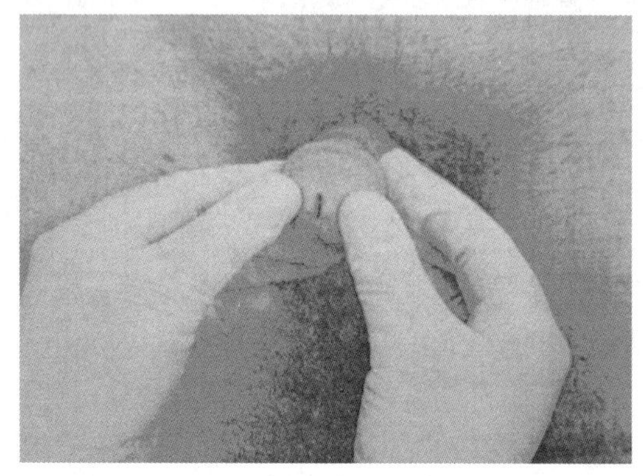

图 40-2　男性尿道口检查示意图

（四）尿道口

检查尿道口时应将双手拇指置于龟头上，示指与中指置于龟头下，轻轻挤压龟头使尿道张开，观察尿道口有无红肿、分泌物及溃疡（图 40-2）。正常尿道口是竖鱼口形，尿道口狭窄常见于先天性畸形或炎症粘连。尿道口发红、附有脓性分泌物见于淋病。注意尿道口开口位置，如尿道开口位于阴茎腹面，则见于尿道下裂。

二、阴囊

阴囊（scrotum）为腹壁的延续部分，位于阴茎的后下方，囊壁由多层组织构成，皮肤深暗而有褶皱，阴囊的皮肤薄而软，有少量阴毛，富有汗腺和皮脂腺。阴囊内中间有一隔膜，将阴囊分为左右两个囊腔，每个囊内容物有精索、睾丸及附睾。检查时受检者取站立位或仰卧位，两腿稍分开，充分暴露被检查部位，采用视诊及触诊方法。关注阴囊大小（卧位和立位对比）。站立位需要观察阴囊的外形及内容物，正常情况左侧睾丸较右侧位置低，若卧位阴囊空虚，可能为隐睾或先天睾丸缺失。阴囊触诊的方法是医师将双手的拇指置于受检者阴囊前面，其余手指放在阴囊后面起托护作用，拇指来回滑动触诊，可双手同时进行，也可用单手触诊。

（一）阴囊皮肤及外形

视诊时注意阴囊颜色有无改变，有无皮疹、囊肿、水肿等，如阴囊皮肤青紫、增厚、褶皱变浅或消失，见于阴囊皮下淤血和血肿；阴囊皮肤水肿而紧绷、发亮，并呈透明状，称阴囊水肿，可为全身性水肿的一部分，如肾病综合征、低蛋白血症，也可因局部炎症或过敏反应、静脉血或淋巴液回流受阻等因素引起；阴囊皮肤水肿粗糙、增厚、明显下垂、褶皱变宽变浅如象皮样，称为阴囊象皮肿（chyloderma）或阴囊象皮病（elephantiasis scroti），多由丝虫病引起的淋巴管炎或淋巴管阻塞所致；阴囊皮肤增厚呈苔藓样，并有小片鳞屑，或皮肤呈暗红色、糜烂，有大量浆液渗出，有时形成软痂，伴有顽固性奇痒，此种改变为阴囊湿疹（scroti eczema）的特征；阴囊疝（scrotal hemia）是指肠管或肠系膜经腹股沟管下降至阴囊内所形成，表现为一侧或双侧阴囊肿大，触之有囊样感，有时可推回腹腔，但受检者用力咳嗽使腹腔内压增高时可再降入阴囊。正常情况下鞘膜囊内有少量液体，当鞘膜本身或邻近器官出现病变时，鞘膜液体分泌增多，而形成积液，若阴囊肿大，触之有水囊样感，应注意鞘膜积液的可能，透光试验阳性，可与阴囊实性肿物鉴别。透光试验简便易行，可把房间灯关暗，用电筒照射阴囊后观察。鞘膜积液时，阴囊呈橙红色均质的半透明状，而阴囊疝和睾丸肿瘤则不透光。

（二）精索

精索（spermatic cord）为一对柔软的条索状圆形结构，由腹股沟管外口延续至睾丸上端，主要由输精管、提睾肌、睾丸动脉、蔓状静脉丛、精索神经及淋巴管等组成。左、右阴囊腔内各有一条精索，位于附睾上方，检查者用拇指和示指触诊精索，从附睾摸到腹股沟环，检查时应注意有无肿胀、触痛和结节。正常精索呈质软的索条状，无压痛，其内可触及质韧的条索结构，为输精管。若输精管呈串珠样肿胀，见于输精管结核；精索有蚯蚓团样感多为精索静脉曲张所致。

（三）睾丸

睾丸（testis）位于阴囊内，左右各一，呈椭圆形，表面光滑柔韧。分内、外侧面，前、后缘和上、下两端。睾丸随着性成熟迅速生长，老年人睾丸随着功能的衰退而萎缩变小。检查时每侧睾丸分开检查，两侧对比，检查者用双手拇指和示、中指触及睾丸，注意其大小、形状、硬度及有无触压痛、结节等。睾丸急性肿痛、压痛明显者，见于急性睾丸炎或睾丸扭转，睾丸炎常继发于流行性腮腺炎或细菌感染等。睾丸扭转是一种外科急症，扭转的睾丸造成静脉阻塞、水肿以及最终的动脉阻塞，多见于青少年，查体睾丸位置偏高或横位，抬高阴囊疼痛加剧。睾丸慢性肿痛多由结核引起。一侧睾丸肿大、质硬并有结节，应考虑睾丸肿瘤或白血病细胞浸润。睾丸萎缩可因流行性腮腺炎或外伤后遗症及精索静脉曲张引起，成人睾丸过小常为先天性或内分泌异常所致，如肥胖性生殖无能症等。阴囊未触及睾丸时，应触诊腹股沟管内或阴茎根部、会阴部等处，或行超声检查腹腔。如睾丸隐藏在以上部位，称为隐睾症(cryptorchism)。隐睾以一侧多见，也可双侧，如双侧隐睾未在幼儿时发现并手术复位，常常影响生殖器官和第二性征发育，并可丧失生育能力。有时正常小儿因受冷或提睾肌强烈收缩，也可使睾丸暂时隐匿于阴囊上部或腹股沟管内，检查时可由上方将睾丸推入阴囊，嘱小儿咳嗽也可使睾丸降入阴囊。无睾丸常见于性染色体数目异常所致的先天性无睾症，可为单侧或双侧，双侧无睾症患者生殖器官及第二性征均发育不良。

（四）附睾

附睾（epididymis）是贮存精子和促进精子成熟的器官，其分泌的液体除对精子供给营养外，还具有促进精子成熟的作用。附睾贴附于睾丸上端和后缘，呈新月形。上端膨大为附睾头，中部为附睾体，下端细小如囊锥状为附睾尾。检查者用拇指和示、中指触诊。触诊时应注意附睾大小、有无结节和压痛；急性附睾炎时附睾肿胀明显，阴囊皮肤发红疼痛，以附睾头、尾为著，常伴有睾丸肿痛，附睾、睾丸分界不清，下坠时疼痛加重，抬高阴囊疼痛稍缓解；慢性附睾炎则附睾肿大而压痛轻，质较硬并有结节感。

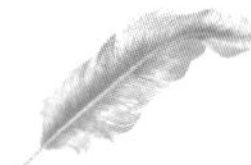

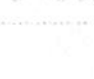

三、前列腺

前列腺（prostate）位于膀胱下方、耻骨联合后约 2 cm 处，形状像前后略扁的栗子。上端宽大称前列腺底，下端尖细称前列腺尖，后面较平坦，正中有一纵行浅沟，称前列腺沟，将其主体分为左、右两叶，尿道从中纵行穿过，排泄管开口于尿道前列腺部。检查时受检者取肘膝卧位，跪卧于检查台上，也可采用右侧卧位或站立弯腰位，检查者示指戴手套，涂以润滑剂，嘱受检者放松，将示指徐徐插入肛门（图 39-3）。正常前列腺距肛门 4 ～ 5 cm，前列腺直径不超过 4 cm，突出于直肠小于 1 cm，触之质韧而有弹性，表面光滑、无触痛，可触及前列腺沟，左、右两叶大小及形态对称。良性前列腺肥大时前列腺沟消失，表面光滑、质韧、无压痛及粘连，多见于老年人。前列腺肿大且有明显压痛，多见于急性前列腺炎；前列腺肿大、质硬、无压痛、表面凹凸不平可见于前列腺癌。前列腺触诊时可同时做前列腺按摩留取前列腺液做实验室检查。前列腺按摩采取肘膝位或站立弯腰位，示指进入直肠触诊前列腺后，按摩前列腺的两侧叶，由外上向内下方向，每侧 3 次，然后沿着前列腺中央沟自上而下进行挤压，使得前列腺液顺着尿道向外流出，舍弃第一滴，以后滴出者用玻璃片收集做涂片检查。

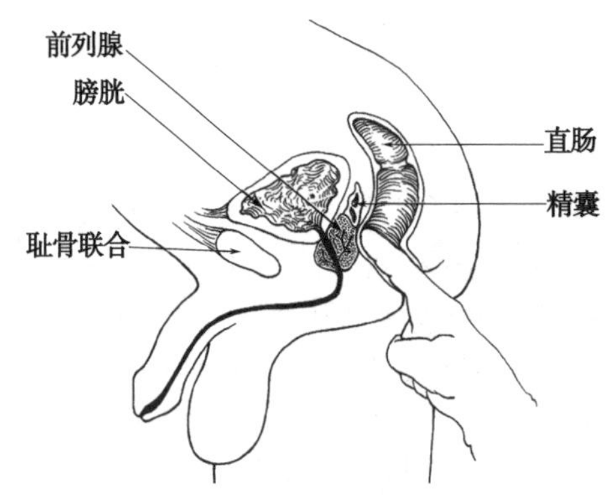

图 40-3　前列腺检查示意图

四、精囊

精囊（seminal vesicle）位于前列腺外上方，膀胱底与直肠之间，为菱锥形、囊状、非成对的附属性腺，其排泄管与输精管末端汇合成射精管，开口于尿道嵴上。正常时精囊质软、光滑，肛诊一般不易触及。如可触及则视为病理状态。精囊呈条索状肿胀并有触压痛多为炎症所致；精囊表面呈结节状多为前列腺结核累及精囊，质硬肿大应考虑癌变。精囊病变常继发于前列腺病变，如炎症波及、结核扩散和前列腺癌的侵犯。

第二节　女性生殖器检查

女性生殖器检查为盆腔检查，又称为妇科检查，包括女性外生殖器检查和内生殖器检查，即外阴、阴道、宫颈、宫体及双侧附件（输卵管和卵巢）检查。一般情况下女性患者的生殖器不做常规检查，如全身性疾病疑有局部表现时可做外生殖器检查，怀疑有妇科疾病时应由妇科医师进行检查。女性生殖器检查包括视诊、触诊和阴道器的检查。检查时应光线充足，保护好受检者隐私，和受检者进行必要的沟通，以便消除其紧张情绪，并取得配合；检查前嘱受检者排空膀胱，充分暴露外阴，仰卧于检查床上，两腿外展、屈膝，检查者戴无菌手套进行检查。未婚女性一般用肛腹诊。

一、外生殖器

（一）外生殖器概述

女性外生殖器又称外阴，指生殖器外露部分，包括阴阜、大阴唇、小阴唇、阴蒂和阴道前庭（图 40-4）。

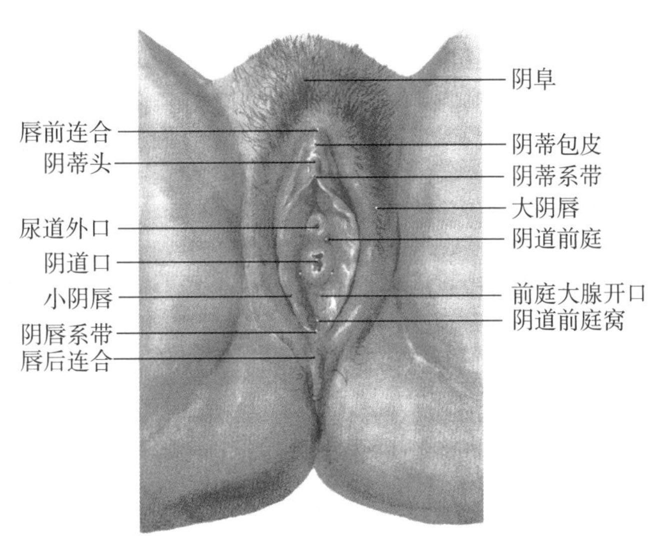

图 40-4　女性外生殖器

1．阴阜（mons pubis） 是位于耻骨联合前面的隆起的脂肪垫。青春期后该部位皮肤开始有阴毛，呈倒三角形分布，为女性第二性征。阴毛疏密、粗细、色泽因人或种族而异。

2．大阴唇（greater lip of pudendum） 为靠近两股内侧的一对隆起皮肤皱褶，富含脂肪、血管、淋巴管和神经，性成熟后表面有阴毛。当局部受伤时，易出血形成大阴唇血肿，疼痛明显。未生育妇女两侧大阴唇自然合拢，遮盖阴道口及尿道外口；经产妇两侧大阴唇常分开；老年人绝经后则常萎缩，阴毛稀少。

3．小阴唇（lesser lip of pudendum） 位于大阴唇内侧一对较薄的皮肤皱襞。两侧小阴唇常合拢遮盖阴道前庭。小阴唇表面湿润，微红或褐色，富含神经末梢，故极敏感。后端与大阴唇的后端会合形成阴唇系带。小阴唇炎症时常有红肿疼痛；若有结节、溃疡，应考虑癌变或性传播疾病的可能。

4．阴蒂（clitoris） 为位于小阴唇顶端的联合处，类似男性的阴茎海绵体组织，有勃起性。阴蒂过小见于性发育不全；过大应考虑两性畸形或雄激素水平过高等；阴蒂红肿见于外阴炎症。

Note

5．阴道前庭（vaginal vestibule） 为两侧小阴唇之间的菱形区，前方有尿道外口，后方有阴道口。该区域内的前庭大腺位于大阴唇后部，大小如黄豆，左右各一。如有炎症则局部红肿、隐痛并有脓液流出。处女膜位于阴道外口，其孔的形状、大小及膜的厚薄因人而异，未开始性生活者处女膜多完整，已婚者有裂痕，经产妇仅留有处女膜痕。

（二）外生殖器检查

女性外生殖器检查又称外阴部检查，首先观察外阴的发育情况和阴毛的分布与多少，有无畸形、水肿、炎症、溃疡、赘生物或肿块，注意皮肤和黏膜有无色泽异常、增厚或萎缩；然后用一手的拇指与示指分开小阴唇，暴露阴道前庭观察尿道口、阴道口和处女膜，进一步检查有无异常表现；已生育妇女还应让其用力向下屏气，观察有无阴道前后膨出、子宫脱垂或尿失禁等。

二、内生殖器

（一）内生殖器概述

女性内生殖器包括阴道、子宫和子宫附件，子宫附件由输卵管和卵巢组成。

1．阴道（vagina） 为性交器官，也是排出月经血及娩出胎儿的通道。阴道上端包绕子宫颈，下端开口于阴道前庭后部，是由黏膜层、肌层和纤维层构成的肌性管道。阴道壁有很多横纹皱襞及弹性纤维，具有较大的伸展性，平时阴道前后壁贴合，自然分娩时皱襞展平，阴道扩张，以利胎儿通过。幼女及绝经后妇女的阴道黏膜较薄，皱襞少，伸展性差，容易受创伤及感染，阴道壁富有静脉丛，受伤后易出血或形成血肿。

2．子宫（uterus） 为有腔壁厚的肌性器官，位于骨盆腔中央，呈倒置梨形。正常成年未孕子宫长 7 ～ 8 cm，宽 4 ～ 5 cm，厚 2 ～ 3 cm。上部称为宫体，下部称宫颈。宫体与宫颈比例婴儿期为 1∶2，成人后为 2∶1。未产妇的宫颈外口呈圆形，经产妇由于分娩的影响，宫颈外口发生轻度裂伤而形成“一”字型横裂。宫颈在阴道的顶端部，环绕宫颈周围的部分称阴道穹隆，按其位置分为前、后、左、右四部分。后穹隆最深，与直肠子宫陷凹紧密相连，为盆腔最低部分，临床常在此部位穿刺和引流（图 40-5）。

3．输卵管（uterine tube） 为一对细长而弯曲的肌性管道，是卵子与精子结合的场所及运送受精卵的通道。全长 8 ～ 14 cm，管径平均为 0.5 cm，位于子宫阔韧带的上缘内，内侧与宫角相连通，外端游离，与卵巢接近。

4．卵巢（ovary） 为一对扁椭圆形性腺，具有生产卵子和分泌性激素的功能。卵巢大小、形状随年龄大小而有差异，青春期前卵巢表面光滑，青春期开始排卵后，表面逐渐凹凸不平。成年女性的卵巢约 4 cm × 3 cm × 1 cm 大小，灰白色；绝经后萎缩变小、变硬。如卵巢增大，常见于卵巢炎症、囊肿或肿瘤等。

（二）内生殖器检查

女性内生殖器检查顺序依次为阴道、宫颈、子宫、附件（输卵管及卵巢）。首先使用阴道窥器检查阴道和宫颈，检查阴道时应注意黏膜颜色、皱襞多少，有无畸形、溃疡、赘生物、出血、囊肿，同时注意阴道分泌物的量、色、味和性状，阴道分泌物异常者需做涂片检查。检查宫颈时应注意宫颈的大小、颜色、外口形状、硬度。注意宫颈有无出血、肥大、糜烂样改变、息肉、撕裂、外翻、赘生物或肿块。注意宫颈管内有无出血或分泌物，同时可行宫颈细胞学检查和 HPV 检测。向上或向两侧拨动宫颈时有无出现宫颈举痛，其为盆腔炎症或积血的表现。宫颈炎症时宫颈充血、有黏液脓性分泌物附着甚至从宫颈管流出，宫颈管黏膜质脆，容易诱发出血。接触性出血患者应考虑恶性肿瘤的可能。

其次触诊子宫，应以双合诊法进行检查（图 40-6）：受检者取平卧截石位或头稍低 15° 截石位。检查者的手分别置于阴道和腹部触诊盆腔脏器。操作前要告知受检者将进行内生殖器的触诊，戴手套，右手示指、中指涂润滑油伸入阴道到达后穹窿顶部，两指放在宫颈后方，向上向前抬举宫颈，左手放置于肚脐与耻骨连线下 1/3 处，向下向后按压腹壁，两手相互协调，扪诊子宫。触及子宫后，扪清子宫的位置、大小、形状、软硬度及有无压痛。正常子宫触之较韧，光滑，无压痛。子宫体积匀称性增大见于妊娠；非匀称性增大见于各种肿瘤。

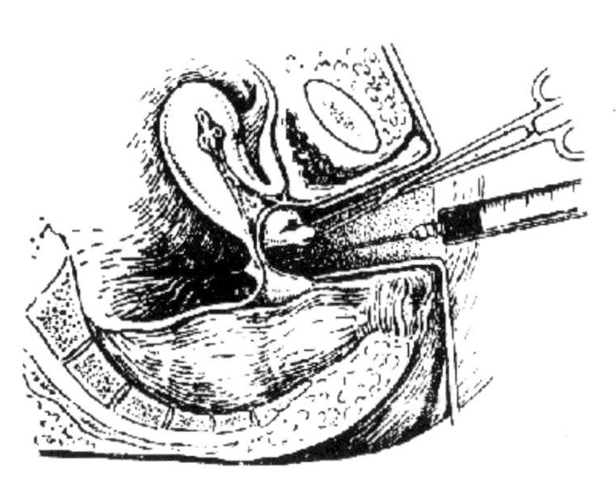

图 40-5　后穹窿穿刺示意图

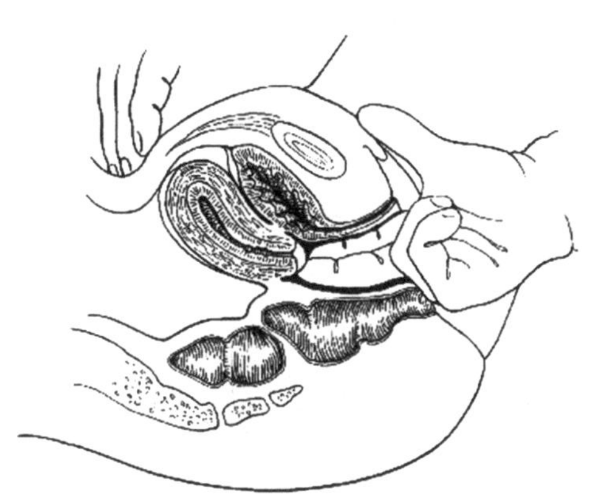

图 40-6　妇科双合诊检查子宫

最后检查附件（图 40-6），将阴道内手指移向一侧穹隆部，另一手自同髂嵴水平起，逐渐由上而下按压腹部，与阴道内手指相互配合，触摸该侧附件有无肿块、增厚或压痛。应注意其位置、形态、质地、活动度、与周围脏器的关系以及有无压痛等。正常输卵管表面光滑、质韧、无压痛。在急、慢性炎症或结核时，局部常有明显压痛。明显肿大时可为输尿管积脓或积水。

未婚女性一般不做阴道检查，但已婚妇女有指征者不能省略该项检查。

第三节　直肠与肛门检查

案例 40-2

李某，男，65 岁，因“反复粪便带血 3 个月”入院。患者近 3 个月无诱因反复出现便血，粪便表面带血，鲜红色血丝为主，间有黏液便，粪便硬时血便明显，伴排便不尽感。

问题：

1. 该患者便血可能由什么疾病引起？
2. 如何对该患者进行直肠与肛门查体？

直肠（rectum）位于盆腔内，全长 12 ～ 15 cm，下端连接肛管（anal canal）。肛管下端在体表的开口为肛门，位于会阴中央与尾骨尖之间。肛门外缘肉眼可见潮湿的黏膜组织，肛周皮肤色素增加，成人有少许肛毛。

肛门与直肠的检查方法简便，常能发现许多有临床价值的重要体征。在直肠与肛门检查中，受检者常有一些不适和恐惧，检查者应向受检者充分解释直肠和肛门检查的目的和必要性，以便消除受检者的恐惧和不安，取得受检者的配合。

一、检查体位

检查肛门与直肠时可根据病情需要，让受检者采取不同的体位，以便达到所需的检查目的。常用的检查体位如下（图 40-7）。

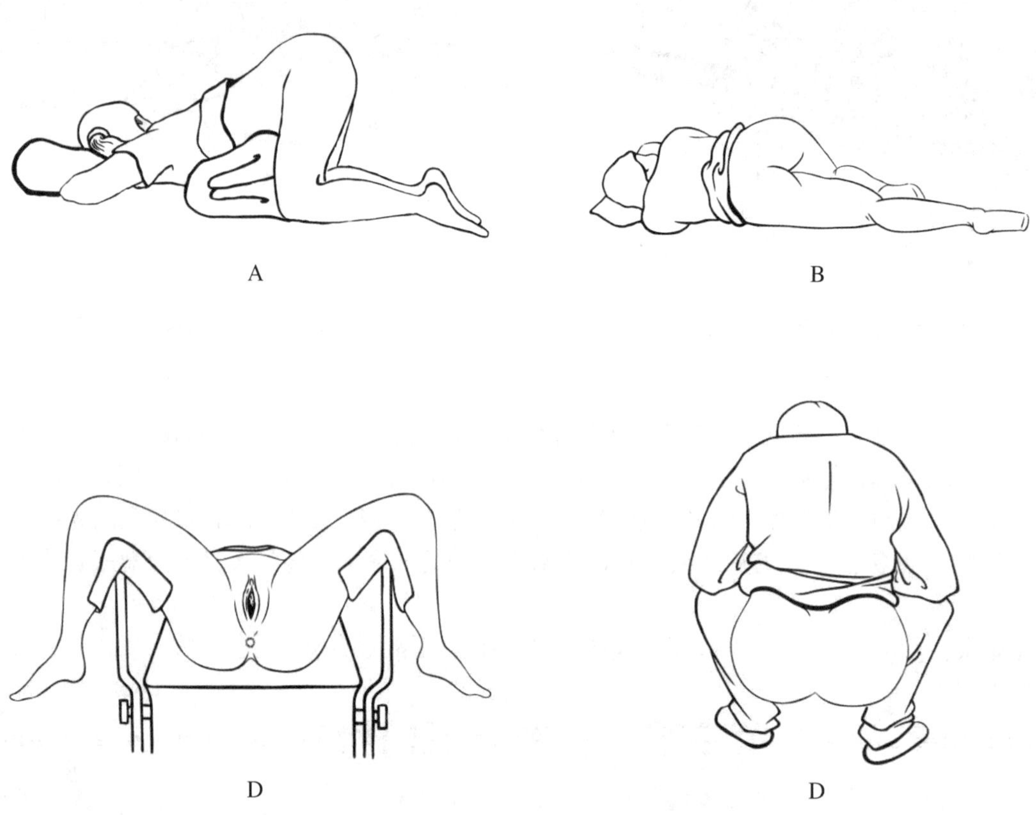

图 40-7　肛门直肠检查体位示意图

A．肘膝位；B．左侧卧位；C．截石位；D．蹲位

1．肘膝位　受检者两肘关节屈曲，置于检查台上，胸部尽量靠近检查台面，两膝关节屈曲成直角跪在检查台上，臀部抬高。此体位肛门部易充分暴露，是检查直肠最常用的体位。常用于检查前列腺、精囊及内镜检查。

2．左侧卧位　受检者左侧卧位，屈曲处于上方的右腿，同时伸直处于下方的左腿，检查者位于受检者背后进行检查。此体位适用于虚弱、卧床或女性受检者。

3．截石位　受检者仰卧于检查台上，臀部垫高，双腿屈曲、抬高并外展。此体位是直肠、肛管手术的常用体位，亦可进行直肠双合诊，即检查者右手从受检者右股下穿过，示指触诊直肠，左手置于受检者腹部加以配合，以检查盆腔脏器的病变情况，对虚弱受检者产生的影响最小。

4．蹲位　受检者下蹲呈排便的姿势，屏气向下用力。适用于检查内痔、脱肛和直肠息肉等。肛门与直肠检查所发现的病变如肿块、溃疡等应按时针方位进行记录，并注明检查时受检者所取体位。如肘膝位时肛门后正中点为 12 点钟位，前正中点为 6 点钟位，而仰卧位时的时钟位则与此相反。肛门与直肠的检查方法以视诊、触诊为主，辅以内镜检查。

二、视诊

在充足的光线下，检查者用手分开受检者臀部，观察肛门及周围皮肤颜色及皱褶。正常肛周颜色较深，皱褶自肛门向外周呈放射状。注意观察是否有红肿、出血、皮肤剥脱、皲裂、结节、瘘管、瘢痕、肿物等，有出血或皲裂时应让受检者做排便动作。

（一）肛门闭锁与狭窄

肛门闭锁（proctatresia）与狭窄多见于新生儿先天性畸形；因感染、外伤或手术继发的肛门狭窄，常可在肛周发现瘢痕。

（二）肛门外伤与感染

肛门有创口或瘢痕，多继发于外伤或手术后。肛周有红肿及压痛，常为肛门周围炎症或脓肿。

（三）肛裂

肛裂（anal fissure）是肛管下段深达皮肤全层的纵行及梭形裂口或感染性溃疡，多见于中青年人，排便时可出现疼痛，排出的粪便周围常附有少许鲜血。视诊肛门常可见裂口，触诊时有明显压痛。

（四）痔

痔（hemorrhoid）是直肠下端黏膜下或肛管边缘皮下的内痔静脉丛或外痔静脉丛扩大和曲张所致的静脉团，多见于成年人。受检者常有便血、痔块脱出、肛门疼痛或瘙痒感。痔根据其所在部位不同分 3 类。

1．内痔（internal hemorrhoid）　最多见，由直肠上静脉丛形成，位于齿状线上方，表面被直肠下端黏膜所覆盖，在肛门内口可查到柔软的紫红色包块，排便时可突出于肛门外。

2．外痔（external hemorrhoid）　由直肠下静脉丛形成，位于齿状线下方，表面为肛管皮肤所覆盖，在肛门外口可见紫红色柔软包块。

3．混合痔（mixed hemorrhoid）　由于直肠上、下静脉丛相互吻合，静脉曲张互相影响，使上、下静脉丛增生曲张，称为混合痔。齿状线上、下均可发现紫红色包块，下部被肛管皮肤覆盖，具有外痔与内痔的特点。

痔注意与直肠癌、息肉拖出、直肠脱垂鉴别。直肠癌在直肠指检时可扪到高低不平的硬块，而痔为暗红色圆形柔软的血管团。低位带蒂直肠息肉脱出肛门外易误诊为痔脱出，而息肉多见于儿童，为球形、实质性、有蒂、可活动。直肠脱垂时易误诊为环状痔，但直肠黏膜脱垂呈环状，表面光滑，括约肌松驰，而后者黏膜呈梅花瓣状，括约肌不松弛。

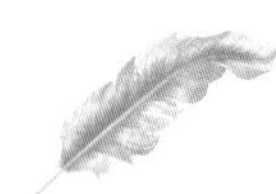

Note

（五）肛门直肠瘘

肛门直肠瘘简称肛瘘（anal fistula），有内口和外口，内口在直肠或肛管内，瘘管经过肛门软组织开口于肛门周围皮肤。肛瘘多为肛管或直肠周围脓肿与结核所致，不易愈合。检查时肛门周围皮肤有瘘管开口，开口处可伴有分泌物，在直肠或肛管内可见瘘管的内口或伴有硬结。

（六）直肠脱垂

直肠脱垂（proctoptosis）又称脱肛（anal prolapse），是指肛管、直肠或乙状结肠下端的肠壁部分或全层向外翻而脱出于肛门外。多见于营养不良、年老体弱者，造成腹压增加的因素也可导致脱肛，如便秘、腹泻、多次分娩、慢性咳嗽、排尿等。检查时受检者取蹲位，观察肛门外有无突出物。如无突出物或突出不明显，让受检者屏气做排便动作，肛门外见紫红色球状物，且随排便用力脱出更明显，此为直肠部分脱垂。停止排便时，直肠部分脱垂常可回复至肛门内。若突出物停止排便后不易回复至肛门内，呈椭圆形块状物，表面有环行皱襞，即为直肠完全脱垂。

三、触诊

肛门和直肠触诊通常称为肛诊或直肠指诊（图 40-8）。触诊前应保护好受检者隐私，告知受检者检查的目的和注意事项，以便让受检者更好地配合检查。

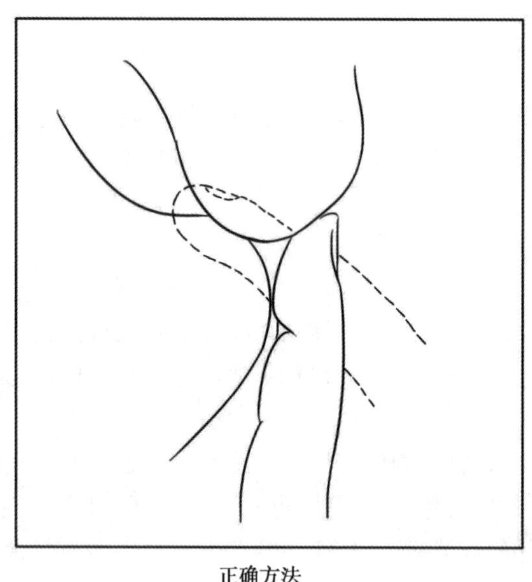

正确方法

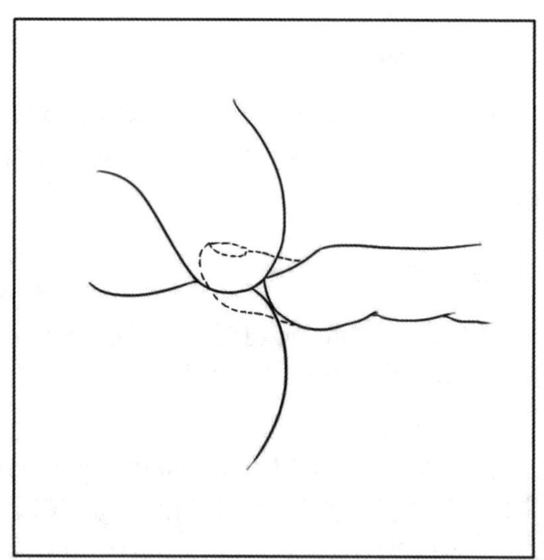

错误方法

图 40-8 肛诊、直肠指诊示意图

直肠指诊时，检查者戴好手套，将左手放在受检者臀部，先用液状石蜡或凡士林润滑右手示指，然后放在肛门边缘，用指腹轻轻按摩，等受检者肛门适应放松后，再徐徐插入肛门、直肠内。先检查肛门及肛门括约肌的紧张度，再查肛管及直肠的内壁。注意有无压痛及黏膜是否光滑、有无肿块及搏动感。对男性还可触诊前列腺与精囊，对女性则可检查子宫颈、子宫、输卵管等，必要时配用双合诊。结束直肠指诊时要告知受检者将要退出手指，将手指轻柔地退出；手指抽出时应观察指套表面有无黏液或血迹。

直肠指诊时应注意有无以下异常改变：①直肠剧烈疼痛，常因肛裂及感染引起；②触痛伴有波动感，见于肛门、直肠周围脓肿；③直肠内触及柔软、光滑而有弹性的包块常为直肠息肉(proctopolypus)；④触及坚硬、表面凹凸不平的包块，应考虑直肠癌；⑤指诊后指套表面有黏液、脓液或血液，表明有炎症或伴有组织破坏，应取其涂片镜检或做细菌学检查，必要时应配合纤维结肠镜检查，以助诊断。

（蒋文功）

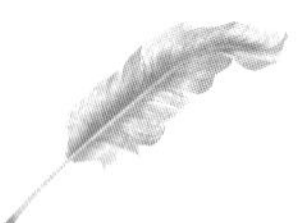

第四十一章

脊柱与四肢检查

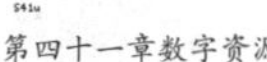

第四十一章数字资源

学习目标

1. **知识**：概述脊柱与四肢检查的相关要点及顺序。总结脊柱及四肢正常的活动范围。列举脊柱及四肢的正常形态表现及相关病理状态下的体格检查特征。
2. **能力**：在人体模型上进进行针对运动系统的正确体格检查，熟悉检查手法及要点。
3. **素养**：考虑体格检查的私密性及重要性，尊重患者隐私，注意保护患者身体重要部位，避免过度暴露等。尤其是对异性患者体检时，要充分考虑患者的接受程度及对情感方面的影响。
4. **掌握**：脊柱查体的相关手法及顺序，以及病理情况下的相关检查禁忌证等；四肢关节系统检查的正确方法，以及特殊检查阳性体征所代表的临床意义。

第一节　脊柱检查

脊柱（spine）是支撑体重、维持躯体各种姿势的重要支柱，并作为躯体活动的枢纽。脊椎由 7 个颈椎、12 个胸椎、5 个腰椎、5 个骶椎、4 个尾椎构成。脊柱有病变时，主要表现为疼痛、姿势或形态异常以及活动度受限等。脊柱检查时按视、触、叩的顺序进行。

一、脊柱弯曲度

（一）生理性弯曲

1. 侧面观　正常人直立时，从侧面观察脊柱有 4 个生理弯曲，即颈椎段稍向前凸，胸椎段稍向后凸，腰椎段明显向前凸，骶椎段明显向后凸（图 41-1），呈 S 形弯曲。

2. 背面观　从背面观察，正常脊柱位于躯干的正中位，垂直无侧弯。直立并两手下垂时，颈后正中最突出的隆起为第 7 颈椎的棘突（是计数脊柱椎体位置的重要骨骼标志），两侧肩胛冈连线通过第 3 胸椎棘突，第 8 胸椎棘突在两侧肩胛骨下角连线上，第 3 腰椎棘突通过脐水平，第 4 腰椎棘突通过两侧髂嵴高点连线。

检查方法：让受检者脱去上衣，充分暴露躯干，取站立位或坐位，双手自然下垂于身体两侧。从后面观察脊柱有无侧弯，轻微侧弯需配合触诊确定。触诊手法：用示指、中指沿脊椎的

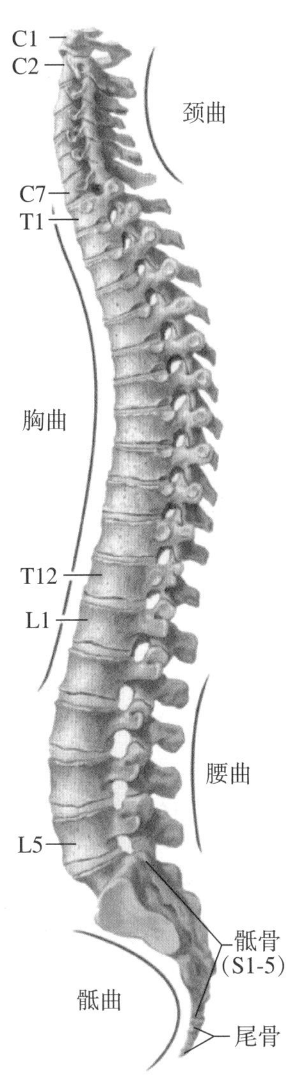

图 41-1　脊柱生理弯曲

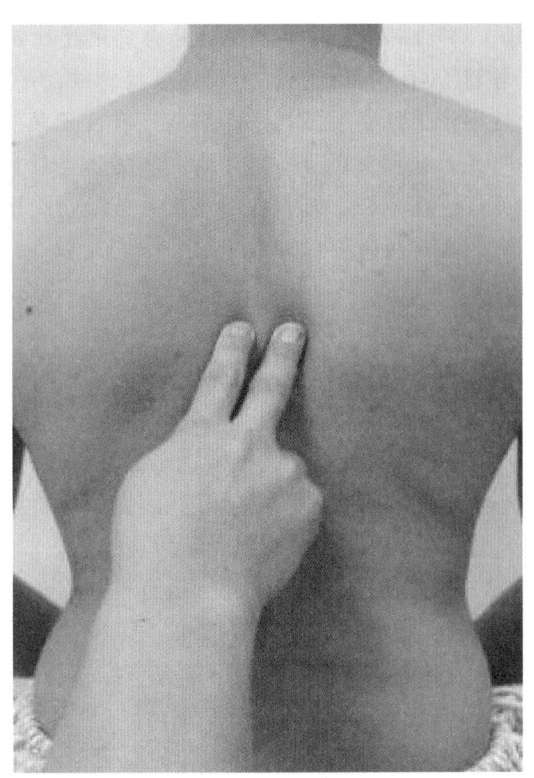

图 41-2　脊柱触诊

棘突以适当的压力，至上而下滑行。划压后皮肤出现一条红色充血痕，正常人此划痕平直。以此痕为标准，观察脊柱有无侧弯（图 41-2）。

（二）形态异常

1. 颈椎变形　颈部检查需观察自然姿势有无异常，如受检者立位时有无侧偏、前屈、过度后伸和僵硬感。颈侧偏见于先天性斜颈，受检者头向一侧倾斜，患侧胸锁乳突肌隆起。

2. 脊柱后凸　脊柱过度后弯称为脊柱后凸（kyphosis），多发生于胸段脊柱，俗称驼背（gibbus），表现为前胸部凹陷，头颈部前倾。常见病因如下。

（1）佝偻病：多见于儿童，坐位时胸段明显均匀性向后弯曲，仰卧位时弯曲可消失，称佝偻病胸（rachitic chest）。

（2）结核病：多见于青少年，以胸椎椎体结核多见。由于椎体骨质被破坏、压缩，棘突明显向后凸出，形成特征性的成角畸形。

（3）强直性脊柱炎（ankylosing spondylitis，AS）：多见于成年人，脊柱胸段呈弧形（或弓形）后凸，常有脊柱强直性固定，仰卧位时亦不能伸直。

微整合

临床应用

强直性脊柱炎

强直性脊柱炎（AS）属风湿病范畴，病因不明，是一种主要侵犯脊柱，并累及骶髂及周围关节的慢性进行性炎性疾病，严重者可发生脊柱畸形和强直。可造成不同程度的眼、肺、肌肉、骨骼病变，是自身免疫性疾病。青年男性多见，高发年龄为 15 ~ 30 岁。与 HLA-B27 呈强关联。该病起病隐匿，早期可无任何临床症状。多首先侵犯骶髂关节，后逐步上行发展至颈椎。早期可有慢性腰痛或伴有关节周围肌肉痉挛，有僵硬感，晨起明显。也可表现为夜间疼痛，非甾体类抗炎药可缓解症状。但随着病情发展，腰背部及关节疼痛减轻，而各脊柱段及关节活动受限和畸形，晚期整个脊柱和下肢变成僵硬的弓形，向前屈曲。

（4）脊椎退行性变：多见于老年人，椎间盘退行性萎缩，骨质退行性变，胸腰椎后凸曲线增大，造成胸椎明显后凸，形成驼背。

（5）其他：外伤性胸椎椎骨压缩性骨折，可造成脊柱后凸，可发生于任何年龄段；老年骨质疏松患者椎体可反复发生压缩性骨折，致使胸椎后凸；青少年胸段下部及腰段均可后凸，常见于发育期姿势不良及脊椎骨软骨炎患者。

3．脊柱前凸（lordosis） 指脊柱过度前凸性弯曲，以腰段脊柱多见。表现为站立时腹部明显前凸、腰后部凹陷曲线加深、臀部明显后凸。多由于生理性妊娠晚期、病理性大量腹水、腹腔巨大肿瘤、脊椎滑脱症、髋关节结核及先天性髋关节后脱位等所致。

4．脊柱侧凸（scoliosis） 指脊柱离开后正中线向左或右偏曲。根据侧凸发生部位不同，分为胸段侧凸、腰段侧凸及胸腰段联合侧凸（S 形或反 S 形）。根据侧凸的性状和病因分为姿势性和器质性两种。

（1）姿势性侧凸（posture scoliosis）：无脊柱结构的异常。脊柱的弯曲度多不固定，站立时可见到侧凸，改变体位如平卧位或向前弯腰时脊柱侧凸可消失。常见原因有：①儿童发育期坐、立姿势不端正。②代偿性侧凸，可因双下肢不等长导致。③脊髓灰质炎后遗症。④坐骨神经性侧凸，常因椎间盘突出所致，是患者改变体位，放松对神经根压迫的一种保护性措施。突出的椎间盘位于神经根外侧时，腰椎突向患侧；位于神经根内侧时，腰椎突向健侧等。

（2）器质性侧凸（organic scoliosis）：其特点是改变体位不能使侧凸得到纠正。常见病因：先天性脊柱发育不全、慢性胸膜肥厚、胸膜粘连及肩部或胸廓畸形等。

二、脊柱活动度

1．正常活动度 正常人脊柱有一定活动度，但各部位活动范围有明显差异。颈椎段和腰椎段的活动范围最大；胸椎段活动范围较小；骶椎和尾椎已融合成骨块状，几乎无活动性。

脊柱活动度检查方法：受检者站立，骨盆固定，分别对颈椎、胸椎、腰椎做前屈、后伸、左右侧弯、左右旋转等动作，以观察脊柱的活动情况及有无变形。已有脊柱外伤可疑骨折或关节脱位时，应避免脊柱活动的检查，以防止损伤脊髓。

正常人直立、骨盆固定的条件下，颈段、胸段、腰段的活动范围参考值见表 41-1。

表 41-1 颈、胸、腰椎及全脊柱活动范围

	前屈	后伸	左右侧弯	旋转度（一侧）
颈椎	35° ～ 45°	35° ～ 45°	45°	60° ～ 80°
胸椎	30°	20°	20°	35°
腰椎	75° ～ 90°	30°	20° ～ 35°	30°
全脊柱	128°	125°	73.5°	115°

注：由于年龄、活动训练以及脊柱结构差异等因素，脊柱活动范围存在较大的个体差异

2. 活动受限 对患者进行脊柱活动度检查，如达不到正常活动范围，甚至出现疼痛或僵硬，提示脊柱活动受限。颈椎、腰椎段活动受限常见于：颈部、腰部肌肉肌纤维炎及颈肌韧带劳损；颈椎、腰椎骨质增生；颈椎、腰椎结核或肿瘤浸润；颈椎、腰椎外伤、骨折或关节脱位；腰椎间盘突出；腰椎椎管狭窄等。

三、脊柱压痛与叩击痛

1. 压痛 脊柱压痛的检查方法：受检者采用端坐位，身体稍向前倾，检查者以右手拇指从枕骨粗隆开始自上而下逐个按压脊椎棘突（高处为棘突，低处为棘间）及椎旁肌肉。正常人棘突及椎旁肌肉均无压痛。如有压痛，提示压痛部位可能有病变，并以第 7 颈椎棘突为标志计数病变椎体的位置。棘突压痛，提示脊椎骨病变，常见于脊椎结核、椎间盘脱出、脊椎外伤或骨折、肿瘤。若椎旁肌肉压痛，常见于腰背肌纤维炎或劳损。

2. 叩击痛 叩击痛对深部病变反应比压痛更敏感，可早期发现病变。常用的脊柱叩击方法有两种（图 41-3）。

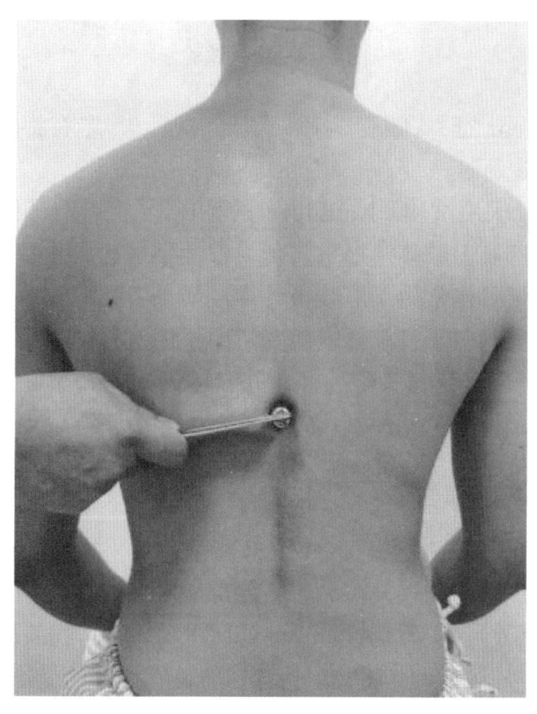

图 41-3 脊柱叩击痛检查手法

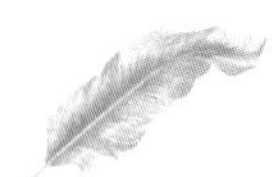

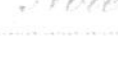

（1）直接叩击法：用中指或叩诊锤自上而下垂直叩击各椎体的棘突，多用于检查胸椎与腰椎（图 41-3）。

（2）间接叩击法：嘱受检者取端坐位，检查者将左手掌置于受检者头顶部，右手半握拳以小鱼际肌部位叩击左手背，力度适当，了解受检者脊椎各部位有无疼痛。正常人脊柱无叩击痛。如出现疼痛，提示疼痛部位有病变，常见于脊椎炎、椎间盘突出、脊椎结核或肿瘤及骨折。对颈椎病或颈椎间盘突出症患者进行间接叩诊，可同时出现上肢放射性疼痛。

四、脊柱检查的几种特殊试验

（一）颈椎特殊试验

1．Jackson 压头试验（后仰位椎间孔挤压试验） 受检者取端坐位，检查者双手重叠置于其头顶部，向下加压（图 41-4）。如患者出现颈痛或上肢放射痛，即为阳性。多见于颈椎病及颈椎间盘突出症。

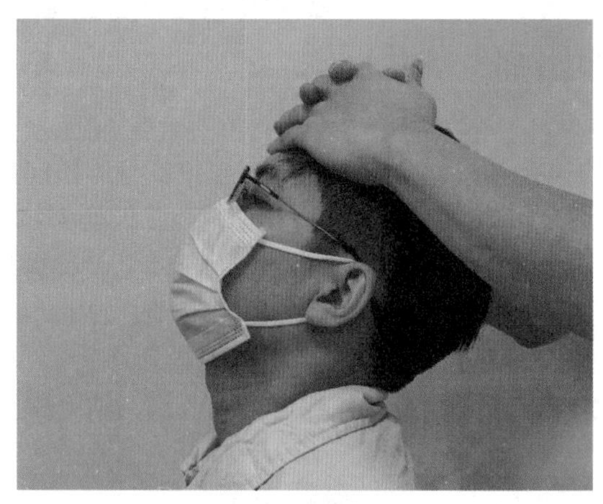

图 41-4 压头试验

2．前屈旋颈试验（Fenz 征） 嘱受检者头颈部前屈，并左右旋转，如颈椎处疼痛，则属阳性，多提示颈椎小关节退行性改变。

3．颈静脉加压试验（压颈试验，Naffziger 试验） 受检者取仰卧，检查者双手指按压受检者两侧颈静脉，如其颈部及上肢疼痛加重，则为根性颈椎病，此乃因脑脊液回流不畅致蛛网膜下腔压力增高所致。此试验也常用于下肢坐骨神经痛患者的检查，颈部加压时若下肢症状加重，则提示其坐骨神经痛症状源于腰椎管内病变，即根性坐骨神经痛。

4．旋颈试验 受检者取坐位，头略后仰，并自动向左、右做旋颈动作。如受检者出现头昏、头痛、视物模糊，提示椎动脉型颈椎病。

（二）腰骶椎特殊试验

1．摇摆试验 受检者平卧，屈膝、髋，臀部离床，双手抱于膝前。检查者手扶受检者双膝，左右摇摆，如腰部疼痛则为阳性。多见于腰骶部病变。

2．拾物试验（弯腰试验） 实质是检查脊柱前屈运动。将一物品放在地上，嘱受检者拾起。正常人先弯腰然后屈膝或不屈膝，俯身将物品拾起。脊柱有病变的受检者拾物时，不能弯腰，而是小心翼翼地屈膝下蹲并以一手扶膝以支起僵直的脊柱，腰部挺直地用手接近物品，此即拾物试验阳性，说明脊柱前屈运动障碍。多见于腰椎病变如腰椎间盘突出、腰肌外伤及炎症。

3．直腿抬高试验（Lasegue 征） 受检者仰卧，双下肢平伸，检查者一手握受检者踝部，另一手置于大腿伸侧，分别做双侧直腿抬高动作，腰与大腿正常可达 80° ～ 90°（图 41-5）。若抬高不足 70°，且伴有下肢后侧的放射性疼痛，则为阳性。见于腰椎间盘突出症、坐骨神经痛。

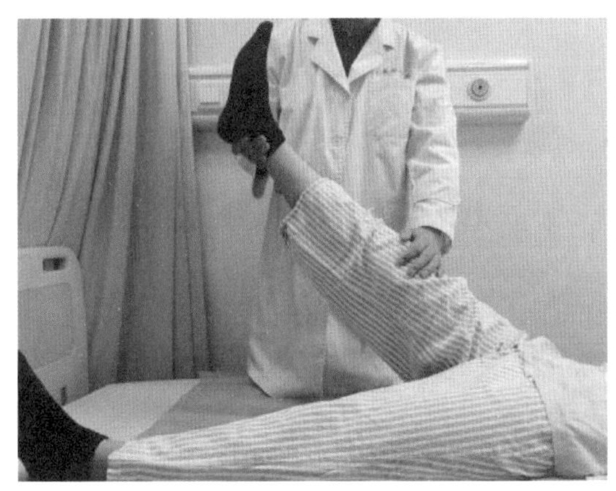

图 41-5　直腿抬高试验

4．屈颈试验（Linder 征） 受检者仰卧或端坐，检查者一手置于其胸前，另一手置于枕后，缓慢上抬其头部，使颈前屈，若出现下肢放射痛，则为阳性。见于根肩型腰椎间盘突出症。其机制是屈颈时，硬脊膜上移，脊神经根被动牵扯，加重了突出的椎间盘对神经根的压迫，因而出现下肢的放射痛。

5．股神经牵拉试验 受检者俯卧，髋、膝关节完全伸直。检查者将一侧下肢抬起，使髋关节过伸（图 41-6），如大腿前方出现放射痛，则为阳性。可见于高位腰椎间盘突出症（L2 ～ 3 或 L3 ～ 4）患者。其机制是上述动作加剧了股神经本身及组成股神经的 L2 ～ 4 神经根的紧张度，加重了对受累神经根的压迫，因而出现上述症状。

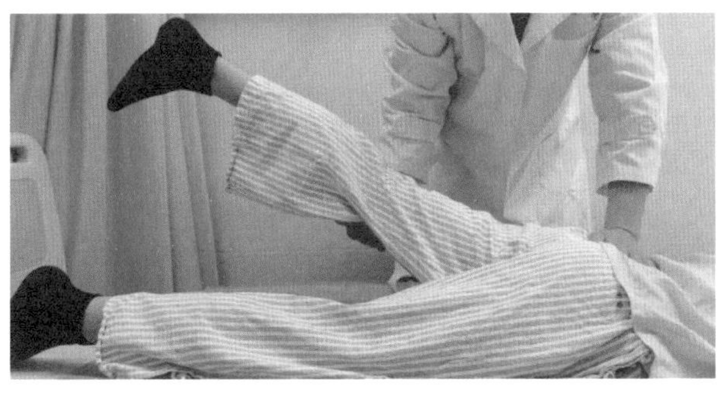

图 41-6　股神经牵拉试验

6．Schober 试验 受检者直立，检查者以两髂后上棘连线的中点为起点向上 10 cm，测量此两点之间的距离；嘱患者最大程度弯腰（双膝直立），再测此两点间的距离。若弯腰时较直立时增加小于 4 cm 则为阳性，提示脊柱活动度减小。多用于强直性脊柱炎的检查。

第二节　四肢及关节检查

四肢及关节的检查以视诊和触诊为主，两者互相配合进行，特殊情况下采用叩诊和听诊。

正常人的四肢与关节左右对称，比例及形态正常，活动不受限。四肢检查除大体形态和长度外，应以关节检查为主。关节检查注意是否有形态改变、压痛和运动异常。关节运动的检查包括主动和被动运动检查，检查时注意观察关节运动的范围和速度。

一、上肢

（一）上肢形态异常

1．指甲异常 正常指甲表面光滑、润泽、长大于宽，矮胖者指甲近乎方形，瘦长者指甲长而狭。常见异常如下。

（1）匙状甲（koilonychia）：亦称反甲，表现为指甲中央凹陷，边缘翘起，指甲变薄、表面粗糙有条纹（图 41-7），常为组织缺铁和某些氨基酸代谢障碍之故。见于缺铁性贫血和高原疾病，偶见于风湿热、甲癣等。

（2）指甲变厚起嵴：表现为指甲变厚，表面不平、无光泽，有与长轴一致的突起。见于老年人、上肢动脉供血不足或上肢神经麻痹等患者。

2．肢体异常 常见异常如下。

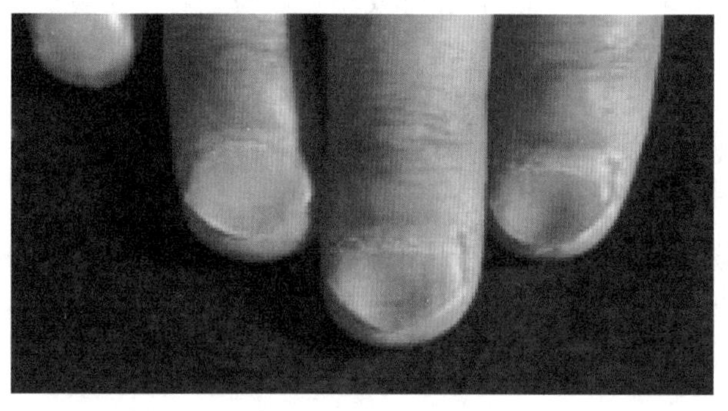

图 41-7 匙状甲

（1）杵状指（趾）（acropachy）：表现为指或足趾末端指节增生、肥厚，膨大呈杵状（鼓槌状），指（趾）甲背面及甲根部亦膨胀，呈拱形隆起（图 41-8），发生机制认为与肢体末端慢性缺氧、代谢障碍及中毒等损害有关。引起杵状指（趾）的常见病因有：①呼吸系统疾患，如支气管肺癌、慢性肺脓肿、脓胸、支气管扩张症等；②心血管疾病，如发绀型先天性心脏病、亚急性感染性心内膜炎等；③营养障碍性疾患，如肝硬化、慢性溃疡性结肠炎等。

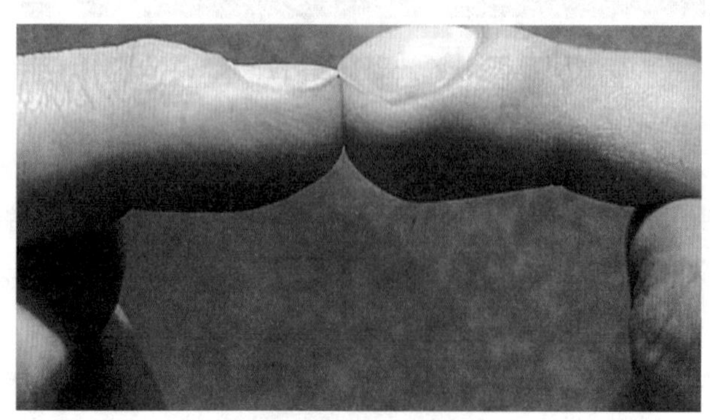

图 41-8 杵状指

(2) 肢端肥大症（acromegaly）：表现为骨骼末端、软组织及韧带等均增生、肥大，致使肢体末端部位异常粗大，尤以手、足、面部等部位表现更突出。见于腺垂体嗜酸性粒细胞瘤或增生，为生长激素分泌过多所致。

(3) 猿手：表现为鱼际肌瘫痪，拇指不能外展，处于内收位，形如猿猴之手。见于正中神经麻痹、进行性肌萎缩及脊髓灰质炎等患者。

(4) 蜘蛛指：表现为腕部与手掌狭长，五指长而尖细。见于马方综合征（Marfan syndrome）和先天性性腺功能不全症患者。

微整合

临床应用

马方综合征

马方综合征是一种遗传性结缔组织病，为常染色体显性遗传病，男性多于女性。病变可累及眼、肺、硬脊膜、心血管系统等。常见晶状体脱位、高度近视、视网膜剥离、心脏瓣膜异常和主动脉瘤等。在运动系统方面主要表现为四肢、手指、脚趾细长、蜘蛛指（趾），身高异常、比例不匀称，上身长于下身。长头、面窄、高腭弓、耳大且低位。皮下脂肪偏少，韧带、肌腱及关节囊松弛，关节活动度较大。可合并鸡胸、脊柱侧弯及脊柱裂等。

（二）上肢关节

1. 肩关节（shoulder joint）

(1) 外形：嘱患者脱去上衣，取坐位，在良好灯光下观察双肩外形。正常双肩对称，呈弧形。异常形态包括：①肩胛骨位置过高：见于先天性肩胛骨高位畸形、前锯肌瘫痪侧、斜颈的患侧等。②翼状肩：表现为肩胛骨内侧缘向后翘起呈翼状，尤以双手用力推物时表现更为明显。见于胸长神经麻痹、前锯肌或菱形肌麻痹、进行性肌营养不良及进行性肌萎缩等。③肩胛骨位置过低（亦称垂肩）：见于锁骨骨折、肩锁关节脱位、胸廓畸形的患侧、斜方肌瘫痪侧等。④方肩：肩关节弧形轮廓消失，肩峰突出。从正面看，其轮廓形如直角，故称方肩。见于三角肌萎缩、肩关节脱位及外科颈骨折等。

(2) 运动：检查时嘱受检者做自主运动，观察有无活动受限，或检查者固定肩胛骨，另一手持前臂进行多个方向的活动。肩关节外展可达 90°，内收 45°，前屈 90°，后伸 35°，旋转 45°。肩关节周围炎时，关节各方向的活动均受限，称冻结肩；冈上肌腱炎时，肩关节外展到 60° 范围时感疼痛，超过 120° 时则消失。肩关节外展开始即痛，但仍可外展，见于肩关节炎。正常人将手放在对侧肩上时，肘部可贴在胸壁上（图 41-9）。而在肩关节脱位时，患侧手放在健侧肩上时，肘部不能贴在胸壁上，呈杜加斯（Dogas）征阳性。

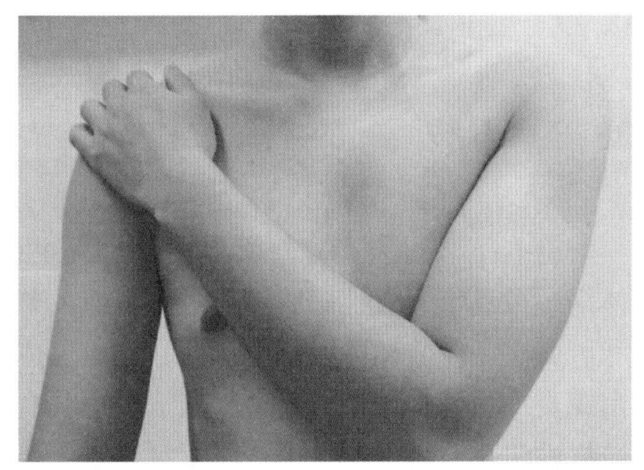

图 41-9　肩关节脱位检查法

2．肘关节（elbow joint）

（1）形态：正常肘关节双侧对称，伸直时肘关节轻度外翻，称提携角，正常为 5° ～ 15°。检查此角时嘱受检者伸直两上肢，手掌向前，左右对比。异常形态如下：①肘关节肿胀：正常人伸肘时，鹰嘴外侧有凹窝，是肘关节的最表浅处。肘关节肿胀时表现为肘部凹窝变浅或消失。见于肘关节创伤、炎症、结核及风湿病等。②鹰嘴周围肿块：此部位肿块特点是于屈肘时视诊肿块最明显。见于类风湿结节、风湿及类风湿关节炎皮下小结等。③肘后三角形态异常：正常肘关节伸直时，肱骨内、外上髁与尺骨鹰嘴位于一直线上。屈肘 90° 时，此三点呈一等腰三角形（以内、外上髁的连线为底边），临床称为肘后三角。此三角形异常见于肘关节脱位、肘关节骨折等骨性关系的破坏。④肘内翻及肘外翻：提携角＞ 15° 为肘外翻畸形，见于肱骨外上髁破坏或骨折及肱骨外上髁脱位和炎症等；提携角＜ 0° 为肘内翻畸形。

（2）运动：肘关节只能做屈伸运动，屈位至前臂与上臂相贴且握拳，屈腕拇指可触及同侧肩部。肘关节活动正常时屈 135° ～ 150°，伸 10°，旋前（手背向上转动）80° ～ 90°，旋后（手背向下转动）80° ～ 90°。

3．腕关节（wrist joint）

（1）形态：正常时手掌与前臂在同一直线上，如手掌朝前，则前臂处于旋后位。常见形态异常有：①腱鞘囊肿：多表现为腕关节背面或桡侧呈圆形、无痛性、触之硬韧的包块，如推动此包块，可沿肌腱方向轻度移动，见于肌腱劳损。②腱鞘滑膜炎：表现为在腕关节的背侧面或掌侧面的结节状隆起，触之柔软，可有压痛，见于类风湿关节炎。

（2）运动：①中位：即手掌与前臂在同一直线上，以及前臂旋后位的标准体位。以此定运动方向。②屈：即掌屈（前屈），为 50° ～ 60°。③伸：即背伸，约 40°。④内收：即向小指方向偏斜，或称尺偏斜，约达 30°。⑤外展：即向拇指方向偏斜，或称桡偏斜，约为 15°。

4．指关节（finger joint）

（1）形态：指关节形态异常常见于以下情况。①梭形指：表现为指间关节呈梭形肿胀性畸形，多为双手对称性改变。早期关节局部红、肿、痛，晚期则呈现强直性改变，活动受限，且手腕及手指向尺侧偏斜。见于类风湿关节炎。②爪形手（claw hand）：表现为手指关节呈半屈曲位，形如鸟爪样或抓物样的畸形姿势。见于脊髓空洞症、脊髓灰质炎、多发性神经炎及麻风。

（2）运动：各指关节可伸直、屈曲及紧握成拳。最简单易行的检查方法是让受检者做快速握拳和快速伸开手指动作，如完成则说明指关节运动正常。具体检查方法为取中位，即五指伸直并拢为 0°。①屈：即掌屈约 90°。②伸：即伸直位，正常可伸至 0°，或可稍过伸。③内收：即五指以中指为中心并拢。④外展：即五指以中指为中心分开，为 30° ～ 40°。

二、下肢

检查下肢时应充分暴露检查部位，注意双侧是否对称，如双下肢长度是否相等，一侧肢体缩短可见于先天性短肢畸形、骨折或关节脱位。并观察双下肢外形是否一致，有无静脉曲张和肿胀。一侧肢体肿胀见于深静脉血栓形成、淋巴管阻塞等。肿胀伴皮肤发红、灼热，见于蜂窝织炎或血管炎。还需要观察双下肢皮肤有无出血点、溃疡及色素沉着，皮肤色素沉着见于下肢慢性溃疡、慢性皮炎等。注意对比双侧肢体皮温情况，危重疾病、休克患者常有四肢厥冷。对比双侧足背动脉、胫后动脉、腘动脉的搏动强度及皮温是否对称，协助判断肢体动脉的血供情况。

（一）髋关节

1．形态异常

（1）臀部肿胀：表现为一侧臀部肿胀，可伴有活动受限。见于髋关节后脱位、坐骨结节滑囊炎、髋关节慢性化脓性关节炎及臀大肌深部脓肿等患者。

（2）臀部萎缩：表现为一侧臀肌缩小。见于髋关节结核及脊髓灰质炎等患者。

（3）股部（股三角）深部肿块：表现为局部饱满，触之可及肿块。见于髋关节前脱位的股骨头、髂腰肌寒性脓肿或滑囊炎等。

（4）畸形：受检者取仰卧位，双下肢伸直，并使两侧髂前上棘连线与躯干正中线保持垂直，腰部放松，腰椎放平，贴床面，观察关节有无畸形。如有畸形，多见于髋关节脱位、股骨干及股骨头骨折错位。①内收畸形：正常时双下肢可伸直并拢，如一侧下肢超越躯干中线向对侧偏移，且不能外展，则为内收畸形；②外展畸形：下肢离开中线，向外侧偏移，不能内收，为外展畸形；③旋转畸形：仰卧位时，正常髌骨及趾指向上方，若向内外侧偏斜，为髋关节内外旋转畸形。

2．步态异常

（1）跛行：①疼痛性跛行：髋关节疼痛，难以负重行走，见于髋关节结核、股骨头坏死、髋关节滑膜炎；②短肢跛行：一侧下肢缩短 3 cm 以上可出现跛行，见于脊髓灰质炎后遗症。

（2）鸭步：走路时双腿分开的距离较宽，左右摇摆，见于先天性双髋关节脱位、髋内翻及脊髓灰质炎。

（3）呆步：步行时下肢向前甩出，并转动躯干，步态呆板，见于髋关节强直、化脓性髋关节炎。

3．压痛　髋关节位置深，一般只能触诊其体表位置，腹股沟韧带中点后下 1 cm，再向外 1 cm，触诊此处有无压痛及波动感。髋关节积液时可有波动感，如此处硬韧饱满，可能为髋关节前脱位，若此处空虚，可能为后脱位。

4．活动度　髋关节活动度检查方法和活动范围见表 41-2。

表 41-2　髋关节活动度检查方法和活动范围

检查内容	检查方法	活动度
屈曲	受检者仰卧，检查者一手按压髂嵴，另一手将屈曲的膝关节推向前胸	130° ～ 140°
后伸	受检者俯卧，检查者一手按压臀部，另一手握小腿下端，屈膝 90° 后上提	15° ～ 30°
内收	受检者仰卧，两腿伸直，双手握其两足，使双腿充分分离	20° ～ 30°
外展	受检者仰卧，两腿伸直，双手握其两足，使两腿充分交叉	35° ～ 45°
旋转	受检者仰卧，屈髋屈膝，两膝并拢，两足充分分离为内旋；受检者仰卧，屈髋屈膝，两足跟并拢，两膝充分分离为外旋	45°

（二）膝关节

1．形态异常

（1）膝内翻：嘱受检者暴露双膝关节，采取站立位或平卧位进行检查，直立时双腿并拢，若双足内踝部靠拢，双膝因两侧胫骨的向外侧弯曲而呈现“O”形，则称为膝内翻（O 形腿）。见于佝偻病、膝关节退行性骨关节病等。

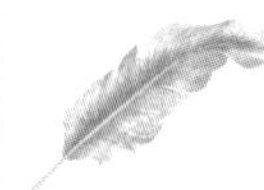

（2）膝外翻：受检者直立，双侧膝关节靠拢时，双侧小腿部却斜向外方，双踝分开，呈现

"X"形分离，称为膝外翻（X 形腿）。见于小儿佝偻病。

（3）膝反张：膝关节过度后伸形成向前的反屈状。见于脊髓灰质炎后遗症及膝关节结核。

（4）肿胀：①表现多为一侧膝关节红、肿、热、痛，并影响活动功能，见于类风湿关节炎活动期、痛风性关节炎急性发作期等；②表现为反复受外力后关节腔或皮下出血，关节增生、肿胀，见于血友病；③表现为关节腔内有过多液体积聚，关节明显肿胀，于触诊时出现浮髌现象。

（5）肌萎缩：膝关节病变时，因疼痛影响步行，常导致相关肌肉的失用性萎缩，常见于股四头肌及内侧肌萎缩。

2．压痛　膝关节炎症时，双膝眼处压痛；髌骨软骨炎时，髌骨两侧有压痛；膝关节间隙压痛提示半月板损伤；侧韧带损伤时，压痛点多位于韧带上下两端的附着处；胫骨结节骨骺炎时，压痛点位于髌韧带在胫骨的止点处。

3．肿块　应注意大小、硬度、活动度，有无压痛、波动感。髌骨前方肿块，伴可触及囊性感，见于髌前滑囊炎；膝关节间隙处可触及肿块，且伸膝时明显，屈膝后消失，见于半月板囊肿；胫前上端或股骨下端有局限性隆起，无压痛，多为骨软骨瘤；腘窝处出现肿块，有囊肿感，多为腘窝囊肿，如伴有与动脉同步的搏动，见于动脉瘤。

4．摩擦感　一手置于患膝前方，另一手握住小腿，做膝关节屈伸动作，感觉膝部摩擦感。

5．活动度　膝关节屈曲可达 120° ~ 150°，伸 5° ~ 10°，内旋 10°，外旋 20°。

6．几种特殊检查

（1）浮髌试验（floating patella test）：嘱受检者取仰卧位，下肢伸直放松，检查者一手压迫髌上囊，使关节液集于关节腔内，另一手示指垂直按压髌骨并迅速抬起，按压时髌骨与关节面有碰触感，松手时髌骨浮起，为阳性。提示中等量（50 ml）以上关节积液（图 41-10）。

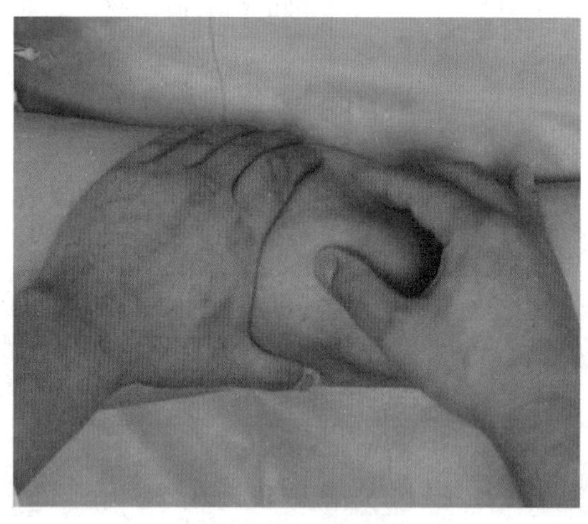

图 41-10　浮髌试验

（2）麦氏征（McMurray sign）：嘱受检者仰卧，检查者一手握住受检者足部，另一手手掌张开置于膝关节，拇指与其余四肢分别放在膝关节内、外侧间隙处，屈髋、屈膝的同时小腿内、外旋，在施加内、外翻应力作用下反复多次行膝关节屈伸动作。若诱发膝关节疼痛，为阳性，提示半月板损伤可能。

（3）抽屉试验：分为前、后抽屉试验。检查时受检者取仰卧位，屈膝 90°，屈髋 45°，检查者双手放置于膝关节周围，双手拇指按压在膝关节前方关节线上，其余四指放置于膝关节后方（图 41-11）。做前抽屉试验时，对胫骨施加向前方应力，检查胫骨前移幅度。若前移幅度过大，则为阳性，提示前交叉韧带损伤可能。做后抽屉试验时，对胫骨施加向后方应力，检查胫骨后移幅度。若向后移幅度过大，则提示后交叉韧带损伤可能。

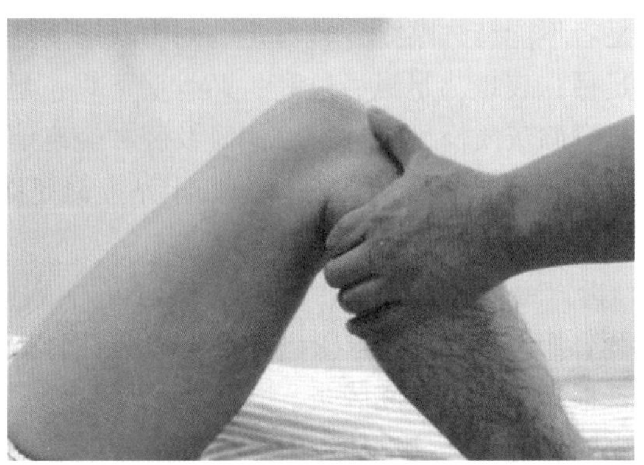

图 41-11 抽屉试验

（4）Lachman 试验：为屈膝 30° 前抽屉试验。受检者仰卧或俯卧位，屈膝 30°。检查者用一只手固定大腿，另一只手向前（Lachman 试验）或向后（反 Lachman 试验）移动胫骨（图 41-12）。阳性结果提示有前交叉韧带或后交叉韧带损伤。

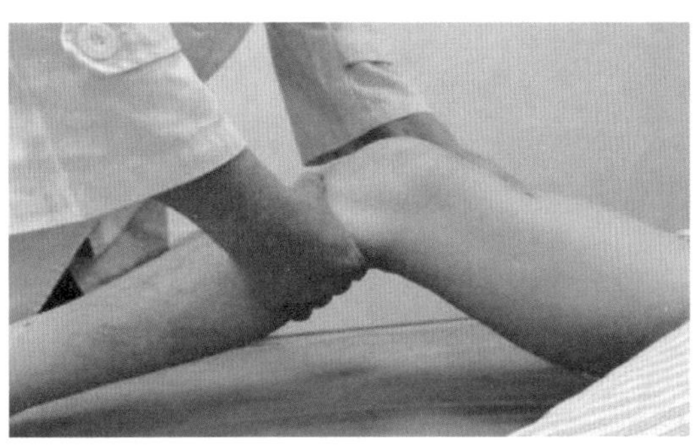

图 41-12 Lachman 试验

（三）踝关节及足

检查踝关节及足部时，让受检者采取站位和坐位进行，必要时需受检者步行，通过步态观察是否异常。

1．肿胀

（1）匀称性肿胀：正常踝关节两侧可见内外踝轮廓，跟腱两侧各有一凹陷区，踝关节背伸时，可见伸肌腱在皮下走行，踝关节肿胀时以上结构消失，见于踝关节扭伤、结核、化脓性关节炎、类风湿关节炎等。

（2）局限性肿胀：足背或内、外踝下方局限肿胀见于腱鞘炎、腱鞘囊肿；跟骨结节处肿胀见于跟腱周围炎；第 2、3 跖趾关节背侧或跖骨干局限性肿胀，可能为趾骨头无菌性坏死、骨折引起；足趾皮肤温度变冷、肿胀，皮肤呈乌黑色，见于缺血性坏死。

2．畸形 足部畸形常见的有如下几种。

（1）足内翻、足外翻：正常人在膝关节固定时，足掌可向内、外翻各约 35°。如若足掌活动呈固定性内翻、内收的畸形位，而外踝异常隆起，且比健侧足位置低，则称为足内翻；若足掌活动呈固定性外翻、外展的畸形位，而内踝异常隆起且比外踝低（正常人外踝比内踝低），则称为足外翻。足内、外翻畸形多见于先天性畸形、脊髓灰质炎后遗症及脊柱裂患者。

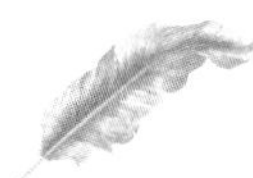

（2）平跖足：亦称扁平足。正常人站立时足掌与足跟间的内侧有高约 1 cm 的空隙，称足弓。若足底变平，站立时足底内侧空隙消失，故足心落地，称平足，见于先天异常、足底韧带松弛及下肢肌无力者。平足者不能持久站立，且行走的耐力及速度均受影响。

（3）弓形足：亦称高足弓。表现为足纵弓过高、跖骨头下垂、足底软组织异常缩短，站立时足底中部不能着地。见于脊髓灰质炎、脊柱裂、偏瘫及胫神经麻痹等患者。

（4）马蹄足：表现为足前部不能提起，跟腱挛缩，于站立时足跟悬空，只能以前足着地。主因胫前肌瘫痪。见于脊髓灰质炎、脊柱裂患者。

3．压痛 内外侧踝骨折、跟骨骨折、韧带损伤局部均可出现压痛；第 2、3 跖骨头处压痛，见于跖骨头无菌性坏死；第 2、3 跖骨干压痛，见于疲劳性骨折；跟腱压痛，见于跟腱腱鞘炎；足跟内侧压痛，见于根骨骨棘或跖筋膜炎。

4．活动度 正常直立时，足与小腿呈直角位。踝关节运动背屈约 40°，屈（趾屈）约 30°，内翻、外翻各约 35°。

（蒋文功）

第四十二章

神经系统检查

第四十二章数字资源

神经系统包括中枢神经系统和周围神经系统，是人体内结构和功能最复杂的系统，临床中对于神经系统疾病的诊断要求先通过定位诊断查明病变部位，再行进一步的病变原因定性诊断。神经系统检查通常按照脑神经—运动功能—神经反射—感觉功能—自主神经系统的顺序进行。

第一节　脑神经检查

脑神经（cranial nerve）共有 12 对，根据神经功能进行分类，可将 12 对脑神经分为三类：①特殊感觉神经（嗅神经、视神经、前庭蜗神经）；②单纯运动神经（动眼神经、滑车神经、展神经、副神经、舌下神经）；③兼有运动和感觉功能的混合神经（三叉神经、舌咽神经、面神经、迷走神经）。检查脑神经对神经系统病变的定位诊断极为重要。检查者应熟知神经解剖，检查有序进行，并注意同一神经的双侧对比，以免重复或遗漏，保证脑神经检查的准确性和完整性。

一、嗅神经

嗅神经（olfactory nerve）属于特殊内脏感觉神经，传导气味刺激所产生的嗅觉冲动。其相应检查主要是对受检者的嗅觉功能部分进行检查，检查结果易受诸多主观因素及外在因素影响。检查前应先确保受检者意识清楚、鼻孔通畅、无鼻黏膜病变或损伤、周围无具有刺激性气味的干扰物，以此减少其他因素对检查结果的影响。嘱受检者闭目，先以手指压住一侧鼻孔，用受检者熟悉的、无刺激性气味的物品（如牙膏、杏仁、香烟、松节油、香皂等）置于另一侧鼻孔下，让受检者辨别嗅到的气味。然后，换另一侧鼻孔重复上述操作，注意双侧对比。临床中常见的嗅觉障碍可见于鼻黏膜病变（多产生双侧嗅觉异常，与嗅觉传导通路无关。见于鼻炎、鼻部外伤或肿物等）、严重颅脑损伤（常因颅前窝颅底骨折累及筛板，导致嗅神经的撕脱伤）、嗅沟脑膜瘤［表现为福斯特 - 肯尼迪综合征（Foster-Kennedy syndrome），即病变侧视神经萎缩、嗅觉缺失，病变对侧视盘水肿］、额叶肿瘤以及脑膜炎等。双侧嗅觉障碍多见于鼻黏膜病变，单侧嗅觉障碍多见于嗅神经传导异常。额底部肿瘤压迫嗅球、嗅束，可引起嗅觉丧失。幻嗅患者常发作性地嗅到臭鸡蛋、烧胶皮等特殊气味，可见于颞叶癫痫的先兆期、海马病变。嗅觉过敏多见于癔症。

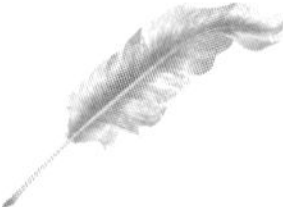

Note

二、视神经

视神经（optic nerve）为特殊躯体感觉性脑神经。检查包括视力、视野和眼底检查。在视神经检查时应特别注意排除眼部本身疾病导致的视力、视野异常。

1．视力障碍 单眼或双眼全部视野的视力下降或丧失。

（1）单眼视力障碍

1）突发视力丧失：见于：①眼动脉或视网膜中央动脉闭塞；②一过性黑矇。

2）进行性单眼视力障碍：见于：①视神经炎；②巨细胞（颞）动脉炎；③视神经压迫性病变。

（2）双眼视力障碍

1）一过性双眼视力障碍：见于：①双侧枕叶皮质的短暂性脑缺血发作；②双侧枕叶皮质视中枢病变导致的皮质盲。

2）进行性双眼视力障碍：见于：①原发性视神经萎缩；②中毒或营养缺乏性视神经病；③高颅压所致视盘水肿。

2．视野 即眼正视前方不动时所见的空间范围。正常单眼视野颞侧约 90°，鼻侧及上、下方为 50° ~ 70°。视野缺损见于视觉传导通路病变（图 42-1）。

（1）双颞侧偏盲：视交叉中部病变，见于垂体瘤等。

（2）同侧鼻侧视野缺损：视交叉外侧部病变，见于颈内动脉硬化压迫。

（3）对侧同向性偏盲或象限盲：视束、外侧膝状体或视辐射病变，见于脑血管病。

（4）对侧偏盲和黄斑回避（瞳孔对光反射存在，视野中心部保存）：枕叶病变，见于脑血管病、颅内占位等。

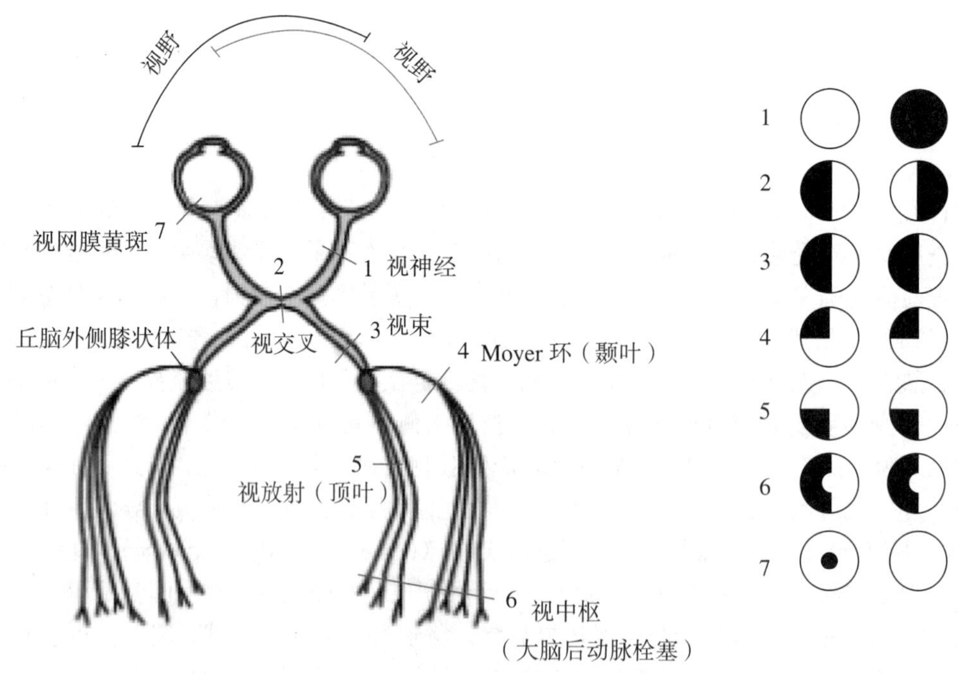

图 42-1 视觉传导通路与损伤表现

3．眼底 正常视盘边界清楚，色橘红，生理凹陷清晰，A : V = 2 : 3，无出血渗出。

（1）视盘水肿：视神经盘水肿是颅内压增高的主要客观体征，其发生是由颅内压增高影响视网膜中央静脉和淋巴回流所致。视盘水肿的病变特点最早出现的是视网膜动脉搏动消失，此外还包括视盘隆起、边缘模糊、生理凹陷消失、静脉充盈及渗出。视盘水肿主要见于颅内肿瘤、血肿、脑炎等疾病。

（2）视神经萎缩：表现为视力减退或消失，瞳孔扩大，直接对光反射减弱或消失。根据病因不同分为原发性视神经萎缩和继发性视神经萎缩。原发性：视盘色白而边界清楚，筛板清晰可见，常见于视神经直接受压、球后视神经炎、多发性硬化等。继发性：视盘苍白，边缘模糊，不能窥见筛板，常见于视盘水肿或视神经炎等。

（3）视网膜动脉硬化：早期动脉变细，管壁增厚，反光增强，似铜线状。严重者动脉呈银丝状，动静脉交叉处静脉受压变细，甚至中断。

三、动眼神经、滑车神经、展神经

动眼神经（oculomotor nerve）、滑车神经（trochlear nerve）、展神经（abducens nerve）属于单纯运动神经，合称眼球运动神经，眼球的各向运动由三对神经共同支配，因此临床检查中此三对神经的检查可同时进行。

基本检查方法：检查者先观察受检者眼裂外观，然后将示指置于受检者眼前 30 cm 处，嘱受检者在头部固定的情况下，随着检查者的示指分别向左、左上、左下、右、右上、右下、上、下 8 个方向移动而转动眼球，检查双眼眼球各向运动情况。如受检者出现眼球向内、向上及向下运动活动受限，以及上睑下垂、调节反射消失等，提示动眼神经麻痹。如眼球向下及向外运动减弱，则提示滑车神经有损伤。如眼球向外运动障碍则为展神经受损。瞳孔反射异常可由动眼神经或视神经受损所致。斜视和复视也与眼球运动神经功能障碍有关，眼球运动神经麻痹可导致对应的眼外肌功能障碍而引发麻痹性斜视，单侧眼球运动神经麻痹可导致复视。

1. 外观 观察眼裂外观，有无眼睑下垂（应排除眼睑本身病变）、眼球突出或内陷、斜视或同向偏斜、自发眼震等。

2. 眼球运动 观察眼球活动有无受限及程度、有无复视及眼震等。

（1）动眼神经麻痹：所支配的提上睑肌、上直肌、内直肌、下斜肌、下直肌及瞳孔括约肌麻痹，表现为眼球向内、向上及向下运动受限，眼球向外下斜视，上睑下垂，可有复视。眼内肌麻痹，瞳孔散大，对光反射及调节反射消失，见于颅内动脉瘤、结核性脑膜炎等。

（2）滑车神经麻痹：所支配的上斜肌麻痹，表现为眼球向外下运动受限，下视时可出现复视。单独滑车神经麻痹少见，临床判定较困难。

（3）展神经麻痹：所支配的外直肌麻痹，表现为眼球外展运动受限，眼球内斜视，可伴有复视，见于糖尿病、颅内肿瘤等。

3. 瞳孔异常 普通光线下正常瞳孔直径 3 ～ 4 mm，小于 2 mm 为瞳孔缩小，大于 5 mm 为瞳孔散大。

（1）瞳孔散大：一侧散大见于中脑顶盖区病变、动眼神经麻痹、青光眼、海马沟回疝早期。双侧散大见于脑疝晚期、阿托品等药物反应。

（2）瞳孔缩小：见于虹膜炎症、有机磷农药中毒、吗啡等药物反应。双侧瞳孔缩小如针尖者，见于脑桥病变、镇静催眠药中毒等。一侧缩小见于霍纳（Horner）征，并有眼球内陷、眼睑下垂、结膜充血、面部无汗。

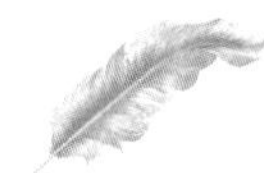

（3）阿 - 罗瞳孔（Argyll-Robertson pupil）：两侧瞳孔大小不等、边缘不整、对光反射消失、调节反射存在，多见于神经梅毒。

4．对光反射异常 直接与间接对光反射均消失，见于同侧视神经病变或双侧动眼神经病变。直接对光反射存在、间接对光反射消失，见于对侧动眼神经病变。直接对光反射消失、间接对光反射存在，见于同侧动眼神经病变。

5．集合反射异常 见于动眼神经病变、内直肌麻痹。

四、三叉神经

三叉神经（trigeminal nerve）属于混合性神经，包括感觉纤维部分及运动纤维部分，感觉纤维分布于面部皮肤及眼、鼻、口腔黏膜，司面部、口腔及头顶部的感觉，运动纤维支配咀嚼肌、颞肌及翼状内外肌，故三叉神经的检查应包括面部感觉、角膜反射、运动功能检查等。

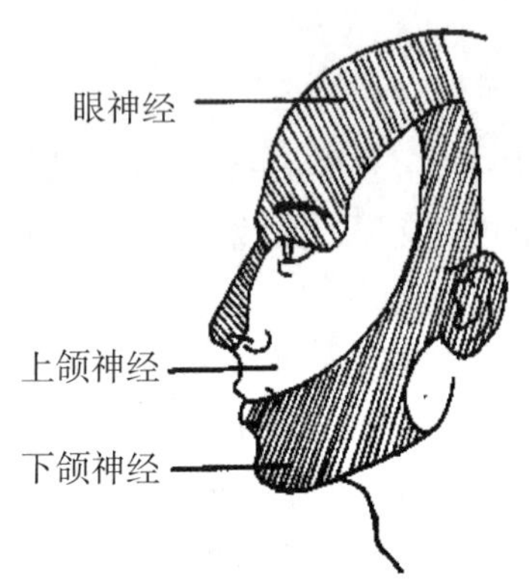

图 42-2 三叉神经三支分布区域

1．面部感觉 受检者闭目，根据三叉神经分布区域（图 42-2），分别以针刺检查痛觉、棉絮检查触觉、盛有冷或热水的试管检查温度觉，检查过程中应注意做到两侧、内外及上中下对比，观察受检者的面部感觉有无减退、消失或过敏，并划分出感觉障碍区域范围。一侧感觉支（眼支、上颌支、下颌支）病变表现为同侧该支分布区各种感觉缺失，见于颅中窝脑膜瘤、三叉神经节带状疱疹等。核眼支性感觉障碍表现则不同，呈洋葱皮样分离性感觉障碍，见于延髓空洞症、脑干肿瘤等。

2．角膜反射（corneal reflex） 受检者向内侧注视，检查者以棉丝从另一侧轻触外侧角膜，避免触及睫毛，正常反应为双眼睑迅速闭合，刺激同侧迅速闭合为直接角膜反射，对侧迅速闭合为间接角膜反射。直接与间接角膜反射均消失，见于同侧三叉神经病变或双侧面神经病变。直接角膜反射存在、间接角膜反射消失，见于对侧面神经病变。直接角膜反射消失、间接角膜反射存在，见于同侧面神经病变。

3．运动功能 观察颞肌、咀嚼肌有无萎缩。检查者双手掌轻触于受检者面颊两侧，嘱受检者做咀嚼及咬牙动作，感受双侧咀嚼肌肌力有无减弱，再嘱受检者做张口运动或露齿，以上下门齿中缝为准，观察张口时下颌有无偏斜。一侧病变：表现为同侧咀嚼肌肌力减弱、肌萎缩，张口时由于翼状肌瘫痪，下颌偏向患侧，见于脑干肿瘤等。双侧病变：表现为张口困难、下颌反射消失，见于脑干肿瘤等。

4．下颌反射 请受检者轻启下颌，检查者以左手拇指轻置于其下颌齿列上，右手持叩诊锤轻叩手指，受检者出现下颌上提反应为正常反射效应。下颌反射增强提示脑桥以上双侧皮质脑干束病变。

五、面神经

面神经（facial nerve）为混合性脑神经，主要支配面部表情肌运动和舌前 2/3 区域味觉，以及泪腺、唾液腺的分泌。

1．运动功能 观察双侧额纹、眼裂、鼻唇沟及口角是否对称。再嘱受检者蹙额、闭目、示齿、微笑、鼓腮、吹哨，观察双侧是否对称。面肌痉挛为一侧面部肌肉间断性不自主抽动，见于多发性硬化、面神经炎后遗症等。面神经瘫痪分为周围性面瘫和中枢性面瘫两种，二者区别见图 42-3。

(1) 周围性面瘫：为下运动神经元损伤所致，病变在面神经核或核下周围神经。主要表现为病变同侧面部表情肌全部瘫痪，即额纹消失、眼裂增大、鼻唇沟变浅，不能蹙额，眼睑闭合无力，示齿时口角歪向健侧，鼓腮及吹哨时病变侧漏气。常见于脑干病变、特发性面神经麻痹等。按病变部位分为：①脑干面神经核：同侧周围性面瘫，伴有对侧偏瘫、病理征等，无听觉过敏、味觉丧失；②膝状神经节：同侧周围性面瘫、舌前 2/3 味觉障碍、听觉过敏、鼓膜和外耳道疱疹（Hunt 综合征）；③鼓索支：同侧周围性面瘫、舌前 2/3 味觉障碍、听觉过敏；④镫骨肌支：同侧周围性面瘫、听觉过敏；⑤面神经出茎乳孔：同侧周围性面瘫。

(2) 中枢性面瘫：脑桥面神经核水平以上病变所致，病变在一侧中央前回下部或皮质脑干束。主要表现为对侧眼裂以下面部表情肌瘫痪，即蹙额、闭目正常，鼻唇沟变浅，口角轻度下垂，不能鼓腮及吹哨。常见于脑血管病等。

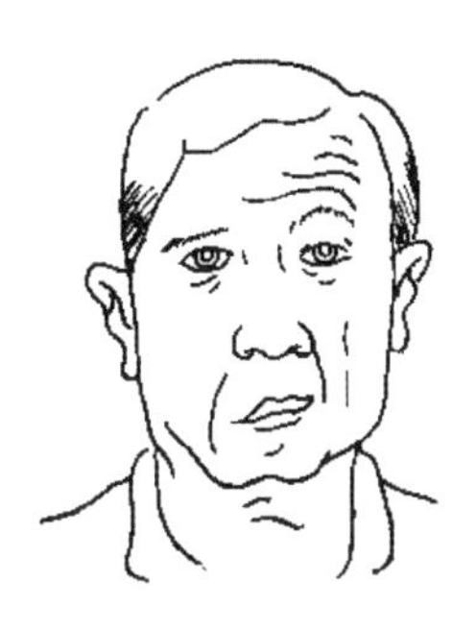

周围性面瘫

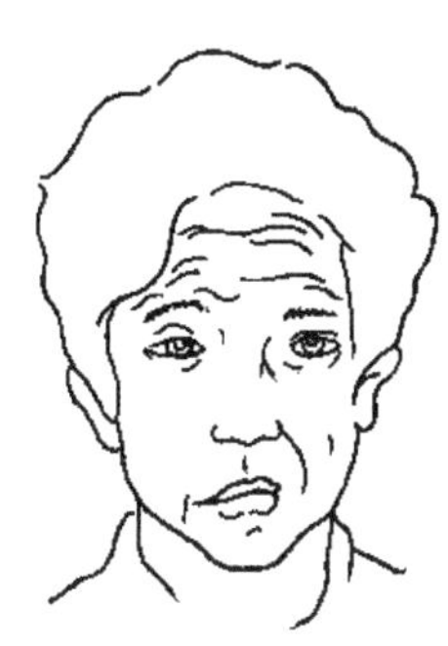

中枢性面瘫

图 42-3　周围性面瘫和中枢性面瘫

2．味觉　请受检者伸舌，检查者以棉签蘸糖、食盐、醋或奎宁溶液涂于受检者一侧舌前部，要求受检者不能讲话、缩舌和吞咽，嘱其用手指指出事先写在纸上的甜、咸、酸或苦四字之一。每种味觉试验完成后，嘱受检者用温水漱口，再测试下一种味觉。采用同种方法测试对侧舌前部味觉功能。对于舌前部味觉功能障碍的患者，应注意先测患侧，再测另一侧。当面神经出现病变时，同侧舌前 2/3 味觉障碍。

3．角膜反射　见三叉神经。

4．副交感神经　观察泪液分泌情况。

六、前庭蜗神经

前庭蜗神经（vestibulocochlear nerve）又称位听神经，包括两种不同功能的感觉神经：蜗神经和前庭神经。

（一）蜗神经

蜗神经的主要功能是传导听觉。其损害主要表现为听力障碍、耳鸣。

1．听力　听力（auditory acuity）检查有表试验与语音检查法、音叉试验、电测听、听觉诱发电位、耳声发射测试等。临床上常应用音叉检查，这是鉴别传导性聋和神经性聋的标准方法。

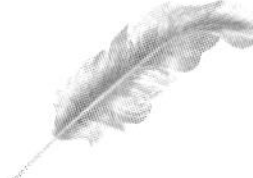

（1）表试验与语音检查法：嘱受检者在静室内闭目坐于椅上，并用手指堵塞一侧耳道，检查者持手表或以拇指与示指互相摩擦，自 1 m 以外逐渐移近受检者耳部，直至受检者表示听到声音为止，测量距离。同法检查另一耳。

（2）音叉检查：① 任内（Rinne）试验：比较气导和骨导时间。将震动后的音叉柄（128 Hz）置于受检者乳突处（骨导），听不到声音时，即刻移至距同侧外耳道口 1 cm 处（气导），直至听不到声音，记录时间。同法检查另一侧。正常气导＞骨导，传导时间比约为 2∶1。② 韦伯尔（Weber）试验：比较双侧骨导。将振动的音叉柄置于额顶正中，正常两耳听到的声音相同，Weber 试验居中。

2．聋

（1）神经性聋：气导、骨导均缩短，气导＞骨导，Rinne 试验阳性，Weber 试验偏向健侧，见于耳蜗或蜗神经病变。

（2）传导性聋：骨导正常，气导下移，Rinne 试验阴性，Weber 试验偏向患侧，见于中耳或外耳道病变。

（3）中枢性聋：罕见，系双侧蜗神经核及核上听觉中枢径路损伤导致的听力障碍，往往伴有脑干或大脑病变的其他症状、体征。

3．耳鸣 患者在无外界声响刺激时主观听到持续性声响。

（二）前庭神经

前庭神经主要反射性调节机体的平衡，并调节机体对各种加速度的反应。前庭神经病变表现为眩晕、平衡失调、眼球震颤，双温试验、前庭肌源性诱发电位、眼震电图、甩头试验可有异常。检查方法为先询问受检者有无眩晕、步态不稳；嘱受检者头不动，两眼注视前方，然后两眼注视上、下、左、右移动的检查者手指，观察受检者有无眼震，若观察到眼震现象，重点观察眼震类型、幅度和速度；嘱受检者更换体位，观察不同体位下是否出现眼震；进行双温试验、眼震电图、甩头试验等前庭功能检查。前庭神经病变可见于脑干病变、梅尼埃病、乙醇及药物作用等。

七、舌咽神经、迷走神经

舌咽神经（glossopharyngeal nerve）、迷走神经（vagus nerve）均为混合性神经，两者的运动神经部分共同支配软腭、咽、喉、食管上段横纹肌的运动；感觉神经分布于咽喉部，司舌后 1/3 味觉。因二者解剖与功能关系密切，常同时受累，故临床上应同时检查，检查内容分为运动、感觉、咽反射及自主神经功能检查（见本章第五节）。运动功能：询问受检者有无吞咽困难、饮水呛咳、发音嘶哑，嘱其张口，观察软腭及悬雍垂位置，然后让其发“啊”声，观察两侧软腭运动，使用喉镜检查声带运动。感觉功能：用棉签轻触咽后壁和软腭检查感觉，舌咽神经支配舌后 1/3 味觉，检查方法同面神经。咽反射：用压舌板轻触左、右咽后壁检查咽反射，观察有无咽部肌肉收缩和舌后缩。

1．真性延髓（球）麻痹 表现为一侧或双侧软腭麻痹、咽反射减弱或消失、饮水呛咳、吞咽困难和发音嘶哑，发音费力、声音强弱不等、唇音不清、语句变短，提示舌咽、迷走神经和（或）疑核病变，见于延髓背外侧综合征、进行性延髓麻痹、延髓空洞症、枕骨大孔区肿瘤等。

2．假性延髓麻痹 表现为腭、咽、喉肌肉和声带麻痹，锥体束征，咽反射存在，强哭强笑，说话带鼻音、言语缓慢、声音嘶哑、辅音发音明显不清晰，提示双侧皮质脑干束病变，见于双侧多发脑梗死、多发性硬化、肌萎缩侧索硬化、进行性核上性麻痹等。

八、副神经

副神经（accessory nerve）为躯体运动性脑神经，支配胸锁乳突肌和斜方肌的随意运动。先观察受检者胸锁乳突肌及斜方肌有无萎缩，有无垂肩、斜颈。然后嘱受检者做耸肩及转头运动，同时检查者给予一定阻力，比较两侧肌力的强弱。副神经损伤会影响胸锁乳突肌和斜方肌的运动。

1．一侧副神经病变　受检者向对侧转颈及同侧耸肩无力，同侧胸锁乳突肌及斜方肌萎缩。见于进行性肌萎缩等。

2．双侧副神经病变　受检者转颈及耸肩无力，胸锁乳突肌及斜方肌萎缩，头前屈无力，直立困难，多呈后仰位，仰卧位时不能抬头。见于重症肌无力、进行性肌萎缩等。

九、舌下神经

舌下神经（hypoglossal nerve）为躯体运动性脑神经，只接受对侧皮质延髓束支配，支配舌外和舌内肌群的随意运动。请受检者伸舌，观察舌在口腔内的位置，有无舌肌萎缩、舌肌震颤，伸舌有无偏斜。

1．核下性病变　一侧舌下神经病变，伸舌偏向患侧，伴患侧舌肌萎缩。双侧舌下神经麻痹时舌不能伸出口外，出现吞咽困难和构音障碍。

2．核性病变　伸舌偏向患侧，伴舌肌萎缩及舌肌震颤。

3．一侧核上性病变　伸舌偏向健侧，无舌肌萎缩及舌肌震颤。

第二节　运动功能检查

运动系统由大脑皮质、脑干的下行系统、脊髓、小脑等神经结构组成。机体的运动大体可分随意和不随意运动两种。随意运动由锥体束控制，不随意运动（不自主运动）由锥体外系和小脑系控制。运动功能检查包括随意运动与肌力、肌张力、不随意运动、共济运动等。姿势和步态异常提示肌力、肌张力、深感觉、小脑以及前庭功能有病变；不自主运动提示锥体外系疾病，常表现为舞蹈样运动、扭转痉挛、手足徐动症。

一、肌力、肌张力及肌容积

（一）肌力

肌力（muscle strength）指肢体作某种主动运动时肌肉产生的收缩力。除肌肉的收缩力量外，还可以动作的幅度与速度衡量。关于肌力的记录方式，临床通常使用0～V级的6级分级方法。嘱受检者做相关肢体关节的伸屈动作，检查者给予适当的阻力抵抗运动，通过判断受检者对抗阻力的力量程度进行肌力等级评定。检查过程中应注意两侧肢体的对比。

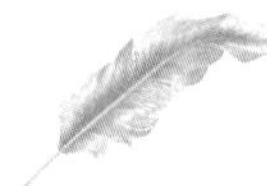

0级：肌肉完全麻痹，通过观察及触诊肌肉完全无收缩力。

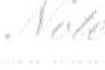

Ⅰ级：受检者主动收缩肌肉时，虽然有收缩，但不能带动关节活动。

Ⅱ级：肌肉活动可以带动水平方向的关节活动，但不能对抗地心引力。

Ⅲ级：对抗地心引力时关节仍能主动活动，但不能对抗阻力。

Ⅳ级：能抗较大的阻力，但比正常者为弱。

Ⅴ级：正常肌力，可自主活动。

（二）肌张力

肌张力（muscular tension）就是肌细胞相互牵引而产生的一种力量，从而使肌肉在静止松弛的状态下呈现的一种紧张状态，即安静状态下肌肉的紧张度。检查方式：肌肉放松，使受检者肢体被动屈曲或旋转运动，根据阻力及硬度测试肌张力，注意两侧对比。

1．肌张力增高 肌肉坚实，被动运动阻力增加，关节活动范围缩小。①折刀样肌张力增高：上肢屈肌、下肢伸肌肌张力明显增高，被动运动起始阻力大、终末阻力突然变小，见于锥体束病变；②铅管样肌张力增高：伸肌和屈肌肌张力均增高，被动运动各方向阻力均等，如伴肢体震颤、被动运动中出现规律间隔的短暂停顿，称齿轮样肌张力增高，见于锥体外系病变。

2．肌张力降低 肌肉松弛，被动运动阻力减小，关节运动范围扩大。见于：①下运动神经元病变（如周围神经疾病、脊髓前角病变）、肌肉病变等；②上运动神经元病变的休克期；③小脑病变。

（三）肌容积

肌容积（muscle bulk）又称肌肉体积，正常肌肉容积适度。检查时应注意观察、触摸肌肉有无萎缩、假性肥大，两侧对比，记录范围、部位及分布，必要时用软尺在髌骨或尺骨鹰嘴上下 10 ～ 15 cm 处测两侧肢体的周径，相差 1 cm 以上者为异常。肌萎缩见于下运动神经元病变或肌肉病变。临床上肌萎缩分为神经源性肌萎缩和肌源性肌萎缩。

1．神经源性肌萎缩 ①脊髓前角细胞和延髓运动神经核病变：见于肌萎缩侧索硬化症、脊髓灰质炎等；②神经根、神经丛、神经干及周围神经病变：见于颈椎病、周围神经肿瘤、多发性神经病、外伤等。

2．肌源性肌萎缩 见于进行性肌营养不良、强直性肌营养不良、炎性肌病等。肌病时须注意有无腓肠肌等假性肥大。

二、瘫痪

1．瘫痪的分类

（1）按分布不同分类（图 42-4）。①单瘫：单一肢体瘫痪，见于脊髓灰质炎、局部神经损伤等；②截瘫：双侧下肢瘫痪，常伴有传导束型感觉障碍及尿便障碍，见于脊髓横贯性损害；③交叉瘫：一侧肢体瘫痪，对侧脑神经损害，见于脑干病变；④偏瘫：一侧肢体瘫痪，常伴有同侧中枢性面瘫和舌瘫，见于脑内占位或脑卒中等；⑤四肢瘫：四肢瘫痪，见于颈髓横贯性损害。

（2）按运动传导通路不同分类。①下运动神经元性瘫痪：主要以周围神经病变为主，见于脊髓前角的运动神经元及其轴突组成的前根、神经丛及其周围神经病变。脑干运动神经核及其轴突组成的脑神经运动纤维病变也造成下运动神经元性瘫痪。表现为肌力减退、肌张力减低、深反射减弱或消失、肌肉明显萎缩，可有肌纤维或肌束震颤。②上运动神经元性瘫痪：主要以中枢神经病变为主，即大脑皮质运动区神经元及其发出的下行纤维病变。表现为肌力减退、肌

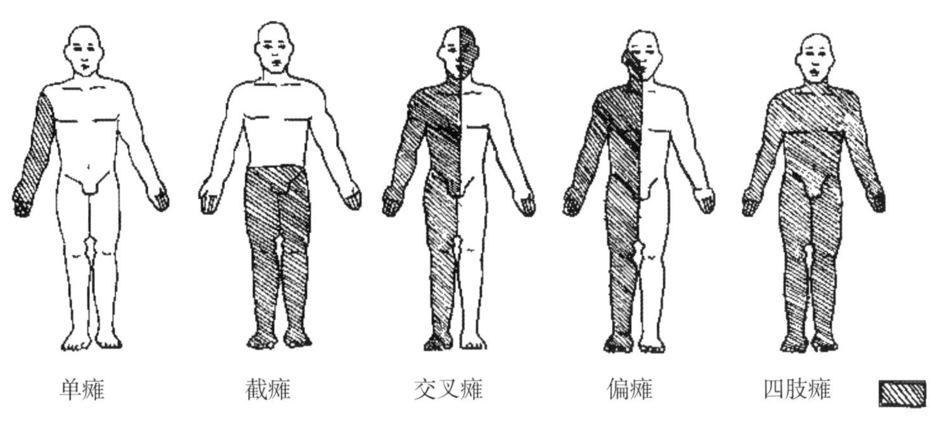

图 42-4　瘫痪部位示意图

张力痉挛性增高、深反射活跃或亢进、病理反射阳性、浅反射减退或消失，早期一般无肌肉萎缩症状或不明显，如肢体长期不能运动，可能会出现失用性萎缩。下运动神经元性瘫痪检查主要以症状和电生理为主，而上运动神经元性瘫痪检查主要以体征为主，具体鉴别见表 42-1。

表 42-1　上运动神经元性瘫痪和下运动神经元性瘫痪的鉴别

检查项目	上运动神经元性瘫痪	下运动神经元性瘫痪
瘫痪分布	整个肢体为主	肌群为主
肌张力	增高	减低
浅反射	减弱或消失	消失
深反射	增强	减弱或消失
病理反射	阳性	阴性
肌萎缩	无或不明显	明显
皮肤营养障碍	大多无	可有
肌纤维或肌束震颤	无	可有
肌电图	神经传导速度正常，无失神经电位	神经传导速度异常，有失神经电位

2．轻瘫试验　在做神经系统检查时，有时对于轻度瘫痪用一般方法不能肯定时，可做轻瘫试验以帮助诊断。上肢轻瘫试验包括上肢平伸试验、轻偏瘫侧小指征、数指试验、Barre 分指试验、手指肌力试验等，下肢轻瘫试验包括外旋征、膝下垂试验、足跟抵臀试验、下肢下落试验等。

（1）上肢平举试验：平举上肢，掌心向上，持续数十秒后可见轻瘫侧上肢逐渐下垂，前臂旋前，掌心向内。

（2）Barre 分指试验：两臂前伸，掌心相对，双手指尽力分开，轻瘫侧手指逐渐并拢屈曲。

（3）小指征：平举上肢，掌心向下，手指并拢，轻瘫侧小指轻度外展。

（4）外旋征（Jackson 征）：仰卧，伸直下肢，轻瘫侧下肢呈外旋位。

（5）下肢下垂试验（Mingazini 试验）：仰卧，双膝、髋关节均屈曲成直角，轻瘫侧小腿渐下垂。

（6）Barre 下肢第一试验：仰卧，膝关节呈直角屈曲，轻瘫侧小腿渐下垂。

（7）Barre 下肢第二试验：仰卧，令其足跟尽量靠近臀部，观察患侧足跟与臀部距离较大。

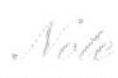

三、不自主运动

不自主运动（involuntary movement）又称异常运动，是患者意识清醒时出现不能控制的骨骼肌不正常运动，表现形式多样，如震颤、舞蹈样动作、手足徐动症、肌张力改变、扭转痉挛、肌阵挛、肌束震颤、肌痉挛等，一般在情绪激动时加重，睡眠时停止。检查时应注意不自主运动的形式、部位、速度、幅度、频率、节律等，并做两侧对比。

1．震颤（tremor） 是主动肌与拮抗肌交替收缩引起的不自主的、快速节律性摆动样运动。多见于手、上肢、下肢、头、舌和眼睑等处。节律性是震颤与其他不随意运动的区别。震颤可为生理性、功能性和病理性。

（1）静止性震颤（static tremor）：震颤多见于手及手指，表现为手指有节律的、每秒4～6次的快速抖动，严重时可呈“搓药丸”样或“拍水样”，可波及头、下颌、唇、四肢等部位。震颤的特点为安静时明显，运动时减轻，睡眠时消失，见于帕金森病、特发性震颤、药物作用、重金属中毒等。

（2）意向性震颤（intention tremor）：又称运动性震颤，指肢体指向某一目的物时出现的震颤，特点为震颤在动作时出现，且愈近目标愈明显，休息时消失，见于小脑疾病、多发性硬化和肝豆状核变性等。

（3）姿势性震颤（postural tremor）：肢体和躯干主动保持在某种姿势时出现震颤，肢体放松时震颤消失，当肌肉收缩时又变得明显，见于肝性脑病、肝豆状核变性等。

2．舞蹈样运动（choreic movement） 是一种不能控制的、快速、不规则、无目的、无节律的不自主运动，表现为瞬目、舌不自主伸缩、挤眉、眨眼等做鬼脸，转颈、耸肩、摆手和伸臂等舞蹈样动作，也可出现吞咽困难、构音障碍及呼吸受损，睡眠可消失，见于舞蹈病、亨廷顿病、脑炎及脑血管病等。

3．手足徐动症（athetosis） 上肢远端游走性的肌张力增高或降低，手腕及手指做缓慢交替性的伸屈动作，有时出现鬼脸和足部不自主动作，见于脑炎、肝豆状核变性等。

4．抽动症（tics） 单个或多个肌肉的快速收缩动作，固定或游走，表现为挤眉弄眼、眨眼、噘嘴、不自主发音，或有秽语，见于儿童，精神因素也可引起。

5．扭转痉挛（torsion spasm） 又称变形性肌张力障碍，表现为以躯干为长轴，身体向一个方向缓慢而强力扭转的不自主运动，常伴有四肢的不自主痉挛。病变位于基底节，见于原发性遗传性疾病及药物反应等。

6．偏身投掷运动（hemiballismus） 是一侧肢体猛烈的投掷样不自主运动，运动幅度大，力量强，以肢体近端为重，见于对侧丘脑底核病变。

7．肌阵挛（myoclonus） 机体出现强烈而突然的闪电样非随意的无目的抽搐。

8．肌束震颤（fasciculation） 肌肉出现肉眼可见的不自主细微运动，肌肉跳动感。

9．肌痉挛（spasms） 俗称抽筋，是一种肌肉自发的强直性收缩。

四、共济运动

共济运动（coordination movement）指机体任意动作的完成都必须有一定的肌群参加，如主动肌、对抗肌、协调肌和固定肌等，这些肌群的协调一致主要靠小脑、前庭神经、视神经、深感觉、锥体外系等共同参与。检查前首先应观察日常活动动作是否协调准确，有无言语顿挫及动作性震颤等，然后行以下检查。

1．指鼻试验（finger-to-nose test） 受检者以示指触及前方 0.5 m 检查者的示指，再触自己的鼻尖，用不同方向、速度、睁闭眼进行，两侧对比。

2．跟膝胫试验（heel-knee-shin test） 受检者仰卧，上抬一侧下肢，将足跟置于对侧膝盖，再沿胫骨下移至踝部。

3．快速轮替动作（rapid alternating movements） 受检者前臂快速旋前旋后，或用手掌、手背连续交替拍打对侧手掌。

4．闭目难立征（Romberg test） 受检者双足并拢站立，双手向前平伸，闭目，若出现身体摇晃或倾斜则为阳性。

临床意义：共济失调是指肌力正常的情况下出现的运动协调障碍，临床表现为肢体随意运动的幅度及协调紊乱，不能维持躯体姿势和平衡等症状。

1．小脑性共济失调 睁闭眼均有共济失调，肌张力减低。①小脑半球病变以肢体共济失调为主：同侧指鼻不准，跟膝胫试验不稳。②蚓部病变以躯干共济失调为主：闭目难立征试验时睁眼、闭眼均不稳。

2．感觉性共济失调 闭目共济失调明显。表现为肌张力减低，腱反射消失，振动觉和位置觉丧失，行走时有踩棉花感，黑暗中更明显，多累及下肢。跟膝胫试验闭眼时足跟难以寻到膝盖，指鼻试验睁眼时指鼻准确而闭眼指鼻障碍，闭目难立征试验睁眼时能站稳而闭眼不稳，见于后索病变及严重的周围神经病变。

3．大脑性共济失调 表现类似小脑性共济失调，一般症状轻，较少伴发眼震。

4．前庭性共济失调 表现为站立不稳，行走时向病侧倾倒，不能沿直线行走，改变头位症状加重，四肢共济运动正常，常伴严重眩晕、呕吐和眼震等，前庭功能检查内耳变温（冷热水）试验或旋转试验反应减退或消失。

五、步态

步态（gait）是站立、行走时呈现的运动形式与姿态。检查站立、行走的运动形式与姿态。

1．痉挛性偏瘫步态 患侧上肢内收、旋前、屈曲，不能自然摆动；下肢伸直、外旋，不能屈曲，行走似划圈。为单侧皮质脊髓束受损，见于脑血管病或脑外伤恢复期及后遗症期等。

2．痉挛性截瘫步态 又称“剪刀步态”，站立时双下肢伸直位，大腿靠近，小腿略分开，双足下垂并有内旋。行走时两下肢过度内收，膝关节紧贴，用足尖走路，交叉前进，似剪刀状。为双侧皮质脊髓束受损，见于脑瘫、多发性硬化、遗传性痉挛性截瘫、脊髓空洞症等。

3．小脑步态 行走时步态不稳、步基宽大、重心不稳，见于遗传性小脑性共济失调、小脑血管病及炎症等。

4．慌张步态 身体前倾，头向前探，肘、腕、膝关节屈曲，双臂略内收于躯干前，自然摆臂减少，行走时起步困难，行走后步履缓慢、逐渐加速、步伐碎小前冲、停步困难，见于帕金森病。

5．摇摆步态 又称“鸭步”，行走时患者靠躯干两侧摇摆，使对侧骨盆抬高，来带动下肢提足前进。所以每向前走一步，躯干要向对侧摆动一下，看上去好像鸭子行走，见于进行性肌营养不良、小儿先天性髋关节脱位、进行性肌萎缩、严重的膝内翻（O 型腿）以及臀上神经损害等。

6．跨越步态 又称高抬腿步态，足尖下垂，足部不能背屈，为避免走路时足尖蹭地而有意识将腿抬高，落脚时足尖先触地，如跨门槛。为胫前肌群或腓总神经病变，见于腓总神经损伤、进行性腓骨肌萎缩等。

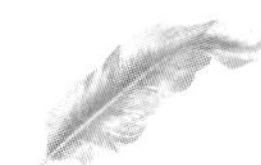

7．感觉性共济失调步态 肢体活动不稳、晃动，行走时姿势屈曲，仔细查看地面，寻找落脚点和外周支撑，双脚触地粗重，闭目加重，闭目难立征阳性，夜间行走不能，见于脊髓痨、脊髓小脑变性疾病、亚急性联合变性、多发性神经病、慢性乙醇中毒、副肿瘤综合征等深感觉通路病变。

8．间歇性跛行 行走过程中因下肢突发无力、酸痛而被迫停止前进，休息后才能继续行走，见于动脉硬化等。

9．保护性跛行 走路时，患侧足刚一点地则健侧足就赶快起步前移；健侧足触地时间长，患侧足点地时间短；患侧腿迈步小，健侧腿跨步大；患侧腿负重小，健侧腿负重大。这种保护性患侧足点地跛行，多见于下肢受伤者。

微整合

基础回顾

大脑皮质运动区的代表区

大脑皮质运动区主要位于中央前回，特点是对躯体运动的调节是交叉性的，但对头面部的支配主要是双侧性的。身体在其代表区呈倒立态，而头面部代表区则是正立的，如下图所示。

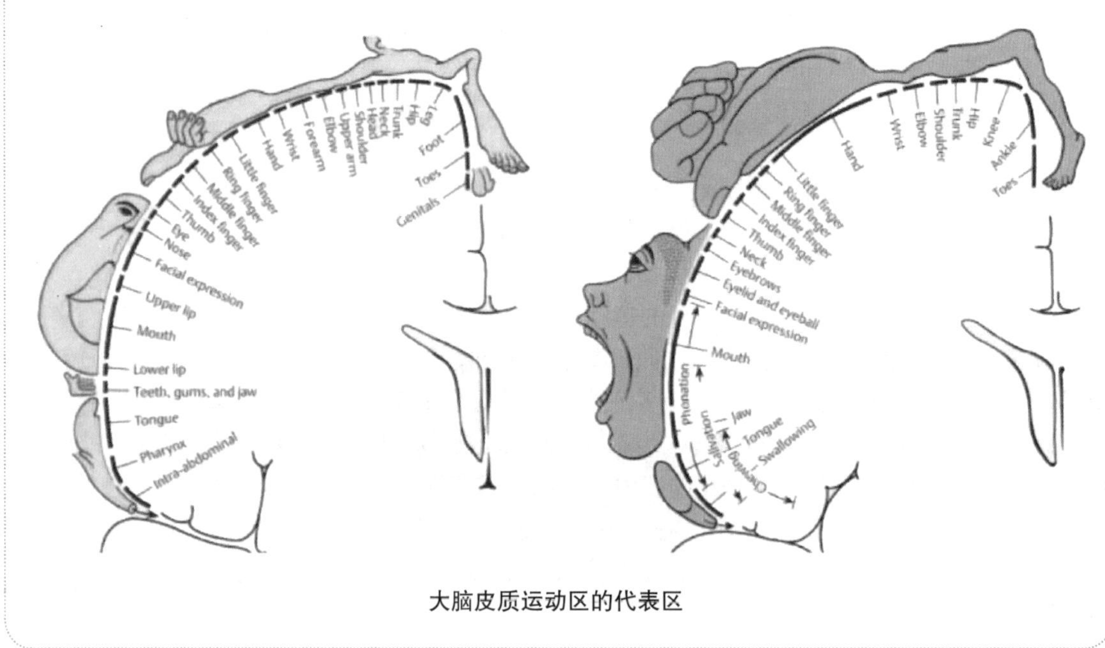

大脑皮质运动区的代表区

第三节　感觉功能检查

感觉功能检查结果因易受多方面因素的影响，故在检查过程中存在诸多相关注意事项。

1．受检者必须意识清醒，经检查者充分耐心解释检查的目的和方法后，受检者必须能够理解并积极配合。

2．检查行为应在安静的环境中进行，避免外界因素的干扰。

3．嘱受检者闭目，避免主观及暗示作用的影响。

4．检查时应注意进行左右对比、远近对比、内外对比、上下对比，以及不同神经支配区的对比。

5．对于感觉障碍患者，检查顺序为先检查感觉缺失部分，再检查感觉正常部分。

6．对于意识状态欠佳的患者，只需粗略观察患者对刺激的反应，如呻吟、面部表情变化或受刺激时的肢体回缩现象等，从而判断患者的感觉功能情况。

一、浅感觉

浅感觉包括皮肤及黏膜的痛觉、触觉及温度觉。

1．痛觉（pain sensation） 嘱受检者闭目，检查者以均匀的力度使用大头针轻刺受检者皮肤，询问其是否疼痛，两侧对称部位对比检查，记录痛觉障碍类型（正常、过敏、减退、消失）与范围。痛觉障碍见于脊髓丘脑侧束病变。

2．触觉（tactual sensation） 嘱受检者闭目，用棉签轻触受检者皮肤或黏膜，询问有无感觉。触觉障碍见于脊髓丘脑前束、后索等病变。

3．温度觉（temperature sensation） 嘱受检者闭目，分别用盛有热水（40 ~ 50 ℃）或冷水（5 ~ 10 ℃）的试管接触受检者皮肤，请受检者辨别冷热感。温度觉障碍见于脊髓丘脑侧束病变。

二、深感觉

深感觉指深部组织的感觉，如运动觉、位置觉等。检查时应注意嘱受检者闭目。深感觉障碍见于后索病变。

1．运动觉（motor sensation） 检查者轻夹受检者的手指或足趾末节，上下移动 5° 左右（做被动伸或屈的动作），请受检者辨别其手指或足趾末节的移动方向（向上或向下）。

2．位置觉（topognosis） 将受检者肢体摆成某一姿势，请其描述该姿势或用对侧肢体模仿。

3．振动觉（vibration） 用振动的音叉（128 Hz）柄置于受检者内、外踝、手指、胫骨、髌骨等处，询问其有无振动感，注意上下、左右对比。

三、复合感觉

复合感觉是大脑皮质对各种深浅感觉综合、分析、比较、判断的结果，又称皮质感觉。复合感觉障碍见于皮质病变，检查时应注意嘱受检者闭目。

1．皮肤定位觉（point localization） 是检查触觉定位的能力。以手指或棉签轻触受检者皮肤，让受检者指出被触部位。允许的正常误差范围为：手部＜ 0.35 cm，躯干＜ 1 cm。

2．两点辨别感觉（two-point discrimination） 以钝脚分规轻轻刺激受检者皮肤两点，如有两点感觉，再逐渐缩小双脚间距，直到受检者表示只剩一点感觉时，测量实际间距，并行两侧比较。身体各处对于两点辨别感觉的灵敏度不同、辨别间距不同：舌尖 1 mm、指尖 2 ~ 4 mm，指背 2 ~ 3 cm，躯干 6 ~ 7 cm。触觉正常而两点辨别感觉障碍可见于额叶病变。

3．实体觉（stereognosis） 嘱受检者用手触摸熟悉的物品，如钢笔、钥匙、硬币等，说出物品的大小、形状、名称，主要用于检查受检者双手对实体物品的识别能力。检查时先测患侧再测健侧，注意两手对比。

4．图形觉（graphesthesia） 检查者在受检者皮肤上画图（三角形、方形、圆形等常见图形）或写数字，请其辨别。

临床意义：

1．依据病变性质将感觉障碍分为刺激性症状和抑制性症状两大类。

（1）刺激性症状：由感觉径路受到刺激或兴奋性增高引起，可有感觉倒错、过度、异常、过敏及疼痛，见于周围神经病、癔症、丘脑痛等。

（2）抑制性症状：由感觉通路受到破坏引起，可有感觉减退、缺失。若同一区域内各种感觉均缺失，称为完全性感觉缺失，见于丘脑病变、脊髓横贯性损害等。在同一区域内某些感觉缺失，而其他感觉保留，称为分离性感觉障碍，见于脊髓不全损害，如脊髓空洞症、亚急性联合变性、脊髓前动脉闭塞、髓内肿瘤等。此外，三叉神经脊束核病变可引起面部洋葱皮样分离性感觉障碍，见于延髓空洞症、脑干肿瘤等。

2．依据分布形式不同将感觉障碍分为周围型，又称神经末梢型；脊髓节段型，包括根型、前联合型；传导束型，主要为脊髓半切症，也包括脊髓横贯性损害；交叉型中最典型的是延髓背外侧综合征；偏身型，主要因内囊病变引起；以及癔症性感觉障碍（图 42-5）。

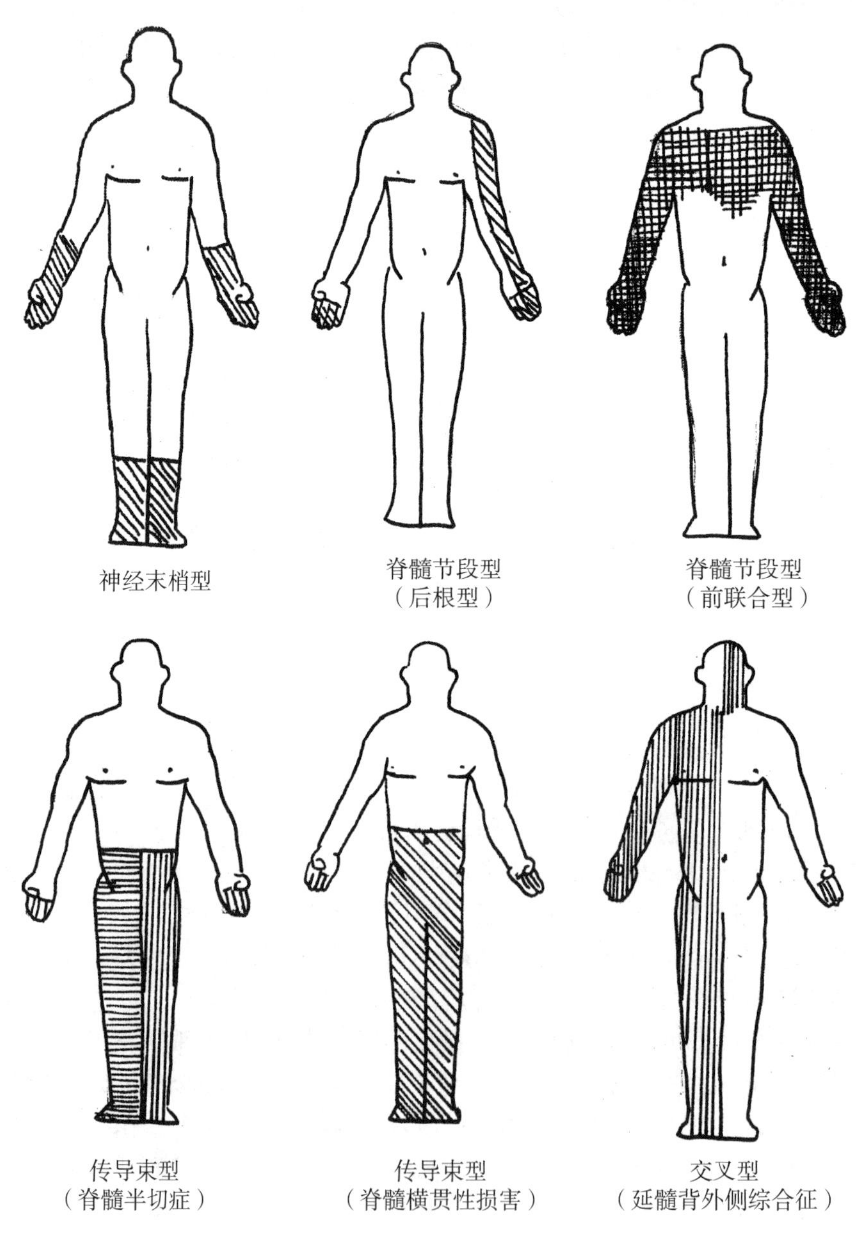

图 42-5 感觉障碍的分布形式

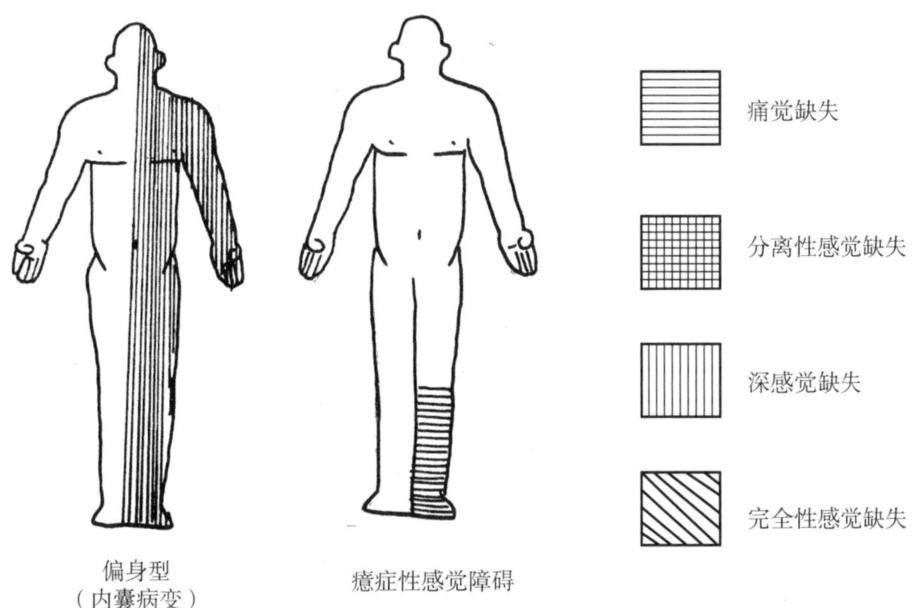

图 42-5（续）　感觉障碍的分布形式

第四节　神经反射检查

神经反射是神经活动的基础，经由感受器—传入神经元—反射中枢—传出神经元—效应器这一完整的反射弧完成。相较于神经系统其他检查，神经反射检查结果受被检者主观因素及外界因素影响较少，其客观可靠性较强，所以神经反射检查是临床诊断中十分必要的检查项目。临床中神经反射检查结果包括亢进、增强、正常、减弱、消失、异常反射等。在检查过程中，要求受检者充分配合，避免紧张，应保证受检者体位对称、放松，此外，检查者在检查同侧部位时应保证检查部位和力度一致。

一、浅反射

浅反射是刺激皮肤、黏膜或角膜等引起的肌肉快速收缩反应。

1．角膜反射（corneal reflex）　见本章第一节三叉神经检查部分。

2．腹壁反射（abdominal reflex）（T7 ~ 12，肋间神经）　请受检者取仰卧位，双下肢稍屈曲，使得腹壁放松，检查者用钝头竹签分别沿两侧肋缘下、平脐线及腹股沟上，由外向内轻划两侧腹壁皮肤，根据被检部位分别称为上、中、下腹壁反射。正常反应是相应节段腹肌收缩，上、中、下腹壁反射的基本反射中枢分别位于 T7 ~ 8、T9 ~ 10、T11 ~ 12。某一腹壁反射消失见于对应的基本反射中枢节段病变。全部腹壁反射消失见于昏迷患者，一侧腹壁反射消失见于锥体束病变。肥胖、老年及经产妇由于腹壁过于松弛，也会出现腹壁反射减弱或消失。

3．提睾反射（cremasteric reflex）（L1 ~ 2，闭孔神经传入，生殖股神经传出）　请受检者取仰卧位或站立位，充分暴露睾丸和股内侧，用竹签由下而上轻划股内侧皮肤，正常反射为同侧提睾肌收缩使睾丸上提。双侧提睾反射消失见于 L1 ~ 2 病变。一侧反射消失或减弱，见于锥体束病变、腹股沟疝、睾丸炎、阴囊水肿等。

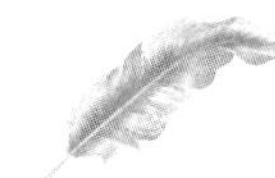

4．跖反射（plantar reflex）（S1 ～ 2，胫神经） 请受检者取仰卧位，双下肢伸直，用钝竹签由后向前划足底外侧至小趾根部再转向内侧划过足掌，正常反应为足跖跖屈，即巴宾斯基征阴性表现（图 42-6）。跖反射消失见于 S1 ～ 2 病变。

5．肛门反射（anal reflex）（S4 ～ 5，肛尾神经） 请受检者取胸膝位或侧卧位，充分暴露肛周，用竹签轻划肛周皮肤，正常反应为肛门外括约肌收缩。肛门反射异常见于锥体束或马尾神经受损。

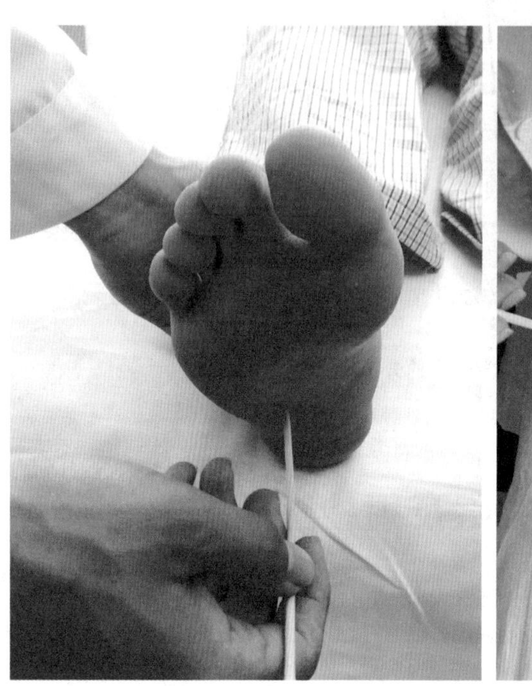

正常跖反射

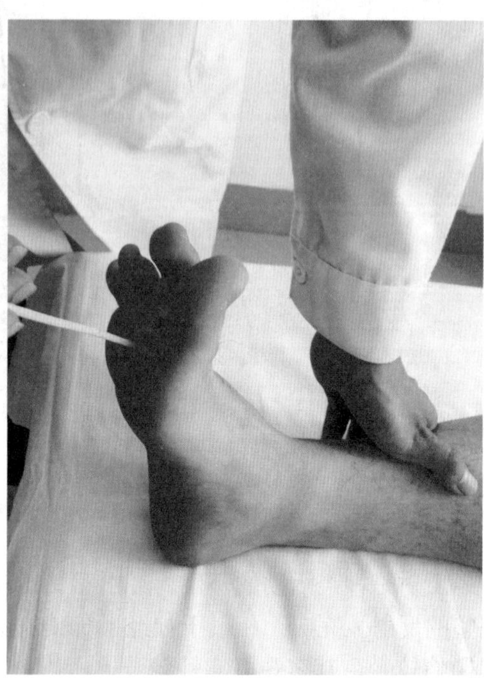

巴宾斯基征

图 42-6 跖反射及巴宾斯基征检查法

二、深反射

深反射是刺激骨膜、肌腱、关节的本体感受器引起的反射，又称腱反射或肌肉牵张反射，其反射弧是由感觉神经元和运动神经元直接连接组成的单突触反射弧。检查时肢体放松，检查者叩击力量均等，两侧对比。

1．肱二头肌反射（biceps reflex）（C5 ～ 6，肌皮神经） 请受检者取坐位或仰卧位，肘关节自然放松至半屈曲，检查者左拇指或中指置于受检者肱二头肌肌腱上，右手持叩诊锤叩击左手指，正常反应为肱二头肌收缩，前臂出现快速屈曲（图 42-7）。

2．肱三头肌反射（triceps reflex）（C6 ～ 7，桡神经） 请受检者取坐位或卧位，外展上臂，肘关节自然放松至半屈曲，检查者左手轻托受检者肘部，使其前臂自由摇晃，以叩诊锤叩击鹰嘴上方的肱三头肌肌腱，正常反应为肱三头肌收缩引起前臂伸展（图 42-8）。

3．桡反射（radial reflex）（C5 ～ 8，桡神经） 请受检者取坐位或仰卧位，肘部半屈半旋前，检查者以叩诊锤叩击其桡骨茎突，正常反应为肱桡肌收缩引起屈肘、前臂旋前和手指屈曲（图 42-9）。

4．膝反射（knee reflex）（L2 ～ 4，股神经） 请受检者取坐位时，使其小腿自然下垂，

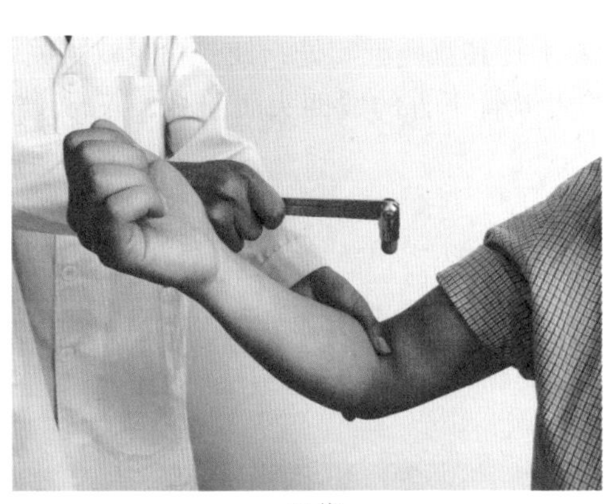
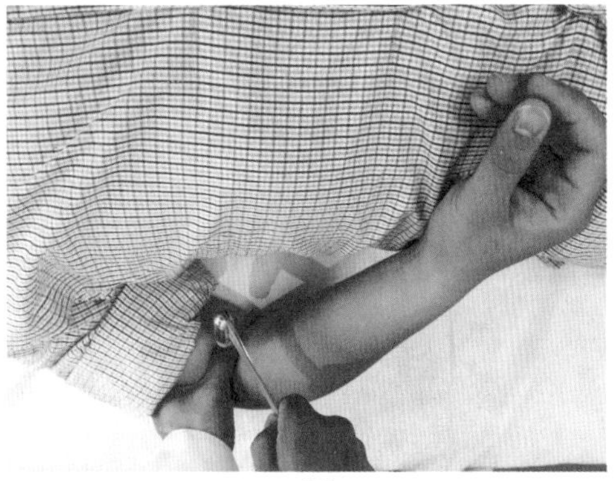

坐位 卧位

图 **42-7** 肱二头肌反射检查法

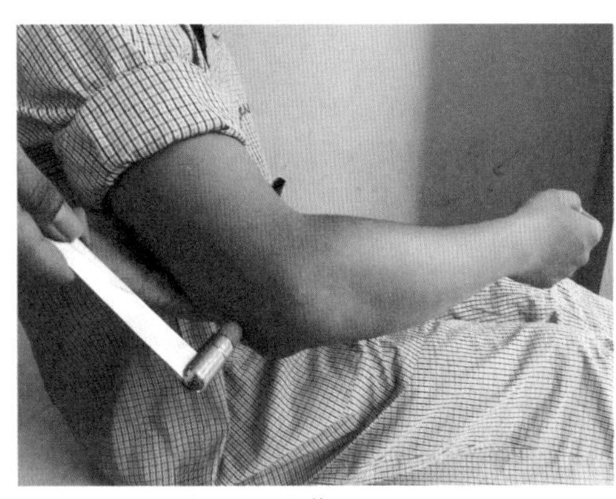
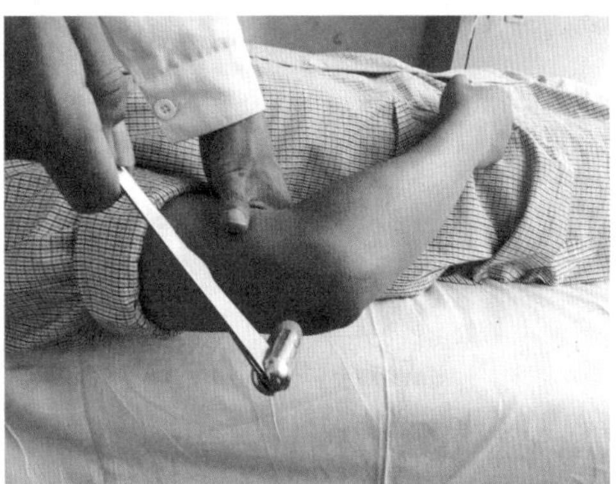

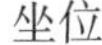

坐位 卧位

图 **42-8** 肱三头肌反射检查法

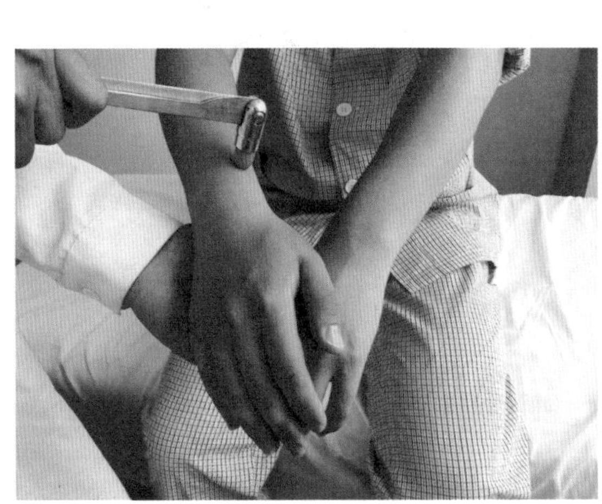
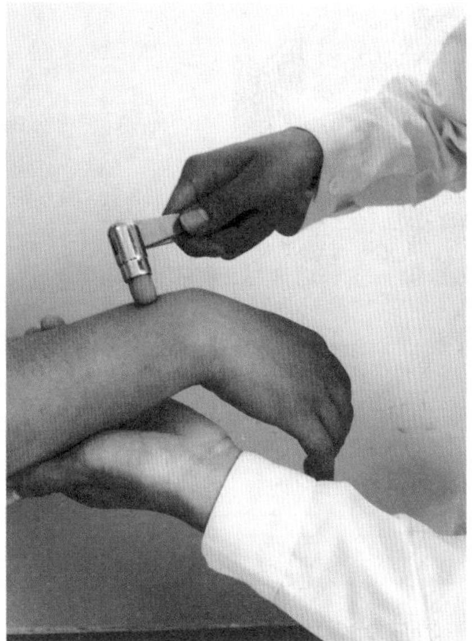

坐位 卧位

图 **42-9** 桡反射检查法

膝关节呈直角屈曲。请受检者取卧位时，检查者左手托其双侧腘窝处，使受检者双膝关节屈曲约 120°。摆好体位后，检查者以叩诊锤叩击受检者髌骨下方的股四头肌肌腱，正常反应为股四头肌收缩，小腿伸展（图 42-10）。

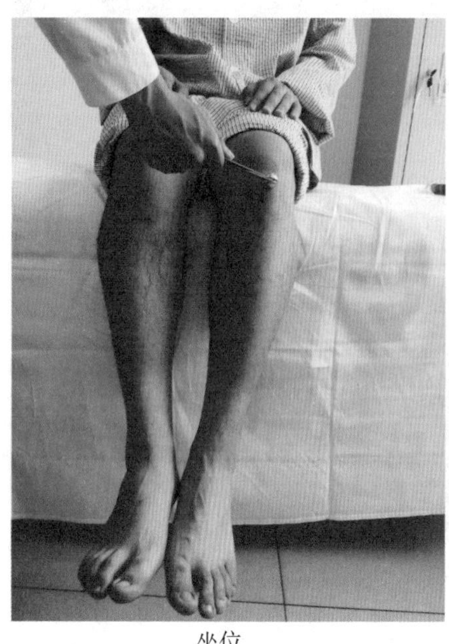
坐位

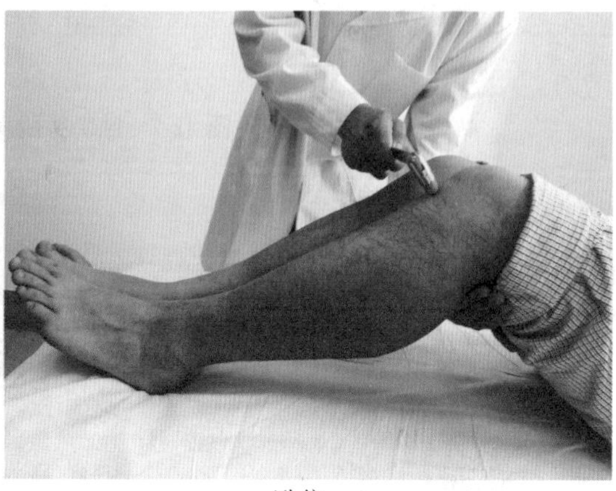
卧位

图 42-10 膝反射检查法

5．踝反射（achilles tendon reflex）（S1 ~ 2，胫神经） 又称跟腱反射。请受检者取仰卧位时，髋关节和膝关节半屈曲，下肢呈外旋外展位，检查者左手握住其足部使踝关节呈直角屈曲，叩击跟腱。请受检者取俯卧位时，膝关节屈曲呈直角，检查者向下适当按压足部使踝关节呈直角屈曲，叩击跟腱。若卧位无法引出踝反射，可行跪位检查，请受检者跪在床上，足悬于床边，叩击跟腱（图 42-11）。正常反应为踝跖屈。

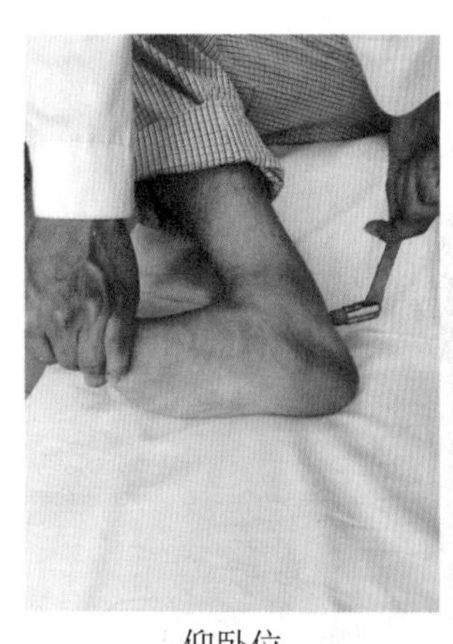
仰卧位

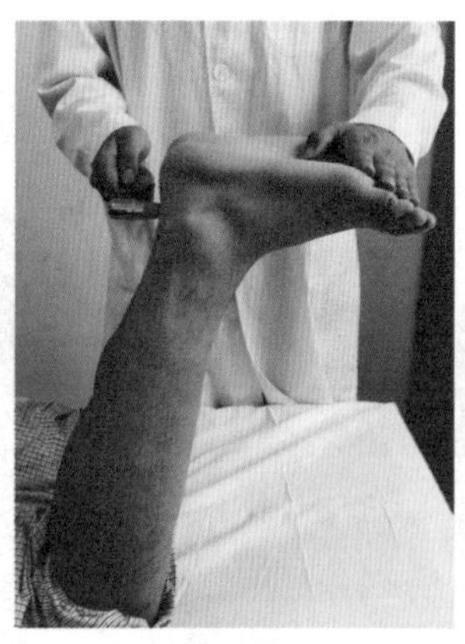
俯卧位

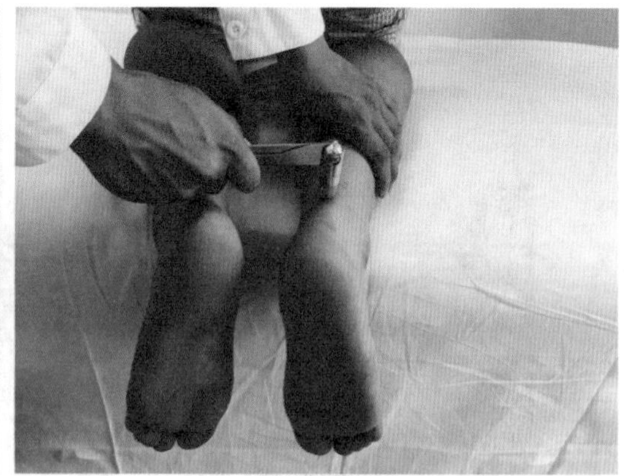
跪位

图 42-11 踝反射检查法

6．腱反射亢进 异常亢进的腱反射常合并持久性的阵挛，故又称阵挛深反射亢进。常提示上运动神经元瘫痪。

（1）踝阵挛（ankle clonus）：请受检者取仰卧，膝关节轻度屈曲，检查者一手托其腘窝，另一手握其足前部，快速用力使足背屈并维持一定推力，阳性反应为腓肠肌与比目鱼肌发生连续节律性收缩，踝关节连续节律性背屈、跖屈（图 42-12）。正常人若有踝阵挛，一般在 5 次以下。

（2）髌阵挛（knee clonus）：请受检者取仰卧，双下肢伸直，检查者以拇指、示指夹住髌骨上缘，向远端方向快速用力推移髌骨数次后，维持适当的推力，阳性反应为股四头肌节律收缩、髌骨节律性的快速上下颤动（图 42-12）。

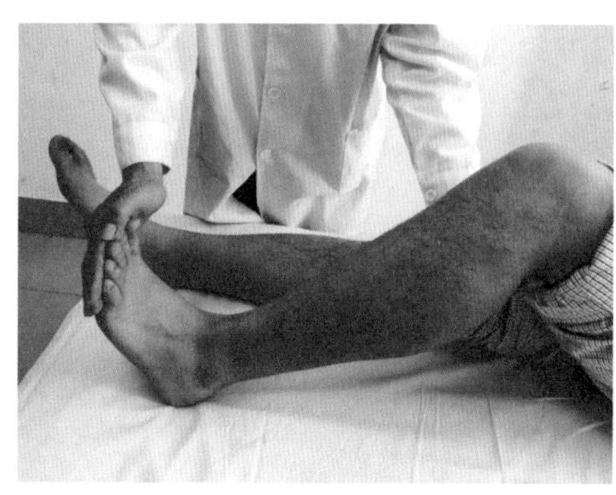

踝阵挛

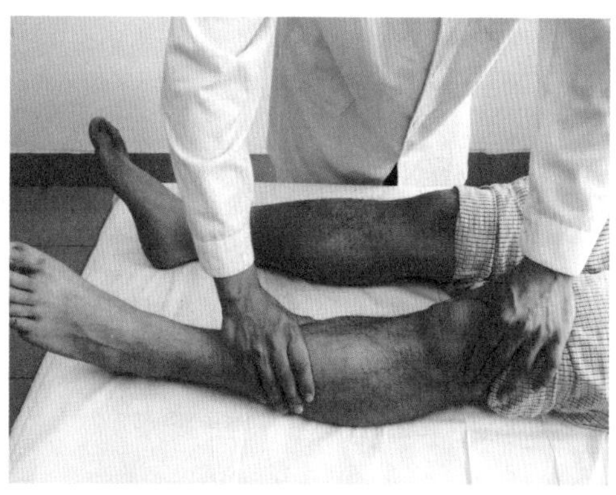

髌阵挛

图 42-12　踝阵挛和髌阵挛检查法

（3）霍夫曼（Hoffmann）征（C7 ~ T1，正中神经）：检查者左手握受检者手腕，右手示、中指夹住其中指第 2 指节，使其腕关节稍背屈，各指半屈放松，再以拇指急速轻弹受检者中指指盖，引起拇指屈曲内收、其他手指屈曲为阳性（图 42-13）。若检查者用手指从掌面弹拨受检者中指指尖，引起各指屈曲，称 Tromner 征（图 42-14），意义与 Hoffmann 征相同。

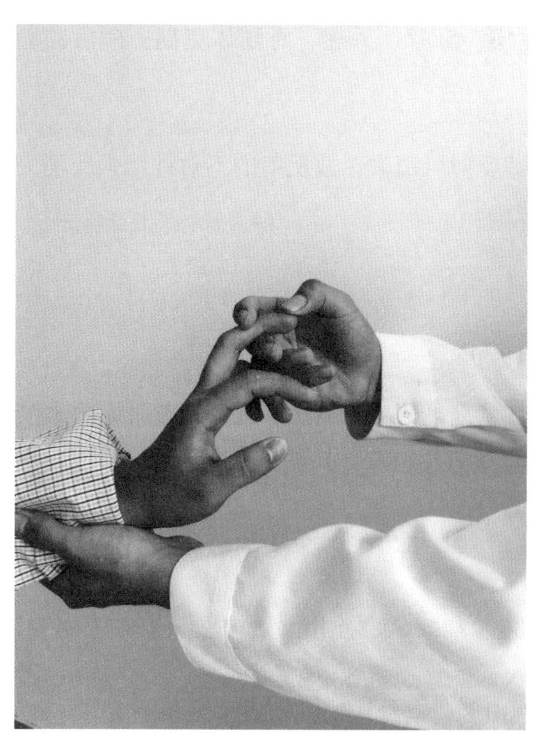

图 42-13　Hoffmann 征检查法

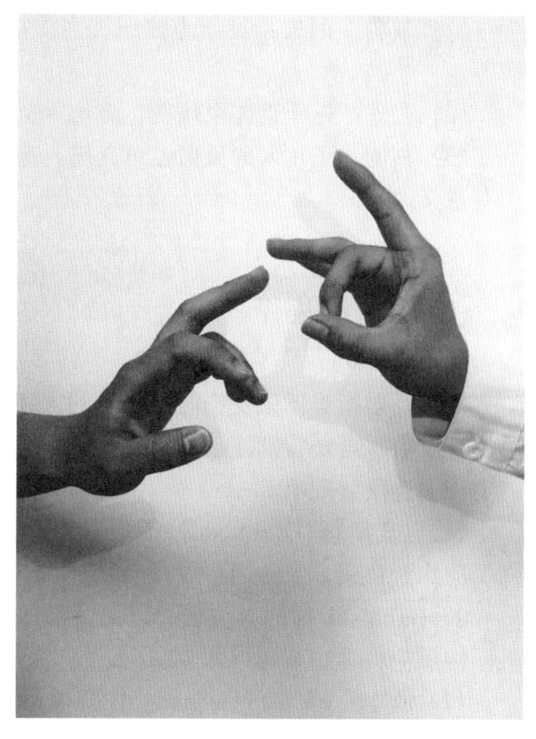

图 42-14　Tromner 征检查法

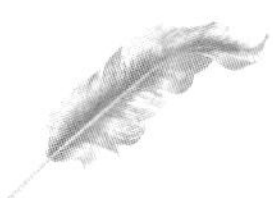

(4) 罗索利莫 (Rossolimo) 征 (L5 ~ S1，胫神经)：受检者仰卧，下肢伸直，检查者持叩诊锤叩击足趾基底部跖面，或用手指掌面弹拨各趾跖面，阳性反应为足趾跖曲 (图 42-15)。

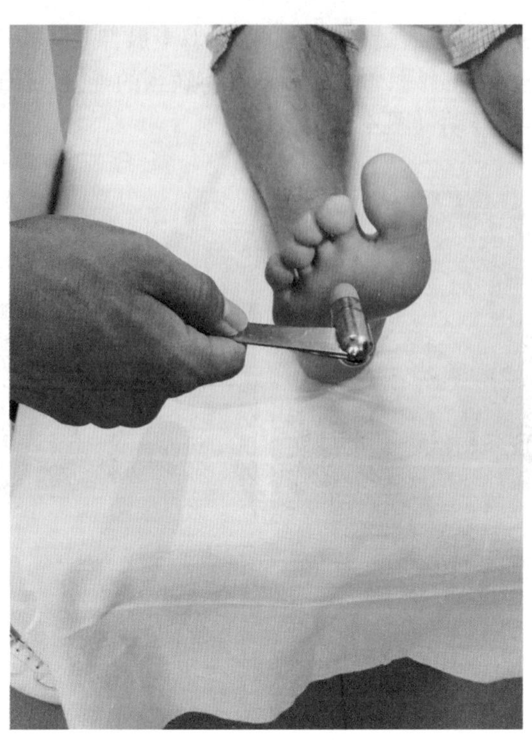

图 42-15 Rossolimo 征检查法

临床意义：

腱反射强度分 5 级：正常 (++)，减弱 (+)，消失 (-)，活跃 (+++)，亢进 (++++)。

(1) 减弱、消失：见于重症肌无力、周期性瘫痪、麻醉、昏迷、脊髓休克期、颅后窝肿瘤等。

(2) 亢进：见于锥体束病变、破伤风、癔症等。

(3) 其他：正常人深反射也可亢进，老年人跟腱反射可消失，故反射的不对称增强或消失更有意义。

三、病理反射

病理反射指锥体束受损时，引发的踝和趾病理性背曲的现象，其中，巴宾斯基征是最典型的病理反射。需要特别注意的是，对于 1 岁半以内的婴幼儿，由于其锥体束发育未完善，也可能出现上述反射现象。

1．巴宾斯基 (Babinski) 征 用钝竹签由后向前划足底外侧，至小趾根部转向内侧，阳性反应为趾背屈，余趾扇形展开。

2．Babinski 征的等位征 以下体征的临床意义与 Babinski 征相同，均见于锥体束病变，且阳性反应均为趾背屈 (图 42-16)。

(1) 欧本海姆 (Oppenheim) 征：以拇指及示指沿胫骨前缘由上向下推移至踝上方。

(2) 戈登 (Gordon) 征：用手捏压腓肠肌。

(3) 查多克 (Chaddock) 征：用钝竹签从外踝下方向前划足背外缘。

（4）Schaeffer 征：用手挤压跟腱。

（5）Gonda 征：用力下压第 4、5 足趾，数分钟后突然放松。

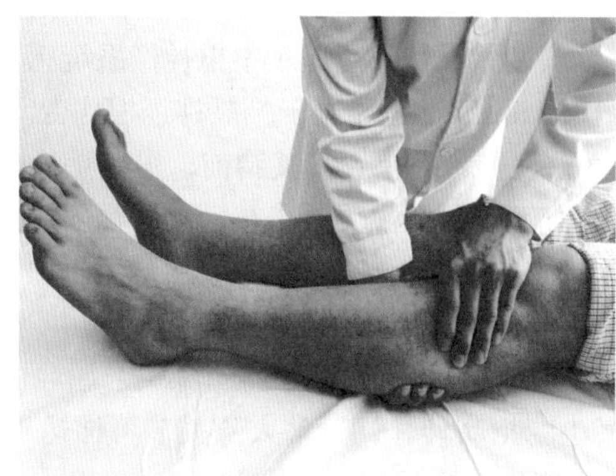

Gordon 征

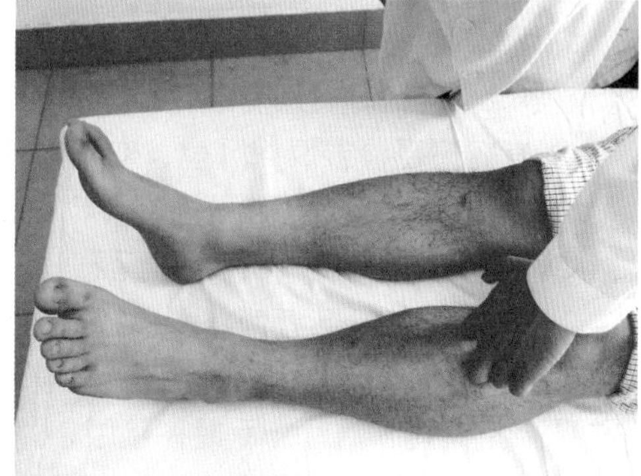

Oppenheim 征

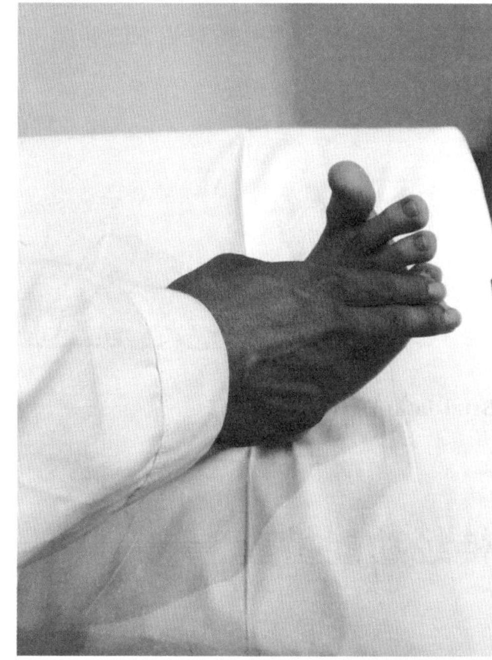

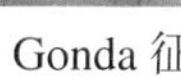

Gonda 征

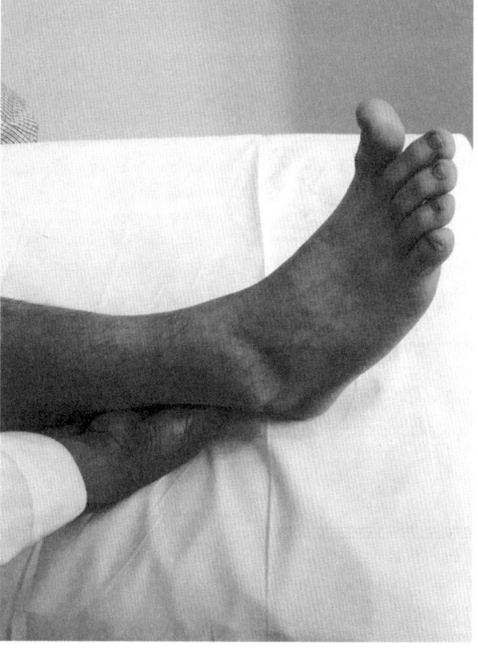

Schaeffer 征

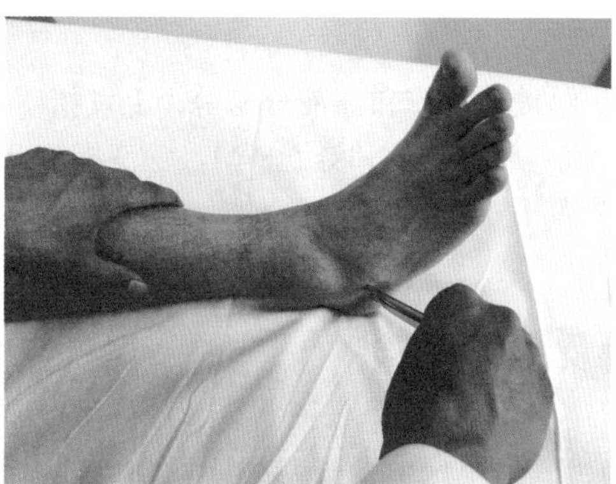

Chaddock 征

图 42-16　Babinski 征的等位征检查法

Note

四、脑膜刺激征

脑膜刺激征包括颈强直、克尼格（Kernig）征、布鲁津斯基（Brudzinski）征。见于各种脑膜炎、蛛网膜下腔出血、脑脊液压力增高等。脑膜刺激征伴发热提示中枢神经系统感染。颈椎疾病及帕金森综合征时屈颈受限。Kernig 征、Brudzinski 征还可见于腰骶神经根病变。

1．颈强直 请受检者取仰卧位，双下肢伸直，检查者一手置于其胸前，另一手托起其枕部做曲颈动作，或请受检者前屈及左右晃动颈部，如头前屈明显受限、被动屈颈受限、头侧弯也受限、旋转运动受限较轻、头后仰无强直表现，则称为颈项强直。正常人屈颈时下颌可抵住胸骨柄，部分老年人或肥胖者例外。应特别注意该检查结果不适用于颈椎病患者。

2．Kernig 征 请受检者取仰卧位，检查者托起受检者一侧下肢使髋、膝关节屈曲成 90°，一手固定受检者膝关节，另一手握住足跟，将其小腿抬高伸膝，正常人膝关节可伸达 135° 以上，阳性反应为膝关节伸直受限（< 135°）且出现疼痛与屈肌痉挛（图 42-17）。

3．Brudzinski 征 颈征：仰卧，下肢伸直，屈颈时出现双髋、双膝关节反射性屈曲。下肢征：仰卧，屈曲一侧膝关节，检查者用力将该侧下肢压向腹部，出现对侧下肢屈曲。耻骨联合征：叩击耻骨联合出现双下肢屈曲、内收（图 42-17）。

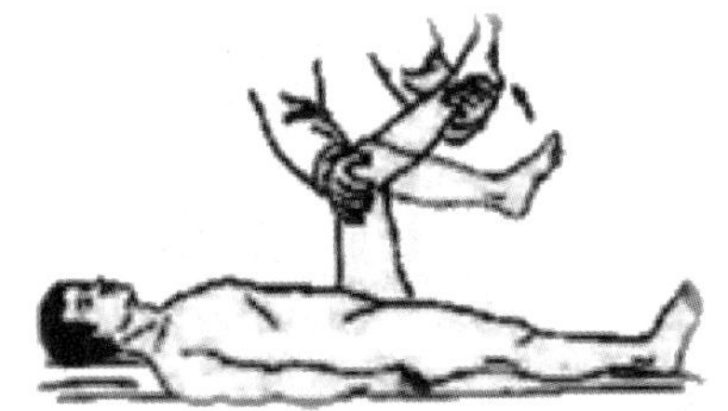
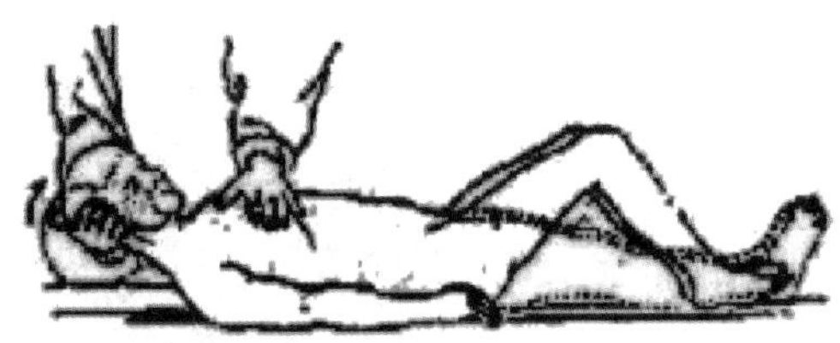

图 42-17 Kernig 征（左）和 Brudzinski 征（右）检查方法

第五节 自主神经功能检查

一、一般检查

观察皮肤和黏膜颜色、温度、营养和汗液分泌等，毛发指甲生长情况，以及尿道括约肌和肛门括约肌功能。周围神经、脊髓侧角和脊髓横贯性病变损害自主神经通路时，均可导致皮肤、毛发、指甲的营养改变。

二、自主神经反射及功能试验

1．眼心反射 是指通过压迫眼球引发脉率减慢的变化过程。请受检者取仰卧位，双眼自然闭合，计数 1 分钟脉率，然后检查者用中指、示指分别置于受检者双侧眼球，逐渐加压 20 ~ 30 s 后再次测 1 分钟脉率，正常人前后脉率差为 10 ~ 12 次 / 分。前后脉率减少超过 12 次 / 分提示迷走神经功能亢进，迷走神经麻痹者脉搏无变化。交感神经功能亢进时脉率增加。

2．竖毛反射 竖毛肌由交感神经支配。用冰块刺激颈后或腋窝皮肤，数秒后可见竖毛肌收缩（7 ~ 10 s 最明显），毛囊处隆起如鸡皮，逐渐向四周扩散，15 ~ 20 s 后逐渐消失。脊髓横贯性病变时，竖毛反射扩展到病变平面停止，可帮助判断脊髓病变的部位。节段性或周围性自主神经病变，其神经支配的局部皮肤无竖毛反射。

3．皮肤划痕试验 用钝竹签在皮肤上适度加压划一条线，数秒后出现先白后红的条纹，宽度不超过 0.6 cm，为正常反应。如白色条纹持续超过 5 min，提示交感神经兴奋性增高；如红色条纹增宽、隆起，持续时间长，提示副交感神经兴奋性增高或交感神经麻痹。

4．卧立位试验 平卧位计数脉率，然后改为直立位，再计数脉率，如立位脉率增加 12 次 / 分以上，为交感神经功能亢进。由卧位变为直立位 5 min 内，立位收缩压较卧位下降 30 mmHg 以上，舒张压下降 10 mmHg 以上，而无代偿性心率加快，为直立性低血压，提示交感神经功能病变。

5．发汗试验 受检者仰卧，皮肤上涂一层含 1.5% 碘和 10% 蓖麻油的淡碘酊液，待干后再涂上一层干淀粉，然后通过环境加热、口服阿司匹林或肌注 1% 毛果芸香碱 1 ml 诱发出汗，汗液与淀粉、碘反应变蓝。不变色或变色较小的区域提示交感神经功能病变。

6．颈动脉窦反射 检查者用示指和中指压迫一侧颈总动脉分叉处 10 ~ 15 s，可使脉率减慢。前后脉率减慢超过 12 次 / 分提示迷走神经功能亢进，迷走神经麻痹者脉搏无变化。交感神经功能亢进时脉率增加。

7．膀胱功能试验 嘱受检者排尿，再导尿，测残余尿量，向膀胱注入 15 ℃及 41 ℃温水测试膀胱感觉功能，再排空。将导尿管接测压计，以每分钟 10 ml 的速度向膀胱内注入生理盐水，每注入 50 ml 测定一次压力，直至受检者感到有急迫排尿感或注入液体量达到 500 ml 为止，记录受检者刚有尿意和急迫排尿感时的膀胱容量和压力。正常 150 ~ 200 ml 开始出现尿意，450 ~ 500 ml 有急迫排尿感。神经系统疾病导致的排尿障碍称为神经源性膀胱，主要有以下类型（表 42-2）。

表 42-2 膀胱功能障碍的分类

分类	感觉障碍性膀胱	运动障碍性膀胱	自主性膀胱	反射性膀胱	无抑制性膀胱
排尿障碍	有	有	有	有	有
膀胱感觉	消失	消失	消失	无	存在
尿失禁	充溢性	充溢性	压力性或充溢性	间歇性	有
膀胱排空	不能	不能	不能	不能	能
残余尿量（ml）	400 ~ 1000	150 ~ 600	100 以上	100 以内	无
膀胱容量（ml）	500 ~ 1000	400 ~ 500	300 ~ 400	小	小
膀胱内压（cmH_2O）	5 ~ 10	10 ~ 20	随容量变化	随容量变化	高于 10
病变部位	脊髓后索或后根	脊髓前角或前根	S2 ~ 4、马尾或盆神经	骶髓以上脊髓	旁中央小叶、脊髓
机制	反射弧传入障碍	反射弧传出障碍	反射弧中断、膀胱脱离支配	失去高级排尿中枢抑制	失去高级排尿中枢抑制

微整合

基础回顾

交感和副交感系统的区别

1．起始：交感神经起始于C8～L2脊髓侧角神经细胞；副交感神经起始于中脑、延髓及骶髓（S2～S4）节段。

2．分布：交感神经几乎支配机体所有的器官和组织，而副交感神经分布范围较小，某些组织和器官则没有，如多数的血管平滑肌、肾上腺、输尿管及毛囊的平滑肌等处。

3．交感神经传导冲动的介质为交感素，即肾上腺素物质；副交感神经传导的介质为乙酰胆碱。

第六节 其他神经系统检查

一、意识障碍

在医学领域，意识是指大脑的觉醒程度，是中枢神经系统对内、外环境刺激作出应答反应的能力，或是机体对自身及周围环境的感知和理解能力。意识障碍包括意识水平（觉醒或清醒）受损、昏迷和急性意识模糊状态，以及意识水平正常而意识内容（认知功能）改变，如痴呆和遗忘等，通常情况下意识障碍指意识水平下降。在神经系统急性损伤性疾病中，多数病患伴有意识障碍情况，为了准确评估病患的危急程度，要求临床工作者能快速准确地判断病患的意识状态。意识障碍的分级如下：

1．嗜睡 是一种病理性的倦睡，表现为持续的、延长的睡眠状态，轻声呼叫可唤醒，醒后能暂时清醒，回答问题及配合检查，便反应迟钝，动作不协调，一旦刺激去除后，又很快入睡。

2．昏睡 患者呈深度的睡眠状态，大声呼叫或强刺激方能唤醒，但意识仍模糊，反应迟钝，答非所问，且短时间内又很快入睡，反射一般无显著改变。

3．浅昏迷 患者对周围事物无反应，不能回答问题，随意活动消失，对强烈的疼痛刺激有反应，可有眶上压痛，角膜反射、瞳孔对光反射尚存在。

4．中昏迷 患者对各种刺激没有反应，但对非常剧烈的疼痛刺激的有反应，角膜和瞳孔反应减弱。

5．深昏迷 患者意识完全丧失，对各种强弱刺激皆无反应，肌肉松弛、各种生理反射消失。

二、眩晕

眩晕是神经科常见症状，指患者感到自身或周围环境物体旋转或摇动的一种主观感觉障碍，常伴有客观的平衡障碍。除生命体征及上述神经系统体格检查外，眩晕查体还应包括以下内容。

（一）眼部检查

1. 动态视敏度　检查受检者在头动的同时读出正常视力表的能力。嘱受检者以 1 ～ 2 Hz 的频率摇头（左右）、点头（上下），同时看视力表。动态视力比静止视力下降 3 行，提示前庭 - 眼动反射功能减退。

2. 固视　受检者双眼持续稳定地注视正前方视靶而不被打断，为固视正常。观察此时的眼震速度、幅度是否有变化。固视时眼震速度和幅度降低，提示周围神经病变。固视时眼震速度和幅度不降低，提示中枢病变。

3. 眼球震颤　受检者头不动，在正前方、上、下、左、右、右上、左上、右下、左下 9 个眼位检查（向侧方注视时，勿超过 30°），观察眼震及其类型、幅度、速度、旋转轴、固视抑制等。改变注视方向，眼震类型或方向改变，提示中枢神经病变。改变注视方向，眼震方向不变，提示周围神经病变。

4. 视跟踪　受检者头部不动，注视一个匀速移动的视靶（手指或笔，移动速度 10°～20°/s），观察眼球运动有无停顿。查完水平方向再查垂直方向。视跟踪时眼球运动出现停顿，提示同侧中枢病变。服用药物、酒精或疲劳也可异常。

5. 扫视　受检者头部不动，检查者两手呈握拳状分别置于受检者双眼上下左右各 20° 的地方，受检者看到哪一边手指伸出，双眼快速扫视伸指侧，观察眼球运动。查完水平方向再查垂直方向。扫视时眼球运动超过注视点或眼球运动只能先运动到一半，略有停顿后再扫视至注视点，多见于脑干或小脑病变。扫视减慢也见于重症肌无力、甲状腺眼病等。

（二）头动检查

1. 甩头试验（head thrust test，HTT）　嘱受检者注视检查者鼻尖，头稍向下低，检查者用双手扶住受检者头部两侧，快速向左或右转动受检者头部 10° ～ 15°，观察眼球运动。嘱受检者注视检查者鼻尖，头处于向左或右转 30° ～ 40° 的位置，快速上下转动受检者头部 10°，观察眼球运动。前庭功能正常者，眼球会一直停留在检查者鼻尖。甩头试验出现纠正的扫视，提示前庭外周病变。

2. 摇头试验　受检者闭目，检查者快速摇动（水平 30°）受检者头部 20 次（2 次 / 秒、持续 10 s），停止摇头后观察眼震。摇头眼震既可见于周围神经病变，又可见于中枢神经病变。如果水平摇头诱发出垂直眼震，则提示中枢神经病变。

三、步态检查

Fukuda 原地踏步试验：嘱受检者闭目，双手平举，原地踏步 30 s 或者 50 步。检查时注意保护受检者。原地踏步试验向一边偏斜 30° 以上，多提示偏斜侧为前庭功能减弱侧。

四、变位试验

1. Dix-Hallpike 试验　受检者睁眼坐于检查床上，检查者双手把持其头部向右或左转 45°，保持上述头位不变，同时将受检者体位迅速改变为仰卧位，头悬垂于床大约 30°，每个位置至少停留 30 s，观察有无眼震。检查前向受检者说明可能引发眩晕。Dix-Hallpike 试验是诊断后半规管或前半规管良性阵发性位置性眩晕（benign paroxysmal positional vertigo，BPPV）重要且有效的检查方法。

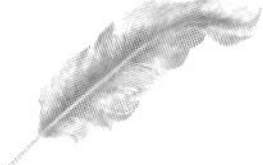

2．仰卧翻滚（supine roll）检查 受检者取仰卧位，头正中位抬高 30°，快速将头向右或左转 90°，停留至少 30 ~ 60 s，再向左或右回转头部 90°，头回到正中位。仰卧翻滚检查是诊断水平半规管 BPPV 的重要方法。

【附】 神经系统检查结果描述举例

脑神经	双侧嗅觉正常，视力左 1.0，右 1.0，双侧鼻唇沟对称，口角无歪斜，伸舌居中
感觉功能	浅感觉正常，深感觉正常
运动功能	四肢活动自如，左上肢肌力Ⅲ级，肌张力正常，余肢体肌力及肌张力正常，无不自主运动
神经反射	浅反射存在，深反射存在，左侧巴宾斯基征阳性，右侧巴宾斯基征阴性，余病理征未引出
脑膜刺激征	颈软无抵抗，克尼格征和布鲁津斯基征均阴性
自主神经功能	皮肤划痕试验阴性

（郝春艳）

第四十三章

全身体格检查

第四十三章数字资源

学习目标

1. **知识**：复述体格检查的概念、意义及基本原则。
2. **能力**：举例说明全身查体的基本内容。
3. **素养**：根据接诊患者的不同，灵活变通全身查体顺序。

第一节　全身体格检查的概念、意义和基本原则

一、全身体格检查的概念

全身体格检查（complete physical examination）是指医生运用自己的感官和借助于简便的检查工具，客观了解和评估患者身体状况的一系列最基本的检查方法。熟练高效的全身体格检查是成长为合格医师的必备技能。

二、全身体格检查的意义

全身体格检查是临床医师在有限的时间内及时发现患者的异常体征，结合患者病史，及时准确地捕捉到有价值的线索，是练就临床功底的根基。

三、全身体格检查的基本原则

（一）全身体格检查的前提

1. 树立爱伤观念　尊重患者，礼貌亲切，缩短医患距离感，以取得患者的信任与配合。

2. 体格检查器械的准备　应准备好听诊器（stethoscope）、血压计（sphygmomanometer）、体温计、手电筒、外周血氧检测仪、软尺和直尺、压舌板、叩诊锤等。

3．注意卫生（特别是手卫生） 避免交叉感染。由于经医务工作者双手感染是医院和疗养院交叉感染的主要来源，因此每次检查患者前后都应规范地洗手或使用酒精凝胶消毒手（患者在场）。接触血液、二便时，戴橡胶手套。

4．医师一般站在患者的右侧检查。

5．环境安静，自然光线充足，注意受检者隐私的保护，男性医师在检查异性患者时需女性护士在场。

（二）全身体格检查的顺序

可遵循按照顺序、全面周到、规范正确、重点突出、细致入微、灵活变通的原则。

根据患者就诊时的体位，采用不同的查体顺序，以便科学、高效查体，又不必使患者不停变换体位，全套全身体格检查应在 30 分钟内完成。

如果患者取仰卧位，查体顺序如下：

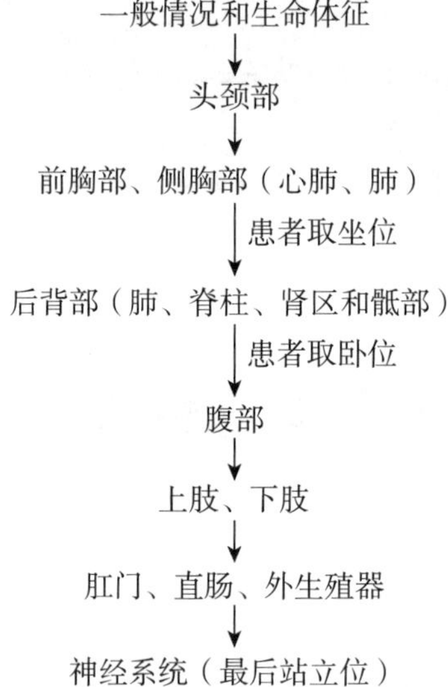

如果患者取坐位，查体顺序如下：

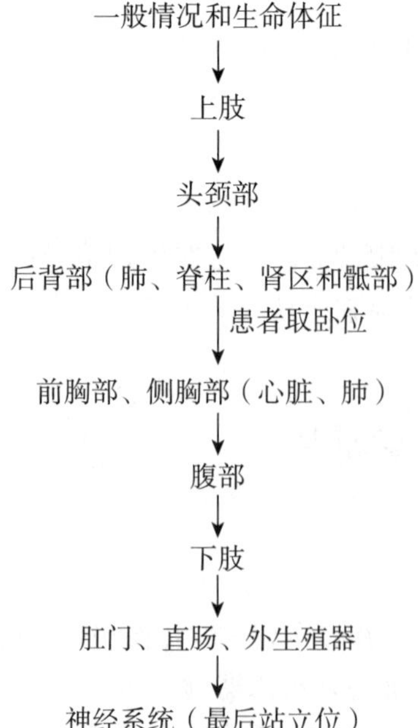

检查内容必须以达到住院病历规定的各项要求为准，避免重复和漏项，具体内容如下。

1．生命体征（体温、脉搏、呼吸和血压）

2．一般检查（体重、身高、体重指数、外周氧合、外观、全身状态、面容、意识、营养状态、皮肤、毛发、淋巴结）

3．头部检查（头颅、眼、耳、鼻、唇、口腔、咽）

4．颈部检查（颈抵抗、甲状腺、颈部血管、气管）

5．胸部检查（胸壁、胸廓、乳房、肺和胸膜、心脏、瓣膜及血管）

6．腹部检查（按视、听、叩、触顺序体检，而按视、触、叩、听顺序记录）

7．外生殖器、肛门和直肠检查

8．脊柱、四肢、关节检查

9．神经系统检查

当接诊急危重患者时，应重点体格检查后立即进行抢救和治疗，待病情允许或稳定后再按上述要求补做全面系统的体格检查。

第二节　全身体格检查的顺序和内容

根据上述全身体格检查的意义和基本原则，按照全身体格检查的顺序和内容进行规范查体，对初学者来说是十分重要的，也是各级医师查体的行为规范，熟练掌握全身体格检查会受益终生。一般全身体格检查的顺序应是从头到脚分段进行，遵循上述全身体格检查内容和顺序的基本原则的同时，允许形成医师自己的体检习惯。

1．准备好全身体格检查的器械，树立爱伤理念，光线充足，检查环境使患者有安全感，医师站在受检者的右侧，礼貌大方地简单自我介绍。

2．观察发育、体型、营养状态、意识、面容与表情、体位、体重与身高，计算体重指数、外周氧合等一般情况。

3．体温测量（一般由护士负责，可不重测）。

4．用双手同时对比触诊双侧桡动脉、肱动脉，感知左右动脉搏动强度是否对称，在一侧计数脉率 30 秒（若不规律则应计数 1 分钟），手不离开桡动脉，继续计数呼吸次数 30 秒，以避免因专注于受检者呼吸而造成人为的干扰。

5．测量右上肢血压（若有高血压，应同时测量左上肢血压）。

6．视诊头颅外形、毛发分布、异常运动等。

7．触诊头颅有无肿块和压痛。

8．视诊面部皮肤，颜面是否对称。

9．依次视诊双眉有无脱落，眼睑有无水肿、肿胀、皮疹、下垂，眼球有无突出或凹陷，眼球六向运动（向左、左上、左下、右、右上、右下），结膜有无苍白、充血、水肿、出血点，巩膜有无黄染，瞳孔是否等大等圆，直接和间接对光反射及集合反射，角膜反射，粗测左右眼视力。

10．视诊双侧外耳及耳后区，外耳道有无异常分泌物，触诊乳突有无压痛，粗测听力是否下降。耳郭是否红肿、塌陷，是否存在结节、痛风石等。

11．视诊鼻外形，检查有无鼻塞、鼻腔异常分泌物、鼻中隔偏曲和穿孔，左右鼻道通气状态，有无鼻软骨塌陷，触诊鼻窦（上颌窦、额窦、筛窦）有无压痛、叩痛。

12．视诊口唇颜色异常否、口周有无放射纹、口唇是否菲薄、是否张口受限、伸舌运动、舌质和舌苔。

13．用压舌板辅助检查颊黏膜、上颚、牙齿、牙龈、口底、口咽部和扁桃体有无异常。

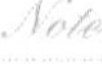

14．充分暴露后，视诊颈部外形、皮肤、胸锁乳突肌、颈静脉充盈和颈动脉搏动及甲状腺是否肿大，是否存在三凹征。

15．依次触诊双侧耳前、耳后、枕后、颌下、颏下、颈前、颈后和锁骨上淋巴结。

16．触诊甲状腺峡部和侧部（并嘱受检者配合吞咽动作），肿大时触诊震颤、听杂音。

17．检查颈强直（同时注意 Brudzinski 征），触诊气管是否居中，触诊左右颈动脉。

18．听诊颈部（甲状腺、血管）杂音。

（注：下面第 19 ～ 28 条为一般前胸和侧胸的检查顺序，若病变在肺和胸膜，可先查肺与胸膜，再查心脏。）

19．从前胸部视诊胸部外形、对称性、皮肤、呼吸运动，结合切线方向视诊心前区有无异常隆起、心尖搏动和心前区异常搏动。

20．医生用左手握抬患者左手臂，同时医生右手触诊患者左侧腋窝淋巴结；接下来，医生右手握抬患者右手臂，同时医生用左手触诊患者右侧腋窝淋巴结。随后，触摸有无滑车上肿大淋巴结。

21．女性患者，触诊左右乳房（先健侧后患侧，由外上象限开始，左侧按顺时针方向，右侧按逆时针方向，触诊 4 个象限，最后触诊乳头和乳晕）。

22．前、侧胸部触诊胸廓活动度，对比触诊双侧语颤（部位包括左、右两侧上、下、外部），触诊胸膜摩擦感。

23．测量左锁骨中线距前正中线的距离。

24．两步法触诊心尖搏动，触诊震颤（部位和顺序同下面听诊）和心包摩擦感。

25．前、侧胸部对比肺叩诊（自上而下，左右内外对称，部位对比），肺界叩诊。

26．叩诊左右心界（先左后右，自下而上，由外向内，叩右心界时可依据右锁骨中线上肺下界叩诊时的结果数肋间，不必再叩一次）并测量。

27．对比叩诊前、侧胸部呼吸音（即包括左右两侧锁骨上窝，锁骨中线上、中、下部，腋前线上、下部和腋中线上、下部，共 16 个部位）、摩擦音，必要时（如有肺或胸膜病变）听诊耳语音。

28．听诊心率、心律、心音、附加音和杂音（部位依次为二尖瓣区、肺动脉瓣区、主动脉瓣区、主动脉瓣第二听诊区、三尖瓣区）及心包摩擦音。

（注：当病变部位在肺和胸膜时，为便于确定病变特点，宜先坐起呈坐位检查背部，然后再卧位检查下面腹部的内容。）

29．患者屈膝平卧，正确暴露腹部和放松腹肌，双上肢自然放于躯干两侧，平静呼吸。视诊腹部外形、对称性、皮肤（静脉、腹纹等）、脐和腹式呼吸。

30．在脐稍下方听诊肠鸣音并计数 1 min，并且听诊有无腹主动脉杂音，左右上腹部听诊双肾动脉有无杂音。必要时于股动脉处听诊枪击音。

31．全腹叩诊（自左下腹开始呈横“S”形顺序，叩至右上腹），叩至右上腹时同时注意肝上界、肝下界，叩诊移动性浊音（经脐水平先左后右），检查肝区有无叩击痛。

32．全腹依次浅触诊和深触诊（自左下腹开始呈横“S”形顺序，触至右上腹，逆时针）。若受检者有腹痛，则应先从正常部位开始。

33．教会受检者做腹式呼吸后，于右锁骨中线和前正中线上触诊肝（肝大时查肝颈静脉回流征），检查胆囊区有无触痛（Murphy 征）。

34．触诊脾，若平卧但未触及，嘱受检者取右侧卧位再触诊。

35．双手法触诊双侧肾，检查腹部局部压痛和反跳痛，检查腹部有无异常包块。

36．嘱受检者双下肢伸直，触诊两侧腹股沟淋巴结以及双侧股动脉搏动。然后嘱受检者取坐位，进行下面检查。

37．于背后触诊甲状腺（在前面已触诊时也可不做）。

38．视诊背部皮肤、胸廓外形、呼吸运动和脊柱外形。

39．背部对比触诊双侧语颤（部位包括左右两侧肩胛间区的上、下部和肩胛下区的内、外部）。

40．背部两侧对比叩诊，于两侧肩胛线上分别叩诊肺下界和肺底移动度。

41．对比听诊背部呼吸音（包括左右两侧肩胛间区的上、下部及肩胛下区的内、外部和腋后线的上、下部，共12个部位），必要时听诊耳语音。

42．触诊脊柱有无畸形和压痛、骶部有无水肿。

43．双侧肾区叩击痛。

44．继续取坐位或平卧位视诊双上肢皮肤、关节外形和活动度及有无杵状指或匙状指，指甲有无异常。用右手触诊患者左侧滑车上淋巴结，用左手触诊患者右侧滑车上淋巴结。必要时查水冲脉和毛细血管搏动征。

45．检查肱二头肌反射和肱三头肌反射、Hoffmann征。

46．取平卧位视诊和触诊双下肢有无水肿，触诊双侧足背动脉，视诊关节外形和活动度。

47．检查四肢近端远端肌力。

48．检查膝反射和跟腱反射、Babinski征、Kernig征、Brudzinski征。

49．保护隐私前提下，必要时采取特殊体位检查肛门、直肠和外生殖器，检查时避免误会，手法温和。

（王　芳）

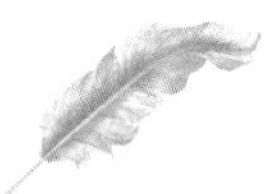

第四篇

实验诊断学

实验诊断学（laboratory diagnostics）是诊断学的重要组成部分，它涉及多学科、多专业，是由基础医学向临床医学过渡的桥梁。实验诊断是运用细胞学、临床化学、免疫学、血液学、微生物学、寄生虫学、遗传学和分子生物学等各个学科的理论和实验方法，对人体的血液、体腔液、排泄物、分泌物和组织细胞等标本进行各种试验检查，获得有关病原体、病理生理变化和脏器功能状态等的实验信息，为疾病的诊断与鉴别诊断、治疗方案选择、疗效监测、预后评估等提供客观依据，并可结合病史/家族史、症状/体征、影像资料、病理检查、流行病学资料等进行综合分析，为疾病的防治、健康普查与咨询、医学科学研究等做出正确决策。

第四十四章

实验诊断学概论

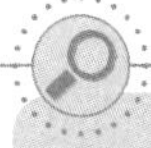

学习目标

1. **知识**：描述实验诊断学的应用范围、试验分类和发展趋势。
2. **能力**：列举诊断试验的特征并解释其应用。总结影响实验诊断的分析前、分析中、分析后因素。
3. **素养**：说明实验诊断学在医学实践中的重要性，包括其在疾病诊断、治疗监测和预后评估等方面的作用。列举实验诊断结果的解读和分析过程。
4. **掌握**：灵敏度与特异度、假阴性率与假阳性率、准确度、预测值、似然比、约登指数、参考区间和医学决定水平的概念。

作为基础医学与临床医学的桥梁学科，实验诊断学承载着培养临床医学生实验诊断技能的任务。传统实验诊断学由检验医学各亚专业组成，包括临床血液体液学检验、临床生物化学检验、临床免疫学检验、临床微生物学检验和临床分子生物学检验等，侧重强调各个检验项目本身。但疾病的发生及进展是一个复杂的动态过程，实验诊断学面对的对象是临床医生，所以现在的实验诊断学更多围绕器官—系统—疾病这一主线构建诊断体系。本教材在结构安排方面，除外本篇第四十五章介绍实验室常规检查外，其他篇章均以各器官—系统—疾病讲解临床实验诊断思路。

一、实验诊断学的发展趋势

1. 现代医学的发展推动了实验诊断技术的进步，各种新型检测方法逐渐应用到临床实验室，使实验室的检测水平迅速提高。常用技术包括聚合酶链反应、分子杂交、生物芯片、测序技术、质谱技术及流式细胞术等，在疾病诊断、药物代谢、健康预警、精准诊疗等发面发挥了重要作用。

2. 检测技术的快速发展使得检测范围不断扩宽，实验诊断从传统的对细胞、细菌形态学检测发展到基因、蛋白等分子检测，从单一技术到组学技术应用，对疾病也逐渐从现象观察发展到机制研究。

3. 实验技术快速实现自动化、智能化、信息化，从标本前处理、检测到保存，都可通过自动化的方法完成，检测速度提高，节省了人力成本；实验室的智能化信息化程度越来越高，

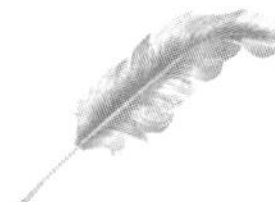

对于加快工作效率、保障实验结果、提高管理水平都有重要的推动作用。

4．实验方法趋于规范化和标准化，实验诊断的数据在国内外不同实验室间具有可比性，促进了临床医疗质量和水平的提高，有利于临床会诊、远程会诊和国际交流。

5．重视全面质量管理体系的建立，从分析前、中、后的各个环节进行质量控制。越来越多的实验室通过参加 ISO 15189 实验室认可、美国病理学家协会（CAP）认证等活动，不断完善质量管理体系，实验数据更加准确和精密，逐步实现与国际实验室的接轨。

6．高通量检测技术的兴起，如二代和三代测序技术、质谱技术、芯片技术等，可通过对样本一次检测产生海量数据，同时结合生物信息学和人工智能进行解读，可以对疾病量化预警具有更高的灵敏度和特异性。未来临床检测不仅可提供实验数据，还将提供关于诊断和治疗的建议，为临床诊断提供更加便捷精确的支撑。

7．医工交叉既是促进健康产业升级、实现健康中国的战略需要，又是解决临床问题、促进诊疗水平提升的技术支撑。未来随着更多复合型医药卫生人才的涌现，有望促进体外诊断仪器、试剂的开发应用和更新换代。

8．医疗工作重点前移和下移已是当今世界医学工作者的共识，由诊断疾病向预防疾病发展，疾病诊断、预防、治疗和康复并重。新技术的发展和新指标的应用，使实验诊断学亦有可能从传统的检查疾病为目的，发展成以发现和警示亚健康状态为目的的量化评估，为疾病预防，特别是慢性病的预防提供帮助。

二、实验诊断的应用范围

1．疾病预防 通过流行病学调查，可发现传染病的传染源，为防止疾病传播、制订预防或控制措施提供依据。近年来分子生物学的发展，可以发现致病基因携带者，对疾病发展进行预测，提示人们可能患有某疾病的风险，在早期进行干预。

2．健康普查 通过对普通人群或高危人群进行某些常规或特殊检查，如对普通人群进行血糖、血脂、肿瘤标志物等的检查，对女性进行人乳头瘤病毒基因检查，可及早发现一些慢性疾病、恶性肿瘤等，有利于早期诊断、早期治疗，提高疾病的防治水平。

3．疾病诊断 ①确定诊断：如细菌感染时分离培养出病原菌、寄生虫感染时查到寄生虫卵或虫体、病毒感染时查到相关基因、白血病的血液学诊断等。②辅助诊断：如通过肝功能、肾功能、心肌损伤标志物等检查，有助于肝炎、肾炎、急性心肌梗死等的诊断。③鉴别诊断：如细菌与病毒感染、白血病与类白血病反应等的鉴别。

4．治疗决策 ①治疗方案与药物选择：如通过骨髓检查、基因检查及免疫分型等诊断不同类型白血病，其治疗方案有明显差异；产碳青霉烯酶的铜绿假单胞菌对碳青霉烯类抗生素耐药。通过肿瘤靶向基因检查，可以为患者提供个体化治疗药物。②疗效观察：如通过血糖、糖化血红蛋白等检查，有助于对糖尿病患者监测治疗效果，并及时调整治疗方案。③预后判断：如通过血清降钙素原对脓毒症休克患者进行预后判断；通过检查 Ph 染色体判断慢性粒细胞白血病患者的预后等。④复发监测：如通过对生长激素、泌乳素等指标的监测，可更早发现垂体瘤的复发。

5．健康咨询 进行一些反映身体健康状况或器官功能状态的检查，如对育龄妇女进行优生优育检测、对遗传病家庭进行相关基因检测，可为大众提供健康咨询及知识普及，对提高人口素质具有深远意义。

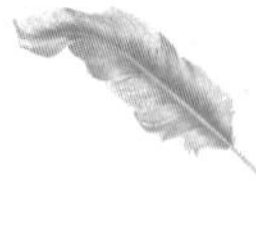

6．科学研究 通过进行常规试验、开发新试验指标、改进试验方法等，可为很多科学研究项目提供有价值的数据，并促进实验诊断学自身的发展。

三、临床实验室常用试验的分类、特征与应用

（一）试验的分类

根据各种试验的应用范围和临床意义不同，可将常用试验分为筛查试验和诊断试验。

1. 筛查试验 是指通过快速、简便、成本低、灵敏度高、易于接受的试验，识别健康人群中未被发现的患者，或检出一些疾病的危险因素，有助于早诊断、早治疗、早预防。如全血细胞计数、尿液分析、粪便常规、无创产前筛查、用化学发光法进行梅毒特异性抗体检测等。筛查试验对灵敏度要求较高，最好能发现所有患者。

2. 诊断试验 是指通过科学、准确、特异度高的试验，对有某些症状或体征患者进行疾病状态的确定或排除，也可用于监测疾病的进程、评估疾病的严重程度、判断预后、指导临床用药及调整治疗方案等。如通过细菌培养诊断感染性疾病，通过口服葡萄糖耐量试验确诊糖尿病等。诊断试验对特异度要求较高，最好能排除所有非患者。

（二）诊断试验的特征

1. 灵敏度与特异度 灵敏度（sensitivity，SN）是指真实患者中诊断结果为阳性的概率，反映了正确诊断某种疾病的能力。特异度（specificity，SP）是指对非患者诊断结果为阴性的概率，反映了疾病不存在时正确排除疾病的能力。灵敏度与特异度具有不受患病率影响的优点，其取值范围均在 0 ~ 1 之间，其值越接近于 1，说明该项诊断试验的价值越好，对于有病、无病的识别能力越强。但由于灵敏度和特异度随界值的影响此消彼长，所以无法比较两种方法的诊断价值。

2. 假阴性率与假阳性率 假阴性率（false negative rate，FNR）指患者被诊断为阴性的概率，也称为漏诊率。漏诊率（%）= 假阴性例数 / 实际阳性例数 ×100%。假阳性率（false positive rate，FPR）是指非患者被诊断为阳性的概率，也称为误诊率。误诊率（%）= 假阳性例数 / 实际阴性例数 ×100%。

3. 准确度 准确度（accuracy，AC）是指临床试验检测出的真阳性和真阴性例数之和占病例数的比例，反映了诊断试验结果与金标准结果符合或一致的程度。准确度高的试验方法，其灵敏度和特异度之和也一定较高，漏诊或误诊的机会较小。

4. 预测值 预测值（predictive value，PV）分为阳性预测值和阴性预测值。阳性预测值（positive predictive value，PV+）是指诊断试验结果判为阳性的例数中，真正患某病的例数所占的百分率，反映试验结果为阳性时，该受试对象确实患某病的概率。阴性预测值（negative predictive value，PV–）是指诊断试验检测出的全部阴性例数中，真正没有患本病的例数所占的的百分率，反映试验结果为阴性时，该受试者不会患某病的概率。

5. 似然比 似然比（likelihood ratio，LR）分为阳性似然比和阴性似然比。阳性似然比是诊断试验检出的真阳性率与假阳性率之间的比值，即阳性似然比 = 灵敏度 /(1 – 特异度)。阴性似然比是诊断试验检测出的假阴性率与真阴性率之间的比值，即阴性似然比 = (1 – 灵敏度)/特异度。因灵敏度与特异度是反映诊断试验真实性的指标，是相对稳定的，因而似然比也是稳定的、能反映诊断试验真实性的指标。

6. 约登指数 约登指数（Youden index）又称为正确指数，是评价诊断试验真实性的方法，反映诊断方法发现真正的患者与非患者的总能力。约登指数 = (灵敏度 + 特异度) – 1，其值越接近 1，诊断试验的真实性越高。当漏诊和误诊的危害性意义等同时，可以用约登指数来比较两种诊断方法的优劣。

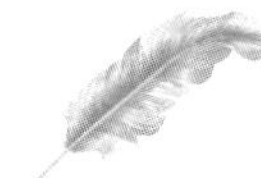

Note

（三）诊断试验的应用

1．参考区间 参考区间（reference interval）指用稳定、可靠的试验方法，在特定的条件下检测健康人群（或特定人群）所得的包括 95% 测定值（正态分布）的范围。参考区间可受到参考人群的特征如年龄、性别、体重、饮食结构、活动状态、地理及气候条件、生活习惯、职业、种族等的影响，而且不同的试验方法和实验室环境均可明显影响测定值。因此，在使用参考区间时，应该用于相同的参考人群，采用与建立参考区间时相同的试验方法，各实验室最好在使用前进行验证或由本实验室建立自己的参考区间。

2．医学决定水平 医学决定水平（medicine decide level，MDL）是指不同于参考区间的另一些限值，通过观察测定值是否高于或低于这些限值，可在疾病诊断中起排除或确认的作用。测量结果高于或低于某个医学决定水平时，医生应该制订进一步检查计划，或采取治疗措施，或估计预后。例如，纤维蛋白原含量的不同医学决定水平具有不同的临床意义，并据此采取不同的措施（表 44-1）。

表 44-1 纤维蛋白原含量的医学决定水平与临床意义及措施

医学决定水平（g/L）	临床意义及措施
0.3	血浆含量低于此水平，可能发生自发性出血，应及时采取相应措施
1.0	低于此值为 DIC 的诊断指标之一，另外两项诊断指标为血小板减少及凝血酶原时间延长，同时可注意Ⅴ因子和Ⅷ因子均减少
5.0	高于此值常见于急性感染、大手术或创伤之后、肾病综合征、烧伤、心肌梗死等，应做其他试验以求确诊

注：纤维蛋白原含量的参考区间为 2.0 ～ 4.0 g/L

危急值是一种特殊的医学决定水平，是指当检测出现某种显著异常结果时，表明患者病情处于有生命危险的边缘状态，医生应迅速给予有效的干预或治疗措施。如血钾的危急值为＜ 2.5 mmol/L 或＞ 6.5 mmol/L。

四、实验诊断的影响因素

临床实验室的质量管理分为分析前、分析中、分析后 3 个阶段，每个阶段都有不同因素会影响试验结果的准确性。

（一）分析前的影响因素

主要包括检验申请，生物学变异和患者的准备，标本采集、运送、接收、前处理和保存等。

1．检验申请 目前我国准入的临床检测项目已有 1000 余项，常规开展的检测项目也超过 500 项，临床医生应根据患者的病史、临床表现、疾病的严重程度、个体状况等，以及检验项目临床应用价值，合理申请检验，避免重复检测。一般而言，在人群筛查时，应选择灵敏度较高的试验以防止假阴性，而为了确诊，应选择特异性较高的试验。有些试验具有时效性，如心肌损伤标志物检测、血培养等，如果不根据发病情况选择试验或进行动态监测，所得实验结果也很难为临床所用。申请单须含病例唯一性识别信息，包括患者的姓名、年龄、性别等。若有特殊要求的项目，需在申请单上注明，如标本采集时间、采集体位、术前、术中、术后、用药情况等内容。

2．生物学变异和患者的准备 影响试验结果准确性的生物学变异主要包括年龄、性别、昼夜节律变化、季节变化、海拔高度、生理周期、妊娠等，如白细胞计数的参考区间在新生儿和成年人之间存在较大差异，红细胞计数、血红蛋白浓度等随海拔升高而升高，在选择检测项目及分析测量结果时要考虑到以上因素的影响。患者的饮食、运动、药物、应激、生理节律等情况对测量结果也有较大影响。例如，血糖、血脂测定空腹血糖、三酰甘油，一般需要在抽血前至少 8 小时之内不能进食任何食物和饮料。测定儿茶酚胺时，患者体位及钠的摄入量需严格控制。

3．标本采集、运送、接收、前处理和保存　在分析前阶段，标本采集、运送、接收、前处理和保存是至关重要的环节。如果标本不符合要求，检测仪器再先进，测量结果也是不准确的。这包括标本的采集时间、抗凝剂选择及用量、体位、是否空腹、止血带的应用、标本混匀方式、标本的运送、接收、前处理和保存、环境温度等。例如，急性心肌梗死时，cTnT 或 cTnI 在发病后 4 ～ 6 小时达高峰，此时采血可提高阳性率；全血细胞计数应选用乙二胺四乙酸钠抗凝血，颠倒混匀次数，若选用枸橼酸钠液体抗凝剂可导致血液稀释和细胞形态改变；注射器不干燥、不清洁、采血不顺利等原因会造成标本溶血，使血清钾、ALT、AST、LDH 的数值高出数倍至数百倍；尿液、粪便标本要求新鲜并尽快送检；对于不能立即进行分析或分析后需要重新检测的标本，应将其进行预处理或置于合适的温度和环境中保存等。

（二）分析中的影响因素

标本在实验室中进行检测时各种因素对试验结果的影响，主要包括分析仪器、试剂、实验方法、室内质量控制、室间质量评价和检验人员的素质等方面。自动化仪器设备的广泛使用和严格的质量保证体系，极大地提高了分析结果的精密度和准确度。但是，在仪器故障、试剂更换或过期、人为因素等影响下，会使试验结果出现偏差甚至错误。同一试验项目用不同方法或不同仪器检测所得结果可能有差别。有关形态学方面的检查，如血细胞形态、骨髓细胞形态、尿沉渣、粪便有形成分检查等，可受检测人员的经验等主观因素的影响。因此必须通过室内质量控制和室间质量评价活动，进行积极的质量控制和监督管理，保证检测结果的准确性。

（三）分析后的影响因素

标本测量后的各种因素对试验结果的影响，主要包括结果的审核和发出、检验后标本的保存、临床咨询服务等内容。目前国内临床实验室大多使用信息网络管理系统，可明显减少试验结果的传送错误，但需定期对数据传输进行验证。被测标本应在规定的条件和时间内保存，以便复查或与重新采集的标本进行比对分析自助审核或智能审核结果。在试验结果发出后，对结果进行解释、提出进一步检验的建议、处理医生和患者的反馈等，都是提高实验室质量的重要内容。

五、实验诊断结果的解读和分析

实验诊断报告是对医生申请检查的各项试验结果的书面报告，一般同时附有参考区间和增高或减低的提示，但不能据此简单地分为“正常”和“异常”两类，医生将实验诊断结果与患者的临床表现、病史、家族史和其他检查等资料综合分析后，才能做出诊断或治疗等决策。未来随着实验诊断学的发展，以及检验医师人员的培养，或许可出现分析型报告，如一些遗传学报告、基因检测报告、病原微生物报告等，报告中不仅提供试验数据，还可进一步结合试验结果给出“临床印象”及“临床建议”等内容，提出可能的诊断或复检、补充检测的建议，这也将有助于医生对实验诊断结果的分析。

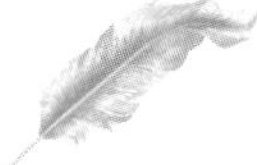

Note

当实验诊断的结果与临床医生的诊断或治疗效果不符合的时候，应该从影响实验的前、中、后因素查找线索：如有无标本方面的差错，有无试验过程中的差错，是否存在试验的干扰因素，是否存在潜在疾病、特殊转归或意外疗效等。例如，在临床工作中有时会出现细菌药敏试验与临床药效不符合的情况，分析原因可能包括几个方面：①致病菌判断不正确；②药敏试验方法选择错误；③一些细菌产生耐药性；④体外药敏试验和体内药物疗效确实有差异；⑤临床用药剂量与药敏试验的剂量有较大差异等。因此，临床医生应综合分析试验结果，并及时与检验人员沟通讨论，共同促进疾病诊治水平的提高。

（张　义）

第四十五章

实验室常规检查

第四十五章数字资源

学习目标

1. **知识**：解释实验室常规检查的目的和常见项目，如血细胞分类计数、血细胞形态学检查、尿液、粪便和浆膜腔积液的相关实验室检查。
2. **能力**：显微镜下观察血细胞正常和异常形态，识别尿液和粪便中的有形成分。
3. **素养**：列举实验室常规检查的临床意义和诊断策略。
4. **掌握**：各项实验室常规检查的正常、异常结果及临床意义。

第一节　血细胞计数

血液由细胞成分（红细胞、白细胞和血小板）和非细胞成分（血浆）组成。血细胞计数是一种针对外周血中各种细胞数量、种类或某些成分含量的血液检查，包括全血细胞计数（complete blood count，CBC）、白细胞分类计数（leukocyte differential count，LDC）和网织红细胞计数（reticulocyte count，RET）。血细胞计数可反映骨髓造血的病理变化和应激反应性变化，这为血液系统疾病及相关疾病的诊断和治疗提供了重要依据。

一、全血细胞计数

全血细胞计数是指用血细胞分析仪计数外周血白细胞、红细胞及血小板的数量和质量的检查，以了解疾病的变化。血液系统疾病及其他系统疾病出现血细胞异常时，均可做全血细胞计数。

案例 45-1

患者，女，35 岁。3 个月前开始出现乏力，偶有头晕，无黑矇，四肢活动异常，近 2 周乏力加重伴面色苍白、活动后气促。无胸痛、胸闷、咳嗽、咳痰。发病以来饮食欠佳，素食为主，不喜吃肉，小便正常，黑便。既往：有胃溃疡病史。查体：BP 120/75 mmHg，HR 105 次 / 分，贫血貌，指甲平坦，全身浅表淋巴结未触及肿大，双下

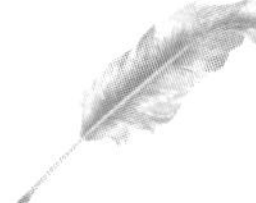

肢不肿。全血细胞计数：WBC 9×10⁹/L，RBC 4.18×10¹²/L，Hb 72 g/L，HCT 29.5%，MCV 70 fl，MCH 17.2 pg，MCHC 244 g/L，RDW 17.5%，PLT 230×10⁹/L。血细胞形态：红细胞大小不均，以小细胞为主，可见较多低色素性红细胞。白细胞及血小板形态大致正常。

问题：

1. 患者的血常规检查结果有何异常？
2. 患者的初步诊断是什么？
3. 为明确诊断，下一步应该完善哪些实验室检查？

【标本采集】

推荐使用静脉血，也可采集末梢血，抗凝剂为 $EDTA\text{-}K_2$ 或 $EDTA\text{-}K_3$。若真空采血，应选用紫色盖的抗凝采血管（含 $EDTA\text{-}K_2$ 或 $EDTA\text{-}K_3$）。采血后室温保存，并于 6 小时内测定。

【参考区间】

全血细胞计数部分参数的参考区间与性别、年龄有关，静脉血和末梢血也有差别，见表 45-1 和表 45-2。

表 45-1 中国成年人静脉血全血细胞计数参考区间（五分类自动血细胞分析仪法）

分析参数	英文缩写（英文全称）	参考区间		报告单位
		男性	女性	
红细胞计数	RBC（red blood cell count）	4.30 ~ 5.80	3.80 ~ 5.10	$\times 10^{12}$/L
血红蛋白浓度	HGB（hemoglobin）	130 ~ 175	115 ~ 150	g/L
血细胞比容	HCT（hematocrit）	40.0 ~ 50.0	35.0 ~ 45.0	%
平均红细胞体积	MCV（mean corpuscular volume）	82 ~ 100	82 ~ 100	fl
平均红细胞血红蛋白含量	MCH（mean corpuscular hemoglobin）	27.0 ~ 34.0	27.0 ~ 34.0	pg
平均红细胞血红蛋白浓度	MCHC（mean corpuscular hemoglobin concentration）	316 ~ 354	316 ~ 354	g/L
红细胞体积分布宽度	RDW（red blood cell volume distribution width）	< 14.9	< 14.9	%
白细胞计数	WBC（white blood cell count）	3.5 ~ 9.5	3.5 ~ 9.5	$\times 10^9$
中性粒细胞计数	Neut#（neutrophil count）	1.8 ~ 6.3	1.8 ~ 6.3	$\times 10^9$/L
嗜酸性粒细胞计数	Eos#（eosinophil count）	0.02 ~ 0.52	0.02 ~ 0.52	$\times 10^9$/L
嗜碱性粒细胞计数	Baso#（basophil count）	0 ~ 0.06	0 ~ 0.06	$\times 10^9$/L
淋巴细胞计数	Lymph#（lymphocyte count）	1.1 ~ 3.2	1.1 ~ 3.2	$\times 10^9$/L
单核细胞计数	Mono#（monocyte count）	0.1 ~ 0.6	0.1 ~ 0.6	$\times 10^9$/L
中性粒细胞百分数	Neu %（neutrophil percent）	40 ~ 75	40 ~ 75	%
嗜酸性粒细胞百分数	Eos%（eosinophil percent）	0.4 ~ 0.8	0.4 ~ 0.80	%
嗜碱性粒细胞百分数	Baso#（basophil count）	0 ~ 1.0	0 ~ 1.0	%
淋巴细胞百分数	Lymph%（lymphocyte percent）	20 ~ 50	20 ~ 50	%
单核细胞百分数	Mono %（monocyte percent）	3 ~ 10	3 ~ 10	%

续表

分析参数	英文缩写（英文全称）	参考区间		报告单位
		男性	女性	
血小板计数	PLT（platelet count）	125 ~ 350	125 ~ 350	$\times 10^9$/L
平均血小板体积	MPV（mean platelet volume）	77 ~ 130	77 ~ 130	fl
血小板比容	PCT（plateletcrit）	0.18 ~ 0.22	0.18 ~ 0.22	%
血小板体积分布宽度	PDW（platelet volume distribution width）	< 17.2	< 17.2	%

表 45-2 成人末梢血全血细胞计数部分参数的参考区间

分析参数	英文缩写	参考区间		报告单位
		男性	女性	
红细胞计数	RBC	4.5 ~ 5.5	3.5 ~ 5.0	$\times 10^{12}$/L
血红蛋白浓度	HGB	120 ~ 160	110 ~ 150	g/L
血细胞比容	HCT	42 ~ 49	37 ~ 48	%
平均红细胞体积	MCV	82 ~ 92	82 ~ 92	fl
平均红细胞血红蛋白含量	MCH	27 ~ 31	27 ~ 31	pg
平均红细胞血红蛋白浓度	MCHC	320 ~ 360	320 ~ 360	g/L
白细胞计数	WBC	4.0 ~ 11.0	4.0 ~ 10.0	$\times 10^9$/L
血小板计数	PLT	100 ~ 300	100 ~ 300	$\times 10^9$/L

【临床意义】

1．红细胞参数

（1）RBC、HGB、HCT 减少：临床上，贫血（anemia）定义为单位容积循环血液中 RBC、HGB、HCT 任何一项或多项低于参考区间下限。由于受多种因素的影响，通常以 HGB 的降低作为贫血的主要诊断标准。贫血可原发于造血器官疾病，也可能是某些系统疾病的表现。临床上，根据 HGB 降低的程度可分为轻度、中度、重度和极重度贫血，见表 45-3。

表 45-3 贫血严重程度划分标准

贫血程度	轻度	中度	重度	极重度
血红蛋白（g/L）	90 ~参考区间下限	60 ~ 89	30 ~ 59	< 30

1）生理性贫血：新生儿红细胞体积较大，寿限较短，过多红细胞自行破坏，出现生理性溶血；同时血容量增加，故生后 10 天左右，红细胞数和血红蛋白量减少约 20%。出生后 3 个月至 15 岁前的儿童因生长发育迅速，血容量急剧增加而造血原料相对不足，RBC 计数及 HGB 浓度比正常成人低 10% ~ 20%；妊娠中、晚期为适应胎盘血循环的需要，血容量剧增而引起血液稀释；部分老年人骨髓造血组织逐渐减少，其造血功能明显减退，可使 RBC 计数及 HGB 浓度减少。

2）病理性贫血：临床意义见表 45-4。

Note

表 45-4 不同类型病理性贫血的发生原因与常见疾病

类型	发生原因与常见疾病
红细胞生成减少	①骨髓衰竭：如再生障碍性贫血、范科尼贫血 ②红系祖细胞增殖、分化障碍：纯红细胞再生障碍性贫血，慢性肾衰竭所致贫血（肾性贫血），内分泌疾病所致贫血等 ③无效造血：骨髓增生异常综合征（MDS），先天性红系造血异常性贫血 ④造血功能受抑：抗肿瘤化疗、放射治疗后贫血 ⑤骨髓浸润：白血病和其他血液肿瘤、实体瘤骨髓转移所致贫血 ⑥造血原料缺乏或利用障碍：缺铁性贫血（IDA）、巨幼细胞贫血（MA）、珠蛋白生成障碍性贫血等 ⑦红系造血调节异常：低氧亲和力血红蛋白病 ⑧原因不明：慢性病性贫血，铁粒幼细胞性贫血等
红细胞破坏增多	①红细胞内在缺陷（先天性溶血性贫血）：膜异常，如遗传性球形红细胞增多症、遗传学椭圆形红细胞增多症、遗传性口形红细胞增多症、遗传性棘形红细胞增多症；酶缺陷，如葡萄糖-6-磷酸脱氢酶（G6PD）缺乏症、丙酮酸激酶缺乏症；血红蛋白病，如镰状细胞贫血，不稳定血红蛋白病；卟啉病 ②红细胞外在异常（获得性溶血性贫血）：免疫性，如温抗体型自身免疫性溶血性贫血、冷凝集综合征、阵发性寒冷性血红蛋白尿症、新生儿溶血、血型不合的输血、药物诱发性免疫性溶血性贫血等；阵发性睡眠性血红蛋白尿症；机械性，如行军性血红蛋白尿、人工心脏瓣膜引起的微血管病性溶血；脾功能亢进；物理性，如烧伤所致溶血；化学性，如化学物质所致溶血；生物性，微生物、寄生虫、动物毒素所致溶血
红细胞丢失过量	①急性失血性贫血：外伤、大手术失血，消化道大出血，大量咯血，内脏破裂和异位妊娠等失血 ②慢性失血性贫血：月经过多、痔疮、慢性创面出血、疟疾、钩虫病等

（2）RBC、HGB、HCT 增多：单位容积循环血液中 RBC、HGB、HCT 中任何一项或多项高于参考区间上限，称为红细胞增多。可分为生理性增多和病理性增多，病理性增多又分为相对增多和绝对增多。生理性增多见于胎儿、新生儿、高原地区居民、剧烈活动后和情绪激动时。病理性增多是指 RBC、HGB 和（或）HCT 持续高于参考区间上限，称为红细胞增多症（polycythemia）。RBC、HGB、HCT 病理性增多的病因分类及常见疾病见表 45-5。

表 45-5 RBC、HGB、HCT 病理性增多的发生原因及常见疾病

类型	发生原因及常见疾病
红细胞相对增多	不同原因引起的血容量减少，血液浓缩（红细胞容量正常）：见于严重呕吐、腹泻、大面积烧伤、慢性肾上腺皮质功能减退、尿崩症、甲状腺危象、糖尿病酮症酸中毒等
红细胞绝对增多	由多种原因引起的红细胞数增多，红细胞容量增加，分为原发性、继发性及特发性：①原发性增多：即真性红细胞增多，是造血干细胞克隆性慢性骨髓增殖性疾病，临床上表现为红细胞显著增多，高达 6.0×10^{12}/L 以上，HGB 达 180 g/L 以上，HCT 达 50% 以上，通常伴有粒细胞和血小板的增加，多存在基因突变。②继发性增多：由于组织缺氧导致红细胞生成素（EPO）增多，使 RBC 生成增多，见于阻塞性肺疾病、肺源性心脏病、肺动静脉瘘、右向左分流的心脏病以及携氧能力降低的异常血红蛋白病（如吸烟、一氧化碳中毒）等；某些肿瘤或肾疾患时，由于 EPO 自主生成增加而引起红细胞增多，如肾癌、肝细胞癌、甲状旁腺癌、嗜铬细胞瘤、肾胚胎瘤以及多囊肾等。③尚有一部分没有明确的病因，称为特发性红细胞增多症

(3) 红细胞形态学：MCV、MCH、MCHC、RDW 四项参数可反映红细胞的形态改变，主要用于贫血的形态学分类、辅助诊断及疗效观察等（表 45-6）。

表 45-6　贫血的红细胞形态学分类

贫血类型	MCV	MCH	MCHC	常见疾病
正细胞性贫血	N	N	N	急性失血性贫血，再生障碍性贫血，溶血性贫血及骨髓病性贫血
大细胞性贫血	↑	↑	N	主要见于叶酸和维生素 B_{12} 缺乏引起的巨幼细胞贫血及正常幼红细胞大细胞性贫血
单纯小细胞性贫血	↓	↓	N	慢性感染，慢性肝病及肾病
小细胞低色素性贫血	↓	↓	↓	缺铁性贫血，铁粒幼红细胞性贫血，地中海贫血，异常血红蛋白病

2．白细胞参数　外周血白细胞源于骨髓造血干细胞（hematopoietic stem cell，HSC），经发育成熟后生成三种主要类型的白细胞，包括粒细胞（granulocyte）、淋巴细胞（lymphocyte）和单核细胞（monocyte）。其中，粒细胞又细分为中性粒细胞（neutrophil）、嗜酸性粒细胞（eosinophil）和嗜碱性粒细胞（basophil）。

粒细胞起源于多能干细胞，在集落刺激因子的作用下粒系祖细胞分化为原粒细胞，经数次有丝分裂，依次发育为早幼粒、中幼粒、晚幼粒、杆状核和分叶核粒细胞。一个原粒细胞经过增殖发育，最终生成 8 ～ 32 个分叶核粒细胞。此过程在骨髓中约需 10 天，成熟粒细胞进入血液后仅存活 6 ～ 10 小时，然后逸出血管进入组织或体腔内。

根据粒细胞发育阶段人为地划分为：①分裂池（mitotic pool）：包括原粒细胞、早幼粒细胞和中幼粒细胞，能合成 DNA，具有分裂能力。②成熟池（matyration pool）：包括晚幼粒细胞和杆状核粒细胞，失去分裂能力。③贮备池（storage pool）：包括未释放于外周血的分叶核粒细胞和部分杆状核粒细胞。贮备池中细胞，在机体受到感染和其他应激反应时，可释放入循环血液。④循环池（circulating pool）：进入外周血的成熟粒细胞有一半随血液而循环，白细胞计数值即循环池的粒细胞数。⑤边缘池（marginal pool）：进入外周血的另一半成熟粒细胞，黏附于微静脉血管壁。循环池和边缘池的粒细胞可以互相交换，处于动态平衡。外周血流动力学的划分有助于临床分析周围血液中粒细胞增多和减少的原因。

单核细胞和粒细胞共同起源于多能干细胞，在集落刺激因子的作用下经髓系祖细胞分化为原单核细胞、幼单核细胞、单核细胞。释放入血的单核细胞在血液中停留 3 ～ 16 天后进入组织，继续发育成为巨噬细胞，血和组织中的细胞构成单核巨噬细胞系统，发挥防御功能。

成人淋巴细胞约占白细胞的 1/4，为人体主要免疫活性细胞。淋巴细胞来源于多能干细胞的淋巴系干细胞，在骨髓、脾、淋巴组织生发中心发育成熟者，为 B 淋巴细胞，占淋巴细胞的 20% ～ 30%。B 细胞寿命较短，一般仅 3 ～ 5 天，经抗原激活后分化为浆细胞，产生特异性抗体，参与体液免疫。在胸腺、脾、淋巴结和其他组织依赖胸腺素发育成熟者为 T 淋巴细胞，在血液中占淋巴细胞的 60% ～ 70%。T 淋巴细胞寿命较长，可达数月，甚至数年。T 细胞被抗原体致敏后，可产生多种免疫活性物质，参与细胞免疫。但在普通光学显微镜下，淋巴细胞各亚群形态相同，不能区别。观察淋巴细胞的数量变化，有助于了解机体的免疫功能状态。

白细胞参数主要包括白细胞（white blood cell，WBC）计数和白细胞分类计数（leukocyte differential counts，LDC）。WBC 计数是测定单位容积外周血中各种白细胞的总数。WBC 高于

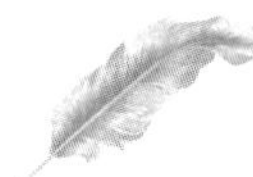

Note

参考区间上限（成人为 9.5×10^9/L）称白细胞增多，低于参考区间下限（成人为 3.5×10^9/L）称白细胞减少。

白细胞分类计数包括目视计数法和仪器计数法。目视计数法是在显微镜下观察经瑞氏或瑞氏 - 姬姆萨染色后血涂片中白细胞的形态，并进行分类计数；全自动血细胞分析仪也可将正常白细胞进行五分类计数，得到各种白细胞所占的百分数和单位体积血液中各种白细胞的数量；但对异常白细胞分类计数不准确，应以显微镜分类计数结果为准。

（1）中性粒细胞

1）生理性增多：常为暂时性，当去除诱因后即可恢复正常。增多的机制主要为边缘池的粒细胞进入循环池增多。中性粒细胞生理增多的常见原因见表 45-7。

表 45-7 中性粒细胞生理性增多的常见原因

状态	生理变化
年龄	新生儿白细胞较高，平均 15×10^9/L，可高达 30×10^9/L。通常在 3 ~ 4 天后降至 10×10^9/L，主要为中性粒细胞，第 6 ~ 9 天逐渐下降至与淋巴细胞大致相等，此后淋巴细胞逐渐增多，可达 70%。4 ~ 6 岁时淋巴细胞比例逐渐降低，中性粒细胞比例逐渐升高至成人水平并维持终生
日间变化	静息状态时白细胞数较低，活动和进食后较高；早晨较低，下午较高
运动、疼痛、冷热刺激和情绪变化	一般的体力劳动、冷热水浴、疼痛刺激或情绪波动等均可使白细胞轻度增多。如剧烈运动可短时间内使白细胞升高达 35×10^9/L，以中性粒细胞为主，当运动结束后即恢复原有水平。这种短暂的变化，主要是由于循环池和边缘池粒细胞重新分配所致
妊娠与分娩	妊娠期白细胞常见增多，尤其是妊娠 5 个月以上可达 15×10^9/L；分娩时因产伤、产痛、失血等刺激可达 34×10^9/L；产后 2 周内恢复正常

2）病理性增多：中性粒细胞病理性增多的临床意义见表 45-8。

表 45-8 中性粒细胞病理性增多的原因

类别	病因
感染	急性化脓性感染时，中性粒细胞增多的程度取决于感染微生物的种类、感染灶的范围、感染的严重程度、患者的反应能力。如感染很局限且轻微，白细胞总数仍可正常，但分类检查时可见分叶核占比有所增高；中度感染时，白细胞总数增高大于 10×10^9/L，并伴有轻度核左移；严重感染时总数常明显增高，可达 20×10^9/L 以上，且伴有明显核左移。某些病毒、真菌、螺旋体、立克次体和寄生虫感染也可导致中性粒细胞轻度至中度增多
炎症、组织损伤或坏死	严重外伤、大手术后、大面积烧伤、梗死、痛风、血管炎、补体激活等均可引起中性粒细胞增多；如心肌梗死后 1 ~ 2 天，白细胞数增多并可持续 1 周
急性大出血	在脾破裂或异位妊娠输卵管破裂后，白细胞迅速增高，常达（20 ~ 30）$\times10^9$/L。其增多的细胞主要是中性分叶核粒细胞。可能与应激状态、内出血引起一过性缺氧有关
急性溶血	严重的血管内溶血如自身免疫性溶血性贫血时，红细胞破坏产物的吸收、机体相对缺氧状态可促进骨髓贮备池释放中性粒细胞
药物、激素或毒物	集落刺激因子、肾上腺素、表雄酮、内毒素、糖皮质激素、疫苗、锂均可引起中性粒细胞增多
肿瘤	胃、支气管、乳腺、肾、肝、胰腺、子宫等恶性实体肿瘤，尤其是在肝癌和肺癌转移时，中性粒细胞可增多，主要是由于坏死的肿瘤组织产生的炎症反应或某些肿瘤组织产生的集落刺激因子刺激骨髓造血增加所致

续表

类别	病因
代谢和内分泌疾病	子痫、甲状腺危象、促肾上腺皮质激素皮质激素分泌过多可引起中性粒细胞增多
血液病	大多数白血病患者外周血白细胞数量呈不同程度的增多；慢性粒细胞白血病、真性红细胞增多症、骨髓纤维化等慢性骨髓增殖性疾病均呈白细胞增高；此外，粒细胞缺乏症或者巨幼细胞贫血治疗后恢复期、慢性特发性白细胞增多也可见中性粒细胞增多

3）中性粒细胞减少：引起中性粒细胞减少的机制主要有粒细胞增殖与成熟障碍、在血液或组织中消耗或破坏过多以及分布异常。中性粒细胞＜ 2.0×10^9/L 时，称为粒细胞减少症（granulocytopenia）；中性粒细胞计数＜ 0.5×10^9/L 时，称为粒细胞缺乏症（agranulocytosis），易并发严重感染，此时感染风险极大，但感染发生率的差异也非常大，取决于中性粒细胞减少的原因以及持续时间。中性粒细胞减少的临床意义见表 45-9。

表 45-9　中性粒细胞病理性减少的原因及常见疾病

病因	常见疾病
骨髓损伤	①药物：细胞毒类及非细胞毒药物；②放射线；③化学物质：苯、砷剂、一氧化氮等；④先天性和遗传性中性粒细胞减少：Kostmann 综合征、伴先天性白细胞减少的网状发育不全、伴粒细胞生成异常的中性粒细胞减少症；⑤免疫性疾病：系统性红斑狼疮、类风湿关节炎；⑥感染：细菌感染、病毒感染；⑦血液病：急性白血病、再生障碍性贫血、多发性骨髓瘤、淋巴瘤等
成熟障碍	①获得性：巨幼细胞贫血、恶性贫血、缺铁性贫血；②恶性和其他克隆性疾病：骨髓增生异常综合征、阵发性睡眠性血红蛋白尿
分布异常	①中性粒细胞由循环池转移至边缘池：良性假性中性粒细胞减少症，严重的细菌、真菌、病毒及立克次体感染等；②由补体介导的白细胞凝集素致肺内扣留，脾功能亢进致脾内扣留

（2）嗜酸性粒细胞

1）生理性变化：在劳动、寒冷、饥饿、精神刺激等情况下，嗜酸性粒细胞（EOS）可出现一过性减少。健康人 EOS 白天较低，夜间较高；上午波动大，下午相对恒定，这与下丘脑 - 腺垂体 - 促肾上腺皮质激素轴的分泌有关。白天交感神经兴奋，通过下丘脑刺激腺垂体产生促肾上腺皮质激素释放激素，导致肾上腺皮质激素分泌增多，后者可抑制骨髓释放 EOS，并促使血中 EOS 向边缘池和组织转移，最终引起循环血中 EOS 减少。

2）嗜酸性粒细胞增多：成人 EOS 相对百分比＞ 5%、绝对计数＞ 0.5×10^9/L 时，称为嗜酸性粒细胞增多。嗜酸性粒细胞病理性增多的临床意义见表 45-10。

表 45-10　嗜酸性粒细胞病理性增多的临床意义

类别	常见疾病
过敏性疾病	哮喘、异位性皮炎、花粉症等，可引起 EOS 轻度增多
寄生虫感染	血吸虫病、肺吸虫病、蛔虫病、丝虫病、包虫病、钩虫病等，常见 EOS 不同程度的增多，多者可达 80% 以上
皮肤病	湿疹、剥脱性皮炎、银屑病、Wells 综合征等
造血系统与淋巴组织肿瘤	淋巴瘤、急性淋巴细胞白血病（嗜酸粒细胞为非克隆性）、系统性肥大细胞增多症、嗜酸性粒细胞白血病等
某些传染病	由乙型溶血性链球菌感染引起的猩红热和部分真菌感染可引起 EOS 增多
特发性高嗜酸粒细胞增多综合征	EOS ＞ 1.5×10^9/L 持续≥ 6 个月，且存在组织受损

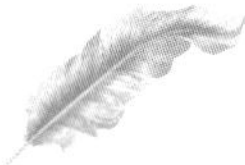

Note

3）嗜酸性粒细胞减少：成人EOS低于0.05×10^9/L时，称为嗜酸性粒细胞减少(eosinopenia)。嗜酸性粒细胞病理性减少的临床意义见表45-11。

表45-11 嗜酸性粒细胞病理性减少的临床意义

类别	常见病因
传染病急性期	传染病急性期时，机体一般处于应激状态，EOS可减少或消失；恢复期EOS重新出现并逐渐增多。若症状严重而EOS不减少，说明肾上腺皮质功能衰竭；若EOS持续减低甚至消失，说明病情严重
严重组织损伤	严重组织损伤如大手术4 h后，EOS常显著减低，24 ~ 48 h后逐渐增多；大面积烧伤患者，数小时后EOS完全消失，并持续较长时间
应用肾上腺皮质激素	应用肾上腺皮可抑制骨髓释放EOS，并促使血中EOS向边缘池和组织转移

（3）嗜碱性粒细胞：正常人血液中的嗜碱性粒细胞（BAS）数量较少，当BAS分类计数＞2%、绝对计数＞0.1×10^9/L时具有临床意义。嗜碱性粒细胞病理性增多的临床意义见表45-12。

表45-12 嗜碱性粒细胞病理性增多的临床意义

类别	常见病因
过敏或炎症	溃疡性结肠炎，药品、食品、吸入性过敏反应，红皮症，荨麻疹，青少年类风湿关节炎
骨髓增殖性肿瘤	真性红细胞增多症、原发性骨髓纤维化、原发性血小板增多症等，嗜碱粒细胞轻度增多，可作为骨髓增殖性疾病的一个早期征象
恶性血液病	①嗜碱性粒细胞白血病：一种少见的白血病类型，白细胞数可正常或增高，BAS可达30% ~ 80%，并伴幼稚细胞增多；②慢性髓系白血病：BAS分类计数有程度不同的增多，可达10%以上，并伴有EOS增多
内分泌疾病	糖尿病、甲状腺功能减退症、雌激素治疗等
感染	水痘、流感、天花、结核病等
其他	癌症、系统性肥大细胞增生症、脾切除后、缺铁、电离辐射等

（4）单核细胞

1）生理性改变：2周内婴幼儿可达15%或更多；正常儿童外周血单核细胞（MON）稍高于成人，平均为9%；妊娠中晚期及分娩时亦可增多。运动也可引起MON增多

2）病理性增多：MON相对百分比大于8%、绝对计数＞0.8×10^9/L时称为单核细胞增多(monocytosis)。单核细胞病理性增多的临床意义见表45-13。

表45-13 单核细胞病理性增多的临床意义

类别	常见疾病
感染	亚急性细菌性心内膜炎、疟疾、黑热病、巨细胞病毒感染、活动性结核病、严重的浸润性和粟粒性肺结核、布鲁菌病、伤寒等
自身免疫性疾病	系统性红斑狼疮、类风湿关节炎、多发性肌炎、结节性动脉炎、混合性结缔组织病
造血系统与淋巴组织肿瘤	急性或慢性单核细胞白血病、粒-单核细胞白血病、慢性淋巴细胞白血病、淋巴瘤、骨髓增生异常综合征、恶性组织细胞病、粒细胞缺乏症的恢复期、原发免疫性血小板减少症
胃肠道疾病	酒精性肝硬化、局限性回肠炎、溃疡性结肠炎等
恶性疾病	胃癌、肝癌、结肠癌、胰腺癌等
其他	骨髓移植后、药物反应、烷化剂中毒

3）病理性减少：可见于再生障碍性贫血、毛细胞白血病、糖皮质激素治疗后。由于单核细胞在血液中的数量相对较少，其减少的意义不大。

（5）淋巴细胞

1）生理性改变：年龄、日间变化与体力活动都可引起淋巴细胞数量改变。新生儿淋巴细胞约占35%，出生1周后淋巴细胞比例逐渐升高，可达50% ~ 70%，4 ~ 6岁后逐渐降至成年人水平。清晨时淋巴细胞计数较低，下午和晚上淋巴细胞计数高于清晨。短时间轻微体力活动淋巴细胞可增多；剧烈体力活动则导致淋巴细胞减少。

2）淋巴细胞增多：成年人血液淋巴细胞计数 > 5.0×10^9/L时为淋巴细胞增多症(lymphocytosis)。淋巴细胞病理性增多的临床意义见表45-14。

表 45-14 淋巴细胞病理性增多的临床意义

病因	常见疾病
感染性疾病	某些病毒或细菌所致的急性传染病，如麻疹、风疹、流行性腮腺炎、传染性淋巴细胞增多症、传染性单核细胞增多症等。百日咳时淋巴细胞常明显增多。某些慢性感染如结核病时淋巴细胞也增多
肿瘤性疾病	急、慢性淋巴细胞白血病，幼淋巴细胞白血病和淋巴瘤等
移植排斥反应	见于移植物抗宿主反应（GVHR）或移植物抗宿主病（GVHD）
其他	再生障碍性贫血、粒细胞缺乏症，由于中性粒细胞显著减少，导致淋巴细胞百分率相对增高，但绝对计数不增高

3）淋巴细胞减少：血液淋巴细胞计数小于1.0×10^9/L，称为淋巴细胞减少（lymphopenia）。淋巴细胞病理性减少的临床意义见表45-15。

表 45-15 淋巴细胞病理性减少的临床意义

病因	常见疾病
感染	流行性感冒恢复期、结核病早期可出现淋巴细胞减少；HIV感染可选择性破坏$CD4^+$细胞，导致$CD4^+$细胞明显减少，$CD4^+/CD8^+$比例倒置
免疫相关疾病	系统性红斑狼疮、类风湿关节炎、多发性肌炎等，因机体产生抗淋巴细胞抗体、先天性免疫缺陷病、运动性毛细血管扩张症等
药物	应用肾上腺皮质激素、烷化剂、抗淋巴细胞球蛋白（ALG）
射线	长期接触放射线及放射治疗

3．血小板参数 血小板（platelet，PLT）的产生依赖于造血干细胞和祖细胞向巨核系定向细胞的增殖和分化、成熟形成多倍体巨核细胞，产板巨核细胞的细胞质脱落即为血小板。血小板的寿命为9 ~ 12天，肝可以合成血小板生成素，调节循环中血小板数量。全身有30% ~ 45%的血小板滞留于脾窦和脾髓的细胞间。血小板在脾内滞留的现象称为“脾池化”。血小板通过黏附、聚集、释放和促凝血功能等，在止血、凝血等过程中起重要作用。血小板计数是血小板检查的重要参数，其他还有平均血小板体积（MPV）、血小板体积分布宽度（PDW）和血小板比容（PCT）。

（1）血小板计数

1）生理性改变：女性PLT计数呈周期性（月经期）轻度下降；剧烈活动和饱餐后PLT计数出现暂时性升高；新生儿PLT计数略有降低，出生后2周显著增加，半年内可达到成人水平。

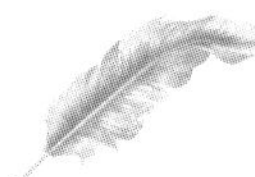

2）血小板减少：PLT 低于 100×10^9/L 称为血小板减少症（thrombocytopenia）。当 PLT ＜ 50×10^9/L 时，临床上可有皮肤、黏膜轻度出血；PLT ＜ 20×10^9/L 时，可有严重出血。血小板减少的临床意义见表 45-16。

表 45-16 血小板减少的临床意义

原因	常见疾病
生成障碍	造血功能受到损害，如再生障碍性贫血、急性白血病、放射线损伤、巨幼细胞贫血、骨髓纤维化等
破坏过多	特发性血小板减少性紫癜（TTP）、原发免疫性血小板减少症（ITP）、脾功能亢进、系统性红斑狼疮、噬血细胞综合征、进行体外循环、药物（如奎宁、磺胺药）过敏、新生儿血小板减少症、输血后血小板减少症等
消耗增多	弥散性血管内凝血（DIC）、血栓性血小板减少性紫癜、肝素诱导性血小板减少症等
分布异常	脾大、肝硬化、Banti 综合征，这些疾病血液中绝大部分血小板（可达 90%）滞留在脾内，导致循环中血小板轻至中度减少
假性 PLT 减少	使用 EDTA 抗凝剂，诱导 PLT 聚集，引起血细胞分析仪不能计数聚集的 PLT，出现假性 PLT 计数减少，但在血涂片中可以看到较多聚集的 PLT。其他情况可见于巨大血小板、冷凝集综合征等

3）血小板增多：PLT ＞ 400×10^9/L 称为血小板增多（thrombocytosis）。血小板增多可分为原发性增多和继发性增多。血小板增多的临床意义见表 45-17。

表 45-17 血小板增多的临床意义

类型	常见病因
原发性血小板增多	骨髓增殖性肿瘤，如慢性粒细胞白血病、原发性血小板增多症、真性红细胞增多症和原发性骨髓纤维化等
继发性血小板增多	急慢性炎症、脓毒血症、缺铁性贫血、恶性肿瘤早期、急性大失血及溶血后、脾切除术后、结缔组织病、炎症性肠病等，PLT 反应性轻度增多或呈一过性增多

（2）平均血小板体积（MPV）：MPV 反映整体血小板体积的平均值，健康人群 MPV 与 PLT 呈非线性负相关，故 MPV 的临床意义应结合 PLT 的变化进行分析。

1）鉴别 PLT 减少的原因：当骨髓造血功能损伤致 PLT 减少时，MPV 减少；当 PLT 在周围血液中破坏增多时，导致 PLT 减少，MPV 增大；PLT 分布异常导致 PLT 减少时，MPV 正常。

2）评估骨髓造血功能恢复的早期指征：骨髓造血功能衰竭时，MPV 与 PLT 同时持续下降；造血功能抑制越严重，MPV 越小；当造血功能恢复时，MPV 增大先于 PLT 升高。

3）其他：MPV 增大见于骨髓纤维化、ITP、血栓性疾病及血栓前状态、慢性粒细胞白血病等；MPV 减小见于脾功能亢进、化疗后、再生障碍性贫血、巨幼细胞贫血等。

（3）血小板比容（PCT）：指抗凝全血经离心沉淀后，测得下沉的 PLT 在全血中所占容积的百分比值。PCT 与 PLT 和 MPV 呈正相关。PCT 增高见于骨髓纤维化、脾切除、慢性粒细胞白血病、原发性与继发性血小板增多症等。PCT 减低见于再生障碍性贫血、化疗后、PLT 减少症等。

（4）血小板体积分布宽度（PDW）：PDW 是通过血细胞分析仪测量得到的能反映血小板体积异质性的参数。血小板体积大小越不均一，PDW 越大。PDW 增大多见于急性非淋巴细胞白血病化疗后、巨幼细胞贫血、慢性粒细胞白血病、巨血小板综合征、血栓性疾病及血栓前状

态等。

【应用评价】

1．全血细胞计数（CBC）是临床工作中应用最广泛的基本常规检查之一，对各种疾病的诊断及病情评估、治疗效果评价具有普遍的临床意义。但在应用中应注意以下几个方面。

（1）CBC 的抗凝剂一般只用乙二胺四乙酸（EDTA）盐类，肝素、枸橼酸钠等均不适宜，仅在 EDTA 盐类引起血小板凝集的少数病例才可改用枸橼酸钠或肝素抗凝剂，且其测定结果只有 PLT 一项有价值。

（2）静脉血计数结果较末梢血稳定、干扰因素少，应注意静脉血和末梢血的 CBC 参考区间有差别，不可混用。

（3）不同年龄、不同性别的 CBC 参考区间有较大差别。新生儿、幼儿阶段各项血细胞参数的变化较大，6 岁以后才逐渐接近成年人水平。

（4）不同时间点、机体不同活动状态下所测得的指标也存在一定差异。

（5）不同血细胞分析仪所使用的技术与方法有所不同，对多项参数均可产生影响，但 RBC、HGB、HCT、WBC、PLT 结果基本接近，其他参数可能有差别，应引起注意。

2．全自动血细胞分析仪已广泛应用于临床白细胞分类计数的筛查，按仪器类型可分类计数。

3．五分类血细胞分析仪应用了流式细胞术、激光散射、射频电导与核酸荧光染色等技术，对正常成熟白细胞分类的准确性较高。对于无异常白细胞的血标本，五分类仪器结果基本同血涂片显微镜镜检分类结果。但对于白细胞种类或形态异常的标本，如中性粒细胞核左移、急性白血病、慢性白血病或外周血出现有核红细胞等，五分类计数结果只具有筛查功能，须经血涂片显微镜镜检确认，才能报告准确的白细胞分类计数结果。

4．近年来，随着全自动数字图像分析（automated digital image analysis）和多色流式细胞分析（multi-color flow cytometry）等应用于白细胞分类计数，检测结果更为客观、快速，也可将白细胞细分为更多亚类，这将是未来白细胞分类计数的发展方向。

二、网织红细胞计数

网织红细胞（reticulocyte，RET）是尚未完全成熟的红细胞，是晚幼红细胞脱核后到完全成熟之间的过渡型细胞。RET 略大于成熟红细胞（直径为 8.0 ～ 9.5 μm），由于其细胞质内还残存多少不等的核糖体、核糖核酸等嗜碱性物质，用煌焦油蓝或新亚甲蓝染液进行活体染色，嗜碱物质凝聚成蓝绿色网织状或点粒状结构而得名。RET 仍具有合成血红蛋白的能力，自骨髓释放到外周血液 1 ～ 2 天后，其核酸物质完全消失，成为成熟红细胞。网织红细胞可通过活体染色后涂片显微镜计数或全自动血细胞分析仪计数，后者可有多种分析参数（表 45-18）。

【标本采集】

EDTA 抗凝血。

【参考区间】

表 45-18　血液网织红细胞分析的参考区间

分析参数	英文全称（英文缩写）	参考区间	报告单位
网织红细胞百分比	reticulocyte percent（RET%）	0.5 ～ 1（手工法） 0.92 ～ 2.71（仪器法，男性） 0.61 ～ 2.2（仪器法，女性）	%

续表

分析参数	英文全称（英文缩写）	参考区间	报告单位
网织红细胞计数	reticulocyte count（RET#）	24 ~ 84（手工法） 29 ~ 75（仪器法）	$\times 10^9/L$
网织红细胞生成指数	reticulocyte production index（RPI）	1	$\times 10^9/L$
网织红细胞成熟指数	reticulocyte maturation index（RMI）	10 ~ 34	
网织红细胞血红蛋白含量	reticulocyte hemoglobin content（CHr）	成人 27 ~ 34 儿童 24 ~ 30	pg

【临床意义】

网织红细胞（RET）计数可直接反映骨髓红细胞生成能力，用于鉴别红细胞生成不足与红细胞破坏加速，因而RET检测对血液病的诊断和治疗反应的观察均有重要意义。RET百分比（RET%）可反映网织红细胞的数量变化，但易受贫血程度（血细胞比容）的影响。RET绝对计数较百分数更为准确。也有学者提出贫血时采用网织红细胞生成指数（RPI）来纠正这些影响。网织红细胞成熟指数（RMI）能反映骨髓红系细胞造血活性，并可用于贫血的进一步分类。网织红细胞血红蛋白含量（CHr）可直接反映新生红细胞中HB的合成水平，对缺铁性贫血的早期诊断、疗效观察及功能性缺铁的鉴别有重要意义。

1．网织红细胞计数 临床意义见表45-19。

表 45-19 网织红细胞计数的临床意义

临床应用	网织红细胞变化
判断骨髓造血功能	① RET增多：提示骨髓红细胞系增生活跃旺盛，见于各种增生性贫血，尤其是溶血性贫血，常在5%以上；急性溶血性贫血时，网织红细胞可高达50%以上。② RET减少：提示骨髓造血功能低下，见于再生障碍性贫血，RET < 0.5%，RET绝对值< $20\times10^9/L$，RPI < 1.0。部分慢性再生障碍性贫血患者RET可为1%左右，但其绝对计数明显减低。临床将RET绝对值低于15×109/L作为急性再生障碍性贫血的诊断指标之一。在骨髓病性贫血如急性白血病时，由于骨髓中异常细胞大量增殖浸润，使红细胞增生受抑，RET也会减少
鉴别贫血类型，评价疗效	①鉴别贫血类型：在正细胞性贫血中，RET减低常见于纯红再障、肾性贫血、药物性贫血等；RET增高常见于膜缺陷病、HB异常病和自身免疫性贫血；在大细胞性贫血中，RET增高常见于叶酸和（或）维生素B_{12}缺乏。②观察贫血疗效：缺铁性贫血、巨幼细胞贫血网织红细胞可正常、轻度升高或减低；当给予有效治疗，2 ~ 3天后RET开始上升，7 ~ 10天时达到高峰，一般增至5%以上，可达10% ~ 20%，2周后逐渐降至正常水平。③骨髓移植后监测骨髓造血恢复：骨髓移植后第21天，如RET > $15\times10^9/L$，常表示无移植并发症；若骨髓开始恢复造血功能，首先表现为高荧光网织红细胞（HRF）和中荧光网织红细胞（MRE）上升，其次为RET计数上升
放疗和化疗检测	机体接受放疗、化疗后，动态观察RET，可指导临床适时调整治疗方案，避免造成严重的骨髓抑制。化疗后如出现骨髓抑制，早期HRF、MRF降低，随后RET降低；停止放、化疗，骨髓功能恢复后，这些指标依次上升

2．网织红细胞生成指数（RPI） 代表网织红细胞的生成相当于正常人的多少倍，用以评价造血系统对贫血状态的反应。是对RET%的校正。其计算公式为：

$$RPI = \frac{患者\ HCT}{正常人\ HCT} \times \frac{RET\% \times 100}{患者\ RET\ 成熟天数}$$

公式中：①RET 成熟天数是 RET 转变为成熟红细胞的时间，其时间长短与血细胞比容（HCT）呈负相关。②正常人 HCT 男性成人为 0.45，女性成人为 0.40。正常人 RPI 为 1.0；RPI > 3.0，提示溶血性贫血或急性失血性贫血；RPI < 1.0，提示骨髓增生低下或红细胞系成熟障碍所致贫血。

3．网织红细胞成熟指数（RMI） 血液中越是年轻的网织红细胞，其 RNA 的含量越高，故可根据 RNA 的含量进行分型。经荧光染料染色后，用流式细胞仪测定网织红细胞中的 RNA 含量，按荧光强弱可将其分为三型：高荧光网织红细胞比率（high fluorescent ratio，HFR）、中荧光网织红细胞比率（middle fluorescent ratio，MFR）、低荧光网织红细胞比率（low fluorescent ratio，LFR）。根据三型网织红细胞的数量可计算 RMI，又称未成熟网织红细胞分数（immature reticulocyte fraction）。其计算公式为：

$$\text{RMI}\ (\%) = (\text{HFR} + \text{MFR}) / \text{LFR} \times 100\%$$

4．网织红细胞血红蛋白含量（CHr） 自动血细胞分析仪通过测定平均网织红细胞体积（MCVr）和平均网织红细胞血红蛋白浓度（CHCMr），即可计算出网织红细胞血红蛋白含量（CHr）。CHr 能及时反映红细胞的血红蛋白生成状态，且不受机体处于炎症状态的影响。该参数在不同类型小细胞低色素性贫血，特别是缺铁性贫血（IDA）的鉴别诊断与红细胞生成素（EPO）治疗监测中具有一定价值。

【应用评价】

1．因网织红细胞在体外仍继续成熟，其数量因标本保存时间延长而减少，所以标本采集后应及时制片染色或仪器检测。

2．网织红细胞显微镜计数虽然操作简单、成本低、无需昂贵仪器，但此法费时、影响因素多、准确性和重复性较差，现已被自动血细胞分析仪逐渐取代。

3．自动血细胞分析仪和流式细胞仪均可计数网织红细胞，但前者更为常用。仪器法测定网织红细胞速度快、准确性高、重复性好，方法易于标准化且无检查者主观因素的影响，目前已在临床广泛使用。

4．严重贫血有继发性促红细胞生成素增高的影响，因促红细胞生成素增高使网织红细胞提前释放入血，并且在外周血持续存在时间比正常情况下的 24 小时要长，基于网织红细胞计数估算的骨髓网织红细胞生成速率相应偏高，临床上应综合考虑分析结果。

5．标本中若出现有核红细胞、豪 - 周小体（Howell-Jolly body）、巨大血小板以及疟原虫等，可造成自动血细胞分析仪检测结果假性增高，此时以人工显微镜计数为准。

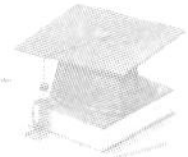

知识拓展

网织红细胞检查的进展

网织红细胞（RET）是监测骨髓造血功能的重要指标。RET 计数及相关指标可灵敏而准确地反映红细胞的生长情况，对贫血的诊断和疗效观察、恶性肿瘤放化疗后、肾功能不全患者透析疗效检测等方面均有重要作用。

贫血时，RET 增加表示红系增生（如急性溶血，多数溶血性贫血和其他增生性贫血）；抗贫血治疗后 RET 明显上升，表示治疗有效，反之效果欠佳。放化疗中，在造血功能受抑时表现为低荧光网织红细胞比率（LFR）相对升高，RET%、高荧光网织红细胞比率（HFR）、中荧光网织红细胞比率（MFR）降低；在骨髓造血功能恢复时，HFR 明显增多，RET、IRF 升高，比 WBC 的升高早 1 周，是反映骨髓恢复期的敏感指标。

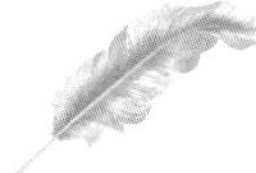

透析后 RET、IRF% 和 MRF% 显著增高，早于传统的红细胞参数，表明骨髓代偿能力增强以及骨髓对红细胞损伤的应激反应。

三、造血干细胞 / 祖细胞计数

造血干细胞（hematopoietic stem cell，HSC）是血液系统中的成体干细胞，是一个异质性的群体，具有长期自我更新的能力和分化成各类成熟血细胞的潜能。HSC 多数以静息状态存在于造血组织中，以骨髓分布最多，脐带血次之，正常人外周血中干细胞数量为骨髓的 1/100 ～ 1/10。当机体受到外界刺激时，HSC 可被迅速激活，进而增殖分化成下游成熟细胞来维持机体的造血稳态，HSC 的调节失控或病变将会引发多种血液性疾病。人 HSC 表面标记包括 CD34、Thy1/CD90、c-kit/CD117、Sca-1、Sca-2。HSC 分化为早期的多能祖细胞，出现 CD33、CD38、CD45RO 等分化抗原。当造血祖细胞定向分化时，出现系列性特异性抗原（lineage specific antigen），包括粒系的 CD11、CD13、CD15、CD16 等，单核系的 CD14，T/B 淋巴系的 CD3、CD4、CD8、CD19、CD20、CD21、CD22，T/NK 淋巴系的 CD2、CD11、CD25、CD7、CD56，红系的 CD47、CD59、CD71 以及巨核系的 CD31、CD41、CD42、CD61、CD71 等，统称为 lin 抗原（谱系抗原）。由于 HSC 缺乏成熟血细胞标志物的表达，因此被称为 Lin^-（谱系阴性）。利用多参数流式细胞术分选出 $CD34^+$、$CD59^+$、$Thy1/CD90^+$、$CD38^{lo/-}$、$C\text{-}kit/CD117^+$、lin^- 或 $CD34^+$、$Thy1^+$ 等细胞群，均富集造血干细胞。

【标本采集】

骨髓、外周血或脐血（肝素或 EDTA 抗凝）外周血单个核细胞悬液：预先给供者注射集落刺激因子（如 G-CSF 或 GM-CSF），将供者骨髓中的造血干细胞动员到外周血中，达到规定的量后，经过细胞分离机分离单个核细胞悬液备用。

【参考区间】

健康人外周血造血干细胞 / 祖细胞计数的参考区间：以 CD45、CD34、CD38 为标志，见表 45-20。

表 45-20　健康人外周血造血干细胞 / 祖细胞参考区间

细胞分类	特征标志	参考区间（$\bar{x} \pm 2s$）	报告单位
单个核细胞	$CD45^+$	百分数 18.27 ～ 43.15	%
		绝对数 0.91 ～ 2.90	$\times 10^9/L$
总 $CD34^+$ 干细胞	$CD45^+$ $CD34^+$	百分数 0.05 ～ 1.63	%
		绝对数 0.0062 ～ 0.0972	$\times 10^9/L$
造血干细胞	$CD45^+$ $CD34^+$ $CD38^-$	百分数 0.02 ～ 1.26	%
		绝对数 0.0055 ～ 0.0933	$\times 10^9/L$
造血定向祖细胞	$CD45^+$ $CD34^+$ $CD38^+$	百分数 0.02 ～ 0.81	%
		绝对数 0.0047 ～ 0.0548	$\times 10^9/L$

【临床意义】

在造血干细胞移植过程中，应用流式细胞术计数 $CD34^+$ 造血干细胞数量对确定采集造血干细胞的时机、判断供体细胞的植入水平、随访免疫重建状态等至关重要，其具体临床意义见

表 45-21。

表 45-21　造血干细胞 / 祖细胞计数的临床意义

应用类型	应用价值
干细胞动员效果监测与评价	捐献干细胞前，进行干细胞动员，每日监测血常规及外周血 $CD34^+$ 计数，要求动员后的外周血 $CD34^+$ 细胞≥ 15 个 /μL 即达到采集标准
单采物质量评价	经过血液分离机采集的单采物应该是以淋巴细胞和单核细胞为主的单个核细胞悬液，质量较好的单采物中单个核细胞比例应占总细胞数量的 70% 以上，且含有高浓度的造血干细胞，而不是祖细胞
$CD34^+$ 干细胞总数测定	为确保干细胞移植成功，要求采集的外周血 $CD34^+$ 细胞总数需≥ 2×10^6/kg 水平，对于动员特别好的供者，1 次单采就可以获得足够量的 $CD34^+$ 干细胞
化疗强度监测	化疗后造血恢复取决于化疗对造血干 / 祖细胞的损伤程度，$CD34^+$ 干细胞的测定有助于判断化疗的强度
贫血的鉴别诊断	增生不良性贫血，如再生障碍性贫血属于干细胞受累，$CD34^+$ 干细胞总数明显减少；增生性贫血，如缺铁性贫血时，外周血 $CD34^+$ 干细胞总数正常
基因治疗	利用 $CD34^+$ 干细胞具有自我更新的能力，将人类某些疾病缺陷的基因导入 $CD34^+$ 干细胞中，使其能够在 $CD34^+$ 干细胞中维持终生表达，从而实现疾病的彻底治愈

【应用评价】

1．流式细胞术计数造血干细胞操作中需注意，尽量减少样本处理步骤，使用适当标记的抗体，选择适当的阴性和阳性标本，收集足够细胞数以降低变异系数，采用标准设门和分析方案。

2．$CD34^+$ 细胞不论是在骨髓、脐带血还是动员外周血中，含量均很低。利用流式细胞术计数 $CD34^+$ 细胞时，易受非特异性黏附及标本中碎片的干扰，影响结果的重复性及准确度。

3．经过造血刺激因子动员后的外周血单采标本中，$CD34^+$ 细胞含量仍然较少，因此标本采集后应在 30 分钟内检验，以防阳性细胞丢失。

4．检测冻存的造血干细胞采集物和脐带血复苏标本时，建议同时染色 7-AAD 以排除死细胞的干扰，最低活性应≥ 70%。

四、红细胞沉降率

红细胞沉降率（erythrocyte sedimentation rate，ESR）简称血沉，是指红细胞在一定条件下自然沉降的速率。正常情况下，红细胞表面因带负电荷而相互排斥，在血浆中彼此分散悬浮而下沉缓慢。影响血沉的理化因素较为复杂，主要与红细胞数量、形态以及血浆中各种组分比例有关。当血浆中纤维蛋白原、球蛋白、胆固醇、三酰甘油等增多时，红细胞膜表面负电荷减低、静电斥力减小而导致红细胞易形成缗钱状或聚集，血沉加快；而清蛋白及卵磷脂等则抑制红细胞缗钱状形成而减缓血沉。

【标本采集】

10^9mmol/L 枸橼酸钠抗凝的静脉血，血液与抗凝剂的比例为 4 : 1。

【参考区间】

魏氏法：成年男性 0 ～ 15 mm/h；成年女性 0 ～ 20 mm/h。

Note

【临床意义】

1．生理性变化 女性血沉高于男性。新生儿血沉较慢，12 岁以下儿童血沉略快。女性月经期由于生理性贫血可引起血沉加快。妇女妊娠 3 个月以上者可因纤维蛋白原含量增加使血沉增快，直至分娩后 3 周逐渐恢复正常。老年人，特别是 70 岁以上的高龄者，多因血浆纤维蛋白原含量增加而血沉加快。高原地区居民因有代偿性红细胞增多，故血沉低于平原地区。

2．临床应用

（1）炎症性疾病：急性细菌性炎症，因血液中急性时相反应物质，如纤维蛋白原、C 反应蛋白（CRP）、α_1 抗胰蛋白酶、α_2 巨球蛋白、γ 球蛋白、转铁蛋白等迅速增高，红细胞聚集性增高，在感染与炎症发生后 2 ～ 3 天即可出现血沉增快。病毒性感染时血沉变化不大。慢性炎症，如结核病、结缔组织炎症、风湿热等，活动期血沉增快，当病变趋于稳定或静止时，血沉逐渐减慢或处于参考区间内，如病变再活动，血沉又可增快。

（2）组织损伤与坏死：组织损伤或手术创伤常致血沉增快，如无并发症，一般 2 ～ 3 周内血沉恢复正常，可能与手术导致机体的应激反应有关。缺血性组织坏死如心肌梗死、肺梗死时，常于发病 2 ～ 3 天后血沉增快，可持续 1 ～ 3 周。而心绞痛时血沉多正常，故血沉测定结果可作为临床鉴别心绞痛与心肌梗死的指标之一。

（3）肿瘤：恶性肿瘤，尤其是发展较迅速的肿瘤，血沉常明显增快，可能与血浆纤维蛋白原及 α_2 巨球蛋白增高、肿瘤组织坏死、继发贫血与感染等因素有关。肿瘤治疗有效时，血沉可渐趋正常，复发或转移时又增快。良性肿瘤血沉一般不加快。

（4）高球蛋白血症：多种因素导致免疫球蛋白增高时，血沉加快，如多发性骨髓瘤、巨球蛋白血症、恶性淋巴瘤、系统性红斑狼疮、亚急性感染性心内膜炎、肝硬化、慢性肾炎等。但血液中异常免疫球蛋白大量增多，出现高黏滞综合征时，血沉可不增快甚至减慢。

（5）高胆固醇血症：脂类物质可影响血沉结果，如动脉粥样硬化、糖尿病、肾病综合征、黏液性水肿、原发性家族性高胆固醇血症等，血沉常增快。

（6）贫血：贫血患者血红蛋白低于 90 g/L 时，血沉可轻度增快，并随贫血加重而增快。严重贫血时，因红细胞过少，不易形成缗钱状聚集，故此时血沉的加快并不与红细胞的减少成正比。遗传性球形细胞增多症、镰状细胞贫血、红细胞异形症等时，因异形红细胞不易凝集成缗钱状，故虽有贫血而血沉加快不明显，镰状细胞贫血患者的血沉甚至很慢。

血沉减慢临床意义不大，严重贫血、球形红细胞增多症、纤维蛋白含量严重缺乏时，血沉可减慢。

【应用评价】

1．血沉是一种较为常用而缺乏特异性的试验。血沉对无症状人群的筛检率很低，仅为 4% ～ 8%，因此，其不能作为健康人群的筛查指标，即血沉正常不能排除肿瘤或其他恶性疾病。很多疾病都表现出血沉加快，单纯测定血沉缺乏特异性，应结合其他临床资料综合分析。

2．测定血沉时，抗凝剂与血液的比例必须准确。抗凝剂过多时，血沉假性加快。标本采集后应在 4 小时内测定完毕。脂肪血、体外发生溶血或有血凝块时，应重取标本检测。

3．传统手工测定血沉的方法有魏氏法、潘氏法等，目前临床实验室普遍使用血沉仪法。不同的测定方法的参考区间有差异，不能混用。

4．对于血细胞比容（HCT）≤ 0.35 的标本需要校正，以避免红细胞减少对 HCT 带来的影响。

5．血沉在一定程度上可反映红细胞的聚集性，故临床常把其作为血流动力学的检查指标之一。

第二节 外周血细胞形态学检验

正常人的血液及造血器官中，各种血细胞的数量有一定的正常范围，不同血细胞及细胞发育的不同阶段有一定的形态结构特点。在造血系统疾病中，如果造血功能发生紊乱，就会从血细胞形态学的量变和质变中反映出来。血细胞分析仪则主要是对血细胞进行计数，而外周血细胞形态学检验主要从细胞病理学水平检测血细胞的质量变化。外周血细胞形态学检验一般是将外周血涂片经瑞氏染色（Wright staining）或瑞氏 - 姬姆萨染色（Wright-Giemsa staining）后，在显微镜下观察红细胞、白细胞和血小板的形态及其变化特点。血液细胞形态异常既可能是某些疾病的病因，又常是一些疾病所致的后果。

案例 45-2

患者，男，19 岁。1 周前出现发热，体温最高 38.6℃，伴咽痛，无咳嗽、咳痰，自行口服感冒药治疗，效果欠佳。1 天前出现鼻出血。发病以来饮食欠佳，二便如常。查体：BP 120/75 mmHg，HR 110 次 / 分，贫血貌，四肢可见瘀点瘀斑，全身浅表淋巴结未触及肿大，双下肢不肿。全血细胞计数：WBC 113×10^9/L，RBC 3.1×10^{12}/L，Hb 68 g/L，PLT 23×10^9/L。血细胞形态：白细胞分类：原始细胞 62%，早幼粒细胞 5%，中幼粒细胞 1%，杆状核中性粒细胞 3%，分叶核中性粒细胞 14%，淋巴细胞 25%，单核细胞 3%。镜下原始细胞内可见紫红色、细杆状物质，长为 1 ~ 6 μm，多为 1 条，偶见 3 条；红细胞大小不均，以小细胞为主，可见大量低色素性红细胞；血小板减少，未见血小板聚集。

问题：

1. 患者的血常规检查结果有何异常？
2. 患者的初步诊断是什么？
3. 为明确诊断，下一步应该完善哪些检查？

一、白细胞形态

在生理情况下，血液中的白细胞包括成熟的粒细胞、淋巴细胞和单核细胞，不同种类的细胞维持着相对恒定的比例和稳定的形态结构。微生物感染、中毒或遗传性等因素可致成熟白细胞形态异常改变。

【标本采集】

最理想的标本是未抗凝的新鲜全血制备的血涂片，此外，EDTA 抗凝全血也可用于检验。

【临床意义】

1．中性粒细胞的核象变化 中性粒细胞的核形标志着它的发育阶段，可反映其新生至衰老的情况。正常外周血中的中性粒细胞以分叶核为主（50% ~ 70%），通常分 2 ~ 5 叶，叶与叶之间以细丝相连，一般以 2 ~ 3 叶核多见。除分叶核外，可见少量杆状核粒细胞（1% ~ 5%）。血液中粒细胞的胞核性状特征称为核象，病理情况下，中性粒细胞核象可发生变化，出现核左移（nuclear left shift）或核右移（nuclear right shift）。

（1）核左移：外周血中出现不分叶核粒细胞（包括杆状核粒细胞、晚幼粒、中幼粒或早幼粒细胞等）的百分率超过 5% 时，称为核左移。结合患者白细胞总数是否增加分为再生性左移和退行性左移。

1）再生性左移：指核左移伴有白细胞总数增高。表示机体的反应性强，骨髓造血功能旺盛，能释放大量粒细胞至外周血。常见于感染（尤其急性化脓性感染）、组织损伤与坏死、急性失血、急性中毒及急性溶血反应等。中性粒细胞核左移时常伴有不同程度的中毒性改变。核左移对估计病情的严重程度和机体的反应能力具有一定的价值：①轻度左移：白细胞总数及中性粒细胞百分数略增高，仅有杆状核粒细胞增多（> 5%），提示感染较轻，机体抵抗力强。②中度左移：白细胞总数及中性粒细胞百分数均增高，杆状核粒细胞 > 10% 并伴有少数晚幼粒细胞及中毒性改变，提示有严重感染。③重度左移：白细胞总数及中性粒细胞百分数明显增高，杆状核粒细胞 > 25% 并出现幼稚粒细胞，常见于白血病和中性粒细胞型类白血病反应。

2）退行性左移：指核左移而白细胞总数不增高，甚至减低。见于：①再生障碍性贫血、粒细胞减少症，提示骨髓造血功能减低，粒细胞生成和成熟受阻。②严重感染，如伤寒、败血症等，表明机体反应性低下，骨髓释放粒细胞的功能受抑制。

（2）核右移：外周血中性粒细胞核在 5 叶以上者的百分率超过 3% 时，称为核右移。常伴白细胞计数减少，主要见于巨幼细胞贫血、恶性贫血及炎症恢复期等，也见于应用阿糖胞苷、6- 巯基嘌呤等抗代谢药物治疗后。

2．中性粒细胞的中毒性改变（图 45-1） 在严重感染性疾病，如猩红热、化脓性感染、败血症、急性中毒、恶性肿瘤及大面积烧伤等病理情况下，中性粒细胞可发生下列毒性和退行性改变。

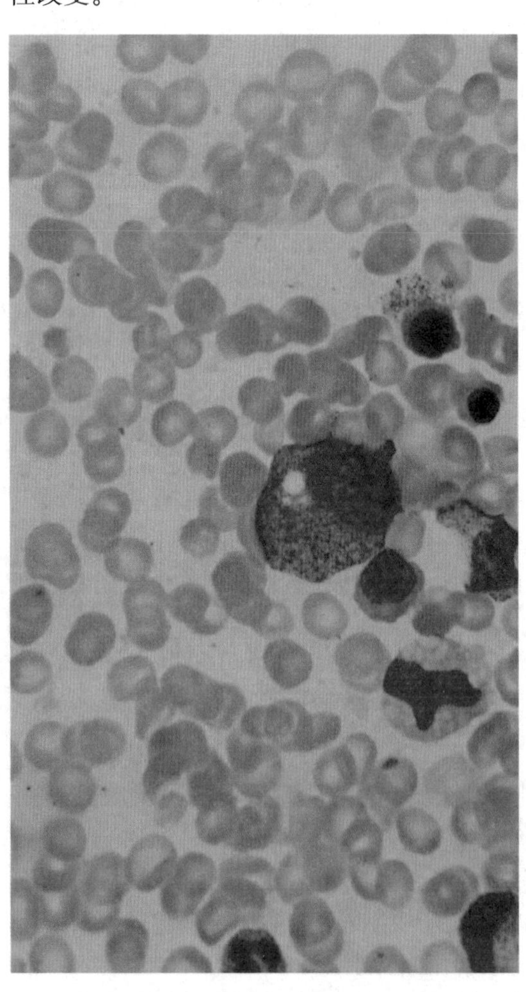

图 45-1 中性粒细胞中毒颗粒

（1）细胞大小不均（anisocytosis）：中性粒细胞胞体增大，细胞大小悬殊，见于病程较长的化脓性炎症或慢性感染，可能为毒素导致骨髓中粒细胞发生不规则分裂、成熟异常所致。

（2）中毒颗粒（toxic granulation）：中性粒细胞胞质中出现粗大、大小不等、分布不均、染色呈深紫红色或紫黑色的颗粒，称为中毒颗粒。有时颗粒很粗大，易与嗜碱性粒细胞混淆。

（3）空泡形成（vacuolation）：中性粒细胞胞质或胞核中可见单个或多个、大小不等的空泡。这是由于严重感染、细胞受损后，胞质、胞核局部发生脂肪变性，染色时被有机溶剂溶解所致。

（4）杜勒小体（Dühle body）：中性粒细胞胞质毒性变化而保留的局部嗜碱性着色区域，呈圆形、梨形或云雾状，蓝色或灰蓝色，直径 1 ~ 2 μm，也可达 5 μm，分布于胞质中或边缘，是胞质局部不成熟，即核浆发育失衡表现。杜勒小体亦可在单核细胞胞质中出现。

（5）核变性（degeneration of nucleus）：中性粒细胞胞核出现固缩、溶解和碎裂等改变。核固缩时，核染色质凝集，呈深紫色粗大凝块状。核溶解时，胞核膨胀增大，常伴核膜破碎，核染色质结构松散或模糊，着色浅淡。

上述中性粒细胞各种中毒性改变可单独或同时存在，主要反映粒细胞受毒素损伤的程度。轻度时，出现部分中毒颗粒，随着细胞受损程度的加重，中毒颗粒体积增大、数量增多，常伴有空泡形成及核变性，中毒性改变的粒细胞百分率也增高。

3．与遗传有关的中性粒细胞异常形态变化

（1）佩尔格尔 - 休特畸形（Pelger-Huët anomaly）：也称家族性粒细胞异常，是一种常染色体显性遗传病。表现为 30% 以上成熟中性粒细胞核先天性分叶功能减退，核畸形，如肾形、哑铃形、夹鼻眼镜形、花生形等，核染色质聚集成粗块状、着色深。上述改变也可见于某些感染、白血病、骨髓增生异常综合征（MDS）、肿瘤转移和某些药物治疗后，称为假性 Pelger-Huët 畸形。疑为 MDS 时，若中性粒细胞出现明显的假性 Pelger-Huët 畸形，具有一定诊断意义。

（2）Chediak-Higashi 综合征（Chediak-Higashi syndrome）：是常染色体隐性遗传性疾病。骨髓和血涂片的各系粒细胞中含有数个至数十个直径为 2 ～ 5 μm 的包涵体，呈淡紫红色或蓝紫色颗粒。

（3）Alder-Reilly 畸形（Alder-Reilly anomaly）：是常染色体隐性遗传病，不影响粒细胞功能，但常伴有骨或软骨畸形。其主要的形态特点是中性粒细胞胞质中含巨大深染嗜天青颗粒（呈深红色或紫色包涵体），其颗粒特别粗大，有时似杜勒小体，但不伴有白细胞增多及核左移、空泡等毒性变化，与白细胞内溶酶体不能分解黏多糖，使黏多糖沉淀形成大而粗糙颗粒有关，也可见于其他粒细胞、单核细胞和淋巴细胞中。

（4）May-Hëgglin 畸形（May-Hëgglin anomaly）：粒细胞含有淡蓝色包涵体，此种包涵体与严重感染、中毒时出现的杜勒小体相同，但常较大而圆。除中性粒细胞外，其他粒细胞甚至巨核细胞也能见到。

4．奥氏小体（Auer rods） 是在白血病细胞胞质中出现的紫红色、细杆状物质，长为 1 ～ 6 μm，一条或数条不定，形似棒状。奥氏小体的产生是由于在白血病细胞中酶合成或装配紊乱，产生了过多的酶，使其堆积于颗粒中或由 A 颗粒融合而成。它的出现在形态学上标志该细胞起源于白血病细胞克隆，在急性髓细胞白血病（AML）中具有高度特异性，是临床上鉴别急性髓系白血病（AML）与急性淋巴细胞白血病（ALL）的重要标志（图 45-2）。

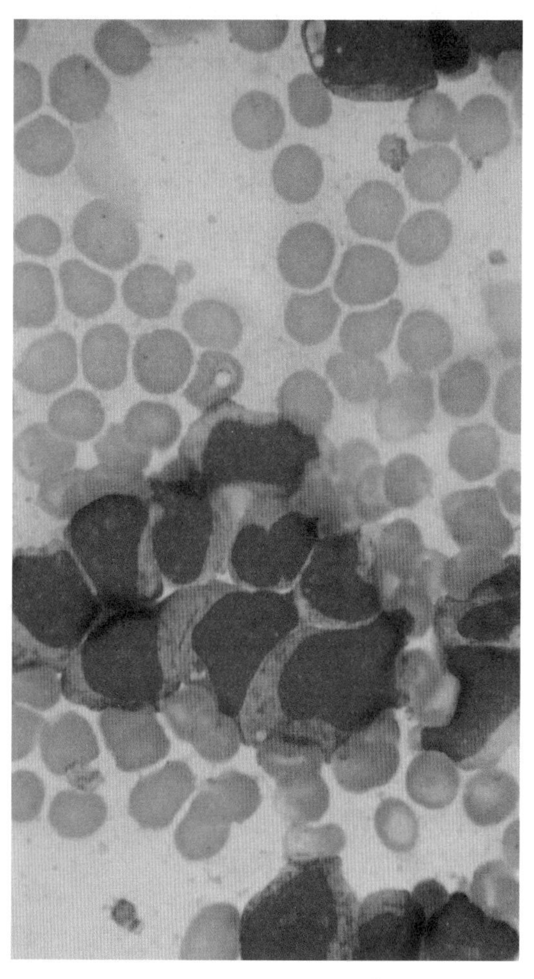

图 45-2　奥氏小体

5．异型淋巴细胞 在病毒或过敏原等因素刺激下，外周血淋巴细胞增生并发生形态变化，表现为胞体增大，胞质增多嗜碱性强，核染色质疏松，称异型淋巴细胞（atypical lymphocyte）（图 45-3）。周围血中的异型淋巴细胞主要是 T 细胞（83% ～ 96%），少数为 B 细胞（4% ～ 7%）。根据细胞形态学特点将其分为三型：

（1）Ⅰ型（空泡型）：又称泡沫型或浆细胞型，最常见。其胞体比正常淋巴细胞稍大，多为圆形；核呈圆形、椭圆形、肾形或不规则

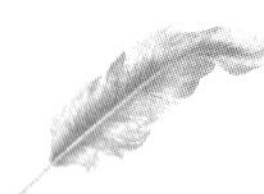

Note

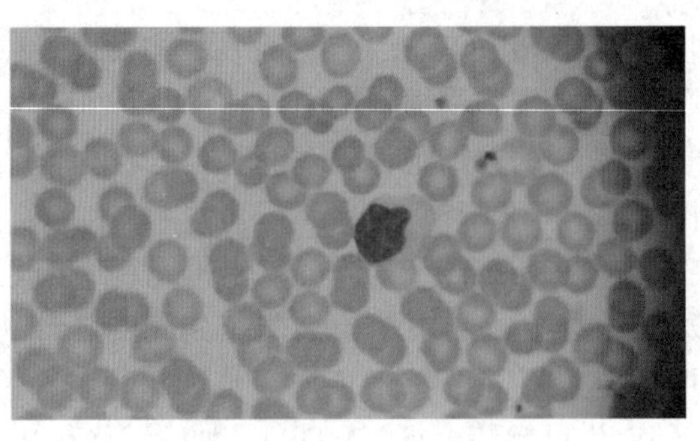

图 45-3 异型淋巴细胞

形，染色质呈粗网状或不规则聚集，呈粗糙的块状；胞浆较丰富，深蓝色，无颗粒，含大小不等的空泡或呈泡沫状。

（2）Ⅱ型（不规则型）：又称单核细胞型。胞体较Ⅰ型细胞明显增大，外形不规则，似单核细胞；核圆形或不规则，染色质较Ⅰ型细致；胞浆丰富，淡蓝或蓝色，有透明感，着色不均匀，边缘处蓝色较深，呈裙边样，可有少许嗜天青颗粒，一般无空泡。

（3）Ⅲ型（幼稚型）：又称未成熟细胞型或幼淋巴细胞样型。胞体较大，核大呈圆形或椭圆形；染色质呈细致网状，可有 1 ～ 2 个核仁；胞质量较少，呈深蓝色，多无颗粒，偶有小空泡。

正常人外周血偶见异型淋巴细胞。E-B 病毒、巨细胞病毒、肝炎病毒、艾滋病病毒、β- 链球菌、梅毒螺旋体、弓形虫等感染和接种疫苗都可引起外周血异型淋巴细胞增多。

异型淋巴细胞增多主要见于传染性单核细胞增多症、病毒性肝炎、流行性出血热、湿疹等病毒性疾病和过敏性疾病。

【应用评价】

1．不同病理情况下，白细胞的数量、形态结构可发生不同类型、不同程度的变化，甚至出现异常细胞。因此，白细胞形态学检查对于一些疾病的诊断、鉴别诊断、病情判定和预后估计具有重要意义。

2．当血细胞分析仪检查显示白细胞计数异常或白细胞分类计数异常时，需进一步用显微镜检查血涂片核实血细胞分析仪结果；通过观察每高倍视野下白细胞的个数，估计外周血白细胞的数量，在油镜下观察白细胞形态改变，获取异常异常白细胞的确切信息。

二、红细胞形态

正常成熟红细胞呈双凹圆盘形，直径 6 ～ 9 μm，平均 7.5 μm，大小均一，瑞氏染色后为淡粉红色，中央有生理性淡染区（约为红细胞直径的 1/3），胞质内无异常结构。多种病理情况下，红细胞可呈现不同的形态改变，包括红细胞大小、形状、结构和血红蛋白含量的异常等。在临床上，某些红细胞形态异常可引起相应的疾病，而多种疾病及病理过程也可引起红细胞形态的异常变化。

【标本采集】

同白细胞形态检查。

【临床意义】

1．红细胞大小异常

（1）小细胞（microcyte）：直径＜ 6 μm 称为小红细胞，健康人偶见。染色过浅的小红细胞增多时，提示血红蛋白（HGB）合成障碍，见于缺铁性贫血、铁粒幼细胞性贫血、地中海贫血等。遗传性球形细胞增多症的小红细胞，其 HGB 充盈良好，生理性中心淡染区消失。

（2）大细胞（macrocyte）：直径＞ 10 μm，见于巨幼细胞贫血、骨髓增生异常综合征、严重的溶血性贫血等。

（3）巨红细胞（megalocyte）和超巨红细胞（extra megalocyte）：直径分别＞ 15 μm 和＞ 20 μm。常见于叶酸和（或）维生素 B_{12} 缺乏所致的巨幼细胞贫血、骨髓增生异常综合征、化疗等。

（4）红细胞大小不均（anisocytosis）：红细胞大小悬殊，直径可相差 2 倍以上。在增生性贫血如缺铁性贫血、溶血性贫血、失血性贫血等达中度以上时，均可见一定程度的红细胞大小不均，且在巨幼细胞贫血、骨髓增生异常综合征时最为明显。

2．红细胞形态异常

（1）球形红细胞（spherocyte）：直径＜ 6 μm，厚度＞ 2 μm，呈圆球形，着色深，中央淡染区消失。见于遗传性球形细胞增多症、自身免疫性溶血性贫血、其他溶血性贫血、骨髓增生异常综合征等（图 45-4）。

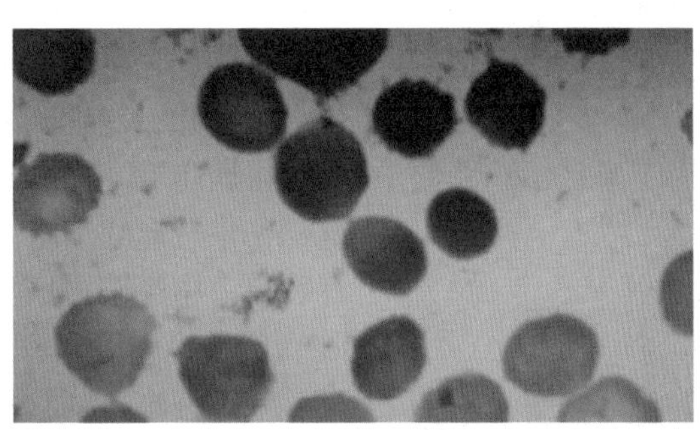

图 45-4　球形红细胞

（2）椭圆形红细胞（elliptocyte）：红细胞呈长卵圆形或两端钝圆的长柱状或雪茄烟状，细胞长径是横径的 3 ～ 4 倍。正常人外周血涂片中仅可见约 1% 的椭圆形红细胞，严重贫血时可达 15%。椭圆形红细胞高于 25% 时，对遗传性椭圆形红细胞增多症具有诊断意义。巨幼细胞贫血、溶血性贫血、骨髓增生异常综合征时可见到数量不等的椭圆形红细胞。

（3）靶形红细胞（target cell）：细胞的中央淡染区扩大，但中心部位染色较深，形似射击靶。不典型靶形红细胞的形态其中心深染区像从 RBC 边缘延伸的半岛状态或柄状。靶形红细胞直径可比正常红细胞大，但厚度减小，体积可正常。健康人外周血涂片中可见 1% ～ 2% 的靶形红细胞，增多见于珠蛋白生成障碍性贫血（达 20% 以上）、缺铁性贫血、溶血性贫血、胆汁淤积性黄疸、脾切除术后、某些肿瘤及骨髓转移癌等（图 45-5）。

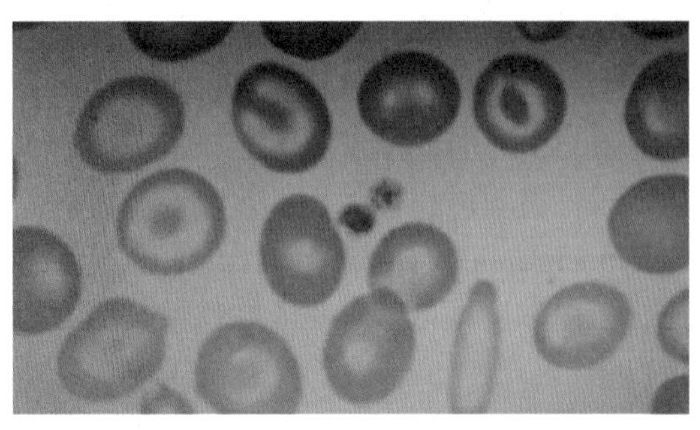

图 45-5　靶形红细胞

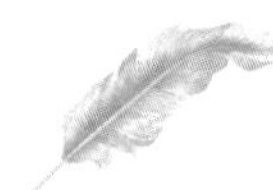

Note

（4）泪滴形细胞（dacryocyte，teardrop cell）：形状呈泪滴状或手镜状，见于骨髓纤维化、地中海贫血、溶血性贫血等（图 45-6）。

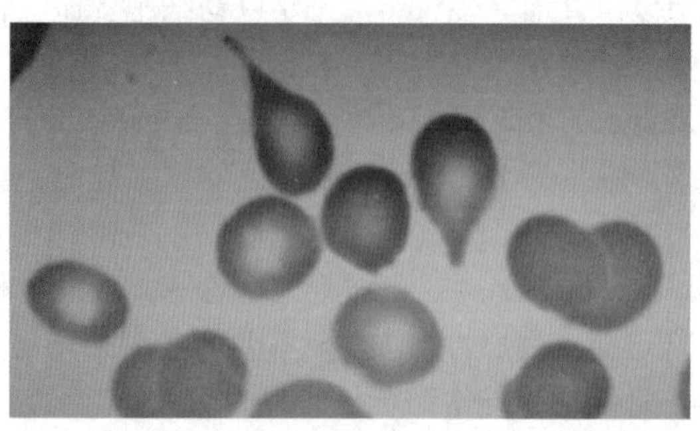

图 45-6　泪滴形细胞

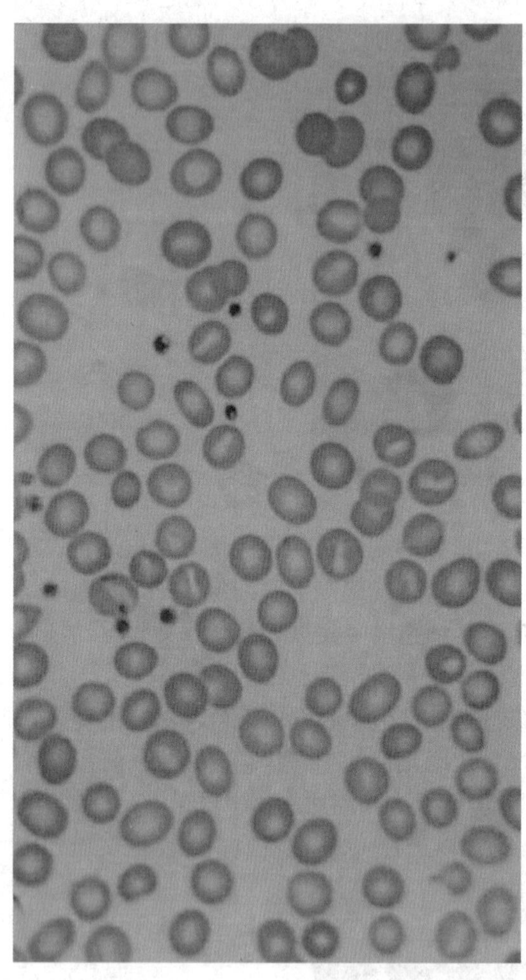

图 45-7　口形红细胞

（5）棘形红细胞（acanthocyte）：细胞表面有针尖样突起，其间距不规则，突起的长短宽窄不一。当棘形红细胞增多超过 25% 时诊断为棘形红细胞增多症，见于遗传性或获得性 β 脂蛋白缺乏症、脾切除术后、酒精中毒性肝脏疾病及尿毒症等。大量出现为预后不良指征。

（6）口形红细胞（stomatocyte）：细胞中央有裂口，中央苍白区呈扁平状，颇似张开的口形或鱼口。健康人少于 4%，增多见于遗传性口形红细胞增多症、弥散性血管内凝血及酒精中毒等（图 45-7）。

（7）镰形红细胞（sickle cell）：外形呈镰刀状、线条状。这是由于红细胞内存在异常 HbS 所致，在缺氧情况下易形成此类红细胞，见于 HbS 病、HbC 病。

（8）红细胞异形症（poikilocytosis）：指红细胞因机械或物理因素所致的破坏、形状不规则，可呈梨形、泪滴形、新月形、哑铃形、逗点形、三角形、盔形等。健康人血涂片中此类红细胞占比 $< 2\%$，增多见于微血管病性溶血性贫血、血栓性血小板减少性紫癜、溶血尿毒症综合征、恶性高血压及创伤性心血管性溶血性贫血等。

3．红细胞染色异常

（1）正色素性红细胞（normochromic erythrocyte）：细胞为淡红色圆盘状，中央有生理性淡染区。见于健康人、再生障碍性贫血、急性失血性贫血、白血病等。

（2）低色素性红细胞（hypochromic erythrocyte）：红细胞着色浅，中央淡染区扩大，甚至成为环圈形红细胞，提示血红蛋白浓度减低。常见于缺铁性贫血、地中海贫血、铁粒幼细胞性贫血，也可见于某些血红蛋白病。

（3）高色素性红细胞（hyperchromic erythrocyte）：红细胞着色深，中央淡染区消失，胞体较大，其平均红细胞血红蛋白的含量增高。常见于巨幼细胞贫血和球形红细胞增多症。

(4) 嗜多色性红细胞（polychromatic erythrocyte）：红细胞着淡灰蓝或紫灰色，且着色不均，是一种刚脱核而未完全成熟的红细胞，体积较大，是核酸含量较高的网织红细胞。健康人外周血中可见约 1% 的嗜多色性红细胞。增多反映骨髓造血功能活跃、红细胞系统增生旺盛，见于各种增生性贫血，尤其是急性溶血性贫血。

4．红细胞内结构异常

(1) 嗜碱性点彩（basophilic stippling）：红细胞胞质内见到散在的大小不均和数量不等的深蓝色点状颗粒，称嗜碱性点彩，该红细胞称为点彩红细胞。在健康人血涂片中极少，一般 < 0.01%，增多反映骨髓中红系细胞增生旺盛并伴有紊乱现象。嗜碱性点彩可能的原因有 2 种：①重金属损伤细胞膜，使嗜碱性物质凝集。②嗜碱性物质变性，近来有人证明此是血红蛋白合成过程中，原卟啉与亚铁结合受阻之故。其中以铅的作用最为明显，故点彩红细胞增多常作为铅中毒的筛选指标。增多还可见于溶血性贫血、巨幼细胞贫血、骨髓纤维化等（图 45-8）。

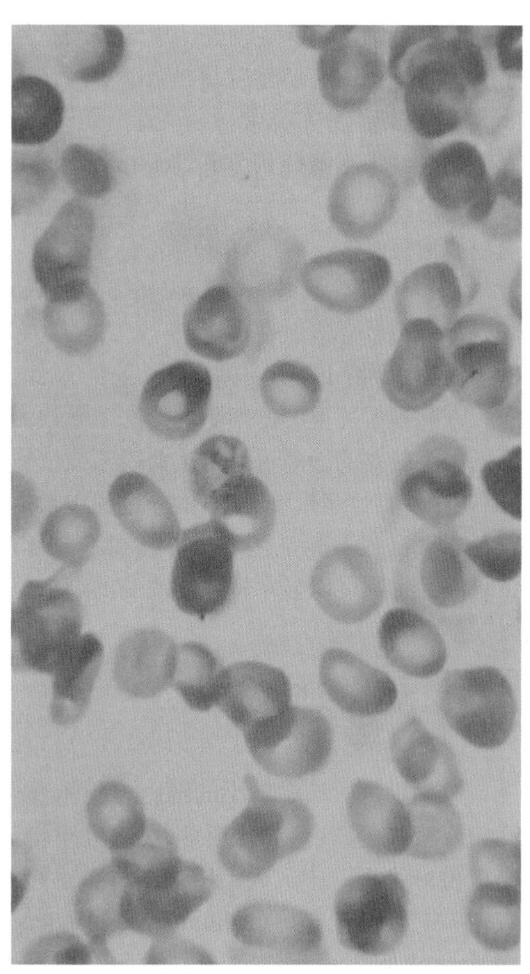

图 45-8　嗜点彩红细胞

(2) 豪 - 周小体（Howell-Jolly body）：又称 H-J 小体、染色质小体，为胞内圆形紫红色小体，直径为 1 ~ 2 μm，一个或数个，可能是幼红细胞在核分裂过程中出现的残余物。见于成熟红细胞或中、晚幼红细胞胞质中。常见于溶血性贫血、巨幼细胞贫血、脾切除后、红白血病、骨髓增生异常综合征等。

(3) 卡博环（Cabot rings）：嗜多色或碱性点彩红细胞的胞质中出现的紫红色细线圈状结构，呈圆形或 8 字形，可能是纺锤体的残余物或是胞质中脂蛋白变性所致。卡博环常与 H-J 小体同时出现，见于溶血性贫血、巨幼细胞贫血、脾切除后或铅中毒等（图 45-9）。

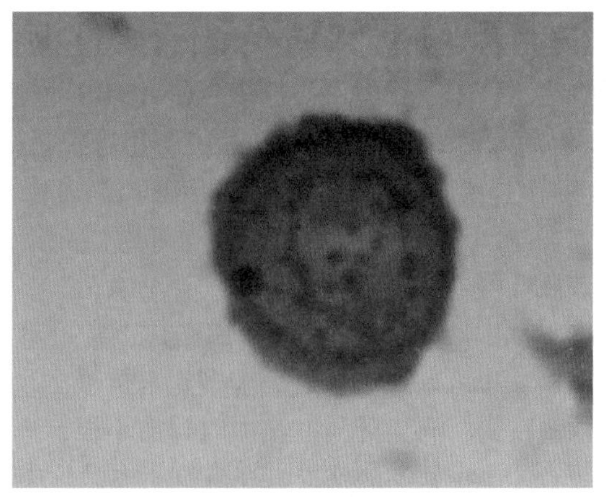

图 45-9　卡博环

（4）有核红细胞（nucleated erythrocyte）：即幼稚红细胞，在出生 1 周之内的新生儿外周血中可见到少量，正常成人有核红细胞均存在于骨髓中，若成人外周血中出现则多属病理现象。外周血中出现晚幼红细胞或中幼红细胞，反映骨髓中红系细胞增生明显活跃，可见于增生性贫血、急性失血性贫血、巨幼细胞贫血、严重的小细胞低色素性贫血等。造血系统肿瘤或其他恶性肿瘤骨髓转移时，骨髓中幼稚红细胞异常释放入血，特别是红白血病时，外周血可见较多的有核红细胞，除晚幼红、中幼红细胞外，可见或易见原红细胞、早幼红细胞。此外也可见于骨髓纤维化、脾切除后及严重缺氧等。

5．红细胞分布异常

（1）红细胞缗钱状形成（erythrocyte rouleaux formation）：细胞因血中带正电荷的球蛋白及纤维蛋白原增多，而聚集呈串状叠连成缗钱状。常见于多发性胃髓瘤、巨球蛋白血症、高纤维蛋白原血症等。

（2）红细胞凝集（erythrocyte agglutination）：红细胞凝集成团、成堆，主要见于冷凝集素综合征等免疫性溶血性贫血。

【应用评价】

在病理情况下，红细胞的形态变异很大，显微镜油镜下观察血涂片中红细胞形态异常，对不同种类贫血的诊断可提供重要线索或依据。当引起大红细胞和小红细胞的原因同时存在（如铁和叶酸缺乏）时，或贫血治疗过程中，由于异常红细胞和新生成的红细胞共存，或低色素和正色素、高色素和正色素两类红细胞混合存在，此时血细胞分析仪检测 MCV、MCH 可以正常，血涂片则可以显示特征性改变的红细胞存在。

三、血小板形态

血小板是血液中最小的细胞，胞体直径 2 ～ 4 μm，呈圆形、椭圆形或不规则形；胞质呈淡蓝或淡红色，中心部位有细小、分布均匀而相聚或分散于胞质中的紫红色颗粒。正常人血小板可分为小、中、大、巨型四种：小型血小板（micro-platelets），直径＜ 2 μm，占 33% ～ 47%；中型血小板（medium-sized platelets），直径 2 ～ 4 μm，占 44% ～ 49%；大型血小板（macro-platelets），直径＞ 4 μm，占 8% ～ 16%；巨型血小板（giant platelets），直径＞ 7 μm，占 0.7% ～ 2%。由于血小板具有聚集性，故未抗凝血涂片中常成堆分布。

【标本采集】

同白细胞形态检查。

【临床意义】

1．血小板大小异常 血小板明显大小不均。巨大 PLT 直径可以达到 20 ～ 50 μm 以上，见于原发免疫性血小板减少症（ITP）、巨型血小板综合征（BBS）、脾切除等。

2．血小板形态变化 包括无颗粒型血小板和血小板卫星现象。无颗粒型血小板内无颗粒，呈灰色或淡蓝色，见于骨髓增生异常综合征和毛细胞白血病。血小板卫星现象是一种体外现象，在 EDTA 抗凝血涂片中，血小板黏附于中性粒细胞表面，部分血小板甚至被吞噬，无临床意义，但可使血小板计数假性降低。

3．血小板分布异常 功能正常的血小板在外周血涂片上常可聚集成团或成簇。原发性血小板增多症、真性红细胞增多症患者，血小板显著增多，未抗凝血涂片中血小板聚集呈大簇状分布，甚至可以占满整个油镜视野。再生障碍性贫血时，血小板聚集明显减少。血小板无力症时，血小板膜 GPⅡb/Ⅲa 缺陷，血小板不能聚集，在未抗凝血涂片中呈散在分布。

【应用评价】

1. 大型血小板、巨型血小板中央部位有时颗粒聚集明显，很容易误认为细胞核，故要注意与其他有核细胞区分。

2. EDTA 抗凝血涂片中，血小板散在分布，不宜观察血小板的聚集与分布状况。

四、血细胞直方图

20 世纪 50 年代，Coulter 研制了电阻抗法血细胞分析仪。血细胞为不良导体，将等渗电解质溶液稀释的血细胞悬液通过两侧有稳定电流的小孔时，由于细胞导电性质较电解质溶液低，小孔感应区内电阻增加，瞬间引起电压变化而产生一个脉冲信号，称为通过脉冲。电压变化的程度取决于细胞体积，即细胞体积越大，产生的脉冲越大，脉冲振幅越高。脉冲信号经过放大、甄别、整形后，送入计数系统，而得到细胞计数结果，同时还提供细胞体积分布图形。这些显示细胞群分布情况的图形，称为细胞分布直方图（nomogram）。直方图是由测量每个细胞通过小孔感应区的脉冲累积得到的，与细胞计数同时进行分析测量。直方图的横坐标表示细胞体积，纵坐标表示细胞的相对数量。体积数据以飞升（fl）为单位。

【标本采集】

同白细胞形态检查。

【临床意义】

1. 白细胞直方图　血细胞分析仪通常在 35 ~ 450 fl 范围内分析白细胞。根据正常白细胞在溶血剂作用后体积的大小，在直方图上从左至右可确认其相应的 3 个细胞群，在直方图上表现为 3 个峰（区）。

（1）第一群：左侧又高又陡的峰，是小细胞区（35 ~ 90 fl），主要为淋巴细胞，包括成熟淋巴细胞、异形淋巴细胞。

（2）第二群：位于大、小细胞群之间的较平坦的区域，是中间细胞区（90 ~ 160 fl），包括单核细胞、原始细胞、幼稚细胞以及嗜酸性粒细胞、嗜碱性粒细胞。

（3）第三群：位于右侧较低且分布宽的峰，是大细胞区（160 ~ 450 fl），包括中性分叶核粒细胞以及杆状核和晚幼粒细胞。

根据各群占总体的比例可计算出各群细胞的百分率，如再与该标本的白细胞总数相乘，即可得到各类细胞的绝对值。

2. 红细胞直方图　红细胞体积分布直方图显示的红细胞体积范围为 24 ~ 360 fl。仪器将大于 36 fl 的颗粒计为红细胞，直方图上反映生理状态红细胞的大小。在正常典型的红细胞体积分布直方图上，可以看到 2 个细胞群：①红细胞主群：一般从 50 fl 偏上开始，在 50 ~ 125 fl 区域之间有一个几乎两侧对称、基底较宽、顶部较窄的正态分布曲线，又称“主峰”，主峰左侧还有细胞碎片、大血小板或血小板凝块等；②小细胞群：位于主峰右侧，分布在 130 ~ 185 fl 区域，又称“足趾部”，这是幼年红细胞、二聚体、三聚体、多聚体细胞，小孔残留物和白细胞的表现。检测时仪器对主峰两侧的非红细胞部分进行了剪除。

红细胞体积分布直方图峰的高低与平均红细胞体积（MCV）和红细胞体积分布宽度（RDW）两个参数相关，MCV 增大，红细胞峰在横轴上位置右移；MCV 变小，红细胞峰左移。RDW 反映红细胞体积大小的变异性，变异性大，红细胞波峰基底增宽；变异性变小，基底变窄。红细胞体积分布直方图峰的高低，表示红细胞数目的多少。直方图有时呈现“双峰”，说明外周血液中有两个红细胞群。所以在解释直方图时，要注意主峰的位置、峰基底宽度、峰顶形状及有无双峰出现。利用红细胞体积分布直方图的图形变化，再结合其他有关参数，进行

Note

综合分析，对一些贫血的诊断和鉴别诊断有一定意义。几种贫血的细胞直方图图形变化如下。

（1）缺铁性贫血：为典型的小细胞性非均一性贫血，MCV 降低，主峰左移；红细胞大小不一，RDW 增高，波峰基底增宽，显示为小细胞非均一性贫血特征。

（2）轻型 β 珠蛋白生成障碍性贫血：为典型的小细胞均一性贫血，其直方图为波峰左移，基底变窄，RDW 较小。这一特征可作为与缺铁性贫血鉴别的指标。

（3）铁粒幼细胞贫血：红细胞呈典型的双形性改变（dimorphic RBC），即小细胞低色素性红细胞与正常红细胞同时存在，故出现波峰左移、峰底增宽的双峰。在缺铁性贫血治疗有效时，也可能出现峰底更宽的类似双峰图形。

（4）巨幼细胞贫血：红细胞呈大红细胞非均一性，直方图波峰右移，峰底变宽。经治疗正常红细胞逐渐增多，并与巨幼红细胞同时存在时，也出现双峰现象，故有助于判断疗效。

（5）混合性营养性贫血：营养性巨幼细胞贫血可同时合并缺铁性贫血，前者 MCV 增高，后者降低，故直方图图形需视哪类细胞占优势。如两者的严重程度相似，MCV 显示正常，RDW 明显增大，其峰底宽度能显示出增宽异常。

3．血小板直方图 仪器在 2 ～ 30 fl 范围内分析血小板。正常血小板直方图呈左偏态分布，血小板主要集中在 2 ～ 15 fl 内。仪器使用 3 条鉴别线来进行血小板的粒度解析，分别为 2 ～ 6 fl 和 12 ～ 30 fl 之间自动决定的 2 条浮动鉴别线（LD）和（UD），以及固定鉴别线 12 fl。通过三条鉴别线对血小板直方图进行监控，检查是否存在 LD、UD 相对度数的异常，分布宽度的异常及双峰或多峰。血小板直方图可反映血小板数（PLT）、血小板平均容积（MPV）、血小板分布宽度（PDW）和血小板比容（PCV）等参数。

【应用评价】

1．白细胞直方图的图形变化并无特异性，因图中细胞分群只是根据细胞体积大小来区分，在一个峰（区）中，可能以某种细胞为主，如小细胞区主要是淋巴细胞，大细胞区以中性粒细胞为主。由于细胞体积之间有交叉，同一群中可以有多种细胞存在，其中任何一种细胞增多，均可使直方图产生相应的变化。因此，白细胞直方图只是粗略判断细胞比例的变化或有无明显的异常细胞出现，需要进一步作血涂片显微镜检查，进行细胞分类计数及形态观察。

2．在分析红细胞直方图图形时，要注意主峰的位置、峰的基底宽度、峰顶的形状及有无双峰现象。根据红细胞直方图图形变化，再结合其他有关参数综合分析，对某些贫血的诊断和鉴别诊断具有一定的价值。

（贺鹏程）

第三节 尿液常规试验

尿液是血液经过肾小球滤过、肾小管和集合管的重吸收及分泌所产生的终末代谢产物。尿液成分不仅受泌尿系统的影响，还与其他组织器官的病理生理变化有关，因此，尿液检验对泌尿系统疾病（如泌尿系统的炎症、结石、肿瘤等）和其他系统疾病如糖尿病以及肝胆疾病等的诊断、预后判断和疗效监测具有重要意义。尿液常规检查包括尿液一般性状检查、化学成分检查和有形成分检查。

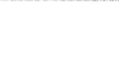

一、尿液标本的采集与保存

（一）尿液标本的采集

不合格的尿液标本可导致误诊、漏诊等情况发生，因此必须正确地采集尿液标本。

1．收集尿液的容器 应使用清洁、干燥、具有较大口径的一次性尿杯，或易于启盖的密封容器，以利于标本的运输和储存。容器上应贴有包含患者信息的条形码。

2．尿液标本的采集 尿液标本有晨尿、随机尿和定时尿等，不同类型的尿液标本适用于不同的检查项目。尿液常规检查常采用随机尿或晨尿标本，并留取中段尿（弃去前、后段的尿液），成年妇女应避免阴道分泌物等混入。

（1）随机尿（random urine）：指患者无需任何准备、不受时间限制、随机排出的尿液标本。随机尿适用于门诊和急诊患者。但此尿标本仅反映某一时段的现象，易受多种因素（如运动、饮食、用药、情绪、体位等）的影响。

（2）晨尿（first morning urine）：指清晨起床后，在未进餐和运动之前排出的尿液。晨尿一般在膀胱中存留 6 ～ 8 小时，各种成分均较浓缩，有利于提高检出率。但是由于晨尿在膀胱中停留时间过长，硝酸盐及葡萄糖易被分解，因而推荐采集第 2 次晨尿代替首次晨尿。第 2 次晨尿（second morning urine）是指首次晨尿后 2 ～ 4 小时内的晨尿标本，要求患者从前一晚 22：00 时起到采集尿液时，只饮水 200 ml，以提高有形成分计数和细菌培养的阳性率。

（3）24 小时尿：属于定时尿标本。将患者 24 小时的尿液全部收集于容器内，并记录尿量。如患者于上午 8：00 排空膀胱，并弃去排出的尿液，收集此后每次排出的尿液，直至次日上午 8：00 最后一次排出的尿液。此标本适于尿蛋白、尿糖和尿电解质等的定量检测。

（4）清洁中段尿：清洗外阴并消毒后，用无菌容器收集中段尿。该标本适于尿液微生物检测。

（二）尿液标本的保存

尿标本在采集后，尿液常规检查应在 2 小时内完成，避免使用防腐剂。如果不能及时完成检测，则应置于 2 ～ 8 ℃条件下保存，但不能超过 6 小时，且要避光、加盖。

对定时尿标本和采集后 2 小时内无法进行检查的尿标本，可根据检验项目的不同加入相应的防腐剂，如一定浓度的甲醛、甲苯或麝香草酚等（表 45-22）。

表 45-22 常用尿液防腐剂的用量和用途

种类	原理	用量	用途
甲醛	固定细胞、管型等有形成分	40% 甲醛，5 ml/L 尿	用于管型、细胞检查；不适于尿糖等化学成分检查
甲苯	在尿液表面形成一层薄膜，阻止尿液与空气接触	5 ml/L 尿	用于尿糖、尿蛋白检查
麝香草酚	抑制细菌生长，保存有形成分	＜ 1 g/L 尿	用于有形成分检查
浓盐酸	酸化尿液，抑制细菌生长	10 ml/L 尿	17- 羟皮质类固醇、17- 酮类固醇、儿茶酚胺的定量检测

二、尿液一般性状检测

尿液一般性状检查包括尿量、气味、颜色、透明度、比重等检查项目。

1. 尿量（urine volume） 是一定时间排出的尿量，主要取决于受检者的肾小球滤过、肾小管和集合管的重吸收和分泌功能，还受饮食习惯、环境、排汗量、年龄、精神因素、药物等影响。

【参考区间】

成人为 1000 ~ 2000 ml/24 h。小儿尿量个体差异较大，按体重计算较成人大 3 ~ 4 倍。

【临床意义】

（1）多尿（polyuria）：尿量＞ 2500 ml/24 h 为多尿。饮水过多或服用利尿剂可致多尿。病理性多尿：①溶质性利尿，如糖尿病、使用利尿剂及脱水剂等；②垂体病变，如尿崩症；③浓缩功能障碍，如慢性肾炎和肾盂肾炎晚期、急性肾衰竭多尿期、肾移植手术后等。

（2）少尿（oliguria）或无尿（anuria）：尿量＜ 400 ml/24 h 或＜ 17 ml/h（儿童＜ 0.8 ml/kg 体重）称为少尿；尿量＜ 100 ml/24 h 或 12 h 内无尿液排出者为无尿。病理性少尿：①肾前性少尿，如休克、高热、剧烈呕吐、腹泻、大面积烧伤、急性失血、心功能不全等；②肾性少尿，如急性肾小球肾炎、急慢性肾衰竭、肾移植后的排斥反应等，严重者可致无尿；③肾后性少尿，如输尿管结石、尿路狭窄、前列腺肥大及肿瘤压迫等导致的排尿障碍。

【应用评价】

尿量受饮食、出汗等因素影响大，只有在过多或过少时才有临床意义。

2. 气味 尿液的气味来自尿中的挥发性物质，受饮食或药物等因素的影响。

【参考区间】

略带酸味。

【临床意义】

过多饮酒、进食葱蒜、服用二巯丙醇等药物时，可使尿中出现相应的特殊气味。病理性气味有：

（1）氨臭味：长时间放置后尿素分解使尿液带有氨臭味。若新鲜尿液即带有刺鼻的氨臭味，提示慢性膀胱炎或尿潴留。

（2）烂苹果味：见于糖尿病酮症酸中毒。

（3）腐败臭味：见于泌尿系感染和晚期膀胱癌患者。

（4）老鼠尿样味：见于苯丙酮尿症患儿。

【应用评价】

尿液气味只能用于大致判断病因，需进行相应检查才能确诊。

3. 外观 尿液外观指尿液的颜色和透明度。尿液颜色受饮食、药物及化学成分的影响。尿液透明度取决于尿液中有形成分的种类和数量，如结晶、细胞和细菌等。透明度可分为清晰透明、轻度浑浊、浑浊、明显浑浊 4 个等级。

【参考区间】

淡黄色，清晰透明。

【临床意义】

（1）血尿（hematuria）：指尿内含有一定量的红细胞。尿含血量超过 1 ml/L 即可出现淡红色，称为肉眼血尿。因出血量不同，可呈淡红色云雾状、洗肉水样或鲜血样混浊，甚至混有凝血块。若尿液外观变化不明显，但离心尿镜检时每高倍视野见 3 个以上红细胞，称为镜下血尿。血尿见于：①泌尿生殖系统疾病，如感染、结核、结石、肿瘤、外伤、多囊肾、严重肾小

球疾病；②血液病，如血友病、过敏性紫癜和特发性血小板减少性紫癜；③其他，如系统性红斑狼疮、流行性出血热、某些健康人剧烈运动后一过性血尿等。“尿三杯试验”可以粗略判断血尿来源。方法是让患者在一次连续的排尿过程中，按前、中、后3段，将尿液分别留在三个尿杯中。尿道出血时血尿以第一杯为主，膀胱出血时血尿以第三杯为主，肾或输尿管出血时三杯均有血尿。

（2）血红蛋白尿（hemoglobinuria）和肌红蛋白尿（myoglobinuria）：由于循环血中血红蛋白或肌红蛋白这类低分子量蛋白质增多，经肾小球滤出，超过肾小管重吸收能力而出现于尿中，使尿液呈浓茶色、棕红色或酱油色，隐血试验阳性，称为血红蛋白尿或肌红蛋白尿。通过相应的单克隆抗体检测尿中的血红蛋白或肌红蛋白，可区分二者。血红蛋白尿见于血管内溶血，如溶血性贫血、血型不合的输血反应、蚕豆病和阵发性睡眠性血红蛋白尿等。肌红蛋白尿是由于大量肌肉组织破坏所致，常见于急性心肌梗死、横纹肌溶解症、创伤和剧烈运动等。尿肌红蛋白测定对急性心肌梗死的早期诊断有一定参考价值。

（3）胆红素尿（bilirubinuria）：尿中含有大量的结合胆红素，尿液呈深黄色，振荡后泡沫亦呈黄色。若标本在空气中久置，可因胆红素被氧化为胆绿素而使尿液外观呈棕绿色。胆红素尿多见于阻塞性黄疸和肝细胞性黄疸，如急性黄疸性肝炎、胆石症和胰头癌等。

（4）乳糜尿（chyluria）和脂肪尿（lipiduria）：乳糜尿是由于淋巴回流受阻，使肠道吸收的乳糜液不能沿正常淋巴道引流至血液，而逆流至泌尿系统淋巴管，致使其压力不断增高而破裂后溢入尿中所致。其外观呈不同程度的乳白牛奶状。乳糜尿内含脂肪微粒、卵磷脂、胆固醇及少量纤维蛋白原和清蛋白等。如含有较多血液时，称为乳糜血尿。乳糜尿多见于丝虫病，也可由结核、肿瘤、腹部创伤或手术引起。脂肪尿指尿中混有脂肪滴，见于脂肪组织挤压伤、骨折和肾病综合征等。乳糜尿和脂肪尿经乙醚提取后苏丹Ⅲ染色，显微镜下可见橘红色脂肪小滴。

（5）脓尿（pyuria）和菌尿（bacteriuria）：尿液中含有大量脓细胞、炎性渗出物或细菌时，新鲜尿可呈不同程度的混浊，且加热加酸混浊均不消失，显微镜下可见大量脓细胞或细菌。脓尿常呈黄白色混浊，有时含脓丝状悬浮物；菌尿常呈云雾状混浊。二者均见于泌尿系统感染如急性肾盂肾炎、膀胱炎和尿道炎等。

（6）结晶尿（crystalluria）：尿液含高浓度盐类结晶，新鲜尿即可呈白色或淡粉红色混浊。可通过加热、加酸鉴别结晶种类。尿酸盐加热后混浊消失；磷酸盐、碳酸盐尿混浊增加，加乙酸后变清，碳酸盐尿加酸还产生气泡。也可通过显微镜检查确定结晶的种类。如受检者长期排出结晶尿，提示泌尿系统结石发生风险增加，应及时进行临床干预。

【应用评价】

（1）红色尿的鉴别：红色尿包括血尿、血红蛋白尿、肌红蛋白尿和卟啉尿（porphyrinuria）应注意鉴别。血红蛋白尿、肌红蛋白尿与血尿的区别为：血红蛋白尿或肌红蛋白尿离心后上清液仍为红色，隐血试验阳性，显微镜下几乎见不到红细胞；血尿离心后上清液透明，隐血试验阴性或阳性，显微镜下观察沉淀物可见到大量红细胞。血红蛋白尿和肌红蛋白尿的鉴别方式可通过硫酸铵沉淀实验。因血红蛋白可被硫酸铵沉淀，故硫酸铵沉淀实验后潜血实验仍为阳性的是肌红蛋白尿。此外，碱性尿液中如存在酚红、番泻叶、芦荟等物质，酸性尿液中存在氨基比林、磺胺等药物时，均可有不同程度的红色。

（2）黄色尿的鉴别：除胆红素尿外，服用呋喃唑酮（痢特灵）、核黄素等药物后尿液也呈黄色，服用大剂量的熊胆粉、牛黄类药物使尿液呈深黄色，需通过询问用药情况和胆红素定性检查加以鉴别。

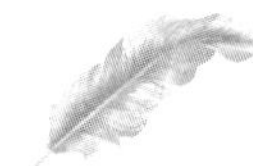

（3）混浊尿的鉴别：脓尿、菌尿和结晶尿均可使新鲜尿混浊，可通过加热加酸的方法以及显微镜检查加以鉴别。

Note

4．比重 比重（specific gravity，SG）指在 4 ℃时尿液与同体积纯水的重量之比。尿比重的高低因尿中水分、盐类及有机物的含量与溶解度而异，与尿中溶质（氯化钠等盐类、尿素）的浓度成正比，受年龄、饮食和尿量的影响。

【参考区间】

成年人晨尿 1.015 ～ 1.025；随机尿 1.003 ～ 1.035；婴幼儿尿比重偏低。

【临床意义】

（1）比重增高：大量出汗、高热、脱水可致尿比重增高，持续性比重增高见于心力衰竭、糖尿病、急性肾小球肾炎等。

（2）比重减低：大量饮水可致尿比重减低，持续性比重减低见于慢性肾炎、慢性肾盂肾炎、急性肾衰竭多尿期、尿崩症等。若持续排出固定在 1.010 左右的低比重尿，则提示肾实质损害严重。

【应用评价】

（1）尿比重受多种因素影响，因此连续多次测定比单次测定更有意义。

（2）尿比重只能粗略反映肾小管的浓缩和稀释功能。

三、尿液化学成分检查

1．酸碱度 肾是调节酸碱平衡的重要器官，肾小管通过分泌 H^+，形成可滴定酸和 NH_4^+ 随尿排出，使尿液呈酸性，同时重吸收 HCO_3^- 以维持体内酸碱平衡。尿液的酸碱性取决于尿中酸性磷酸盐（主要是 $H_2PO_4^-$）和碱性磷酸盐（主要是 HPO_4^{2-}）的相对含量，受饮食、药物和疾病等影响较大。测定尿液酸度可间接反映肾小管的功能。

【参考区间】

随机尿 pH 最大范围在 4.5 ～ 8.0，多数尿在 5.5 ～ 6.5。

【临床意义】

（1）酸性尿：见于进食肉类、高蛋白、氯化铵等后，以及各种酸中毒（肾小管性酸中毒除外）。

（2）碱性尿：见于进食蔬菜、水果、利尿剂等后，以及各种碱中毒（低钾碱中毒除外）。

【应用评价】

尿液 pH 受食物种类、进餐后状态、药物和病理状态等影响，一般情况下意义不大。尿液酸碱度检测主要用于了解机体酸碱平衡情况。

2．蛋白质（protein） 由于肾小球滤过膜的孔径屏障和电荷屏障作用，正常情况下血浆的中、大分子量的清蛋白、球蛋白不能通过滤过膜，只有分子质量小的蛋白质，如 β_2- 微球蛋白（β_2-microglobulin，β_2-M）、α_2- 微球蛋白（α_2-microglobulin，α_2-M）和溶菌酶等能够自由通过滤过膜，但绝大部分（约 95%）被近端肾小管重吸收。因此，健康人终尿中只含有极微量的蛋白质（30 ～ 130 mg/24 h 尿），定性检查为阴性。当尿液中蛋白质超过 150 mg/24 h（或超过 100 mg/L）时，定性检查呈阳性，称为蛋白尿（proteinuria）。

【参考区间】

阴性。

【临床意义】

（1）生理性蛋白尿：泌尿系统无器质性病变，由于肾小球毛细血管壁通透性增高和肾淤血，导致尿液内暂时出现少量蛋白质。

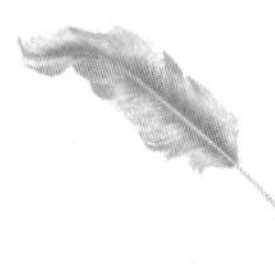

1）功能性蛋白尿（functional proteinuria）：指由于发热、剧烈运动、精神紧张等应激状态

导致的蛋白尿。多见于青少年，呈一过性，蛋白定性在“+”以下。摄入蛋白质过多，也会出现暂时性蛋白尿。

2）体位性蛋白尿（postural proteinuria）：又称直立性蛋白尿，多见于瘦长体型的青少年。受试者在卧床休息时蛋白定性阴性；站立活动时因脊柱前突对肾的压迫而出现蛋白尿，但没有其他自觉症状。

（2）病理性蛋白尿

1）肾前性蛋白尿：是因血浆中分子量较小或带正电荷蛋白质异常增多，经肾小球滤出，超过肾小管重吸收能力所形成的蛋白尿，又称为溢出性蛋白尿（overflow proteinuria）。主要见于浆细胞病、血管内溶血性疾病、急性肌肉损伤，分别可见到本 - 周蛋白尿（尿中含大量免疫球蛋白轻链）、血红蛋白尿和肌红蛋白尿。

2）肾性蛋白尿：是由于肾小球滤过功能障碍、肾小管重吸收功能降低或肾小管分泌增多所产生的蛋白尿，见于各种急慢性肾小球肾炎、肾盂肾炎、肾病综合征以及重金属中毒、肾移植排斥反应等。①肾小球性蛋白尿（glomerular proteinuria）：某些炎症、免疫和代谢等因素使肾小球滤过膜的孔径屏障和电荷屏障受损，大量血浆蛋白出现在原尿中，超过肾小管重吸收能力，形成的蛋白尿称为肾小球性蛋白尿。病变较轻时，以清蛋白为主，称为选择性蛋白尿（selective proteinuria）；病变较重时，尿中可出现较大分子量的蛋白质，如转铁蛋白、免疫球蛋白等，称为非选择性蛋白尿（nonselective proteinuria）。见于急性肾小球肾炎、肾病综合征、紫癜性肾病等，还见于糖尿病、高血压、SLE 等所致的肾小球病变。②肾小管性蛋白尿（tubular proteinuria）：炎症或中毒等引起肾小管对低分子量蛋白质的重吸收能力降低所致的蛋白尿称肾小管性蛋白尿。以 β_2 微球蛋白、α_1 微球蛋白、溶菌酶及其他小分子蛋白质为主。见于肾盂肾炎、间质性肾炎和肾小管酸中毒等，还见于氨基糖苷类抗生素、解热镇痛药、重金属盐、中药（关木通、马兜铃）等中毒以及肾移植排斥反应等。③混合性蛋白尿（mixed proteinuria）：肾病变同时累及肾小球和肾小管产生的蛋白尿为混合性蛋白尿。常见于慢性肾炎、慢性肾盂肾炎、高血压、糖尿病、红斑狼疮性肾炎、肾淀粉样变性等。④组织性蛋白尿（histic proteinuria）：由于炎症或药物刺激，肾组织破坏解离的蛋白质或肾小管分泌的蛋白质（以 T-H 蛋白为主）增多所致。见于肾小管炎症和中毒等。

3）肾后性蛋白尿：多为偶然性蛋白尿（accidental proteinuria），也称假性蛋白尿。由于尿中混有多量血、脓、黏液等成分而导致蛋白质定性检查阳性。常见于膀胱炎、尿道炎、膀胱癌及尿中混入阴道分泌物、精液等。

【应用评价】

（1）蛋白尿阳性，需要首先排除是否为生理性蛋白尿。若为持续性蛋白尿，需要进一步检查以明确蛋白尿的来源并确定病因。

（2）注意药物对检测结果的影响。当患者应用大剂量青霉素钾、庆大霉素、含碘造影剂时，容易使磺基水杨酸法出现假阳性，而使干化学试带法呈假阴性。大剂量的奎宁、磺胺等药物引起强碱性尿时，会使干化学试带法出现假阳性结果，而磺基水杨酸法出现假阴性结果。

（3）尿常规中的尿蛋白检查为定性方法，如需准确了解尿蛋白的排出量，需要采集 24 小时尿进行蛋白质定量检测。

3．葡萄糖（glucose） 正常人血浆中葡萄糖经肾小球全部滤过，在近曲小管几乎全部被重吸收。因此，正常人尿液中仅含有极微量的葡萄糖（< 2.8 mmol/24 h），常规方法检测为阴性。当血浆葡萄糖含量超过肾糖阈（> 8.88 mmol/L）或肾小管重吸收能力下降时，尿液中葡萄糖增加。尿糖定性试验阳性的尿液称为糖尿（glucosuria）。尿糖主要是指葡萄糖，也有微量乳糖、半乳糖、果糖等。

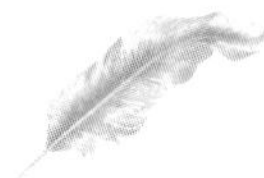

【参考区间】

阴性。

【临床意义】

(1)血糖增高性糖尿：是由于血糖浓度增高所致的糖尿。最常见于糖尿病，也见于甲状腺功能亢进、库欣综合征等内分泌疾病。

(2)血糖正常性糖尿：血糖正常，但肾小管对葡萄糖重吸收功能减退，即肾糖阈降低所致糖尿，也称为肾性糖尿（renal glucosuria)。见于慢性肾小球肾炎、肾病综合征、间质性肾炎等。

(3)暂时性糖尿：见于颅脑损伤、急性心肌梗死等应激状态导致应激性高血糖，或急性重症胰腺炎等胰腺疾病导致的继发性高血糖。一次性摄入大量糖，如静脉输注大量葡萄糖、进食大量含糖饮食等可使血糖暂时性增加。

(4)其他糖尿：某些遗传代谢性疾病如半乳糖血症、糖原贮积症、黏多糖沉积病和果糖尿症等也会在尿中出现相应的还原性糖。

【应用评价】

(1)尿葡萄糖检测主要用于糖尿病的筛查，糖尿病确诊和疗效监测最好进行血糖测定。

(2)注意药物对检测结果的影响。尿中一些还原性物质（维生素C、水杨酸、阿司匹林等）可致班氏法假阳性，而使试带法呈假阴性。

4．酮体（ketone body） 酮体是脂肪代谢的中间产物，包括β-羟丁酸、乙酰乙酸和丙酮。正常情况下，肝合成的酮体大部分被其他组织利用，血浆和尿中含量均很低，用常规化学定性方法测不出尿酮体。当体内脂肪代谢加速，生成的大量酮体便在血中蓄积，称为酮血症(ketonemia)，从尿中排出形成酮尿（ketonuria)。

【参考区间】

阴性。

【临床意义】

(1)糖尿病酮症酸中毒：由于糖尿病未控制或治疗不当，血酮体增高而引起酮尿，尿酮体检查有助于糖尿病酮症酸中毒的早期诊断。

(2)其他：剧烈呕吐、严重腹泻、剧烈运动、过分节食等情况也可见酮尿。

【应用评价】

(1)尿酮体检测对于诊断糖尿病酮症酸中毒或昏迷具有重要价值。

(2)注意糖尿病酮症酸中毒时尿酮体阳性程度和病情严重程度可能不一致。尿酮体定性检测法主要与乙酰乙酸起反应，与丙酮反应弱，与β-羟丁酸无反应。糖尿病酮症酸中毒早期的主要酮体成分是β-羟丁酸，而乙酰乙酸很少或缺乏，此时测得结果可导致对酮体量估计不足。当糖尿病酮症酸中毒症状缓解后，大量β-羟丁酸转变成乙酰乙酸，乙酰乙酸的含量比早期高，此时易造成对病情估计过重。

(3)如果糖尿病酮症酸中毒患者伴有肾衰竭，由于肾阈值增高，尿酮体可呈阴性。

(4)双胍类降糖药具有抑制细胞呼吸的作用，使脂肪代谢氧化不全，因此用药后可出现血糖已降，但尿酮体阳性的现象。

5．胆红素（bilirubin）和尿胆原（urobilinogen） 胆红素分为非结合胆红素（unconjugated bilirubin）和结合胆红素（conjugated bilirubin)。衰老红细胞在单核巨噬细胞系统被破坏，血红蛋白经过一系列代谢，转化成非结合胆红素（不溶于水，不能从肾小球滤出)，被肝细胞摄取，与葡糖醛酸结合生成结合胆红素（溶于水，能从肾小球滤出)，由胆管系统排至肠道，经肠道菌群作用转变成粪胆原。粪胆原大部分可随粪便排出体外，小部分经门静脉入肝。入肝的粪胆原大部分被肝细胞摄取转化成胆红素（肠肝循环)，少部分进入体循环由尿中排出，即称尿胆原。尿胆红素和尿胆原一起被称为“尿二胆”，是临床常用的检测项目。

【参考区间】

尿胆红素阴性，尿胆原弱阳性。

【临床意义】

（1）尿胆红素阳性：①肝细胞性黄疸，如黄疸性肝炎、肝硬化等；②阻塞性黄疸，如肝内胆汁淤积和胆管占位性病变；③先天性高胆红素血症、Roter 综合征和 Dubin-Johnson 综合征。

（2）尿胆原增高：①溶血性黄疸，因产生的结合胆红素增多，导致尿胆原生成增加；②肝细胞性黄疸，由于肝细胞摄取、转化尿胆原的能力下降，尿中尿胆原排出增加。

（3）尿胆原减低：见于阻塞性黄疸，由于胆管阻塞，胆红素不能排泄入肠道，没有尿胆原生成，尿中尿胆原减少甚至阴性。

【应用评价】

（1）“尿二胆”检测主要用于黄疸类型的鉴别。溶血性黄疸时尿胆红素阴性、尿胆原阳性，肝细胞性黄疸时尿胆红素阳性、尿胆原阳性，阻塞性黄疸时尿胆红素阳性、尿胆原阴性。

（2）尿胆原是反映肝细胞损伤的敏感指标。急性黄疸性肝炎时，尿胆原排泄量首先增加，早于黄疸症状出现之前。

（3）长时间大剂量应用抗生素可抑制肠道菌群，使尿胆原生成减少，造成尿胆原阴性；而长时间便秘则容易使尿胆原阳性程度增加。分析结果时应结合用药史和病史。

6．亚硝酸盐（nitrite） 当尿中有病原微生物增殖，且尿液在膀胱中存留足够长时间的情况下，某些含有硝酸盐还原酶的病原菌如大肠埃希菌等，可将尿中的硝酸盐还原为亚硝酸盐。因此，亚硝酸盐定性试验可作为泌尿系感染的筛选指标之一。

【参考区间】

阴性。

【临床意义】

亚硝酸盐阳性提示泌尿系统感染。

【应用评价】

（1）阳性结果常提示泌尿系统有细菌存在，但阳性程度不一定与细菌数量成正比。

（2）阴性结果不能排除泌尿系统感染，有可能是非硝酸盐还原菌感染、尿频或尿液稀释所致。

（3）注意药物影响。抗生素应用会抑制细菌繁殖，大剂量维生素 C 可抑制反应而使结果呈假阴性。

（4）亚硝酸盐检查主要用于尿路感染的快速筛查。解释结果时需结合白细胞酯酶、尿沉渣显微镜检查结果。尿细菌培养法为尿路感染确证试验。

四、尿液有形成分检查

尿液有形成分是指尿液中的颗粒性成分，如细胞、管型（cast）、病原体和结晶（crystal）等。尿液有形成分检查是利用显微镜或尿液有形成分分析仪对尿液有形成分进行识别及计数，以协助对泌尿系统疾病的诊断、鉴别诊断及预后判断等。

1．细胞 尿液中的细胞包括血细胞和上皮细胞等。血细胞有红细胞和白细胞，上皮细胞有扁平鳞状上皮细胞、肾小管上皮细胞和移行上皮细胞等。

（1）红细胞：尿液中正常红细胞呈双凹圆盘状，其形态与尿液渗透压、pH 等有关。高渗尿中，红细胞呈锯齿形，有时可见表面呈颗粒状；低渗尿中，红细胞胀大，甚至血红蛋白溢

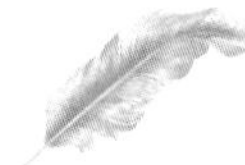

出，成为大小不等的空环形，称为环形红细胞或红细胞影（blood ghost）。

【参考区间】

离心尿直接涂片法 0 ～ 3/HP；尿液有形成分定量：男性 0 ～ 4/μl，女性 0 ～ 9/μl。

【临床意义】

红细胞增多提示泌尿系统出血，见于泌尿系统的炎症、结石、结核和肿瘤等。根据红细胞的形态特征可以鉴别出血部位。尿液红细胞类型、简要形态特点及临床意义见表 45-23。

表 45-23　尿液红细胞类型、简要形态特点及临床意义

红细胞类型	形态描述	来源与机制简述	主要临床意义
正常形态的红细胞	直径 6 ～ 8 μm，与外周血中红细胞形态相似。普通光学显微镜下观察呈淡黄色、双凹圆盘状	血液中的红细胞	健康人尿液中偶见。显微镜检查大于 3 个 /HP 称为镜下血尿
大红细胞	直径＞ 8 μm，细胞体积增大，形态与正常红细胞无显著不同	低渗尿时红细胞膨胀、体积变大，或来源于患者血液中的大红细胞	并非与特定类型的泌尿系统疾病相关，也可见于巨幼细胞贫血等
小红细胞	直径＜ 6 μm，细胞体积变小，有的大小较一致，细胞膜完整，血红蛋白浓缩，形似小球，易发生聚集。有的大小不一，形态多变	或来源于肾小球，或患者血液本身的小红细胞、高渗和酸性尿中红细胞脱水体积变小。需排除患者血源性因素后判定	多见于隐匿性肾炎、IgA 肾病、紫癜性肾炎，也可见于缺铁性贫血等
红细胞大小不等	细胞肿大、缩小或破碎，大小不一，可相差 3 ～ 4 倍	多来源于肾小球。需排除患者血源性因素后判定	多见于肾小球疾病
棘细胞	细胞大小不等，细胞边缘或中心部位带有一个或多个大小不等的棘状突起，或出现伪足，似芽孢；中心呈口形、靶形、不规则形而发生形态改变	红细胞通过病变的肾小球基膜时受到强力拉伸或挤压的机械损伤和不同 pH、渗透压持续变化的肾小管滤液的影响而发生形态改变	多见于肾小球疾病。是鉴别肾性与非肾性血尿的典型细胞，是肾小球疾病的特征性细胞
锯齿状红细胞	细胞可大小不等，边缘出现数量多、大小和高低不等的突起，呈锯齿状、车轮状，多伴有中心淡染区扩大	来源于肾小球	多见于肾小球疾病
皱缩红细胞	细胞体积变小，膜皱缩，可见锯齿样突起，血红蛋白浓缩，有时呈桑葚状、草莓状、星芒状	高渗、酸性尿中红细胞因脱水形成	并非与特定类型的疾病相关
红细胞碎片	细胞大小不等，形态改变无规律，常见半月形、盔形、三角形、新月形及不规则形	各种原因导致的红细胞破坏	肾小球疾病、血栓性微血管病、溶血性疾病，心脏膜溶血，弥散性血管内凝血等
环形红细胞	大小不等，以中心呈圆形空心的面包圈环状为主，也可见中心呈三角形、十字形、古币形等空心环状或靶形环状等	红细胞内血红蛋白大量丢失或胞质向四周聚集形成	多见于肾小球疾病
影红细胞	大小不等，红细胞膜极薄，呈环状、淡影圆圈状	红细胞内血红蛋白溢出严重或基本丢失	常见于低渗尿、陈旧尿，也可见于肾小球疾病

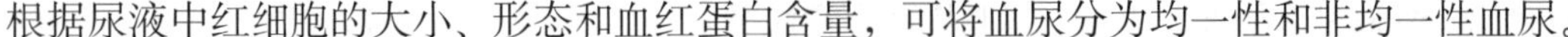

根据尿液中红细胞的大小、形态和血红蛋白含量，可将血尿分为均一性和非均一性血尿。

1）均一性红细胞血尿：尿中红细胞增多，且大于等于 80% 的红细胞形态、大小及血红蛋白含量正常，多来源于肾小球以下部位和泌尿道毛细血管破裂所致出血，故又称为非肾小球源性血尿（non-glomerular hematuria），见图 45-10。由于红细胞未受肾小球基膜挤压，因而其形态正常。主要见于肾结石、泌尿系统肿瘤、多囊肾、肾结核和膀胱炎等。

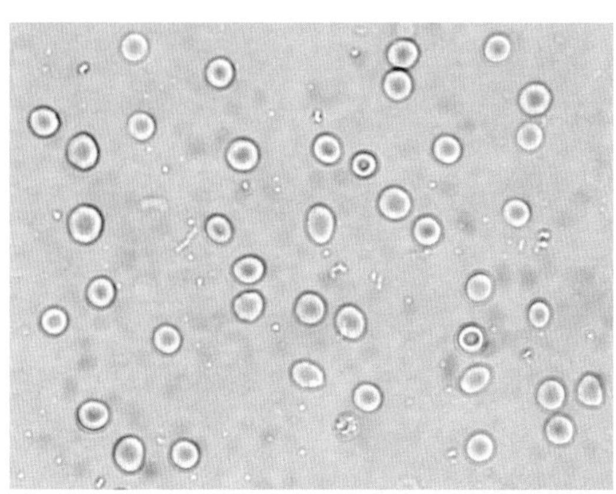

图 45-10　尿沉渣直接涂片（未染色，×400）：均一性红细胞尿，大量红细胞，形态基本正常

2）非均一性红细胞血尿：指镜下红细胞以异常形态为主，大小不等，血红蛋白含量丢失或分布不均，外形多种改变，且呈两种以上的多形性变化，且相对数量≥ 80%。畸形红细胞多来源于肾小球，故又称为肾小球源性血尿（glomerular hematuria），见图 45-11。此种红细胞形态变化与肾小球基膜病理性改变对红细胞的挤压损伤、各段肾小管内不断变化的 pH、渗透压、介质张力和各种代谢产物等对红细胞的作用有关。由此形成的血尿常伴有尿蛋白及管型，见于肾小球肾炎、肾病综合征及狼疮性肾炎等。

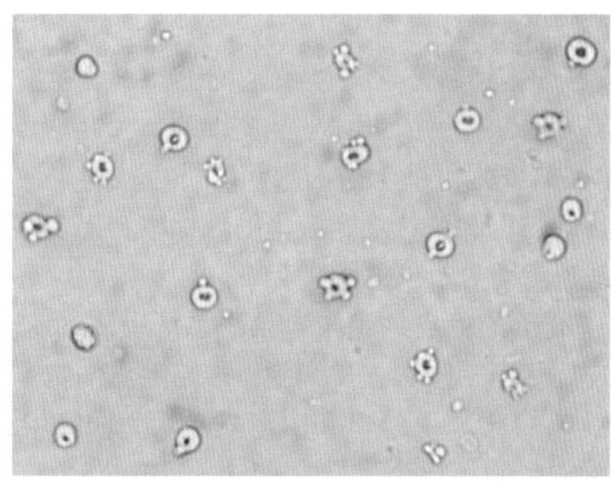

图 45-11　尿沉渣直接涂片（未染色，×400）：变形红细胞尿，大量红细胞，形态减小、形态各异

3）混合性血尿：指镜下既含有正常形态红细胞，又含有异常形态红细胞，其数量介于上述两者中间。此种情况需结合其他检查结果综合判断血尿来源。

【应用评价】

尿干化学试带法可检测隐血（occult blood），隐血阳性提示尿中存在红细胞、血红蛋白或肌红蛋白。如果隐血阳性，镜检阴性，在排除对热不稳定性过氧化氢酶所致的假阳性外，提示可能为血红蛋白尿或肌红蛋白尿，如有必要可采用特异性单克隆抗体鉴别是否为血红蛋白尿。如果隐血阴性，镜检阳性，则可能是试带法假阴性。因此红细胞数量以显微镜检查结果为准。

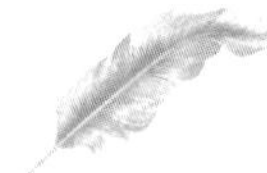

（2）白细胞：新鲜尿液中白细胞主要为中性粒细胞，也可出现淋巴细胞和单核细胞。其形态与周围血中的白细胞形态相同。炎症时，变性死亡的白细胞结构模糊，胞质内充满粗大颗粒，核不清楚，常粘连成团，称脓细胞，见图 45-12。脓细胞与白细胞意义相同，通常一并报告其总数。

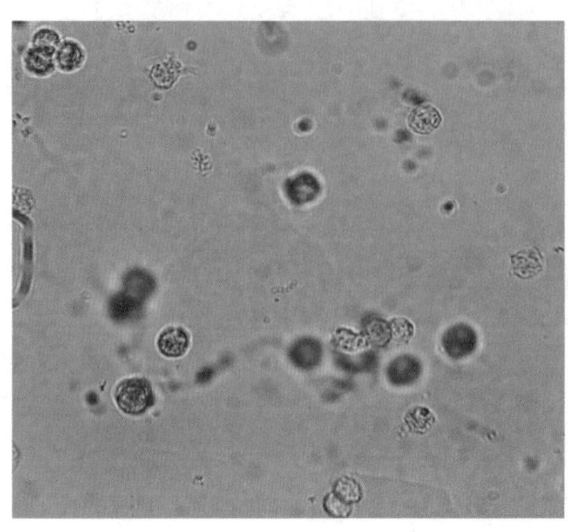

图 45-12 白细胞（尿液，未染色，×400）

【参考区间】

离心尿直接涂片法 0 ～ 5/HP；尿液有形成分定量：男性 0 ～ 5/μl，女性 0 ～ 14/μl。

【临床意义】

尿液中性粒细胞增多常见于泌尿系统炎症如肾盂肾炎、膀胱炎、前列腺炎、精囊炎、尿道炎、肾结核、肾肿瘤等，嗜酸性粒细胞增多见于间质性肾炎、变态反应性泌尿系统炎症，淋巴细胞增多见于肾移植后排斥反应患者。

【应用评价】

1）成年女性患者尿中白细胞增多需除外生殖系统感染，因为生殖系统炎症时阴道分泌物进入尿中而致尿白细胞增多，但常伴有大量扁平上皮细胞。

2）尿干化学试带法检测白细胞是基于白细胞酯酶进行检测，只能测定中性粒细胞而不能检测淋巴细胞和单核细胞，对淋巴和单核细胞增多的尿标本会出现假阴性结果，因此尿白细胞数量应以显微镜检查结果或尿沉渣分析仪的结果为准。

（3）上皮细胞：尿液中脱落的上皮细胞来自泌尿系统上皮细胞衰老更新或泌尿系统疾病引起的上皮细胞损伤，上皮细胞包括鳞状上皮细胞、尿路上皮细胞、肾小管上皮细胞、柱状上皮细胞。①鳞状上皮细胞：来自于尿道外口和阴道表层，为尿液中最大的上皮细胞，形状不规则，多边多角，边缘常卷曲，胞核很小，见图 45-13。②尿路上皮细胞：来自于肾盂、输尿管、膀胱等处，均属移行上皮细胞。形态多样，其大小、形态可随部位不同和器官胀缩状态的不同而变化较大，分为表层移行上皮细胞、中层移行上皮细胞和底层移行上皮细胞。③肾小管上皮细胞：来自于肾小管，由于受损变性，形态多不规则，略大于中性粒细胞，含 1 个较大的圆形细胞核，核膜很厚。肾小管上皮细胞发生脂肪变性后，胞质内有较多的脂肪颗粒，称脂肪颗粒细胞（fatty granular cell），又称复粒细胞。④柱状上皮细胞：来自于男性尿道中段、尿道球腺、前列腺和女性的子宫颈、子宫体，多呈上宽下窄的圆柱形，胞核位于细胞底部，健康人尿液中罕见。

【参考区间】

少见。

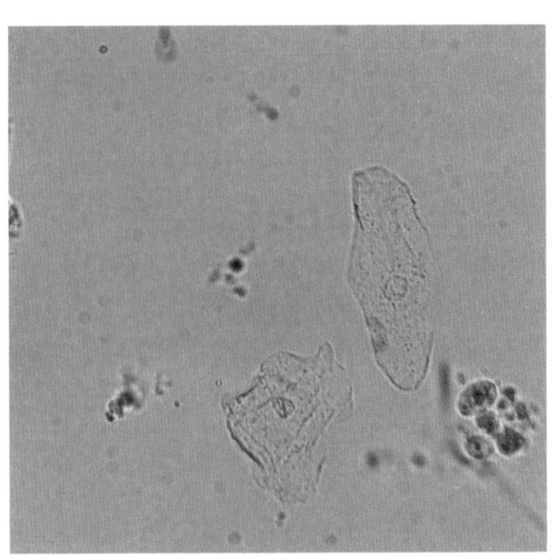

图 45-13 上皮细胞（尿液，未染色，×400）

【临床意义】

1）鳞状上皮细胞：正常尿液中可见少量鳞状上皮细胞，女性常因白带混入尿液而出现较多，临床意义不大，如大量增多并伴有白细胞增多，则提示有炎症。

2）尿路上皮细胞：尿液中单独出现少量的移行上皮细胞无临床意义，若较多出现，甚至成片脱落，表明肾盂到尿道有炎症或者坏死性病变。

3）肾小管上皮细胞：正常尿中无此种细胞，在尿中出现提示肾实质受损。见于急性肾小球肾炎、急进型肾炎、肾小管坏死、慢性肾炎和肾病综合征等。

4）柱状上皮细胞：健康人尿液中罕见，增多提示慢性尿道炎、慢性膀胱炎或前列腺炎。

【应用评价】

成年女性尿中出现较多鳞状上皮细胞，需排除生殖系统炎症。

知识拓展

诱饵细胞

诱饵细胞是肾小管上皮细胞或尿路上皮细胞感染多瘤病毒后出现特征性变化的细胞，形态特征为核增大、偏位、空泡样改变，可见嗜碱性核内包涵体；染色质呈粗颗粒样，向核膜聚集。容易被误认为是肿瘤细胞，所以称为“诱饵细胞”。采用传统的巴氏染色法、SM 或 S 染色的活体染色法，可简单、无创、快速有效地筛检和鉴别诱饵细胞。肾移植术后因长期服用免疫抑制剂，可增加多瘤病毒感染风险。感染多瘤病毒后可以引起移植肾功能损伤，导致多瘤病毒相关性肾病。多瘤病毒也可以处于潜伏状态，当机体免疫力低下时迅速激活和复制而导致移植肾功能急剧下降甚至丧失。肾移植患者移植 1 年以内易出现移植排斥反应，故出现诱饵细胞时，建议及时报告诱饵细胞，必要时与临床医生沟通。

2．管型 管型是蛋白质、细胞及其裂解产物在远端肾小管和集合管内酸化、浓缩、凝聚而成的圆柱形蛋白聚集体。其典型形态是两边平行、两端钝圆，长短、粗细取决于形成部位肾小管管腔的直径和局部环境条件。

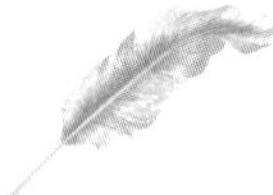

管型形成必须具备3个条件：①原尿中含一定量的蛋白质：蛋白质特别是来自肾小管分泌的T-H蛋白，是形成管型的核心；②肾小管有使尿液浓缩和酸化的能力：浓缩能提高蛋白质含量，又能增加盐类浓度，尿液酸化能促进蛋白质的沉淀；③有可供交替使用的肾单位：健康人两肾共有约200万个肾单位，它们交替工作和休息，尿液在肾单位有足够的停留时间，使蛋白质得以浓缩，并凝聚成管型，当形成管型的肾单位重新排尿时，管型便随尿排出。在形成管型的过程中，若有细胞渗出，则包被于管型基质中成为细胞管型；若管型内的细胞退化变性，裂解成细胞碎屑而形成颗粒管型；细胞碎屑进一步变性可形成蜡样管型。依据内容物的种类和多少，可将管型分为多种。不同种类管型的临床意义不同。

【参考区间】

每低倍视野下无透明管型或偶见，其余管型无。

【临床意义】

（1）透明管型（hyaline cast）：由T-H蛋白、少量白蛋白和氯化物在酸性和浓缩尿环境下，在肾小管内沉淀、凝固形成，无色透明或半透明，质地菲薄，表面较光滑，折光性较弱，偶可附有少量细小颗粒或细胞，适合较暗视野观察，见图45-14。正常人清晨浓缩尿液中偶见透明管型。当肾有轻度或暂时性功能改变时，如剧烈运动、发热和麻醉后，可见少量透明管型。明显增多见于肾实质病变，如急性或慢性肾小球肾炎、肾病综合征、急性肾盂肾炎、肾淤血、充血性心力衰竭及恶性高血压等。

（2）细胞管型：管型基质内所含的细胞量超过管型体积的1/3时，称细胞管型。根据管型基质内所含细胞种类不同，分为以下几种：①红细胞管型：管型中以完整红细胞为主，容量在1/3以上（图45-15）。此种管型是由肾小球或肾小管出血所致。常见于急性肾小球肾炎、慢性肾小球肾炎急性发作、肾出血及肾移植后的急性排斥反应。亦见于狼疮性肾炎、肾梗死、肾静脉血栓形成、亚急性细菌性心内膜炎及恶性高血压等。②白细胞管型：管型中以完整白细胞为主，容量在1/3以上（图45-16）。此种管型出现提示肾实质炎性病变，常见于急性肾盂肾炎、急性肾小球肾炎、间质性肾炎、狼疮性肾炎及肾病综合征等。③肾小管上皮细胞管型：管型中肾小管上皮细胞容量在1/3以上。此管型出现提示肾小管损伤，致肾小管上皮细胞变性脱落。常见于急性肾小管坏死、急性肾小球肾炎、间质性肾炎及重金属或药物中毒等。亦可见于肾移植后排斥反应等。

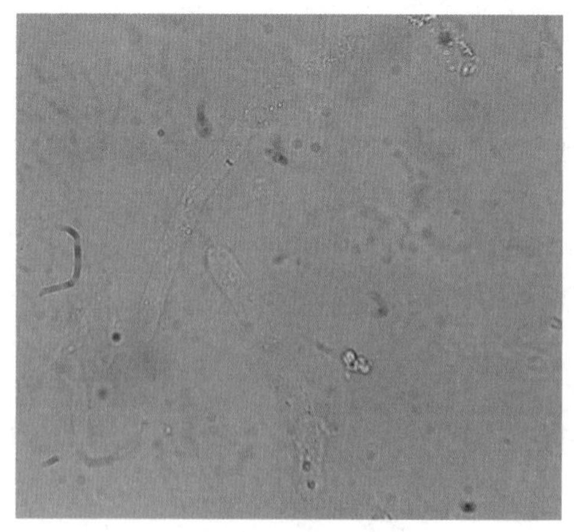

图45-14 透明管型（尿液，未染色，×400）

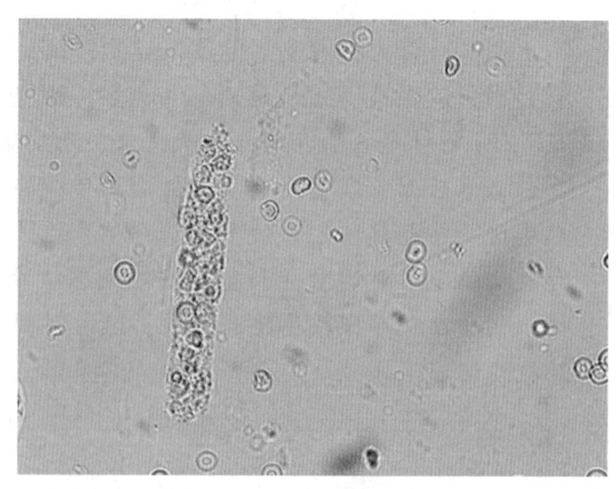

图45-15 尿沉渣直接涂片（未染色，×400）：血尿，红细胞管型和部分红细胞，红细胞形态大致正常

（3）颗粒管型：管型中的颗粒含量超过管型体积 1/3 时，称颗粒管型（图 45-17）。由发生变性的细胞裂解产物聚集于管型基质中而成。按颗粒的粗细又分为粗颗粒管型和细颗粒管型 2 种。前者管型基质中充满粗大颗粒，常呈暗褐色；后者含许多细小颗粒，不透明，呈灰色或微黄色。颗粒管型的出现提示肾有实质性病变，多见于急慢性肾小球肾炎、肾病、肾小管硬化症、慢性肾盂肾炎等。

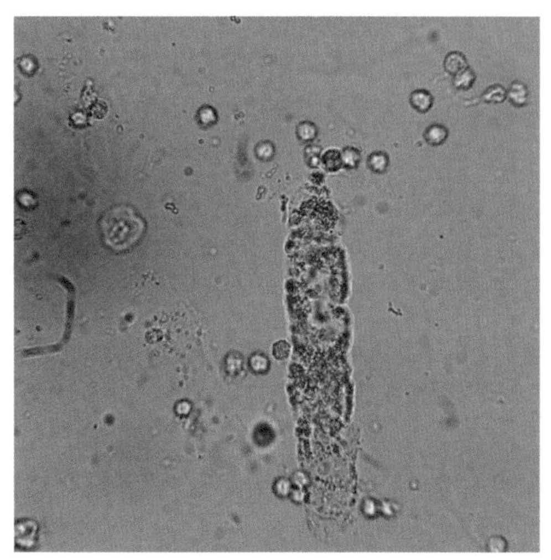

图 45-16 白细胞管型（尿液，未染色，×400）

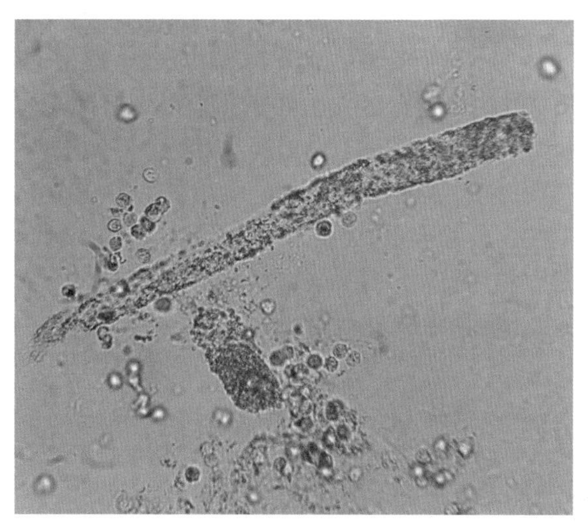

图 45-17 颗粒管型（尿液，未染色，×400）

（4）蜡样管型：蜡样管型是一种均一的不含细胞及颗粒的管型，呈浅灰色或蜡黄色，有折光性，质地较厚，外形宽大，易折断，边缘常有切迹，见图 45-18。此种管型是细胞管型降解的最终产物，出现提示肾小管严重坏死或肾单位慢性损害，肾病变严重。见于慢性肾小球肾炎的晚期、肾衰竭及肾淀粉样变。

（5）宽大管型：在肾衰竭时，肾小管上皮细胞碎屑在明显扩大的集合管内凝集而成，外形宽大、不规则、易折断，常提示肾病晚期、肾衰竭，见图 45-19。在急性肾衰竭的多尿期可大量出现，在慢性肾炎的晚期出现时，提示预后不良。

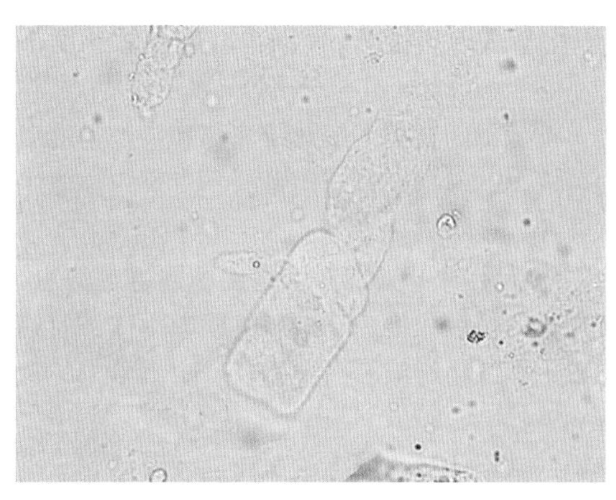

图 45-18 尿沉渣直接涂片（未染色，×400）：蜡样管型

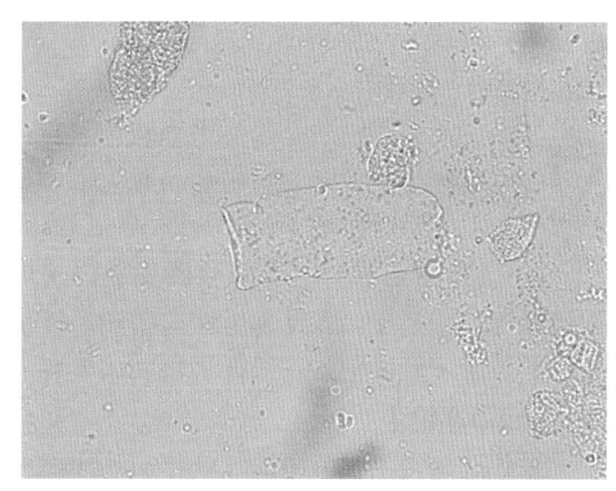

图 45-19 尿沉渣直接涂片（未染色，×400）：宽大管型

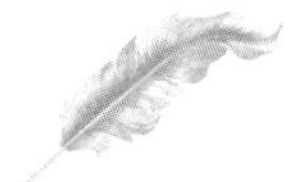

（6）脂肪管型：管型基质中嵌入脂肪滴含量超过管型体积的 1/3，称为脂肪管型。呈灰色或灰蓝色，脂肪滴大小不等，圆形，折光性强。脂肪管型出现多伴有明显蛋白尿，还可伴随因挤压伤导致的脂肪破坏严重的急性损伤。

（7）其他管型：除上述常见的管型外，尿中还可偶见以下管型。①血红蛋白管型：由大量血红蛋白进入肾小管而成，见于急性血管内溶血；②胆红素管型：管型中充满金黄色的非晶形胆红素颗粒，见于重症黄疸患者尿中；③细菌管型：管型中充满细菌，提示肾实质受细菌感染；④真菌管型：管型中含有多量的真菌孢子及菌丝，提示肾受真菌感染。

（8）类似管型的成分：①黏液丝：略似透明管型，多为长线条状，不规则，粗细不等，末端尖细、卷曲、分支。可见于正常人尿中，尤其女性尿中多见，大量出现表示尿道受刺激或有炎症。②类圆柱体：形似透明管型，一端或两端尖细，呈螺旋形卷曲，可能是尚未完全形成的透明管型，常和透明管型同时存在，多与肾血循环障碍或肾受刺激有关。③假管型：非晶形尿酸盐、磷酸盐等堆积或附着于黏液丝上，外形似颗粒管型，但看不到基质，边缘不齐，粗细不等，两端破碎，多无病理意义。

【应用评价】

尿中出现透明管型以外的病理管型，提示肾实质受损，应高度重视。

3．结晶 尿中结晶大多来自于饮食，一般无重要临床意义。结晶的形成与尿液的 pH、温度、胶体状态以及该结晶在尿中的溶解度有关。可分为生理性结晶、病理性结晶及药物性结晶。

【参考区间】

可见生理性结晶。

【临床意义】

（1）生理性结晶：尿中出现生理性结晶多无临床意义。如同时伴有红细胞，提示有结石可能。此外，尿酸结晶见于高嘌呤饮食和痛风患者；尿酸铵结晶见于细菌性膀胱炎；磷酸钙结晶见于慢性膀胱炎、膀胱尿潴留及慢性肾盂肾炎患者。

（2）病理性结晶：胆红素结晶见于急性重型肝炎、肝癌、肝硬化和急性磷中毒等；亮氨酸结晶、酪氨酸结晶常在尿中同时出现，见于急性重型肝炎，肝硬化，急性磷、氯仿和四氯化碳中毒等；胱氨酸结晶是由于先天性氨基酸代谢异常，大量出现是肾或膀胱结石的先兆；胆固醇结晶见于肾淀粉样变、肾盂肾炎和膀胱炎。

（3）药物性结晶：磺胺类药物结晶的检出有助于临床用药监护。

【应用评价】

（1）结晶的鉴别：推荐鉴别时首先关注尿液外观或沉淀物颜色、pH、形态，必要时需通过物理和（或）化学溶解实验进行鉴别。常规的干化学试纸法检测 pH 因精准度和敏感度不足，推荐使用 pH 计法。

（2）主要的药物结晶：使用磺胺类、青霉素类、抗病毒药物类、解热镇痛药和头孢类抗生素时可以出现结晶，疑为药物结晶时应了解临床用药情况，包括剂量与用量、不良反应、输注要求等，并应及时报告。

4．其他有形成分 ①病原微生物：泌尿生殖系统感染时可见细菌、真菌、阴道毛滴虫、微丝蚴等；②精子：多见于男性遗精后、性交后或逆行射精后尿中；③磷脂酰胆碱小体：前列腺液混入尿液后可见；④纤维状物：如毛发、棉花和化学织物纤维等污染物。

【应用评价】

见到病原微生物可协助诊断相应病原微生物感染，其余成分一般无临床意义。

知识拓展

人工智能在尿液有形成分分析中的应用

人工智能利用机器学习算法，通过训练集和验证集的学习修正，构建尿液有形成分分类模型并开发相关软件，达到智慧化检验诊断的目的。人工智能辅助尿液有形成分分析检查能够弥补目前临床尿液有形成分检查能力和人手不足的问题，提高工作效率和异常样本筛查能力，并降低主观因素影响。

（张　义）

第四节　粪便检查

粪便检查是临床常规化验检查项目之一，指通过物理学、免疫学、化学等方法等对粪便进行分析，了解消化系统功能，辅助诊断消化道感染、出血、恶性肿瘤等疾病，并可为黄疸类型鉴别提供参考。主要检查内容包括一般性状检查、化学检查和有形成分检查。

一、标本采集

粪便标本采集是否符合要求，直接影响检查结果的可靠性。粪便标本采集应注意下列几个方面。

1．常规检查标本

（1）应使用一次性、无吸水性、无渗漏、干净、有盖的容器。

（2）留取新鲜粪便标本，不得混有尿液和其他物质。

（3）选择含有异常成分的粪便，如黏液或脓血等病理成分送检；外观无异常的粪便必须从表面及深处等多部位取材；取 3 ～ 5 g 粪便送检。

（4）无粪便排出而又必须检验时，可经直肠指诊或采便管拭取标本。

（5）立即送检。标本采集后一般应于 1 小时内检查完毕，否则因 pH 及消化酶等影响，可导致有形成分的破坏及病原菌的死亡。

2．细菌培养标本　采用专用的粪便采集无菌容器，留取新鲜粪便标本，立即送检。

3．寄生虫检查标本

（1）阿米巴滋养体：从粪便脓血和稀软部分取材，立即送检，运送及检查时均需保温，保持滋养体活力，以利检出。

（2）蛲虫卵：用浸泡过生理盐水的棉签或透明薄膜拭子于夜晚 12 时或清晨排便前，自肛门皱襞处拭取粪便送检。

（3）血吸虫孵化毛蚴：标本至少 30 g，必要时取全份标本送检；如查寄生虫虫体及做虫卵计数时，应采集 24 小时粪便。

（4）连续送检：原虫和某些蠕虫有周期性排卵现象，未查到寄生虫和虫卵时，应连续送检 3 天，以免漏诊。

4．隐血试验　如果采用化学法检查，应于试验前 3 天禁食肉类、动物血和某些蔬菜等食物，并禁服铁剂及维生素 C 等可干扰试验的药物；如果采用免疫法检查，则没有特殊要求。

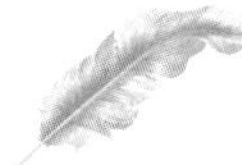

二、一般性状检查

粪便一般性状检查包括粪便的量、外观、气味及寄生虫等。

1．量 粪便量的多少与食物的种类、进食量及消化器官的功能有关。进食粗粮及含纤维素较多的食物，粪便量相对较多；进食细粮或以肉食为主时，粪便量相对较少。

【参考区间】

健康成人每日粪便量 100 ～ 300 g，每天排便 1 ～ 2 次或每 2 天 1 次。

【临床意义】

消化系统有病变或肠道功能紊乱时，粪便的量及次数均可发生变化。

2．颜色 粪便颜色来源于粪便中的各种色素，健康人的粪便因含粪胆素而呈黄色或褐色，婴儿的粪便因含胆绿素而呈黄绿色或金黄色。粪便的颜色易受食物和药物的影响。

【参考区间】

成人为黄色或褐色，婴儿为黄绿色或金黄色。

【临床意义】

病理情况下，粪便可呈现多种颜色变化，其临床意义见表 45-24。

表 45-24　粪便颜色改变及临床意义

颜色	非病理性	病理性
鲜红色	食用红色食物如西红柿、西瓜等	肠道下段出血如痔疮、肛裂、直肠癌等
暗红色	食用大量咖啡、可可、巧克力等	阿米巴痢疾、肠套叠等
黑色	食用动物血及药物如铁剂、铋剂、中药	上消化道出血
灰白色	服用硫酸钡、进食过量脂肪等	胆道梗阻如胆结石、胰腺癌等
绿色	食用大量绿色蔬菜或甘汞	婴儿肠炎（胆绿素未转变为粪胆素）
深黄色	新生儿粪便、服用大黄等中药	溶血性黄疸时粪胆原和粪胆素增加

3．性状 粪便性状、软硬度与进食的食物种类、消化道的功能状态有关。

【参考区间】

成形软便。

【临床意义】

病理情况下，粪便性状可有以下变化。

（1）稀汁样便：常因肠蠕动亢进所致。见于各种感染性或非感染性腹泻，如急性肠炎、婴幼儿腹泻。小儿肠炎时肠蠕动加速，粪便很快通过肠道，以致胆绿素来不及转变为粪胆素而呈绿色稀糊样便。若遇大量黄绿色稀汁样便并含有膜状物，应考虑伪膜性肠炎。艾滋病伴发隐孢子虫感染时也可排出大量稀汁样便。

（2）米泔样便：呈乳白色淘米水样，内含黏液片块。多见于霍乱、副霍乱患者。

（3）黏液便：正常粪便中含有少量黏液，与粪便均匀混合，不易察见。黏液增多常因肠道炎症或受刺激所致，见于各种肠炎、细菌性痢疾、阿米巴痢疾等。

（4）脓血便：粪便中同时含有血液和脓液，常见于细菌性痢疾、阿米巴痢疾、溃疡性结肠炎及直肠癌等。脓或血的多少，取决于炎症的类型和病变的程度。细菌性痢疾时，以黏液和脓为主，脓中带血；阿米巴痢疾时，以血为主，血中带脓，呈暗红色稀果酱样。

（5）柏油样便：粪便呈褐色或黑色、质软，富有光泽，呈柏油样，故称柏油样便。柏油样是由被胃肠液破坏的红细胞释放出的血红蛋白在肠道细菌作用下，降解为血红素、卟啉和铁，铁与肠道产生的硫化氢生成硫化铁而使粪便呈黑色，同时硫化氢刺激肠壁分泌大量黏液附着于粪便表面，使之富有光泽。柏油样便是上消化道出血的典型表现。上消化道出血量达 50 ml 以上就可以出现黑便，出血量达 100 ml 以上时，则可发生柏油样便。服用铁剂、铋剂之后也可排黑色便，但无光泽，且免疫法隐血试验为阴性，通过隐血试验可与柏油样便鉴别。

（6）白陶土样便：粪便呈灰白色，由于胆道梗阻，进入肠道的胆汁减少或缺如，粪胆素生成减少甚至无粪胆素产生所致。主要见于阻塞性黄疸，钡餐造影术后或过量的脂肪亦可使粪便呈灰白色或白色。

（7）胨状便：粪便呈黏胨状，含膜状或纽带状物，见于肠易激综合征、某些慢性痢疾。

（8）球形硬便：见于习惯性便秘，因粪便在肠道内停留过久，水分过度吸收所致。也见于老年人排便无力时。

（9）乳凝块状便：婴儿粪便中出现黄白色乳凝块，提示脂肪或酪蛋白消化不完全，见于婴幼儿消化不良、腹泻等。

4．寄生虫 粪便中肉眼可发现蛔虫、蛲虫、绦虫节片等。钩虫、鞭虫等细小虫体在过筛冲洗后可发现。绦虫患者驱虫后，应仔细查找头节。

5．结石 粪便中可见到胆石、胰石、肠石等，尤其是胆结石，常见于患者应用排石药物或碎石术后。

6．气味 食入肉类食品过多时，可产生大量靛基质、粪臭素，引起强烈的粪臭；进食素食为主时则臭味较小。粪便出现恶臭，主要因蛋白质发生腐败所致，多见于慢性肠炎、胰腺疾病、消化道大出血、结肠或直肠癌溃烂等。鱼腥臭味见于阿米巴肠炎。当脂肪及糖类消化吸收不良时，粪便可出现酸臭味。

三、有形成分检查

粪便中有形成分种类繁多，正常情况下可见大量食物残渣和细菌等，病理改变时则出现血细胞和各种病原微生物等。

1．细胞 出现于粪便中的细胞包括红细胞、白细胞、巨噬细胞、肠黏膜上皮细胞和肿瘤细胞等。

【参考区间】

正常粪便中无红细胞，不见或偶见白细胞，其他细胞无。

【临床意义】

（1）白细胞：肠道炎症时白细胞增多，其数量多少与炎症轻重及部位有关。①小肠炎症时，白细胞数量轻度增加（< 15/HP），均匀混合于粪便中，且细胞被部分破坏而难以辨认。②结肠炎症时，如细菌性痢疾，可见大量的白细胞或成堆的脓细胞。③过敏性肠炎、肠道寄生虫病时粪便可见较多的嗜酸性粒细胞，同时常伴有夏科 - 莱登结晶（Charcot-Leyden crystal）。

（2）红细胞：下消化道炎症、肿瘤及其他出血性疾病时，粪便中可见到大小不等的红细胞。在阿米巴痢疾时，白细胞轻度增加，以红细胞增多为主，常成堆存在，并有残碎现象；在细菌性痢疾时，以白细胞增多为主，红细胞常分散存在，形态多正常。上消化道出血时，红细胞多因胃液及肠液而破坏，显微镜下难以见到，可通过隐血试验确认。

（3）巨噬细胞：为一种能吞噬较大异物的单核细胞，其胞体较中性粒细胞大，核常偏位，胞质常有伪足状突起，胞质内常吞噬有颗粒或细胞碎屑等异物。粪便中见到巨噬细胞是诊断急性细菌性痢疾的依据。巨噬细胞也可见于急性出血性肠炎或偶见于溃疡性结肠炎。

（4）肠黏膜上皮细胞：整个小肠和大肠黏膜的上皮细胞均为柱状上皮细胞。在生理情况

下，少量脱落的上皮细胞大多被破坏，故正常粪便中不易发现。结肠炎症时上皮细胞增多。伪膜性肠炎时，粪便的黏膜块中可见到数量较多的肠黏膜柱状上皮细胞，多与白细胞共同存在。

（5）肿瘤细胞：乙状结肠癌、直肠癌患者的血性粪便涂片染色，可见到成堆的癌细胞。

【应用评价】

粪便中细胞的检查有助于筛查消化道的出血、炎症和肿瘤等，要明确病变原因和病变部位需做进一步检查，如细菌培养鉴定、胃镜、肠镜及病理学检查等。

2．病原生物　出现于粪便中的病原生物包括寄生虫、虫卵、原虫、细菌及真菌等。

【参考区间】

正常情况下无致病菌、寄生虫、虫卵、原虫及真菌。

【临床意义】

（1）寄生虫卵：粪便涂片中可见蛔虫卵、钩虫卵、鞭虫卵、蛲虫卵、血吸虫卵、姜片虫卵、肺吸虫卵、肝吸虫卵、绦虫卵等（形态详见《医学寄生虫学》）。由于虫卵有时易与某些植物细胞形态混淆，所以应注意虫卵大小、色泽、形状、卵壳的厚薄和内部结构等，认真观察予以鉴别。同时还应结合病史和临床表现，以确认检查结果。

（2）原虫滋养体和包囊：一般直接用生理盐水涂片法检查滋养体，用碘染法检查包囊。①溶组织内阿米巴（*Entamoeba histolytica*）：在阿米巴痢疾的酱红色黏液便中，可见到大滋养体，并可见到夏科 - 莱登结晶；在慢性患者成形粪便中可观察到包囊。②蓝氏贾第鞭毛虫（*Giardia lamblia*）：在稀薄粪便中可找到滋养体，在成形粪便中多能找到包囊。在旅游者中发病率较高。③隐孢子虫（*Cryptosporidium*）：体积微小的球虫类寄生虫，是引起免疫缺陷综合征和儿童腹泻的主要病原生物，现已列为艾滋病患者重要检测项目之一。水样或糊状粪便直接涂片染色，检出卵囊即可确诊。④人芽囊原虫（*Blastocystis hominis*）：是寄生在高等灵长类动物和人类肠道的机会致病性原虫。免疫功能正常的患者多数为自限性。艾滋病患者感染人芽囊原虫症状严重，治疗十分困难。虫体无色或淡黄色，圆形或卵圆形，大小不一，胞内含一巨大透明体，周边绕以狭窄的胞质，胞质内含有少数折光小体，有时易与白细胞及酵母样真菌混淆，可借破坏试验来鉴别，即用蒸馏水代替生理盐水制备粪便涂片，人芽囊原虫迅速破坏而消失，而酵母样真菌及白细胞不易破坏。

（3）真菌：正常粪便中极少见。粪便中真菌可见普通酵母菌、假丝酵母菌。假丝酵母菌以白假丝酵母菌最为多见，在排除标本污染前提下，常见于长期应用广谱抗生素、免疫抑制剂、放疗和化疗之后患者的粪便。

（4）细菌：约占粪便干重的1/3，多属正常菌群。成人粪便中以大肠埃希菌、厌氧菌和肠球菌为主要菌群，约占80%；产气荚膜梭菌、变形杆菌、铜绿假单胞菌等为过路菌，不超过10%。婴幼儿以双歧杆菌、拟杆菌、肠杆菌、肠球菌、葡萄球菌等为主。正常情况下，粪便中球菌（G^+）和杆菌（G^-）的比例大致为1∶10。①菌群失调：长期使用广谱抗生素、免疫抑制剂及某些慢性消耗性疾病患者，粪便中球菌 / 杆菌比值增加。革兰阴性杆菌严重减少甚至消失，而葡萄球菌真菌等明显增多，常提示肠道菌群失调。可对粪便标本直接涂片进行革兰氏染色，镜检观察标本中的细菌种类及比例，同时对粪便标本进行细菌培养，分离鉴定病原菌。②霍乱弧菌：用粪便悬滴液镜检可见运动活泼、呈穿梭样的弧菌，有助于霍乱弧菌的初筛。

【应用评价】

见到病原生物，除细菌还需要进行培养鉴定以外，基本可以确诊相应病原生物感染。

3．结晶　正常粪便中可见到多种结晶，如磷酸钙结晶、草酸钙结晶、碳酸钙结晶等，一般无临床意义。

【参考区间】

可见到生理性结晶，不见病理性结晶。

【临床意义】

具有病理意义的结晶：①夏科 - 莱登结晶：无色透明，呈菱形、两端尖长、大小不等、折光性强，是嗜酸性粒细胞破裂后嗜酸性颗粒相互融合而成。多见于阿米巴痢疾及过敏性肠炎粪便中，并与嗜酸性粒细胞同时存在。②血红素结晶：为棕黄色斜方形结晶，多见于胃肠道出血后的粪便中。

【应用评价】

粪便中大多数结晶无临床意义，如出现病理性结晶，需要高度重视。

4．食物残渣

【参考区间】

正常情况下可有少量食物残渣。

【临床意义】

（1）淀粉颗粒：无色，一般具有同心性线纹或不规则放射线纹，大小不等，圆形、椭圆形或棱角状，具有一定的折光性。滴加碘液后呈蓝黑色，若部分水解为红糊精，则为棕红色。正常粪便中少见，在慢性胰腺炎、胰腺功能不全、糖类消化不良及腹泻患者粪便中可大量出现。

（2）脂肪：粪便中的脂肪有中性脂肪、游离脂肪酸和结合脂肪酸三种形式。中性脂肪亦称脂肪小滴，呈大小不一、圆形、折光很强的小球状，用苏丹Ⅲ染色后呈朱红色或橘红色；游离脂肪酸为片状、针束状结晶，加热溶解；结合脂肪酸是脂肪酸与钙、镁等结合形成的不溶性物质，呈不规则块状或片状，加热不溶解，不被苏丹Ⅲ染色。健康人食物中的脂肪经胰脂肪酶消化分解后大多被吸收，粪便中很少见到。如果镜检脂肪小滴＞6/HP，视为脂肪排泄增多，若大量出现则称为脂肪泻，多见于胰腺功能减退、胆汁分泌失调和腹泻患者。尤其是在慢性胰腺炎时，常排出有特征性的粪便：量多，泡沫状，灰白色，有光泽，恶臭，镜检有较多的脂肪小滴。

（3）肌纤维：健康人大量食肉后，粪便中可以见到少量柱状、黄色、两端圆形、横纹模糊的肌纤维，但在一张盖片（18 mm × 18 mm）范围内不应多于 10 个。肠蠕动亢进、腹泻或蛋白质消化不良时增多。当胰蛋白酶缺乏时，可出现明显横纹的肌纤维。在涂片上滴加 5 mol/L 乙酸 1 滴混匀后，结构更清楚。若见到肌纤维内的细胞核，则为胰腺功能障碍的佐证（细胞核的消化有赖于胰液中的核蛋白酶）。

（4）结缔组织：为无色或微黄色、成束、边缘不清的线条状物。正常粪便中很少见，多出现于胃蛋白酶缺乏的粪便中，且常与弹性纤维同时存在。

（5）植物纤维及植物细胞：形态多样化。植物纤维导管为螺旋形；植物细胞形态繁多，圆形、椭圆形、多角形，有双层胞壁，有时细胞内含有叶绿素小体或淀粉颗粒；植物毛为细长、一端呈尖形管状、有强折光的条状物。肠蠕动亢进、腹泻时此类成分增多，严重者肉眼可观察到粪便中的若干植物纤维成分。

【应用评价】

粪便中见到少量食物残渣一般无意义，如见到大量食物残渣需高度怀疑胰腺功能障碍。

四、化学检查

粪便的化学检查有隐血试验、胆色素和脂肪测定等，其中隐血试验应用最广。

1．隐血试验　当上消化道有少量出血时，因消化液的作用导致红细胞溶解破坏，肉眼或显微镜观察均不能发现，而需用化学法、免疫法等才能证实的出血，称为隐血。检查粪便隐血的试验称为粪便隐血试验（fecal occult blood test，FOBT）。

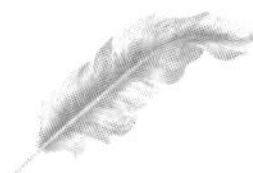

Note

【参考区间】

阴性。

【临床意义】

(1) 粪便隐血试验阳性见于各种消化道出血，如消化性溃疡、药物致胃黏膜损伤、肠结核、克罗恩病、溃疡性结肠炎、结肠息肉、钩虫病以及消化道肿瘤。

(2) 粪便隐血试验可用于消化道出血的诊断及鉴别诊断。在胃肠道溃疡时，阳性率可达 40% ～ 70%，呈间断性阳性。消化道溃疡经治疗，粪便颜色正常后，隐血试验阳性可持续 5 ～ 7 天，此后若出血完全停止，隐血试验即可转阴。消化道恶性肿瘤时，阳性率可达 95%，且呈持续阳性。

(3) 粪便隐血试验可用于消化道恶性肿瘤筛查，尤其是对有消化道恶性肿瘤家族史、中老年人等高危人群早期发现消化道恶性肿瘤有重要价值。

【应用评价】

(1) 化学法隐血试验的检测原理是利用血红蛋白中的亚铁血红素具有类过氧化物酶活性，能催化无色的色素原脱氢而显色，借以检出血红蛋白。该法特异性差，动物血、肉类中的血红蛋白和肌红蛋白，新鲜蔬菜的过氧化物酶，以及药物如铁剂、铋剂和大剂量维生素 C 等均可导致假阳性，因此用该法测定前需限制饮食和药物。而免疫学方法是采用人血红蛋白或转铁蛋白特异的单克隆抗体进行检测，特异性强，食物和药物影响小，是目前临床上常用的方法。但血红蛋白浓度太高时可因后带现象引起假阴性，因而对明显柏油样便而检测结果阴性的标本，应适当稀释标本后再检测。

(2) 近年来，结直肠癌的发病率及死亡率逐渐上升，粪便隐血试验是结直肠癌无创筛查的重要手段。随着粪便检验自动化分析技术的发展和日趋成熟，粪便检验工作效率得到提升，检出率逐步提高，生物安全性得到更好的保障。对于高危人群或 50 岁以上年龄组人群，建议将粪便隐血试验列入粪便检验必查项目。

2. 粪便脂肪检查 粪便脂肪主要来自食物，少部分来自胃肠道分泌、细胞脱落和细菌代谢。粪便脂肪包括结合脂肪、游离脂肪酸和中性脂肪。病理情况下，因脂肪消化吸收能力减退时，粪总脂量大量增加，若 24 小时粪总脂量超过 6 g，称脂肪泻（steatorrhea）。粪便脂肪检查方法有显微镜检查法、称量法和滴定法等，是反映消化功能和胃肠道吸收功能的指标。

【参考区间】

成人粪便总脂量（以总脂肪酸计算）：2 ～ 5 g/24 h，或为干粪便的 7.3% ～ 27.6%；成人进食脂肪 50 ～ 150 g/24 h，排出量＜ 7 g，脂肪吸收率＞ 95%。

【临床意义】

粪便脂肪增加见于：①胰腺疾病：慢性胰腺炎、胰腺癌、胰腺纤维囊性变等。②肝胆疾病：胆汁淤积性黄疸、胆汁分泌不足、病毒性肝炎、肝硬化等。③小肠病变：乳糜泻、Whipple 病、蛋白性肠病等。④其他：胃、十二指肠瘘，消化性溃疡等。

【应用评价】

定量检测粪便中的脂肪操作繁琐，目前应用很少。如怀疑脂肪消化吸收功能异常，可通过粪便常规进行粪便脂肪的定性或半定量检查；或通过测定患者血清中的胡萝卜素、维生素 A，间接了解脂肪的吸收情况。

（张 义）

第五节　浆膜腔积液检查

人体胸膜腔、腹膜腔和心包膜腔统称为浆膜腔（serous cavity）。正常情况下，浆膜腔内仅含有少量液体，主要起润滑作用。病理情况下，浆膜腔内有大量液体潴留而形成浆膜腔积液（serous effusion）。按积液部位不同可分为胸腔积液、腹水（腹腔积液）和心包腔积液。区分浆膜腔积液的性质，对于明确病因和疾病诊断具有重要意义。

一、浆膜腔积液分类

根据产生的原因及性质不同，浆膜腔积液可分为漏出液（transudate）和渗出液（exudate）。

1．漏出液　浆膜腔和血管内的压力不同时引起的浆膜腔液体潴留，称为漏出液。漏出液多为双侧性非炎性积液，常见于充血性心力衰竭、晚期肝硬化、各种肾病、严重的营养不良、肿瘤及静脉栓塞等疾病。形成的主要原因有：①毛细血管流体静脉压增高；②血浆胶体渗透压减低；③淋巴回流受阻；④水钠潴留。

2．渗出液　由于血管内皮的通透性增加，使得蛋白甚至细胞都能通过血管壁进入到浆膜腔，此时所形成的积液称为渗出液。渗出液多为单侧性炎性积液，常见于细菌性感染和肿瘤。形成原因有：①细菌感染：病原微生物毒素、缺氧以及炎性介质的作用，使血管内皮受损，血管内皮的通透性增加；②恶性肿瘤：恶性肿瘤产生血管活性物质，使浆膜毛细血管通透性增加；③其他原因：风湿热、系统性红斑狼疮、外伤、寄生虫感染以及浆膜受到异物（如胆汁、胰液、胃液）刺激等。

二、浆膜腔积液标本采集

浆膜腔积液标本由临床医师行浆膜腔穿刺术采集，放置引流管的患者直接从引流管内收集，留取中段液体于无菌容器内。建议使用标本专用管（有盖、带刻度、EDTA-K_2 抗凝剂），同时另外采集 1 管不加抗凝剂的标本，用于观察积液有无凝固现象。采集后加盖，颠倒混匀 3 ~ 5 次。标本留取量至少 8 ~ 10 ml，有形成分较少时可留取 50 ml 标本或多管送检。标本采集后做唯一标识，在 2 h 内由专人送检。

三、浆膜腔积液检查项目

（一）理学检查

1．颜色　健康人浆膜腔液体为淡黄色。漏出液的颜色一般呈深浅不一的黄色。渗出液的颜色因病因不同而不同：①红色、暗红色：见于恶性肿瘤、结核、出血性疾病及穿刺损伤等；②黄色脓性：见于化脓性感染；③草黄色：见于结核性胸膜炎；④绿色：见于铜绿假单胞菌感染；⑤乳白色：见于淋巴结肿瘤、淋巴结结核及恶性肿瘤等。

2．透明度　可用清晰透明、微混、混浊报告。浆膜腔积液透明度常与其所含的细胞及细菌的数量和蛋白质浓度等有关。漏出液因所含细胞和蛋白质少而透明或微浑；渗出液因含细胞、细菌等成分较多而呈不同程度浑浊。

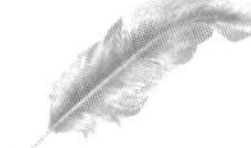

3．凝固性 漏出液含纤维蛋白原较少，一般不易凝固。渗出液因含有较多纤维蛋白原和凝血酶等凝血物质，易于凝固，出现凝块，但如果其中含有纤溶酶，已形成的纤维蛋白可被溶解，也可出现不凝固。

4．比重 浆膜腔积液比重高低与其所含的溶质有关。漏出液因含细胞、蛋白质少而比重 < 1.015。渗出液因含细胞、蛋白质多而比重常 > 1.018。

5．酸碱度 一般情况下，漏出液的 pH > 7.4，渗出液 pH 则偏低。①胸腔积液：pH < 7.4 提示炎性积液；如 pH < 7.3 且伴有葡萄糖含量减低，提示类风湿积液、恶性积液或有并发症的炎性积液等；如 pH < 6.0，多因胃液进入胸膜腔使 pH 减低所致，见于食管破裂或严重脓胸。②腹水：腹水并发感染时，细菌代谢产生酸性物质增多，使 pH 减低。pH < 7.3，见于自发性细菌性腹膜炎。③心包腔积液：pH 明显减低可见于风湿性、结核性、化脓性、恶性、尿毒症性等心包炎，其中恶性、结核性积液 pH 减低程度较明显。

（二）有形成分检查

1．细胞

（1）有核细胞计数：包括积液中所有的有核细胞在内，即各种白细胞、间皮细胞甚至肿瘤细胞。通常，漏出液有核细胞数 < 100×10^6/L；渗出液有核细胞数 > 500×10^6/L，化脓性渗出液可达 1000×10^6/L 以上。

（2）有核细胞分类计数：漏出液中以淋巴细胞和间皮细胞为主。渗出液中因病因不同而异。

1）中性粒细胞增多（> 50%）：提示急性炎症。合并坏死颗粒及细胞碎片出现，提示化脓性炎症可能，如结核性胸腔积液早期、肺梗死、膈下脓肿等。

2）淋巴细胞增多（> 50%）：主要见于结核性、病毒性、乳糜性和肿瘤性积液。如同时有浆细胞增多，可能为骨髓瘤。非霍奇金淋巴瘤、慢性淋巴细胞白血病与良性淋巴细胞增多的积液难以区别，可借助免疫细胞化学检查或流式细胞术进行确诊。

3）嗜酸性粒细胞增多（> 10%）：常见于变态反应和寄生虫病所致渗出液，也见于气胸、肺梗死、间皮瘤和系统性红斑狼疮等。

（3）红细胞计数：浆膜腔积液出现少量红细胞多因穿刺损伤所致，故少量红细胞对渗出液和漏出液的鉴别意义不大，但大量红细胞提示血性渗出液，可见于恶性肿瘤、肺栓塞、结核病等。

（4）肿瘤细胞：疑为恶性积液可进行肿瘤细胞学检查。恶性积液经巴氏染色、H-E 染色或瑞氏染色后显微镜检查，可发现成堆或散在分布的恶性肿瘤细胞。胸腔积液中 98% 的癌细胞是转移性的，最常见的是原发性肺癌，其次是乳腺癌和肺的转移癌，来自纵隔淋巴结的恶性肿瘤和原发性间皮瘤较少见。

2．病原生物

（1）寄生虫：乳糜样积液离心后沉淀物中可检查有无微丝蚴；包虫病患者胸腔积液可检查有无棘球蚴头节和小钩；阿米巴积液可检查有无阿米巴滋养体。

（2）细菌：疑为渗出液时，应采用无菌操作离心标本，取沉淀物涂片染色以及细菌培养。革兰氏染色可见的病原菌有葡萄球菌、链球菌及杆菌等，如经抗酸染色，可找到抗酸染色阳性细菌。

3．其他 胆固醇结晶可见于陈旧性胸腔积液脂肪变性及胆固醇性胸膜炎积液，含铁血黄素颗粒可见于浆膜腔出血。

（三）化学成分检查

1．黏蛋白定性 采用李凡他试验（Rivalta test）检测，因黏蛋白是一种酸性糖蛋白，等电

点为 pH 3.0 ～ 5.0，在稀乙酸溶液中可以产生白色云雾状沉淀，此为李凡他试验阳性。浆膜间皮细胞在炎症刺激下分泌黏蛋白增加，因此，一般漏出液为阴性，渗出液为阳性。

2．蛋白质定量 采用和血浆蛋白同样的方法检测。通常，漏出液＜ 25 g/L，渗出液＞ 30 g/L；积液蛋白与血清蛋白比值漏出液＜ 0.5，渗出液＞ 0.5。

3．葡萄糖 采用葡萄糖氧化酶法或己糖激酶法测定。漏出液葡萄糖含量与血清相似或稍低；渗出液葡萄糖较血糖明显减低。浆膜腔积液葡萄糖减低或与血清含量的比值＜ 0.5，一般见于风湿性积液、积脓、恶性积液、结核性积液、狼疮性积液或食管破裂。因此，葡萄糖定量测定对积液性质的鉴别具有一定的价值。

4．乳酸脱氢酶（lactate dehydrogenase，LDH） 积液 LDH 检测主要用于鉴别积液性质，漏出液 LDH ＜ 200U/L，积液 LDH/ 血清 LDH ＜ 0.6；渗出液 LDH ＞ 200U/L，积液 LDH/ 血清 LDH ＞ 0.6。化脓性感染积液所致的渗出液中 LDH 活性最高，其均值可达正常血清的 30 倍，其次为恶性积液，结核性积液 LDH 略高于血清。恶性胸腔积液 LDH 约为血清的 3.5 倍，而良性积液约为 2.5 倍。

5．腺苷脱氨酶（adenosine deaminase，ADA） ADA 广泛分布于人体各组织中，以胸腺、脾和其他淋巴组织中含量最高，T 淋巴细胞比 B 淋巴细胞的酶活性更高，因此腺苷脱氨酶是一种与机体细胞免疫活性有重要关系的核酸代谢酶。结核性积液 ADA 显著增高，＞ 40 U/L 应考虑为结核性积液。

6．淀粉酶（amylase，AMY） AMY 主要由唾液腺和胰腺分泌。AMY 检测主要用于判断胰源性腹水和食管穿孔所致的胸腔积液，以协助诊断胰源性疾病和食管穿孔等。胰腺炎、胰腺肿瘤或胰腺损伤时腹水 AMY 可高于血清数倍甚至数十倍。胸腔积液 AMY 增高主要见于食管穿孔及胰腺外伤合并胸腔积液。

7．溶菌酶（lysozyme，LZM） LZM 主要存在于单核细胞、吞噬细胞、中性粒细胞及类上皮细胞溶酶体内，淋巴细胞和肿瘤细胞无 LZM。感染性积液 LZM 增高，结核性积液 LZM 与血清 LZM 比值＞ 1.0，恶性积液 LZM 与血清 LZM 比值＜ 1.0。故浆膜腔积液 LZM 检查有助于鉴别结核性和非结核性积液、良性与恶性积液。

8．肿瘤标志物及其他指标 浆膜腔积液肿瘤标志物和其他指标的临床意义见表 45-25。

表 45-25　浆膜腔积液肿瘤标志物和其他指标的临床意义

指标	临床意义
癌胚抗原（CEA）	积液 CEA/ 血清 CEA ＞ 1.0 时，有助于恶性积液诊断（对腺癌所致积液诊断价值最高）
甲胎蛋白（AFP）	积液 AFP 与血清浓度呈正相关，腹水 AFP ＞ 300 μg/L 时，有助于诊断原发性肝癌
糖抗原 125（CA125）	腹水 CA125 增高，可见于卵巢癌转移
组织多肽抗原（TPA）	有助于恶性积液的诊断和疗效监测
鳞状细胞癌抗原（SCC）	对诊断鳞状上皮细胞癌有较高价值，积液中 SCC 浓度增高与宫颈癌侵袭或转移程度有关
纤维连接蛋白（FN）	恶性积液明显高于非恶性积液
γ- 干扰素（IFN-γ）	IFN-γ 明显增高见于结核性积液，也见于风湿病、子宫内膜异位所致腹水，但后者增高的程度低
C 反应蛋白（CRP）	＜ 10 mg/L 为漏出液；＞ 10 mg/L 为渗出液
类风湿因子（RF）	积液 RF 效价＞ 1∶320，且积液 RF 效价高于血清，可作为诊断类风湿性积液的依据

Note

四、浆膜腔积液检查应用评价

浆膜腔积液检查主要用于鉴别积液的性质，明确积液形成的原因。浆膜腔积液检查除了提供鉴别漏出液与渗出液的依据外，还能提供鉴别良性和恶性、结核性和非结核性积液的依据。

（一）渗出液和漏出液的鉴别

通过对浆膜腔积液一般性状、细胞学及生化检查，可大致区分浆膜腔积液为漏出液还是渗出液，为寻找病因和疾病诊断做出提示。但是有些浆膜腔积液既有渗出液的特点，又有漏出液性质，这些积液称为中间型积液，其形成的原因可能是：①漏出液继发感染。②漏出液长期滞留在浆膜腔，致使积液浓缩。③漏出液混有大量血液。因此，除了依据实验室的检查结果外，还应结合临床其他检查结果综合分析，才能准确判断积液性质。漏出液与渗出液的鉴别见表45-26。

表 45-26 漏出液与渗出液的鉴别

检查项目	漏出液	渗出液
颜色	淡黄色	黄色、红色、乳白色
透明度	清晰透明或琥珀样	浑浊或乳糜样
比重	＜ 1.015	＞ 1.018
pH	＞ 7.3	＜ 7.3
凝固性	不易凝固	易凝固
Rivalta 试验	阴性	阳性
蛋白质含量（g/L）	＜ 25	＞ 30
积液蛋白 / 血清蛋白	＜ 0.5	＞ 0.5
葡萄糖（mmol/L）	接近血糖水平	＜ 3.33
LDH（U/L）	＜ 200	＞ 200
积液 LDH/ 血清 LDH	＜ 0.6	＞ 0.6
细胞总数（$\times 10^6$/L）	＜ 100	＞ 500
有核细胞分类	淋巴细胞为主，可见间皮细胞	急性炎症以中性粒细胞为主，慢性炎症或恶性积液以淋巴细胞为主
肿瘤细胞	无	可有
细菌	无	可有

（二）结核性积液与非结核性积液的鉴别

1．腺苷脱氨酶在结核性浆膜腔积液诊断中有重要价值。结核性积液 ADA 显著增高，＞40 U/L 应考虑为结核性积液，对结核性胸腔积液诊断的特异性达 99%，优于结核菌素试验、细菌学和活组织检查等方法。抗结核药物治疗有效时 ADA 下降，故可作为抗结核治疗效果的观察指标。

2．同时检测积液中乳酸脱氢酶和溶菌酶也有助于结核性积液与恶性积液的鉴别。一般结核性积液时 LDH 和 LZM 均升高，恶性积液时 LDH 增高而 LZM 较低。

（三）良性积液与恶性积液的鉴别

1．肿瘤标志物的检测有助于恶性积液的诊断。常用的肿瘤标志物有CEA、AFP、CA125等，采用多个肿瘤标志物联合检测可提高诊断的灵敏度和特异性。

2．积液肿瘤细胞有助于恶性积液的确诊。积液中找到肿瘤细胞的阳性率较低，可通过多次检查提高阳性率。应用常规积液细胞学涂片和免疫细胞化学相结合有助于鉴别转移性腺癌和间皮细胞增生。

3．对积液中发现的异常细胞，需进行分级报告：未查见恶性细胞、查见核异质细胞、查见可疑恶性细胞、查见恶性细胞。如果能够确定上皮源性的恶性细胞则报告癌细胞；如果能够确定是造血淋巴组织的恶性细胞则报告为白血病细胞、淋巴瘤细胞；如果不能确定来源，一律报告恶性细胞。对肿瘤细胞进行必要的形态描述，包括细胞分布、细胞大小、胞质量、胞质内容物、胞质着色、核大小、核形、核染色质排列、核仁数量与大小等。对其他异常细胞或有形成分进行必要的形态学描述。

（张　义）

思考题

1．简述贫血分类及其临床意义。
2．简述血小板减少的临床意义。
3．简述靶形红细胞形态特点及主要见于哪些疾病。
4．简述核左移的定义及其临床意义。

第四十六章

血液系统疾病的实验诊断

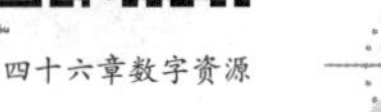

第四十六章数字资源

学习目标

1. **知识**：描述外周血细胞及骨髓细胞的形态学特点，说出各类细胞的正常比例；比较常见的贫血性疾病、出血性疾病、血液系统恶性肿瘤的实验诊断方法。
2. **能力**：在人体上能顺利完成骨髓穿刺及外周采血，能熟练完成骨髓涂片及外周血涂片，在显微镜下能辨别出不同种类的细胞，能初步完成骨髓报告；根据患者临床特征，能选择适当的实验诊断方法来明确诊断。
3. **素养**：操作过程中关心爱护患者，与患者及家属保持良好沟通，认识到同事之间相互协作的重要性。

第一节　外周血细胞检测

见本篇第四十五章第一、二节

第二节　骨髓细胞形态学检验

骨髓是人类出生后的主要造血器官，当骨髓造血异常或某些局部及全身因素影响骨髓造血时，会导致外周血细胞的数量、形态、功能等出现异常变化，通过血细胞常规检查可以部分反映，但是骨髓细胞的数量和质量的变化更为典型，因此，骨髓细胞学检验是血液系统及其相关疾病的诊断、鉴别诊断、疗效监测中非常重要的手段之一。

血细胞在骨髓中分化、发育、成熟，这个过程是连续的，根据发育阶段分为原始细胞、幼稚细胞及成熟细胞。骨髓中血细胞包括粒细胞系统、红细胞系统、巨核细胞系统、单核细胞系统、淋巴细胞系统、浆细胞系统及其他细胞。骨髓中的其他细胞包括：肥大细胞、组织细胞、吞噬细胞、成骨细胞、破骨细胞、脂肪细胞、内皮细胞、纤维细胞、破碎细胞及退化细胞等。各个系列及其不同阶段的细胞具有不同的形态学特征。细胞形态学检查是造血检验最常规和最基本的方法。骨髓细胞形态学检验包括骨髓常规检验和骨髓其他检验（即细胞化学染色）。通过骨髓细胞学检验可以了解骨髓中各种血细胞数量、比例、形态、有无异常细胞等，从而协助诊断疾病、观察疗效及判断预后。

【标本采集】

见第七篇临床常用诊疗技术第六十六章骨髓穿刺术。

【检验方法】

对新鲜骨髓涂片应该首先进行肉眼观察。取材满意、涂片良好的标本应该涂片均匀，厚薄适宜，头、体、尾界线清楚，片尾部可见散在的粟粒大小呈浅肉色半透明的骨髓小粒和少量脂肪小滴。选择骨髓小粒多、涂片制备良好的骨髓涂片进行瑞氏（Wright）染色或瑞氏 - 姬姆萨（Wright-Giemsa）混合染色，然后在显微镜的低倍镜下及油镜下观察，分别计算出各系列、各阶段细胞的百分率，并对主要系列或细胞形态学特点进行描述，最后提出诊断意见。

1．低倍视野观察

（1）观察取材、涂片、染色情况：取材良好的标本可见骨髓小粒染色后的细胞团、巨核细胞、巨噬细胞等胞体较大的细胞。良好的涂片中细胞在头体尾交界部分布均匀、形态舒展、无变形。染色较好的涂片中，成熟红细胞呈淡红色，幼稚细胞的核染紫红色、胞质染色鲜艳，形态清晰可辨。

（2）判断骨髓增生程度：骨髓增生程度通常以骨髓中有核细胞的量来反映。选择涂片膜厚薄适宜、细胞分布均匀的部位，根据有核细胞和成熟红细胞的大致比例确定骨髓的增生程度，一般采用五级法分级（表 46-1）

表 46-1　骨髓增生程度的判断

骨髓增生程度	有核细胞：成熟红细胞比例	临床意义	常见原因
骨髓增生极度活跃	1∶1	反映骨髓造血功能亢进	急、慢性白血病等
骨髓增生明显活跃	1∶10	反映骨髓造血功能旺盛	白血病、增生性贫血等
骨髓增生活跃	1∶20	反映骨髓造血功能基本正常	正常骨髓、某些贫血等
骨髓增生减低	1∶50	反映骨髓造血功能减低	某些骨髓增生不良性疾病
骨髓增生极度减低	1∶200	反映骨髓造血功能衰竭	急性再生障碍性贫血（重型）

（3）巨核细胞计数：对巨核细胞的观察要注意其数量、成熟程度、产血小板功能及形态（包括血小板的形态）四个方面。计数全片膜中巨核细胞总数，根据不同阶段巨核细胞的比例，可以判断巨核细胞的成熟程度和产血小板功能。

（4）注意有无异常细胞：在涂片的边缘、尾部或骨髓小粒周围，观察有无胞体较大或成堆分布的异常细胞或寄生虫，如巨大淋巴瘤细胞、巨大多核骨髓瘤细胞、转移癌细胞、戈谢细胞、尼曼 - 皮克细胞等。发现可疑细胞时应在油镜下确认。

2．油镜观察　选择有核细胞分布均匀、结构清晰、着色良好的体尾交接部位油镜观察，进行细胞分类、计数和形态学观察。

（1）细胞形态观察：浏览全片，仔细观察各类骨髓有核细胞、红细胞和血小板的形态变化，在得出骨髓细胞学检验的初步印象后，进行有核细胞的分类计数。

（2）有核细胞分类、计数：逐一视野至少计数 200 个有核细胞（增生明显活跃以上者最好计数 500 个有核细胞），按细胞的系列、分化发育阶段分别记录，并计算出各自的百分率，包括粒系、红系、淋巴系、单核系细胞和其他细胞的百分比。细胞分类计数时，由于涂片中巨核细胞较少，一般不归入骨髓有核细胞计数范围，而是单独对巨核细胞计数和分类。疑为巨核细胞系统疾病时，可结合低倍镜检查分类计数各阶段巨核细胞的百分比。细胞分裂期细胞、退化或破碎细胞也不计入骨髓有核细胞计数范围。

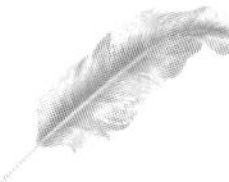

（3）粒红比值（myeloid series∶eythroid series，M∶E）

$$M:E = 各阶段粒系细胞百分率总和 / 各阶段有核红细胞百分率总和$$

（4）其他异常细胞及寄生虫检查：观察有无转移的恶性肿瘤细胞及寄生虫，如弓形虫、疟原虫等。

3．血涂片检查 由于外周血的血细胞发育更成熟，有时外周血血细胞形态特点更能反映患者的真实情况，所以通常要求临床医师在采集骨髓标本的同时涂 2 ~ 3 张外周血涂片。检验医师在观察骨髓造血细胞形态学特点后再结合外周血血象特点对患者的情况作出综合分析。

4．描述形态学所见，提出诊断意见或建议。

【骨髓细胞形态特征】

1．骨髓细胞发育过程中形态演变的一般规律 骨髓细胞从原始到成熟的发育过程中，有一定的规律性，这些规律对于辨认骨髓细胞是十分必要的。

（1）细胞体积：随着骨髓细胞的发育成熟，胞体逐渐由大变小。但巨核系细胞体积通常由小变大，早幼粒细胞较原粒细胞稍大。胞体大小变化的同时常发生形态变化，如巨核细胞、单核细胞、浆细胞从圆形或椭圆形变为不规则形。

（2）细胞质：①量：由少逐渐增多，但淋巴细胞、浆细胞变化不大。②染色：由深蓝变浅染，甚至淡红，红细胞系最终变为橘红色。③颗粒：无颗粒（原始细胞）→嗜天青颗粒（早幼粒细胞）→特异性颗粒（中性、嗜酸性和嗜碱性颗粒），但红细胞胞质内一般无颗粒。

（3）细胞核：①大小：由大变小，由规则变为不规则，甚至分叶，但巨核细胞核由小变大，红细胞系核变小，核形规则而最终消失。②染色质：由细致疏松逐渐变为粗糙、致密或凝集成块，着色由浅变深。③核仁：由有到无，经清晰、模糊不清至消失。④核膜：由不明显变为明显。

（4）细胞核 / 细胞质比例：由大变小，即由核大质少到核小质多。巨核细胞则相反。

2．骨髓细胞的正常形态学特征

（1）红细胞系统

1）原始红细胞（pronormoblast）：细胞圆形或椭圆形，直径 15 ~ 22 μm，细胞边缘有时可见基底宽的半球状或瘤状突起。胞核圆形，居中或稍偏位，约占细胞直径的 4/5。核染色质呈细沙状或细粒状，较原粒细胞着色深而粗密。核仁 1 ~ 5 个，呈暗蓝色，界限不甚清晰，常很快消失。胞质量少，不透明，深蓝色，有时核周围着色浅，形成淡染区，胞质内不含颗粒。

2）早幼红细胞（early normoblast）：圆形或椭圆形，直径 15 ~ 20 μm。胞核圆形占细胞的 2/3 以上，居中或稍偏位。染色质开始凝集成小块状，核仁消失。胞质量稍多，呈不透明深蓝色，有时胞质着色较原始红细胞更深，仍可见瘤状突起及核周淡染区，不含颗粒。

3）中幼红细胞（polychromatic normoblast）：细胞呈圆形，直径 8 ~ 15 μm。胞核圆形，约占细胞的 1/2。染色质凝集成团块状或粗索状，似车轮状排列，其间有明显的淡染区。胞质量较多，因内含血红蛋白逐渐增多，可呈着色不均匀的不同程度的嗜多色性。

4）晚幼红细胞（orthochromatic normoblast）：圆形，直径 7 ~ 10 μm。胞核圆形，居中，占细胞的 1/2 以下。核染色质凝聚成大块状或固缩成团，呈紫褐色或紫黑色。胞质量多，呈均匀的淡红色或极淡的灰紫色。

（2）粒细胞系统

1）原粒细胞（myeloblast）：细胞呈圆形或椭圆形，直径 10 ~ 20 μm。胞核较大，占细胞的 2/3 以上，圆形或椭圆形，居中或略偏位。核染色质呈淡紫红色细粒状，排列均匀平坦如薄纱。核仁 2 ~ 5 个，清楚易见，呈淡蓝色或无色。胞质量少，呈透明天蓝色，绕于核周，不含颗粒或有少量颗粒。

2）早幼粒细胞（promyelocyte）：圆形或椭圆形，胞体较原粒细胞大，直径 12 ~ 25 μm。胞核大，圆形或椭圆形，居中或偏位。染色质开始聚集呈粗网粒状，分布不均。核仁可见或消失。胞质量较多，呈淡蓝色或蓝色，核周的一侧可出现淡染区。胞质内含有大小、形态和数目不一、分布不均的紫红色非特异性嗜天青颗粒。

3）中幼粒细胞（myelocyte）

A．中性中幼粒细胞（neutrophilic myelocyte）：圆形，直径 10 ~ 20 μm。胞核内侧缘开始变扁平，或稍呈凹陷，占细胞的 1/2 ~ 2/3。染色质凝聚成粗索状或小块状，核仁消失。胞质量多，淡红色，内含细小、分布均匀、淡紫红色的特异性中性颗粒。

B．嗜酸性中幼粒细胞（eosinophilic myelocyte）：胞体直径 15 ~ 20 μm。胞核与中性中幼粒细胞相似。胞质内充满粗大、均匀、排列紧密、有折光性的橘红色特异性嗜酸性颗粒。

C．嗜碱性中幼粒细胞（basophilic myelocyte）：胞体直径 10 ~ 15 μm。胞核与上述细胞相似，但轮廓不清，染色质结构模糊。胞质内含数量不多、大小不一但较粗大、分布散乱的紫黑色特异性嗜碱性颗粒，颗粒也可覆盖在细胞核上。

4）晚幼粒细胞（metamyelocyte）：细胞呈圆形或椭圆形，直径 10 ~ 16 μm（嗜碱性晚幼粒细胞胞体稍小）。胞核明显凹陷呈肾形，但其凹陷程度一般不超过假设核直径的一半。核染质粗糙呈粗块状，排列紧密。胞质量多，呈淡红色。内含不同的特异性颗粒，可分为中性、嗜酸性和嗜碱性晚幼粒细胞，特异性颗粒的形态、染色及分布等特点同中幼粒细胞。

5）杆状核粒细胞（stab granulocyte，band granulocyte）：细胞呈圆形，直径 10 ~ 15 μm。胞核狭长，弯曲呈带状，两端钝圆。核染色质粗糙呈块状，染深紫红色。胞质中含特异性颗粒，也可分为中性、嗜酸性、嗜碱性杆状核粒细胞三种，颗粒特点同中幼粒细胞。

6）分叶核粒细胞（segmented granulocyte）

A．中性分叶核粒细胞：细胞呈圆形，直径 10 ~ 15 μm。胞核分叶状，常分为 2 ~ 5 叶，以分 3 叶者多见，叶与叶之间有细丝相连或完全断开，核染色质浓集或呈小块状，染深紫红色。胞质丰富，呈淡红色，布满细小紫红色的中性颗粒。

B．嗜酸性分叶核粒细胞：胞体直径 11 ~ 16 μm。胞核多分为近似对称的两叶。胞质中充满密集粗大、大小均匀的橘红色嗜酸性颗粒。

C．嗜碱性分叶核粒细胞：胞体直径 10 ~ 12 μm。胞核分叶不明显，或呈堆集状。胞质中有稀疏的大小不一、分布不均、呈紫黑色的嗜碱性颗粒，颗粒常掩盖在核上，致使核的轮廓和结构模糊不清。

（3）淋巴细胞系统

1）原淋巴细胞（lymphoblast）：细胞呈圆形或椭圆形，直径 10 ~ 18 μm。胞核大，圆形或椭圆形，稍偏位。核染色质细致，呈颗粒状，但较原粒细胞稍粗，着色较深，染色质在核膜内层及核仁周围有浓集现象，使核膜浓厚而清晰。核仁多为 1 ~ 2 个，小而清楚，呈淡蓝色或无色。胞质量少，呈透明天蓝色，不含颗粒。

2）幼淋巴细胞（prolymphocyte）：圆形或椭圆形，直径 10 ~ 16 μm。胞核圆形或椭圆形，有时可有浅的切迹。核染色质较致密粗糙，核仁模糊或消失。胞质量较少，淡蓝色，一般无颗粒，或可有数颗深紫红色嗜天青颗粒。

3）淋巴细胞（lymphocyte）

A．大淋巴细胞：呈圆形，直径 12 ~ 15 μm。胞核圆形或椭圆形，偏于一侧或着边。染色质常致密呈块状，排列均匀，深染呈深紫红色。胞质丰富，呈透明天蓝色，可有少量大而稀疏的嗜天青颗粒。

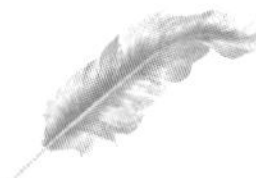

B．小淋巴细胞：呈圆形或椭圆形，直径 6 ~ 9 μm。胞核圆形或椭圆形，或有切迹，核着边，染色质粗糙致密呈大块状，染深紫红色。胞质量极少，仅在核的一侧见到少量淡蓝色胞质，有时几乎不见而似裸核，一般无颗粒。

（4）浆细胞系统

1）原浆细胞（plasmablast）：圆形或椭圆形，直径 15 ～ 25 μm。胞核圆形，占细胞的 2/3 以上，常偏位。核染色质呈粗颗粒网状，紫红色。核仁 2 ～ 5 个。胞质量多，呈灰蓝色，不透明，核的一侧可有半圆形淡染区，不含颗粒。

2）幼浆细胞（proplasmacyte）：细胞多呈椭圆形，直径 12 ～ 16 μm。胞核圆形，占细胞的 1/2，偏位。核染色质开始聚集，染深紫红色，可呈车轮状排列，核仁基本消失。胞质量多，呈不透明灰蓝色，近核处有淡染区，有时可见空泡或少数嗜天青颗粒。

3）浆细胞（plasmacyte）：细胞呈圆形或卵圆形，直径 8 ～ 15 μm。胞核圆形，偏位。核染色质凝聚成块，深染，排列呈车轮状。胞质丰富，呈不透明深蓝色或蓝紫色，核的一侧常有明显的淡染区。常可见小空泡，偶见少数嗜天青颗粒。

（5）单核细胞系统

1）原始单核细胞（monoblast）：圆形或椭圆形，直径 15 ～ 25 μm。胞核较大，圆形或椭圆形。核染色质纤细疏松呈网状，染淡紫红色。核仁 1 ～ 3 个，大而清楚。胞质丰富，呈浅灰蓝色，半透明如毛玻璃样，边缘常不整齐，有时可有伪足状突起，不含颗粒。

2）幼单核细胞（promonocyte）：圆形或不规则形，直径 15 ～ 25 μm。胞核圆形或不规则形，可有凹陷、切迹、扭曲或折叠。染色质较原单核细胞稍粗，但仍呈疏松丝网状，染淡紫红色。核仁模糊或消失。胞质量多，呈灰蓝色，边缘可有伪足突出，质内可见许多细小、分布均匀的淡紫红色嗜天青颗粒。

3）单核细胞（monocyte）：圆形或不规则形，直径 12 ～ 20 μm，边缘常见伪足突出。胞核形状不规则，常呈肾形、马蹄形、笔架形、S 形等，并有明显扭曲折叠。染色质疏松细致，呈淡紫红色丝网状。胞质丰富，呈淡灰蓝色或淡粉红色，可见多数细小、分布均匀、细尘样淡紫红色颗粒。

（6）巨核细胞系统

1）原始巨核细胞（megakaryoblast）：细胞呈圆形或椭圆形，胞体较大，直径 15 ～ 30 μm。胞核大，占细胞的极大部分，呈圆形或椭圆形。染色质呈深紫红色，粗粒状，排列紧密。可见淡蓝色核仁 2 ～ 3 个，大小不一，不清晰。胞质量较少，呈不透明深蓝色，边缘常有不规则突起。

2）幼稚巨核细胞（promegakaryocyte）：细胞呈圆形或不规则形，胞体明显增大，直径 30 ～ 50 μm。胞核开始有分叶，核形不规则并有重叠。染色质凝聚呈粗颗粒状或小块状，排列紧密。核仁模糊或消失。胞质量增多，呈蓝色或灰蓝色，近核处可出现淡蓝色或淡红色淡染区，可有少量嗜天青颗粒。

3）颗粒型巨核细胞（granular megakaryocyte）：胞体明显增大，直径 40 ～ 70 μm，甚至达 100 μm，外形不规则。胞核明显增大，高度分叶，形态不规则，分叶常层叠呈堆集状。染色质粗糙，排列致密呈团块状，染深紫红色。胞质极丰富，呈淡紫红色，其内充满大量细小紫红色颗粒，有时可见边缘处颗粒聚集成簇，但周围无血小板形成。

4）产血小板型巨核细胞（thrombocytopenic megakaryocyte）：胞质内颗粒明显聚集成簇，有血小板形成，胞质周缘部分已裂解为血小板脱落，使细胞边缘不完整，其内侧和外侧常有成簇的血小板出现。其余的细胞特征均与颗粒型巨核细胞相同。

5）裸核型巨核细胞：产血小板型巨核细胞的胞质裂解成血小板完全脱落后，仅剩细胞核时，称为裸核。

（7）其他细胞：骨髓中还可以见到网状细胞、内皮细胞、纤维细胞、组织嗜碱细胞、成骨细胞、破骨细胞及一些退化细胞如退化的淋巴细胞、Ferrata 细胞、退化破坏的嗜酸性粒细胞等。

【参考区间】

1．骨髓有核细胞增生程度分级　正常骨髓的增生程度为增生活跃。

2．粒系细胞　粒系细胞占总有核细胞的 40% ～ 60%，其中原粒细胞＜ 2%，早幼粒细胞＜ 5%，中性中幼粒细胞约 8%，中性晚幼粒细胞约 10%，杆状核粒细胞约 20%，分叶核粒细胞约 12%，嗜酸性粒细胞＜ 5%，嗜碱性粒细胞＜ 1%。细胞形态染色基本正常。

3．红系细胞　红系细胞占总有核细胞的 15% ～ 25%，其中中幼红细胞和晚幼红细胞各占约 10%，原红细胞＜ 1%，早幼红细胞＜ 5%，细胞形态、染色基本正常。成熟红细胞大小、形态、染色大致正常。

4．粒红比值（M∶E） 为（2 ～ 4）∶1。

5．淋巴系细胞　淋巴细胞占 20% ～ 25%，小儿可达 40%，主要为成熟淋巴细胞，原淋巴细胞和幼淋巴细胞少见。

6．单核细胞　单核细胞＜ 4%，原、幼单核细胞少见。浆细胞＜ 2%。原、幼浆细胞少见。

7．巨核细胞　于 1.5 cm × 3 cm 骨髓片膜上通常可见巨核细胞 7 ～ 35 个，多为颗粒型和产血小板型巨核细胞，原巨核细胞和幼巨核细胞少见。

8．其他细胞　可见少量骨髓基质细胞、巨噬细胞、内皮细胞、组织嗜碱细胞等。

9．核分裂细胞　约为 0.1%。

【临床意义】

1．骨髓细胞学检验的临床应用

（1）血液与造血系统疾病的诊断和辅助诊断。临床上约 80% 的血液与造血系统疾病可以通过骨髓造血细胞形态学检查得以诊断，或提供重要的诊断线索。可以明确诊断的有各型白血病、多发性骨髓瘤、巨幼细胞贫血等；可以提供重要诊断线索的疾病有溶血性贫血、骨髓增生异常综合征、骨髓增殖性疾病等。

（2）某些非造血系统疾病的诊断与辅助诊断。①感染性疾病：临床上有许多感染性疾病可以通过骨髓造血细胞形态学检查得以诊断或提高其诊断率，或者为其诊断提供重要的线索，例如疟疾、黑热病通过骨髓象检查可提高疟原虫、利杜小体的检出率，重症革兰氏阳性球菌感染时中性粒细胞胞质中可出现中毒颗粒，中性粒细胞碱性磷酸酶活性增高等。②脂质代谢障碍性疾病：某些脂质代谢障碍性疾病因其骨髓中积聚的磷脂颗粒可被单核巨噬细胞吞噬，形成具有特殊形态特征的细胞，如戈谢细胞、尼曼 - 皮克细胞等，因此骨髓检查可以协助诊断脂质代谢障碍性疾病。③其他：寄生虫病、骨髓转移癌等

（3）作为鉴别诊断的应用。临床上遇到长期发热性疾病，不明原因的骨痛或关节痛，肝、脾、淋巴结肿大等，需做骨髓检查以排除造血系统疾病，例如噬血细胞综合征、骨髓转移癌、浆细胞疾病、淋巴瘤等。

（4）已确诊的血液病疗效观察。再生障碍性贫血、多发性骨髓瘤、急慢性白血病等造血系统疾病通过 1 个阶段或 1 个周期的治疗，可以通过复查骨髓象了解治疗效果。

2．常见各系细胞变化的临床意义

（1）粒系细胞异常

1）粒系细胞增多：①急性髓系白血病（除巨核细胞白血病外）：骨髓增生极度或明显活跃，原粒细胞出现质和量异常，骨髓以白血病性原粒细胞增生为主，≥ 20%，并可见 Auer 小体。②慢性髓系白血病：骨髓增生极度或明显活跃，原粒与早幼粒细胞之和＜ 10%，以中幼粒细胞以下阶段粒细胞增生为主，常伴有嗜酸性和嗜碱性粒细胞增多。③粒细胞型类白血病反应：骨髓增生活跃，易见核左移，分叶核粒细胞以上各阶段细胞可增加，并可见中毒性改变，部分患者原粒或早幼粒细胞可增多，但形态基本正常。

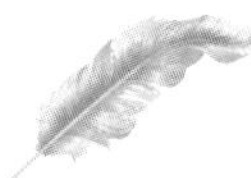

Note

2）粒系细胞减少：①再生障碍性贫血：骨髓增生减低或极度减低，粒细胞仅见少数晚幼粒以上阶段细胞，形态基本正常。②粒细胞减少症和粒细胞缺乏症：骨髓增生活跃，但粒系细胞明显减少，或粒系细胞成熟障碍，可见原粒及早幼粒细胞，缺乏成熟阶段的中性粒细胞，常伴有幼粒细胞退行性变。

（2）红系细胞异常

1）幼红细胞增多：①急性红血病及急性红白血病：骨髓增生明显或极度活跃，以原红细胞及早幼红细胞增多为主，并伴多核等形态异常。②增生性贫血：缺铁性贫血、巨幼细胞贫血、溶血性贫血等，骨髓增生多明显活跃，以中幼红和晚幼红细胞增生为主，幼红细胞和成熟红细胞均有形态改变。

2）幼红细胞减少：①再生障碍性贫血：骨髓增生减低或极度减低，红系细胞伴粒系细胞及巨核细胞三系均减少，仅见少数晚幼红细胞，成熟红细胞形态基本正常。②纯红细胞再生障碍性贫血：骨髓增生活跃或减低，红系细胞成熟停止在早幼红细胞前阶段，中、晚幼红细胞极少或缺乏，红细胞形态正常，其他细胞无明显异常。

（3）粒、红比值（M∶E）

1）M∶E 比值增高：①常由粒系细胞增多引起，如类白血病反应、急慢性髓系白血病等；②红系细胞明显减少，如纯红细胞再生障碍性贫血等。

2）M∶E 比值减低：①常由幼红细胞增多引起，见于缺铁性贫血、巨幼细胞贫血、溶血性贫血、真性红细胞增多症等；②粒系细胞明显减少，见于粒细胞减少症和粒细胞缺乏症等。

（4）巨核系细胞异常

1）巨核细胞增多：①免疫性血小板减少症：骨髓增生活跃，巨核细胞增多，尤其是颗粒型巨核细胞明显增加并伴有变性等退行性变，幼稚巨核细胞也常增加，血小板显著减少。②骨髓增殖性肿瘤，如慢性髓系白血病、真性红细胞增多症、原发性血小板增多症等，骨髓增生明显活跃，巨核细胞和血小板可显著增多，形态多无明显异常。③白血病：急性巨核细胞白血病时，骨髓增生明显或极度活跃，原始巨核细胞增生（≥ 20%）并伴有白血病性改变，幼稚和成熟巨核细胞也增加，可见大或巨大血小板。慢性髓系白血病早期，巨核细胞和血小板可显著增多。

2）巨核细胞减少：①某些血液系统疾病，如急性白血病、再生障碍性贫血等；②某些药物或化学物质中毒及放射病等。

（5）淋巴系细胞异常

1）淋巴细胞恶性增生：①急、慢性淋巴细胞白血病：骨髓增生明显或极度活跃，前者以白血病性原始淋巴细胞及幼稚淋巴细胞增多为主，而后者多为成熟的白血病性淋巴细胞。②恶性淋巴瘤及淋巴瘤白血病：转移至骨髓或进入血循环，骨髓涂片中可查到数量不等的淋巴瘤细胞。

2）淋巴细胞良性增生：①某些病毒性感染：如传染性淋巴细胞增多症、传染性单核细胞增多症等，骨髓增生活跃，骨髓中淋巴细胞增高，但不如血象增高显著，可见少量异型淋巴细胞。②某些细菌性感染，如百日咳、结核病所致的淋巴细胞型类白血病反应等。

（6）单核系细胞异常

1）单核细胞恶性增生：①急性单核细胞白血病：骨髓增生明显或极度活跃，白血病性单核系细胞增生为主，≥ 80%，可见 Auer 小体。②急性粒 - 单核细胞白血病：骨髓增生明显或极度活跃，白血病性原、幼单核细胞和原粒、早幼粒细胞之和分别≥ 20%。③骨髓增生异常综合征（MDS）：骨髓中单核细胞可显著增高，但多为形态变异较大的成熟单核细胞。

2）单核细胞良性增生：常见于活动性结核病、疟疾及粒细胞缺乏症等。

（7）浆细胞系细胞异常

1）浆细胞恶性增生：主要为多发性骨髓瘤，骨髓增生多为明显活跃，异常原浆和幼浆细胞显著增多，易见双核、多核、核分裂异常的巨大瘤细胞，可见葡萄细胞、火焰细胞等。

2）浆细胞良性增生：常见于再生障碍性贫血、粒细胞缺乏症、结缔组织病、某些寄生虫感染（如黑热病、疟疾等）及某些慢性感染等，主要为成熟浆细胞增多，形态基本正常。

【应用评价】

1．骨髓取材、涂片、染色良好时，才能进行骨髓细胞学检验，否则不能准确进行形态观察。在识别某种细胞或划分阶段时，应综合分析。对原始细胞，尤其是白血病性原始细胞不能鉴别其类型时，可借助其他方法，如细胞化学染色、细胞免疫表型分析等来鉴别；对处于两个阶段之间的细胞，原则上计入下一阶段。

2．骨髓象分析需要结合血象的变化分析。尽管血象和骨髓象变化有相当程度的差异，但二者关系密切，血象是骨髓象的延续，同时检查骨髓象与血象，二者相互参照有利于作出正确的诊断。

3．对不典型的标本，可以建议换部位抽取再查或定期复查，切忌轻率下结论。

4．对凝血因子缺陷病，如血友病等禁忌骨髓检查。

5．骨髓穿刺时骨髓液抽取 0.2 ~ 0.3 ml，过多易导致血液稀释；骨髓液应在采集后迅速涂片，避免凝固。

6．计数原始细胞百分率的两种方法　①原始细胞占全部有核细胞（all nucleate cell，ANC）的百分率。②原始细胞占非红系细胞（non-erythroid cell，NEC）的百分率。

7．骨髓细胞形态学检查并非万能，并非所有的造血系统疾病都可以通过骨髓细胞形态学检查得以明确诊断，需结合其他相关的检查加以区分，往往需借助骨髓活检、染色体检查、细胞遗传学、免疫学（免疫表型分析）和分子生物学技术加以分类和鉴别。

（马新华）

第三节　常用血细胞化学染色

细胞化学染色（cytochemical stain）是以细胞形态学为基础，应用化学、生物化学等技术对细胞内的各种化学物质（包括蛋白质、糖类、酶类、核酸、脂类、无机盐等）作定性、定位、半定量分析的方法。

各种类型血细胞中的化学成分、含量及其分布不尽相同，在病理情况下，也可发生改变。因此，细胞化学染色有助于了解各种血细胞的化学组成及病理生理改变，可用作形态学难于识别的血细胞类型的鉴别，对某些血液病的诊断和鉴别诊断、疗效观察、发病机制探讨等有一定价值。

一、髓过氧化物酶染色

髓过氧化物酶（myeloperoxidase，MPO）主要存在于粒系和单核系细胞中，在中性粒细胞系细胞中含量最高，多数单核系细胞呈阴性或弱阳性，其他细胞不含 MPO。MPO 能分解试剂中的底物 H_2O_2，释出新生态氧，使无色联苯胺氧化为蓝色联苯胺，后者与亚硝基铁氰化钠结合形成蓝黑色的颗粒，沉着于细胞质中，从而显示 MPO 的活性，该反应对急性粒细胞和单核细胞白血病与急性淋巴细胞白血病的诊断与鉴别有意义。

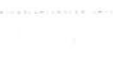

【标本采集】

新鲜骨髓或血涂片。

【参考区间】

MPO 主要存在于粒系细胞胞质中。无颗粒原粒细胞常呈阴性反应，有颗粒原粒细胞可呈阳性。早幼粒细胞呈强阳性反应，中性中幼粒细胞及其以下阶段细胞呈阳性反应。嗜酸性粒细胞呈强阳性反应，嗜碱性粒细胞呈阴性反应。原单核细胞呈阴性反应，幼单核细胞和单核细胞呈弱阳性反应。淋巴细胞、巨核细胞及各阶段幼红细胞均呈阴性反应。

【临床意义】

主要用于急性白血病类型的鉴别。急性粒细胞白血病（acute myeloblastic leukemia，AML）时，白血病细胞多呈强阳性反应；急性单核细胞白血病时呈弱阳性或阴性反应；急性淋巴细胞白血病（acute lymphoblastic leukemia，ALL）则呈阴性反应。MPO 染色对急性粒细胞白血病与急性淋巴细胞白血病的鉴别最有价值。

【应用评价】

ALL 与 AML 的初步鉴别一般以 MPO 染色阳性率 3% 为临界值，前者＜ 3%，后者常＞ 3%。但是，急性白血病的血涂片或骨髓涂片 MPO 染色时，若原始细胞 MPO 染色阳性率＜ 3%，并不能肯定是 ALL，因为分化较差的原粒细胞、原单核细胞、原巨核细胞、原淋巴细胞均可呈阴性。此时应结合其他细胞化学染色、细胞免疫表型分析等进行鉴别。MPO 染色的显微镜检验方法的敏感性明显低于 MPO 的流式细胞分析，所以 MPO 染色阴性的患者并不等于白血病细胞中不存在此酶，必要时可用流式细胞术分析确认。

二、酯酶染色

酯酶（esterase）存在于不同的血细胞中，水解底物产生萘酚的衍生物并与重氮盐偶联，在细胞原位生成不溶性有色沉淀。根据不同的底物显示的酯酶活性，可将酯酶分三种：氯乙酸 AS-D 萘酚酯酶（naphthol AS-D chloroacetate esterase，NAS-DCE），为粒系细胞所特有，故又称为特异性酯酶（specific esterase，SE）或粒细胞酯酶；α- 醋酸萘酚酯酶（α-naphthol acetate esterase，α-NAE），可存在于多种细胞中，又称非特异性酯酶（nonspecific esterase，NSE）；α- 丁酸萘酚酯酶（α-naphthol butyrate esterase，α-NBE），主要存在于单核系细胞中，故又称单核细胞酯酶。三种酯酶染色对不同细胞的识别和急性白血病的诊断与鉴别有一定意义。

【标本采集】

新鲜骨髓或血涂片。

【参考区间】

一般正常细胞染色反应作为对照，观察白血病细胞的阳性反应程度或阳性率。

【临床意义】

1．急性粒细胞白血病 原始、幼稚细胞的 NAS-DCE 染色呈阳性，α-NAE 染色呈阴性或弱阳性，α-NBE 染色呈阴性。

2．急性早幼粒细胞白血病 异常早幼粒细胞的 NAS-DCE 染色呈强阳性；α-NAE 染色呈阴性或阳性，但其阳性反应不被氟化钠（NaF）抑制（称为 NaF 抑制试验阴性）；α-NBE 染色阴性。

3．急性单核细胞白血病 原单核细胞、幼单核细胞及单核细胞的 α-NAE 和 α-NBE 染色呈阳性或强阳性，但其阳性反应能被 NaF 抑制（称为 NaF 抑制试验阳性）；NAS-DCE 染色呈阴性或弱阳性。

4．急性粒 - 单核细胞白血病 ≥ 20% 的原、幼细胞呈 NAS-DCE 染色阳性反应，≥ 20% 的原、幼细胞呈 α-NBE 染色阳性反应。也可见≥ 20% 的原、幼细胞同时呈现 NAS-DCE 和 α-NAE 或 NBE 染色双阳性反应。

【应用评价】

1．NAS-DCE 是粒系特异性酯酶，白血病性原、幼细胞呈阳性，可以肯定白血病细胞中有原、幼粒细胞存在，但如果均阴性，不能排除有原粒细胞存在的可能性。

2．α-NAE 在各种细胞中均有不同程度的阳性反应，但在单核系细胞的阳性可被 NaF 抑制，在粒细胞系统的阳性反应不能被 NaF 抑制，借此辅助鉴别急性白血病细胞类型。

3．α-NBE 对单核系细胞的特异性较 α-NAE 高，分化好的各期单核细胞均呈阳性，而且阳性反应能被 NaF 抑制。

三、糖原染色

糖原染色又称过碘酸 - 希夫反应（periodic acid-Schiff reaction，PAS）。过碘酸能将血细胞胞质中的糖类物质，如糖原、黏多糖、黏蛋白和糖蛋白等氧化，生成醛基。醛基与 Schiff 液中的无色品红结合，形成紫红色化合物，定位于胞质内。胞质中出现红色者为阳性反应。阳性反应物可呈颗粒状、小块状或弥漫均匀红色。PAS 的阳性程度通常以强阳性、阳性、弱阳性和阴性来表示。

【标本采集】

新鲜骨髓或血涂片。

【参考区间】

粒系细胞：原粒及早幼粒细胞 PAS 多呈阴性，自中幼粒细胞阶段，细胞越成熟，PAS 阳性越强。巨核系细胞和血小板呈 PAS 强阳性。巨核细胞的阳性反应程度随细胞的发育成熟而增强，成熟巨核细胞多呈强阳性反应。淋巴细胞、单核细胞 PAS 可呈弱阳性。幼红细胞和红细胞 PAS 均为阴性。

【临床意义】

1．急性淋巴细胞白血病、淋巴瘤细胞白血病时白血病细胞 PAS 可呈强阳性，其阳性物质常呈粗大颗粒状或大块状。急性粒细胞白血病的原始细胞的 PAS 多为阴性；急性单核细胞白血病细胞可呈弥漫性、细颗粒状，PAS 弱阳性。因此，PAS 对三种急性白血病类型的鉴别有一定参考价值。

2．成熟淋巴细胞肿瘤与淋巴细胞良性增多症的鉴别 慢性淋巴细胞白血病或淋巴瘤细胞白血病时，淋巴细胞显著增多，PAS 多呈阳性，而且阳性颗粒较粗大、数量较多。传染性单核细胞增多症、传染性淋巴细胞增多症及其他病毒感染时，淋巴细胞虽增多，但 PAS 呈阴性或弱阳性，而且阳性颗粒细小、稀少。

3．幼红细胞增生性疾病的鉴别 ①急性红血病、红白血病等红系细胞恶性增生性疾病，幼红细胞的 PAS 显著增强，阳性反应物质呈粗大颗粒或块状。骨髓增生异常综合征（MDS）患者幼红细胞 PAS 可呈阳性。②幼红细胞良性增生，如巨幼细胞贫血、溶血性贫血等，幼红细胞的 PAS 多为阴性。

4．某些细胞类型的鉴别 ①巨核细胞 PAS 染色呈阳性反应，有助于识别不典型巨核细胞，如急性巨核细胞白血病（M7）和 MDS 中的小巨核细胞；②戈谢（Gaucher）细胞 PAS 染色呈强阳性反应，有助于与尼曼 - 皮克（Niemann-Pick）细胞鉴别。

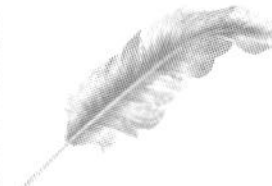

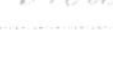

【应用评价】

PAS染色阳性并不能肯定是糖原，只有同时将细胞经唾液消化后PAS呈阴性时，才能确定PAS染色阳性物质是糖原。急性淋巴细胞白血病、淋巴瘤的原淋巴细胞的PAS可呈阳性反应，但阴性时不能除外，应结合其他检查结果综合分析。PAS阳性染色产物的形态具有鉴别诊断价值，如急性淋巴细胞白血病时，原始淋巴细胞及幼稚淋巴细胞的阳性呈粗颗粒状或块状；而急性单核细胞白血病时，原始细胞阳性呈细颗粒状或弥散分布。

四、铁染色

人体内的铁有一定量以铁蛋白和含铁血黄素的形式贮存在骨髓中的单核巨噬细胞胞质内，称为细胞外铁；幼红细胞的线粒体中也含有含铁血黄素，存在于幼红细胞内的铁，称为细胞内铁。这些铁在酸化的低铁氰化钾溶液中反应，生成蓝色的铁氰化铁沉淀（普鲁士蓝），定位于铁的部位，故此染色法又称为普鲁士蓝反应。

1．细胞外铁 观察骨髓小粒中贮存在单核巨噬细胞系统内的铁（在幼红细胞之外的铁）阳性反应为骨髓小粒上见到呈浅蓝绿色均匀的无形物质，或呈蓝色或深蓝色的小珠状、粗颗粒状或蓝黑色的小块物质，按阳性反应的强度分为5级。

“-”：骨髓小粒无蓝色显现（提示骨髓贮存铁缺乏）。

“+”：有少量铁颗粒，或偶见少量铁小珠。

“++”：有较多的铁颗粒和铁小珠。

“+++”：有很多铁颗粒、小珠和少数蓝黑色小块。

“++++”：有极多的铁颗粒和小珠，并有很多密集成堆的小块。

2．细胞内铁 为幼红细胞内的铁。正常幼红细胞（主要是晚幼红细胞）的细胞核周围可见到1～5个呈蓝色的细小铁颗粒。含有铁颗粒的幼红细胞称为铁粒幼红细胞。根据细胞内铁颗粒的多少，铁粒幼红细胞分为Ⅰ型（1～2颗铁粒）、Ⅱ型（3～5颗铁粒）、Ⅲ型（6～10颗铁粒）、Ⅳ型（10颗以上铁粒）。如含粗大深染的铁颗粒在5个以上，并环绕细胞核排列超过核周径1/3以上者，称为环形铁粒幼红细胞。

【标本采集】

新鲜骨髓涂片，先进行瑞氏染色或用甲醇固定后再行铁染色。

【参考区间】

细胞外铁：(+)～(++)，约2/3人为（++），约1/3人为（+）。细胞内铁：阳性率为12%～44%，以Ⅰ型为主，少数为Ⅱ型。无环形铁粒幼红细胞。

【临床意义】

1．鉴别缺铁性贫血与非缺铁性贫血 缺铁性贫血时，早期骨髓中贮存铁就已耗尽，骨髓细胞外铁减少甚至消失，铁粒幼红细胞减少；而非缺铁性贫血如巨幼细胞贫血、溶血性贫血、再生障碍性贫血等时，细胞外铁和铁粒幼红细胞正常或增高。感染性贫血时，细胞外铁正常或增高，但铁粒幼红细胞减少，提示存在铁利用障碍。

2．诊断铁粒幼细胞性贫血 铁粒幼细胞性贫血时，因血红素（heme）合成障碍，铁利用不良，细胞外铁显著增高，骨髓中出现环形铁粒幼红细胞，常占幼红细胞的15%以上，可作为诊断铁粒幼细胞性贫血的重要依据。

3．骨髓增生异常综合征（MDS） 难治性贫血伴环形铁粒幼红细胞增多（RAS）患者，铁粒幼红细胞明显增多，并且环形铁粒幼红细胞增多达幼红细胞的15%以上，铁粒红细胞也显著增多。

【应用评价】

骨髓铁染色被认为是反映机体储存铁的“金标准”，与血清铁蛋白相比，不受感染等因素的影响。在铁代谢测定结果不能肯定铁代谢异常疾病诊断时，有必要进行骨髓铁染色检查。特别是诊断铁粒幼细胞性贫血和 MDS 时，骨髓铁染色有诊断意义。

五、中性粒细胞碱性磷酸酶染色

白细胞的碱性磷酸酶（alkaline phosphatase，ALP）主要存在于成熟的中性粒细胞胞质中，其他血细胞均呈阴性反应。当细菌感染时，其酶活性增强。在一些血液系统疾病，中性粒细胞碱性磷酸酶（neutrophil alkaline phosphatase，NAP）活性常出现异常变化，故 NAP 染色具有独特的临床应用价值。阳性反应为胞质中出现灰色到棕黑色颗粒，反应强度分为 5 级，即“–”“+”“++”“+++”“++++”。反应结果以阳性反应细胞百分率和积分值来表示。

血涂片染色后，在油浸镜下，观察 100 个成熟中性粒细胞，阳性反应细胞所占百分率即为阳性率；对所有阳性反应细胞逐个按反应强度分级，将各级所占的百分率乘以级数，然后相加，即为积分值。

【标本采集】

新鲜骨髓或血涂片。

【参考区间】

NAP 阳性率 10% ～ 40%，积分值 7 ～ 51。

【临床意义】

NAP 活性可因年龄、性别、应激状态、月经周期、妊娠及分娩等因素有一定的生理性变化。在病理情况下，NAP 活性的变化常有助于某些疾病的诊断和鉴别诊断。

1. 感染性疾病　急性化脓菌感染时 NAP 活性明显增高，急性感染比慢性感染增高明显；病毒性感染时其活性在正常范围或略减低。

2. 慢性粒细胞白血病　NAP 活性明显减低，积分值常为 0。类白血病反应的 NAP 活性极度增高，故可作为与慢性粒细胞白血病鉴别的一个重要指标。

3. 急性粒细胞白血病　NAP 积分值减低；急性淋巴细胞白血病的 NAP 积分值多增高；急性单核细胞白血病时一般正常或减低。

4. 再生障碍性贫血　NAP 活性增高，阵发性睡眠性血红蛋白尿时活性减低，因此也可作为两者鉴别的参考。

5. 其他血液病　恶性淋巴瘤、慢性淋巴细胞白血病、骨髓增殖性疾病如真性红细胞增多症、原发性血小板增多症、骨髓纤维化等 NAP 活性中度增高，恶性组织细胞病时 NAP 活性降低。

【应用评价】

血涂片或骨髓涂片应尽快固定，避免 NAP 活性丧失而导致假阴性。不同方法、不同实验条件的参考区间有差别，应建立本室的参考区间。实验中应同时设立对照，避免假阴性。

几种常见类型急性白血病的细胞化学染色结果见表 46-2。

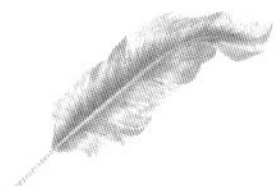

表 46-2 几种常见急性白血病的细胞化学染色结果

	急淋	急粒	急单	红白血病
MPO	—	+ ~ +++	—~ +	视合并的白细胞类型而定
NAS-DCE	—	++ ~ +++	—~ +	同上
α-NAE		—~ ++	++ ~ +++	同上
α-NAE+NaF		不被 NaF 抑制		同上
NAP	增加	减少		+++
PAS	+，粗颗粒状或块状	—或 +，弥漫性淡红色	—或 +，弥漫性淡红色或细颗粒状	

（马新华）

第四节 骨髓与血细胞免疫表型分析

骨髓和血细胞在分化、发育与成熟过程中，细胞膜、细胞质和细胞核上的免疫标志物会出现规律性的变化，使其适应各种细胞的功能需要。骨髓和血细胞的免疫标志物出现异常表达，如过度表达、不规则表达、缺失或表达新抗原，可能与骨髓、血细胞的功能缺陷、降低或亢进，甚至发生肿瘤性改变有关。

骨髓或血液细胞的免疫表型（immunophenotypes）分析主要用单克隆抗体作分子探针，特异地识别骨髓与血细胞膜表面、细胞质或细胞核免疫标志物，经免疫酶法、免疫荧光显微镜法或流式细胞术（flow cytometry，FCM）分析骨髓或血液细胞的免疫表型在临床较为常用，具有准确、快速、客观、重复性好、特异性强等特点，提高了血液系统疾病诊断的准确性。

【标本采集】

一般用 EDTA-K_2 或肝素抗凝的血液或骨髓液。血小板分析时用枸橼酸钠抗凝血。

【参考区间】

根据分析目的不同，参考区间不同，参见相关资料。

【临床意义】

1．急性白血病 免疫表型分析是形态学与细胞化学分型基础上的补充和深化，可将白血病进一步分为不同系列和分化阶段，如 T 淋巴细胞型、B 淋巴细胞型、微小分化型髓系细胞白血病和混合表型急性白血病等类型（详见本章第十一节），识别生物学和预后相关的白血病亚型并达到诊断与治疗标准化；检测白血病细胞表达的某些与细胞黏附、增殖、分化、凋亡、耐药等相关的蛋白成分；微小残留白血病（minimal residual diseases，MRD）监测；各种治疗过程免疫功能监测、治疗靶点筛查、免疫微环境监测和技术改进也都成为 FCM 的应用延伸领域。

2．成熟淋巴细胞肿瘤 淋巴瘤诊断及亚型区分中，很大程度依靠免疫表型。组织病理学、形态学、免疫表型和遗传标志检查对诊断都很重要，但 FCM 的多色和设门技术弥补了血液标本中小细胞、比例极低、细胞数量极少（如脑脊液）、非局灶性存在的肿瘤细胞、两个及以上克隆的肿瘤细胞等情况下传统组化方法的不足。特别是在慢性淋巴细胞白血病 / 小淋巴细胞淋巴瘤、毛细胞白血病、浆细胞肿瘤、T 大颗粒淋巴细胞白血病、NK 细胞 - 慢性淋巴增殖性疾病等的诊断中，免疫表型分析起着关键作用（详见本章第十一节），包括对成熟淋巴细胞肿瘤的分类和 T 或 B 细胞肿瘤的来源，微小残留白血病的检测等。通过免疫表型分析 T 细胞受体（T cell receptor，TCR），十分容易鉴别成熟 T 淋巴细胞肿瘤与反应性淋巴细胞增多症（如传染性单核细胞增多症、巨细胞病毒感染等）。

3．浆细胞疾病　临床上通过多参数流式细胞术（MFC）检测浆细胞抗原表达谱识别抗原异常表达和确定浆细胞克隆性，常用于多发性骨髓瘤的MRD的检测。

4．细胞免疫功能　成熟淋巴细胞免疫表型分析机体免疫细胞亚群比例及其绝对计数对判断机体的免疫功能和诊断T、B细胞缺乏症等有重要意义。

5．红细胞疾病　对红细胞和粒/单核细胞进行CD59和荧光标记的嗜水气单胞菌溶素变异体（Flaer）检测是目前PNH克隆检测的最可靠的方法，检测灵敏度可以达到1%。通过流式细胞术对伊红-5′-马来酰亚胺（eosin-5′-maleimide，EMA）标记的红细胞平均荧光强度进行检测，已成为诊断遗传性球形红细胞增多症的新手段，具有很好的敏感度和特异性。

6．造血干细胞移植　$CD34^+$细胞计数用于检测造血干细胞含量；中性粒细胞CD64表达和单核细胞HLA-DR表达用于感染的预测和鉴别诊断；免疫细胞亚群检测用于病毒感染、移植物抗宿主病的鉴别诊断以及移植后免疫重建的监测等。

7．血小板病的诊断　用MFC可精确计数血小板数量，尤其是对血小板严重减少时的计数比常规的血细胞分析仪更为准确。血小板功能缺陷病、血小板活化水平增高均可通过血小板的免疫表型分析提供客观的诊断与鉴别依据。流式细胞术在出凝血疾病诊断中的应用包括：网织血小板检测、血小板膜表面糖蛋白检测、血小板自身抗体的检测等，为血小板减少疾病、心脑血管性疾病、血小板功能缺陷类疾病以及免疫性血小板减少性紫癜的诊断及鉴别诊断、疗效判断等提供重要依据。

8．嵌合抗原受体（CAR）-T细胞免疫治疗　FCM在CAR-T细胞免疫治疗相关检验的每一个步骤中都起到非常重要的作用，包括靶点筛查、CAR-T细胞产品成分鉴定、毒性预估、MRD检测、免疫功能评价、免疫微环境研究等。

【应用评价】

采用免疫酶法或免疫荧光显微镜法虽可进行免疫表型分析，但只能做单或双参数检测，易受其他抗原和细胞的干扰，现已较少用于骨髓或血细胞的免疫表型分析。在一些实验室尚无流式细胞仪，或难以获得足够骨髓细胞时，也可以通过粗针病理活检免疫组化确认表型。MFC是免疫表型分析的最佳方法，特别是2组8色抗体组合的二代流式细胞术（NGF）检测MRD对判断疗效、指导治疗及判断预后具有重要意义。但MFC标准化和规范操作仍是目前没有很好解决的问题。

（王相华）

第五节　骨髓与血细胞分子遗传学分析

自1970年显带技术高速发展以来，大量的肿瘤相关遗传学异常被发现。血液实验室的常规遗传学方法包括核型分析和荧光原位杂交（fluorescence *in situ* hybridization，FISH）。核型分析的R带染色对染色体末端的改变比较敏感，而G带染色则容易发现染色体中间部分的变异。FISH则具有更高的敏感度，但检查目标数比较有限。骨髓与血细胞遗传学分析已经成为血液系统疾病及其相关疾病诊断和预后评估的重要手段。

【标本采集】

一般用肝素抗凝的新鲜血液或骨髓液进行细胞培养进行核型分析和FISH检测。淋巴结和骨髓等活检标本经甲醛溶液固定后的石蜡切片可进行FISH检测。

【参考区间】

根据分析目的不同，参考区间不同，参见相关资料。

Note

【临床意义】

1．急性白血病 是一组在临床及遗传学上均有异质性的疾病，在诊断分型方面明确提出以遗传学为依据的伴随 t（8；21）、t（15；17）、inv（16）/t（16；16）等典型（或重现性）染色体异常的急性髓系白血病（AML）亚型以及伴随 t（12；21）、t（1；19）、11q23 相关易位、t（9；22）等遗传学改变的急性淋巴细胞白血病亚型。当患者外周血和（或）骨髓中原始细胞≥ 10% 而＜ 20% 时，如伴有染色体异常，如 t（8；21）（q22；q22.1）、inv（16）（p13.1；q22）、t（16；16）（p13.1；q22）、t（15；17）（q22；q12），也可诊断为急性髓系白血病。在预后判断方面，不同的遗传学异常可以将急性髓系白血病和急性淋巴细胞白血病进行不同的预后分层。

2．骨髓增生异常综合征（MDS） 常规染色体核型分析是所有疑似患者必做的检查项目之一。核型分析必须有可供分析的 20 个核分裂象才能作出判断，如不能获得足够核分裂象，FISH 检测（应包括 5q31、CEP7、7q31、CEP8、20q、CEPY 和 p53 等探针）是常规核型分析的必要补充。特定的细胞遗传学异常可预测 MDS 患者的生存情况以及是否会进展为 AML。MDS 预后评分系统已纳入特定染色体异常。

3．淋巴瘤 伯基特淋巴瘤的主要遗传学改变是应用 FISH 分离探针检查的 *MYC* 基因，它是重要的诊断和预后指标；套细胞淋巴瘤的主要遗传学改变 *CCND1-IGH* 融合基因，而且 FISH 的检出率要高于 PCR；滤泡淋巴瘤的细胞遗传学标志是 *IGH-BCL2* 融合基因，其发生率达 80% ～ 90%；黏膜相关淋巴组织淋巴瘤中常见的遗传学改变包括 3、7、12、18 号染色体三体以及黏膜相关淋巴组织淋巴瘤相对特异的 t（1；14）、t（14；18）、t（11；18）；间变大细胞淋巴瘤的遗传学异常主要是 *NPM-ALK* 及 *TPM3-ALK* 融合基因等。而对于诊断双打击淋巴瘤，*MYC* 和 *Bcl-2* 的 FISH 检测更为重要。关于预后意义的研究方面，慢性淋巴细胞白血病预后相关的遗传学异常包括 13q14 缺失（预后较好）、12 号染色体三体（预后中等）、17p（TP53）缺失和 11q22-23（ATM）缺失（预后差）等。

4．多发性骨髓瘤 分裂中期细胞遗传学评估敏感性不如 FISH，首选方法是取骨髓浆细胞行进间 FISH，或胞浆轻链免疫荧光结合免疫荧光原位杂交（c-Ig FISH）。诊断初期推荐应用 FISH 检测 del（13）（q14）、del（17）（p53 缺失）、t（4；14）、t（11；14）、t（14；16）、1q21 扩增。不同的遗传学异常可以将多发性骨髓瘤进行不同的预后分层并指导治疗。

5．骨髓衰竭性疾病 诊断再生障碍性贫血、范科尼贫血（Fanconi anemia，FA）及先天性角化不良症等疾病时，除基因突变检测外，染色体断裂试验可为 FA 的诊断及鉴别诊断提供有力的证据。

【应用评价】

遗传学异常在白血病分类中的意义越来越得到重视，世界卫生组织（WHO）对造血与淋巴组织肿瘤的诊断、分类及预后分层很大程度上依据遗传学和分子生物学的发现。遗传学异常不但参与了白血病的发生，而且是白血病重要的预后因素，是危险度分层的重要依据。目前已有数种具有典型（或重现性）遗传学或分子生物学异常的急性白血病被列为独立的类型，其他具有独特遗传学异常的白血病的临床特征尚待研究。FISH 技术在血液肿瘤的诊断和预后跟踪方面的应用也越来越广泛，对于移植后复发的监测以及微小残留病灶的监测，均达到 1/500 的量化程度。同时，对于染色体质量不佳的骨髓标本，FISH 可以通过探针标记分裂间期和非间期的所有有核细胞，对特定的遗传学异常进行检测。为了弥补 FISH 在全基因组检测上的不足，在间期 FISH 的基础上逐步演变出多种新技术，如彩色涂染 FISH、多色 FISH、比较基因组杂交（CGH）以及在此基础上发展的微阵列 - 比较基因组杂交（Array-CGH）等基因芯片技术。

（王相华）

第六节　骨髓与血细胞分子生物学分析

尽管血液疾病特别是血液肿瘤性疾病的发病机制未明，但大部分白血病和淋巴瘤存在某些染色体易位或突变，会产生新的相关基因和蛋白。分子诊断已经广泛应用于肿瘤和遗传性疾病等相关领域，尤其在严重危害人类健康的恶性血液病领域取得了长足进步。血液病是分子生物学渗透最深入、应用最早和最广泛的疾病，血液病中分子生物学检测技术主要包括 PCR 技术、测序技术和基因芯片等，在血液病的诊断分型、疗效评估、微小残留病的监测、预后判断及个体化治疗等多方面均发挥了重要作用。

【标本采集】

EDTA-K_3 或枸橼酸钠抗凝的骨髓细胞、外周血细胞及淋巴瘤和 MM 患者分选后的细胞悬液。

【参考区间】

根据分析目的不同，参考区间不同，参见相关资料。

【临床意义】

1．白血病　典型的基因突变如融合基因 *RUNX1-RUNX1T1*、*PML-RARA*、*CBFB-MYH11*、*MLL-AF9*、*ETV6-RUNX1*、*BCR-ABL1* 及 *NPM1*、*FLT3*、*CEBPA*、*c-KIT* 等相关基因的突变检测对于定义急性白血病独特类型具有重大意义，也有助于预后判断。*ASXL1*、*BCOR*、*EZH2*、*RUNX1*、*SF3B1*、*SRSF2*、*STAG2*、*U2AF1* 或 *ZRSR2* 基因突变是伴 MDS 相关基因的 AML 的诊断依据。

2．骨髓增生异常综合征　越来越多的基因被发现参与 MDS 的发生及演变，它们对疾病诊断和预后判断具有重要的指导意义，其中包含两类重要的基因：①表观遗传调节子基因，如 *TET2*、*ASXL1*、*DNMT3A*、*EZH2* 等；②剪接体复合物蛋白编码基因，如 *SF3B1*、*SRSF2*、*U2AF1* 等。*TET2* 是目前突变率较高的基因，突变率为 12% ~ 27%。有研究表明 *TET2* 突变可预测去甲基化药物的疗效。*SF3B1* 突变见于 8% ~ 20% 的患者，且在难治性贫血伴有环形铁粒幼红细胞患者中突变率高达 84.8%，是该病的主要致病基因，伴有该突变的患者预后较好。

3．骨髓增殖性肿瘤　慢性粒细胞白血病的特征性的分子标志为 *BCR-ABL1* 融合基因，可以通过实时定量 PCR 法进行定期监测，来准确评估患者的疗效及预后。对于未达到预期疗效的患者，应进行 *BCR-ABL1* 融合基因激酶区突变分析，如 *T315I* 突变患者对第一代和第二代酪氨酸激酶抑制剂治疗均无效时，应选择第三代酪氨酸激酶抑制剂或行异基因造血干细胞移植治疗以防止疾病进展至急变期。目前联合检测 *JAK2*、*MPL*、*CALR*、*CSF3R* 基因突变，在骨髓增殖性肿瘤患者中的阳性率可达 90% 以上，从而使其诊断在形态学的基础上，增加了更加客观的分子诊断指标。

4．淋巴增殖性肿瘤　对疾病诊治和预后判断有一定指导意义。淋巴瘤检测 *IgH/TCR* 受体基因重排，是判断其克隆性的指标之一；慢性淋巴细胞白血病检测 *IgHV* 突变、*TP53* 突变；多发性骨髓瘤检测 *IgH*、*K*、*λ* 基因克隆性重排。淋巴浆细胞淋巴瘤 / 华氏巨球蛋白血症检测 *MYD88L265P* 位点突变；毛细胞白血病检测 *BRAFV600E* 突变及 *MAP2K1* 突变对于疾病的诊断具有重要意义。

5．骨髓衰竭性疾病　诊断再生障碍性贫血、范科尼贫血、先天性角化不良症（DC）、Diamond-Blackfan 贫血、Shwachmann-Diamond 综合征等疾病时，基因突变检测可为 FA 的诊断及鉴别诊断提供有力的证据，目前已经鉴定出 15 种 FA 基因亚型，其中以 *FANCA*、*FANCC* 及 *FANCG* 的突变比例最高。*DKC1*、*TERC*、*TERT*、*NOP10*、*NHP2*、*TINF2*、*TCAB1* 等的突变与 DC 的发病相关。

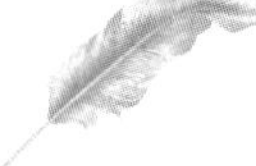

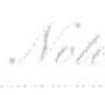

6. 造血干细胞移植 移植前的HLA配型、移植后的嵌合体的检测以及监测移植后微小残留病，都需要测序技术或PCR等技术来完成。此外，移植后感染严重影响患者的治疗效果，EBV及巨细胞病毒等是移植后最常见的感染病毒，及时检测病毒的核酸定量可有效减少并发症的发生。

7. 出凝血疾病 诊断血友病、先天性凝血因子缺乏、血管性血友病及血栓性疾病（如蛋白S缺乏症、蛋白C缺乏症等）等时，基因突变检测可为诊断及鉴别诊断提供有力的证据。

【应用评价】

分子生物学诊断技术已广泛应用于血液系统疾病的诊断分型、疗效评估、预后判断及个体化治疗的各个领域。基因芯片和二代测序技术已经开始进入临床实验室。由于技术的复杂性、高通量以及对生物信息学的依赖性，这两类技术还没有作为常规检查普及。其技术平台中包括诸多实验手段，如定性和定量PCR、基因扫描、基因芯片及基因测序等方法，而且结果易受标本采集、标本保存、核酸提取、PCR扩增、试剂和仪器质量等许多因素的影响。因此，完善和规范血液病分子生物学诊断技术的各个环节成为正确解读结果的重要保障。

（王相华）

第七节 常用铁代谢试验

铁是人体内含量最多的微量元素，是合成血红蛋白必备的元素，健康成年人体内的铁含量平均为3 ~ 5 g，60% ~ 70%存在于血红蛋白中，20% ~ 30%以贮存铁的形式存在，主要以铁蛋白和含铁血黄素形式贮存于肝、脾、骨髓的单核巨噬细胞中，约5%分布于肌红蛋白、各种酶和血浆运输状态中。当机体铁的摄入不足、需求增多或铁的代谢障碍、丢失过多导致铁消耗量大于供给量或铁代谢异常时，均可导致铁缺乏或铁利用障碍性贫血。缺铁是一个渐进的发展过程，最早是体内贮存铁耗尽，称为隐性缺铁期；继之，红细胞内发生缺铁，称为缺铁性红细胞生成期；最后发生缺铁性贫血（iron deficiency anemia，IDA）。铁代谢检验有助于了解机体的铁代谢状况，还用于铁缺乏或铁代谢障碍性贫血、铁负荷过多等疾病的诊断与治疗。

一、血象和骨髓象检查

机体缺铁时血象呈典型的小细胞低色素性贫血特点，骨髓象以晚幼红细胞增生最为显著，细胞内外铁减少或者缺失。

二、血清铁和血清总铁结合力测定

血清铁（serum iron，SI），即与转铁蛋白结合的铁，其含量不仅取决于血清中铁的含量，还受转铁蛋白的影响。正常情况下，血清铁仅与1/3的转铁蛋白结合，血清中未被铁结合的转铁蛋白在体外可与加入的铁完全结合而呈饱和状态，这种最大的铁结合量，称为总铁结合力（total iron binding capacity，TIBC），它反映了血清中游离转铁蛋白的含量。

【标本采集】

新鲜、无溶血的血清。

【参考区间】

成年人血清铁（SI）：男性 11.0 ～ 30.0 μmol/L，女性 9.0 ～ 27.0 μmol/L；血清总铁结合力（TIBC）：男性 50 ～ 77 μmol/L，女性 54 ～ 77 μmol/L。

【临床意义】

1．SI 增高和减低　发生原因和机制见表 46-3。

2．TIBC 增高　①生理性增高：女青年和妊娠期妇女增高；②转铁蛋白合成增加：如缺铁性贫血、红细胞增多症、妊娠后期；③转铁蛋白释放增加：急性肝炎、亚急性重型肝炎等。

3．TIBC 减低　①生理性减低：新生儿减低，2 岁以后与成人相同；②转铁蛋白合成减少：肝硬化、慢性肝损伤等；③转铁蛋白丢失：肾病综合征；④其他：肝病、慢性炎症、消化性溃疡等。

表 46-3　血清铁增高和减低的发生原因和机制

增高或减低	机制	原因
血清铁增高	利用障碍	铁粒幼细胞性贫血、再生障碍性贫血、铅中毒等
	释放增多	溶血性贫血、急性肝炎、慢性活动性肝炎等
	铁蛋白增多	白血病、含铁血黄素沉着症、反复输血等
	铁摄入过多	铁剂治疗过量
血清铁减低	铁缺乏	缺铁性贫血
	慢性失血	月经过多、消化性溃疡、恶性肿瘤、慢性炎症
	摄入不足	长期缺铁饮食、生长发育期儿童、妊娠期和哺乳期女性

【应用评价】

1．血清铁测定的干扰因素　①溶血标本可导致血清铁假性增高；②分离血清应在标本采集后 2 h 内；③最好不用玻璃容器采集血液，用塑料容器一般不会有铁污染；④ EDTA 抗凝血浆不适于测定血清铁，但原子吸收分光光度计法除外，其他抗凝剂无干扰。

2．血清铁的变异　健康人一天中血清铁浓度变异大于 12.9%，日间变异可达 26.6%。如果每天在同一时间采血，一般峰值在下午 2：00。此外，血清铁浓度有饮食依赖性，饮食 10 min 后即可发生变化。

三、血清转铁蛋白和转铁蛋白饱和度检测

转铁蛋白（transferrin，Tf）是血浆中一种能与 Fe^{3+} 结合的球蛋白，主要起转运铁的作用。体内仅有 1/3 的 Tf 呈铁饱和状态。每分子 Tf 可与 2 个 Fe^{3+} 结合并将铁转运到骨髓和其他需铁的组织。Tf 主要在肝中合成，所以 Tf 也可作为判断肝合成功能的指标。另外，Tf 也是一种急性时相反应蛋白。血清转铁蛋白饱和度（transferrin saturation，TS）简称铁饱和度，可以反映达到饱和铁结合力的 Tf 所结合的铁量，临床上常以血清铁与总铁结合力的百分比值表示。

【参考区间】

Tf：28.6 ～ 51.9 μmol/L。血清转铁蛋白饱和度（TS）：20% ～ 50%。

【临床意义】

1．转铁蛋白　Tf 增高常见于妊娠期、应用口服避孕药、慢性失血及铁缺乏，特别是缺铁性贫血。Tf 减低常见于：①铁粒幼细胞性贫血、再生障碍性贫血。②营养不良、重度烧伤、

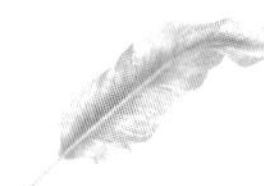

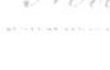

肾衰竭。③遗传性转铁蛋白缺乏症。④急性肝炎、慢性肝损伤及肝硬化等。

2．转铁蛋白饱和度 TS 增高常见于：①铁利用障碍：如再生障碍性贫血、铁粒幼细胞性贫血。②血色病（hemochromatosis）：TS 大于 70% 为诊断血色病的可靠指标。TS 减低常见于缺铁或缺铁性贫血。TS 小于 15% 并结合病史即可诊断缺铁或缺铁性贫血，其准确性仅次于铁蛋白，但较 TIBC 和血清铁灵敏。另外，TS 减低也可见于慢性感染性贫血。

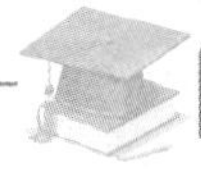

知识拓展

血色病

血色病是一种常染色体隐性遗传性铁代谢性疾病，是由于体内铁的吸收、储存量过多，过多的铁在体内积聚并损伤器官。铁可以积聚在肝、胰、心脏、肾、脾、皮肤等组织，导致组织细胞损害、纤维组织增生及脏器功能损害，临床上表现为慢性疲劳、皮肤色素沉着、肝疾病、糖尿病、心脏扩大、心律失常、心力衰竭、不孕等。

血色病是遗传性疾病。它可能因几种不同的基因突变引起。最常见的突变是 1 型血色病，与稳态铁调节剂（HFE）基因突变有关。血色病患者铁蛋白水平和转铁蛋白中铁的百分比均较高，通过血液检查会查明需要基因检测的患者，而通过基因检测可以确诊。

静脉切开术（放血）是最佳治疗。它可以防止其他器官损伤，但不会逆转现有的损伤。如果患有糖尿病、心力衰竭、勃起功能障碍或其他并发症，则应进行治疗。

【应用评价】

1．病理因素的影响 ①急性时相反应（acute phase response）时，血清铁浓度减低，转铁蛋白合成受抑制；②肝细胞性黄疸时，转铁蛋白从肝细胞中释放入血增加；③妊娠期间，转铁蛋白合成增加。

2．血清铁浓度不能准确反映体内铁缺乏状况，主要用于计算转铁蛋白饱和度。转铁蛋白饱和度减低对铁缺乏具有诊断意义。血清铁和转铁蛋白饱和度增高对铁负荷过大有诊断意义。

四、血清铁蛋白检测

铁蛋白（serum ferritin，SF）是去铁蛋白（apoferritin）和铁核心 Fe^{3+} 形成的复合物。SF 是铁的贮存形式，其含量变化可作为判断是否缺铁或铁负荷过量的指标。肝是合成铁蛋白的主要场所。铁蛋白存在于机体所有的细胞内，血清 / 浆中含有微量铁蛋白，与体内铁的贮存量相关，故检测血清铁蛋白含量有助于铁代谢性疾病的诊断，可作为判断机体是否缺铁或铁负荷过大的重要指标。

【标本采集】

血清或血浆。

【参考区间】

男性：15 ~ 200 μg/L。女性：12 ~ 150 μg/L。

【临床意义】

1．SF 增高 ①体内贮存铁增加：原发性血色病、继发性铁负荷过大。②铁蛋白合成增加：炎症、肿瘤、白血病、甲状腺功能亢进症等。③贫血：溶血性贫血、再生障碍性贫血、恶性贫血（pernicious anemia）。④组织释放增加：重型肝炎、慢性肝病等。

2．SF 减低　SF 减低常见于缺铁性贫血、大量失血、长期腹泻、营养不良等。若 SF 低于 15 μg/L，即可诊断铁缺乏。SF 也可以作为营养不良的流行病学调查指标。如果 SF 大于 100 μg/L，即可排除缺铁。

【应用评价】

1．血清铁蛋白测定的适应证　①缺铁性贫血。②贮存铁缺乏。③长时间口服铁治疗的监测。④贫血的鉴别诊断。⑤缺铁易发人群（孕妇、献血者、幼儿和血液透析患者）的监测。⑥铁负荷过度。⑦长时间铁转移治疗的监测。

2．溶血对结果的影响　轻度的血管内溶血或血管外溶血对结果影响不大，但严重溶血可使结果偏高，红细胞完全溶血可增高约 60%。

3．参考区间受年龄的影响较大，不同方法也有影响，应使用本实验室建立的参考区间。

4．血清铁蛋白的影响因素较多，判断是否缺铁应密切结合临床。

五、血清可溶性转铁蛋白受体

正常人 80% 以上的转铁蛋白受体（transferrin receptor，TfR）存在于骨髓红系有核细胞上，随着红系各阶段细胞成熟，所表达的 TfR 分子数逐渐减少，成熟红细胞上无 TfR。血清中转铁蛋白与细胞膜的 TfR 结合并转运铁至细胞内。血清可溶性转铁蛋白受体（soluble transferring receptor，sTfR）是存在于血浆或血清中组织受体的游离形式，是细胞膜上转铁蛋白受体的一个片段，血清中的 sTfR 浓度与总的转铁蛋白受体浓度有很好的相关性，反映了机体对铁的需求。

【标本采集】

血清或血浆。

【参考区间】

血清 sTfR 1.7 ~ 8.1 mg/L（酶免疫浊度分析）。

【临床意义】

1．sTfR 增高　常见于缺铁性贫血早期和红系造血增生时，可用于缺铁性贫血的诊断和鉴别诊断。慢性病贫血时，机体可利用铁缺乏，但总铁并不减低或增加，SF 正常或增高，sTfR 增高。缺铁性贫血时，机体可利用铁及贮存铁绝对缺乏，SF 减低，血清 sTfR 增高 2 ~ 3 倍。红系增生性疾病珠蛋白生成障碍性贫血、自身免疫性溶血性贫血、遗传性球形细胞增多症等，血清 sTfR 增高。

2．sTfR 降低　可见于再生障碍性贫血、肾衰竭等。

（黄　涛）

第八节　叶酸与维生素 B_{12} 代谢试验

叶酸（folic acid，FA）与维生素 B_{12}（vitamin B_{12}，Vit B_{12}）是合成 DNA 重要的辅酶，参与核酸代谢过程。体内的叶酸主要为甲基叶酸，必须依赖维生素 B_{12} 才能转化为叶酸，缺乏叶酸和维生素 B_{12} 时，脱氧尿嘧啶核苷酸（dUTP）不能转化为脱氧胸腺嘧啶核苷酸（dTTP），导致细胞核酸代谢障碍，骨髓幼红细胞 DNA 合成受阻，细胞增殖速度明显减慢，S 期及 G_1 期相对延长，幼红细胞因分裂障碍而胞体增大，核染色质疏松，形成巨幼红细胞，出现巨幼细胞贫

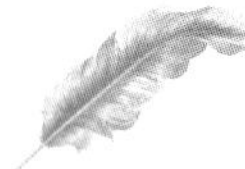

血。此外，也可累及其他系统细胞，如粒系、巨核系细胞也可呈巨幼变。叶酸缺乏还会引起新生儿神经管缺陷、脊柱关键部位发育受损，导致脊柱裂、无脑儿和脑脊柱裂的畸形儿。

一、叶酸

叶酸在人体的贮存量为 5 ~ 20 mg，约 1/2 贮存在肝。正常人每天需叶酸 200 ~ 400 μg，一般仅供 4 个月之用。若营养不良，叶酸来源不足，常易导致叶酸缺乏。

【标本采集】

血清。

【参考区间】

血清叶酸 5.5 ~ 23.4 nmol/L（化学发光免疫分析）。

【临床意义】

1．降低 ①摄入减少：偏食，缺乏新鲜蔬菜、肉类、禽蛋等或食物烹调不当导致叶酸大量丢失。②吸收障碍：慢性腹泻、乳糜泻、小肠切除、酗酒，某些药物，如抗癫痫药、乙醇等可抑制叶酸的吸收。③需要量增加：见于细胞代谢加快、生长迅速等，如甲状腺功能亢进、妊娠、婴幼儿、感染、恶性肿瘤等。

2．增高 见于肠盲袢综合征、恶性贫血、长期素食等。

【应用评价】

全血中 95% 的叶酸存在于红细胞内，其中叶酸的含量为血清中的 40 倍以上，故测定时应避免标本溶血。血清中叶酸水平受食物摄入的影响，故需空腹采血。而红细胞内叶酸不受摄入的影响，更能反映体内叶酸的实际水平，因此，有条件时同时测定血清叶酸与红细胞叶酸更有助于叶酸代谢状态的判断。此外，叶酸缺乏可使同型半胱氨酸转化为甲硫氨酸出现障碍，导致高同型半胱氨酸血症。

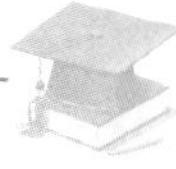

知识拓展

叶酸代谢能力基因检测

研究发现，叶酸利用能力受遗传基因影响。如果与叶酸代谢相关的基因发生变异，它们所产生的酶活性就会下降。与叶酸代谢密切相关的基因有 2 个，即 5,10- 亚甲基四氢叶酸还原酶（MTHFR）和甲硫氨酸合成酶还原酶（MTRR）。*MTHFR* 和 *MTRR* 基因变异引起相应的酶活性降低可使同型半胱氨酸转化为甲硫氨酸减少，导致低叶酸血症和高同型半胱氨酸血症。

叶酸代谢基因的差异决定了叶酸利用能力的不同，因此叶酸补充剂量应该因人而异。通过检测 *MTHFR* 基因、*MTRR* 基因及其相关位点，可以直接发现被检测者叶酸代谢方面的遗传缺陷（即叶酸的利用能力），从而根据风险高低（相关代谢酶的活性程度）建议更准确的补充剂量。

二、维生素 B_{12}

维生素 B_{12} 主要来自动物食品，成人每日需要量为 2 ~ 5 μg，人体内贮存 4 ~ 5 mg，一般情况下不会出现维生素 B_{12} 缺乏。维生素 B_{12} 吸收必须与胃壁细胞分泌的内因子结合后才能在回肠末端吸收。维生素 B_{12} 缺乏，可间接导致 DNA 合成障碍和神经髓鞘质合成障碍，进而出现伴有神经性精神异常的巨幼细胞贫血、血小板减少等。

【标本采集】

血清。

【参考区间】

血清维生素 B_{12} 172 ～ 674 pmol/L（化学发光免疫分析）。

【临床意义】

血清维生素 B_{12} 缺乏，多见于营养性巨幼细胞贫血、恶性贫血、长期胃肠功能紊乱及腹泻、长期素食、先天性选择性维生素 B_{12} 吸收不良、内因子缺乏症。大剂量维生素 C（500 mg）可影响维生素 B_{12} 的吸收和利用。血清维生素 B_{12} 含量增高见于白血病、真性红细胞增多症、某些恶性肿瘤和肝细胞损伤等。

【应用评价】

有证据表明血清维生素 B_{12} 水平不能准确反映细胞内维生素 B_{12} 浓度，临床诊断维生素 B_{12} 缺乏时常伴有血清同型半胱氨酸和甲基丙二酸增高。此外，维生素 B_{12} 检测方法不同，其参考区间差异较大。放射免疫法测定快速、精确，但存在辐射污染等问题；化学发光免疫分析法灵敏度高、特异性好、检测快速，但检测成本较高。

（黄　涛）

第九节　溶血性贫血相关检查

溶血性贫血（hemolytic anemia，HA）是指各种原因导致红细胞生存时间缩短、破坏增多，超过了骨髓红系造血代偿能力而发生的一类贫血。溶血性贫血的病因和发病机制比较复杂，临床上有多种分类方法。根据溶血发生的部位可分为两类，红细胞在血管内破坏者为血管内溶血，在血管外破坏者为血管外溶血；按病因和发病机制也可分为两类，即红细胞内在缺陷所致的溶血性贫血和红细胞外因素所致的溶血性贫血。前者多为遗传疾病，如遗传性球形红细胞增多症等，但也有后天获得性疾病如阵发性睡眠性血红蛋白尿。细胞外因素所致的溶血性贫血均为后天获得性疾病。

一、溶血性贫血的筛查检测

（一）血浆游离血红蛋白测定

【标本采集】

血浆。

【参考区间】

＜ 50 mg/L。

【临床意义】

血管内溶血时，血浆游离血红蛋白明显增高，血管外溶血时正常。自身免疫性溶血性贫血、珠蛋白生成障碍性贫血可轻度增高。

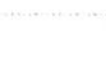

（二）血清结合珠蛋白测定

血清结合珠蛋白（haptoglobin，Hp）是血浆中一组 α_2- 糖蛋白，由肝合成，主要作用是运输血管内游离的 Hb 至肝被肝细胞清除。溶血时，由于游离血红蛋白消耗了大量的结合珠蛋白，导致血浆 Hp 减低，以血管内溶血减低更为显著。

【标本采集】

血清。

【参考区间】

0.7 ~ 1.5 g/L。

【临床意义】

各种溶血时，血清结合珠蛋白均有减低，以血管内溶血减低为显著。严重血管内溶血（血浆中游离血红蛋白超过 1.5 g/L 时）可测不出。急性溶血停止 3 ~ 4 天后，血清 Hp 水平才能恢复。肝病、传染性单核细胞增多症、先天性无结合珠蛋白血症等也可减低或消失。感染、创伤、恶性肿瘤、红斑狼疮、糖皮质激素治疗、口服避孕药、肝外阻塞性黄疸等可有结合珠蛋白增高。

（三）血浆高铁血红素白蛋白测定

严重溶血时，血浆结合珠蛋白被血红蛋白消耗殆尽，游离的 Hb 首先氧化为高铁血红蛋白，接着分解为珠蛋白和高铁血红素，高铁血红素首先结合血红蛋白，当血红蛋白被结合完全后，高铁血红素与白蛋白结合形成高铁血红素白蛋白。

血浆高铁血红素白蛋白（methem albumin）有生化法和电泳法两种检测方法。生化法的原理为高铁血红素白蛋白能与硫化铵形成铵血色原，光谱仪观察在 558 nm 处有一吸收光带。电泳法为醋酸纤维膜电泳，出现一条高铁血红素白蛋白区带。

【标本采集】

血浆。

【参考区间】

阴性。

【临床意义】

高铁血红素白蛋白阳性可以鉴别血管内溶血和血管外溶血。阳性表示严重血管内溶血。

（四）含铁血黄素尿试验（Rous 试验）

大量 Hb 通过肾小球滤过膜后，部分 Hb 被肾小管上皮细胞吸收，以铁蛋白或含铁血黄素形式沉积在上皮细胞内，当细胞脱落后随尿排出时，尿液中会出现暗黄色颗粒物，即为含铁血黄素尿。

【标本采集】

尿液。

【临床意义】

慢性血管内溶血可呈现阳性，并持续数周。常见于阵发性睡眠性血红蛋白尿，其他慢性血管内溶血也可呈阳性。在溶血初期肾小管上皮细胞尚未充分将再吸收的 Hb 转变为含铁血黄素，以及含有含铁血黄素的上皮细胞尚未衰老脱落，所以可以只出现血红蛋白尿，而没有含铁血黄素尿，Rous 试验可阴性。

（五）红细胞寿命测定

用 ^{51}Cr 标记红细胞检测红细胞半衰期。正常红细胞半衰期为 25 ~ 32 天。溶血性贫血时常小于 15 天。这是确定溶血性贫血的可靠方法，但是限于实验室条件等因素，临床应用较少。

【应用评价】

1．临床上对可疑溶血性贫血的患者，应首先进行溶血筛查实验，以明确有无溶血的存在。此外，还应进行反映红细胞代偿增生的实验室检查，包括全血细胞计数、网织红细胞计数、红细胞形态检查，必要时做骨髓细胞学检验等。

2．鉴别溶血部位。血管内溶血性贫血一般表现为高血红蛋白血症、血清结合珠蛋白减低、高铁血红素白蛋白血症、血红蛋白尿、含铁血黄素尿。血管外溶血性贫血一般表现为高胆红素血症和尿胆原排出增多。

3．无论血管外还是血管内溶血，均可出现网织红细胞计数增高、周围血出现有核红细胞、部分成熟红细胞中染色质小体和（或）卡博（Cabot）环、骨髓红细胞系统代偿性增生、红细胞寿命缩短等增生性贫血表现。

二、红细胞膜缺陷的检测

正常红细胞呈双凹圆盘形，大小较一致，直径 6 ~ 9 μm，平均 7.5 μm。红细胞的厚度边缘部约 2 μm，中央约 1 μm，表面积较大，具有变形能力，可以通过比其直径小的毛细血管而不被破坏。当先天或后天获得性因素影响红细胞膜，导致质膜成分中脂质双层结构异常，变形能力下降以及脆性增加，而致红细胞病理性破坏时，发生溶血性贫血。

（一）红细胞渗透脆性试验

红细胞在低渗氯化钠溶液中逐渐膨胀甚至破裂而溶血。红细胞渗透脆性试验（erythrocyte osmotic fragility test）测定红细胞对不同浓度低渗氯化钠溶血的抵抗力，即红细胞的渗透脆性。将患者的红细胞加至按比例配制的不同浓度低渗氯化钠溶液中观察其溶血的情况，结果以被检红细胞最小抵抗力（开始溶血时氯化钠溶液的浓度）和最大抵抗力（完全溶血时氯化钠溶液的浓度）来表示。

【标本采集】

肝素抗凝全血。

【参考区间】

开始溶血：0.42% ~ 0.46%（4.2 ~ 4.6 g/L）NaCl 溶液。

完全溶血：0.28% ~ 0.34%（2.8 ~ 3.4 g/L）NaCl 溶液。

【临床意义】

1．脆性增高　开始溶血及完全溶血时氯化钠溶液的浓度均较正常对照提前两管（0.04%）或更高，即开始溶血 > 0.50%、完全溶血 > 0.38% NaCl 溶液时为脆性增高。主要见于遗传性球形红细胞增多症。温抗体型自身免疫性溶血性贫血、遗传性椭圆形细胞增多症也可增高。

2．脆性减低　常见于珠蛋白生成障碍性贫血，也可见于缺铁性贫血、某些肝硬化及阻塞性黄疸等。

（二）红细胞孵育渗透脆性试验

红细胞孵育过程中，葡萄糖的消耗增加，贮备的 ATP 减少，导致红细胞膜对阳离子的主动转运受阻，钠离子在红细胞内集聚，细胞膨胀，渗透脆性增加。

【标本采集】

肝素抗凝全血。

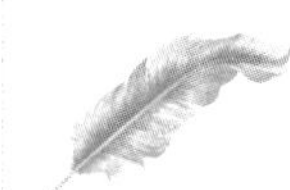

【参考区间】

未孵育：50% 溶血为 4.00 ～ 4.45 g/L NaCl 溶液。

37℃孵育 24 h：50% 溶血为 4.65 ～ 5.9 g/L NaCl 溶液。

【临床意义】

常用于轻型遗传性球形红细胞增多症、遗传性非球形细胞溶血性贫血的诊断和鉴别诊断。

1．脆性增加 见于遗传性球形红细胞增多症、遗传性椭圆形细胞增多症、遗传性非球形细胞溶血性贫血。

2．脆性减低 见于珠蛋白生成障碍性贫血、缺铁性贫血、镰状细胞贫血、脾切除术后。

（三）阵发性睡眠性血红蛋白尿有关检测

阵发性睡眠性血红蛋白尿（paroxysmal nocturnal hemoglobinuria，PNH）为获得性红细胞膜缺陷引起的慢性血管内溶血，患者血细胞膜对补体异常敏感，常在睡眠时加重，可伴发作性血红蛋白尿和全血细胞减少症。

1．酸化血清溶血试验 酸化血清溶血试验（acid serum hemolysis test）又称 Ham 试验。PNH 患者的红细胞对补体敏感性增高，在酸化的血清（pH 6.6 ～ 6.8）中，经 37 ℃孵育，易溶血。此法较敏感，假阳性较少。

【标本采集】

脱纤维全血。

【参考区间】

阴性。

【临床意义】

阳性主要见于 PNH，某些自身免疫性溶血性贫血严重发作时也可阳性。

2．蔗糖溶血试验 蔗糖溶液离子浓度低，经孵育可加强补体与红细胞膜的结合，使 PNH 患者的红细胞膜上形成小孔，遂使蔗糖进入红细胞而导致溶血。

【标本采集】

枸橼酸钠抗凝全血。

【参考区间】

阴性。

【临床意义】

PNH 常为阳性。轻度阳性亦可见于部分巨幼细胞贫血、再生障碍性贫血、自身免疫性溶血性贫血和遗传性球形红细胞增多症。此试验可作为 PNH 的筛选试验，阴性可排除 PNH，阳性应再做 Ham 试验。

3．蛇毒因子溶血试验 蛇毒因子是以眼镜蛇毒中提取的一种分子量为 144000 的蛋白质，它能直接激活血清中的补体 C3，通过旁路途径激活补体系统，进攻 PNH 红细胞，造成溶血。本试验为特异性 PNH 试验。

【标本采集】

枸橼酸钠抗凝全血。

【参考区间】

溶血度＜ 5%。

【临床意义】

PNH 特异性试验。

4．血细胞膜 CD55、CD59 表型分析 PNH 是一种后天获得性基因突变所致的克隆性疾病，其异常血细胞膜糖化磷脂酰肌醇 - 锚（GPI-anchor）连接蛋白如 CD59、CD55 等表达明显

减低或缺乏，导致红细胞对补体的敏感性增强而产生溶血性贫血。

【参考区间】

CD55、CD59 阴性红细胞和中性粒细胞＜ 5%。

【临床意义】

以 CD59- 红细胞＞ 5% 和 CD59- 中性粒细胞＞ 10% 作为 PNH 诊断的临界值，用于 PNH 的诊断，灵敏度和特异性高于蔗糖溶血试验和酸化血清溶血试验。

【应用评价】

1．渗透脆性试验并非遗传性红细胞膜缺陷的特异性诊断试验，温抗体型自身免疫性溶血性贫血可出现一定数量的球形红细胞，渗透脆性也可增高。丙酮酸激酶（PK）缺乏症患者的红细胞孵育渗透脆性也可增加。部分其他疾病，如珠蛋白生成障碍性贫血、缺铁性贫血、肝硬化、阻塞性黄疸和脾切除患者，红细胞渗透脆性也可减低。

2．酸化血清溶血试验曾一度被认为是 PNH 的确诊试验，具有较高的特异性，但灵敏度较低，20% ～ 30% 的患者可呈阴性反应，而且患者在病程中可多次 Ham 试验阴性。蔗糖溶血试验具有较高的敏感性，但结果易受病情及多种实验条件的影响，特异性差，遗传性球形红细胞增多症、某些自身免疫性溶血性贫血也可出现阳性。近年来，利用荧光素标记单克隆抗体结合流式细胞术检测缺乏 CD55、CD59 的血细胞，被认为是诊断 PNH 最敏感、最特异的试验。

三、红细胞酶缺陷的检测

红细胞酶缺陷所致溶血性贫血是指参与红细胞代谢（主要是糖代谢）的酶由于基因缺陷，导致表达产物活性改变而发生溶血的一组疾病。在所有红细胞酶缺陷病中，以葡糖 -6- 磷酸脱氢酶（glucose-6-phosphate dehydrogenase，G6PD）和丙酮酸激酶（pyruvate kinase，PK）的缺陷发生率较高，前者导致磷酸戊糖旁路代谢障碍，后者引起糖酵解途径异常。

（一）高铁血红蛋白（MetHb）还原试验

在有足量的 NADPH 存在下，反应液中的高铁血红蛋白能被高铁血红蛋白还原酶还原成（亚铁）血红蛋白。当葡糖 -6- 磷酸脱氢酶（G6PD）含量正常时，由磷酸戊糖代谢途径生成的 NADPH 的数量足以完成上述还原反应。当 G6PD 缺乏时，还原速度减慢，高铁血红蛋白还原率可以间接反映红细胞 G6PD 活性。

【参考区间】

高铁血红蛋白还原率≥ 75%。

【临床意义】

减低：蚕豆病和伯氨喹型药物溶血性贫血患者由于 G6PD 缺陷，高铁血红蛋白还原率明显下降。G6PD 缺陷杂合子的 MetHb 还原率为 31% ～ 74%，G6PD 缺陷纯合子的 MetHb 还原率＜ 30%。

（二）葡糖 -6- 磷酸脱氢酶荧光斑点试验和活性测定

在 G6PD 和 NADP 存在下，G6PD 能使 NADP 还原成 NADPH，后者在紫外线照射下会发出荧光。NADPH 的吸收峰在波长 340 nm 处，可通过单位时间生成 NADPH 的量来测定 G6PD 活性。

【参考区间】

10 min 内出现荧光斑点；G6PD 活性定量：12.1 ± 2.09 U/g Hb（比色法）。

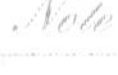

【临床意义】

G6PD 缺陷杂合子 G6PD 荧光斑点试验在 10 ~ 30 min 内出现荧光斑点。G6PD 缺陷纯合子 G6PD 荧光斑点试验在 30 min 后不出现荧光斑点。G6PD 活性定量测定特异性高，可作为 G6PD 缺乏症的确诊试验。

（三）丙酮酸激酶荧光斑点试验和活性测定

在腺苷二磷酸（ADP）存在条件下，丙酮酸激酶催化磷酸烯醇式丙酮酸变为丙酮酸，在辅酶Ⅰ还原型（NADH）存在情况下，丙酮酸被乳酸脱氢酶转变成乳酸，若荧光标记于 NADH 上，此时有荧光的 NADH 变为无荧光的 NAD。

【参考区间】

正常丙酮酸激酶（PK）活性荧光在 25 min 内消失（37 ℃）。酶活性 15.0 ± 1.99 U/g Hb（比色法）。

【临床意义】

PK 严重缺乏（纯合子）者荧光 60 min 不消失；杂合子者荧光 25 ~ 60 min 消失。

【应用评价】

1．高铁血红蛋白还原试验简便易行，对 G6PD 活性减低或缺乏检测具有较高的敏感度，但特异性较低，可用作 G6PD 缺乏的筛查试验或群体普查。血红蛋白 H 病、不稳定血红蛋白病、高脂血症、巨球蛋白血症等可出现假阳性。

2．PK 荧光斑点试验对筛查 PK 缺陷具有较高的敏感性和特异性，适合于 PK 缺乏症的筛查试验。

3．G6PD 或 PK 酶活性检测是诊断 G6PD 或 PK 缺乏症的直接和可靠证据。应注意是否处于急性溶血期。由于急性溶血期的外周血年轻红细胞增多，酶活性可能不减低或减低不明显，应在 2 ~ 3 个月后复查。

4．白细胞含有相当高的 PK 活性，必须在试验时从红细胞悬液中尽可能去除白细胞。

5．由于 G6PD 杂合子酶活性变化差异大，G6PD 活性定量检测方法可导致大量杂合子的漏检，杂合子的患者检查率不高。

四、异常血红蛋白检测

血红蛋白（Hb）是由珠蛋白和亚铁血红素分子组成的。成人 Hb 包括 HbA、HbA2 和 HbF 三种，分别由一对 α 链与一对非 α 链（β、γ、δ）所组成。若珠蛋白合成基因发生突变，引起珠蛋白肽链分子结构异常或珠蛋白合成减少甚至缺乏，则导致血红蛋白病（hemoglobinopathy）。前者也称为异常血红蛋白病，后者也称为珠蛋白合成障碍性贫血。珠蛋白合成异常将不同程度地影响红细胞的形态、功能、变形性等，造成不同程度的骨髓无效造血、红细胞寿命缩短而导致贫血。通过对红细胞中 Hb 组分的定量、电泳特性、稳定性、溶解度以及 Hb 的基因分析等，有助于珠蛋白合成异常所致溶血性贫血的诊断。

（一）血红蛋白电泳

不同 Hb 分子的等电点和带电荷不同，在电场作用下因电荷差异和分子量差异而表现出不同的迁移率，由此可将不同的 Hb 区分开来，并可以检出异常 Hb 电泳区带，通过 Hb 电泳可以进行 Hb 成分的定性和定量分析。

【参考区间】

正常人的电泳图谱主要显示 3 条区带：靠阳极端的为量多的 HbA，相对含量大于 95%；靠阴极端的为量少的 HbA2，相对含量占 1% ~ 3%；两者之间紧靠 HbA 条带之后的是 HbF 条带，相对含量小于 2%。

【临床意义】

1．珠蛋白生成障碍性贫血的实验诊断　HbA2 增高、HbA 减少、HbF 明显增加是诊断 β 珠蛋白生成障碍性贫血的重要依据，为杂合子的重要实验室诊断指标，HbA22% ~ 10%，多为轻型 β 珠蛋白生成障碍性贫血；HbA2 > 10%，多见于 HbE；HbA2 不增高，HbF 显著增高（15% ~ 100%）提示重型 β 珠蛋白生成障碍性贫血；HbA2 减低见于 α 和 δ 珠蛋白生成障碍性贫血、重度缺铁性贫血等。

2．其他疾病　个别恶性贫血、叶酸缺乏所致巨幼细胞贫血、某些不稳定血红蛋白病 HbA2 也会增高，HbF 轻度增高（2% ~ 5%）可见于镰状细胞病、遗传性球形红细胞增多症、再生障碍性贫血、白血病等。

（二）胎儿血红蛋白酸洗脱试验

HbF 抗酸能力较 HbA 强。因此，将固定后的血片置于酸性缓冲液中保湿一定时间，只有含 HbF 的红细胞不被洗脱，再用伊红染色而呈鲜红色。

【临床意义】

脐带血、新生儿、婴儿阳性，成人小于 1%。β 珠蛋白生成障碍性贫血轻型者（杂合子）仅少数红细胞呈阳性，重型者阳性红细胞明显增多。

（三）胎儿血红蛋白测定或 HbF 碱变性试验

在碱性溶液中，HbF 不易变性沉淀，其他 Hb 在碱性溶液中可变性被沉淀。测定其滤液中 Hb 含量，即 HbF 含量。

【参考区间】

1 岁至成人 1% ~ 3.1%。新生儿 55% ~ 85%。

【临床意义】

增高：β 珠蛋白生成障碍性贫血明显增高，重型者高达 80% ~ 90%。急性白血病、再生障碍性贫血、红白血病、淋巴瘤等也可轻度增高。

（四）变性珠蛋白小体生成试验

变性珠蛋白小体（Heinz body）是血红蛋白经氧化变性后，变性产物沉淀析出并结合于红细胞膜而形成的圆形小体，反映了血红蛋白的变形性和不稳定性。

【参考区间】

> 5 个 Heinz 小体的细胞为阳性细胞。正常人阳性细胞 0% ~ 28%。

【临床意义】

血红蛋白病：不稳定血红蛋白病 Heinz 小体明显增多；β 珠蛋白生成障碍性贫血 HbH 等可见不同程度增多。

（五）珠蛋白基因突变检测

珠蛋白基因突变种类超过 1000 种，基因分析被广泛应用于遗传病的诊断，根据可能突变类型可以选择合适的诊断方法，例如片段分析、多重 PCR、Southern 印迹杂交、Northern 印迹杂交等。

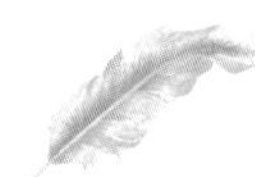

【参考区间】

阴性。

【临床意义】

α 珠蛋白生成障碍性贫血的基因改变以大片段缺失为主，β 珠蛋白生成障碍性贫血以点突变为主。Southern 印迹杂交可以检测基因缺失、插入、倒位等缺陷，Northern 印迹杂交可以检测珠蛋白基因中 RNA 的表达量和长度，PCR 可以进行 DNA 分析。

【应用评价】

珠蛋白异常的确证可通过基因分析或珠蛋白肽链的一级结构分析。目前，常用珠蛋白生成障碍性贫血相关检验，例如 HbF、HbA2 的定量试验，特异性并不高，通过基因诊断将显著提高其特异性，并对疾病进行分型。随着基因诊断技术的成熟，将来可常规应用于临床和产前诊断等。

五、自身免疫性溶血性贫血检测

自身免疫性溶血性贫血（autoimmune hemolytic anemia，AIHA）系体内免疫发生异常，产生自身抗体和（或）补体，结合在红细胞膜上，红细胞破坏加速而引起的一组溶血性贫血。

（一）抗人球蛋白试验

不完全抗体（IgG）无法架接 2 个邻近的红细胞，而只能和一个红细胞抗原相结合。抗人球蛋白抗体是完全抗体，可与多个不完全抗体的 Fc 段相结合，导致红细胞凝集现象，称为抗人球蛋白试验（Coombs test）阳性。直接 Coombs 试验阳性说明红细胞表面上包被有不完全抗体。而间接 Coombs 试验阳性则说明血清中存在着不完全抗体。

【参考区间】

直接、间接抗人球蛋白均呈阴性反应。

【临床意义】

1．阳性 见于新生儿溶血病、自身免疫性溶血性贫血、SLE、类风湿关节炎、恶性淋巴瘤、甲基多巴及青霉素类等药物性溶血反应。

2．AIHA 大多属于温抗体型（即于 37℃条件下作用最强，主要为 IgG），但也有小部分属冷抗体型（主要为 IgM），故必要时应用于 4℃条件下进行试验，排除假阴性反应。

3．AIHA 大多为 IgG 型抗体，还有 IgG+C3 型、C3 型、极少数 IgG 亚型、IgA、IgM 型，故应使用广谱的抗人球蛋白血清进行试验，必要时须加用上述各种单价抗血清，以提高检出阳性率。

（二）冷凝集素试验

冷凝集素是一种可逆性抗体，在低温时可与自身红细胞、“O”型红细胞或与患者同型红细胞发生凝集，当温度增高时，凝集块又复消失。

【参考区间】

效价＜ 1∶40，反应最适温度为 4 ℃。

【临床意义】

某些 AIHA 患者的冷凝集素效价很高，有的可达 64000 或更高。

（黄　涛）

第十节　贫血的实验诊断

贫血是指外周血中单位容积内的 HGB、RBC、HCT 低于相同年龄段、同性别、同地区的参考区间下限，其中以 HGB 减低最具参考价值，因为 RBC 或 HCT 不一定能准确地反映贫血是否存在及贫血的程度。根据我国最新颁布的血细胞参考区间，贫血的诊断一般按以下规则：成年男性 HGB ＜ 130 g/L、RBC ＜ 4.3×10^{12}/L、HCT ＜ 40%，成年女性（非妊娠）HGB ＜ 115 g/L、RBC ＜ 3.8×10^{12}/L、HCT ＜ 35%。

一、贫血的分类

根据红细胞形态改变可以进行初步的形态学分类；另外，还可以结合贫血的发病机制进行分类；根据贫血时骨髓增生程度分为增生性贫血、增生不良性贫血等。不同类型的贫血，临床表现和实验室检测方法亦有所不同。掌握相关的实验室检查特点，对贫血的诊断和治疗具有重要的意义。

1. 按形态学分类　对临床疑有贫血的患者进行全血细胞计数，在获得的相关红细胞参数中，RBC、HGB、HCT 低于参考区间下限时，即可确定存在贫血，其数值减低的程度表明贫血的程度。MCV、MCH、MCHC 三项参数可以对贫血的红细胞形态改变作出判断，并对病因进行必要的估计（表 45-7）。

2. 按病因和发病机制分类　根据贫血的病因和发病机制将贫血分为三大类：红细胞生成减少、红细胞破坏过多和失血性贫血（表 45-5）。

3. 按贫血的程度分类　轻度贫血（HGB ＞ 90g/L）、中度贫血（HGB 60 ～ 90 g/L）、重度贫血（HGB 30 ～ 60 g/L）及极重度贫血（HGB ＜ 30 g/L）。

贫血的红细胞形态学分类简单、实用，能对贫血病因的确定提供有价值的线索，但有时难以概括贫血的全貌。病因及发病机制分类法对贫血的诊断和治疗有指导意义。贫血的上述分类各有其优缺点，临床常结合运用，只要有助于对贫血的诊治，应越简便实用为宜。

二、贫血的实验诊断策略

各项实验室检查是贫血诊断、查找病因、确定治疗方案和疗效观察的主要依据，反映贫血的病理生理过程及其病因的实验指标很多，应该由简到繁，有目的地选择。全血细胞计数（CBC）、血涂片红细胞形态检查、网织红细胞计数（RET）、血清铁蛋白（SF）、叶酸、维生素 B_{12} 和骨髓细胞学检验在贫血实验诊断中最常用，对一些其他或少见类型的贫血常需要更进一步的实验检查，才能最终明确诊断（图 46-1）。

贫血作为临床常见症状之一，本身不是一种疾病，很多疾病都可以表现出贫血。因此对任何贫血的诊断，首要的是查明引起贫血的病因，不能只限于对贫血的有无和轻重程度的判断。贫血的严重性取决于引起贫血的基础疾病，例如早期的结肠癌引起的缺铁性贫血可能是轻度的，钩虫病或痔疮出血引起的贫血可能是重度的，但前者的严重性远远超过后者。因此结合病史和临床表现寻找并明确病因是合理和有效治疗的基础。

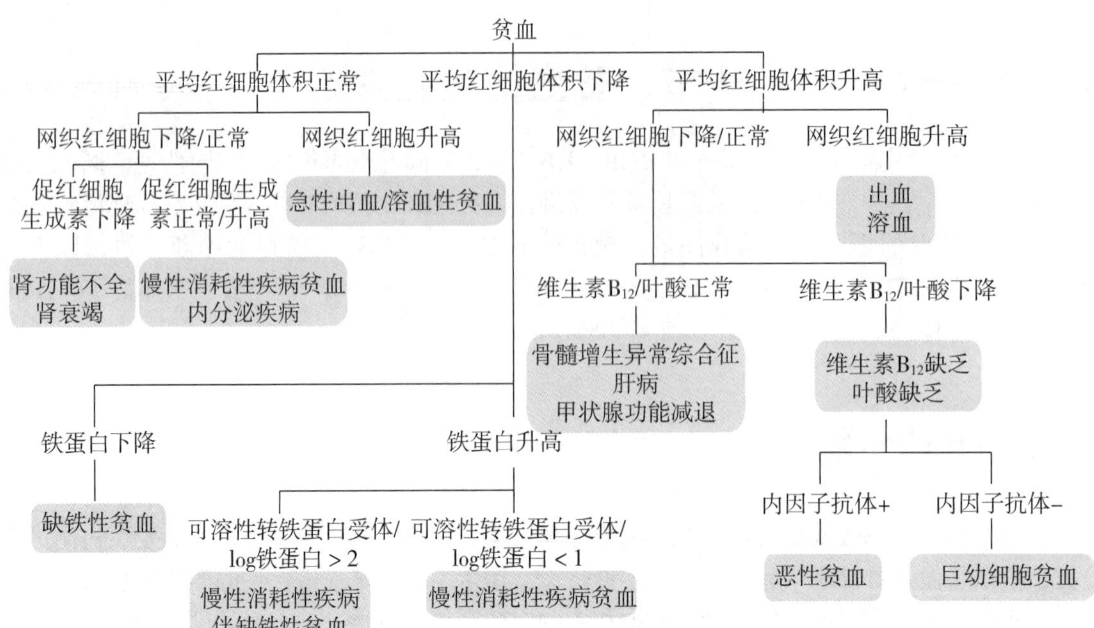

图 46-1 常见贫血的实验诊断参考路径

三、常见贫血的实验诊断特点

(一)缺铁性贫血

铁缺乏是引起贫血最常见的原因。铁缺乏呈阶段性发展，最早是体内贮存铁耗尽；随着病情的发展，红系细胞内发生缺铁，称为缺铁性红细胞生成期；最后发生缺铁性贫血（iron deficiency anemia，IDA）。前两个阶段虽未出现贫血，但临床上患者也可有疲乏无力的等不适。缺铁性贫血时，红细胞呈典型的小细胞低色素性改变，铁代谢异常，骨髓中红系细胞造血呈代偿性增生，因此，通过血象、铁代谢和（或）骨髓象检查可以诊断缺铁性贫血。实验诊断要点为骨髓贮存铁缺乏或血清铁蛋白（SF）低于 12 pg/L。

1．血象 典型的呈小细胞低色素性贫血。平均红细胞体积（MCV）低于 80 fl，平均红细胞血红蛋白量（MCH）小于 27 pg，平均红细胞血红蛋白浓度（MCHC）小于 32%。红细胞体积小，中央淡染区扩大。网织红细胞计数正常或轻度增高。白细胞计数正常或减低。钩虫病者可有嗜酸性粒细胞增多。PLT 可升高，多见于因慢性失血发生贫血的患者。

2．骨髓象 增生活跃或明显活跃；以红系增生为主，粒系、巨核系无明显异常；红系中以中、晚幼红细胞为主，其体积小，核染色质致密，胞浆少、偏蓝色，边缘不整齐，血红蛋白形成不良，呈“核老浆幼”现象（图 46-2）。

3．骨髓铁染色 缺铁性贫血时，细胞外铁消失，细胞内铁阳性率常＜ 15%。

4．铁代谢检查 血清铁低于 8.95 μmol/L，总铁结合力升高大于 64.44 μmol/L；转铁蛋白饱和度（TfS）降低小于 15%，血清可溶性转铁蛋白受体（sTfR）浓度超过 8 mg/L。血清铁蛋白低于 12 μg/L。

5．鉴别诊断

（1）慢性病性贫血：慢性炎症、慢性肾功能不全、感染或肿瘤等引起的铁代谢异常性贫血。血清铁蛋白和骨髓铁增多。血清铁、血清转铁蛋白饱和度、总铁结合力减低。

（2）珠蛋白生成障碍性贫血：也称为地中海贫血，常有家族史，外周血涂片中可见多数靶形红细胞和显著的红细胞大小不均及形态不整。血红蛋白电泳异常或胎儿血红蛋白（HbF）、

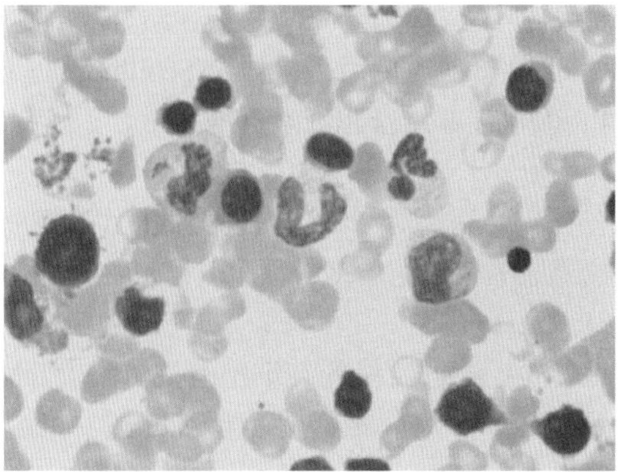

图 46-2　缺铁性贫血骨髓象（瑞氏染色，10 × 100 倍）

血红蛋白 A2（HbA2）增高。SF、TfS 不减低且常增高，骨髓细胞外铁和细胞内铁均可增多。

（3）铁粒幼细胞性贫血：是遗传或不明原因导致的红细胞铁利用障碍性贫血。临床上少见，主要是由于铁利用障碍，骨髓铁染色显示细胞外铁显著增加、环形铁粒幼红细胞＞ 15%。血清铁、TfS、SF 增高。

（4）转铁蛋白缺乏症：系常染色体隐性遗传所致或严重肝病、肿瘤继发。血清铁、总铁结合力、血清铁蛋白及骨髓含铁血黄素均明显降低。先天性者幼儿时发病，伴发育不良和多脏器功能受累。获得性者有原发病的表现。

（二）巨幼细胞贫血

巨幼细胞贫血（megaloblastic anemia，MA）是由于叶酸和（或）维生素 B_{12} 缺乏导致 DNA 合成障碍所引起的贫血。其特点是大细胞性贫血，骨髓幼红细胞巨幼变，并累及粒系细胞、巨核系细胞。

1．血象　大细胞性贫血，MCV 升高，甚至可达 140 fl。RBC 比 HGB 减低更为显著。血涂片中大卵圆形红细胞增多，红细胞大小不均，以大细胞为主，中央淡染区缩小或消失，中性粒细胞核分叶过多，可达 6 叶以上。网织红细胞正常或轻度增加，重症病例可呈全血细胞减少。

2．骨髓象　增生活跃或明显活跃，骨髓铁染色常增多。造血细胞出现巨幼变：红系增生显著，胞体大，核大，核染色质疏松细致，胞浆较胞核成熟，呈“核幼浆老”；粒系可见巨中、晚幼粒细胞，巨杆状核粒细胞，成熟粒细胞分叶过多；巨核细胞体积增大，分叶过多。由于巨幼细胞贫血的骨髓出现上述特异的形态变化，因此骨髓细胞学检验可以获得诊断（图 46-3）。

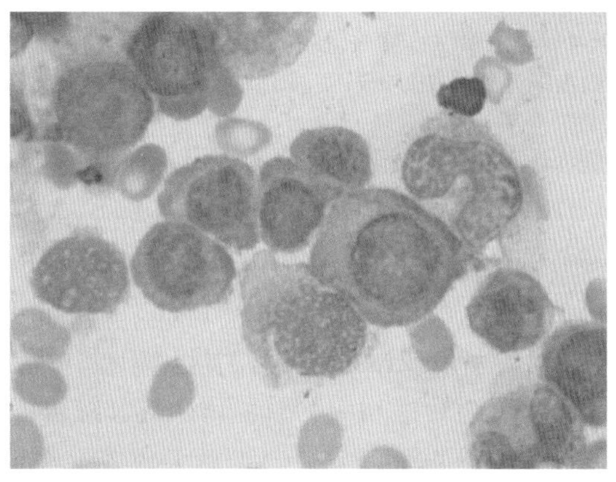

图 46-3　巨幼细胞贫血骨髓象（瑞氏染色，10 × 100 倍）
巨幼变的中、晚幼红细胞

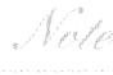

3．叶酸和维生素 B_{12} 血清叶酸、维生素 B_{12} 降低，结合红细胞叶酸测定更加可靠。

4．其他 ①胃酸降低、恶性贫血时内因子抗体及 Schilling 试验（测定放射性核素标记的维生素 B_{12} 吸收情况）阳性；②血清非结合胆红素可增高。

5．鉴别诊断

（1）骨髓增生异常综合征：可见到幼红细胞出现类似巨幼红细胞的“巨幼样变”，但其形态仍有不同，有些病例原粒或原单核细胞增多，而且叶酸和维生素 B_{12} 不减低，补充叶酸和维生素 B_{12} 无效。

（2）自身免疫性溶血性贫血：不同阶段的红细胞有抗体附着，MCV 增大，又有非结合胆红素增高，少数患者尚合并内因子抗体，故极易与单纯叶酸、维生素 B_{12} 缺乏引起的 MA 混淆。其鉴别要点是此类疾病叶酸、VitB_{12} 测定一般正常，网织红细胞明显升高，Coombs 试验阳性，用糖皮质激素能显著纠正贫血。

（三）再生障碍性贫血

再生障碍性贫血（aplastic anemia，AA）是一组由化学物质、生物因素、电离辐射及不明原因所致的骨髓造血功能衰竭，以造血干细胞及造血微环境损伤、骨髓脂肪化、网状纤维增生、全血细胞减少为特征。分为重型再生障碍性贫血（severe aplastic anemia，SAA）和非重型再生障碍性贫血（non-severe aplastic anemia，NSAA）。

1．血象 呈全血细胞减少。SAA 血象重度减少，常有粒细胞缺乏和血小板重度减低。

2．骨髓象 多部位骨髓增生减低，粒、红系及巨核细胞明显减少且形态大致正常，淋巴细胞、网状细胞及浆细胞等非造血细胞比例明显增高（图 46-4）。骨髓小粒无造血细胞，呈空虚状，可见较多脂肪滴。骨髓活检显示造血组织均匀减少，脂肪组织增加。

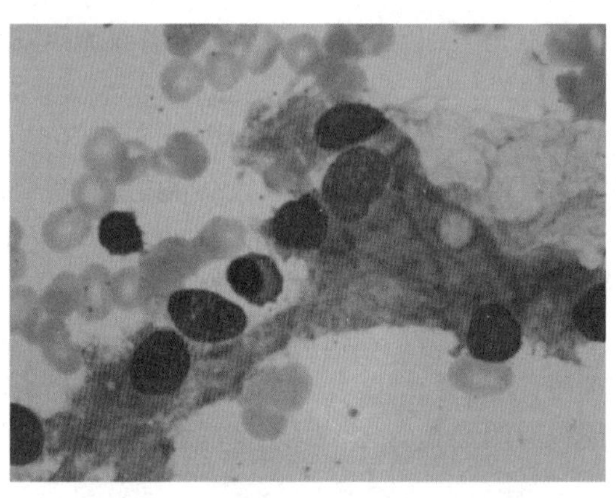

图 46-4 再生障碍性贫血骨髓象（瑞氏染色，10 × 100 倍）
造血细胞比例明显减少，非造血细胞比例明显增高

3．骨髓和外周血中 $CD34^+$ 造血干 / 祖细胞数量 可为正常的 1/3 ～ 1/2。

4．鉴别诊断

（1）与其他类型的再障鉴别：①遗传性 AA。如范科尼贫血（FA）、家族性增生低下性贫血（Estren-Dameshek 贫血）及胰腺功能不全性 AA（Schwachman-Diamond 综合征）等，家族史往往有遗传背景。FA 表现为一系或两系或全血细胞减少，可伴发育异常，如皮肤色素沉着、骨骼畸形、器官发育不全等，有可能发展为骨髓增生异常综合征、急性白血病及其他各类肿瘤性疾病。实验室检查可发现“Fanconi 基因”，细胞染色体受丝裂霉素 C 作用后极易断裂。②继发性 AA。有明确诱因，各种电离辐射、化学毒物和药物等暴露史对继发性再障的诊断至关重要。长期接触 X 射线、γ 射线及放射性核素等可影响 DNA 的复制，抑制细胞有丝分裂，干扰骨髓细胞生成，使造血干细胞数量减少。抗肿瘤化疗药物以及苯等对骨髓的抑制与剂量相关，是引起继发性再障比较肯定的因素。

（2）与其他全血细胞减少的疾病鉴别：①阵发性睡眠性血红蛋白尿（PNH）：典型患者有血红蛋白尿发作，易鉴别。不典型者无血红蛋白尿发作，全血细胞减少，骨髓可增生减低，易误诊为 AA。但对其随访检查，可发现酸溶血试验（Ham 试验）阳性、流式细胞仪检测骨髓或外周血细胞膜上的 Flaer、CD55、CD59 表达明显下降可资鉴别。②骨髓增生异常综合征（MDS）：MDS 的某些亚型有全血细胞减少，网织红细胞有时不高甚至降低，骨髓也可低增生，这些易与 AA 混淆。但有病态造血现象，早期髓系细胞相关抗原（CD13、CD33、CD34）表达增多，造血祖细胞培养集簇增多集落减少，染色体核型异常等有助于与 AA 鉴别。③自身抗体介导的全血细胞减少：包括 Evans 综合征和免疫相关性全血细胞减少。前者可测及外周成熟血细胞的自身抗体，后者可测及骨髓未成熟血细胞的自身抗体。这两类患者可有全血细胞减少并骨髓增生减低，但外周血网织红细胞或中性粒细胞比例往往不低甚或偏高，骨髓红系细胞比例不低且易见“红系造血岛”，Th1 ∶ Th2 降低（Th2 细胞比例增高）、$CD5^+$ B 细胞比例增高，血清 IL-4 和 IL-10 水平增高，对糖皮质激素和大剂量静脉免疫球蛋白的治疗反应较好。④急性造血功能停滞：本病常在溶血性贫血或感染发热的患者中发生，全血细胞尤其是红细胞骤然下降，网织红细胞可降至零，骨髓三系减少，与 SAA 相似。但骨髓涂片尾部可见巨大原始红细胞，病程呈自限性，约 1 个月后可恢复。⑤急性白血病：白细胞减少和低增生性 AL 因早期肝、脾、淋巴结不肿大，外周两系或三系血细胞减少，易与 AA 混淆。血象及骨髓发现原始粒、单、或原始淋巴细胞明显增多可助鉴别。⑥淋巴瘤和病毒感染等引起的嗜血细胞综合征常有全血细胞减少，可有高热，黄疸、出血较重，但常伴肝、脾、淋巴结肿大，与 AA 不符；骨髓一般增生活跃。

（四）自身免疫性溶血性贫血

自身免疫性溶血性贫血（autoimmune hemolytic anemia，AIHA）是由于抗红细胞膜抗原的自身抗体引起红细胞寿命缩短的一类贫血。根据自身抗体与红细胞反应的温度分为温抗体型自身免疫性溶血性贫血（warm autoimmune hemolytic anemia）和冷抗体型自身免疫性溶血性贫血（cold autoimmune hemolytic anemia），以温抗体型 AIHA 更为常见，是获得性溶血性贫血中最重要的一种，既可原发也可继发于其他疾病。患者红细胞表面吸附有不完全抗体［IgG 和（或）C3］，在单核巨噬细胞系统破坏而形成血管外溶血。

1．血象 典型病例为正细胞正色素性贫血，程度轻重不一，重症者 HGB 可＜50 g/L。血涂片上可见数量不等的球形红细胞，有些患者可见数量不等的幼红细胞。网织红细胞大多显著增高，个别可高达 50% 以上。急性溶血时 WBC 常增加。PLT 一般正常，但部分患者病程中发生血小板减少，称为 Evans 综合征。

2．骨髓象 骨髓增生明显活跃，以中、晚幼红细胞增生为主，其百分比常＞40%，形态基本正常，但少数患者幼红细胞可呈巨幼变。粒系及巨核系多无明显异常。

3．实验室检查 ①直接 Coombs 试验阳性，间接 Coombs 试验可呈阳性或阴性。有极少数患者 Coombs 试验阴性，但如临床表现典型、激素治疗或脾切除有效，也可诊断为 Coombs 试验阴性的 AIHA。②溶血证据：血清总胆红素、非结合胆红素升高，血清结合珠蛋白减低，尿液尿胆原含量增高。③由于球形红细胞增多，导致红细胞渗透脆性增加。

4．鉴别诊断

（1）贫血及网织红细胞增多：如失血性、缺铁性或巨幼细胞贫血的恢复早期。

（2）家族性非溶血性黄疸（Gilbert 综合征等）。

（3）骨髓转移瘤贫血伴轻度网织红细胞增多。

Note

以上情况虽类似 AIHA，但本质不是溶血，缺乏实验室诊断溶血的证据，故容易鉴别。

（王相华）

第十一节 造血与淋巴组织肿瘤的实验诊断

造血与淋巴组织肿瘤的种类繁多，只有在详细了解各种肿瘤特征，并采取正确的实验诊断策略，综合病史及临床表现后才能准确诊断。本节主要参考 2022 年发布的两个独立造血系统肿瘤分类系统，即世界卫生组织第 5 版（WHO-HAEM5）和国际共识分类（ICC-2022）及近年中国血液病专家共识。

一、造血与淋巴组织肿瘤的分类

造血与淋巴组织肿瘤（tumors of haematopoietic and lymphoid tissues）包括多种类型的急慢性肿瘤性疾病，主要涉及白细胞的病变。根据血液、骨髓和淋巴组织中增生的细胞种类、恶变程度和患者的病程及临床表现（如急性或慢性、血细胞减少或增多）等可进行分类或分型。

1．髓系肿瘤（myeloid neoplasms） 主要亚类包括：

（1）骨髓增殖性肿瘤（myeloproliferative neoplasms，MPN）：①慢性粒细胞白血病（chronic myeloid leukemia，CML）；②慢性嗜中性粒细胞白血病；③真性红细胞增多症（polycythemia vera，PV）；④原发性骨髓纤维化（primary myelofibrosis，PMF）；⑤原发性血小板增多症（essential thrombocythemia，ET）；⑥慢性嗜酸性粒细胞白血病，非特指型（NOS）⑦幼年型粒单核细胞白血病（juvenile myelomonocytic leukemia，JMML）；⑧骨髓增殖性肿瘤，未分类型。

（2）骨髓增生异常综合征 / 骨髓增殖性肿瘤（MDS/MPN）：①慢性粒单细胞白血病（chronic myelomonocytic leukemia，CMML）；②不典型慢性髓性白血病（atypical chronic myeloid leukemia，aCML），*BCR-ABL1*-；③伴环铁粒幼细胞及血小板增多的 MDS/MPN（MDS/MPN-RS-T）；④ MDS/MPN，不可分类。

（3）骨髓增生异常肿瘤 / 综合征（myelodysplastic neoplasms WHO-HAEM5/myelodysplastic syndrome ICC-2022，MDS）：WHO-HAEM5 将 MDS 分为两大类。

1）典型遗传学异常定义的 MDS：①伴低原始细胞及孤立性 5q- 的 MDS（MDS-5q-）：骨髓原始细胞＜ 5% 且外周血原始细胞＜ 2%，细胞遗传学表现为孤立 5q-，或伴除 -7 和 7q- 以外的 1 个核型异常。②伴低原始细胞及 *FS3B1* 突变的 MDS（MDS-SF3B1）：具有 *SF3B1* 基因突变，骨髓原始细胞＜ 5% 且外周血原始细胞＜ 2%，细胞遗传学表现为不伴 5q-、-7 或复杂核型。③伴 *TP53* 双等位基因失活的 MDS（MDS-biTP53）：≥ 2 个 *TP53* 位点突变，或单一突变伴 *TP53* 拷贝丢失、拷贝中性杂合性缺失，骨髓和外周血原始细胞＜ 20%，细胞遗传学通常为复杂核型。

2）形态学定义的 MDS：①伴低原始细胞的 MDS（MDS-LB）：骨髓原始细胞＜ 5% 且外周血原始细胞＜ 2%。②低增生性 MDS（MDS-h）：骨髓原始细胞＜ 5% 且外周血原始细胞＜ 2%。③伴原始细胞增多的 MDS（MDS-IB）：MDS-EB1，骨髓原始细胞 5% ～ 9% 或外周血原始细胞 2% ～ 4%；MDS-EB2，骨髓原始细胞 10% ～ 19% 或外周血原始细胞 5% ～ 19% 或出现 Auer 小体（ICC-2022 则称为“MDS/AML 伴 MDS 相关的基因突变或细胞遗传学改变”，否则称为“MDS/AML 非特指”）；MDS 伴纤维化（MDS-f），骨髓原始细胞 5% ～ 19% 或外周血原始细胞 2% ～ 19%。

(4) 急性髓性白血病（acute myeloid leukemia，AML）

1）典型（或重现性）基因突变定义的 AML（骨髓或外周血原始细胞≥ 10%）

AML 伴 t（8；21）（q22；q22.1）；*RUNX1-RUNX1T1*；

AML 伴 inv（p13.1；q22）或 t（16；16）（p13.1；q22）；*CBFB-MYH11*；

急性早幼粒细胞白血病（APL）伴 *PML-RARA*；AML 伴 t（9；11）（p21.3；q23.3）；*MLL-KMT2A*；

AML 伴 t（6；9）（p23；q34.1）；*DEK-NUP214*；

AML 伴 inv（3）（q21.3；q26.2）或 t（3；3）（q21.3；q26.2）；*GATA*，*MECOM*（*EVI1*）；

AML（原始巨核细胞型）伴 t（1；22）（p13.3；q13.3）；*RBM15-MKL*；

AML 伴 *BCR-ABL1*；

AML 伴 *NPM1* 基因突变；

AML 伴 *CEBPA* 基因突变；

AML 伴 *RUNX1* 基因突变；

AML 伴 *NUP98* 基因突变；

MDS 相关 AML；

伴其他典型（或重现性）基因异常定义的 AML。

2）分化程度定义的 AML（骨髓或外周血原始细胞≥ 20%）（ICC-2022 通称为 AML，非特殊型，未进一步分型）：微分化型 AML；未成熟型 AML；成熟型 AML；急性嗜碱性细胞白血病；急性粒单核细胞白血病；急性单核细胞白血病；急性红细胞白血病；急性巨核细胞白血病。

3）髓系肉瘤。

(5) 继发性髓系肿瘤：①细胞毒药物治疗相关髓系肿瘤；②伴种系遗传易感性的髓系肿瘤。

(6) 肥大细胞增多症（mastocytosis）：①皮肤肥大细胞增多症（cutaneous mastocytosis，CM）；②系统性肥大细胞增多症（systemic mastocytosis，SM）；③肥大细胞肉瘤（mast cell sarcoma，MCS）。

2．淋巴系肿瘤（lymphoid neoplasms） 根据细胞系列分为 B 细胞、T 细胞 /NK 细胞淋巴样增生和淋巴瘤。

B 细胞淋巴细胞增生和淋巴瘤主要类型有：

(1) 以 B 细胞为主的肿瘤样病变。

(2) 淋巴母细胞白血病 / 淋巴瘤（lymphoblastic leukemia/lymphoma）

1）B 淋巴母细胞白血病 / 淋巴瘤，非特指型。

2）伴典型基因突变的 B 淋巴母细胞白血病 / 淋巴瘤。

B 淋巴母细胞白血病 / 淋巴瘤伴 t（9；22）（q34.1；q11.2）；*BCR-ABL1*；

B 淋巴母细胞白血病 / 淋巴瘤伴 t（v；11q23.3）；*KMT2A* 重排；

B 淋巴母细胞白血病 / 淋巴瘤伴 t（12；21）（p13.2；q22.1）；*ETV6-RUNX1*；

B 淋巴母细胞白血病 / 淋巴瘤伴 *ETV6-RUNX1* 样融合基因；

B 淋巴母细胞白血病 / 淋巴瘤伴超二倍体染色体；

B 淋巴母细胞白血病 / 淋巴瘤亚二倍体染色体；

伴 B 淋巴母细胞白血病 / 淋巴瘤伴 t（5；14）（q31.1；q32.3）；*IGH-IL3*；

B 淋巴母细胞白血病 / 淋巴瘤伴 t（1；19）（q23；p13.3）；*TCF3-PBX1*；

B 淋巴母细胞白血病 / 淋巴瘤伴 *TCF3-HLF*；

B 淋巴母细胞白血病 / 淋巴瘤伴 *BCR-ABL1* 样融合基因；

B 淋巴母细胞白血病 / 淋巴瘤伴 iAMP21；

其他伴典型基因突变的B淋巴母细胞白血病/淋巴瘤。

（3）成熟B细胞肿瘤（mature B-cell neoplasms）：包括肿瘤前和肿瘤小淋巴细胞增生（慢性淋巴细胞白血病/小淋巴细胞淋、单克隆B细胞增多症）、淋巴浆细胞淋巴瘤、滤泡性淋巴瘤、皮肤滤泡中心淋巴瘤、套细胞淋巴瘤（MCL）、惰性B细胞淋巴瘤的转化、大B细胞淋巴瘤、免疫缺陷相关淋巴增殖性肿瘤、边缘带淋巴瘤（MZL）、Burkitt淋巴瘤、KSHV/HHV8相关的B细胞淋巴样增生和淋巴瘤、霍奇金淋巴瘤、脾B细胞淋巴瘤/白血病（包括毛细胞白血病、脾边缘区淋巴瘤等）。

（4）浆细胞肿瘤和伴副蛋白疾病：主要亚类包括：①单克隆免疫球蛋白病；②单克隆免疫球蛋白沉积病；③重链病；④浆细胞肿瘤。

T细胞/NK细胞淋巴样增生和淋巴瘤主要类型有：

（1）以T细胞为主的肿瘤样病变。

（2）T淋巴母细胞白血病/淋巴瘤：T淋巴母细胞白血病/淋巴瘤，非特指型；早期T前体细胞淋巴母细胞白血病（ETP-ALL）。

（3）成熟T和NK细胞肿瘤（mature T-cell and NK-cell neoplasms）：包括成熟T和NK细胞白血病，如T幼淋细胞白血病、T大颗粒淋巴细胞白血病、NK大颗粒淋巴细胞白血病等、原发性皮肤T细胞淋巴瘤、小肠T细胞/NK细胞淋巴样增生和淋巴瘤、肝T细胞淋巴瘤、间变大细胞淋巴瘤、淋巴结T滤泡辅助性（TFH）细胞淋巴瘤、外周血T细胞淋巴瘤（非特指型）、EBV阳性NK/T细胞淋巴瘤。

3．伴嗜酸性粒细胞增多及酪氨酸激酶融合基因的髓系/淋巴系肿瘤 根据典型基因突变分为以下类型。①伴*PDGFRA*重排的髓系/淋巴系肿瘤；②伴*PDGFRB*重排的髓系/淋巴系肿瘤；③伴*PGFR1*重排的髓系/淋巴系肿瘤；④伴*JAK2*重排的髓系/淋巴系肿瘤；⑤伴*FLT3*重排的髓系/淋巴系肿瘤；⑥伴其他酪氨酸激酶融合基因的髓系/淋巴系肿瘤，如*ETV6-FGFR2*；*ETV6-LYN*；*ETV6-NTRK3*；*RANBP2-ALK*；*BCR-RET*；*FGFR1OP-RET*。

4．混合或不明谱系急性白血病（acute leukemia of mixed or ambiguous lineage）

（1）具有典型基因突变的不明谱系急性白血病：伴*BCR-ABL1*的MPAL；伴*KMT2A*重排的MPAL；伴*ZNF384*重排的MPAL；伴*BCL11B*重排的ALAL。

（2）免疫表型定义的不明谱系急性白血病：B/髓系的MPAL，T/髓系的MPAL，其他罕见类型的MPAL。

5．组织细胞与树突状细胞肿瘤（histiocytic and dendritic cell neoplasms）

二、髓系肿瘤的实验诊断策略

髓系肿瘤的实验诊断主要依赖于肿瘤细胞的形态学（morphology）（血象、骨髓象及组织化学等）、免疫分型（immunology）、细胞遗传学（cytogenetics）及分子生物学（molecular biology）特征，即MICM分型，有时还需要组织病理学等手段，如确定骨髓增殖性肿瘤有无骨髓纤维化时必须行骨髓活组织病理检查。诊断和分类的标准基于治疗前（包括生长因子治疗）标本所获得的结果，血液、骨髓或其他相关组织中原始细胞百分率对于诊断或分类、判断预后十分重要。遗传学和分子生物学可以识别特异的肿瘤细胞的遗传学异常，为可能的靶向治疗提供依据，而且为评价疾病的预后建立基准，有助于判断疗效或监测肿瘤的复发。

1．形态学

（1）血象：外周血涂片经瑞-姬染色（Wright-Giemsa staining）后，显微镜下检查白细胞、红细胞和血小板有无异常，推荐手工分类计数200个白细胞。患者可有不同程度的白细胞数量增高和贫血、血小板减少，少数病例可有白细胞减少或血小板增多。可查到数量不等的原始或幼稚白细胞。

（2）骨髓象：新鲜骨髓液涂片经瑞 - 姬染色后，显微镜下分类计数 500 个骨髓有核细胞，细胞计数主要包括原始细胞（原粒细胞和原单核细胞）及其他粒系、单核系、红系细胞，淋巴细胞和肥大细胞；巨核细胞（包括增生异常的巨核细胞）不包括在计数中。如果由于骨髓纤维化或细胞增生过多导致"干抽"，骨髓活检可能获得更有价值的信息。一般情况下，骨髓有核细胞可从增生活跃至极度活跃，以肿瘤性细胞增生为主，其他系列细胞受到不同程度抑制。

（3）原始细胞（blasts）计数：髓系原始细胞（包括原粒细胞、原单核细胞和原巨核细胞）的百分率对髓系肿瘤的诊断和分类十分重要，一般以显微镜下骨髓涂片分类计数为准，CD34 免疫组化染色虽然有助于识别，但一些髓系肿瘤的原始细胞并不表达 CD34；流式细胞术（FCM）计数骨髓原始细胞百分率容易受到血液稀释的影响，也不能替代形态学观察。因此，原始细胞的形态学识别最为重要。

（4）骨髓活检：骨髓活检可以提供的诊断信息包括骨髓的增生程度、是否有纤维化、三系造血成分（髓系、红系、巨核）的结构是否异常、三系中巨核细胞是否有病态改变，对于骨髓增殖性肿瘤的诊断（如骨髓纤维化）是必不可少的手段。骨髓活检切片用于免疫组织化学（immunohistochemistry，IHC）染色、原位杂交或原位聚合酶链反应（PCR）也有十分重要的意义。

2．细胞化学染色 虽然大部分实验室一直在应用 FCM 或 IHC，但是原位显示细胞的生化性质或酶活性的细胞化学染色仍然用于确定原始细胞的系列或辅助诊断（详见本章第三节）。

3．免疫表型分析 应用多参数流式细胞分析（multiparameter flow cytometry，MFC）和 IHC 分析髓系肿瘤细胞免疫表型是必不可少的工具（详见本章第四节）。

4．遗传学与分子生物学 其在髓系肿瘤的诊断分型、疗效评估、微小残留病的监测、预后判断及个体化治疗等多个方面均发挥了重要作用（详见本章第五节及第六节）

三、常见骨髓增殖性肿瘤的实验诊断

骨髓增殖性肿瘤（MPN）是一组克隆性造血干细胞病，表现为骨髓一系或多系髓系细胞（包括粒系细胞、红系细胞、巨核系细胞和肥大细胞）明显增生，使外周血粒细胞、红细胞和血小板数量增加，常见肝、脾大。MPN 过去被分类为骨髓增殖性疾病（MPD），2008 年 WHO 分类为 MPN，反映了这类疾病显著的克隆性遗传学改变。染色体异常或基因突变对 MPN 诊断具有重要意义。

（一）慢性粒细胞白血病

慢性粒细胞白血病（chronic myeloid leukemia，CML）是一种原发于骨髓异常多能骨髓造血干细胞的骨髓增殖性肿瘤，由定位于 Ph 染色体上的 *BCR-ABL1* 融合基因引起。CML 可发生于任何年龄，但以中青年多见。CML 起病隐袭、进展较慢，脾大。在引入靶向酪氨酸激酶抑制剂（TKI）治疗之前，其自然病程可分为三期，即慢性期（chronic phase，CP）、加速期（accelerated phase，AP）、急变期（blastic phase or blast crisis，BP/BC）。通过 TKI 治疗和仔细的疾病监测，进展到晚期疾病的发生率已经下降，并且 10 年的总生存率可达 80% ～ 90%。因此，AP 的命名就变得不那么相关了，其中由 *ABL1* 激酶突变和（或）其他细胞遗传学异常引起的耐药性是 BP 发展的关键。因此，在 WHO-HEAM5 分类中省略了 AP（ICC-2022 分类仍保留），而是强调与 CP 进展和 TKI 耐药性相关的高危特征。以下是各期的实验室检查诊断要点。

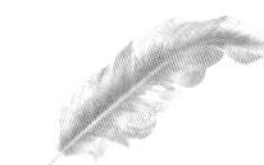

1. 慢性期

（1）血象：白细胞数增高，有时可达 $100\times10^9/L$ 以上，粒细胞显著增多，各阶段粒细胞均可见，以中性中晚幼和杆状核粒细胞为主；原始（Ⅰ+Ⅱ）细胞＜5%～10%；嗜酸、嗜碱性粒细胞增多。贫血多为正细胞正色素性，血小板多在正常水平，部分患者增多。

（2）骨髓象：骨髓增生明显至极度活跃，以粒细胞增生为主，粒红比例明显增高，中晚幼及杆状核粒细胞明显增多，原始细胞＜10%。红细胞相对减少。巨核细胞正常或增多（图46-5）。

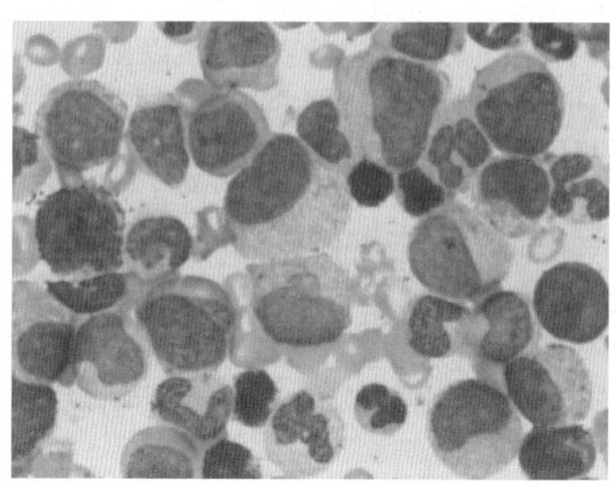

图 46-5 CML-CP 骨髓象（瑞氏染色，10×100 倍）

增生明显至极度活跃，以粒细胞增生为主，粒红比例明显增高，中晚幼及杆状核粒细胞明显增多

（3）细胞化学：中性粒细胞碱性磷酸酶（NAP）活性显著减低甚至为零，治疗缓解或合并感染时可增高。

（4）免疫分型：慢性期时免疫表型为髓细胞的弱表达，如 $CD15^+$、$HLA\text{-}DR^+$。

（5）遗传学及分子生物学：95% 以上的 CML 细胞中出现 Ph 染色体，显带分析为 t（9；22）（q34；q11），形成标志性染色体。分子生物学技术证实 Ph 染色体是由于正常定位在 9 号染色体长臂上的 *ABL* 基因发生断裂并易位于 22 号染色体 *BCR* 基因，在断点处形成 *BCR-ABL1* 融合基因，并编码一种分子量约为 210 kD 的异常的融合蛋白（p210），p210 具有较强的酪氨酸激酶活性，导致 CML 发生。由于 *BCR* 断裂点不同，少部分病例可检测到 P230 或 P190。有 5%～10% 的病例由于变异易位，无 Ph 染色体，但能通过 FISH、RT-PCR 或 DNA 印迹法（Southern blot）查到 *BCR-ABL* 融合基因。

2. 加速期 具有下列之一或以上者：①外周血或骨髓中原始细胞占 10%～19%。②外周血嗜碱性粒细胞≥20%。③治疗过程中出现 Ph+ 细胞基础上的其他克隆性染色体异常（ACA/Ph+）。

3. 急变期 具有下列之一或以上者：①外周血内细胞或骨髓有核细胞中原始细胞≥20%。②髓外髓系肉瘤。③外周血或骨髓中的淋巴母细胞增加（＞5%）需要考虑淋巴母细胞急变。

4. 慢性粒细胞白血病的鉴别诊断 根据典型的血象、骨髓象变化，NAP 减低或阴性并伴有脾明显增大，可初步诊断 CML，查到 Ph 染色体或 *BCR-ABL1* 融合基因可确诊。需注意与部分疾病鉴别。

（1）慢性中性粒细胞白血病（chronic neutrophilic leukemia，CNL）：外周血白细胞 $\geq13\times10^9/L$（如无 *CSF3RT618I* 突变或其他 *CSF3R* 突变则 WBC $>25\times10^9/L$），原始细胞罕见，中性分叶核粒细胞及杆状核粒细胞之和≥80%，幼稚中性粒细胞（早幼粒细胞、中幼粒细胞和晚幼粒细胞之和）通常＜10%，无粒细胞生成异常，单核细胞 $<10\times10^9/L$。骨髓有核

细胞显著增生，以粒系细胞为主，无明显粒细胞成熟障碍，原始细胞＜5%。一般有肝脾大。无Ph染色体或*BCR-ABL1*，无*PDGFRA*、*PDGFRB*、*FGFR1*或*PCM1-JAK2*基因重排。90%以上的病例存在*CSF3RT618I*突变或其他*CSF3R*突变。

（2）不典型慢性粒细胞白血病（atypical chronic myeloid leukemia，aCML）：血涂片中白细胞增多≥13×10^9/L，主要是成熟和不成熟中性粒细胞增多；显著的粒系细胞发育异常；无Ph染色体，*BCR-ABL1*（–）；幼稚中性粒细胞（早幼粒 - 晚幼粒）≥10%；无嗜碱性粒细胞增多，嗜碱性粒细胞＜2%；无单核细胞增多，或极微，单核细胞＜10%；骨髓活检显示有核细胞增多，粒系增多且有发育异常。伴有或不伴有红系和巨核系发育异常；PB或BM中原始细胞＜20%。存在与*ASXL1*相关的*SETBP1*突变则支持aCML的诊断。

（3）慢性粒单核细胞白血病（chronic myelomonocytic leukemia，CMML）：先决标准：①外周血除粒细胞增多外，单核细胞持续增多（绝对值＞0.5×10^9/L且＞10%）；②外周血和骨髓中原始细胞＜20%；③不符合CML及MPN诊断条件；④不符合伴有酪氨酸激酶融合基因的髓系/淋巴系肿瘤的诊断条件。支持标准：①髓系中1个或1个以上细胞系别有发育异常；②获得性克隆性细胞遗传学或分子异常，如*SRSF2*、*TET2*和（或）*ASXL1*，*SETBP1*、*NRAS /KRAS*、*RUNX1*、*CBL*和*EZH2*（ICC-2022建议至少有10%的等位基因频率）等；③外周血单核细胞亚群分配异常。如果单核细胞增多为≥1×10^9/L，则必须满足至少一个支持标准。如果单核细胞增多为≥0.5×10^9/L，则必须满足支持标准1和2。

（4）类白血病反应（leukemoid reaction）：由于感染、中毒、恶性肿瘤等因素引起血象出现类似白血病的良性反应。血液WBC明显增高，但一般＜50×10^9/L。血涂片中可见各阶段幼稚粒细胞，甚至出现原粒细胞，常有明显的中毒颗粒、空泡和核变性等中毒性改变。NAP阳性率和积分值明显增高。骨髓有核细胞增生活跃，粒系细胞有明显核左移和中毒性改变，嗜酸和嗜碱性粒细胞不增高。Ph染色体或*BCR-ABL1*融合基因阴性。原发病控制后，白细胞恢复正常。

（5）原发性骨髓纤维化：WBC增高，但一般＜30×10^9/L。血涂片中易见泪滴状红细胞、幼红细胞、幼稚粒细胞或原粒细胞。NAP积分值增高。骨髓常“干抽”，即使抽得少量骨髓，有核细胞也极少。骨髓活检见到广泛纤维化，造血细胞减少。多数病例存在*JAK2*、*MPL*或*CALR*基因突变。

（6）其他原因引起的脾大：血吸虫病、慢性疟疾、黑热病、肝硬化、脾功能亢进等均可有脾大。但各病均有原发病的临床特点，并且血象及骨髓象无CML的典型改变。Ph染色体及*BCR-ABL1*融合基因均阴性。

（二）其他常见的骨髓增殖性肿瘤

JAK2（Januskinase 2，JAK2）是一种细胞内非受体酪氨酸激酶，基因位于染色体9p24。获得性体细胞*JAK2*基因突变在一些*BCR-ABL1*突变阴性骨髓增殖性肿瘤（MPN）的发病机制中起着关键作用，最常见的是*JAK2V617F*突变，即JAK2蛋白的第617位缬氨酸被苯丙氨酸替代（JAK2V617F），导致了骨髓对一些细胞因子的异常反应，例如对红细胞生成素（EPO）的反应性增强，持续激活JAK-STAT信号通路诱导异常造血细胞克隆生成导致发病。研究显示*JAK2V617F*突变几乎见于所有的PV，约50%的PMF和ET患者也存在这种基因突变。在一些PV患者缺乏*JAK2V617F*突变，但可查到*JAK2exonl2*突变。在一小部分PMF和ET病例可检测到*MPLW515L*或*W515K*突变（*MPLW515K/L*）。在70%～80%的*JAK2*和*MPL*突变阴性的ET和PMF患者中存在钙网蛋白（calreticulin，*CALR*）基因突变，为此类MPN的特征性突变，在MDS患者中很少见。联合检测*JAK2*、*MPL*和*CALR*基因突变，在MPN患者中的阳性率可达75%～90%。虽然*JAK2*、*CALR*和*MPL*突变被认为是驱动基因，但其他基因的

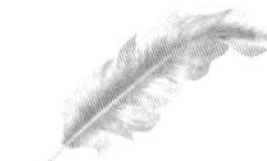

突变——特别是 *TET2*、*ASXL1* 和 *DNMT3A*—— 在超过一半的 MPN 患者中存在。影响剪接调控因子（*SRSF2*、*SF3B1*、*U2AF1*、*ZRSR2*）和其他染色质结构、表观遗传功能和细胞信号转导的调控因子（如 *EZH2*、*IDH1*、*IDH2*、*CBL*、*KRAS*、*NRAS*、*STAG2*、*TP53*）的突变并不常见。与 PV 和 ET 相比，这些额外的突变在 PMF 和晚期疾病中更为常见，其中一些与较差的预后风险相关（例如，PMF 中的 *EZH2*、*IDH1*、*IDH2*、*SRSF2*、*U2AF1* 和 *ASXL1* 突变）。

1．真性红细胞增多症（polycythemia vera，PV） 红细胞生成增多不依赖于正常红系细胞造血调节，几乎所有病例都携带 *JAK2V617F* 或功能类似的 *JAK2* 基因突变，从而导致不仅红系细胞，而且粒细胞和巨核细胞也显著增生。PV 可分为三期：红细胞增多前期（pre PV），明显红细胞增多期（overt PV）及红细胞增多骨髓纤维化期后期（post-PV MF，又称衰竭期或终末期）。终末期特点是无效造血、骨髓纤维化、髓外造血和脾大导致全血细胞减少。患者骨髓穿刺易导致“干抽”，骨髓活检病理切片有明显纤维化（MF-2 或 MF-3）是诊断的重要依据之一。

WHO-HAEM5 诊断标准：需符合 3 条主要标准或第 1、2 条主要标准和次要标准。

（1）主要标准：①男性 HGB ＞ 165 g/L、女性＞ 160 g/L，或男性 HCT ＞ 49%、女性＞ 48%；②骨髓活检示三系高度增生伴多形性巨核细胞；③存在 *JAK2 V617F* 或 *JAK2 exon 12* 基因突变。

（2）次要标准：血清 EPO 水平低于正常参考值水平。

2．特发性骨髓纤维化（primary myelofibrosis，PMF） 是一种克隆性 MPN，骨髓巨核细胞和粒细胞显著增生、反应性纤维结缔组织沉积伴髓外造血。PMF 从最初的纤维化前期（prePMF）发展至纤维化期（overt PMF）。

骨髓纤维化前期 WHO-HAEM5 诊断标准：诊断需符合 3 条主要标准及至少 1 个次要标准。

（1）主要标准：①有巨核细胞增生和异型巨核细胞，无显著的网状纤维增多（≤ MF-1），巨核细胞改变必须伴有以粒细胞增生且常有红系造血减低为特征的骨髓增生程度增高；②不符合 PV、慢性髓系白血病（Ph+）、MDS 或其他髓系肿瘤的 WHO 诊断标准；③有 *JAK2V617F*、*CALR*、*MPL* 基因突变。如果没有以上突变，需有其他克隆性增殖的证据，或不符合反应性骨髓网状纤维增生的最低标准。

（2）次要标准（以下检查需重复 1 次）①贫血非其他疾病伴发；②白细胞计数＞ 11×10^9/L；③可触及的脾大；④ LDH 增高。

骨髓纤维化期 WHO-HAEM5 诊断标准：诊断需符合 3 条主要标准及至少 1 个次要标准。

（1）主要标准：①有巨核细胞增生和异型巨核细胞，伴有网状纤维增多（MF 2 ～ 3 级）；②不符合 PV、慢性髓系白血病（Ph+）、MDS 或其他髓系肿瘤的 WHO 诊断标准；③有 *JAK2V617F*、*CALR*、*MPL* 基因突变。如果没有以上突变，需有其他克隆性增殖的证据，或不满足反应性骨髓网状纤维增生的最低标准。

（2）次要标准（以下检查需要重复 1 次）：①贫血非其他疾病伴发；②白细胞计数＞ 11×10^9/L；③可触及的脾大；④ LDH 增高；⑤骨髓病性贫血。

3．原发性血小板增多症（essential thrombocythemia，ET） 也是一种克隆性 MPN，其特征是外周血血小板持续增多，骨髓成熟巨核细胞过度增生，临床有血栓形成或出血。

ET 的 WHO-HAEM5 诊断标准：符合 4 条主要标准或前 3 条主要标准和次要标准即可诊断 ET。

（1）主要标准：①血小板计数（PLT）≥ 450×10^9/L；②骨髓活检示巨核细胞高度增生，胞体大、核过分叶的成熟巨核细胞数量增多，粒系、红系无显著增生或左移，且网状纤维极少或轻度（1 级）增多；③不符合 *BCR-ABL1*+ 慢性髓性白血病、真性红细胞增多症（PV）、原发性骨髓纤维化（PMF）、骨髓增生异常综合征和其他髓系肿瘤的 WHO 诊断标准；④有

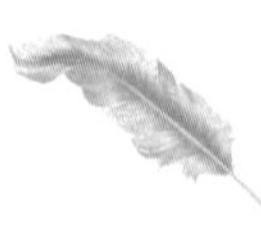

JAK2、*CALR* 或 *MPL* 基因突变。

（2）次要标准：有克隆性标志或无反应性血小板增多的证据。

四、骨髓增生异常性肿瘤的实验诊断

骨髓增生异常肿瘤（mydodysplastic neoplasms，MDS）是一组克隆性造血干细胞肿瘤，其特征为一种或多种血细胞减少伴病态造血、无效造血和凋亡增强，而导致 MDS 患者血细胞减少。MDS 的诊断的三个关键点是血细胞减少、发育异常的形态学和克隆性造血。

（一）MDS 的诊断标准

目前 MDS 诊断没有所谓"金标准"，仍是采用多指标、综合性和动态的指标（建议参照维也纳标准）。MDS 诊断需要满足 2 个必要条件和 1 个确定标准。辅助标准用于符合必要条件、未达确定标准及临床呈典型 MDS 表现者。

1．必要条件 ①持续一系或多系血细胞减少：红细胞（HGB ＜ 110 g/L）、中性粒细胞（ANC ＜ 1.5×10^9/L）、血小板（PLT ＜ 100×10^9/L）。外周血单核细胞＜ 1.0×10^9/L。②排除其他可以导致血细胞减少和发育异常的造血及非造血系统疾患。

2．确定标准 ①发育异常：骨髓涂片中红细胞系、粒细胞系、巨核细胞系中发育异常细胞的比例≥ 10%；②环状铁粒幼红细胞占有核红细胞比例≥ 15%（可以替代 *SF3B1* 突变）；③原始细胞：骨髓涂片中达 5% ～ 19% 或外周血中达 2% ～ 19%；④ MDS 典型基因或染色体异常。

3．辅助标准 ①流式细胞术检查显示骨髓细胞表型异常，提示红细胞系和（或）髓系存在单克隆细胞群；②遗传学分析提示存在明确的单克隆细胞群；③骨髓和（或）外周血中祖细胞的 CFU（± 集簇）形成显著和持久减少。当患者符合必要条件、未达确定标准（不典型的染色体异常、发育异常细胞＜ 10%、原始细胞比例≤ 4% 等）、存在输血依赖的大细胞性贫血等常见 MDS 临床表现及临床表现高度疑似 MDS 时，应进行 MDS 辅助诊断标准的检测。符合者基本为伴有骨髓功能衰竭的克隆性髓系疾病，此类患者诊断为高度疑似 MDS。若辅助检测未能进行，或结果呈阴性，则对患者进行随访，随访过程中如患者出现典型的细胞遗传学异常，即使仍然缺乏原始细胞增加及细胞发育异常的表现，仍应诊断为 MDS。

（二）MDS 的病态造血

主要指红系、粒系和巨核系有核细胞的异常造血，一系或多系病态造血的血细胞≥ 10%，对于 MDS 诊断有重要意义，但与特异的细胞遗传学异常（例如 5q- 综合征）比较 MDS 的形态学变化特异性是相对的。

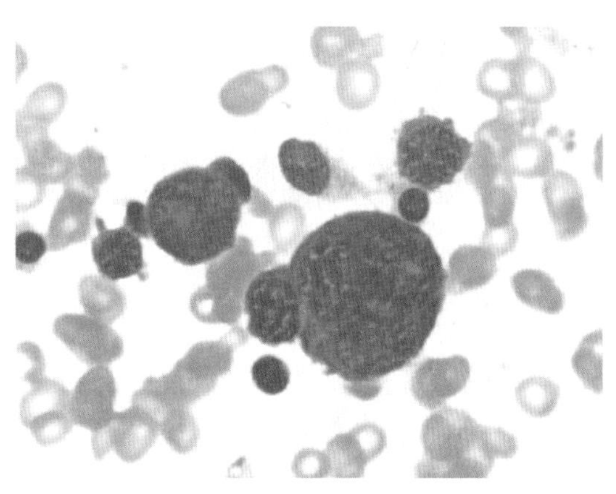

图 46-6 MDS 骨髓象（瑞氏染色，10×100 倍）
幼红细胞双核或多核和类巨幼样改变

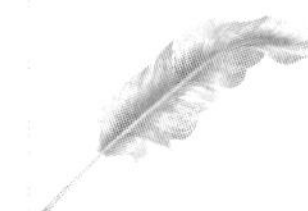

1．红系细胞病态造血 红细胞系统过多（＞ 60%）或过少（＜ 5%）；核出芽、核内桥接、核碎裂、双核或多核和类巨幼样改变（图 46-6）；环形铁粒幼细胞、空泡变性和 PAS 染色阳性。

2．粒系细胞病态造血 胞核、胞质发育明显不平衡，以中幼粒细胞最显著，当胞质中充满粉红色中性颗粒时，核仍较幼稚，其染色质疏松如网，尚存在明显的核仁；胞体小或异常增大；核分叶不良（假性 Pelger-Hut 畸形）或不规则分叶过多；胞浆中颗粒减少甚至缺乏，或出现粗大颗粒。

3．巨核细胞病态造血 出现淋巴样小巨核细胞，单圆核小巨核细胞，多圆核巨核细胞，大单圆核巨核细胞，多分叶巨核细胞等改变。

（三）实验诊断

1．血象 不同程度的贫血和（或）白细胞、血小板较少伴一系或多系血细胞病态造血。单核细胞＜ $1.0\times10^9/L$。

2．骨髓象 骨髓增生活跃或明显活跃，原始细胞可增多，一系或多系血细胞病态造血。典型的患者发育异常细胞占相应系列细胞的比例≥ 10%。拟诊 MDS 患者均应进行骨髓铁染色计数环形铁粒幼红细胞，其定义为幼红细胞胞质内蓝色颗粒在 5 颗以上且围绕核周 1/3 以上者。

3．骨髓活检 所有怀疑为 MDS 的患者均应接受骨髓病理活检，通常在髂后上棘取骨髓组织，长度不少于 1.5 cm。骨髓病理活检有助于排除其他可能导致血细胞减少的因素或疾病，并提供患者骨髓内细胞增生程度、巨核细胞数量、原始细胞群体、骨髓纤维化及肿瘤骨髓转移等重要信息。怀疑为 MDS 的患者建议进行 Gomori 银染色和原位免疫组化（IHC），常用的检测标志包括 CD34、MPO、GPA、CD61、CD42、CD68、CD20 和 CD3。

4．免疫表型 流式细胞计数 CD34 阳性原始细胞数量对于低危 MDS 与非克隆性血细胞减少症的鉴别诊断有应用价值。对于无典型形态、细胞遗传学证据、无法确诊 MDS 的患者，流式细胞术检测有≥ 3 个异常抗原标志，提示 MDS 的可能。

5．细胞遗传学 主要用于评价 MDS 患者的预后、测定其克隆性、观察细胞遗传学与形态学和临床相关性。MDS 患者常见的染色体异常中，部分异常具有特异性诊断价值，包括复杂核型和（或）del（5q)/t（5q)/add（5q)、−7/del（7q)、+8，del（12p)/t（12p）/add（12p)、i（17q)、−17/add（17p)/del（17p)、del（20q)、idic（X)（q13)。

应用针对 MDS 常见异常的组套探针进行 FISH 检测，可提高部分 MDS 患者细胞遗传学异常检出率。因此，对疑似 MDS 者，骨髓干抽、无中期分裂象、分裂象质量差或可分析中期分裂象＜ 20 个时，可进行 FISH 检测，通常探针应包括 5q31、CEP7、7q31、CEP8、20q、CEPY 和 p53。

6．分子生物学 随着基因芯片、第二代基因测序等高通量技术的广泛应用，多数 MDS 患者中可检出体细胞性基因突变，常见突变包括 *ASXL1*、*BCOR*、*EZH2*、*RUNX1*、*SF3B1*、*SRSF2*、*STAG2*、*U2AF1* 和 *ZRSR2*。

五、急性髓系白血病和相关恶性肿瘤的实验诊断

（一）急性髓系白血病

急性髓系白血病（acute myeloid leukemia，AML）是由于外周血、骨髓或其他组织中的髓系原始细胞克隆性增生所致的髓系细胞肿瘤。AML 是一种异质性肿瘤，在形态学和遗传学上涉及一系或所有髓系细胞。诊断 AML 要求外周血或骨髓中原始细胞［原粒细胞和（或）原单细胞或异常早幼粒细胞和（或）原巨核细胞］的百分率≥ 20%。原始细胞百分率是指占外周血或骨髓全部有核细胞（ANC）的百分率。当患者外周血和（或）骨髓中原始细胞

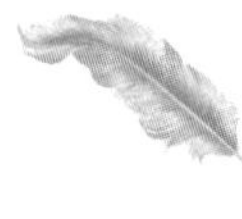

＜20%，如果伴有染色体异常，如t（8；21）（q22；q22.1）、inv（16）（pl3.1q22）、t（16；16）（p13.1；q22）、t（15；17）（q22；ql2），也可诊断为AML。

（二）伴典型（或重现性）基因突变定义的急性髓系白血病

本组AML具有预后意义，每一种AML可以是染色体重排后产生一种融合基因，编码一种融合蛋白，也可以是单基因突变，都可能对白血病发病产生影响。这一组AML中的一些类型具有特征性形态学表现和免疫表型特点。以下介绍几种临床常见的伴重现性基因异常急性髓系白血病。

1．AML伴t（8；21）（q22；q22.1）；*RUNX1-RUNX1T1*　占AML的5%～15%，年轻患者多见，易伴髓系肉瘤。

主要特征：①形态学：血液或骨髓中原粒细胞常≥20%，有少数病例骨髓原粒细胞10%～20%。原始细胞体积较大；细胞浆丰富，嗜碱性强；胞浆中常见Auer小体和大量嗜天青颗粒，少数含有粗大颗粒（假性Chdiak-Higashi颗粒）（图46-7）。早、中、晚幼粒细胞和成熟粒细胞有不同程度病态造血，胞浆呈均匀的粉红色。嗜酸性粒细胞、嗜碱性粒细胞或肥大细胞有时增多，红系、巨核系细胞形态正常。②免疫表型：大多数伴t（8；21）（q22；q22.1）的AML病例的原始细胞有CD34和髓过氧化物酶（MPO）、CD13、CD33等髓系表达，淋系抗原CD19、CD56和末端核苷酸转移酶（TdT）弱表达。③细胞遗传学：t（8；21）（q22；q22.1）核型异常。④分子生物学：*RUNX1-RUNX1T1*（亦称为*AML1/ETO*）融合基因阳性。体外研究表明*RUNX1-RUNX1T1*融合基因能显性负抑制野生型RUNX1的转录活性，干扰造血细胞的正常分化，促进白血病发生。

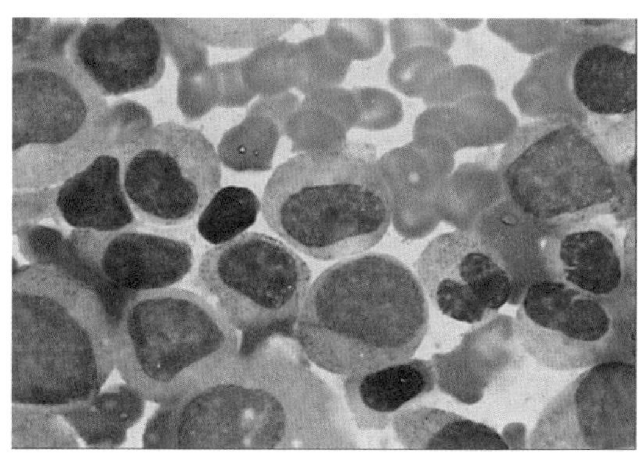

图46-7　AML伴t（8；21）（q22；q22.1）；*RUNX1-RUNX1T1*骨髓象（瑞氏染色，10×100倍）
原始细胞增多；细胞浆丰富，嗜碱性强；胞浆中见Auer小体和大量嗜天青颗粒

2．AML伴inv（16）（pl3.1q22）或t（16；16）（pl3.1；q22）；*CBFB-MYH11*　此型AML通常表现为单核细胞和粒细胞的分化并伴有骨髓异常嗜酸性粒细胞增多，发病率占AML的10%～12%，年轻患者居多。预后较好。

主要特征：①形态学：除了具有通常的AML的形态学特征外，骨髓中各阶段的异常嗜酸性粒细胞增多（有时＜5%），早中幼嗜酸粒细胞颗粒粗大不成熟，颜色深紫密集；成熟嗜酸性粒细胞可出现细胞核分叶减少（图46-8）。原始细胞中可见Auer小体。骨髓粒细胞数量减低，并且成熟中性粒细胞明显减少。外周血嗜酸性粒细胞通常不增多。②细胞化学：异常嗜酸性粒细胞的萘酚-ASD-氯乙酸酯酶（NASD-CE）染色为弱阳性（正常嗜酸性粒细胞的特点是NASD-CE呈阴性）。至少3%的原始细胞表现MPO染色阳性。原始单核细胞和幼稚单核细胞非特异性酯酶（NSE）染色多为阳性。③免疫表型：原始细胞高表达CD34和CD117以及粒

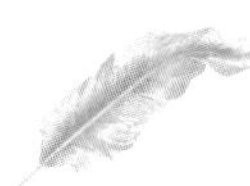

细胞分化抗原（CD13、CD33、MPO 阳性）和单核系细胞抗原（CD14、CD4、CDllb、CDllc、CD64、CD36 和溶菌酶）。④细胞遗传学：inv（16）（pl3.1q22）或 t（16；16）（pl3.1；q22）核型异常。⑤分子生物学：*CBFB-MYH11* 融合基因阳性。该基因可干扰核心结合因子的转录活性，抑制造血细胞分化和细胞凋亡，从而导致急性白血病。

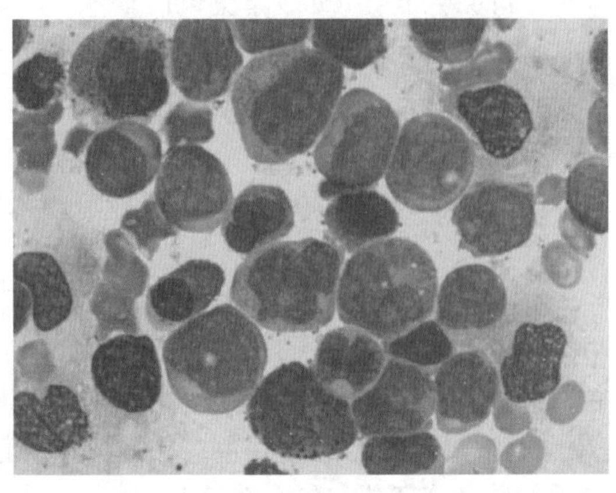

图 46-8 AML 伴 inv（16）（pl3.1q22）；*CBFB-MYH11* 骨髓象（瑞氏染色，10 × 100 倍）
原始细胞增多，各阶段的异常嗜酸性粒细胞增多，早中幼嗜酸粒细胞颗粒粗大不成熟，颜色深紫密集

3. 急性早幼粒细胞白血病（APL）伴 *PML-RARA* 此型属于 AML 的一种异常早幼粒细胞增多。发病率占 AML 的 5% ~ 8%，可见于各种年龄，但成年患者居多，发病时常伴有 DIC。因全反式维甲酸和砷剂治疗有特效，预后好。

主要特征：

（1）形态学：以颗粒增多的异常早幼粒细胞为主，细胞形态较一致，胞质中有大小不均的颗粒，常见呈柴捆状的 Auer 小体（图 46-9）。FAB 分类根据颗粒的大小将 APL 分为：① M3a（粗颗粒型）：颗粒粗大，密集或融合染深紫色，可掩盖核周围甚至整个胞核；② M3b（细颗粒型）：胞质中嗜苯胺蓝颗粒密集而细小，核扭曲、折叠或分叶，易与急性单核细胞白血病混淆；③ M3c（微颗粒型）：少见，易与其他类型 AML 混淆。

（2）细胞化学：POX 强阳性，NSE 强阳性，且不被氟化钠抑制，碱性磷酸酶和糖原染色（PAS）呈阴性或弱阳性。

（3）免疫表型：典型的 APL 表达 CD13、CD33、CD117 和 MPO，不表达或弱表达 CD3、CD7、CD14、CD64、HLA-DR、CD34、CD56。部分治疗后和复发的患者部分免疫表型发生改变，如 CD2、CD34 和 CD56 等。

（4）细胞遗传学：常伴 t（15；17）（q22；ql2）核型异常。约 5% 不典型易位，如 t（11；17）、t（5；17）、15q24 异常和 17q21 等。5% 的 APL 患者核型正常。

（5）分子生物学：99% 患者伴 *PML-RARA* 融合基因（1% 患者出现假阴性），并表达 *PML-RARA* 融合蛋白，但此融合蛋白不具有正常 *RARA* 基因编码的野生型维甲酸受体功能，而通过多种途径影响早幼粒细胞的分化与成熟，参与 APL 的发生与发展。非典型 APL 显示为少见 *PLZF-RARA*、*NuMA-RARA*、*NPM-RARA*、*Stat5b-RARA*、*F1P1L1-RARA*、*PRKAR1A-RARA*、*BCOR-RARA* 等融合基因。

4. 急性髓系白血病伴 t（9；11）（p22.3；q23.3）；*MLL-KMT2A* 多见于 M5，预后不良。

主要特征：①细胞形态学：骨髓以原始幼稚单核细胞为主（图 46-10）。MPO 原始单核细胞阴性，幼稚单核细胞弱阳性。NSE 常为强阳性。②免疫表型：可表达 CD13、CD33、CD117 及某些单核细胞分化标志，CD15、CD34 常阴性。③遗传学及分子生物学：t（9；11）（p22.3；q23.3）；*MLL-KMT2A*。

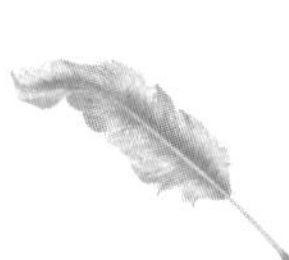

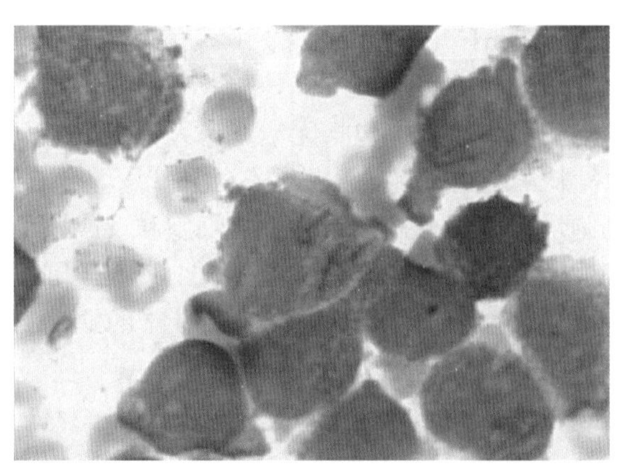

图 46-9 APL 伴 *PML-RARA* 骨髓象
（瑞氏染色，10×100 倍）
颗粒增多的异常早幼粒细胞为主，细胞形态较一致，胞质中有大小不均的颗粒，常见呈柴捆状的 Auer 小体

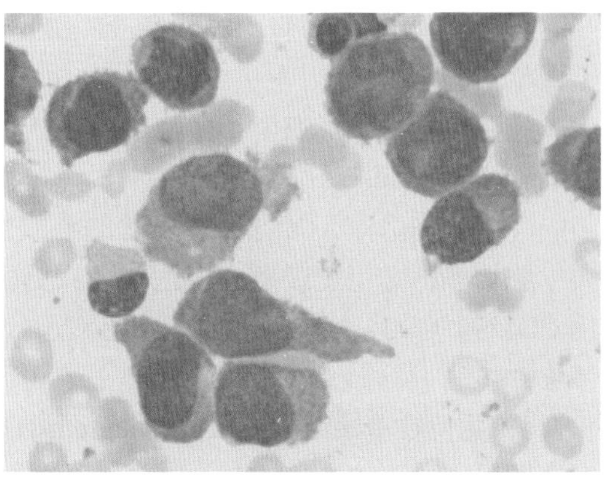

图 46-10 AML 伴 t（9；11）（p22.3；q23.3）；*MLL-KMT2A* 骨髓象（瑞氏染色，10×100 倍）
原始幼稚单核细胞为主

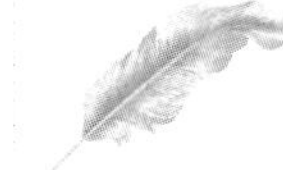

（三）分化程度定义的急性髓系白血病

WHO-HEAM5 主要依赖于白血病细胞的形态学、细胞化学和免疫表型特征，确定白血病细胞的主要系列和分化成熟程度，将本组 AML 分为以下亚型；而 ICC-2022 将本组 AML 统称为 AML，非特殊型，未再进一步分类。本组 AML 目前没有发现特异的细胞遗传学和基因异常。由于白血病细胞源于造血干细胞异常，CD34 阳性是其标志之一。骨髓或血液涂片原粒细胞≥ 20% 是诊断的主要标准，当骨髓纤维化导致骨髓穿刺涂片有核细胞减少时，骨髓活检切片免疫组织化学染色 CD34 阳性细胞数量≥ 20%，也可作出 AML 诊断。

1．急性髓系白血病，微分化型（FAB 分型中的 AML-M0） 约占 AML 的 5%，多为成人。

主要特征：①形态学：原始细胞大小不等，胞浆量较少、嗜碱性强、无颗粒及 Auer 小体；核圆形或轻微不规则、有 1 或 2 个核仁。可见类似原淋巴细胞的原始细胞，细胞较小，核染色质聚集，核仁不明显。②细胞化学：原始细胞 MPO、SBB 和 NASD-CE 阴性（阳性原始细胞 < 3%）。a-NAE 和 a-NBE 阴性。电镜 MPO 阳性。③免疫表型：原始细胞通常表达早期造血细胞相关抗原（如 CD34、CD38 和 HLA-DR）、CD13 和（或）CD117，大约 60% 病例 CD33 阳性，缺乏髓系和单核系细胞成熟相关抗原表达，如 CDllb、CD15、CD14、CD64 和 CD65，T 和 B 细胞相关胞浆淋巴系标志如 cCD3、cCD79a 和 cCD22 阴性。流式细胞术或免疫组化中可有少数原始细胞 MPO 阳性。大于 1/3 病例 TdT 阳性。部分病例表达 CD7，其他淋巴系相关免疫标志表达少见。④细胞遗传学：常见复杂核型如 +4、+8、+13、−7 等。

2．急性髓系白血病，未成熟型（FAB 分型中的 AML-M1） 占 AML 的 5% ~ 10%，成年多见。

主要特征：①形态学：原始细胞有明显的原粒细胞特征，比成熟淋巴细胞稍大至单核细胞大小或更大；细胞核多呈圆形或椭圆形，核染色质呈细颗粒状，常有几个核仁；细胞浆中等量至丰富，深蓝色至灰蓝色，可含有嗜天青颗粒（Ⅱ型原粒细胞）和（或）有明显的 Auer 小体，但部分病例中原始细胞不含嗜天青颗粒（Ⅰ型原粒细胞），形态类似于原淋巴细胞；MPO 及 SBB 阳性。②免疫表型：表达一个或更多的髓系相关抗原如 CD13、CD33、CD117、CD34 和 HLA-DR，一般不表达成熟粒系标志如 CD15 和 CD65 或单核系标志如 CD14 和 CD64，一部分病例可表达 CDllb，最重要的标志是一部分原始细胞 MPO 阳性。原始细胞不表达 B 和 T 相关胞浆淋巴系特异标志，例如 cCD79a、cCD22 和 cCD3。③细胞遗传学：无特异性重现性染色体异常。

3．急性髓系白血病，成熟型（FAB 分型中的 AML-M2） 占 AML 的 30% ~ 45%，易见于青年和老年人。

主要特征：①形态学：血液或骨髓中原粒细胞增多≥ 20%，包括无或有嗜天青颗粒的原始细胞两类，Auer 小体常见。不同成熟阶段的中性粒细胞占骨髓细胞总数的 10% 以上并伴有不同程度病态造血，常见形态正常的嗜酸性粒细胞增多，部分病例嗜碱性粒细胞和（或）肥大细胞增多。②免疫表型：表达一个或更多的髓系相关抗原如 CD13、CD33、CD15，还可表达 CD117、CD34 和 HLA-DR。③细胞遗传学：嗜碱性粒细胞增多者可有 12p11-13 的缺失和移位。

4．急性粒单核细胞白血病（acute myelomonocytic leukemia）（FAB 分型中的 AML-M4） 本病发病率占 AML 的 15% ~ 25%，可发生于各种年龄，但多见于中、老年人。

主要特征：①形态学：呈粒系和单核系细胞两系增生，骨髓中原始细胞≥ 20%，粒细胞及其前体细胞和单核细胞及其前体细胞各占骨髓细胞的≥ 20%（图 46-11）。一般大于 3% 的原始细胞 MPO 阳性，原粒细胞比原单核细胞活性更强，但二者也可为阴性。NSE 阳性，有时可能弱阳性或阴性，如果符合单核细胞形态学特点，即使 NSE 阴性也不排除诊断。②免疫表型：表型较为复杂，髓系原始细胞表达如 CD13、CD33、CD65 和 CD15；单核系细胞表达 CD4、CD11b、CD11c、CD14、CD36 和 CD64 也可表达 CD34。③细胞遗传学：无特异性重现性染色体异常。

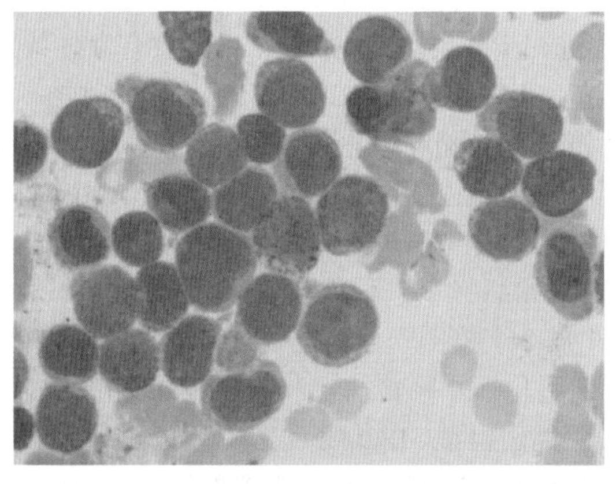

图 46-11 AML-M4 骨髓象（瑞氏染色，10 × 100 倍）
粒系和单核系幼稚细胞两系增生

5．急性原始单核细胞 / 急性单核细胞白血病（acute monoblastic/monocytic leukemia，AMML）（分别为 FAB 分型中的 AML-M5a 和 M5b） 各占 AML 的 5% ~ 8% 和 3% ~ 6%，前者常见于青年患者，后者常见于成年患者。

主要特征：①细胞形态学：骨髓原始单核细胞＞ 80% 诊断为急性原始单核细胞白血病，而骨髓以幼稚单核细胞为主，原始、幼稚、成熟单核细胞之和＞ 80% 诊断为急性单核细胞白血病，两者的粒细胞系应＜ 20%。原始单核细胞比原粒细胞更大，胞浆丰富、呈浅灰色至深蓝色并可有伪足形成；细胞核通常为圆形、染色质纤细呈网状，有一至多个大而明显的核仁。幼单核细胞的核染色质纤细、疏松、卷曲、折叠或核有切迹，核仁多为一个较小或不清晰，胞浆中含有细小的颗粒（图 46-12）。MPO 原始单核细胞阴性，幼稚单核细胞弱阳性。NSE 常为强阳性，但 10% ~ 20% 的急性原始单核细胞白血病可为阴性或弱阳性。②免疫表型：可表达 CD13、CD33、CD117 及某些单核细胞分化标志如 CD14、CD4、CD11b、CD11c、CD64、CD68、CD36 和溶菌酶，CD34 常阴性。③遗传学：无特异细胞遗传学异常。

6．急性红细胞白血病（acute erythroid leukemia，AEL）（FAB 分型中的 AML-M6 的一

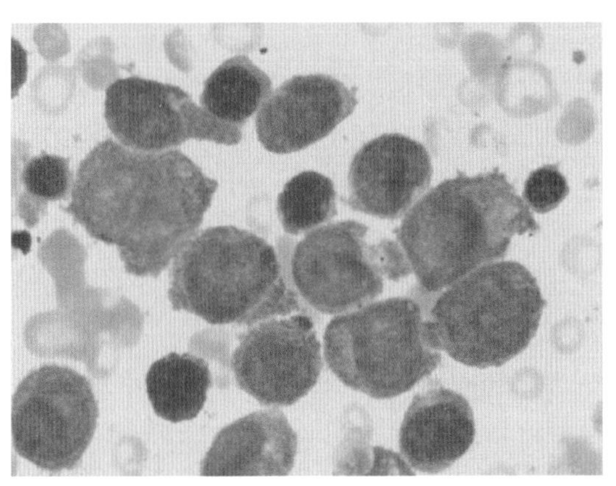

图 46-12　AML-M5 骨髓象（瑞氏染色，10 × 100 倍）
幼稚单核细胞增生为主，胞浆丰富、呈浅灰色至深蓝色，胞浆中含有细小的颗粒

个亚型） 罕见。

主要特征：①细胞形态学：急性红细胞白血病很少见，定义为骨髓红系前体细胞＞ 80%（原始红细胞≥ 30%），原粒细胞基本缺如或极少。红系细胞有明显的不成熟和病态造血，如巨幼样变、多核、胞浆空泡，这些特征在纯红系白血病更为显著。红细胞 PAS 呈块状阳性。②免疫表型：较分化的红细胞可表达血型糖蛋白 A 和血红蛋白 A，不表达其他髓系抗原，CD34、HLA-DR 常阴性；更幼稚的红细胞血型糖蛋白常阴性，但可表达其他标志如碳酸酐酶 1、抗 Gerbich 血型 Gero 抗体或 CD36（CD36 并非红系特异，亦可表达于单核细胞和巨核细胞）。③遗传学：近年双等位基因 *TP53* 突变逐渐被重视。累及 5 号、7 号染色体及复杂核型异常多见。

7．急性巨核细胞白血病（acute megakaryoblastic leukemia，AMKL）（FAB 分类的 AML-M7） 占 AML 的 3% ～ 5%。

主要特征：①细胞形态学：骨髓原始细胞＞ 20%，其中＞ 50% 的原始细胞为巨核系细胞。原巨核细胞胞体较大（12 ～ 18 μm），胞浆嗜碱、无颗粒、有空泡和伪足形成，核圆、稍不规则或有凹陷，染色质细网状，核仁 1 ～ 3 个。也有原巨核细胞较小，类似原淋巴细胞。偶尔原始细胞可呈小堆状分布。外周血中可见小巨核、巨核细胞碎片、病态的巨大血小板。合并骨髓纤维化的患者可导致骨髓“干抽”。原巨核细胞 MPO（-）、SBB（-）、PAS（+）、ACP（+）、NSE（+），电镜细胞化学血小板过氧化物酶（PPO）阳性。②免疫表型：原巨核细胞特异性表达 CD41（血小板糖蛋白Ⅱb/Ⅲa）、CD42（Ⅰb）或较成熟的血小板相关标记 CD42（Ⅰb）。CD13、CD33 可阳性，但 CD34、CD45 和 HLA-DR 常阴性，CD36 特征性阳性。抗 MPO、TdT（-），可异常表达 CD7。对于骨髓纤维化病例，骨髓活检切片原始细胞的免疫表型对诊断尤为重要。③遗传学：无特异性细胞遗传学异常。

六、淋巴细胞系肿瘤的实验诊断策略

淋巴系肿瘤原发部位可在骨髓，如原始淋巴细胞白血病，也可在淋巴结，还可在结外的淋巴组织，例如扁桃体、鼻咽部、胃肠道、脾、骨骼或皮肤等。结外淋巴组织原发部变多见于非霍奇金淋巴瘤（NHL）。疾病播散方式有从原发部位向邻近淋巴结依此转移如霍奇金淋巴瘤（HL），也有越过邻近而向远处淋巴结转移者，常见于 NHL。如前所述原始淋巴细胞白血病诊断也主要依靠 MICM 诊断。而 WHO 确定的淋巴瘤诊断的四要素为：临床表现、病理组织学、

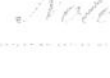

免疫组织化学表型、分子病理及细胞遗传学检测。这四要素是一个密切相关的整体，其中临床表现、病理组织学与免疫组织化学表型是决定病理诊断的主要依据。不能忽视临床表现，例如急性发热，同时或之后发现淋巴结肿大且有复发自愈，提示淋巴结为良性病变，多见于病毒感染或药物超敏反应。而出现细胞明显增生活跃时，如忽视病史就会诊断为淋巴瘤。相反淋巴结由单个到多个、多处、由小到大，然后出现顽固发热、乏力等则提示为淋巴瘤。分子病理与细胞遗传学检测适用于通过上述三要素尚不能确定病变性质、类型的情况。

1．形态学

（1）血象：当肿瘤细胞进入外周血时，根据淋巴系肿瘤的不同类型，原淋巴细胞、幼淋巴细胞和淋巴细胞的数量有差异，可有白细胞增高、轻至中度贫血和（或）血小板减少。

（2）骨髓象：原始/幼稚淋巴细胞≥20%可诊断为急性淋巴细胞白血病（acute lymphoblastic leukaemia，ALL）。一般情况下，骨髓有核细胞可增生活跃至极度活跃，以肿瘤性淋巴细胞增生为主，髓系细胞受到不同程度抑制。

（3）淋巴结或骨髓组织病理学：淋巴结病理学检查是诊断淋巴瘤的主要手段。当淋巴组织（淋巴结或节外组织）出现实质性病变，而骨髓或外周血没有或有极少的肿瘤细胞时，应诊断为淋巴瘤。骨髓组织病理学可以提供的诊断信息包括骨髓的增生程度、是否有纤维化、是否有淋巴瘤/骨髓瘤/转移癌侵犯骨髓、是否有微生物感染等形态学发现。

2．细胞化学染色 少数细胞化学染色对淋巴系肿瘤有一定的辅助诊断意义：髓过氧化物酶（MPO）阴性是淋巴系肿瘤细胞的共同特征，但并非MPO阴性即可确定为淋巴系细胞，MPO阴性还可见于髓系细胞（例如早期原粒细胞、原单核细胞、巨核细胞、红系细胞等）。PAS染色块状或粗颗粒状阳性可见于淋巴系肿瘤细胞，但有时红系细胞、巨核细胞也可呈阳性。

3．免疫表型分析 流式细胞分析（FCM）或免疫组织化学（IHC）检测血液、骨髓或淋巴组织的细胞免疫表型，结合形态学检验，足以诊断大多数淋巴系肿瘤，故在诊断中起重要作用（详见本章第四节）。

4．遗传学与分子生物学检验 在淋巴系肿瘤的诊断分型、疗效评估、微小残留病的监测、预后判断及个体化治疗等多个方面同样发挥了重要作用（详见本章第五节及第六节）。

七、原始淋巴细胞白血病／淋巴瘤的实验诊断

1．原始B淋巴细胞白血病/淋巴瘤（B-lymphoblastic leukemia/lymphoma），非特殊性 当肿瘤细胞浸润骨髓和外周血，骨髓中原始淋巴细胞＞20%时，称为B-急性淋巴细胞白血病（B-acute lymphoblastic leukemia，B-ALL）；当肿瘤损害仅涉及淋巴结或节外组织，或者骨髓和（或）外周血仅有少量原始淋巴细胞时，称为B-淋巴母细胞淋巴瘤（B-lymphoblastic lymphoma，B-LBL）。

主要特征：

（1）形态学：细胞大小不一，胞浆量少，核染色质浓聚，核仁不清楚；大细胞胞浆量中等，淡蓝至灰蓝色，偶有空泡，核染色质弥散，可有多个清晰的核仁。LBL的原始细胞核呈圆形或卵圆形，可有不同程度的脑回状核膜，核染色质不均一，核仁多不明显，多数病例核分裂象易见（图46-13）。

（2）免疫表型：几乎都表达B淋巴细胞标志，CD19、cCD79a、CD22和HLA-DR均呈阳性或高强度表达。多数患者的原始淋巴细胞表达CD10、CD24；CD20及CD22多有不同程度的表达，CD45常阴性。伴t（4；11）（q21；q23）的ALL患者CD10和CD24阴性。髓系抗原CD13、CD33可以阳性，但该阳性不能排除前体B-ALL的诊断。前体B-ALL根据细胞发

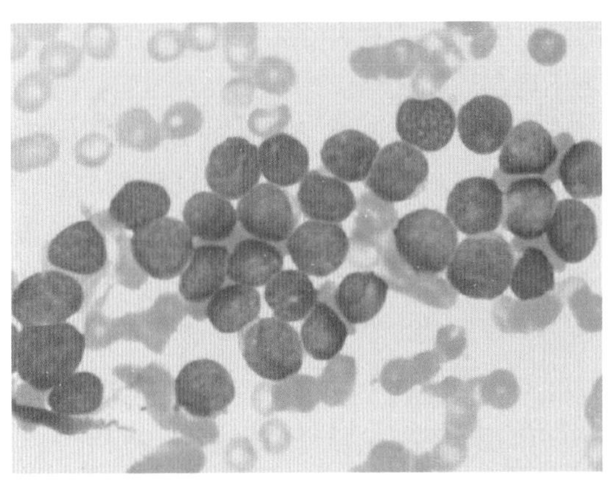

图 46-13　B-ALL 骨髓象（瑞氏染色，10×100 倍）
原始淋巴细胞大小不一，胞浆量少，核染色质浓聚，核仁不清楚；大细胞胞浆量中等，淡蓝至灰蓝色，偶有空泡，核染色质弥散，可有多个清晰的核仁

育又分为三个阶段：①早期，早期前体 B-ALL：CD19、cCD79a、cCD22、核 TdT 阳性。②中期，commonB-ALL：CD10 阳性。③前体 B-ALL（pre-B-ALL）：胞浆 μ 链（cyt-μ）阳性。膜表面免疫球蛋白一般阴性（阳性不能除外前体 B-ALL 的诊断）。

（3）遗传学：几乎所有 B-ALL 患者呈现 *IGH* 基因重排。无独特的染色体畸变。

2．原始 B 淋巴细胞白血病 / 淋巴瘤伴典型（或重现性）遗传学异常　特征性易位和分子学改变有：ALL 伴 *BCR-ABL1* 融合基因，ALL 伴 *BCR-ABL1* 样的基因突变，ALL 伴 iAMP21，ALL 伴 *ETV6-RUNX1* 融合基因，ALL 伴 *ETV6-RUNX1* 样基因突变，ALL 伴 *TCF3-PBX1* 融合基因，ALL 伴 *IGH-IL3* 融合基因，ALL 伴 *TCF3-HLF* 融合基因，ALL 伴 *KMT2A* 重排，ALL 伴亚二倍体，ALL 伴超二倍体（＞ 50）等其他典型（或重现性）的基因异常。与无重现性遗传学异常的 B-ALL 相比较，形态学没有独特的表现。

（1）Ph 染色体阳性 ALL：患者年龄较大，常有肝脾大。易复发。

主要特征：①细胞形态学：外周血细胞计数常表现为高白细胞。细胞特点：大细胞为主，核染色质细而分散或粗而浓密，结构较不一致，核形不规则，核仁清楚、一个或多个。②免疫表型：表达原始 B 淋巴细胞标志，CD34、CD19、cCD79a、CD22 和 HLA-DR 均呈阳性或高强度表达。部分患者髓系抗原 CD13、CD33 可以阳性。③遗传学和分子生物学：染色体 t（9；22）（q34；q11.2），融合基因 *BCR-ABL1* 阳性，表达 p210 或 p190。

（2）ALL 伴 t（12；21）（p13；q22）；*ETV6-RUNX1*：是儿童 ALL 中最常见的染色体结构异常，国外报道 ALL 中发病率多在 16% ～ 36%。对疗效无明显影响。

主要特征：①细胞形态学：同 B-ALL/LBL，NOS。②免疫表型：符合 commonB 表型，表达 HLA-DR/DP、CD1O 和 CDl9/CD20、CD79a 等抗原，sIgM 和 CyP 阴性。CD34 常阳性。部分患者髓系抗原 CD13、CD33 可以阳性。③遗传学和分子生物学：t（12；21）（p13；q22）；*ETV6-RUNX1*。

（3）ALL 伴 t（1；19）（q23；p13.3）；*TCF3-PBX1*

主要特征：①细胞形态学：同 B-ALL/LBL，NOS。②免疫表型：为 B 淋系抗原 CD10、CDl9 表达，髓系抗原 CD13 表达，干细胞标志 HLA-DR、CD34 的表达，少数 CD20 阳性。③遗传学和分子生物学：t（1；19）（q23；p13.3）；*TCF3-PBX1*。

（4）伴有 21 号染色体内部扩增的 B-ALL（iAMP21）

主要遗传学和分子生物学特征：21 号染色体部分扩增，即荧光原位杂交（FISH）的 *RUNX1* 基因探针检测到 5 个或更多的基因拷贝（或在单个异常的 21 号染色体中检测到 3 个或

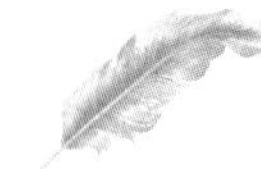

更多的拷贝)。这种类型在儿童 ALL 中大约占 2%，特别是在年长伴有低白细胞的患儿中易见，在成人白血病中不常见，与不良预后相关。

(5) 伴有易位涉及酪氨酸激酶以及细胞因子受体的 B-ALL (*BCR-ABL1* 样 ALL)

主要特征：该新类型因为伴不良预后且一些患者对酪氨酸激酶抑制剂 (TKI) 治疗有效而受到重视；*BCR-ABL1* 样 ALL 患者有高频率的 *IKZF1* 和 *CDKN2A/B* 基因缺失；*BCR-ABL1* 样 ALL 的常见染色体易位涉及酪氨酸激酶及细胞因子受体因子 2 (*CRLF2*) 或重组导致红细胞生成素受体 (EPOR) 的截断和激活。伴有 *CRLF2* 易位的患者往往与 *JAK* 基因突变有关，在患有唐氏综合征患者中尤其常见；酪氨酸激酶基因易位的患者涉及许多不同的基因包括 *ABL1* (与 *BCR* 以外的其他伙伴基因易位) 以及其他激酶 (*ABL2*、*PDGFRB*、*NTRK3*、*TYK2*、*CSF1R* 和 *JAK2*)。伴有 *EBF1-PDGFRB* 的患者对 TKI 有显著的治疗反应，甚至在常规治疗失败之后，也对 TKI 治疗有效。

3. 原始 T 淋巴细胞白血病 / 淋巴瘤 (T-lymphoblastic leukemia/lymphoma) 当肿瘤细胞浸润骨髓和外周血，骨髓中幼稚 T 淋巴细胞＞ 20% 时，称为 T- 急性淋巴细胞白血病 (T-acute lymphoblastic leukemia，T-ALL)；当肿瘤损害仅涉及胸腺、淋巴结或节外组织，或者骨髓和外周血仅有少量原淋巴细胞时，称为 T- 淋巴母细胞淋巴瘤 (T-lymphoblastic lymphoma，T-LBL)。

(1) 形态学：T-ALL/LBL 在形态学上很难与 B-ALL/LBL 区分。在血涂片中，原始淋巴细胞中等大小，核浆比高；也可以是小原始细胞，核染色质致密，核仁不明显；或是大细胞，染色质弥散，核仁相对清晰；核圆形或不规则带有折叠；细胞浆中可见空泡。有时 T-ALL 的原始细胞类似于更成熟的淋巴细胞，在这种情况下，需要免疫表型分析与成熟的 (外周) T 细胞白血病鉴别。

⑵免疫表型：原始细胞通常表达 TdT，不同程度表达 CDla、CD2、CD3、CD4、CD5、CD7 和 CD8，其中 CD7 和 CD3 常表达，但只有 CD3 具有系列特异性。CD4 和 CD8 在原始细胞中常共表达，CD10 可阳性，但对于 T-ALL 并不特异，CD4 和 CD8 双阳性可见于 T-PLL，CD10 阳性也可见于外周 T 细胞淋巴瘤，最常见于血管免疫母细胞 T 细胞淋巴瘤。除 TdT 外，早期 T 淋巴母细胞的特异标志物有 CD99、CD34 和 CDla，CD99 最为有用。

根据抗原表达，可以将 T-ALL/LBL 分成不同的胸腺内分化阶段：pro-T (cCD3+、CD7+、CD2−、CDla−、CD34+/−)；pre-T (cCD3+、CD7+、CD2+、CDla−、CD34+/−)；皮质 T (cCD3+、CD7+、CD2+、CDla+、CD34-)； 髓 质 T (cCD3+、CD7+、CD2+、CDla' CD34−、CD3+)。Pro-T 和 pre-T 阶段 CD4 和 CD8 双阴性；皮质 T 阶段 CD4 和 CD8 双阳性。髓质 T 阶段 CD4 和 CD8 选择表达。一些研究表明 T 细胞的分化阶段与生存期相关。T-ALL 与 T-LBL 相比，表现为更加不成熟的免疫表型，但是两者存在交叉。

急性早期前体 T 淋巴细胞白血病 (ETP-ALL)：其占 T-ALL 的 15%，是一类具有独特免疫表型的高危类型。WHO-HEAM4 定义为：表达 CD7 但缺乏 CD1a 和 CD8，同时有 1 个或多个髓系 / 干细胞标记，如 CD34、CD117、HLADR、CD13、CD33、CD11b 或 CD65；也可特征性地表达 CD2 和 cytoCD3 或 CD4 (不作为定义标准)；CD5 通常阴性，或者有＜ 75% 的阳性表达。

八、常见成熟淋巴细胞肿瘤的实验诊断

(一) 常见成熟 B 淋巴细胞肿瘤的实验诊断

1. 慢性淋巴细胞白血病 / 小淋巴细胞淋巴瘤 (chronic lymphocytic leukemia/small lymphocytic

lymphoma，CLL/SLL） 患者绝大多数是 50 岁以上老年人，起病隐袭，进展缓慢，早期多无症状，随疾病进展可有消瘦、皮肤损害、感染、贫血及出血等表现，全身淋巴结肿大为其突出体征，肝、脾轻度大。

主要特征：

（1）形态学：外周血、骨髓、脾和淋巴结中形态均一、圆形或轻度不规则形 B 淋巴细胞增多为特征的成熟淋巴细胞肿瘤（图 46-14）。血象：① RBC 和 HGB 早期多为正常，晚期可见减低。② WBC 增高，甚至超过 100×10^9/L；淋巴细胞计数持续增高，单克隆 B 淋巴细胞＞ 5×10^9/L；如单克隆 B 淋巴细胞＜ 5×10^9/L 则称为单克隆 B 细胞增多症（MBL）。白细胞分类以分化较好的白病性淋巴细胞为主，常＞ 50%；其形态类似正常淋巴细胞；可见少量幼淋巴细胞，通常＜ 2%。③晚期可见血小板减少。组织学：淋巴结和骨髓中形态均一的小、圆淋巴细胞，可见幼淋细胞形成的假滤泡。

（2）免疫表型：主要表达 CD19、CD23、CD200 和 SmIg，并且常共表达 CD5，弱表达 CD20、CD79a，不表达 FMC7，此为 CLL 的特异性免疫表型异常；一般不表达 CD10。ZAP-70 和 CD38 表达与预后负相关。在组织切片中，CLL/SLL 淋巴细胞胞浆 Ig 阳性，cyclinDl 阴性。

（3）染色体：50% 以上的 B-CLL 患者有染色体核型异常。常见的核型变化有 del（13q）、del（11q）、del（17q）及 +12 等。

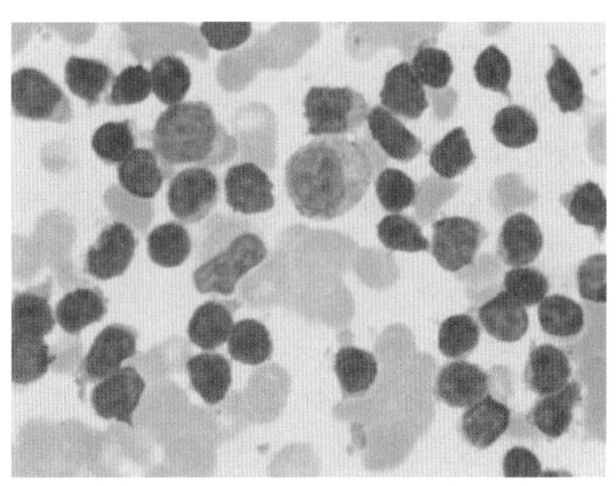

图 46-14　CLL 骨髓象（瑞氏染色，10 × 100 倍）
形态均一、圆形或轻度不规则形成熟淋巴细胞增多

鉴别诊断：

（1）病毒感染：淋巴细胞常增高，但为多克隆性，原发病控制后淋巴细胞恢复至参考区间。

（2）其他小 B 细胞淋巴瘤 / 淋巴瘤白血病：例如脾边缘带 B 淋巴细胞淋巴瘤、淋巴样浆细胞淋巴瘤等可通过病理学和免疫表型与之鉴别。

（3）并发自身免疫性溶血性贫血：见于少数患者，血液网织红细胞可增高、血清总胆红素增高、抗人球蛋白试验阳性反应等。

2．滤泡型淋巴瘤（follicular lymphoma，FL） 主要特征：①组织学：有滤泡存在，外套区消失，细胞形态包括小至中等大小的生发中心细胞和大的无核裂中心母细胞。②免疫学：CD10+，CD19+，CD20+，CD79a+，CD5-，CD43-，BCL 2+，cyclin D1-。③遗传学及分子生物学：多数病例具有 t（14；18），涉及 *BCL2* 和 *IgH* 基因；17p-；+7 等；*IgH* 基因重排。

3．脾边缘区淋巴瘤（SMZL） 本型主要特征：①组织学：小 B 淋巴细胞包绕或取代脾白髓的生发中心，越过外套区与边缘区大细胞融合，红髓有大、小细胞浸润；外周血中可见有绒毛的淋巴细胞。②免疫学：sIgM+，sIgD-，CD20+，CD79+，CD23-，CD5+/–，CD10-，cyclin D1-，CD103-。③遗传学及分子生物学：40% 病例 -7q31 ～ 32；*IgH* 基因重排。

4．黏膜相关淋巴组织淋巴瘤（MALT 淋巴瘤） 本型主要特征：①组织学：异形性小 B 淋巴细胞，包括边缘区细胞、单核样细胞、小淋巴细胞和散在的免疫母细胞。肿瘤细胞包绕反应性滤泡，可呈星空状；肿瘤细胞侵犯上皮组织，形成淋巴上皮样病变。②免疫学：sIgM+，sIgD-，CD20+，CD79+、CD5-，CD1O-，CD23-。③遗传学及分子生物学：t（ll；18）涉及 *API2*、*MLT1* 基因，t（l；14）涉及 *BCL10* 基因等。

5．淋巴浆细胞淋巴瘤（lymphoplasmacytic lymphoma，LPL） 本型主要特征：①组织学：淋巴结、骨髓和脾中有小淋巴细胞、浆细胞和淋 - 浆细胞；没有边缘带或单核样淋巴细胞。如细胞形态为单一性伴浆细胞分化的小 B 细胞，即使伴有淋巴结结构完全破坏或存在显著的滤泡克隆，也应考虑 LPL。②免疫学：sIg+，CD14+，CD20+；CD23+/-，CD38+/-，CD5-；CD103-；胞浆 IgM 或 IgG 阳性。③遗传学及分子生物学：50% 伴 6q-；大于 90% 的 LPL 患者有 *MYD88L265P* 突变，虽不特异，但是本型诊断的重要参考。

6．套区细胞淋巴瘤（mantle cell lymphoma，MCL） 分为经典型 MCL 和白血病型非淋巴结性 MCL（即所谓惰性 MCL）。白血病型非淋巴结性 MCL 常为 IGHV 突变型，不表达 SOX11，常侵犯外周血、骨髓和脾，临床过程多为惰性，继发遗传学异常较少，但如果出现 TP53 异常，可表现出非常侵袭的临床病程。

本型主要特征：①组织学：正常结构破坏；肿瘤细胞为小或中等大小的淋巴样细胞，形态一致，核不规则，类似有核裂滤泡中心细胞，但没有中心母细胞。②免疫学：sIgM+，CD19+，CD5+，CD43+，CD23-；CD10-，cyclin D1+，SOX11+。③遗传学及分子生物学：t（11；14）涉及 *BCL1* 和 *IgH* 基因，*IgH* 基因重排。约 50% cyclin D1/t（11；14）阴性的 MCL 存在 *CCND2* 易位，具有诊断作用。

7．毛细胞白血病（hairy cell leukemia，HCL） 是一种成熟小 B 淋巴细胞惰性肿瘤。外周血、骨髓或脾有特征性毛细胞浸润。临床较少见，约占淋巴细胞白血病的 2%，中老年患者为主。

本型主要特征：①形态学：毛细胞外形为小到中等大小的淋巴样细胞；胞浆丰富、灰蓝色、周边多有毛状突起（图 46-15）；有时胞浆中含有少量空泡和棒状内涵物。细胞核卵圆形或豆形，染色质均一、海绵样或毛玻璃样、较正常淋巴细胞略疏松，一般无核仁或不明显。骨髓活检：是最佳的诊断方法。浸润的主要特征表现为大量卵圆形或豆形核的淋巴样细胞在骨髓中增多，胞浆丰富、细胞边缘清晰使毛细胞形似“煎蛋”样。HCL 常有网状纤维增多，导致骨髓纤维化而致骨髓“干抽”。在一些病例中，骨髓造血成分缺乏，特别是粒系细胞，易与再生障碍性贫血混淆。B 淋巴系抗原如 CD20 阳性免疫组化染色有助于 HCL 的诊断。②免疫表型：对 HCL 诊断十分必要和有用。典型的 HCL 抗原表达包括高表达单一型的膜表面 Ig，高、共表达 CD20、CD22、CDllc、CD103、CD123 和 CD25。大多数病例中，HCL 不表达 CD10 和 CD5。免疫组织化学染色 AnnexinAl 对 HCL 最为特异，因为在其他 B 淋巴细胞淋巴瘤中不表达。③遗传学及分子生物学：几乎所有病例都有 *BRAF V600E* 突变，*MAP2K1* 突变见于近半数变异型 HCL 和大多数无 *BRAF V600E* 突变的 *HCL*。伴 *IgH* 基因重排。

8．弥漫大 B 细胞淋巴瘤（diffuse large B-cell lymphoma，DLBCL），非特指型（HGBL，NOS） 本型主要特征：①组织学：大 B 淋巴细胞弥漫性浸润，细胞核约为正常淋巴细胞的 2 倍，形态有较大变异，可分为中心母细胞型、免疫母细胞型、富含 T 细胞 / 组织细胞型、间变细胞型（与 T- 间变大细胞淋巴瘤无关）。②免疫学：slg+，CD45+，CD19+，CD20+，CD22+，CD79+，CD3-；CD5–/+；BCL 6+/–，BCL2 +/–，Ki-67 ＞ 40%；cyclin Dl-。MYC 蛋白的表达率（30% ～ 50%）与 BCL2 蛋白共表达的为 20% ～ 35%，称为“双表达淋巴瘤（DEL）”，多见于 ABC/non-GCB 亚型，大多不伴有基因重排。有研究显示 DEL 预后较差，目前尚无有效治疗方案，因此 MYC 和 BCL 2 蛋白双表达可作为 DLBCL,NOS 的预后指标，但未作为独

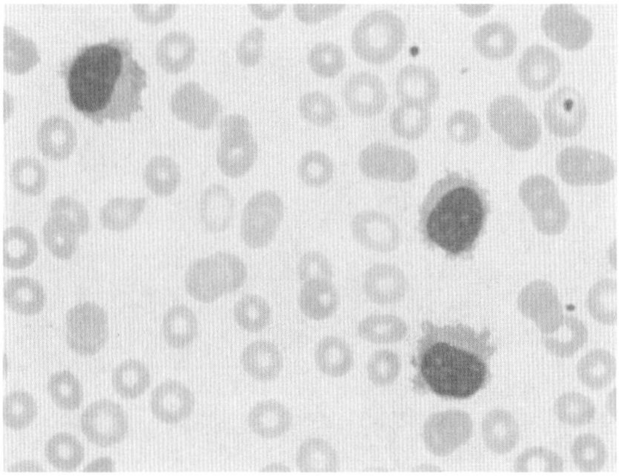

图 46-15　HCL 骨髓象（瑞氏染色，10×100 倍）
小到中等大小的淋巴样细胞；胞浆丰富、灰蓝色、周边多有毛状突起

立类型。③遗传学及分子生物学：3q27 异常，约 30% 的 t（3；14）（q27；q32）涉及 BCL6，20% ～ 40% 伴有 t（14；18）涉及 *BCL2*。伴 *IgH* 基因重排。

9．伴 MYC 和 BCL2 重排的高侵袭性 B 细胞淋巴瘤（HGBL） 即所谓的“双打击”淋巴瘤，多为 non-GCB 表型，具有高度侵袭性，预后很差。2016 年 WHO 推荐其阳性阈值为 MYC 蛋白≥ 40%、BCL2 蛋白≥ 50%。对于 MYC 和 BCL2 基因重排检测 FISH 是金标准，DLBCL 都应进行 FISH 检测，可先检测 MYC 基因，如有重排，再检测 BCL2。

10．浆细胞骨髓瘤（plasma cell myeloma，PCM） 又称为多发性骨髓瘤（multiple myeloma，MM），是恶性浆细胞病中最常见的一种，占所有恶性肿瘤的 1%，是第二高发血液学恶性肿瘤，占造血细胞肿瘤的 10% ～ 15%，主要见于中老年患者。其特征为克隆浆细胞在骨髓中的增殖，典型的伴随单克隆免疫球蛋白的分泌，它可以在血清或尿中检测到。常伴有贫血、肾衰竭和骨髓瘤细胞髓外浸润所致的各种损害。

本型主要特征：

（1）血象：贫血常为首见征象，多属正常细胞性贫血。血片中红细胞排列成钱串状（缗钱状），可伴有少数幼粒、幼红细胞。红细胞沉降率显著增快。若骨髓瘤细胞＞ 20%，或外周血浆细胞大于 2.0×10^9/L，则诊断为浆细胞白血病。血小板数可减低。

（2）骨髓象：异常浆细胞大于 10%，并伴有质的改变。该细胞大小形态不一。细胞浆呈灰蓝色，有时可见多核（2 ～ 3 个核），核内有核仁 1 ～ 4 个，核旁淡染区消失，胞浆内可有少数嗜苯胺蓝颗粒，偶见嗜酸性球状包涵体（Russel 小体）或大小不等的空泡（mott cell）。核染色质疏松，有时凝集成大块，但不呈车轮状排列（图 46-16）。MM 必须经过骨髓检查才可作出诊断。由于骨髓瘤细胞常呈灶性分布，有时某一部位穿刺结果不足以说明问题，有时需多次、多部位穿刺检查才可诊断。骨髓活检：正常浆细胞是呈现小簇状（5 ～ 6 个）围绕骨髓小动脉分布；骨髓瘤浆细胞经常呈间隙簇状、局部小结或弥散片状分布。通常当骨髓容量的 30% 被浆细胞浸润时，就可诊断骨髓瘤。即使浆细胞比例小于 30%，如果大量肿瘤样浆细胞形成片状病灶取代骨髓中正常细胞时，也支持浆细胞骨髓瘤的诊断。在骨髓活检中，免疫组化，例如 CD138 同 κ、λ 轻链染色可定性浆细胞，并确认有无单克隆浆细胞增生。

（3）免疫表型：骨髓瘤细胞通常表达 CD79a、CD38，CD138 高表达，67% ～ 79% 的病例 CD56 阳性。不表达 CD19 和 CD20。

（4）遗传学和分子生物学：几乎可见于所有患者，且多数表现为多种遗传学异常并存，包括染色体易位、拷贝数变异、染色体片段缺失和扩增等。包括 del（13）、del（17p13）、t（4；14）、t（11；14）、t（14；16）、1q21 扩增等。

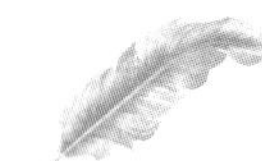

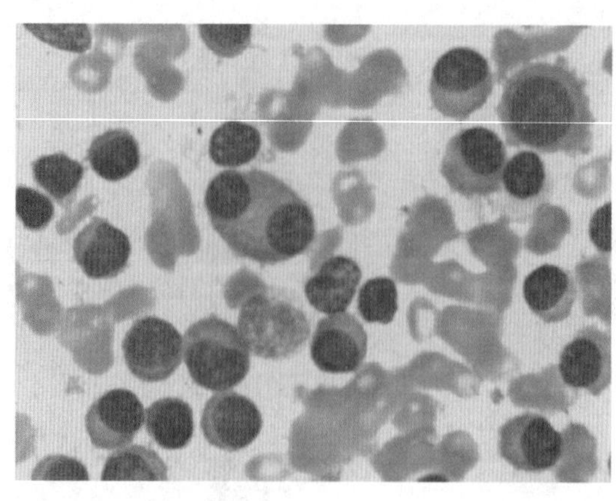

图 46-16　MM 骨髓象（瑞氏染色，10 × 100 倍）

异常浆细胞增多，并伴有质的改变。该细胞大小形态不一。细胞浆呈灰蓝色，有时可见多核（2 ~ 3 个核），核内有核仁 1 ~ 4 个，核旁淡染区消失

浆细胞骨髓瘤的诊断标准（2014 国际骨髓瘤工作组）：

（1）克隆性骨髓浆细胞 ≥ 10% 或活检证实骨或髓外浆细胞瘤。

（2）以及符合以下任何一项或多项骨髓瘤定义事件（CRAB-SLiM）：（C）校正血钙 > 2.75 mmol/L，（R）肾功能不全（肌酐 > 2 mg/dl）（> 177 μmol/L）或肌酐清除率 < 40 ml/min，（A）贫血（血红蛋白 < 10 g/dl 或血红蛋白低于正常值下限 > 2 g/dl，（B）X 线骨骼摄片、CT 或 PET/CT 检查发现一处或多处骨质破坏，（S）克隆性骨髓浆细胞 ≥ 60%，（Li）异常血清游离轻链（FLC）比值 ≥ 100（涉及 κ）或 ≤ 0.01（涉及 λ），（M）MRI 检查出现多于 1 处 ≥ 5 mm 的局灶性骨质破坏。

浆细胞骨髓瘤的鉴别诊断：

（1）MM 以外的其他浆细胞病：①巨球蛋白血症：由骨髓中浆细胞样淋巴细胞克隆性增生所致，M 蛋白为 IgM，无骨质破坏，与 IgM 型多发性骨髓瘤不同。②意义未明的单株免疫球蛋白血症（MGUS）：单株免疫球蛋白一般少于 10 g/L，且历经数年而无变化，既无骨骼病变，骨髓中浆细胞也不增多。血清 β_2 微球蛋白正常。个别在多年后转化为骨髓瘤或巨球蛋白血症。③继发性单株免疫球蛋白增多症：偶见于慢性肝炎、自身免疫病、B 细胞淋巴瘤和白血病等，这些疾病均无克隆性骨髓瘤细胞增生。④重链病：免疫电泳发现 γ 、α 或 μ 重链。⑤轻链淀粉样变性：罹患脏器病理组织学检查时刚果红染色阳性。

（2）反应性浆细胞增多症：可由慢性炎症、伤寒、系统性红斑狼疮、肝硬化、转移癌等引起。反应性浆细胞一般无形态异常，免疫表型为 CD38+、CDD56- 且不伴有 M 蛋白，*IgH* 基因重排阴性。

（3）引起骨痛和骨质破坏的疾病：如骨转移癌、老年性骨质疏松症、肾小管性酸中毒及甲状旁腺功能亢进症等，因成骨过程活跃，常伴血清碱性磷酸酶升高。如查到原发病变或骨髓涂片找到成堆的癌细胞，将有助于鉴别。

常见成熟 B 细胞淋巴瘤的典型免疫表型鉴别诊断参考流程见图 46-17。

（二）常见成熟 T/NK 细胞肿瘤的实验诊断

1．外周 T 细胞淋巴瘤，非特指型（peripheral T-cell lymphoma，PTCL，NOS） 本型主要特征：①组织学：肿瘤细胞为多形性淋巴样细胞，核染色质浓聚，核仁清晰。②免疫学：CD2+，CD3+，CD4+，CD8–/+。③遗传学及分子生物学：*TCR* 基因重排阳性。+7q、+8q、+17q 等。

2．结外 NK/T 细胞淋巴瘤，鼻型 本型主要特征：①组织学：鼻黏膜明显溃疡和坏死，肿瘤细胞大小不等，浸润呈血管中心性，可见凝固性坏死和凋亡。②免疫学：CD2+，CD56+，

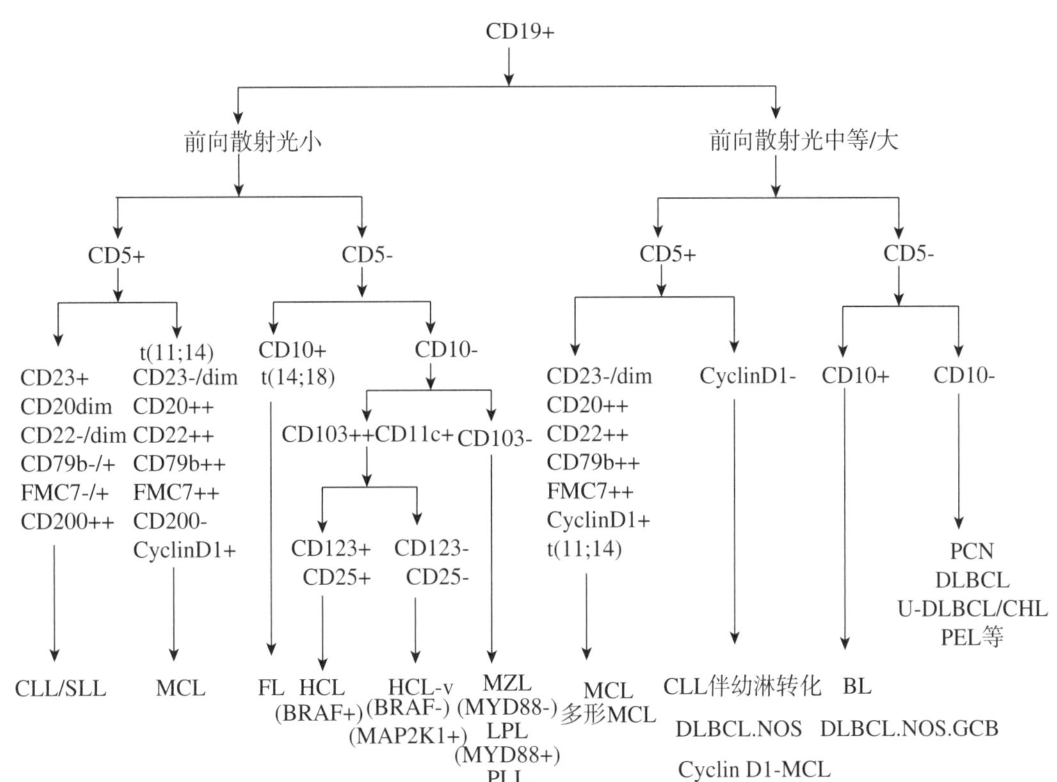

图 46-17　常见成熟 B 细胞淋巴瘤的典型免疫表型鉴别诊断参考流程

HCL-v 毛细胞白血病 - 变异型；PLL：幼淋巴细胞白血病；ULBCL.NOS：非特指型弥漫性大 B 细胞淋巴瘤；GCB：生发中心 B 细胞；U-ULBCL/CHL：介于 ULBCL 和经典霍奇金淋巴瘤之间难以分型的 B 细胞淋巴瘤；PEL：原发渗出性淋巴瘤

胞浆 CD3+，CD7+，CD4-，CD8-；EBV+。③遗传学及分子生物学：未发现特殊染色体易位，FISH 检测 EBV+。

3. 血管免疫母细胞性 T 细胞淋巴瘤（angioimmunoblastic T-cell lymphoma，AITL） 本型主要特征：①组织学：淋巴结结构部分消失，滤泡退化。小至中等大小淋巴细胞弥漫性浸润副皮质区，混有嗜酸性粒细胞、浆细胞、树突细胞等。大量内皮静脉增生。②免疫学：CD3+，CD4+，CD8-，CD10+，CD21+。③遗传学及分子生物学：*TCR* 基因重排阳性；+3 或 +5 或 +X 等。

4. ALK+ 间变大细胞淋巴瘤（anaplastic large cell lymphoma ALK-positive，ALCL ALK+） 本型主要特征：①组织学：肿瘤细胞体积大，有大量胞浆，细胞核形态多样，典型者呈马靴状。②免疫学：TdT-，CD30+，ALK+，CD2+，CD3-/+，CD5-；CD45 和 CD45RO 可为阳性。③遗传学及分子生物学：*TCR* 基因重排阳性，无特异染色体异常。

5. T 大颗粒淋巴细胞白血病（T-LGLL） 是一组以胞浆中含有嗜苯胺蓝颗粒的淋巴细胞克隆性增殖为特征的疾病。

本型主要特征：①外周血大颗粒淋巴细胞持续增多，淋巴细胞总数常在（2 ~ 20）$\times 10^9$/L，但 25% ~ 30% 的 T-LGLL 患者外周血 T-LGL < 0.5×10^9/L。②具备特征性的免疫表型：$CD3^+CD8^+CD57^+CD16^+TCR\alpha\beta^+CD4^-CD56^-$，少数患者为变异亚型，如 $CD3^+CD4^+CD8^-CD57^+TCR\alpha\beta^+$ 或 $CD3^+CD4^+CD8^+CD57^+TCR\alpha\beta^+CD3^+CD4^-CD8^-CD57^+TCR\gamma\delta^+$。③用 PCR 或 Southern blot 检测到 *TCR* 基因重排，或用流式细胞术检测到 TCRVβ 区的限制性。④临床表现有外周血细胞减少、脾大、纯红细胞再生障碍性贫血及类风湿关节炎等。前 3 条标准对于诊断 T-LGLL 是必需的。

常见 T/NK 细胞淋巴瘤的典型免疫表型鉴别诊断参考流程见图 46-18。

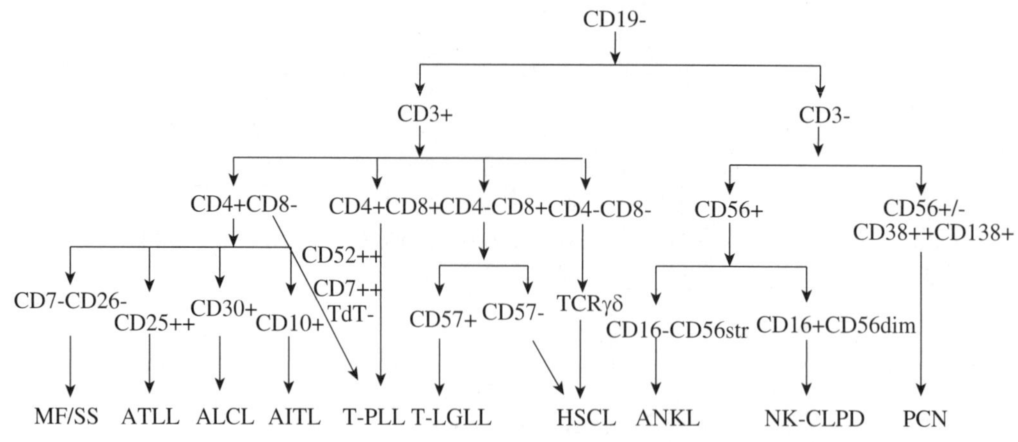

图 46-18 常见 T/NK 细胞淋巴瘤的典型免疫表型鉴别诊断参考流程

MF/SS：蕈样霉菌病 /Sezary 综合征；ATLL：成人 T 细胞白血病 / 淋巴瘤；PLL：幼淋巴细胞白血病；HSTCL：肝脾 T 细胞淋巴瘤；ANKL：侵袭性 NK 细胞白血病；NK-CLPD：NK 细胞 - 慢淋巴增殖性疾病

（王相华）

第十二节 止血与血栓的实验诊断

生理状态下，血液在血管内流动，既不会溢出血管外引起出血（hemorrhage），也不会再血管内凝固形成血栓（thrombosis），主要是机体内存在完善的止凝血机制，这种机制呈动态平衡状态。机体止凝血机制包括：血管壁和血小板的止血作用；凝血因子和抗凝因子的止血作用；纤维蛋白溶解因子及抗纤溶因子的溶栓作用。而出血与血栓形成是机体正常的止凝血动态平衡失调所致的一种病理生理过程，若止凝血机制亢进或抗凝血机制减退，会形成血栓，临床上出现血栓性疾病。反之，若止凝血机制减退或抗凝血机制亢进，便会引起出血，临床上出现出血性疾病。本章重点介绍止血与血栓的监测。

案例 46-1

患者，男，60 岁，既往胃痛病史 10 年，此次因呕血 5 小时入院。5 小时进食后出现呕血，为鲜红色血液，2 次，量约 800 ml，伴有恶心，伴有腹痛，为上腹痛，无放射痛，3 小时前出现排黑便，为柏油便，量约 400 g，伴有口渴，尿量减少，无头痛，无四肢末梢凉。入院查血常规提示 WBC 10.3×10^9/L，RBC 2.64×10^{12}/L，HGB 54 g/L，PLT 423×10^9/L。凝血五项：PT 24 s，APTT 86 s，FIB 1.2 g/L，FDP 9.5 mg/L，D 二聚体 4.5 mg/L。

问题：

该患者最可能的诊断是什么？

一、初期止血试验

血管损伤后的正常止血（hemostasis）过程可分为初期止血（primary hemostasis）、血液凝固（coagulation）阶段。血管壁和血管内皮细胞主要参与初级止血，目前通过出血时间和血管性血友病因子及血管内皮损伤标志物来分析血管壁及血管内皮细胞功能。

（一）血管内皮细胞功能试验

血管内皮细胞（endothelium）是表衬在整个心血管内表面的单层细胞，以紧密连接、缝隙连接和中间连接三种形式覆盖在血管内壁，是循环血液和血管壁的分界细胞。完整的血管内皮细胞为血液中的凝血因子、抗凝因子以及血小板之间的相互作用提供光滑的表面，同时参与凝血、抗凝及纤溶系统，维持凝血和抗凝之间的平衡状态，内皮细胞具有促血栓和抗血栓形成双重作用。

内皮细胞的抗血栓作用主要包括：①抗血小板的作用：合成和释放前列环素（PGI2），抑制血小板变形、聚集、血小板第 3 因子（PF3）暴露和颗粒释放反应。②抗凝作用：合成血栓调节蛋白（thrombomodulin，TM）：TM 合成后主要表达在内皮细胞膜上，与凝血过程中产生的凝血酶（thrombin）1∶1 结合，使凝血酶功能转变，促进蛋白 C（protein C，PC）系统的活化。TM 与凝血酶结合后，明显抑制凝血酶对纤维蛋白原（fibrinogen）的降解和对 FXⅢ的激活作用；合成肝素（heparin）：肝素能增强抗凝血酶（antithrombin，AT）灭活凝血酶等活化的凝血因子的作用；合成和释放组织因子途径抑制物（tissue factor pathway inhibitor，TFPI），抑制组织因子凝血途径（tissue factor pathway，TFP）或外源凝血途径（extrinsic coagulation pathway）的活化。③纤溶作用：合成与释放 t-PA 和单链尿型纤溶酶原激活物（single-chain urinary type plasminogen activator，SCU-PA），促进纤维蛋白（fibrin）溶解。

内皮细胞的促血栓的作用主要包括：①产生缩血管物质：缩血管肽有三种异构体，具有血管收缩及促进血管平滑肌细胞增殖的能力。②促血小板活化：合成血管性血友病因子（von Willebrand factor，vWF），vWF 是一种大分子蛋白多聚体，分子量从 500 kD（二聚体）至 20000 kD（多聚体），有与胶原、肝素、凝血因子Ⅷ（FⅧ）轻链、血小板膜糖蛋白（glycoprotein，GP）Ⅰb（GPIb）及 GPⅡb-Ⅲla、瑞斯托霉素（ristocetin）等结合的多个功能区，介导血小板黏附于受损的血管内皮下组织，并作为血浆中 FⅧ的载体蛋白，从而促进血小板黏附、聚集和血液凝固。③促凝作用：内皮细胞合成、分泌组织因子（tissue factor TF）、部分Ⅴ因子，TF 与血浆中的Ⅶa 结合，在 Ca^{2+} 存在下加速 FⅦa 活化 FⅩ，同时活化Ⅸ。FⅤa 主要作为辅因子，加速 FⅩa 使凝血酶原变成凝血酶。④抗纤溶作用：合成和分泌纤溶酶原激活物抑制剂（plasminogen activator inhibitor，PAI）：包括 PAI-1 和 PAI-2。PAI-1 通过抑制组织型纤溶酶原激活物（tissue plasminogen activator，t-PA）和尿激酶型纤溶酶原激活物（urokinase-type plasminogen activator，u-PA）的功能，使纤溶活性降低，导致已形成的纤维蛋白不被溶解，有助于受损血管部位的血凝块形成。

血管内皮细胞功能检验主要包括：wWF 分析、PGl 的代谢产物 6 酮 - 前列腺素 F1α（6-keto-PGF1α）或去甲基 6- 酮 - 前列腺素 F1α（DM-6-keto-PGF1α）和血浆 TM 抗原（TM：antigen，TM：Ag）测定。vWF 分析主要包括血浆 vWF 抗原（vWF antigen，vWF：A）和血浆 wWF 活性（wWF：activity，vWF：A）测定；vWF 的功能分析：血浆 vWF 瑞斯托霉素辅因子（vWF：ristocetin cofactor，vWF：RC）的检测、瑞斯托霉素诱导的血小板聚集试验（ristocetin-induced platelet agglutination，RlPA）、vWF 的胶原结合能力（vWF：collagen binding capacity，vWF：CBc）和 vWF 的 FⅧ结合能力（vWF：FⅧ binding capacity，vWF：F8Bc）；vWF 多聚体分析和基因诊断等检验项目，其中以 vWF：Ag 测定最为常用。

【标本采集】

109 mmol /L（3.2%）的枸橼酸钠（sodium citrate）抗凝剂，抗凝剂与血液的体积比为 1∶9。空腹静脉采血，采血过程中压脉带捆扎时间不超过 1 分钟，轻轻颠倒抗凝管 5 次使血液与抗凝剂充分混匀，放置室温，1 小时内送检。检测前应避免剧烈运动，禁止服用抗凝药。

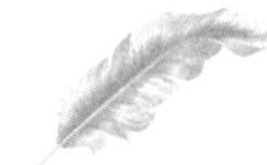

Note

【参考区间】

1．血浆 vWF：Ag（ACL 血凝分析仪检测） 平均 79% ~ 117%，其中 41.1% ~ 125.9% 为 O 型，61.3% ~ 157.8% 为 A、B、AB 型；O 型人群明显低于 A、B、AB 型人群。

2．血浆 vWF：A（ACL 血凝分析仪检测） 38.0% ~ 125.2% 为 O 型，49.2% ~ 169.7% 为 A、B、AB 型；O 型人群明显低于 A、B 和 AB 型人群。

3．血浆 vWF RC、vWF：CBc、vWF：F8BC：70% ~ 150%；RIPA：0.5g/L 瑞斯托霉素（Ris）＜ 20%；1.5g/L Ris ＞ 60%。血浆 vWF 多聚体分析可检测到小、中、大多聚体，无异常区带。

4．血浆 6-keto-PGF1α（ELISA） 10.6 ~ 35.2 ng/L；血浆 DM-6-keto-PGF1α：10.9 ~ 43.3 ng/L；尿液 DM-6- keto-PGF1α（ELISA）：128 ~ 172 ng/mg 尿肌酐。

5．血浆 TM Ag 20 ~ 35 ug/L（RIA），TM：A 68% ~ 120%（发色底物法）。

【临床意义】

1．血管性血友病（vWD） vWF 质或量的缺陷是导致遗传性或获得性 vWD 的主要原因。遗传性 vWD 分为 1、2、3 型，2 型又分为 2A、2B、2M 和 2N 四个亚型，不同亚型各项检查结果有较大差别。① vWM：Ag：1 型患者可减低至 5% ~ 30%，2 型患者可减低或正常，3 型患者可完全缺乏或很少。一些自身免疫病，例如系统性红斑狼疮、获得性单株 γ 球蛋白血症等产生 vWF 自身抗体，也可导致严重的获得性 vWD。② vWM：A/vWM：Ag 和 F Ⅷ：C/vWM：Ag 比值：1 型 vWD 的 vWM：Ag 减低，但两个比值多接近于 1（以 0.7 为临界值）；2 型 vWD 的 vWM/vWM：Ag 比值常＜ 0.7，但各亚型分型应结合 vWF 功能试验和多聚体分析。③ RIPA：vWD 患者缺乏 vWF：RC 活性，RIPA 减低或无凝集；但 2B 型（又称血小板型 vWD）患者血小板膜 GPⅠb 与 vWF 结合增强，血浆中的 vWF 与血小板自发结合，用高浓度瑞斯托霉素（1.5 g/L）时，RIPA 增高，低浓度（0.5 g/L）时 RIPA 也＞ 20%。2N 型：RIPA 正常。④ vWM：RC：除 2B 型可正常外，其余亚型均减低。⑤多聚体异常：1 型各区带基本正常，但含量常减少；2 型可正常或异常，3 型的无多聚体。⑥ *vWF* 基因测序：在 vWD 的诊断中发挥重要作用，2 型和 3 型 *vWF* 基因突变检出率高达 90% 以上，但是对于 1 型 vWD，仅有 62% 的患者可以检测到。

2．血栓性疾病 ①血浆 vWM：Ag：缺血性心脑血管病、周围血管病、肾小球疾病、尿毒症、糖尿病、肺部疾病、妊娠高血压综合征等，由于血管内皮损伤，vWF 从内皮细胞释放入血，可显著升高。②血浆 6-keto-PGF1α 或 DM-6-keto-PGF1α：糖尿病、动脉粥样硬化、急性心肌梗死、心绞痛、脑血管病变、血栓性血小板减少性紫癜等，可明显减低。③血浆 TM：Ag：增高见于各种累及血管内皮损伤的疾病，如糖尿病、肾小球疾病、系统性红斑狼疮（SLE）、弥散性血管内凝血（DIC）、急性心肌梗死、脑梗死、深静脉血栓形成、肺栓塞、血栓性血小板减少性紫癜（TTP）等。

3．急性时相反应 vWF 是一种急性时相蛋白，在一些急性时相反应时，尤其是在类风湿病、血管炎、恶性肿瘤、器官移植后、大手术后等，可显著升高，血浆 vWF：Ag 甚至可大于 100%。

【应用评价】

1．vWD 诊断试验 测定项目较多，检测方法难度较大，一般实验室常规以 vWF：Ag 检测为主，vWF：A 和 RIPA 为辅；少数实验室开展 vWF：RC 检测；能进行 vWF 多聚体分析的更少，有条件的尽量进行基因检测，明确诊断和分型。

2．血栓性疾病检查 血浆 vWF：Ag、TM：Ag 或 TM：A 升高，血浆 6-keto-PGF1α 或尿液 DM-6-keto-PGF1α 减低具有普遍性，但并无对某种血栓病诊断的特异性。由于其有较高的敏感度，vWF：Ag、TM：Ag 升高可作为血管内皮损伤的分子标志物。

3．内皮细胞合成的前列环素（PGI_2）半衰期较短，在 30 分钟内很快转变为无活性稳定的

6-keto-PGF1α，后者在体内可经肝氧化代谢转变为去 DM-6-keto-PGF1α，测定二者含量可间接反映内皮细胞合成 PGI_2 的多少。DM-6-keto-PGF1α 比 6-keto-PGF1α 受到体外因素影响更少，能更准确地反映体内 PGI_2 的生成水平，可作为反映血管内皮早期损伤的指标之一。

（二）出血时间

出血时间（bleeding time，BT）是指皮肤毛细血管被刺破后自然出血到自然止血所需的时间。BT 主要反映毛细血管与血小板的相互作用，包括皮肤毛细血管的完整性与收缩功能、血小板数量与功能、血管周围结缔组织成分、血管内皮细胞的功能等。凝血因子对 BT 影响一般较小。临床疑为血管性血友病、血小板功能缺陷病时常选用 BT 作为筛选试验。

【参考区间】

2.3 ～ 9.5 min，＞ 10 min 为延长（BT 测定器法）。

【临床意义】

BT 延长见于：①血小板明显减少：如原发性免疫性血小板减少症。②血小板功能异常：如血小板无力症和巨血小板综合征。③严重缺血浆某些凝血因子，如血管性血友病、弥散性血管内凝血。④血管异常：如遗传性出血性毛细血管扩张症。⑤药物影响：如服用抗血小板药物（阿司匹林）、抗凝药物（肝素等）和溶栓药物。BT 缩短临床意义不大。

【应用评价】

BT 是筛选血管与血小板相互作用有无异常的常用试验，也是 vWD 筛选的重要试验之一，尤其对一些轻型患者筛选较为有意义。但由于试验敏感性受多种因素干扰，特异性较差，故临床应用受到一定限制，一般不作为常规筛选试验。BT 测定前 7 ～ 10 天应停用抗血小板药物，如阿司匹林、双嘧达莫、氯吡格雷等。

（三）血小板功能试验

血小板主要是参与正常止血功能和防止外伤后的血液流失。功能包括活化、黏附、聚集、释放及参与凝血。①黏附（adhesion）：血小板与非血小板表面的黏着称为黏附作用。三个成分起主要作用：血小板膜糖蛋白、vWF 和内皮下组织。②聚集（aggregation）：血小板之间相互黏着的现象称为聚集。当血小板发生黏附或受到诱导剂（如 ADP、肾上腺素、凝血酶等）作用后则被活化，在 Ca^{2+} 存在下，活化血小板膜 GPⅡb-Ⅲa 复合物分子发生构型变化，暴露出纤维蛋白原受体，一个纤维蛋白原分子可以同时和至少 2 个 GPⅡb-Ⅲa 结合，因此血小板能通过各自表面的 GPⅡb-Ⅲa 和纤维蛋白原结合而聚集成团。③释放反应（release reaction）：血小板活化后，形态改变，释放胞浆内致密颗粒中的 ATP、ADP、Ca^{2+}、5- 羟色胺（5-HT）等，α 颗粒中的 β 血小板球蛋白（β-thromboglobulin，β-TG），血小板因子 4（PF4）、凝血因子 V（FV）、vWF、纤维蛋白原、凝血酶敏感蛋白（thrombospondin，TSP）、PAI-1 等释放至血浆中，促进血液凝固。④促凝血（procoagulation）：血小板被活化时，原来分布于质膜内侧面的磷脂酰丝氨酸等转向外侧面，为凝血因子激活提供催化表面，加速血液凝固。⑤血块收缩（clot retraction）：发生黏附、聚集和释放反应的活化血小板，在血凝块中伸出伪足彼此接连或连接于纤维蛋白网上，通过其背架蛋白的收缩，使血凝块中的血清被挤出，血凝块加固，达到永久性止血。

【标本采集】

109 mmol/L（3.2%）的枸橼酸钠抗凝剂，抗凝剂与血液的体积比为 1∶9。空腹静脉采血，采血过程中压脉带捆扎时间不超过 1 分钟，取血必须顺利，轻轻颠倒抗凝管 5 次使血液与抗凝剂充分混匀，放置室温，1 小时内送检。

【参考区间】

1．血小板黏附率 21.0% ～ 42.8%（玻球法）；53.9% ～ 71.1%（玻璃珠柱法）。

2．血小板最大聚集率 各实验室应建立自己的参考值。中国科学院血液学研究所的参考区间以最大聚集率（MAR%）表示：① 11.2 μmol/L ADP 为 53% ～ 87%。② 22 mg/L 胶原为 47% ～ 73%。③ 20 mg/L 花生四烯酸为 56% ～ 82%。④ 1.5 g/L 瑞斯托霉素（RIPA）为 60% ～ 78%。

3．血浆 TXB_2 28.2 ～ 124.4 ng/L，尿液 DM-TXB_2 168 ～ 2440 ng/L 肌酐；11-DH-TXB_2 249 ～ 339 ng/L 肌酐（ELISA）。

4．血浆 β-TG 19.4 ～ 31.2 μg/L（RIA）；血浆 PF4：1.6 ～ 4.8 μg/L（RIA）；血块收缩率：48% ～ 64%；血浆 P 选择素：9.4 ～ 20.8 ng/ml（ELISA）。

【临床意义】

1．血小板功能缺陷

（1）遗传性缺陷：①巨血小板综合征（Bernard Soulier syndrome，BSS）：ADP、胶原、AA 诱导的血小板聚集正常，血小板黏附率显著减低。②血小板无力症（glanzmann thrombasthenia，GT）：ADP、胶原、花生四烯酸（AA）诱导的血小板聚集异常，瑞斯托霉素诱导的血小板凝集率（RIPA）起始坡度正常或者接近正常，而第二波在低浓度瑞斯托霉素刺激下减弱，血小板黏附率减低，血块收缩不良。③血小板储存池缺陷症（storage pool defect，SPD）：致密颗粒缺陷时，ADP 诱导的血小板聚集率减低，胶原和 AA 诱导的聚集率正常；α 颗粒缺陷时，血小板聚集多正常。④血小板花生四烯酸代谢缺陷症（arachidonic acid metabolism defect，AMD）：ADP 诱导的血小板聚集减低，胶原和花生四烯酸均不能诱导血小板聚集，血浆 TXB_2 含量显著减低。

（2）获得性缺陷：①尿毒症：血小板黏附、聚集、AA 代谢功能低下，但由于肾功能低下，致使血浆 β-TG、PF4 因排泄减少而增高。②骨髓增生性疾病、肝硬化、异常球蛋白血症、部分急性白血病、骨髓增生异常综合征（MDS）、心肺旁路术等，可见血小板黏附、聚集与释放功能减低，血块收缩不良。③药物影响：抗血小板药物治疗，如阿司匹林、氯吡格雷、双嘧达莫等抑制血小板黏附、聚集和释放等功能；人工瓣膜、口服避孕药、吸烟可使血小板聚集率偏高。

2．血小板功能亢进与血栓性疾病 急性心肌梗死、脑血栓形成、心绞痛、动脉硬化、糖尿病、肾小球肾炎、妊娠高血压症、高脂蛋白血症、深静脉血栓形成等疾患时，体内血小板和内皮细胞活化程度增强，血小板黏附率增高；ADP、胶原、花生四烯酸诱导的血小板聚集率增高，即使用低浓度的诱导剂也可致血小板明显聚集；血小板在体内活化，花生四烯酸代谢和释放反应增强，血浆 TXB_2、β-TG、PF4 增高；急性脑梗死或其他动脉血栓栓塞时 β-TG、PF4 增高可达参考区间的 6 ～ 10 倍。

【应用评价】

1．血小板黏附与聚集 ①由于缺乏稳定的校准和质控品，最好在试验中同时做正常人对照，血液采集后尽快送检，一般应在 4 h 内完成测定。虽然检测血小板黏附试验的方法较多，但均是检测体外血小板黏附的方法，不能反映体内血小板黏附功能，故其临床应用价值有限。②在选用血小板聚集试验的诱导剂时，应根据目的不同选择不同种类及其浓度。检测血小板集集功能亢进时，宜选用低浓度（2 ～ 3 μmol/L）的 ADP。检测血小板聚集功能缺陷时，如诊断血小板无力症，应选用高浓度（如 10 ～ 20 μmol/L ADP）的诱导剂，用多种诱导剂均出现血小板聚集减低或不聚集时，才能确定血小板聚集功能缺陷。③服用阿司匹林时，AA 比 ADP 诱导的血小板聚集减低更为灵敏，适合于剂量与药效监测。④溶血、血脂过高等因素可降低透光度，掩盖血小板聚集变化。

2．血浆 TXB_2、β-TG、PF4 测定时，应特别注意避免血小板体外活化，否则可致假性增

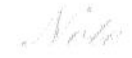

高，但尿液 DM-TXB_2 和 11-DH-TXB_2 的浓度不受体外因素或操作的影响，比 TXB_2 水平更能准确地反映体内血小板 TXB_2 的合成情况。当有 1/1000 的血小板在体外释放其 α 颗粒的内含物时，β-TG、PF4 就可成倍增加。此外，当肾排泄功能异常、血小板破坏过多时，血浆 β-TG、PF4 可增高。

3．血小板功能测定前 7 ~ 10 天应停用抗血小板药物，如阿司匹林、双嘧达莫、氯吡格雷等，但观察药物疗效时不用停药。血小板显著减少一般不适于测定血小板功能。

（四）血小板膜糖蛋白

血小板膜糖蛋白（glycoprotein，GP）是血小板功能的分子基础，其种类较多，包括质膜糖蛋白和颗粒膜糖蛋白两大类。

1．颗粒膜糖蛋白　① α 颗粒膜蛋白 -140（α-granule membrane protein-140，GMP-140）：分子量为 140 kD，又称 P- 选择素（P-selectin）或 CD62P。在未活化的血小板，CD62P 分子仅分布于 α 颗粒膜。血小板活化后，α 颗粒膜与质膜融合，CD62P 分子在膜表面呈高表达，可达 10000 分子以上。②溶酶体膜蛋白 CD63：在静止血小板仅分布于溶酶体膜，血小板活化后随脱颗粒反应而表达在血小板质膜表面。CD62P、CD63 在质膜上高表达被视为血小板活化的分子标志物（molecular marker）。

2．质膜糖蛋白　主要存在于血小板细胞膜表面。① GPⅠb-Ⅸ-Ⅴ复合物（又称 CD42）：是 vWF 的受体，主要介导血小板黏附到血管内皮下胶原。正常静止血小板表面有 25000 ~ 30000 个 GPⅠb-Ⅸ分子、12000 个 GPV 分子。GPⅠb-Ⅸ-Ⅴ复合物与血小板骨架蛋白相连，对维持血小板的形态结构也有重要作用。② GPⅡb-Ⅲa 复合物（又称 CD41-CD61）：正常静止血小板表面约有 50000 个分子，在血小板活化时表达纤维蛋白原受体（fibrinogen receptor，FIB-R）并与纤维蛋白原等结合，介导血小板之间的黏附，即血小板聚集。③ GPⅠa-Ⅱa 复合物：胶原的受体。④ GPⅠc-Ⅱa 复合物：可能是纤维连接蛋白（fibronectin）的受体。

【标本采集】

109 mmol/L（3.2%）的枸橼酸钠抗凝剂，抗凝剂与血液的体积比为 1∶9。空腹静脉采血，采血后轻轻颠倒抗凝管 5 次使血液与抗凝剂充分混匀，放置室温，半小时内送检。

【参考区间】

1．糖蛋白阳性血小板百分率（流式细胞分析）GPⅠb（CD42b）、GPⅡb（CD41）、GPⅢa（CD61）、GPⅨ（CD42a）为 95% ~ 99%，CD62P（GMP-140）小于 2%，CD63 小于 2%，FIB-R ＜ 5 %

2．血小板膜糖蛋白平均分子数　静止与活化血小板部分糖蛋白分子数见表 46-4。

表 46-4　血小板膜蛋白平均分子数的参考区间

种类	静止血小板（分子）	TRAP* 活化血小板（分子）
GPⅠb（CD42a）	25000 ~ 43000	6000 ~ 22000
GPⅡb/Ⅲa（CD41a）	30000 ~ 54000	46000 ~ 80000
GPⅢa（CD61）	42000 ~ 60000	52000 ~ 80000
CD62P（GMP-140）	＜ 500	＞ 10000

*TRAP，凝血酶受体活化肽（thrombin receptor activating peptide）

【临床意义】

1．血小板功能缺陷病　①巨血小板综合征：血小板膜 GPⅠb-Ⅸ-Ⅴ含量显著减少或缺乏，GPⅠb-Ⅸ-Ⅴ复合物分子结构缺陷的变异型患者含量可正常，通过分子生物学检查可以确诊。②血小板无力症：血小板膜GPⅡb-Ⅲa含量显著减少或缺乏，轻型患者可有部分残留（5% ~ 25%），分子结构异常的变异型患者含量可正常或轻度减少，但经ADP活化后不能表达FIB-R。CD62P在静止与活化血小板表达均无异常。③血小板贮存池缺陷病：致密颗粒缺乏（Ⅰ型）患者，活化血小板膜CD62P表达正常。α颗粒缺乏（Ⅱ型）或α颗粒与致密颗粒联缺陷（Ⅲ型）患者，活化血小板膜CD62P表达减低或缺乏，但GPⅠb、GPⅡb、GPⅢa、GPⅤ和GPⅨ表达正常。

2．血栓前状态与血栓性疾病 循环血小板膜GPⅡb-Ⅲa分子数量增加、FIB-R表达量增加、CD62P或CD63表达增加是血小板活化的特异性分子标志，尤其是FIB-R高表达时，表明血小板的黏附、聚集性显著增高，易导致血栓形成。急性心肌梗死、心绞痛、急性脑梗死、脑动脉硬化、糖尿病、高血压病、外周动脉血管病等可见血小板活化显著增加。

【应用评价】

血小板膜糖蛋白测定对血小板功能缺陷病具有特异性诊断价值，对血小板活化检测具有较高的灵敏度与特异性，尤其是血小板膜FIB-R数增加可以反映早期的血小板功能亢进。然而，在分析循环血小板活化时，必须注意血液采集与标本处理过程中可能导致的体外激活，采血后尽快送检，避免出现假阳性结果。

（五）血小板自身抗体

在一些自身免疫性疾病、服用某些药物或同种免疫反应时，机体可产生针对血小板骨架蛋白或膜糖蛋白产生抗血小板自身抗体（autoantibody），这些自身抗体可导致血小板破坏增加或生成障碍，使循环血小板显著减少。血小板自身抗体可分为特异性自身抗体、血小板相关免疫球蛋白（platelet associated immunoglobulin，PAlg），包括PAIgG、PAIgA、PAIgM、药物相关自身抗体和抗同种血小板抗体等。

【标本采集】

109 mmol/L（3.2%）的枸橼酸钠抗凝剂，抗凝剂与血液的体积比为1∶9。空腹静脉采血，采血后轻轻颠倒抗凝管5次使血液与抗凝剂充分混匀，放置室温，1 h内送检。

【参考区间】

① PAIg：PAIgG 0 ~ 788 ng/10^7血小板（ELISA），PAIgG < 10%（FCM）；PAIgM 0 ~ 7 ng/10^7血小板（ELISA），PAIgA 0 ~ 2 ng/10^7血小板（ELISA）。②抗GPⅡb-Ⅲa自身抗体：阴性。③药物相关自身抗体：阴性。

【临床意义】

在一些自身免疫性疾病，如原发性免疫性血小板减少症（immune thrombocytopenia，ITP）和继发性免疫性血小板减少症（见于系统性红斑狼疮等）、服用某些药物或同种免疫反应时，机体可产生血小板自身抗体，这些自身抗体可导致血小板破坏增加或生成障碍，使循环血小板显著减少。因此，血小板自身抗体检测对自身免疫性血小板减少症（autoimmune thrombocytopenic purpura，AITP）的诊断与治疗有意义。一些文献报道的ITP患者血小板自身抗体的阳性率不太一致，抗GPⅡb/Ⅲa、GPⅠb/Ⅸ、GPⅠa/Ⅱa、GPⅣ、HLA-ABC自身抗体阳性率通常分别为20% ~ 40%、15% ~ 30%、10% ~ 25%、20%、10%左右，可以是一种或几种自身抗体同时阳性，总阳性率一般为50% ~ 70%。抗糖蛋白自身抗体阳性，对诊断ITP有较高的待异性。PAIgG+ PAIgM的阳性率为70% ~ 90%。

此外，明确血小板自身抗体的存在，可以协助指导临床治疗。在ITP或AITP治疗过程中，还可以对血小板自身抗体，尤其是抗GPⅡb/Ⅲa特异性血小板自身抗体水平进行监测，了解疗效和复发情况。当治疗有效时，患者血小板自身抗体水平可下降，完全治愈的患者甚至可呈阴性；而复发时，血小板自身抗体水平常回升。

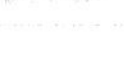

药物相关抗体：少数患者应用某些药物（如奎宁、奎尼丁、金制剂、青霉素、氨苄西林、磺胺类药、肝素等）后可引起免疫性血小板减少，血清中可查到药物相关的自身抗体。

【应用评价】

1．PAIg 的局限性 可能来源于机体免疫系统针对血小板骨架蛋白或膜糖蛋白产生的自身抗体而结合在血小板膜上，也可能是血清中的抗体分子或抗原 - 抗体复合物在血小板表面的黏着或覆盖。此外，血小板激活时，α 颗粒可释放 IgG 分子至血小板表面。因此，PAIg 测定的特异性并不高。因此，近年来 PAIg 的临床应用逐渐减少，检测特异性血小板自身抗体更有临床。

2．血小板自身抗体的检测方法 有较多试验方法，其中单克隆抗体血小板抗原固定试验（monoclonal antibody immobilization of platelet antigens，MAIPA）是公认的检测血小板特异性自身抗体的经典试验，各种方法的参考区间不尽相同，一般以各实验室的为准。在患者用药前（尤其是激素）测定的阳性率一般较高，用药后阳性率常显著下降，甚至可呈阴性。

二、凝血因子检验

几十年前，Macfarlane 指出：凝血反应是一组酶所催化的瀑布反应，能使很小的刺激扩大。这一过程中，每个凝血因子都被前一因子所激活，直至最终形成凝血酶，后者裂解纤维蛋白原使之形成纤维蛋白凝块。这一假说将凝血机制分为三条途径或两个系统，具体为三个阶段，即外源性凝血途径（extrinsic coagulation pathway，ECP）、内源性凝血途径（intrinsic coagulation pathway，ICP）和共同凝血途径（common coagulation pathway，CCP）或内源性凝血系统和外源性凝血系统，根据不同起因，外源性凝血途径及内源性凝血途径参与了第一阶段凝血酶原激活物的生成，两个系统共同途径完成了第二阶段凝血酶的生成和第三阶段纤维蛋白的生成，各途径或系统相互促进、相互影响。

凝血启动过程：CCP 启动是 TF 与 FⅦ或 FⅦa 形成复合物，可激活 FX 和 FⅨ。ICP 的启动是 FⅫ与血管内皮下成分（如胶原等）接触后转变为 FⅫa，并与高分子量激肽原（HMWK）结合，促进激肽释放酶原（prekallikrein，PK）转化为激肽释放酶（kallikrein，KK），进一步促进 FⅫ转变为 FⅫa；FⅫa 使 FⅪ激活（FⅪa），PⅪa 在 Ca^{2+} 存在下使 FⅨ激活，FⅨa、Ca^{2+}、FⅧa 和 PF3 形成复合物使 FX 转化为 FXa。ECP 和 ICP 最终均激活 FX，故 FX 以后的凝血过程称为 CCP，FXa、Ca^{2+}、FXa 和 PF3 形成凝血酶原酶，使凝血酶原（FⅡ）转变为凝血酶（FⅡa），后者使纤维蛋白原（fibrinogen，FIB）转变为可溶性纤维蛋白单体（fibrin monomer，FM）并激活 FXⅢ，FXⅢa 使 FM 形成不溶性交联纤维蛋白。FV 和 FⅧ本身无活性，但被凝血酶激活后，在 PF3 和 Ca^{2+} 存在下，可使凝血酶原（prothrombin）和 FⅨ活化的速度加速数千乃至数万倍以上，故 FV 和 FⅧ缺乏时，可导致机体明显的凝血障碍而出血。在生理性止凝血过程中，ECP 占主要地位，而且 ECP 和 ICP 并非完全独立，TF 同时可激活 FⅦ和 FⅨ而启动凝血反应。凝血瀑布反应主要包括两个程序性过程：① FX 活化，其反应速度是 10^3 级。②凝血酶原活化，其反应速度扩增至 10^6 级，这种强大的扩增反应使凝血调控作用显得很重要。组织因子（tissue factor，TF）是生理性凝血的启动者。

（一）血浆凝血酶原时间

血浆凝血酶原时间（prothrombin time，PT）是指在被检血浆中加入组织凝血活酶（tissue thromboplastin）或者 Ca^{2+} 和组织因子，观察血浆的凝固时间，是外源性凝血途径和共同凝血途径的常用筛检指标之一。PT 的长短主要与纤维蛋白原、凝血酶原、FV、FⅦ和 FX 的质与

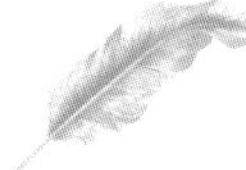

量有关。

【标本采集】

109 mmol/L（3.2%）的枸橼酸钠抗凝血，抗凝剂与血液的体积比为 1∶9。空腹采集静脉血后 1 h 内送检，4 h 内完成检测。

【参考区间】

见表 46-5。

表 46-5 凝血酶原时间的四种报告方式及参考区间

中文名称	英文名称	英文缩写	含义	参考区间
凝血酶原时间	prothrombin	PT	PT 值（秒数）	10 ~ 14 s，比参比血浆延长 3 s 以上有意义
凝血酶原时间比值	prothrombin time ratio	PTR	被检血浆与对照组 PT 值之比	0.85 ~ 1.15
凝血酶原活动度	prothrombin activity	PA	相对于对照血浆凝血活性百分比	70% ~ 130%
国际标准化比值	international normalized ratio	INR	由公式 $INR=PTR^{ISI*}$ 计算	2.0 ~ 3.5（口服抗凝药监测）

注：ISI 为所用组织因子（如兔脑粉）的国际敏感指数（international sensitive index），由生产商提供

【临床意义】

1．手术前筛查 PT 是手术前出血性疾病筛选的必查项目，PT 在参考区间内时，常可排除外源凝血途径因子缺陷，但一些轻型或亚临床型病人也可不出现异常。

2．PT 延长或 PTR 增加

（1）先天性凝血因子缺乏：FⅠ（纤维蛋白原）、FⅡ（凝血酶原）、FⅤ、FⅦ、FⅩ先天性缺乏，但这些因子的缺乏一般在低于参考人群水平的 10% 以下时才会出现 PT 延长、PTR 增大。血浆纤维蛋白原＜ 0.6 g/L 时，PT 才会延长。

（2）获得性凝血因子缺乏

1）肝疾病：在肝病初期如急性肝炎，PT 延长主要由于凝血酶原、FⅦ、FⅩ减少所致；在慢性肝炎至肝硬化进展期，FⅤ和纤维蛋白原进一步减低，PT 明显延长；急性重型肝炎时，外源性凝血因子重度减低，PT 显著延长，PTR 增大。由于外源性凝血途径所涉及的凝血因子主要在肝合成，因而 PT 测定可作为评价肝蛋白质合成功能的一项指标。

2）维生素 K（vitamin K，VitK）缺乏症：胆石症、胆道肿瘤、慢性肠炎、偏食、2 ~ 7 日龄的新生儿、长期服用广谱抗生素等，由于 VitK 吸收或合成障碍，导致肝合成功能异常的凝血酶原、FⅦ、FⅨ、FⅩ等分子，患者皮肤、黏膜、内脏均可出血，PT 明显延长，PTR 增大。临床上可用 VitK 试验（Koller test）来鉴别依赖 VitK 的凝血因子减低的原因。通过肌注水溶性 Vit K 1.0 mg，在 24 ~ 48 h 后复查 VitK 依赖的凝血子活性，若用药后较用药前上升 30% 以上或复查 PT 缩短，提示由于 VitK 缺乏而导致肝合成依赖 VitK 的凝血因子减少。

3）纤溶亢进（hyperfibrinolysis）：在 DIC 中晚期，凝血因子被大量消耗，纤溶活性继发亢进，纤维蛋白或纤维蛋白原降解产物（FDP）生成增多。由于 FDP 具有较强的抑制纤维蛋白聚合的功能，使 PT 明显延长。鉴于 PT 可灵敏地反映外源性凝血途径凝血因子减少和纤溶亢进，故临床上将 PT 作为一项 DIC 的重要筛选试验，但在 DIC 早期，血液处于高凝状态，此时凝血因子的含量及活性增高，PT 可缩短或不延长。因此，在筛查 DIC 时，应动态观察 PT 的变化，以免漏诊或误诊。

4）服用抗凝药物（如口服抗凝剂）和病理性抗凝血物质增多等。

3. PT 缩短或 PTR 降低 ①先天性 FⅤ增多症。②血液高凝状态（如 DIC 早期）和血栓性疾病。③药物影响，如长期服用避孕药等。

4. 口服抗凝药物的监测 口服香豆素类抗凝药物可抑制 VitK 依赖的凝血因子合成，从而使 PT 延长，其延长的程度与服药剂量相关，故 PT 可作为最重要的监测指标。为使其监测标准化，国际上推荐用 INR 报告 PT 测定结果。美国医师学会推荐：预防深静脉血栓形成国际标准化比值（international normalized ratio，INR）为 1.5 ～ 2.5；治疗静脉血栓形成、心肌梗死、肺梗死、心脏瓣膜病、组织型心瓣膜置换术 INR 为 2.0 ～ 3.0；治疗动脉血栓栓塞、心脏机械瓣膜置换术复发性系统性栓塞症 INR 为 2.5 ～ 3.5，此时用药剂量安全有效。

【应用评价】

1. FⅡ、FⅤ、FⅦ、FⅩ的缺乏或存在相应抑制物必须借助其他特殊试验才能区别。

2. 临床上 PT 测定由于所用方法和仪器不同，须按规范操作进行。PT 的长短受加入组织因子，又称组织凝血活酶（tissue thromboplastin）的种类、质量和对凝血因子检查灵敏度的影响，不同实验室或同一实验室不同时间的测定结果亦有差异，各实验室应有各自的参考区间。

3. 为了使口服抗凝药治疗患者的 PT 测定结果达到标准化，1985 年，WHO 提出以国际标准化比值（INR）（$INR=PTR^{ISI}$）报告 PT 检测结果，用于监测口服抗凝药患者维生素 K 依赖因子活性变化，以使其达到最佳的抗凝治疗效果。

4. 外源凝血因子轻度缺陷时，PT 测定并不敏感，测定值在参考区间内时，并不能完全除外轻型患者。此外，发现少数重型血友病乙（hemophilia B）患者由于 FⅨ严重缺乏，使 FⅦa 活化 FⅨ的途径障碍，也可导致 PT 延长，但其延长的程度不如 FⅦ、FⅩ、凝血酶原和纤维蛋白原缺乏时显著。

5. 肾病综合征、某些抗生素、化疗、溶栓治疗时 PT 也可延长，口服抗凝药物和使用肝素时 PT 延长是 PT 试验用于监测的基础。PT 缩短不常见，偶见于血液高凝状态。

6. PT 单独检测意义不大，若与 APTT 同时检测，不但能扩大筛选因子活性范围，而且可以提高对肝素类抗凝物质检测的敏感性；PT 与凝血酶时间（TT）同时检测，既可了解纤维蛋白原质量，也有助于确定是否存在病理性抗凝物质。

（二）活化部分凝血活酶时间

在 37 ℃下，以白陶土或硅藻土等激活剂激活 FⅫ，以脑磷脂（部分凝血活酶）代替血小板提供凝血的催化表面，在 Ca^{2+} 参与下，观察乏血小板血浆凝固所需的时间，即为活化部分凝血活酶时间（activated partial thromboplastin time，APTT）。APTT 可以反映内源性凝血途径和共同凝血途径是否异常以及血液中是否存在抗凝物质，是内源性凝血系统较敏感和常用的筛选试验。

【标本采集】

同 PT。

【参考区间】

APTT 一般为 26 ～ 36 s，使用不同 APTT 试剂有差别。被测血浆比对照血浆的 APTT 延长 10 s 以上有意义。

【临床意义】

1. 外科手术前检查 APTT 为手术前出血性疾病的筛选必查项目，APTT 在参考区间内，常可排除内源性凝血途径因子缺陷，但一些轻型或亚临床型患者也可不表现出异常。

2. APTT 延长

（1）血友病：APTT 可以灵敏地检测到 FⅧ：C、FⅨ：C 的轻度缺陷。轻、中、重型患

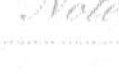

者 APTT 延长逐渐增加，但一些轻型和亚临床型患者 APTT 可延长不明显或不延长。

（2）血管性血友病（vWD）：患者因 vWF 缺陷而使 F Ⅷ稳定性降低，导致 F Ⅷ：C 活性降低，APTT 延长。不同类型 vWD 患者 F Ⅷ：C 活性降低程度不同，故 APTT 延长的程度也不同，1 型和 3 型患者 APTT 可明显延长，但不少 2 型患者的 APTT 并不延长。

（3）遗传性纤维蛋白原、凝血酶原、FⅩ、FⅪ、FⅫ缺陷：极为少见，APTT 可延长，但灵敏度较差。肝胆疾病时，肝合成的凝血因子减少，可致 APTT 延长。

（4）纤溶亢进：原发性和继发性纤溶亢进（如 DIC）时产生大量的纤维蛋白降解产物（FDP），可抑制纤维蛋白聚合，使 APTT 延长。尤其是 DIC 时伴随凝血因子大量消耗，APTT 延长更加明显，但在 DIC 早期，血液处于高凝状态，APTT 可缩短或不延长。动态观察 APTT 变化有助于 DIC 的诊断。

（5）异常抗凝物（anticoagulants）增多：①血友病 A 患者长期输注浓缩 FⅧ制剂，可产生 F Ⅷ抑制物，导致 APTT 延长，其他凝血因子抑制物较少见。②系统性红斑狼疮（SLE）患者血中可存在狼疮抗凝物（LAC），为抗磷脂的抗体，可以与 APTT 试剂中的脑磷脂形成复合物，干扰凝血因子活化，使 APTT 延长，故 APTT 可以筛查 LAC。③肝素样抗凝物增多也可使 APTT 延长，见于肝严重损害、流行性出血热、恶性肿瘤等。

3．APTT 缩短

（1）高凝状态：如 DIC 的高凝血期、促凝物质进入血流及凝血因子活性增强等。

（2）血栓性疾病：如心肌梗死、不稳定型心绞痛、脑血管病变、糖尿病伴血管病变、肺梗死、深静脉血栓形成、妊娠高血压综合征、肾病综合征及严重灼伤等。

4．普通肝素治疗监测 普通肝素治疗时的血浆浓度为 0.2 ～ 0.5 IU/ml 时，治疗效果较好，APTT 可比未用普通肝素时延长 1.5 ～ 2.5 倍。如果使用低分子量肝素（low molecular weight heparin，LMWH），则 APTT 延长不明显。

【应用评价】

1．APTT 试验所用的检测方法、仪器、试剂不同，对凝血因子检测的灵敏度有明显差异，参考区间也不同。如 APTT 试剂对轻、中度凝血因子缺乏，特别是对 FⅧ和（或）FⅨ的缺乏，对循环狼疮抗凝物和肝素的灵敏度差异较大。各实验室应建立本室方法与试剂特异的参考区间。

2．部分轻型和亚临床型患者（FⅧ：C ＞ 25%）APTT 可不延长或延长不明显。

3．新生儿由于止凝血系统发育尚未完善，VitK 依赖性凝血因子（FⅡ、FⅦ、FⅨ、FⅩ）和接触因子（FⅪ、FⅫ、高分子量激肽原、激肽释放酶原）不到成年人的 70%，APTT 可延长。

4．溶栓治疗时，APTT 可与 PT、凝血酶时间（TT）同时作为辅助监测指标，一般将测定值控制在对照血浆值的 2.0 倍左右。

5．同时检测 APTT 和 PT 是目前二期止血缺陷的主要筛查试验。

6．对于 APTT 延长的标本，可采用 APTT 纠正试验来初步鉴别引起 APTT 延长的原因。将患者血浆与正常血浆混合后，观察混合血浆的 APTT 检测结果是否被纠正到正常，能够纠正到正常，提示因子缺乏；不能够纠正到正常，提示可能存在抗凝物或是因子抗体，可以进一步进行狼疮抗凝物相关检测或因子抗体检测。

（三）凝血酶时间

在患者血浆中加入“标准化”凝血酶后，直接将血浆纤维蛋白原转变为纤维蛋白而使血浆凝固，其凝固时间称为凝血酶时间（thrombin time，TT）。TT 是反映血浆中纤维蛋白原转变为纤维蛋白的筛检指标之一，TT 延长主要反映纤维蛋白原浓度降低或功能异常以及血液中存在相关抗凝物质（如肝素、类肝素等）。

【标本采集】

同 PT。

【参考区间】

16 ~ 18 s，被测血浆比对照血浆延长 3 s 以上有临床意义。

【临床意义】

1．TT 延长

（1）纤溶亢进：原发性或继发性纤溶亢进（如 DIC）时，纤维蛋白或纤维蛋白原降解而产生大量 FDP，FDP 增多不仅干扰纤维蛋白的聚合，而且对凝血酶有抑制作用，导致 TT 延长。血浆 FDP > 50 mg/L 时，TT 显著延长，故 TT 可作为 DIC 的一项诊断试验。

（2）肝素或类肝素样抗凝物增多：可以用甲苯胺蓝纠正试验确认。甲苯胺蓝呈碱性，有中和肝素（酸性）的作用。在 TT 延长的受检血浆中加入甲苯胺蓝后，TT 缩短 5 s 以上，提示受检血浆中肝素或类肝素样抗凝物增多；若不缩短，提示受检血浆中存在其他抗凝血酶类物质（如 FDP）或缺乏纤维蛋白原。肝素或类肝素样抗凝物增多也可用硫酸鱼精蛋白纠正试验确认。严重肝病、DIC、过敏性休克、使用氮芥类药物、放疗后、肝叶切除、肝移植后等常见类肝素样物质增多。

（3）异常或低纤维蛋白原血症：①异常纤维蛋白原血症：由于纤维蛋白原的分子结构异常，使纤维蛋白肽链释放、聚合或交联异常，TT 显著延长，其延长幅度可达正常的 2.5 倍以上，甚至血浆完全不凝固。由于 FXⅢ 缺乏而导致的纤维蛋白聚合异常，TT 不能检出。②低纤维蛋白原血症：当血浆纤维蛋白原 < 0.6 g/L 时，TT 明显延长。TT 延长并不能鉴别异常纤维蛋白原血症或低纤维蛋白原血症。严重肝疾病时，纤维蛋白原减低，TT 延长。

2．TT 缩短　常见于血样本有微小凝块或存在 Ca^{2+} 时。

3．药物治疗监测

（1）普通肝素治疗监测：血浆肝素浓度 > 0.2 IU/ml 时，TT 对肝素剂量反应较灵敏。

（2）链激酶、尿激酶、水蛭素等药物溶栓治疗监测：溶栓可导致血浆 FDP 增高或纤维蛋白原浓度减低，二者均使 TT 延长。TT 延长在参考区间上限的 1.5 ~ 2.5 倍时，溶栓治疗安全且疗效较好。

【应用评价】

1．TT 的长短与血浆中纤维蛋白原的浓度、结构和 FDP 浓度、凝血酶抑制物等抗凝血酶物质的存在密切相关，故 TT 是一项常用的纤维蛋白原、抗凝物和纤溶活性的筛选试验。当 TT 延长时，应进一步检查其原因。

2．TT 延长可以同时或加做爬虫酶时间测定，后者不受循环抗凝物质的影响，但异常结构的纤维蛋白原或低纤维蛋白原仍然可使 TT 延长。

（四）血浆纤维蛋白原

纤维蛋白原（fibrinogen，FIB）是血浆中含量最大的凝血因子，以非活化的形式作为血浆蛋白而循环。在凝血的最后阶段，纤维蛋白原转化为纤维蛋白。FIB 含量或功能异常可导致凝血障碍，因此，FIB 是出血性疾病与血栓性疾病诊治中常用的筛检指标之一。此外，FIB 又是一种与凝血相关的急性时相蛋白（acute phase proteins，APP），在血栓性疾病的发生与发展中有重要意义。Clauss 法（凝血酶法〉是根据纤维蛋白原与凝血酶作用最终形成纤维蛋白的原理，以国际标准品为参比血浆制作标准曲线，用凝血酶来测定血浆凝固时间，所得凝固时间与血浆中纤维蛋白原浓度呈负相关，从而得到纤维蛋白原的含量。因其操作简单、实用精确、结果可靠而被 WHO 和 CLSI 推荐。

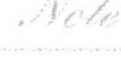

【标本采集】

同 PT。

【参考区间】

血浆 FIB 2.0 ～ 4.0 g/L。

【临床意义】

1．纤维蛋白原降低

（1）原发性 FIB 降低：如先天性低或无纤维蛋白原血症、异常纤维蛋白原血症，由于 FIB 合成减少或分子结构异常，使可凝固的纤维蛋白原减少。用免疫法检测抗原量可正常。

（2）继发性 FIB 降低

1）FB 合成减少：严重肝实质损伤，如肝硬化、酒精中毒、右心衰竭导致肝血液灌流异常时，肝合成蛋白质减少，FIB 含量减低。

2）FIB 消耗增多：原发性纤溶亢进（primary hyperfibrinolysis）时，由于纤溶酶原激活物（plasminogen activator，PA）大量入血，从而引起纤溶活性亢进，导致 FIB 直接被降解而减低。这种病例可见于中暑、缺氧、低血压、胸部手术、脑部肿瘤等。继发性纤溶亢进：如 DIC 时，大量凝血因子被消耗，FIB 被转化为纤维蛋白，后者使组织型纤溶酶原激活物（tissue-type plasminogen activator，t-PA）活化，使纤溶酶原（plasminogen）转化为纤溶酶，降解纤维蛋白和 FIB，使血浆 FIB 浓度进一步降低。因此，FIB 定量被作为 DIC 的筛选试验。

2．纤维蛋白原增高 FIB 是一种急性时相反应蛋白，其增高往往是机体的一种非特异性反应。

（1）感染：毒血症、肺炎、亚急性细菌性心内膜炎等。

（2）无菌性炎症：肾病综合征、风湿热、风湿性关节炎等。

（3）血栓前状态与血栓性疾病：糖尿病、深静脉血栓形成、肺栓塞等。

（4）恶性肿瘤。

（5）外伤、烧伤、外科手术后、放射治疗后。

（6）其他：妊娠晚期、妊娠高血压综合征等。

3．溶栓治疗监测 溶栓剂，如尿激酶、链激酶、t-PA 使纤溶酶原活化后生成纤溶酶，降解纤维蛋白或 FIB，血浆 FIB 浓度明显降低。溶栓治疗时，血浆 FIB 浓度一般不应低于 1.2 ～ 1.5 g/L，否则出血风险增大。

【应用评价】

1．FIB 测定方法不同可影响测定结果 Clauss 法是纤维蛋白原测定的参考方法，定量较为准确。PT 衍生法却易受血浆中抗凝物和凝血因子的影响。当标本中存在异常 FIB、FDP、肝素及类肝素抗凝物质时，Clauss 法测定的 FIB 浓度可假性减低或测不出，此时需用其他方法（如 PT 衍生法）复查。

2．生理性应激反应、老年人的 FIB 也会增高。

3．FTB 增高的心血管疾病患者发生急性血栓栓塞的概率远高于 FIB 正常的人。

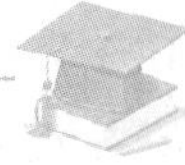

知识拓展

高效液相层析法定量检测尿 FPA

尿 FPA 是反映体内凝血系统激活状态及血栓形成的早期敏感指标之一，可作为血栓性疾病早期诊断常规检查项目。高效液相层析法是在经典液相层析法的基础上，引入了气相层析的理论，具有气相层析的全部优点，分离能力强，灵敏度高，通过患者尿

FPA 的准确检测，不但对 DIC 诊断及病情预测有重要意义，而且对 DIC 临床前期的确定也极有价值。

（五）单个凝血因子促凝血活性

FⅡ、FⅦ、FⅨ、FⅩ属于维生素 K 依赖的凝血因子，其特征是分子中均含有 γ- 羟基谷氨酸（Gla），该氨基酸残基可与 Ca^{2+} 结合而发生结构改变，进而与磷脂膜结合，参与凝血过程。FⅧ、FⅨ、FⅪ、FⅫ属于内源性凝血因子，FⅧ血浓度极低，主要起辅因子作用，促进 FⅨa 活化 FⅩ，因此多种病理因素可能影响 FⅧ活性（FⅧ：C），表现出类似血友病的出血表现。当凝血筛选试验，如 PT、APTT 和 TT 延长，需要明确是何种凝血因子异常时，或部分疑为轻型或亚临床型凝血因子缺陷的患者，可直接测定相应凝血因子的促凝血活性。结果以相当于对照血浆凝血因子活性的百分率表示。

【标本采集】

同 PT 测定。

【参考区间】

FⅡ：C、FⅤ：C、FⅦ：C、FⅨ：C、FⅩ：C、FⅪ：C 70% ～ 120%，FⅧ：C 70% ～ 150%。

【临床意义】

1．凝血因子活性减低

（1）FⅧ：C 减低：见于血友病 A、血管性血友病（vWD）、DIC、血中存在 FⅧ抗体等。根据 FⅧ：C 减低程度，可将血友病分为重型（＜ 1%）、中型（1% ～ 5%）、轻型（6% ～ 25%）和亚临床型（26% ～ 45%）。

（2）FⅨ：C 减低：见于血友病 B、肝病、维生素 K 缺乏症、DIC、血中存在 FⅨ抗体等。血友病 B 的 FⅨ：C 减低程度分型与血友病 A 相同。

（3）FⅪ：C 减低：见于 FⅪ缺乏症、肝病、DIC、抗 F Ⅺ因子存在等。

（4）FⅫ：C 减低：见于先天性 F Ⅻ缺乏症、肝病、DIC、某些血栓性疾病等。

（5）FⅡ：C、FV：C、FⅦ：C、FⅩ：C 减低：分别见于先天性 FⅡ、FⅤ、FⅦ、FⅩ缺乏症，多为单个减低；获得性见于肝病、DIC、维生素 K 缺乏症等，多为同时减低，但由于 FⅦ半寿期最短，其活性降低最早。

2．凝血因子活性增高 主要见于血栓前状态和血栓性疾病，如深静脉血栓形成、肺梗死、妊娠高血压综合征、晚期妊娠、口服避孕药、肾病综合征、恶性肿瘤时，部分或全部因子促凝活性可有不同程度的增高。由于 FⅧ由肝间质组织等单核 - 巨噬细胞系统细胞合成，肝疾病时 FⅦ：C 增高。

3．浓缩因子制剂治疗的监测 血友病、血管性血友病（vWD）和其他遗传性凝血因子严重缺陷，获得性止血缺陷（如严重肝病）的浓缩因子制剂治疗时，可进行所输入因子的凝血活性监测。发生严重出血的血友病 A 患者输入 F Ⅷ浓缩制剂后，FⅧ：C 大于 5% 时，一般不会有自发性出血，但外伤和手术时仍可能出血。患者需要进行大的外科手术治疗时，相应的因子活性应维持在 60% 以上；而一些较小的手术，相应的因子活性应维持在 35% 以上。

【应用评价】

1．临床需要明确患者凝血因子缺陷是合成减少，还是因子结构异常时，可同时测定因子的促凝血活性和含量。

2．在凝血因子抗原含量测定尚未普遍进行的情况下，单独、分别测定某个因子促凝活性是可靠的，但不能反映肝合成功能。因子活性的减低与肝功能不平行，各因子减低的水平也不平行。

3．促凝活性的增高虽然是高凝状态的一个指标，但往往受影响的因素很多，不能以单独的因子促凝活性增高来确定高凝状态或血栓前状态，应该与生理抗凝蛋白和某些分子标志物同时进行。

4．对于肝病，当肝实质损伤如肝硬化、中毒性肝损伤时，最初仅仅是FⅡ减少，尤其是损伤较轻时；当肝实质损伤较严重时，肝合成的所有凝血因子除FⅧ外都减少。而FⅧ：C可明显增高。

（六）凝血活化分子标志物

凝血酶原被凝血酶原酶（由FⅩa、FⅤa、Ca^{2+}和PF3复合物）转化为凝血酶时，凝血酶原分子的氨基端（N端）273位精氨酸（Arg^{273}）与274位苏氨酸（Thr^{274}）之间的肽键和322位精氨酸（Arg^{322}）与323位异亮氨酸（Ile^{323}）之间的肽键被裂解，从N端释放出片段1+2（fragment 1+2，F1+2），即1位丙氨酸（Ala^{1}）至273位精氨酸（Arg^{273}）的肽片段，凝血酶分子则由A链Thr^{274}-Arg^{322}和B链Ile^{323}-Glu^{581}（581位谷氨酸）经二硫键相连而形成。凝血酶也可裂解凝血酶原分子，切割肽键在N端Arg^{15}-Ser^{156}（156位丝氨酸）和Arg^{273}-Thr^{274}，分别生成片段1（F1）即Ala^{1}-Arg^{155}和片段2（F2），即Ser^{156}-Arg^{273}。F1+2、F1、F2均为凝血酶原被裂解的分子标志物，统称为F1+2。血浆中F1+2增高是凝血酶激活的特异性分子标志物。

凝血酶生成后，在凝血酶作用下，纤维蛋白原a（A）链的16位精氨酸（Arg^{16}）和17甘氨酸（Gly^{17}）之间的肽链裂解，释放出由1～16个氨基酸组成的纤维蛋白肽A（fibrin peptide A，FPA）并生成纤维蛋白单体（FM）。血液中出现FPA表明凝血酶活性增高。F1+2和FPA可以间接反映凝血酶的形成及活性，是血液处于高凝状态较灵敏的早期分子标志物，对血液高凝状态（hypercoagulable state）的检查有重要意义。

【标本采集】

109 mmol/L（3.2%）的枸橼酸钠抗凝血2 ml，抗凝剂与血液的体积比为1∶9。空腹采血后1 h内送检。若不能及时测定，可将血浆于–70 ℃低温冰箱冻存，3个月内测定。

【参考区间】

血浆F1+2：0.4～1.1 nmol/L，男性不吸烟者1.22～2.44 μg/L，女性不吸烟、未服避孕药者1.2～3.28 μg/L。

【临床意义】

F1+2和FPA含量增高，表明存在凝血活性增强，血液处于高凝状态。

1．血浆F1+2增高

（1）大约90%的DIC病例可见血浆F1+2含量显著增高，由于F1+2的高敏感性，常可在DIC的临床表现出现之前呈现升高，故对于早期DIC的诊断有意义。

（2）急性心肌梗死（acute myocardial infarction，AMI）时，血浆F1+2含量仅轻度增高。溶栓治疗后，由于溶栓介导的凝血酶形成增加，F1+2可进一步升高。若溶栓治疗有效，缺血的心肌成功实现再灌注，F1+2可锐减。

（3）易栓症患者血浆F1+2可轻度增高，肺栓塞（pulmonary embolism，PE）和深静脉血栓形成（deep vein thrombosis，DVT）时血浆F1+2可明显增高。

（4）口服避孕药、雌激素替代治疗、溃疡性结肠炎、老年性高血压、急性脑梗死等也可见血浆F1+2增高。

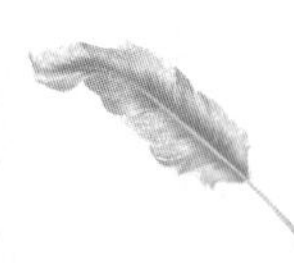

2．抗凝治疗监测

（1）香豆素类抗凝药治疗：口服华法林，血浆F1+2浓度可降至参考区间以下。INR升高与 F1+2 浓度降低相关，但 INR 不适于监测低剂量口服抗凝药治疗，推荐 F1+2 作为监测指标，浓度在 0.4 ～ 1.2 nmol/L 之间时，可达到最佳抗凝治疗效果。

（2）肝素治疗：用肝素治疗血栓性疾病时，如果达到有效治疗浓度，血浆 F1+2 浓度可降至参考区间。

3．血浆 FPA 增高　对 DIC 诊断有较高的灵敏度，被作为早期或疑难 DIC 病例的诊断试验之一。血浆 FPA 增高见于血栓前状态和血栓性疾病，例如急性心绞痛和心肌梗死、脑血栓形成、深静脉血栓形成、肺栓塞、肾病综合征、尿毒症、恶性肿瘤转移、急性感染、蜂窝织炎、急性粒细胞白血病、妊娠高血压综合征等。

【应用评价】

血浆中 F1+2 的浓度直接反映凝血酶原酶的活性，同时也是凝血酶生成的标志，所以 F1+2 被视为反映凝血活化的分子标志物之一。由于 FPA 是凝血酶用于纤维蛋白原的强度的直接反映，通过该指标可以了解患者是否处于血栓前状态或 DIC 状态。因此，FPA 被视为反映凝血活化的分子标志物之一。血浆 FPA 含量检测对 DIC 诊断具有特异性，同时对抗凝治疗有监测作用。

三、抗凝血功能试验

血浆中生理性抗凝物质主要通过抑制血液凝固过程中的活化凝血因子而调节凝血反应，但并不完全阻断血液凝固过程，而是将凝血活性限制在发生止血反应的部位。血浆中抗凝物主要有如下几种，①抗凝血酶（antithrombin，AT）：是体内最重要的抗凝蛋白，其抗凝活性大约占血浆中总抗凝活性的 50% ～ 70%，当其与肝素（heparin，Hep）结合后，能迅速与 FⅡa、FⅦa、FⅨa、FⅩa、FⅩ1a、FⅫa 等生成凝血酶 - 抗凝血酶（TAT）等无活性复合物而使其灭活。②蛋白 C 系统：凝血酶生成后可与血管表面的血栓调节蛋白（thrombomodulin，TM）1∶1 结合，使血浆中蛋白 C（protein C，PC）转变为活化蛋白 C（activated protein C，APC），APC 在蛋白 S（protein S，PS）的辅助下，使 FⅤa、FⅧa 灭活，导致凝血反应速度迅速下降到千分之一以下，起到有效的负反馈（negative feedback）调节作用。③组织因子途径抑制物（tissue factor pathway inhibitor，TFPI）：可抑制 FⅦ、FⅨ、FⅩ的活化，肝素的存在可促进内皮细胞释放 TFPI，使其抗凝效率增加 5 倍以上。④蛋白 Z（protein Z，PZ）和蛋白 Z 依赖的蛋白酶抑制物（protein Z- dependent protease inhibitor，ZPI）：ZPI 在 PZ 的协助下，可形成 FXa-ZPI-PZ 复合物而使 FⅩa 活性受到抑制，从而起到抗凝作用。

（一）蛋白 C 活性依赖凝固时间

在待测血浆中加入 F Ⅻ激活剂、部分凝血活酶和蛋白 C（PC）活化剂，使内源凝血途径和 PC 系统激活，再加入钙离子测定其血浆的凝固时间，称为蛋白 C 活性依赖凝固时间（protein C activity-dependent clotting time，PCAT）。由于加入 PC 活化剂后，PC 系统激活生成活化蛋白 C（APC），APC 灭活 FⅤa 和 FⅧa，故血浆凝固时间比未加 PC 激活剂时会明显延长。

【标本采集】

109 mmol/L（3.2%）的枸橼酸钠抗凝血 2 ml，抗凝剂与血液的体积比为 1∶9。空腹采血 1 h 内送检。

【参考区间】

PCAT 结果一般以正常化比值（normalized ratio，NR）报告：NR=（PCAT：PCAT/0）待

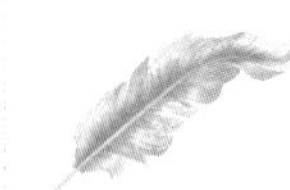

测血浆 ×CF，CF=SV/（PACT：PCAT/0）对照血浆，CF：校正系数，SV：试剂的对照血浆敏感值。PCAT：85 ~ 200 s，PCAT/0（不加 PC 活化剂）：33 ~ 55 s，NR：0.97 ~ 1.83。

【临床意义】

PCAT 是一项 PC 系统异常的筛选试验。PC、PS 缺陷时，PC 系统不能活化，NR 减低。当 PC 活性< 60% 时，PCAT 的灵敏度可达 90%。若存在活化蛋白 C 抵抗（activated protein C resistance，APC-R），尤其是有 FⅤ Leiden 突变（即 FⅤ基因 1691 的 G 突变为 A，导致 FⅤ分子第 506 位精氨酸突变为谷氨酸，最终 FⅤa 不能被 APC 灭活，患者易出现血液高凝状态和血栓并发症）时，PCAT 测定的灵敏度可达 100%。PCAT 对 PC 系统功能异常检出的特异性为 79%。PCAT 异常时，应进一步做确诊试验。

【应用评价】

当 FⅤ、FⅧ的活性异常增高，口服香豆素类抗凝药或存在狼疮抗凝物时，PCAT 可出现假阳性，应结合其他试验进行鉴别。

（二）活化蛋白 C 抵抗试验

在正常人血浆中加入 APC 后，由于 APC 灭活 FⅤa 和 FⅧa，故可使 APTT 明显延长。若在待测血浆中加入 APC 后，其 APTT 不延长或延长不明显，则称为 APC-R。造成 APC-R 的原因可能是：①存在 APC 的抗体；②存在 APC 的某种抑制物；③蛋白 S 缺乏；④ FⅤa 和 FⅧa 结构异常而不被 APC 灭活；⑤某种尚不明确的机制。

【标本采集】

同 PCAT。

【参考区间】

APCR 试验一般以活化蛋白 C 敏感度比值（activated protein C- sensitivity ratio，APC-SR）表示，即通过比较加 APC（APTT+APC）和不加 APC（APTT-APC）的 APTT 比值来表示。将被检标本与对照血浆的 APC-SR 相除，可得标准化 APC-R（n-APC-SR）。n-APC-SR 误差更小。APC-SR ＞ 2.0，n-APC-SR ＞ 0.84。

【临床意义】

APC-R 的诊断：APC-SR 或 n-APC-SR 异常即表明存在 APC-R。APC-R 属于易栓症，在欧美白人中发生率较高，多为 FⅤ Leiden 突变所致，在其他人群包括中国人，虽然 APC-R 现象同样存在，但 FⅤ Leiden 突变并不是主要的原因，极少见 FⅧ突变导致 APC-R 的报道，是否存在其他因素导致 APC-R 还有待研究。FⅤ Leiden 突变导致的 APC-R，其 APC-SR ＜ 2.0 纯合子患者 n-APC-SR ＜ 0.4，杂合子在 0.4 ~ 0.7 之间。

【应用评价】

由于 APC-R 试验是在加入外源性 APC 条件下进行下 APTT 测定，除 FⅤ Leiden 突变外，蛋白 S 缺陷，狼疮抗凝物存在，FⅡ、FⅧ、FⅩ缺乏，口服抗凝药治疗等均可影响试验结果，急性血栓形成或妊娠妇女由于体内止凝血系统的异常变化也可影响试验果。为了克服上述试验的不足，有作者采用了一种改进方法检测 APC-R，方法是将待测血浆用乏 FⅤ的血浆稀释后，测定其加和不加 APC 的 PT 或 APTT，并求出其比值，可更灵敏地判断 APC-R，此法对 FⅤ Leiden 突变检测的灵敏度和特异性均可达 100%。目前，已经出现了采用实时定量 PCR 直接检测 FⅤ Leiden 突变的试剂和仪器。

（三）血浆抗凝血酶

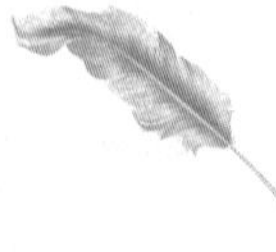

抗凝血酶（antithrombin，AT）是血浆中重要的抗凝物，占血浆液体抗凝总活性的 50% ~ 70%，AT 缺陷时导致机体凝血反应亢进，易导致深静脉血栓形成。

【标本采集】

109 mmol/L（3.2%）的枸橼酸钠抗凝血，抗凝剂与血液的体积比为 1∶9。空腹采血后 1 h 内送检。若不能及时测定可置于 –70 ℃冰箱冻存，3 个月内测定。

【参考区间】

AT 活性：80% ~ 120%（发色底物法），AT 含量：0.19 ~ 0.31 g/L（免疫化学方法）。

【临床意义】

1．遗传性 AT 缺陷　Ⅰ型患者 AT 含量及活性均减低；Ⅱ型患者 AT 含量正常但活性减低。杂合子患者 AT 活性一般在 40% ~ 60%。AT 缺陷存在较高的血栓形成风险，患者常并发静脉血栓形成和肺栓塞。

2．获得性 AT 减低　进行性肝实质损伤，如肝硬化可致 AT 合成减少。肾病综合征时，AT 随尿蛋白排泄而丢失增多。DIC、脓毒血症、子痫前期时，AT 因消耗增多而减少，故 AT 减少可作为 DIC 的诊断监测指标之一。大型外科手术、烧伤也可使 AT 短时间下降，可能诱发血栓形成或 DIC。

3．新生儿　由于止血系统未成熟，在最初几天 AT 含量可仅为正常含量的 30% 左右。

4．药物影响　肝素治疗初期，AT 活性可降低，甚至低至 20% ~ 30%。雌激素治疗时，AT 可伴随 FⅡ、FⅦ、FⅨ、FⅩ升高而轻微降低。口服抗凝药时，AT 合成增加而升高。

【应用评价】

用合成肽发色底物法测定 AT，由于其影响因素少，临床上较为常用。鉴于 AT 在抗凝血中的重要性，可作为常规项目用于临床。AT 严重缺乏时，用肝素作为抗血栓治疗的效果较差。用肝素作为抗凝剂采血时，抗凝效果差或难以达到抗凝作用，临床遇此情况时，应考虑有无 AT 缺陷。

（四）血浆蛋白 C 与蛋白 S

蛋白 C（protein C，PC）和蛋白 S（protein S，PS）是 PC 系统的最重要成分，由肝合成且属于维生素 K 依赖的抗凝蛋白。血浆中 60% 的 PS 与 C4b 补体结合蛋白结合，40% 呈游离状态，只有游离的 PS 才能作为 PC 辅因子发挥抗凝功能。PC 与 PS 缺陷时，血栓形成风险性显著增加。

【标本采集】

同 AT 测定。

【参考区间】

① PC 活性（PC：A）：70% ~ 140%（发色底物法），PC 含量：70% ~ 140%（免疫火箭电泳法）。② PS 活性（PS：A）：65% ~ 140%（凝固法），游离 PS（FPS）含量：70% ~ 140%，总蛋白 S（TPS）含量：70% ~ 140%（酶联免疫吸附法）。

【临床意义】

1．遗传性 PC 缺陷　PC 含量或活性减低，纯合子型患者，血浆 PC 水平接近 0 或< 20%，杂合子患者血浆 PC 水平低于正常人的 50%。

2．遗传性蛋白 S 缺陷　Ⅰ型患者 TPS、FPS 和 PS：A 均减低；Ⅱ型患者 TPS 和 FPS 含量正常，PS：A 减低；Ⅲ型患者 TPS 正常，FPS 和 PS：A 减低。

3．其他疾病　肝疾病，如急性肝炎、慢性活动性肝炎、肝硬化等，PC 和 PS 均可降低。DIC 时，PC 减低，PS 变化不大。VitK 缺乏症，PC 和 PS 均减低。由于外伤或脓血症所致的急性呼吸窘迫综合征，PC 和 PS 均减低。

4．药物影响　口服香豆素类抗凝药治疗初期，由于 PC 比其他依赖 VitK 的凝血因子的半衰期短，首先迅速减低 40% ~ 50%，导致产生短暂的血液高凝状态。若患者本身存在 PC 缺陷，则极易发生血栓栓塞并发症或香豆素（coumarin）诱导的皮肤坏死。口服雌激素或避孕药时，PS 活性明显降低。

【应用评价】

凝固法分析 PC 时，当 FⅧ：C > 150%，或存在狼疮抗凝物时，PC 可能出现假性减低。发色底物法测定 PC 和 PS 较为可靠。临床遇 PC 或 PS 减低时，应注意排除 VitK 缺乏的影响。

（五）血浆肝素

正常人血浆中肝素含量极少。病理情况下，肝素样抗凝物可增多，一些血栓性疾病的治疗中肝素也较为常用。通过 APTT、TT 及其甲苯胺蓝纠正试验可以检测肝素的存在或监测治疗肝素的用量，但均为间接试验。直接测定血浆中肝素或肝素样抗凝物的准确含量则更具有临床意义。

【标本采集】

同 AT 测定。

【参考区间】

血浆肝素 0.001 ~ 0.009 IU/L（发色底物法）。

【临床意义】

1．肝素治疗监测 血浆中肝素浓度是监测普通肝素和低分子量肝素用量的最好方法，肝素浓度维持在 0.3 ~ 0.7 IU/ml 时，可取得较好的疗效。

2．肝素样抗凝物 自发性循环中肝素样抗凝物增多较为少见，已发现某些肿瘤细胞可以分泌肝素样物质，如肾上腺皮质肿瘤、多发性骨髓瘤等；在器官移植、药物不良反应、过敏反应、放射病、肾病综合征、出血热等造成肝严重损伤时，肝素在肝的降解作用下降、导致肝素抗凝物增多，患者可有较明显的出血症状。

【应用评价】

肝素治疗剂量监测时，实验中所用标准品应与临床使用的相同。

（六）血浆狼疮抗凝物

狼疮抗凝物（lupus anticoagulant，LAC）因最初发现于系统性红斑狼疮患者而得名。狼疮抗凝物是抗磷脂成分的抗体，在多种自身免疫性疾病患者血液中存在。LAC 可以干扰依赖磷脂的凝血或抗凝血反应，如干扰 FⅫ、FⅨ、FⅩ、FⅫ的活化，使体外测定 PT、APTT 延长。但是，LAC 与磷脂蛋白的复合物可干扰血栓调节蛋白（TM）与凝血酶结合对 PC 的活化，并与 APC/ PS 复合物竞争磷脂表面，使 APC 灭活 FⅤa 和 FⅧa 发生障碍而导致血液高凝状态；LAC 还能增强血小板聚集和抑制纤溶活性；故 LAC 阳性的患者易出现血栓并发症。

【标本采集】

同 AT 测定。

【参考区间】

血浆 LAC 阴性。

【临床意义】

有 24% ~ 36% 的 LAC 阳性患者发生血栓形成，可见于自身免疫性疾病（如 SLE）、病毒感染、骨髓增生性疾病、自发性流产等。

【应用评价】

若临床上有 APTT 延长并能除外凝血因子缺陷的病例，可能系异常抗凝物所致，选用 LAC 的筛查和确认试验检测 LAC。

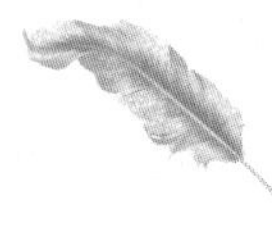

（七）血浆凝血因子抑制物

由于多种原因，机体可产生抗凝血因子的抗体，后者又称为因子抑制物（factor inhibitor，FI），通常以灭活 50% 某种凝血因子的活性（例如 FⅧ：C 降低 50%）作为 1 个 Bethesda 抑制单位来表示血浆中 FI 的含量。

【参考区间】

因子抑制物（FI）：阴性。

【临床意义】

临床较常见的是 FⅧ抑制物，常见于反复输血、应用 FⅧ浓缩制剂的血友病患者，也可见于一些自身免疫病和妊娠期间。

【应用评价】

不同方法，包括混合血浆法和因子平行稀释法对 FI 测定的敏感度有差异，后者可通过自动凝血分析仪检测并进行图形分析，简便、快速、灵敏度较高。

（八）血浆凝血酶抗凝血酶复合物

凝血酶生成后，血浆中的 AT 能迅速与其 1∶1 结合，生成无活性的凝血酶 - 抗凝血酶复合物（thrombin antithrombin complex，TAT），从而调节凝血反应的强度。血浆 TAT 浓度升高，表明凝血酶浓度升高，AT 被大量消耗，血液呈现高凝状态，血栓形成危险性增高。

【标本采集】

109 mmol/L（3.2%）的枸橼酸钠抗凝血 2 ml，抗凝剂与血液的体积比为 1∶9。采血后 1 h 内送检，若不能及时测定，可将血浆置于 –70 ℃低温冰箱冻存，3 个月内测定。

【参考区间】

血浆 TAT：1.0 ～ 4.1 μg/L。

【临床意义】

血浆 TAT 增高见于 90% 以上的 DIC 病例，并可用于早期诊断 DIC。血栓前状态时，TAT 可呈轻度升高，提示血液有潜在的高抗凝性和血栓形成倾向。血栓性疾病，如深静脉血栓形成、肺栓塞、急性白血病及一些恶性肿瘤（如肺癌、卵巢癌）时，血浆 TAT 可显著升高。急性心肌梗死（AMI）时，血浆 TAT 含量仅轻度增高。溶栓治疗后，由于溶栓介导的凝血酶形成增加，TAT 进一步升高。若溶栓治疗有效，缺血的心肌成功实现再灌注，TAT 可迅速下降。溶栓治疗后 2 h，若 TAT ＜ 6 μg/L，表明溶栓治疗成功。若溶栓治疗后 36 h，TAT ＞ 6 μg/L，提示冠状动脉可能出现再梗死。

【应用评价】

TAT 是反映凝血酶活化与抗凝血酶消耗的标志物之一，对血栓前状态与血栓性疾病的早期诊断有较高的灵敏度，但由于操作复杂、耗时长，临床应用受到一定限制。

四、纤维蛋白溶解功能试验

纤维蛋白溶解系统（fibrinolytic system）简称纤溶系统，在血凝块的清除和维持血管畅通中起主要作用。组成包括：①纤溶酶原和纤溶酶；②纤溶酶原激活物：组织型纤溶酶原激活物和尿激酶型纤溶酶原激活物；③纤溶系统抑制物：包括作用于纤溶酶原活化物，如纤溶酶原活化抑制物和作用于纤溶酶的 α_2- 抗纤溶酶等。纤溶酶原（plasminogen，PLG）激活后转变为纤溶酶（plasmin，PL），降解纤维蛋白、纤维蛋白原及其他蛋白质是纤溶的过程。PLG 激活主要通过以下三条途径完成：①内激活途径：主要指内源性凝血系统的有关因子，如激肽释放酶

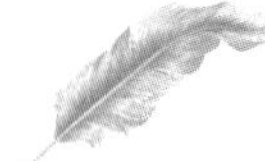

(kallikrein，KK）裂解 PLG 使其转变为 PL 的过程。②外激活途径：主要指血管和肾小球内皮细胞合成和释放的组织型纤溶酶原激活物（tissue plasminogen activator，t-PA）和尿激酶型纤溶酶原激活物（urokinase type plasminogen activator，u-PA）裂解 PLG 形成 PL。③外源性激活途径：主要指外源性药物如链激酶（streptokinase、SK）、尿激酶（urokinase，UK）、葡萄球菌激酶（staphylokinase，SAK）和重组 t-PA（recombinant t-PA，rt-PA）应用于体内，使 PLG 转变为 PL。

纤溶酶活性主要受纤溶激活物（KK、t-PA、u-PA 等）和抑制物，包括纤溶酶原激活物抑制剂 -1，2(plasminogen activator inhibitor-1，2，PAI-1，2)、凝血酶激活纤溶抑制物（thrombin activable fibrinolysis inhibiter，TAFI）和 α_2- 抗纤溶酶（α_2 -antiplasmin，α_2 -AP)、α_2- 巨球蛋白（α_2-macroglobulin，α_2-MG）等的调节，使纤溶活性维持在一定的水平，与凝血系统保持着动态平衡，对维护血管的畅通、防止血栓形成起重要的作用。纤溶系统的功能及其调节机制见图 46-9。

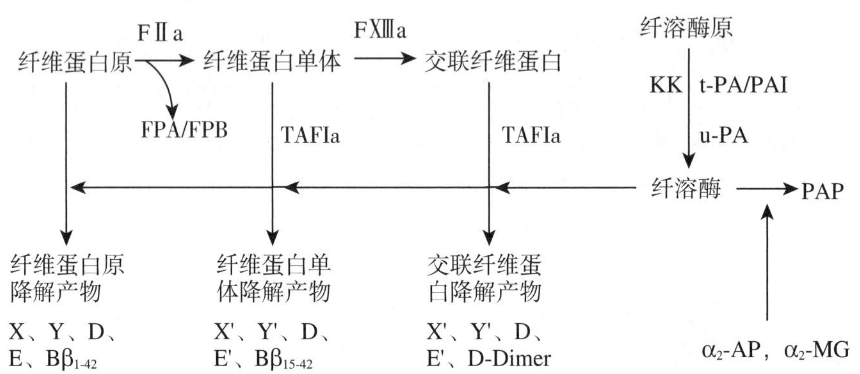

图 46-19 纤溶系统功能及其调节机制

FⅡa：凝血酶，FⅩⅢa：活化因子ⅩⅢ，FPA/FPB：纤维蛋白肽 A/B，TAFⅠa：活化的凝血酶激活纤溶抑制物，KK：激肽释放酶，$B\beta_{1\text{-}42}$：纤维蛋白原 Bβ 链 1-42 肽段，$B\beta_{15\text{-}42}$：纤维蛋白 Bβ 链 15-42 肽段，PAP：纤溶酶抗纤溶酶复合物，D-Dimer：D- 二聚体，t-PA：组织纤溶酶原激活剂，PAI：纤溶酶原激活物抑制剂，u-PA：尿激酶型纤溶酶原激活剂，α_2-AP：α_2 抗纤溶酶，α_2-MG：α_2 巨球蛋白。

（一）血浆纤维蛋白（原）降解产物

纤维蛋白原、可溶性纤维蛋白（soluble fibrin，SF）和纤维蛋白多聚体（fibrin polymer，FP)、交联纤维蛋白（cross-linked fibrin，CLF）均可被纤溶酶降解，生成纤维蛋白或纤维蛋白原降解产物（fibrinogen degradation products，FDP)。FDP 是纤维蛋白（原）降解碎片的总称，包括多种不同分子量的肽段。血浆 FDP 增加是体内纤溶亢进的标志之一。

【标本采集】

109 mmol/L（3.2%）的枸橼酸钠抗凝血，抗凝剂与血液的体积比为 1∶9。空腹采血后尽可能在 30 min 内送检，2 h 内完成检测。若不能及时测定，可置于 –70 ℃低温冰箱冻存，3 个月内测定。尿液也可用于 FDP 检测。

【参考区间】

血浆 FDP ＜ 5 mg/L（乳胶凝集半定量试验），0 ～ 3.2 mg/L（胶乳颗粒浊度免疫定量分析)。FDP ＞ 10 mg/L（临界值）有临床意义。

【临床意义】

DIC 时，血浆 FDP 显著升高，常大于 20 mg/L 或更高，其诊断的灵敏度和特异性可达 95% 以上，是 DIC 的诊断试验之一。深静脉血栓形成、肺梗死、急性早幼粒细胞白血病。

原发性纤溶亢进症（primary fibrinolysis）和溶栓治疗时，可见FDP显著升高，可大于40 mg/L或更高。一些恶性肿瘤、肾病、肝病、某些急性感染、外伤及外科手术后，FDP可轻度升高，一般在20 ~ 40 mg/L之间。尿液FDP升高，可见于肾小球肾炎或膀胱肿瘤；若肾移植后尿FDP升高超过2周，提示存在并发症。

【应用评价】

血浆FDP增高，间接反映纤溶活性亢进，可作为纤溶活性的筛查指标之一，具有较高的灵敏度。无纤维蛋白形成的FDP增高，提示出血危险性增加。FDP与DD同时测定有助于鉴别原发性与继发性纤溶亢进。标本采集后及时送检，否则易出现假阳性。检验方法不同，参考区间有差异，各临床实验室应建立方法特异的参考区间。

（二）血浆D-二聚体

D-二聚体（D-dimer，DD）是纤溶酶降解交联纤维蛋白后生成的特异性降解产物，是血栓形成和继发性纤溶亢进的分子标志物，分子量约180 kD，血浆中的半衰期约8 h，主要通过肾和单核-巨噬细胞系统清除。

【标本采集】

同血浆FDP测定。

【参考区间】

乳胶凝集试验（latex agglutination test，LAT）：阴性；半定量：< 0.5 mg/L：酶联免疫荧光法（ELISA and fluorescence assay，ELFA）：0.05 ~ 1 mg/L；胶体金免疫渗透法（colloid gold immunofiltration assay）定量：0.2 ~ 0.47 mg/L；免疫比浊法（immunoturbidimetric assay）定量：0.05 ~ 0.37 mg/L（散射免疫比浊法），< 0.5 mg/L（透射免疫比浊法）。

【临床意义】

1．除外、诊断和监测血栓性疾病

（1）静脉血栓栓塞（venous thromboembolism，VTE）性疾病：包括深静脉血栓形成（deep vein thrombosis，DVT）和肺栓塞（pulmonary embolism，PE），患者对DD检测具有高度敏感性（82% ~ 100%），但特异性不高（32% ~ 52%），故不能单独凭DD水平升高来诊断VTE。血浆DD水平正常或者低于临界值（ELISA法0.5 mg/L），患VTE的可能性较小，当临床怀疑VTE时，若血浆DD（ELISA）< 0.5 mg/L，则出现急性或活动性血栓形成的可能性较小。若患者已有明显的血栓形成症状与体征时，DD（ELISA）仍< 0.5 mg/L，应考虑有无纤溶活性低下的可能，如纤溶酶原激活物抑制剂（PAI）增多。当静脉血栓机化后，血浆DD可不增高。血浆DD也有可能作为VTE患者的一项预后标志物。DD检测的价值就在于其有高度的阴性预测值（NPV > 99%），可安全排除VTE的存在。诊断DVT的金标准是静脉造影。当DVT的诊断可疑时，此时应作静脉造影加以确诊。

（2）DIC：患者血浆DD可显著升高，而且增高的幅度较大，常> 2 ~ 3 mg/L。血浆DD测定常用于DIC的诊断与治疗监测。

（3）其他伴随血液高凝状态的临床情况：感染、炎症、一些肿瘤、外科手术、外伤、大面积烧伤、外周血管病、缺血性脑梗死、缺血性心脏病（如冠心病、动脉粥样硬化，甚至急性心肌梗死）等血浆DD可增高，但增高的幅度一般较小。

2．原发性与继发性纤溶亢进（hyperfibrinolysis）的鉴别诊断 原发性纤溶亢进时，由于无血栓形成，仅有血浆FDP增高，DD一般不增高。继发性纤溶亢进（例如DIC）时，血浆FDP和DD均显著升高，而且两者联合测定更有利于提高DIC实验诊断的灵敏度和特异性（> 95%以上），尤其是对早期DIC的诊断有意义。

3．溶栓治疗监测 深静脉血栓的溶栓治疗有效后，DD在溶栓后的两天内增高，其增高幅度可达溶栓前的 2 ~ 3 倍。急性脑梗死溶栓治疗有效后，血浆 DD 在 4 ~ 6 h 升高至溶栓前的 2 ~ 3 倍。溶栓完全后，血浆 DD 可低于溶栓前水平或降至参考区间内。

【应用评价】

1．一些生理因素的变化和药物可使 DD 检测结果出现假阳性，如年龄、妊娠、活动、月经及溶栓药（如 SK、UK、rt-PA 等）；有些因素可使 DD 检测结果出现假阴性，如末梢陈旧血栓、上肢或锁骨下血栓、低纤溶活性及抗凝药（肝素、低分子量肝素、口服抗凝剂）和抗高血压药等。

2．不同测定方法测定血浆 DD 含量有差别，应建立本实验室方法特异的参考区间和临界值水平。血浆 DD 临界值水平并非参考区间的上限，只有所用测定方法的 DD 敏感度≥ 97%、NPV ≥ 98%、95% 可信区间的（C1）低值≥ 97%，才可用于 VTE 的排除诊断，迄今，WHO 仍然推荐 0.5 mg/L 为 DD 的临界值（ELISA 法）。

3．DD 检测易受类风湿因子（RF）、胆红素、肝素、血脂和血红蛋白等因素影响。一般认为：游离胆红素＜ 17 mg/dl，结合胆红素＜ 21 mg/dl，血红蛋白＜ 5 g/L，乳糜蛋白＜ 1960 浊度单位，类风湿因子＜ 500 IU/ml，对测定值无影响。

（三）血浆鱼精蛋白副凝固试验

在待测血浆中加入硫酸鱼精蛋白（protamine），使可溶性纤维蛋白单体（soluble fibrin monomer，FM）与 FDP（主要为 X 片段）形成的可溶性复合物解离，游离的 FM 之间自行聚合成肉眼可见的纤维状、絮状或胶冻状沉淀，这种不需加凝血酶使血浆发生的凝固，称为副凝固。因此，本试验被称为血浆鱼精蛋白副凝固试验（plasma protamine paracoagulation test，3P test），又称 3P 试验。

【标本采集】

同血浆 FDP 测定。

【参考区间】

阴性。

【临床意义】

1．DIC 早期和中期，3P 试验可呈阳性；急性 DIC 时，3P 试验阳性率为 68.1% ~ 78.9%。在 DIC 晚期时，血浆中缺乏 FM 或仅存在较小的 FDP 片段（D、E 片段）时，FM 不能与其形成可溶性复合物，故 3P 试验可呈阴性。

2．原发性与继发性纤溶亢进的鉴别 原发性纤溶亢进时，血浆中 FM 不增高，3P 试验阴性；继发性纤溶亢进时，血浆中 FM 明显增高，3P 试验可呈阳性。

3．3P 试验阳性也可见于静脉血栓形成、肺梗死。此外，脓毒血症、严重感染、休克、多发性外伤、烧伤、急性溶血等也可见阳性。

【应用评价】

1．3P 试验测定血浆中 FDP 的灵敏度为＞ 50 mg/L，主要反映血浆中可溶性 FM 和 FDP 中的较大的片段（X 片段）增多。与血浆 FDP 和 DD 测定相比，3P 试验的灵敏度较低，但试验的成本较低，不需要特殊设备，有一些基层医院仍在应用。

2．采血后及时送检，可以避免假阳性结果。

（四）血浆优球蛋白溶解时间

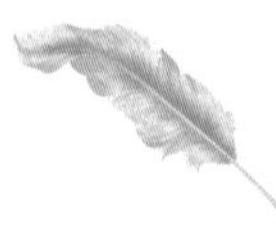

血浆中的优球蛋白（euglobulin）包括纤维蛋白原（FIB）、纤溶酶原（PLG）、纤溶酶和组织型纤溶酶原激活剂（t-PA）等，在去除纤溶酶抑制物后，在钙离子或凝血酶作用下，使纤维蛋白原转变为纤维蛋白凝块，PLG 在 t-PA 作用下激活并转化为纤溶酶，使纤维蛋白凝块溶解，

凝块完全被溶解所需的时间称为优球蛋白溶解时间（euglobulin lysis time，ELT）。

【标本采集】

同血浆 FDP 测定。

【参考区间】

加钙法：89 ～ 171 min；加凝血酶法：98 ～ 216 min。

【临床意义】

1．纤溶活性增强　见于原发性和继发性纤溶亢进，后者多见于大面积创伤、外科手术后、休克、恶性肿瘤广泛转移、急性白血病、肝硬化晚期、胎盘早剥、羊水栓塞等，ELT 可显著缩短，常＜ 70 min。

2．纤溶活性降低　见于血栓前状态、血栓性疾病和应用抗纤溶药物等，ELT 可延长。

【应用评价】

ELT 是综合反映纤溶活性的一项试验，但灵敏度较低，测定时间较长，受血浆纤维蛋白原和纤溶酶原浓度等多种因素影响。当血浆中优球蛋白浓度较低时，可出现 ELT 假性延长。近年来，ELT 已较少在临床实验室应用，但由于试验成本低，不需要特殊设备，有一些基层医院仍在应用。肝素抗凝治疗一般不影响 ELT。

（五）血浆纤溶酶原

纤溶酶原（plasminogen，PLG）主要在肝合成，通过一些丝氨酸蛋白酶激活，形成纤溶酶发挥作用。了解血浆 PLG 含量变化对纤溶亢进、原因不明的血栓形成和溶栓治疗监测有一定临床意义。

【标本采集】

同血浆 FDP 测定。

【参考区间】

PLG 活性 75% ～ 140%，PLG 含量 0.16 ～ 0.28 g/L。

【临床意义】

①肝实质损伤，如肝硬化等，肝合成 PLG 减少，其活性和含量均减低。② DIC、脓毒血症、溶栓治疗、原发性纤溶亢进时，由于纤溶活性增高，PLG 因消耗增多而降低。③某些恶性肿瘤、糖尿病时可见 PLG 增高。④异常纤溶酶原血症（dysplasminogenemia）：PLG 含量一般正常，但活性减低，杂合子型为 40% ～ 60%，纯合子型可＜ 5%。⑤遗传性 PLG 缺乏极少见，其含量和活性均显著减低。

【应用评价】

由于血浆 PLG 水平受多种因素的影响，不能灵敏地反映纤溶亢进。PLG 减低，可能是因消耗而减低，也可能由于合成减少所致，测定血浆 α_2- 抗纤溶酶（α_2 antiplasmin，α_2-AP）比其更敏感。

（六）血浆组织型纤溶酶原激活物及其抑制物

血浆组织型纤溶酶原激活物（tissue type plasminogen activator，t-PA）及其抑制物（plasminogen activator inhibitor，PAI）包括 PAI-1 和 PAI-2，主要由血管内皮细胞合成，二者多以复合物形式存在，少量处于游离状态。当纤维蛋白形成后，t-PA 使纤溶酶原活化，但其很快又被 PAI 灭活，使纤溶活性不至于过强。检测血浆中 t-PA 与 PAI 的活性或含量对了解机体的纤溶调节有一定意义。

【标本采集】

同血浆 FDP 测定。

【参考区间】

t-PA 活性：0.3 ~ 0.6 U/ml，t-PA 含量：1 ~ 12 μg/L。

PAI-1 活性：0.1 ~ 10 IU/ml，PAI-1 含量＜ 1 U/ml。

【临床意义】

t-PA 和 PAI 是体内最重要的纤溶活性调节剂，t-PA 释放增多或 PAI 减少，出血风险可增高；相反，t-PA 释放减少或 PAI 增多可导致血栓形成风险增加，30% ~ 40% 的深静脉血栓患者有 PAI-1- 释放增高或 t-PA 减少。已有家族性 PAI 过多伴复发性静脉血栓的病例报道。一些研究发现，手术前血浆 PAI-1 水平与术后深静脉血栓形成有显著的相关性；PAI-1 水平升高增加急性心肌梗死或再梗死的风险性；在不稳定型心绞痛患者中也观察到有 PAI-1 升高。

血浆 PAI-1 属于一种急性时相蛋白，急性感染、炎症、脓毒血症、恶性肿瘤及手术后可见其暂时性升高。肝功能异常时，因 PAI-1 清除减少，血浆浓度可增高。此外，还发现吸烟、肥胖、高脂血症、高血压、体力活动较少时血浆 PAI-1 水平也相对增高；戒烟、减轻体重、加强体育锻炼可降低血浆 PAI-1 水平。

【应用评价】

PAI 释放有明显的昼夜节律性，早晨最高，下午最低。t-PA 和 PAI 测定均应上午 8—10 时采血较为适宜，而且采血前患者应休息 20 min 以上，尽量减少 t-PA 释放。t-PA 和 PAI 的测定方法较多，而且缺乏标准化，不同实验室的报告方式和参考区间有显著不同，每个临床实验室应建立方法特异的参考区间。

（七）血浆纤溶抑制物

纤溶酶原被激活后生成纤溶酶发挥作用，血循环中的纤溶酶迅速与 α_2- 抗纤溶酶（α_2-antiplasmin，α_2-AP）结合，生成无活性的纤溶酶 -α_2 抗纤溶酶复合物（plasmin-α_2-antiplasmin complex，PAP）而被灭活。凝血酶激活纤溶抑制物（thrombin activable fibrinolysis inhibiter，TAFI）通过抑制纤溶酶原与纤维蛋白结合，减少纤溶酶的形成而抑制纤溶活性。测定血浆 α_2-AP、PAP 和 TAFI 可以间接反映血浆纤溶酶的活性。

【标本采集】

同血浆 FDP 测定。

【参考区间】

α_2-AP 活性 80% ~ 120%，α_2-AP 含量 0.06 ~ 0.1 g/L。

PAP 含量 120 ~ 700 μg/L。TAFI 含量 120 ~ 700 μg/L。

【临床意义】

1．α_2-AP ①肝病时，因合成减少而导致血浆 α_2-AP 降低。② DIC 和外科大手术时，由于 α_2-AP 与纤溶酶形成 PAP 复合物，因消耗而引起血浆 α_2-AP 减少。③感染性疾病时，白细胞酶类可水解 α_2-AP，使其降低。④全身淀粉样变患者，可因尿激酶活性增高，使 α_2-AP 消耗增多。⑤溶栓治疗：用尿激酶、链激酶或 t-PA 溶栓时，大量纤溶酶原被转变为纤溶酶，血浆 α_2-AP 因消耗增多而减低。⑥ α_2-AP 增高，导致纤溶活性降低，可见于静脉或动脉血栓形成、恶性肿瘤等。⑦遗传性 α_2-AP 缺陷症：较少见，为常染色体隐性遗传，纯合子患者出血风险增加，伤口愈合差，杂合子携带者出血并发症不明显，α_2-AP 活性为 35% ~ 70%。

2．PAP 复合物 ① DIC 时，由于 α_2-AP 与纤溶酶形成 PAP 复合物，血浆 PAP 明显增高。PAP 可以更为灵敏地反映纤溶活性变化，在 DIC 早期即可增高。②溶栓治疗时，α_2-AP 减低，PAP 升高。③血栓性疾病、系统性红斑狼疮、肾病综合征等血浆 PAP 可增高。

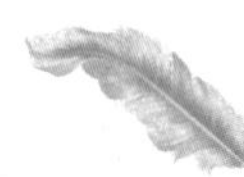

3．TAFI 血浆水平升高，导致纤溶活性降低，可见于冠心病、心绞痛、深静脉血栓等。早幼粒细胞白血病、DIC 伴感染及脏器衰竭时，血浆 TAFI 可显著降低。

【应用评价】

血浆 α_2-AP 的含量通常较为恒定，若 α_2-AP 减低，可较为灵敏地反映纤溶亢进，PAP 升高则更为灵敏和特异。对于一些伤口愈合慢，出血时间延长，PT、APTT 正常的患者，有可能是由于 α_2-AP 缺乏所致。

ELISA 法测定血浆 PAP，可准确定量，但耗时较长且操作较复杂，不宜用于急性 DIC 的诊断。由于检测方法的差异，各实验室应建立方法特异的 α_2-AP、PAP 和 TAFI 的参考区间。

五、血液流变特性检验

血液流变特性的改变与大量临床疾病有关，特别是在血栓前状态与血栓性疾病的发生、发展过程中起重要作用。临床血液流变特性检验主要包括血液黏度、血浆黏度（plasma viscosity）、红细胞变形性（erythrocyte deformability）与聚集性（aggregation）等项目。

（一）血液黏度

血液属于非牛顿流体，血液黏度（blood viscosity）为血液流动时所受切应力（r）与切变率（y）的比值，常用血液黏度计（viscosimeter）测定，根据公式（$\mu = \tau/r$）可计算出血液黏度（μ）。

【标本采集】

清晨空腹（可以适量饮白开水）采集静脉血。肝素（0.1 mg/L 终浓度）、EDTA-Na_2 或 EDTA-K_2（1.5 ～ 2 mg/L 终浓度）作抗凝剂，抗凝剂应为干粉（勿用溶液）。血液采集后 1 h 内送检，抗凝血置室温保存，4 h 内完成测定。

【参考区间】

1．报告方式　血液黏度单位一般以毫帕·秒（mPa·s）报告，报告时应包括高、中、低切变率下测定的三个黏度值和血浆黏度。为了便于理解黏度结果，常同时测定血浆黏度和血细胞比容（HCT），并由上述测定值计算有关参数一同报告。计算的参数包括：

（1）红细胞刚性指数（RI）：RI= [（高切血液黏度 / 血浆黏度）$^{0.4}$ – 1] /（高切血液黏度 / 血浆黏度）$^{0.4}$ × HCT（血细胞比容）。RI 越大，红细胞变形性越差。

（2）红细胞聚集指数（AI）：AI= 低切血液黏度 / 高切血液黏度。AI 越大，红细胞聚集性越高。

（3）血液还原黏度：为高切血液黏度 /HCT。还原黏度扣除了 HCT 对高切黏度的影响，便于比较不同 HCT 时红细胞变形性的大小。

（4）低切相对黏度：为低切血液黏度 / 血浆黏度。低切相对黏度扣除了血浆黏度对低切血液黏度的影响，便于比较不同血浆黏度时红细胞聚集性的大小。

2．参考区间（表 46-6）

表 46-6　成年人全血黏度测定参考区间

检查项目	报告单位	男性	女性
全血黏度（200^{-1}）	mPa· s	3.84 ～ 5.30	3.39 ～ 4.41
全血黏度（50^{-1}）	mPa· s	4.94 ～ 6.99	4.16 ～ 5.62
全血黏度（5^{-1}）	mPa· s	8.80 ～ 16.05	6.56 ～ 11.99
血浆黏度	mPa· s	1.12 ～ 1.64	1.12 ～ 1.64

Note

续表

检查项目	报告单位	男性	女性
血细胞比容	%	40.3 ~ 50.2	33.6 ~ 44.7
红细胞刚性指数		0.70 ~ 1.02	0.70 ~ 1.02
红细胞聚集指数		2.32 ~ 3.34	1.85 ~ 2.90
血液还原黏度		8.63 ~ 11.32	8.63 ~ 11.32
低切相对黏度		8.69 ~ 11.98	4.56 ~ 8.21

注：北京地区成年人，用椎板式黏度计、37 ℃条件下测定。

【临床意义】

血液黏度是血液流变学检查的最重要和最基本的参数，它可以从整体水平了解诸多影响黏度因素的综合变化，一旦血液黏度增高，可能提示机体处于一种无或有症状的病理状态，即高黏滞血症或高黏滞综合征，应积极采取措施，预防血栓性疾病的发生。血液黏度异常可见于临床多种疾病。

1．冠心病与心肌梗死 冠心病的发生与血液黏度升高有关。血液黏度升高的幅度，在一定程度上可反映心肌缺血的轻重。血液黏度升高，尤其是低切变率黏度升高，可出现在冠心病发生心肌梗死之前。

2．高血压病 血液黏度可明显增高，主要与红细胞刚性增大（变形性降低）有关。

3．脑血栓形成 血液黏度常增高，可能与红细胞和血小板的聚集性、血浆黏度、HCT 增高等有关。降低黏度治疗，常有助于改善脑缺血症状和脑血栓发作后的恢复。

4．红细胞增多症 主要因 HCT 升高而导致血液黏度增高。真性红细胞增多症血液黏度极显著增高，患者常出现血栓并发症。继发性红细胞增多症，如慢性阻塞性肺病、氧亲和力异常的血红蛋白病、某些恶性肿瘤（如肾肿瘤）等，血液黏度显著升高，易发生血栓病。据报道，肺心病患者并发肺动脉血栓形成率可高达 20% ~ 50%，合并严重心功能障碍者的发生率更高。

5．白血病 某些白血病，如慢性髓系白血病慢性期，白血病细胞和血小板数量均显著增多，而且白血病细胞破坏释放大量核酸，可致血液及血浆黏度增高，部分患者常出现血栓并发症如脑血栓形成等。

6．异常球蛋白血症 多发性骨髓瘤、巨球蛋白血症患者，血浆黏度可显著升高，红细胞聚集增高；虽然血液黏度升高，但不如血浆黏度增高显著。

7．糖尿病 由于红细胞聚集性增高，尤其是并发感染时急性相蛋白的增高，导致血液及血浆黏度显著增高，易并发急性心肌梗死、脑血栓及肢体动脉血栓等。

8．高纤维蛋白原血症 急性感染、外伤、恶性肿瘤、风湿病等，血浆纤维蛋白原增高，导致血浆黏度、红细胞聚集性增高。若患者有某些易导致血栓病的原发病存在，则易并发急性心肌梗死或脑梗死。

9．某些遗传性红细胞异常 如遗传性球形细胞增多症、遗传性椭圆形红细胞增多症、不稳定血红蛋白病、镰状细胞贫血等，红细胞刚性增大，易并发微血管血栓栓塞。

10．各类贫血、失血 如缺铁性贫血、巨幼细胞贫血、再生障碍性贫血等，由于血细胞比容减低，血液黏度降低。

【应用评价】

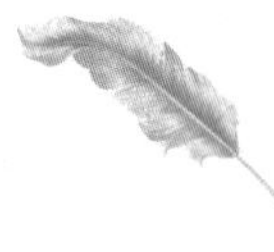

1．血液黏度受多种因素的影响 ①切变率：血液黏度具有切变率依赖性。切变率增高时，由于红细胞聚集体解散和发生变形，血液黏度降低；切变率减低时，由于红细胞发生聚集但不发生变形，血液黏度增高。②温度：在 15 ~ 37 ℃范围内，温度降低，血液黏度升高。③血细胞比容（HCT）：HCT与血液黏度呈正相关，血液黏度随HCT的增高而迅速增加，反之则降低。因此，结果报告中应注明HCT值。④红细胞变形性：红细胞变形能力增加时，血液黏度降低，反之则升高。⑤红细胞聚集性：红细胞在大分子蛋白（如纤维蛋白原）的桥接作用下发生聚集。红细胞聚集性增加时，血液黏度，尤其是低切变率下的黏度显著升高。⑥血浆黏度：血浆内的大分子蛋白，如纤维蛋白原、免疫球蛋白等增高时，血浆黏度升高，从而使血液黏度增高。

2．参考区间 与测定时所选参考人群、性别、年龄、地区等有关，也与所用黏度计、选择的切变率和测定温度等有关。各实验室应建立测量系统特异的参考区间。

（二）红细胞变形性

红细胞变形性是指红细胞在外力的作用下发生形状改变的能力。红细胞的变形性是微循环有效灌注的必要条件，也是决定红细胞寿命的重要因素。决定红细胞变形性的主要因素是红细胞膜的黏弹性、红细胞的几何形状和红细胞的内黏度。在不同切变率下，用激光衍射仪测定在一定的悬浮介质（如聚乙烯吡咯烷酮）中红细胞被拉长的百分比，即变形指数（deformation index，DI），可以反映红细胞的变形性，DI值越小，红细胞变形性越差。

【标本采集】

同血液黏度测定。

【参考区间】

DI：500 s^{-1} > 49%，800 s^{-1} > 56%（15%聚乙烯吡咯烷酮为悬浮介质）。

【临床意义】

1．血栓病及其相关疾病 红细胞变形性常见减低，但未见疾病特异性改变。①冠心病与急性心肌梗死：一半左右的患者红细胞变形性减低。②脑动脉硬化与脑梗死：发现1/3 ~ 1/2的患者红细胞变形性降低，尤其是在急性脑梗死发作时，变形性降低较为显著。③高血压：红细胞变形性减低，导致血流减慢、循环灌注减少，加重组织缺氧和酸中毒。④糖尿病、肾病、肝病：均发现有不同程度的红细胞变形性下降，糖尿病患者空腹血糖水平与红细胞变形性呈负相关。

2．红细胞疾病 镰状细胞贫血、遗传性球形细胞增多症、自身免疫性溶血性贫血、不稳定血红蛋白病等膜或血红蛋白异常，导致红细胞变形性减低。缺铁性贫血时，由于血黏度减低，红细胞变形性增高。

【应用评价】

红细胞变形性检测有多种方法，激光衍射仪检测较为敏感，测定黏度时计算出的红细胞刚性指数也可初步判断红细胞的变形能力；还可测定红细胞通过微孔滤膜的时间，判断其变形性。然而，红细胞变形性检测方法并未达到标准化，不同方法应建立本实验室方法特异的参考区间。

六、出血性疾病的实验诊断

出血性疾病可分为遗传性和获得性两大类，多数患者经实验室检查可发现筛查试验异常，确诊试验常能发现止凝血成分等缺陷或异常。患者一般有既往或近期反复出现、不易解释的自发性或轻度损伤后过度出血或出血不止的病史或家族史，但一些轻型或亚临床型患者仅在手术或创伤时才被发现。

初期止血缺陷的最主要临床表现是皮肤及黏膜出血，表现为瘀点与体表紫癜、鼻出血、牙龈出血，成年妇女常有月经过多。凝血因子缺陷的临床表现特征是迟缓性再发的渗血与深部组织血肿形成，如关节腔出血、内脏出血、小型手术或轻度外伤后渗血不止等。

出血性疾病的实验诊断一般应遵循以下原则：①密切结合病史、家族史和临床表现，有目的地进行筛查与确诊试验检查。②实验项目应从常用、简便试验开始，有必要时再进行技术要求高、较复杂的试验。③对部分已认识较深入的疾病，可从细胞、分子、基因水平进行全面检查，最终再做出诊断。④出血性病的发病机制较为复杂，各种试验的灵敏度、特异性均有差别，所反映的病理变化既不相同但又可能有交叉，有时需要多次、定期复查并排除一些相关疾病或药物的干扰，切忌根据某一项实验或某一次检查就做出诊断，有些实验结果还需动态观察。

（一）常用筛查试验的结果判断与临床应用

1．出血时间（BT） BT是能较好地反映初期止血功能的一项试验，但由于操作较为复杂且皮肤切口较大，临床上实验室虽作为筛查项目，但未作为常规检验，只有在排除其他原因所致的出血后，疑有血管壁结构与功能异常或血管壁与血小板的相互作用异常时才进行检查。BT长短与外科手术或侵入性检查中出血量或出血危险程度并未观察到有相关性，例如血小板无力症患者由于有遗传性血小板膜糖蛋白缺陷，BT明显延长，但某些患者终生都未出现过度的出血；慢性肾衰竭患者或接受大剂量青霉素或有关抗生素治疗的患者可有BT延长，临床上却很少有明显的出血倾向。对BT延长的患者应进一步做有关确诊试验。

2．血小板计数（PLT） PLT是重要的筛查试验，由于临床实验室常规性用全自动血细胞分析仪计数血小板，大大提高了对轻度、无症状或未估计到的血小板减少症的认识。对每位疑有出血性疾病的患者都应常规性地计数血小板。但应注意的是：①EDTA抗凝血计数血小板时，少数人的血小板可发生EDTA依赖性凝集，血细胞分析仪可能出现错误的、低血小板计数结果。②对巨血小板增多的标本，血细胞分析仪计数血小板结果可出现假性减低；当细胞碎片（如白血病细胞的碎片、红细胞碎片）、与血小板体积相近的小红细胞增多时，仪器可能出现血小板计数假性增高。因此，当PLT出现异常结果时，必须通过检查外周血涂片来验证，以免导致误诊。

对于皮肤、黏膜反复出血，疑有初期止血异常的患者应当注意以下两点：①原因不明的血小板减少，应进行骨髓涂片检查和血小板自身抗体等检查。原发免疫性血小板减少症（ITP）是最常见的疾病，儿童ITP往往是急性自限性疾病，成人ITP则呈慢性发病。在某些情况下血小板减少的原因是非常明确的，如肝硬化伴门脉高压和充血性脾大，此时可不必做骨髓检查。无出血现象的轻度血小板减少在临床极为常见，一般在PLT低于（50～75）$\times 10^9$/L时才会有出血倾向。②当PLT正常时，可测定BT。若BT正常，一般可以除外血小板功能缺陷，但某些血管性血友病患者（如1型患者）仍可能正常；若BT延长，则应检查血小板功能和（或）测定vWF。若发现血小板功能缺陷，可直接测定血小板膜糖蛋白、血小板代谢产物等。通过上述检查，一般的初期止血缺陷的患者可得到确诊。遇血小板功能测定异常时，应注意除外阿司匹林、氯吡咯雷等抗血小板药物的影响。

3．PT、APTT、TT三项试验联合筛查出血性疾病 见表46-7。

表 46-7　PT、APTT、TT 的联合应用

凝血酶原时间（PT）	活化部分凝血活酶时间（APTT）	凝血酶时间（TT）	临床情况
N	N	N	健康人、FⅧ缺陷、α_2 抗纤溶酶缺陷、凝血因子的亚临床和轻度缺陷、初期止血异常
P	N	N	FⅦ缺陷
N	P	N	FⅧ、FⅨ、FⅪ、FⅫ缺陷，血管性血友病，因子抑制物，狼疮抗凝物
P	P	N	FⅡ、FⅤ、FⅩ缺陷症和抗磷脂抗体综合征
P	P	P	异常抗凝物，如肝素和 FDP 增多、纤维蛋白原缺乏或分子结构异常，多发性骨髓瘤，巨球蛋白血症，DIC

注：P= 延长，N= 正常

（二）通过筛查试验对出血性疾病进行初步分类

临床上，BT、PLT、PT、APTT、TT 五项试验是最常用的筛选试验，纤溶活性也可用 FDP 和 DD 筛查，联合运用这几项检查可对出血性疾病进行初步分类（表 46-8）。出血性疾病也可通过这些检查得到初步诊断（表 46-9），以便于进一步选择特异性诊断试验进行确诊。

表 46-8　常用筛查试验对出血性疾病进行初步分类

试验名称	血管性疾病	血小板病	凝血因子缺陷	异常抗凝物增多	纤溶亢进
BT	P/N	P/N	N	N/P	N/P
PLT	N	D/N	N	N	N
PT	N	N	P/N	P/N	P/N
APTT	N/P	N	P/N	P/N	P/N
TT	N	N	N/P	P	P
FDP	N	N	N	N	I

注：P= 延长，N= 正常，D= 降低，I= 增高

表 46-9　几种出血性疾病的筛查试验结果比较

出血性疾病	BT	PLT	PT	APTT	TT	FDP
血管性紫癜	N/P	N	N	N	N	N
原发免疫性血小板减少症	P/N	D	N	N	N	N
血小板无力症	P	N	N	N	N	N
血友病 A	N	N	N	P	N	N
血管性血友病	P/N	N	N	P/N	N	N
FⅦ缺陷	N	N	P	N	N	N
FⅩ缺陷	N	N	P	P	N	N
弥散性血管内凝血（DIC）	P	D	P	P	P	I
肝硬化	P/N	D	P	P	P/N	N/I

注：P= 延长，N= 正常，D= 降低，I= 增高

（三）部分出血性疾病的实验诊断特点

1. 原发免疫性血小板减少症（ITP） ITP是一种获得性出血性疾病，既往也称为特发性血小板减少性紫癜，患者血小板特异性自身抗体致敏的血小板被单核巨噬细胞吞噬并过度破坏，引起血小板减少，故ITP属自身免疫性疾病。患者以皮肤黏膜出血为主，严重者可有内脏出血，甚至颅内出血；部分患者仅有血小板减少，没有出血症状；一般没有脾大。ITP可分为急、慢性两型。急性型常见于儿童，慢性型常见于成人。

实验诊断：①多次检查PLT明显减少，血小板形态常有明显异常、可见大血小板、畸形血小板等；但其他血细胞形态无异常。②骨髓巨核细胞正常或增多，有成熟障碍。急性型患者以幼稚型增多为主，慢性型患者以颗粒型巨核细胞增多为主，但产生血小板的巨核细胞显著减少或缺乏。③血小板自身抗体，尤其是血小板抗原特异性自身抗体，例如抗血小板膜糖蛋白的特异性抗体（如GPⅡb-Ⅲa、GPⅠb-Ⅸ自身抗体）阳性，可鉴别免疫性与非免疫性血小板减少，有助于ITP诊断。④排除其他继发性血小板减少症。

2. 血小板无力症 血小板无力症（glanzmann thrombasthenia，GT）是遗传性血小板功能缺陷中最常见的疾病，患者常自幼有出血症状，多表现为皮肤、黏膜中度或重度出血，成年女性有月经过多。由于血小板膜GPⅡb-Ⅲa基因缺陷，使患者血小板膜上GPⅡb-Ⅲa分子数量减少或缺乏，也可导致分子结构异常，主要使血小板聚集功能不良而引起出血。

实验诊断：①PLT正常，在未抗凝的血涂片上血小板呈散在分布。②血小板功能缺陷：BT延长。以ADP、肾上腺素、胶原、花生四烯酸作诱导剂均不能诱导患者血小板聚集或聚集功能减低。③血小板膜糖蛋白分析：是本病的确诊试验。根据血小板膜GPⅡb-Ⅲa分子缺陷的程度可将血小板无力症分为三型，Ⅰ型：GPⅡb-Ⅲa阳性血小板＜5%，血小板膜表面低于5000个分子；Ⅱ型：GPⅡb-Ⅲa阳性血小板占10%～20%，血小板膜表面5000～20000个分子；变异型：血小板膜GPⅡb-Ⅲa阳性血小板占50%以上，血小板膜表面约50000个分子，但分子结构缺陷，活化血小板不能与纤维蛋白原等黏附蛋白结合而发生黏附、聚集。纯合子患者通过GPⅡb-Ⅲa分子检查即可确诊，杂合子携带者一般无出血，但其血小板膜GPⅡb-Ⅲa分子数约减少至参考区间的一半。此外，一些疾病可导致获得性GT，如多发性骨髓瘤、急性早幼粒细胞白血病、骨髓增生异常综合征等，在诊断时应注意鉴别。

3. 血管性血友病 血管性血友病（von Willebrand disease，vWD）是临床上一种最常见的遗传性出血性疾病。患者von Willebrand因子（von Willebrand factor，vWF）基因突变，导致血浆vWF数量减少或质量异常。vWF异常导致血浆FⅧ：C减低、血小板黏附功能障碍。患者有皮肤、黏膜、内脏出血或月经过多，创伤、手术时出血增多，少数患者可有关节腔、肌肉或其他部位出血。

实验诊断：①筛选试验：全血细胞计数正常，依患者病情的不同BT和APTT可延长或正常，FIB、PT、TT正常。对筛选结果正常或仅有APTT延长且可被正常血浆纠正者，应做诊断试验。②诊断试验：主要包括血浆wWF抗原测定（vWF：Ag）、血浆vWF瑞斯托霉素辅因子活性（vWF：RCo）和血浆因子Ⅷ凝血活性（FⅧ：C），有一项或一项以上诊断试验结果异常者，需进行分型诊断试验，包括血浆vWF多聚体分析、瑞斯托霉素诱导的血小板聚集（RIPA）、血浆vWF胶原结合试验（vWF：CB）和血浆vWF与因子Ⅷ结合活性（vWF：FⅧB）。vWD轻型患者确诊常较为困难，实验检查结果在同一患者有时可变化不一，需多次重复测定（表46-10）。

表 46-10　血管性血友病的分型与诊断试验结果比较

vWF 类型	vWF：Ag	FⅧ：C	RIPA	vWF：RCo	多聚体分析
1	↓	↓	↓	↓	多聚体条带正常，但量减少
2A	↓/N	↓/N	↓↓	↓↓	大和中等大小多聚体减少
2B	↓/N	↓/N	↑	↓/N	大的多聚体通常减少
2M	↓	↓/N	↓	↓	多聚体正常，卫星条带可异常
2N	N	↓	N	N	多聚体正常
3	↓↓	↓↓	↓↓	↓↓	所有多聚体均减少
血小板型	↓/N	↓/N	↑↑	↓	大的多聚体减少

注：↓ = 减低，↑ = 增高，N= 正常。

4．血友病　血友病（hemophilia）是一种 X 染色体连锁的隐性遗传性出血性疾病，可分为血友病 A 和血友病 B 两种，A 和 B 型分别为凝血因子Ⅷ（FⅧ）和Ⅸ（FⅨ）质或量的异常所致。血友病 A 和 B 的发病率之比约为 16∶3。患者几乎均为男性，女性纯合子型可发病，但极少见。患者临床表现为自发性或轻微外伤后出血难止，出血常发生于负重的关节、负重的肌肉群内，尚可发生内脏出血或致命的颅内出血。反复关节腔出血是本病的重要特征。

实验诊断：①筛选试验：BT、PLT、PT、TT 和 FIB 正常。重型患者 APTT 明显延长，患者血浆中加入一半正常血浆后可使延长的 APTT 恢复正常；轻型患者 APTT 可稍延长或正常。②确诊试验：血友病 A、B 患者分别为 FⅧ：C 与 FⅨ：C 减低或缺乏，按其减低的程度可将血友病 A 或 B 分为重型（< 2%）、中型（2% ~ 5%）、轻型（5% ~ 30%）三型。有条件时可进行 FⅧ：C 和 FⅨ：C 的抗原含量（FⅧ：CAg 和 FⅨ：CAg）测定。③ vWF 分析：vWF 抗原及活性和 vWF 多聚体正常。血友病 A 患者的 FⅧ：C/vWF：Ag 比值显著降低。④有条件时可进行基因诊断。

血友病的基因诊断可通过直接基因检测和间接连锁分析诊断。FⅧ基因全长为 186 kb，定位于 Xq28。可导致血友病 A 的 FⅧ基因突变的种类较多，主要是基因点突变、缺失、插入和倒位等。迄今已报道的点突变有 487 种，基因缺失 185 种，插入突变 33 种，目前所知的各种突变已达 756 余种。FⅨ基因全长为 34 kb，定位于 Xq26.3-272。可导致血友病 B 的 FⅨ基因突变的种类上十分复杂，包括基因点突变、缺失、插入等 800 余种，多为单个碱基突变。

导致血友病 A 的 FⅧ基因突变伴有内含子 22 基因倒位，引起限制性内切酶 Bcl Ⅰ酶切位点改变。中国人群内含子 22 倒位在重型血友病 A 的发生率约为 37%，各型血友病 A 约为 33%。PCR-RLFP 分析 FⅧ基因内至少有 7 种多态性酶切位点。短串联重复序列（STR）分析发现 FⅧ基因内存在 2 个 STR，分别为内含子 13 中的 $(CA)_n$ 和内含子 22 中的 $(GT)_n$ $(AG)_n$，用 PCR 技术可快速扩增这两个位点。联合应用 Bcl1-RLFP 与内含子 13 中的 $(CA)_n$ 和内含子 22 中的 $(GT)_n(AG)_n$，用 PCR 技术可快速扩增这两个位点。联合应用 Bcl1-RLFP 与内含子 13 和 22 中的两个 STR，88% 的血友病家系可作出诊断。PCR-RLFP 是诊断血友病 B 携带者和产前诊断的主要方法，可利用的限制性内切酶位点分别是 Xmn Ⅰ、Ecor Ⅷ、Taq Ⅰ等。单核苷酸多态性（single nucleotide polymorphism，SNP）分析可用于血友病基因点突变的检测，如血友病 B 的碱基转换主要发生在 GC 序列，多是 C → T，SNP 分析对血友病 B 的诊断有重要意义。有研究报告联合应用直接诊断（内含子 22 倒位）和间接诊断（DXS52、Bcl1、CA13、CA22）方法检测 15 个血友病 A 家系，仅 1 个家系无法确定诊断，诊断阳性率达 93%；对 10 个需要作产前诊断的家系均获明确诊断。通过选出的 6 个 STR（DXS102、DXS122、DXS1211、DXS1192、DXS8013、DXS8094）诊断 14 个血友病 B 家系的携带者，诊断阳性率

达 99%。

5. 肝病出血 肝病时，由于多种因素的影响，患者常见出血，并且成为死亡的主要原因之一。肝病出血的发生率及其严重程度与肝细胞受损及功能异常的程度呈正相关。

肝病出血的主要原因包括：①血小板减少：由于骨髓造血功能受抑制、产生血小板自身抗体、继发性脾大等因素，血小板可呈中至重度减少。②凝血因子合成减少：FⅠ、FⅡ、FⅤ、FⅦ、FⅨ、FⅩ减少。FⅧ可能由肝间质等单核巨噬细胞合成，肝病时 FⅧ：C 增高。③抗凝血蛋白合成减少：抗凝血酶（AT）、蛋白 C（PC）、蛋白 S（PS）合成减少。④纤溶系统异常：内皮细胞合成与释放 t-PA 和 u-PA 增多，纤溶酶原（PLG）比 α_2 抗纤溶酶（α_2-AP）合成减少更明显，导致血浆纤溶酶活性相对增强，出现原发性纤溶亢进，使纤维蛋白原降解，生成 FDP 增多。⑤循环抗凝物增多：肝病时，肝细胞合成的肝素酶减少，对血浆肝素和类肝素灭活能力减低，使其血浆浓度升高。

实验诊断：①筛选试验：PLT 减少，BT、PT、APTT、TT 延长。②凝血因子分析：纤维蛋白原、FⅡ、FⅤ、FⅦ、FⅨ、FⅩ含量与活性均减低。FⅧ：C 增高，肝病越重，增高越明显；若减低，则提示并发 DIC。③抗凝蛋白检查：血浆 AT、PC、PS 活性与含量减低。④纤溶活性测定：血浆 PLG、α_2-AP、PAI-1 减低，t-PA、FDP 升高。由于肝病时肝细胞损伤的程度、病程和并发症的差异，呈现出多重止血与血栓因素的联合改变，应结合病情综合分析。

七、血栓性疾病的实验诊断

引起血栓性疾病的因素较多，但归纳起来主要与三种因素有关。①血管壁损伤，局部内皮细胞抗血栓活性减弱或丧失，内皮下促凝血组分暴露、血管通透性增高、局部血液浓缩而易诱发血栓形成。②血液成分改变：包括血浆成分和血细胞的异常，血小板数量增多或功能亢进、凝血因子含量或活性增高、抗凝物质作用减弱或缺乏，使纤溶活性低下、白细胞数量增多或质量异常、红细胞数量增多、聚集性增高或变形能力降低，导致血液凝固性增高、易形成血栓。③血流状态异常：血流缓慢或停滞、局部形成涡流、血液黏度增高，均有利于局部促凝血成分浓度增高或激活，促进血栓形成。

（一）血栓性疾病的实验诊断原则

可以通过实验室检查并结合临床进行诊断。与出血性疾病不同的是，没有更多的简单试验可用于血栓性疾病的筛查。一般是在临床检查、仔细询问病史、家族史的基础上进行有关实验室检查。

1. 无症状个体 一般没有必要对于普通人群进行血栓性疾病筛查，但对于有某种血栓性疾病患者的亲属进行检查常是有价值的，如果不存在相同的缺陷，常可除外其血栓性疾病。有阳性家族史的妇女口服避孕药时，应进行检查，避免增加血栓形成风险。普通外科小手术前，一般也不必检查。对于大型外科手术前，可选择适当的筛查试验，包括 TT、APTT、PCAT、DD 四项试验，如果有异常，可选择有关确诊试验，基本同血栓性疾病患者的检验。

2. 血栓性疾病患者

（1）筛查试验：TT、APTT、PCAT、DD 四项检查具有一定意义。异常纤维蛋白原血症患者 TT 可明显延长。狼疮抗凝物、FⅫ缺陷可使 APTT 延长。有 PC、PS 缺陷或 APC-R 时，PCAT 缩短。机体存在活动性血栓形成时，血浆 DD 增高。

（2）确诊试验：筛查试验异常可进一步进行有关成分的含量或活性测定，但筛查试验正常并不能除外某些异常，如 FⅡ基因突变、AT 缺陷、PAI-1 增多症等。血浆同型半胱氨酸增高也是促进血栓形成的重要因素，有条件时应进行测定。对已经确认的一些基因点突变所致的血栓病，如 *FⅡ20210A* 突变、FⅤ Leiden 突变，可以进行基因诊断。对于一些有复杂基因异常的病例，如 AT、PC、PS 缺陷，一般不必做基因检查，从蛋白水平检查即可临床诊断。

3．血栓性疾病实验诊断应注意的问题

（1）遗传性与获得性缺陷的鉴别：遗传性缺陷者常有家族史，幼年发病，50 岁以上患者 85% 以上有过血栓病病史，但也有少数患者终生无症状，仅在有创伤或被迫卧床等触发因素时才第一次发生血栓病。对肾病患者，诊断 AT 异常性缺陷时应特别慎重，因为肾病的患者的 AT 易随尿蛋白排泄而丢失，导致血浆 AT 水平明显减低。

（2）药物的影响：诊断 PC、PS 缺陷时，若患者正在进行口服抗凝药治疗，则很难准确测定患者血浆的实际 PC 和 PS 水平。因为 PC、PS 属肝合成的 VitK 依赖性蛋白质，口服抗凝药时减低。AT 活性在肝素治疗时降低、口服抗凝药时则轻度升高。

（二）部分血栓性疾病的实验诊断特点

可由先天性凝血、抗凝血或纤溶等分子遗传缺陷所致，这些有分子遗传缺陷的患者在未发生静脉或动脉血栓形成之前，往往呈现一种易发生血栓形成的高危状态，统称为易栓症（thrombophilia）。易栓症的主要临床特点是反复性静脉或动脉血栓形成，一般发病在 41 岁以前，15 岁以下者占 10% 左右，50 岁以上患者 85% 以上有过血栓病病史。目前，一部分易栓症的分子遗传缺陷已经查明，但发现有人群或地域分布差异，还有相当一部分病例的病因尚不清楚。抗凝蛋白（包括 AT、PC 和 PS）缺陷是中国人群最常见的遗传性易栓症。患者血栓形成可以是自发性的，也可因妊娠、产后、手术、创伤和药物等诱发。

1．抗凝血酶（AT）缺陷 分为两型，Ⅰ型为 AT 合成减少，活性低下；Ⅱ型为 AT 含量接近正常，但功能缺陷。AT 缺陷导致机体抗凝活性下降而形成血栓，患者约一半主要表现为复发性深静脉血栓。遗传性 AT 缺陷的实验诊断与分型见表 46-11。

表 46-11 AT 缺陷症的实验诊断与分型

缺陷类型	AT：Ag	AT：A	AT：HC
Ⅰ	减低	减低	减低
Ⅱ			
活化位点缺陷	正常	减低	减低
肝素结合位点缺陷	正常	减低	正常

2．蛋白 C（PC）缺陷症 PC 缺陷分为两型：Ⅰ型为 PC 活性与含量均降低。Ⅱ型为含量正常，但活性降低。PC 缺陷可由于多种基因异常所致。PC 缺陷患者并非都发生血栓形成，但手术、妊娠、分娩或口服避孕药可诱发。服用双香豆素类药物常可引起患者皮肤出血性坏死，其原因是服药后首先导致 PC 水平下降，而 FⅡ、FⅦ、FⅨ、FⅩ还尚未受影响，故血液处于高凝状态，皮肤微血管血栓，出现皮肤水肿、紫癜和坏死。

遗传性蛋白 C 缺陷症的实验诊断一般首先测定 PCAT，若标准化比值（NR）减低，提示 PC 系统异常，再进行 PC 含量（PC：Ag）和活性测定，包括氨基水解活性（PC：Aa）和凝血活性（PC coagulant activity，PC：Ac），基本可以判断有无 PC 缺陷症，并根据检查结果进行分型（表 46-12）。在排除获得性 PC 缺陷后，可以诊断遗传性 PC 缺陷症。

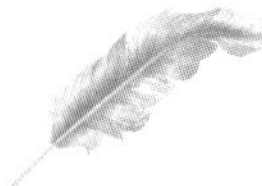

表 46-12 蛋白 C 缺陷症的实验诊断与分型

缺陷类型	AT : Ag	AT : A	AT : HC
Ⅰ	减低	减低	减低
Ⅱ			
活化位点缺陷	正常	减低	减低
肝素结合位点缺陷	正常	减低	正常

3．蛋白 S 缺陷症 本病发生主要是由于游离 PS 含量和活性降低，使灭活 FⅤa 和 FⅧa 的功能障碍，形成血液高凝状态而出现血栓形成。PS 缺陷主要是因为 PS 基因的多种点突变所致，患者临床表现以静脉血栓为主，动脉血栓也不少见（约 23%）。

遗传性蛋白 S 缺陷症的实验诊断：一般首先进行 PCAT 测定，若标准化比值（NR）减低，提示 PC 系统异常。如果 PC 正常，再测定 PS 活性（PS：A），并测定总 PS 含量（TPS：Ag）和游离 PS 含量（FPS：Ag），并由此进行分型（表 46-13），一般不需要进行基因检查。结合家族史、病史和临床表现，在排除获得性 PS 缺陷后，可以诊断遗传性 PS 缺陷症。

表 46-13 蛋白 S 缺陷症的实验诊断与分型

缺陷类型	TPS : Ag	FPS : Ag	PS : A
Ⅰ型	减低	减低	减低
Ⅱ型	正常	正常	减低
Ⅲ型	正常	减低	减低

4．血栓前状态 血栓前状态（prethrombotic state，PTS）是指由多种因素引起的血液极易发生血栓形成的一种病理状态，此时血管内皮细胞、血细胞或血浆成分发生了某些有利于促进血栓形成的生化学或流变学异常变化，而这些变化可以通过实验室检查反映出来。PTS 是一种血栓与止血异常状态，可以由分子遗传缺陷的易栓症所致，也可以由多种获得性血栓与止血因素异常引起。处于 PTS 的患者可能有以下临床后果：①无明显诱因而自发性出现血栓形成，导致血栓性疾病。②存在某些诱因如妊娠、外科手术、创伤、长时间不活动、口服避孕药等，诱发血栓形成。③可能长期无血栓发生。

（1）血栓前状态的实验诊断条件：大量研究资料与临床实践表明，一些血栓性疾病如急性缺血性心肌梗死、短暂性脑缺血发作（TA）、急性缺血性脑梗死及其他急性动、静脉血栓栓塞性疾病发作前，往往经历一个明显的血栓前状态（PTS），又称血栓前期。处于 PS 的患者常有一些血栓性疾病的早期临床表现，但此时并未引起注意，当血栓性疾病发作时病情已相当严重，甚至发生猝死。近年来，由于 PTS 日益受到重视，尤其是随着血栓与止血基础理论研究的深入和实验诊断技术的不断发展，PTS 的实验诊断逐渐成为可能。研究表明：血栓形成是在血管内皮细胞、血小板、凝血因子、抗凝物质、纤溶成分以及血流状态异常等多种因素改变的综合作用下发生的病理变化，因此，通过能早期特异性反映这些病理变化的实验室检查，则有可能对 PTS 做出诊断，并对患者及时采取适当的预防或治疗措施，这对防止血栓性疾病的发生无疑具有重要的临床意义。PTS 诊断的条件是：①有特异性 PTS 实验诊断指标的异常改变。②用针对性的特殊药物或手段进行治疗处理后，患者临床症状或体征可得以改善，异常的 PTS 检查指标逐渐或完全恢复至参考区间。

（2）血栓前状态实验诊断指标的选择：一般性的血栓与止血检查，如 BT、PLT、MPV、PT、APTT、TT 等，对诊断或研究 PTS 缺乏足够的敏感度和特异性，目前，多逐渐采用血栓形成的特异性分子标志物（molecular markers）及有关的实验室检查来反映机体有无 PTS 存在。

1）反映血管内皮细胞受损或受刺激的分子标志物：血浆 vWF、TM 含量升高在一定程度上可反映血管内皮的异常。

2）反映血小板功能亢进与活化的分子标志物：①用 ADP，尤其是低浓度 ADP 诱导的血小板聚集试验对评价血小板聚集功能亢进已成为临床上的常规检查，对聚集率持续增高的患者采用抗血小板活化治疗可取得较好的临床效果。②活化血小板膜糖蛋白分子标志物：血小板膜纤维蛋白原受体（FIB-R）增高可以早期反映血小板被活化，具有较高的灵敏度与特异性，可作为测定血小板活化水平的首选指标。血小板膜 CD62P 增高可作为血小板进一步活化的指标。血小板膜 CD63 则可作为血小板完全活化的标志。血小板活化后的释放反应产物 β-TG、PF4 和花生四烯酸代谢产物（TXB_2）测定也有一定价值。

3）反映凝血亢进的分子标志物：①血浆 F1+2 与 TAT：可早期、较为灵敏地反映凝血亢进。②凝血因子含量与活性增高：FⅡ：C、FⅦ：C 增高均是血栓形成的风险因素。纤维蛋白原含量增高也被认为是动脉硬化性疾病（如心肌梗死和脑卒中等）的独立风险因子。持续性血浆纤维蛋白原升高可导致凝血亢进。血浆与全血黏度升高、红细胞聚集性增高，易发生血栓形成。

4）反映纤溶亢进的分子标志物：① D- 二聚体增高可灵敏地反映继发性纤溶亢进，当血浆 D- 二聚体＞ 500 μg/L 时，表明体内存在凝血反应和纤溶亢进，提示可能有活动性血栓形成。②纤溶酶 -α_2 抗纤溶酶（PAP）复合物增高，可更灵敏、特异地反映纤溶活性亢进，对 PTS 和血栓性疾病的诊断均有意义。

5）反映血流状态异常的指标：血液流变特性的改变可通过血液黏度、红细胞流变性的异常得到反映。血液黏度增高、红细变形性降低或聚集性增高，将严重影响微循环的血液灌流，促进血小板集、凝血因子活化。

（3）血栓前状态实验诊断中应注意的问题：由 PTS 发展至血栓性疾病是一个十分复杂的病理过程，并受多种因素的影响，且与一些易导致血栓并发症的疾病相关，患者若同时伴有 PTS 的实验诊断指标的异常，更易发生血栓形成。PTS 实验诊断指标的异常可见于多种疾病，包括易导致血栓形成的相关疾病和血栓性疾病，对其临床意义的评价存在一定的难度。当机体存在促凝血、抗凝血、纤溶及血流状态等异常改变时，总是力图通过多种正负反馈调节作用不断维持着动态平衡，只有当多种因素同时改变或某一种因素有重度异常时才导致这种平衡被打破而形成 PTS。至于 PTS 是朝着恢复正常或是血栓形成方向发展，这可能在不同患者会在差异。因此，PTS 的诊断应慎重，对已诊断为 PTS 的患者，根据病情及时、有效地采取防治措施是必要的，这对预防或延缓血栓性疾病的发生将有重要的价值。

5．弥散性血管内凝血 弥散性血管内凝血（disseminated intravascular coagulation，DIC）是在多种疾病基础上，致病因素损伤微血管，导致血管内皮受损、血小板和凝血因子激活，抗凝血功能减弱，导致机体微血管内广泛性微血栓形成，血小板和凝血因子大量消耗使血液呈低凝状态，并继发纤溶亢进，引起以出血和微循环衰竭为特征的临床综合征。DIC 不是一种独立的疾病，而是多种疾病复杂病理过程的中间环节，引起 DIC 的基础疾病主要有严重感染、恶性肿瘤、病理产科、手术及外伤等。急性 DIC 患者病情十分危重，若不能及时诊治，常危及生命。

实验检查是确诊 DIC 的关键，所采用的实验诊断方法应简便、快捷，所选择的实验诊断指标应具有灵敏度高、特异性强的特点。由于 DIC 的几个发展时相实际上是连续和交错存在的，加之因原发病的差别使机体代偿情况不一，故常导致实验诊断结果变异较大，必须紧密结合临床，综合分析与判断结果，且对某些指标应作必要的动态观察。

（1）DIC 临床表现

1）存在易引起 DIC 的基础疾病。

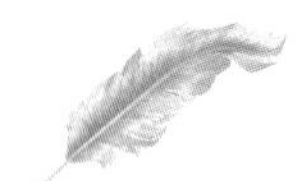

Note

2）有下列一项以上临床表现：①多发性出血倾向。②不易用原发病解释的微循环衰竭或休克。③多发性微血管栓塞的症状和体征，如皮肤、皮下、黏膜栓塞坏死及早期出现的肾、肺、脑等脏器功能不全。

（2）DIC 的常用诊断试验：同时有下列三项以上实验诊断指标异常，结合临床表现，可以诊断 DIC。

1）血小板计数（PLT）：PLT 常＜ 100×10^9/L。由于个体之间血小板基数不同、骨髓代偿增生和释放血小板的情况各异，血小板减低的程度有差别，少数患者在高凝期时可不减低，必须动态观察。DIC 时 PLT 呈进行性减低，白血病或肝病时，PLT 常＜ 50×10^9/L。急性 DIC 时，血小板减少发生率为 88% ～ 100%。

2）凝血酶原时间（PT）：PT ＞对照 3 s 以上或呈进行性延长（或 PT 缩短 3 s 以上）；或者 APTT 比对照延长或缩短 10 s 以上。

不同患者或处于不同病程时可有 PT 变化显著差别。肝病并发 DIC 时，PT 延长特别明显，常＞ 30 s 或更长。病理产科患者则可能延长不明显，在妊娠中后期时，各种凝血因子含量或活性均呈生理性增高，PT 可短至 8 ～ 9 s，故 DIC 发生时可仍在参考区间之内或延长不明显。因此，PT 结果必须密切结合临床分析并作动态观察。急性 DIC 时，PT 延长的发生率为 85% ～ 100%。

3）血浆纤维蛋白原（FIB）：FIB ＜ 1.5 g/L 或呈进行性降低。白血病及其他恶性肿瘤并发 DIC 时，FIB ＜ 1.8 g/L，肝病并发 DIC 时，FIB ＜ 10 g/L。在病理产科、大手术之后常见 FIB 升高，此时虽已发生 DIC，一次检查可不见降低。肾病综合征并发 DIC 时，FIB 降低也不明显。因此，只有动态观察 FIB 含量变化，才不至于漏诊或误诊。急性 DIC 时，FIB 减低的发生率为 58.8% ～ 68.8%。

4）纤维蛋白降解产物阳性：①血浆（或血清）纤维蛋白（原）降解产物（FDP）：＞ 20 mg/L（肝病时＞ 60 mg/L），并呈进行性增高。急性 DIC 时，FDP 增高的阳性率＞ 98% 以上。②血浆 D- 二聚体（DD）：阳性（通常＞ 0.5 mg/L）或呈进行性增高。在手术后、慢性肝病、肾衰竭等患者，DD 也可轻至中度增高，但常＜ 2 mg/L，而 DIC 时，DD 常＞ 2 mg/L 以上，其阳性率＞ 95%。③纤维蛋白单体（FM）：DIC 早期、中期时，3P 试验呈阳性。DIC 晚期 3P 试验可呈阴性。急性 DIC 时，3P 试验阳性率为 68.1% ～ 78.9%。

（3）DIC 的特殊诊断试验

1）血浆抗凝血酶（AT）：DIC 时，因 AT 大量消耗而导致血浆 AT 含量及活性降低。

2）血浆纤溶酶原（PLG）：DIC 时，因 PLG 大量消耗而导致血浆 PLG 活性及含量降低。

3）血浆 FⅧ：C：DIC 时，由于 FⅧ：C 消耗，导致 FⅧ：C 常＜ 50%。诊断肝病患者并发 DIC 时，必须测定此项，此时 FⅧ：C 常更低。

4）血浆凝血酶原片段 1+2（F1+2）：DIC 时，凝血反应亢进，凝血酶生成增多，血浆 F1+2 含量明显增高。

5）血浆凝血酶 - 抗凝血酶（TAT）复合物：DIC 时，AT 迅速灭活过多的凝血酶，TAT 复合物生成增多。早期 DIC 时，血浆 TAT 含量即可明显升高。

6）血浆纤溶酶 -α_2 抗纤溶酶（PAP）复合物：DIC 继发纤溶亢进时，纤溶酶活性增高，α_2 抗纤溶酶可迅速将其灭活，生成无活性 PAP 复合物，故血浆 PAP 可明显增高。

7）血浆 FⅧ：C/vWF：Ag 比值：DIC 时，FⅧ：C 因凝血过程中消耗而减低，vWF：Ag 因血管内皮受损而增高，故 FⅧ：C/vWF：Ag 比值减低。

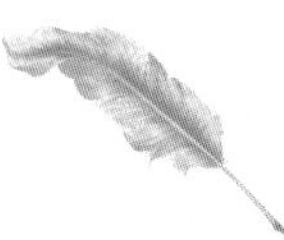

8）血浆纤维蛋白肽 A（FPA）：FPA 是凝血酶作用于纤维蛋白原时，首先从其分子的 a 链末端裂解下的一对小分子肽。FPA 由 a 链末端的 1 ～ 16 位氨基酸组成，半寿期仅为 3 ～ 5 分钟，正常人血浆含量很低，参考区间＜ 3 ng/ml。血浆中 FPA 增高反映凝血酶裂解纤维蛋白原增多，血液处于高凝状态或血栓形成之中。DIC 时，血浆和尿液中 FPA 的含量显著升高。

（4）DIC 实验诊断中应注意的问题：DIC 的诊断试验较多，但并非每项诊断试验均为必做，应根据患者病情进行选择与组合。在应用 DIC 的诊断试验时，应注意以下一些问题：① FDP 和 DD 联合运用已成为 DIC 的常规性检查项目。DIC 时，FDP 和 DD 均显著增高，原发性纤溶亢进时，FDP 增高，DD 不增高，故这两项试验有助于二者的鉴别。② PLT、PT、FIB 变化不明显，且 FDP 和 DD 增高不显著时，可选择特殊诊断试验，若明显异常，有助于 DIC 的诊断。③ 3P 试验的敏感度虽不高，但若遇 FDP 和 DD 增高不显著时，3P 试验阳性有助于 DIC 诊断；但在 DIC 晚期，3P 试验可呈阴性，故 3P 试验阴性并不能除外 DIC。

目前，临床上 DIC 的实验诊断的常规组合试验为 PLT、PT、FIB、FDP 和 DD（或 3P 试验）测定，这五项试验结果，尤其是动态变化观察，对 DIC 的诊断有重要意义。DIC 的特殊诊断试验一般不作为常规应用，仅在一些疑难病例或疑为早期 DIC 时用于辅助诊断。

微整合

临床应用

DIC 临床前期

DIC 临床前期亦称前 DIC（pre-DIC），是指在 DIC 基础疾病存在的前提下，体内与凝血、纤溶过程有关各系统或血流动力学方面等发生了一系列病理变化，但尚未出现典型 DIC 临床症状及体征，或尚未达到 DIC 确诊标准的一种亚临床状态，早期识别 DIC 诊断的分子学标志物的变化，可以早期诊断。其中，血管内皮细胞分泌血浆凝血酶调节蛋白（thrombomodulin，TM）、t-PA/PAI-1 复合物、F1+2、血 FPA 显著升高、SFMC、TAT、PIC 等均为 pre-DIC 的早期识别指标，对于 pre-DIC 的诊断极有价值。

6. 血栓性血小板减少性紫癜 血栓性血小板减少性紫癜（thrombotic thrombocytopenic purpura，TTP）是一组微血管血栓出血综合征，以微血管病性溶血性贫血、血小板聚集消耗性减少，以及微血栓形成造成器官损害（如肾、中枢神经器官等）为特征。TTP 分为遗传性与获得性两种：获得性又分为特发性和继发性两种。遗传性 TTP 患者由于 vWF 裂解酶（von Willebrand factor cleaving protease，vWFCP），又称为 ADAMTS13（a disintegrin and metalloproteinase with a thrombospondin type 1 motif，member 13）基因突变导致酶活性下降或缺乏所致。特发性 TTP 患者多因体内存在 ADAMTS13 的自身抗体（抑制物），导致 ADAMTS13 酶活性下降或缺乏，是主要的临床类型。继发性 TTP 患者多因感染、药物、肿瘤等引起，病因复杂，预后差。

实验诊断对 TTP 的临诊断有重要价值。①血象：不同程度贫血、血小板计数显著降低（常 $< 20 \times 10^9$/L），网织红细胞计数多增高；异形红细胞和红细胞碎片增多（> 1%）。②溶血性贫血相关试验异常：血清游离血红蛋白、间接胆红素升高，结合珠蛋白降低。③凝血筛查试验多正常：PT、APTT、FIB 多正常，偶见 FDP 轻度升高。④ ADAMTS13 异常：遗传性 TTP 的 ADAMTS13 活性显著降低（< 5%）；特发性 TTP 的 ADAMTS13 活性降低，且抑制物阳性。⑤ Coombs 试验阴性：提示为非免疫性溶血。

（三）抗栓和溶栓治疗的实验室监测

抗栓和溶栓是临床预防和治疗血栓性疾病的最常用手段，若所用药物剂量不足，常难达到预期的抗栓或溶栓效果；但用药过量，又可引起出血等并发症。因此，临床需要选择一些指标，通过实验室监测，确保有效的抗栓和溶栓治疗。

1．抗凝血治疗

（1）口服抗凝药：维生素 K 拮抗剂——华法林（warfarin）最常用，临床常用血浆凝血酶原时间（PT）监测其用量，WHO 推荐采用国际标准化比值（INR）报告作为首选监测指标。因个体差异，每个用药者均需要监测。美国胸科医师学会推荐不同血栓性疾病患者（欧美国家人群）在服用华法林过程中应维持 INR 在一定范围，使其能达到降低凝血功能，但又不引起出血：预防深静脉血栓形成（DVT），INR 在 1.5 ～ 2.5 之间；治疗 DVT、肺梗死（PE）、短暂性脑缺血发作（TIA），INR 在 2.0 ～ 2.8 之间；治疗心肌梗死（MI）、动脉血栓和人工心瓣膜置换术、反复 DVT 和 PE 患者，INR 在 2.5 ～ 3.0 之间。由于亚洲人体表面积较小，一般维持 INR 比欧美人群约低 0.5，在 1.5 ～ 2.5 之间。此外，若发现血尿或尿潜血试验阳性，常是华法林过量的指征，应及时调整药量。

最新的研究显示，华法林用药剂量的个体差异，与其代谢途径中各种酶的基因多态性相关，其中细胞色素 P450 2C9（CYP2C9）的两个常见核苷酸多态性，以及维生素 K 环氧化物还原酶复合体亚单位 1（VKORC1）的基因多态性与华法林的代谢、易感性和抵抗直接相关。通过检测这两个基因的多态性，根据基因分型来计算华法林的用量已经成为可能。

（2）普通肝素（uFH）：用中等以上剂量 uFH（＞ 10000 U/24 h）治疗的患者均需要监测，一般首选活化部分凝血活酶时间（APTT），APTT 较对照血浆延长的 1.5 ～ 2.5 倍之间，可达到合适的抗凝血作用，而出血风险较小，测定血浆肝素浓度更为直接，0.2 ～ 0.5 U/ml 是有效、安全的剂量范围。当较大剂量 uFH（＞ 5 U/ml）用于体外循环和血液透析时，可选用活化凝血时间（ACT）作为监测指标，维持 ACT 在 350 ～ 450 s（ACT 参考区间 74 ～ 125 s）为宜。此外，在普通肝素治疗过程中，血浆抗凝血酶活性（AT：A）维持在 80% ～ 120% 才能使肝素有效发挥作用，＜ 70% 时肝素抗凝效果减低，＜ 50% 时肝素几乎失效。部分患者肝素治疗后可致血小板减少，治疗期间血小板数量应维持在（100 ～ 300）$\times 10^9$/L，当血小板数量＜ 50 $\times 10^9$/L 时需暂停药，必要时检查肝素相关抗体或肝素诱导的血小板聚集试验，排除肝素诱导的血小板减少症（heparin- induced thrombocytopenia）。

（3）低分子量肝素（LMWH）：每天应用一剂 3000 ～ 5000 U 抗因子Ⅹa（AFⅩa）的 LMWH 皮下注射时，可以不作监测。但在静脉持续滴注、肝肾功能明显异常时，则需作实验室监测。国际上推荐选用 AFⅩa 活性测定作为监测指标，临床治疗性用药的安全、有效血浓度范围是 0.5 ～ 0.7 AFⅩaU/ml，预防性用药应维持在 0.2 ～ 0.4 AFⅩaU/ml。也应监测血小板数量变化。

（4）降纤维蛋白原药物：应用降纤维蛋白原药物，如蛇毒类药物的治疗过程中，可选用血浆纤维蛋白原（FIB）和血小板数量（PLT）作为监测指标，使 FIB 和 PLT 分别维持在 1.25 ～ 1.5 g/L 和（50 ～ 60）$\times 10^9$/L 水平。

2．抗血小板治疗 目前，临床最常用的是阿司匹林和氯吡格雷，两种药物可单独或联合应用。监测试验可选用 ADP 和花生四烯酸（AA）诱导的血小板聚集试验，使血小板最大聚集率维持在参考区间上限的 30% ～ 50%，血小板数量在（50 ～ 60）$\times 10^9$/L 为宜。监测阿司匹林疗效时，AA 诱导的血小板聚集试验最敏感；监测氯吡格雷疗效时，ADP 诱导的血小板聚集试验最敏感；监测两种药物联合应用时，ADP 和 AA 诱导的血小板聚集试验可同时选用。

3．溶栓治疗 溶栓药物主要包括链激酶（SK）、尿激酶（UK）和重组组织型纤溶酶原激活物（rt-PA）等，用药后使血栓中纤维蛋白溶解，但也导致血液中纤维蛋白原（FIB）降解血浆 FIB 降低，FDP 增高。因此，可选用血浆 FIB 和 FDP 定量、凝血酶时间（TT）作为监测试验。一般认为，在溶栓治疗过程中，维持血浆 FIB 在 1.2 ～ 1.5 g/L、FDP 在 300 ～ 400 mg/L、TT 延长在参考区间上限的 1.5 ～ 2.5 倍最为适宜。

（郝长来）

第十三节　血型鉴定与交叉配血试验

血型（blood group）是血液中所能检测出的任何遗传多态性，但是通常被限定为血细胞表面抗原的多态性，包括红细胞、血小板和中性粒细胞血型。在非特指的情况下，血型一般是指红细胞血型。目前国际输血协会（ISBT）红细胞免疫遗传学和血型术语工作组（ISBTWP）公布了 43 个公认的血型系统，其中包括 349 个红细胞抗原（截至 2022 年 9 月 30 日）。在所有的血型系统中，与临床关系最为密切的是红细胞 ABO 血型系统和 Rh 血型系统。相对应地，人体内存在血型抗体，一般分为两类："天然"抗体和免疫抗体。但无论哪种血型抗体，都是通过免疫反应产生。生理状况下个体的血型抗体均为其红细胞所缺失的血型抗原所对应的特异性抗体。

临床输血（blood transfusion）过程必须做到安全、合理、及时、有效，首先需要鉴定受血者和供血者的 ABO 血型（正、反定型）和 Rh 型，其他血型不需常规鉴定。选择相同血型的受血者和供血者进行交叉配血试验。只有在 ABO 和 Rh 血型相合、交叉配血试验无输血禁忌时，才能进行输血。

人类白细胞抗原（human leukocyte antigen，HLA）是人类组织相容性复合体（MHC）的表达产物，是构成移植排斥反应的重要抗原物质。HLA 的研究最初是在器官移植研究推动下开展起来的，故此，HLA 又称移植抗原。在器官与骨髓移植中，HLA 的抗体检测及 HLA 分型试验是必不可少的，并以此作为选择合适的供者（donor）和受者（recipient）最重要的指标。

案例 46-2

患者，女，60 岁，主因乏力半个月，加重 5 天入院，既往体健，半个月前无明显诱因出现乏力，活动后心悸，家属发现其面色苍白，伴有头痛、头晕，伴有尿色改变，无腰痛，无胸痛，无呼吸困难，间断有关节肿痛，无发热，无皮肤出血点，无鼻出血，无牙龈渗血，未予诊治，5 天前症状加重就诊。查血常规：WBC 10.3×10^9/L，RBC 2.45×10^9/L，HGB 45 g/L，PLT 125×10^9/L，网织红细胞比例 10.5%。给予约取洗涤红细胞 2 U，中心血站查不规则抗筛抗体阳性，配血不成功。

请思考：

该患者最可能的诊断是什么？

一、血型鉴定

（一）ABO 血型鉴定

ABO 血型系统主要有四种血型：A 型、B 型、O 型和 AB 型。ABO 表型受三个等位基因控制，编码血型抗原 A、B 和血型物质 H，共有 6 种基因型。人红细胞表面的血型抗原和血清中的抗体两者决定 ABO 血型的类型。ABO 血型物质不仅存在于各种血细胞（红细胞、淋巴细胞、血小板等）表面，还存在于各种组织细胞（特别是大多数上皮和内皮细胞）表面、各种体液（血清、乳汁、唾液等）和分泌液中。ABO 血型系统抗体分为天然抗体和免疫抗体，天然抗体主要是由自然界中与 A、B 抗原类似的物质刺激产生，以 IgM 为主。一般情况下 ABO

天然抗体在出生后 3 个月可检出，然后效价逐渐增加，5 ~ 10 岁达到成人的水平。免疫抗体由可查知的抗原刺激产生，一般因血型不合输血、妊娠、注射引入抗原而产生，以 IgG 为主。ABO 血型系统的抗原、抗体与基因型见表 46-14。

表 46-14　ABO 血型系统的分型

ABO 血型	红细胞表面抗原	血清中的抗体	基因型
O	H 抗原、无 A、B 抗原	抗 A、抗 B、抗 AB	O/O
A	A	抗 B	A/A 或 A/O
B	B	抗 A	B/B 或 B/O
AB	A 和 B	无抗 A、抗 B	A/B

ABO 血型鉴定（blood grouping）临床常规采用盐水介质凝集试验，要求同时进行正向定型和反向定型。正向定型是用标准的 A、B、O 型血清鉴定红细胞上的抗原，而反向定型是用标准 A、B、O 型红细胞检查血清中的抗体。凡出现红细胞凝集者为阳性（+），红细胞不凝集而呈散在游离者为阴性（–），只有被鉴定红细胞的抗原和血清中的抗体完全相符合时才能肯定血型的类别。正、反定型法见表 46-15。

表 46-15　正、反定型法鉴定 ABO 血型

正定型（标准血清 + 被鉴定的红细胞）			反定型（标准红细胞 + 被鉴定的血清）			被鉴定的血型
抗 A 血清	抗 B 血清	O 型血清	A 型红细胞	B 型红细胞	O 型红细胞	
–	–	–	+	+	–	O
+	–	+	–	+	–	A
–	+	+	+	–	–	B
+	+	+	–	–	–	AB

此外，ABO 血型抗原存在很多变异型，称为亚型，在人群中出现频率很低，通常在几万分之一到几千分之一。A 血型中有 A_1、A_2、A_3、A_x 及 A_m 等亚型，其中最重要的是 A_1 和 A_2 亚型（构成全部 A 型血液的 99.99%）。A_1 亚型的红细胞上具有 A 和 A_1 抗原，其血清中有抗 B 抗体。A_2 亚型的红细胞上只有 A 抗原，其血清中除含抗 B 抗体外，尚可有少量的抗 A_1 抗体。已知 A_1 抗原与抗 A_1 抗体之间呈特异性凝集反应，故 A_1 与 A_2 两亚型之间的输血可能引起输血反应。同时 AB 血型中也有 A_1B 和 A_2B 两种主要亚型。A_1B 的红细胞上具有 A、A_1 和 B 抗原，血清中无任何抗体，A_2B 的红细胞上具有 A 和 B 抗原，血清中一般无任何抗体，但在约 25% 的 A_2B 型人中含有抗 A_1 抗体。

【标本采集】

不抗凝静脉血或 EDTA-K_2 抗凝血。

【临床意义】

1．输血　输血时若血型不相合，会使输入的红细胞发生凝集，导致受血者发生严重的溶血反应，甚至危及生命，故输血前必须准确鉴定供血者与受血者的血型，以便选择合适的同型血液输注。有些 ABO 亚型的抗原性虽然较弱，但不规则抗体的效价较高，也可能发生不良的输血反应，此时需进一步鉴定亚型，选择同亚型血进行输血。

2．新生儿溶血病（hemolytic disease of newborn，HDN）　是指由于母婴血型不合引起的胎儿或新生儿免疫溶血性疾病。在我国最多见的是 ABO 血型系统所引起的溶血病。90% 以上的ABO溶血病发生于母亲为O型而孕育的胎儿为A型或B型者。

3．器官移植　已知ABO抗原是一种强移植抗原，血型不合极易引起急性排斥反应而导致移植失败。

4．其他　ABO血型检查还可用于亲缘关系鉴定、法医学鉴定等。

【应用评价】

1．ABO血型是临床输血中最重要的血型。每次输血前，必须对供血者与受血者的ABO血型进行鉴定确认。尽管人们对ABO血型的鉴定已很重视，但是由ABO血型不合而导致的死亡事故仍占所有严重的输血不良反应的最高比率。

2．除新生儿只需检测红细胞血型抗原进行ABO血型鉴定外，临床常规血型鉴定，应正反定型结果一致，阴性及阳性对照正确，同时与受血者血型历史记录进行比较。如果正反定型结果不一致，或与原血型结果记录不符，应仔细查找原因并综合分析后报告或复检。

3．A_x亚型红细胞与B型血清不发生凝集或凝集反应甚弱，但却能与O型血清发生凝集。故加O型血清鉴定ABO血型可以检出抗原性较弱的A_x型，避免误定为O型。加O型标准红细胞用于检测不规则抗体。当怀疑有抗A_1时，必须用A_2细胞。

4．红细胞抗原性异常　①全凝集现象：某些细菌感染可激活红细胞上的T抗原，使其与各种标准血清均出现非特异性凝集，导致血型鉴定错误。②类B抗原：由于病毒或细菌感染及其代谢产物等污染了红细胞，使其获得了类似B抗原的特性，导致O、A型被误定为B、AB型。③自身免疫性溶血性贫血：若红细胞膜上结合有自身抗体，可导致非特异凝集。④异常蛋白血症：多发性骨髓瘤、巨球蛋白血症、高纤维蛋白原血症等，这些异常蛋白可包裹在红细胞表面，干扰血型鉴定。

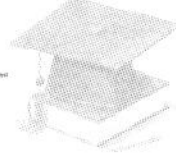

知识拓展

单倍体移植

造血干细胞移植（HSCT）已成为血液恶性疾病等人类疾患的一种规范化治疗手段，其应用将会更广泛、疗效更好，乃至进化为细胞治疗等全新的模式。北京大学血液病研究所建立的HLA单倍体移植模式，很好地解决了HLA不合移植受者对造血干细胞的排斥及移植物抗宿主病（GVHD）问题，取得与同胞HLA相合及非血缘移植相当的疗效，彻底解决了造血干细胞来源问题。国际上采用去T细胞、不去T细胞等多种方式进行HLA单倍体移植的实践，进一步巩固了亲缘单倍体移植的地位。国际骨髓移植登记组（CIBMTR）数据显示，2007—2010年单倍体移植占异基因移植3%～5%；欧洲血液与骨髓移植组（EBMT）2011年数据显示，单倍体移植比例上升至6.8%；中国骨髓移植登记组2012年数据显示单倍体移植比例超过30%，成为除HLA相合同胞外最大的造血干细胞来源。单倍体移植体系的建立与完善使得“人人都能进行HSCT”。

（二）Rh血型鉴定

Rh血型系统是红除ABO血型系统外，临床上最为重要的血型系统，也是红细胞血型中最为复杂、最具多态性的系统。

Rh血型抗原：国际输血协会现已确定的有50余个，但与人类关系最为密切的有5种，按其免疫强度依次为D、E、C、c、e，以D抗原免疫原性最强，因此以抗D抗体最为多见。大多数Rh血型不合的输血反应和新生儿Rh溶血病都是由抗D抗体引起的。因此，临床上通常

用抗D抗体作Rh系统血型鉴定，粗略地将含有D抗原的红细胞称为Rh阳性，无D抗原者称为Rh阴性。D血型抗原发生频率在亚洲人为99%以上。D抗原只存在于人红细胞膜，不存在于其他组织细胞中，体液和分泌液中也无D抗原。D抗原表位结构比较复杂，容易发生变化，根据D抗原的数量和质量不同以及抗原性不同，将D抗原分类为：D，是常见的D抗原；弱D（D^u），只是D抗原量少，但质无变化；表位不完全型D（partial D），D抗原数目基本正常，但是缺失正常D抗原上的部分抗原表位；表位不完全型弱D，缺失部分D抗原决定簇，同时D抗原数目也减少；增强D，D抗原数量很大程度增多，抗原性大大增加。

Rh血型系统抗体：Rh血型形成的天然抗体极少，主要是由Rh血型不合输血或通过妊娠所产生的免疫性抗体，这些抗体均为lgG，但在免疫应答早期也有部分lgM。Rh血型系统的抗体主要有5种，即抗D、抗E、抗C、抗c及抗e抗体，抗D是Rh系统中最常见的抗体。如用这5种不完全抗体标准血清进行鉴定，可将Rh血型系统分为18个型别（表46-16）。

表46-16 Rh血型系统鉴定

与Rh血型抗血清的反应					表型	通称
抗D	抗C	抗E	抗c	抗e		
+	+	+	−	−	CCDEE	Rh（+）
+	+	+	−	+	CCDEe	Rh（+）
+	+	−	−	+	CCDee	Rh（+）
+	+	+	+	−	CCDEE	Rh（+）
+	+	+	+	+	CcDEe	Rh（+）
+	+	−	+	+	CcDee	Rh（+）
+	−	+	+	−	ccDEE	Rh（+）
+	−	+	+	+	ccDEe	Rh（+）
+	−	−	+	+	ccDee	Rh（+）
−	+	+	−	−	CCdEE	Rh（−）
−	+	+	−	+	CCdEe	Rh（−）
−	+	−	−	+	CCdee	Rh（−）
−	+	+	+	−	CcdEE	Rh（−）
−	+	+	+	+	CcdEe	Rh（−）
−	+	−	+	+	Ccdee	Rh（−）
−	−	+	+	−	ccdEE	Rh（−）
−	−	+	+	+	ccdEe	Rh（−）
−	−	−	+	+	ccdee	Rh（−）

由于D抗原的抗原性最强、出现频率高、临床意义较大，故一般采用正向定型法鉴定红细胞膜的D抗原。对供血者和受血者均需检测D抗原，对供血者还需确定其弱D抗原。Rh血型系统鉴定常用胶体介质法、木瓜酶法、抗人球蛋白法、聚凝胺介质法等进行检查。

【标本采集】

不抗凝静脉血或EDTA-K_2抗凝血。

【临床意义】

1．输血 D抗原抗体与输血的关系仅次于ABO血型与输血的关系，输血前也应做Rh血型鉴定。因 50% ~ 75% 的 Rh（-）的个体，通过输血或妊娠产生免疫性抗 D，若再次输 Rh（+）的血液则会发生溶血性输血反应。如果将含有 Rh 抗体的血液输给 Rh（+）的个体，也可使受血者发生溶血性输血反应。在临床输血中，当受血者血清中已有抗 D 时，不可输用弱 D 型红细胞，因该受血者血清抗 D 可极快地破坏输入的弱 D 型红细胞。为保证输血安全，对于弱 D 表型的受血者，在一般情况下应视为 D 阴性受血者。对于弱 D 的供血者应作为 D 阳性对待，不能输给 D 阴性的受血者。

2．新生儿 Rh 溶血病　Rh 阳性（DD 或 Dd）的男性与 Rh 阴性（dd）的女性结婚，孕育的胎儿可能为 Rh 阳性（Dd）。若胎儿的红细胞有一定数量经胎盘进入母体，可刺激母体产生 Rh 抗体。因 IgG 类的 Rh 抗体可以通过胎盘进入胎儿，破坏胎儿带有相应抗原的红细胞，从而造成溶血。由于第一胎时产生的抗 Rh 抗体很少，极少发生溶血。若第二次妊娠，母体再次受到 D 抗原的刺激，将产生较多的抗体引起严重溶血，从而导致新生儿溶血病。因此 Rh 阴性妇女怀孕期应避免 D 抗原刺激。若孕妇曾输入过 Rh 阳性血液或第一胎妊娠前曾有流产史，则第一胎也可发病。在我国，汉族人中 Rh 阴性者仅占 0.4%，新生儿 Rh 溶血病较为少见，但在有些少数民族中，Rh 阴性的频率较高，值得注意。

【应用评价】

1．Rh 血型鉴定必须要有严格的对照试验，包括抗原的阴、阳性对照以及试剂对照试验。

2．由于来自不同个体、不同批次的抗 D 血清的凝集反应强度有差别，弱 D 型红细胞可能不出现凝集，需通过抗球蛋白试验、吸收放散试验或基因分型等技术才能检出。

二、交叉配血试验

交叉配血试验（cross matching test）也称血液配合性试验，主要检测受血者与供血者血液是否相合，包括主侧试验和次侧试验。主侧试验是指受血者血清加供血者红细胞反应，检查受血者血清中有无破坏供血者红细胞的抗体；次侧试验是指供血者血清加受血者红细胞反应，主要是检查供血者血清中有无与受血者红细胞不相合的抗体。临床交叉配血除了使用盐水介质法外，至少还要使用一种能检出其他血型系统抗体的方法，例如抗人球蛋白法、聚凝胺法、酶介质法、低离子强度（LISS）介质法或其他合适的促凝方法。因为血型不完全抗体多为 IgG 类，仅用盐水介质配血试验不能检出这类抗体所致的受血者和供血者血型不相容，一旦输血，这类血型抗体所导致的血型不相合输血反应可能是严重的，甚至是致死性的。

【标本采集】

不抗凝静脉血或 EDTA-K_2 抗凝。

【临床意义】

1．为保证输血安全，输血前必须进行交叉配血试验。同型血之间进行交叉配血时，主侧试验与次侧试验均无凝集或溶血反应，表示配血完全相合，供者的血液成分才可输注给受者。

2．在急需输血但无同型血时，异型血之间进行交叉配血。如供血者为 O 型，受血者为 A 型、B 型、AB 型；或供血者 A 型、B 型，受血者为 AB 型，此时主侧试验应无凝集或溶血，次侧试验应有凝集，但凝集较弱，效价＜ 1∶200，无溶血，则可以输少量血液（不超过 200 ml）。

【应用评价】

1．交叉配血试验的主要目的是进一步验证供血者与受血者的 ABO 血型鉴定是否正确以及检测是否含有不相配合的抗原和抗体成分。当配血试验发现有不合时，首先应考虑受血者和供血者的 ABO 血型鉴定是否有错误，必要时进行 Rh 血型的详细定型。其次，应注意有无免

疫性抗体存在等。

2．如发生输血反应，应立即停止输血，采取抢救措施，然后查找原因。故每次配血、输血后，受血者和供血者的血液标本应在 2 ～ 6 ℃保存至少 7 d，以备复查。

微整合

临床应用

交叉配血——胶体介质配血法

①准备好受血者和献血者的血样。
②配好用受血者及献血者血清配制的 2% 红细胞悬液。
③主侧加受血者血清 0.5 ml，献血者血清配制的 2% 红细胞悬液 0.25 ml。
④次侧加献血者血清 0.5 ml，受血者血清配成的 2% 红细胞悬液 0.25 ml。
⑤ 37 ℃水浴箱孵育 1 h 后。
⑥观察有无凝集或溶血。

三、HLA 抗体及分型试验

人类白细胞抗原（human leukocyte antigen，HLA）是由 HLA 基因复合体所编码的产物，定位于第 6 染色体短臂 21.3 区域。HLA 作为抗原研究时，称 HLA 抗原系统；HLA 作为基因研究时称 HLA 复合体，是由 200 个以上基因座位组成的基因复合体，是迄今已知基因中等位基因多态性最高的基因复合体。HLA 按编码分子特性不同、功能不同分为三类：HLA- Ⅰ类、HLA- Ⅱ类和 HLA- Ⅲ类抗原。经典的 HLA- Ⅰ类抗原包括 HLA-A、HLA-B、HLA-C；HLA Ⅱ类抗原包括 HLA-DP、HLA-DQ、HLA-DR。非经典的 HLA- Ⅰ、HLA- Ⅱ类抗原有 HLA-F、E、H、X、DN、DO、DM 等。补体等归属于 HLA- Ⅲ类分子。HLA- Ⅰ类抗原广泛分布于体内所有的有核细胞表面，其中淋巴细胞的表达量最高；HLA- Ⅱ类抗原表达范围窄，主要表达在活化的巨噬细胞、B 淋巴细胞、树突状细胞等抗原提呈细胞及血管内皮细胞、活化的 T 淋巴细胞表面。

HLA 是在人们对移植时的组织相容性研究中被认识的，组织相容性是指器官或骨髓移植时供者与受者相互接受的程度，二者相容与否由其组织特异性所决定。这种代表个体特异性的同种异体抗原称为组织相容性抗原，其抗原系统称主要组织相容性系统（major histocompatibility system，MHS），编码 MHS 的基因群称为主要组织相容性复合体（major histocompatibility complex，MHC）。人类的 MHC 称 HLA。

HLA 具有重要的生物学作用，对其分型临床意义重大。其中最为常见的临床应用为器官和骨髓移植供受者组织相容性配型。以下主要介绍与移植密切相关的 HLA 抗体检测和 HLA 分型试验。

（一）HLA 抗体检测

HLA 抗体在临床上有重要意义，可以诱发实体器官移植的超急性排斥反应、发热性非溶血性输血反应、血小板输注无效、输血相关性急性肺损伤等。

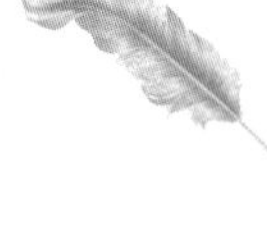

受者血液中的同种异体抗体主要通过两项试验检测：①群体反应性抗体（panel reactive antibodies，PRA）检测：是指群体反应性抗 HLA-IgG 抗体，由于 HLA 抗原的多样性，相

应的抗体种类也是多种多样，多用ELISA方法。PRA是各种组织器官移植术前筛选致敏受者和移植后监测移植排斥反应的重要指标。如果患者在曾经的输血或者器官移植中接触过他人HLA，则会产生较强的抗性，不利于器官移植配型。移植前筛选出这些抗体，防止超急性和急性排斥反应，提高移植物存活率。②补体依赖淋巴细胞毒试验（complement dependent cytotoxicity，CDC）：主要采用微量淋巴细胞毒交叉配合试验和细胞板方法，检测受者体内针对供体的补体依赖的淋巴细胞毒抗体。CDC反应性强的供、受者移植后排斥反应发生率高。

【标本采集】

受者血清。供者枸橼酸钠或EDTA抗凝外周血，18 ~ 25 ℃保存，标本采集后尽快送检，避免细胞体外死亡。

【参考区间】

PRA < 10% 为未致敏，10% ≤ PRA < 50% 为轻度致敏，PRA ≥ 50% 为高度致敏。

CDC < 10% 为阴性，CDC ≥ 10% 为阳性。

【临床意义】

1．移植前筛查致敏受者　移植受者体内预存抗体，因多次妊娠、反复输血和接受血液制品，接受过异种或异体移植，或者某些细菌（病毒）感染后由类属抗原诱生的抗HLA抗体或其他针对组织细胞的抗体。尤其是特异性抗HLA抗体，是影响移植物存活和排斥反应的重要因素。同种异体抗体检测对于移植术前的预致敏状态监测和选择合理的移植时机具有重要意义。受者体内的抗HLA抗体（PRA）的存在与急性排斥反应、急性血管排斥反应和慢性排斥反应发生均有关系。PRA水平越高，意味着其预致敏程度越高，移植后发生排斥反应的概率增加。动态监测受者HLA抗体水平，可以决定移植的最佳时机。

2．监测移植后排斥反应　受者移植后抗HLA抗体的产生与排斥反应的发生密切相关。定期监测及时发现HLA抗体的存在情况，防止排斥反应的发生，提高移物存活率具有重要的意义。移植后HLA抗体水平的监测，有助于判断机体的免疫状态，帮助调整免疫治疗方案及指导免疫抑制剂的应用。

3．输血反应　HLA抗体可以引起白细胞破坏。为避免HLA抗原引起输血反应，可在输血前检测HLA抗体。大约70%的非溶血性输血反应是发热反应，一般认为是白细胞被HLA抗体破坏后释放致热原物质所致。可先将白细胞过滤后再输血。

【应用评价】

1．PRA既可检测补体结合的抗HLA-IgG抗体，也可检测非补体结合的抗HLA-IgG抗体，不受IgM的干扰和感染的影响。PRA既可定性，即确定阴性或阳性，也可以定出PRA阳性所针对的HLA抗原的种类，可以避免因供者HLA类型与受者血清中有相对应的抗体而发生免疫反应，有助于临床对供者和受者的选择。

2．CDC敏感性较低，可以检测血清中存在的HLA-Ⅰ类、HLA-Ⅱ类抗体，包括IgG和IgM抗体。由于该方法利用补体特性来破坏细胞膜，因此它只能检测补体结合的抗体，不能检测非补体依赖的抗体。

3．CDC是检测受者体内抗供者淋巴细胞的抗体，PRA是检测受者体内抗群体抗原的抗体，反映机体的免疫状态，两者针对的抗原不完全一致；即使CDC阴性的受者，若体内存在PRA，移植排斥反应的发生率也明显增高，同时检测意义更大。

4．抗供者抗体的检测有其固有的局限性，由于移植物可以吸收一定量的抗体，结合到血管内皮上的抗体可被溶解、吸收，所以循环中可能测不到抗供者抗体的存在，并不能说明不发生体液免疫损伤。

（二）HLA 分型试验

移植前的 HLA 配型或组织相容性试验是指对某一个体的表型和（或）基因型的 HLA 特异性鉴定。通过 HLA 配型试验，选择与受者 HLA 型别相同或相近的供者，可降低移植排斥反应发生的频率和强度，从而延长移植物的存活。

HLA 分型技术主要有血清学分型方法、细胞学分型方法、基因分型方法等。血清学方法可以检测抗原或抗体，主要用于指定抗原、筛选和确认抗体；基因分型方法是检测基因碱基核苷酸多态性的不同，用于指定 HLA 等位基因型。随着分子生物学技术的应用普及，目前 HLA 基因分型最为常用和准确。用于 HLA 基因分型的分子生物学技术较多，其中聚合酶链反应（polymerase chain reaction，PCR）与等位基因组序列特异性引物（sequence specific primer，SSP）技术结合的 PCR-SSP，借助 PCR 技术获得 HLA 型别特异的扩增产物，可通过电泳直接分析带型决定 HLA 型别。PCR 结合序列特异的寡核苷酸（sequenced specific oligonucleotide，SSO）探针技术（PCR-SSO）可将 HLA 复合体上指定的基因片段特异性地扩增 5 ～ 6 个数量级，能检测出等位基因间 1 ～ 2 个核苷酸的差异。

【标本采集】

供者或受者 EDTA 抗凝外周血。

【临床意义】

1．器官或骨髓移植 移植成功的关键是选择适合的供者，HLA 型别相同或相近。与移植关系最为密切的 HLA 基因位点主要包括 HLA-A、HLA-B、HLA-C、HLA-DR、HLA-DQ、HLA-DI。因此，在临床器官或骨髓移植时，主要检查的是供者和受者这些 HLA 位点，其中最重要的是 HLA-A、HLA-B、HLA-DR 的基因型。基因分型技术通过比较供、受者 HLA 抗原的 DNA 序列，判定供、受者间基因是否相同或相近，从而更快、更准确地选择供、受者，并更有可能在同基因中进行成功的移植。

由于各个 HLA 位点有多个等位基因，使每个个体的 HLA 基因组成有巨大多样性，导致在无关受者中寻找与受者 HLA 基因型别完全相合的供者极为困难。同卵（同基因）双生兄弟姐妹 HLA 完全相合的概率是 10%，非同卵（异基因）双生或亲生兄弟姐妹 HLA 完全相合的概率是 1/4。人类非血缘关系的 HLA 相合率是 1/10000 ～ 1/400，在较为罕见的 HLA 型别中相合的概率只有几万甚至几十万分之一。当供受者之间 HLA 基因型不一致时，至少需要多少个位点相合才能进行器官或骨髓移植，应视具体情况确定。

2．输血 在成分输血时，若输入 HLA 同型血液，则能提高疗效。在临床输血的发热反应中，有些是由 HLA 抗体引起，尤其是多次输血的患者。

3．HLA 与疾病 已发现一些疾病与 HLA 有关，例如约 90% 强直性脊柱炎患者与 HLA-B27 有关，而普通人群携带 HLA-B27 只有 4% 左右。携带 HLA-B27 等位基因的个体发生强直性脊柱炎（ankylosing spondylitis，AS）的危险性可达不携带此等位基因个体的 80 倍。

4．个体识别与亲子鉴定 HLA 因其高度多态性而成为最能代表个体特异性并伴随个体终身的稳定的遗传标志，在无关个体之间 HLA 型别完全相同的概率极低。法医学通过 HLA 基因型或表型检测进行个体识别以“验明正身”，同时因其单倍型遗传特征，也是亲子鉴定的重要手段。

【应用评价】

1．HLA 基因分型法快速，准确率高，实验重复性好；试剂来源不受限制，可大量制备；应用范围广，陈旧或微量的标本都可进行检测；标本可长期保存和远程运输。可以检出所有的等位基因，已作为常规的检测方法。其分型错误率远低于血清学或细胞学分型方法。

2．临床可根据需要及实验室自身条件选择不同的 HLA 基因分型技术，如 PCR-SSP 分型适用于较大规模筛选器官移植供者；PCR-SSO 分型适用于临床快速 HLA 定型。不同的实验室可根据自身实际情况选择相应的分型方法，但不论何种方法都需要进行质量控制，以保证分型结果的准确可靠。

3．随着分子生物学技术进展，一些新技术可能不断更新 HLA 分型方法，例如基于 PCR-SSO 原理的流式微球技术、基因芯片技术和直接测序分型（sequence - based typing，SBT）技术等，尤其是 SBT 可对 HLA 基因直接测序和通过 cDNA 测序分析 HLA 基因表达，使 HLA 分型结果更加灵敏快速、准确。然而，由于不同技术的使用，有可能带来 HLA 分型结果的差异。

（郝长来）

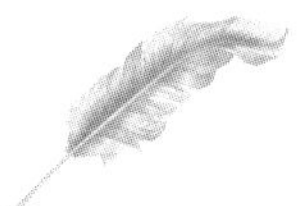

第四十七章

消化系统疾病的实验诊断

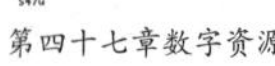

第四十七章数字资源

学习目标

1. **知识**：概述肝功能检验项目及胰腺酶学检验项目，阐述各项肝功能检验、胰酶学检验的内容及其临床意义。
2. **能力**：在不同肝病时正确选择密切相关的肝功能检测项目，根据肝功能检验结果做出正确的临床判断；在腹痛时正确选择胰腺酶学检测，根据胰腺酶学检验结果做出正确的临床判断。
3. **素养**：肝具备强大的储备及代偿能力，轻度的肝可逆病变，肝功能实验结果可能正常，注意对病患的健康保健意识的教育；作为常见急腹症，注意对急性胰腺炎病患的疼痛情绪疏导、对禁食和好转后进食注意事项的教育。
4. **掌握**：肝血清酶学检测、血清蛋白质检测、胆红素和胆汁酸检测、肝纤维化指标检测、肝性脑病的生化指标检测；血淀粉酶、脂肪酶的检测。

消化系统由口腔、食管、胃、十二指肠、空肠、回肠、结直肠、肛门、肝、胆囊、胆道以及胰腺构成，在摄取、转运、消化食物，吸收营养，排泄废物，维持机体内、外环境的稳定以及防止某些疾病中起到重要作用。肝功能检查、胰酶检查、腹腔穿刺液检查和粪便检查是最常用的消化系统实验室检查项目。本章主要叙述肝功能检查和胰酶检查。

第一节　肝功能检验

肝是人体内最大的实质性腺体器官，其在人体蛋白质、糖、脂类、激素和维生素等物质代谢过程中起重要作用。肝参与人体各种酶的合成，同时具有分泌、排泄、生物转化、免疫防御等功能。当肝细胞发生变性及坏死等损伤后，可导致血清酶学指标的变化；当肝细胞受到严重损伤后，可导致肝代谢功能的明显变化。肝功能试验（liver function test，LFT）是通过各种实验方法检测与肝功能有关的各项指标以反映肝功能基本状况，其目的在于了解、评估肝有无损伤及损伤程度，以协助诊断各种肝病、鉴别黄疸发生的病因、判断预后及监测治疗效果等。肝功能试验包括肝的血清酶学检测、蛋白质代谢功能检测、胆红素和胆汁酸检测、肝纤维化指标检测等。对肝功能实验结果的评判要注意以下几点：①肝有较强的储备功能和代偿能力，对轻度的肝病变，肝功能检验结果可以正常；②肝有代谢、排泌等多方面的功能，每一种肝功能试验只能反映某一方面的功能；③肝外脏器损害也可引起肝功能检查结果异常。因此应同时进行几种肝功能试验，必要时重复检查，并需要结合临床，进行综合评判。

一、血清酶检测

肝是人体内含酶最丰富的器官，酶蛋白含量约占肝总蛋白质的2/3。肝的物质代谢及生物转化等功能需要经过一系列酶促反应完成。肝细胞中所含酶种类已知数百种，但常用于临床诊断的只有10余种。当肝细胞损伤时，存在于肝细胞内的酶如丙氨酸氨基转移酶（alanine aminotransferase，ALT）、天冬氨酸氨基转移酶（aspartate aminotransferase，AST）和乳酸脱氢酶（lactate dehydrogenase，LDH）等释放入血液，导致血清中这些酶活性升高。胆道阻塞时，胆小管膜上的酶如碱性磷酸酶（alkaline phosphatase，ALP）、γ-谷氨酰基转移酶（γ-glutamyl transferase，GGT）等在胆盐的作用下解离进入血液，使血清中这些酶的活性增高。因此，血清中这些酶的活性与肝功能密切相关，能反映肝的功能状态，是肝病实验室检查中常用的指标。

（一）血清氨基转移酶及其同工酶

1．血清氨基转移酶　氨基转移酶（aminotransferases）简称转氨酶（transaminase），是一组催化氨基酸与α-酮酸之间的氨基转移反应的酶。其中用于肝功能检查的主要为ALT和AST。ALT催化丙氨酸和α-酮酸之间的氨基转移反应，ALT广泛存在于机体组织细胞内，以肝细胞含量最多，其次是骨骼肌、肾、心肌等组织中；AST催化天冬氨酸和α-酮酸之间的氨基转移反应，主要分布于心肌，其次是肝、骨骼肌、肾等组织中。肝细胞中ALT主要存在于肝细胞质中，少量存在于线粒体内；而AST大约80%存在于肝细胞线粒体内。ALT和AST均为非特异性细胞内功能酶，正常时它们的血清含量很低。当肝细胞受损，肝细胞膜通透性增加和肝细胞坏死时，ALT与AST从细胞内逸出，释放入血，致使血清中转氨酶增加。在轻、中度肝功能受损时，肝细胞通透性增加，胞质内的ALT和AST释放入血，以ALT升高为主，ALT升高幅度大于AST升高；在严重肝功能受损时，肝细胞线粒体受损，可导致线粒体内的酶释放入血，此时以AST升高更明显，血清中AST/ALT比值升高。目前常采用速率法检测。

【标本采集】

空腹采血，分离血清。

【参考区间】

ALT：5 ~ 40 U/L。

AST：8 ~ 40 U/L。

AST/ALT：≥ 1（约为1.15）。

【临床意义】

（1）急性病毒性肝炎：ALT和AST均显著升高，可达正常值数十倍甚至上百倍，以ALT升高更明显，AST/ALT < 1。在肝炎病毒感染后1 ~ 2周转氨酶达最高峰，第3 ~ 5周逐渐下降，AST/ALT比值恢复正常。ALT、AST升高幅度能大致反映肝细胞坏死程度，但并非完全一致。在急性病毒性肝炎的恢复期，如ALT和AST不能恢复正常或再次上升，提示急性病毒性肝炎转为慢性。在急性重型肝炎，病程早期ALT、AST同时升高，以AST升高比ALT更明显，说明存在线粒体损伤，肝细胞损伤严重。急性重症肝炎病情恶化、进展时，肝细胞广泛坏死，不能合成转氨酶，血转氨酶降低，而黄疸加重血清胆红素仍进行性升高，出现“胆酶分离”现象，提示肝细胞严重坏死，预后不良。

（2）慢性病毒性肝炎：慢性迁延性肝炎时ALT与AST轻度增高或正常，AST/ALT < 1。

若 AST 持续升高，AST/ALT ＞ 1，则提示慢性肝炎可能进入活动期。

（3）肝硬化：转氨酶的活性取决于肝细胞坏死程度和肝纤维化程度。肝硬化早期，转氨酶可在参考区间内或轻度升高，如肝硬化伴有慢性活动性肝炎，转氨酶升高较显著；终末期肝硬化，大量肝细胞由胶原纤维取代，假小叶形成，转氨酶活性可正常或降低。

（4）酒精性肝病：由于乙醇破坏线粒体以及抑制吡哆醛的活性，致血清中 AST 升高较其他肝病更明显。AST/ALT 常＞ 1。

（5）其他肝病：某些药物如异烟肼、利福平、环磷酰胺、丝裂霉素以及某些抗生素可致药物性肝炎，某些工业毒物如四氯化碳可引起中毒性肝炎，此时血清 ALT 和 AST 均可升高。肝癌、脂肪肝等肝病时，ALT 和 AST 可正常或轻、中度升高，少数肝癌起病时即有转氨酶明显升高并伴有发热，称为炎症型肝癌，病程进展往往较快，预后差。

（6）胆汁淤积：正常情况下转氨酶通过毛细胆管，经胆道排泄入小肠。肝内、外胆汁淤积时，虽然没有明显的肝细胞损伤，但转氨酶释放受阻而逆流入血液，血清转氨酶可正常或轻、中度升高。

（7）肝外系统疾病：心肌梗死、骨骼肌损伤、皮肌炎、心肌炎、肺梗死、肾梗死等其他器官病变也可引起转氨酶轻度升高。

【应用评价】

全身很多组织如肝、骨骼肌、肾、心肌都含有转氨酶，这些组织损伤都可以使血清转氨酶轻、中度上升，但肝损伤是血清转氨酶升高的最常见原因，ALT 对肝病的诊断敏感性高于 AST。血清转氨酶升高仍是肝细胞损伤的敏感标志，是目前诊断急、慢性肝病最敏感、最常用的检测指标，并可用于肝病的随访。

2．AST 同工酶（isoenzymes of AST） 在肝细胞中有两种 AST 同工酶，存在于肝细胞胞质组分中的称为上清液 AST（supernatant AST，sAST）；存在于细胞线粒体中者称为线粒体 AST（mitochondrial AST，mAST）。正常人体内血清中 sAST 占 90%，mAST 仅占 10% 以下；肝细胞轻度受损时，线粒体未遭破坏，血清中 sAST 升高，mAST 正常；肝细胞严重受损时，线粒体遭到破坏，血清中 mAST 升高，这表明肝细胞坏死严重。

【临床意义】

肝细胞轻度受损时，如轻、中度急性肝炎，AST 轻度升高，其中以 sAST 升高为主，mAST 可正常；肝细胞严重受损时，如急性重型肝炎、重症肝炎，或酒精性肝病时血清中 mAST 升高；其他如肝血管栓塞术后、妊娠脂肪肝及急性心肌梗死时 mAST 也升高。

（二）碱性磷酸酶

1．碱性磷酸酶（alkaline phosphatase，ALP） ALP 是一组在碱性环境下催化磷酸酯水解产生磷酸的酶。ALP 主要分布在肝、骨骼、肾、肠、胎盘和肺中，血清中的 ALP 主要以游离形式存在，通常包含骨源性 ALP、肝源性 ALP 和肠源性 ALP 等。正常情况下，体内 ALP 主要来源于肝和骨骼，故常用于肝胆和骨骼代谢相关疾病的实验诊断。在肝，ALP 主要分布在肝细胞的血窦侧和毛细胆管侧的微绒毛上，经胆汁排入小肠，当胆汁排泄不畅时，毛细胆管内压升高，可诱发血清中 ALP 增加，故 ALP 增加可反映胆汁淤积。ALP 常用速率法检测。

【标本采集】

空腹采血，分离血清。

【参考区间】

成年男性：45 ～ 125 U/L；成年女性：20 ～ 49 岁 35 ～ 100 U/L，50 ～ 79 岁 50 ～ 135 U/L。儿童＜ 350 U/L（儿童参考值比成人高 1 ～ 2 倍）。

【临床意义】

儿童生长发育期、妊娠中晚期的孕妇和进食高脂餐或高糖饮食的人血清 ALP 会出现生理性增高。在病理情况下，ALP 常用于肝胆疾病和骨骼疾病的诊断，尤其是黄疸的鉴别诊断。

（1）肝胆疾病：肝内、外胆管梗阻性疾病时，ALP 明显升高，并且与血清胆红素升高水平呈正比。胰头癌、胆管癌等恶性梗阻时，ALP 显著升高；胆道结石及炎症所致梗阻时，ALP 升高程度低于恶性梗阻，同时 ALP 呈波动性升高；原发性胆汁性肝硬化、胆汁淤积性肝炎、乙醇引起的肝内胆汁淤积，ALP 也会升高；病毒性肝炎及肝硬化等累及肝实质的病变，如无胆管阻塞及胆汁淤积，ALP 可正常或轻微升高，如有明显胆管系统阻塞及胆汁淤积，则 ALP 明显升高的同时可伴有黄疸。肝癌时，肿瘤细胞可产生 ALP，同时肿瘤细胞可刺激肝细胞产生大量 ALP，若 ALP 持续性升高，应考虑为肝占位性病变可能，尤其是原发性肝癌。原发性肝癌时 ALP 升高比转氨酶升高明显。

（2）黄疸的鉴别诊断：ALP 和血清胆红素、转氨酶同时测定有助于鉴别黄疸。①梗阻性黄疸：ALP 和血清胆红素明显升高，ALP 升高程度常与胆道阻塞程度呈正相关，转氨酶可仅轻度升高或正常。胆管癌、胰头癌等肝外肿瘤造成的恶性梗阻，其黄疸常为进行性加重，多数患者 ALP 活性显著增高，而由胆道结石或炎症所致的阻塞，一般为不完全或波动性，且 ALP 增高的程度比恶性梗阻低。②病毒性肝炎、肝硬化等实质性肝病造成肝细胞性黄疸时，ALP 大多正常或轻度升高，血清胆红素中等增加，转氨酶活性很高。肝内局限性胆道阻塞时，ALP 明显增高，ALT 无明显升高，血清胆红素可正常或轻度升高，见于原发性及转移性肝癌、肝脓肿等。

（3）骨骼疾病：ALP 和骨化过程密切相关，是成骨活动的良好指标。纤维性骨炎、佝偻病、成骨细胞瘤、甲状旁腺功能亢进、骨软化症和骨折愈合期时，ALP 升高。

（4）其他：肠梗阻、结肠溃疡、肾梗死、慢性肾衰竭、甲状腺功能亢进、原发性 / 继发性甲状旁腺功能亢进症等时，ALP 可有轻、中度的升高。甲状腺功能低下、恶性贫血、遗传性碱性磷酸酶减少症等疾病则会导致 ALP 活性降低。少数严重而弥漫的肝实质细胞坏死患者，随着胆红素不断上升，血清 ALP 却不断下降，提示肝细胞制造 ALP 的能力低下，为预后不良的表现。

【应用评价】

（1）ALP 变化与年龄密切相关：新生儿 ALP 略高于成年人，随后逐渐增高，在 1 ～ 5 岁有一次高峰，可达成年人参考区间上限的 2.5 ～ 5 倍，然后逐渐下降，到儿童身长增高期又再次上升。第二高峰在 10 ～ 15 岁，可达成人上限的 4 ～ 5 倍。20 岁后降至成年人水平，到老年期又轻度升高，可能与生理性的激素变化有关。

（2）妊娠的影响：孕妇血清 ALP 在妊娠 3 个月即开始升高，9 个月可达峰值，约为参考区间上限的 2 倍。ALP 升高可维持到分娩后 1 个月，升高的 ALP 来自胎盘，并且和胚泡壁细胞滋养层的发育程度直接相关。

（3）高脂饮食的影响：高脂餐后，血清 ALP 活性升高，尤以血型为 O 型或 B 型的分泌型（唾液中可分泌血型抗原者）人群更为突出，增高的 ALP 多为小肠型 ALP。ALP 有多种同工酶，检测 ALP 同工酶可分析 ALP 升高的原因及其来源。

2．碱性磷酸酶同工酶（isoenzymes of alkaline phosphatase） ALP 有多种同工酶，检测 ALP 同工酶可分析 ALP 升高的原因及其来源。ALP 有 6 型，ALP1 在琼脂凝胶电泳中泳动最快，是细胞膜组分和 ALP2 的复合物，正常时可无；ALP2 来源于肝；ALP3 来源于骨骼；ALP4 来源于胎盘，妊娠晚期明显增多；ALP5 来源于小肠；ALP6 泳动最慢，是 IgG 和 ALP2 的复合物，是二者结合而成的巨型 ALP。ALP2、ALP3、ALP4、ALP5 分别称为肝型、骨型、胎盘型和小肠型。

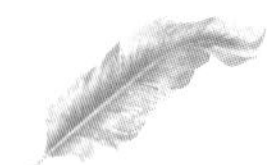

Note

【参考区间】

（1）正常人血清中以 ALP2 为主，占总 ALP 的 90%，可出现少量 ALP3。

（2）生长发育中的儿童 ALP3 增多，占总 ALP 的 60% 及以上。

（3）妊娠晚期 ALP4 增多，占总 ALP 的 40% ～ 65%。

（4）血型为 B 型和 O 型者可有微量 ALP5。

【临床意义】

（1）在梗阻性黄疸时，尤其是恶性梗阻时，100% 出现 ALP1，同时 ALP1 ＞ ALP2。

（2）在急性肝炎时，ALP2 明显升高，ALP1 轻度升高，且 ALP1 ＜ ALP2。

（3）绝大部分（＞ 80%）的肝硬化病人，其 ALP5 明显增加，可占总 ALP 的 40% 以上，但无 ALP1。

（三）γ- 谷氨酰基转移酶

γ- 谷氨酰基转移酶（γ-glutamyl transferase，GGT 或 γ- 谷氨酰转肽酶 γ-glutamyl transpeptidase，γ-GT）是一种肽转移酶，主要在微粒体中合成，催化谷胱甘肽或其他含 γ- 谷氨酰基的物质转移到另一个肽或另一个氨基酸上，参与氨基酸和蛋白质的合成。血清 GGT 主要来自于肝细胞和肝内胆管上皮细胞，少量来自肾、胰腺、脾、脑、肺等。肝中的 GGT 主要分布在肝细胞的毛细胆管侧和整个胆管系统，当肝合成 GGT 功能亢进或者胆汁排泄受阻，血清中 GGT 会升高。GGT 的检测有助于诊断梗阻性黄疸和慢性酒精性肝病。GGT 检测常采用速率法。

【标本采集】

空腹采血，分离血清。

【参考区间】

成年男性：10 ～ 50 U/L；成年女性：7 ～ 45 U/L。

【临床意义】

1．胆道阻塞性疾病 原发性胆汁性肝硬化、硬化性胆管炎等疾病可导致肝内或肝外胆管阻塞，胆汁排泄受阻，GGT 随着胆汁逆流入血，血清 GGT 明显增高，同时伴有 ALP 和血清胆红素增加。胆道阻塞发生越快，GGT 上升越迅速；阻塞越重，GGT 上升越显著。在 ALP 升高的病例，如果不合并 GGT 的升高，常可排除肝源性疾病。

2．肝癌 肝癌细胞可合成 GGT，且肿瘤组织使肝内胆管阻塞，胆汁排泄受阻，GGT 向血液逆流，因此，肝癌时 GGT 明显升高，血清 GGT 升高程度与肝肿瘤组织的大小及浸润范围有关。手术切除肿瘤后，GGT 可下降、恢复正常，若下降后又上升，提示肝癌复发，对 GGT 的动态观察可判断疗效和预后。

3．急、慢性病毒性肝炎 急性肝炎时，GGT 呈轻、中度升高，但上升幅度明显小于 ALT；慢性肝炎的非活动期，GGT 多为正常。在重症肝炎中若 GGT 持续升高，而 ALT 进行性降低，呈 GGT 与 ALT 分离现象，是预后不良的标志。在慢性肝炎中若 GGT 持续升高，则提示病变活动、病情恶化，应考虑是慢性活动性肝炎。GGT 活性变化与肝的病变程度有良好的一致性，可作为反映肝细胞损害的指标。

4．肝硬化 稳定型的肝硬化 GGT 可正常，进行性肝硬化 GGT 轻、中度升高。GGT 升高程度，以酒精性肝硬化高于胆汁性肝硬化，胆汁性肝硬化高于肝炎后肝硬化。

5．酒精性肝炎 乙醇可诱使肝细胞生成 GGT。长期饮酒者，可有 GGT 轻、中度增高，戒酒后多数可恢复正常。若病情进展为酒精性肝硬化，GGT 会明显升高。因此 GGT 可作为酒精性肝损伤及戒酒的监测指标。

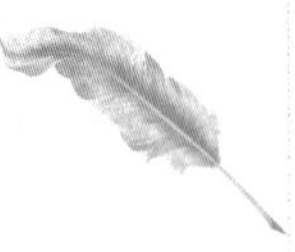

6．其他 药物性肝炎、脂肪肝、胰腺炎、胰腺癌、前列腺癌等可有 GGT 轻度升高。

【应用评价】

GGT是一种诱导酶，许多药物可导致血中GGT活性升高，如巴比妥类药物、抗癫痫药物（如苯妥英钠）、抗抑郁药中的三环化合物、解热镇痛药（如对乙酰氨基酚）可引起GGT升高；香豆素类抗凝药、含雌激素的避孕药以及治疗血脂升高的氯贝丁酯等均可引起GGT轻度升高。因此，在分析GGT增高的临床意义时，应注意有关药物的影响。

健康人血清中GGT的活性很低。男性血清GGT活性明显高于女性，可能与前列腺有丰富的GGT有关。酗酒会引起GGT明显升高，升高程度与酗酒量有关。AST与谷氨酰基转移酶可共同反映酒精对肝的损害程度。

GGT和ALP在胆道梗阻时均可升高，但GGT在骨骼系统疾病未见增高。因此，GGT对胆道梗阻的反应比ALP更具有特异性。

（四）胆碱酯酶

胆碱酯酶（cholinesterase，ChE）分为乙酰胆碱酯酶（acetylcholinesterase，AChE，即胆碱酯酶Ⅰ）和假性胆碱酯酶（pseudocholinesterase，PChE，即胆碱酯酶Ⅱ），两者均能催化乙酰胆碱水解，生成胆碱和乙酸。有机磷对ChE有强烈的抑制作用。AChE主要存在于红细胞、肺、脾和脑组织；PChE是由肝合成的一种糖蛋白，主要存在于肝、心脏、血清中。和血浆白蛋白一样，PChE是反映肝合成蛋白质功能的指标。血清中ChE主要为PChE，测定PChE的含量可用于诊断肝病和有机磷中毒等。检测常采用速率法。

【标本采集】

空腹采血，分离血清。

【参考区间】

男性：4620 ~ 11 500 U/L，女性：3930 ~ 10 800 U/L。

【临床意义】

1．肝病　血清中的ChE主要由肝产生，ChE活性下降是肝合成功能下降的灵敏指标。急或慢性肝炎、肝硬化和肝癌、中毒性肝病等疾病时，出现肝实质受损后血清ChE含量降低，并且下降程度与肝实质损伤程度成正比，可反映肝的储备功能。慢性迁延型肝炎患者此酶活力变化不大。若ChE持续性减低，提示病情严重，预后不良，肝功能恢复后，ChE合成逐渐转为正常。脂肪肝时血清ChE却往往上升，可能是由于ChE的降解减慢所致。

2．有机磷中毒　含有机磷成分的杀虫剂可以抑制神经末梢ChE的活性。临床上常以测定PChE活性作为有机磷中毒诊断及治疗评价指标，ChE活性低于参考值下限的50% ~ 70%为轻度中毒，30% ~ 50%为中度中毒，低于30%为重度中毒。

3．其他　恶性肿瘤、严重营养不良、恶性贫血、口服雌激素或避孕药等可导致ChE活性减低；肾病、肥胖、甲状腺功能亢进、溶血性贫血等疾病可导致ChE活性增高。

【应用评价】

新生儿ChE活性约为成人的50%，以后随年龄的增长而升高。

二、血清蛋白质检测

肝细胞的主要功能之一就是合成和分泌蛋白质。血浆蛋白质中除了γ-球蛋白由淋巴细胞合成外，其余几乎都是由肝细胞合成，包括白蛋白、前白蛋白、糖蛋白、脂蛋白、多种凝血因子、抗凝因子、纤维蛋白原和多种转运蛋白等。蛋白质的合成代谢和分解代谢均与肝密切相关。血清蛋白质的检测是反映肝功能的重要指标。当肝细胞广泛受损时，蛋白质的合成与分泌

减少，会导致低蛋白血症，同时纤维蛋白原、凝血酶原等凝血因子合成减少，从而引起一系列的临床症状，如水肿、出血等。通过测定血清蛋白质含量及蛋白组分相对含量，可以更好地了解肝有无损伤、损伤程度以及预后情况。

（一）血清总蛋白和白蛋白、球蛋白比值

血清总蛋白（total protein，TP）为血液中各种蛋白质的总称，包括白蛋白（albumin，A）和球蛋白（globulin，G）。白蛋白又称清蛋白，由肝合成，是正常人体血清中的主要蛋白质成分，占总蛋白的 40% ~ 60%。白蛋白分子量为 66 000，具有维持血浆胶体渗透压、提供内源性的营养物质、缓冲血液酸碱平衡、参与转运药物及体内代谢物质等作用。白蛋白合成受营养状态、渗透压、炎症和激素等因素调节，血清白蛋白水平受肝合成蛋白能力和肾丢失蛋白情况的影响。血清总蛋白含量减去白蛋白含量，即为球蛋白含量。球蛋白是多种蛋白质的混合物，其中包括含量较多的免疫球蛋白及补体、各种脂蛋白、各种糖蛋白、金属结合蛋白、酶类等。球蛋白可分为 α_1、α_2、β、γ 四种，与机体免疫功能和血浆黏度有关。根据血清中白蛋白与球蛋白的含量，可得出白蛋白与球蛋白的比值（A/G），可为肝病的诊断与治疗提供依据。

【标本采集】

空腹采集静脉血，分离血清。

【参考区间】

血清总蛋白（双缩脲法）60 ~ 80 g/L，白蛋白（溴甲酚绿法）40 ~ 55 g/L，球蛋白 20 ~ 30 g/L，A/G（1.5 ~ 2.5）: 1。

【临床意义】

绝大部分（90% 以上）的血清总蛋白和全部的血清白蛋白由肝合成，因此血清总蛋白和白蛋白含量是反映肝合成功能的重要指标。由于肝的代偿功能强大以及正常人血清白蛋白的半衰期较长（20 天左右），只有肝损伤到一定程度或一定病程后才会出现血清蛋白质的变化，肝病变的早期可能并不会出现血清蛋白质的改变，故血清蛋白质的改变不能反映急性肝损伤，但可反映肝的储备功能，因此血清总蛋白和白蛋白检测主要用于反映慢性肝损害和肝实质细胞的储备功能。慢性肝炎和肝硬化患者的白蛋白合成减少，同时球蛋白合成增加，造成白蛋白与球蛋白 A/G 倒置。但血清蛋白质检测只能部分反映肝功能，不能全面反映肝功能，要全面了解肝情况，还需结合其他肝功能检查项目及影像学检查等综合判断。

1．血清总蛋白及白蛋白降低 血清总蛋白＜ 60 g/L 或者白蛋白＜ 25 g/L 称为低蛋白血症，临床上常出现严重水肿、胸腔积液、腹水。血清总蛋白及白蛋白降低见于：①蛋白质合成障碍：肝功能严重损害时，蛋白质的合成减少，以白蛋白的下降最为显著。常见于慢性肝炎、亚急性重型肝炎、肝硬化、肝癌等。肝炎时血清白蛋白进行性减少，应警惕重型肝炎可能。如血清总蛋白减至 60 g/L 或者白蛋白＜ 25 g/L，往往预后不良。②蛋白质丢失过多：如肾病综合征、慢性肾小球肾炎、严重烧伤、蛋白丢失性肠病、急性大出血等。③摄入不足和消耗增加：长期营养不良、营养缺乏导致蛋白质摄入不足以及恶性肿瘤、结核等慢性消耗性疾病高分解状态，均可导致血清总蛋白及白蛋白降低。④其他：如水钠潴留或者静脉输液输注过多导致血液稀释。血清白蛋白降低，球蛋白增高，是慢性活动性肝炎和肝硬化的特点。

2．血清总蛋白及白蛋白升高 ①严重脱水、休克、饮水量严重不足、体液丢失过多等导致血液浓缩，使单位容积总蛋白和白蛋白浓度升高。②肾上腺皮质功能减退。③过多白蛋白输入，使血清总蛋白浓度增高。

3．血清球蛋白降低 ①血液稀释导致血清球蛋白浓度相对降低；②先天性低球蛋白血症；③长期应用免疫抑制剂或肾上腺皮质激素，导致免疫功能受到抑制，球蛋白生成减少。

4．血清总蛋白及球蛋白升高 血清总蛋白＞ 80 g/L 或球蛋白＞ 35 g/L 称为高蛋白血症或

者高球蛋白血症。常见于：①慢性肝病：自身免疫性肝炎、慢性活动性肝炎、肝硬化、原发性胆汁性肝硬化、慢性酒精性肝病等，球蛋白的升高程度与肝病严重程度有关。②慢性炎症与感染：如结核病、麻风病、黑热病、疟疾和血吸虫病等，当体内存在病毒等抗原时，机体的淋巴细胞会产生大量球蛋白来消灭病毒，导致血清球蛋白产生增加。③ M 球蛋白血症：如多发性骨髓瘤、淋巴瘤、原发性巨球蛋白血症等。④自身免疫性疾病：系统性红斑狼疮、类风湿关节炎、风湿热等。

5．A/G 倒置 由白蛋白的减少和（或）球蛋白升高所致。见于慢性肝炎、肝硬化、肝癌、M 球蛋白血症等疾病。若治疗后 A/G 持续下降，则提示肝损伤进行性加重或者治疗无效，预后不良；若 A/G 停止下降或者有所改善，则提示肝细胞再生，治疗有效，预后较好。

【应用评价】

1．血清总蛋白可有生理性波动。直立体位由于体液分布原因，血液相对浓缩，而长久卧床者血液较直立体位稀释，因此长久卧床者血清总蛋白比直立活动时低 3 ～ 5 g/L。血清总蛋白和白蛋白与年龄相关，新生儿血清总蛋白可比成人低 5 ～ 8 g/L，60 岁以上的老年人约比成人低 2 g/L。人体总蛋白日间变化在 4 g/L 左右。在激烈运动后数小时内血清总蛋白可增高 4 ～ 8 g/L，溶血时总蛋白可增高。

2．血清总蛋白质和白 / 球蛋白比值只能反映肝功能的宏观水平，而且受多种因素影响，测定结果异常时应进一步检查，如血清蛋白质电泳分析、各种免疫球蛋白定量等。

3．溶血、脂血和胆红素增高均能影响蛋白质的检测。

4．血浆由于含纤维蛋白原，总蛋白浓度高于血清。

（二）血清前白蛋白

血清前白蛋白（prealbumin，PAB）又称甲状腺素结合前白蛋白，分子量 62 000，比血清白蛋白小，在电泳图谱上是位于白蛋白前方的一条染色很浅的区带。前白蛋白是由肝细胞合成的一种载体蛋白，能运输维生素 A。

【标本采集】

空腹采集静脉血，分离血清。

【参考区间】

280 ～ 360 mg/L。

【临床意义】

1．PAB 降低 主要见于肝炎、肝硬化、肝癌及梗阻性黄疸等肝胆系统疾病。肝炎患者早期其他蛋白质还未出现异常时，前白蛋白可出现降低，因此在早期肝炎、急性重型肝炎时有特殊诊断价值。肝炎病情改善时，前白蛋白迅速恢复正常。对于随访急性肝炎，前白蛋白是一项有价值的指标。血清前白蛋白可作为营养评估的标志物，前白蛋白降低也可见于营养不良、慢性感染和恶性肿瘤晚期等。

2．PAB 升高 主要见于霍奇金淋巴瘤。

【应用评价】

血清前白蛋白的临床意义与白蛋白基本相同，由于前白蛋白的半衰期只有 1.9 天，其血清浓度能较早反映营养状况和肝功能的改变。

（三）血清蛋白质电泳

血清蛋白质电泳（serum protein electrophoresis，SPE）是指在 pH 为 8.6 的碱性环境中，蛋白质带负电荷，以醋酸纤维素薄膜或琼脂糖凝胶为介质，血清蛋白质均向阳极泳动，不同蛋白质分子因其等电点、分子量大小、形状和荷质比不同，而具有不同的电泳迁移率，从而分离各

种蛋白质。血清蛋白质电泳完成以后，经染色，可看到5条清晰的区带，从阳极开始依次为白蛋白、α_1球蛋白、α_2球蛋白、β球蛋白、γ球蛋白。

【标本采集】

空腹采静脉血，离心分离血清。

【参考区间】

血清蛋白质电泳的参考区间见表47-1。

表47-1 血清蛋白质电泳的参考区间

电泳蛋白组分	醋酸纤维膜电泳	琼脂糖电泳
白蛋白	62% ~ 71%	48% ~ 63%
α_1球蛋白	3% ~ 4%	2.8% ~ 5.4%
α_2球蛋白	6% ~ 10%	8.3% ~ 14%
β球蛋白	7% ~ 11%	8.7% ~ 15%
γ球蛋白	9% ~ 18%	12% ~ 25%

【临床意义】

1. 肝病 慢性肝炎时白蛋白、α_1球蛋白、α_2球蛋白减少，γ球蛋白增加，γ球蛋白增加的程度与病情相关。肝硬化时β球蛋白和γ球蛋白均明显增高，可见到β到γ区带连成一片，称为β-γ桥。β-γ桥主要是由于多种免疫球蛋白同时增加所致，尤其是IgA明显增加时易出现。肝细胞肝癌时，异常的癌细胞会产生甲胎蛋白，在电泳图谱上为介于白蛋白和α_1球蛋白之间出现一条区带，对于肝细胞肝癌的筛查具有一定的意义。在胆汁淤积性肝病时，可有α_2球蛋白、β球蛋白增多。

2. 肾病 见于肾病综合征、糖尿病肾病时。当肾小球滤过膜受损时，滤过膜的滤过屏障作用消失，致使蛋白质经肾丢失。当滤过膜受损轻微时，经肾丢失的主要为白蛋白，血清蛋白质电泳显示白蛋白减少，α_2球蛋白、β球蛋白增多，γ球蛋白减低；当滤过膜受损严重时，各种蛋白质均可经肾丢失，血清蛋白质电泳显示各蛋白组分均降低。糖尿病肾病时，α_2球蛋白和β球蛋白增高，白蛋白和γ球蛋白不变或降低。

3. M蛋白血症 常见于多发性骨髓瘤、原发性巨球蛋白血症、良性单克隆γ球蛋白血症等，白蛋白浓度降低，血清单克隆γ球蛋白明显升高，血清蛋白电泳图谱显示为β、γ区带间的一条致密浓集、基底窄、峰高尖的特殊区带，称为M蛋白。

4. 其他 结缔组织疾病伴有多克隆γ球蛋白增高；先天性低丙种球蛋白血症时γ球蛋白降低，蛋白丢失性肠病表现为白蛋白及γ球蛋白降低，α_2球蛋白增高。

【应用评价】

1. 标本的影响 SPE只能用血清，如果用血浆，则可在β球蛋白区带内出现纤维蛋白原区带，对分析结果产生干扰。

2. 血清蛋白质电泳主要用于蛋白质代谢紊乱的诊断，可以帮助评估某些疾病的活动情况并对其进行分类。在对M蛋白血症的筛查和诊断方面，SPE有重要的价值。

3. 血清蛋白生理性增高 ①α_1球蛋白升高可见于妊娠6个月后。②α_2球蛋白升高可见于出生1 ~ 6个月的婴儿，妊娠4 ~ 6个月α_2球蛋白中度升高，妊娠7 ~ 9个月α_2球蛋白显著升高。③β球蛋白升高见于婴儿出生后、妊娠4 ~ 6个月。④γ球蛋白升高见于预防接种疫苗后。

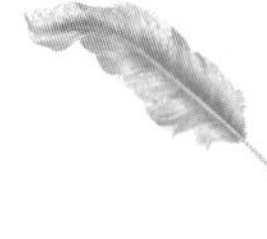

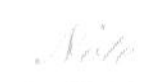

三、胆红素和胆汁酸检测

（一）血清胆红素

胆红素（bilirubin）是胆汁的重要成分之一，其来源主要有三个：①血液循环系统中衰老的红细胞在肝、脾和骨髓中破坏，释放出来的血红蛋白被分解为胆红素和其他产物，占 80% 以上；②骨髓无效造血时血红蛋白分解；③肌红蛋白、细胞色素 P450、过氧化氢酶、过氧化物酶等含亚铁血红素的非血红蛋白分解。

血液循环中衰老红细胞在肝、脾及骨髓的单核巨噬细胞系统中破坏释放出血红蛋白，代谢生成游离珠蛋白和血红素（亚铁原卟啉），血红素经微粒体血红素氧化酶的作用生成胆绿素，胆绿素在胆绿素还原酶作用下被催化还原为胆红素。由红细胞破坏生成的胆红素占血清总胆红素（total bilirubin，TBil）的 80% ～ 85%，其余 15% ～ 20% 来自含有亚铁血红素的非血红蛋白物质（如肌红蛋白、过氧化氢酶及细胞色素酶等）及骨髓中无效造血的血红蛋白，这种胆红素称为旁路胆红素（shunt bilirubin）。以上形成的胆红素称为游离胆红素（free bilirubin），游离胆红素在血液中与白蛋白结合形成胆红素 - 白蛋白复合物，未与葡糖醛酸结合，称为非结合胆红素（unconjugated bilirubin，UCB），又称为间接胆红素，为脂溶性，不能由肾小球滤过，所以尿中不含有非结合胆红素。胆红素 - 白蛋白复合物至肝窦状隙时即与白蛋白分离，与肝细胞膜上的受体蛋白结合进入肝细胞内。胆红素在肝细胞内和 Y、Z 蛋白（主要是 Y 蛋白，又称配体结合蛋白）结合，并被运送到肝细胞的滑面内质网，胆红素与配体结合蛋白分离，在葡糖醛酸转移酶作用下，与胆红素尿苷二磷酸葡糖醛酸结合，形成结合胆红素（conjugated bilirubin，CB）。结合胆红素又称为直接胆红素，为水溶性，可以通过肾排泄。结合胆红素随胆汁排入肠道，在肠道细菌的作用下，结合胆红素与葡糖醛酸分离，被还原为无色的胆素原（尿胆素原、粪胆素原），进而被氧化为尿胆素（urobilin）、粪胆素（stercobilin）等棕黄色胆素，其中 80% ～ 90% 随粪便排出体外，少部分（10% ～ 20%）胆素原被肠道重吸收，经门静脉回肝，被肝摄取、重新转变成结合胆红素，再排入肠腔，此即胆红素的肠肝循环。少量胆素原经门静脉入体循环，可通过肾小球滤出，随尿排出，即为尿胆素原。尿中的尿胆素原在空气中被氧化成尿胆素，是尿液颜色的主要来源。

血清总胆红素（serum total bilirubin，STB）是结合胆红素和非结合胆红素的总和。正常情况下进入血中的胆红素与被清除的胆红素处于动态平衡状态，凡是胆红素生成过多或肝细胞对胆红素的摄取、结合与排泄障碍，均可使血液中胆红素浓度升高，出现高胆红素血症或黄疸。通过检测血清总胆红素、结合胆红素、非结合胆红素的浓度，有助于临床上鉴别黄疸的类型、了解肝功能以及判断病情的轻重和预后。

【标本采集】

空腹静脉采血，分离血清。

【参考区间】

血清总胆红素（STB）：新生儿 0 ～ 1 天 34 ～ 103 μmol/L，1 ～ 2 天 103 ～ 171 μmol/L，3 ～ 5 天 68 ～ 137 μmol/L；成人 3.4 ～ 17.1 μmol/L。

非结合胆红素（UCB）：1.7 ～ 10.2 μmol/L。

结合胆红素（CB）：0 ～ 6.8 μmol/L。

【临床意义】

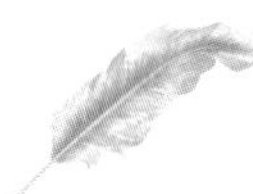

正常人血清中 UCB 约占胆红素总量的 4/5，其余为 CB。黄疸是因为血清胆红素升高而引起的皮肤及巩膜黄染。凡能引起胆红素的生成过多，或使肝细胞对胆红素处理能力下降及胆红素排泄障碍的因素，均可使血中胆红素浓度增高，称高胆红素血症（hyperbilirubinemia）。

1．判断有无黄疸及黄疸的程度 当患者血清总胆红素的范围在 17.1 ~ 34.2 μmol/L 时，出现肉眼难以察觉的黄疸，称为隐性黄疸或者亚临床黄疸。血清总胆红素 > 34.2 μmol/L，即为显性黄疸。血清总胆红素 34.2 ~ 171 μmol/L 为轻度黄疸，172 ~ 342 μmol/L 为中度黄疸，> 342 μmol/L 为重度黄疸。病毒性肝炎黄疸前期或无黄疸性肝炎、代偿期肝硬化、胆道部分阻塞和肝癌等疾病时，部分患者表现为 CB 增加，而 STB 正常。

2．判断黄疸的类型 根据黄疸发生的部位不同，黄疸分为肝前性、肝性、肝后性黄疸。根据黄疸的病因不同，可将黄疸分为生理性黄疸、肝细胞性黄疸、溶血性黄疸和梗阻性黄疸四种。其中生理性黄疸多见于新生儿；溶血性黄疸的血清胆红素检测结果显示 STB 增高伴有 UCB 明显升高；肝细胞性黄疸的血清胆红素检测结果显示 STB、UCB、CB 均增高；梗阻性黄疸的血清胆红素检测结果显示 STB 增高伴有 CB 明显升高。

根据结合胆红素与总胆红素比值，可协助鉴别黄疸的类型：如 CB/STB < 20%，常提示为溶血性黄疸；CB/TB 介于 20% ~ 50%，提示肝细胞性黄疸；CB/TB > 50%，提示梗阻性黄疸。黄疸的鉴别诊断见表 47-2。

表 47-2 临床黄疸类型的实验鉴别诊断

黄疸类型	CB	UCB	CB/STB	尿胆原	尿胆红素	粪便颜色
正常人	0 ~ 6.8 μmol/L	1.7 ~ 10.2 μmol/L	0.2 ~ 0.4	0.84 ~ 4.2 μmol/L	阴性	黄色
溶血性黄疸	正常或轻度增加	明显增加	< 0.2	明显增加	阴性	深棕色
肝细胞性黄疸	中度增加	中度增加	0.2 ~ 0.5	正常或轻度增加	阳性	棕黄色
梗阻性黄疸	明显增加	正常或轻度增加	> 0.5	减少或缺如	强阳性	变浅或陶土色

3．判断肝细胞损害的程度和预后 血清 STB 明显增高反映肝细胞损害严重。肝细胞性黄疸为轻、中度黄疸，STB 介于 17.1 ~ 171 μmol/L 之间为主，见于各种肝实质性损伤，如急慢性肝炎、肝硬化，以及中毒性、药物性或胆汁淤积性肝实质损伤。病毒性肝炎时，肝细胞损害越严重，血清 STB 越高，CB 可持续升高；胆汁淤积性肝炎时，虽肝损害较轻，但血清中 STB 却可以很高；成人溶血性黄疸通常为轻度黄疸，血清 STB 很少超过 85.5 μmol/L，超过此值常提示有肝损害或胆道梗阻；急性酒精性肝炎时，如血清总胆红素超过 85.59 μmol/L，提示预后不良。

4．其他可引起血清胆红素变化的疾病 血清总胆红素增高见于败血症、心力衰竭、胆道阻塞性疾病（如寄生虫感染、炎症、肿瘤、损伤、畸形、狭窄等）、肝外阻塞性疾病（如胰头癌）等。血清总胆红素下降见于再生障碍性贫血、继发性贫血（肾炎、恶性肿瘤）等。

【应用评价】

1．标本采集后及时送检，保证血清新鲜，避光保存，避免光照使胆红素氧化为胆绿素。

2．在新生儿中尤其是早产儿，如血清非结合胆红素升高，可通过血脑屏障损害大脑基底节的神经细胞，造成胆红素脑病——核黄疸（kernicterus）。

（二）尿液胆红素、尿液尿胆原

1．尿液胆红素 尿胆红素是 CB，尿胆红素阳性表示血清 CB 增高。正常时尿中含有微量胆红素；当血中胆红素浓度增高，超过肾阈值（34 μmol/L）时，结合胆红素可从尿中排出，尿胆红素定性为阳性。

【参考区间】

定性试验：阴性；定量≤ 3.4 μmol/L。

【临床意义】

尿胆红素试验阳性提示血中 CB 增加，见于：

（1）胆汁排泄受阻：肝外胆管梗阻（胆石症、胆管肿瘤、胰头肿瘤等）；肝内小胆管压力升高（门静脉周围炎症、肝纤维化、肝细胞炎症和肝细胞肿胀坏死、肿瘤等）。

（2）肝细胞损害：病毒性肝炎、药物性或中毒性肝炎、急性酒精性肝炎等。

（3）黄疸的鉴别诊断：肝细胞性及梗阻性黄疸尿液胆红素阳性，溶血性黄疸尿液胆红素则为阴性。先天性黄疸中 Dubin-Johnson 综合征和 Rotor 综合征尿胆红素阳性，而 Gilbert 和 Crigler-Najjar 综合征则为阴性。

（4）碱中毒时胆红素分泌增加，尿胆红素试验阳性。

2．尿液尿胆原　在肠道内形成的尿胆原（urobilinogen，URO）大部分经粪便排出体外，经肠肝循环回到肝的尿胆原只有极小部分（< 10% ~ 20%）经肾随尿排出。尿液中尿胆原正常时可被检出，但含量较低；胆红素代谢障碍时，尿液中尿胆原会发生变化。

【参考区间】

定量：24 小时尿 0.84 ~ 4.2 μmol/L。

定性：阴性或弱阳性。

【临床意义】

尿中尿胆原在生理情况下仅有少量，并受饮食和尿液酸碱度影响。在餐后或碱性尿时尿液尿胆原增多（肾小管对尿胆原重吸收减少及肠道尿胆原生成增加所致）；相反，在酸性尿时则减少。

（1）病理性尿胆原增多：①肝细胞受损，如病毒性、药物性或中毒性肝炎及部分门静脉性肝硬化时，尿内尿胆原增多；黄疸高峰期由于胆汁淤积，尿胆原可暂时性减少，尿胆原可与黄疸不平行，恢复期又升高，黄疸消退后又恢复正常。因此尿液尿胆原暂时缺如后又出现，提示是肝内胆汁淤积减轻的早期证据。②胆红素产生增多，如溶血性贫血或巨幼细胞贫血时；也可见于旁路胆红素产生增多时。③其他，如肠梗阻、消化道出血、顽固性便秘、肠道和胆道感染时，尿胆原可增高。

（2）病理性尿胆原减少或缺如：①胆道梗阻，如胆道结石、胆管肿瘤、胰头癌等。完全性梗阻时尿胆原缺如，不完全性梗阻时尿胆原减少，均同时伴有尿胆红素增加。②新生儿及长期服用抗生素，肠道细菌缺乏或受药物抑制，尿胆原生成减少。③其他，如小肠排泄过快、胆红素产生减少（严重再生障碍性贫血）、肾功能不全等。

【应用评价】

尿中和血中尿胆原增高是反映肝细胞受损更敏感的指标（其敏感性高于尿中胆红素增高），是早期发现肝炎的简易而有用的方法。尿胆原检测时被检尿液必须新鲜，放置过久可导致假阴性。

（三）粪胆原和粪胆素

CB 随胆汁排入肠腔，经肠道细菌作用还原成胆素原（尿胆原、粪胆原），粪便在肠道下段或排出体外后，粪胆原接触空气被氧化成黄棕色的粪胆素，因此粪便呈黄棕色。

【参考区间】

粪胆原：68 ~ 473 μmol/d。

【临床意义】

基本同血清胆红素、尿胆红素和尿胆原。患者粪胆原和粪胆素对黄疸的鉴别诊断有一定参考意义。

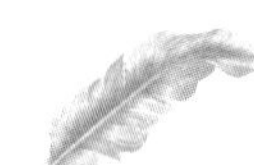

Note

【应用评价】

通常临床并未把粪胆原或粪胆素测定列为常规检测项目。在实际临床中，可通过对患者粪便颜色的观察来了解粪胆素产生的情况，粪便颜色越深提示粪胆原和粪胆素产生量越多；粪便颜色变浅（浅黄、陶土色或白色）提示粪胆原和粪胆素产生量变少或缺如。

（四）血清胆汁酸

生成和分泌胆汁是肝脏的主要功能之一，胆汁的主要成分是胆汁酸（bile acid，BA）、胆红素和胆固醇，胆汁酸是胆汁中一大类胆烷酸的总称。在肝细胞以胆固醇为原料合成的胆汁酸称初级胆汁酸，包括胆酸和鹅脱氧胆酸。初级胆汁酸经肠道细菌作用转变为次级胆汁酸，包括脱氧胆酸和石胆酸。以上胆汁酸在肝细胞内与甘氨酸或牛磺酸结合形成结合胆汁酸，包括甘氨胆酸、甘氨鹅脱氧胆酸、牛磺胆酸及牛磺鹅脱氧胆酸。结合胆汁酸是肝分泌入胆汁的主要形式，结合胆汁酸在肠道细菌作用下脱去甘氨酸或牛磺酸，成为游离胆汁酸。在回肠末端95%游离胆汁酸被重吸收经门静脉回到肝，肝细胞将其游离胆汁酸再合成为结合胆汁酸，重吸收及新合成的结合胆汁酸再随胆汁进入肠道，形成胆汁酸的肠肝循环。

胆汁酸的主要作用为促进脂质及脂溶性维生素的消化吸收和抑制胆固醇在胆汁中析出沉淀，促进胆汁分泌，因此胆汁酸在脂肪代谢中起重要作用，并有重要的利胆作用。当肝细胞损伤或胆道阻塞时，都会引起胆汁酸代谢障碍。对血液中胆汁酸的测定能反映肝细胞合成、摄取、分泌功能以及胆道排泄功能，可帮助临床诊断和鉴别诊断肝胆疾病、胃肠疾病以及引起胆汁酸代谢发生改变的其他疾病。

【标本采集】

空腹静脉采血，分离血清。

【参考区间】

血清总胆汁酸（TBA）0 ~ 10 μmol/L。

【临床意义】

血清TBA测定可反映肝细胞合成、摄取及分泌功能，是比其他指标更敏感的肝细胞受损的指标；也用于反映胆道、肠道及门脉系统病变。

1．血清TBA增高

（1）肝细胞损害：TBA升高是肝细胞损伤的敏感指标，有助于评估其预后和提示病情复发。当肝细胞损伤时，由于肝分泌和从门静脉摄取胆汁酸功能障碍，血清胆汁酸水平升高。急性肝炎、慢性活动性肝炎、酒精肝、中毒性肝病、肝硬化和肝癌时TBA显著增高，尤其是肝硬化时TBA阳性率明显高于其他指标。

（2）胆道梗阻：胆石症、原发性胆汁性胆管炎、胆管癌、胰头癌、壶腹周围癌等引起肝内外胆管阻塞时，由于胆汁排出受阻，胆汁酸反流入血，引起血清TBA升高。但是，血清TBA测定在鉴别诊断是否为肝内或肝外胆汁淤积作用不大。

（3）肝硬化门脉分流：对于慢性肝病患者，如果胆汁酸的增高与转氨酶和胆红素的增高不成比例，应考虑肝硬化可能性，这可能是由于门脉分流，肝硬化患者肠道中次级胆汁酸经分流的门脉系统直接进入体循环所致。

（4）其他：生理情况下，在进食后可导致血清胆汁酸生理性地一过性升高；右心衰竭、肝淤血等可引起肝细胞损伤的疾病也可使胆汁酸升高。

2．肠道疾病引起胆汁酸代谢异常时，出现脂肪消化不良表现，轻者出现水样腹泻，重者可出现脂肪泻。

【应用评价】

1．BA的合成、分泌、重吸收及转化等与肝、胆、肠道密切相关，肝胆、肠道疾病必然影响胆汁酸代谢，同时BA代谢异常也会影响肝、胆、肠代谢功能及胆固醇水平。

2．除溶血和先天性高胆红素血症外，高胆红素血症时常伴有血清BA增加。由于胆汁酸不受溶血的影响，因此在反映肝细胞损伤时比血清胆红素更特异，血清BA水平升高时，胆红素不一定异常，胆汁酸较胆红素更敏感，对肝病诊断具有较高的特异性。BA检测可用于鉴别肝细胞性黄疸与溶血性黄疸，肝细胞性黄疸时血清中BA常升高，溶血性黄疸时BA常无改变。因此BA的测定对肝胆系统疾病诊断的灵敏度和特异性高于其他指标。

3．胆汁中BA、胆固醇和卵磷脂的比例失调是胆固醇结石形成的重要原因；BA测定方法不同，结果差异较大，可行空腹或餐后2小时血清总胆汁酸（TBA）测定，后者比前者更灵敏。

四、肝纤维化指标

肝纤维化是多种致病因子导致肝内结缔组织异常增生，是慢性肝损害的共同病理改变，它不是一个独立的疾病，如果肝损伤因素长期存在，纤维化过程长期持续，就会发展成为肝硬化。肝结缔组织主要成分是胶原。肝纤维化的实验室检查包括Ⅲ型前胶原肽（procollagen Ⅲ peptide，P-Ⅲ-P）和Ⅲ型前胶原（procollagen Ⅲ，PC-Ⅲ）、Ⅳ型胶原（collagen type Ⅳ，C-Ⅳ）、透明质酸（hyaluronic acid，HA）和层粘连蛋白（laminin，LN）、单胺氧化酶等。肝纤维化的发展通常是比较隐匿的，早期肝纤维化有逆转的可能，因此肝纤维化的早期发现、诊断和治疗至关重要。但肝纤维化血清学检查受到肝的炎症影响较大，因此特异性不高，仅供临床参考。

【标本采集】

血清。

【参考区间】

P-Ⅲ-P：0.3 ～ 0.6 μg/L。

PC-Ⅲ：41 ～ 163 μg/L。

C-Ⅳ：13 ～ 74 μg/L。

HA：2 ～ 115 μg/L。

LN：48 ～ 114 μg/L。

【临床意义】

1．P-Ⅲ-P/PC-Ⅲ　PC-Ⅲ是肝细胞外基质成分之一，由肝细胞和间质细胞合成并分泌到细胞外。P-Ⅲ-P是PC-Ⅲ分泌至细胞外沉积时，经氨基肽酶裂解所产生的氨基端多肽，P-Ⅲ-P可反映Ⅲ型胶原的合成，其临床意义与PC-Ⅲ一致。P-Ⅲ-P/PC-Ⅲ可反映肝纤维合成状况和肝炎症活动指数，在肝纤维化早期即显著升高，若P-Ⅲ-P/PC-Ⅲ持续性升高，则提示为慢性活动性肝炎或者向肝纤维化发展，而其下降则表明病情趋向缓解，因此血清P-Ⅲ-P/PC-Ⅲ在肝纤维化早期诊断上有价值，与肝纤维化形成的活动程度密切相关，P-Ⅲ-P/PC-Ⅲ的测定可用于监测慢性活动性肝炎疗效，也可为慢性肝炎的恢复情况提供依据。

2．Ⅳ型胶原及其分解片段　Ⅳ型胶原为构成基膜的主要成分，可反映基膜胶原更新率。Ⅳ型胶原主要包括三种成分，即血清氨基末端（7S胶原）、羧基末端球状片段和Ⅳ型胶原三螺旋区，三者都是反映Ⅳ型胶原降解的指标。在正常肝内，Ⅳ型胶原主要分布在血管、胆管的基膜中，肝窦内无明显沉积，在肝纤维化时，Ⅳ型胶原增生，与层粘连蛋白等共同沉积于Disse间隙，导致肝血窦毛细血管化。Ⅳ型胶原及其降解片段与肝组织学活动和肝纤维化程度相关，在肝纤维化时为最早产生的物质，是肝纤维化的早期标志之一，随着肝纤维化的加重，Ⅳ型胶原及其降解片段在血清中的含量逐步升高，能反映肝纤维化程度，但应注意肝活动性炎症时Ⅳ

型胶原及其降解片段也可升高。慢性迁延性肝炎、慢性活动性肝炎、肝硬化时三者血清Ⅳ型胶原及其分解片段水平均依次递增，其中7S胶原与肝纤维化关系更为密切。

3．血清层粘连蛋白（LN） 是一种分子量为850 000的糖蛋白，LN与Ⅳ型胶原、硫酸乙酰肝素等共同构成基膜。正常LN由上皮细胞、内皮细胞、平滑肌细胞和贮脂细胞合成。在肝纤维化时，LN合成增加，并沉积于Disse间隙中，与Ⅳ型胶原结合形成连续的基膜，即“肝血窦毛细血管化”，影响组织与血液间营养和代谢物质转化，导致肝功能障碍，在慢性活动性肝炎、肝硬化时增加。

4．血清透明质酸（HA） 是一种糖胺蛋白，是结缔组织基质的主要成分，由间质细胞合成，内皮细胞是摄取和降解透明质酸的主要部位。慢性迁延性肝炎、慢性活动性肝炎、肝硬化患者血清HA含量逐步升高，其含量的变化有助于慢性肝炎的分期。肝纤维化时血清HA水平升高一方面是由于间质细胞对其合成增加，另一方面可能是由于肝血窦毛细血管化，肝血窦内皮细胞受损伤，导致肝对血清中HA的摄取和降解减少所致。早期肝硬化往往伴有活动性肝纤维化，血清P-Ⅲ-P/PC-Ⅲ可有显著升高，但此时肝损害不是很严重，因此血清HA不一定升高，随着肝硬化的进展，肝血窦内皮细胞的功能更低下，故血清HA值可能更高，而血清P-Ⅲ-P/PC-Ⅲ等反映肝纤维增生的指标可以不高，二者联合检测，互为补充，可以更准确地判断肝纤维化。故HA随肝纤维化加重或经治疗好转而升降，慢性活动性肝炎时HA明显升高，晚期肝硬化时升高更明显。

5．单胺氧化酶（monoamine oxidase，MAO） 肝中MAO存在于线粒体中，少量存在于细胞质可溶成分中。MAO能促进结缔组织的成熟，参与胶原成熟最后阶段架桥形成，使胶原与弹性硬蛋白结合。血清MAO活性与体内结缔组织增生呈正相关，因此临床上常用血清MAO活性测定来观察肝纤维化程度。

【标本采集】

血清。

【参考区间】

0～3 U/L（速率法）。

【临床意义】

MAO主要用于诊断肝硬化（阳性率达80%）。MAO增高见于：①肝硬化：重症肝硬化及肝硬化伴肝癌时血清MAO活性明显增高，其活性增高与肝纤维化程度呈正相关，但对早期肝硬化反应不敏感。②肝炎：一般急性肝炎时MAO多为正常，但急性重型肝炎时MAO明显升高；轻度慢性肝炎MAO大多正常，中、重度慢性肝炎时有50%患者血清MAO增高，提示有肝细胞坏死和纤维化形成。③严重脂肪肝时MAO亦可增高。④慢性充血性心力衰竭、甲状腺功能亢进症、糖尿病、系统硬化症等，或因这些器官中含有MAO，或因慢性心力衰竭引起心源性肝硬化或肝窦长期高压，导致MAO升高。

【应用评价】

1．P-Ⅲ-P/PC-Ⅲ水平的增高，反映Ⅲ型胶原的合成增加，血清P-Ⅲ-P/PC-Ⅲ由肾排泄，其他器官纤维化时，P-Ⅲ-P/PC-Ⅲ也可升高，故无特异性。肺纤维化、风湿病、心肌梗死、严重创伤患者血清P-Ⅲ-P/PC-Ⅲ水平也可升高。在儿童生长发育期，全身间质胶原的更新可使血清P-Ⅲ-P/PC-Ⅲ水平明显增高，故血清P-Ⅲ-P/PC-Ⅲ检测对儿童肝纤维化没有判断价值。

2．在富含血管基膜成分的组织器官发生病变时，亦可出现Ⅳ型胶原及其降解片段的异常，如甲状腺功能亢进、中晚期糖尿病和硬皮病等。

3．由于许多肿瘤细胞可降解LN，在许多恶性肿瘤患者的血清中可检测到高水平的LN。在慢性关节炎中，基膜新生血管形成增加，导致血清LN增加，LN的水平可反映滑膜内炎性组织活动的程度。

4．联合检测肝纤维化血清标志物　由于单一指标只能反映肝纤维化的一个方面，并且结缔组织易受到全身代谢的影响，导致对肝纤维化诊断的特异性下降，故几种指标联合检测，可提高其灵敏度和特异性，对肝早、晚期纤维化及其程度更有意义。

5．MAO 是肝脏纤维化的诊断参考指标，能反映纤维化的生化过程。早期肝硬化血清 MAO 增高不明显，对早期肝硬化不敏感。

五、肝性脑病的生化指标

肝性脑病是由严重肝病或门体分流引起的、以代谢紊乱为基础、中枢神经系统功能失调的综合征。血氨是最常用的检测肝性脑病的指标。正常人体内含有少量游离的氨（ammonia，NH_3）。氨由蛋白质代谢所产生，氨是有毒物质，对中枢神经系统具有高度毒性。肝将氨合成尿素，是保证血氨正常的关键。血氨升高见于急性和慢性肝衰竭。肝衰竭时，肝合成尿素能力下降，或因门静脉 - 腔静脉侧支循环，由肠道吸收的氨不经肝处理直接进入体循环，使血氨增高，在中枢神经系统聚集而引起肝性脑病。应注意部分肝性脑病的程度与血氨升高不成正比，不能单纯依靠血氨升高来诊断肝性脑病。

【标本采集】

空腹采集静脉血，肝素抗凝，分离血清。血氨测定时，标本应在 15 分钟内分离血浆，否则血浆标本放置时间较长，血中含氮物质的分解代谢会产生新的氨，造成假性血氨升高。

【参考区间】

18 ～ 72 μmol/L。

【临床意义】

临床上检测血氨的含量，可反映肝病变的情况，也可用以协助诊断肝性脑病。

1．血氨升高　分为生理性增高和病理性增高。生理性血氨增高可见于进食高蛋白饮食后或者运动后。病理性血氨增高见于肝性脑病、上消化道大出血、肝外门脉系统分流形成等。

2．血氨降低　多见于低蛋白饮食和贫血。

【应用评价】

1．肝性脑病时血氨常常升高，但上消化道大出血时，肠道产生的氨增加，也可造成血氨增加。

2．红细胞内的氨浓度为血浆浓度的 2 ～ 3 倍，标本溶血可使红细胞内的氨进入血浆，引起血氨假性增高。采血时压迫肌肉或运动会使静脉血浆氨浓度升高。

微整合

临床应用

肝性脑病

引起肝性脑病的原发病有重症病毒性肝炎、重症中毒性肝炎、药物性肝病、各型肝硬化、门 - 体静脉分流术后、原发性肝癌以及其他弥漫性肝病的终末期等，临床上以肝硬化患者发生肝性脑病最常见。诱发肝性脑病的因素很多，如上消化道出血、高蛋白饮食、大量排钾利尿、大量抽放腹水，使用安眠、镇静、麻醉药，便秘、尿毒症、感染或手术创伤等。

第二节　胰腺酶学检验

胰腺由外分泌腺和内分泌腺组成，胰的外分泌腺可分泌许多消化酶，包括淀粉酶、脂肪酶、胰蛋白酶原、糜蛋白酶原、弹性蛋白酶原等，消化酶随胰液进入肠腔，其主要作用是分解进入小肠的蛋白质、脂肪和糖类。胰腺分泌的消化酶几乎全部进入十二指肠，只有极少数因各种原因入血。胰腺酶学检验以血淀粉酶、脂肪酶最常用，对急性胰腺炎的早期诊断、预后判断有重要意义。

一、淀粉酶及其同工酶检测

淀粉酶（amylase，AMY）催化淀粉及糖原水解，生成葡萄糖、麦芽糖及含有 α-1,6- 糖苷键支链的糊精。淀粉酶主要来自胰腺和腮腺，来自胰腺的为淀粉酶同工酶 P（P-AMY），来自腮腺的为淀粉酶同工酶 S（S-AMY）。人体中 P-AMY 含量最多，其次为 S-AMY，心脏、肺、肝、甲状腺、卵巢、脾、脂肪等亦含有少量淀粉酶。AMY 分子量小，半衰期短（约 2 小时），易从肾排出，胰腺或腮腺发生病变时，血液及尿液 AMY 可以增高。其测定主要为比色法和速率法。

【标本采集】

空腹采血，分离血清或肝素抗凝血浆。

【参考区间】

血清 AMY：35 ～ 135 U/L。

尿液 AMY：＜ 1000 U/L（24 小时尿液）。

【临床意义】

血清 AMY 的检测主要用于急性胰腺炎的诊断和急腹症的鉴别诊断。

1．胰腺疾病　急性胰腺炎是 AMY 增高最常见的原因。血清 AMY 一般于发病后 6 ～ 12 h 开始升高，12 ～ 48 h 达峰值，之后逐渐下降，3 ～ 5 天恢复正常。重症胰腺炎时胸腔积液、腹水中淀粉酶浓度增高持续时间及增高幅度较血清淀粉酶更长、更高，故腹水淀粉酶增高有助于判断病情。胰腺癌时，胰腺组织的破坏导致胰腺中储存的 AMY 大量释放入血，或者胰腺导管阻塞使 AMY 排出受阻溢入血液，可导致 AMY 升高。AMY 升高诊断胰腺炎的灵敏度为 70% ～ 95%，特异性为 33% ～ 34%。慢性胰腺炎、胰腺癌胰腺纤维化时由于胰腺腺泡细胞破坏，血 AMY 含量可以降低。

2．非胰腺疾病　① S-AMY 来源为腮腺，腮腺炎时 S-AMY 升高明显，S-AMY/P-AMY ＞ 3，可与急性胰腺炎相鉴别。②消化性溃疡穿孔、上腹部手术后、肠梗阻、胆管梗阻等疾病时，大量富含 AMY 的液体进入腹腔，从而被吸收入血，导致血清 AMY 含量升高。③应用吗啡等镇痛剂可导致 S-AMY 升高。④酒精中毒时可导致 S-AMY 或 P-AMY 升高，也可两者都升高。⑤肾功能不全时经肾排出的 AMY 减少，导致血清 AMY 升高。⑥巨淀粉酶血症：淀粉酶与免疫球蛋白结合形成复合物，经肾排泄减少，血淀粉酶增高，尿淀粉酶减少。⑦其他：异位妊娠、糖尿病酸中毒、肺炎、急性阑尾炎、支气管肿瘤、恶性卵巢肿瘤等时，淀粉酶也可升高。

【应用评价】

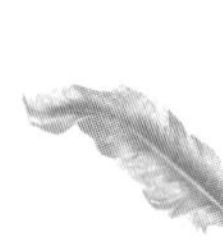

1．血 AMY 与尿 AMY　急性胰腺炎时血 AMY 检查准确性更好，临床上以血清 AMY 检查为主要诊断依据，尿 AMY 变化仅为参考。

2．年龄的影响　新生儿血中 AMY 约为成年人的 18%，主要为 S-AMY，5 岁时达成人水平。1岁以内几乎无P-AMY，以后随年龄增加逐渐升高，10 ~ 15岁达到成年人水平。

3．诊断胰腺炎的敏感度和特异性 目前国内对急性胰腺炎的实验诊断仍依赖于AMY测定，由于AMY升高除见于急性胰腺炎外，还可出现在许多胰外疾病，使AMY敏感度和特异性受限。同时结合脂肪酶测定，在患者发病后尽快测定AMY，并做动态观测，可提高诊断的阳性率。

4．AMY升高程度与病情轻重不相关 如淀粉酶持续升高不降，则提示病变进展或出现并发症。但AMY升高程度与胰腺炎病情程度不完全相关。病情轻者可能很高，病情严重者因胰腺腺泡细胞受到严重破坏，AMY生成明显减少，测定AMY可不升高或升高不明显。急性重型胰腺炎的中、重度脏器功能衰竭、全身或局部并发症的产生和死亡率均与最初的淀粉酶水平高低无关。血AMY（以及脂肪酶）轻度升高的患者同样存在或发展为重症胰腺炎的可能，尤其在血AMY升高幅度较低的酒精性急性胰腺炎更是如此。

5．淀粉酶对慢性胰腺炎诊断价值 对慢性胰腺炎的诊断敏感性较低，需结合临床症状、体征及影像学综合判断。

二、脂肪酶检测

脂肪酶（lipase，LPS）是一类能水解长链脂肪酸三酰甘油的酶，可以催化三酰甘油酯及其他一些水不溶性酯类生成单酰甘油和脂肪酸。LPS主要由胰腺合成分泌，胃和小肠也能产生少量LPS。LPS经肾小球滤过，并被肾小管全部重吸收，尿液中无LPS。腮腺炎、巨淀粉酶血症时血中LPS不升高。

【标本采集】

空腹采血，分离血清或肝素抗凝的血浆。

【参考区间】

比色法：＜ 79 U/L。

【临床意义】

LPS检测主要用于急性胰腺炎的诊断、动态监测及与其他原因急腹症的鉴别诊断。

1．急性胰腺炎 急性胰腺炎发病后4 ~ 8 h血清LPS开始升高，24 h达到峰值，LPS增高可与AMY平行，但其升高比AMY更明显，持续时间（7 ~ 10天）比AMY更长。LPS诊断急性胰腺炎的灵敏度可达82% ~ 100%，与AMY联合检测灵敏度可达95%。LPS主要来源于胰腺和脂肪组织，故特异性较AMY高。LPS增高持续时间长，因此LPS检测更有利于动态监测病情变化和预后情况。

2．非胰腺炎的急腹症 一般情况下LPS可不升高，有时消化性溃疡穿孔、肠梗阻、急性胆囊炎等急腹症可见升高，但升高幅度不大。

3．其他 胰腺癌、胆管癌和骨折、软组织损伤、手术等引起的脂肪组织破坏时，血清LPS可轻度升高；少数慢性胰腺炎、肝癌、乳腺癌等可有血清LPS轻度升高。

【应用评价】

1．就诊时间晚的急性胰腺炎 急性胰腺炎时，血清LPS检测的特异性高于血清AMY，二者灵敏度相近；但血清LPS升高比AMY升高明显、持续时间更长，对就诊时间晚的急性胰腺炎诊断更有意义，二者同时检测灵敏度可提高到95%。

2．腮腺炎和巨淀粉酶血症 腮腺炎和巨淀粉酶血症时LPS不高，LPS测定对其与急性胰腺炎有鉴别诊断意义。

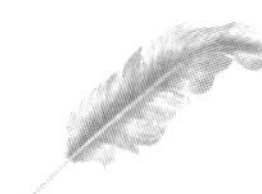

3．慢性胰腺炎、胰腺癌 慢性胰腺炎、胰腺癌时，胰腺组织大量囊性纤维化，胰腺合成

Note

分泌 LPS 的功能受影响，血清 LPS 含量下降。

知识拓展

急性胰腺炎的病因

引起急性胰腺炎的病因甚多，排在前三位常见病因为胆石症与胆道感染、高三酰甘油血症、乙醇。国内以胆石症与胆道疾病为主，称胆源性胰腺炎；而西方国家主要与酗酒有关。近年来，高三酰甘油血症性胰腺炎的发病率呈上升态势，当三酰甘油 ≥ 11.30 mmol/L，临床上易发生急性胰腺炎。另外少见的病因包括胰管结石、蛔虫、狭窄、肿瘤，可以引起胰管阻塞和胰管内压升高而导致急性胰腺炎；手术与创伤、某些药物、感染及全身炎症反应、Oddi 括约肌功能不良、壶腹部肿瘤等也会导致急性胰腺炎；有部分胰腺炎病因不明，称为特发性胰腺炎。

第三节　常见消化系统疾病的实验诊断

由于肝功能复杂，某一项肝功能的检查只能反映肝功能的一个侧面，同时，肝的再生和代偿能力很强，只有在肝细胞损害到一定程度时才表现出肝功能异常。另一方面，肝功能异常也应注意除外肝外影响因素。肝病的实验检查选择原则如下：①健康体检时常用项目：ALT、AST、TP、ALB、A/G、肝炎病毒标志物，必要时增加 ALP 及血清蛋白电泳。②怀疑为病毒性肝炎：选择肝炎病毒标志物及血清酶学检查。怀疑为自身免疫性肝炎，除一般肝炎检查项目外，加查血清自身抗体。③了解肝细胞损伤程度：选择血清酶学检查，以 ALT、AST、ALP、GGT 最为常见。当肝功能轻度损伤时，以 ALT 升高为主，当肝功能损伤严重时，以 AST 升高明显。酒精性肝病时可有 GGT 升高。④反映肝的合成功能：可选择 TP、ALB、A/G 及 CHE、TB、CB、TBA。⑤黄疸的诊断与鉴别诊断：选择 TB、CB、GGT、ALP、尿胆红素、尿胆原、TBA。⑥怀疑肝纤维化：TP、ALB、A/G、血清蛋白电泳、肝纤维化血清标志物。⑦肝癌：肿瘤标志物 AFP 为首选，血清酶学指标，尤其是 GGT、ALP。⑧怀疑肝性脑病：血氨测定为主要指标，ALT、AST、胆红素、ALB 等。总之，临床上要根据患者的症状和体征，适当地选择检验项目，从而对肝功能做出全面、正确的评价。

一、病毒性肝炎

病毒性肝炎（viral hepatitis）是由多种肝炎病毒引起的以肝病变为主的一种感染性疾病。病理上以肝细胞变性、坏死、炎症反应为特点，临床以恶心、呕吐、厌油、乏力、食欲缺乏、肝大、肝功能异常为主要表现，部分患者可出现黄疸，亦可表现为无症状感染或自限性隐性感染，有些患者还可表现为慢性肝炎或肝衰竭。病毒性肝炎根据病程可分为急性肝炎和慢性肝炎。其病原学分型，最常见的有甲、乙、丙、丁、戊五种肝炎病毒，分别缩写作 HAV、HBV、HCV、HDV、HEV，除乙型肝炎病毒为 DNA 病毒外，其余均为 RNA 病毒。HDV 为缺陷病毒，依赖 HBsAg 才能复制，可表现为 HDV-HBV 同时感染。病毒性肝炎的主要实验室检测项目为血清酶学、血清蛋白质、血清胆红素、凝血酶原时间和肝炎病毒标志物检查。其中甲型和戊型病毒性肝炎主要表现为急性肝炎；乙型、丙型、丁型病毒性肝炎可以呈急性肝炎或慢性肝

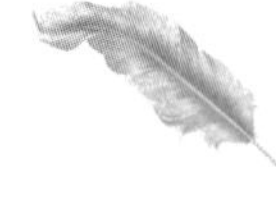

炎的表现，并有发展为肝硬化和肝癌的可能。

1．肝功能检查　ALT在肝细胞中的浓度比血清高，可灵敏地反映肝细胞的损伤。AST在心肌中浓度最高，在判定对肝功能的影响时，首先应排除心脏疾病的影响。一般情况下，肝细胞损伤以ALT升高为主，若血清AST明显增高，常表示肝组织严重坏死，线粒体中AST释放入血，血清转氨酶增高的程度与病变严重程度有一定的关系，两者不一定完全成正比，在重型肝炎时，可出现胆红素持续增高，转氨酶反而下降，即胆酶分离现象，提示肝组织坏死严重，预后不良；血清蛋白成分的变化为血清白蛋白下降和球蛋白水平升高，且以γ-球蛋白升高为主；血胆红素的水平和凝血酶原时间的长短与肝细胞损伤的程度成正比。反映急性肝损伤时，以ALT最敏感，而反映肝损伤程度时，以AST较为敏感。当肝细胞损伤较重时，AST/ALT＞1，重型肝炎时，血清ALT活性下降、血清胆红素逐渐升高，表示肝细胞严重损伤；反之，如血清胆红素逐渐下降，则表示肝细胞有再生现象。

2．肝炎病毒标志检测　见相关章节。

二、肝硬化

肝硬化（hepatic cirrhosis）是由不同病因引起的以肝组织弥漫性纤维化、假小叶和再生结节形成为特征的慢性肝病。疾病早期由于肝代偿功能较强，可无明显症状，后期则以肝功能损伤和门静脉高压为主要表现，并有多系统受累，晚期常出现上消化道出血、肝性脑病、继发感染、脾功能亢进、癌变等并发症。

肝硬化的严重程度可根据血清胆红素、血清白蛋白浓度、凝血酶原时间、是否有肝性脑病和腹水来评价。肝硬化患者的血常规通常为血小板最先减少，随着脾大、脾功能亢进加重，红细胞和白细胞也降低。肝功能检查在代偿期轻度异常，失代偿期血清白蛋白降低，球蛋白升高，A/G倒置；凝血酶原时间延长，凝血酶原活动度下降；转氨酶轻、中度升高，胆红素升高，血清胆红素持续增高提示预后不良；总胆固醇及胆固醇酯下降，血氨可升高；尿素氮、肌酐升高。肝纤维化检查显示血清Ⅲ型前胶原末端蛋白肽、Ⅳ型胶原及其分解片段升高、单胺氧化酶升高。新近出现腹水者、原有腹水迅速增加原因未明者应行腹腔穿刺，腹水可做常规及生化检查，腹水白蛋白、乳酸脱氢酶、腺苷脱氨酶（ADA）测定，细菌培养及细胞学检查。一般无感染的腹水为漏出液，若合并自发性腹膜炎，腹水可呈渗出液或者介于漏出液、渗出液之间。肝硬化并发肝癌时，腹水中可发现转移的肿瘤细胞。

三、肝癌

肝癌（liver cancer）是指发生在肝的恶性肿瘤，包括原发性肝癌和转移性肝癌两种。原发性肝癌是临床最常见的恶性肿瘤之一。按细胞学分型可分为肝细胞性肝癌、胆管细胞性肝癌及混合性肝癌。按肿瘤的形态可分为结节型、巨块型和弥漫型。转移性肝癌是指全身多个器官起源的恶性肿瘤侵犯至肝。原发性肝癌早期症状常无特异性，中、晚期肝癌常见的临床表现有右上腹疼痛、腹胀、恶心、食欲缺乏、乏力、消瘦、进行性肝大或上腹部包块等，部分患者有低热、黄疸、腹泻等；并发症有肝性脑病、上消化道出血、肝癌结节破裂出血等。转移性肝癌的临床表现类似于原发性肝癌，但发展一般相对缓慢。

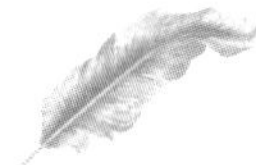

肝癌主要的实验室检查项目有血液生化检查和肿瘤标记物检查。血液生化检查可显示为ALT、AST、ALP、LDH、胆红素、GGT及其同工酶、血氨高于正常，凝血酶原时间延长，

血清 ALB 低于正常。肝癌肿瘤标志物比较肯定的是血清甲胎蛋白（AFP）及 AFP 异质体、γ-GTⅡ和 γ-GTⅡ′、异常凝血酶原，其中特异性最强的原发性肝癌诊断标志物为 AFP，其他指标主要对 AFP 阴性肝癌的诊断起辅助意义。

四、急性胰腺炎

急性胰腺炎（acute pancreatitis，AP）是多种病因导致胰酶在胰腺内被激活后引起胰腺组织自身消化、水肿、出血甚至坏死的炎症反应，可伴有或不伴有其他器官功能改变。临床以急性上腹痛、恶心、呕吐、发热和血胰酶增高等为特点。病变程度轻重不等，轻者以胰腺水肿为主，临床多见，病情常呈自限性，预后良好，又称为轻症急性胰腺炎。重者胰腺出血坏死，常继发感染、腹膜炎、多器官功能障碍、急性呼吸窘迫综合征和休克等，病死率高，称为重症急性胰腺炎。胰腺局部并发症有假性囊肿、胰腺脓肿、胰腺坏死感染。

急性胰腺炎的实验室诊断指标主要有血常规、淀粉酶、脂肪酶、血糖、血钙等。血常规可见白细胞计数增多及中性粒细胞核左移。淀粉酶在起病后 6 ~ 12 h 开始升高，12 ~ 48 h 达峰值，之后逐渐下降，3 ~ 5 天后恢复正常；脂肪酶在起病后 4 ~ 8 h 开始升高，24 h 达到峰值，持续时间达 7 ~ 10 天或更长，对病后就诊较晚的急性胰腺炎患者有诊断价值，且特异性也较高。血清淀粉酶和脂肪酶超过正常值 3 倍，且排除其他急腹症可能，结合临床症状及体征即可确诊为本病。

（董江川）

第四十八章

泌尿系统疾病的实验诊断

第四十八章数字资源

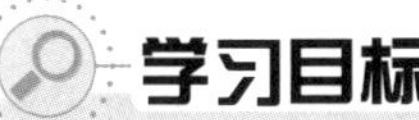

1. **知识**：列举肾小球功能评价的常用实验室检测方法。列举肾小管重吸收功能评价的常用实验室检测方法。列举尿液浓缩功能评价的常用实验室检测方法。
2. **能力**：科学解读肾功能实验室检测结果。根据肾功能实验室检测结果，对泌尿系统疾病进行鉴别诊断。
3. **素养**：根据患者临床资料，正确选择肾功能评价方法。综合分析患者病史资料及各项检查结果，进行泌尿系统疾病的诊断，培养临床思维。

泌尿系统由肾、输尿管、膀胱、尿道及相关的血管、淋巴管和神经等组成，主要功能是生成尿液，并将人体代谢废物随尿液排出体外，对机体内环境的稳定、血压的调节等起着至关重要的作用。

泌尿系统疾病主要包括原发性和继发性肾小球疾病、间质性肾病、肾小管疾病、尿路感染、急性肾损伤及慢性肾病等。其他系统疾病，如高血压、心力衰竭等心血管疾病，糖尿病等内分泌疾病，系统性红斑狼疮等风湿免疫性疾病等以及肾毒性药物、重金属等也常常导致泌尿系统结构和功能的异常。除了病史采集、影像学检查外，泌尿系统疾病的诊断和鉴别诊断在很大程度上依赖于尿液常规试验和肾功能试验等临床实验室的检测手段。此外，临床上也常采用尿液检测和肾功能试验进行健康体检或相关疾病的预后评估。

第一节　尿液分析

参见第四十五章第三节 尿液常规试验。

第二节　肾功能评价试验

肾的基本结构和功能单位是肾单位，每个肾单位由肾小体和与之相连的肾小管组成，肾小体包括肾小球和肾小囊，肾小管又分为近端小管、髓袢和远端小管。远端小管与集合管相连，被称为远端肾单位。肾单位中不同的结构行使不同的功能：肾小球的主要功能是滤过，近端肾小管的主要功能是重吸收，而远端肾单位的主要功能是对尿液进行浓缩、稀释并完成分泌、排泄，达到调节机体内环境稳定和电解质平衡的要求。临床实验室对于肾功能主要通过对肾小球

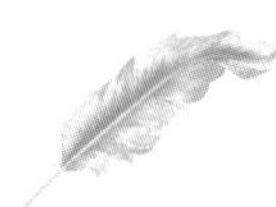

的滤过功能、肾小管的重吸收功能、浓缩稀释功能和排泌功能的评价来监测各种原因导致的肾功能异常改变。

微 整 合

基础回顾

肾的功能

肾的生理学功能主要是产生尿液，排泄代谢产物，调节水、电解质和酸碱平衡，维持机体内环境的稳定以及内分泌功能。具体功能表现为：

1．肾小球的滤过功能　每天经肾小球滤过到肾小囊腔中的原尿可达 180 L，是代谢废物（如含氮类废物肌酐、尿素等）排泄的主要形式。

2．肾小管和集合管的高度选择性重吸收、分泌、排泄功能　原尿中 99% 以上的水、全部葡萄糖和氨基酸在肾小管被重吸收，Na^+、Ca^{2+} 和尿素被不同程度地重吸收，而将肌酐、H^+ 等分泌到小管液中而排出体外。

3．内分泌功能　产生肾素、红细胞生成素、1,25- 二羟维生素 D_3 等，调节血压、红细胞生成和钙磷代谢等。

肾具有强大的代偿能力，多种原因导致肾实质改变和功能异常的早期阶段，常无特征性的症状和体征，因此早期肾损伤往往不易觉察。但如果不能及时发现，病情有可能不断恶化，甚至发展到肾衰竭的阶段。如果能够在肾损伤的早期及时发现、及时采取预防和干预措施，对于避免肾功能进一步严重损伤具有重要的意义。随着临床实验室技术的不断发展，肾功能的实验室检查项目和方法越来越丰富，在很大程度上提高了诊断的特异性和敏感性，尤其是对早期肾损伤的诊断能力有了长足的进步。下文将在介绍经典肾功能试验的基础上，介绍早期肾损伤的实验室检测方法及其临床应用。

一、肾小球滤过功能评价试验

评估肾小球滤过功能最重要的参数是肾小球滤过率。肾小球滤过率（glomerular filtration rate，GFR）指在单位时间内（通常以分钟为单位）经肾小球滤过进入肾小囊腔中的血浆量或原尿量。GFR 主要受肾血浆流量、肾小球毛细血管通透性、滤过面积和有效滤过压等因素的影响。影响上述因素的泌尿系统疾病或其他系统相关疾病、药物、缺血等，都有可能导致肾小球滤过功能的损伤。

（一）经典检测项目

1．内生肌酐清除率（endogenous creatinine clearance rate） 临床上，尚不能直接测定患者 GFR，通常以某种物质的清除率（clearance rate，Cr）推算出单位时间（min）多少毫升（ml）血浆中的该物质被肾小球清除，来反映肾小球滤过率。用于检测肾小球清除率的物质应具有以下特点：①全部经肾小球滤过；②不被肾小管重吸收；③若被肾小管重吸收，应全部被分解；④不被肾小管分泌，不会因此影响尿液中该物质的浓度；⑤若为外源性物质，应对人体无害。

Cr 结果以毫升 / 分（ml/min）表示，计算公式为：

$$Cr = (U \times V) / P$$

式中，U 为尿中某种物质的浓度，P 为血浆中某种物质的浓度，V 为每分钟的尿量（ml/min）。

外源性标志物，如 ^{99m}Tc-DTPA、^{51}Cr-EDTA、^{125}I- 碘锐特、菊粉和碘海醇等肾清除率测定方法被视为 GFR 评价的金标准。但这些方法复杂，操作难度大，一般仅用于研究，不用于临床检测。目前临床上常用来反映肾小球滤过功能的方法是肌酐清除率（creatinine clearance rate，CCr），也称为内生肌酐清除率。人体血液中的肌酐分为内源性和外源性两种。外源性肌酐是肉类食物在体内代谢的产物。内源性肌酐也称为内生肌酐，是体内肌肉组织代谢的产物。在严格控制饮食的情况下，内生肌酐即为血肌酐的主要来源。健康人在保证肌肉活动水平相对稳定的情况下，机体内肌酐每日生成量保持基本稳定。肌酐分子量较小，几乎全部经肾小球滤过且不被肾小管重吸收，继而随尿液全部排出。因此，血肌酐的水平主要受肾小球滤过率的影响。内生肌酐清除率是指单位时间内，肾清除多少毫升血液中的内生肌酐。该指标可以较好地反映肾小球的滤过功能。

【标本采集】

（1）患者准备：被检测者连续 3 天无肌酐饮食（禁食肉类、< 40 g/d 低蛋白饮食），避免剧烈运动，试验前 24 小时禁服利尿剂以及咖啡、茶等饮料。

（2）标准 24 小时留尿法采集尿液：晨起 8 时将尿液排净，收集之后至次日晨 8 时（包括）的 24 小时尿液，充分混匀，测定尿量和尿液肌酐浓度，并计算单位时间的尿量。

（3）血液标本：取静脉血 2 ~ 3 ml，分离血清，测定血肌酐浓度。

【计算公式】

$$\text{内生肌酐清除率}(C_{cr}) = \frac{\text{尿肌酐浓度}(\mu mol/L)}{\text{血肌酐浓度}(\mu mol/L)} \times \text{每分钟尿量}(ml/min)$$

为排除肾大小、排尿能力等个体差异所造成的误差，可进行体表面积的矫正。矫正公式如下：

$$\text{内生肌酐清除率}(C_{cr})(\text{矫正}) = \text{检测}\ C_{cr} \times \frac{1.72\ m^2(\text{标准体表面积})}{\text{受试者体表面积}(m^2)}$$

【参考区间】

成人 C_{Cr}：90 ~ 120 ml/min。

老年人随年龄增加逐渐降低；女性较男性略低；2 岁以内小儿偏低，新生儿为 25 ~ 70 ml/min。

【临床意义】

（1）用于肾小球损伤的早期判断：肾有强大的代偿能力，当 GFR 降低但保持在正常值 50% 以上时，肾功能处于代偿期，尚未出现临床症状，血肌酐、尿素氮等常用肾功能指标常处于正常范围之内，而 C_{Cr} 测定可明显降低，甚至达到 60 ml/min，可以较早地发现肾小球的轻度损伤。

（2）慢性肾病（chronic kidney disease，CKD）的诊断：按照改善全球肾脏疾病预后组织（Kidney Disease：Improving Global Outcomes，KDIGO）2012 年指南，关于 CKD 的最新诊断标准，C_{Cr} 下降低于 60 ml/(min · 1.73 m^2) 超过 3 个月，即可诊断为 CKD。

（3）CKD 临床分级：KDIGO 2012 年指南推荐，应根据 CKD 病因、GFR 级别和白蛋白尿级别对患者病情进行分级。其中 GFR 级别根据矫正 C_{Cr} 共分为 5 级（表 48-1）：

表 48-1 GFR 的分级及其与肾功能的关系

GFR 级别	C_{Cr} 检测结果［ml/(min · 1.73 m^2)］	肾功能
G1	≥ 90	正常
G2	60 ~ 89	轻度下降
G3a	45 ~ 59	轻至中度下降
G3b	30 ~ 44	中至重度下降
G4	15 ~ 29	重度下降
G5	＜ 15	肾衰竭

（4）CKD 预后评估

1）CKD 患者至少每年根据 GFR 和蛋白尿评估一次。

2）CKD 明确恶化：GFR 分级下降伴随 GFR 下降达基线的 25% 或更多。

3）CKD 快速恶化：GFR 持续下降超过每年 5 ml（min · 1.73 m^2）。

（5）CKD 进展的预防：若患者 GFR＜30 ml/(min·1.73 m^2)，应予低蛋白饮食 [0.8 g/(kg·d)]，以延缓 CKD 的发展。

（6）评估肾移植是否成功的参考：如肾移植成功，C_{Cr} 会逐渐回升或达参考区间，否则提示移植失败；若恢复后再度下降，提示可能发生排斥反应。

【应用评价】

（1）尿液收集不全和尿液总量计量不准是影响 C_{Cr} 准确性的常见原因，应向受试者说明检测注意事项和具体要求。

（2）为方便门诊患者，也可采取短时间留尿法，如 4 小时留尿改良法。这种方法所得 C_{Cr} 值可能较 24 小时留尿法结果偏高。

（3）C_{Cr} 替代 GFR 存在一定的缺陷：在 GFR 下降时，肾小管可以少量分泌肌酐；肾衰竭时，肠道细菌可以分解肌酐；不同个体的肉食摄入量和肌肉总量的差异影响血浆肌酐浓度，一些药物可以减少肾小管排泌肌酐，使血浆肌酐升高等。因此在类似情况下应加以注意。

2．血清肌酐 虽然采用 C_{Cr} 来反映 GFR 较为敏感，但临床上以 C_{Cr} 评估 GFR 的方法较为繁琐，而且对患者收集标本要求较高，不太适用于门诊病例。因此，目前常采用将血清肌酐（serum creatinine，S_{Cr}）检测结果带入公式估算 GFR（estimated GFR，eGFR）来反映 GFR。因此，S_{Cr} 的检测尤为重要。如上所述，严格控制饮食并保持相对稳定的运动水平的情况下，S_{Cr} 的水平主要取决于肾小球的滤过能力。

【标本采集】

采血前 3 天保持正常生活习惯，不做剧烈运动和重体力劳动。采血前 1 天晚餐后至第二天上午采血前禁食 8 ~ 14 小时。静脉采血分离血清。

【参考区间】

中国成年人群（20 ~ 79 岁）血清肌酐的参考区间见表 48-2。

表 48-2 血清肌酐参考区间

性别	年龄分组	参考区间（μmol/L）
男	20 ~ 59 岁	57 ~ 97
	60 ~ 79 岁	57 ~ 111
女	20 ~ 59 岁	41 ~ 73
	60 ~ 79 岁	41 ~ 81

【临床意义】

血清肌酐浓度增高，常见于各种原因引起的肾小球滤过功能减退。

（1）急性肾损伤（acute kidney injury，AKI）的诊断：KDIGO 2012 指南明确了 AKI 的诊断标准，出现以下情况任意一种可诊断为 AKI。① 48 小时内 S_{Cr} 升高≥ 26.5 μmol/L；或②已知或认定在过去 7 天内 S_{Cr} 升高≥基础值的 1.5 倍；或③ 6 小时尿量＜ 0.5 ml/(kg・h)。

（2）对 AKI 的严重程度进行分级（表 48-3）

表 48-3　AKI 的分期

分级	血清肌酐	尿量
1	基线值 1.5 ～ 1.9 倍 或升高≥ 26.5 μmol/L（0.3 mg/dl）	6 ～ 12 小时内＜ 0.5 ml/(kg・h)
2	基线值 2.0 ～ 2.9 倍	超过 12 小时＜ 0.5 ml/(kg・h)
3	基线 3.0 倍 或 升高≥ 353.6 μmol/L（4.0 mg/dl） 或 启动肾替代治疗 或在低于＜ 18 岁的患者中，eGFR 降至＜ 35 ml/(min・1.73 m^2)	超过 24 小时＜ 0.3 ml/(kg・h) 或 超过 12 小时无尿

（3）鉴别肾前性和肾性少尿

1）器质性肾性少尿时，血清肌酐常＞ 200 mmol/L，而肾前性少尿（如心力衰竭、脱水、肝肾综合征等）时，血肌酐一般＜ 200 mmol/L。

2）器质性肾损伤时，S_{Cr} 常与尿素同时增高；而因蛋白分解代谢旺盛或蛋白摄入过多而导致的肾前性少尿，常见尿素增高，而 S_{Cr} 增高不明显。

（4）老年人、身体消瘦者 S_{Cr} 水平可能偏低，一旦其浓度升高，应警惕肾功能减退。

【应用评价】

（1）S_{Cr} 比 C_{Cr} 测定简便，临床更为常用，尤其适合于门诊患者。

（2）S_{Cr} 日内生理波动为 10% 以内，与个体肌肉量有关，肌肉发达者与消瘦者相比生理水平有明显差异。剧烈运动时，S_{Cr} 有一过性增高。

（3）高蛋白饮食可使 S_{Cr} 升高，检测前应提醒患者避免高蛋白饮食。

3．血清尿素　尿素是蛋白质代谢的终产物之一。氨基酸经过脱氨基作用生成的氨，在肝中进入鸟氨酸循环生成尿素，进入血循环由肾排出体外。因此，体内尿素的水平与饮食中蛋白质的摄入量、组织蛋白质的分解、肝功能以及肾小球的滤过功能都有关。去除其他影响因素以外，肾小球滤过率减低时，尿素随尿液排出减少，血清尿素水平增高。临床检测多测定血清尿素氮（blood urea nitrogen，BUN）来反映肾小球滤过功能。

【标本采集】

采血前 3 天保持正常生活习惯，不做剧烈运动和重体力劳动。采血前 1 天晚餐后至第二天上午采血前禁食 8 ～ 14 小时。静脉采血分离血清。

【参考区间】

中国成年人群（20 ～ 79 岁）血清尿素的参考区间见表 48-4。

Note

表 48-4 血清尿素参考区间

性别	年龄分组	参考区间（mmol/L）
男	20 ~ 59 岁	3.1 ~ 8.0
	60 ~ 79 岁	3.6 ~ 9.5
女	20 ~ 59 岁	2.6 ~ 7.5
	60 ~ 79 岁	3.1 ~ 8.8

【临床意义】

BUN 水平涉及蛋白质代谢、肝功能、肾小球滤过功能，因此对于检测结果应综合分析。

（1）BUN 生理性改变：高蛋白饮食后增高，妊娠期减低。

（2）肾性因素：各种原因引起的肾小球滤过功能损伤，如原发性肾炎、肾盂肾炎、间质性肾炎、肾肿瘤等，均可致 BUN 增高。急性肾功能受损程度较轻时，BUN 变化不明显。一般在肾功能不全的失代偿期或氮质血症时，尿素才会明显增高，对早期肾小球滤过功能的损伤诊断不敏感。对于慢性肾功能损伤后期，BUN 增高的程度一般与病情严重程度呈正相关，常作为临床判断肾衰竭程度的指标。

（3）肾前因素：如急性失血、休克、脱水、烧伤等有效循环血量减少，肾小球滤过率减低，尿素排出减少，导致 BUN 浓度增高；充血性心力衰竭、肾动脉狭窄等使肾灌注下降，BUN 增高。

（4）肾后因素：因排尿不畅而导致尿素等代谢废物在血液内潴留，见于尿路梗阻，如结石、肿瘤、前列腺肥大等。

（5）蛋白分解代谢亢进：见于甲状腺功能亢进、大面积烧伤、高热、上消化道出血及挤压综合征等。

【应用评价】

（1）BUN 水平受蛋白质摄入量的影响，测定前，应根据要求严格控制影响因素。

（2）肝功能异常、营养不良、镰状细胞贫血等 BUN 减低，评价肾功能时应注意综合考虑。

（3）S_{Cr} 较少受肾外因素影响，因此，应同时检测 S_{Cr} 和 BUN，更有利于鉴别诊断。

（二）早期损伤检测项目

1．微量白蛋白尿 生理状态下，由于肾小球滤过膜不但有孔径屏障，还有电荷屏障，所以带负电荷的白蛋白虽然分子量很小（69 kD），但几乎不能通过肾小球的滤过屏障。即使少量通过肾小球滤过屏障进入肾小囊中，也可在肾小管被重吸收入血。因此尿液中几乎检测不到白蛋白。肾小球损伤早期，电荷屏障受到破坏，进入原尿的白蛋白量超过肾小管的重吸收阈值，则可形成微量白蛋白尿（microalbuminuria，MAU）。1982 年，Viberti 等发现部分糖尿病患者尿中总蛋白在参考范围内，但尿白蛋白排泄增加，从而提出了微量白蛋白尿的概念。临床上，微量白蛋白尿的定义为：在无尿路感染和心力衰竭的情况下，尿液中有白蛋白少量增加，但达不到常规尿蛋白检查阈值。当尿液中白蛋白达到 20 ~ 200 μg/min 或 30 ~ 300 mg/24 h 时，尿常规试纸检测尿总蛋白为阴性，称为微量白蛋白尿。当尿常规试纸检测总蛋白为阳性时，白蛋白浓度大多已超过 200 μg/min 或 300 mg/24 h，称为显性蛋白尿。

【标本收集】

可采用定时尿（24 h、3 h、过夜时段尿）、晨尿或随机尿。

【参考区间】

（1）定时尿：计算每分钟白蛋白排泄率（albumin excretion rate，AER）。AER ≤ 20 μg/min

或≤ 30 mg/24 h。

(2) 晨尿或随机尿：尿液中白蛋白与肌酐的比值（albumin/creatinine ratio，ACR）。成年男性 ACR < 2.0 mg/mmol，女性 ACR < 2.8 mg/mmol。

【临床意义】

(1) 根据 AER 和 ACR 的检测结果，可以对患者白蛋白尿进行分级（表 48-5）。

表 48-5 白蛋白尿分级标准

分级	AER（mg/24 h）	ACR		肾功能评价
		mg/mmol	mg/g	
A1	< 30	< 3	< 30	正常或轻度升高
A2	30 ~ 300	3 ~ 30	30 ~ 300	中度升高
A3	> 300	> 30	> 300	重度升高

知识拓展

糖尿病肾病患者的血压管理

2021 年，英国临床糖尿病专家协会和英国肾脏协会发布指南（ABCD-UKKA 指南）建议：

(1) 对于 1 型糖尿病患者：①伴有尿 ACR ≤ 3 mg/mmol 的成人患者，血压超过 140/90 mmHg，考虑使用 ACEI 作为降压药物；②伴有尿 ACR > 3 mg/mmol 的成人患者，无论血压水平如何，均应考虑 ACEI 治疗。

(2) 对于 2 型糖尿病合并 CKD：①伴有尿 ACR ≤ 3 mg/mmol 的患者，建议目标血压< 140/90 mmHg，并使用最大耐受剂量降压治疗药物；②伴有尿 ACR > 3 mg/mmol 的患者，建议使用最大耐受剂量的降压药物，目标血压< 130/80 mmHg。

(2) 糖尿病肾病的早期诊断和监测：微量白蛋白尿是糖尿病患者发生肾小球微血管病变的早期指标之一。①若糖尿病患者 AER 处于参考区间内或间歇出现微量白蛋白尿，表明肾小球毛细血管基膜出现增厚，尚处于极早期阶段；②若微量白蛋白尿持续出现，尿 ACR < 30 mg/mmol，患者处于糖尿病肾病早期，需及时治疗并控制血糖水平；③当 ACR 持续> 30 mg/mmol，表明患者已经发展至不可逆的糖尿病肾病阶段。

(3) 高血压肾病的诊断：微量白蛋白尿是高血压并发肾损伤的指征之一。妊娠诱发高血压也可出现微量白蛋白尿，持续微量白蛋白尿预示妊娠后期发生子痫的危险性增加。

(4) 其他疾病：狼疮性肾病早期、泌尿系统感染、心力衰竭等也可导致微量白蛋白尿。KDIGO 2012 指南推荐：除糖尿病、高血压外，风湿免疫性疾病、有肾病家族史、有心脏病病史或家族史以及服用某些肾毒性药物的 CKD 高危人群均应进行尿微量白蛋白的检查。

【应用评价】

(1) AER 被公认为是检测尿微量白蛋白的“金标准”。但收集尿液过程费时较长，对患者配合程度要求较高，不适用于门诊患者的检查。

(2) 剧烈运动后尿中白蛋白排泌量可增加，因此检测以选择清晨、安静状态为宜。

(3) 尿液中白蛋白昼夜排泄量波动较大，尤其是随机尿标本。一次微量白蛋白排泄量增

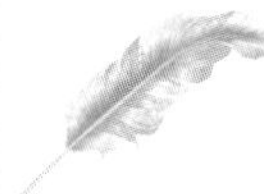

加，不一定有临床意义，需连续观察 2 ~ 3 次。若均超过参考区间，才有临床诊断价值。

2．尿转铁蛋白 转铁蛋白是血浆中主要的含铁糖蛋白，分子量约 80 kD，带负电荷。生理情况下转铁蛋白不易通过肾小球滤过膜，正常情况下尿转铁蛋白（urine transferrin，UTf）含量很低。转铁蛋白携带的负电荷数少于白蛋白，当肾小球滤过膜电荷屏障发生轻度损伤时，更容易通过滤过膜滤出。

【标本收集】

晨尿。

【参考区间】

0 ~ 2.35 mg/L。

【临床意义】

肾小球病变的早期诊断：糖尿病肾病、高血压肾病、妊娠高血压综合征等疾病早期，肾小球滤过膜轻度损伤，电荷屏障受损，尿液中转铁蛋白的增加早于白蛋白，对于肾小球病变的诊断较白蛋白更为敏感。

【应用评价】

（1）检测血浆转铁蛋白和铁饱和度可用于贫血的诊断。

（2）尿液转铁蛋白含量很低，容易造成检测误差，对检测要求较高。

3．血清半胱氨酸蛋白酶抑制剂 C 半胱氨酸蛋白酶抑制剂 C 简称胱抑素 C（cystatin C，Cys-C），是一种内源性的小分子蛋白质（13 kD），带正电荷，半衰期短（约 2 小时）。Cys-C 由管家基因编码，属于胱氨酸蛋白酶抑制剂家族成员，表达于几乎所有有核细胞，无组织特异性，在机体中的产生率恒定。Cys-C 分子量小，可以自由通过肾小球滤过膜，并被近曲小管细胞全部摄取后分解，不再重新回到循环中，肾小管也不分泌，尿中排出量极少。因此血中 Cys-C 的浓度主要由肾小球滤过率来决定，是一种理想的反映肾小球滤过率的内源性标志物。

【标本采集】

血清或肝素抗凝血浆。

【参考区间】

成年人 0.51 ~ 1.09 mg/L。Cys-C 可采用单向免疫扩散、酶联免疫测定、免疫比浊等方法来检测，不同检测方法、不同实验室的参考范围略有不同。

【临床意义】

Cys-C 是一种敏感、特异地反映肾小球滤过率的内源性物质。

（1）肾病的诊断：血清 Cys-C 水平升高，说明肾小球滤过功能受损，常用于判断肾病是否导致肾小球滤过功能的早期损伤，也用于肾小球功能损伤的动态监测。

（2）用于糖尿病肾病、高血压肾病以及其他可造成肾小球早期损伤的疾病的动态监测和预后判断。

（3）肾移植术后的判断：肾移植术后，S_{Cr} 和 BUN 升高缓慢，无法据此及时、准确地判断移植肾的功能。Cys-C 可较敏感地反映肾小球滤过功能的成功建立，在此方面的诊断价值优于 C_{Cr}；若术后发生排斥反应，血清 Cys-C 的升高明显早于 S_{Cr}，幅度也远远大于 S_{Cr}。

（4）儿科患者肾功能评价：C_{Cr} 的检测受体表面积、肌肉量等多种因素的影响。儿童肌肉含量较少，通过肌酐水平很难准确评估 GFR。而 Cys-C 的水平在儿童出生不久即与成人相当并保持相对稳定，因此 Cys-C 可以更准确地反映儿童患者 GFR 的变化。

（5）肾小管功能评价：Cys-C 经肾小球滤过后，被肾小管完全吸收、分解，所以尿液中几乎检测不到 Cys-C 的存在。尿液中 Cys-C 水平升高，说明近曲小管的重吸收功能下降。

【应用评价】

（1）Cys-C 产生恒定，不受年龄、身高、体重、人种、饮食以及肿瘤等其他疾病的影响，是一个特异性很强的反映肾小球滤过功能的理想标志物。

（2）与 S_{Cr}、BUN 相比，Cys-C 与 GFR 的相关性更好。

（3）Cys-C 的检测方法简便，误差小，对患者的配合度要求低，更易于在临床检测中应用。

二、肾小管重吸收功能评价试验

（一）经典检测项目

1．β_2- 微球蛋白　β_2- 微球蛋白（β_2-microglobulin，β_2-MG）是一种分子量仅为 11.8 kD 的小分子蛋白质，广泛存在于有核细胞表面，尤其是淋巴细胞。β_2-MG 在生理情况下可自由通过肾小球滤过屏障，但约 99.9% 被近曲小管重吸收，故尿中含量很低。

【标本采集】

血清和晨尿。

【参考区间】

血清：18 ~ 59 岁，1.0 ~ 2.3 mg/L；≥ 60 岁，1.3 ~ 3.0 mg/L。

尿液：< 0.2 mg/g 肌酐。

【临床意义】

（1）血清 β_2-MG 升高

1）肾小球滤过功能受损时 β_2-MG 潴留于血液中，C_{Cr} 低于 80ml/min 时，β_2-MG 水平明显升高，而此时血清肌酐浓度仍处于参考区间内，故在评价肾小球滤过功能方面，β_2-MG 比血清肌酐浓度变化的灵敏度更高。

2）肾移植监测：肾移植成功后，血清 β_2-MG 浓度迅速下降，而且比血肌酐减低更敏感、幅度更大。移植术后，由于患者长期服用免疫抑制剂，血清 β_2-MG 应持续处于较低的水平。当血清 β_2-MG 浓度回升时，提示有发生移植排斥反应的危险。

（2）尿 β_2-MG 升高：肾小管对 β_2-MG 的重吸收阈值为 5 mg/L，当血中浓度超过阈值时，可出现非肾小管重吸收功能受损的 β_2-MG 尿。而当血液 β_2-MG < 5 mg/L，尿 β_2-MG 增高，则表明肾小管重吸收功能受损，多见于肾小管炎症、间质性肾病、缺血或烧伤诱发的急性肾小管坏死、先天性肾小管疾病。尤其是肾毒性药物或重金属导致的肾中毒，药物主要集中在近端小管，尿 β_2-MG 升高往往早于 S_{Cr}。

（3）协助诊断恶性疾病：在恶性肿瘤，如多发性骨髓瘤、慢性淋巴细胞白血病、呼吸与消化系统恶性肿瘤时，血清和尿液 β_2-MG 均升高。

（4）鉴别上、下尿路感染：急、慢性肾盂肾炎常累及肾小管，尿 β_2-MG 可增高，而下尿路感染则无肾小管损伤，例如单纯性膀胱炎患者 β_2-MG 常不升高。

【应用评价】

（1）尿液酸化时，尿中酸性蛋白酶可迅速降解 β_2-MG，在 25 ℃、24 小时内尿中 β_2-MG 浓度可下降 80%。因此，标本采集后应及时送检，不宜长期保存。

（2）血清 β_2-MG 容易受到多种因素影响，如年龄、炎症、肿瘤、淋巴细胞活化程度等，因此对肾小球滤过率的诊断特异性较差。

2．α_1- 微球蛋白　α_1- 微球蛋白（α_1-microglobulin，α_1-MG）是由肝和淋巴组织合成的小分子蛋白质，广泛存在于人体各种体液和淋巴细胞表面。血液中游离的 α_1-MG 可自由通过肾小球滤过，并几乎全部在近曲小管被重吸收，尿液中的含量很低。

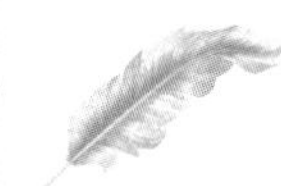

【标本采集】

血清或晨尿。

【参考区间】

成人血清 10 ～ 30 mg/L，成人尿液＜ 15 mg/24 h 或 10 mg/g 肌酐。

【临床意义】

（1）血清 α_1-MG：当各种疾病导致肾小球滤过功能减低时，血清中 α_1-MG 可明显升高。在内生肌酐清除率（C_{Cr}）减低时，α_1-MG 先于 β_2-MG 和 S_{Cr} 升高。

（2）尿液 α_1-MG：肾小管重吸收功能损伤早期，尿 α_1-MG 升高。

（3）若血清和尿液 α_1-MG 均升高，则提示肾小球和肾小管双重受损。

（4）α_1-MG 降低：肝实质病变，如重症肝炎等，可因 α_1-MG 生成减少而使血清 α_1-MG 降低。

【应用评价】

（1）血液中 α_1-MG 有两种形式：游离型和结合型。与 IgA 或白蛋白结合的结合型 α_1-MG，不能通过肾小球滤过。血清或尿液中 α_1-MG 水平指的是游离 α_1-MG 的水平。

（2）与 β_2-MG 相比，尿中 α_1-MG 含量相对较高，影响 α_1-MG 的肾前性因素较少，在酸性尿液中稳定，且不受恶性肿瘤的影响，测定的重复性较好，因此，α_1-MG 在近曲小管重吸收功能的早期损伤诊断和鉴别诊断方面灵敏性和特异性比 β_2-MG 高，更具有临床价值。

（3）血清 α_1-MG 浓度受性别、年龄等因素影响。随年龄增高，尿中 α_1-MG 有上升趋势。运动后尿排出量可增加，尿液检测时应在安静状态为宜。

3．尿钠排泄分数 血浆中的 Na^+ 可以自由通过肾小球滤过，99% 以上被近端肾小管重吸收，只有不到 1% 的 Na^+ 通过尿液排出体外，实现肾对 Na^+-K^+、Na^+-H^+ 等离子平衡的调节。当各种原因导致肾小管受损时，Na^+-K^+ 泵和 Na^+-H^+ 泵功能异常，导致离子调节紊乱。临床上常通过计算尿钠排泄分数来评估近端肾小管的重吸收功能。尿钠排泄分数（fraction of urine natrium excretion，FeNa）是尿液排泄钠占肾小球滤过钠的百分率，即经肾小球滤过但未被肾小管重吸收的钠的百分率。FeNa 的计算公式为：

先计算尿钠清除率 $$C_{Na}=\frac{U_{Na}(\text{尿钠浓度})\times V(\text{尿量})}{P_{Na}(\text{血钠浓度})}$$

$$\text{FeNa}=\frac{C_{Na}}{C_{Cr}}\text{或者}\frac{U_{Na}(\text{尿钠浓度})\times P_{Cr}(\text{血肌酐浓度})}{P_{Na}(\text{血钠浓度})\times U_{Cr}(\text{原肌酐浓度})}\times 100\%$$

【标本采集】

血清和尿液

【参考区间】

成人 FeNa：＜ 1%。

【临床意义】

FeNa 是反映肾小管重吸收功能的指标。当肾前性少尿或者肾小球肾炎等导致肾小球滤过率减少时，FeNa 可保持在＜ 1%；而感染、毒素、缺血等因素时，肾小管的重吸收功能受损，FeNa ＞ 1%。

【应用评价】

（1）应用利尿剂可使尿钠排泄增加，故应用利尿剂时不能依靠 FeNa 作为诊断依据。

（2）FeNa 需要检测血钠浓度、尿钠浓度、血肌酐浓度、尿肌酐浓度，较为复杂。

4．尿酸 尿酸（uric acid，UA）是嘌呤代谢的产物，主要在肝中代谢生成。小部分尿酸在肝随胆汁排泄，大部分从肾小球滤出，在近端肾小管90%被重吸收，因此血UA和尿UA的联合检测有利于判断肾小球滤过功能和肾小管的重吸收功能。

【标本采集】

血UA：血清或肝素抗凝血均可。

尿UA：晨尿。

【参考区间】

男性：150 ～ 416 μmol/L，女性：89 ～ 357 μmol/L。

【临床意义】

（1）血UA升高、尿UA降低：提示肾前性、肾性以及肾后性原因所致肾小球滤过功能下降，肾小管重吸收功能正常。

（2）血UA降低、尿UA升高：提示由于肾小管重吸收功能损伤或竞争性抑制，导致尿酸大量随尿液排出体外，主要见于间质性肾炎、慢性镉中毒、范科尼贫血等。

（3）血UA和尿UA均升高：见于因嘌呤代谢障碍所致的原发性痛风，以及白血病、多发性骨髓瘤、恶性肿瘤等所致的继发性痛风。此外，长期服用抗结核药物吡嗪酰胺也可导致血尿酸明显升高。

（4）血UA和尿UA均降低：见于尿酸合成减少。如严重肝功能损伤（如急性重型肝炎）、黄嘌呤氧化酶等尿酸生成相关酶先天性缺陷等。临床使用抑制嘌呤合成的抗癌药物或者长期大剂量使用糖皮质激素也可导致尿酸生成减少。

【应用评价】

（1）肾小球滤过功能受损时，血UA水平升高较血肌酐、血尿酸的升高更敏感，但需要同时检测尿UA，以排除痛风等肾外因素所致的血UA升高。

（2）肾小管对尿酸有一定的排泌功能，因此，严重肾功能损伤情况下，血尿酸水平不一定与肾功能的损害相一致。

（二）早期损伤检测项目

1. 视黄醇结合蛋白　视黄醇结合蛋白（retinal-binding protein，RBP）又称为维生素A（VitA）结合蛋白，是一种低分子量（21 kD）的载体蛋白，由肝细胞合成。从肝转运VitA至上皮细胞，为视网膜等上皮细胞提供VitA。RBP广泛存在于人体血液、尿液及其他体液中。正常血浆中90%左右的RBP与视黄醇结合，不能被肾小球滤过。10%游离状态的RBP由肾小球滤过后，大部分被肾小管重吸收，进而被分解为氨基酸，仅有少量从尿液排出。因此当肾小球功能损伤影响肾小球滤过率时，血清中RBP水平升高；而当感染、毒素或缺血、缺氧影响肾小管的重吸收功能时，尿液中的RBP水平升高。

【标本采集】

血清；晨尿或随机尿。

【参考区间】

血清：25 ～ 70 mg/L。

尿：阴性或＜ 0.7 μg/ml。

【临床意义】

（1）血清RBP增高：常提示肾小球滤过功能受损。

（2）血清RBP降低：反映肝功能的较敏感的损伤。急慢性肝炎、肝硬化患者血清RBP水平明显低于正常人，急性肝炎早期降低较晚期更明显。

（3）尿RBP升高：见于早期肾小管损伤，是反映近端肾小管受损的敏感指标。

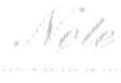

【应用评价】

（1）对于肾小球滤过功能损伤的评价，血清 RBP 具有较高的特异性和敏感性，敏感性高于 S_{Cr}，特异性较 β_2-MG 好，不受 pH、温度等影响，有较好的稳定性。

（2）用于肝功能的评价，与血清胆红素、ALT 等检测指标呈明显负相关，能够较准确、灵敏地反映肝功能变化。

2．尿 *N*- 乙酰 -β-D- 氨基葡糖苷酶 *N*- 乙酰 -β-D- 氨基葡糖苷酶（*N*-acetyl-β-D-glucosaminidase，NAG）是一种高分子量（140 kD）的溶酶体水解酶，在近端肾小管上皮细胞和前列腺中表达最高。正常情况下，血清中 NAG 不能通过肾小球滤过随尿液排出。各种原因（感染、毒素、化学物质、缺血、缺氧、自由基和免疫反应等）导致的近端肾小管损伤，即使是轻微损伤，均可导致肾小管上皮细胞 NAG 被分泌进入尿液，使得尿 NAG 活性增高。因此，尿中 NAG 活性是肾小管功能损害及 AKI 的敏感指标之一。

【标本采集】

晨尿或随机尿液，及时送检。

【参考区间】

速率法＜ 2.37 U/mmol 肌酐或＜ 21 U/g 肌酐。

终点法＜ 1.81 U/mmol 肌酐或＜ 16 U/g 肌酐。

【临床意义】

（1）急性肾炎综合征：急性期，尿 NAG 升高可达到正常值上限 10 倍以上。恢复期，NAG 活性下降甚至恢复正常，变化趋势与疾病发生和转归一致。

（2）肾病综合征：尿 NAG 升高达正常值 20 ～ 30 倍，缓解期 NAG 下降，比尿蛋白、血肌酐、尿素氮更加敏感。

（3）肾小管毒性损伤：氨基糖苷类抗生素、顺铂等抗癌药物、重金属（镉、汞等）引起的肾小管毒性损伤，尿 NAG 活性显著升高，早于尿蛋白和管型出现，甚至早于肾功能改变。常用于肾毒性物质环境污染的人群监测以及隐匿性肾炎的早期筛查。

（4）糖尿病肾病、高血压肾病：近年来的研究发现糖尿病、高血压患者出现肾病的早期即可有肾小管损伤，尿 NAG、α_1-MG 等肾小管损伤标志物的变化甚至早于微量白蛋白尿的出现，三者的联合检验对早期发现糖尿病、原发性高血压、妊娠高血压综合征并发肾病有意义。糖尿病肾病患者 NAG 升高与病情密切相关，血糖下降的同时检测发现尿 NAG 活性下降，可作为病程监测的重要指标。而胰腺切除或者甲状腺功能亢进所导致的继发性糖尿病，尿 NAG 水平升高不明显。

（5）泌尿系统感染：泌尿系统感染肾盂肾炎或引起肾小管 - 间质性肾病时，尿 NAG 活性显著增高。上尿路感染时，NAG 水平高于下尿路感染，有助于感染的定位诊断，并有利于抓住抗炎治疗的最佳时机。

（6）肾移植的监测：肾移植后稳定期，尿 NAG 维持在较低的水平。排斥反应早期，尿 NAG 活性增高，常早于 C_{Cr}、蛋白尿、管型尿或血尿出现。

【应用评价】

（1）检测 NAG 的同时，常检测尿肌酐，以 NAG 活性单位 U/mmol 肌酐表示酶相对浓度，以校正尿量变化对 NAG 的影响。

（2）某些药物，如维生素 C 可引起 NAG 的作用底物发生氧化还原反应，而导致检测结果出现假阳性。

（3）据文献报道，尿素是尿 NAG 的抑制物，呈剂量依赖性，随尿素浓度的增加而增强，因此尿素水平增加会造成假阴性。

三、肾小管浓缩功能评价试验

1. 尿浓缩稀释试验 远端肾单位包括髓袢、远端肾小管、集合管。在神经体液的调节下，肾通过远端肾单位的浓缩和稀释功能来实现对水、电解质平衡的调节作用。正常人受生物节律、饮水量、出汗量等因素的影响，24 小时内不同时间点尿量及其比重的变化很大。与白天相比，夜间肾对尿液的浓缩能力较强，尿量较少，比重较大。在肾功能损伤的早期，夜尿较白天的尿液更早出现异常。尿液浓缩稀释试验，又称为莫氏试验（Mosenthal test）或昼夜尿比重试验，检测不同时间段尿量和比重，比检测随机尿的比重更具有临床意义。

【标本采集】

正常饮食，三餐外无额外饮水。晨 8 时将尿排空弃去，然后每隔 2 小时至晚 8 时各留尿 1 次，共 6 次，分别检测尿量和尿比重；自晚 8 时到次晨 8 时再留尿 1 次，或将多次夜尿混合，测定夜尿量和比重。

【参考区间】

成年人 24 小时尿量为 1000 ～ 2000 ml。

夜尿量（晚 8 时—次晨 8 时）＜ 750 ml。

昼夜尿量之比为（3 ～ 4）∶1。

日间各次的尿比重因尿量不同有变化，可在 1.002 ～ 1.020 之间波动。

尿液最高比重应在 1.020 以上。

最高尿比重与最低尿比重之差＞ 0.009。

【临床意义】

用于反映远端肾小管浓缩功能的受损情况。

（1）浓缩功能损伤早期：夜尿量＞ 750 ml，总尿量及尿比重检测结果处于正常范围，说明肾小管浓缩功能处于早期损伤阶段。常见于间质性肾炎、慢性肾小球肾炎、肾病早期。

（2）浓缩功能明显损伤：夜尿量增多，尿比重下降，最高尿比重＜ 1.018，或者昼夜尿比重差值＜ 0.009，提示浓缩功能损伤严重。常见于肾病晚期。

（3）肾小球疾病：尿量减少，但尿比重增加，说明肾小管浓缩功能正常而肾小球滤过率下降，常见于急性肾小球肾炎等导致 GFR 降低的疾病。

（4）尿崩症：尿量明显增加，＞ 4 L/24 h，尿比重均低于 1.006，为尿崩症的典型表现。

【应用评价】

（1）尿比重的检测受尿蛋白、糖等多种成分的影响，因此在进行昼夜尿比重试验结果解读时，应结合其他尿液检查结果，进行综合分析。

（2）临床上也可通过 3 小时尿比重试验来反映肾小管浓缩稀释功能。3 小时尿比重试验原理与昼夜尿比重试验相似，但尿液采集方法不同：晨 8 时排空尿液后，每 3 小时收集 1 次尿液，至次日清晨 8 时，共收集 8 次尿液，分别测定尿量和尿比重。

2. 尿渗量 尿渗量（urine osmolality，Uosm）即尿渗透压，系尿内各种溶质颗粒的总量。尿比重和尿渗量都能反映尿中溶质的含量，但前者易受溶质微粒大小和分子量的影响，如蛋白质、葡萄糖等可使尿比重增高，但离子成分对比重的影响较小；而尿渗量反映的是全部微粒的总量，不受微粒种类和性质的影响。如果两种溶液的渗量相同，不论它们内含的成分是否相同，则都具有相同的渗透压。例如，1 mmol/L 的葡萄糖的渗量为 1 mOsm/kgH_2O，1 mmol/L 氯化钠溶解后解离出 Na^+ 和 Cl^-，其渗量为 2 mOsm/kgH_2O。肾小管浓缩稀释功能依赖的是小管膜两侧的渗透压差，因此，测量尿渗量能更准确地反映肾小管浓缩稀释功能。

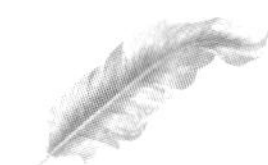

【标本采集】

（1）禁饮尿渗量：常用于尿量基本正常或增多的患者，晚餐后禁饮水 8 h，晨尿送检。同时空腹采肝素抗凝静脉血浆渗量。

（2）随机尿渗量：常用于尿量减少的患者。

【参考区间】

禁饮尿渗量（Uosm）：600 ～ 1000 mOsm/kgH_2O，平均值 800 mOsm/kgH_2O。

血浆渗量（Posm）：275 ～ 305 mOsm/kgH_2O，平均值 300 mOsm/kgH_2O。

尿 / 血浆渗量（Uosm/Posm）比值：(3 ～ 4.5)∶1。

【临床意义】

（1）判断肾浓缩功能：正常人禁水 8 h 后，尿渗量＜ 600 mOsm/kgH_2O，表明肾浓缩功能障碍，见于累及肾小管和间质的慢性肾盂肾炎、慢性肾炎晚期等。当尿渗量为 300 mOsm/kgH_2O 时，称为等渗尿，提示肾小管浓缩功能严重受损甚至丧失。

（2）少尿的鉴别诊断：患者出现少尿症状时，一次性尿渗量检测结果有一定的鉴别诊断意义。肾小管浓缩功能没有损伤时，尿渗量正常或增高；若肾小管坏死致肾性少尿时，尿渗量降低明显。

【应用评价】

（1）尿渗量测定不受溶质分子量大小或温度影响，重复性好，对于肾小管浓缩功能的检测更加敏感，优于尿比重测定。

（2）测定尿渗量与血浆渗量的比值比单独测定更有意义。

（3）尿渗量的测定相对比较繁琐，目前临床应用不如尿比重广泛。

四、肾小管排泌功能评价

肾小管上皮细胞除了具有重吸收功能以外，还具有排泌功能，可将其产生的或血液中的某些物质转运到肾小管管腔内随尿液排出。近端小管、远端小管和集合管都具有泌 H^+ 的功能，通过 H^+-Na^+ 之间的交换，达到排氢保钠的目的；远端小管和集合管通过泌 K^+ 和泌 NH_3 等功能，实现 K^+-Na^+ 等之间的交换；近端小管还通过排泌作用，实现对青霉素、酚红、对氨基马尿酸等外源性物质的排泄。临床上，可通过酚红排泄试验和对氨基马尿酸最大排泌量试验来评价近端肾小管排泌功能的损伤程度。

1．酚红排泄试验 酚红又名酚磺酞（phenol sulfonphthalein，PSP），是实验室常用的酸碱指示剂，对人体无害。外源性注入人体后，少量经肾小球滤过，约 94% 由近端肾小管上皮细胞主动排泌，随尿液排出体外。PSP 的排泄量与血浆浓度密切相关。静脉注射后 15 min 内，排泄量最多，之后随着血浆浓度下降，排泄量逐渐减少。计算不同时间的酚红排泄率，可以评价近端肾小管的排泌功能。

【标本采集】

患者在静脉或肌内注射酚红前应禁烟、茶及其他有利尿作用的饮料，饮水 300 ～ 400 ml，30 min 后排空膀胱。试验时静脉或肌内注射 6 g/L 的酚红 1 ml，之后 15 min、30 min、60 min、120 min 分别留尿，记录尿量，并检测 PSP 的排泄量。

【参考区间】

PSP 排泄率见表 48-6。

表 48-6　PSP 排泄率参考区间

时间（min）	静脉注射法（%）	肌内注射法（%）
15	25 ~ 50	25
30	40 ~ 60	
60	50 ~ 75	
120	55 ~ 85	55

【临床意义】

（1）PSP 排泄率与近端肾小管排泌功能受损程度密切相关（表 48-7）。

表 48-7　PSP 2 h 排泄率与肾小管排泌功能损伤程度的相关性

2 h 排泄率（%）	损伤程度
40 ~ 50	轻度
25 ~ 39	中度
11 ~ 24	重度
0 ~ 10	严重或极度

（2）PSP 的排泄与肾血流量密切相关：肾血流量下降，可降低 PSP 的排泄。很多患者在 GFR 显著降低之前，可检测到 PSP 排泄率下降，因此 PSP 排泄率可较为敏感地反映肾血流量的下降。

【应用评价】

（1）15 min PSP 排泄率较为敏感，不少肾病患者 15 min PSP 排泄率低于正常，但 2 h 排泄率仍在正常范围之内。

（2）PSP 排泄试验分为静脉注射法和肌内注射法，两种方法的参考区间不同。

（3）PSP 排泄试验的特异性不如对氨基马尿酸最大排泌量试验，但方法较为简便，在诊断肾小管排泌功能方面有较大的临床应用价值。

2．对氨基马尿酸最大排泌量试验　外源性对氨基马尿酸（*p*-aminohippuric acid，PAH）注射后，在人体内不分解代谢，少量经肾小球滤过，大部分经近端肾小管排泌，不被肾小管重吸收。PAH 排泌量与肾血流量和 PAH 血浆浓度水平呈正相关。静脉给药使血浆浓度达到 600 mg/L 时，肾小管对 PAH 的排泌达到最大限度。即使再增加 PAH 的血浆浓度，尿中的排泄量也不会再增加。对氨基马尿酸最大排泌量试验（tubular maximal *p*-aminohippuric acid，TmPAH）是反映肾血流量和近端肾小管排泌功能的较好指标。

【标本采集】

静脉注射使血浆浓度达到 600 mg/L，收集 2 h 尿液，并采血。

【参考区间】

TmPAH：60 ~ 90 mg/(min · 1.73 m^2)。

【临床意义】

TmPAH 反映有功能的肾小管的数量和质量。轻度减少见于急性肾小球肾炎、心力衰竭；中度减少见于高血压、肾动脉硬化症和肾盂肾炎；显著减少见于慢性肾小球肾炎、急进型肾炎、慢性肾盂肾炎及间质性肾炎等。

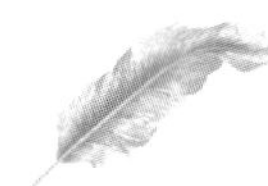

【应用评价】

TmPAH 的特异性较 PSP 排泄试验强，诊断价值大，但操作复杂，不利于临床常规检查。

五、肾小管性酸中毒的诊断

临床上将肾小管性酸中毒（renal tubular acidosis，RTA）分为下列四型。

①Ⅰ型：远端肾小管性酸中毒，远曲小管泌 H^+ 功能障碍，尿液不能被酸化，H^+ 在体内蓄积，血浆 HCO_3^- 进行性下降。

②Ⅱ型：近端小管性酸中毒，近曲小管 Na^+-H^+ 转运体功能障碍，碳酸酐酶活性降低，HCO_3^- 在近曲小管重吸收减少，血浆 HCO_3^- 浓度降低。

③Ⅲ型：混合型酸中毒，远端小管泌 H^+ 功能和近端小管 HCO_3^- 重吸收功能均有障碍。

④Ⅳ型：同时存在代谢性酸中毒和高钾血症。

不同类型的肾小管性酸中毒可以通过酸负荷或碱负荷试验来加以鉴别。

1. 酸负荷试验——氯化铵负荷试验 氯化铵负荷试验（ammonium chloride loading test）是通过检测远曲小管泌 H^+ 功能来协助诊断Ⅰ型肾小管性酸中毒的试验。受试者服用酸性药物氯化铵（NH_4Cl），人为地使机体产生酸血症，增加远端肾小管泌 H^+ 负荷。若远端肾小管功能正常，则可主动分泌 H^+，产 NH_3 增加，两者可结合为 NH_4^+，从而将过多的 H^+ 从尿中排出，使血液 pH 维持正常。

【标本采集】

（1）短程法：受试者饮食不限，禁服酸性、碱性药物。检查前收集尿液，成人按每千克体重 0.1 g 一次性服用 NH_4Cl，于服药后第 3、4、5、6、7 小时留取尿液标本，收集于中性干燥容器内，测定每次尿液的 pH。

（2）长程法（Elkinson 法）：受试者停用碱性及酸性药物 2 天后，收集尿液，成人按每千克体重 0.1 g/d 计算每日 NH_4Cl 服用量，连续服用 3 天。第 3 天末次服用药物后第 3、4、5、6 小时留取尿液标本，测定尿液 pH。

【参考区间】

口服氯化铵之前，晨尿 pH $<$ 5.5；口服氯化铵之后的尿液标本至少有 1 次 pH $<$ 5.3。

【临床意义】

远端肾小管性酸中毒的诊断：远端肾小管功能受损时，患者不能对额外的酸负荷加以处理，血液 pH 下降的同时，尿液 pH 不出现相应的下降，表现为服用药物后每次尿液标本 pH 均大于 5.3，提示远端肾小管泌 H^+ 功能障碍。严重者服药前后尿液标本 pH 均$>$ 5.5，提示患者存在远端肾小管性酸中毒。常见于慢性肾盂肾炎、肾小管中毒、尿路梗阻、狼疮性肾病等。

【应用评价】

（1）服用氯化铵后连续检测尿液标本，发现一次 pH 低于 5.3，即可停止试验。正常人一般服药后第一次尿液标本 pH 即低于 5.3。

（2）本试验适用于判断不典型或不完全肾小管性酸中毒，患者若已出现全身性酸中毒表现，不应再做酸负荷试验，以免加重患者酸中毒。

2. 碱负荷试验——碳酸氢根离子重吸收排泄试验 碱负荷试验用来协助诊断Ⅱ型肾小管性酸中毒。正常人每天通过肾小球滤过的碳酸氢根（HCO_3^-）离子几乎全部被重吸收入血，其中 85% ~ 90% 于近端肾小管被重吸收，从而保证血液中有足够的 $NaHCO_3$（储备碱）发挥缓冲作用，保证血液 pH 的稳定。尿液中检测不到 HCO_3^-。当近端小管重吸收功能受损时，HCO_3^- 无法被重吸收入血，随尿液排出体外，血液中储备碱不足，导致酸中毒，出现血液 pH 降低而尿液 pH 升高的分离现象。

【标本采集】

受试者按每 1 ~ 2 mmol/（kg · d）剂量口服碱性药物 $NaHCO_3$，连服 3 天。用药期间，监测血浆 $NaHCO_3$ 浓度，当达到≥ 26 mmol/L 时留取血液和尿液标本，分别检测血和尿液 HCO_3^- 和肌酐的浓度，计算 HCO_3^- 排泄率。

$$尿HCO_3^-排泄率 = \frac{尿HCO_3^-}{血HCO_3^-} \times \frac{血肌酐}{尿肌酐} \times 100\%（单位均为mmol/L）$$

【参考区间】

成人尿 HCO_3^- 排泄率≤ 1%，即原尿中的 HCO_3^- 几乎 100% 被重吸收。

【临床意义】

（1）近端肾小管性酸中毒：碱负荷试验的尿 HCO_3^- 排泄率＞ 15% 是近端肾小管性酸中毒（Ⅱ型）的确诊标准。

（2）Ⅰ型肾小管性酸中毒：即远端肾小管性酸中毒，患者碱负荷试验可正常或轻度增加，常＜ 5%。因此碱负荷试验 3% ~ 5% 不支持近端肾小管性酸中毒，而支持远端肾小管性酸中毒。

（3）酸负荷和碱负荷试验联合血清钾等可以对肾小管性酸中毒进行分型，有助于确定病因，指导治疗。

【应用评价】

正常人 HCO_3^- 的重吸收阈值为 26 mmol/L。若血液 HCO_3^- 超过此吸收阈值，应考虑其他原因导致的酸中毒。

六、肾功能检测项目的选择和应用

肾有强大的代偿能力，早期肾损伤往往没有明显的症状和体征，临床诊断在很大程度上依赖于实验室检查。不同肾功能评价检测项目对于不同的肾功能损伤及不同的损伤程度，有着不同的诊断价值。临床上应根据患者病史、症状和体征等临床资料，选择适宜的项目或项目组合，做出客观评价，为临床诊断、病情监测和疗效观察提供依据。

（一）常规检查和健康体检

对于常规检查和健康体检，应首先选择尿液一般检查、尿液干化学检查等常规检查，用于发现肾损伤的初发患者。

尿液常规检查异常的患者、疑似或确诊泌尿系统疾病的患者，应进行尿沉渣检查，以求更准确地了解病变程度。若发现蛋白尿，应进一步选择血液及尿液相关检查，判断尿蛋白的性质和来源；若发现血尿，应进行尿红细胞形态学分析，并结合症状、体征及尿液常规检查结果，判断血尿的性质和来源。

（二）导致肾损伤的其他系统慢性疾病患者

对于已确诊患有糖尿病、高血压、系统性红斑狼疮等可导致肾病变的其他疾病患者，应在随诊的过程中，选择较为敏感的早期肾小球、肾小管损伤评价指标，如尿微量白蛋白、Cys-C、RBP、NAG 等，尽早发现肾损伤，及时干预。

Note

（三）肾病确诊患者

对于已确诊的肾病患者，应定期监测肾功能的变化。为了解肾损伤的程度，应分别选择肾小球、肾小管不同功能的评价指标或组合，来进行临床综合判断。

1．累及肾小球的疾病 对于慢性肾小球肾炎、肾病及不同程度肾小球损伤疾病患者，常选择 C_{Cr}、S_{Cr}、BUN 等肾小球评价指标来进行损伤分期的判断。但肌酐、尿素氮等更适于中晚期肾小球功能损伤患者。对于急性肾小球肾炎、急进性肾小球肾炎、微小病变性肾病等急性病变或轻度病变患者，常选择尿微量白蛋白、Cys-C 等敏感指标，及时反映病情，做到早诊断、肾功能检查案例早治疗。

2．累及肾小管的疾病 对于肾小管缺血性坏死、肾小管中毒性损伤、肾盂肾炎、间质性肾炎等导致肾小管功能损伤的患者，可选择 α_1-MG、β_2-MG 等肾小管重吸收功能及浓缩功能经典评价指标。若为急性发病、肾移植术后检测，常选择 RBP、NAG 等敏感性高的早期评价指标。

3．急性肾功能损伤 按照 KIGO 2012 年关于 AKI 的评价指南，应动态监测肌酐、尿量的变化，及时发现肾功能损伤的变化。

不同泌尿系统疾病的临床表现和实验室检查结果各有特点，应结合患者病史、临床症状和体征，选择尿液检查和适宜的肾功能试验来加以综合判断。

第三节 常见泌尿系统疾病的实验诊断

泌尿系统疾病涉及免疫性炎症、感染性炎症、血管病变、结石、中毒、肿瘤、外伤及继发于其他系统性疾病的损伤，包括原发性和继发性肾小球疾病、肾小管疾病、间质性肾病、尿路感染、肾血管疾病、遗传性肾病、急性肾损伤、慢性肾病等多种疾病。常见泌尿系统疾病的临床表现有尿液外观和尿量的改变、肾功能不同程度的损伤、眼睑和下肢的凹陷性水肿、高血压、尿急、尿频、排尿不适、肾及输尿管绞痛等。

一、急性肾小球肾炎

急性肾小球肾炎（acute glomerulonephritis，AGN）简称急性肾炎，是以急性肾炎综合征（血尿、蛋白尿、水肿、高血压）为主要临床表现的一组疾病，并伴有一过性的肾功能损伤。多于链球菌感染后发病，典型患者的实验诊断特点如下：

1．血细胞检查 由于肾实质受损，导致肾合成的促红细胞生成素减少，患者可有轻度贫血，白细胞计数可升高，急性期红细胞沉降率加快。

2．尿液检查 发病初期肾小球滤过功能下降，水钠潴留，尿量减少（常在 400 ~ 700 ml/d），少数患者甚至出现少尿（< 400 ml/d），多数发病 1 ~ 2 周后尿量可逐渐恢复。几乎所有患者均有镜下血尿，部分患者可见肉眼血尿，尿中变形红细胞增高，尿红细胞容积分布曲线左移（肾小球源性血尿）。24 h 尿蛋白定量明显增加，但一般达不到大量蛋白尿诊断标准。白细胞和上皮细胞轻度增多，可见红细胞管型、颗粒管型等。

3．肾功能异常 肾小球滤过功能可一过性受损，肌酐清除率减低，肌酐水平轻中度升高，利尿干预后数日可逐渐恢复正常。肾小管功能常影响不大。

4．免疫学检验异常 链球菌感染后肾小球肾炎患者血清抗链球菌溶血素“O”（ASO）滴度升高，提示近期内曾有过链球菌感染。发病初期血清总补体和 C3 水平下降，常在 8 周内恢复。

二、急进性肾小球肾炎

急进性肾小球肾炎（rapidly progressive glomerulonephritis，RPGN）发病急剧，以急性肾炎综合征为主，肾功能急剧恶化，早期即出现少尿性急性严重肾损伤。病理类型为新月体肾小球肾炎。实验室检查有以下特点。

1．血细胞检查 患者常有中度贫血，红细胞沉降率加快。

2．尿液检查 患者常有少尿甚至无尿、血尿、蛋白尿，可见红细胞管型。

3．肾功能检查 肾功能急剧减退，肾小球滤过功能相关检测指标，如血 Cys-C、肌酐、尿素等升高，肾小管重吸收功能相关指标尿 α_1-MG、β_2-MG 升高。部分患者肾功能损伤严重，可发展成为尿毒症。

4．免疫学检查 RPGN 分为Ⅰ型（抗肾小球基膜型）、Ⅱ型（循环免疫复合物型）、Ⅲ型（寡免疫复合物型）三型。其中Ⅰ型患者抗肾小球基膜（GBM）抗体阳性；Ⅱ型患者循环免疫复合物阳性和冷球蛋白阳性，血清 C3 降低；Ⅲ型抗中性粒细胞胞浆抗体（ANCA）阳性。

三、肾病综合征

肾病综合征（nephrotic syndrome，NS）是一组以大量蛋白尿、低蛋白血症、水肿、高脂血症为特征的临床症候群。可由多种疾病引起，分为原发性和继发性两大类。典型患者的实验诊断特点如下：

1．血液常规检查 部分患者可出现进行性贫血。

2．尿液异常 大量蛋白尿（24 h 尿蛋白超过 3.5 g）为本病的显著特征。尿沉渣镜检中可特异性查见脂肪管型。

3．肾功能检查 进行性肾功能损伤，肾小球滤过功能、肾小管重吸收功能和浓缩功能均有不同程度受损，Cys-C、β_2-MG、RBP、NAG 等实验室检测指标可协助判断病情、指导治疗。

4．其他 血浆总蛋白、白蛋白显著降低。明显低蛋白血症使肝代偿性合成更多的蛋白质以补充丢失的蛋白质，尤其是血浆极低密度脂蛋白（very low density lipoprotein，VLDL）、低密度脂蛋白（low density lipoprotein，LDL）和脂蛋白（α）[lipoprotein（α），Lp（α）] 升高，高密度脂蛋白（high density lipoprotein，HDL）变化不大；血浆总胆固醇（total cholesterol，TC）、胆固醇酯（cholesterol ester，CE）和磷脂（phospholipid，PL）增高，三酰甘油（triacylglycerol，TG）增高不明显。血液黏度显著增高，凝血与血小板功能亢进。

四、IgA 肾病

IgA 肾病是指以肾小球系膜区 IgA 沉积为主，以无症状血尿为主要临床特征的原发性肾小球疾病。

1．尿液检测 表现为镜下血尿或肉眼血尿，尿红细胞增多，相差显微镜显示以变形红细胞为主，尿红细胞容积分布曲线左移，表现为肾小球源性血尿的特点。但有时可见混合性血尿。尿蛋白可阴性，也可表现为大量蛋白尿。

2．免疫学检查 30% ~ 50% 患者血 IgA 升高。

Note

五、间质性肾炎

间质性肾炎是一组以肾间质炎性细胞浸润以及肾小管变性为主要病理表现的肾病，可由药物、感染、自身免疫性疾病、恶性肿瘤等引起。典型患者的实验诊断特点如下。

1．尿液检查 白细胞增加，可见白细胞管型。不同程度血尿、轻度蛋白尿。尿糖常增加。

2．肾功能检查 可有肾小管重吸收功能异常，浓缩功能异常，可见尿液 α_1-MG、β_2-MG、RBP、NAG 等升高，出现肾小管性酸中毒、低渗尿等。晚期可出现肾小球功能继发性损伤，出现肾小球滤过率下降、肌酐升高等。

六、急性肾小管坏死

急性肾小管坏死（acute tubular necrosis，ATN）可能由多种疾病直接或间接引起的缺血、感染或中毒所导致。病理上以肾小管上皮细胞变性、脱落为主，肾小球常无明显异常所见。临床上分为起始期、维持期和恢复期。

1．起始期 此期患者多表现为原发病症状和实验室异常。随着肾小管上皮细胞发生明显损伤，出现 NAG、RBP 等肾小管损伤早期检测指标的异常。

2．维持期 又称为少尿期。患者出现少尿的典型表现。尿蛋白增加，呈现典型肾小管性蛋白尿特点。尿沉渣可见肾小管上皮细胞、上皮细胞管型、颗粒细胞管型。可出现代谢性酸中毒、低钠血症、高钾血症等。常导致继发性肾小球滤过率下降，血肌酐、尿素氮水平升高，患者可出现氮质血症，甚至尿毒症。

3．恢复期 肾小球滤过率逐渐恢复正常或接近正常。患者出现多尿的表现。肾小管细胞再生、修复，直至完全恢复，但功能恢复较慢。

七、尿路感染

尿路感染（urinary tract infection）可分为上尿路感染（主要是肾盂肾炎）和下尿路感染（主要是膀胱炎）。常见致病菌为革兰氏阴性杆菌，尤其是大肠埃希菌。除细菌外，很多微生物侵入泌尿道均可以引起尿路感染，例如真菌、衣原体和某些病毒等。

1．血液检查 肾盂肾炎常出现白细胞升高，中性粒细胞绝对值和比例增加，红细胞沉降率增快。

2．尿液常规检查 尿液可出现不同程度的混浊，可见白细胞增多、脓细胞增加，出现白细胞尿、脓尿，对尿路感染诊断意义较大。肾盂肾炎患者可见白细胞管型。可见蛋白尿、镜下血尿。膀胱炎患者可见肉眼血尿。

3．尿亚硝酸盐 尿路感染最常见的致病菌为大肠埃希菌，其次为变形杆菌、克雷伯菌等。大肠埃希菌等革兰氏阴性杆菌可将尿内硝酸盐还原为亚硝酸盐。尿液亚硝酸盐阳性可作为尿路感染的过筛试验。

4．细菌学检查

（1）尿细菌培养和菌落计数：对诊断有决定意义。清洁中段尿培养含菌量 $< 10^4$/ml 为可能污染；$10^4 \sim 10^5$/ml 为可疑阳性；$> 10^5$/ml 可确定为菌尿。若两次中段尿培养细菌数均 $> 10^5$/ml，且为同一种细菌，可确诊为泌尿系统感染。为避免环境污染的影响，可选择膀胱穿刺

尿作细菌定性培养，是诊断尿路感染的"金标准"。

(2) 涂片细菌检查：清洁中段尿沉渣涂片，每高倍视野下≥ 20 个细菌或油镜下每视野≥ 1 个细菌，可以明确诊断。

5．肾功能改变　急性肾盂肾炎，肾功能变化不大。当病程超过半年，肾形态和功能均发生改变时，表明已处于慢性肾盂肾炎阶段，患者尿比重减低、肾浓缩功能减退、夜尿增多、血肌酐和尿素氮增高，甚至可发展为肾衰竭。

八、急性肾损伤

急性肾损伤（acute kidney injury，AKI）是指由于各种病因引起的肾功能在短时间内突然下降而出现的临床综合征。急性肾衰竭是 AKI 的严重阶段。AKI 可发生在既往无肾病者，也可发生在原有慢性肾病的基础上。根据原发病的解剖部位不同可分为肾前性、肾性和肾后性三大类；根据病因可分为肾小球性、肾小管性、间质性、血管性，其中以急性肾小管坏死最为常见。在前面肾小球功能评价试验部分已经详细介绍过 AKI 的诊断标准，应根据血肌酐、尿量的动态变化来加以判断（参见本章第二节）。典型的实验室检查异常如下。

1．血常规检查　可有轻度贫血。

2．尿液检查　不同病因导致的 AKI，可出现血尿、蛋白尿，糖尿等。尿沉渣可见肾小管上皮细胞、细胞管型、颗粒管型。

3．肾功能检查　肾功能异常与初发疾病有关，可出现血肌酐、尿素氮进行性升高，尿 α_1-MG、β_2-MG 等小分子蛋白质增加。尿比重和尿渗量下降。

4．水、电解质　可出现不同程度低钠、高钾、低钙、高磷以及代谢性酸中毒等水、电解质平衡紊乱。

九、慢性肾病

慢性肾病（chronic kidney diseases，CKD）是指各种原因引起的慢性肾损伤（结构或功能异常）。诊断标准为以下任一表现持续≥ 3 个月（表 48-8）。

表 48-8　CKD 诊断标准

肾损伤标志（一个或多个）	白蛋白尿（AER ≥ 30 mg/24 h）
	ACR ≥ 30 mg/g 或≥ 3 mg/mmol
	尿沉渣异常
	肾小管功能紊乱导致的电解质或其他异常
	形态学或病理学异常
	影像学检查异常
	肾移植病史
GFR 降低	GFR ＜ 60 ml/(min · 1.73 m^2)

1．分期　CKD 可按照 GFR 的下降程度分期（见本章第二节）。

2．CKD 的危险分层（表 48-9）　CKD 可根据 GFR 分期和白蛋白尿分级进行 CGA 危险分层，分为低危、中危和极高危。

Note

表 48-9 CKD 危险分层

分期	GFR [ml/(min · 1.73 m²)]	肾功能	微量白蛋白尿分级		
			A1	A2	A3
			正常或轻度升高	中度升高	中度升高
G1	≥ 90	正常或高	低危	中危	高危
G2	60 ~ 89	轻度下降			
G3a	45 ~ 59	轻至中度下降	中危	高危	极高危
G3b	30 ~ 44	中至重度下降	高危	极高危	极高危
G4	15 ~ 29	重度下降	极高危	极高危	极高危
G5	< 15	肾功能衰竭	极高危	极高危	极高危

3．尿液异常 患者出现少尿甚至无尿、不同程度蛋白尿。尿沉渣中可见红细胞、白细胞、肾小管上皮细胞、上皮细胞管型、颗粒管型、蜡样管型、肾衰管型。

4．肾功能检查 不同患者根据病情不同，出现肾小球和肾小管功能不同程度的损伤。肾小球滤过率不断下降，肌酐、尿素氮持续增加，根据肾小球滤过率、肌酐和尿素氮水平可对肾功能进行分期（表 48-10）。肾浓缩功能减低，夜尿增加、尿渗量降低、病情重者可出现等渗尿。

表 48-10 肾功能分期

肾功能分期	解释	S_{Cr}（μmol/L）	BUN（mmol/L）
Ⅰ期	正常	正常值范围之内	正常值范围之内
Ⅱ期	代偿期	< 177	< 9
Ⅲ期	失代偿期	177 ~ 445	9 ~ 20
Ⅳ期	衰竭期	445 ~ 707	20 ~ 28.6
Ⅴ期	尿毒症期	> 707	> 28.6

5．水、电解质和酸碱平衡 ①低钠血症，常 < 130 mmol/L；②高钾血症：严重高钾血症（> 6.5 mmol/L）时，容易导致心律失常，应及时抢救；③高磷血症和低钙血症，出现骨代谢异常，导致肾性骨病；④代谢性酸中毒：由于肾小管泌氢、产氨能力减退，酸性代谢物潴留，二氧化碳结合力在 16 ~ 22 mmol/L。

6．其他 ①贫血；②低蛋白血症：血清总蛋白和白蛋白明显降低；③高脂血症：血清三酰甘油、极低和低密度脂蛋白升高，高密度脂蛋白降低。

（陆 楠）

第四十九章

内分泌与代谢性疾病的实验诊断

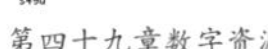

第四十九章数字资源

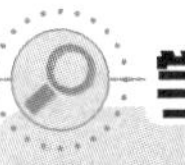

学习目标

1. **知识**：概述糖、脂质、电解质代谢及内分泌关键激素指标；定义垂体、甲状腺、肾上腺、性腺等经典内分泌腺主要激素水平及临床意义；列出常见内分泌及代谢性疾病的临床特点。
2. **能力**：通过医学基础知识结合临床特征，培养初步诊断内分泌及代谢性疾病的临床能力。
3. **素养**：提高对代谢性疾病及内分泌疾病早发现、早诊治、早预防及全面提供健康管理的能力。
4. **掌握**：内分泌及代谢性疾病的诊治要点。

内分泌与代谢性疾病严重威胁人类健康，其临床诊断、病情评估、制订治疗方案及疗效监测等均依赖于实验室检查，本章重点介绍糖代谢、脂代谢、电解质和激素等实验室检查项目。

第一节　糖代谢检查

糖是机体中重要的能源物质，人体有多种激素、酶和神经因素等参与糖代谢过程及维持糖代谢平衡。糖代谢检验主要包括血液葡萄糖及其代谢产物、糖耐量和胰岛素测定。

一、葡萄糖检测

血液中含有葡萄糖（glucose，Glu）、果糖、乳糖、半乳糖、甘露糖和蔗糖等多种糖类，但以葡萄糖为主，故一般所称的血糖（blood glucose）是指血液中的葡萄糖。健康人血糖浓度可以稳定在一定范围，主要依赖于机体能够维持血糖的来源和去路的平衡。血糖的来源：①食物中的淀粉和单糖等糖类物质的消化吸收；②糖原分解；③非糖物质经糖异生作用转化为葡萄糖。血糖的去路：①葡萄糖的有氧氧化和无氧酵解为生命活动提供能量；②合成糖原贮存；③分解为三酰甘油、蛋白质、氨基酸等非糖物质；④转换为其他糖及糖类衍生物；⑤当血糖浓度高于肾糖阈（8.8 ~ 9.9 mmol/L）时，可由尿中排出。

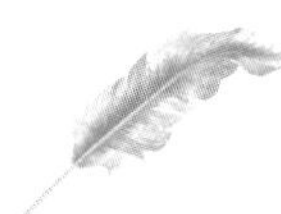

【标本采集】

机体的血糖在一天中的波动范围很大，临床上一般采用空腹血糖。空腹血糖（fasting plasma glucose，FPG）是指至少禁食 8 h（但不长于 16 h）后，采集静脉血的血糖值。也可根据试验要求在不同时间（如餐后 2 h）采血。随机血糖（random plasma glucose，RPG）指在任何时间测定的血糖。采血管中需加氟化钠作为保护剂，防止标本采集后因体外糖消耗而降低。

【参考区间】

成人空腹血浆葡萄糖 3.9 ～ 6.1 mmol/L；静脉全血为 3.3 ～ 5.5 mmol/L。儿童血浆葡萄糖 3.3 ～ 5.6 mmol/L。足月新生儿血浆葡萄糖为 1.7 ～ 3.3 mmol/L。

【临床意义】

1．血液葡萄糖升高

（1）生理性高血糖：高糖饮食、餐后 1 ～ 2 h 血糖、情绪激动、剧烈运动、胃倾倒综合征等。

（2）病理性高血糖：①糖尿病：血糖升高是目前诊断糖尿病的主要依据。②内分泌疾病：如巨人症、肢端肥大症、皮质醇增多症、甲状腺功能亢进、嗜铬细胞瘤、胰高血糖素瘤等。③应激性高血糖：颅脑外伤、颅内出血、脑膜炎、颅内压增高、脑卒中、心肌梗死、大面积烧伤等。④肝源性血糖升高：如严重的肝病患者因葡萄糖不能转化为肝糖原贮存，而出现餐后高血糖。⑤胰腺疾病：如胰腺炎、胰腺癌、胰外伤、胰大部切除等。⑥医源性高血糖：如服用大量泼尼松、噻嗪类利尿剂等。⑦其他病理性血糖升高：如呕吐、腹泻、高热、缺氧等可使血糖轻度增高，麻醉、感染性疾病、毒血症、抽搐等情况下亦可出现高血糖。

2．血液葡萄糖降低

（1）生理性低血糖：常见于长时间饥饿和剧烈运动。

（2）病理性低血糖：①对抗胰岛素的激素分泌不足，如腺垂体功能低下、肾上腺皮质功能减退、甲状腺功能减退等。②肝源性低血糖，如重型肝炎、肝硬化、肝癌等，由于肝贮存糖原及糖异生等功能低下，可致空腹低血糖。③胰岛素分泌过多：如胰岛 β 细胞增生或肿瘤、胰岛素瘤等。④其他：长期营养不良、长时间不能进食的疾病、急性酒精中毒等。

【应用评价】

1．标本收集、贮存对血糖的影响 在室温自然凝固的标本，血清葡萄糖每小时下降 7% 左右，在 4 ℃保存，每小时下降约 2%；肝素抗凝标本 1 h 下降 12%，2 h 下降 16%，4 h 下降 40%。婴幼儿全血标本在室温放置 3 h，血糖下降比成人多 60%。氟化钠可抑制糖酵解，因此，采血管中未加氟化钠的标本应及时送检并尽快分离血浆备用。必须用全血作为检测标本时，应尽快完成测定，否则应将其置于 4℃保存。

2．标本来源 全血葡萄糖浓度比血浆葡萄糖浓度低 12% ～ 15%，静脉血血糖比毛细血管血高 0.22 mmol/L，比动脉血高 0.56 mmol/L，因此一般推荐用血浆作为葡萄糖检测的标本。采用便携式血糖仪，用毛细血管全血标本测定血糖，只适用于治疗监测，不能作为诊断依据。

二、口服葡萄糖耐量试验

当进食糖后，如果胰岛 β 细胞功能正常，机体可以调动各种机制使血糖在 2 ～ 3 h 内迅速恢复到空腹水平，这种现象称为耐糖现象；若血糖在一定时间内不能降至正常水平，视其严重程度可分为糖耐量受损（injured glucose tolerance，IGT）或糖耐量减低。口服一定量葡萄糖后，间隔一定时间测定血糖水平，称为口服葡萄糖耐量试验（oral glucose tolerance test，OGTT）。OGTT 是一种测定机体对葡萄糖负荷能力的试验，服用葡萄糖后 2 h 血浆葡萄糖（2

hour plasmaglucose，2h-PG）是诊断糖尿病的重要依据。

【标本采集】

1．实验前准备　按照 WHO 规定，患者试验前 3 天应有足够的糖类饮食（每天不低于 150 g），维持正常的活动，同时停用所有可能影响试验结果的药物。试验前应空腹 8 ～ 14 h。

2．血液采集　采血应取坐位姿势。试验时空腹取血一次，然后在 5 min 内饮 250 ml 含 75 g 葡萄糖的水溶液（妊娠妇女 100 g；儿童按 1.75 g 葡萄糖 / 千克体重计算，最多不超过 75 g），服后 30 min、1 h、2 h、3 h 各抽血一次（推荐使用氟化钠抗凝剂的抗凝管），共 4 次。整个试验过程中禁食、禁烟，避免剧烈活动。若疑为反应性低血糖，可适当延长观察时间到服糖后 5 h。

3．尿液采集　每次采血的同时留取尿液测定尿糖。

【参考区间】

按照上述标准化的方法，WHO 推荐正常糖耐量为：①空腹血浆葡萄糖（FPG）3.9 ～ 6.1 mmol/L；②服糖后 30 ～ 60 min 血糖达高峰，一般在 7.8 ～ 9.0 mmol/L，峰值＜ 11.1 mmol/L；③服糖后 2 h 血糖（2h-PG）＜ 7.8 mmol/L；④服糖后 3 h 血糖应恢复至空腹水平；⑤尿糖均为阴性。

【临床意义】

1．糖尿病　有糖尿病症状，空腹血糖≥ 7.0 mmol/L 或 OGTT 2 h 血糖≥ 11.1 mmol/L，随机血糖≥ 11.1 mmol/L，尿糖阳性。

2．葡萄糖调节受损　包括糖耐量受损（IGT）和空腹血糖受损（injured fasting glucose，IFG）。空腹血糖＜ 7.0 mmol/L，并且 OGTT 2 h 血糖介于 7.8 ～ 11.1 mmol/L 为 IGT；空腹血糖介于 6.1 ～ 7.0 mmol/L，且 OGTT 2 h 血糖＜ 7.8 mmol/L 为 IFG。对 IGF 和 IFG 患者应定期进行随访和糖尿病筛查，以确定是否发展为糖尿病。

3．肾性糖尿　空腹血糖及服糖后血糖均正常，由于肾小管重吸收功能减低，肾糖阈值下降，而出现糖尿。

4．其他内分泌疾病　如腺垂体功能亢进时，生长激素分泌过多；患肾上腺皮质、肾上腺髓质肿瘤时，肾上腺皮质激素或肾上腺髓质激素分泌过多等，会导致高血糖或糖尿病。

5．肝源性低血糖　空腹血糖常低于正常，服糖后血糖水平超过正常，2 h 后仍不能降至正常，尿糖阳性。如中毒性肝炎、暴发性病毒性肝炎、胆管炎、胆汁淤积及肝肿瘤等所致的肝组织大量受损时，即使没有糖原消耗的增加，也可因肝对葡萄糖的分解和糖异生作用的减弱而导致低血糖。

6．功能性低血糖　空腹血糖正常，服糖后血糖高峰时间及峰值在正常范围内，但服糖后 2 ～ 3 h 可发生低血糖，见于特发性餐后低血糖等。

7．药物影响　噻嗪类利尿剂、糖皮质激素、口服避孕药、阿司匹林、三环类抗抑郁药等均可引起血糖升高，糖耐量减低。长期服用大量激素可引起类固醇糖尿病。

【应用评价】

1．WHO 推荐应用 OGTT 作为诊断糖尿病的常规试验，但美国糖尿病学会（ADA）不推荐采用 OGTT，其原因之一是对患者不方便，其二是影响试验的因素众多，如某些药物、胃肠道因素、胃肠道的外科治疗和内分泌功能不良等。

2．OGTT 的适应证　主要用于诊断可疑糖尿病或鉴别高血糖原因：①无糖尿病症状但有随机或空腹血糖异常；②无糖尿病症状，有一过性或持续性糖尿；③有糖尿病症状但空腹或随机血糖不够诊断标准；④无糖尿病症状，但有明显的家族史；⑤妊娠期妇女筛查糖尿病；⑥甲状腺功能亢进、肝病或感染时出现高血糖；⑦原因不明的肾病或视网膜病变。

3．胃肠道手术后或胃肠道消化吸收功能紊乱，不宜口服葡萄糖时可采用静脉葡萄糖耐量试验（intravenous glucose tolerance test，IGTT）。

4．OGTT 正常但有糖尿病家族史者可采用可的松 OGTT 检测。即给患者可的松，通过加强机体对胰岛素分泌的要求来提高糖耐量试验的敏感性，以观察是否有潜在的糖耐量缺损。50 岁以上者对葡萄糖耐受有下降趋势，不宜做此类试验。

三、糖化血红蛋白

血液中的葡萄糖可以和蛋白质发生渐进性的反应，最后生成渐进性糖化终产物（advanced glycation end products，AGEs），这些糖化的蛋白质称为糖基化蛋白（glycated protein，GP）。血液中的血红蛋白、白蛋白等多种蛋白质都可发生糖基化反应，目前临床上常测定的是糖化血红蛋白和糖化血清蛋白。成人血红蛋白（Hb）通常由 HbA_1（97%）、HbA_2（2.5%）和 HbF（0.5%）组成。经色谱分析，HbA 可分离出血红蛋白 A_1（HbA_1）和血红蛋白 A_0（HbA_0），其中 HbA_1 由 HbA_{1a}、HbA_{1b}、HbA_{1c} 三种亚组分构成，分别是 1,6- 二磷酸果糖和 6- 磷酸葡萄糖、丙酮酸、葡萄糖糖基化 HbA_1 的产物，即通常说的糖化血红蛋白（glycated hemoglobin，GHb），其中 HbA_{1c} 是 HbA_1 的主要成分，占 60% ~ 80%，由葡萄糖与 HbA_1 的 β 链缬氨酸残基缩合而成，是目前临床最常检测的部分。糖化血红蛋白的形成是不可逆的，其浓度与红细胞寿命及高血糖的平均浓度、存在的时间相关，因此测定糖化血红蛋白可反映较长时间段的血糖浓度的平均水平。

【标本采集】

标本采用静脉血，用 EDTA、草酸盐、肝素等抗凝，患者无需空腹。全血标本于 4℃储存可稳定 1 周以上。

【参考区间】

成年人 HbA_1（HbA_1 占总 Hb 的百分比）：5.0% ~ 8.0%。HbA_{1c}（HbA_{1c} 占总 Hb 的百分比）：4.0% ~ 6.0%。

【临床意义】

1．可用于糖尿病的诊断 美国糖尿病协会（ADA）于 2010 年将 $HbA_{1c} \geqslant 6.5\%$ 作为诊断糖尿病的新标准之一。

2．可用于监测糖尿病患者血糖水平的控制程度 HbA_{1c} 含量变化可反映过去 8 ~ 12 周的平均血糖水平，是评估血糖控制情况可靠的实验室诊断指标。如果控制不佳，可高于参考区间上限的 2 倍以上，治疗中一般控制在 < 7%。

3．鉴别糖尿病性高血糖及应激性高血糖 前者 HbA_1 水平多增高，后者正常。

【应用评价】

1．HbA_{1c} 水平主要由平均葡萄糖浓度和红细胞寿命等因素决定，在有溶血性贫血或其他原因引起红细胞寿命缩短时，或近期有大量失血，新生红细胞大量生成时，HbA_{1c} 水平明显降低。高 HbA_{1c} 水平也可见于缺铁性贫血患者，可能与较多的衰老红细胞有关。

2．当患者有 Hb 变异体如 HbS 或 HbC 存在时，会使红细胞寿命缩短，此时测量 HbA_{1c} 的意义不大。

3．对于糖尿病患者，推荐至少 3 个月检验一次 HbA_{1c}，在糖尿病患者妊娠或调整治疗方案时，可一个月监测一次。

4．糖化血清蛋白由于半衰期较糖化血红蛋白短，其含量可反映测定前 2 ~ 3 周内平均血糖的水平，也是了解糖尿病患者血糖水平及用药监测的一项有意义的指标。

四、胰岛素与 C- 肽

胰岛素（insulin）是受葡萄糖、乳糖、胰高血糖素等的刺激，由胰岛 β 细胞合成分泌的一种蛋白质类激素。β 细胞首先合成的是无活性的胰岛素原（proinsulin），贮存在分泌腺中，分泌时胰岛素原生成等分子数的胰岛素和 C- 肽。胰岛素分泌入血后，很快在肝、肾等组织中被灭活，半衰期为 5 ～ 15 min。葡萄糖是最强的胰岛素分泌刺激物，在行 OGTT 的同时测定血清胰岛素、C- 肽水平，可了解胰岛 β 细胞功能，分别称为胰岛素释放试验、C- 肽释放试验。

C- 肽（C-peptide）是胰岛素产生过程中裂解出来的由 31 个氨基酸组成的肽，血液中 C- 肽水平和胰岛素呈正相关。C- 肽半衰期较胰岛素长，它不受肝酶的灭活，仅受肾的作用而排泄，C- 肽与胰岛素无免疫交叉反应，血中浓度不受外源性胰岛素和抗胰岛素抗体的干扰，故其测定结果能更准确地反映胰岛 β 细胞生成和分泌胰岛素的功能。

【标本采集】

空腹血清胰岛素与 C 肽释放试验同 OGTT。

【参考区间】

1．成人胰岛素　空腹 2.6 ～ 11.1 mU/L（化学发光法）；峰时与服糖后 30 min ～ 1 h，与血糖峰值时间相一致，峰值为空腹胰岛素值的 5 ～ 10 倍；3h 降至空腹水平。

2．成人 C- 肽　空腹 0.78 ～ 1.89 ng/mL（化学发光法）；峰时为服糖后 30 min ～ 1 h，峰值为空腹值的 5 ～ 6 倍；3 h 降至空腹水平。

【临床意义】

1．血清胰岛素

（1）降低：主要见于 1 型糖尿病，空腹胰岛素含量明显降低，口服葡萄糖后释放曲线低平。

（2）增高：2 型糖尿病患者空腹血糖升高，而空腹胰岛素水平正常或略高，服糖后胰岛素延迟性释放，峰值在 2 ～ 3 h 出现。胰岛 β 细胞瘤或高胰岛素血症患者血清胰岛素水平持续升高。血清胰岛素增高也可见于肥胖、肝功能损伤、肾衰竭、肢端肥大症、巨人症和库欣综合征等。

（3）正常：除健康者外，亦可见于 2 型糖尿病及低血糖症者，如肝源性低血糖症、酒精性低血糖症等。

2．血清 C- 肽

（1）反映胰岛细胞的功能：用于糖尿病患者已用外源性胰岛素治疗，产生了抗胰岛素抗体，而要了解内源性胰岛素产生的状况时，若胰岛素浓度高，C- 肽不高，提示为外源性高胰岛素血症。

（2）鉴别糖尿病类型：1 型糖尿病患者由于胰岛 β 细胞大量破坏，血清 C- 肽减低，高血糖刺激后基本无反应。2 型糖尿病的血清 C- 肽水平基本正常或略高于参考区间，但服糖后峰时和峰值延迟，或称高反应。

（3）调节胰岛素的用量：因为 C- 肽不受胰岛素抗体干扰，对接受胰岛素治疗的患者，可直接测定 C- 肽浓度，以判断患者胰岛功能。

（4）可鉴别低血糖原因：若 C- 肽超过正常，可认为是胰岛素分泌过多所致；如 C- 肽值低于正常，则为其他原因所致。

（5）血清 C- 肽有助于胰岛细胞瘤的诊断及判断胰岛素瘤手术效果。胰岛素瘤血中 C- 肽水平偏高，若手术后血中 C- 肽水平仍高，说明有残留的瘤组织，若随访中 C- 肽水平不断上升，提示肿瘤有复发或转移的可能。

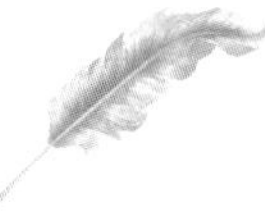

【应用评价】

1．血清胰岛素宜用于评定尚未用胰岛素治疗的糖尿病患者的胰岛细胞功能，血清 C- 肽用于已用外源性胰岛素治疗的糖尿病患者。

2．由于存在外源性胰岛素和抗胰岛素抗体等问题，C- 肽更能反映胰岛细胞功能。

3．由于肝脏对胰岛素和 C- 肽代谢情况不同，胰岛素在肝内每循环一次，可被降解约一半，但 C- 肽很少被降解，所以同时测定 C- 肽 / 胰岛素比值，以估计肝处理胰岛素的能力，有助于了解肝功能。

五、乳酸检测

当组织缺氧时，葡萄糖经无氧酵解生成乳酸（lactic acid），并释放到血液循环中，经过肝代谢。如果乳酸生成过多或肝处于缺氧状况时，则不能清除乳酸，使乳酸在血中堆积而引起高乳酸血症或乳酸中毒（lactic acidosis）。所以血液乳酸水平可以作为一个比较灵敏的反映组织缺氧的指标。

【标本采集】

标本为全血、血浆。应在空腹及休息状态下采血。

【参考区间】

（乳酸脱氢酶法）静脉全血：0.5 ～ 1.7 mmol/L；静脉血浆：0.5 ～ 2.2 mmol/L；动脉血浆：0.3 ～ 0.8 mmol/L。

【临床意义】

1．高乳酸血症 见于糖尿病酮症酸中毒、呼吸衰竭、肾衰竭、循环衰竭等缺氧和低灌注情况。高乳酸血症的严重程度常提示疾病的严重程度。当血乳酸＞ 10.5 mmol/L 时，患者的存活率仅为 30% 左右。对血气检测结果无法解释的代谢性酸中毒，应该测定乳酸以了解酸中毒的性质。

2．其他乳酸增高的疾病 见于糖原贮积症、肝疾病或由某些药物引起。硝普盐的代谢物是氰化物，过多的硝普盐能阻碍氧化代谢，导致乳酸的产生，所以测定血乳酸浓度已用于硝普盐中毒的评估。

【应用评价】

因用止血带或握拳会增加乳酸水平，应尽量避免。由于血细胞会引起葡萄糖代谢产生乳酸，使其水平升高，因此应使用含氟化钠或碘乙酸盐等糖酵解抑制物的采血管。采血后立即检测，尽量避免体外糖酵解作用。

六、丙酮酸检测

丙酮酸（pyruvic acid）是糖代谢的中间产物，来自红细胞、肌肉和各组织细胞。红细胞中经常产生丙酮酸，休息状态血中丙酮酸和乳酸呈平行关系；当肌肉收缩使氧相对缺乏时，糖代谢以无氧糖酵解为主，乳酸增多，但乳酸 / 丙酮酸比值正常，它们均进入肝、脑和心脏等继续氧化。

【标本采集】

标本为全血、血浆。应在空腹及休息状态下采血。

【参考区间】

（丙酮酸脱氢酶法）静脉全血 0.03 ~ 0.1 mmol/L；动脉全血 0.02 ~ 0.08 mmol/L。

【临床意义】

1. 高丙酮酸血症可见于维生素 B_1 缺乏症者，因维生素 B_1 缺乏使丙酮酸氧化障碍，导致血丙酮酸增高。

2. 糖尿病、充血性心力衰竭、严重感染、肝病、严重腹泻等也可有高丙酮酸血症，并伴有高乳酸血症。

【应用评价】

当机体处于严重缺氧状态时，丙酮酸则被还原成乳酸，乳酸/丙酮酸比值上升，缺氧越严重比值越高。该比值测定可推测循环衰竭的严重程度。轻微的活动会引起乳酸和丙酮酸同时升高，但比值不变。

第二节　脂质代谢检查

血液中的脂质成分简称血脂（blood lipids），由脂肪（三酰甘油和胆固醇）和类脂（磷脂、糖脂、固醇、类固醇）两类物质组成。血浆脂蛋白是由蛋白质和三酰甘油、胆固醇、磷脂等组成的球形大分子复合物。载脂蛋白（apoprotein，Apo）是脂蛋白中的蛋白质，在血浆中与脂质结合形成水溶性物质，成为转运脂质的载体，并参与酶活动的调节以及脂蛋白与细胞膜受体的识别和结合反应。目前有关脂质代谢的检验包括脂质、脂蛋白、载脂蛋白等检验，必要时可以进行有关受体和酶等其他检查。

一、血浆脂质

（一）胆固醇

总胆固醇（TC）主要包括游离胆固醇（free cholesterol，FC）、胆固醇酯（cholesterol ester，CE），前者占 25% ~ 40%，后者占 60% ~ 75%。胆固醇在血中与载脂蛋白结合，约 3/4 存在于低密度脂蛋白（low density lipoprotein，LDL）中，1/4 存在于其他脂蛋白中。LDL 将胆固醇从肝向末梢组织转运，而高密度脂蛋白（high density lipoprotein，HDL）则将其由末梢组织逆向肝转运。血清 TC 升高是引起动脉硬化，并导致缺血性心脑血管疾病的重要危险因素。

【标本采集】

血清或血浆（EDTA-Na_2、肝素抗凝）。固定膳食和稳定体重 3 周，停用影响脂代谢的药物数天或数周。空腹 12 ~ 14 h，采取静脉血。

【参考区间】

成人：TC 在 2.8 ~ 5.20 mmol/L 为合适范围，5.20 ~ 6.20 mmol/L 属于边缘性增高，> 6.20 mmol/L 为升高。儿童：3.12 ~ 5.2 mmol/L。

【临床意义】

常见导致血清胆固醇水平改变的病理性因素见表 49-1。

Note

表 49-1 血清总胆固醇增高、减低的常见疾病及影响因素

胆固醇增高	胆固醇减低
原发性	原发性
家族性高胆固醇血症	无 β 脂蛋白血症
家族性高 β 脂蛋白血症	低 β 脂蛋白血症
家族性高 α 脂蛋白血症	家族性 LCAT 缺乏症
继发性	继发性
肝病：阻塞性黄疸、酒精性脂肪肝、肝癌	严重肝疾病：急性重型肝坏死、肝硬化
肾病：肾病综合征、类脂性肾病、慢性肾炎肾病期	内分泌疾病：甲状腺功能亢进、艾迪生病
内分泌与代谢疾病：甲状腺功能低下、库欣综合征、糖尿病	严重贫血：巨幼细胞贫血、严重营养不良、吸收不良综合征、恶性肿瘤
药物影响：糖皮质激素，环孢素、阿司匹林、口服避孕药、β 肾上腺素受体阻滞剂等	药物影响：雌激素、甲状腺激素、钙通道阻滞药等

注：LCAT，lecithin cholesterol acyltransferase，卵磷脂胆固醇酰基转移酶

【应用评价】

1．血清 TC 水平在同样生活条件中青年男性高于女性；女性绝经后会明显上升，高于同年龄男性；新生儿胆固醇很低，哺乳后很快接近成人水平；随年龄增高胆固醇水平有增高趋势，70 岁后下降，男性稍明显。

2．由于影响血清 TC 的因素较多，很难确定一个参考区间。因此，将胆固醇水平高低划分为合适水平、边缘性增高和升高三个水平。

（二）三酰甘油

三酰甘油（TG）又称甘油三酯。由于甘油骨架上可以分别连接 3 个、2 个和 1 分子脂肪酸，所以分别被称为三酰甘油、二酰甘油和单酰甘油。血浆中 90% ~ 95% 的甘油酯是三酰甘油，其首要功能是为细胞代谢提供能量。TG 也是动脉粥样硬化（arteriosclerosis，AS）性心脑血管病的独立危险因素之一。

【标本采集】

血清或血浆（EDTA-Na_2、肝素抗凝）稳定膳食 2 ~ 3 周，禁酒 3 天以上，空腹 12 ~ 14 h，采取静脉血。

【参考区间】

成人 0.56 ~ 1.7 mmol/L；儿童 0.36 ~ 1.5 mmol/L。

【临床意义】

1．高三酰甘油血症（hypertriglyceridemia） 血清 TG ＞ 1.70 mmol/L。根据增高程度可划分为 3 个水平：临界水平（1.7 ~ 2.25 mmol/L）、高水平（2.26 ~ 5.64 mmol/L）和极高水平（≥ 5.65 mmol/L）。TG 升高可见于Ⅰ型、Ⅳ型、Ⅴ型高脂蛋白血症。糖尿病、痛风、梗阻性黄疸、胰腺炎、肥胖症、自身免疫性疾病、肾病综合征、药物等都可引起继发性高 TG 血症。

2．低三酰甘油血症 一般指血清 TG ＜ 0.56 mmol/L，可见于无 β 脂蛋白血症和低 β 脂蛋白血症等遗传性疾病；继发性低 TG 血症见于消化道疾病（如肝病、吸收不良综合征）、内分泌疾病（如甲状腺功能亢进、慢性肾上腺皮质功能不全）、恶性肿瘤晚期、恶病质及应用某些药物，如雄激素、肝素、维生素 C 等。

【应用评价】

1．TG 的波动范围较大，随年龄、性别、饮食结构和生活习惯等不同，TG 可有生理性变动。如高脂肪饮食后 TG 升高，一般餐后 2 ～ 4 h 达高峰，8 h 后基本恢复空腹水平；运动不足、肥胖可使 TG 升高；成年后随年龄增加，TG 水平上升（中青年男性高于女性，50 岁后女性高于男性）。除Ⅱa 型高脂血症外，其他型均有高 TG 血症。AS 和冠心病时多有 TG 增高，特别是当高 TG 伴有 TC、LDL 增高，HDL 减低，并同时存在冠心病其他危险因子（如冠心病家族史、饮酒、吸烟、肥胖等）时，对 AS 和冠心病的诊断更有意义。

2．血清 TG 的水平与 TC 一样，也易受多种因素影响，且其个体变异更大。

二、血浆脂蛋白

由于脂质不溶或微溶于水，不能直接在血液中转运，也不能直接进入组织细胞中，因此无论是外源性还是内源性血浆脂质，均以溶解度较大的脂蛋白复合体形式在血液循环中运输。脂蛋白根据颗粒的大小及其密度可分成五大类：乳糜微粒（CM）、极低密度脂蛋白（very low density lipoprotein，VLDL）、低密度脂蛋白（LDL）、高密度脂蛋白（HDL）和 VLDL 的代谢产物中间密度脂蛋白（intermediate density lipoprotein，IDL）.

（一）高密度脂蛋白

HDL 是体积最小的脂蛋白，在肝和小肠合成。在脂蛋白中 HDL 含蛋白量最大（＞ 50%），其主要的载脂蛋白为 ApoA-Ⅰ、ApoA-Ⅱ及少量的 ApoC、ApoE、ApoD、ApoA-Ⅳ、apoA-Ⅴ和 ApoM 等。HDL 的主要生理功能是从末梢组织把胆固醇运送到肝内进行代谢，排出体外，起到对抗、限制动脉粥样硬化的发生、发展的作用。所以，血浆中 HDL 的浓度和动脉粥样硬化的发生呈负相关，低 HDL 是 AS 和冠心病发生的危险因素。

【标本采集】

血清或血浆（EDTA-Na_2、肝素抗凝）。稳定膳食 2 ～ 3 周，空腹 12 ～ 14 h 采静脉血。

【参考区间】

HDL1.03 ～ 1.55 mmol/L，HDL 合适范围为＞ 1.04 mmol/L。

【临床意义】

1．HDL 升高　HDL 并非越高越好，如果血浆 HDL 含量过高导致高 HDL 血症，属病理状态。血浆 HDL ＞ 2.6 mmol/L 称为高 HDL 血症。原发性高 HDL 血症可见于胆固醇酯转移酶（CETP）缺乏、肝脂酶（HTGL）活性低下等；还可继发于慢性肝炎、原发性胆汁性肝硬化、运动失调、饮酒过量及应用某些药物，如肾上腺皮质激素、胰岛素、雌激素等。

2．HDL 降低　＜ 1.04 mmol/L，低 HDL 是 AS 和冠心病发生的危险因素，可见于原发性疾病，如遗传性低 HDL 血症、家族性高胆固醇血症、卵磷脂胆固醇酰基转移酶（LCAT）缺乏症，或继发于糖尿病、急性心肌梗死、急性炎症、吸烟、肥胖等，应用β受体阻滞药、雄激素、孕酮等药物时也可降低。

【应用评价】

绝经前女性 HDL 水平较高，与男性以及绝经后女性相比，冠心病患病率较低。

（二）低密度脂蛋白

LDL 是富含胆固醇的脂蛋白，正常人空腹时血浆中胆固醇的 2/3 与 LDL 结合，其余的则由 VLDL 携带，也有极少部分在 HDL 和 Lp（a）上。LDL 作为 VLDL 代谢的终产物在循环中

Note

形成，也有一部分是由肝合成后直接分泌到血液中。LDL 是发生动脉粥样硬化的危险因素之一。

【标本采集】

同 HDL。

【参考区间】

成人 2.1 ～ 3.1 mmol/L；儿童＜ 2.8 mmol/L。

【临床意义】

1．LDL 增高 当血清 LDL ＞ 3.64 mmol/L 时为升高，可见于遗传性高脂蛋白血症、甲状腺功能低下、肾病综合征、梗阻性黄疸、冠心病、慢性肾衰竭、库欣综合征等。高脂肪食物、肥胖和应用某些药物，如雄激素、β 受体阻滞药、环孢素、糖皮质激素都可使其升高。妊娠早期缓慢升高，以后逐渐上升，到后 3 个月时可高于基线的 50%，产后恢复至原水平。还见于家族性高胆固醇血症（TC 增高，LDL 增高，伴有 HDL 减低）、Ⅱa 型高脂蛋白血症（TC 增高，LDL 增高，TG 正常或轻度增高）。

2．LDL 降低 见于无 β 脂蛋白血症、甲状腺功能亢进、消化吸收不良、营养不良、肝硬化、恶性肿瘤等。低脂肪食物和运动，应用雌激素、甲状腺激素都可使其降低。

【应用评价】

LDL 水平随年龄增高而上升，青年与中年男性高于女性，老年前期与老年期女性高于男性。中老年男女性平均值为 2.7 ～ 3.2 mmol/L。我国 LDL 合适范围为＜ 3.12 mmol/L，边缘升高（危险阈值）为 3.15 ～ 3.61 mmol/L，升高为＞ 3.62 mmol/L。

（三）血浆脂蛋白（a）

脂蛋白（a）[lipoprotein（a），Lp（a）] 是一种特殊的脂蛋白，在蛋白和脂质结构方面类似 LDL。Lp（a）与纤溶酶原有同源性，可以与纤溶酶原竞争结合纤维蛋白位点，从而抑制纤维蛋白降解，促进血栓形成。大量的研究报道显示血清 Lp（a）水平是冠心病的独立危险因素，也有致血栓的作用。

【标本采集】

同 HDL。

【参考区间】

血浆＜ 300 mg/L。

【临床意义】

1．Lp（a）增高 在未控制好的糖尿病、肾病综合征、尿毒症透析、甲状腺功能减低、肾移植后的患者，Lp（a）可升高。Lp（a）和其他急性时相反应蛋白一样，含有较多的唾液酸，其浓度在心肌梗死、外科手术、急性创伤和急性炎症时也可升高，因此应综合分析炎症活动期的 Lp（a）测定结果。

2．Lp（a）减低 见于甲状腺功能亢进和接受雌激素、烟酸、新霉素治疗的患者。一般认为 Lp（a）对同一个体相当恒定，但个体间差异很大，波动范围在 0 ～ 1.0 mg/L。有报道女性闭经后有上升趋势，新生儿为成人水平的 1/10，6 个月后达成人水平；妊娠期妇女 Lp（a）出现生理性变动；黑人 Lp（a）水平明显高于白种人和黄种人，但黑人冠心病发病率并不高。

【应用评价】

Lp（a）被认为是 AS 的独立危险因子，个体间差异很大。目前认为 Lp（a）水平高低主要是由遗传因素决定，有家族聚集性，基本不受性别、年龄、饮食营养和环境影响。

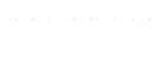

三、血浆载脂蛋白

人体载脂蛋白种类很多，一般分为5～7类，用英文字母顺序如A、B、C、D、E命名，每一类还有亚类如AⅠ、AⅡ、B48、B100等。临床应用较多的是载脂蛋白AⅠ（ApoAⅠ）、载脂蛋白B（ApoB）。

【标本采集】

同HDL。

【参考区间】

血清ApoAⅠ 1.0～1.6 g/L；ApoB 0.8～1.0 g/L。

【临床意义】

1．ApoAⅠ 是HDL颗粒的主要蛋白质成分，也具有抗炎和抗氧化效应。

（1）ApoAⅠ降低：多见于动脉粥样硬化性心脑血管病，还见于肾病综合征、酒精性肝炎、糖尿病、某些遗传性疾病，如家族性α脂蛋白缺乏症（Tangier disease）、家族性ApoAⅠ缺乏症、家族性LCAT缺乏症、家族性低HDL血症等。

（2）ApoAⅠ升高：可见于高α脂蛋白血症，某些家族其ApoAⅠ和HDL平行升高，此外也可见于肝病、透析等。

2．ApoB 为致AS的主要结构成分，ApoB分子过量导致AS的脂蛋白包埋在动脉壁，是致AS进程的主要触发器。

（1）ApoB降低：见于肝病、恶性肿瘤、营养不良、甲状腺功能亢进及一些遗传性疾病，如无β脂蛋白血症、低β脂蛋白血症等。

（2）ApoB升高：多见于AS，冠心病，脑血管疾病和Ⅰ、Ⅱ、Ⅳ、Ⅴ型高脂蛋白血症，胆汁淤滞，糖尿病，肾病综合征，肾衰竭，甲状腺功能减退等。

3．ApoB/ApoAⅠ比值 研究表明TC/HDL和ApoB100/ApoAⅠ比值对评估心脏病风险具有预测价值。ApoB/ApoAⅠ可以反映胆固醇运输的平衡，比值越大，沉积在动脉壁的胆固醇越多，引发AS和冠心病的风险增大。ApoB/ApoAⅠ比值对糖尿病和胰岛素抵抗的心血管事件患者也可能具有预测价值，还与代谢综合征及其参数如体重指数、腰臀比等有关。

【应用评价】

载脂蛋白和HDL、LDL检测，对评估AS性心脑血管疾病的危险性可相互配合、相互补充，二者之间各有侧重，更利于全面了解病情。有研究认为在监测他汀类药物治疗高脂血症时，ApoB水平是最佳检测指标。

第三节 血清电解质检查

体液中的主要电解质有钾、钠、氯、钙、镁、磷、碳酸盐等，它们在维持机体酸碱平衡、渗透压平衡、水平衡和神经、肌肉组织的正常应激性以及酶的催化作用等方面起重要作用。

一、血清阳离子

（一）钾

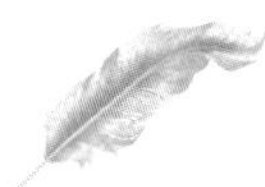

钾（potassium）是细胞内液的主要阳离子。体内的钾约98%位于细胞内，血浆钾仅占总钾量的0.3%。钾细胞内外平衡的影响因素有：① Na^+/K^+-ATP酶被抑制，如缺氧、低镁血症或

Note

地高辛过量；②胰岛素可增加 Na^+/K^+-ATP 酶活性，促进钾离子进入骨骼肌和肝细胞；③肾上腺素促进钾进入细胞；④ β 受体阻滞剂可减少钾进入细胞。肾排钾受多种因素影响：①醛固酮促进肾小管对钠的重吸收和钾的排泌；②醛固酮分泌除受肾素、血管紧张素调节外，还受血钾、钠浓度的影响，当高钾、低钠时醛固酮合成增加；③体液酸碱平衡的影响，如糖尿病酮症酸中毒时，肾小管排钾增多，尿钾增高。

【标本采集】

静脉血，可不抗凝或用肝素锂、肝素铵抗凝，尽快分离血清或血浆，严禁发生溶血。尿钾测定可采集 24 h 尿液。

【参考区间】

成人 3.5 ～ 5.3 mmol/L；新生儿 3.7 ～ 5.9 mmol/L。尿液 25 ～ 100 mmol/24 h。

【临床意义】

1．血清钾＜ 3.5 mmol/L 为低钾血症。血清钾＞ 5.5 mmol/L 为高钾血症。常见病因与临床疾病见表 49-2。

表 49-2 低钾血症和高钾血症的常见病因

低钾血症	高钾血症
钾从消化道丢失过多： 严重呕吐、腹泻、胃肠减压、肠瘘、应用泻药 钾从肾丢失过多： 应用大剂量利尿剂、急性肾衰竭多尿期、各种伤及肾小管的疾病，肾小管重吸收不良、代谢性酸中毒、原发性醛固酮增多症、库欣综合征 钾在体内分布异常： 代谢性碱中毒或输入过多碱性药物、用胰岛素超量而未补钾时、肌无力症 细胞外液稀释： 心功能不全、肾性水肿、大量输入无钾盐液体等 钾摄入减少： 长期低钾饮食、禁食或厌食 假性低钾	肾排泄功能障碍： 急性肾衰竭少尿或无尿期、慢性肾衰竭、肾小管功能严重受损、醛固酮减少症、艾迪森病 应用利尿剂：如螺内酯、氨苯蝶啶等 钾摄入过多： 口服或静脉输入过多钾盐、输入过多长期库存血、含钾药物过度使用等 细胞内钾外移： 严重溶血或组织创伤、洋地黄中毒、代谢性酸中毒、烧伤、休克、注射高渗盐水或甘露醇超量等 血液 pH 偏酸： 血液 pH 每降低 0.1，血钾可升高 0.6 ～ 0.8 mmol/L 假性高钾：采血时上臂压迫过久、血管外溶血、白细胞增多症、血小板增多症

2．尿钾升高 ①肾小管功能不全，如慢性肾炎、慢性肾盂肾炎、肾小管性酸中毒等。②内分泌紊乱，如原发性醛固酮增多症、库欣综合征、肾素瘤等。③糖尿病酮症、代谢性碱中毒、使用排钾利尿剂、使用高钾食品和药物、心力衰竭、肝疾病等。

3．尿钾降低 肾衰竭、使用留钾利尿剂、肾前性氮质血症、肾上腺皮质功能减退。

【应用评价】

标本采集和处理不当极易影响血钾测定结果，例如：①采血时止血带应用时间太长或患者握拳过紧，可使细胞钾释放进入血浆。②在凝血过程中，血小板可以释放钾，因此血清钾较血浆钾高 0.1 ～ 0.5 mmol/L，所以应尽快分离血清。若患者血小板数增多，可导致血清钾更高，此时可选用肝素抗凝的血浆标本测定。③血标本未能在 1 小时内处理，WBC ＞ 100×10^9，白细胞可以从血浆中摄取钾。

（二）钠

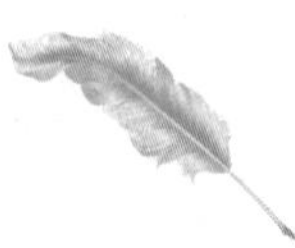

钠（sodium）是细胞外液的主要阳离子，人体钠主要来源于食物中的钠盐，经肠道吸收入血。钠对于保持细胞外液容量、调节酸碱平衡、维持正常渗透压和细胞生理功能有重要意义，

并具有维持肌肉、神经正常应激性的作用。体内的钠平衡主要通过肾调节，醛固酮可以保钠排钾；抗利尿激素控制水在肾小管重吸收的同时也影响了血清钠水平。

【标本采集】

静脉血，可不抗凝或用肝素锂、肝素铵抗凝，不能用含钠的抗凝剂，尽快分离血清或血浆。尿钠测定可采集 24 h 尿液。

【参考区间】

血清钠：135 ～ 145 mmol/L；尿液：130 ～ 260 mmol/24 h。

【临床意义】

1．血清钠降低　血清钠< 135 mmol/L 时为低钠血症（hyponatremia）。

（1）低血容量性低血钠（钠和水丢失）：在体液丢失的同时，失钠多于失水。表现为低血钠、低尿钠、低尿氯。可见于以下情况：①肾性丢失：急性肾功能不全多尿期、大量应用利尿剂，钠随尿排出；②胃肠丢失：严重呕吐、腹泻、胃肠引流、造瘘后使消化液丢失过多，补液时若补钠不足则更为明显；③皮肤、黏膜丢失：大量出汗、大面积严重烧伤，渗出液体而失钠；④代谢性丢失：糖尿病酮症酸中毒、饥饿合并酸中毒；⑤医源性丢失：多次体腔液穿刺抽出大量液体。

（2）稀释性低血钠（水过剩）：主要原因是水、钠在体内潴留，而水多于钠，引起稀释性低钠。这种情况下，虽然体内总钠可能正常，甚至稍多，但临床表现为低血钠、低尿钠、高尿氯，可见于：①慢性心功能不全、肝硬化失代偿期、急慢性肾功能不全（少尿期）、补液过量（补钠不足）等。②内分泌紊乱：抗利尿激素分泌过多、排尿减少；肾上腺功能减退，低醛固酮血症。③渗透性调节因素：细胞外液呈高渗时，细胞内液外移。④精神性烦渴患者可因摄入过量水而造成低血钠。

（3）假性低血钠：当有高三酰甘油血症、高蛋白血症时，由于这些成分占据了自由水体积，形成假性低血钠。上述情况常见于疾病未经治疗时，如给予利尿剂、输液以及其他药物治疗，尤其是所给水和电解质不适当时，水和电解质的动力学关系会发生改变，甚至使其从一种低钠类型转成另一类型。如果有两种情况共存，则情况更为复杂，应注意判断。

（4）脑性盐耗损综合征（cerebral salt wasting syndrome，CSW）：由于下丘脑或脑干损伤导致下丘脑与肾神经联系中断，导致远曲小管出现渗透性利尿，血钠、氯、钾低，尿中含量增高。

2．血清钠升高　血清钠> 145 mmol/L 时为高钠血症（hypernatremia）。

（1）水摄入量不足：口服或静脉输入不足，可因进食、吞咽困难，饥饿，水源断绝，昏迷，下丘脑损伤等各种原因引起水摄入量不足。

（2）水丢失过量：大量出汗、大面积烧伤渗出、呕吐、长期腹泻、糖尿病多尿、医源性失水如胃肠引流、人工透析、溶质性利尿、输注高张糖液而又补水不够时。

（3）补盐过多：输入含钠液体过多。

（4）内分泌疾病：库欣综合征、原发或继发性醛固酮增多症都可使血钠升高。

3．尿钠排泄异常

（1）尿钠增高：①肾小管重吸收功能减退、严重多尿症等，尿钠排泄增多。②肾上腺皮质功能低下，如艾迪森病时，尿钠排泄增多。③未控制的糖尿病患者，大量排尿时丢失大量钠。④使用利尿剂或输入大量氯化钠溶液后。

（2）尿钠减低：①严重腹泻、出汗过多使钠丢失，尿钠减低；②肾上腺皮质功能亢进，如库欣综合征时，肾小管重吸收钠增加，尿钠排泄减少；③慢性肾炎等。

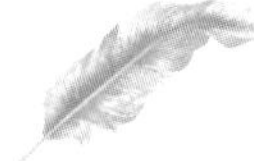

（3）鉴别急性肾衰竭与肾前性氮质血症：前者肾小管重吸收功能受损，尿钠浓度升高；后者血容量不足，钠滤过减少，肾小管功能正常可最大限度地重吸收钠，使尿钠减低。

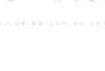

【应用评价】

由于细胞内的钠含量低，轻度溶血不引起血清或血浆钠的改变。

（三）钙

钙（calcium，Ca）是体内含量最多的金属元素。人体内 99% 以上的钙以磷酸钙或碳酸钙的形式存在于骨骼中。血液中钙含量仅为总钙量的 1%，主要存在于血浆中。钙离子的主要生理功能为：①降低神经肌肉的兴奋性；②维持心肌及其传导系统的兴奋性和节律性；③参与肌肉收缩及神经传导；④激活磷酸化酶或移位酶；⑤凝血过程的必需物质。

【标本采集】

采用血清或肝素锂抗凝血浆。尿钙测定需收集 24 h 尿液。

【参考区间】

血清总钙：成人 2.12 ～ 2.75 mmol/L（8.5 ～ 11 mg/dl）；血清离子钙：成人 1.13 ～ 1.23 mmol/L（4.53 ～ 4.93 mg/dl）；尿总钙：成人 2.5 ～ 7.5 mmol/24 h。

【临床意义】

1．高钙血症（hypercalcemia）

（1）甲状旁腺功能亢进（hyperparathyroidism）：甲状旁腺激素可使骨盐溶解，释放入血，并促进肾小管对钙的重吸收。

（2）恶性肿瘤：①乳腺癌、骨髓瘤、肾癌、肺癌等发生骨转移时可以破坏骨质，引起骨吸收并使钙排入血液；②部分恶性肿瘤可分泌异源性甲状旁腺激素，引起血钙升高。

（3）维生素 D 摄入过多，钙吸收增加。

（4）肾功能受损，钙排出减少。

（5）血液二氧化碳压力增加的疾病，如肺气肿、慢性肺衰竭等。

2．低钙血症（hypocalcemia）

（1）甲状旁腺功能减退（hypoparathyroidism）：可见于原发性甲状旁腺功能低下、甲亢患者术后。

（2）维生素 D 缺乏：食物中维生素 D 缺乏、紫外线照射不足、吸收不良等可导致维生素 D 缺乏，使钙吸收障碍，血清钙磷乘积均偏低，对于成人可发生软骨病，儿童可患佝偻病。

（3）新生儿低钙血症：是新生儿时期常见惊厥原因之一，多发生于生后 1 周内。

（4）长期低钙饮食或吸收不良、严重乳糜泻、急性胰腺炎时，食物中的钙与未被吸收的脂肪酸结合，生成钙皂，排出体外。

（5）低白蛋白血症：慢性肝病、肾病综合征等，血浆白蛋白减低，白蛋白结合钙减少，但游离钙多正常。

（6）慢性肾病、尿毒症、横纹肌溶解、碱中毒、远曲小管酸中毒等，血清钙离子可下降。

（7）碱中毒时，血清游离钙和其他成分结合加强，虽然总钙量不变，但离子钙下降，是碱中毒时产生手足抽搐的主要原因。

（8）其他：妊娠、酒精中毒，低镁血症常合并低血钙。

3．尿钙

（1）增高：见于甲状旁腺功能亢进症、恶性肿瘤骨转移、维生素 D 过多症。

（2）减低：见于甲状旁腺功能减退症、乳糜泻、维生素 D 缺乏症、尿毒症等。

【应用评价】

1．大饮用牛奶等富含钙的食物可由于肠道过量吸收而引起血钙增高。

2．噻嗪类利尿剂会增加肾对钙的重吸收，造成轻度高钙血症。锂制剂会升高甲状旁腺激素的调定点，机体需要更高的血清钙才能抑制甲状旁腺激素分泌。大剂量维生素 A 会增加骨吸收，升高血钙。

二、血清阴离子

（一）氯

氯（chloride）在细胞内外均有分布，但细胞内的含量仅为细胞外的一半，是细胞外液的主要阴离子。氯的摄入与排出往往与钠伴随进行。机体通过膳食及食盐的形式摄入氯和钠，通常摄入体内的 NaCl 大于其需要量，一般情况下人体不会缺钠和氯。氯主要经肾随尿液排出体外，少量经消化道、皮肤汗腺排出。

【标本采集】

可用血清或血浆（肝素锂抗凝）。尿氯分析应收集 24 h 尿标本。也可对脑脊液进行检测。

【参考区间】

血清或血浆氯 99 ～ 110 mmol/L；尿液 100 ～ 250 mmol/L；脑脊液 120 ～ 130 mmol/L。

【临床意义】

1．血氯改变　血氯降低与血氯升高的常见病因见表 49-3。

表 49-3　血氯降低与血氯升高的常见病因

血氯降低	血氯升高
摄入不足：	摄入过多：
饥饿、营养不良、低盐或无盐饮食后	如食入或静脉输入过量 NaCl 等
丢失过多：	排泄减少、脱水：
严重呕吐、腹泻、胃肠造瘘、胰液、胆汁的大量丢失、反复使用利尿剂、肾上腺皮质功能减退、糖尿病酸中毒	泌尿道梗阻，急性肾小球肾炎无尿者，肾血流量减少如充血性心力衰竭、腹泻、呕吐、出汗等导致血氯浓缩性升高
转移过多：	换气过度：
急性肾炎、肾小管疾病等；酸中毒	呼吸性碱中毒、HCO_3^- 减少、血氯代偿性增高、肾上腺皮质功能亢进等
水摄入过多：	低蛋白血症：
尿崩症、稀释性低血氯、原发性肾上腺皮质功能减退症、呼吸性酸中毒	肾病时尿蛋白排出增加，血浆蛋白减少，使血氯增加，以补充血浆阴离子

2．尿氯改变　减低见于醛固酮增多症、库欣综合征、肾病晚期、长期低盐饮食、剧烈呕吐、大量出汗等；增高见于糖尿病酮症、原发性肾上腺皮质功能减退症、颅脑外伤等。

3．脑脊液氯改变　脑脊液氯浓度一般比血清高 25% 左右，结核性脑膜炎时可显著减低，化脓性脑膜炎时可偶尔减低，其他非细菌性脑膜炎一般无明显变化。

【应用评价】

溶血不会引起血浆氯的显著变化，因为细胞内液氯含量很低。然而严重显著溶血时，由于稀释原因，也可降低氯的水平。

（二）磷

体内的磷（phosphorus）以有机磷和无机磷两种形式存在，有机磷主要存在于细胞内，血

Note

浆中 90% 的无机磷为可扩散磷酸盐，构成血液的缓冲系统，其余 10% 和血浆蛋白质结合。

【标本采集】

血清或肝素锂抗凝血浆，取血后 1 h 分离血浆或血清，避免溶血。

【参考区间】

成人血清无机磷：0.97 ~ 1.61 mmol/L（3 ~ 5 mg/dl）。

【临床意义】

1．低磷血症（hypophosphatemia）

（1）甲状旁腺功能亢进症：肾小管重吸收受抑制而减弱，尿磷排泄增多。

（2）维生素 D 缺乏症或软骨病：由于维生素 D 吸收不足，或缺少日光照射，伴有继发性甲状旁腺增生，使尿磷排泄增多而血磷降低。

（3）糖利用增加：连续静脉注射葡萄糖，同时进行注射胰岛素的治疗措施，或患胰腺瘤，伴有胰岛素过多症，糖的利用增加。糖代谢必须经过磷酸化作用，需要大量无机磷酸盐，而使血磷下降。糖尿病患者血磷降低，尿磷升高，血磷与血糖呈负相关。

（4）肾小管病变：使肾小管重吸收功能发生障碍，尿中丢失大量的无机磷，血磷偏低，如范科尼综合征、肾小管酸中毒。

（5）乳糜泻等，由于肠内有多量脂肪存在，抑制钙、磷的吸收，使血磷降低。

（6）其他：血液透析、应用噻嗪类利尿剂、碱中毒、AMI、长期应用含铅制剂等。

2．高磷血症（hyperphosphatemia）

（1）甲状旁腺功能减退症：本病常因甲状腺手术不慎，伤及甲状旁腺或其血管，使激素分泌减少，导致肾小管对磷的吸收增加，从而使血磷增高。

（2）维生素 D 过多症：维生素 D 促进肠道吸收钙，血清钙、磷均可增高。

（3）肾功能不全或肾衰竭：尿毒症或慢性肾炎晚期等，磷酸盐排泄障碍，而使血磷滞留。

（4）多发性骨髓瘤和骨折愈合期。

（5）急性酸中毒、白血病、淋巴瘤、骨肿瘤用细胞毒类药物治疗后，可使磷从细胞内释出，血磷增高。

三、血气分析

见第六十章。

第四节 垂体激素

垂体分为腺垂体和神经垂体，可分泌多种激素并具有重要的生理功能，主要包括促甲状腺激素、促肾上腺皮质激素、生长激素、催乳素等，垂体激素测定对了解垂体功能和垂体疾病的诊断有重要意义。

一、促甲状腺激素

促甲状腺激素（thyroid stimulating hormone，TSH）是腺垂体分泌的重要激素，其功能是促进甲状腺滤泡细胞合成和分泌甲状腺激素。下丘脑分泌的促甲状腺激素释放激素（TRH）可促进 TSH 的分泌，而甲状腺分泌的甲状腺激素可反馈抑制 TSH 的分泌。TSH 的测定最常用于甲状腺功能的评估，其次可用于腺垂体功能的测定和下丘脑疾病的诊断。

【标本采集】

血清或血浆。

【参考区间】

成人血清 TSH 0.4 ～ 5.0 mIU/L，不同年龄有差异。

【临床意义】

1．TSH 增高

（1）甲状腺激素分泌减少性疾病：①原发性甲状腺功能减退；②桥本甲状腺炎；③单纯性甲状腺肿。

（2）腺垂体功能亢进症：①垂体微腺瘤；②异源性 TSH 分泌综合征；③长期应用多巴胺受体阻滞药。

（3）下丘脑功能紊乱所致的 TRH 分泌过多。

2．TSH 减低

（1）各种原因所致的甲状腺功能亢进症。

（2）腺垂体功能减退症，包括巨大垂体瘤、垂体缺血性坏死、垂体外伤、空泡蝶鞍、急性垂体卒中等。

（3）过量应用糖皮质激素和抗甲状腺药物。

【应用评价】

目前认为 TSH 是评价甲状腺功能的主要指标，由于其反馈调节的敏感性，其在评价甲状腺功能的地位甚至优于甲状腺激素本身（T_3 和 T_4）。TSH 也是判断原发性和继发性甲状腺功能紊乱的重要指标之一。

二、促肾上腺皮质激素

促肾上腺皮质激素（adrenocorticotropic hormone，ACTH）可通过作用于肾上腺皮质束状带、网状带细胞膜上的 ACTH 受体，促进细胞增殖，合成、分泌糖皮质激素，对盐皮质激素和性激素分泌也有促进作用。下丘脑分泌、释放促肾上腺激素释放激素（CRH），选择性促进腺垂体分泌 ACTH。ACTH 有昼夜分泌节律变化，早 6—8 时为分泌高峰，晚 22—24 时为分泌低谷。

【标本采集】

血浆，EDTA 或肝素锂抗凝血，立即检测或贮存于 –20 ℃备检。

【参考区间】

早晨（8—9 时）2.2 ～ 12.0 pmol/L，午夜（12 时）＜ 2.2 pmol/L，昼夜比值＞ 2。

【临床意义】

ACTH 增高或减低、昼夜节律消失均表明存在肾上腺皮质功能紊乱。与皮质醇测定配合，可鉴别原发性与继发性肾上腺皮质功能紊乱。① ACTH 和皮质醇均升高，提示为下丘脑、垂体病变或异位 ACTH 综合征所致的继发性肾上腺皮质功能亢进，或者严重的应激反应。② ACTH 减低、皮质醇升高，可见于肾上腺腺瘤、肾上腺皮质增生、肾上腺癌所致的原发性肾上腺皮质功能亢进（库欣综合征），但也可见于单纯性肥胖。③ ACTH 升高、皮质醇减低，见于原发性肾上腺皮质功能减退。④ ACTH 和皮质醇均减低，提示为下丘脑、垂体病变所致的继发性肾上腺皮质功能减退。

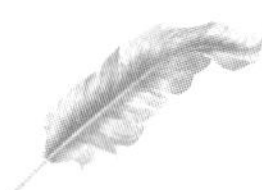

【应用评价】

1．库欣综合征与异位 ACTH 综合征的鉴别较为困难，后者 ACTH、血和尿皮质醇均比库欣综合征显著升高，大剂量地塞米松抑制作用较差，同时还应结合影像学检查，更有助于鉴别。

2．地塞米松抑制试验对鉴别原发性肾上腺皮质功能亢进与单纯性肥胖有意义。在口服地塞米松后，单纯性肥胖者血清皮质醇可显著下降，原发性肾上腺皮质功能亢进者血清皮质醇下降不明显。

三、生长激素

生长激素（growth hormone，GH）是由腺垂体嗜酸细胞分泌的多肽类激素。每日 GH 分泌存在昼夜节律性波动，呈脉冲式分泌，白天仅在餐后 3 h 左右各有一次较小的脉冲式分泌，夜间熟睡约 1 h 后有数次较大的脉冲式分泌。释放入血液中的 GH 以游离形式运送到全身各靶器官起作用。下丘脑分泌的生长激素释放激素（GHRH）和生长抑素（SS）是调节 GH 分泌的最主要因素。

【标本采集】

血清，若不能在 8 h 内测定，4 ~ 8 ℃可保存 2 天，延长保存需要低温冰冻。

【参考区间】

成人：男＜ 0.09 nmol/L，女＜ 0.47 nmol/L；脐带血 0.47 ~ 2.35 nmol/L；新生儿 0.71 ~ 1.88 nmol/L；儿童＜ 0.94 nmol/L。

【临床意义】

1．GH 增高 见于垂体肿瘤所致巨人症或肢端肥大症；创伤、麻醉、肾功能不全、低血糖也可引起 GH 升高。

2．GH 降低 见于垂体功能减退，例如垂体性侏儒、遗传性 GH 缺乏症、继发性 GH 缺乏症（如肿瘤压迫、感染、外伤）等。亦可见于紧张、焦虑、肥胖等。

【应用评价】

1．生理状况下，血清 GH 值很低，单次检测意义有限，进行 GH 兴奋试验更有价值。

2．尿液 GH 浓度很低，仅有 0.01% 循环血中的 GH 出现在尿液中，所以较少采用尿液测定 GH。

3．GH 分泌具有时间节律性，并具脉冲式分泌特点，半衰期只有 20 ~ 30 min，在取标本时要予以注意，采血时间应在午夜。

四、催乳素

催乳素（prolactin，PRL）是腺垂体合成并间歇性分泌的肽类激素，主要功能为促进乳腺的发育与泌乳，对性腺的发育、分泌也起重要作用，并参与免疫调节活动。

【标本采集】

血清或血浆。

【参考区间】

男性 4.1 ~ 18.4 μg/L；女性 3.4 ~ 24.1 μg/L。

【临床意义】

主要应用于高催乳素血症的诊断和鉴别诊断。高催乳素血症是下丘脑 - 垂体内分泌紊乱中最常见的一种。其中，垂体催乳素瘤是高催乳素血症的常见病因，高催乳素血症可以反馈抑制下丘脑 - 性腺轴，主要表现为闭经、泌乳（男性乳房发育）和不孕症。腺垂体缺血性坏死、巨大肿瘤、炎症、外伤时血清 PRL 水平明显降低，可导致乳汁分泌减少和黄体功能不全。多次测定血清 PRL 浓度＞ 200 μg/L，则支持垂体 PRL 分泌腺瘤。

【应用评价】

PRL 对性腺发育，包括卵巢排卵及子宫内膜增殖等有重要作用，因此其血浆浓度可因性别、年龄、女性月经周期及生殖生理状态等因素的影响而变化较大。

第五节　甲状腺功能试验

甲状腺功能紊乱是常见的内分泌疾病，其中甲状腺功能亢进（hyperthyroidism）临床较多见，其次为甲状腺功能减退（hypothyroidism）。通过检测血清甲状腺激素和（或）相关的调节激素水平、相关蛋白及其抗体，可以明确甲状腺功能紊乱的病因，并有助于甲状腺疾病的诊断、鉴别诊断和治疗监测。

一、甲状腺激素

甲状腺分泌的激素包括甲状腺素（thyroxine，T_4）和三碘甲腺原氨酸（triiodothyronine，T_3），它们均由甲状腺滤泡细胞分泌，为含碘的酪氨酸衍生物。甲状腺滤泡上皮细胞可通过细胞膜上的“碘泵”主动摄取血浆中的碘，经细胞中过氧化物酶的作用，转变生成为“活性碘”。“活性碘”与甲状腺滤泡上皮细胞内的甲状腺球蛋白（thyroglobulin，TG）的酪氨酸残基结合（碘化），逐步缩合生成 T_4 和 T_3，并随分泌泡进入滤泡腔中储存。在垂体分泌的 TSH 的作用下，TG 被蛋白酶水解，释放出 T_4 和 T_3，扩散入血。血液中的甲状腺激素 90% 为 T_4，T_3 仅占 2%。但是 T_3 的生理活性比 T_4 高，占正常甲状腺激素总活性的 2/3。血清中甲状腺激素测定包括总 T_4（total T_4，tT_4）、总 T_3（total T_3，tT_3）、游离 T_4（free T_4，fT_4）、游离 T_3（free T_3，fT_3）。fT_4 和 fT_3 的临床意义与 T_4 和 T_3 相同，但由于其不受血液甲状腺结合球蛋白的影响，可直接反映甲状腺的功能状态。

【标本采集】

血清。

【参考区间】

甲状腺激素的参考区间见表 49-4。

表 49-4　甲状腺激素的参考区间

年龄	tT_4（nmol/L）	fT_4（pmol/L）	tT_3（nmol/L）	fT_3（pmol/L）
＜ 1 岁	124 ~ 244	13.9 ~ 26.1	＜ 3 天：1.3 ~ 1.9 4 ~ 30 天：1.2 ~ 4.6 1 ~ 12 个月：1.2 ~ 5.0	4.5 ~ 10.5
1 ~ 6 岁	118 ~ 194	12.1 ~ 22.0	1.3 ~ 6.1	3.8 ~ 8.2
7 ~ 12 岁	97 ~ 175	13.9 ~ 22.1	1.2 ~ 5.4	3.8 ~ 8.6
13 ~ 17 岁	82 ~ 171	13.6 ~ 23.2	1.8 ~ 4.0	3.7 ~ 7.7
18 ~ 60 岁	66 ~ 181	12.0 ~ 22.0	1.3 ~ 3.1	2.8 ~ 7.1
＞ 60 岁	男：65 ~ 129 女：71 ~ 135			男：1.6 ~ 2.7 女：1.7 ~ 3.2

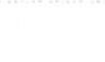

【临床意义】

1．血清 tT_4 和 fT_4 血清 T_4 是评估甲状腺激素分泌的主要指标，比 T_3 更能直接反映甲状腺的功能。

（1）T_4 增高：见于甲状腺功能亢进症（甲亢），另外，在急性病毒性肝炎、妊娠、雌激素、先天因素等时 T_4 可轻度增高，亚急性甲状腺炎时可一过性增高。

（2）T_4 降低：见于甲状腺功能减退症（甲减），如慢性甲状腺炎、甲状腺外科手术后和抗甲状腺药物治疗期间。另外，雄激素、慢性肝炎、肾病综合征时也可以轻度减低。早期甲亢或单独 T_3 升高型甲亢，T_4 可正常。

（3）大多数口服甲状腺素治疗的患者，在服药后 1 ～ 6 h 血液中 fT_4 浓度达高峰，且与服药剂量有关。因此，fT_4 是甲状腺素替代性治疗时最好的检测指标。

2．血清 tT_3 和 fT_3 血清中 tT_3 和 fT_3 浓度反映了 T_4 向 T_3 转化的状态，tT_3 和 fT_3 同时测定可以更准确地反映甲状腺的功能状态。

（1）血清 T_3 增高：见于绝大部分甲亢，尤其是甲亢早期；5% ～ 10% 的甲亢（T_3 型甲亢）仅有 T_3 升高。

（2）血清 T_3 减低：见于甲减，另外在饥饿、慢性消耗性疾病（如代偿性肝硬化、未控制的糖尿病、晚期肿瘤等）时，外周血中的 T_4 转变为 rT_3（反三碘甲腺原氨酸）增加，转变为 T_3 减少，此时血清 T_4 正常而 T_3 减少，称之为低 T_3 综合征。

【应用评价】

1．血清中的 T_3 和 T_4 99% 以上与血浆蛋白（以 TG 为主）结合，所以 TG 的含量可以影响 tT_3 和 tT_4。如当妊娠、应用雌激素或避孕药、急性肝炎、6 周内新生儿等血清 TG 增高时，tT_4 也增高。应用雄激素、糖皮质激素、水杨酸、苯妥英钠等药物，肝硬化、肾病综合征等低蛋白血症时，血清 TG 含量降低，tT_4 也降低。

2．fT_4 和 fT_3 在血清中浓度很低，检测结果受检测方法、试剂盒质量等影响显著，参考区间有所不同，测定的稳定性不如 tT_4 和 tT_3。

3．肝素可能对 fT_4、fT_3 的测定产生影响，使结果偏高。

二、反三碘甲腺原氨酸

T_4 可以直接脱碘，生成反三碘甲腺原氨酸（reverse T_3，rT_3），此时机体对活性甲状腺素需求降低。rT_3 与 T_3 在化学结构上属异构体，但几乎无生理活性，血清中 rT_3 浓度可间接反映组织中 T_4 向 T_3 的转化水平。

【标本采集】

血清。

【参考区间】

0.2 ～ 0.8 nmol/L（放射免疫分析）。

【临床意义】

1．甲亢时血清 rT_3 增加，与血清 T_4、T_3 的变化基本一致。而部分甲亢初期或复发早期仅有 rT_3 的升高。部分非甲状腺疾病，如心肌梗死、肝硬化、糖尿病、尿毒症、脑血管意外和一些恶性肿瘤患者，血清中 rT_3 增加，T_3/rT_3 比值降低。

2．甲减时血清 rT_3 降低。在一些严重的非甲状腺疾病，如肝疾病和一些药物（如皮质类固醇、抗心律失常药等）治疗期间，T_3 降低，rT_3 增加。因此，rT_3 是甲减与非甲状腺疾病功能异常鉴别的重要指标之一。

3．羊水中 rT_3 浓度可作为胎儿成熟的指标。如羊水中 rT_3 低下，有助于先天性甲减的宫内诊断。

【应用评价】

一般情况下，对常规甲状腺疾病的诊断，血清 rT_3 浓度测定意义不大。

三、甲状腺球蛋白

甲状腺球蛋白（thyroglobulin，TG）在甲状腺素的生物合成中起重要作用，是存在于甲状腺滤泡腔内的一种碘化糖蛋白，在合成和运输到甲状腺滤泡的过程中，有少量可进入血液。

【标本采集】

血清。

【参考区间】

1.15 ~ 130.77 μg/L。

【临床意义】

由于甲状腺形态的完整性，健康人血清中仅有低浓度的 TG。当甲状腺滤泡损伤后，可导致血液 TG 显著升高。①甲状腺癌时血清 TG 明显升高，尤其对疗效追踪及甲状腺癌转移有重要意义。② TG 增高是判断亚急性甲状腺炎活动度的参考指标，炎症控制后 TG 正常。③初发甲亢、甲亢复发或治疗未缓解者血清 TG 升高，如治疗后 TG 水平不下降，则复发的可能性很大。

【应用评价】

血清 TG 是判断甲状腺滤泡完整性的标志物，甲状腺完全切除后血清 TG 消失。血清中有 TG 自身抗体时，可导致 TG 测定结果出错。

四、抗甲状腺过氧化物酶抗体

甲状腺过氧化物酶（thyroid peroxidase，TPO）是甲状腺微粒体（thyroid microsomal，TM）的主要成分，位于甲状腺上皮细胞表面，直接参与甲状腺细胞中碘的氧化、酪氨酸的碘化及碘化酪氨酸的偶联等，是甲状腺激素合成过程中的关键酶。自身免疫病引起的多种甲状腺炎常有血清抗 TPO 抗体产生。

【标本采集】

血清。

【参考区间】

抗 TPO 抗体＜ 34 IU/ml。

【临床意义】

约 90% 慢性桥本甲状腺炎以及 70% 的突眼性甲状腺肿可见血清抗 TPO 抗体阳性，随着病情缓解，抗 TPO 抗体可恢复至参考区间。

第六节　肾上腺激素

肾上腺（adrenal gland）包括皮质和髓质两部分。肾上腺皮质分泌类固醇激素，肾上腺髓质分泌儿茶酚胺类激素。肾上腺激素的分泌功能受下丘脑 - 垂体的调控，但又可反馈调节其分

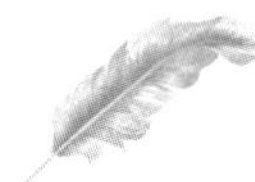

Note

泌水平，使血液肾上腺激素保持在稳定水平。

一、肾上腺皮质激素

肾上腺皮质由球状带、束状带和网状带构成，分别合成盐皮质激素、糖皮质激素和性激素。盐皮质激素以醛固酮（aldosterone）为主，糖皮质激素以皮质醇（cortisol）为主，性激素包括雄激素（androgen）和雌激素（estrogen）。这三类激素都是胆固醇的衍生物，故称为类固醇激素（steroid hormone）。

（一）醛固酮

血浆中醛固酮约一半与血浆蛋白结合，另一半呈游离状态发挥生理功能，具有保钠排钾、调节水与电解质平衡的作用，其分泌主要受肾素 - 血管紧张素、ACTH、血电解质和心房利钠肽的调节和影响。

【标本采集】

血清和 24 h 尿液。体位对醛固酮分泌有较大影响，常同时测定卧位与立位标本。卧位为清晨起床前采静脉血；立位即在卧位取血后，患者直立时间保持 2 ～ 3 h 后采血。醛固酮标本在 20 ℃下可稳定 8 h，4 ～ 8 ℃可稳定 24 h，在 22 ℃贮存 4 天会下降 13%。

【参考区间】

1．血清卧位 60 ～ 170 ng/L（普通饮食），122 ～ 370 ng/L（低钠饮食）；立位 65 ～ 300 ng/L（普通饮食）。

2．尿液普通饮食 6 ～ 25 μg/24 h，低钠饮食 17 ～ 44 μg/24 h，高钠饮食 0 ～ 6 μg/24 h。

【临床意义】

1．醛固酮增高 ①肾上腺皮质肿瘤或增生所致的原发性醛固酮增多症；②继发性醛固酮增多症，如肾性高血压、充血性心力衰竭、肾病综合征、肝硬化腹水、各种原因所致的低钠血症等；③口服避孕药和雌激素治疗时醛固酮分泌增加，大量出汗、补钾时也可使醛固酮分泌增加，临床上应予注意；④妇女月经周期的黄体期、妊娠末期醛固酮明显增加。

2．醛固酮降低 ①慢性肾上腺皮质功能减退、垂体功能低下，11,17,21- 羟化酶缺乏；②一些药物如利血平、普萘洛尔、甲基多巴、β 肾上腺素受体阻滞剂、甘草等亦可引起醛固酮水平减低。

【应用评价】

醛固酮升高时，可同时测定肾素，以观察有无肾素的影响。

（二）总皮质醇

皮质醇在血液中以三种形式存在：①蛋白结合皮质醇，占总量的 90% 以上，主要与皮质类固醇结合球蛋白（CBG）结合；②游离皮质醇，占总量的 5% 以下，是皮质醇发挥生理作用的部分；③皮质醇代谢产物，如四氢皮质醇、六氢皮质醇等。

【标本采集】

血清或肝素抗凝血浆、24 h 尿液。皮质醇分泌有明显的昼夜节律变化，一般在上午 8 时左右分泌量最多，以后逐渐下降，午夜 0 时最少，故标本采集时间十分重要。皮质醇测定一般取早上 8 时、下午 4 时或夜间 0 时两次血样进行分析。24 h 尿皮质醇测定不受昼夜节律影响，但取样本时要准确记录尿量。

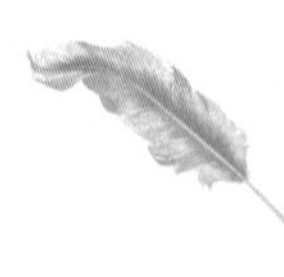

【参考区间】

血清：43 ～ 224 μg/L（7：00—9：00）；30.9 ～ 166.6 μg/L（15：00—17：00）。

尿液：28.5 ～ 213.7 μg/24 h。

【临床意义】

1．血、尿皮质醇浓度增高 主要见于肾上腺皮质功能亢进（如库欣综合征），患者皮质醇分泌增加，尤其是午夜分泌增加，昼夜节律消失，皮质醇含量昼夜比＜ 2。此外，肾上腺肿瘤、应激、妊娠、口服避孕药、长期服用糖皮质激素药物等可致皮质醇增高。

2．血、尿皮质醇浓度降低 主要见于原发性慢性肾上腺皮质功能减退（艾迪森病，图 49-1）；腺垂体功能减退症、毒性弥漫性甲状腺肿（Graves 病）、严重肝病、低蛋白血症和一些药物（苯妥英钠、水杨酸钠）治疗等可见血、尿中皮质醇浓度降低。若进一步鉴别诊断原发性或继发性肾上腺皮质功能减退，需检测血 ACTH 的浓度。

【应用评价】

1．测定游离皮质醇比总皮质醇更有意义。血中总皮质醇测定是检测包括与血浆蛋白结合及游离的皮质醇浓度，不能排除 CBG 浓度的影响。

2．24 h 尿皮质醇测定不受昼夜节律的影响，能可靠地反映皮质醇的浓度。

（三）尿液类固醇激素代谢产物

尿液中 17- 羟皮质类固醇（17-hydroxycorticosteroids，17-OHCS）是 C-17 上有羟基的所有类固醇物质的总称，主要来自肾上腺皮质分泌的糖皮质激素及其氢化代谢物。17- 酮类固醇（17-ketosteroids，17-KS）是 C-17 为酮基的所有类固醇物质的总称，主要来自雄酮、脱氢异雄酮及其代谢产物。尿液 17-OHCS 和 17-KS 浓度可以反映类固醇激素的代谢状况。

【标本采集】

24 h 尿液，可在容器中加 5 ～ 10 ml 浓盐酸防腐。

【参考区间】

1．尿 17-OHCS 男性 8.3 ～ 27.6 μmol/24 h；女性 5.5 ～ 22.1 μmol/24 h；儿童 2.8 ～ 15.5 μmol/24 h。

2．尿 17-KS 男性 28.5 ～ 47.2 μmol/24 h；女性 20.8 ～ 34.7 μmol/24 h。

【临床意义】

1．尿 17-OHCS 要反映肾上腺皮质分泌功能。①当肾上腺皮质功能亢进时，17-OHCS 增高；甲亢、肥胖病、胰腺炎、应激、妊娠后期等可见升高。11β- 羟化酶、21- 羟化酶缺乏症时可增高。②肾上腺皮质功能减退、腺垂体功能低下、肾上腺切除术后、甲状腺功能减低等时 17-OHCS 减少。

2．尿 17-KS 男性尿中 17-KS 的 2/3 来自肾上腺皮质，1/3 来自睾丸，故尿中 17-KS 可反映男性肾上腺皮质和睾丸功能；女性几乎全部来自肾上腺皮质，卵巢产量极少，故女性尿中 17-KS 只反映肾上腺皮质功能。①尿 17-KS 增多常见于肾上腺皮质功能亢进、腺垂体功能亢进、睾丸间质细胞瘤、甲亢以及应用 ACTH、雄性激素和皮质激素之后，11β- 羟化酶、21- 羟化酶缺乏症可显著增高。②尿 17-KS 减少见于肾上腺皮质功能减退、腺垂体功能减退、睾丸功能减退以及甲减等。

3．尿 17- 羟、17- 生酮假阳性和假阴性率很高，已不作为库欣综合征的筛选试验，但在库欣综合征确诊后，对病因诊断有一定帮助。

【应用评价】

1．17-OHCS 测定的方法特异性较差，泼尼松、地塞米松、四环素、维生素 B_2 等药物可干扰试验，检测前 3 天即应停用。

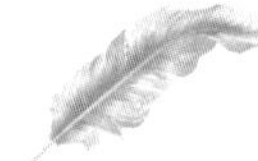

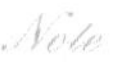

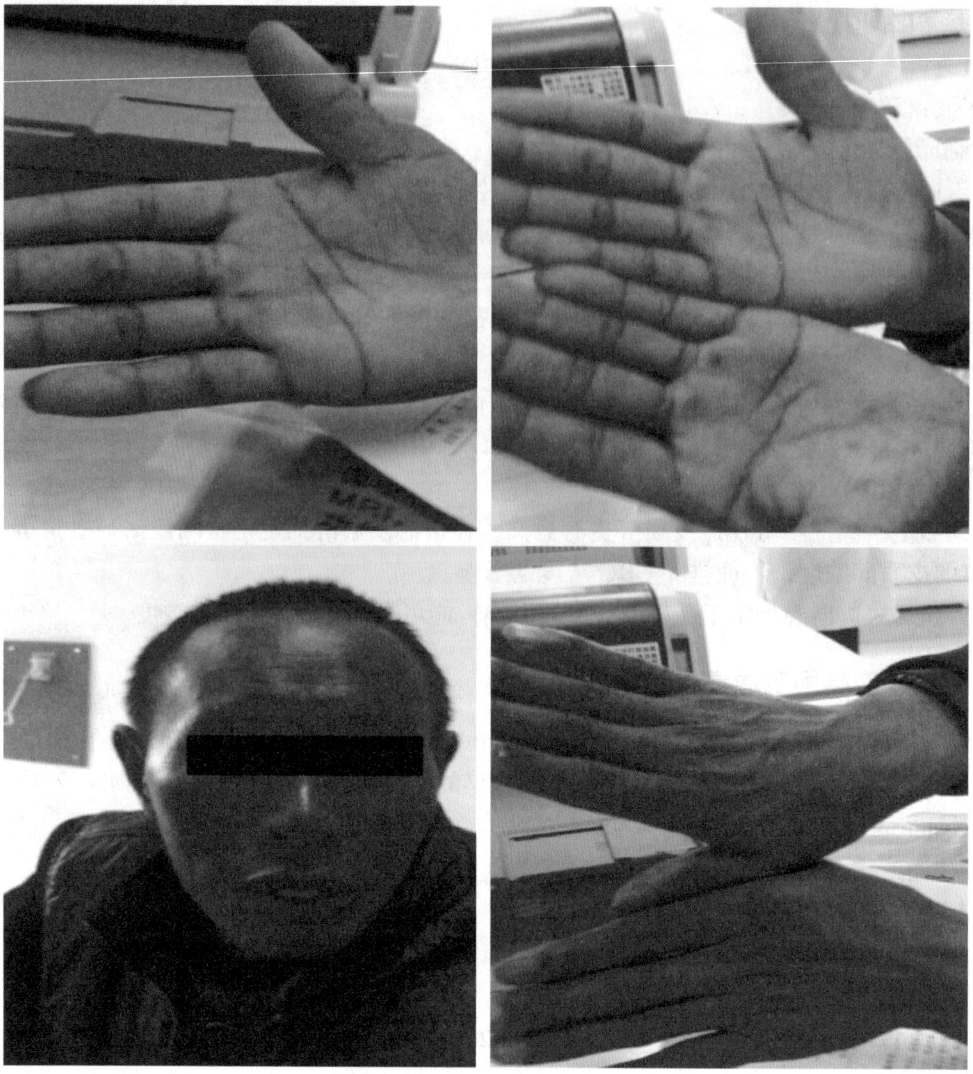

图 49-1　Addison 病患者皮肤色系沉着

2．17-KS 的检测方法有较好的精密度，但不够灵敏，一些药物，如四环素、维生素 B_2、地西泮、某些降压药等可干扰试验。

二、肾上腺髓质激素

肾上腺髓质主要分泌肾上腺素（epinephrine）、去甲肾上腺素（norepinephrine）及微量的多巴胺（dopamine）。这三种具有生物活性的物质在化学结构中均含有儿茶酚，生理功能也有许多共同点，故统称为儿茶酚胺。肾上腺素和去甲肾上腺素的主要终产物是 3- 甲氧 -4- 羟苦杏仁酸，即香草扁桃酸（vanilmandelic acid，VMA）。多巴胺的主要终产物为 3- 甲氧 -4- 羟基乙酸，即高香草酸（HVA）。大部分 VMA 和 HVA 与葡糖醛酸或硫酸结合后，随尿排出体外。肾上腺髓质激素的检测包括血中肾上腺素和去甲肾上腺素，尿中所含主要代谢产物为儿茶酚胺及 VMA。

【标本采集】

血浆或血清、尿液。采血应在情绪稳定和安静状态下进行。VMA 测定时，标本用棕色瓶收集，收集的尿液应及时检测或加适量防腐剂后置于冰箱暂时保存。

【参考区间】

见表 49-5。

表 49-5　肾上腺髓质激素的参考区间

激素	血浆	尿液
肾上腺素	480 pmol/L	1 ~ 4 岁：0 ~ 33 nmol/24 h
		5 ~ 10 岁：0 ~ 55 nmol/24 h
		11 ~ 15 岁：2.7 ~ 109 nmol/24 h
		成人：0 ~ 82 nmol/24 h
去甲肾上腺素	615 ~ 3240 pmol/L	1 ~ 4 岁：0 ~ 171 nmol/24 h
		5 ~ 10 岁：47 ~ 384 nmol/24 h
		11 ~ 15 岁：89 ~ 473 nmol/24 h
		成人：0 ~ 591 nmol/24 h
多巴胺		1 ~ 4 岁：261 ~ 1698 nmol/24 h
		5 岁至成人：424 ~ 2612 nmol/24 h
VMA		5 ~ 45 μmol/24 h

【临床意义】

1．肾上腺嗜铬细胞瘤　血、尿中肾上腺素和去甲肾上腺素明显升高。由于血液中肾上腺素几乎全部来自肾上腺髓质，去甲肾上腺素和多巴胺除肾上腺髓质可分泌外，可来自其他组织中的嗜铬细胞和未被摄取的少量神经递质，若患者肾上腺素升高幅度比去甲肾上腺素和多巴胺显著，则支持肾上腺髓质嗜铬细胞瘤的诊断。原发性高血压、甲状腺功能减退、交感神经母细胞瘤等也可升高。降低见于甲状腺功能亢进症、艾迪森（Addison）病等。

2．尿 VMA　有助于了解体内儿茶酚胺的水平，主要用于嗜铬细胞瘤的诊断和高血压的鉴别诊断。增高见于嗜铬细胞瘤、交感神经母细胞瘤、原发性高血压、甲状腺功能减退等；降低见于甲亢、原发性慢性肾上腺皮质功能减退等。

【应用评价】

VMA 测定 3 天前应禁食含荧光的物质，如香蕉、茶、咖啡、巧克力、尼古丁等，并停用四环素、水杨酸、核黄素、胰岛素等药物。儿茶酚胺的分泌有阶段性，24 h 尿液分析能了解一天的分泌量，而血液测定有可能捕捉不到其分泌高峰。

第七节　性激素与人绒毛膜促性腺激素

一、性激素

性激素（sex hormone）可分为雄性激素（androgen）和雌性激素两大类，后者又包括雌激素（estrogen）和孕激素。性激素的分泌受腺垂体分泌的两种促性腺激素，即促卵泡激素（FSH）和黄体生成素（LH）的调节。睾酮（testosterone）在雄激素中活性最高，由男性睾丸间质细胞合成分泌，肾上腺皮质也可少量合成。血浆中 98% 睾酮与血浆蛋白，主要是性激素

结合球蛋白（sex hormone binding globulin，SHBG）结合，仅 2% 以游离形式存在。睾酮在肝灭活，经尿液排出。雌激素中，雌二醇（estradiol，E_2）的活性最高。卵巢、睾丸和肾上腺皮质都有合成雌激素的能力，以成熟卵泡和黄体的分泌为主。在血中主要与 SHBG 结合，主要在肝降解，雌三醇是主要降解产物。人体内主要的孕激素是孕酮（progesterone），主要由卵巢的黄体分泌，肾上腺和睾丸、胎盘也可分泌孕酮。孕酮入血后主要与皮质醇结合蛋白结合，主要在肝灭活。

【标本采集】

血清，采集标本后最好能及时检测，因性激素分泌有时间节律性，清晨高于下午，最好能固定时间采集标本，如早晨 8：00 左右。另外，尿液和羊水也可作为检测标本。

【参考区间】

见表 49-6。

表 49-6 性激素的参考区间

性别	睾酮（nmol/L）	雌二醇（nmol/L）	孕酮（nmol/L）
男	8.36 ~ 28.7	0.07 ~ 0.28	0.9 ~ 3.9
女	0.5 ~ 2.6		
卵泡期		0.10 ~ 0.63	0.5 ~ 4.5
排卵期		0.55 ~ 1.94	10.6 ~ 81.3
黄体期		0.20 ~ 0.90	14.1 ~ 89.1
绝经期		0.05 ~ 0.34	0.2 ~ 2.3

【临床意义】

1．睾酮

（1）增高：见于性早熟、睾丸间质细胞瘤、肾上腺皮质增生症、多囊卵巢综合征、多发性子宫内膜癌、女性多毛症、21- 羟化酶缺陷等。

（2）降低：见于原发性睾丸发育不全症、睾丸不发育症、腺垂体功能减退、皮质醇增多症、部分男性乳房发育等，睾丸的炎症、肿瘤、外伤等时血清睾酮亦可降低。

2．雌二醇

（1）增高：见于卵巢癌、性腺母细胞瘤、垂体瘤、畸胎瘤、肝硬化、性早熟、男性乳房发育等。妊娠时可显著升高。

（2）降低：见于无排卵性月经、原发或继发性卵巢功能减退、卵巢发育不全、垂体卵巢性闭经、皮质醇增多症等。口服避孕药和雄激素后可见减低。

3．孕酮

（1）增高：见于妊娠、葡萄胎、排卵、卵巢肿瘤等。

（2）降低：见于黄体功能不良、胎盘功能低下、胎儿宫内发育迟缓、流产或胎儿死亡等。

【应用评价】

1．育龄妇女血清中性激素水平有周期性变化，连续动态观察较单次测定更有意义。

2．雌二醇是评价卵巢功能状态的重要指标，对诊断性早熟和性发育不良有一定价值。

3．孕酮是确定有无排卵和评价黄体功能状态的最重要指标之一，孕酮的测定应在月经的后半期进行。

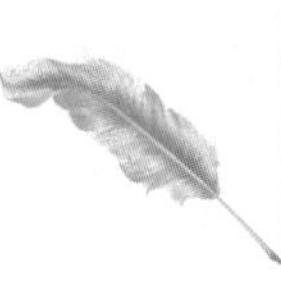

4．由于妊娠期血清中孕酮水平的个体差异很大，而且胎盘又有很强的代偿能力，因此孕酮不是判断胎盘功能的理想指标。

5．雌激素水平与月经周期有关。

二、人绒毛膜促性腺激素

人绒毛膜促性腺激素（human chorionic gonadotropin，hCG）是一种由胎盘绒毛组织的合体滋养层细胞合成分泌的糖蛋白激素。妊娠早期绒毛组织形成后，合体滋养层细胞就开始大量合成分泌 hCG，妊娠 8 ～ 10 周时达到高峰，孕 12 周开始，hCG 呈特征性下降，到妊娠 20 周时降至较低水平，并维持到妊娠末。产后 2 周左右可降到测不出。

【标本采集】

血清。

【参考区间】

女性非孕期≤ 41 U/L；男性≤ 31 U/L。

【临床意义】

1．hCG 升高 ①受孕 1 周后诊断妊娠；②妊娠前 3 个月 hCG 异常升高，常提示绒毛膜癌、葡萄胎、多胎妊娠等；③生殖细胞、卵巢、膀胱、胰腺等肿瘤。

2．hCG 降低 流产、异位妊娠、死胎等。

第八节 常见内分泌疾病的实验诊断

内分泌疾病常伴有激素水平的改变，引发相应的生理生化变化，如突眼、肥胖、紫纹、闭经、巨人症、侏儒症、肢端肥大症、甲状腺肿大、异常毛发分布或脱落等，但是轻症或不典型患者因缺乏有关症状或体征，早期诊断较难，实验室检查则可以从多个层面为疾病的诊断提供依据，具有重要意义。

一、内分泌疾病的实验诊断策略

内分泌疾病的实验室诊断首先要确定患者是否具有某一种或多种内分泌功能紊乱。①物质代谢紊乱常是发现内分泌疾病的重要线索。如钙磷代谢紊乱提示甲状旁腺疾病和骨代谢疾病；血糖的异常升高提示糖尿病；血脂的异常可能提示甲状腺疾病；嗜铬细胞瘤和皮质醇增多症可以引起血压的异常和电解质的异常等。②在有了初步的线索后，则需要了解调节有关代谢的激素及其上游调节激素的水平，判断有无某种内分泌疾病；要进一步确定病变的部位和性质，有时需要进行动态功能试验（dynamic function test），如动态兴奋试验（dynamic exciting test）可估计激素的贮备功能、观察靶腺反应性，动态抑制试验（dynamic inhibition test）能观察激素的生理性反馈调节是否消失、有无自主性激素分泌过多、是否有功能性肿瘤存在等。在估计存在分泌低下的状况时选择兴奋性试验；在估计存在分泌亢进的状况时选择抑制性试验。③此外，激素受体、自身抗体检测、染色体检查和 HLA 分型鉴定等对一些内分泌疾病的病因确定有重要价值。④对以家族形式出现的内分泌疾患需要进行追踪，其在治疗的选择上与一般的内分泌疾病有所不同。

（一）代谢紊乱的检查

不同的激素调节不同的物质代谢，包括糖、脂类、蛋白质代谢和电解质与酸碱平衡等，可以通过基础状态下的血糖浓度、糖耐量试验、血清三酰甘油、胆固醇、脂蛋白和载脂蛋白、血清蛋白、血清酶类、电解质浓度等检测，为物质代谢异常提供间接证据，如甲状旁腺功能亢进时出现高钙血症，库欣综合征时糖耐量减低，对各种内分泌疾病具有辅助诊断意义。

（二）体液中激素或其代谢产物浓度

根据激素代谢的规律，测定血液或 24 h 尿液中的激素及其代谢产物，有时需要连续监测或对昼夜变化进行比较。这些检查结果是内分泌疾病诊断的客观证据，如甲状腺功能亢进时，血清游离甲状腺素（fT_4）与游离三碘甲腺原氨酸（fT_3）增高；库欣综合征时，尿液中类固醇激素的代谢产物 17- 羟皮质类固醇（17-OHCS）和 17- 酮皮质类固醇（17-KS）增高。

（三）动态功能试验

激素的合成与分泌受多种因素影响：①通过下丘脑 - 垂体 - 内分泌腺或内分泌细胞所分泌的激素进行调节；②一些激素有昼夜分泌或脉冲式分泌规律；③应激反应可促进激素合成或释放；④外源激素或药物可促进或抑制激素的合成或释放。由于上述原因，使血液中激素浓度处于动态变化之中。动态功能试验是对内分泌调节系统的某一环节应用刺激性或抑制性药物，分别测定用药前后相应靶激素水平的动态变化，可以确定导致内分泌紊乱的病变部位和性质，例如，通过甲状腺功能动态试验，可以鉴别下丘脑性、垂体性、甲状腺性甲亢。

（四）自身抗体或激素受体

例如抗甲状腺球蛋白抗体、促甲状腺激素受体抗体等自身抗体阳性可作为甲状腺疾病的早期诊断或随访依据。胰岛素、糖皮质激素、甲状腺激素、生长激素、雄激素等受体缺陷，血中激素水平异常升高，但表现为对激素发生抵抗、功能减退，因此激素抗体、受体和（或）受体后缺陷的检查，有助于明确一些内分泌疾病的病因和确定诊断。

（五）基因诊断

垂体肿瘤发生机制不明，可能由于兴奋性 G 蛋白的 α 亚单位发生点突变所致；腺垂体功能减退症患者可有基因遗传缺陷、转录因子突变或激素基因突变；不同类型的家族性多发性内分泌腺瘤病（multiple endocrine neoplasia，MEN）有不同的基因缺陷，部分患者可为常染色体显性遗传。基因诊断可应用于对尚未发病的携带者进行早期诊断及预测。

二、激素测定结果分析时应注意的问题

（一）生理因素的影响

1. 生物节律变化 某些激素的分泌具有明显的节律性，如生长激素、肾上腺皮质激素和垂体促甲状腺激素等都有分泌的节律性，生育年龄妇女的垂体促性腺激素和卵巢分泌的甾体类激素随月经周期变化，在结果判断时应注意。

2. 年龄的影响 不同年龄的人群其激素分泌水平不同，如甲状腺激素、垂体激素、甾体激素等，这对于青春期、老年期和绝经期的妇女尤其重要，会直接影响疾病的诊断与治疗。

3. 妊娠的影响 妊娠期胎盘是一个巨大的内分泌器官，孕妇体内的内分泌环境有很大变化，妊娠期各种内分泌激素的参考区间和临界值也与非妊娠妇女不同。

4. 体位的影响 有些激素受体位的影响很大，如血浆与尿醛固酮含量立位时升高，肾素

和血管紧张素在立位与卧位时有很大差别。

（二）饮食、药物及应激状态的影响

摄入咖啡、可乐等导致血、尿中儿茶酚胺及其代谢产物假阳性升高。一些药物对激素分泌有明显影响，如口服避孕药对甾体激素的影响，治疗精神、神经病药物可导致某些垂体激素分泌改变等。应激状态同样会影响激素水平，如严重应激刺激时，皮质醇分泌增多，同时部分甲状腺激素可降低。

（三）检测方法的影响

1．参考区间　激素检测方法的标准化目前还存在不少问题，导致不同的实验系统所测定的结果可能有很大差异。因此，选择适当的实验系统至关重要。一旦选定，不要轻易改变。实验室内部应有严格的质量控制，以保证实验结果的准确、精密。在选定实验系统后，应建立该系统及参考人群的参考区间和临界值。

2．激素的免疫活性与生物学活性　应用免疫学方法检测的结果，代表被测物质的免疫活性，而不是生物学活性。在多数情况下，这二者是平行的，但在一些生理或病理情况下，二者并不一致，如绝经期妇女的垂体促性腺激素就有类似情况。

3．规范化的检验顺序　如疑为胰岛细胞瘤，需要同时测定血糖和胰岛素指标。

三、常见内分泌疾病的实验诊断特点

（一）甲状腺功能亢进症

甲状腺功能亢进症（hyperthyroidism）简称甲亢，指各种原因所致甲状腺激素分泌过多引起的临床综合征。甲亢的病因复杂多样，常见（约 80%）的为 Graves 病，又称毒性弥漫性甲状腺肿，是一种甲状腺激素分泌过多的器官特异性自身免疫病。典型甲亢的临床表现为：①高代谢综合征：多食、消瘦、怕热、多汗、基础代谢率明显增高；②突眼症及甲状腺肿大（图 49-2）；③神经兴奋性明显增高：烦躁、易激动、肌颤等；④心血管系统异常：心率加快、心律失常、收缩压上升等。

1．实验项目的选择

（1）血清 TSH：是判断临床甲状腺功能异常的一线指标。甲状腺功能异常时，TSH 的变化比 T_3、T_4 更迅速而显著，可敏感地反映下丘脑 - 垂体 - 甲状腺轴的功能，尤其对亚临床甲亢有诊断价值。

（2）血清 T_3 和 T_4：包括血清 tT_3、fT_3、tT_4、fT_4。tT_3、tT_4 含量高，临床最常用。甲亢时，tT_3 和 tT_4 多为平行增高；但在甲亢初期或复发早期，tT_3 升高较快，可高于参考区间上限 4 倍以上，tT_4 则升高较慢，升高幅度较低，约为参考区间的 2.5 倍。因此，tT_3 升高诊断甲亢比 tT_4 敏感。fT_4 是甲状腺素在血液中的生物活性成分，fT_3 和 fT_4 的血清含量低，测定的稳定性不如 tT_3 和 tT_4 大，但在甲亢早期 tT_3 和 tT_4 尚处于参考区间时，血清 fT_3 和 fT_4 即可出现升高，更为灵敏和特异。目前临床应用的检测方法均不能直接测定真正的 fT_3 及 fT_4。

（3）血清 rT_3：rT_3 增高可有助于了解甲状腺激素的代谢和疗效评价，其变化与 T_4 基本一致。

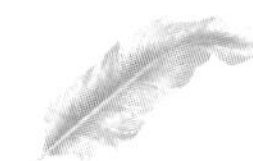

（4）自身抗体：① TSH 受体抗体（TRAb）：80% 以上甲亢患者可呈阳性；TRAb 中包括刺激性（TSAb）抗体和抑制性抗体（TSBAb）。②甲状腺球蛋白抗体（TG-Ab）和甲状腺过氧

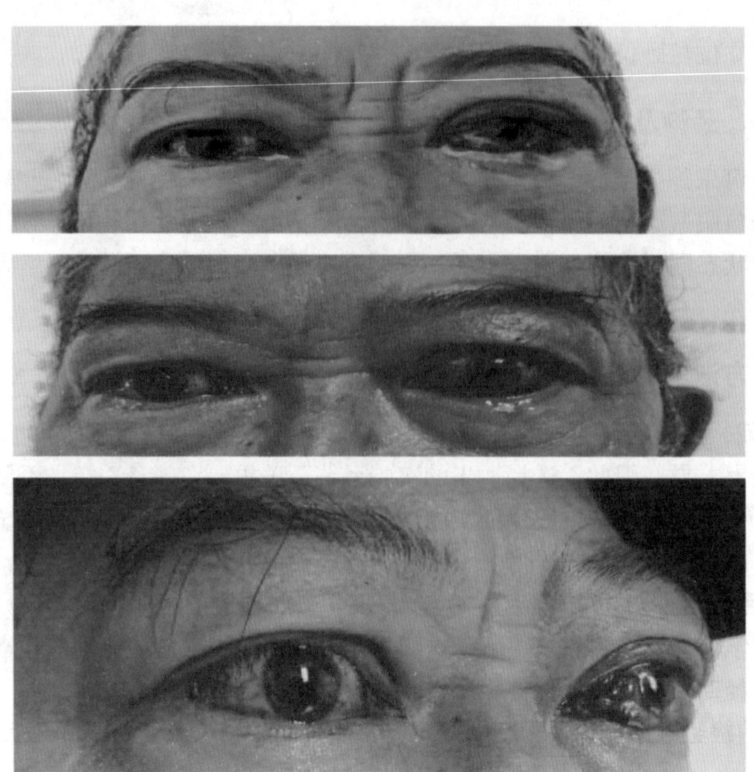

图 49-2 甲亢的体征

化物酶抗体（TPOAb）过去称为甲状腺微粒体抗体（TM-Ab），可在 50% 以上甲亢患者检出。③自身抗体检测仅反映针对 TSH 受体的自身抗体存在，不能反映该抗体的功能，TSAb 阳性反映 TRAb 是刺激性的，TSBAb 则反映 TRAb 是阻断性的，但这两种功能性抗体测定条件复杂，难以在临床常规使用。

（5）甲状腺功能动态试验：①甲状腺激素抑制试验：先测定 ^{131}I-T_3 摄取率，连续 1 周给予 T_3 或 T_4，再次测定 ^{131}I-T_3 摄取率。甲状腺激素对下丘脑 - 垂体 - 甲状腺轴有敏感的负反馈作用，摄碘率将被抑制＞ 50% 以上，而甲亢患者因长期处于高甲状腺激素水平作用下，故抑制率变化不大，可＜ 50%。②促甲状腺激素释放激素（TRH）兴奋试验：试验时，先取血，然后于静脉注射 TRH 200 ～ 500 μg 之后，于 15、30、60 和 120 min 分别取血，测定 5 次血样中 的 TSH 值。生理状况下，注射后 15 ～ 30 min 达峰值水平，其 TSH 水平较基础值增加 29.5 ± 12.2 mU/L，注射后 120 min 恢复至基础水平。垂体病变时，TSH 基础值低，对 TRH 无反应；下丘脑病变时，TSH 基础值低，但对 TRH 有延迟性反应。甲状腺性甲亢患者不但 TSH 基础值低，而且垂体 TSH 贮存少，注射 TRH 后血清 TSH 无明显升高。若注射 TRH 后血清 TSH 明显升高，可以排除甲亢。由于甲状腺功能动态试验耗时长，且要注射药物，有时可对患者身体造成不良影响，加之患者一般难接受，应严格掌握禁忌证和适应证，一般不作为常规试验。

2. 实验诊断步骤 一般测定血清 TSH、fT_4 和 fT_3 可全面了解甲状腺功能，在诊断甲状腺功能紊乱时最好同时测定 TSH、tT_3、tT_4、fT_3、fT_4 及 rT_3 六项试验。对诊断为甲亢的患者，再结合甲状腺动态功能试验、自身抗体等检查进一步确定其病因、病变部位及性质。低 T_4 和高 TSH 提示原发性甲减，而 T_3、T_4 升高伴 TSH 降低提示原发性甲亢。TSH 降低，T_4 水平升高，T_3 正常，提示 T_4 型甲状腺毒症，常见于碘甲亢；TSH 水平降低，T_3 水平升高，T_4 正常，提示 T_3 型甲状腺毒症。

3．甲亢的代谢紊乱及其他异常　甲亢患者由于 T_3、T_4 分泌过多，新陈代谢加快，糖、脂质和蛋白质代谢异常，糖耐量减低，血糖升高，血浆总胆固醇降低，尿液肌酸排出增加。电解质异常，可出现低钾血症、高钙血症、尿钙和尿磷排出增加。血液碱性磷酸酶活性升高。激素代谢异常，女性血液雌激素、性激素结合蛋白增加；24h 尿 17- 羟皮质类固醇升高。除相关甲状腺自身抗体外，还可出现抗核抗体和抗双链 DNA 抗体。血液学异常也较为常见，如血液粒细胞减少、淋巴细胞和单核细胞增多，常有贫血和血小板减少，红细胞沉降率可增快。

（二）库欣综合征

库欣综合征（Cushing syndrome，CS）又称皮质醇增多症，是由于肾上腺皮质功能亢进（hyperadrenocorticism）导致糖皮质激素分泌过多而产生的症候群。病因可分为 ACTH 依赖性和 ACTH 非依赖性，临床大量使用药物可致医源性皮质醇增多症。库欣综合征时，表现为代谢障碍、抵抗力下降及其他变化，如向心性肥胖、负氮平衡、糖耐量降低、肌萎缩、水肿、性功能紊乱等（图 49-3），易发生真菌和细菌感染并可发展成菌血症、脓毒血症。一些患者可出现烦躁、情绪不稳定等精神症状。

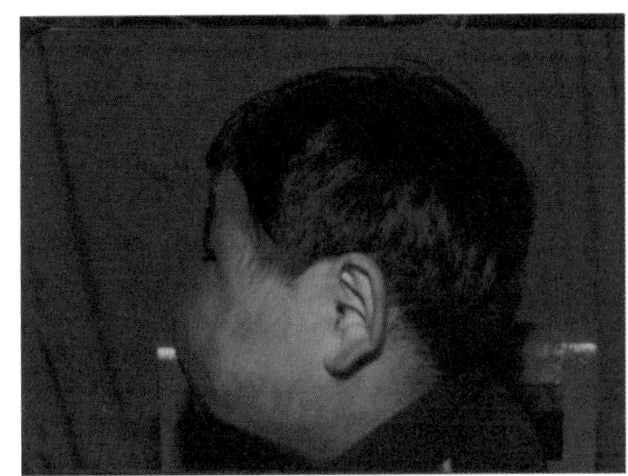
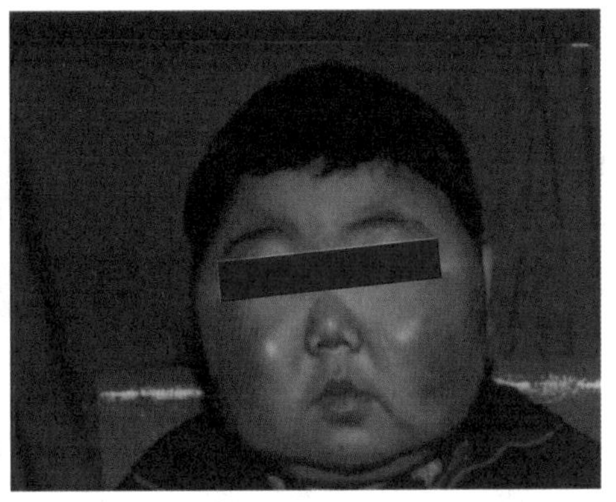

图 49-3　库欣综合征的体征

1．实验项目的选择

（1）血浆或尿液激素及其代谢产物测定：①血浆皮质醇：皮质醇增多，失去昼夜分泌规律，且不能被小剂量地塞米松抑制。②血清促肾上腺皮质激素（ACTH）：丘脑、垂体病变（库欣综合征）或异位 ACTH 综合征所致的继发性肾上腺皮质功能亢进症，ACTH 和皮质醇均升高。③尿 17- 羟皮质类固醇（17-OHCS）、17- 酮皮质类固醇（17-KS）：肾上腺皮质功能亢进症时增高。

（2）肾上腺皮质功能动态试验：① ACTH 兴奋试验：ACTH 可刺激肾上腺皮质合成、释放皮质醇。试验时，用 0.25 mgACTH 肌内或静脉注射，分别在注射前和注射后 0.5、1 h 采血，测定并观察血浆皮质醇的浓度变化。正常人注射 ACTH 后，峰值在 0.5 h 出现，血皮质醇较注射前的基础值增加 157 nmol/L 以上。肾上腺皮质功能亢进患者，血浆皮质醇基础值增高，库欣综合征和异源性 ACTH 综合征因长期处于高浓度 ACTH 作用下，肾上腺皮质增生明显并有较多的皮质醇储备，ACTH 刺激兴奋后，皮质醇将比生理反应升高更为显著（强反应）；艾迪森病（原发性慢性肾上腺皮质功能减退症）时，ACTH 基础值低，肾上腺皮质破坏或功能丧失，对 ACTH 刺激无反应；继发性肾上腺皮质功能低下者，基础值也低，但对 ACTH 可有延迟性反应（弱反应）；肾上腺肿瘤时，因肿瘤组织呈自主性分泌，皮质醇基础值升高，但对 ACTH 刺激多无反应。②地塞米松抑制试验：地塞米松（dexamethasone，DMT）是人工合成的强效糖皮质激素类药物，对下丘脑 - 垂体 - 肾上腺皮质轴可产生强烈的皮质醇样抑制作

用，主要是抑制腺垂体释放 ACTH，进而抑制肾上腺皮质激素的合成和释放，用于判断病变部位。试验方法很多，现在多采用 48 h 小剂量地塞米松抑制试验。即先收集 24 h 尿 2 天，测定 17-OHCS 浓度，取两数之均值作为基础对照，第 3 日开始口服地塞米松 0.5 mg/6 h，连续 2 天，并分别收集这 2 天的 24 h 尿，测定尿 17-OHCS 含量。凡肾上腺皮质功能正常者，服药日的 24 h 尿 17-OHCS 排泄量由服药前的基础值降至 50% 以下（抑制率＞ 50%）；肾上腺皮质功能亢进者抑制率＜ 50%。服药后 2 天的 24 h 尿 17-OHCS 浓度可观察抑制的恢复情况或是否有延迟反应存在。

2．常见肾上腺皮质功能亢进症的实验诊断与鉴别 血浆皮质醇、ACTH 和尿 17-OHCS、17-KS 四项检测基本上可诊断或鉴别肾上腺皮质功能亢进症（表 49-7），必要时配合功能动态试验。

表 49-7 常见肾上腺皮质功能亢进症的实验诊断与鉴别

实验项目	下丘脑垂体性	异源性 ACTH 综合征	肾上腺皮质腺瘤	肾上腺皮质腺癌
血浆皮质醇	↑	↑↑↑	↑	↑↑↑
血浆 ACTH	↑	↑↑↑	↓	↓
尿 17-OHCS	↑↑	↑↑↑	↑↑	↑↑↑
尿 17-KS	↑↑	↑↑↑	↑↑	↑↑↑

注：↑升高，↓降低

3．库欣综合征的代谢紊乱和其他异常

（1）物质代谢紊乱：糖代谢异常，糖耐量受损，血糖升高，尿糖可阳性；脂代谢异常，血清胆固醇、三酰甘油升高；低蛋白血症、低钾血症或低钾血症性碱中毒、血钠和氯增高等。

（2）血液学异常：血液红细胞数量和血红蛋白偏高，白细胞总数和中性粒细胞增多，淋巴细胞和嗜酸性粒细胞减少。凝血功能可发生亢进，易导致动静脉血栓形成。

（三）原发性醛固酮增多症

原发性醛固酮增多症（primary aldosteronism）是由于肾上腺皮质增生或肿瘤引起醛固酮分泌增多，导致水钠潴留、体液容量扩张、肾素 - 血管紧张素系统受抑制，表现为高血压、低血钾及相应的症候群。依病因可将原发性醛固酮增多症分为醛固酮腺瘤和特发性醛固酮增多症两种主要类型。

1．实验项目的选择

（1）血清、尿液醛固酮：原发性醛固酮增多症患者增高。

（2）血清肾素、血管紧张素Ⅱ：原发性醛固酮增多症患者减低。

（3）尿 17- 羟皮质类固醇（17-OHCS）、17- 酮皮质类固醇（17-KS）：患者一般无异常。

（4）螺内酯治疗试验：螺内酯是强有力的醛固酮拮抗剂，患者有明显的低钾血症和高血压时，每日口服 300 ～ 400 mg 螺内酯后，若血压下降，血钾回升，即可肯定高血压是醛固酮分泌过量所致。

2．实验诊断步骤

（1）患者在检查期间摄入高钠饮食（＞ 120 mmol/d），但仍有低钾血症，提示存在原发性醛固酮增多症。

（2）尿醛固酮：若＞ 20 μg/24 h，而且血浆肾素活性减低，初步诊断为原发性醛固酮增多症；若尿醛固酮＜ 20 μg/24 h，则见于肾上腺或性腺 17α- 羟化酶或 11β- 羟化酶缺乏。

（3）螺内酯治疗试验：血压降至正常，可能为醛固酮腺瘤；血压不下降，则可能为特发性醛固酮增多症（多为肾上腺皮质增生）。

（4）卧位与立位血浆醛固酮：患者平卧一夜后于清晨 8 时仰卧位取血、直立后 4 h 再取血一次测定血浆醛固酮；醛固酮腺瘤患者卧位血浆醛固酮明显升高，直立后不再升高，甚至下降；特发性醛固酮增多症患者直立后比卧位显著升高。

（5）血浆 18- 羟皮质酮：健康人在普食条件下，上午 8 时卧位血浆 18- 羟皮质酮含量为 36 ～ 166 ng/L。醛固酮腺瘤患者上午 8 时卧位血浆 18- 羟皮质酮含量显著升高，常＞ 1000 ng/L；特发性醛固酮增多症多正常或仅轻度升高。血浆 18- 羟皮质酮测定尚不普及，对醛固酮腺瘤和特发性醛固酮增多症的鉴别诊断有重要意义。

（6）血浆醛固酮 / 肾素比值（ARR）测定：已被证实是原醛症的最佳检出试验。ARR ＞ 30 提示原醛症可能性，＞ 50 具有诊断意义。

3．原发性醛固酮增多症的代谢紊乱

（1）低钾血症：血钾显著减低，一般为 2 ～ 3 mmol/L，严重者更低。低血钾导致代谢性碱中毒，血液 pH 升高。大多数患者低血钾呈持续性，也可为间歇性，少数患者血钾也可不减低。由于大量血钾主要排于尿中，尿钾增高，常＞ 25 mmol/24 h。

（2）高钠血症：血钠增高不如血钾减低明显，一般在参考区间高限或略增高。

（3）尿液异常：尿液 pH 多为中性或偏碱性；尿比重偏低，常在 1.010 ～ 1.018，少数患者尿渗量减低伴轻度蛋白尿。

（4）少数病人发生肾功能减退。

（四）嗜铬细胞瘤

嗜铬细胞瘤（pheochromocytoma）是肾上腺髓质、交感神经节或其他部位的嗜铬组织的异常增生，导致持续或间断地释放大量儿茶酚胺所致的疾病，因细胞内的嗜铬颗粒遇重铬酸盐被染成褐色而得名。临床表现主要为高血压症候群，可为阵发性或持续性的高血压。病程长者可有左心室肥大、心力衰竭、冠状动脉硬化、肾小动脉硬化、脑出血、血栓形成等。患者基础代谢率增高，产热增多，体温升高。嗜铬细胞瘤有 80% ～ 90% 发生于肾上腺髓质，产生过多的去甲肾上腺素或肾上腺素，一般为良性增生。嗜铬细胞瘤的早期诊断特别重要，确诊后手术切除肿瘤大多数可治愈。

1．嗜铬细胞瘤的实验诊断

（1）血、尿儿茶酚胺：在情绪稳定和安静状态下采血测定肾上腺素和去甲肾上腺素是诊断伴有阵发性高血压嗜铬细胞瘤的最敏感的试验，应在发作中或发作后取标本，检查结果是确诊的重要依据。血浆儿茶酚胺在持续性及阵发性发作时明显高于正常，非发作时只轻度升高。

（2）尿液香草扁桃酸（VMA）：持续性高血压患者尿儿茶酚胺及 VMA 明显升高，可在正常 2 倍以上。阵发性者平时增高不明显，发作时明显高于正常。

（3）对应用 B 超、CT 扫描等方法不能确定嗜铬细胞瘤位置者，可作静脉导管术，在不同部位采血测儿茶酚胺，根据其浓度差别，可大致对肿瘤进行定位。

（4）血清嗜铬粒蛋白 A（chromogranin A，CGA）：约 90% 的病例可升高，可作为肿瘤标志物检测协助嗜铬细胞瘤的诊断。

2．嗜铬细胞瘤的代谢紊乱及其他异常

（1）糖、脂质代谢紊乱：由于胰岛素分泌受抑制和肝糖原分解加快，患者糖耐量减低，血糖浓度升高，尿糖可呈阳性。脂肪分解代谢加快，血清游离脂肪酸增高。

（2）电解质代谢紊乱：由于儿茶酚胺促使钾进入细胞内和促进肾素及醛固酮分泌，少数患者可出现低钾血症。肿瘤细胞分泌甲状旁腺激素相关肽也可致高钙血症。

（3）血液学异常：肿瘤细胞分泌红细胞生成素和肾上腺素，可导致红细胞增多症和外周血白细胞增多。

（4）基础代谢率增高：肾上腺素可作用于中枢神经及交感神经系统控制下的代谢过程，使病人耗氧量增加。代谢亢进可引起发热、消瘦。

（卢雪玲）

第五十章

风湿免疫性疾病的实验诊断

第五十章数字资源

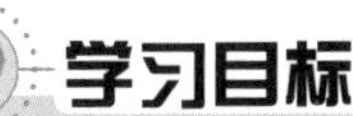

1. **知识**：概述免疫相关及风湿免疫病实验检测项目、常见的风湿免疫病。
2. **能力**：概述免疫相关及风湿免疫病实验检测的标本采集、参考区间，总结常见的风湿免疫病的主要免疫学特点。
3. **素养**：理解免疫相关及风湿免疫病实验检测的原理、方法、应用评价，以及常见的风湿免疫病的实验室诊断策略。
4. **掌握**：免疫相关实验检测的临床意义，类风湿因子、抗核抗体的检测原理、方法、临床意义、应用评价，类风湿关节炎、系统性红斑狼疮的实验室诊断策略。

免疫系统由免疫器官、免疫细胞和免疫分子构成，淋巴组织及免疫细胞分布于全身，执行免疫防御、免疫自稳和免疫监视，维持机体内环境正常的生理功能及动态平衡。免疫性疾病是由于免疫系统的组成和功能发生异常导致的一类疾病，包括免疫系统分化发育异常导致的免疫缺陷病，免疫应答及免疫调节异常导致的自身免疫病、肿瘤、感染性疾病、超敏反应、移植排斥反应等。风湿免疫病是指一大类病因各不相同，但累及机体多个器官与组织的疾病，与自身免疫密切相关，因自身免疫导致组织器官损伤或功能障碍所致疾病又称自身免疫性疾病（autoimmune disease，AID）。通过实验室常规检测指标和免疫学检测指标可以帮助临床医生对风湿免疫病进行诊断、鉴别诊断和治疗效果与预后评价。本章重点介绍常见的风湿免疫病的实验检查。

第一节　免疫相关的实验检测

参加免疫应答或免疫应答有关的细胞统称为免疫细胞，分为淋巴细胞和免疫辅助细胞，后者包括树突状细胞、单核-巨噬细胞、中性粒细胞、肥大细胞等。其中，淋巴细胞是免疫系统的主要细胞。免疫细胞或免疫相关细胞合成的蛋白质及小分子多肽物质，称为免疫分子，主要包括免疫球蛋白、补体、细胞因子等，在免疫应答过程中发挥重要作用。通过检测免疫球蛋白、血清补体含量、细胞因子、淋巴细胞免疫表型和功能等，可为免疫性疾病的诊断、疗效观察、预后判断提供客观依据。

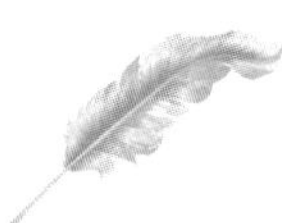

一、免疫球蛋白

免疫球蛋白（immunoglobulin，Ig）是由浆细胞合成分泌的一组具有抗体活性的球蛋白，存在于机体的血液、体液、外分泌液和部分细胞膜上。根据重链性质不同，把 Ig 分为 IgG、IgA、IgM、IgD 和 IgE 五大类。免疫球蛋白的测定有助于了解机体体液免疫功能。常用速率散射比浊法、免疫比浊法、酶联免疫吸附试验进行检测，M 蛋白常需采用血清免疫固定电泳等方法进行异常 Ig 分类或鉴定。

【标本采集】

空腹采血，分离血清。常规采集尿液、脑脊液、浆膜腔积液等。

【参考区间】

IgG 8.6. ~ 17.4 g/L；IgA 1.0 ~ 4.2 g/L；IgM 男 0.3 ~ 2.2 g/L， 女 0.5 ~ 2.8 g/L；IgD 0.6 ~ 1.2 mg/L；IgE 男 31 ~ 5500 μg/L，女 31 ~ 2000 μg/L；M 蛋白：阴性。

【临床意义】

1．生理性变化 血液中 Ig 含量与年龄相关。新生儿可通过胎盘获得由母体转移来的 IgG，故血液中含量较高，接近成人水平。婴幼儿体液免疫功能还不成熟，Ig 含量低于成人。

2．高免疫球蛋白血症的临床意义见表 50-1。

表 50-1 高免疫球蛋白血症的临床意义

免疫球蛋白	临床意义
IgG	见于慢性活动性肝炎、结核病、全身念珠菌感染、系统性红斑狼疮（systemic lupus erythematosus，SLE）及多发性肌炎等各种感染性疾病和自身免疫性疾病。在某些恶性肿瘤中亦可见 IgG 增高
IgA	主要为黏膜炎症和皮肤病变，包括溃疡性结肠炎、酒精性肝炎、前列腺癌、皮肌炎及其他皮肤疾患，且皮肤病变范围愈大，IgA 愈高
IgM	多见于毒血症和感染性疾病早期，如原发性胆汁性肝硬化和急性肝炎的发病初期、传染性单核细胞增多症、锥虫病、曲霉病等
IgD	主要见于妊娠末期、IgD 型骨髓瘤、甲状腺炎和大量吸烟者
IgE	见于Ⅰ型变态反应性疾病，如过敏性支气管哮喘、特应性皮炎等；也可见于非变态反应性疾病发生时，如 IgE 型骨肉瘤、寄生虫感染、急性或慢性肝炎、SLE、类风湿关节炎（rheumatoid arthritis，RA）等
M 蛋白	主要见于多发性骨髓瘤、巨球蛋白血症、重链病、意义不明的单克隆丙种球蛋白血症、恶性淋巴瘤、半分子病等

3．低免疫球蛋白血症

（1）先天性低 Ig 血症：主要见于体液免疫缺陷病和联合免疫缺陷病。

（2）获得性低 Ig 血症：患者血清中 IgG 小于 5 g/L，可能与严重胃肠道疾患、重症传染病（如先天性梅毒感染等）、长期使用免疫抑制剂以及一些原发性肿瘤（如白血病以及淋巴肉瘤等）有关。

【应用评价】

1．免疫球蛋白检测对免疫性疾病的诊断具有重要的临床价值，但其特异性不强，很多疾病能引起高或低免疫球蛋白血症，要做出确诊，应综合分析。

2．血清 Ig 水平与年龄、性别有一定关系。

二、补体

补体（complement，C）是存在于人和动物血清及组织液中一组不耐热、经活化后具有酶活性、可介导免疫和炎症反应的蛋白质，包括30多种可溶性蛋白和膜结合蛋白，共同组成一个复杂的系统，称为补体系统。它主要包括：①固有成分：C1（C1q、C1r、C1s）～C9；②调节因子：如C1抑制物、C4结合蛋白；③补体受体等。

（一）血清总补体活性的测定

血清总补体活性是补体被激活后的最终效应，所反映的主要是补体9种成分的综合水平。临床上以红细胞的溶解为指示，以50%溶血（50% complement hemolysis，CH50）为判断终点，来测定血清总补体活性。

【标本采集】

为避免补体的体外活化，EDTA、枸橼酸钠抗凝血必须在1 h内分离血浆。

【参考区间】

CH50：50～100 U/ml。

【临床意义】

1．CH50活性增高　常见于各种急性期反应，如急性炎症（风湿热急性期、皮肌炎、肺炎、甲状腺炎、阻塞性黄疸等）、组织损伤、妊娠、恶性肿瘤如肝癌等。

2．CH50活性减低　包括先天性和后天性因素，先天性补体缺乏症比较少见，主要由补体基因缺陷或基因突变引起，导致补体成分或调节成分缺陷。后天性因素主要见于急性肾小球肾炎、SLE、大面积烧伤、冷球蛋白血症、严重感染、肝硬化、组织损伤缺血等疾病引起的补体消耗增多和合成减少。

（二）单个补体成分测定

免疫溶血法检测单个补体成分的活性，免疫化学法测定其含量。用于单个补体成分定量的免疫化学法包括单向免疫扩散、火箭免疫电泳和免疫比浊法，目前常用的是免疫比浊法。

【标本采集】

血清或者EDTA、枸橼酸钠抗凝血浆。

【参考区间】

C3：0.7～1.4 g/L；C4：0.1～0.4 g/L；C1q：0.18～0.19 g/L（ELISA法），0.025～0.05 g/L（免疫比浊法）；B因子：0.10～0.40 g/L（单向免疫扩散法）。

【临床意义】

单个补体成分测定的临床意义见表50-2。

表50-2　单个补体成分测定临床意义

补体	升高	减低
C3	作为急性时相反应蛋白，在某些急性炎症或传染病早期，如风湿热急性期、心肌梗死、关节炎等	补体合成能力下降（如慢性活动性肝炎、重型肝炎等）；补体消耗或丢失过多（如活动性红斑狼疮、基膜增生型肾小球肾炎、大面积烧伤等）；补体合成原料不足（如营养不良，多见于儿童）；先天性补体缺乏（如遗传性C3缺乏症）
C4	常见于风湿热急性期、心肌梗死、Reiter综合征和各种类型的关节炎等	SLE、RA、IgA肾病等，尤在SLE诊断和治疗中C4含量降低有重要意义，C4降低常早于补体其他成分，且缓解时较其他成分回升慢。狼疮性肾炎较非狼疮性肾炎C4含量明显低下

续表

补体	升高	减低
C1q	见于骨髓炎、RA、血管炎、硬皮病、痛风	见于活动性混合性结缔组织病（mixed connective tissue disease，MCTD）、肾病综合征、重症联合免疫缺陷
B 因子	各种肿瘤患者血清中显著增高	SLE、肾病综合征、急或慢性肾炎、MCTD、急或慢性肝炎、风湿性心脏病等，通过激活补体旁路途径，使 B 因子消耗

【应用评价】

系统性红斑狼疮、类风湿关节炎和强直性脊柱炎等自身免疫病患者，血清补体水平可随病情发生变化，表现为活动期补体活化过度，血清补体因消耗增加而水平下降，病情稳定后补体水平又反应性增高。

三、细胞因子

细胞因子（cytokine，CK）指由免疫细胞（如单核 - 巨噬细胞、T 细胞、B 细胞、自然杀伤细胞等）和某些非免疫细胞（如内皮细胞、表皮细胞或纤维细胞等）经刺激而合成、分泌的一类具有广泛生物学活性的小分子蛋白质。常见的细胞因子有白细胞介素（IL-2、IL-4、IL-6、IL-8）、肿瘤坏死因子、干扰素、集落刺激因子、红细胞生成素等。免疫学测定法为目前临床常用的测定方法，用于检测细胞因子的表达含量。

（一）白细胞介素 -2

白细胞介素 -2（interleukin 2，IL-2）主要由活化的 $CD4^+$ T 淋巴细胞产生，其可促进淋巴细胞生长、增殖、分化，为机体免疫系统中最重要的调节因子。其活性检测已成为评价机体免疫功能的重要指标。常用生物细胞法和酶联免疫吸附试验检测。

【标本采集】

血清、血浆或肝素抗凝全血。

【参考区间】

^{3}H-TdR 掺入法为 5 ～ 15 kU/L；血清或血浆可溶性 IL-2 受体＜ 1×10^6 IU/L（ELISA 法）。

【临床意义】

1．增高 可见于自身免疫性疾病，如 SLE、RA；多发性骨髓瘤；再生障碍性贫血；排斥反应等疾病。

2．降低 生理状态下与年龄有关，随年龄的增长，有降低趋势；病理状态下见于免疫缺陷病（如艾滋病、联合免疫缺陷病等）、恶性肿瘤、1 型糖尿病、某些病毒感染等。

【应用评价】

1．细胞因子测定不能单独用于疾病诊断，主要是作为间接评价患者免疫状态的指标。连续动态观察，结合临床表现和其他检查综合分析更有意义。

2．IL-2 表达异常与临床多种疾病有密切关系，特异性较差。

（二）白细胞介素 -6（IL-6）活性

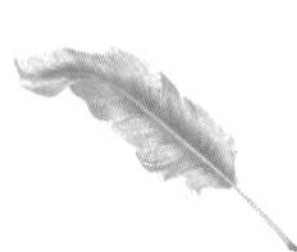

白细胞介素 -6（interleukin 6，IL-6）在炎症反应中具有重要的作用，主要由单核巨噬细胞、T 细胞、血管内皮细胞及免疫系统外的很多其他细胞产生。其除可促进 T 细胞生长和 IL-2 分泌外，也可促进骨髓干细胞的生长，刺激肝细胞产生 C 反应蛋白等急性时相反应物质。其检测方法为 ELISA 法、电化学发光法。

【标本采集】

血清、血浆或肝素抗凝全血。

【参考区间】

电化学发光法＜ 7 ng/L。

【临床意义】

血清 IL-6 水平升高见于：①多克隆 B 细胞激活或自身免疫性疾病，如 RA、AIDS、SLE、Reiter 综合征、硬皮病、酒精性肝硬化、膜性增生性肾小球肾炎、银屑病。②淋巴细胞系肿瘤：如多发性骨髓瘤、淋巴瘤、霍奇金病、卡波西肉瘤、心脏黏液瘤、宫颈癌。③其他：如烧伤、急性感染、排斥反应等。

【应用评价】

IL-6 在多种疾病中其水平与疾病活动期、肿瘤的发展变化、排斥反应程度及治疗效果都有密切关系，对患者体液中 IL-6 水平的检测可反映患者的病情变化，但缺乏疾病特异性。

（三）肿瘤坏死因子

肿瘤坏死因子（tumor necrosis factor，TNF）包括 TNF-α 和 TNF-β 两种亚型。TNF-α 来源于单核细胞、吞噬细胞，TNF-β 则来源于 T 淋巴细胞，均可引起肿瘤组织出血、坏死和杀伤作用，抗感染的炎症反应效应，以及具有调节、诱生免疫细胞的作用。常采用酶联免疫吸附试验检测。

【标本采集】

血清、血浆或肝素抗凝全血。

【参考区间】

4.3 ± 2.8 μg/L。

【临床意义】

TNF 水平升高见于类风湿关节炎、多发性硬化、恶性肿瘤、革兰氏阴性杆菌或脑膜炎球菌引起的弥散性血管内凝血、中毒性休克等。TNF 降低临床上较少见。

【应用评价】

TNF 与炎症反应、免疫系统的发展、细胞凋亡及脂质代谢有关，但其检测异常不具有疾病特异性，对血清或体液中 TNF 的浓度检测不能成为鉴别诊断疾病的特异指标，但可作为疾病病情变化、治疗效果以及预后判断的评价指标。

（四）干扰素

干扰素（interferon，IFN）是宿主细胞在病毒感染或病毒诱导剂的作用下，产生的一种具有抗肿瘤、抗病毒、控制细胞增殖、免疫调节作用的非特异性防御因子。IFN 主要分为 α、β、γ 三种，常采用 ELISA 法检测。

【标本采集】

血清、血浆或肝素抗凝全血。

【参考区间】

1 ～ 4 kU/L。

【临床意义】

1．增高　见于非活动性类风湿关节炎、SLE、急性病毒感染、恶性肿瘤早期、再生障碍性贫血等疾病。

2．减低　见于活动性类风湿关节炎、乙型肝炎患者及其携带者、哮喘等。

Note

【应用评价】

IFN 与感染、肿瘤和自身免疫性疾病有关，因此检测其水平可以初步判断是否与这几种疾病有关或者了解疾病的活动期。

四、淋巴细胞表型分析

人体的淋巴细胞分为 T、B 等细胞群，它们又分别有若干亚群，各有其特异的表面标志和功能。白细胞分化抗原（leukocyte differentiation antigen，LDA）是不同谱系白细胞在分化成熟不同阶段以及活化过程中，出现或消失的细胞表面标记。分化簇（cluster of differentiation，CD）分子是位于细胞膜表面的一类分化抗原的总称，分化簇后的序号代表一个（或一类）分化抗原分子。

（一）T 细胞分化抗原检测

T 细胞是参与机体细胞免疫反应和在免疫反应中起主导调节作用的一组免疫细胞。一般认为 CD3 分子是所有 T 细胞均有的标志性抗原，同时，不同功能的 T 细胞亚群也有各自的标志性抗原。根据 T 细胞表面标志性抗原及其免疫效应功能可以将 T 细胞分为 $CD3^+CD4^+CD8^-$ 辅助性 T 细胞（helper T cell，Th）、$CD3^+CD4^-CD8^+$ 细胞毒性 T 细胞（cytotoxic T cell，CTL 或 Tc）和 $CD4^+CD25^+Foxp3^+$ 调节性 T 细胞（regulatory T cell，Tr 或 Treg）等几个亚群。采用多参数标记的单克隆荧光抗体标记单个核细胞悬液，根据 T 细胞的表面标志，用适当的荧光素标记特异性单克隆抗体与淋巴细胞反应，通过流式细胞仪测定，首先在淋巴细胞中识别出 $CD3^+$T 细胞，然后在 $CD3^+$ T 细胞中再区分 $CD4^+$ T 细胞和 $CD8^+$ T 细胞。

【标本采集】

EDTA 或肝素抗凝血。

【参考区间】

$CD3^+$ T 细胞：61% ～ 85%；$CD4^+$ T 细胞：28% ～ 58%；$CD8^+$ T 细胞：19% ～ 48%；$CD4^+/CD8^+$ 为 0.9 ～ 2.0（流式细胞术）。

【临床意义】

临床意义见表 50-3。

表 50-3 流式细胞术检测 T 细胞分化抗原的临床意义

	升高	减低
$CD3^+$ T 淋巴细胞	甲状腺功能亢进、重症肌无力以及器官移植后排斥反应等	见于免疫缺陷病，如获得性免疫缺陷综合征
$CD4^+$ T 淋巴细胞	RA 活动期	某些病毒感染性疾病（如艾滋病）、大手术、应用免疫抑制剂（如环孢素 A）
$CD8^+$ T 淋巴细胞	部分病毒感染性疾病如传染性单核细胞增多症急性期、巨细胞病毒感染以及慢性乙型肝炎	RA、重症肌无力、胰岛素依赖型糖尿病以及膜性肾小球肾炎等
$CD4^+/CD8^+$ 细胞比值	自身免疫性疾病如 RA 活动期、多发性硬化症、SLE、重症肌无力、膜性肾小球肾炎等；器官移植后排斥反应也可见到	AIDS、恶性肿瘤进行期和复发时、瘤型麻风病，也见于传染性单核细胞增多症、巨细胞病毒感染、血吸虫病等感染性疾病

【应用评价】

T淋巴细胞亚群在各种临床疾病如自身免疫性疾病、免疫缺陷病、再生障碍性贫血、病毒感染等都有异常改变，对其进行检测对疾病的诊断有重要价值。

（二）B细胞分化抗原检测

成熟B细胞受抗原刺激后分化增殖为浆细胞，合成和分泌抗体，主要执行体液免疫功能。B细胞的表面标志物包括膜免疫球蛋白（membrane immunoglobulin，mIg）、Fc受体、补体受体、EB病毒受体和小鼠红细胞受体等，其中mIg为B细胞所特有，是测定B细胞的可靠指标。B细胞表面较特异的CD分子有CD19、CD20、CD21、CD22和CD23等，有的为全体B细胞所共有，有的仅为活化B细胞所特有，以CD5为标志可将外周成熟B细胞分为B1和B2两个亚群。临床常采用免疫荧光或流式细胞术进行检测。

【标本采集】

EDTA或肝素抗凝血。

【参考区间】

SmIg阳性细胞：16%～28%；$CD19^+$细胞百分比：11.74%±3.73%（流式细胞术）。

【临床意义】

1．$CD19^+$细胞增多 见于B细胞恶性增殖性疾病，如急性淋巴细胞白血病、慢性淋巴细胞白血病、多发性骨髓瘤等。

2．$CD19^+$细胞减低 多见于体液免疫缺陷病、化疗和使用免疫抑制剂后。

【应用评价】

反映B细胞分化发育的不同阶段，是主要用于辅助诊断B细胞增殖性疾病以及体液免疫缺陷病的指标。

五、淋巴细胞功能检测

（一）混合淋巴细胞反应

将两个无关个体的淋巴细胞进行混合培养，因不同个体主要组织相容性复合体（major histocompatibility complex，MHC）等位基因差异，双方淋巴细胞就会以彼此作为抗原发生反应，使T淋巴细胞发生转化，此为双向混合淋巴细胞反应（mixed lymphocyte reaction，MLR），又称双向混合淋巴细胞培养。在此试验中，各自的淋巴细胞既是刺激细胞，又是反应细胞，反应后形态上呈现的细胞转化和分裂现象，可通过形态法计数转化细胞；另外，细胞代谢增殖、DNA合成增加，可借助^{3}H-TdR掺入法检测，以^{3}H-TdR掺入量反映淋巴细胞增殖强度。

【标本采集】

EDTA或肝素抗凝血。

【参考区间】

形态学法：淋巴细胞转化率＜5%为阴性，＞10%为阳性。

^{3}H-TdR掺入法：实验组cpm（每分衰变次数，counts per minute）值＞对照组cpm值的10%为阳性。

【临床意义】

1．反映机体整体的细胞免疫功能状态。

2．用于人类白细胞抗原（human leukocyte antigen，HLA）分型，预测细胞介导的移植排斥反应。

3．本法不能判断型别，只能说明供体、受体 HLA 抗原配合程度。双向 MLR 强度与两个体间 HLA 抗原差异成正比。器官或细胞移植时，应选择 MLR 最弱者为供体。

【应用评价】

主要用于移植前组织配型，以测定供、受体间组织相容性抗原的相容程度。

（二）抗体依赖的细胞介导的细胞毒实验

抗体依赖的细胞介导的细胞毒性作用（antibody dependent cell-mediated cytotoxicity，ADCC）是指表达 IgG Fc 受体的自然杀伤（nature kill，NK）细胞、巨噬细胞和中性粒细胞等，当 IgG 的 Fab 段与靶细胞膜上的抗原特异性结合后，抗体的 Fc 段发生构型改变，与 Fc 受体结合，进而促使细胞释放一些细胞因子及发生颗粒胞吐，而致靶细胞死亡。检测方法有核素释放法、溶血空斑法等。

【标本采集】

肝素或者 EDTA 抗凝血。

【参考区间】

阴性。

【临床意义】

1．活性升高 常见于抗体介导的Ⅱ型变态反应性疾病，如自身免疫性血小板减少性紫癜、自身免疫性溶血性贫血和粒细胞减少症等。

2．活性降低 常见于一些慢性消耗性疾病，如慢性肝病和肾衰竭等；免疫缺陷或功能低下者也表现为活性降低。

【应用评价】

该实验为判断机体抗肿瘤水平的标志之一，亦可作为抗病毒感染能力的指标。

第二节 风湿免疫病的实验检测

风湿免疫病是指一大类病因各不相同，但累及机体多个器官与组织的疾病，与自身免疫密切相关，因自身免疫导致组织器官损伤或功能障碍所致疾病又称自身免疫性疾病。血液中存在高效价自身抗体是自身免疫病的特征之一，也是临床诊断自身免疫病的重要依据。

一、类风湿因子

类风湿因子（rheumatoid factor，RF）是一种抗变性 IgG 的自身抗体，与体内变性的 IgG 结合形成免疫复合物后可激活补体，或被吞噬细胞吞噬。由吞噬细胞释放的溶酶体酶、活化肽、胶原酶、前列腺素 E2 等物质，在细胞因子和炎性黏附分子的参与下，致组织炎性损伤，发生骨关节及血管炎。

【标本采集】

血清。

【参考区间】

乳胶颗粒凝集法（定性）＜1∶10，阴性；免疫比浊法（定量）＜30 kIU/L。

【临床意义】

类风湿关节炎患者 RF 的阳性率为 52% ～ 92%，平均为 70%，RF 的量或滴度的变化可作为疾病是否活动以及治疗是否有效的评价指标；其他结缔组织病也有一定的阳性率，可达 28.9% ～ 50%，如 SLE、进行性系统性硬化症（progressive systemic sclerosis，PSS）等；老年人可出现一定的阳性率，但不超过 5%。

【应用评价】

RF 阴性不能排除 RA 的诊断，因为有部分患者可一直呈血清 RF 阴性，这类患者关节滑膜炎轻微，很少发展为关节外的类风湿疾病。RF 阳性也不能作为诊断 RA 的唯一标准。尽管可在多种疾病中检出类风湿因子，但其滴度一般较低，随着其滴度升高，其对 RA 诊断的特异性增高。

二、抗核抗体

经典的抗核抗体（antinuclear antibody，ANA）是指针对真核细胞核成分的自身抗体的总称。广义的 ANA 靶抗原不再局限于细胞核内，而是扩展到整个细胞成分，包括细胞核和细胞质。ANA 的类型主要有 IgG，也有 IgM、IgA。这种抗体无器官和种族的特异性。目前广泛采用间接免疫荧光（indirect immune-fluorescence，IIF）法对其进行检测。

【标本采集】

血清。

【参考区间】

IIF 法：阴性。

【临床意义】

1．ANA 对很多自身免疫性疾病有诊断价值。在不同疾病中，特别是风湿性疾病，其抗体谱有一定的特征性。SLE 检出率可高达 95% ～ 100%，干燥综合征为 70% ～ 80%，系统性硬化症检出率可达 85% ～ 95%。其他如 RA、多发性肌炎及皮肌炎、慢性活动性肝炎、溃疡性结肠炎等也有 20% ～ 50% 的检出率。

2．用荧光抗体法检查 ANA 时，不同荧光图像的意义见表 50-4。

表 50-4　ANA 不同荧光图像的临床意义

荧光图像类型	临床意义
核均质型	此型由抗 dsDNA、抗组蛋白和核小体抗体引起，几乎所有活动性 SLE 患者均可测出此型抗体，但多种其他自身免疫性疾病患者此抗体检出率也可达 20% ～ 30%（图 50-1）
颗粒型	与抗 U1RNP、抗 Sm、抗 SSB 等抗体有关。最多见于 MCTD，且滴度较高。也可见于 SLE 和 60% 以上的 PSS 患者（图 50-2 ～图 50-4）
着丝点型	与抗着丝点抗体有关，对局限型全身性硬化症具有很高的敏感性和特异性，阳性率可达 80% ～ 95%。这种病也称为 CREST 综合征（图 50-5）
核点型	分为多核点型（即 Sp100 抗体）和少核点型（即 p80 盘曲蛋白抗体）（图 50-6，图 50-7）
核仁型	与针对核糖体、U3-RNP、RNA 聚合酶的抗体、抗 Scl-70 抗体、PM-Scl 抗体、抗原纤维蛋白抗体有关。除 SLE 外，硬皮病患者阳性率可达 40%（图 50-8 ～图 50-10）
核膜型	主要与抗核孔复合物和抗板层素两种抗体有关，前者抗体多见于 SLE 患者，后者抗体可见于慢性自身免疫性肝炎的活动期（图 50-11，图 50-12）

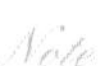

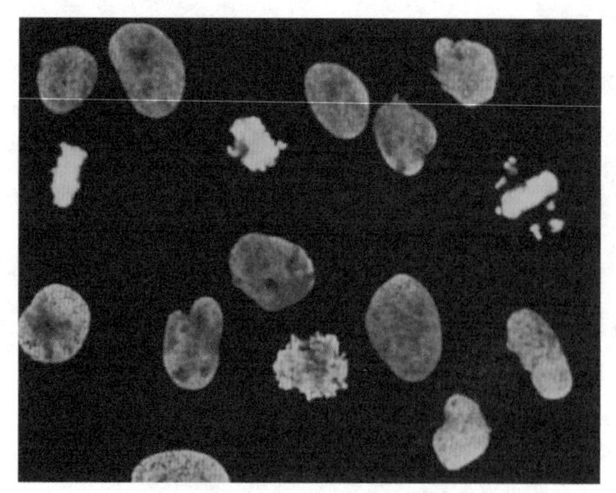

图 50-1 血清抗核抗体间接免疫荧光染色模型（×200）：核均质型

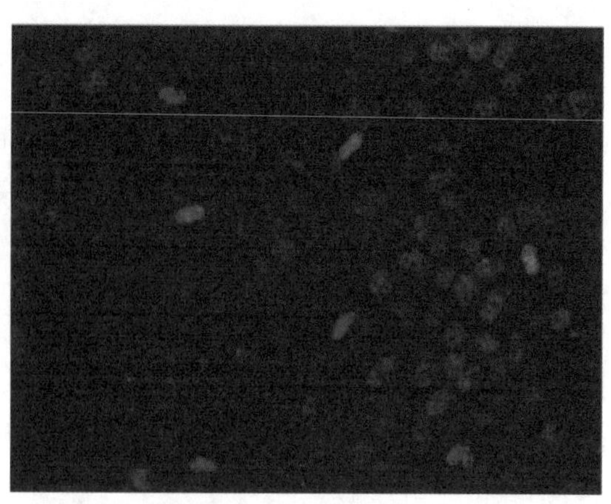

图 50-2 核致密颗粒

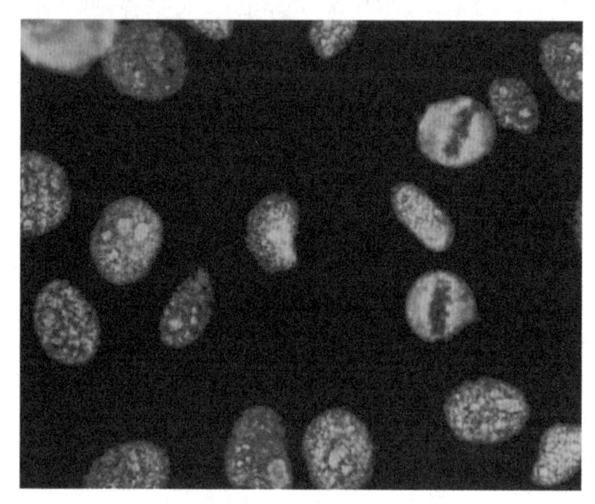

图 50-3 核细颗粒

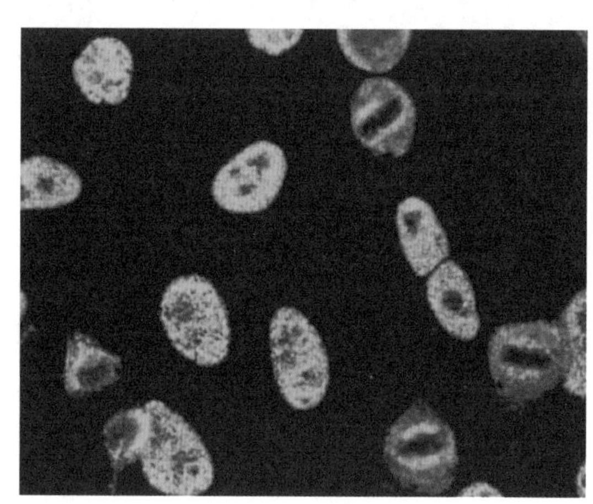

图 50-4 核粗颗粒

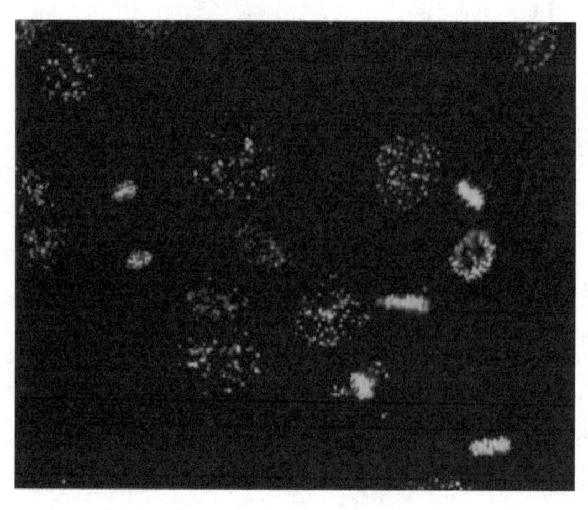

图 50-5 核着丝点型

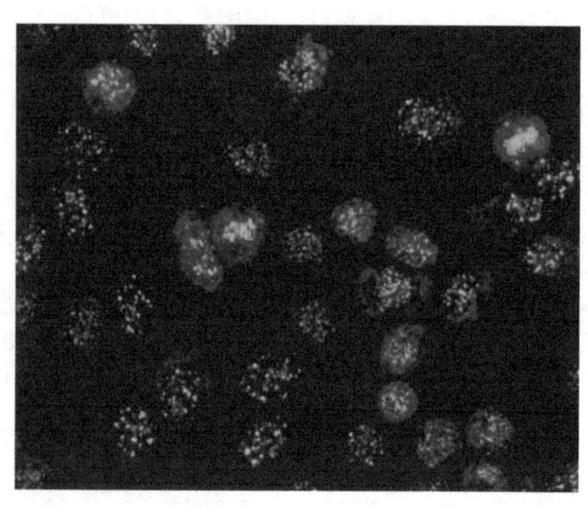

图 50-6 核多点型

图 50-7　核少点型

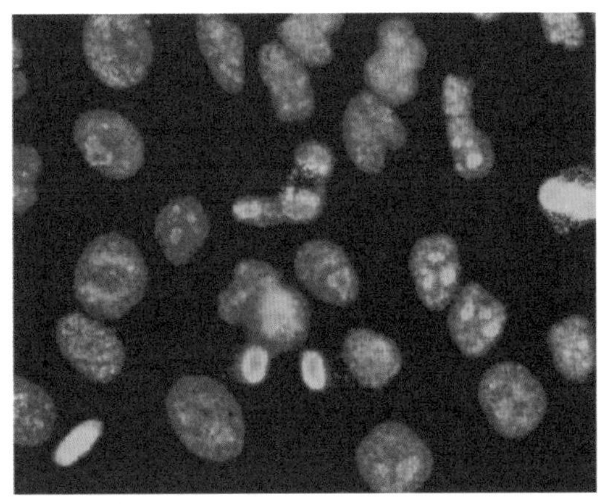

图 50-8　核仁均质

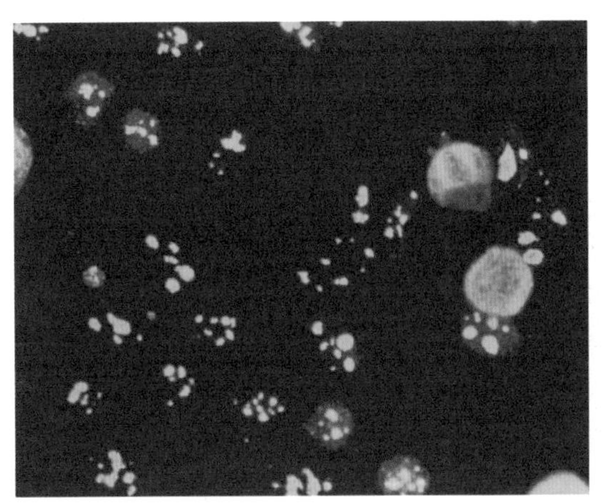

图 50-9　核仁斑块

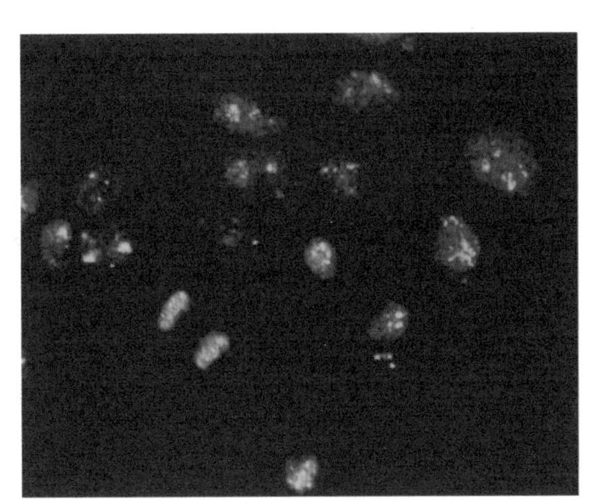

图 50-10　核仁斑点

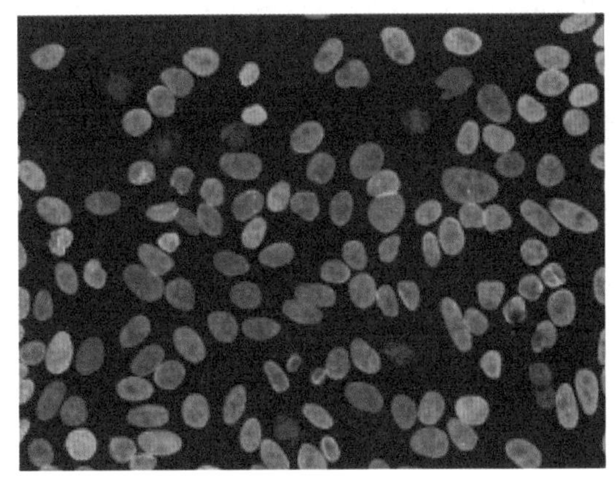

图 50-11　核膜光滑

图 50-12　核膜斑点

Note

【应用评价】

1. 小于 60 岁的健康人可有较低的 ANA 检出率（< 5%），随着年龄增大，其阳性率增大（5% ~ 30%），但滴度较低。对 ANA 阳性标本需要做滴度测定，但不同的滴度系统阳性阈值不一样，各实验室应建立自己的滴度系统和阳性阈值。

2. 各种 ANA 在不同的自身免疫性疾病中出现不同的组合，可形成各种疾病或疾病亚群的特征性抗体谱。因此总的 ANA 检测在临床诊断与鉴别诊断中是一个极为重要的筛选试验。

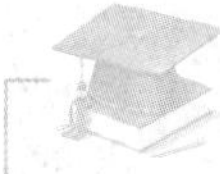

知识拓展

抗核抗体的分类

随着检测技术的改进和培养细胞抗原基质（如 Hep-2 细胞）的应用，ANA 针对的靶抗原成分已由细胞核扩展到整个细胞成分，包括细胞核、细胞浆、细胞骨架及细胞分裂周期蛋白等（图 1 ~ 图 16）。目前 ANA 定义是以真核细胞的各种成分为靶抗原的自身抗体总称（anticellular antibodies）。

ANA 可分为抗 DNA 抗体、抗核蛋白抗体、抗 ENA 抗体。

ENA：可提取核抗原、常见 RNP/Sm、Sm、SSA、SSB、Scl-70、Jo-1 等（胸腺、脾细胞）。

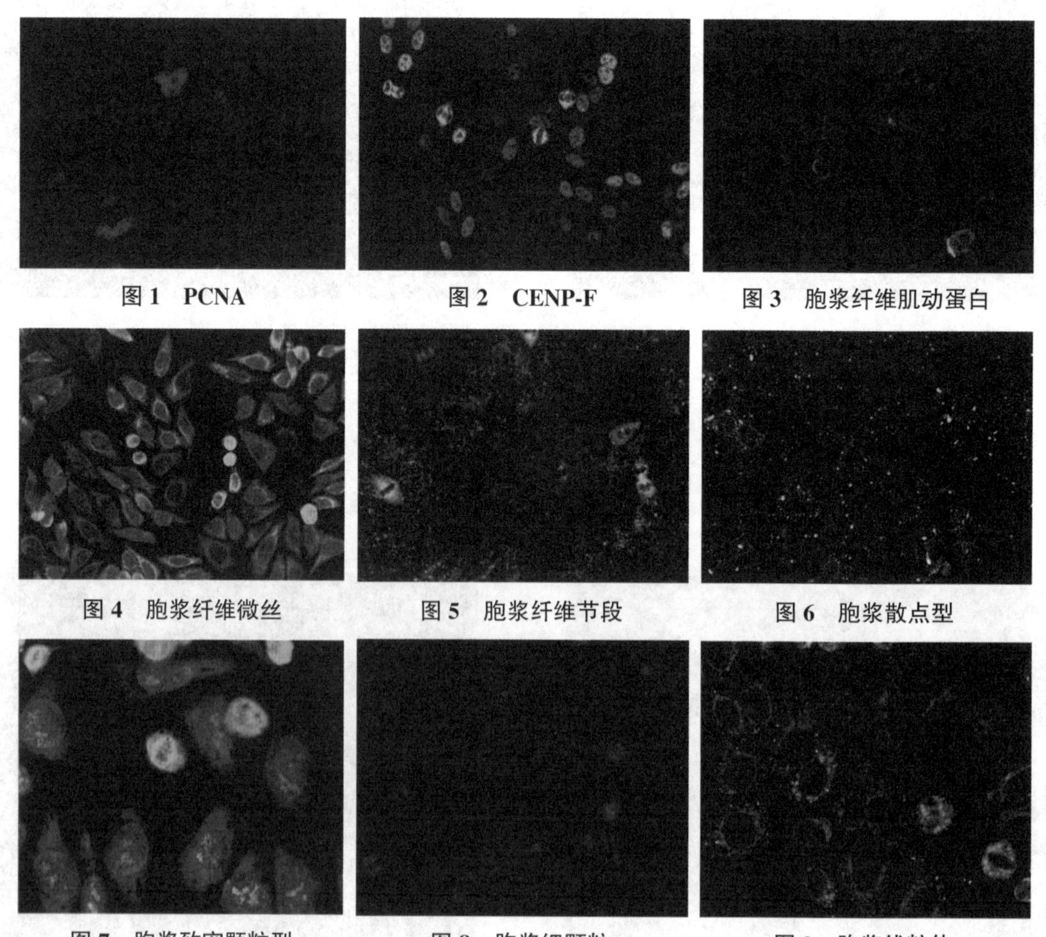

图 1 PCNA　图 2 CENP-F　图 3 胞浆纤维肌动蛋白

图 4 胞浆纤维微丝　图 5 胞浆纤维节段　图 6 胞浆散点型

图 7 胞浆致密颗粒型　图 8 胞浆细颗粒　图 9 胞浆线粒体

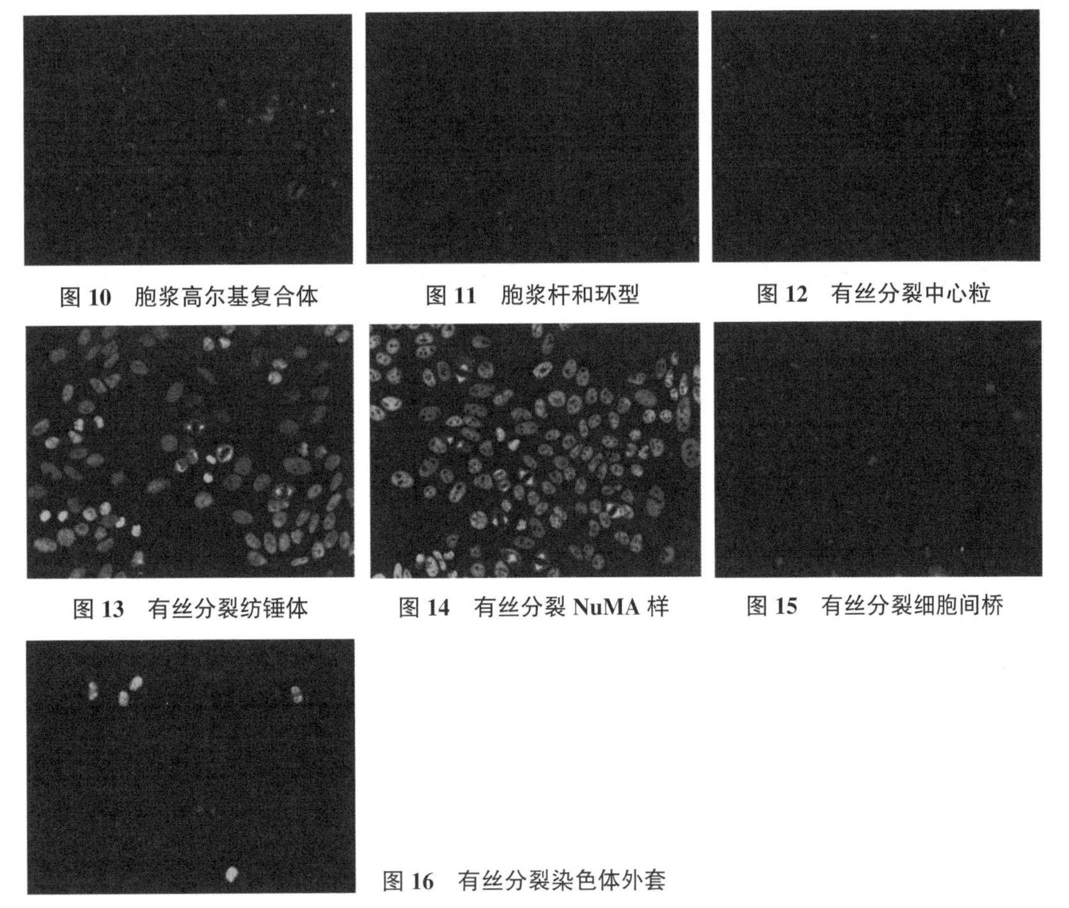

图 10　胞浆高尔基复合体

图 11　胞浆杆和环型

图 12　有丝分裂中心粒

图 13　有丝分裂纺锤体

图 14　有丝分裂 NuMA 样

图 15　有丝分裂细胞间桥

图 16　有丝分裂染色体外套

三、抗双链脱氧核糖核酸抗体

抗 dsDNA 抗体的反应位点位于 DNA（外周区）脱氧核糖核酸框架上。目前常用间接免疫荧光法，除此之外，多元阵列（芯片）技术已用于该抗体的检测（图 50-13）。

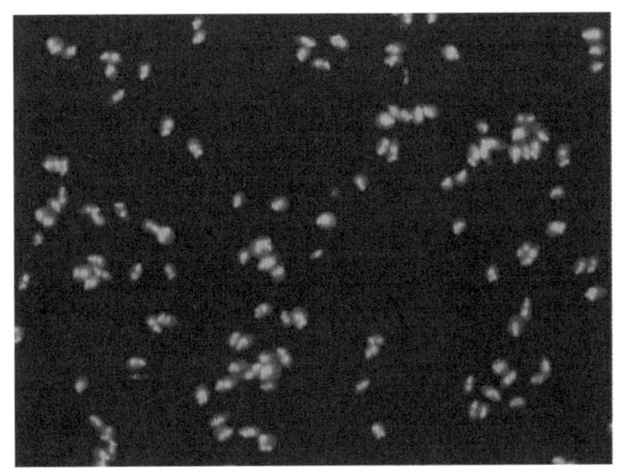

图 50-13　血清抗 dsDNA 抗体检测（间接免疫荧光染色，FITC 染色，×100）

以绿蝇膜虫作为抗原基质，绿蝇膜虫的动基体免疫荧光染色阳性

【标本采集】

血清。

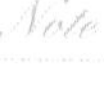

【参考区间】

IIF 法：阴性。

【临床意义】

1. 抗 dsDNA 抗体是 SLE 患者的特征性标志抗体，是 SLE 重要诊断标准之一。抗 dsDNA 抗体滴度与疾病活动程度相关，抗体滴度的动态测定可监控治疗。其诊断 SLE 的特异性可达 95% ~ 100%，但其敏感性仅为 30% ~ 50%，因此抗 dsDNA 抗体阴性不能排除 SLE 的诊断。

2. 抗 dsDNA 抗体亦参与 SLE 发病，该抗体可形成多种冷沉淀而致血管炎，SLE 肾炎及典型的蝶形红斑均与该抗体有关。

【应用评价】

如果健康人血清中检出抗 dsDNA 抗体，其中约 85% 的人在 5 年内可发展为 SLE。由于抗 dsDNA 抗体检测的敏感性仅约 40%，因此抗 dsDNA 抗体阴性不能排除 SLE 的诊断。

四、可提取性核抗原抗体

核抗原有三个组成部分：组蛋白、DNA、可溶性核抗原。可溶性核抗原是一组可溶于磷酸盐缓冲液（或生理盐水）中的多肽抗原，故名可提取性核抗原（extractable nuclear antigen，ENA）。ENA 主要包括 Sm、RNP、SSA、SSB、Jo-1、Scl-70 抗原等，不同的自身免疫性疾病可产生不同的抗 ENA 抗体。目前最常用的方法有免疫印迹技术和斑点酶免疫技术。

【标本采集】

血清。

【参考区间】

IIF 法：阴性。

【临床意义】

1. 抗 Sm 抗体 仅发现于 SLE 患者中，是 SLE 的血清标志抗体，已列入 SLE 的诊断标准。30% ~ 40% 的 SLE 患者抗 Sm 抗体阳性，抗体阴性不能排除 SLE。其水平不与 SLE 疾病活动性相关，亦不与临床表现相关，治疗后的 SLE 患者也可存在抗 Sm 抗体阳性。抗 Sm 抗体的检测对早期、不典型的 SLE 诊断有很大帮助。

2. 抗核小体抗体（anti-nucleosome antibodies，AnuA） 是针对核小体（nucleosome）的抗体。抗核小体抗体是 SLE 的标志性抗体，对其诊断特异性达 95%。在其他自身免疫性疾病患者及正常人中极少有阳性检出。AnuA 在狼疮性肾炎的形成中发挥着重要作用，阳性预示累及肾的可能性较大，应定期监测肾功能。

3. 抗 SSA/Ro 抗体和抗 SSB/La 抗体 是干燥综合征（Sjögren syndrome，SS）最常见的自身抗体。其阳性检出率分别为 70% ~ 80% 和 40%，抗 SSB/La 抗体的特异性高于抗 SSA/Ro 抗体，可达 50% ~ 60%。两种抗体同时检出可提高对 SS 的诊断率。部分 SLE 患者也有抗 SSA/Ro 抗体和抗 SSB/La 抗体的检出，其阳性率分别为 35% 和 15% 左右。此外，亚急性红斑狼疮（subacute lupus erythematosus，SCLE）、补体缺陷的 SLE 和新生儿狼疮患者亦可出现抗 SSA 抗体阳性。

4. 抗 Scl-70 抗体 几乎仅在 PSS 患者中检出，其靶抗原是分子量为 70 kD 的拓扑异构酶Ⅰ（topo-Ⅰ）。在系统性硬化症的阳性检出率为 20% ~ 40%，在 PSS 中阳性检出率为 40% ~ 60%。

5. 抗 RNP 抗体（又称抗 U1-nRNP 抗体） 是诊断 MCTD 的重要血清学依据，列入 MCTD 的诊断标准。因其抗原为含有 U1RNA 的核蛋白复合物，故称为 U1RNP。其在 MCTD 患者中的阳性检出率可高达95%。无论在疾病的活动期还是缓解期，高滴度抗RNP抗体均可持续存在。抗U1RNP无疾病特异性，在其他自身免疫性疾病如SLE、SS、PSS、多发性肌炎（polymyositis，PM）中也有一定的检出率。

【应用评价】

虽然抗ENA抗体对部分自身免疫性疾病具有较高的特异性，但其灵敏度不高，阴性结果不能排除疾病的存在，有时需要进行动态观察。抗ENA抗体在各种自身免疫性疾病中的阳性百分率在不同人群或应用不同方法时可能有一定差异。

五、抗环瓜氨酸多肽抗体

研究发现聚丝蛋白中的瓜氨酸是主要抗原表位，用合成的环瓜氨酸肽作为ELISA法的抗原基质检测抗环瓜氨酸多肽抗体（antibodies against cyclic citrulline peptides，anti-CCP），敏感性可达80%，抗CCP抗体是诊断RA的一个高度特异性新指标，已纳入RA的诊断标准。目前最常用的检测方法为ELISA法和发光免疫分析法。

【标本采集】

血清。

【参考区间】

ELISA法：正常人血清抗CCP抗体P/N < 2.1。

【临床意义】

抗CCP抗体主要为IgG类抗体，对RA的特异性为96%，在疾病早期阶段就可阳性，具有很高的阳性预测值。抗CCP抗体特异性明显高于RF，而且阳性患者更容易发生关节损害。目前临床上一般联合检测抗CCP抗体和RF以提高诊断RA的特异性和敏感性。

【应用评价】

主要用于RA诊断，联合检测抗CCP抗体和RF对RA诊断及预后更有价值。

六、抗磷脂抗体

抗磷脂抗体（anti-phospholipid antibody，APLA）是一组含有磷脂结构抗原物质的自身抗体，主要包括抗心磷脂抗体（anti-cardiolipin，ACLA）、抗磷脂酸抗体（anti-phospholipid acid antibody，APAA）和抗磷脂酰丝氨酸抗体（anti-phosphatidyl serine antibody）等。APLA可分为IgG、IgM和IgA型，以IgG型最为常见。ACLA是APLA中最具代表性的一种，常用ELISA法检测。

【标本采集】

血清。

【参考区间】

阴性。

【临床意义】

ACLA主要存在于各种自身免疫病（如SS、SLE、皮肌炎、RA、硬皮病等）患者中，在某些恶性肿瘤、药物诱发性和感染性疾病中也多见，如梅毒、麻风、AIDS、疟疾及淋巴细胞增生障碍性疾病。在抗磷脂抗体综合征、复发性动静脉血栓形成、反复自然流产、血小板减少症及中枢神经系统疾病患者中，ACLA有较高的阳性检出率，且高滴度的ACLA可作为预测

流产发生及血栓形成的一种较为敏感的指标。

【应用评价】

以心磷脂为靶抗原的ELISA法检测ACLA时，由于有交叉反应，ACLA可能会与其他磷脂结合而造成假阳性。标本反复冻融会导致ACLA结合力下降，因此，ACLA应及时检测，避免冻融，以免造成假阴性。

七、抗中性粒细胞胞浆抗体

抗中性粒细胞胞浆抗体（antineutrophil cytoplasmic antibodies，ANCA）是一组以人中性粒细胞胞质成分为靶抗原，与临床多种小血管炎性疾病密切相关的自身抗体。ANCA主要有两型：胞质型（cytoplasmic，cANCA）和核周型（perinuclear，pANCA）。总ANCA检测通常采用IIF法，特异性ANCA检测最常用ELISA法（图50-14）。

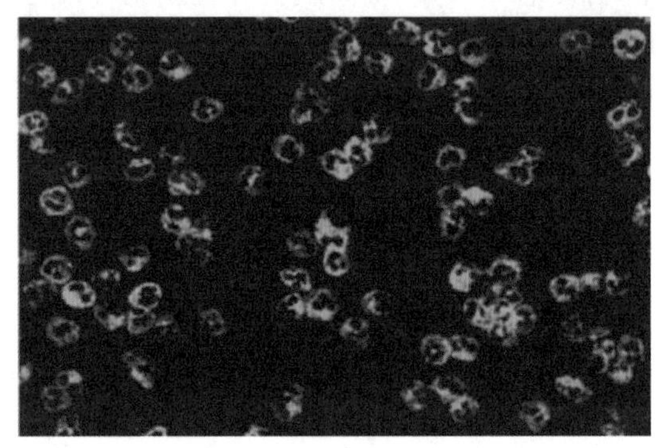

图 50-14 血清抗中性粒细胞胞浆抗体检测（间接免疫荧光染色，FITC染色，×100），抗中性粒细胞胞浆抗体阳性（胞浆型）

【标本采集】

血清。

【参考区间】

阴性。

【临床意义】

ANCA是原发性小血管炎的特异性血清标志物，是该类疾病诊断、疗效观察、病情活动和复发检测的一项重要指标。滴度与疾病活动性相关，滴度增高或持续增高，提示病情恶化或缓解后复发。ANCA阳性常见疾病如韦格纳肉芽肿、原发性局灶节段坏死性肾小球肾炎、结节性多动脉炎、慢性炎症性肠病、SLE、RA等。

【应用评价】

当IIF法和ELISA法结果不相符时，应考虑其他靶抗原的存在。在临床常规检测中提倡两种方法联合使用，以避免出现假阴性结果。

八、抗血小板抗体

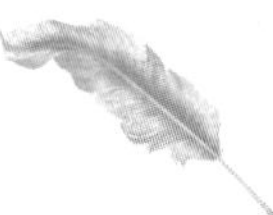

在一些自身免疫性疾病、服用某些药物或同种免疫反应时，机体可针对血小板骨架蛋白或膜糖蛋白产生抗血小板自身抗体。抗血小板抗体可分为血小板相关免疫球蛋白（platelet associated immunoglobulin，PAIg，或称血小板相关抗体）和血小板蛋白自身抗体，前者包括PAIgG、PAIgM、PAIgA，后者有血小板特异性自身抗体、药物相关性自身抗体、同种血小板自身抗体等。常用 ELISA 法对其进行检测。

【标本采集】

EDTA 或者枸橼酸钠抗凝全血。

【参考区间】

PAIgG 0 ～ 78.8 ng/10^7 PLT，PAIgM 0 ～ 7 ng/10^7 PLT，PAIgA 0 ～ 2 ng/10^7 PLT。

【临床意义】

血小板自身抗体的增高见于一些自身免疫性疾病，如免疫性血小板减少症（immune thrombocytopenia，ITP）和继发性免疫性血小板减少性紫癜、服用某些药物（如奎宁、奎尼丁、金制剂、青霉素等）或同种免疫反应。

【应用评价】

主要用于自身免疫性疾病的辅助诊断，尤其是自身免疫性血小板减少症。

九、抗红细胞抗体

抗红细胞抗体又称为 Donath-Landsteiner（DL）抗体，可引起自身免疫性溶血性贫血（autoimmune hemolytic anemia，AIHA）等。根据抗体作用于红细胞的最适温度可分为温抗体和冷抗体两型。一般采用抗球蛋白试验（antiglobulin test 或 Coombs test）和冷凝集素试验检测抗红细胞抗体。

【标本采集】

肝素或枸橼酸钠抗凝全血。

【参考区间】

阴性（Coombs test）；凝集效价（4 ℃）＜ 1∶40（冷凝集素试验）。

【临床意义】

抗红细胞抗体阳性可见于 AIHA、冷凝集素综合征、阵发性寒冷性血红蛋白尿、急性特发性获得性溶血性贫血（Lederer 贫血）等。抗红细胞抗体同自身免疫性溶血性贫血联系密切，可为自发性或继发于其他疾病。通过检测抗红细胞抗体联合其他溶血性贫血指标（如 LDH 升高、网织红细胞增多、触珠蛋白减少等）来诊断 AIHA；冷凝集素和抗 DL 抗体阳性一般见于阵发性寒冷性血红蛋白尿（paroxysmal cold hemoglobinuria，PCH）。

【应用评价】

主要用于自身免疫性溶血的辅助检查，一般需要结合其他检查及临床病史。

十、抗白细胞分化抗原抗体

（一）HLA-B27

HLA-B27 分子属于Ⅰ型人类主要组织相容性复合体（major histocompatitibility complex，MHC）分子，由 α 和 β 两条肽段组成，由第 6 号染色体上的 MHC Ⅰ类基因编码 α 链，15 号染色体编码 β 链。HLA-B27 分子几乎表达在所有的有核细胞上，尤其在淋巴细胞表面含量丰富。研究发现，携带 HLA-B27 等位基因的个体发生强直性脊柱炎的危险性为不携带此等位基

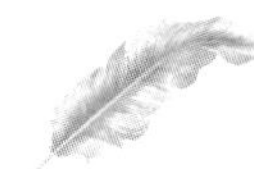

因个体的 80 倍。正常人体内不含有 HLA-B27。

【标本采集】

肝素抗凝全血。

【参考区间】

阴性。

【临床意义】

90% 以上强直性脊柱炎患者中有 HLA-B27 阳性，而普通人群则仅有约 4%。除 AS 外，HLA-B27 尚与其他一些疾病相关，如 Reiter 综合征（反应性关节炎）、银屑病关节炎、急性前葡萄膜炎、肠炎性肠病关节炎等。HLA-B27 阳性率有种族与地区差异。

【应用评价】

1．HLA-B27 已成为临床诊断与鉴别诊断血清学阴性脊柱关节病的最常用检验指标，尤其通过流式细胞术分析血液淋巴细胞膜 HLA-B27 表达阳性，简便、快捷、准确。

2．HLA-B27 不能单独用于 AS 的诊断，需结合其他临床资料综合分析。对于有慢性炎性背痛的青少年，特别是缺乏足够的骶髂关节影像学证据时，HLA-B27 检测可能有助于 AS 的诊断。

（二）衰变加速因子（decay-accelerating factor，DAF）

DAF 即 CD55，表达于所有外周血细胞、内皮细胞和各种黏膜上皮细胞表面，可同 C2 竞争性地与 C4b 结合，从而抑制 C4b2b 形成并促进其分解，也可促进 Bb 从已形成的 C3bBb 中解离。目前一般采用流式细胞术或 ELISA 法对其进行检测。

【标本采集】

EDTA 抗凝全血或者血清。

【参考区间】

90% ～ 95%（流式细胞术）。

【临床意义】

DAF 缺失或减少可见于阵发性睡眠性血红蛋白尿。有研究显示 CD55 表达增高可见于肿瘤患者，如胃癌、大肠癌、肝癌、乳腺癌等，其可作为肿瘤分子上的信号分子，促进肿瘤细胞的生长。

【应用评价】

DAF 检测主要用于溶血性贫血的排除性检查。

十一、抗组织器官特异性自身抗体

（一）抗肾小球基膜抗体

肾小球基膜（glomerular basement membrane，GBM）是由内外透明层及中间致密层构成的网状结构，主要由层粘连蛋白、Ⅳ型胶原、板层素等组成。其中，Ⅳ型胶原是抗 GBM 抗体的主要靶抗原。常用 IIF 法及 ELISA 法检测。

【标本采集】

血清。

【参考区间】

阴性。

【临床意义】

抗 GBM 抗体是包括肺出血肾炎综合征在内的所有抗肾小球基膜型肾小球肾炎的血清学标志。临床病程与抗体滴度密切相关，高滴度的抗 GBM 循环抗体提示疾病将恶化。在抗 GBM 抗体阴性、但仍怀疑为抗肾小球基膜抗体型肾小球肾炎时，应进行肾组织活检。

【应用评价】

抗 GBM 抗体可见于其他多种肾病患者，包括肾移植后排斥反应，并有助于肾小管间质疾病的鉴别诊断。

（二）抗胃壁细胞抗体

抗胃壁细胞抗体（parietal cell antibody，PCA）的靶抗原定位于壁细胞分泌小管微绒毛的膜内，即胞质内的微粒体部分和胞质膜上的一种脂蛋白。PCA 有器官特异性，无种属特异性。主要分为 IgG 和 IgA 类（也有少量 IgM 类），血清中以 IgG 类为主，胃液中则以 IgA 类多见。目前一般采用免疫荧光分析（immumo fluorescence analysis，IFA）对其进行检测。

【标本采集】

血清。

【参考区间】

阴性。

【临床意义】

该抗体阳性见于恶性贫血（阳性率达 80%）、慢性低血色素性贫血、单纯萎缩性胃炎及胃癌。另外，甲状腺功能亢进、原发性甲状旁腺功能减退、原发性肾上腺萎缩及少数自身免疫性疾病等亦可阳性，但阳性率不高（10% ~ 30%）。

【应用评价】

健康老人血清中抗 PCA 抗体有 2% ~ 4% 的阳性率，其阳性率与性别无关，与恶性贫血的好发年龄相关，50 岁为高峰。抗 PCA 抗体阳性率与胃黏膜病变的程度有关，但抗体效价与病变程度不相关，也与治疗效果不平行。

（三）抗甲状腺抗体

抗甲状腺抗体目前比较常用的是抗甲状腺球蛋白抗体（A-TG）、抗甲状腺微粒体（thyroid microsome，TM）或抗甲状腺过氧化物（thyroid peroxide，TPO）抗体。因 TPO 抗原发现较晚，故目前临床仍将 A-TM 与 A-TPO 抗体视为同义。常用间接免疫荧光法和 ELISA 法检测。

【标本采集】

血清。

【参考区间】

阴性。

【临床意义】

1. A-TPO、A-TG 阳性主要见于　①自身免疫性甲状腺病如桥本甲状腺炎、原发性黏液性水肿、Graves 病；②自身免疫性内分泌病：糖尿病、Addison 病、恶性贫血；③其他，如甲状腺癌、非毒性甲状腺肿、SLE 等结缔组织病患者。

2. A-TM（A-TPO）为人类自身免疫性甲状腺炎较理想的标志抗体，阳性结果可支持自身免疫性甲状腺疾病的诊断。A-TG 与 A-TPO 抗体进行联合检测，对自身免疫性甲状腺疾病的检出率可提高至 > 98%。

【应用评价】

正常人群若该类抗体阳性，则提示存在患自身免疫性甲状腺病的危险性。高滴度抗体似与

疾病的严重程度无明确关系，随着病程的延长或缓解，抗体滴度可下降。

（四）抗胰岛细胞抗体

胰岛细胞由分泌胰岛素的β细胞、分泌胰高血糖素的α细胞和分泌生长激素释放因子的δ细胞组成。抗胰岛细胞抗体（insular cellular antibody，ICA）的主要靶抗原为胞质中的谷氨酸脱羧酶（glutamate decarboxylase，GAD）和酪氨酸磷酸酶2（tyrosine phosphatase，IA2）。有器官特异性，但无种属特异性，也无激素特异性。常用IIF检测，也可用ELISA法。

【标本采集】

血清。

【参考区间】

阴性。

【临床意义】

1．ICA主要发现于1型糖尿病和少数胰岛素依赖型糖尿病患者，起病初期（多为青少年）阳性率可达85%，成人为70%～80%。随病程的延长，ICA检出率下降，病程达10年时该抗体阳性率不到10%。患者直系亲属如ICA阳性，则5年内发生糖尿病的风险＞50%。

2．抗GAD抗体在糖尿病前期和1型糖尿病患者中的阳性率为70%～90%，是糖尿病高危人群最敏感的指标。抗IA2抗体在糖尿病前期和1型糖尿病年轻初发患者的阳性率更高，并与初发病进展的速度有关。

【应用评价】

该类抗体的检测主要用于糖尿病前期和1型糖尿病患者及少数胰岛素依赖型糖尿病患者的辅助诊断。

（五）抗乙酰胆碱受体抗体

正常情况下肌肉的兴奋有赖于运动神经末梢释放的神经介质乙酰胆碱（acetylcholine，ACh）与突触后膜（运动终板）上的ACh受体而实现。重症肌无力（myasthenia gravis，MG）是一种神经肌肉系统疾病，由于患者体内的ACh受体自身抗体与神经肌肉接头处的AChR结合，对其起封闭和破坏作用，使得神经冲动不能传导至肌肉而表现为肢体的软弱无力。常用ELISA法对其进行检测。

【标本采集】

血清。

【参考区间】

阴性。

【临床意义】

抗AChR抗体是MG的主要自身抗体，其检出阳性率除了与检测方法中所用的抗原有关外，还与肌无力的临床类型、人种和是否伴发其他自身免疫病等因素有关。

【应用评价】

该类抗体主要用于MG的检测，但有部分MG患者血清中检测不到抗AChR抗体，因此抗AChR抗体阴性不能否定MG的诊断。

（六）自身免疫性肝病相关自身抗体

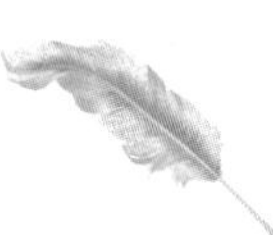

自身免疫性肝病相关自身抗体主要包括抗平滑肌抗体、抗肝特异性脂蛋白抗体、抗肝肾微粒体抗体、抗可溶性肝抗原/肝胰抗原抗体、抗线粒体抗体、抗Sp-100抗体（抗核颗粒抗体）、抗肝细胞胞质抗体1型、抗去唾液酸糖蛋白受体抗体。常用IIF法、ELISA法、免疫印

迹或免疫斑点法进行检测。

【标本采集】

血清。

【参考区间】

阴性。

【临床意义】

1．抗平滑肌抗体（anti-smooth muscle antibody，ASMA） ASMA 是以机体平滑肌组织为抗原的一种自身抗体，为Ⅰ型自身免疫性肝炎（autoimmune hepatitis，AIH）的血清学标志抗体，主要为 IgG 型，阳性率可达 90%。高滴度 ASMA（＞ 1∶1000）对诊断 AIH 的特异性可达 100%。ASMA 亦可见于传染性单核细胞增多症、支原体肺炎、麻风、患皮肤黏膜淋巴结综合征的小儿、梅毒、肿瘤和病毒感染患者等。

2．抗肝特异性脂蛋白抗体（liver special lipoprotein，LSP） 抗 LSP 抗体主要见于急性、慢性病毒性肝炎和慢性活动性自身免疫性肝炎。该抗体在不同疾病的阳性率：自身免疫性肝炎活动期 50% ～ 100%，急性病毒性肝炎 11% ～ 93%，慢性病毒性乙型肝炎 23% ～ 93%。

3．抗肝肾微粒体抗体（liver/kindey microsome，LKM） 抗 LKM-1 抗体是Ⅱ型 AIH 的标志抗体，阳性率可达 90%。此外也可见于 2% ～ 10% 的慢性丙型病毒性肝炎患者。

4．抗可溶性肝抗原 / 肝胰抗原（soluble liver antigen/liver pancreatic antibody，SLA/LP）抗体 抗 SLA/LP 抗体是Ⅲ型 AIH 最特异的指标，抗 SLA/LP 抗体阳性的 AIH 患者 ANA、SMA 和抗 LKM-1 多为阴性。虽然其阳性率仅为 30%，但其阳性预测值几乎为 100%。

5．抗线粒体抗体（anti-mitochondrial antibody，AMA） AMA 的靶抗原是真核细胞线粒体膜上的多种蛋白，有 M1 ～ M9 共 9 种成分。一般采用 IIF 进行筛查，AMA 阳性时再用免疫斑点法或 ELISA 法分型。

（1）目前在 PBC 中共检测 4 种类型的 AMA：抗 M2、M4、M8 和 M9 抗体。

（2）抗 M2 AMA 对 PBC 患者的特异性为 97%。高滴度抗 M2 抗体是 PBC 的标志，但 AMA 与 PBC 的病期、疾病严重程度、治疗效果与预后均无明确关系。

（3）抗 M2 抗体还可见于其他慢性肝病，如慢性活动性肝炎、进行性全身性硬化症等，但均以低滴度为主。

（4）抗 M4 抗体在 PBC 患者中的阳性率高达 55%，多见于活动期、晚期患者，常与抗 M2 抗体同时阳性，该抗体可能是疾病迅速发展的风险指标。

6．抗 Sp-100 抗体（抗核颗粒抗体） 抗 Sp-100 抗体可在 10% ～ 30% 的 PBC 患者中检测到，尤其在 AMA 阴性的 PBC 患者中，其检测率为 48%，故测定此抗体对提高 PBC 的诊断率有较大价值。其他的自身免疫性肝病患者抗 Sp-100 抗体阴性。

7．抗肝细胞胞质抗体 1 型（liver cytosol antigen type 1，LC-1） 抗 LC-l 抗体为Ⅱ型 AIH 的特异性抗体，ELISA 法阳性率为 56% ～ 72%。多见于＜ 20 岁的患者，＞ 40 岁的患者少见。抗 LC-I 抗体水平与Ⅱ型 AIH 患者的疾病活动性密切相关，常与抗 LKM-1 抗体同时存在，但特异性优于抗 LKM-l 抗体。

8．抗去唾液酸糖蛋白受体（asialoglycoprotein receptor，ASGPR）抗体 抗 ASGPR 抗体在 AIH 阳性率可达 50%，治疗前或活动期患者可达 88%。该抗体可见于各型 AIH 患者。该抗体水平下降或者消失则提示治疗有效，若抗体水平升高，则提示病情复发。

【应用评价】

1．单独采用 IIF 法对 ASMA 进行检测有时会产生假阳性或假阴性现象，结合针对特异性抗原 F- 肌动蛋白的免疫印迹的其他方法联合检测，有利于提高诊断准确性。

2．肝特异性脂蛋白极不稳定，需保存在含 EDTA 缓冲液中才稳定。在检测抗 LPS 抗体时，由于肾组织抗原的交叉反应性，应考虑到其影响。

3．抗肝肾微粒体抗体、抗可溶性肝抗原／肝胰抗原抗体、抗线粒体抗体：主要用于自身免疫性肝炎的诊断及其他肝病的鉴别诊断。

4．抗 Sp-100 抗体（抗核颗粒抗体） 主要用于自身免疫性肝炎的诊断及其他肝病的鉴别诊断，对检测 AMA 阴性的 PBC 患者更有价值。

5．抗肝细胞胞质抗体 1 型 主要用于自身免疫性肝炎的诊断及其他肝病的鉴别诊断。抗 LC-1 抗体与Ⅱ型 AIH 的疾病活动性具有相关性，可作为 AIH 的疾病活动性标志及预后指标。

6．抗去唾液酸糖蛋白受体（ASGPR）抗体 抗 ASGPR 抗体最重要的特征及临床应用价值在于该自身抗体与肝炎的活动程度密切相关。

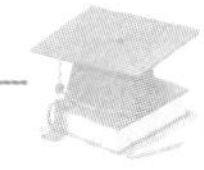

知识拓展

自身免疫学之父——Noel Rose

Noel Rose，免疫学家和微生物学家，他的早期发现和工作为揭示和理解人类自身免疫病奠定了基础。在半个世纪以前，科学家们普遍认为人体无法产生针对自身的抗体。Noel Rose 将此观点推翻，即人体可以产生针对自身的抗体。

Rose 发现兔子注射了自身甲状腺源性抗原后，能产生抗体，出现免疫反应。这一关键性的实验发现，毫无疑问打开了自身免疫学的大门。为了进一步证明这一发现，Rose 和同事将动物实验和人类疾病相联系，证明了桥本甲状腺炎（一种以甲状腺发炎为症状的疾病）的确切病因——自身免疫性疾病。在接下来的几十年中，Rose 进一步阐明了自身免疫病的遗传和环境原因，并发表了 880 多篇相关的文章和书籍章节。

目前，有 80 多种公认的自身免疫病，包括系统性红斑狼疮、类风湿关节炎等。Rose 的发现让一类没有明显病因的炎症性疾病的病因得以揭示。

第三节 常见风湿免疫病的实验室检查

根据组织器官的损伤特点，AID 可分为器官特异性和非器官特异性，前者包括自身免疫性肝病、慢性甲状腺炎等，后者包括类风湿关节炎、系统性红斑狼疮等。患者体内可检测到高效价的自身抗体或自身反应性 T 细胞。通过实验室常规检测指标和免疫学检测指标可以帮助临床医生对风湿免疫病进行诊断、鉴别诊断和治疗效果与预后评价。

一、类风湿关节炎

类风湿关节炎（rheumatoid arthritis，RA）是以侵袭性、对称性多关节炎为主要临床表现的慢性、全身性自身免疫性疾病。RA 与免疫调节紊乱有关，T 辅助细胞中的 Th1 和 Th2 比例有明显改变，异常活跃的 Th1 细胞产生的细胞因子在介导自身免疫炎性反应的过程中起重要作用，但确切发病机制不明。

（一）实验室诊断策略

2010 年美国风湿病协会／欧洲抗风湿联盟制订了新的 RA 诊断标准。2012 年国内也提出了 RA 诊断的分类标准，较前者更为实用，主要包括：

1．晨僵≥ 30 min。

2．多关节炎（至少 3 个以上部位关节炎）。

3．手关节炎（腕或掌指或近端指间关节至少 1 处关节炎）。

4．抗环瓜氨酸肽抗体（抗 CCP 抗体）阳性。

5．类风湿因子（RF）阳性。

符合以上 5 项中 3 项以上者可诊断为类风湿关节炎。该标准诊断 RA 的敏感性为 84.4%，特异性为 87.4%。

（二）RA 的主要免疫学特点

许多 RA 患者有低滴度抗核抗体，但最主要的是血清中存在类风湿因子（RF），尽管 RF 对 RA 是非特异性的，但是高滴度的 RF 与 RA 密切相关。特别是 RF 滴度越高，提示患者的预后越差。值得注意的是少数 RA 患者 RF 检测为阴性，这与检验方法学和检测的 RF 类型密切相关。抗 CCP 抗体和抗角蛋白抗体与 RF 联合检测可大大提高对 RA 的早期诊断率，为临床诊断提供有效的实验室帮助。常见的自身抗体及其发生率见表 50-5。

表 50-5 类风湿关节炎常见自身免疫性抗体

自身抗体	百分率（%）
IgM-RF	80
抗 CCP 抗体	60 ~ 80
抗组蛋白抗体	15 ~ 50
抗 ss-DNA 抗体	8
抗角蛋白抗体	36 ~ 59

案例 50-1

患者，女，13 岁，因“面部红斑伴关节疼痛 1 月余”就诊。患者颊面部、掌根部及远端指尖处红斑，突出皮肤；双腕关节、双手中指近端关节、双踝关节、趾关节非游走性疼痛，无肿胀，无晨僵。实验室检查：尿蛋白 3+，尿隐血试验 3+；ANA 阳性。

问题：

1．根据以上资料，该患者初步考虑何种诊断？

2．诊断依据是什么？

3．为了明确诊断，还应做哪些实验室检查？

二、系统性红斑狼疮

系统性红斑狼疮（systemic lupus erythematosus，SLE）是一种有多系统损害的慢性自身免疫性疾病，体内免疫功能紊乱，T 细胞、B 细胞功能失调，患者血清中通常可检测到以 ANA 为代表的多种自身抗体。

（一）实验室诊断策略

SLE 的诊断基于特异性的临床表现和自身抗体。临床怀疑 SLE 时，首先检测抗核抗体

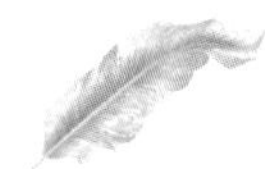

(ANA)。ANA 阳性再进行分类，即检测抗 dsDNA、抗 Sm、抗 U1-RNP 或抗 SSA 抗体和抗心磷脂抗体，一般约 98% 病例可诊断。ANA 阴性可再查抗 SSA 和抗心磷脂抗体，若为阳性，结合临床标准可诊断 SLE；若为阴性，而且与临床标准不符合，可考虑排除 SLE。

（二）SLE 的主要免疫学特点

1．SLE 主要的免疫学特征为

（1）存在多种细胞核抗原的抗体，包括 dsDNA 抗体、抗 Sm 抗体等。

（2）同时存在多种其他自身抗体，如抗核糖体抗体。

（3）在疾病活动期血清补体水平降低。

（4）免疫球蛋白和补体沉积在肾和皮肤 - 表皮交界处。

（5）遗传风险因子包括补体经典途径早期阶段成分的缺陷。

2．与 SLE 相关的主要自身抗体 主要有抗核抗体，但其在多种疾病中均可阳性，因此抗核抗体的检测只是一个筛选指标，对其还需进一步检测其特异性自身抗体如抗 dsDNA 抗体、抗 Sm 抗体等。如抗 Sm 抗体是 SLE 血清标志抗体，它的出现可以帮助临床医生确诊 SLE 患者；抗 dsDNA 抗体也是 SLE 的特异性抗体，并与病情活动度相关，在 SLE 活跃期患者中明显增高，随病情缓解该抗体可转阴。其他自身免疫性抗体还有如抗磷脂抗体、抗血小板抗体、抗红细胞抗体、RF 等。

三、强直性脊柱炎

强直性脊柱炎（ankylosing spondylitis，AS）以骶髂关节及中轴关节受累为主，可伴发关节外表现，严重者可发生脊柱畸形和关节强直，是一种慢性自身炎症性疾病。我国患病率为 0.25% 左右。研究提示该病与 MHC Ⅰ类基因 HLA-B27 高度相关。附着点病（炎）指肌腱、韧带和关节囊等附着于骨关节部位的非特异性炎症、纤维化以至骨化，为本病的基本病变。

（一）实验室诊断策略

一般对疑为 AS 的患者常规检查血液淋巴细胞 HLA-B27 的表达，阳性则结合临床和血清学试验 RF 阴性结果可诊断 AS；阴性者一般可以考虑排除 AS，但 HLA-B27 阳性还可见于一些其他疾病如 Reiter 综合征、银屑病关节炎等，因此 HLA-B27 阳性不能作为 AS 的特异性诊断指标，一定要结合患者的临床病例综合分析。目前 AS 的诊断仍主要依靠临床检查，X 线片显示双侧骶髂关节炎和脊柱炎则是重要的诊断依据。

（二）AS 的主要免疫学特点

AS 的主要免疫学特点为 HLA-B27 阳性率达 90%，血清中抗核抗体、RF 阴性，疾病活动期患者有多克隆免疫球蛋白水平的明显升高及红细胞沉降率加快和 CRP 升高。

四、自身免疫性肝病

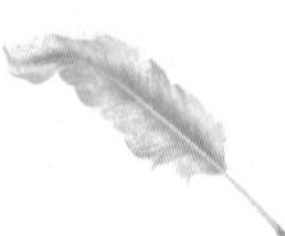

自身免疫性肝病主要包括自身免疫性肝炎（autoimmune hepatitis，AIH）、原发性胆汁性肝硬化（primary biliary cirrhosis，PBC）和原发性硬化性胆管炎（primary sclerosing cholangitis，PSC）及这三种疾病任何两者之间的重叠综合征。其共同特点是在肝出现病理性炎症损伤的同

时，血清中可发现与肝病有关的自身抗体。遗传易感性是自身免疫性肝病的主要因素，在此基础上，病毒感染、药物和环境因素可能是促发因素。

（一）自身免疫性肝炎

自身免疫性肝炎时机体对肝细胞产生自身抗体及自身反应性 T 细胞致肝炎症性病变。其致病因素主要有：① AIH 遗传易感性与人类淋巴细胞抗原Ⅱ类相关等位基因有关；②多种外源物质如病毒、药物等，有与自身抗原相同或相似的表位，由此突破自身抗原耐受。

1．实验室诊断策略　该疾病的临床表现极易与 PBC、原发性硬化性胆管炎和慢性丙型肝炎相混淆。在该疾病患者中 ASMA 的阳性率可达 90%，高滴度的 ASMA 对诊断自身免疫性肝炎的特异性可达 100%；原发性硬化性胆管炎几乎不能检出 ASMA，并可通过胆管造影鉴别；尽管少数的慢性丙型肝炎可出现 ASMA，但抗体滴度较低，HCV-DNA 的阳性检出可作为鉴别诊断。

2．AIH 的主要免疫学特点　部分 AIH 患者可见血清 ANA 阳性，其标志性抗体是 ASMA，检出率可达 90%，部分 1 型 AIH 患者血清中可检测出抗肌动蛋白抗体，部分 2 型 AIH 患者血清中可检测出抗肝肾微粒体抗体，部分 3 型 AIH 患者血清中可检测出抗可溶性肝抗原抗体 / 抗肝胰抗体。AIH 患者多伴有以 IgG 升高为主的多克隆免疫球蛋白的升高。

（二）原发性胆汁性肝硬化

该病是由自身免疫反应介导的慢性进行性胆汁淤积性肝病，肝大、墨绿色，随疾病进展呈结节状。其致病机制主要为：①体液免疫：抗线粒体抗体（AMA）起关键作用。②细胞免疫：胆管上皮细胞异常表达 HLA-DR 及 DQ 抗原分子，引起自身抗原特异性 T 淋巴细胞介导的细胞毒性作用。

1．实验室诊断策略　PBC 患者临床可无任何症状，但肝功能指标多有异常，以碱性磷酸酶（alkaline phosphatase，ALP）与 γ- 谷氨酰转移酶（glutamyl transferase，γ-GT）升高为主，其血清学特点是抗 M2 亚型的抗线粒体抗体阳性。ANA 与 AMA、SMA 的联合检测，可协助诊断与鉴别诊断 PBC、AIH 及自身免疫性胆管病。

2．PBC 的主要免疫学特点　AMA 特别是抗线粒体抗体 AMA-M2 阳性，其阳性率为 90% ～ 95%，部分患者可检测到 ANA 阳性，伴有以 IgM 升高为主的多克隆免疫球蛋白的升高。

微整合

基础回顾

自身免疫性疾病的实验诊断小结

1．包括常规检查试验、常用筛查实验和常用诊断性实验；筛查实验中，非器官特异性的自身免疫性疾病常用 ANA 作为筛查实验。

2．自身抗体是自身免疫性疾病的重要标志。

3．每种自身免疫性疾病都伴有特征性的自身抗体谱，有些自身抗体对疾病的判断具有高度特异性，有些与疾病的活动性有相关性，少数自身抗体参与了免疫病理损伤。

4．测定自身抗体有助于自身免疫性疾病的诊断，并对判断疾病的活动程度、观察治疗效果、指导临床用药具有重要的临床意义。

（曹颖平）

第五十一章

心脏疾病的实验诊断

第五十一章数字资源

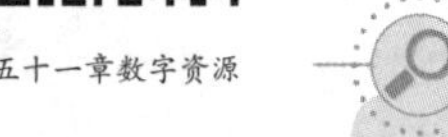
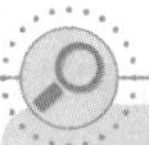

学习目标

1. **知识**：阐述冠心病、心肌梗死、心力衰竭和心包疾病诊断的实验室检查项目及临床意义；列举常见心脏疾病实验室检查项目的选择；评估的心脏疾病风险。
2. **能力**：培养心脏疾病实验室检查项目在冠心病、心肌梗死、心力衰竭和心包疾病以及其他疾病诊断中的应用能力。
3. **素养**：认识心脏疾病实验室检查的重要性，培养认真严谨、刻苦钻研的科学态度，增强职业使命感。

心脏疾病主要包括先天性心脏病、冠心病、心律失常、心肌炎与心肌病、心脏瓣膜病、心包疾病等，其中以冠心病最常见、危害最大。心力衰竭（heart failure，HF）是各种心血管疾病的终末阶段，早期诊断并及时治疗是降低死亡率的重要措施。实验室检查对冠心病、心肌梗死、心力衰竭和心包疾病的诊断和治疗监测具有重要价值。

第一节　心肌损伤标志物

心肌损伤标志物是指心肌损伤时释放到外周血中能被检测到的蛋白质和（或）酶类物质，能较为特异和敏感地反映心肌损伤。心肌受损后，存在于心肌细胞内的结构蛋白和一些酶类大分子从心肌细胞释放入血液中，其含量变化可以敏感地反映心肌细胞受损的程度，因此被用作心肌损伤标志物。心肌损伤标志物的应用经历了从天冬氨酸转移酶（AST）到乳酸脱氢酶（LDH），再到肌红蛋白（MYO）、肌酸激酶（CK）、心肌肌酸激酶同工酶（CK-MB）和心肌肌酸激酶同工酶质量（CK-MB mass），最后到心肌肌钙蛋白（cardiac troponin，cTn）的发展过程。本节主要介绍常用的几种心肌损伤标志物。

一、肌酸激酶及其同工酶

肌酸激酶（creatine kinase，CK）主要存在于骨骼肌、心肌和脑组织的胞质和线粒体中。CK 是由 B 和 M 两个亚单位组成的二聚体，两个亚单位可组合成 3 种 CK 同工酶，即 CK-BB、CK-MB 和 CK-MM。CK-BB 主要存在于脑、前列腺、肠、肺、膀胱、子宫、胎盘及甲状腺中；

骨骼肌和心肌中以 CK-MM 占优势；而 CK-MB 则主要分布于心肌中。心肌受损时，主要表现为 CK-MB 升高。

【标本采集】

血清，肝素或 EDTA 抗凝血浆。标本应避免溶血。

【参考区间】

肌酸激酶（CK）酶偶联法：男 50 ~ 300 U/L，女 40 ~ 200 U/L。

CK-MB 活性：0 ~ 20 U/L（免疫抑制法）。

CK-MB 质量（CK-MB mass）：0 ~ 3.8 μg/L（化学发光法）。

【临床意义】

1．心脏疾病

（1）急性心肌梗死（AMI）：AMI 发生后 3 ~ 4 h，血清 CK、CK-MB 开始上升，10 ~ 36 h 达到高峰，3 ~ 4 天恢复正常。CK 活性升高的幅度超过 2 倍至数倍以上，较少超过 30 倍。CK、CK-MB 活性测定有助于 AMI 的早期诊断，其增高的程度与心肌损伤的程度基本一致。在 AMI 病程中，若 CK-MB 持续保持在高水平，则表明心肌坏死继续进行，如 CK、CK-MB 再次升高，提示心肌再次梗死。当梗死的血管成功再灌注后，90 min 内血清 CK-MB 增加 > 24 μg/(L · h) 或 4 倍以上，CK 活性成倍增加。

（2）心绞痛：对于不稳定型心绞痛患者，血清 CK-MB 比 CK 活性测定诊断微小心肌梗死有更高的灵敏度。血清 CK-MB 增高的不稳定型心绞痛与不增高患者相比，数月后发生 AMI 或死亡率明显增高。此外，慢性心房颤动、心包炎、安装起搏器、冠状动脉造影、心脏手术等时也可见血清 CK-MB 升高。

（3）其他：病毒性心肌炎、心脏手术、心脏外伤、有创性心脏干预治疗（如心导管、冠状动脉成形术等）时，血清 CK 活性升高。

2．其他疾病

（1）肌病和肌萎缩：如肌营养不良、多发性肌炎、挤压综合征等时，血清 CK-MB 水平也可增高。

（2）骨骼肌疾病：进行性肌营养不良、多发性肌炎、严重肌肉创伤、横纹肌溶解症、重症肌无力等时，CK 活性显著增高。

（3）甲状腺功能异常：甲状腺功能减退出现黏液性水肿时，CK 可显著增高。甲状腺功能亢进时，CK 活性可减低。

此外，脑血管意外、休克、全身性惊厥、破伤风等时，CK 活性亦增高。

【应用评价】

1．红细胞内不含 CK，但红细胞内含有腺苷酸激酶（AK），能催化 ADP 直接转化成 ATP，使 CK 增高，故溶血标本 CK 增高。

2．手术后、反复肌内注射、剧烈运动等时，CK 活性也可出现增高现象。

3．不同年龄、性别、种族存在差异，男性高于女性，新生儿出生时由于短暂缺氧和肌肉损伤，CK 活性高于成人 2 ~ 3 倍。老年人和长期卧床者 CK 活性可减低。剧烈运动后，血清 CK 活性增高，并与运动量和时间相关。故在应用 CK 活性结果时要考虑具体情况。CK-MB 并非绝对心肌特异性，在骨骼肌中少量存在，急性骨骼肌损伤时可呈一过性增高，可结合 CK 活性、cTnT/cTnI 加以鉴别。

Note

二、肌钙蛋白

肌钙蛋白（troponin，Tn）是肌肉收缩的调节蛋白。心肌肌钙蛋白（cardiac troponin，cTn）是心肌特异性的肌钙蛋白，它以复合体形式存在，包括 cTnI、cTnT 和 cTnC 三个亚单位，其中 cTnI、cTnT 为心脏特异的抗原。生理状况下 cTn 存在于心肌细胞内，当各种原因引起心肌细胞受损时，cTnI 和 cTnT 可释放到外周血被检测到，是心肌损伤特异性敏感性很高的标志物。近年来，随着 cTn 检测方法学的不断改进，临床上将采用超敏检测试剂测定的 cTn 称为超敏肌钙蛋白（high-sensitivity cardiac troponin，hs-cTn）。hs-cTn 不是一类新的心脏生物标志物，和 cTn 检测的是同一种物质，只是检测方法的灵敏度不同。与传统 cTn 相比，hs-cTn 灵敏度更高，可以在更短的时间内明确诊断。

【标本采集】

血清、肝素或 EDTA 抗凝血浆。标本应避免溶血。

【参考区间】

cTnI：< 0.2 μg/L（化学发光法）为正常，> 1.5 μg/L 为诊断临界值。

cTnT：0.02 ~ 0.13 μg/L（化学发光法）为正常，> 0.2 μg/L 为诊断临界值，> 0.5 μg/L 可以诊断急性心肌梗死。

hs-cTn：正常范围< 0.04 ng/ml，不同试剂盒检测结果略有不同，可能参考范围不一致。但总体上来说，超敏肌钙蛋白在血液中检测到的数值应该非常低，一般不超过 0.04 ng/ml。

【临床意义】

1．急性心肌梗死（AMI） 肌钙蛋白在 AMI 发作后 3 ~ 6 h 即升高，cTnI 在 12 ~ 24 h 达到高峰，增高可持续 7 ~ 10 天；cTnT 在 24 ~ 48 h 达到高峰，增高可持续 10 ~ 14 天。升高幅度为 20 ~ 50 倍。由于骨骼肌和心肌中肌钙蛋白异构体的氨基酸序列约有 50% 不同源，因此 cTn 是较特异的诊断 AMI 的心肌损伤标志物，可有效地鉴别心肌损伤与骨骼肌损伤。

2．不稳定型心绞痛 约有 1/3 的不稳定型心绞痛患者血清 cTn 升高，提示有小范围的心肌梗死。稳定型心绞痛患者 cTn 一般不升高。血清 cTn 增高的心绞痛患者，数月后 AMI 和死亡的发生率高于血清 cTn 不增高的患者。如多次测定血清 cTn 不增高，可以除外心肌的微小梗死。

3．心肌炎 cTn 在病毒性心肌炎有较高的阳性率，为 40% ~ 50%，重症可达 100%，且 cTn 升高与心肌损伤的严重程度呈正相关。

4．AMI 溶栓治疗监测 开始溶栓治疗后，如再灌注成功，90 min cTn 可达最大值

5．其他 心脏移植后发生慢性或亚急性移植排斥反应，可见血清 cTn 增高。在多发性器官衰竭、肾衰竭、心肌病时，若伴有心肌损伤，血清 cTn 增高。

【应用评价】

1．cTnI 与 cTnT 在检测心肌损伤时的临床价值相同。

2．cTn 是特异的心肌损伤标志物，已经取代 LDH 及其同工酶、AST 等非心肌特异性的指标。

3．不同 cTn 检测系统的参考区间不同，对同一标本的检测值有明显差异，在比较不同检测系统的检测结果时应特别注意。

4．由于 cTn 升高相对较晚且持续较长时间，适合于发病时间较长患者的检查，但其在 AMI 早期诊断以及反映心肌再梗死中的价值仍然受限。

5．hs-cTn 较 cTn 更敏感，有助于探查既往易被漏诊的微小心肌损伤，更早期诊断 AMI，更合理筛查心血管事件高危患者，优化临床治疗决策与预后评估。hs-cTn 可作为心肌损伤

的定量标志物，即 hs-cTn 水平越高，心肌损伤可能性越大；对于 AMI，超过参考值上限 5 倍，有较高的阳性预测值（> 90%）；升高至参考值上限 3 倍时，AMI 的阳性预测值有限（50% ~ 60%），且可能与多种疾病有关。

6．推荐使用血清标本，因 EDTA 可螯合标本中的钙离子，使 cTnI-cTnC 复合物解离，游离 cTnI 单体形成增加，使检测结果增高。肝素亦可引起 cTnI 和 cTnT 检测值减低。

三、肌红蛋白

肌红蛋白（myoglobin，Mb）是一种存在于骨骼肌和心肌中的含氧结合蛋白，正常人血清 Mb 含量极少，当心肌或骨骼肌损伤时，血液 Mb 水平升高。

【标本采集】

血清，EDTA 或肝素抗凝血浆。标本应避免溶血。

【参考区间】

10 ~ 80 μg/L。

【临床意义】

1．急性心肌梗死（AMI）的诊断与排除诊断　Mb 分子量小，在心肌损伤早期即可释放到外周血并被检测出来。AMI 时，胸痛后 2 h 内血清 Mb 开始上升（> 100 μg/L），6 ~ 12 h 达高峰，平均高达 600 ~ 1000 μg/L，升高幅度为 5 ~ 20 倍，1 ~ 2 天恢复正常，因此 Mb 可作为早期诊断 AMI 的指标。如果急性胸痛 6 ~ 10 h 后，血清 Mb 浓度处于参考区间内，可以排除心肌梗死的可能性。若患者在胸痛后 12 h 或更长时间到达医院，不必再测定 Mb，因为此时血清 Mb 已恢复到参考区间。但心肌再发生梗死，血清 Mb 升高明显早于其他心肌蛋白标志物。可作为 AMI 诊断的早期最灵敏的指标，但特异性不高。

2．骨骼肌损伤　肌营养不良、多发性肌炎、皮肌炎、横纹肌溶解等骨骼肌疾病时，Mb 也增高，甚至明显上升；恶性高热、多发性外伤、烧伤、冻伤等也可因骨骼肌损伤导致血清或尿液中 Mb 增高。另外，高强度运动也可使血清 Mb 增高，因此 Mb 还可用于运动医学中过度训练的检测。

3．急性肾衰竭或慢性肾衰竭时，可有肌红蛋白升高。

4．心肌炎、严重的充血性心功能不全时 Mb 也可升高。

【应用评价】

1．AMI 时，Mb 升高快、幅度高，但下降也快，因此 Mb 只适用于胸痛早期的诊断。此外，各种肌病以及心肾功能不全也可引起 Mb 的升高，因此，Mb 更加适用于临床胸痛早期患者阴性时排除 AMI 诊断。

2．不同检测系统的参考区间有差异，应制订适合本实验室的参考区间。

第二节　心力衰竭标志物

利尿钠肽（natriuretic peptide，NP）是由心血管组织分泌的活性多肽，具有扩张血管、利钠、利尿作用，调节血压和体内水、电解质平衡，从而维持内环境的稳定。利尿钠肽家族主要包括心房利尿钠肽（atrial natriuretic peptide，ANP）、B 型利尿钠肽（B-type natriuretic peptide，BNP）、C 型利尿钠肽和 D 型利尿钠肽。BNP 是 NP 家族中的一员，主要由心室分泌，反映心室功能改变更敏感、更具特异性。BNP 的生物合成首先编码出含有 134 个氨基酸的前 BNP 原（pre-proBNP），切去 N 端信号肽后成为 108 个氨基酸的 BNP 原（proBNP），内切酶将 proBNP

进一步加工成无活性的N端含76个氨基酸的NT-proBNP和具有生物学活性的C端含32个氨基酸的BNP。BNP半衰期短（22 min），体外稳定性较差；NT-proBNP半衰期长（120 min），体外较稳定，且在心力衰竭患者的血浆浓度较BNP高。当血容量增加、心室负荷过多及室壁张力改变时，BNP/NT-proBNP反应性合成与释放增加。检测血中BNP/NT-proBNP含量，对心力衰竭的诊断、预后和疗效评估具有重要意义。

【标本采集】

EDTA抗凝血浆。标本应避免溶血。BNP在玻璃容器中不稳定，应采用塑料管采集。储存于室温的全血标本，4 h内检测。

【参考区间】

BNP：0 ~ 100 ng/L（化学发光法）。

NT-proBNP：小于300 ng/L；50 ~ 70岁0 ~ 900 ng/L；70岁以上0 ~ 1800 ng/L。

【临床意义】

1．心力衰竭的诊断、预后和疗效判断 心力衰竭时，无论有无症状，BNP、NT-proBNP水平均明显升高，且与心力衰竭严重程度成正比。因此，BNP可作为无症状或早期心力衰竭的诊断指标，结合临床还可对心力衰竭进行分级。当BNP < 100 ng/L时，心力衰竭的可能性极小，阴性预测值为90%。当BNP > 400 ng/L时，心力衰竭的可能性极大，阳性预测值为90%。当BNP水平在100 ~ 400 ng/L时为灰区，应结合临床及进一步检查综合判断。NT-proBNP用于排除急性心力衰竭的最佳诊断临界值为300 ng/L，阴性预测值为99%。对不同年龄组的小于50岁、50 ~ 70岁、大于70岁患者分别采用450 ng/L、900 ng/L和1800 ng/L为临界值，总体阳性预测值为88%。慢性心力衰竭患者的NT-proBNP水平总体低于急性心力衰竭。对于慢性肾功能不全（GFR < 60 ml/min），1200 ng/L诊断心力衰竭的敏感性和特异性分别为85%和88%。

NT-proBNP有助于判断心力衰竭的急性期和远期预后。急性不稳定型心力衰竭患者中NT-proBNP预测76天死亡的敏感性为68%，特异性为72%，阴性预测值为96%。NT-proBNP对判断急性心力衰竭预后的准确性优于其他许多临床指标，包括心功能分级。患者出院时NT-proBNP水平作为心力衰竭治疗是否充分的指标，以衡量远期风险。治疗前后NT-proBNP水平变化的百分比作为疗效的靶目标。急性心力衰竭患者NT-proBNP水平从入院到出院的变化百分比要比出院时的绝对值对预测远期事件的发生率更为有效。不论NT-proBNP水平在出院时为多少，其下降超过30%的患者预示预后良好。而NT-proBNP下降不到30%的患者（但未增高），预后为中等。出院时NT-proBNP水平增高者的预后较差。

2．呼吸困难的鉴别诊断 肺源性呼吸困难与心力衰竭引起的呼吸困难不易鉴别，而BNP、NT-proBNP检测则可提供有价值的鉴别诊断依据。心力衰竭引起呼吸困难者的BNP、NT-proBNP水平明显升高，而肺源性呼吸困难患者的BNP、NT-proBNP正常。肺部疾病患者BNP、NT-proBNP升高，提示同时存在心力衰竭或呼吸困难的真正病因为心力衰竭，但被误诊为肺部疾病。

3．对心力衰竭和急性冠脉综合征分层 BNP、NT-proBNP是心力衰竭死亡率的独立预测因子，BNP、NT-proBNP水平升高，提示疾病进展及并发症发生率和死亡率增加。BNP、NT-proBNP水平升高的急性冠脉综合征患者发生心脏并发症的概率和心肌梗死后的死亡率也相应增高。

4．监测心力衰竭治疗效果 心力衰竭治疗后BNP下降50%，或BNP < 350 ng/L预后好；治疗后BNP更高，或BNP > 400 ng/L预后差。

5．筛查高危人群 对于心力衰竭高危人群，例如心肌梗死、糖尿病、长时间血压未控制的高血压等，检测BNP、NT-proBNP可早期发现心力衰竭，以及时进行有效治疗，降低发病率和死亡率。不适用于筛选无症状的低危的左室收缩功能不全的患者。

【应用评价】

1．BNP 具有生物学活性，半衰期短，体外稳定性差，采集标本后应立即检测。

2．在使用生物工程合成的 BNP 进行治疗时，可干扰 BNP 检测结果，但 NT-proBNP 检测不受其干扰。

3．BNP、NT-proBNP 水平受年龄、性别、肥胖和肾功能的影响，应综合分析。随着年龄增大，BNP、NT-proBNP 水平增高。女性比男性高。肥胖患者 BNP、NT-proBNP 水平低，对肥胖的心力衰竭患者，需连续测定 BNP、NT-proBNP 水平来判定心力衰竭。慢性肾功能不全影响 BNP、NT-proBNP 诊断心力衰竭时的最佳临界值。对于慢性肾功能不全患者（GFR ＜ 60 ml/min），诊断心力衰竭的 BNP 临界值可定在 200 ng/L。终末期肾病患者，血液透析前 BNP 水平升高，透析后 BNP 水平降低 20% ~ 40%。BNP 基线水平对透析患者很重要，基线水平以上的改变表现了上述肾血流量的改变。因而，血透之前进行 BNP 检测有助于评估肾血流量。

4．当 BNP、NT-proBNP 水平处于灰区时，需要结合病史和其他检查结果综合判断。

第三节　心血管损伤相关风险因子

疾病风险因子与疾病的发生相关，是能够提示疾病发生风险的因子。心血管损伤相关风险因子包括高血压、高血脂、糖尿病、吸烟、年龄以及家族史。近年来，超敏 C 反应蛋白和同型半胱氨酸作为新的风险因子成为研究的热点。对风险因子进行研究与干预，对于预防和控制疾病的发生发展至关重要。本节将介绍两种新的风险因子炎症标志物（超敏 C 反应蛋白）和血栓标志物（同型半胱氨酸）的临床应用。

一、超敏 C 反应蛋白

C 反应蛋白（C-reactive protein，CRP）是一种由肝合成、能与肺炎双球菌的细胞壁 C 多糖发生反应的急性时相反应蛋白。CRP 分子量为 115 kD，半衰期为 19 h。当机体发生炎症、组织损伤时血 CRP 水平升高。用高敏感的方法检测到的体内低水平的 CRP，称为超敏 C 反应蛋白（high sensitive C-reactive protein，hs-CRP）。炎症反应促使动脉粥样硬化的发生和发展，hs-CRP 是心血管炎症病变的生物标志物。hs-CRP 在动脉粥样硬化损伤处趋化单核细胞，诱导单核细胞产生组织因子，激活补体，诱导内皮细胞产生黏附分子，使内皮细胞功能受损，加速动脉粥样硬化进展。hs-CRP 也能与脂蛋白结合，由经典途径激活补体系统，继而产生大量终末复合物，造成血管内皮损伤。个体的 hs-CRP 基础水平和未来心血管病的发病关系密切。CRP 水平与传统用于评估心脑血管疾病的风险因子（如年龄、吸烟、高血压、高血脂、糖尿病等）没有直接关系。CRP 可能是比低密度脂蛋白胆固醇（LDL-C）更有效的心血管疾病独立预测指标，可以增加血脂检查、代谢综合征和弗明汉（Framingham）危险评分（根据胆固醇水平和非胆固醇因素计算个体未来 10 年冠心病发作概率）的预后价值。

【标本采集】

血清，肝素或 EDTA 抗凝血浆。标本应避免溶血。

【参考区间】

0 ~ 3.0 mg/L（免疫比浊法）。

【临床意义】

1．用于疑似急性冠脉综合征患者的危险分层 急性冠脉综合征患者无论有无症状，均可用 hs-CRP 进行风险评估。一般认为，hs-CRP ＜ 1.0 mg/L 为低风险性；1.0 ~ 3.0 mg/L 为中风险性；＞ 3.0 mg/L 为高度风险性。如果 hs-CRP ＞ 10 mg/L，提示可能存在其他炎症，应在其他炎症控制以后重新采集标本检测。检测 hs-CRP 时应进行 2 次（最好间隔 2 周），取平均值作为评估的基础。

2．评估脑血管疾病患者危险性及预后 hs-CRP 与颈动脉内膜中层厚度明显相关，早期监测 hs-CRP 对颈动脉粥样硬化引起的缺血性脑卒中有警示意义。

【应用评价】

1．由于健康人体内的 CRP 水平通常＜ 3.0 mg/L，因此要使用高敏感的检测方法，应具有能检测到＜ 0.3 mg/L 的 hs-CRP 的能力。

2．在应用 hs-CRP 作为心脑血管炎症病变的生物标志物时，首先要排除组织感染、组织损伤、恶性肿瘤的存在。

二、同型半胱氨酸

同型半胱氨酸（homocysteine，Hcy）是一种含硫氨基酸，由甲硫氨酸脱甲基生成，属于甲硫氨酸循环的中间产物。血液中的 Hcy 大部分以与血浆白蛋白结合的形式存在，只有少量为还原型同型半胱氨酸和同型半胱氨酸二硫化物，临床检测的是所有类型的总和。Hcy 在维生素 B_6、维生素 B_{12}、叶酸和多种酶的作用下，转化为半胱氨酸或甲硫氨酸。当机体代谢障碍时，Hcy 无法代谢而在体内积聚，导致高同型半胱氨酸血症（hyperhomocysteinemia）。高同型半胱氨酸血症可由营养不良或遗传缺陷引起，大部分同型半胱氨酸升高是由叶酸、维生素 B_6 和维生素 B_{12} 缺乏引起。高浓度的 Hcy 可以对血管壁造成损害，使血管内膜增厚、粗糙、斑块形成、管腔狭窄甚至阻塞管腔，导致动脉粥样硬化和冠心病的发生。目前认为 Hcy 与动脉粥样硬化性心脑血管疾病密切相关，是心脑血管疾病的独立危险因子。Hcy 水平的检测可用于心血管疾病的风险评估。

【标本采集】

血清，肝素或 EDTA 抗凝血浆。标本应避免溶血。标本采集后置于冰上，6 h 之内检测。

【参考区间】

5.08 ~ 15.39 μmol/L（化学发光法）。

【临床意义】

1．心血管疾病的独立风险因子 Hcy 水平升高与冠状动脉粥样硬化程度相关，与冠状动脉粥样硬化心脏病死亡率独立相关，是急性冠脉综合征的独立风险因子。随着 Hcy 水平的升高，其风险度相应增加。血 Hcy 水平每升高 5 μmol/L，冠状动脉疾病风险度增加 1.6 倍。血 Hcy 水平增加 5 μmol/L 引起的风险与胆固醇增加 0.5 mmol/L 相当。Hcy 与高血脂、高血压和糖尿病对于心血管疾病具有协同作用。

2．增加糖尿病、慢性肾病并发症的发生率和死亡率 糖尿病患者血 Hcy 水平每升高 5 μmol/L，未来 5 年内死亡率增加 3 倍。慢性肾病患者由于肾功能障碍，导致肾清除血液同型半胱氨酸的能力减退，造成动脉粥样硬化和心血管病死亡率增加。

3．脑卒中、阿尔茨海默病 Hcy 是脑卒中发病强有力的独立风险因子。血 Hcy 水平每升高 5 μmol/L，患脑血管疾病的风险度增加 1.5 倍。血 Hcy 水平＞ 14 μmol/L，阿尔茨海默病的发病风险增加 1 倍。

4．妊娠相关疾病　妊娠期妇女体内 Hcy 水平较孕前显著降低，但是由于妊娠期妇女对 Hcy 损伤敏感性增强，所以 Hcy 水平轻度升高就可能导致一系列的血管损伤。Hcy 水平升高增加妊娠并发症的风险，如先兆子痫、习惯性流产、早产、胎盘早剥或胎盘梗死。

【应用评价】

同型半胱氨酸是一种新的生物标志物，不同的检测系统（仪器和试剂），检测结果存在一定的差异。在临床判定体内基础水平或进行疗效评估时，应选择同一检测系统的检测结果作为评判标准。

第四节　心包积液检验

正常心包腔内有 10 ~ 50 ml 液体，起着润滑的作用。在病理情况下，如细菌、病毒、肿瘤、自身免疫、物理、化学等因素导致心包脏层和壁层的急性炎症，使心包腔内出现大量积液时，不仅出现炎症表现，而且影响心脏功能。通过心包积液检验有助于明确病因、诊断及治疗。

【标本采集】

在严格无菌条件下，由有经验的医师行心包穿刺术采集心包积液标本。留取 3 份中段积液标本：①置于透明管内观察一般性状和凝固性；②置于抗凝管内（肝素或 EDTA）进行显微镜检查、生物化学检查和免疫学检查；③置于无菌管内进行微生物学检查。标本应在 30 min 内送检，以防止出现细胞变性、自溶、破坏和凝块形成等。

【参考区间】

健康人心包液难以获得，临床所采集的标本一般均为心包积液，较难确定参考区间。正常情况下，一般量较少、无色、抽出后不凝固，无红细胞，白细胞数极少。

【临床意义】

1．一般性状检查　积液量可因病情不同而有很大差别。颜色变化：①草黄色可见于病毒感染或尿毒症引起的积液；②红色提示出血性积液为癌性、结核性或穿刺误入心脏；③乳白色为胸导管或淋巴管阻塞引起的乳糜性积液。若积液中含纤维蛋白、细菌及组织裂解产物，则易出现凝固。

2．细胞学检查　①红细胞：当积液中红细胞大于 100×10^9/L 时，应考虑恶性肿瘤、结核病、创伤或穿刺损伤的可能。②白细胞计数及分类：白细胞数超过 10×10^9/L，见于细菌性、结核性或肿瘤性心包炎。中性粒细胞增多见于细菌性心内膜炎等。③怀疑恶性积液时，离心沉淀涂片 HE 染色检查肿瘤细胞，恶性心包积液最常见于肺癌和乳腺癌，恶性间皮瘤罕见。

3．化学检查　心包积液 pH 明显降低见于风湿性或化脓性心包炎。恶性肿瘤、尿毒症、结核病时，pH 明显减低（pH 7.2 ~ 7.4）。化脓性心包炎的心包积液中葡萄糖含量明显减少，可＜ 2.24 mmol/L，甚至无糖。30% ~ 50% 的结核性积液、10% ~ 50% 的癌性积液中葡萄糖含量可减少。类风湿关节炎积液糖含量＜ 3.33 mmol/L，红斑狼疮积液糖含量基本正常。化脓性积液乳酸脱氢酶（LDH）明显升高，癌性和结核性积液时 LDH 中度升高。

4．免疫学检查　①癌胚抗原（CEA）：当积液中 CEA ＞ 20 μg/L、积液 CEA/ 血清 CEA 比值＞ 1 时，应高度怀疑为癌性积液。②补体：尿毒症引起的心包积液中，C3、C4 等补体成分降低。

5．微生物学检查　有助于判定积液性质、确定病因。怀疑细菌感染可做细菌培养；疑为结核性积液，可离心取沉淀物涂片、抗酸染色，镜下查找抗酸杆菌，阳性具有诊断意义。

【应用评价】

心包穿刺的主要指征是原因不明的心包积液和心脏压塞，一般通过对心包积液的外观、细胞计数及分类、生化、免疫检查，可初步判定积液的性质，必要时通过肿瘤细胞学、微生物学检验查出肿瘤细胞和病原体可明确诊断。大量心包积液患者通过抽取一定量的积液可解除心脏压塞症状，也可在心包腔注入抗菌药物或化疗药物起到治疗作用。结核性积液，可离心取沉淀物涂片、抗酸染色，镜下查找抗酸杆菌，阳性具有诊断意义。

第五节 常见心脏疾病的实验诊断

随着实验技术的提高以及对各种心脏标志物认识的增加，实验诊断在心脏疾病诊断中的作用更加受到重视，但并非所有心脏疾病的诊断均依赖于实验诊断，以下简要论述实验指标在诊断中起到关键作用的几种心脏疾病的实验诊断。

一、急性冠状动脉综合征

冠心病患者从动脉硬化开始，发展至粥样斑块出现裂纹、表面破损或破裂，继而出血和血栓形成，引起冠状动脉不完全或完全堵塞，导致急性冠状动脉综合征（acute coronary syndrome，ACS）。ACS 临床表现为不稳定型心绞痛（unstable angina pectoris，UAP）、急性心肌梗死（acute myocardial infarction，AMI）或心源性猝死。心绞痛（angina）和 AMI 曾被认为是两种独立的疾病，但随着对 ACS 研究的深入，发现从稳定型心绞痛（stable angina pectoris，SAP）发展到 UAP、心肌梗死，是由轻到重的连续病理过程，而且在 UAP 阶段已发现有微小血栓形成引起的微小心肌损伤（minor myocardial damage，MMD）。因此，ACS 实验诊断的中心环节是心肌损伤的检测。

（一）急性心肌梗死的检测项目选择

cTn、Mb、CK-MB 已经取代了传统的心肌酶活性检测，成为新的、更有效的、可靠的心肌损伤标志物，有利于早期诊断 AMI，尤其是 MMD，并有助于疗效监测、预后判断和危险分层等。

（二）急性冠脉综合征的诊断流程

对于胸痛、胸部不适、乏力、活动时心悸或原有心绞痛加重，经快速询问病史和体检，疑为 ACS 的患者，应在 10 min 内检查 ECG。根据 ECG 上有无 ST 段抬高将患者分为两类。一类为 ST 段抬高，这类患者不必检测心肌损伤标志物，可直接按临床 AMI 治疗。另一类患者无 ST 段抬高，对于这一类患者的实验诊断程序为：立即检测 cTn，若升高，基本可确诊非 ST 段抬高型心肌梗死（non-ST segment elevation myocardial infarction，NSTEMI 或 UAP）。若 cTn 不升高，应等待 2 ~ 4 h 后加做 cTn；若 cTn 升高，基本可确诊 NSTEMI 或 UAP，若不升高，可基本排除 AMI。图 51-1 为目前常用的急性胸痛患者的临床诊断流程。

如果要除外 AMI，仅靠一个时间点检查的数据不可靠；若要诊断 AMI，只要有一个时间点 cTn 超过参考区间即可。血清 cTn 诊断 AMI 的参考区间应根据不同的检测系统与受检人群确定。

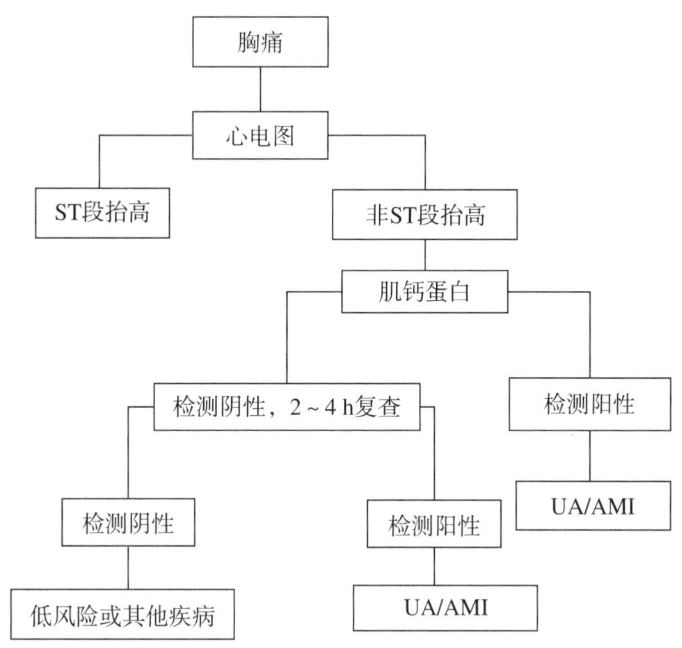

图 51-1 急性胸痛诊断流程图

二、心力衰竭

心力衰竭是一个复杂的临床综合征，患者应具有以下特征：心力衰竭症状，静息或运动时呼吸困难、疲乏；体液潴留、肺淤血体征；心脏结构和功能异常的客观证据。依据欧洲心脏病学会（European Society of Cardiology，ESC）于 2021 年发布的 ESC 心力衰竭诊断与治疗指南，将心力衰竭分成三种类型：射血分数下降的心力衰竭（HFrEF，VEF ≤ 40%）、射血分数轻度减低的心力衰竭（HFmrEF，LVEF 40% ～ 49%）、射血分数保留的心力衰竭（HFpEF，LVEF ≥ 50%）。对于急性心力衰竭以及慢性心力衰竭的急性发作，因其具有呼吸困难的典型临床表现，所以往往需要与呼吸系统疾病进行鉴别诊断。

（一）心力衰竭的诊断

对于心力衰竭的诊断，超声心动图及基于此的左室射血分数是公认的诊断金标准，但临床上往往结合患者的临床表现、心电图表现、实验室指标变化以及胸部 X 线片表现进行综合判断。

（二）BNP 与 NT-proBNP 在辅助心力衰竭诊断中的应用

用于心力衰竭诊断的实验指标中，BNP 与 NT-proBNP 是最具价值的两项，它们虽然不是心力衰竭诊断的金标准，但其在心力衰竭的辅助诊断与危险分层中意义重大。对于临床症状疑似心力衰竭的患者，依据 BNP 与 NT-proBNP 的浓度变化，可将其划分为三类：①不支持慢性心力衰竭诊断：BNP ＜ 100 ng/L，NT-proBNP ＜ 400 ng/L；②不确定慢性心力衰竭诊断：BNP100 ～ 400 ng/L，NT-proBNP 400 ～ 2000 ng/L；③可能是慢性心力衰竭诊断或心力衰竭可能性大：BNP ＞ 400 ng/L，NT-proBNP ＞ 2000 ng/L。美国心脏病学会（American Heart Association，AHA）于 2009 年提出，在原因未明的呼吸困难症状患者中，应该检测 BNP 或 NT-proBNP 以帮助诊断呼吸困难是否是心源性，最终诊断应该将此结果与尽可能多的临床资料相结合。因此，BNP 与 NT-proBNP 虽然能够作为心力衰竭诊断的有力依据，但不能作为确

Note

诊的独立证据。

（三）BNP 与 NT-proBNP 在心力衰竭诊断中的注意事项

血清 BNP 与 NT-proBNP 水平会随着年龄的增大显著上升，因此不同年龄段急性呼吸困难患者人群诊断心力衰竭时 NT-proBNP 的临界值有所不同：①< 50 岁为 450 ng/L；② 50 ~ 70 岁为 900 ng/L；③> 70 岁为 1800 ng/L。但排除诊断心力衰竭时为非年龄依赖性，一般小于 300 ng/L。

（四）BNP 与 NT-proBNP 在心力衰竭患者预后与危险分层中的价值

近期的许多临床研究都提示，不管在急性还是慢性心力衰竭患者中，随着 BNP 与 NT-proBNP 浓度的增加，患者的预后都趋于变差，其危险分层也趋于风险增加。因此，美国临床化学学会于 2007 年在《急性冠脉综合征和心力衰竭中应用生物标志物的检验医学实践指南》中提到：当需要额外风险分级时，血 BNP 或 NT-proBNP 检测在特定情况下能对临床评估提供有效的补充。

三、心血管损伤风险评估

心血管疾病的发生发展需要很长一个过程，一个普通的健康人，发展为急性冠脉综合征，一般要经过多个阶段，如图 51-2 所示。如果能够在急性心肌梗死发生之前评估出个体的心血管损伤的风险并实施干预措施，切断疾病的发展过程，对于疾病的预防有着重要的意义。根据风险评估的切入点不同，心血管损伤的风险评估可分为一级评估与二级评估：一级评估是指对健康人群进行的风险评估；而二级评估是指对已有稳定型心绞痛的人群进行的风险评估。

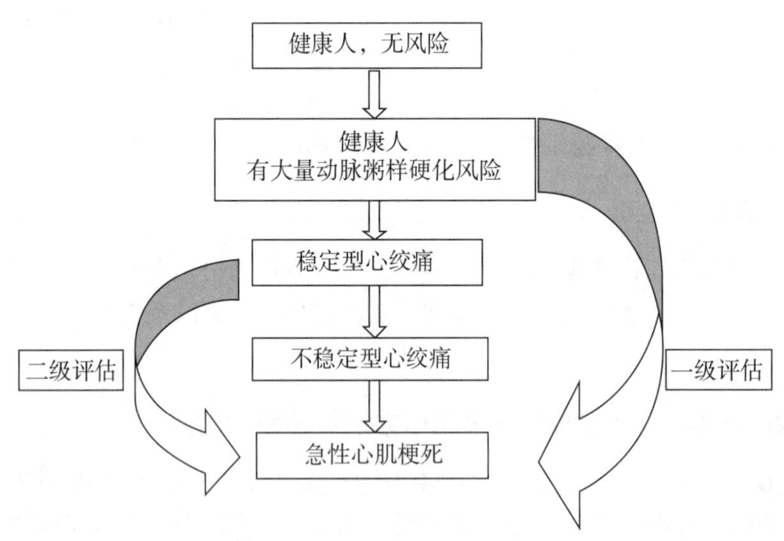

图 51-2 心血管损伤过程及风险评估

（一）一级评估

一级评估是指针对健康人群进行的心血管损伤的风险评估。一级评估的对象是健康人群，无相关的心血管疾病的临床症状和体征。一级评估的目的是发现健康人群中的心血管疾病易感者。大量的临床研究证实，hs-CRP 是比较好的心血管评估指标，对于 hs-CRP > 3.0 mg/L 的人群，其远期发生心血管疾病的风险比正常人群大大升高。与其他风险评估指标相比，hs-CRP 有着明显的优势，但临床应用时仍然建议与其他指标一起检测，这样可进一步提高风险评估的相对危险度数值，常用的联合检测指标有总胆固醇 / 高密度脂蛋白胆固醇比值（TCH/HDL-C）、同型半胱氨酸以及纤维蛋白原等，但最常用的一级评估方案仍是 hs-CRP 加 TCH/HDL-C。需要指出的是，在使用 hs-CRP 作为心血管损伤的一级风险评估的指标时，应当注意炎症反应引起的假阳性。对于一级风险评估的对象，均没有心血管疾病相关的临床症状。因此，当 hs-CRP ＞ 10.0 mg/L 时，应高度怀疑炎症反应；当 hs-CRP ＞ 3.0 mg/L 时，建议通过第二次检测证实风险的存在。

（二）二级评估

二级评估是指对已有心绞痛人群进行的心血管损伤的风险评估，对象特点是已有症状的人群。二级评估的目的是评估已有心绞痛人群中的恶性心血管事件发生的概率。hs-CRP 在二级风险评估中依然是比较好的指标，hs-CRP ＞ 3.0 mg/L 预示着心肌梗死、心源性猝死以及经皮穿刺冠状动脉成形术（PTCA）后再梗死发生率的增加，而 hs-CRP ＞ 10.0 mg/L 则预示着心血管恶性事件概率的进一步升高。目前，随着 cTn 检测技术的提高，临床上越来越倾向超敏肌钙蛋白（hs-cTn）联合检测用于心绞痛人群心血管事件的二级评估。

（李红建）

第五十二章

呼吸系统疾病的实验诊断

第五十二章数字资源

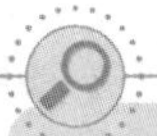

学习目标

1. **知识**：描述痰液、支气管 - 肺泡灌洗液检查，总结呼吸系统疾病的实验诊断策略和常见呼吸系统疾病的实验诊断特点。
2. **能力**：培养呼吸系统疾病实验室诊断检验项目的选择和检验结果的解读能力。
3. **素养**：认识呼吸系统疾病实验室诊断内容的广泛性，培养科学合理的实验室诊断思路和策略。
4. **掌握**：痰液检查、支气管 - 肺泡灌洗液检验的标本采集、参考区间、临床意义；呼吸系统感染病原学特点，实验室诊断特点；呼吸衰竭分类，动脉血气分析。

呼吸系统疾病的实验诊断内容较广，最常用的血细胞检查、呼吸道感染病原体检查和血清学诊断、电解质与酸碱平衡检查、过敏原检查、胸腔积液等分别在有关章节叙述，本章主要介绍痰液、支气管 - 肺泡灌洗液的检查，并结合前述内容论述呼吸系统疾病的实验诊断策略和常见呼吸系统疾病的实验诊断特点。

第一节　痰液检查

痰液（sputum）是气管、支气管和肺泡所产生的分泌物。生理状况下，支气管黏膜腺体和杯状细胞可分泌少量黏液，有助于呼吸道黏膜保持湿润。正常人痰量很少，当呼吸道黏膜受刺激时痰量增加。痰量和痰液性状与呼吸器官病变性质及严重程度密切相关，故痰液检查对呼吸系统疾病的观察和预后判断具有重要意义。

【标本采集】

根据检查目的不同而异，但所留的痰液不能混入唾液、鼻咽分泌物等，痰标本必须立即送检，以免细胞与细菌自溶破坏。

1．一般检查　留取清晨深咳后的第 1 ～ 2 口痰液，咳痰前用无菌生理盐水漱口数次尽量清除咽部唾液及分泌物，用力咳嗽并吐出痰液，留置于干燥清洁的专用痰盒内送检。

2．细胞学检查　可取上午 9—10 时用力咳出的深部痰液送检，尤其注意取有病理变化的部分，如血液、脓液等。

3．24 h 痰量和分层检查　容器上贴好标签，注明起止时间，嘱患者将痰吐在无色广口大玻璃瓶内，加少许防腐剂（苯酚）防腐。

4．细菌培养　尽量在抗菌药物使用前采集。先用无菌生理盐水或清水漱口，有义齿者应先取下，用力咳出呼吸道深部痰液，置于无菌容器（不得含消毒剂）中盖好盖子。因不及时运送可导致流感嗜血杆菌、肺炎链球菌等苛养菌由于不适应外界环境和自溶而死亡，标本采集后应在 2 h 内尽快送检。若限于条件无法立即送检，标本应于 4 ℃保存（疑为肺炎链球菌和流感嗜血杆菌等苛养菌不在此列）以避免污染菌过度生长，但保存标本应在 24 h 内处理。

5．诱导排痰检查　对无痰或少痰患者，用 3% ～ 10% 的高渗盐水雾化吸入诱导排痰。

6．经纤维支气管镜采集取痰　采用保护性毛刷、支气管 - 肺泡灌洗等则可直接从病灶处采集标本，质量最佳。

7．气管内吸引取痰　昏迷患者可于清理口腔后，用负压吸引法吸取痰液。

8．小儿取痰法　幼儿痰液收集困难时，用弯压舌板向后压舌，将无菌棉拭子伸入咽部，经压舌刺激引起咳嗽反射时，可喷出肺部或气管分泌物粘在拭子上。幼儿还可用手指轻叩胸骨柄上方，以诱发咳嗽。

将痰液放在低倍镜（10×10）下观察，鳞状上皮细胞＜ 10 个 / 低倍视野、多核白细胞＞ 25 个 / 低倍视野，或两者比例＜ 1 : 2.5 的视为合格标本，涂片中有无吞噬细胞是判别标本合格与否的重要标准。

【参考区间】

健康人一般无痰，偶有少量白色或灰白色黏液痰，痰液中可有少量中性粒细胞和上皮细胞，无红细胞及其他有形成分。隐血试验为阴性，分泌型 IgA 2.03±0.21 mg/L。

【临床意义】

（一）一般性状检查

1．痰量　慢性支气管炎、支气管扩张、肺脓肿、肺结核、脓胸和支气管破裂等痰液量明显增多，且细菌感染比病毒感染时痰量多，甚至超过 100 ml/24 h。

2．痰液性状及颜色

（1）黄色脓性痰：提示呼吸道有化脓性炎症，见于化脓性支气管炎、金黄色葡萄球菌肺炎、支气管扩张、空洞型肺结核等。肺脓肿时可呈浆液脓性痰，放置后可分为 3 层：上层为泡沫和黏液，中层为浆液，下层为脓细胞及组织碎片等。铜绿假单胞菌感染时可有黄绿色脓痰。

（2）红色或棕红色血痰：见于肺癌、肺结核、支气管扩张等。

（3）铁锈色痰：因痰中血红蛋白变性所致，可见于大叶性肺炎、肺梗死等。

（4）粉红色浆液泡沫痰：由于肺淤血，局部毛细血管通透性增加所致，见于左心力衰竭肺水肿患者。

（5）白色泡沫样痰：见于支气管哮喘发作时。

（6）黏液样痰：炎症刺激使呼吸道分泌黏液增多，主要见于支气管炎、哮喘及早期肺炎等。

（7）棕褐色脓痰：见于阿米巴肺脓肿、肺吸虫病。

（8）烂桃样灰黄色痰：见于肺吸虫病所致肺组织坏死。

（9）黑色或灰黑色痰：见于大量吸入尘埃或长期吸烟者。

3．气味　特殊臭味见于肺脓肿、化脓性支气管炎、支气管扩张及晚期肺癌患者的痰液，粪臭味多见于膈下脓肿与肺相通时，血腥味见于肺结核、肺癌等血性痰。

（二）有形成分检查

1．细胞成分

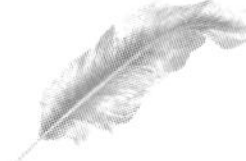

（1）上皮细胞：①复层鳞状上皮细胞：最常见来自口腔黏膜、咽喉部黏膜，其增多见于喉炎、咽炎和口腔炎。②柱状上皮细胞：来源于气管和支气管黏膜。正常痰中少见，增多见于气管和支气管炎。③肿瘤细胞。

（2）红细胞：脓性痰中可有少量红细胞，血性痰中可见大量红细胞。

（3）白细胞：①中性粒细胞：呼吸道炎症时，痰中白细胞明显增多。大量中性粒细胞或成堆脓细胞出现表明呼吸道有化脓性感染。痰涂片检查若发现被中性粒细胞或吞噬细胞吞噬的细菌，此菌即可能是致病菌。②嗜酸性粒细胞：多见于支气管哮喘、喘息性支气管炎、肺寄生虫病等。③淋巴细胞：多见于呼吸道慢性炎症、肺结核。

（4）肺泡巨噬细胞：胞体较大，常吞噬异物或尘埃颗粒，又称尘细胞，常见于吸烟者和接触大量粉尘后；巨噬细胞吞噬红细胞后，并将其破坏使血红蛋白降解，转变为含铁血黄素，形成含铁血黄素细胞，又称心力衰竭细胞（heart failure cell），常见于心功能不全时的长期肺淤血、肺炎、肺栓塞、肺出血等，尤其多见于慢性肺出血，如特发性肺含铁血黄素沉着症。

2．非细胞性成分

（1）病原学检查：①直接涂片：直接涂片镜检可发现肺吸虫卵、阿米巴滋养体。蛔虫感染早期，偶在痰中检出蛔虫卵。涂片发现真菌孢子或菌丝时，应结合患者临床特征、免疫状态及其他检查结果综合判断是定植还是感染。库什曼螺旋体多见于慢性支气管炎、肺气肿及肺癌引起的支气管不完全阻塞。②染色涂片：革兰氏染色可鉴定革兰氏阳性和阴性细菌，还可发现普通培养不能生长的细菌。痰涂片革兰氏染色可评估痰标本的质量，减少口咽部定植菌影响，提高病原菌诊断特异性。萋 - 尼抗酸染色主要检查结核分枝杆菌，如果为阳性，尚需考虑非结核分枝杆菌的可能性。结核分枝杆菌荧光染色镜检的敏感度高于萋 - 尼抗酸染色。弱抗酸染色用于诺卡菌的快速诊断。六胺银染色是检测肺孢子菌最常用的染色方法。

（2）结晶：①夏科 - 莱登（Charcot-Leyden）结晶伴嗜酸性粒细胞同时出现，常见于哮喘过敏性肺炎。②胆固醇结晶：为缺角的方形平板状物质，见于肺结核及肺脓肿。③胆红素结晶：为黄褐色针状菱形结晶，可排成花束状，见于肺脓肿。

（3）异物：石棉小体为棒状断片结构，似竹枝，常在石棉工人的痰中发现。

（三）痰培养

培养前应行涂片检查须确定是合格痰标本，不合格标本常存在上呼吸道定植菌污染。定量培养有助于区分致病菌和定植菌。下呼吸道标本培养出支气管炎博德特菌、土拉热弗朗西斯菌、炭疽芽孢杆菌、鼠疫耶尔森菌可作为确诊依据。对分离培养出的病原菌进行鉴定后对其进行体外药敏试验，有助于进行针对性的抗感染治疗。痰培养念珠菌阳性，难以区分定植和感染。但如果标本涂片镜检时发现大量出芽菌体和念珠菌菌丝，表明念珠菌处于快速繁殖期，培养结果具有一定的临床指导意义。连续两次痰培养分离到同种曲霉菌可作为诊断肺曲霉病的病原学依据。结核分枝杆菌培养，可以了解结核分枝杆菌有无生长，并可鉴定菌型，还可以进一步进行药敏试验。

（四）其他检查

1．隐血试验（occult blood test） 阳性常见于肺淤血、支气管扩张、肺癌及肺结核等。

2．分泌型 IgA（secretory immunoglobulin A）测定 痰中分泌型 IgA 减少时，黏膜抵抗力下降，易患呼吸道感染；经有效治疗后，免疫功能改善，痰中分泌型 IgA 可回升。

【应用评价】

1．痰液检查无创伤、标本收集方便，易被患者接受，有助于呼吸系统疾病的诊断、疗效观察及预后判断。

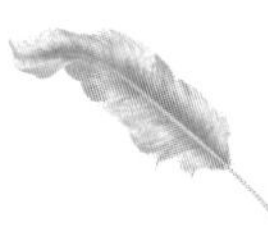

2．肺癌患者痰液细胞学阳性检出率为 60% ～ 70%，是当前诊断肺癌的主要方法之一。

3．痰液检查对呼吸道疾病诊断的灵敏度及特异性不高，对疾病定位帮助不大，而且痰液易受唾液稀释和污染，分析结果时应注意。

第二节　支气管肺泡灌洗液检验

支气管肺泡灌洗液（bronchoalveolar lavage fluid，BALF）是应用纤维支气管镜进行支气管肺泡灌洗所获得的肺泡表面衬液。对 BALF 进行细胞学、微生物学、寄生虫学和免疫学等检验，有助于某些肺疾病的辅助诊断和预后判断。

【标本采集】

1．术前准备　同纤维支气管镜检查术前准备，常规在支镜气道检查后于活检、刷检前操作。局部麻醉剂为 2% 利多卡因。

2．操作技术

（1）操作方法：支气管镜楔入第 3 级或第 4 级支气管后快速注入 37 ℃灭菌生理盐水，每次 20 ~ 50 ml，总量 60 ~ 120 ml。立即用 50 ~ 100 mmHg 负压吸引回收灌洗液，用双层无菌纱布过滤除去黏液，记录总量并立即送检。对弥漫性间质性肺疾病选择右肺中叶或左肺舌段，局限性肺病变则在相应支气管肺段进行。右肺中叶或左肺舌段灌洗液回收率通常为 40% ~ 60%。

（2）合格的 BALF：BALF 中没有大气道分泌物混入；回收率 > 40%；存活细胞占 95% 以上；红细胞 < 10%（除外创伤出血因素）；上皮细胞 < 3%；涂片细胞形态完整，无变形，分布均匀。

（3）标本送检：用无菌容器收集 BALF 标本 10 ~ 20 ml（≥ 5 ml），室温 2 h 内送送检。若不能及时送检，可将标本放置 2 ~ 8 ℃保存，一般不超过 24 h。

【参考区间】

1．有核细胞计数和分类　除红细胞和上皮细胞以外，BALF 有核细胞为（5 ~ 10）× 10^6 /L。分类：肺泡吞噬细胞为 93% ~ 99%，淋巴细胞 6% ~ 8%，偶见中性粒细胞。

2．淋巴细胞亚群分析　正常非吸烟者淋巴细胞亚群：T 淋巴细胞 63%，$CD4^+$ 为 45.4%，$CD8^+$ 为 25.3%；$CD4^+/CD8^+$ 为 1.90；B 淋巴细胞 53%。

【临床意义】

1．BALF 细胞总数和各组分比例改变　可提示多种肺部疾病，如肺化脓性感染时，BALF 中性粒细胞增多；结节病和外源性变态反应性肺泡炎时，淋巴细胞增多。BALF 检出异常成分可提示诊断，甚至成为最早的诊断依据，如 BALF 中分离出结核分枝杆菌、军团菌；BALF 发现呼吸道原发性或继发性恶性肿瘤细胞，即可做出诊断。

2．BALF 淋巴细胞亚群分析有助于间质性肺部疾病的鉴别诊断　①结节病时，BALF 有大量 $CD4^+$ 细胞，$CD4^+/CD8^+$ 比值增大；②外源性变态反应性肺泡炎时，BALF 细胞总数增加，$CD8^+$ 细胞大量聚集，$CD4^+/CD8^+$ 比值减小；③特发性间质纤维化，BALF 以中性粒细胞增多为主，并伴有嗜酸性粒细胞增多，据此与以淋巴细胞增多为主的其他肉芽肿疾病鉴别。

3．涂片检查　BALF 沉淀物进行革兰氏染色、抗酸染色及真菌特异染色对检出细菌、分枝杆菌、真菌及寄生虫有较大意义。

4．微生物学培养　适用于细菌、真菌等病原微生物的培养。BALF 细菌培养计数 ≥ 10^4 CFU/ml 或防污染 BALF 细菌培养计数 ≥ 10^3 CFU/ml 具有临床诊断意义。

5．对于真菌及特殊病原体，如病毒、肺孢子菌及寄生虫等，可通过 BALF 中抗原或核酸检测进行诊断。

【应用评价】

1．BALF 已成为诊断肺疾病的一种有力的检测手段。BALF 被认为是肺活组织病理学的

Note

一个重要补充，其优点是安全、损伤性小、无死亡并发症，取样范围较肺活检广，可发现更多关于炎症和免疫改变的信息。临床上认为BALF是外源性变态反应性肺泡炎最敏感的检测手段。

2. BALF细胞计数和分类（包括T淋巴细胞亚群分类）经过多年的研究已基本标准化，但对可溶性物质检查还存在某些问题，主要是灌洗液量与方法的不同及肺衬液稀释程度等影响测定结果，尚需进一步研究。

3. BALF的非病原性杂菌很少，不含气管，左右大支气管的分泌物对肺部感染病原体的检测有重要意义。

第三节 常见呼吸系统疾病的实验诊断

呼吸系统疾病主要包括感染性疾病（上呼吸道感染、气管-支气管炎、肺炎、肺脓肿、肺结核等）、慢性气道炎症性疾病（如支气管哮喘、慢性阻塞性肺疾病等）、肺癌、弥漫性肺间质疾病、胸膜疾病以及呼吸衰竭等。患者常有咳嗽、咳痰、咯血、胸痛、呼吸困难等症状。除了详实的病史及体格检查外，通过对患者的血液、痰液、支气管-肺泡灌洗液、胸腔积液等实验室检查，有助于呼吸系统疾病的病因诊断、鉴别诊断，对观察疗效、评估病情、判断预后等也具有重要的临床意义。

一、呼吸系统感染的实验诊断策略

（一）呼吸系统感染病原学特点

1. 常见细菌感染 呼吸道细菌菌群复杂，正常寄生和携带细菌种类繁多，因此痰和咽拭子所分离出来的细菌不一定都与疾病相关，有时还会因患者已接受治疗，使某些细菌培养、生长受到抑制，或结果发生变异。正常上呼吸道常见细菌有葡萄球菌、链球菌、肺炎克雷伯菌、卡他莫拉菌等，这些细菌大多为条件致病菌，数量显著占优势时，可提示有感染存在。上呼吸道感染多为病毒感染，而且病毒的种类较多。大多数社区获得性肺炎主要由肺炎链球菌、流感嗜血杆菌、肺炎支原体、嗜肺军团菌及呼吸道病毒所致，其他导致社区获得性肺炎的病原体有葡萄球菌、肺炎衣原体、革兰氏阴性杆菌及真菌等。我国医院获得性肺炎常见病原体包括鲍曼不动杆菌、铜绿假单胞菌、肺炎克雷伯菌、大肠埃希菌、金黄色葡萄球菌等。肺部感染多为细菌感染，但病毒、支原体感染近年来不断增多，并且常出现细菌与病毒的混合感染。

2. 特殊病原体感染 在免疫功能低下或免疫功能缺陷患者的呼吸系统感染中，真菌、卡氏肺孢子菌、弓形体、结核分枝杆菌等感染较多。

3. 耐药病原体感染 在我国社区获得性肺炎中，肺炎链球菌对大环内酯类抗生素呈现高耐药的特点，同时肺炎支原体对大环内酯类抗生素耐药严重，耐甲氧西林金黄色葡萄球菌所致社区获得性肺炎仍很罕见。医院获得性肺炎中，常见的多重耐药菌包括耐碳青霉烯类鲍曼不动杆菌、耐碳青霉烯类铜绿假单胞菌、产超广谱β-内酰胺酶肠杆菌目细菌、耐甲氧西林金黄色葡萄球菌、耐碳青霉烯类肠杆菌目细菌等。

知识拓展

临床微生物菌种鉴定领域的技术革命——MALDI-TOF MS技术

常规微生物鉴定主要基于微生物生化反应、形态学、免疫学或者分子生物学。这些分析方法对工作人员专业知识要求高，并且费时费力，样本流转时间长。现代临床微生物实验室需要快速、简便、准确、经济的方法来鉴定细菌，以便临床及早进行诊断和治疗。基质辅助激光解吸电离飞行时间质谱（matrix-assisted laser desorption/ionization time-of-flight mass spectrometry，简称 MALDI-TOF MS）技术，将微生物鉴定从 24 ~ 48 h 缩短到数分钟，分析需要的菌量极少（10^4 ~ 10^6 CFU/ml），并且能达到非常高的鉴定准确率（90.0% ~ 95.0%），为临床微生物检验领域带来了变革。

（二）实验诊断项目的选择

1．根据发病部位、选择适当的标本进行病原学检查，如为上呼吸道感染，应取咽拭子或鼻咽拭子为样本进行检查；如为下呼吸道感染，且难以判断原因，可选择痰液或肺泡灌洗液。出现胸腔积液时，应及时抽取送检。

2．结合临床症状，初步判断为细菌感染还是其他病原微生物感染；可选择全血细胞计数和白细胞分类计数、血清降钙素原（PCT）、C- 反应蛋白（CRP）等测定，进行筛查。

3．结合临床症状和病情，适当选择血液学、微生物学、免疫学、临床生物化学和分子生物学检查项目，协助对病变程度、病程及疗效进行监测，为疾病的诊断、鉴别诊断提供依据。

二、常见呼吸系统疾病的实验诊断特点

（一）常见呼吸系统感染性疾病的实验诊断特点

1．急性上呼吸道感染（acute upper respiratory tract infection） 急性上呼吸道感染是鼻腔、咽或喉部急性炎症的概称，是呼吸道最常见的一种感染性疾病。70% ~ 80% 由病毒感染引起，少数由细菌引起。主要临床表现为急性鼻炎或上呼吸道卡他性咽炎和喉炎、咽峡炎、扁桃体炎等。

（1）全血细胞计数与白细胞分类计数：病毒性感染时，白细胞计数正常或偏低，淋巴细胞比例升高，有时可见异型淋巴细胞增多；细菌感染时，白细胞计数与中性粒细胞增多，重者血涂片中可见中性杆状核粒细胞增多，伴核左移现象和中性粒细胞中毒现象（出现中毒颗粒等）。急性上呼吸道感染的血象变化并无特异性，只具有辅助诊断价值。

（2）病原体检查：可取痰或咽拭子做病毒或细菌培养、分离或鉴定，判断病原体的类型以区别病毒和细菌感染。主要病毒有流感病毒、副流感病毒、呼吸道合胞病毒、腺病毒、鼻病毒、柯萨奇病毒、麻疹病毒、风疹病毒、埃可病毒等。视需要进行病毒分离鉴定，以判断病毒的类型。常见的细菌为 β 溶血性链球菌，其次为流感嗜血杆菌、肺炎链球菌和葡萄球菌等。细菌培养和药物敏感试验有助于细菌感染的诊断和治疗。

（3）血清学诊断：可用免疫荧光法、酶联免疫吸附试验检测患者血清中的感染病原体的抗体，尤其需要区别抗体的类型和测定滴度，出现 IgM 型抗体有诊断意义。胶体金法病毒抗原快速检测方法简便、快速、成本低，特异性较好，但存在敏感性低，假阴性率较高的问题。

（4）病原体核酸检测：适用于呼吸道病毒检测及进行肺炎衣原体、肺炎支原体和军团菌 PCR 检测。

2．肺炎（pneumonia） 肺炎是指包括终末气道、肺泡腔及肺间质等在内的肺实质炎症，可由病原微生物、理化因素、免疫损伤、过敏因素及药物等引起。以感染性肺炎最常见，可由多种病原体引起，如细菌、病毒、真菌、寄生虫等（表 52-1）。由于病原学检查阳性率较低，

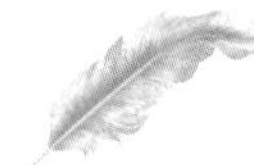

培养结果滞后，病因分类在临床上应用有一定的困难，临床上常依照肺炎的获得环境分为社区获得性肺炎（CAP）和医院获得性肺炎（HAP）。

（1）病毒性肺炎：甲、乙型流感病毒、腺病毒、SARS 冠状病毒、中东呼吸综合征冠状病毒、新型冠状病毒、高致病性人禽流感病毒等引起肺炎和多个器官系统功能障碍。详见本篇第五十五章第七节新发传染病的实验诊断等相关章节。

（2）获得性肺炎：铜绿假单胞菌、大肠埃希菌、肺炎克雷伯菌、不动杆菌属、葡萄球菌属，尤其是耐甲氧西林金葡菌（MRSA）是医院获得性肺炎（HAP）的常见病原体。当无多重耐药菌（MDR）危险因子时，应注意肺炎链球菌、流感嗜血杆菌、甲氧西林敏感金黄色葡萄球菌、抗生素敏感的肠杆菌目细菌等也可成为 HAP 的病原菌。

表 52-1 常见病原体引起肺炎的实验诊断与临床特点比较

病原体	易感因素	痰涂片革兰氏染色	病原体及抗体检查	并发症
肺炎球菌	有受凉、疲劳、醉酒或病毒感染史，半数有上呼吸道感染的前驱症状	革兰氏阳性双球菌	痰、胸腔积液、血培养，PCR	菌血症、脓胸、心内膜炎、心包炎、脑膜炎
流感嗜血杆菌	上呼吸道感染后、慢性心肺疾病	多形性革兰氏阴性杆菌	痰、胸腔积液、血培养	脓胸、心内膜炎
金黄色葡萄球菌	发病前常有急性上呼吸道感染或基础疾病、不适当应用抗生素、创伤性诊疗操作等病史。血源性葡萄球菌感染常有皮肤感染、中心静脉导管置入或静脉吸毒史	大量脓细胞、革兰氏阳性球菌	痰、胸腔积液、血培养	脓胸、空洞
肺炎克雷伯菌	糖尿病、酗酒、医院获得性	粗大、有荚膜的革兰氏阴性杆菌	痰、胸腔积液、血培养	脓胸、空洞
大肠埃希菌	医院获得性多见	革兰氏阴性杆菌	痰、胸腔积液、血培养	脓胸
铜绿假单胞菌	医院获得性、囊性纤维化	革兰氏阴性杆菌	痰、血培养	脓胸
厌氧菌	吸入、口腔及牙具部位上	混杂菌	胸腔积液培养、胸腔引流物培养	坏死性肺炎、脓胸
军团菌	夏秋季，接触污染环境，社区或医院获得性。易感人群为年老体弱、患有慢性疾病者，如糖尿病、血液病、恶性肿瘤、艾滋病或接受免疫抑制剂者	痰涂片 Giemsa 染色可见细胞内的军团菌	PCR 技术扩增杆菌基因片段、间接免疫荧光抗体检测、血清试管沉集试验及血清微量凝集试验、尿液 ELISA 法检测嗜肺军团菌 I 型尿抗原阳性、组织培养	脓胸、空洞、心内膜炎、心包炎
肺炎支原体	秋、冬季	痰涂片中有巨噬细胞，无细菌	血清肺炎支原体抗体测定，补体结合试验	皮疹、大疱性骨膜炎、心包炎
肺炎衣原体	秋、冬季	对诊断无特异性	血清衣原体 IgM 型抗体测定	慢性阻塞性肺疾病或心功能不全易并发感染
病毒性肺炎	多发生于冬春季节，可暴发或散发流行	对诊断无特异性	核酸扩增技术、血清学检查急性期和缓解期病毒的特异性抗体	细菌性肺炎、急性呼吸衰竭、多器官功能衰竭
卡氏肺孢子菌	应用免疫抑制剂、细胞毒药物，恶性肿瘤，AIDS	对诊断无帮助	痰或支气管灌洗液银染或 Giemsa 染色可见卡氏肺孢子菌孢子体的包囊或滋养体	气胸、呼吸衰竭、成人呼吸窘迫综合征

对 HAP 至少应从不同部位采血做 2 次血培养，阳性率一般为 20% 左右。通过痰培养所鉴定的一般细菌并不能证明就是下呼吸道的病原菌；分枝杆菌和一些真菌可以通过痰涂片染色、培养及核酸检测做出诊断。

在社区获得性肺炎（CAP）中，最常见的致病菌是肺炎链球菌，约占分离出细菌的 2/3，其他包括流感嗜血杆菌、肺炎支原体、肺炎衣原体、金黄色葡萄球菌、卡他莫拉菌、肺炎克雷伯菌、军团菌等；最常见的病毒为流感病毒、呼吸道合胞病毒、腺病毒等。

（3）肺炎的其他实验诊断特点：①厌氧菌感染：患者通常表现为发热、不适、体重下降等，伴有脓臭痰的咳嗽提示厌氧菌感染。痰涂片可见大量细菌，但普通细菌培养却为阴性。咳出的痰因被口腔菌群污染，不适于厌氧菌培养，因此必须经皮肺穿刺、胸腔穿刺或带保护刷的支气管镜获得的标本才能用于厌氧菌培养。②血常规检验：细菌性肺炎有白细胞计数与中性粒细胞增高和核左移现象，感染严重者中性粒细胞可达 90% 以上，并有明显的中毒现象（中毒颗粒、空泡变性等）。病毒性感染、结核感染时，白细胞计数正常或偏低，淋巴细胞比例多升高；但某些病毒感染，如新型冠状病毒感染可引起淋巴细胞减少。③血气分析：对判断疾病的严重性和决定是否需要氧疗有意义。④胸腔积液检查：对出现胸腔积液的患者，应进行胸腔穿刺，进行胸腔积液有关分析，包括一般性状、化学成分、胸腔积液常规、有形成分和微生物学检查，对鉴别胸腔积液的性质、查明病原体有意义。⑤核酸分子扩增检测和基因芯片检测：与传统方法相比较有简单、快速、高效、敏感度和特异度均较高，能为临床早期诊断等特点。也可以一次性检测多种病原体，有助于快速筛查病原。但是核酸检测结果，需要结合临床，分析鉴别定植菌还是致病菌。⑥ 16S rRNA 基因测序和宏基因组测序：16S rRNA 基因测序和宏基因组测序有高度敏感性。16S rRNA 基因测序用于检测和鉴定细菌，宏基因组测序技术可对样本中所有微生物的全基因序列进行测序，可更准确地鉴定到细菌、真菌、病毒等各种病原体的种水平。但需审慎地解读宏基因组测序结果，要结合标本来源，临床特征和流行病学特点综合评估检出病原体的临床意义，判断是否为致病菌。

微整合

基础回顾

宏基因组高通量测序技术

宏基因组高通量测序技术（metagenomic next-generation sequencing，mNGS）：m 指宏基因组，也称元基因组，是标本中全部生物（人、微生物）基因组的总称。NGS 称为高通量测序，是一种可以同时对数十万到数百万条 DNA 分子序列进行读取的测序技术。mNGS 指对标本中的全部生物基因组进行 NGS 分析。通过对临床样本的 DNA 或 RNA 进行鸟枪法测序，可以无偏倚地检测多种病原微生物（包括病毒、细菌、真菌和寄生虫）。

（二）呼吸衰竭的实验诊断特点

呼吸衰竭（respiratory failure，RF）是由于呼吸道、肺组织、肺血管、胸廓等病变引起的肺通气和（或）换气功能严重障碍，以至静息状态下也不能维持足够的气体交换，导致低氧血症伴（或不伴）高碳酸血症，进而引起一系列病理生理改变和相应临床表现的综合征。临床上主要表现为呼吸困难、发绀、神经精神症状等。

1．呼吸衰竭的分类

（1）根据动脉血气分析，呼吸衰竭分为Ⅰ型和Ⅱ型。①Ⅰ型：即缺氧型呼吸衰竭，血气分析特点是动脉血 $PaO_2 < 60$ mmHg（8.0 kPa），无高碳酸血症（$PaCO_2$ 减低或正常）。见于急性呼吸窘迫综合征（acute respiratory distress syndrome，ARDS）等。②Ⅱ型：即高碳酸性呼吸衰竭，血气分析特点是动脉血 $PaO_2 < 60$ mmHg、$PaCO_2 > 50$ mmHg（6.7 kPa），为通气衰竭，见于慢性阻塞性肺疾病等。

（2）根据发病机制分类可分为通气性呼吸衰竭和换气性呼吸衰竭、泵衰竭和肺衰竭。中枢神经系统、外周神经、神经 - 肌肉接头、呼吸肌以及胸廓共同参与呼吸运动全过程，上述任一部位功能障碍引起的呼吸衰竭称为通气性呼吸衰竭，也称为泵衰竭（pump failure），表现为Ⅱ型呼吸衰竭。气道阻塞、肺组织和肺血管病变造成的呼吸衰竭，称为换气性呼吸衰竭，也称为肺衰竭（lung failure），肺组织和肺血管病变则主要引起换气功能障碍，通常表现为Ⅰ型呼吸衰竭，如病情非常严重，影响 CO_2 排出时，也可表现为Ⅱ型呼吸衰竭。

（3）根据发病急缓分类可分为急性和慢性呼吸衰竭。急性呼吸衰竭是指由于突发原因，引起肺通气和（或）换气功能严重损害，在短时间内突然发生呼吸衰竭；慢性呼吸衰竭是指在慢性呼吸系统疾病基础上，呼吸功能损害逐渐加重，形成呼吸衰竭。后者由于机体长期代偿适应，尽管血气分析提示存在低氧和（或）CO_2 潴留，但对患者影响相对较小，患者甚至能保持一定的活动能力。

2．动脉血气分析 对呼吸衰竭具有确诊价值，不仅能反映其性质和程度，而且对指导临床氧疗、纠正酸碱平衡紊乱和电解质平衡紊乱、调节机械通气各种参数等具有重要价值。

（1）急性呼吸衰竭：一般为 $PaO_2 < 60$ mmHg，但此标准并非绝对。当 $PaO_2 < 40$ mmHg（5.3 kPa）时，提示病情极严重且危及生命。

（2）慢性呼吸衰竭：典型改变为 $PaO_2 < 60$ mmHg 和（或）$PaCO_2 > 50$ mmHg，临床上以伴有 $PaCO_2 > 50$ mmHg 的Ⅱ型呼吸衰竭常见。代偿性呼吸性酸中毒时，$PaCO_2$ 升高 $pH \geqslant 7.35$；失代偿性呼吸性酸中毒时，$PaCO_2$ 升高，$pH < 7.35$。患者在吸氧状态下采血分析血气时，$PaCO_2$ 升高，$PaO_2 > 60$ mmHg。

3．电解质平衡紊乱和酸碱平衡失调 在呼吸衰竭的发生、发展过程中，可严重抑制氧化代谢，使糖酵解增加，血乳酸增高，产生代谢性酸中毒。由于细胞能量不足，钠泵功能障碍，容易发生水、电解质、酸碱平衡紊乱，常见的有呼吸性酸中毒、呼吸性酸中毒合并代谢性酸中毒、呼吸性酸中毒合并代谢性碱中毒等。应结合临床、血气分析等进行综合分析。

4．其他血液生化改变 重症呼吸衰竭病例可并发多脏器功能衰竭，如肝、肾功能障碍，此时血清 ALT 和血流动力学各项指标明显变化，血液黏度低切变率、高切变率值增高，在危重患者中还可以出现凝血功能障碍或继发弥散性血管内凝血（DIC），PT、APTT 延长，D- 二聚体增高等。

（福　泉）

第五十三章

神经系统疾病的实验诊断

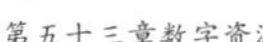

第五十三章数字资源

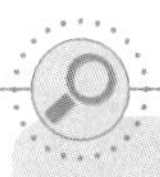

学习目标

1. **知识**：描述脑脊液常规检查和特殊检查项目及检查结果的临床意义。
2. **能力**：通过分析脑脊液检查结果，能够准确地诊断常见脑及脑膜疾病。
3. **素养**：熟练操作腰椎穿刺术，准确地采集与处理脑脊液。

脑脊液（cerebrospinal fluid，CSF）是循环流动于脑室和蛛网膜下腔的一种无色透明体，大约 70% 来自脑室系统脉络丛的超滤和分泌，其余由脑室室管膜和蛛网膜下腔所产生，大部分通过蛛网膜颗粒吸收入静脉，小部分经脊神经根间隙吸收。正常脑脊液容量成人为 90 ～ 150 ml，新生儿为 10 ～ 60 ml。

脑脊液的主要功能有：保护脑和脊髓免受外力冲击；调节颅内压力稳定；供给脑、脊髓营养并参与代谢；调节神经系统碱储量，维持正常 pH。

正常情况下，血 - 脑脊液屏障对物质的通透具有选择性，以维持中枢神经系统内环境稳定。病理情况下，血 - 脑脊液屏障通透性发生改变，CSF 成分会发生变化，因此通过 CSF 的检查对神经系统疾病诊断、疗效观察和预后判断均有重要意义。CSF 检查项目分为常规检查和特殊检查两部分。

第一节　脑脊液检查

一、脑脊液常规检查

（一）标本采集

CSF 标本一般通过腰椎穿刺术采集，特殊情况下可采用小脑延髓池或脑室穿刺术，穿刺后先进行压力测定。正常人卧位 CSF 压力为 0.78 ～ 1.76 kPa（80 ～ 180 mmH_2O）或 40 ～ 50 滴 / 分，随呼吸波动在 10 mmH_2O 之内，儿童压力为 0.4 ～ 1.0 kPa（40 ～ 100 mmH_2O）。然后撤去测压管，采集 CSF 于 3 只无菌试管内，每管 1 ～ 2 ml。第 1 管做细菌学检查，第 2 管做化学和免疫学检查，第 3 管做细胞计数和分类，如怀疑为恶性肿瘤，另留一管做脱落细胞学检查。

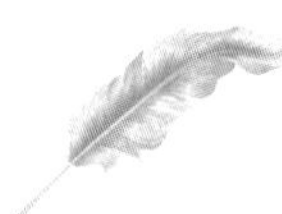

标本采集后应立即送检，以免 CSF 放置过久造成细胞破坏、葡萄糖分解等影响检查结果。不能及时检查的标本需放在 2 ～ 8 ℃环境中保存，常规检查不应超过 4 h。

（二）参考区间

脑脊液常规检查项目的参考区间见表 53-1。

表 53-1 脑脊液常规检查项目参考区间

检查项目	参考区间
一般性状	无色，清澈透明，久置不凝
显微镜检查	
细胞计数	白细胞：成人（0 ～ 8）$\times 10^6$/L，儿童（0 ～ 15）$\times 10^6$/L，新生儿（0 ～ 30）$\times 10^6$/L。无红细胞
有核细胞分类	多为淋巴细胞、单核细胞，二者比例约 7 ∶ 3
细菌	无
寄生虫	无
化学检查	
蛋白定性	阴性
蛋白定量（g/L）	成人 0.15 ～ 0.45，儿童 0.1 ～ 0.2，幼儿 0.4 ～ 0.8，新生儿 0.4 ～ 1.5。脑室 0.05 ～ 0.15，小脑延髓池 0.10 ～ 0.25
葡萄糖（mmol/L）	成人 2.5 ～ 4.4。儿童：10 岁 2.8 ～ 4.4，＜ 10 岁 1.9 ～ 4.7，新生儿 3.9 ～ 5.0。脑室 3.0 ～ 4.4，小脑延髓池 2.8 ～ 4.2
氯化物（mmol/L）	成人 120 ～ 130，儿童 111 ～ 123，婴儿 110 ～ 130

（三）临床意义

1．一般性状

（1）颜色：正常 CSF 无色透明。神经系统病变 CSF 颜色可以发生改变。但 CSF 颜色正常也不能排除神经系统疾病。

1）红色：见于穿刺损伤、蛛网膜下腔出血或脑室出血。前者在留取 3 管标本时，第 1 管为红色，以后 2 管颜色逐渐变浅，离心后红细胞全部沉至管底，上清液无色透明、隐血试验阴性。如为后两者，3 管均呈红色，离心后上清液为淡红色或黄色、隐血试验阳性。

2）黄色：血红蛋白、胆红素或蛋白增高引起 CSF 呈黄色或淡黄色，又称脑脊液黄变症。见于：①蛛网膜下腔出血；②重症黄疸：CSF 胆红素＞ 8.6 μmol/L；③椎管阻塞：CSF 蛋白＞ 1.5 g/L；④其他：如胡萝卜素血症等。

3）乳白色：CSF 中有大量脓细胞所致，见于化脓性脑膜炎。若为脑膜炎双球菌感染，CSF 可呈米汤样混浊。

4）绿色：见于铜绿假单胞菌性脑膜炎、肺炎链球菌性脑膜炎及甲型链球菌性脑膜炎等。

5）褐色或黑色：见于脑膜黑色素瘤等。

（2）透明度：正常 CSF 清澈透明。混浊见于：①白细胞总数＞ 0.3×10^9/L；②蛋白含量增高或含有大量细菌、真菌等，如结核性脑膜炎呈毛玻璃样，化脓性脑膜炎呈乳白色混浊；③穿刺过程中带入红细胞；④病毒性脑膜炎、流行性乙型脑炎、神经梅毒等细胞数轻度增加，CSF 可清澈透明或微浊。

（3）凝固物：正常 CSF 不含有纤维蛋白原，放置 24 h 后不会形成薄膜及凝块。当血 - 脑脊液屏障通透性增加，血中纤维蛋白原及纤维蛋白大量渗出，CSF 蛋白＞ 10 g/L 时，可出现薄膜或凝块。见于：①化脓性脑膜炎：CSF 静置 1 ～ 2 h 内出现薄膜；②结核性脑膜炎：CSF 静置 12 ～ 24 h 形成膜状物或凝块；③蛛网膜下腔阻塞：阻塞远端的 CSF 蛋白质含量常高达 15 g/L，CSF 呈黄色胶冻状；④神经梅毒和脊髓灰质炎：CSF 可见小絮状凝块、无薄膜。

（4）压力：CSF 压力增高见于：①化脓性脑膜炎、结核性脑膜炎；②脑肿瘤、脑积水等；③高血压、动脉硬化等；④咳嗽、哭泣等。CSF 压力减低见于：CSF 循环受阻、CSF 流失过多、CSF 分泌减少等。

2．有形成分

（1）细胞数量

1）红细胞增加：CSF 红细胞数＞ 200/mm^3，CSF 呈雾状，稍带粉红色。红细胞数达 1000 ～ 6000/mm^3，CSF 呈粉色或红色。红细胞增加见于脑出血或蛛网膜下腔出血、单纯疱疹病毒性脑炎、低颅压综合征、脑外伤等。

2）白细胞总数增加：＞ 10 × 10^6/L 即为异常。分为：①白细胞轻度增加［(16 ~ 30) × 10^6/L］，见于病毒性脑膜炎、脑肿瘤等；②白细胞中度增加［(31 ～ 200) × 10^6/L］，见于病毒性脑膜炎、结核性脑膜炎、新型隐球菌性脑膜炎、神经梅毒、脑寄生虫病、脊髓灰质炎等，中性粒细胞、淋巴细胞及浆细胞同时存在是结核性脑膜炎的特征；③白细胞高度增加［(200 ~ 500) × 10^6/L］，见于化脓性脑膜炎等；④白细胞显著增加（＞ 500 × 10^6/L），见于化脓性脑膜炎等。

3）白细胞计数分类异常：①中性粒细胞增高：见于中枢神经系统急性感染或慢性感染的发作期，如化脓性脑膜炎、结核性脑膜炎初期；②单核细胞增高：见于中枢神经系统慢性感染；③淋巴细胞增高：见于中枢神经系统肿瘤性疾病、病毒性脑膜炎、结核性脑膜炎后期等，脑脊液中找到白血病细胞，可诊断为脑膜白血病；④嗜酸性粒细胞增高：见于中枢神经系统寄生虫感染，如血吸虫卵、阿米巴原虫、弓形虫等感染。

（2）病原学检查

1）细菌：正常 CSF 无细菌。疑为化脓性脑膜炎，作革兰氏染色后镜检。疑为结核性脑膜炎，CSF 静置 24 小时取所形成的薄膜，涂片作抗酸染色镜检。

2）隐球菌：涂片墨汁染色，可见未染色的荚膜。

3）寄生虫：正常 CSF 无寄生虫，检出可诊断寄生虫感染。

3．生化成分

（1）蛋白质测定：颅内炎症和颅内出血时 CSF 蛋白质定性多呈阳性。CSF 中蛋白质与生物碱作用产生混浊，用光电比色计或分光光度计进行比浊，可得蛋白质含量。正常 CSF 蛋白含量甚微，不到血浆蛋白含量的 1%。病理情况下 CSF 中蛋白质含量异常。

1）蛋白含量增加见于：①颅内炎症，如化脓性脑膜炎、结核性脑膜炎、病毒性脑膜炎；②颅内出血；③颅内占位，如脑部肿瘤；④椎管梗阻；⑤神经根病变；⑥鞘内免疫球蛋白合成增加，如胶原血管疾病、急性或慢性炎症性脱髓鞘性多发性神经根病等；⑦内分泌或代谢性疾病；⑧药物中毒；⑨全身感染等。

2）蛋白含量减低见于：① CSF 大量丢失；②良性颅内压增高症；③极度虚弱、营养不良等。

3）蛋白质与细胞计数的相关变化：①细胞数与蛋白质含量均增高：见于感染性疾病，如化脓性脑膜炎、结核性脑膜炎、真菌性脑膜炎、其他脑炎、脊髓炎等；②细胞数正常或轻度增高、蛋白质含量增高，呈“蛋白 - 细胞分离”，见于颅内及脊髓肿瘤、急性炎症性脱髓鞘性多发性神经根神经病、糖尿病、铅汞等金属中毒、多发性硬化等；③细胞数正常、蛋白质含量减低：见于脑积水等；④细胞数增高、蛋白质含量正常或轻度增高：见于急性无菌性脑膜炎、脊

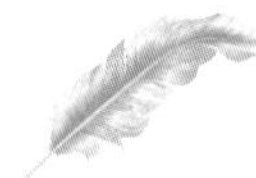

髓灰质炎、脑炎等。

（2）葡萄糖：检查方法同血糖测定。CSF 中的葡萄糖来自血糖，其含量为血糖的 1/2 ~ 2/3，应同时查血糖。

1）葡萄糖降低见于：①细菌或真菌感染：化脓性脑膜炎、结核性脑膜炎、隐球菌性脑膜炎等；②寄生虫病：脑囊虫病、血吸虫病、弓形虫病等；③脑膜肿瘤：白血病、淋巴瘤、脑膜转移瘤等；④神经梅毒：梅毒性脑膜炎、麻痹性痴呆；⑤低血糖症：低血糖性昏迷等。

2）葡萄糖增高见于：①脑干或下丘脑损害：颅脑外伤、缺氧性脑病、感染中毒性脑病、脑炎等；②脑出血或蛛网膜下腔出血；③糖尿病；④新生儿。

（3）氯化物：检测方法同血氯测定。正常 CSF 蛋白含量较少，为了维持渗透压平衡，CSF 中氯化物含量较血液中高 20% 左右。

1）氯化物减低见于：①结核性脑膜炎、化脓性脑膜炎、真菌性脑膜炎早期等；②呕吐、腹泻、脱水等造成血氯降低时，CSF 氯化物可减少。

2）氯化物增高见于尿毒症、脱水、呼吸性碱中毒等。

3）氯化物不减低或稍减低见于病毒性脑膜炎、脊髓灰质炎、脑肿瘤等。

（四）应用评价

1．对于出现发热、意识障碍、精神症状等，体检出现脑膜刺激征，临床拟诊脑膜炎或脑炎的患者，通过检查脑脊液压力和颜色，并进行生化检查和显微镜检查，不仅可以确立诊断，而且对于鉴别诊断也有极大的帮助。

2．对于血性脑脊液，首先需要鉴别是穿刺损伤、脑出血还是蛛网膜下腔出血，采用三管试验。

3．脑脊液中找到原始或幼稚白细胞，则可诊断为脑膜白血病。

二、脑脊液特殊检查

（一）标本采集

同脑脊液常规检查。

（二）参考区间

脑脊液特殊检查项目的参考区间见表 53-2。

表 53-2 脑脊液特殊检查项目的参考区间

检查项目	参考区间
蛋白质	
蛋白电泳（%）	前白蛋白：2 ~ 6；白蛋白：55 ~ 65；球蛋白：α_1：3 ~ 8，α_2：4 ~ 9，β：10 ~ 18，γ：4 ~ 13
免疫球蛋白（mg/L）	IgG：10 ~ 40，IgA：0 ~ 6 g/L，IgM：0 ~ 0.22，IgE、IgD 含量甚微
Ig 指数	IgG 指数≤ 0.7，IgA 指数≤ 0.6，IgM 指数≤ 0.06
C 反应蛋白	低于检测下限

续表

检查项目	参考区间
β_2微球蛋白（mg/L）	1.51±0.72
髓鞘碱性蛋白（μg/L）	＜4
tau 蛋白（ng/L）	375
酶类	
乳酸脱氢酶（U/L）	成人＜40，新生儿＜70，LDCSF/LD 血清＜0.1
肌酸激酶（U/L）	0.5～2
天冬氨酸氨基转移酶（U/L）	＜20
腺苷脱氨酶（U/L）	＜8
溶菌酶（μg/L）	0 或＜0.1
胆碱酯酶（U/L）	0.5～1.3
神经元特异性烯醇化酶（μmol/L）	2.2±1.0
其他成分	
乳酸（mmol/L）	1.0～2.9
尿酸（μmol/L）	＜14.28

（三）临床意义

1．蛋白质

（1）蛋白电泳：检测同血清蛋白电泳。在 CSF 蛋白含量增高、疑诊神经系统免疫性疾病或全身免疫性疾病神经系统受累时可选择蛋白电泳。

1）前白蛋白：①增高见于帕金森病、舞蹈病、脑积水及中枢神经系统变性疾病等；②减低见于神经系统炎症等。

2）白蛋白：①增高见于脑血管病、椎管狭窄等；②减低见于γ球蛋白增高。

3）球蛋白：α球蛋白增加见于中枢神经系统感染、脑转移瘤等；β球蛋白增加见于动脉硬化、脑血栓等，若同时伴有α球蛋白减少，见于小脑萎缩或脊髓变性等；γ球蛋白增高、总蛋白量正常见于多发性硬化和神经梅毒，两者同时增高见于慢性炎症和脑肿瘤。

（2）免疫球蛋白：正常 Ig 含量极低。中枢神经系统感染激活免疫细胞产生 Ig、血脑屏障通透性增加致血中 Ig 进入 CSF 均引起 Ig 增高。由于白蛋白比较稳定，临床通过测定 CSF 和血清（serum，SER）的 Ig 与 Alb 的浓度计算 CSF Ig 指数。可鉴别增高的 Ig 是否来源于中枢神经系统，计算公式：CSFIgG 指数 =（IgG_{CSF}/Alb_{CSF}）/（IgG_{SER}/Alb_{SER}）。同理，还可计算 CSF IgM、IgA 指数。

1）Ig 增高：IgG 增高见于多发性硬化、急性炎症性脱髓鞘性多发性神经根神经病、视神经炎、亚急性硬化性全脑炎、结核性脑膜炎、化脓性脑膜炎、神经梅毒、自身免疫性脑炎、脊髓腔梗阻等。约 90% 的多发性硬化 CSF IgG 指数增加，表明中枢神经鞘内合成 IgG 增多。IgA 增高见于结核性脑膜炎、化脓性脑膜炎、神经梅毒等。IgM 增高见于中枢神经系统感染性疾病、多发性硬化等。

2）Ig 减低：IgG 减低见于癫痫、放射性脑病、类固醇治疗等；IgA 减低见于支原体性脑脊髓膜炎、癫痫、小脑性共济失调。

（3）C 反应蛋白（C-reactive protein，CRP）：正常 CSF 无 CRP。CSF 的 CRP 主要来于血浆，其浓度取决于血脑屏障、血浆 CRP 浓度。CRP 是急性时相反应极灵敏的指标，能结合多种细菌、真菌及原虫体内的多糖物质，可以结合卵磷脂和核酸等，具有激活补体、促进吞噬和调节免疫

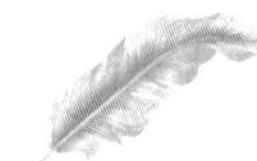

的作用。增高见于化脓性或细菌性脑膜炎、恶性肿瘤等。病毒性脑膜炎 CRP 一般不增高。

（4）β_2 微球蛋白：增高见于颅内感染、癫痫、肿瘤等。

（5）髓鞘碱性蛋白：髓鞘碱性蛋白（myelin basic protein，MBP）是神经细胞实质性损伤的特异性灵敏指标，其与损伤范围和病情的严重程度有关。MBP 增高是髓鞘遭到破坏的近期指标。在多发性硬化，MBP 可增高。脑脊液 MBP 检测对判断 MS 的病程、病情严重程度、预后和指导治疗很有意义。此外，重度新生儿缺氧缺血性脑病、脑积水、外伤、神经梅毒时 MBP 也增高。

（6）tau 蛋白：微管相关蛋白——tau 蛋白是阿尔茨海默病的生物学标志物，从早期到晚期阿尔茨海默病患者，脑脊液 tau 蛋白均增高。急慢性脑损伤、脑膜病变等也导致 tau 蛋白增高。

2．酶类 绝大多数酶不能通过血脑屏障，CSF 酶活性低于血液。下列情况下 CSF 酶活性增高：①炎症、肿瘤、脑血管疾病时，细胞内酶溢出及释放；②血脑屏障破坏、通透性增加，CSF 酶含量增加；③ CSF 对酶的清除能力下降。

（1）乳酸脱氢酶（LDH）：LDH 有 5 种同工酶，即 LDH1 ～ LDH5。增高见于：①细菌性脑膜炎：同工酶以 LDH4、LDH5 为主，有利于与病毒性脑膜炎鉴别；②颅脑外伤：CSF 中 LDH 活性增高；③脑血管疾病：LDH 活性多明显增高；④脑肿瘤、脱髓鞘病的进展期：CSF 中 LDH 活性增高，缓解期下降。

（2）肌酸激酶（CK）：CK 有 3 种同工酶，在 CSF 中同工酶全部是 CK-BB。CK-BB 增高见于多发性硬化、肌营养不良、化脓性脑膜炎、结核性脑膜炎、脑血管疾病及肿瘤。病毒性脑膜炎 CK-BB 正常或轻度增高。CK-BB 对脑膜炎的鉴别诊断有意义。

（3）天冬氨酸氨基转移酶（AST）：增高见于脑血管病、中枢神经系统感染、脑肿瘤、脱髓鞘病、颅脑外伤、癫痫等。

（4）腺苷脱氨酶（ADA）：增高见于结核性脑膜炎、脑血管病等。

（5）溶菌酶（LZM）：增高见于化脓性脑膜炎、结核性脑膜炎、病毒性脑膜炎、脑肿瘤等。

（6）乙酰胆碱酯酶（AChE）：增高见于血脑屏障破坏、多发性硬化、重症肌无力等。

（7）神经元特异性烯醇化酶（neuron specific enolase，NSE）：增高见于脑血管病、痴呆、中枢神经系统感染等。

3．其他指标

（1）CSF 中特殊生化成分检查

1）乳酸：增高见于细菌性脑膜炎、脑血管病、头部外伤、缺血缺氧性脑病、癫痫、脑肿瘤等，判断缺氧程度、监测治疗效果等。

2）尿酸：增高见于颅内肿瘤、血脑屏障通透性增高等。

（2）病原体感染免疫检测：布鲁菌凝集试验、结核分枝杆菌抗体和 PCR 测定、梅毒螺旋体抗体及囊虫抗体检测等。

（3）细胞学检测：脑脊液腔壁细胞、肿瘤细胞和原始细胞等。

（4）肿瘤标志物检测：癌胚抗原（CEA）、甲胎蛋白（AFP）、人绒毛膜促性腺激素（β-hCG）等。

（四）应用评价

1．对于细菌性和病毒性脑膜炎的鉴别可选用 ADA、溶菌酶等指标。在结核性脑膜炎时，脑脊液中 LZM 活性可达正常的 30 倍，与病情轻重呈正相关，且不受药物治疗影响。因此，对鉴别和判断脑膜炎有价值。

2．乳酸测定有助于判断缺氧程度及监测治疗效果等。

3．NSE 是神经母细胞瘤的标志物，其灵敏度可达 90% 以上。发病时，NSE 水平明显升高，有效治疗后降低，复发后又升高。

4．髓鞘碱性蛋白是神经细胞实质性损伤的特异性灵敏指标，其增高是髓鞘遭到破坏的近期指标。脑脊液 MBP 检测对判断 MS 的病程、病情严重程度、预后和指导治疗很有意义。

第二节 神经系统疾病相关基因检查

基因诊断是利用现代分子生物学和分子遗传学的技术和方法，直接检测基因（DNA）和（或）其转录产物（mRNA）的结构及其表达水平是否正常，是在基因水平上对疾病或人体的状态进行诊断。基因诊断主要用于感染性疾病病原体诊断、先天遗传性疾病诊断、基因突变诊断、症状前筛查、产前诊断、亲子鉴定、法医物证等。神经系统疾病基因检查可分为两类：检测正常情况下体内不存在的基因和检测正常基因的突变，即正常基因在结构区域和表达过程中发生的异常改变，主要用于神经系统遗传病、神经系统代谢病、神经肌肉病和神经系统感染性疾病的诊断。

一、神经系统遗传病

神经系统遗传病病种较多，占所有遗传病的 60% 以上，其中，精神发育迟滞、癫痫、唐氏综合征排在发病率前三位。遗传病分为：染色体病（如唐氏综合征）、单基因病（如 Duchenne 肌营养不良）、多基因病（如癫痫）、线粒体病（如线粒体肌病）、体细胞遗传病（如癌肿）等。遗传病不一定是先天性疾病，也不一定都有家族史。通过病史、临床表现、家族史及一些常规检验，可以对神经系统遗传病提供线索，最终通过基因检查确诊。下面将不同种类神经系统遗传病及其相关的基因突变列出（表 53-3），便于了解和协助诊断。

表 53-3 神经系统遗传病的基因突变位点

疾病种类	基因突变
先天性畸形	
脆性 X 综合征	基因定位于 Xq2.7.3 上的 *fra* 基因，CGG 重复扩增（正常 6 ~ 25）
无脑回畸形	基因定位于 17P13.3 的 *PAFAH1B1* 基因缺陷
颅缝早闭合症	基因定位于第 5 号染色体 *MSX2* 基因，外显子 2 第 64 位核苷酸 C 变成 A
遗传性共济失调	
脊髓小脑共济失调 I 型	基因定位于 AD6p22-p23，CAG 重复扩增（39 ~ 63）
Machado-Joseph 病	基因定位于 AD14q24.3-34.1 的 *SCA3* 基因，CAG 重复序列增多（61 ~ 86，正常 14 ~ 31）
淀粉样物质沉积病	
家族性淀粉样多神经病	基因定位于 18q12.1，编码 TTR 基因突变 Met30
伴淀粉样物质沉积的遗传性脑出血	淀粉样前体蛋白（APP）编码基因突变，主要为 *APP770*、*APP751*、*APP695* 点突变
其他	
亨廷顿病	基因定位于 4p16.3 的 *IT15* 基因，CAG 重复序列扩增（42 ~ 100，正常 1 ~ 34）
遗传性齿状核 - 红核 - 苍白球 - 下丘脑萎缩	基因定位于 AD12p 的 *B37* 基因，CTG 重复序列扩增（49 ~ 75）

Note

微整合

临床应用

伴皮质下梗死和白质脑病的常染色体显性遗传性脑动脉病

伴皮质下梗死和白质脑病的常染色体显性遗传性脑动脉病（CADASIL）于1977年以家族性血管性痴呆开始报道，1993年CADASIL成了伴皮质下梗死和白质脑病的常染色体显性遗传性脑动脉病的缩略词。致病基因定位于*Notch3*基因。多无高血压、糖尿病等血管病危险因素。

临床表现：中年起病，常染色体显性遗传，出现卒中发作、认知障碍、偏头痛等。MRI显示白质脑病和小梗死，外囊对称高信号价值较大，颞叶白质高信号是特征性表现，有助于与皮质下动脉硬化性脑病等鉴别。小动脉及毛细血管基底层的血管平滑肌细胞周围发现嗜锇颗粒及*Notch3*基因突变是诊断CADASIL的金标准，无特殊治疗方法。

二、神经系统代谢病

目前，已经明确病因的遗传代谢病在200种以上，其中2/3以上出现神经系统异常，包括精神迟滞、肌张力障碍、智力障碍等。血和尿筛查、色谱分析氨基酸和脂质、病理组织化学检查、基因检查等有助于诊断遗传代谢病。神经系统代谢病分类及其相关基因突变分别见表53-4和表53-5。

表53-4 神经系统代谢病分类

分类	类型
按代谢障碍的主要生化物质	氨基酸代谢病（如苯丙酮尿症）、有机酸代谢病（如Leigh综合征）、鞘脂贮积病（如黑矇性痴呆）、脂肪酸代谢病（如脂烷酸贮积病）、脂代谢病（如各种过氧化物酶体病）、脂蛋白代谢病（如棘状红细胞增多症）、糖代谢病（如糖原贮积症）、黏多糖贮积病（如怪形病）、黏脂和寡糖苷贮积症、重金属代谢病（如肝豆状核变性）、核酸代谢病（如Lesch-Nyhan病）
按病损累及的亚细胞结构	溶酶体病（如鞘脂贮积病、黏多糖贮积病）、高尔基复合体病（如黏脂贮积病Ⅱ、Ⅲ型）线粒体病（如线粒体肌病）、突触病（如多巴反应性肌张力障碍）

表53-5 神经系统代谢病的基因突变位点

疾病种类	基因突变	酶缺陷
戈谢（Gaucher）病	基因定位于1q21位点，葡萄糖脑苷脂沉积	β-葡糖苷酶
家族性黑矇性痴呆	基因定位于15q23-24位点，GM2神经节苷脂沉积	溶酶体内氨基己糖苷酶HexA
糖原贮积症Ⅱ型	基因定位于17q23，为GAA突变	酸性麦芽糖酶
Leber视神经萎缩	线粒体DNA突变，最常见3个突变：*G11778 A*、*G3460A*、*G14484A*	
线粒体肌病-脑病-乳酸病中毒-卒中样发作综合征	80%是mtDNA上*tRNALeu*基因突变A3243G	

续表

疾病种类	基因突变	酶缺陷
伴蓬毛红纤维肌阵挛癫痫	mtDNA 上 tRNALys 基因突变 A8344G	
慢性进行性眼外肌麻痹	多位点突变，分 4 类：tRNASER（GCU）、tRNALeu（UAG）、tRNAGly、tRNALys	
先天性皮质外轴索再生障碍症（佩 - 梅氏病）	基因定位于 Xq13-q22 位点上，编码髓鞘脂质蛋白 *PLP* 基因突变	
Wilson 病	定位于 13q14-q21 的 *ATP7B* 基因	

三、神经肌肉病

（一）肌肉疾病

遗传性肌肉疾病是神经遗传病中最常见的类型，主要影响肌肉或神经肌肉接头。临床表现为肌无力、肌张力低下或肌强直、肌萎缩及假肥大、腱反射减弱或消失。基因诊断是诊断遗传性肌肉疾病最准确的方法。不同种类遗传性肌肉疾病及其相关的基因突变见表 53-6。

表 53-6　遗传性肌肉疾病的基因突变位点

疾病种类	基因突变
肌营养不良	
Duchenne 肌营养不良	基因定位于 Xp21，主要编码抗肌萎缩蛋白。基因缺失突变（65%）、重复突变（5%）、DNA 片段缺失、点突变（30%）
Becker 肌营养不良	同上
强直性肌营养不良	基因定位于 19q13.3 位点上，CTG 重复序列扩增（50 ~ 2000，正常 5 ~ 27 个）
钠钾离子通道病	
高钾性周期性麻痹	基因定位于 17q35，编码钠通道的 α 亚单位基因（SCN4A）的多位点基因突变
先天性副肌强直症	基因定位于 17q23，编码钠通道的 α 亚基

（二）运动神经元病

运动神经元病是一组选择性损害上、下运动神经元的进行性变性疾病，病变范围包括脊髓前角细胞、脑神经运动核、皮质锥体细胞和皮质脊髓束。表现为肌无力、肌萎缩、肌束震颤、肌张力和腱反射改变、病理反射以及延髓麻痹等。运动神经元病及其相关基因突变见表 53-7。

表 53-7　运动神经元病的基因突变位点

疾病种类	基因突变
家族性肌萎缩侧索硬化	定位于 21q22.1-22.2 上的 CuZn-SOD1 基因
脊肌萎缩症	定位于 5q11-5q13SMA 基因，多因外显子 7 缺失
X- 连锁脊髓延髓肌肉萎缩症	定位于 Xq11-12 的雌激素受体基因，外显子 1 的 CAG 的重复序列扩增（40 ~ 62，正常 11 ~ 31）

Note

四、神经系统感染性疾病

神经系统感染性疾病是各种病原体侵犯脑或脊髓实质、被膜和血管等引起的炎症性（或非炎症性）疾病，病原体包括细菌、病毒、真菌、寄生虫、螺旋体、朊蛋白等。通过对病原体相关基因的检查，有助于早期、快速诊断，不仅可以检测 DNA 病毒、RNA 病毒，还可以监测药物疗效。神经系统感染性疾病的基因诊断见表 53-8。

表 53-8 神经系统感染性疾病的基因诊断

疾病种类	感染病原体	检验方法
病毒感染		
单纯疱疹病毒脑炎	单纯疱疹病毒（HSV）	PCR 检测 CSF 中的 HSV-DNA
热带痉挛性截瘫	人类嗜 T 淋巴细胞病毒 I 型（HTLV-1）	PCR 检测 HTLV-1-DNA
进行性多灶性白质脑病	JC 病毒（乳头多瘤空泡病毒）	PCR 检测病毒
病毒性脑膜炎	85% ～ 90% 为肠道病毒（柯萨奇病毒、埃可病毒、EVs70 等）	PCR 检测病毒
带状疱疹病毒性脑炎	水痘 - 带状疱疹病毒（VZV）	PCR 检测病毒
细菌感染		
结核性脑膜炎	结核分枝杆菌	脑脊液培养出结核分枝杆菌
脑膜炎球菌性脑膜炎	脑膜炎双球菌	涂片培养脑膜炎双球菌
流感杆菌脑膜炎	流感嗜血杆菌	涂片培养流感嗜血杆菌
布鲁菌感染	布鲁菌	涂片培养布鲁菌
螺旋体感染		
神经莱姆病	伯氏疏螺旋体	PCR 扩增其鞭毛蛋白编码基因
Prion 蛋白病		
家族性 Cretzfeldt-Jakob 病	朊蛋白 PrPsc，基因 129、178、200、210、232 密码子氨基酸置换	免疫荧光检测 CSF 中 14-3-3 蛋白，PrPsc 基因检测
致死性家族性失眠症	朊蛋白 PrPsc，基因 codon178 突变、129 具多态性	PrPsc 基因检测

注：PCR，聚合酶链反应

第三节 常见神经系统疾病的实验诊断

一、神经系统疾病的实验诊断策略

神经系统疾病种类多，在获得病史和体格检查资料的基础上，先行筛查实验，再行确诊实验，无疑会使诊断更准确、可靠。在选择实验室检查时应考虑检查的意义、时机、敏感性和特异性、安全性、成本与效果分析等。由于时机和技术等影响，一两次阴性结果不足以排除疾病，因此，在分析评价实验结果时应考虑假阴性和假阳性、影响因素、如何解释等，必要时进行复查和选择特殊检查，为疾病确诊断提供依据。对于中枢神经系统感染性疾病、痴呆、多发性硬化、重症肌无力等疾病，脑脊液检查是临床常用的检验项目，对神经系统疾病尤其是脑膜炎的鉴别诊断有意义。常见脑膜炎的脑脊液检查见表 53-9。

表 53-9 常见脑膜炎的脑脊液检查

检查项目	化脓性脑膜炎	结核性脑膜炎	病毒性脑膜炎	新型隐球菌性脑膜炎
压力及外观	脓性混浊，压力明显升高	毛玻璃样、薄膜形成，压力升高	清晰或微混，压力正常或轻度升高	清晰或微混，压力升高
蛋白质	1 ~ 5 g/L，部分 > 10 g/L	1 ~ 2 g/L 或更高	< 1 g/L	增高
葡萄糖	极低或消失，通常 < 2.2mmol/L	晚期 < 2.75mmol/L	正常	0.8 ~ 1.94 mmol/L
氯化物	多正常	明显减低	正常	多正常
细胞总数及分类	（1000 ~ 20000）$\times 10^6$/L，以 N 为主	（50 ~ 500）$\times 10^6$/L，早期以 N 为主，以后 L 为主	（10 ~ 500）$\times 10^6$/L，以 L 为主	（10 ~ 500）$\times 10^6$/L，以 L 为主
病因检查	涂片或培养（+）	涂片可（+）	组织培养（+），涂片（-）	墨汁染色检出率 30% ~ 50%

注：N，中性粒细胞；L，淋巴细胞

二、常见神经系统疾病的实验诊断特点

（一）神经系统感染性疾病

1. 病毒性感染 病毒性脑膜炎（viral meningitis）是病毒进入中枢神经系统引起的急性脑炎和（或）脑膜炎。85% ~ 95% 的病毒性脑膜炎由肠道病毒引起，见于脊髓灰质炎病毒、柯萨奇病毒 A 和 B、埃可病毒等。其次为虫媒病毒（至少有 80 种可使人致病）、单纯疱疹病毒（herpes simplex virus，HSV）和腺病毒感染。主要表现为发热、头痛、呕吐和脑膜刺激征，经粪 - 口途径、呼吸道分泌物等传播。多数病程在 2 周以内，有自限性，预后较好。

（1）实验项目选择及临床应用评价

1）一般检验项目：①血白细胞计数及分类：白细胞计数正常、降低或轻度升高，淋巴细胞升高，常有异型淋巴细胞，红细胞沉降率加快。② CSF 常规：压力轻至中度增高，外观清亮或微浊，有核细胞数增多达（10 ~ 500）$\times 10^6$/L，早期以多形核细胞为主，8 ~ 48 小时后以淋巴细胞为主。单纯疱疹病毒性脑炎 CSF 有红细胞或 CSF 黄变，是其特点之一。蛋白质略升高，葡萄糖与氯化物正常。免疫球蛋白 IgG 可于发病后第 2 周增高。③ β_2 微球蛋白：初期即显著增高，其增高程度与病情程度呈正相关。

2）特殊检验项目：① HSV 特异性抗体：病程中 2 次及以上 CSF 中 HSV 特异性抗体滴度 1∶80 以上、双份 CSF 抗体有 4 倍以上升高、血与 CSF 抗体滴度比 < 40 为诊断标准；②病毒抗原：免疫荧光技术可快速、特异性地检查脑脊液标本中的病毒抗原；③病毒 DNA：PCR 检查可早期快速诊断，标本最好在发病 2 周内送检；④病理：神经元或胶质细胞核内出现嗜酸性包涵体，电镜下可发现细胞内病毒颗粒。

（2）应用建议

1）首选检验项目：CSF 常规检查。

2）病原学检验项目：特异性抗体 + 病毒抗原 + 病毒 DNA。

2．结核性脑膜炎 结核性脑膜炎（tuberculous meningitis，TBM）是由结核分枝杆菌引起的脑膜和（或）脊髓膜的非化脓性炎症，是最常见的神经系统结核病。在肺外结核中有 5% ~ 15% 累及神经系统，其中以结核性脑膜炎最常见。近年来，因结核分枝杆菌的基因突变、抗结核药物研制相对滞后和 AIDS 发病增多，结核病的发病率及病死率逐渐增高。人感染 90% 以上为人型结核分枝杆菌。临床表现为亚急性起病，慢性病程，有低热、盗汗等结核中毒症状，逐渐出现脑膜刺激症状，可有意识障碍、癫痫、肢体瘫痪及脑神经损害。

（1）实验项目选择及临床应用评价

1）一般检验项目：①红细胞沉降率：常伴红细胞沉降率加快。②结核菌素试验：50% 阳性，表明受试者曾感染过结核分枝杆菌，但不一定患病。③ CSF 常规：压力增高，外观无色透明或微黄，葡萄糖和氯化物同时减低是其典型改变。淋巴细胞数增高达（50 ~ 500）$\times 10^6$/L，早期多形核细胞增多，中性粒细胞、淋巴细胞及浆细胞同时存在是本病的特征。蛋白增高 1.0 ~ 2.0 g/L。当蛋白 > 10 g/L 时，脑脊液静置 12 ~ 24 小时后形成膜状物。脑脊液免疫球蛋白，IgG 增高为主，α 球蛋白可增加。④溶菌酶（LZM）：LZM 活性显著增高，对鉴别诊断有价值。⑤腺苷脱氨酶（ADA）：ADA 明显增高，对鉴别诊断有价值。

2）特殊检验项目：① CSF 直接涂片查找抗酸杆菌：查见即可确诊。取 CSF 静置形成的膜状物检查阳性率极高。② CSF 结核分枝杆菌培养：是目前结核性脑膜炎诊断的“金标准”，培养检出结核分枝杆菌即可确诊。但需大量脑脊液和数周时间。③ CSF 结核分枝杆菌抗体 IgG：是诊断结核性脑膜炎的间接证据。若脑脊液中 IgG 抗体高于自身血清，有助于诊断。④结核分枝杆菌核酸检测：高敏感性，快速。用 PCR 可检出 CSF 中的微量结核分枝杆菌，是目前最敏感的方法，但易出现假阳性。⑤结核分枝杆菌 γ 干扰素释放实验：阳性表明感染过结核分枝杆菌。

（2）应用建议

1）首选检验项目：CSF 常规检验。

2）病原学检验项目：CSF 离心涂片找抗酸杆菌 +CSF 结核分枝杆菌核酸检测。

3．化脓性脑膜炎 化脓性脑膜炎（purulent meningitis）是由细菌感染所致的脑脊髓膜、蛛网膜的炎症，是中枢神经系统常见的化脓性炎症。常见的病原体为脑膜炎双球菌、肺炎双球菌和流感嗜血杆菌，其次为金黄色葡萄球菌、链球菌、大肠埃希菌、变形杆菌、厌氧杆菌、沙门菌及铜绿假单胞菌等。血行播散、心和肺以及其他脏器感染波及、直接蔓延、鼻窦或神经外科手术侵入等，均可引起感染。急性起病，表现为发热、头痛、意识障碍、癫痫、肢体瘫痪、脑神经损害等。

（1）实验项目选择及临床应用评价

1）一般检验项目：①血常规：白细胞总数及中性粒细胞明显增加，贫血常见于流感嗜血杆菌性脑膜炎。② CSF 常规：压力增高，外观混浊或稀米汤样，白细胞增多，以中性粒细胞为主。糖定量显著降低，糖定量可协助鉴别细菌或病毒感染并可反映疗效。氯化物减低。蛋白定量多在 1 g/L 以上，当 CSF 蛋白 > 10 g/L 时，静置 1 ~ 2 小时即可出现薄膜。

2）特殊检验项目：①血培养：早期、未用抗生素治疗者可得阳性结果，确定病原菌。②病原菌：CSF 离心涂片革兰氏染色查见病原菌。CSF 培养有细菌生长对化脓性脑膜炎有确诊意义。③瘀点涂片：涂片查见脑膜炎双球菌阳性率可达 50% 以上。④免疫学检查：IgM、IgA、α 球蛋白增高。⑤天冬氨酸氨基转移酶（AST）：活性增高。⑥ CK-BB：活性增高。⑦ CRP：增高，CRP 是急性时相反应极灵敏的指标。⑧ LDH：同工酶中 LDH4 及 LDH5 明显

上升，有利于与良性肿瘤和病毒性脑膜炎鉴别。

（2）应用建议

1）首选检验组合：全血细胞计数 +CRP+CSF 常规检验。

2）病原学检验项目：CSF 离心涂片革兰氏染色 +CSF 细菌培养。

（二）痴呆

1．阿尔茨海默病　阿尔茨海默病（Alzheimer disease，AD）是以进行性认知功能障碍和行为损害为特征的神经系统变性疾病。该病起病隐袭，呈进行性发展，临床表现为记忆障碍、失语、失认、视空间和执行功能损害、人格和行为改变等。AD 是老年期痴呆最常见的类型，是年龄相关疾病，65 岁以上患病率约 5%，85 岁以上可达 20% 或更高。主要病理特征是在大脑皮质和海马出现 β 淀粉样蛋白（amyloid β-protein，Aβ）聚集的老年斑，tau 蛋白聚集的神经纤维缠结，神经细胞减少。病因迄今未明，可能与遗传和环境因素有关，低教育水平、脑外伤、吸烟、重金属接触史、糖尿病等因素受普遍关注。

（1）实验项目选择及临床应用评价

1）一般检验项目：主要用于发现伴随疾病、并发症、危险因素、排除其他病因所致痴呆。包括：①血脂：高胆固醇血症为 AD 的危险因素；②血小板功能：AD 患者血小板处于激活状态，血小板黏附、聚集、释放等功能增强；③叶酸和维生素 B_{12}：水平减低，但与痴呆的严重程度无关；④甲状腺功能：有助于诊断甲状腺疾病所致痴呆；⑤梅毒、人免疫缺陷病毒：对于高危人群进行梅毒、人免疫缺陷病毒血清学检查；⑥ CSF 检查：对血管炎、感染或脱髓鞘疾病疑似者应进行细胞计数、蛋白质、葡萄糖和蛋白电泳分析，有助于鉴别诊断；⑦ 14-3-3 蛋白：14-3-3 蛋白参与细胞因子活性调节、细胞增生和凋亡调节等重要的细胞生理过程，有助于朊蛋白病的诊断。

2）特殊检验项目：① CSF tau 蛋白检测：正常脑中 tau 蛋白含 2 ～ 3 个磷酸基。tau 蛋白过度磷酸化（可含 5 ～ 9 个磷酸基），丧失正常生物功能，自身聚集成神经纤维缠结，使神经元损伤，发生病变。tau 蛋白在 AD 早期及晚期均增高，磷酸化 tau 蛋白诊断 AD 的敏感性达 80%，特异性达 92%。② Aβ：Aβ 沉积对神经元具有较强的毒性作用。淀粉样前体蛋白（amyloid precursor protein，APP）基因突变、Aβ 自身清除和降解代谢障碍是 Aβ 沉积的重要原因。AD 患者 CSF 中 Aβ 水平显著下降。研究显示，Aβ42 诊断 AD 的灵敏度约 86%，Aβ 和 tau 蛋白联合诊断 AD 的灵敏度为 85% ～ 94%，特异性 83% ～ 100%。Aβ 可用于支持 AD 诊断，但鉴别 AD 与其他痴呆诊断时特异性低。③血小板 β 淀粉样前体蛋白亚型比率（amyloid protein precursor rate，APPR）：血液中血小板表达和分泌不同的 APP 异构体。有研究报道 AP 异构体比率（APP130/APP106）异常可作为 AD 的辅助诊断指标之一。AD 患者 APPR 水平明显减低且与病情严重程度相关，治疗后明显增高，故 APPR 可作为 AD 诊断及疗效评价的指标。④异前列腺素 F2（F2-isoprostanes，F2-IP）：是一种脂类过氧化物的特异性物质，AD 中 F2-IP 增高；⑤同型半胱氨酸（homocysteine，Hcy）：AD 患者血浆 Hcy 水平显著增高且晚发型 AD 的 Hcy 高于早发型。⑥载脂蛋白 E（apolipoprotein E，ApoE）：AD 患者 CSF 中 ApoE4 含量明显增高，可作为散发性 AD 的依据。⑦早老素 1、2 基因（presenilin-1，PS1、PS2）：其突变在家族性早发型 AD 中占 50%。

（2）应用建议

1）首选检验组合：甲状腺功能 + 维生素 B_{12}+ 梅毒 + 血脂 +CSF 常规。

2）特异检验组合：CSF tau 蛋白 +Aβ42 联合检测。

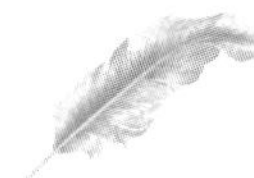

2．血管性痴呆　血管性痴呆（vascular dementia，VD）是与脑血管损伤相关的血管性认知障碍综合征中的痴呆亚型。血管性痴呆约占痴呆总患病率的 30%。急性卒中相关痴呆的发病率较高，10% ~ 35% 在一侧半球卒中后 5 年内发展为痴呆。临床表现呈波动性进程，有局灶性神经系统症状、体征，与高龄、吸烟、痴呆家族史、卒中史和低血压等有关。

（1）实验项目选择及临床应用评价

1）一般检验项目：免疫球蛋白中的 VD 组 IgA、IgG、IgM 浓度均增高，仅 IgG 具有显著差异。

2）特殊检验项目：① Aβ：是引起痴呆和神经细胞凋亡的主要原因，急性 CT 和 VD 患者 Aβ 明显增高；② tau 蛋白：CSF tau 蛋白和 Aβ 结合应用，tau 蛋白浓度增高且 Aβ 浓度减低更倾向于 VD 的诊断，而 tau 蛋白浓度减低且 Aβ 浓度增高更倾向于排除 VD 的诊断。

（2）应用建议

1）首选检验项目：免疫球蛋白 IgG。

2）特异检验组合：Aβ+tau 蛋白，但应注意结合临床并与 AD 鉴别。

（三）多发性硬化

多发性硬化（multiple sclerosis，MS）是一种免疫介导的中枢神经系统炎性脱髓鞘疾病。病理特点为大脑与脊髓内出现播散的脱髓鞘性斑块，最常累及脑室周围、近皮质、视神经、脊髓、脑干和小脑，临床特点为症状和体征的空间多发性和病程的时间多发性。病程进展缓慢，常有缓解与复发。病因和发病机制至今不明，与自身免疫、病毒感染、遗传因素、环境因素等有关。CSF 检查为 MS 临床诊断提供了重要证据。

1．实验项目选择及临床应用评价

（1）一般检验项目：① CSF 单个核细胞（mononuclear cell，MNC）数：轻度增高或正常，一般在 15×10^6/L 以内，约 1/3 急性起病或恶化病例可轻至中度增高，通常不超过 50×10^6/L，超过此值应考虑其他疾病而非 MS。约 40% MS 病例 CSF 蛋白轻度增高。②干扰素 γ（IFN-γ）和肿瘤坏死因子 α（TNF-α）：CSF 中增加明显。③免疫球蛋白（Ig）：MS 患者 CSF 中以 IgG 为主，且以 IgG1 增高、IgG2 减低为特点。

（2）特殊检验项目：① IgG 指数和 IgG 合成率：CSF-IgG 指数是 IgG 鞘内合成的定量指标，约 70%MS 患者增高，计算见本章第一节 CSF 特殊检验。24 小时 IgG 合成率 = $\{(IgG_{CSF}-IgG_{SER}/369)-[(ALB_{CSF}-ALB_{SER}/230)(IgG_{SER}/ALB_{SER}\times0.43)]\}\times5$，意义与 IgG 指数相似。② CSF-IgG 寡克隆带（oligoclonal band，OB）：是 IgG 鞘内合成的定性指标，OB 阳性率可达 95% 以上。OB 表现为 2 个或多个不连续的电泳条带，反映 CSF 中有多种电泳特异性的蛋白，应同时检测 CSF 和血清，只有 CSF 中存在 OB 而血清缺如才支持 MS 的诊断，同时出现不提示鞘内合成。③髓鞘碱性蛋白（MBP）：急性期 MBP 含量增高，缓解期含量很低，进展期介于两者之间。④趋化因子（chemokine）：急性期趋化因子 CXCL13 升高，敏感性较高。

2．应用建议

（1）首选检验项目：CSF 单个核细胞数 +Ig。

（2）联合检验项目：IgG 指数 /IgG 合成率 +OB。

（四）重症肌无力

重症肌无力（myasthenia gravis，MG）是神经 - 肌肉接头传递功能障碍的获得性自身免疫性疾病，神经 - 肌肉接头突触后膜上乙酰胆碱受体（AChR）产生免疫应答。临床表现为部分或全身骨骼肌病理性疲劳和无力，呼吸肌、心肌也可受累，显著特点是肌无力于下午或傍晚劳累后加重，晨起或休息后减轻，此种现象称为“晨轻暮重”。胆碱酯酶抑制剂治疗大多有效。

1．实验项目选择及临床应用评价

（1）一般检验项目：① Ig：血清 IgG、IgA、IgM 检测有助于重症肌无力的诊断；②补体

C3、C4：具有高浓度的乙酰胆碱受体抗体的 MG 患者血清中补体 C3、C4 水平增高；③胆碱酯酶（ChE）活性：活性缺乏常见于终板缺乏乙酰胆碱酯酶的重症肌无力；④血清自身抗体：抗核抗体、类风湿因子、甲状腺抗体在 MG 患者中多见。

（2）特殊检验项目：①抗乙酰胆碱受体抗体（anti-acetylcholine receptor antibody，AChRAb）：AChRAb 是 MG 的标志性自身抗体，对 MG 的诊断有特异性，全身型 MG 的 AChRAb 阳性率为 85% ~ 90%，眼肌型 50%，严重者可能测不出抗体。抗体滴度与临床有相关性。②骨骼肌特异性酪氨酸激酶抗体（MuSKAb）：约 50% 血 AChRAb 阴性时，MuSKAb 阳性，用于多次 AChRAb 检测阴性的 MG 诊断。MuSKAb 阳性者眼外肌受累比例低，肌无力危象更常见。MuSKAb 在维持神经 - 肌肉接头形态方面发挥作用，正常人 MuSKAb 阴性。③肌联蛋白抗体（titinAb）：90% 伴有胸腺瘤的 MG 和 40% ~ 50% 的晚发型 MG 可检测到，是诊断 MG 伴胸腺瘤较敏感、特异、简便易行的指标，正常人阴性。④肌纤蛋白（肌凝蛋白、肌球蛋白、肌动蛋白）抗体：见于 85% 的胸腺瘤患者。⑤抗理阿诺碱受体抗体（RyRAb）：50% ~ 70% 伴有胸腺瘤的 MG 可检测到，特异性高于 titinAb，与 MG 严重程度呈正相关，正常人阴性。⑥突触前膜抗体（PsMab）：多次 AChRAb 检测阴性、又高度怀疑 MG 时，PsMab 检测有助于确诊，正常人 PsMab 阴性。PsMab 和 AChRAb 均阳性提示突触前、后膜均受损。

2. 应用建议

（1）首选检验项目：AChRAb+Ig+ 抗核抗体 + 甲状腺抗体。

（2）次选检验项目：MuSKAb+PsMab+RyRAb+titinAb。

（荣 芳）

第五十四章

生殖系统疾病与优生优育的实验诊断

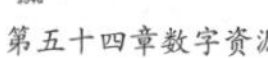
第五十四章数字资源

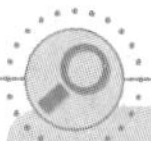
学习目标

1. **知识**：概述生殖系统精液、前列腺液与阴道分泌物的检验方法，列出孕期优生检测常用项目和新生儿遗传疾病的筛查，列出生殖系统感染和不孕症常用的检查方法。
2. **能力**：在操作模型上进行羊水穿刺术。
3. **素养**：考虑生殖系统分泌物检查采样过程对患者的隐私保护；考虑不孕症对患者及其家庭的心情、情绪和情感的影响。

生殖系统疾病主要包括生殖器官的炎症、肿瘤和不孕不育等。男性常见生殖系统疾病有前列腺炎、尿道炎、睾丸炎、附睾炎以及前列腺和睾丸附睾肿瘤等，女性常见生殖系统疾病有外阴阴道炎、宫颈和卵巢肿瘤等，这些疾病不但影响患者本人的健康，而且可能导致不孕不育，甚至严重影响下一代的健康。另外一些免疫和内分泌因素也可导致不孕不育。

本章主要介绍生殖系统分泌物检测及常见疾病，孕前优生基本实验室检查项目、孕期致畸因素筛查、产前诊断和新生儿筛查等内容。

第一节　生殖系统体液检测

一、精液检测

精液（spermatic fluid）由男性性腺和附属器官分泌，含 5% 精子（sperm）和 95% 精浆（spermatic plasma）。精子是男性的生殖细胞，产生于睾丸内，在附睾发育成熟。精浆是由附睾、精囊腺、前列腺、尿道球腺和尿道旁腺分泌的混合液，为精子提供营养支持并帮助其在生殖泌尿道内输送。精液绝大部分成分是水，有形成分除精子外，还有极少量未成熟的生精细胞、上皮细胞和少量白细胞，以及精浆蛋白、镁锌等微量元素和激素等。

精液检测对男性生殖系统疾病和男性不育症的诊断及疗效观察有重要指导意义，也常用于男性绝育术后的效果观察。因禁欲时间与标本精子数量和标本量有关，采样前禁欲 2 ～ 7 天。由受检者自取标本后放入清洁干燥的容器内送检，间隔时间尽量不超过 1 h。

（一）一般性状检查

1．精液量

【参考区间】

1.5 ～ 6 ml。

【临床意义】

精液量少于 0.5 ml 为无精症，见于不射精或逆行射精等；一次射精精液量少于 1.5 ml 为精液量减少，多见于输精管阻塞、雄激素分泌不足、逆行射精、前列腺炎、精囊炎和先天性精囊缺乏等；一次射精精液量多于 6 ml 为精液量增多，常见于附属性腺功能亢进，精液量增多使精子密度减小而影响受精。

2．颜色和气味

【参考区间】

正常精液颜色为乳白色或灰色，不透明，液化后为半透明状。有栗花或石楠花的特殊气味。

【临床意义】

黄色、棕色脓样精液见于精囊炎和前列腺炎。鲜红或暗红色血性精液见于生殖系统炎症、结核和肿瘤等。缺乏类似石楠花的特殊腥味可见于前列腺分泌功能受损。

3．黏稠度和液化时间

【参考区间】

精液在试管口下方形成不连续液滴，拉丝＜ 2 cm，液化时间＜ 60 min。

【临床意义】

精液黏度减低见于精子严重减少或缺乏、先天性精囊液分泌障碍，如精囊腺炎导致凝固蛋白分泌减少引起精液凝固障碍，还有部分患者是由于精液偏酸和量减少引起精液凝固障碍；黏度增加见于附睾炎、前列腺炎等附属性腺功能异常。

从刚排出的胶冻状转变为液态所需时间即精液液化时间。精液液化缓慢，即超过 1 h 或数小时不液化称为精液迟缓液化症。

【应用评价】

（1）精液黏度增加干扰精子活动力、精子浓度、精子表面抗体和生化指标的检测。

（2）正常前列腺分泌的蛋白分解酶能使胶冻状的精液液化，前列腺炎时，前列腺分泌的蛋白分解酶减少，导致液化时间延长甚至不液化，抑制精子活动力，从而影响生育能力。

4．酸碱度

【参考区间】

7.2 ～ 8.0。

【临床意义】

精液 pH 应在射精后 1 h 内测定，精液放置时间较长、细菌污染可使精液 pH 下降。精液 pH ＜ 7.0 并有精液量减少，可能是输精管、精囊腺或附睾缺如或发育不良所致，pH ＞ 8.0 常见于急性前列腺炎、精囊炎和附睾炎。

【应用评价】

pH ＜ 7.0 主要与精囊腺分泌减少的病变有关。

pH ＞ 8.0 可能是精囊腺分泌过多或前列腺分泌过少所致。

（二）精液显微镜检验

1．精子存活力检测　为活精子占精子的比率。可以通过染色区分死精子和活精子，计数 200 个精子，计算精子存活率。

Note

【参考区间】

≥ 58%。

【临床意义】

精子存活率低是导致男性不育的原因之一。不运动的死精子超过 58% 为死精子症，与附睾炎和附属性腺炎症有密切关系。

【应用评价】

精子存活率是影响男性生育能力的一项重要指标。

2．精子活力（sperm activity）检测 包括精子活动力和精子活动率检测。精子活动力指显微镜下精子向前运动的能力，是直接反映精子质量的一项指标。WHO 把精子活力分为 4 级，即活动良好活泼，向前运动；活动较好，但波形较多；活动一般，但常无方向；不活动。精子活动率指将液化后的精液涂片镜检，计数 100 个精子，求出活动精子所占比值。

【参考区间】

正常精子应为向前运动并活动良好，活动率 70% 以上。

【临床意义】

精子活动力低于 50% 为活动率低下，活动一般和不活动的精子占 40% 以上为活动力低下，常为男性不育的原因之一，见于精索静脉曲张、生殖系统感染及应用抗代谢药、抗疟药和雌激素等药物。

【应用评价】

当前向运动精子比例小于 40% 时，评估精子活性非常必要，判断不运动精子是否存活有重要临床价值。若不运动但活精子的比例较大，提示精子鞭毛存在结构性缺陷；若不运动且为死亡精子比例较大，提示附睾存在异常。

3．精子密度（sperm density） 即精子的数量和浓度，可利用血细胞技术盘或精子计数盘计算精子浓度，乘以精液的量即可得到精子密度。

【参考区间】

≥ 20×10^9/L。

【临床意义】

精子数量异常主要有少精子症和无精子症，也是男性不育症的主要病因之一。一般认为精子计数 20×10^9/L 时为少精子症（oligozoospermia）。少精子症可见于睾丸病变，如精索静脉曲张、睾丸炎、隐睾、睾丸肿瘤等；或输精管疾病，如输精管阻塞、输精管先天性缺如和免疫性不育（睾丸的创伤和感染使睾丸的屏障完整性受到破坏，抗精子抗体产生所致）。其他如逆行射精、有害金属或放射性损害、环境因素、老年人及原因不明的少精子症。无精子症（azoospermia）即精液中无精子。可见于严重的睾丸和输精管疾病，也可由不明原因所致。男性输精管结扎后，精液中应无精子。

【应用评价】

少精子症可使生育力降低，但在临床实践中，亦可见仍能生育者，因此评估男性的生育能力应将精子计数与精液其他结果综合考虑再进行判断。

4．精子形态（sperm morphology） 采用显微镜观察法，即精液涂片经瑞氏染色或 HE 染色后，油镜下观察精子形态。正常精子由头部和尾部构成，形似蝌蚪，长 50 ～ 60 mm。异常精子形态常见头部畸形，如尖头、梨形头、无定形头、双头、巨头、圆头、小头、顶体异常、细胞质微粒大于头部 1/3，颈部和中段畸形，如中段和头部连接点非中点、粗或者不规则、成角弯折、异常纤细，还有主段畸形，如短尾、多尾、断裂、光滑的发夹样弯曲、成角弯折、宽度不规则、卷曲等。

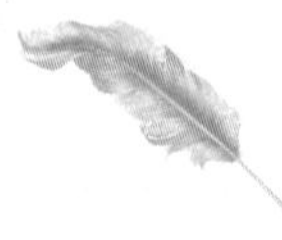

【参考区间】

异常形态精子≤ 20%。

【临床意义】

精液中正常形态的精子减少称畸形精子症。生殖系统感染、外伤、高温、放射线、酒精中毒、药物、激素失调或遗传因素导致睾丸异常和精索静脉曲张均可使畸形精子数量增加。

【应用评价】

是反映男性生育能力的一项重要指标。

5. 非精子细胞观察　包括未成熟的生精细胞、上皮细胞以及单独的精子头部或尾部。成熟的男性生殖细胞胞体大无尾部，易与中性粒细胞混淆，尤其是未染色镜检时不易识别，可用过氧化物酶染色鉴别，未成熟的生精细胞为阴性，中性粒细胞为阳性。生殖道炎症、结核、恶性肿瘤时，精液中红细胞、白细胞数可增高，甚至可见成堆的脓细胞。睾丸曲细精管生精功能受到药物或其他因素影响或伤害时，精液中可出现较多病理性未成熟生殖细胞，包括精原细胞、精母细胞和发育不完全的精细胞，未成熟生殖细胞可> 1%。前列腺增生患者可见到较多增大的前列腺上皮细胞；生殖系统肿瘤时，经巴氏染色可见到肿瘤细胞。

（三）精液化学检验

1. 精浆果糖（fructose）　果糖由精囊腺将血糖转化分泌而来，是精子能量的主要来源，故精浆果糖浓度减低将使精子活动力减弱，影响受精率。

【参考区间】

果糖 9.11 ～ 17.67 mmol/L。

【临床意义】

精浆果糖是评价精囊腺功能的良好指标。先天性精囊腺缺如，果糖为阴性；精囊腺炎时，果糖含量降低。在无精症和射精量少于 1 ml 者，通过检测精浆果糖鉴别精囊阻塞还是射精管阻塞。精浆中无果糖多为精囊阻塞；有果糖，则多为射精管阻塞。

2. 锌

【参考区间】

每次射精> 24 μmol/L。

【临床意义】

锌缺乏会影响垂体分泌促性腺激素，使性腺功能减退，睾丸萎缩，从而使精子数目减少，死精子增多。青春期缺锌会影响男性生殖器官和第二性征的发育。严重缺锌可使精子发生停顿而导致不育。

【应用评价】

精浆锌测定可作为评价男性生育功能和诊治不育症的参考指标之一。

3. 酸性磷酸酶（acid phosphatase，ACP）

【参考区间】

80 ～ 100 U/ml。

【临床意义】

精浆中的 ACP 几乎全部来自前列腺，属前列腺 ACP。前列腺炎时 ACP 活性减低；前列腺癌和前列腺肥大时 ACP 活性可增高。ACP 有促进精子活动的作用，因此，精浆中 ACP 减低，精子活动减弱，可使受精率下降。

【应用评价】

ACP 是评价前列腺功能的常用指标，测定精浆中的 ACP 有助于了解前列腺功能和对前列腺疾病的诊断。

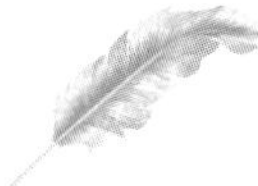

Note

4．乳酸脱氢酶同工酶 X（Lactate dehydrogenase isoenzyme，LD-X）

【参考区间】

相对活性大于总活性的 42.6%。

【临床意义】

LD-X 是精液中活性最强的同工酶，存在于精子细胞、精母细胞和精子线粒体，是精子能量代谢所必需的特异酶，与精子的生成、代谢、获能和受精有密切关系。LD-X 对于睾丸组织与精子细胞具有组织特异性，它随睾丸组织的萎缩而减少或消失；精子发生缺陷时则无 LD-X 形成；少精或无精者可致 LD-X 活性降低。长期服用棉酚可致使精子生成障碍，甚至无精症，LD-X 活性降低。

【应用评价】

LD-X 是评价睾丸生精功能的良好指标，其活性和相对活性与精子浓度特别是活精子浓度呈良好正相关。

5．精浆中性 α- 葡萄糖苷酶

【参考区间】

每次射精＞ 20 mU/L。

【临床意义】

主要由附睾分泌，是附睾的特异性酶，其活性受雄激素水平的影响，在某些附睾病变引起的不育症如阻塞性无精子症，活性下降具有肯定性诊断价值。此外，对鉴别输精管阻塞病变所致与睾丸生精障碍所导致的无精子症也具有一定意义。

【应用评价】

精浆中性 α- 葡萄糖苷酶活力与精子密度和精子活力存在显著正相关，在一定程度上可反映附睾的功能状态，是评价附睾功能的良好指标。

6．精子顶体酶

【参考区间】

37±21 U/ml。

【临床意义】

精子顶体酶存在于精子顶体内，是一种蛋白水解酶，在受精过程中起重要作用。在顶体反应中和其他水解酶一起释放，使卵细胞透明带水解，精子进入卵细胞，完成受精过程。此外，还促进生殖系统激肽的释放，促进精子的运动，利于受精。

【应用评价】

顶体酶活性降低使生育能力下降，可作为病人精子受精能力和诊断不育症的参考指标。

（四）精液免疫学检验

抗精子抗体（AsAb）有 IgG、IgA、IgM 和 IgE 四种类型，存在于血清和精浆中。血清中以 IgG 和 IgM 为主，精浆中以 IgA 和 IgG 为主。其中，IgA 的临床意义更为重要。精子的抗原性很强，不仅可以引起异种免疫和同种异体免疫，器官特异性抗原还可引起自身抗体的产生。正常情况下，由于男性生殖道存在血睾屏障，将精子抗原与机体免疫系统隔离，不会发生精子的自身免疫。当生殖系统出现炎症、阻塞或免疫系统受到严重破坏时，精浆中由于缺乏免疫抑制物而产生自身抗精子抗体，精子的活动力减弱，导致男性不育。检测抗精子抗体的方法主要有：

精子凝集试验（sperm agglutination test，SAT）：在抗精子抗体和抗原结合的作用下，精子出现头 - 头、头 - 尾、尾 - 尾的凝集现象，如果不出现凝集，则表示生育力正常。

精子制动试验（sperm immobilization test，SIT）：精子表面抗原与抗精子抗体相互作用激活补体，使精子顶体破坏，精子会失去活力。

免疫珠试验：洗涤后的精子悬液与免疫珠悬液混合，免疫珠会黏附于表面有抗体的精子上，用相差显微镜观察，≥ 20% 的活动精子同免疫珠黏附为阳性，至少 50% 活动精子被黏附才认为有临床意义。

【应用评价】

当精液常规检验无明显异常时，进行精浆的生化成分和（或）抗精子抗体检验是必要的。免疫学检验是精液常规检验的重要补充，对不育症的诊断以及疗效持续监测有意义。

（五）精液微生物学检验

男性患有生殖道感染时，可从精液中检出细菌、支原体和病毒等微生物，这些微生物的存在可以使精子凝集和制动。前列腺炎与精囊炎患者的精液中可检出葡萄球菌、链球菌、大肠埃希菌、类白喉杆菌、解脲支原体和沙眼衣原体；尿道炎患者的精液中可检出淋病奈瑟菌、大肠埃希菌、链球菌、葡萄球菌、解脲支原体和沙眼衣原体；附睾炎患者的精液中可检出结核分枝杆菌、淋病奈瑟菌、大肠埃希菌、链球菌、葡萄球菌、解脲支原体和沙眼衣原体等。不育男性精液总检菌率达 33%，精液中的细菌毒素将严重影响精子的生成及活力。一些研究发现由生殖道感染所致的不育症发病率比非感染不育症高 4 倍。

（六）精子功能试验

1．体内穿透试验（*in vivo* penetration test） 又称性交后试验（post coital test，PCT），是检测女性排卵期性交后一段时间内宫颈内口黏液中活动精子的情况，包括精子数量、存活率和运动力，以区分是否因为精子不能穿透宫颈黏液而引起的不育。

【参考区间】

性交 2 ～ 8 h 后，宫颈黏液检查发现有正常活力的精子＞ 10 个 /HPF。

2．体外穿透试验（*in vitro* penetration test） 常用试验方法有玻片穿透试验和精子宫颈黏液接触试验（sperm-cervical mucus contact，SCMC）。玻片穿透试验采用精液与宫颈黏液在玻片上形成的界面，观察精子穿入宫颈黏液的能力。当宫颈黏液异常或有抗精子抗体时，精子体外穿透能力减弱或丧失。精子宫颈黏液接触试验是将接近排卵期的宫颈黏液和精子等量混合置于室温 30 min，观察计算摆动精子的比率，然后与精液滴相对照。

【参考区间】

玻片穿透试验镜下计数紧邻精液与宫颈黏液的交界面，第一视野（F1）的精子数 16 ～ 25 个为优，6 ～ 15 个为良，1 ～ 5 个为差，0 为阴性；第二视野（F2）的精子数 11 ～ 25 个为优，2 ～ 10 个为良，1 个为差，0 为阴性。

3．精子穿透去透明带金黄地鼠卵试验（sperm penetration of zone-free hamster egg test assay，SPA） 将人精子与去透明带的仓鼠卵细胞一起孵育，获能的精子有穿透此种卵细胞的能力。

【参考区间】

精子穿透率＞ 10%。

4．精子泳动速度试验 在显微镜下测定精子在精液中运动的平均泳动速度。

【参考区间】

正常平均泳动速度为 33.49 ± 6.9 μm/s。

【临床意义】

精子功能试验对研究精子在体内外运行、受精能力以及男性不育的原因有重要价值。

正常人精子可穿过宫颈黏液界面，说明精子能顺利地穿过宫颈进入宫腔，直接反映精子穿透宫颈黏液的能力。当宫颈黏液有异常或含抗精子抗体时，精子穿透力减弱或不能穿透，间接地反映精子活力以及与免疫有关的情况，提示这可能是患者不育的原因。

精子宫颈黏液接触试验摆动精子代表无法穿越宫颈黏液，其出现率越高，说明精液和宫颈黏液中抗精子抗体对精子运动能力损害越严重。

精子穿透去透明带金黄地鼠卵试验对判断精子的受精能力及在体外受精的能力有很重要的参考价值，是目前公认的一项很有价值的精子功能试验。精子泳动速度是反映精子功能的一项重要指标，不育患者精子的泳动速度减慢。

【应用评价】

精子和卵子结合必须具备良好的运动功能及对黏液和卵细胞的穿透力，因此穿透力试验是评价精子功能的重要指标。体内穿透试验主要用于了解精子对宫颈黏液的穿透性和相容性，结果受到雌激素分泌状况、精液液化情况和性交方式等因素的影响。如果体内穿透试验结果异常，需进行体外穿透试验进一步验证。精子穿透去透明带金黄地鼠卵试验操作过程复杂，对操作者技术要求高，因此难以普及应用。

二、前列腺液检验

前列腺是男性生殖系统附属性腺中最大的腺体，分泌的前列腺液（prostatic fluid）是精液的重要成分之一，占精浆的 20% ～ 30%。前列腺液含有各种酶类、电解质、免疫物质和少量有形成分。排尿后按摩前列腺获得前列腺液，用洁净的玻片接取数滴进行一般性状和显微镜检验等常规检验或进一步化学、细胞学和免疫学检验。如需做微生物学检验，则行无菌操作采集标本，并使用无菌容器留取后尽快送检。避免过重地按摩前列腺，以免引起出血。如患有急性细菌性前列腺炎，禁忌做前列腺按摩。

前列腺液检查主要用于前列腺炎症、肥大、结石、肿瘤等疾病的辅助诊断。通常情况下先进行前列腺液一般性状和显微镜检验等常规检验，如有结果异常可进一步做化学、细胞学、免疫学和微生物学检验。

（一）一般性状检验

1. 量

【参考区间】

每日分泌量 0.5 ～ 2 ml。

【临床意义】

前列腺炎时前列腺液分泌减少甚至没有。

2. 颜色

【参考区间】

正常人前列腺为液稀薄液体，呈乳白色。

【临床意义】

前列腺炎时前列腺液呈黄色或红色，前列腺结核、结石和前列腺癌时常因出血而导致前列腺液呈红色。有时过重地按摩前列腺也会引起出血而导致前列腺液呈现不同程度的红色。

3. 透明度

【参考区间】

半透明状，有蛋白折光。

【临床意义】

前列腺炎和精囊炎时可变黏稠，脓性不透明状，呈浅黄脓样，有时含有浑浊絮状物或黏丝。

4．pH

【参考区间】

pH 6.3 ～ 6.5。

【临床意义】

正常前列腺液弱酸性，pH 随年龄增长而增高，前列腺液中混入精囊液时 pH 也会增高。当出现炎症时，pH 可增加到 7.7 ～ 8.5。

（二）显微镜检验

显微镜下检验正常前列腺液时，高倍视野检验可见大量卵磷脂小体，呈圆形或椭圆形，折光性较强，大小不等，几乎分布于整个视野，偶尔可见到红细胞；白细胞较少，呈散在分布状态；巨噬细胞吞噬卵磷脂小体后成为前列腺颗粒细胞，胞体较大且含卵磷脂颗粒较多（正常前列腺液几乎没有），另外可见极少量上皮细胞；老年人的前列腺液中可见较多的淀粉样小体。

【参考区间】

红细胞＜ 5/HPF；白细胞＜ 10/HPF，前列腺颗粒细胞 0 ～ 1/HPF。

【临床意义】

慢性前列腺炎时，白细胞或脓细胞一般＞ 10/HPF，成堆分布，也可见少量红细胞，卵磷脂小体显著减少且分布不均，严重者卵磷脂小体可消失，前列腺颗粒细胞增多。

前列腺癌时可见大量红细胞，使得前列腺液呈红色。

【应用评价】

慢性细菌性前列腺炎前列腺液检验白细胞增多，卵磷脂小体显著减少，细菌培养可呈阳性，病原菌多为肠杆菌，但单纯的涂片检查细菌阳性率一般＜ 50%，且不易确定菌属，应进一步做细菌培养和药敏试验以提高检出率，但应注意前列腺液的培养易与尿道污染混淆。慢性非细菌性前列腺炎病原体多为沙眼衣原体、解脲支原体和隐球菌等。前列腺液检验可见白细胞增加，但细菌培养为阴性。前列腺液中可见到少数精子，多为前列腺按摩时，精囊受挤压而使少量精子溢出，无临床意义。发现可疑肿瘤细胞时，应进一步做前列腺液巴氏或 HE 染色后的细胞学检验进行确认。有滴虫感染时，可检出滴虫；有结石时，可见到磷酸钙组成的结晶。

（三）化学检验

前列腺液中含很少量的蛋白质，主要含有高浓度的锌离子、酸性磷酸酶、蛋白水解酶、纤维蛋白酶、精胺、脂族多肽等。锌具有抗微生物的作用，在发生炎症时锌及各种酶的含量都会下降，由正常时的 480 μg/ml 左右降至 148 μg/ml 左右。在患前列腺癌时，锌和酸性磷酸酶显著增高。因此，酸性磷酸酶的含量可作为诊断、治疗、追踪随访前列腺癌的客观指标。部分酶与精液凝固或液化有关，如氨基肽酶、纤维蛋白溶解酶和精氨酸酯水解酶等。蛋白水解酶和纤维蛋白酶有促进精液液化的作用，可帮助精子穿过子宫颈内的黏液屏障和卵细胞的透明带，使得精子和卵细胞能够顺利结合。柠檬酸也可维持精液渗透压和精子透明质酸酶的活性等。检测酸性磷酸酶和柠檬酸，可帮助判断前列腺功能及有无癌变。

三、阴道分泌物检验

阴道分泌物（vaginal discharge）是女性生殖道分泌物，主要由阴道黏膜渗出物、宫颈腺体及子宫内膜的分泌物、前庭大腺液和阴道脱落的上皮细胞及乳酸杆菌等组成。正常情况下，阴道有自净功能，可防御外界病原微生物侵袭繁殖。各种类型的阴道炎、子宫内膜炎、慢性子宫颈炎、女性生殖道肿瘤等可引起阴道分泌物异常。

标本采集时，妇产科专业医务人员通过阴道窥镜扩张阴道，避免用润滑剂，用无菌棉拭子旋转采集阴道口内 4 cm 内侧壁后阴道后穹隆分泌物，置于含少量生理盐水的试管中送检。取分泌物前 24 ～ 48 h 避免性交。由于阴道内有大量正常菌群存在，标本采集过程中应严格遵循无菌操作。阴道滴虫适宜在 25 ～ 42 ℃生长，标本收集后注意保暖。

（一）外观及清洁度检验

正常的阴道分泌物为白色稀糊状，俗称“白带”。阴道分泌物的量和成分随月经或生殖周期发生改变，临近排卵期时量增多，稀薄而透明；排卵期后分泌物逐渐变得浑浊而黏稠，量逐渐变少；下次月经前分泌物量又逐渐增多。妊娠女性阴道分泌物量增多。

【参考区间】

pH 一般保持在 4.0 ～ 4.5 之间。清洁度为Ⅰ～Ⅳ级。

【临床意义】

1．一般性状

（1）颜色与性状：雌激素药物治疗后及卵巢颗粒细胞瘤分泌物呈无色、透明状。滴虫阴道炎（trichomonal vaginitis，TV）、化脓性阴道炎、慢性宫颈炎、子宫内膜炎及阴道积脓等疾病可见脓性分泌物，滴虫阴道炎由于滴虫无氧酵解糖产生腐臭气体而呈黄色或黄绿色、泡沫状有臭味分泌物。子宫颈癌或子宫体癌、子宫颈息肉、子宫肌瘤、老年性阴道炎、重度宫颈炎、子宫内节育器所致不良反应出血等表现为红色或棕红色、有特殊臭味的血性分泌物。外阴阴道念珠菌病（vulvovaginal candidiasis，VVC）为白色稠厚凝乳状或豆渣样分泌物。宫颈癌、子宫体癌、输卵管癌、子宫肌瘤等生殖道病变组织变性或坏死可见黄色水样分泌物。阴道加德纳菌感染表现为奶油状分泌物，量多，灰白色，均匀，稀薄，有鱼腥味，常黏附于阴道壁。

（2）pH：滴虫性阴道炎由于滴虫能消耗吞噬阴道上皮内的糖原和乳酸杆菌，阻碍乳酸生成，使阴道 pH 升高到在 5 ～ 6.5。外阴阴道假丝酵母菌病由于酸性环境适宜假丝酵母菌的生长，因此在单纯性假丝酵母菌感染时，pH ＜ 4.5，若 pH ＞ 4.5 并且涂片中白细胞较多，可能存在混合感染。细菌性阴道病（bacterial vaginosis，BV）由于其他细菌的大量繁殖，阴道分泌物中加德纳菌和厌氧菌比正常增加很多，乳酸杆菌的生成明显减少，使得阴道 pH 升高到＞ 4.5。

2．清洁度分析 把分泌物的生理盐水悬液直接涂片，高倍显微镜下观察上皮细胞、白细胞或脓细胞、阴道杆菌与其他杂菌的数量，并判断阴道清洁度（cleaning degree）。阴道清洁度的判断标准见表 14-1。阴道清洁度的改变与雌激素水平密切相关：排卵前期，雌激素水平高时，阴道上皮细胞增生，分泌物中的表层鳞状上皮细胞和阴道乳酸杆菌较多，pH 偏酸性，无杂菌或极少，阴道清洁度较好。月经前或绝经后，雌激素水平偏低时，阴道分泌物的表层鳞状上皮细胞和阴道乳酸杆菌较少，pH 上升，杂菌可能增多，清洁度相对较差。

（二）微生物检验

正常情况下，阴道内有各种革兰氏阳性和革兰氏阴性的需氧菌及兼性厌氧菌，但以乳酸杆菌为优势菌。病理情况下，阴道内乳酸杆菌减少，厌氧菌大量增殖和（或）其他病原体侵入，引起各种阴道感染性疾病。

将阴道分泌物的生理盐水涂片直接置于显微镜下观察，或经特殊染色后再观察，通过病原体的形态大致判断病原体种类。

【参考区间】

阴性，无致病性病原体和其他特殊细胞。

【临床意义】

1．厌氧菌感染　阴道菌群失调，乳酸杆菌减少而导致以阴道加德纳菌为主，其他各种厌氧菌、弯曲弧菌等细菌大量繁殖引起的细菌性阴道病。这些细菌经革兰氏染色后呈阴性或不定（有时可染成阳性）的小杆菌，也可呈球杆菌等多形性，常附着于脱落的表层鳞状上皮细胞，使细胞边缘呈锯齿状，此种细胞被称为线索细胞（clue cell）。涂片找到线索细胞有助于细菌性阴道病的诊断。

2．寄生虫感染　阴道可发生少数的寄生虫感染，常见的为阴道毛滴虫，引起滴虫阴道炎，患者表现为外阴灼热痛和瘙痒，阴道分泌物呈脓性或泡沫状，显微镜下可见波动或螺旋状虫体，在阴道分泌物中找到滴虫即可确诊。分泌物中若见到溶组织阿米巴滋养体时提示阿米巴性阴道炎。

3．正常情况下　阴道真菌存在而无害，在阴道抵抗力降低时则会引起真菌大量繁殖，导致真菌性阴道炎。阴道真菌感染多为假丝酵母菌感染，其中 80% ~ 90% 为白假丝酵母菌，10% ~ 20% 为光滑假丝酵母菌、平滑假丝酵母菌及热带假丝酵母菌。低倍镜下在阴道分泌物中找到假丝酵母菌的芽孢及菌丝即可确诊。革兰氏染色后在油镜下观察，可见到卵圆形革兰氏染色阳性的孢子或与出芽细胞相连的假菌丝，相互连接呈链状或分支状。

4．其他病原体　淋病奈瑟菌、衣原体、梅毒螺旋体、单纯疱疹病毒、人巨细胞病毒、人乳头瘤病毒等感染可引起性传播疾病。沙眼衣原体是目前很常见的性传播疾病之一，感染后无特异症状，患者易导致急性阴道炎和宫颈炎，呈脓性黏液白带。人巨细胞病毒是先天感染的主要病原体，感染后潜伏于体内，在机体免疫力低下时病毒激活，表现为巨细胞包涵体病。孕妇阴道分泌物巨细胞病毒检测是孕期筛查的重要项目之一。

【应用评价】

引起女性生殖系统感染的病原体有多种，直接涂片显微镜检查只能筛查，必要时应结合分离培养、血清学和分子生物学等试验进行确诊。

（三）生物化学检查

阴道环境中的微生物会产生多种代谢产物，不同微生物适宜生长的环境也不同，阴道中常见微生物的代谢产物及部分生长特性见表 54-1。通过对病原体的代谢产物进行生物化学（主要是干化学酶法）检测，结合阴道 pH 和炎症细胞的信息，可大致判断病原微生物的种类。

表 54-1　阴道常见微生物的特性

微生物	特性
乳酸杆菌	产生乳酸、过氧化氢
多种病原体	引起白细胞增多
加德纳菌和其他厌氧菌	产生唾液酸苷酶、脯氨酸氨肽酶
假丝酵母菌	产生脯氨酸氨肽酶、乙酰氨基葡萄糖苷酶
滴虫	产生乙酰氨基葡萄糖苷酶，适宜 pH 为 5.5 ~ 6.0

【标本采集】

同直接涂片。

【参考区间】

阴性。

【临床意义】

1．过氧化氢（H_2O_2） H_2O_2是由阴道乳酸杆菌产生的一种杀菌物质，对防止致病菌定植、维持阴道微生态有重要作用。一般情况下，阴道分泌物中H_2O_2浓度与乳酸杆菌的数量成正比。阴道分泌物H_2O_2浓度减低甚至没有时，女性患各种生殖道感染的概率增加。有研究表明，阴道分泌物H_2O_2试验阳性（即H_2O_2浓度减低或无）的细菌性阴道病患者，细菌性阴道病复发率比阴性者显著增高。

2．白细胞酯酶 阳性表明白细胞大于15/HP（每高倍视野）或白细胞吞噬致病菌后被其毒素作用后崩解，释放出细胞内的酯酶，导致分泌物白细胞酯酶活性增加，检测结果呈阳性，多见于急性宫颈炎患者。由于某些滴虫、念珠菌和细菌（例如加德纳菌）对白细胞的毒性较低，滴虫性、念珠菌阴道炎和细菌性阴道病患者的阴道分泌物白细胞酯酶活性改变不明显。

3．唾液酸苷酶 阳性见于细菌性阴道病。脯氨酸氨肽酶阳性表明可能是细菌性阴道病，也可能是外阴阴道假丝酵母菌病。

4．乙酰氨基葡萄糖苷酶 需结合pH判断结果。阳性同时$pH > 5.0$表示可能是滴虫感染；阳性同时$pH < 4.5$，表明可能是外阴阴道假丝酵母菌病（外阴阴道念珠菌病）。

【应用评价】

1．唾液酸苷酶检查可间接了解有无加德纳菌和其他厌氧菌增殖，而且操作简单，结果易判读，10分钟内可出结果。唾液酸苷酶检查与线索细胞的阳性检出率相当，符合率90%以上，目前已在临床广泛应用。

2．脯氨酸氨肽酶、乙酰氨基葡萄糖苷酶特异性不高，存在比较高的假阳性，最终结果依然需用显微镜复查。

3．病原微生物的生化检查仍然属于筛查项目，必要时应结合分离培养、血清学和分子生物学等试验进行确诊。

第二节　优生优育检测

出生缺陷（birth defects）指新生儿出生时已经存在、出生已表现或出生后若干年表现出的机体结构、功能代谢或精神行为的异常。随着医疗技术的发展和医疗水平的不断提高，产前筛查和诊断的水平不断提高，新生儿疾病筛查覆盖面不断扩大，诊断和发现出生缺陷概率也在增加。据WHO统计，我国出生缺陷发生率约为5.6%，与世界中等收入国家的平均水平接近，且每年新增出生缺陷数约90万例。围生期出生缺陷总发生率呈上升趋势，已由2000年的109.79/万上升到2011年的153.23/万。出生缺陷严重危害儿童健康，影响家庭幸福并造成巨大的社会经济负担。

优生优育是提高人口质量的重要环节，其基本原则就是预防有缺陷的患儿出生。预防出生缺陷是优生优育的重要措施，我国政府大力推广三级预防措施，要求在孕前、孕期和新生儿期进行相应的检查，对出生缺陷早发现、早处理、早治疗，提高人口质量。实验室诊断贯穿于三级预防中。一级预防指孕前对母体存在的致畸因素进行干预，如积极进行婚前检查和遗传咨询，孕前谨慎用药和戒烟戒酒，选择最佳的生育年龄，避免接触有毒有害物质等，其目的是在怀孕之前预防缺陷的发生；二级预防主要是在孕期通过产前筛查和诊断的方法，及早识别胎儿的先天缺陷并进行及时干预，以期降低异常胎儿的出生率，如孕期母体血清的产前筛查、羊水胎儿脱落细胞学检查等；三级预防是指对出生缺陷的治疗，即通过对新生儿进行筛查，使缺陷儿得以及时治疗，避免致残或降低致残率，减轻疾病负担，如新生儿甲状腺功能减退和苯丙酮

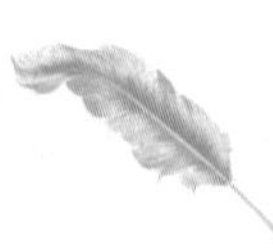

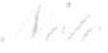

尿症的筛查。

出生缺陷的发生原因非常复杂，近年来影响出生缺陷的环境和社会因素逐渐增多，育龄妇女暴露于环境有害物质的概率也大大增加，另外随着国家生育政策的调整，高龄产妇的比例也不断上升。产前筛查和诊断的重要性也被日益重视。

预防与控制出生缺陷的实验诊断需要获取胎儿的细胞或基因物质目前临床上用于胎儿细胞采集的方法有：羊膜腔穿刺（amniocentesis）；绒毛活检术（chorionic villi sampling，CVS）；经皮脐血穿刺术（cordocentesis）；胎儿镜检查；植入前遗传学诊断。获取胎儿细胞后，采用分子生物学或遗传学方法对其进行包括致畸性感染因素的检测、母体内分泌代谢异常和遗传性疾病的诊断。

一、孕前优生检测

2010 年 5 月，国家卫生与计划生育委员会颁布了《国家免费孕前优生健康检查项目试点工作技术服务规范（试行）的通知》，该规范明确了孕前优生的基本实验室检查项目和临床意义。

孕前检查对优生优育具有非常重要的意义。国家对于符合生育政策计划怀孕的农村夫妇以及流动人口夫妇提供体格检查和生育咨询等项目的免费孕前检查，此举对降低出生缺陷有显著效果。但是由于受到经济水平和文化因素的限制，很大一部分育龄夫妇未获益于此项政策，需要各级部门加强宣传和执行力度。

二、孕期优生检测

（一）植入前遗传学诊断或筛查

对于自身患有某种遗传病或存在孕育遗传病患儿风险的夫妇，在母体怀孕后但胚胎植入之前，可以对胚胎进行检查并选择正常胚胎植入，避免妊娠后的一些不良结果，如由于诊断出遗传病胎儿而选择性流产或患有遗传病新生儿的出生。检查方式目前有植入前遗传学诊断（preimplantation genetic diagnosis，PGD）和植入前遗传学筛查（preimplantation genetic screen，PGS）两种类型。

植入前遗传学诊断（PGD）是指父母患有某种已知遗传病，对配子或移入到子宫之前的胚胎进行遗传学分析，从而将遗传缺陷的配子或胚胎去除，选择正常的胚胎植入母体子宫，进而有效避免胚胎植入后选择性流产或遗传病患儿出生的方法。从体外受精第 3 日的卵裂球取 1 ～ 2 个细胞或第 5 第 6 日的囊胚取 3 ～ 10 个外滋养层细胞，进行遗传学分析。植入前遗传学诊断是在单细胞水平进行检测，常用技术有双色、多色荧光原位杂交（fluorescent *in situ* hybridization，FISH）技术和基于 PCR 技术的 DNA 分析。FISH 是将 DNA 探针用不同颜色的荧光染料标记，与固定在玻片上的细胞不同染色体杂交后，在荧光显微镜下被杂交的部分呈现不同颜色的荧光，从而对染色体异常进行诊断。双色、多色 FISH 技术可以在单细胞水平诊断染色体数目畸变，临床上主要用来诊断非整倍体异常，如 13、18、21、X 和 Y 染色体的数目异常。FISH 的应用使人们逐渐发现在人类的胚胎中存在高比例的染色体嵌合型。但是由于染色体嵌合型的等位基因脱扣等问题，诊断的准确率目前有待进一步提高。采用基于 PCR 技术的 DNA 分析，通过检测单细胞靶基因的数目及结构有无异常，可以诊断地中海贫血、囊性纤维化、脆性 X 综合征以及和性连锁遗传病有关的性别诊断等。此外，单细胞基因组测序也有望应用于植入前遗传学诊断。

植入前遗传学筛查（PGS）是指父母存在孕育遗传病患儿的高风险，如高龄孕妇（> 35岁）、反复流产、多次体外受精（*in vitro* fertilization，IVF）失败或孕育过遗传异常胎儿等，在胚胎植入着床之前，对早期胚胎进行染色体数目和结构异常的检测，通过一次性检测胚胎23对染色体的结构和数目，分析胚胎是否有遗传物质异常的一种早期产前筛查方法。由于非整倍体是导致体外受精妊娠失败的主要原因，最初的PGS采用FISH进行，但后来的随机对照试验结果显示该方法并不能提高IVF的妊娠成功率，因此目前多采用比较基因组杂交技术（comparative genomic hybridisation，CGH），原理是将检测DNA和参照DNA用不同荧光色标记，然后逆向竞争杂交，通过双色荧光强度比分析，可检测全基因组DNA的缺失和增加，从而对全套染色体进行遗传学分析。近年来，随着芯片CGH技术的发展，筛查的时间缩短至48 h内。全基因组扩增（whole genome amplification，WGA）是对全部基因组序列进行非选择性扩增的技术，其目的是在没有序列倾向性的前提下大幅度增加DNA的总量。用WGA法能够无选择偏见地扩增整个基因组。从理论上讲，任何基因都能从WGA的产物中检测出来并将信息保存起来。无论其起始标本量如何，每100 μl体系DNA量均为80 μg，DNA产物的平均长度为12 kb，最长可以达到100 kb。通过一些方法分析这些DNA产物，可以得到更多全面的染色体信息。利用高通量测序技术，每张测序芯片可以轻易地同时测定超过15亿条DNA序列，产出300 Gb的原始数据，相当于1个人类基因组的100倍，这样一种灵敏度极高的检测技术，有望能够快速、准确检测早期胚胎的染色体数目和结构异常，应该具有广阔的前景

【标本采集】

1．极体 第一极体或第二极体。

2．卵裂球细胞 胚胎发育至卵裂期，取1 ~ 2个细胞。

3．囊胚滋养层细胞 胚胎发育至囊胚期，每个胚胎分离3 ~ 10个滋养层细胞。

【参考区间】

无相关染色体或基因异常。

【临床意义】

PGD可诊断出目前已知的染色体病、单基因和多基因遗传病的胚胎，PGS可筛查出有异常染色体的胚胎。根据检查结果选取染色体正常的胚胎植入子宫腔，以避免遗传病患儿的出生，同时提高IVF妊娠成功率。

【应用评价】

1．极体是卵母细胞成熟后产生的小细胞，因此只能检出来自母系的遗传病，而不能检出来自父系的遗传病。

2．无论卵裂期还是囊胚期细胞的采集，其取材过程都是侵入性的，不但对操作者要求很高，而且可能对剩余的细胞有影响，因此检查前需认真权衡利弊。

3．PGD适宜对象是已知患有某种遗传病的父母，而PGS的适宜对象是自身并未患有某种遗传病，但却存在孕育遗传病患儿高风险的父母。

4．对进行PGD或PGS的育龄夫妇，产前检查常规项目也不可忽视，不可替代其他产前筛查项目。目前PGD或PGS只能检查胚胎23对染色体结构和数目的异常，无法覆盖所有疾病。且由于取材只取一定数量的卵裂球或者囊胚期细胞，虽然不会影响胚胎的正常发育，但取材细胞和留下继续发育的细胞团遗传构成并非完全相同，故对于某些染色体嵌合型疾病可能出现筛查结果不符。

（二）产前筛查与诊断

产前筛查通常采用对胎儿低风险或无风险的方法，从孕妇群体中发现怀有某些先天缺陷胎

儿的高危孕妇，以便进一步明确诊断。主要是21-三体征［又称唐氏综合征（Down syndrome，DS)］、18-二体征、胎儿神经管缺陷（neural tube defect，NTD）的血清学筛查。早孕期产前筛查在孕7～11^{+6}周进行；中孕期产前筛查在孕15～20^{+6}周进行。孕期的一些感染会传至胎儿引起胎儿畸形，母体甲状腺功能异常可造成出生缺陷，均可通过孕前筛查进行预防。在地中海贫血等一些遗传病的高发地区，相关遗传病也作为产前筛查的目标疾病。尽管作为实验诊断技术可以是生化或免疫指标的定量检测，但产前筛查只是对胎儿罹患某一先天或遗传疾病的风险评估，而不是确诊。

产前诊断（prenatal diagnosis）试验是利用生化、细胞、分子遗传学技术和方法，在胎儿期对先天性疾病或遗传性疾病进行诊断。与产前筛查试验不同，它利用非侵入性或侵入性手段对胎儿进行特异性的检查，以便在孕早期或孕中期诊断出异常胎儿，及时采取措施进行相应治疗和处理。这些疾病包括染色体病、单基因遗传病、多基因遗传病等。产前诊断试验适用于羊水过多或者过少、胎儿发育异常或者胎儿有可疑畸形、孕早期接触过可能导致胎儿先天缺陷的物质、有遗传病家族史或者曾经分娩过先天性严重缺陷婴儿或年龄超过35周岁的等。

1. 外周血筛查试验　应用免疫学技术检测孕妇外周血标志物，结合孕妇的年龄、孕周、体重等对胎儿异常作出风险评估的母血清学筛查，是经济、简便和对胎儿无创伤的方法。常用的血清标志物有：甲胎蛋白（alpha fetoprotein，AFP）、人绒毛膜促性腺激素（human chorionic gonadotropin，hCG）及其游离P亚基（free β-hCG）、抑制素（inhibin）、未结合雌二醇（unconjugated estriol，uE_3）、妊娠相关血浆蛋白A（pregnant associated plasma protein A，PAPP-A）等。人绒毛膜促性腺激素是胎盘合体滋养层细胞产生的一种糖蛋白激素，其主要功能是在妊娠的前几周维持卵巢的黄体分泌功能、支持胚胎的早期发育，此外还具有促进卵泡、甲状腺及睾丸间质细胞成熟的功能等。hCG由ot和p两个亚单位组成，尿促卵泡素（FSH）、黄体生成素（LH）和促甲状腺激素（TSH）均含有与其相同的a亚单位，而p亚单位是hCG特有的亚单位，因此p-hCG测定能更特异地反映hCG水平。

受精卵着床后滋养层细胞即可很快产生hCG并进入母血，孕妇血液中的hCG通过血循环可直接排入尿液中。妊娠1周后，孕妇血液和尿液中即可检出，第10周左右达到高峰，此后逐渐下降并一直以约1/5峰值水平维持至妊娠末期，检测血清或尿液hCG常用于早孕诊断和胎盘功能判断。在唐氏综合征胎儿、滋养细胞肿瘤及一些其他肿瘤时，hCG升高显著，故也常用作肿瘤标志物和产前筛查。

（1）早孕期母体外周血筛查试验：早孕期常用PAPP-A与free p-hCG二联筛查试验筛查胎儿。PAPP-A是由胎盘和蜕膜产生的大分子糖蛋白，在怀孕期间PAPP-A由蜕膜大量产生并释放到母血循环中，母血中PAPP-A浓度随着孕期的增加而不断升高，直到分娩。非孕期妇女的子宫内膜、卵泡液、黄体甚至男性精液中也有少量分泌。PAPP-A在单胎受精后32天、双胎受精后21天即可在孕妇血清中检出，孕7周时血清浓度上升较hCG显著，随孕周持续上升，足月时达高峰，产后开始下降，产后6周即测不到。PAPP-A分子量大，不能透过胎盘屏障进入胎儿血循环。

hCG由胎盘滋养层细胞分泌，其p亚基有特异序列，少量可呈游离状态存在。正常妊娠时，母血清free p-hCG的水平是总hCG水平的1%左右；在妊娠期，free p-hCG浓度升高很快，孕8周时达最高峰，以后逐渐下降，至18周时维持在一定水平。DS胎儿的母血清中hCG和free p-hCG均显著升高，分别为正常者的1.8～2.3倍和2.2～2.5倍。分别用hCG和free p-hCG作指标进行DS筛查，FPR同为5%时DR分别为50%和59%。在早孕筛查时free p-hCG也是一个高特异性的指标。在18-三体筛查中，free p-hCG表现为降低异常。

早孕期胎儿核型异常（如21-三体）的孕妇血中，PAPP-A水平明显低于正常孕妇，与free p-hCG升高联合应用，是早孕期最常用的二联筛查方案。

【检测方法】

时间分辨荧光免疫分析、化学发光免疫分析等。

【参考区间】

在孕 9 ~ 13^{+6} 周，21- 三体风险率< 1/270 为低风险。

【临床意义与评价】

当 21- 三体风险率高于 1/270 时，须采集绒毛，或在中孕期采集羊水获取胎儿细胞进行染色体分析以明确诊断。

PAPP-A 与 free p-hCG 联合应用筛查，阳性准确率可达 70% 以上，是早孕期 DS 筛查的可靠指标。如加上 B 超胎儿颈部透明度（nuchal translucency，NT）测定，DR 可达 85% ~ 90%，是早孕期筛查 DS 的黄金组合。

唐氏综合征产前筛查以风险率作为报告，筛查中要求年龄、孕周、体重等资料均准确，要求检测系统测定血清标志物的方法有很好的重复性，批内变异系数须< 3%，批间变异系数须< 5% 等。血清学筛查标志物的测定误差可因风险计算而放大风险率的误差，造成结果错误。

（2）中孕期母外周血筛查试验：中孕期母外周血 AFP、free p-hCG（或 hCG）二联筛查试验是最常用的产前筛查实验，筛查胎儿 NTD、DS 以及 18- 三体征。

正常孕妇血清中 AFP 是一种胎儿来源的糖蛋白，分子量为 64 ~ 70 kD，在妊娠期间可能具有糖蛋白的免疫调节功能，可预防胎儿被母体排斥。AFP 在妊娠早期 1 ~ 2 个月由卵黄囊合成，继之主要由胎儿肝合成，胎儿消化道也可以合成少量 AFP 进入胎儿血循环。妊娠 6 周胎血 AFP 值快速升高，至妊娠 13 周达高峰，此后随妊娠进展逐渐下降至足月，羊水中 AFP 主要来自胎尿，其变化趋势与胎血 AFP 相似，母血 AFP 来源于羊水和胎血，但与羊水和胎血变化趋势并不一致。妊娠早期，母血 AFP 浓度最低，随妊娠进展而逐渐升高，妊娠 28 ~ 32 周时达高峰，以后又下降。1984 年发现胎儿的 DS 组的母血清 AFP 值降低，AFP 也作为中孕期 DS 筛查指标之一。由于 NTD 患儿神经管不能正常闭合，大量的 AFP 进入羊水导致母血清中 AFP 的浓度升高，应用 AFP 指标即可筛查出 95% ~ 100% 的无脑畸形和 70% ~ 90% 的脊柱裂胎儿。由于 AFP 的浓度在孕 24 周以后个体差异明显增加，NTD 筛查时，孕 15 ~ 20^{+6} 周时测得的 AFP 值更有价值。

uE_3 是正常胎儿胎盘单位产生的主要雌激素，但多数 E_3 与性激素结合蛋白呈结合状态。母血清中 uE_3 不到总 E_3 的 10%，母体血清中 uE_3 的水平在妊娠 7 ~ 9 周时开始超过非妊娠水平，然后持续上升，在足月前可以达到高峰。怀有唐氏儿的母体血清 uE_3 的水平比正常妊娠水平平均低 29%。唐氏妊娠羊水中 uE_3 的水平比正常妊娠低 50%。

AFP、free p-hCG 测定结果结合孕妇年龄、孕周、孕妇体重等因素计算得出胎儿罹患某一遗传疾病或先天疾病的风险率，即为孕中期二联筛查。在上述二联的基础上加上 uE_3 即所谓的三联筛查。

【检测方法】

时间分辨荧光免疫分析、化学发光免疫分析等。

【参考区间】

在孕 15 ~ 20^{+6} 周筛查 NTD 时，测得 AFP > 2.0 ~ 2.5 MoM 即为高风险。筛查 DS，风险率< 1/270 为低风险；筛查 18- 三体，风险率< 1/350 为低风险。

【临床意义】

NTD 筛查为高风险者，需用影像学（如 B 超）检查进一步诊断；当 21- 三体风险率> 1/270、18- 三体风险率> 1/350 时，须采集羊水获取胎儿细胞进行染色体分析以进一步诊断。

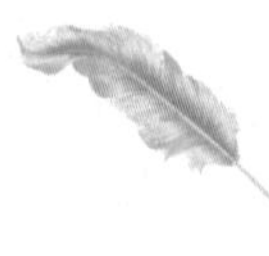

2．TORCH 综合征筛查试验 TORCH 指可导致先天性宫内感染及围生期感染而引起围生儿畸形的病原体，它是一组病原微生物的英文名称缩写，其中 T（toxoplasma）是弓形虫，

O（others）是其他病原微生物，如梅毒螺旋体、带状疱疹病毒、细小病毒 B19、柯萨奇病毒等，R（rubella virus）是风疹病毒，C（cytomegalo virus）是巨细胞病毒，H（herpes virus）即是单纯疱疹Ⅰ/Ⅱ型。这组微生物感染可造成怀孕期间的母婴感染。孕妇由于内分泌改变和免疫力下降而易发生原发感染，既往感染的孕妇体内潜在的病毒也容易被激活而发生复发感染。孕妇发生病毒血症时，病毒可通过胎盘或产道传播感染胎儿，引起早产、流产、死胎或畸胎等，以及新生儿多个系统或器官的损害，进而造成不同程度的智力障碍。

TORCH 感染的抗体检查在许多地区已作为孕前和孕期检查的常规项目，广泛应用于孕前和孕早期致畸因素的筛查。但当 IgM 抗体阳性时，应注意排除干扰因素对检查结果的影响，如受检者患有风湿性或类风湿关节炎等自身免疫性疾病等可致假阳性。并且需要对抗体水平进行动态观察，监测病情发展。如果结果提示有近期感染，需进行确证试验，如采用 PCR 等分子生物学方法直接检查病原体 RNA 或 DNA。

（1）弓形虫抗体测定：弓形虫（toxoplasma gondii）寄生于细胞内，随血液流动，到达全身各部位，破坏大脑、心脏、眼底，致使人的免疫力下降，患各种疾病。猫和其他宠物是主要传染源。弓形虫感染是一种人畜共患疾病，广泛分布于世界各地。人体感染后，轻型者常无症状，但血清中可查到抗体；当机体免疫功能低下时可出现各种症状，如高热，肌肉、关节疼痛，淋巴结肿大等。孕妇急性弓形虫感染时，弓形虫可通过胎盘感染胎儿，直接威胁胎儿健康。受染胎儿或婴儿多数表现为隐性感染，有的出生后数月甚至数年才出现症状；也可造成孕妇流产、早产、畸胎或死产，尤以早孕期感染、畸胎发生率高。多数婴儿出生时可无症状，其中部分于出生后数月或数年发生视网膜脉络膜炎、斜视、失明、癫痫、精神运动或智力迟钝等。临床上常用 IFT、ELISA 等检测弓形虫特异性 IgM 抗体来进行早期诊断。

【参考区间】

IFT、ELISA：阴性。

【临床意义】

妊娠期初次感染者，弓形虫可通过胎盘感染胎儿，孕早期感染者可引起流产、死胎、胚胎发育障碍；妊娠中、晚期感染者引起宫内胎儿生长迟缓和一系列中枢神经系统损害，如无脑儿、脑积水、小头畸形、智力障碍等，眼损害如无眼、单眼、小眼等以及内脏的先天损害如食管闭锁等，严重威胁胎儿的健康。

【应用评价】

抗弓形虫 IgM 抗体阳性提示感染。由于母体 IgM 类抗体不能通过胎盘，故在新生儿体内查到弓形虫特异 IgM 抗体则提示其有先天性感染。感染后 7 ~ 8 天 IgM 抗体产生，窗口期检测不到抗体不能排除已有弓形虫感染，持续的时间个体差异较大。大多数患者产生的 IgM 抗体在体内可持续 4 ~ 6 个月，部分患者在感染后 3 周内 IgM 会降至阴性水平，还有些患者在初次感染弓形虫后可维持低水平的 IgM 长达 1 年以上。IgG 抗体阳性提示有弓形虫既往感染，无显著临床意义。

（2）风疹病毒抗体测定：风疹病毒（rubella virus，RV）属披膜病毒科，具单股正链 RNA，直径为 60 nm，仅有一个血清型。风疹是由风疹病毒引起的急性呼吸道传染病，一般病情较轻，病程短，预后良好。孕妇早期感染风疹病毒后，虽然临床症状轻微，但病毒可通过胎血屏障感染胎儿，不论发生显性或不显性感染，均可导致以婴儿先天性缺陷为主的先天性风疹综合征，如先天性胎儿畸形、死胎、早产等。因此，风疹的早期诊断及预防极为重要，对早孕妇女进行风疹病毒特异性 IgM、IgG 抗体监测有重要意义。

【参考区间】

ELISA：阴性。

Note

【临床意义】

风疹病毒易感人群为低龄儿童及孕妇。据统计，孕妇在怀孕 1 ～ 6 周时感染风疹者可导致胎儿发生多系统的出生缺陷即 GRS，感染发生越早，对胎儿损伤越严重。胎儿被感染后，轻者可导致胎儿发育迟缓，甚至累及全身各系统，出现多种畸形，严重者可导致死胎、流产或早产。新生儿先天畸形多为先天性风疹所致。多数先天性患者于出生时即具有临床症状，也可于生后数月至数年才出现症状和新的畸形。

风疹病毒 IgM 抗体阳性，提示有近期感染，必要时应终止妊娠。风疹病毒 IgG 抗体阳性，表示机体已受过风疹病毒感染，具有免疫力。

【应用评价】

RV-IgM 在感染 RV 后 2 周左右产生，第 3 周时达高峰，6 ～ 7 周时就不能测出；RV-IgG 在感染后 3 周测出，可长时间存在。因此，在 IgG 阳性、IgM 阴性情况下不能排除此前 8 周时的 RV 感染。育龄妇女大都感染过风疹，若风疹病毒抗体 IgG 阳性，且抗体的量在 25 IU/ml 以上，已获得自然免疫，再次感染风疹病毒，其宫内感染致畸风险较小。

（3）巨细胞病毒抗体测定：巨细胞病毒（cytomegalovirus，CMV）属人类疱疹病毒科，直径为 180 ～ 250 nm，具有双链 DNA。CMV 感染在人类非常普遍，多呈亚临床不显性感染和潜伏感染，多数人在儿童或少年期受 CMV 感染而获免疫。CMV 围生期感染是引起胎儿畸形的主要原因之一，还可引起早产、胎儿宫内发育迟缓等。成人 CMV 感染多见于免疫功能受损者，由于临床表现缺乏特异性，故 CMV 感染的实验室检查对于该病的早期诊断与治疗至关重要。抗 -CMV 测定，双份血清抗体水平呈 4 倍或 4 倍以上增长时，有诊断意义。特异性抗 -CMV IgM 阳性为 CMV 近期感染的指标。

【参考区间】

ELISA：阴性。

【临床意义】

CMV 可通过胎盘感染胎儿，妊娠母体 CMV 感染可通过胎盘侵袭胎儿引起先天性感染，少数造成早产、流产、死产或生后死亡。患儿可发生黄疸、肝脾大、血小板减少性紫癜及溶血性贫血。存活儿童常遗留永久性智力低下、耳聋和脉络视网膜炎、神经肌肉运动障碍等。产妇感染 CMV，分娩时婴儿经产道会有被感染概率，多数患儿症状轻微或表现为无临床症状的亚临床感染，有的新生儿有轻微呼吸道障碍或肝功能损伤。

【应用评价】

初次感染后第 2 ～ 3 周开始产生 IgM 抗体，于第 8 ～ 9 周时迅速上升，5 ～ 6 个月后下降；IgG 于 6 ～ 8 周时出现，于第 10 周时迅速上升，IgG 持续较长的时间。再次感染 时 IgG 立刻迅速上升。特异性 CMV-IgM 阳性在感染后可持续 4 ～ 8 个月，约 10% 复发性 CMV 感染者 IgM 可持续升高，因此难以根据 IgM 抗体阳性结果来确定是 CMV 原发感染还是继发感染以及感染发生孕期某个阶段。

（4）单纯疱疹病毒抗体测定：单纯疱疹病毒（herpes simplex virus，HSV）属于疱疹病毒科 a 病毒亚科，病毒质粒大小约 180 nm，具双链 DNA，根据其限制性内切酶切点不同，分 HSV-Ⅰ和 HSV-Ⅱ两型，两型病毒核苷酸序列有 50% 同源性，型间有共同抗原，也有特异性抗原。HSV 原发感染后，机体最先出现 IgM，随后出现 IgA 及 IgG，抗体能防止病毒扩散，但不能阻止复发。检出特异性 IgM 阳性或双份血清特异性 IgG 抗体效价上升 4 倍或 4 倍以上，提示 HSV 近期感染。

【参考区间】

补体结合试验、中和试验、免疫荧光及酶联免疫吸附试验等：阴性。

【临床意义】

HSV 主要引起疱疹性口腔炎、疱疹性角膜结膜炎、疱疹性脑膜炎、疱疹性外阴阴道炎、湿疹性疱疹、新生儿疱疹等。孕早期感染 HSV 者可导致流产，妊娠中、晚期感染者，可引起胎儿和新生儿发病。HSV-Ⅰ、HSV-Ⅱ在分娩时均可通过产道感染新生儿，以 HSV-Ⅱ为多见，常发生在生后第 6 天。感染类型有皮肤、眼和口腔的局部损伤、脑炎，病毒播散到内脏，发生脓毒血症常引起死亡。IgM 抗体阳性提示近期有 HSV 感染。

【应用评价】

HSV-IgM 抗体于感染后 1 ~ 2 周可测到，感染后第 3 周抗体效价最高，此后慢慢下降，6 个月左右消失，再次感染又升高，而 IgG 持续较长时间。IgM 阳性方可以诊断近期感染。动态监测 IgM、IgG 水平有助于血清学评价。

3．妊娠期糖尿病筛查试验　妊娠期间的糖尿病有两种情况，妊娠前已经有糖尿病者，称为糖尿病合并妊娠；另一种为妊娠后首次发现或发病的糖尿病，称为妊娠期糖尿病（gestational diabetes mellitus，GDM），80% 以上的糖尿病孕妇为 GDM。GDM 者过高血糖使流产、早产、难产、妊娠期高血压疾病等产科并发症与巨大儿、胎儿畸形、死胎等发病率明显增加。

空腹 8 ~ 10 小时，血糖受胰岛素调节，应维持在一个合适的稳定的水平；口服葡萄糖 75 g 后，体内胰岛素分泌增加，使葡萄糖向细胞内转移，控制了血糖的升高。糖尿病患者胰岛素抵抗或胰岛素分泌不足，空腹血糖（FBG）升高，口服葡萄糖后血糖浓度不能预期下降，1 小时、2 小时后仍有较高的血糖浓度。

妊娠 24 ~ 28 周孕妇进行 GDM 筛查，50 g 葡萄糖粉溶于 200 ml 水中，5 分钟内服完，其后 1 小时血糖值≥ 7.8 mmol/L 为糖筛查阳性，应检查空腹血糖。空腹血糖异常可诊断为糖尿病，空腹血糖正常者再行葡萄糖耐量试验（OGTT）。

妊娠 24 ~ 28 周 75 g 糖耐量试验（OGTT），即于口服葡萄糖 75 g 后 1 小时、2 小时、3 小时分别测定血糖。

【参考区间】

FBG ＜ 5.1 mmol/L，妊娠 24 ~ 28 周 75 g OGTT，1 h 血糖＜ 10.0 mmol/L，2 h 血糖＜ 8.5 mmol/L，3 h 血糖＜ 6.7 mmol/L。

【临床意义】

GDM 的诊断界值为 FBG 水平 5.1 mmol/L，妊娠 24 ~ 28 周 75 g OGTT 服糖后 1 h 血糖＜ 10.0 mmol/L、2 h 血糖＜ 8.5 mmol/L、3 h 血 糖＜ 6.7 mmol/L。其中有两项或两项以上达到或超过正常值，可诊断为妊娠期糖尿病。仅 1 项高于正常值，诊断为糖耐量异常。育龄妇女应在孕前测定空腹血糖等排除糖尿病。目前不建议孕期进行 50 g OGTT 试验。

4．寄生虫感染免疫检测

（1）日本血吸虫抗体测定：日本血吸虫（*Schistosoma japonica*）又称裂体吸虫，寄生于人畜终宿主的肠系膜下静脉，虫体可逆血流移行于肠黏膜下层的静脉末梢，沉积于肝与结肠下部引起肉芽肿，并导致肝、脾肿大等一系列病变，晚期发展为门静脉高压症、巨脾与腹水。机体感染血吸虫后可产生特异性抗体，血清中检出特异性 IgG、IgM、IgE 可作为临床诊断和流行病学调查的指标。患者感染血吸虫后，实验室检查表现为白细胞计数及嗜酸粒细胞百分数均明显增加，白细胞总数多在 10×10^9/L 以上，嗜酸粒细胞一般在 20% 以上，高达 70% ~ 90% 的重症患者代以中性粒细胞增多。

环卵沉淀试验：血吸虫成熟虫卵内毛蚴的分泌排泄物是良好的抗原性物质，取活卵悬液一滴于无菌玻片上，加等量患者血清，加盖玻片用石蜡密封，置于 37 ℃下孵育 24 ~ 48 小时，在低倍镜下观察，可见虫卵周围出现球状、指状、丝状、菊花状等形态的沉淀物。观察 100 个

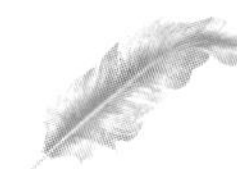

成熟虫卵，计算沉淀物大于 10 μm 的虫卵数所占的百分数，环沉率 5% 以上者为阳性。日本血吸虫患者测定的阳性率达 94% ～ 100%，有早期诊断价值。

ELISA 法：以纯化的血吸虫成虫或虫卵抗原包被固相载体，以酶标记的抗人球蛋白为标记抗体，可测出患者血清中的血吸虫抗体，本方法灵敏度高，特异性好，阳性率在 95% 以上。

皮内试验：前臂皮内注射肝卵抗原成虫抗原 0.03 ml，出现直径约 0.5 cm 的丘疹，15 分钟后风团直径达 0.8 cm 或以上为阳性。少数患者在潜伏期及发病初期即可出现阳性，一般在感染后 2 周即可出现阳性，感染后 4 ～ 7 周全部出现阳性，阳性率一般在 95% 以上。

【参考区间】

均为阴性。

【临床意义】

血吸虫的免疫学检查敏感性高，特异性好，操作较简便，但由于患者血清中的抗体在治愈后持续时间很长，不能区别过去感染与现症病人，并存在假阳性、假阴性，还与其他吸虫有交叉反应是其不足之处。其中环卵沉淀试验在病人感染后 7 ～ 12 天出现反应，阳性率达 95% 以上，具有早期诊断价值，患者治愈后阴转率较高，故对诊断与疗效考核有一定价值。ELISA 法操作简便，适用于大规模现场使用。皮内试验对诊断有参考价值，不能作为疗效考核标准。

（2）囊虫抗体测定：囊虫病（cysticercosis）是猪肉绦虫的幼虫寄生人体各组织如脑、眼睛等所引起的疾病。脑部最易受侵犯，后果也最为严重，亦可寄生于皮下组织、肌肉及眼部等。绦虫病患者是唯一传染源，青壮年发病率高。用猪囊尾蚴纯化物为抗原，与患者血清或脑脊液进行 ELISA 试验或间接血凝试验，可检出患者体内的特异性 IgG 抗体。

【参考区间】

ELISA 法：血清＜ 1∶64 为阴性；脑脊液＜ 1∶8 为阴性。

间接血凝试验：血清＜ 1∶128 为阴性；脑脊液＜ 1∶8 为阴性。

【临床意义】

囊虫特异性 IgG 阳性，阳性率高达 96%，具有较高特异性与敏感性，对临床诊断及流行病学调查均有实用价值，但 ELISA 试验存在假阳性与假阴性，并与包虫病有交叉反应。

5．染色体数量异常疾病的实验诊断 染色体数目或结构异常所致的疾病称为染色体病。染色体数目偏离正常数目称为染色体数目异常或数目畸变。染色体数目异常引起的一大类遗传病。包括：多倍体（polyploidy）、非整倍体（aneupoloidy）、三体性（trisomy）、单体性（monosomy）、携带者（carrier）等，除携带者和少数性染色体异常者外，智力低下和生长发育异常几乎是染色体异常者的共同特征。常染色体病主要包括三体综合征、单体综合征、部分三体综合征、部分单体综合征和嵌合体 5 类，这类疾病的共同临床特征有生长发育迟缓、智力发育不良并伴有多发畸形等。性染色体病是由性染色体 X 或 Y 染色体结构或数目异常引起的疾病，这类疾病的共同特征是性发育不全或两性畸形、智力低下等，也可表现为原发闭经、生殖力下降或智力较差。

（1）三体综合征：13- 三体综合征又称帕销综合征（Patau syndrome），在新生儿中的发病率约为 1/6000，男性高于女性。90% 以上的患儿在 6 个月内死亡。临床上以生长发育障碍、智力发育差、多发畸形为特征。

检测项目选择获取患者的体细胞或绒毛、羊水脱落细胞等，进行染色体核型分析，或用分子生物学的方法，确定第 13 号染色体的数目为 3 条，核型：47,XY（XX），+13，或 46,XY（XX），der（13；13）（q10；q10），+13，即可确诊。

临床应用遗传学实验诊断是确诊手段。由于绝大多数 13- 三体综合征的异常胎儿均流产死亡，产出患儿的风险不超过 1%。因此，在 13- 三体综合征的诊断中绝大多数为针对胎儿的产前诊断，羊水或绒毛为常用标本。

18- 三体综合征称爱德华综合征（Edward syndrome），在新生儿中发病率为 1/7000 ～ 1/3500，女性多于男性。患儿智力低下，头枕部后突，眼裂狭小，耳朵畸形，耳位低下，小颌，胸骨短小，掌纹 Zatd 角大，握拳姿势特殊，拇指、第 3、第 4 指紧贴掌心，第 2、第 5 指压于上方；大多伴有先天性心脏病，室间隔缺损最常见，其次是动脉导管未闭。由于临床症状多而复杂，生长发育迟缓，大多在 1 岁内死亡，生存者寿命也不长。

检测项目选择获取患者的体细胞或绒毛、羊水脱落细胞等，进行体细胞染色体核型分析，或用分子生物学的方法，确定第 18 号染色体的数目为 3 条，核型为 47,XX（XY），+18；46,XX/47，XX,+18，即可确诊。

临床应用在产前诊断获取胎儿细胞时，绒毛穿刺、羊水穿刺还是脐血穿刺均存在流产、感染等潜在的风险，一般只适合胎儿为 18- 三体综合征等高风险的孕妇。

21- 三体综合征又称唐氏综合征、先天愚型，是发病率最高的染色体病，也是第一个被确诊的人类染色体病，在新生儿中的发病率为 1/800 ～ 1/600，男性多于女性。21- 三体的出生风险率随孕妇年龄的增加而增大。患儿智力低下，患者面部扁平，耳小、低位，眼裂小，眼距宽、外侧上倾，低鼻梁，颌小，唇厚，蹼颈，张口吐舌；手短而宽、掌纹异常，通贯掌。常伴有先天性心脏缺陷和其他疾病，男性患者可伴有隐睾。

检测项目选择获取患者的体细胞或绒毛、羊水脱落细胞等，进行体细胞染色体核型分析，或用分子生物学的方法确定第 21 号染色体的数目为 3 条，诊断 21- 三体综合征。21- 三体综合征的核型可分为三型：①单纯三体型，核型为 47,XX,+21 或 47,XY,+21；②易位型：有典型的先天愚型的临床表现，但其增多的一条 21 号染色体不独立存在，而是移位到另一近端着丝粒染色体上，合成一条染色体，患者染色体总数仍为 46 条，称假二倍体；如 46,XX（XY），del（14; 21）（q10; q10），+21；46,XX（XY）；del（21；21）（q10；ql0），+21；③嵌合体型：核型 47,XY，+21/46,XY；临床表现多数不如单纯型 21- 三体征典型。

临床应用对于已出生的小孩或成人获取体细胞进行细胞遗传学诊断具有决定意义；对胎儿作细胞遗传学诊断的困难在于无论是早孕时的绒毛穿刺、中孕期的羊水穿刺还是脐血穿刺获取胎儿细胞，均存在流产、感染等潜在的风险。因此只适合对胎儿染色体异常的高危孕妇进行这类检查。

（2）X 单体综合征（Turner 综合征）：Turner 综合征又称先天性卵巢发育不全综合征，也称 X 单体综合征。发病率约占女婴的 1/5000，在原发闭经患者中约占 1/3。最主要的症状身材矮小，多数身高在 120 ～ 140 cm；后发际低，可有颈蹼，两肘关节外翻，皮肤常有色素痣，智力可正常或低下；盾状胸，乳腺发育差、乳头间距宽；外生殖器幼稚型，阴毛无或少，子宫发育不良，卵巢萎缩或呈条索状；原发闭经，一般无生育能力。

检测项目选择采用细胞遗传学技术对患者体细胞进行染色体核型分析，或采用分子生物学的方法，通过性染色体数目及结构的检测，对 Turner 综合征作出诊断。

临床应用 Turner 综合征核型有多种类型，但以一条 X 染色体的缺失或部分缺失或其他改变为特征，典型的核型为：45,X。也可呈其他的核型：45,X/46,XX；45,X/46,XY；46,X,i（Xq）；46,X,r（X）；46,X,del（Xq）；46,X,del（Xp）。

（3）X- 三体综合征和多 X 体综合征：染色体的组成中含有三条 X 染色体，则为 X- 三体综合征，又称三 X 染色体综合征，患者额外的一条 X 染色体通常来源于母亲。高龄孕妇生育 X- 三体综合征小孩的风险增大。X- 三体综合征发病率约占全部女性的 8/10000，在新生女婴中为 1/1000。

检测项目选择采用细胞遗传学技术对患者体细胞进行染色体核型分析，或采用分子生物学的方法，通过性染色体数目及结构的检测，对 X- 三体综合征等作出诊断。染色体核型为 47,XXX，除了 X- 三体外尚有核型 48,XXXX、49,XXXXX。患者的 X 越多，智力障碍与畸形越严重。

临床应用新生儿期很难依据外观判断X-三体综合征，成年后大部分47,XXX者外观与正常人无异，表型如正常女性，体格发育良好，呈现女性第二性征，月经周期正常，尚有妊娠、生育的报道，所生子女的染色体和外貌及智力均为正常。部分47,XXX个体随着年龄增长，可能会有青春期延误、乳房发育不良、卵巢功能异常、月经不规则或不孕等问题。少数患者表现为智力发育迟缓、智力低下、精神异常倾向和其他先天性畸形的一种综合征。也有部分患者生殖腺发育不良，生殖功能低下，乳房、外生殖器发育差，月经紊乱、稀少、继发性闭经和早期绝经。

（4）克氏综合征：克氏综合征（Klinefelter syndrome）又称XXY综合征或先天性睾丸发育不全综合征。在男性群体中的发生率约为1/1000，是人类最常见的性染色体病，是常见的男性不育原因。克氏综合征的产生与亲代的生殖细胞在减数分裂或卵裂期的染色体不分离有关，约60%患者的多余X染色体来自母亲的生殖细胞。如果X染色体不分离发生，在卵裂期就可能产生嵌合体。

检测项目选择采用细胞遗传学技术对患者体细胞进行染色体核型分析，或采用分子生物学的方法，检测男性患者多余的X染色体，确诊克氏综合征。

绝大多数患者的核型为47,XXY。大约有15%患者为两个或更多细胞系的嵌合体，其中常见的为46,XY/47,XXY。

其临床特征为出生时与儿童时期为正常男孩表型，青春期后出现症状，男性表型，但阴茎短小，睾丸不发育，通常睾丸小或隐睾，多数无精子产生、无生育能力；第二性征表现为无喉结，胡须稀疏，无腋毛，阴毛稀少分布，呈女性化或缺如。性情体态表现趋于女性化。该综合征者IQ低于同胞兄弟10～15分，学习困难比例高，一些患者还有精神异常及患精神分裂症倾向。

（5）47,XYY综合征：XYY综合征（XYY syndrome）又称Poly Y综合征或超雄综合征。1961年Sandburg等首次报告此征。估计发病率约为1/1000。发生的原因主要有两种：一是精子在第二次减数分裂中发生Y染色体的不分离，这样的精子与正常的卵子受精后就形成了XYY综合征的后代；二是由于卵裂过程中发生了部分Y染色体不分离，导致嵌合体的出现。

检测项目选择采用细胞遗传学技术对患者体细胞进行染色体核型分析，检测Y染色体数目，确诊XYY综合征。包括：①取口腔黏膜颊部细胞作Y染色质检查染色质；②外周血淋巴细胞染色体核型分析；③采用Y染色体特异的荧光原位杂交（FISH）技术能检测Y染色体等。

核型为47,XYY；嵌合体核型为46,XY/47,XYY；核型为XYYY、XYYYY的儿童，大多有智力低下，并有轻度多发性躯干畸形。

其临床特征为智力发育、社会行为完全正常，只是在婚后，因妻子习惯性流产或生育畸形儿而就诊时被发现。异常表现可包括少年时期生长加速，身材高大（常超过180 cm），多数患者智力正常，但与其兄弟姐妹相比智力略低。部分患者可有学习障碍，尤其是语言和阅读能力较差，但性功能正常，通常具有生育能力。

6．染色体结构异常症的实验诊断 染色体结构异常症有罗氏易位、部分三体综合征、部分单体综合征等。检测项目选择染色体结构异常实验诊断的经典技术是染色体核型分析。FISH、芯片等技术也可用于特定染色体结构异常的实验诊断。产前诊断时根据孕龄不同选择采集绒毛、羊水或脐血等进行实验诊断。

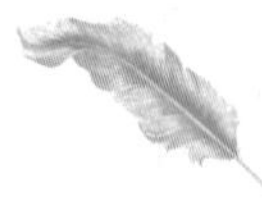

（1）罗氏易位：罗氏易位（Robertsonian translocation）又称为着丝粒融合，为相互易位的一种特殊形式。是由13～15号和21～22号染色体（近端着丝粒染色体）在着丝粒处或其附近断裂后形成两条衍生染色体。常见发生在13号和21号染色体的易位，其断裂和重接分别发生于13号染色体着丝粒q10和21号染色体着丝粒q10，衍生染色体取代了正常的13号和21染色体，核型描述：45,XX，del（13；21）（q10；q10）或45,XX，rob（13；21）（q10；q10）。在着丝粒处或其附近断裂后形成两条衍生染色体的一条由两者的长臂构成，几乎具有全部遗传物质；而另一条由两者的短臂构成小染色体，由于缺乏着丝粒或因几乎全由异染色质组成，故常丢失，它的存在与否不引起表型异常。罗氏易位的携带者尽管只有45条染色体，但除偶有男性不育外，没有表型异常。这是因为易位染色体几乎包括了两条长臂的全部，没有基因的大量丢失。

（2）部分三体综合征：部分三体是指某条染色体的某一片段有重复，使该片段成为三体而引起的疾病。多数在胚胎期流产或在婴儿期夭折，存活病例的临床表现大都有类似的身体发育异常、智力发育迟缓等特征。1 ~ 22号染色体都有部分三体病例的报道，部分病例存活至成年，表现出各种综合征。

4P部分三体综合征：患者核型为46,XX/XY，4P+，即第4号染色体短臂有增加。30%患儿在婴儿期死亡。约50%易位至第22号染色体短臂，其次易位至13 ~ 15号染色体。发病有家族聚集现象。

4q部分三体综合征：患者核型为46,XX/XY，dup（4q)。男患者多于女患者（约10∶7），1/4患者死于婴儿期。

9P部分三体综合征：是人群中较常见的一种部分三体综合征。患者核型为46,XX/XY，chip（9P)，多源自亲代平衡易位携带者。预后较好，多数能活至成年。

20P部分三体综合征：几乎都源自亲代的易位携带者。除智力发育迟缓外，无明显的特异性共同特征。发病有家族聚集倾向。

（3）部分单体综合征：4P部分单体综合征：又称Wolf-Hirschhom综合征。本征是由于第4号染色体短臂缺失 所致。约90%的病例源自新发生的染色体畸变，男性多于女性。已报道的核型有：46,XY（XX），del（4）（p15.32)；46,XY，del（4）（pl2pl5)；46,XY（XX），del（4）（pl)；46,XY（XX），del（4）（pl3)；46,XY（XX），del（4）（P14)；46,XX，del（4）（P15)；46,XX，del（4）（P16）等。患者宫内生长障碍，平均出 生体重为200 g，头小而长，前额突出，眼距宽，眼眶发育不良，耳大位低结构简单，颈细而长，长躯干、细四肢。1/3的病人在2岁内死亡，个别极度智障者曾活到30岁。

5P部分单体综合征：又称为猫叫综合征。约占新生儿的1/50 000，是部分缺失综合征 较常见的一种，女性多于男性。核型为5号染色体的短臂缺失，其缺失部位内含5P14或5P15。患儿5P-染色体产生的原因：10%与父母之一为平衡易位携带者有关；而大部分病例的父母染色体正常，源自新的突变，父母一方的生殖细胞形成时第5号染色体发生两次断裂所致。患儿小头，脸圆，面部有奇异机警表情，眼间距宽，哭声如猫叫，因而得名，大多患儿伴有先天性心脏病、肾畸形。大部分患儿可活到儿童期，少数活到成年，严重智障。

7. 染色体不稳定综合征 染色体不稳定综合征有范科尼贫血、Bloom综合征、毛细血管扩张性共济失调症等。

检测项目选择：染色体不稳定综合征实验诊断的经典技术是染色体核型分析。FISH、芯片等技术也可用于不稳定综合征的实验诊断。

范科尼贫血：常染色体隐性遗传的疾病。在直接制备的骨髓染色体标本中，约10%的中期细胞染色体畸变，通常累及4 ~ 12号及X染色体。偶可见双着丝粒染色体和四联体。临床特征表现为个体矮小、全血细胞减少、骨骼及肾发育异常等。患者中40%以上显示染色单体裂隙和断裂以及染色体重排。

Bloom综合征：为常染色体隐性遗传。在检查染色体时常见断裂和重排。具有染色体断裂和核异常，还可见到不对称的双着丝粒染色体、三联体和新的异常单着丝粒染色体。常染色体最易发生四联体的是1、19和20号染色体。除表现为生长发育迟缓外，还有窄脸、钩鼻、脸

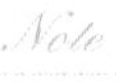

部、手部与四肢毛细血管扩张性红斑等特征。

毛细血管扩张性共济失调症：常染色体隐性遗传疾病，7、14 号染色体常发生断裂，断裂点多见于 7P13、7P35、14q11 ~ q12 和 14q32。临床特征有进行性小脑性共济失调、眼和皮肤毛细血管扩张、生长发育迟缓及肺部感染等。

8. 常见单基因病的实验诊断 常见单基因病有血友病、血红蛋白病、地中海贫血、遗传性耳聋、假性肥大型肌营养不良、脊髓性肌萎缩症、抗维生素 D 佝偻病、眼皮肤白化病与亨廷顿舞蹈病等。血友病参见第四十六章出血与血栓性疾病实验诊断，血红蛋白病与地中海贫血参见第四十六章贫血及相关红细胞疾病实验诊断。

(1) 遗传性耳聋：遗传性耳聋是由各种遗传因素引起的听力障碍，一般表现为双侧发病，常影响言语发育。可分为综合征型耳聋（syndromic hearing impairment，SHI）和非综合征型耳聋（nonsyndromic hearing impairment，NSHI）。

检测项目选择与实验诊断路径：家族中如有耳聋先证者，可以进行基因检测，明确该家族的致病基因。若已经明确了致病基因，可针对该基因对胎儿直接进行基因检测。

遗传性耳聋由耳聋易感基因的变异引起，有 250 ~ 300 个基因与耳聋有关，其中已明确的耳聋易感基因有 70 多种。可用芯片筛查耳聋基因，对致病基因明确者，可用 DNA 突变检测、连锁分析、DNA 测序等。

临床应用 NSHI 较常见，约占 70%。多数为单基因疾病，其致病基因的遗传模式遵循孟德尔遗传规律。SHI 是在耳聋之外还有其他器官或系统的异常，约占 30%，常见的系统病变可涉及视觉、骨骼肌肉、肾、心脏、皮肤等。SHI 的遗传方式亦包括常染色体显性遗传、常染色体隐性遗传、X 连锁遗传和母系遗传。

(2) 假性肥大型肌营养不良：假性肥大型肌营养不良是基因缺陷所致的儿童最常见的致死性肌肉疾病，进行性肌肉萎缩和腓肠肌假性肥大是其主要特征。分为贝克肌营养不良（Becker muscular dystrophy，BMD）和杜氏肌营养不良（Duchenne muscular dystrophy，DMD），BMD 发病率为 1/30 000，DMD 发病率为 1/3500。DMD/BMD 属 X 连锁隐性遗传病，符合经典孟德尔遗传规律。

DMD 患者多于 5 岁前发病，步态异常，摇摆，俗称鸭步。12 岁左右丧失独立行走能力，20 岁左右由于循环和呼吸衰竭而死亡，活到 25 岁的患者不到 25%。BMD 常在 10 岁以后起病，病情较 DMD 轻，发病人数较 DMD 少。BMD 患者的细胞能产生抗肌萎缩蛋白，但结构异常或量不足，所以症状较 DMD 轻，进展缓慢，心肌受累和智能障碍较少见，寿命可达 30 ~ 50 岁。

生化测定检测血清中的肌酸激酶（creatine kinase，CK）。假性肥大型肌营养不良患者 CK 水平往往是正常水平的 20 ~ 100 倍，常是发现疾病的最早线索，检出率达 70% 以上；由于血清酶水平在正常女性与女性携带者之间有一定的重叠，血清酶水平的测定多作为女性携带者诊断的参考指标。肌肉活检样本中发现 dystrophin 蛋白量的缺如或减少，或发现是否存在有功能不全的 dystrophin 蛋白。

基因诊断体细胞的 DNA 分析，发现抗肌萎缩蛋白基因突变，获得确切的遗传信息进行实验诊断。男性 DMD/BMD 患者，用两组 9 重 PCR 检测 DMD 基因缺失热区，对 DMD 基因的 18 个外显子进行基因缺失诊断。对多重 PCR 检测未见基因缺失的患者可采用变性高效液相色谱技术（DHPLC）和测序技术对其 DMD 基因进行点突变的检测。DMD 基因没有固定的点突变和点突变热区，对点突变的检测，包括在 mRNA 基础上直接对 cDNA 序列的分析、在基因组 DNA 基础上的突变筛查，以及对 DMD 基因 79 个外显子进行序列分析等。诊断重复型突变携带者和女性缺失型携带者，由于其存在一条正常的 X 染色体，需用荧光定量 PCR 技术等对相关基因进行定量测定。

实验诊断路径采用分子遗传学技术与遗传学分析对患者体细胞进行基因检测与分析，检测X染色体XP21区抗肌萎缩蛋白基因的突变。有DMD家族史或曾生育DMD患儿的女性再生育时，须进行DMD产前诊断。在产前诊断中，先证者应先行DMD的实验诊断以明确致病突变基因。对于已明确先证者致病突变者，可对胎儿直接进行该突变基因检测，做出明确的产前诊断；如果先证者致病突变尚未检出，可通过DMD基因的连锁分析间接判断胎儿是否患病。常在DMD基因内部及下游200 kb范围选择杂合度较高的11个微卫星（STR）位点，连锁分析11个微卫星位点详细情况。由于DMD为X-连锁隐性遗传病，产前诊断时应进行胎儿性别鉴定，为遗传咨询提供参考。

临床应用产前诊断时首选11～12孕周采集绒毛，避免母源污染。次选15～18孕周采集羊水，应避免血性羊水。基因突变情况复杂，确定产前诊断策略前，应进行先证者预分析，确定其基因突变细节及父母基因多态性标记，了解杂合状态信息等。①多重PCR检测DMD基因缺失热区的18个外显子，可检测到98%的缺失型突变，其局限在于不能检测非缺失热区中的外显子，不能检测重复突变，不能检测缺失型和重复型杂合子携带者。②MLPA技术可同时诊断DMD基因79个外显子的缺失突变与重复突变，并可检出杂合缺失和杂合重复等携带者。③变性高效液相色谱技术（DHPLC）检测DMD基因的类型包括外显子点突变、外显子缺失、女性携带者。④必须注意对未能检出致病突变的先证者作单体型连锁分析时，由于DMD基因内部微卫星标记之间的重组频率为12%，故通过连锁分析来判断携带者或产前诊断，可能导致分析不全面甚至误诊的情况。

（3）脊髓性肌萎缩症：脊髓性肌萎缩症（spinal muscular atrophy，SMA）是一组以脊髓前角细胞和脑干运动神经核变性为主要特征的肌无力和肌萎缩症，常染色体隐性遗传。患者血清肌酸激酶升高。致病基因为*SMN1*和*SMN2*，定位于5q13。临床分为4型：①SMA Ⅰ型：又称为急性婴儿型脊肌萎缩症或Werdnig-Hoffman病，95%在18个月内死亡；②SMA Ⅱ型：又称为中间型或Dubowiz病，生存期从2年到30年不等；③SMA Ⅲ型：又称青少年型或Kugelberg-Welander病，多在成年后死亡；④SMA Ⅳ型：又称成年发作型，多于15～60岁发病，男性发病率高于女性。大多患者在明确诊断后还可存活20年以上。

检测项目选择与实验诊断路径：出生后可作肌电图，测定血清肌酸激酶、分子检测等；出生前诊断：从羊水细胞或绒毛细胞中提取DNA进行*SMV7*和*SMV2*基因突变分析诊断患者，或筛选出*SMA7*和*SM7V2*基因携带者。

临床应用产前诊断时首选11～12孕周采集绒毛，避免母源污染。次选15～18孕周采集羊水，应避免血性羊水。基因突变情况复杂，确定产前诊断策略前，应进行先证者预分析。由于*SMV7*和*SMV2*基因突变在SMA发病中的作用有所不同，因此SMW的突变分析和*SMV2*基因的剂量分析对SMA的诊断及分型具有重要意义。

（4）抗维生素D佝偻病：抗维生素D佝偻病（vitamin D-resistant rickets）是一种肾小管遗传缺陷性疾病。通常分为低血磷性和低血钙性两种。较常见的是低血磷性抗维生素D佝偻病，又称家族性低磷酸血症，或X连锁低磷酸盐血症，呈X连锁显性遗传。

检测项目选择与实验诊断路径：包括血磷、尿磷、血钙、血清碱性磷酸酶、肾功能、骨骼及分子检测。分子诊断检测*PHEX*基因突变的部位及类型。出生前从羊水细胞或绒毛细胞中提取DNA进行*PHEX*基因突变分析，可避免患病胎儿的出生，出生后早期诊断也有助于较早采取治疗手段，以减缓患者病情的加重。

抗维生素D佝偻病的实验诊断指标：①血磷低下，血清磷值大多0.65 mmol/h（或2 mg/dl），而且对一般剂量维生素D没有反应；②尿磷增加；③血钙值正常或稍低，尿钙值减少或正常；④血清碱性磷酸酶活性增高；⑤患者虽存在低磷血症，但尿常规和肾功能一般正常，尿中无氨基酸、葡萄糖、磷酸盐及钾；⑥X线检查可见轻重不等的佝偻病变化，活动期与恢复期病变

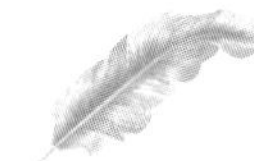

同时存在，尤以股骨、胫骨最为明显，同时出现骨龄落后、膝外翻或内翻、干骺端增宽，呈碎片状，骨小梁粗大，胫骨近端、远端以及股骨、桡骨、尺骨远端干骺端皆可出现杯口状改变；⑦检出到 *PHEX* 的基因突变。

该病的致病基因定位于 Xp22.2-22.1 上。该基因共由 22 个外显子组成，编码区长 2250 bp，产生一种由 749 个氨基酸组成的 PHEX 蛋白。

临床应用该基因突变导致 PHEX 蛋白失活，从而引起一系列病理表现。女性患者骨骼疾病较男性为轻，多数只有血磷低下而无明显佝偻病骨骼变化。男性患者症状较严重，大多可出现明显的佝偻病表现，可仅表现为低磷酸盐血症。散发的获得性病例常与良性间质性肿瘤有关。

（5）眼皮肤白化病：眼皮肤白化病（oculocutaneous albinism，OCA）是一种因眼睛、皮肤等组织器官的黑色素缺乏所引起的非综合征性常染色体隐性遗传病。俗称"羊白头"。因酪氨酸酶基因突变，不能有效地催化酪氨酸转变为黑色素前体，代谢终产物黑色素缺乏而呈白化表型或基因突变引起真黑素合成减少，导致患者皮肤、毛发和眼中的真黑素缺乏。*OCA2* 的致病基因定位于 15q12，编码 838 个氨基酸残基。

检测项目选择与实验诊断路径：根据病史、家族史确定需要进行携带者检测的对象。采用分子遗传学技术与遗传学分析方法对患者进行基因序列分析，检测酪氨酸酶、P 基因、酪氨酸酶相关蛋白 -1 基因和膜相关转运蛋白基因突变，诊断 OCA。区分不同的亚型需要借助于酶活性检测、质谱分析及分子检测结果作出诊断。携带者诊断需通过对 OCA 相关基因的突变检测。采用胎儿镜可直接观察胎儿头发颜色进行白化病产前诊断；可抽提羊水细胞中的 DNA 进行基 因突变分析。

临床应用已发现有 4 种类型，即 OCA1 型（MIM 203100）、OCA2 型（MIM 203200）、OCA3 型（MIM 203290）和 OCA4 型（MIM 606574）。OCA1 由酪氨酸酶（tyrosinase，TYR）基因突变引起，OCA1A 型 TYR 活性完全缺乏，OCA1B 型则以 TYR 活性降低为特点。OCA2 的致病基因定位于 15q12，编码 838 个氨基酸残基。OCA3 型为酪氨酸酶相关蛋白 -1 基因（tyrosinase-related protein 1，TYRP1）突变，可导致患者出现淡棕色皮肤和头发、蓝灰色虹膜。OCA4 型的致病基因为膜相关转运蛋白基因（solute carrier family 45，member 2，SLC45A2）突变。

（6）亨廷顿舞蹈病：亨廷顿舞蹈病（Huntington chorea）是一种累及中枢神经系统的常染色体显性遗传病，致病基因（huntingtin，T）位于 4P16.3，编码产生 348 kDa 的产物。基因突变位于第 1 外显子，突变形式为编码谷氨酰胺的 CAG 重复扩增，产生一种名为"亨廷顿蛋白质"（HTT）的有害 物质。

检测项目选择与实验诊断路径：DNA 序列分析可确定基因中 CAG 重复次数，实验诊断标准为 CAG 重复次数超过 36 次，其中 CAG 重复数为 36 ～ 39 次时外显率较低且病情程度不一；重复次数大于 40 次时患者完全外显。

临床应用 HTT 积聚成块时，就可使患者的部分脑细胞受损。早期表现为动作笨拙，难以完成精细动作。病变中期：不自主运动，走路、平衡出现障碍，经常无法控制动作的速度和力量。病变晚期：患者身体僵直，运动迟缓和困难，舞蹈症加重，不能行走，不能说话，吞咽困难，精神、智能障碍，最后发展为痴呆。

9．胎儿成熟度检查 羊水（amniotic fluid）是胚胎发育期间羊膜腔中的液体。妊娠早期羊水主要是由母血浆通过胎膜进入羊膜腔的漏出液，其成分与母体血浆相似。妊娠中后期，随着胎儿器官的发育，羊水来源发生了改变，羊水的量和成分也发生了较大变化。因此羊水检查可用于了解胎儿成熟度。采集羊水观察其颜色有助于了解胎盘、胎儿情况。

在 B 超的引导下，由经验丰富的临床医生严格按照无菌操作要求采集羊水。晚孕期穿刺处，可选在先露前下方与耻骨联合之间，排空膀胱，把儿头上推，此处不易刺到胎盘。一般采集 20 ml 羊水放于无菌离心管内立即送检。胆红素测定标本，需采用棕色容器避光运送和保存。

【参考区间】

早期妊娠羊水无色或淡黄色，透明清晰，晚期妊娠羊水呈乳白色。

（1）脂肪细胞＞ 20%。

（2）卵磷脂 / 鞘磷脂（L/S）比值＞ 2，提示肺成熟。

（3）肌酐＞ 176.8 μmol/L 或葡萄糖＜ 0.56 mmol/L 提示胎儿肾成熟。

（4）胆红素＜ 1.71 nmol/L 提示胎儿肝成熟。

（5）淀粉酶＞ 120 U/L 提示胎儿唾液腺成熟。

【临床意义】

羊水颜色具有重要提示意义。黄绿色或深绿色羊水提示可能有胎儿窘迫现象，羊水内混有胎粪。棕红色或褐色羊水提示宫内陈旧性出血，可能胎死宫内。金黄色羊水提示羊水胆红素过高。黏稠拉丝羊水提示过期妊娠、胎盘功能减退。浑浊脓性或带臭味羊水提示宫内明显感染。

妊娠 32 周后，胎儿皮脂腺成熟，分泌的脂肪增多，羊水中脂肪细胞＞ 20% 表示胎儿皮脂腺成熟，＜ 10% 为未成熟。

通过直接或间接测定肺泡表面活性物质含量可反映肺成熟度，随着孕龄的增大，胎儿肺部的卵磷脂合成逐渐增加，在妊娠 35 ～ 37 周时达高峰，经呼吸道排入羊水的量增多，但羊水中的鞘磷脂在整个妊娠期内变化不大，故测定二者的比例有助于判断胎儿的肺成熟度：L/S ＞ 2.0 表明肺已成熟；L/S 为 1.0 ～ 1.9 时，肺成熟不够；L/S ＜ 1.0 时，表明肺未成熟，此时分娩可发生严重胎儿特发性呼吸窘迫综合征（idiopathic respiratory distress syndrome，IRDS）；L/S ＞ 4.0 表示过熟儿。

羊水中肌酐浓度受羊水量和胎儿肌肉发育程度的影响，孕妇血浆肌酐浓度会影响羊水肌酐浓度。妊娠中后期，由于胎儿肾发育和功能逐渐成熟，羊水中肌酐浓度逐渐增加，肌酐＞ 176.5 μmol/L 提示胎儿肾成熟，132.6 ～ 176.7 μmol/L 为可疑；＜ 134.2 μmol/L 时提示胎儿肾未成熟。羊水葡萄糖主要来自母体，部分来自胎儿尿。妊娠 23 周前随羊膜面积扩大，羊水葡萄糖逐渐增加，至 24 周达高峰，为 2.29 mmol/L 左右，以后随胎儿肾成熟，肾小管对葡萄糖重吸收增强，胎尿排糖量减少，加上胎儿盘通透明性随胎龄增加而降低，葡萄糖便逐渐减低，临产时可降到 0.40 mmol/L 以下。葡萄糖＜ 0.56 mmol/L，提示胎儿肾发育成熟；葡萄糖＞ 0.80 mmol/L 为不成熟。

胎儿肝成熟后处理间接胆红素能力增强，排入羊水中胆红素减少。如果孕妇本人有某种原因的溶血性贫血或严重肝功能不良时，也会致羊水的胆红素升高，应予以注意。

羊水淀粉酶主要来自胎儿胰腺和唾液腺，胰腺型同工酶自始至终变化不大，唾液腺型同工酶自妊娠 28 周左右开始增加较快，妊娠 36 周后其活性显著上升，因此测定羊水中淀粉酶含量，可作为判断胎儿成熟度的一个指标。

【应用评价】

孕妇怀孕不到 36 周，但母体或胎儿身体状况不允许继续妊娠时，需要进行胎儿成熟度的检查，以提高早产儿存活率。了解胎儿的成熟度后，可采取一些措施以改善胎儿的成熟情况，经检查测定确定胎儿确已提早成熟，可以进行引产。

三、新生儿遗传性疾病筛查

新生儿疾病筛查是指在新生儿群体中，用快速、敏感的实验室方法对新生儿的遗传代谢病、先天性内分泌异常以及某些危害严重的遗传性疾病进行筛查的总称，其目的是对那些患病

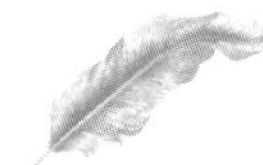

的新生儿在临床症状尚未表现之前或表现轻微时通过筛查，得以早期诊断、早期治疗，防止机体组织器官发生不可逆的损伤，避免患儿发生智力低下、严重的疾病或死亡。对于患病新生儿及时治疗，患儿一般能正常地生长发育。如苯丙酮尿症（phenylketonuria，PKU）采用低苯丙氨酸饮食疗法、先天性甲状腺功能减退症（congenital hypothyroidism，CH）采用左旋甲状腺素治疗、先天性肾上腺皮质增生症（congenital adrenal hyperplasia，CAH）可用皮质激素治疗。一般通过对遗传病的代谢产物进行检测或对致病基因进行筛查。

对于标本的采集，一般在婴儿出生 72 小时后，7 天之内，并充分哺乳；对于各种原因（早产儿、低体重儿、正在治疗疾病的新生儿、提前出院者等）未采血者，采血时间一般不超过出生后 20 天。按摩或热敷新生儿足跟，并用 75% 乙醇消毒皮肤。待乙醇完全挥发后，使用一次性采血针刺足跟内侧或外侧，深度小于 3 mm，用干棉球拭去第 1 滴血，从第 2 滴血开始取样。将滤纸片接触血滴，切勿触及足跟皮肤，使血液自然渗透至滤纸背面，避免重复滴血，至少采集 3 个血斑，且每个血斑直径大于 8 mm。手持消毒干棉球轻压采血部位止血。将血片悬空平置，自然晾干呈深褐色，避免阳光及紫外线照射、烘烤、挥发性化学物质等污染，及时将检查合格的滤纸干血片置于密封袋内，密闭保存在 2 ～ 8 ℃冰箱中，有条件者可在 0 ℃以下保存。所有血片应当按照血源性传染病标本对待，对特殊传染病标本，如艾滋病等应当作标识并单独包装。

1．先天性甲状腺功能减退症 胎儿甲状腺在妊娠 6 周时开始发育，妊娠 12 周时已能合成甲状腺素，出生时已具甲状腺功能。因甲状腺不发育、发育不全、异位或甲状腺激素合成障碍等原因可造成先天性甲状腺功能低下，是儿童时期常见的智残性疾病，早期无明显表现，后期可导致身材矮小、智力低下、生长发育迟缓及基础代谢低下，若能在新生儿期及时诊断、治疗，可避免不良结局。先天性甲状腺功能减退症表现为新生儿血中甲状腺素降低与促甲状腺激素升高。用标记免疫学方法测定新生儿血浆中的 TSH、T4。

【参考区间】

TSH 浓度临界值为 9 mU/L 全血（干血片法），阳性结果以临界值为基础，每个实验室应建立自己的参考范围和临界值。

【临床意义】

新生儿 TSH 浓度升高是原发性甲状腺功能低下最早的实验室指标。小于 9 mU/L 为正常，9 ～ 18 mU/L 为可疑区间，大于 18 mU/L 为甲状腺功能减退。结果大于 18 mU/L 时，再检测血清 T4、TSH 以确诊。这些数值仅适用于新生儿出生 3 ～ 6 天内采集足跟血样的干血片样品。采血应当在婴儿出生 72 小时后，避开生理性 TSH 上升期，减少筛查假阳性的机会，并可防止 TSH 上升延迟的患儿产生假阴性。

先天性甲低病人治疗越早，预后越佳，新生儿筛查的逐步开展使患儿有可能在出生后 1 ～ 3 周得到确诊和治疗。大多数早期治疗病例均可获得较高智商。若出生时即发现明显宫内甲低存在，如骨龄明显延迟、T4 水平极低、甲状腺缺如等，对智商影响具有高度危险性，遗留神经系统后遗症可能性较大。

2．苯丙酮尿症 苯丙酮尿症（phenylketonuria，PKU）是一种氨基酸代谢病，属常染色体隐性遗传病，体内苯丙氨酸代谢需要苯丙氨酸羟化酶及其辅酶四氢生物蝶呤的作用，将苯丙氨酸转化为酪氨酸以合成甲状腺素、黑色素等。本症为苯丙氨酸转化为酪氨酸的代谢障碍，可分经典型苯丙氨酸羟化酶缺乏和非经典型四氢生物蝶呤缺乏两大类，两者治疗方案不同。患儿主要临床特征为智力低下、精神神经症状、湿疹、皮肤抓痕征及色素脱失和鼠气味等、脑电图异常。如果能得到早期诊断和早期治疗，则前述临床表现可不发生，智力正常，脑电图异常也可得到恢复。

给患儿哺乳后，采集足跟末梢血，吸收于再生厚滤纸上，采用 Guthrie 细菌生长抑制试验半定量测定，其原理是苯丙氨酸能促进已被抑制的枯草杆菌重新生长，以生长圈的范围测定血中苯丙氨酸的含量，亦可在苯丙氨酸脱氢酶的作用下进行比色定量测定，其假阳性率较低。蛋白负荷的情况下，若苯丙氨酸转化为酪氨酸障碍，新生儿血液中的苯丙氨酸含量升高，筛查阳性。其测定常用荧光法。

【参考区间】

新生儿：12 ～ 34 mg/L。

【临床意义】

当苯丙氨酸含量＞ 4 mg/L 时，应复查或采静脉血定量测定苯丙氨酸和酪氨酸。患儿血浆苯丙氨酸 2 mg/L 以上，且血中酪氨酸正常或稍低。采血应当在婴儿出生 72 小时并充分哺乳后进行，否则在未哺乳、无蛋白负荷的情况下容易出现 PKU 筛查的假阴性。不能在 72 小时之后立即采血者，进行跟踪采血，最迟不应迟于出生后 20 天。

3．葡萄糖 -6- 磷酸脱氢酶缺乏症　红细胞葡萄糖 -6- 磷酸脱氢酶（G-6-PD）缺乏症是世界上最多见的红细胞酶病，本病有多种 G-6-PD 基因变异型，如伯氨喹型药物性溶血性贫血或蚕豆病、感染诱发的溶血、新生儿黄疸等。本病是由于调控 G-6-PD 的基因突变所致，呈 X 连锁不完全显性遗传。由于变异类型和（或）酶缺乏程度的不同可分为 5 种临床类型：蚕豆病、药物性溶血、新生儿黄疸、感染诱发的溶血、先天性非球性红细胞性贫血。定量测定全血（干血片）中的 G-6-PD 含量。

【参考区间】

＞ 2.2 U/g Hb。

【临床意义】

大于 2.2 U/g Hb 为正常，小于等于 2.2 U/g Hb 为缺乏。新生儿筛查样本需保存于 2 ～ 8 ℃，如保存于室温或保存期过长，血片标本中的 G-6-PD 活性会显著降低，因此标本送检后需尽快检测，否则 G-6-PD 活性丧失，结果会显示假阳性。

第三节　常见生殖系统疾病的实验诊断

女性生殖系统常见疾病有各种阴道炎、盆腔炎、宫颈癌、卵巢癌等。男性生殖系统常见疾病有尿道炎、前列腺炎、前列腺增生、前列腺癌、男性不育等。最常见的生殖系统疾病主要是炎症、肿瘤和不孕症。

一、生殖系统感染的实验诊断

（一）生殖系统感染的实验诊断策略

1．病原体引起生殖系统感染的病原体　如表 54-2 所示。

表 54-2　生殖系统感染常见的病原体

微生物大类	具体种类
细菌	需氧菌和兼性厌氧菌如大肠埃希菌、链球菌、葡萄球菌、淋病奈瑟菌、阴道加德纳菌等；厌氧菌如脆弱类杆菌、消化链球菌、消化球菌等
原虫	阴道毛滴虫和阿米巴原虫

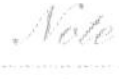

续表

微生物大类	具体种类
真菌	假丝酵母菌
病毒	单纯疱疹病毒、尖锐湿疣病毒
其他	沙眼衣原体、梅毒螺旋体、解脲支原体

2．传播途径 生殖系统感染可通过接触传播后沿黏膜上行感染，包括直接传播如经性交传播，间接传播如经公用浴具、衣裤被褥、坐式马桶、妇科检查用具等传播，也可通过血循环传播，如结核性盆腔炎。还可通过邻近器官蔓延，如阑尾炎可引起输卵管炎。

3．实验室诊断策略

（1）首先进行阴道分泌物常规检查，清洁度常为Ⅲ或Ⅳ度，WBC 明显增多。

（2）通过直接或间接方法检测到病原体即可确诊。常采集相应部位分泌物通过以下方法检测病原微生物的感染：①直接涂片镜检，不染色或染色（革兰氏染色、抗酸染色或 Giemsa 染色）查找病原体或包涵体，如阴道毛滴虫、白念珠菌、淋病奈瑟菌、结核分枝杆菌、沙眼衣原体包涵体等；②生化检查，如唾液酸苷酶阳性，常提示阴道加德纳菌和厌氧菌感染；③检测病原体特异性抗原如阴道毛滴虫、白念珠菌，或检测血清中特异性抗体，如梅毒螺旋体、单纯疱疹病毒等；④进行病原体分离培养，如淋病奈瑟菌、结核分枝杆菌、沙眼衣原体、解脲支原体等；⑤分子生物学方法直接检测病原体核酸和分型，如淋病奈瑟菌、人乳头瘤病毒等。

（二）生殖系统感染的实验诊断

1．滴虫阴道炎（trichomonal vaginitis，TV） 是由阴道毛滴虫引起的一种阴道炎，是常见妇科炎症。阴道毛滴虫是一种厌氧性寄生虫，呈梨形，为多核白细胞的 2 ～ 3 倍大小。其体部有波动膜，顶端有 4 根鞭毛，鞭毛随波动膜的波动而摆动。滴虫适宜在 pH 5.5 ～ 6.0 的环境中繁殖。

滴虫阴道炎的主要症状是白带增多，呈稀薄的泡沫状，外阴瘙痒，可伴有烧灼感、疼痛和性交痛，如伴尿道感染时，有尿频、尿急、尿痛或血尿。体格检查时发现阴道黏膜明显充血，并有出血点，阴道内有大量白带，呈黄白色、灰黄色稀薄泡沫样液体或为黄绿色脓性分泌物。

取阴道分泌物盐水涂片，先做清洁度检查，然后直接查找滴虫，或者革兰氏染色后查找虫体，在有症状患者中阳性率可达 80% ～ 90%。对于轻症或慢性患者，可用培养法查找虫体以提高阳性率。阴道分泌物清洁度Ⅲ或Ⅳ度，检查到阴道毛滴虫，即可确诊。

取分泌物检查前 24 ～ 48 h 避免性交、阴道灌洗或局部用药，取分泌物时窥阴器不涂润滑剂，分泌物取出后及时送检并注意保暖，以免滴虫活力减弱影响辨认。

2．外阴阴道假丝酵母菌病（vulvovaginal candidiasis，VVC） 也称念珠菌阴道炎或真菌性阴道炎，是由假丝酵母菌引起的常见的妇科感染性疾病。引起人类假丝酵母菌病的假丝酵母菌有 200 多种，其中 80% ～ 90% 为白假丝酵母菌，10% ～ 20% 为光滑假丝酵母菌、平滑假丝酵母菌及热带假丝酵母菌。白假丝酵母菌为卵圆形，有芽生孢子以及细胞发芽伸长而形成的假菌丝，假菌丝与孢子相连成链状或分枝状。该菌为条件致病菌，只有在全身及阴道局部免疫力下降，此菌大量繁殖，并转为菌丝状时，才引起阴道炎症状。

该病临床主要表现为外阴奇痒，白带增多，还可有尿频、尿痛及性交痛。典型白带呈豆渣样或凝乳块样。检查时可见小阴唇内侧和阴道黏膜上有白色膜状物附着，擦去后可见黏膜红肿，有浅表糜烂或溃疡。

取阴道分泌物盐水涂片，先做清洁度检查，然后直接查找病原体，或者革兰氏染色后查找病原体，阳性率 70% ~ 80%。有症状而多次检查为阴性者，可采用培养法以提高检出率，同时做药敏试验。阴道分泌物清洁度Ⅲ或Ⅳ度，检查到假丝酵母菌即可确诊。

假丝酵母菌适宜在酸性环境生长，因此 pH 测定有重要鉴别诊断意义。如果 pH < 4.5，可能为单纯假丝酵母菌感染；如果 pH > 4.5 且涂片中有多量白细胞，提示可能存在与其他细菌的混合感染。

3．细菌性阴道病（bacterial vaginosis，BV） 细菌性阴道病的发生是由于阴道菌群失调，乳酸杆菌减少而导致其他病原如加德纳菌、各种厌氧菌、弯曲弧菌等的大量繁殖所致，BV 实际上是以加德纳菌为主的一种混合感染。厌氧菌可产生大量的胺类物质，造成阴道分泌物的特殊气味和 pH 的升高。

有 10% ~ 50% 的患者无任何症状。有症状者多诉白带增多，有味，可伴有轻度的外阴瘙痒或烧灼感。检查时见均匀一致的稀薄白带，量较多，阴道黏膜无红肿或充血等炎症表现。

①取阴道分泌物进行 pH 测定、胺试验检查和唾液酸苷酶检查。②阴道分泌物涂片经革兰氏染色后油镜下查找染色不定的短小杆菌和线索细胞。③进行加德纳菌的分离培养。

Amsel 标准为公认的细菌性阴道病临床诊断标准：下列 4 项中 3 项阳性即可诊断。

（1）均匀、稀薄、白色的阴道分泌物。

（2）阴道分泌物 pH > 4.5（pH 通常为 4.7 ~ 5.7）。

（3）胺试验阳性取阴道分泌物少许放在玻片上，加 10% KOH 1 ~ 2 滴，产生一种鱼腥臭味，这是由于胺遇碱释放氨所致。

（4）涂片可见线索细胞。女性生殖系统感染最常见的是外阴阴道炎，其诊断主要依据阴道分泌物检查，几种常见阴道炎的实验室检查及结果见表 54-3。

表 54-3　常见阴道炎实验室检查特点

疾病名称	颜色与性状	清洁度	WBC	pH	胺试验	唾液酸苷酶	病原体检查
滴虫阴道炎（TV）	黄色或黄绿色，泡沫状，有臭味	Ⅲ或Ⅳ	多量	> 5.0	阴性	阴性	阴道毛滴虫
外阴阴道假丝酵母菌病（VVC）	白色稠厚，凝乳状或豆渣样	Ⅰ或Ⅳ	少量	< 4.5	阴性	阴性	假丝酵母菌（芽生孢子、假菌丝）
细菌性阴道病（BV）	量多，灰白色，均匀，稀薄，有鱼腥味	Ⅲ或Ⅳ	极少	> 4.5	阳性	阳性	G^- 或 G^+ 短小杆菌或球杆菌，见线索细胞

4．前列腺炎 前列腺炎是多种复杂原因和诱因引起的前列腺炎症，是成年男性的常见病之一，约占门诊病例的 50%。

该病以尿道刺激症状和慢性盆腔疼痛为主要临床表现，可出现会阴、耻骨上区、腹股沟区、生殖器疼痛不适；尿道症状为排尿时有烧灼感、尿急、尿频、排尿疼痛，可伴有排尿终末血尿或尿道脓性分泌物；急性感染可伴有恶寒、发热、乏力等全身症状。

（1）传统的分类方法：急性细菌性前列腺炎（acute bacterial prostatitis，ABP）、慢性细菌性前列腺炎（chronic bacterial prostatitis，CBP）、慢性非细菌性前列腺炎（chronic nonbacterial prostatitis，CNP）、前列腺痛（prostatodynia，PD）。

（2）新的分类方法［1995 年美国国立卫生研究院（NIH）］

Ⅰ型：相当于传统分类方法中的 ABP。

Ⅱ型：相当于传统分类方法中的 CBP，占慢性前列腺炎的 5% ~ 8%。

Ⅲ型：慢性前列腺炎 / 慢性骨盆疼痛综合征，相当于传统分类方法中的 CNP 和 PD 是前列腺炎中最常见的类型，占慢性前列腺炎的 90% 以上。

Ⅳ型：无症状性前列腺炎。无主观症状，仅在做有关前列腺方面的检查时发现炎症证据。

【实验诊断】

（1）前列腺液常规检查：正常前列腺液中白细胞＜ 10/HP，卵磷脂小体均匀分布于整个视野，pH 6.3 ～ 6.5，红细胞和上皮细胞不存在或偶见。当白细胞＞ 10/HP，卵磷脂小体数量减少，有诊断意义。

（2）精液检查：前列腺炎患者可出现精液质量异常，血精、精液不液化、白细胞增多、精子质量下降。

（3）尿液分析：尿液分析可排除尿路感染，是诊断前列腺炎的辅助方法。

（4）细菌学检查：①Ⅰ型：应进行中段尿的染色镜检、细菌培养与药敏试验，以及血培养与药敏试验。②慢性前列腺炎（Ⅱ型和Ⅲ型）：推荐“两杯法”或“四杯法”病原体定位试验。

（5）其他病原体检查：包括沙眼衣原体和支原体检查，找到病原体有助于确诊。

二、不孕症的实验诊断

（一）不孕症的实验诊断策略

不孕症指夫妇婚后同居 2 年以上，性生活正常且未采取避孕措施而没有成功妊娠者，包括男性不育和女性不孕。不孕症的原因很多，其中单纯女方因素约为 45%，单纯男方因素约为 45%，男女共有因素约 10%。女性不孕主要以排卵障碍和输卵管因素为主，男性不育主要是生精异常及排精障碍。通过男女双方全面检查找出病因，是不孕症的诊治关键。

正常妊娠需要男女双方同时具备一系列条件，见表 54-4。因此不孕症实验室检查主要从以下几方面进行：女性激素动态检测、阴道分泌物检查、精液常规和特殊检查、男性激素测定、抗精子抗体、夫妇双方染色体分析和基因分析等。

表 54-4 正常妊娠需要具备的条件

女性须具备的条件	男性须具备的条件
1．下丘脑、垂体、卵巢轴功能正常，卵子能正常发育成熟、排卵以及黄体功能健全	1．下丘脑、垂体、睾丸轴功能正常，精子能正常发育成熟
2．生殖系统发育正常、通畅，性生活正常，输卵管功能良好，可拾捡卵子，使之进入输卵管，并在壶腹部与精子相遇、受精，受精卵能移行至子宫腔	2．生殖系统发育及功能正常，性交功能正常，能正常射精，精子能正常到达阴道，穿过宫颈管，到达输卵管与卵子受精
3．子宫内膜有与内分泌同步、协调的周期性改变，适合于胚胎着床、发育	

（二）不孕症的实验诊断特点

1．男性不育症

（1）精液常规检验：精液常规检查是首先要检查的项目，如果精液检查结果异常，应具体分析可能原因再作进一步检查。精液量过多过少，精子数量减少或质量不高（活力和存活率）均不利于生育。没有精液（不射精或逆行射精）称为无精液症；射出精液中无精子称为无精子症；前向运动（PR）精子的百分率低于参考区间下限，为弱精子症，精子的总数（精子密度）

低于参考区间下限，称为少精子症；正常形态精子的百分率低于参考低值称为畸精子症。红细胞、白细胞增多提示有炎症、结核或肿瘤；如有精子凝集现象，提示可能有抗精子抗体存在；精液不液化提示有前列腺炎。精液常规参考区间及临床意义详见本章第一节精液常规检查部分。

（2）精液特殊检查

1）精浆生物化学检查：乳酸脱氢酶同工酶 X 是精子能量代谢所必需的特异酶，与精子的生成和代谢有密切关系，降低可引起精子数量减少或无精子症。果糖是精子能量的主要来源，精浆果糖浓度减低将使精子活力减弱，致孕力降低。酸性磷酸酶降低精子活力也会减弱。精浆锌降低可影响垂体分泌促性腺激素，睾丸萎缩，精子数目减少，死精子增多。

2）抗精子抗体：也可以检查血液中的抗精子抗体，如为阳性，则是男性不育的原因。

3）精子功能试验：精子低渗膨胀试验、性交后试验、精子顶体反应等，如果异常，提示精子和卵子的结合障碍。

4）精液的微生物学检查对精液涂片、染色、分离培养，培养阳性者加做药敏试验，有助于明确不孕症的病因及指导治疗。

（3）前列腺液检查：如果见成堆的白细胞或脓细胞（一般＞ 10/HPF）及少量红细胞，卵磷脂小体显著减少且有成堆的倾向，提示为前列腺炎。此时患者精液液化不全或不液化，是不孕的常见原因之一。

（4）内分泌激素检查：催乳素（prolactin，PRL）增高、雄激素（androgen，A）降低或雄激素受体（androgen receptor，AR）异常、黄体生成素（luteinizing hormone，LH）降低、尿促卵泡素（follicle stimulating hormone，FSH）降低均可使精子的数量和质量下降。检测其他内分泌激素排除影响生育的甲状腺和肾上腺疾病。

（5）染色体分析和基因分析：Y 染色体的微缺失是引起男性不育的主要原因之一，无精子因子 *AZF* 基因的缺失可致无精子症。研究表明，精子 DNA 损伤是具有正常形态精子致孕成功的主要障碍，因此对于精子形态正常而不孕者可进行精子 DNA 完整性检查。

注意事项：以上检查结果只有某一项异常或同时出现几项异常均可能是导致不孕的因素。

2．女性不孕症

（1）生殖系统炎症和肿瘤的检查：阴道分泌物常规检查及脱落细胞检查，有助于发现生殖系统的炎症和肿瘤。炎症和肿瘤会影响精子的活力与寿命，影响受精和着床。

（2）卵巢功能检查

1）内分泌激素检查：测定月经 2 ～ 4 天的 FSH、LH、雌二醇（E_2）和排卵后 5 ～ 7 天的孕酮（P）等，可了解卵巢排卵情况及黄体功能。FSH、LH 和 E_2 都低伴闭经，见于下丘脑和垂体功能减退；LH 增高，FSH 正常或略高，LH/FSH 增高，常见于多囊卵巢综合征，多囊卵巢综合征约占无排卵性不孕的 70%。

2）子宫颈黏液检查：子宫颈黏液受卵巢雌激素和孕激素的影响而周期性变化，排卵前宫颈黏液稀薄，呈清亮蛋清样，有利于精子穿过。

（3）性交后试验：是检测精子对宫颈黏液穿透性和相容性的试验。于近排卵期性交后仰卧 30 分钟，在 2 ～ 6 小时内取宫颈黏液和后穹窿黏液检查，正常情况下每高倍镜视野下可见 10 个以上活动精子。

（4）免疫学因素的检查：若女性血清中存在抗精子抗体、抗子宫内膜抗体、抗卵巢抗体、抗透明带抗体、抗心磷脂抗体、抗绒毛膜促性腺激素抗体等，均会影响精子与卵子的结合以及受精卵着床。

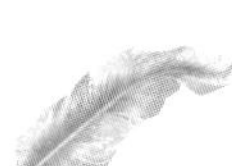

（5）全身性疾病的检查：高泌乳素血症、甲亢、肾上腺皮质功能亢进患者生殖能力下降。如怀疑有甲状腺、垂体和肾上腺疾病，需检测相关的激素水平，如血 T_3、T_4、TSH、尿 17- 羟

Note

皮质类固醇、17- 酮皮质类固醇、血皮质醇、血泌乳素等的测定。

(6) 染色体核型分析和基因分析

1) 性染色体数目异常、染色体结构异常：均可导致不孕或流产，如 X 三体和 X 单体。

2) 单基因疾病：可发生在下丘脑 - 垂体 - 性腺轴的不同水平，可能影响性别决定、发育、性腺功能（包括激素合成及生育），如 KALI、NROB1、LEP 及 LEPR、GnRH 受体、促性腺激素、抑制素等基因突变。

3) 多基因遗传病：主要有多囊卵巢综合征、子宫内膜异位症等，CYP11、CYP17、CYP19、PPA、雄激素受体、性激素受体等基因可发生突变。

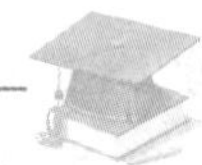

知识拓展

人工授精

英国生理学家罗伯特·爱德华兹于 20 世纪 50 年代开始研究人工授精技术（IVF，又称试管婴儿技术），并运用这种技术解决不孕不育症。1978 年 7 月 25 日，在他的诊所诞生了第一个“试管婴儿”。在罗伯特·爱德华兹的引领下，IVF 疗法的研究获得了许多重要发现，他也因此获得 2010 年诺贝尔生理学或医学奖。

（杨金玲）

第五十五章

感染性疾病的实验诊断

第五十五章数字资源

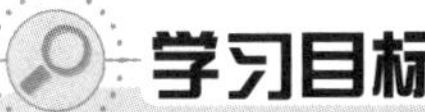

1. 知识：阐述标本的采集运送、质量评估与检查方法，描述细菌、病毒、真菌、其他病原体感染的实验诊断，陈述性传播疾病、新发传染病的实验诊断及医院感染监测。

2. 能力：依据临床常见感染性疾病的快速、准确的病原学诊断方法，正确分析检验结果，做出正确的临床实验诊断。

3. 素养：重视传统感染性疾病的检测手段，结合新型检测技术手段，提高感染性疾病的临床诊断率。

案例 55-1

患者，男，67 岁，低热 10 余天，体温 37.4 ℃左右，伴明显乏力，无咳嗽、咳痰、咯血，无咽痛及流涕，既往糖尿病病史 2 年，否认高血压、心脏病等病史。

查体：T 37.4 ℃，P 84 次 / 分，R 16 次 / 分，BP 132/80 mmHg，一般状态可，神清语明，呼吸平稳，睑结膜苍白，口唇无发绀，浅表淋巴结无肿大，周身未见皮疹，双肺听诊呼吸音清，未闻及干湿啰音，心律齐，未闻及病理性杂音，腹软，无压痛，未触及肝脾，肝区及肾区无叩击痛，双下肢无水肿。

血常规：WBC 4.77×10^9/L，N 54.9%，L 29.6%，RBC 3.75×10^{12}/L，Hb 115 g/L，PLT 185×10^9/L。

肺 CT：双肺内见支气管扩张，壁增厚，周围见树芽征。

请回答：

1. 患者的初步诊断及诊断依据是什么？应进一步做哪些辅助检查？

2. 患者抗炎治疗效果不明显，仍持续低热、乏力，患者痰细菌、真菌培养均阴性，痰抗酸杆菌涂片连续 3 次阴性，为明确致病菌，患者应做哪些检查？

3. 患者的最终诊断是什么？

感染性疾病（infectious diseases）是临床高发疾病，人体的组织、器官都可能因病原体的入侵而感染。例如严重急性呼吸综合征（severe acute respiratory syndrome，SARS）的病原体

新型冠状病毒的出现导致了世界范围内 SARS 的暴发，在 2002 年 11 月 1 日—2003 年 12 月 31 日导致 8096 人感染，774 人死亡（病死率为 9.6%）2019 年末出现的另一种新型冠状病毒（SARS-CoV-2，COVID-19）更是引起了持续性全球健康危机；世界范围内禽流感的多次暴发流行也在财力、物力、人力方面造成了巨大的损失。随着抗生素的滥用，多重耐药病原体感染率出现上升趋势，如耐万古霉素肠球菌（VRE）、耐甲氧西林葡萄球菌（MRS）等的出现，给临床医疗造成了极大困扰。对感染性疾病控制的局面日益严峻，感染性疾病的实验诊断，尤其是新型诊断技术如分子生物学诊断的快速应用为其治疗与防控提供了有效的指导。

第一节 标本的采集运送、质量评估与检查方法

一、标本的采集运送

标本的采集、运送与储存直接关系到实验结果的准确性及可靠性，任何一个环节的错误都可能会影响最终的检测结果，从而误导临床对疾病的诊断和治疗。标本采集后需置于无菌或卫生的容器中，避免标本污染和接触消毒剂或抗菌药物，并及时送往相应实验室进行检验。

（一）血液

血液标本的采集通常在无菌条件下行肘静脉穿刺，疑似细菌性心内膜炎时，以肘动脉或股动脉采血为宜。24 小时内分别在不同部位采集血液标本 3 次，成人每次 10 ～ 20 ml，婴儿和儿童 1 ～ 5 ml，可提高血培养的阳性检出率。疑似菌血症、败血症及脓毒血症患者的标本一般在使用抗菌药物之前或体温上升期进行采集（或者发热前 2 h 进行采集），已行药物治疗的患者在下次用药前进行标本的采集。根据不同情况及要求，选择合适类型的培养瓶并做好标注，每份标本均应行需氧菌及厌氧菌的培养。

（二）粪便

粪便采集应尽可能在发病急性期和抗生素治疗前进行，以提高致病菌的检出率。粪便或直肠肛拭子标本置于无菌容器后立即送检。根据所需培养的细菌种类的不同选用不同的培养液（如含有副溶血弧菌的粪便标本应储存于碱性蛋白胨水或卡 - 布培养液中送检），含厌氧菌的标本尽量避免接触空气。一般每天采集 1 份标本，连续 3 天，共采集 3 份标本。粪便培养需连续 3 次的细菌培养结果阴性才可认定为可以出院，以确保患者不会成为带菌者。

（三）尿液

尿液采集过程中需注意无菌操作，并避免消毒剂污染标本。男性尿液标本采集时应清洗阴茎头后留取中段尿液，女性尿液标本的采集需先用聚维酮碘或肥皂水清洗后留取中段尿液于无菌容器中。对于排尿困难的患者可行导尿，导尿管插入后弃去 15 ml 尿液后再留取标本。对于厌氧菌的培养，应采用膀胱穿刺法收集，储存于无菌厌氧小瓶内送检。

（四）脑脊液及其他无菌体液

脑脊液中的病原体易产生自溶酶和对外环境抵抗力弱，对寒冷和干燥均非常敏感，标本放置时间延长易导致病原体死亡，这就要求采集后需立即保温送检或于床边直接进行病原菌的接种。感染患者的腹膜透析液标本或胸腹水标本等因含菌量非常低，需至少采集 50 ml，或离心、

过滤、浓缩后再接种培养。

（五）呼吸道标本

符合标准的痰标本应满足：低倍镜视野下，鳞状上皮细胞≤10个且白细胞≥25个。鼻病毒、呼吸道合胞病毒、肺炎衣原体、溶血性链球菌等的病原学诊断应采用鼻咽拭子或鼻咽洗液。真菌培养需同时行普通细菌培养和标本的涂片染色。肺泡灌洗液标本按操作规程，以支气管镜向局部肺泡内注入无菌生理盐水，负压回收灌洗液于灭菌容器内送检。

微整合

临床应用

支气管肺泡灌洗

支气管肺泡灌洗是指通过支气管镜向支气管肺泡内注入生理盐水并进行抽吸，收集肺泡表面液体（诊断性）及清除充填于肺泡内的物质（治疗性），进行炎症与免疫细胞及可溶性物质的检查，达到明确诊断和治疗目的的技术。

适应证：

1. 肺部感染，特别是免疫受损患者肺部机会性感染的病原体诊断。
2. 肺部不明原因的阴影、疑似肺部感染或需与其他疾病鉴别。

禁忌证：

1. 严重通气和（或）换气功能障碍，且未采用呼吸支持。
2. 新近发生的急性冠状动脉综合征、未控制的高血压、恶性心律失常。
3. 主动脉瘤和食管静脉曲张有破裂危险。
4. 不能纠正的出血倾向，如严重的凝血功能障碍、大咯血或消化道大出血等。
5. 多发性肺大疱有破裂危险、严重消耗性疾病或各种原因导致的患者不能配合。

（六）生殖道标本

生殖道标本需根据检查项目及疾病的不同选择采集不同的标本，如性传播疾病，常取外阴糜烂病灶边缘的分泌物、宫颈口分泌物、尿道口分泌物、前列腺液等，盆腔脓肿患者于直肠子宫陷凹处穿刺取脓，生殖道疱疹患者在疱疹处穿刺采集疱疹液。怀疑含淋病奈瑟菌的标本需保温送检，其他标本采集后于4 ℃储存，若标本留存超过24小时，应将标本冻存于–70 ℃。

（七）创伤、组织及脓肿标本

采集标本前应先清除污物，并以酒精或碘酊消毒皮肤，以确保没有污染菌混入标本影响结果，如标本较小，可加入无菌等渗盐水防止标本干燥。对较大面积的创伤，应从伤口多部位采集多份标本。对于封闭性脓肿，以干燥无菌注射器穿刺抽取；对开放性脓肿可采用无菌棉拭子在化脓组织与正常组织交界处采取脓液。考虑厌氧菌感染者，标本接触空气可导致厌氧菌死亡，故采集标本后应立即排尽注射器内空气，并将针头插入无菌橡皮塞（隔绝空气）后送检。

（八）血清

将采集的血清在56 ℃加热30 min灭活补体后保存于–20 ℃条件下。

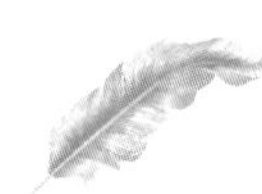

二、标本的实验室质量评估

检验结果的准确性与送检标本质量密切相关，包括标本的相关信息、采集、保存和运送方式等。

1．保证存放标本的容器完整，如有破损、渗漏等情况应重新送检，并对标本相关信息进行标注，如患者姓名、性别、年龄、临床诊断、标本检验项目、采集日期等，必要时应对患者治疗情况进行简要说明。

2．标本采集后应尽快送检，一般不超2小时，超过规定时间的标本应重新留取。一般细菌学检验的标本存放时间不超过24小时，病毒学检测的标本可在4 ℃下存放2～3天。当需要对厌氧菌及一些对环境温度等敏感的病原体进行检测时，需注意这些标本储存及运送的特殊之处，严格送检。

3．标本量不够可导致检测结果呈假阴性，因此应尽量避免标本量不足。留取标本过程中注意标本不被污染。如果标本比较珍贵、无法再次采集，需告知检验科，即使标本质量不符合要求，也必须予以检测。

4．除血培养外，避免同一天重复送检相同标本的相同实验室检测。易引起广泛流行的烈性传染病标本要有完善的防护措施，严格按相关规定进行采集、运送及储存，且要具有详细的采样及送检记录，并由专人送检。

三、标本的检查方法

对病原体的检查方法主要包括以下几类。

（一）涂片显微镜检验

主要包括染色显微镜检查、不染色显微镜检查、荧光显微镜检查和免疫电镜检查。①染色显微镜检查：是将标本直接涂片，或将离心浓缩后的富含病原菌的涂片干燥，固定后染色，在光学显微镜下观察细菌的形态、特殊结构或宿主细胞包涵体的特性等；②不染色显微镜检查：是指在不染色的情况下，将涂片置于暗视野显微镜或相差显微镜下观察病原菌的形态、生长、运动方式等；③荧光显微镜检查：用于直接检出经荧光染色后标本中的病原微生物，如麻风分枝杆菌等；④免疫电镜检查：虽不常规用于临床，但对某些病毒感染具有确诊的价值，例如婴幼儿胃肠炎腹泻粪便标本中查见车轮状的双层衣壳病毒颗粒，即可诊断为轮状病毒引起的胃肠炎。

（二）病原体的分离培养和鉴定

1．细菌感染性疾病病原体的分离培养 细菌感染性疾病病原体的分离培养是微生物学检验中确诊的关键步骤。根据临床症状、体征和镜下检查特征作出病原学初步诊断，选用最合适的培养方法，主要是选择适当的培养基、接种前的标本处理和确定孵育条件，然后根据菌落性状（大小、色泽、气味、边缘、光滑度、色素、溶血情况等）和细菌的形态、染色性，检测细菌生化反应结果和血清学实验、动物接种实验（白喉棒状杆菌），对分离菌作出鉴定，也可借助于微量鉴定系统快速简便地鉴定分离菌。在鉴定细菌的同时，需作抗生素药物敏感试验。

2．不能人工培养的感染性疾病病原体 需要将病原体接种于鸡胚、易感动物或进行细胞培养。①接种于易感动物的病原体可根据动物的感染范围、发病情况、潜伏期等判断；②接种于鸡胚的病原体则可根据其接种后所形成的病灶的特性、不同接种途径的敏感性等对病原体作出初步诊断；③通过细胞培养的病原体，可根据红细胞的吸附干扰现象、细胞病变的特性、血凝性质等缩小鉴定范围，再用血清学的方法作出鉴定。

（三）病原体特异性抗原的检测

运用酶联免疫技术、免疫荧光技术、化学发光技术、免疫电泳技术等检测标本中病原体抗原或患者血清及其他体液中的待测抗体，这些技术诊断价值的大小因病原体的不同而异。标本中如果存在较多的寄居微生物，可因交叉抗原的存在而难以确诊，但对无菌血液、体液标本检测出的特异性病原体抗原具有诊断意义。从标本中直接检测出病原体的抗原，具有较高的敏感性，临床上有助于感染性疾病的早期快速诊断，尤其有助于应用抗生素治疗前显微镜检查及病原体培养均为阴性的标本的诊断。

（四）病原体核酸的检测

病原体感染的分子诊断适用于目前尚不能或很难分离培养的微生物或者是检测核酸变异的病原微生物。核酸检测技术包括聚合酶链反应（polymerase chain reaction，PCR）、核酸探针杂交技术和实时荧光定量 PCR 技术等。PCR 技术是一种 DNA 聚合酶介导的体外基因扩增技术，利用一系列的循环反应，对基因组的 DNA 信号进行放大，并将扩增的 DNA 片段进行鉴定以检测出目的基因。该技术可检测极微量的微生物 DNA，具有极高的特异性和敏感性。核酸探针杂交技术可检测标本中的细菌或病毒，但敏感性不高，目前采用将 PCR 技术和核酸探针杂交技术相结合的方法明显提高了检测的特异性与灵敏度。实时荧光定量 PCR 技术是一种通过荧光检测系统监测荧光累积强度而判断核酸定量的技术，具有操作简单、线性关系好、特异性高、灵敏度好等优点，目前已用于临床上多种病原体的快速检测。病原微生物宏基因组二代测序技术（mNGS）是借助二代测序平台快速测序获得样品中的核算序列，并进一步与各个物种的基因组序列对比，从而得知样品中微生物的种类和比例的技术。mNGS 具有检测全面、准确率高、敏感度高和时间短的优势。鉴定样品中病原微生物时，mNGS 可以补充或替代传统的生化、免疫和培养方法，更快、更加准确地取得结果。更重要的是，传统方法在应对少见、罕见感染，新发性感染时常常束手无策，mNGS 通过检测样品中全微生物物种，从而找出潜在的致病微生物，指导用药。

（五）血清学实验

病原体感染人体后在体内产生特异性抗体，这种抗体在人体内可以维持一段时间，通过病原体抗原检测患者血清中相应的抗体来对感染性疾病作出诊断，这种诊断方法即血清学诊断。抗体最早可在感染后 4 ～ 5 天被检出，一般在感染后 2 周效价逐渐增高，因此血清学诊断不适合用作早期诊断。血清学诊断一般需要 2 ～ 3 份血清标本（分别在病程早期及晚期采集）进行动态检测，若抗体效价在 4 倍以上且不断增长，则有现症诊断价值。常用的血清学诊断方法包括补体结合试验、凝集试验、沉淀试验、酶联免疫吸附试验、免疫荧光技术等，常用特异性、预测性、敏感性等指标。

（六）细菌毒素检测

细菌毒素检测包括外毒素检测和内毒素检测。外毒素检测的方法主要包括免疫血清法、生物学法、分子生物学方法等。其中免疫血清法灵敏度高且方便快速，常用作进行大样品量筛选。内毒素是在细菌死亡或者自溶后释放出来的革兰氏阴性菌细胞壁上的一种脂多糖和蛋白的

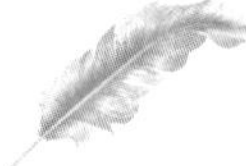

复合物。目前对内毒素进行检测的常用方法是鲎试验，广泛运用于患者血液、尿液及脑脊液标本中革兰氏阴性菌感染的快速诊断，敏感性达到 5 ～ 0.5 μg/L。

第二节　细菌感染的实验诊断

一、涂片显微镜检验

将临床标本涂片染色后或直接湿片镜检，根据镜下的形态学特性初步推断病原菌的种类，为临床诊断及治疗提供依据。

（一）涂片不染色标本的显微镜检查

涂片不染色标本的显微镜检查是指在不经染色的状态下采用压滴法、悬滴法或是湿式涂片直接置于普通光学显微镜下（特殊情况下使用暗视野显微镜或相差显微镜）进行生物学检测。

【结果报告】

可见可疑病原菌的种类，如粪便标本直接悬滴暗视野检查找到动力阳性菌。

【临床意义】

为临床诊断及治疗提供依据，为临床标本的进一步检测提供基本思路。如米泔水样便标本中观察到细菌穿梭样运动且制动试验阳性，为霍乱弧菌的特征，临床需对该可疑患者采取相应的治疗和隔离措施。

【应用评价】

涂片不染色标本的显微镜检查一般用于观察细菌的动力及运动情况，但不能清楚地看到细菌的形态及结构特征，比较适合于有特殊形态结构如荚膜或特殊运动方式等的微生物的检测。临床需根据检查项目及要求的不同选用不同的检测方法，如观察尿液标本有无细菌最好选用相差显微镜，观察细菌动力最好选用暗视野显微镜等。

（二）涂片染色标本的显微镜检查

细菌通常为无色半透明体，经染色后与周围环境在颜色上形成鲜明对比，故能清晰观察其形态、大小、排列方式和某些特殊结构，常用的涂片染色方法包括革兰氏染色（Gram stain）、抗酸染色（acid-fast stain）、荧光染色（fluorescence stain）、负染色、特殊染色，从而初步推断病原体的种类，并界定感染及严重程度。

【结果报告】

直接报告涂片中所见的病原体是革兰氏阳性和（或）革兰氏阴性球菌、杆菌或其他及其特点，如痰涂片标本革兰氏染色后找到革兰氏阳性双球菌，成双排列。

【临床意义】

1．涂片染色镜检能及时快速地发现标本中的病原菌，并根据其形态学特点为临床初步诊断及治疗提供依据。如痰涂片革兰氏染色找到革兰氏阳性双球菌，成双排列可疑为肺炎双球菌。

2．涂片染色镜检可评价标本的状况，如阴道分泌物涂片染色镜检，可根据低倍镜下白细胞与上皮细胞的比例来判断病原体与人体细胞间的相互作用及炎症状态、标本是否合格等情况。

【应用评价】

1．根据标本类型及检验目的的不同，选用不同的染色方法，普通细菌涂片染色多采用革兰氏染色；而临床怀疑结核时则选用抗酸染色；涂片镜检对一些感染性疾病有确诊价值，例如痰涂片查见抗酸杆菌等。

2．涂片染色的阳性率较低，且检测方式单一，可通过离心浓缩、荧光染色等提高阳性率，或与其他检测方法如抗原抗体反应、生化反应等配合使用，以提高检测的敏感度与准确性。

二、分离培养与鉴定

临床标本中，细菌通过合适的培养基增菌或直接分离培养后获得单一菌落（colony），再通过形态学、免疫学反应，采用手工或者全自动细菌分析仪等方法对其种属进行鉴定。

（一）分离培养

1．增菌培养 为了避免一些含菌量较少的标本（如血液、脑脊液等）直接在固体培养基上培养，出现无菌生长或只生长 1 ～ 2 个菌落，从而难以判断是污染菌还是感染菌，可采用增菌培养的方式。故此类含菌量较少的标本不仅需要直接接种在固体培养基上，还需要根据培养目标选择接种在选择性增菌培养基或非选择性增菌培养基中进行增菌培养。血液、胸腹水、脑脊液、关节液等无菌体液及腹膜透析液、闭合性脓液等，以及特殊标本包括粪便（霍乱弧菌增菌）等均需增菌培养。

【结果报告】

（1）无细菌生长时报告无菌生长。

（2）有正常菌群生长时报告无致病菌生长。

（3）有细菌生长时，通过形态学、免疫学反应，采用手工或者全自动细菌分析仪等方法鉴定结果为最终报告。

【临床意义】

增菌培养可提高病原菌的阳性检出率，为进一步分离致病菌提供了保证。

【应用评价】

血液标本的增菌培养一般需要 5 ～ 7 天，血培养的阳性率与采血量在一定范围内成正相关。特殊情况如结核分枝杆菌的培养需延长培养时间。

2．分离培养 对混有多种细菌的临床标本，为获得单一致病菌进行鉴定，可通过分区划线等方法接种到固体培养基表面，一般在 35 ℃温箱培养 18 ～ 24 h 后可形成单个菌落，其优势为可得到遗传背景近乎相同的纯菌。

【结果报告】

根据菌落生物学性状初步报告病原菌的种类。

【临床意义】

（1）为进一步的检查提供信息，比如有利于判断标本污染情况，可提供鉴定用纯菌等。

（2）可定量或半定量，如尿液、痰液等标本的细菌计数。

【应用评价】

临床根据标本、培养物以及培养目的的不同选用不同的分离培养基及分区划线方法。只有规范操作才能达到上述目的。

（二）鉴定

鉴定的方法既有微量鉴定系统，也有自动化细菌培养与鉴定系统。主要根据培养细菌的形态学特点、免疫学试验、生化反应、细菌遗传物质的检测、质谱分析鉴定、动物接种等对分离培养的细菌作出种属鉴定。对病原菌应尽量鉴定至种，必要时根据临床需要鉴定至亚种、亚型

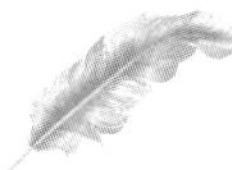

或血清型。

【鉴定菌株】

各种分离培养的细菌。

【结果报告】

细菌的种名，如宋内氏志贺氏菌，必要时鉴定至亚种、亚型或血清型。

【临床意义】

1. 有利于疾病的诊断。
2. 有利于疾病预防、控制及流行病学调查。
3. 为合理设计治疗方案提供依据。

【应用评价】

不同病原菌不仅鉴定的方法不同，鉴定结果的准确性也不完全相同。与手工法相比，API 系统和微生物自动化鉴定系统更加快速、准确。近年来，分子生物学方法也逐渐应用到细菌鉴定及细菌耐药分析等领域，使鉴定结果更加快速、准确。然而从标本中分离到的细菌并不一定意味该菌为疾病的病因，需根据标本的来源、患者的临床情况、获得的细菌种类等各方面进行综合分析。

三、细菌感染的免疫学试验

病原体感染人体后，对特异性抗体的检测不仅可以用于现症诊断，而且特异性抗体可在人体内存在数月甚至数年的时间，因此，免疫学试验还是流行病学调查的一种方法。以下介绍几种典型细菌感染的免疫学试验。

（一）伤寒和副伤寒沙门菌免疫测定

人体感染伤寒沙门菌或者甲、乙、丙三型副伤寒沙门菌后，菌体“O”抗原和鞭毛“H”抗原刺激人体产生相应的抗体。

1．肥达反应（Widal reaction，WR） 即伤寒沙门菌凝集试验，是利用伤寒及副伤寒沙门菌菌体“O”抗原和鞭毛“H”抗原，检测患者血清中有无相应抗体的一种凝集试验。

【参考区间】

直接凝集法：伤寒 H 抗体＜ 1∶160；O 抗体＜ 1∶80；副伤寒甲、乙、丙 H 抗体＜ 1∶80。

【临床意义】

①当伤寒抗体效价 O ＞ 1∶80 及 H ＞ 1∶160 时具有诊断意义，提示伤寒可能性大，多数患者在病程的第 2 周出现阳性。若为动态检测，当检测值逐次递增或恢复期效价较原效价升高 4 倍以上时，更有诊断价值。②当 O 升高、H 不升高时，则可能是感染早期或与该菌菌体 O 抗原有交叉反应的其他沙门菌（如肠炎沙门菌）感染。③当 O 不升高、H 升高时，可能为伤寒、副伤寒预防接种或是非特异性回忆反应。

2．伤寒及副伤寒沙门菌菌体抗体 IgM 测定

【参考区间】

酶联免疫吸附试验（ELISA）：阴性或滴度＜ 1∶20。

【临床意义】

IgM 抗体出现较早（在发病后 1 周即可出现升高），持续约半年，对早期诊断有一定意义。

【应用评价】

IgM 抗体滴度＞ 1∶20 时对诊断伤寒携带者有一定意义；部分病例可能出现因早期使用抗

生素治疗、免疫抑制剂治疗或患者自身免疫功能低下而导致肥达反应结果出现假阴性，其发生率约为 10%。

3．伤寒和副伤寒沙门菌可溶性抗原测定

【参考区间】

阴性（乳胶凝集法）。

【临床意义】

对确诊伤寒沙门菌感染具有重要意义。

【应用评价】

肥达反应始终在正常范围，可能是患者免疫功能低下或用药所致。在与细菌分离培养同时进行或分离培养失败的情况下可辅助诊断肠热症。

（二）血清抗链球菌溶血素“O”试验

A 群溶血性链球菌和一些 G、C 群链球菌产生的溶血素“O”是具有溶血活性的代谢产物，其作为抗原在体内刺激免疫系统产生的相应抗体称为抗链球菌溶血素“O”（anti-streptolysin O，ASO）抗体。

【参考区间】

阴性（乳胶凝集法）。

【临床意义】

当 ASO 抗体滴度＞ 400 单位时，可见清晰的凝集，提示患者近期内有过 A 群溶血性链球菌感染，常见于活动性患者如风湿性关节炎、活动性风湿热、风湿性心脏病、急性肾小球肾炎、急性上呼吸道感染、皮肤和软组织感染等。

【应用评价】

部分患者血清抗链球菌溶血素“O”试验结果出现假阴性的情况，可能是患者免疫功能低下或用药所致。少数非溶血性链球菌感染如感染性心内膜炎也可以出现假阳性。

（三）流行性脑脊髓膜炎免疫学测定

脑膜炎奈瑟菌是革兰氏染色阴性，常成双排列的球菌，是流行性脑脊髓膜炎的病原体。

【参考区间】

脑膜炎球菌可溶性抗原测定：阴性（对流免疫电泳法、乳胶凝集试验 RIA 和 ELISA）。脑膜炎球菌可溶性抗体测定：阴性（间接血凝试验和 ELISA）。

【临床意义】

脑膜炎奈瑟菌抗原的测定可用于流行性脑脊髓膜炎的诊断。感染 1 周后，抗体逐渐增高，2 个月后逐渐下降，接受疫苗接种者高抗体效价可持续 1 年以上。

【应用评价】

人体对脑膜炎奈瑟菌的免疫力主要来源于体液免疫，因此检测标本中存在的脑膜炎球菌可溶性抗原是流行性脑脊髓膜炎快速有效的诊断方法。

（四）抗结核分枝杆菌抗体及 DNA 测定

【参考区间】

采用 ELISA 法或胶体金法检测抗体阴性，PCR 法检测 DNA 阴性。

【临床意义】

若检测抗体阳性表示患者有过结核分枝杆菌感染或注射过疫苗，DNA 检测的特异性及敏感性更高。

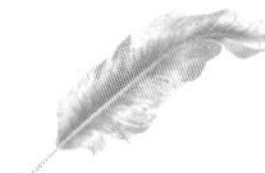

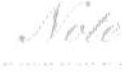

【应用评价】

如果受试者为原发感染早期，细胞免疫尚未充分发挥作用，结果可能出现假阴性；获得性免疫功能低下、恶病质以及使用了免疫抑制剂的患者，均可出现阴性免疫反应。

（五）抗幽门螺杆菌抗体测定

幽门螺杆菌（*Helicobacter pylori*，HP）是一种在胃上皮细胞定居繁殖的革兰氏阴性螺旋状杆菌。HP 感染非常普遍，可引起胃炎、消化性溃疡、黏膜相关的淋巴细胞瘤，甚至是胃癌。

【参考区间】

采用金标免疫斑点法检测抗体阴性。

【临床意义】

主要用于胃、十二指肠病原体感染的诊断，如胃炎、胃溃疡、十二指肠溃疡等。

【应用评价】

幽门螺杆菌的抗体检测是消化性溃疡、慢性浅表性胃炎和萎缩性胃炎的较为常用的无创性诊断之一。但 IgG 抗体检测不适合作为治疗后是否根除病原体的诊断试验。

四、降钙素原检测

降钙素原（procalcitonin，PCT）是体内一种无激素活性的降钙素前肽物质，由 116 个氨基酸组成，分子量为 13 kD，其在血浆中的水平升高与细菌、真菌、寄生虫感染以及脓毒症和多脏器功能衰竭有关，在没有细菌感染或细菌性病灶的情况下也可出现 PCT 水平的升高，例如严重的休克、全身性炎症反应综合征（SIRS）以及多器官功能衰竭综合征（MODS）等。自身免疫、过敏和病毒感染、局部有限的细菌感染、轻微的感染和慢性炎症等一般不会导致 PCT 的升高。其中细菌内毒素在诱导过程中起到了至关重要的作用。影响 PCT 水平的因素包括被感染器官的大小和类型、细菌的种类、炎症的程度和免疫反应的状况。检测 PCT 的方法如放射免疫学分析法、双抗夹心免疫化学发光法、透射免疫浊度法等。

【参考区间】

降钙素原＜ 0.1 ng/ml。

【临床意义】

降钙素原可作为细菌感染早期的鉴别诊断。一般在发生细菌感染 2 ～ 6 小时后快速升高并可以检测到。PCT 的测定对判断脓毒症的严重程度、是否为细菌性感染以及指导抗生素的使用与停用都具有重要的临床参考价值。而在病毒感染、自身免疫性疾病、慢性非特异性炎症等情况下几乎不升高。

1．目前认为对脓毒症患者，PCT 的积累敏感性与特异性均达到了较高的水平（0.8% 左右），对不明原因发热的儿童进行细菌性感染的预测时，总体敏感度类似于脓毒血症（0.8% 左右），但其特异性相对低（0.69%）。

2．可以指导临床用药 PCT 指导组的治疗失败率以及病死率都低于对照组，对于抗生素的临床选择、判断抗生素使用量等均可起到参考作用。

【应用评价】

目前研究数据显示，将 PCT 与其他标志物比如 C 反应蛋白等指标联合应用，可提高诊断的敏感性及特异性。

五、结核菌素纯蛋白衍生物试验

结核菌素纯蛋白衍生物（PPD）试验是一种皮肤试验，是用结核菌素来测定结核分枝杆菌能否引起皮肤迟发性超敏反应的一种试验，以判断机体对结核分枝杆菌有无免疫力。其目的是检测机体有无感染过结核分枝杆菌或注射过结核菌素。凡感染过结核分枝杆菌的患者，会产生相应的致敏淋巴细胞，该细胞具有对结核分枝杆菌的识别能力。当再次遇到少量的结核分枝杆菌或结核菌素时，致敏 T 淋巴细胞受到再次刺激后会释放出多种可溶性淋巴因子，产生炎性反应，如血管通透性增加，巨噬细胞在局部集聚、浸润等，从而该部位在 48 ~ 72 小时内出现红肿硬结的阳性反应。若受试者未感染过结核分枝杆菌或未注射过结核菌素，则注射局部无变态反应发生。

【参考区间】

阴性（红肿硬结直径小于 5 mm）。

【临床意义】

1．为是否需要接种卡介苗提供依据，如 PPD 试验阴性为卡介苗的接种对象，表明体内未感染过结核分枝杆菌或卡介苗未接种或接种未成功，需要接种卡介苗。一般在接种卡介苗 3 个月以后，进行 PPD 试验来了解机体对卡介苗是否产生免疫力。如果 PPD 试验阳性，表明卡介苗接种成功，反之需重新进行卡介苗的接种。

2．PPD 试验对儿童、青少年以及老年人结核病的诊断及鉴别具有重要意义，是目前临床上普遍运用的辅助检查手段之一。

【应用评价】

健康人群感染结核分枝杆菌比较常见，该方法简单快速，80% ~ 90% 的肺结核患者可为阳性，尤其是对肺外结核的诊断具有参考价值。但 PPD 试验阳性仅提示结核感染或接种过卡介苗，并不一定患病。因此 PPD 试验对结核的诊断价值有限，其结果应密切结合临床及其他辅助检查如影像学诊断等。

六、细菌感染的分子诊断

DNA 作为生命的物质基础，细菌的生物学特性的改变均以 DNA 的结构和功能的改变作为基础。直接探查基因的存在状态及功能，可对疾病作出可靠诊断，比如病原体的诊断、细菌耐药的诊断等。在 DNA 水平上对细菌感染进行的诊断称为细菌感染的分子诊断。主要技术包括聚合酶链反应、生物芯片技术、核酸分子杂交等。

【临床意义】

对于不能培养或是生长缓慢的微生物进行检测有其独特的优势。比如通过 16S rRNA 基因测序进行菌种的鉴定，通过微生物的亚型分析判断疾病的预后，通过病原体核酸定量检测判断疾病的严重程度，通过微生物耐药性检测判断治疗效果等。

1．幽门螺杆菌（HP） HP 的染色体为环状 DNA，其中较重要的部分如尿素酶基因，该基因包括 *UreA*、*UreB*、*UreC* 和 *UreD* 四个开放性可读框。目前临床应用比较多的基因诊断技术包括 PCR 和核酸分子杂交，后者具有较高的敏感性及特异性。PCR 扩增所选的靶序列主要为尿激酶 A、B、C 和 16S rRNA 基因序列。16S rRNA 是划分种系的重要依据，具有更高的特异性，可以及时有效地为临床提供病原体的诊断依据。实时荧光 PCR 具有较高的敏感性，又具有传统 PCR 的高特异性，且可以避免产物污染带来的假阳性问题，是一种比较理想的方法。

2．结核分枝杆菌（*Mycobacterium tuberculosis*，TB） 是结核病的病原菌。目前临床上对结核病的诊断主依靠临床表现、实验室检查、影像学诊断等手段相结合的方式。实验室诊断主要包括结核分枝杆菌培养、集菌法、分子生物学方法以及免疫学等方法。传统方法存在较多缺点，比如结核分枝杆菌培养生长慢、培养时间长、免疫学技术存在假阳性或者是假阴性等问题，不能满足临床需求。而新型的分子生物学技术如基因芯片、实时定量 PCR、核酸分子杂交、mNGS 等均用于结核分枝杆菌的诊断。实时荧光 PCR 具有较高的敏感性，又具有传统 PCR 的高特异性，特别是对于结核分枝杆菌耐药基因的检测，可以快速有效地指导临床用药，对于控制结核分枝杆菌的疫情、提高临床治疗效果均具有特殊意义。

3．淋病奈瑟菌（*Neisseria gonorrhoeae*） 为淋病的病原体。由于传统检测方法受标本的留取部位、储存、运输条件以及细菌培养条件的限制，常导致结果出现假阴性，故一些高特异性、高敏感度的新型检测方法如 PCR、LCR 等已经迅速发展并逐渐应用于淋病奈瑟菌感染的临床诊断。常用的靶片段基因主要有染色体基因探针、质粒、透明蛋白、菌毛、rRNA 基因和 porA 假基因探针等。基因芯片、核酸探针杂交技术及 PCR 技术都是检测淋病奈瑟菌的新方法。分子诊断方法操作简单、快速、特异性强、敏感性高，适合淋病奈瑟菌的快速诊断及流行病学调查，在临床得到了日益广泛的应用。

4．霍乱弧菌（*Vibrio cholerae*） 是一种非侵袭性的革兰氏阴性菌，主要定居在小肠并释放毒素。霍乱弧菌的基因组由 2 条环状染色体组成，其中负责编码多数生长及生存所必需的基因都位于染色体 1 上。霍乱弧菌的主要毒力因子为其释放的肠毒素，负责编码肠毒素的基因为 CT 基因，其操纵子常常作为 PCR 扩增的靶序列，可以快速准确地直接检测粪便标本中霍乱弧菌的 DNA，敏感度高达 1 ~ 3 个菌细胞，可采用核酸杂交法进一步鉴定扩增产物的特异性。通过 PCR 技术检测霍乱弧菌肠毒素的特异性基因来区分霍乱弧菌和非霍乱弧菌及其亚型。特别是霍乱弧菌的 rRNA 基因高度保守，能对表型无法分开的菌株进行区分。因此对 16S、23S rRNA 或 cDNA 进行标记，作为探针可确定霍乱弧菌的菌属及菌株。

5．肠出血性大肠埃希菌（enterohaemorrhagic *Escherichia coli*，EHEC） EHEC O157：H7 是近年来新出现的一种危害严重的肠道致病菌。EHEC O157：H7 Sakai 株基因组绝大部分株特异性序列是水平转移的外源 DNA，针对该菌株 *Stx1* 和 *Stx2* 两种志贺菌毒素基因的检测可快速有效地判断其菌种或亚型。主要的分子诊断方法有直接 PCR、荧光定量 PCR、多重 PCR 等。分子诊断方法操作简单、快速、敏感度高、特异性强，用于肠出血性大肠埃希菌的早期诊断和流行病学调查。

【应用评价】

目前在细菌感染的快速早期诊断中已开始应用多种致病因子基因的检测手段，如淋病奈瑟菌、结核分枝杆菌、霍乱弧菌等。PCR 技术种类很多，如新发展起来的荧光 PCR 可以进行准确的定量检测。核酸杂交技术可直接检出标本中的病原微生物且不受非病原微生物的影响。基因芯片技术可同时进行多标本多种病原菌的高通量病原体及其耐药性检测，并具有早期检测、待测样本用量少、特异性检测病原微生物亚型及变异等优点。随着技术手段的不断提高及商品化试剂盒的不断发展，分子生物学技术的应用前景将会更加广泛。

七、抗微生物药物敏感试验

抗微生物药物敏感试验（antimicrobial susceptibility test，AST）简称药敏试验。对某些特定耐药菌株或特定微生物菌株的检测除了传统方法外，还有附加特殊的酶检测试验、耐药基因的检测等。

（一）药敏试验和特殊耐药性检查的选药原则及主要目的

1. 选药原则 在分离出病原菌后，应遵循有关指南，在与本单位相关科室共同讨论后做出药物的选择并按照合适的方法来进行药敏试验。在此重点介绍的抗菌药物选择原则主要遵循的是美国临床和实验室标准化委员会（Clinical and Laboratory Standards Institute，CLSI）所制订的选药原则，也是我国制订选药指南的基本内容。CLSI 所规定的分组原则为：

A 组：包括对规定范围内菌群常规试验并常规报告的药物。

B 组：包括只是选择性报告一些临床上重要的、可用于常规检验，特别是针对院内感染的药物。

C 组：在 A、B 两组敏感或耐药时选用的一些替代性或补充性的抗菌药物。

U 组：仅包括抗泌尿道感染的药物。

O 组：包括临床适应对抗该组细菌，但一般不允许常规试验及报告的药物。

如果 A、B、C、U 组药物均选择检测，则对医院感染菌株的耐药性可进行全面的测试。

2. 主要目的 对抗菌药物的疗效进行检测，作为靶向治疗和经验治疗的选药依据；并对检测结果进行大范围分析，可掌握耐药菌感染的流行病学特点，并据此指导临床用药，以控制和预防耐药菌的感染和流行；对耐药检测结果进行分析以发现或提示细菌耐药机制的存在并可以促进新药的研究。

（二）常用药敏试验的方法及其临床应用

常用的药敏试验方法包括定性检测的纸片扩散法（disc diffusion test）、定量检测的稀释法（dilution test）、E- 试验法等，参照 CLSI 制订的标准规定操作方法及结果读取方法。

1. 纸片扩散法 也称为改良 Kirby-bauer 法（K-B 法），其中世界卫生组织推荐的标准纸片扩散法是 K-B 纸片琼脂扩散法。其基本原理为利用某种介质或方法建立药物的浓度梯度，比如 K-B 纸片琼脂扩散法是将含有定量抗菌药物的纸片贴在接种有待测菌标本的 M-H 琼脂平板上，于 35 ℃温育 16 ～ 18 h，周围的细菌生长被药物抑制而形成无菌生长的透明抑菌圈，用游标卡尺测量纸片周围透明抑菌圈的大小来反映细菌对药物的敏感程度，抑菌圈越大越敏感，并根据 CLSI 的判读规则读取结果。

【试验细菌】

见 CLSI 所列菌种，该方法不适用于厌氧菌。主要包括需氧菌及兼性厌氧菌如不动杆菌、铜绿假单胞菌等。

【结果报告】

可分为三个级别：①敏感（susceptible，S）：测试细菌在常规剂量给药后所达到的药物浓度能被抑制或杀死；②中度敏感（intermediate，I）：测试细菌在大剂量给药后所达到的药物浓度能被抑制或在药物浓集部位的体液中被抑制；③耐药（resistant，R）：测试细菌在大剂量给药后所达到的药物浓度不能被抑制。

【应用评价】

①纸片扩散法操作简单，根据抑菌圈的大小来反映病原菌对测定药物的敏感程度，结果清晰直观，易于观察细菌的耐药表型；②纸片扩散法的抑菌圈大小易受各种因素影响，因此需要每天或每周用标准菌株进行质量控制；③该方法成本低廉，操作简单，不需要特殊仪器设备，易于大范围推广使用。

2. 稀释法 是一种定量测定试验菌被抗菌药物抑制生长的方法。测量结果是最小抑菌浓度（minimal inhibitory concentration，MIC），即抗菌药物抑制检测菌肉眼可见生长的最低药物浓度。根据使用的培养基不同，稀释法分为肉汤稀释法（broth dilution test）和琼脂稀释法

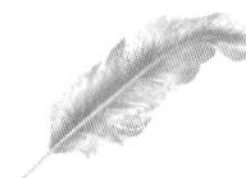

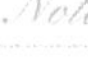

(agar dilution test)。肉汤稀释法是临床实验室常用的一种定量试验，以水解酪蛋白液体培养基将抗生素作不同浓度稀释，然后加入一定浓度的试验菌。而琼脂稀释法是将抗菌药物稀释成不同浓度后分别加入定量的琼脂培养基中，混匀并倾注于无菌平板，采用多点接种法将试验菌点种在平板上，在 35 ℃下孵育 16 ~ 20 h 后读取结果。

【试验细菌】

见 CLSI 所列菌种。主要包括需氧菌和兼性厌氧菌。

【结果报告】

对照 CLSI 标准用 S、I、R 报告或报告 MIC 值（μg/ml）。

【应用评价】

商品化的稀释法试剂盒操作简单，适用于单个细菌的检测，目前大多数微生物学实验室都是采用这种稀释法试剂盒。琼脂稀释法因其容易发现污染菌和耐药菌株、可同时检测多株细菌的特点，广泛应用于科研及流行病学调查。微量稀释法（或试管稀释法）的缺点是不易发现污染菌和个别突变的耐药菌株。

3．E-test　该方法结合了纸片扩散法和稀释法的原理，直接检测抗菌药物对试验菌的 MIC。E-test 条为一 5 mm × 50 mm 的长条，一面是读数和判别的刻度，另一面固定有一系列稀释度呈指数级连续增长的抗菌药物。所形成的抑菌圈边缘与 E-test 条交点的刻度即为 MIC。其 MIC 值与 CLSI 稀释法的 MIC 值高度相关。

【试验细菌】

适用菌种广泛（需氧菌、厌氧菌、兼性厌氧菌、奴卡菌等）。

【应用评价】

E-test 适用菌种范围广，操作简单，易发现污染菌。其缺点是费用昂贵，应用不广泛。

【药敏试验的临床意义】

1．临床通过对患者标本进行药物敏感试验可对抗菌药物的疗效进行检测，作为靶向治疗和经验治疗的选药依据。

2．对检测结果进行大范围分析可掌握耐药菌感染的流行病学特点，并据此指导临床用药，以控制和预防耐药菌的感染和流行。

八、细菌特殊耐药性试验

（一）β- 内酰胺酶

β- 内酰胺酶（beta-lactamases）可以裂解 β- 内酰胺类抗生素如青霉素族和头孢菌素类抗生素中的 β- 内酰胺环，使酰胺键断裂而失去活性。

【试验细菌】

可诱导产生 β- 内酰胺酶的细菌如蜡样芽孢杆菌、粪肠球菌、葡萄球菌等。如果青霉素对葡萄球菌的检测结果达到抑菌圈直径 ≥ 29 mm（或 MIC ≤ 0.12 mg/ml），应对其进行检测。

【试验方法】

1．纸片法和液体法　目前常用的方法是产色头孢菌素法。某些菌株可产生少量与细胞壁紧密结合的 β- 内酰胺酶，如腐生葡萄球菌、粪肠球菌等，产色头孢菌素的 β- 内酰胺环被打开，点种的菌落会在 30 min 内出现颜色变化，因其操作简单，不需要特殊仪器设备而为临床实验室最常用。但是使用液体法比纸片法具有更高的阳性率。

2．分子生物学诊断方法　临床研究发现 *mecA* 和 *TEM* 基因突变是 β- 内酰胺类药物耐药的机制之一，因此对 *mecA* 和 *TEM* 基因突变的检测是诊断 β- 内酰胺类抗生素耐药快速、准确的可靠方法。

【结果报告】

β- 内酰胺酶阴性或阳性。

【临床意义】

产 β- 内酰胺酶的细菌如腐生葡萄球菌、粪肠球菌、葡萄球菌及某些革兰氏阴性杆菌等结果阳性表示对 β- 内酰胺类抗生素耐药。当然，因为不同种类的微生物感染所用的 β- 内酰胺类抗生素不尽相同，所以要根据临床患者具体分析。

（二）超广谱 β- 内酰胺酶

超广谱 β- 内酰胺酶（extended spectrum beta-lactamases，ESBLs）指由质粒介导的能水解头孢菌素类（包括第一、二、三代头孢菌素）、单环类抗生素及抗某些革兰氏阴性杆菌等的一类酶。但难以水解头霉素类及碳青霉烯类药物，可被克拉维酸、舒巴坦等抑制。

【试验细菌】

肺炎链球菌、淋球菌、奇异变形杆菌等。

【试验方法】

其试验方法可用微生物学、生物化学和分子生物学方法等进行检测。临床广泛应用的是 CLSI 制订的纸片扩散法和稀释法的筛选试验和确证试验。其中双纸片协同法操作简单，结果稳定，成本低廉，是临床应用较广的方法。按 CLSI 指南，筛选出可疑产酶株，分别用三代头孢他啶和阿莫西林 / 克拉维酸纸片。35 ℃培养 16 ～ 18 h 后观察结果。能水解上述药物如三代头孢菌素且能被克拉维酸抑制者为 ESBLs 阳性，提示该菌产生 ESBL。

【结果报告】

相应分离菌产（或不产）ESBLs。

【临床意义】

1. 指导临床用药　产 ESBLs 菌株对所有头孢菌素类、青霉素类及单环类药物耐药，即临床用这些药物治疗无效。

2. 对检测结果进行大范围分析　可掌握耐药菌感染的流行病学特点，并据此指导临床用药，以控制和预防耐药菌的感染和流行。

（三）耐甲氧西林葡萄球菌

耐甲氧西林葡萄球菌（methicillin resistance staphylococci，MRS）具有多重耐药性，即对全部 β- 内酰胺类抗菌药物耐药。包括耐甲氧西林凝固酶阴性葡萄球菌和耐甲氧西林金黄色葡萄球菌（methicillin resistance staphylococcus aureus，MRSA）。

【试验方法】

头孢西丁纸片扩散法或稀释法。最准确的方法是对 *mecA* 基因或其表达的青霉素结合蛋白 2a（PBP 2a）进行检测，MRS 为携带 *mecA* 基因或产 PBP 2a 的分离株。将含有定量头孢西丁的纸片贴在接种有待测标本的 M-H 琼脂平板上，于 35 ℃温育 24 h，有菌落生长者即为 MRS。同时以标准菌株作为质控。

【结果报告】

分离菌是（或不是）MRS。

【临床意义】

对于 MRSA 和 MRS，全部 β- 内酰胺类药物临床上治疗无效，因此此类葡萄球菌的早期检出和确定具有重要的临床意义。

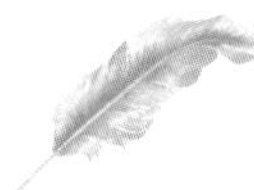

（四）克林霉素诱导耐药试验（D- 试验）

红霉素可诱导克林霉素产生耐药，靠近红霉素纸片的克林霉素抑菌圈会出现“截平”现象，因形似字母“D”而被称为 D- 试验。该试验用来检测葡萄球菌对克林霉素的耐药性。

【试验细菌】

葡萄球菌。

【试验方法】

将克林霉素和红霉素纸片分别贴在相邻的位置，彼此相隔合适距离（注意间距不当可能会导致假阴性）。如果克林霉素的抑菌环在靠近红霉素纸片的一侧出现“截平”现象，也就是克林霉素的抑菌环形状如字母“D”，则为克林霉素诱导耐药。

【结果报告】

若无“截平”现象，应按真实的抑菌环直径报告药敏结果；若克林霉素能被红霉素诱导产生耐药性，则报告克林霉素耐药。

【临床意义】

指导临床用药：D- 试验阳性表明克林霉素耐药，临床上用克林霉素治疗无效。

（五）耐青霉素肺炎链球菌

【试验方法】

1．纸片筛选法 用苯唑西林（1 微克 / 片）对肺炎链球菌进行检测。具体同纸片琼脂（5% 羊血的 M-H 琼脂）扩散法相同。当纸片法直径≤ 19 mm 时，可能是对青霉素耐药或中毒敏感，需采用肉汤稀释法等行青霉素 MIC 的进一步检测以确证是否为耐青霉素肺炎链球菌（penicillin resistance streptococcus pneumonia，PRSP）。

2．分子生物学诊断方法 临床研究发现 *pbpHB* 基因突变是青霉素耐药的机制之一，因此对青霉素的耐药基因进行检测是快速、准确的可靠方法。

【结果报告】

肺炎链球菌对青霉素敏感（或耐药）。

【临床意义】

肺炎链球菌对苯唑西林（1 微克 / 片）敏感，可认为对青霉素族（如青霉素 V、阿莫西林）或者是头孢菌素类（如头孢曲松、头孢噻肟、头孢克洛、头孢吡肟等）敏感。在肾功能正常的情况下，静脉大剂量应用青霉素或氨苄西林对青霉素中敏的肺炎链球菌有效。

（六）氨基糖苷类高度耐药肠球菌

肠球菌对多种低水平氨基糖苷类天然耐药，氨基糖苷类修饰酶是肠球菌对氨基糖苷类高水平耐药（high-level aminoglycoside resistance，HLAR）的主要机制，因此在治疗上是否可以选用高水平的氨基糖苷类药物进行联合治疗必须通过检测肠球菌的耐药性来判断。

【试验方法】

1．纸片扩散法、微量肉汤稀释法及琼脂稀释法 纸片扩散法适用于日常工作，采用庆大霉素和链霉素联合检测。如结果为中度敏感，应用微量肉汤稀释法或琼脂稀释法进行确证。

2．分子生物学诊断方法 氨基糖苷类修饰酶是肠球菌对氨基糖苷类高水平耐药的主要机制，临床研究发现其中 *N*- 乙酰转移酶（AAC）、*O*- 核苷转移酶（ANT）和 *O*- 磷酸转移酶（APH）是参与耐药基因表达的主要氨基糖苷类修饰酶类。因此对氨基糖苷类修饰酶的耐药基因进行检测是快速、准确检测肠球菌是否耐药的可靠方法。

【结果报告】

对高水平庆大霉素和高水平链霉素敏感（或耐药）。

【临床意义】

肠球菌对多种抗菌药物包括高水平的氨基糖苷类固有耐药，而且耐氨基糖苷类高水平肠球菌（HLAR）是医院感染的重要病原菌，检测结果耐药说明与作用于细胞壁的抗菌药物如青霉素类，甚至万古霉素等没有协同杀菌作用，治疗上不能联合应用。对于指导临床用药，包括控制院内感染均有重要意义。

（七）耐碳青霉烯类的肠杆菌科细菌、铜绿假单胞菌和鲍曼不动杆菌

【试验方法】

1．CLSI 指南纸片扩散法和肉汤稀释法　CLSI 指南中有针对碳青霉烯酶的初筛试验和确证试验。若所有碳青霉烯类结果都为耐药或中度敏感，可直接报告结果。

2．分子生物学方法　临床检测发现碳青霉烯酶耐药基因的出现与传播对碳青霉烯类耐药有关。可采用荧光定量 PCR 或探针杂交的方法等检测。

【结果报告】

相应分离株对碳青霉烯类耐药（或敏感）。

【临床意义】

该试验主要用于感染控制及流行病学目的。对于碳青霉烯类耐药的细菌所导致的感染，应避免使用碳青霉烯类药物。

第三节　病毒感染的实验诊断

现今，病毒（virus）感染性疾病是临床疾病中极其常见同时严重危害人类生命安全的一类疾病。肝炎病毒、流感病毒、流行性腮腺炎病毒、狂犬病病毒、尖锐湿疣病毒、艾滋病病毒等都是传统意义上的病原体，而 SARS、禽流感、甲型流感、新型冠状病毒（COVID-19）感染则为近年新出现的传染病。相关的实验室诊断技术主要包括：①病毒的形态检查：病毒感染的宿主细胞的胞质或胞核内的包涵体和大型病毒（如痘病毒）可直接用光学显微镜观察；电子显微镜可以通过高倍数放大而直接观察到标本中的病毒颗粒，但是电子显微镜在临床中很少应用而限制了该方法的使用。②病毒培养：目前病毒无法在人工培养基中生长，只能在活细胞或者是动物体内才能进行培养鉴定。但是大多数的实验室由于病毒分离培养需要的条件高、时间长，难以满足临床的需要而不能大规模开展此项试验。③免疫学检测：利用酶联免疫吸附试验或免疫电泳等技术检测标本中的特异性病毒抗原或抗体，例如双抗体夹心法检测血清中的乙型肝炎病毒表面抗原（HBsAg）或表面抗体等。④分子生物学方法：包括核酸杂交技术、聚合酶链反应技术、基因芯片技术、基因测序技术等。例如应用荧光定量 PCR 技术直接扩增并分析 DNA 病毒的特异性片段；应用逆转录聚合酶链反应（RT-PCR）技术可检测 RNA 病毒。通过荧光定量 PCR 可准确检测标本中病毒的载量，对临床病毒感染的诊断和治疗效果的动态观察有着重要意义。通过对病毒的遗传分型及其同源性分析，为流行病学调查、研制疫苗、疫情控制等提供重要的科学依据。

一、肝炎病毒感染的检测

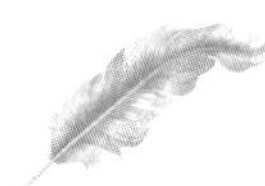

病毒性肝炎（virus hepatitis）主要包括甲型、乙型、丙型、丁型、戊型、庚型、输血传

播病毒性肝炎共7种类型。肝炎病毒（hepatitis virus）引起的是以肝炎为主要表现的全身性疾病，这7种类型肝炎病毒感染人体后临床表现基本相似。其他病毒如SEN病毒、GB病毒等也能引起肝炎，但是其各有特点，所以不包含在肝炎病毒内。诊断病毒性肝炎最基本的方法就是实验诊断，主要包括各型肝炎病毒相关抗原、抗体及分子生物学诊断，常用的检测方法如酶联免疫分析法、放射免疫法、PCR、斑点杂交法等。分子生物学诊断特别是实时荧光定量PCR技术对检查肝炎病毒基因、估计病毒载量、治疗等都有重要意义。下面主要介绍常见的甲型、乙型、丙型、丁型、戊型5种肝炎病毒标志物的检查。

（一）甲型肝炎病毒

甲型肝炎病毒（hepatitis A virus，HAV）属于微小RNA病毒科，经由粪-口途径进行传染，是一种无囊膜的正20面体颗粒，内含一条线状单正股RNA基因组。在肝细胞内病毒进行复制、增殖，大量的病毒都可以随着胆汁排入到肠道，随粪便排出，同时也将部分病毒释放到血液而引起病毒血症。甲型病毒性肝炎发病有明显的流行性，可暴发或散在发病，病程比较规律，可分为潜伏期、症状期和恢复期。HAV利用分子生物学方法分为4个基因型，变异比较小，各地HAV无抗原性差别，所以血清型只有1个。人体可对HAV抗原产生特异性抗体并获得永久免疫力，再次发病的患者很少。感染HAV的患者大多表现为亚临床或隐性感染，仅少数人表现为轻型无黄疸型或急性黄疸型肝炎，多数在2个月左右就可以治愈。

【标本采集】

1．血清 尽可能采集到急性期和恢复期的血清，可在4 ℃存放3周以上。

2．粪便 用含有0.02%叠氮钠PPB配制20%的粪便匀浆可以在–70 ℃下存放6个月以上，应在发病前2周内或出现症状后几天中采集。

【参考区间】

1．抗HAV-IgM、抗HAV-IgA阴性 抗HAV-IgG阳性可见于既往感染的部分成年人或注射过甲肝病毒疫苗者。

2．HAV抗原（hepatitis A virus antigen，HAV-Ag）阴性

【临床意义】

1．抗HAV抗体 是HAV刺激机体后产生的特异性抗体，属于保护性抗体，可以分为IgM、IgG和IgA三种类型，在甲型病毒性肝炎的显性感染过程中，机体都可产生抗HAV的IgM和IgG抗体。前者在急性期和恢复期出现，而后者在恢复后期出现，并且可以持续多年，对同型病毒的再感染有免疫力。

（1）血清抗HAV-IgM：抗HAV-IgM是感染HAV后的早期抗体，绝大多数患者在感染HAV 1周以后即可检测到，2周阳性率可达到100%，一般在血中持续存在2～6个月，3个月后阳性率约为23%并持续下降。所以血清抗HAV-IgM阳性表明机体正在感染HAV，是早期诊断甲型病毒性肝炎的特异性指标。

（2）血清抗HAV-IgG：抗HAV-IgG的产生比IgM型抗体要晚，感染后大约10天即可在血清中出现，2～5个月后会达到高峰，以后有所降低，但是持久存在，是机体获得持久免疫力的标志。可用抗HAV-IgG对病情进行监测，但是也应结合流行病学和临床表现进行分析。若仅检查抗体阳性，提示既往感染或注射过疫苗。目前已有的HAV疫苗效果很好，接种后抗体的阳性率可达到90%以上。

（3）抗HAV-IgA：抗HAV-IgA是在感染HAV后肠道黏膜细胞分泌的局部抗体，此抗体可从早期和急性期甲肝患者粪便中检出，是早期诊断甲肝的指标之一。

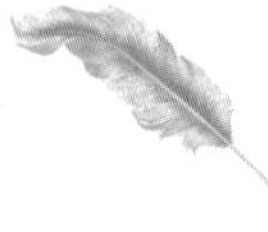

2．HAV抗原

（1）粪便HAV-Ag：HAV感染后，首先在肠上皮细胞增殖，而后到达肝细胞，在肝细胞内复制，形成病毒血症。发病第 1 周粪便的阳性率约为 42%，第 2 周即大幅下降至 18% 左右，因此粪便 HAV-Ag 的分泌和患者的感染期具有良好的相关性，可作为急性感染的诊断依据。如果粪便中 HAV-Ag 为阴性，一般不再需要对患者采取隔离或特殊的防疫处理措施。

（2）血清 HAV-Ag：检出 HAV-Ag 具有确诊甲型病毒性肝炎的价值。同时应该检查抗 HAV 抗体，以协助诊断。

（3）分子生物学检测：可以利用 RT-PCR 技术检测出样本中极微量的病毒。

【应用评价】

1. 如果血清中抗 HAV-IgG 的滴度过高，抗 HAV-IgM 可出现假阳性。

2. 病程较长的甲型病毒性肝炎患者，不推荐抗 HAV-IgG 用于临床甲型病毒性肝炎患者的免疫学诊断。

3. 分子生物学诊断特别是 RT-PCR 技术对检查肝炎病毒基因、估计病毒载量、治疗等都有重要意义。

（二）乙型肝炎病毒

乙型肝炎病毒（hepatitis B virus，HBV）属于嗜肝脱氧核糖核酸病毒，又称 Dane 颗粒，是乙型病毒性肝炎的病原体，属于包膜病毒。完整的 HBV 为直径 42 nm 的球状颗粒，呈双层结构，分为核心蛋白和核衣壳两个部分。核心中含有双股 DNA、DNA 聚合酶和核心蛋白，即 HBV 核心抗原（HBcAg）。外壳（外膜）为脂蛋白，即外壳蛋白，内含 HBV 表面抗原（HBsAg）。HBV 感染后，机体免疫系统可产生针对各种病毒抗原的特异性抗体。

【标本采集】

采集血清或血浆可获得病毒抗原及对应抗体，如果标本在 5 天内测定，可存放于 2 ～ 8 ℃环境下保存。采集唾液或者尿液也可。

【参考区间】

病毒抗原各项指标均为阴性。抗 -HBs 阴性（或＜ 10 IU/L），注射过乙肝疫苗后可呈阳性。

【临床意义】

1. 乙型肝炎病毒抗原

（1）乙型肝炎病毒表面抗原（hepatitis B virus surface antigen，HBsAg）：存在于感染者的血液、体液和分泌液中，一般发病时达到高峰，是判断 HBV 感染的特异性血清标志物之一。因血清中检测到 HBsAg 常与 HBV 同时存在，所以常作为传染性指标之一。①绝大多数乙型肝炎患者发病后 1 ～ 4 个月均为血清 HBsAg 阳性；②如果发病后 3 个月不转阴，则容易发展为慢性肝病，迁延性和慢性肝病、肝炎后肝硬化或原发性肝癌等血清 HBsAg 多为阳性。

（2）乙型肝炎病毒核心抗原（hepatitis B virus core antigen，HBcAg）：是 HBV 的核心蛋白，往往与核酸在一起，存在于 Dane 颗粒的核心部位。

（3）乙型肝炎病毒 e 抗原（hepatitis B virus e antigen，HBeAg）：是 HBV 核心颗粒中的一种可溶性蛋白质。在慢性活动性肝炎和 HBsAg 携带者中，HBsAg、HBeAg、抗 -HBc 均为阳性，这种“三阳”患者具有高度传染性，并且较难治愈。

2. 乙型肝炎病毒抗体

（1）乙型肝炎病毒表面抗体（hepatitis B virus surface antibody，抗 -HBs）：是患者对 HBsAg 产生的一种抗体，该抗体可阻止 HBV 穿过细胞膜进入到新的肝细胞，是一种保护性抗体，提示机体对乙肝病毒具有一定的免疫力。

（2）乙型肝炎病毒核心抗体（hepatitis B virus core antibody，抗 -HBc）：由于 HBcAg 的抗原性很强，感染后最早出现免疫反应，并产生高滴度的抗 -HBc。抗 -HBc 并不是保护性抗体，能够影响杀伤性 T 细胞对靶抗原的攻击作用，主要为 IgM 和 IgG 两型抗体。

(3) 乙型肝炎病毒 e 抗体（hepatitis B virus e antibody，抗 -HBe）：是 HBeAg 刺激患者或携带者后产生的一种特异性抗体。抗 -HBe 检出表明 HBV 复制减少，传染性降低，病情好转，预后良好。抗 -HBe 出现后不能保证 HBeAg 被清除，不是保护性抗体。

3．乙型肝炎病毒表面抗原蛋白前 S1（Pre-S1）、前 S2（Pre-S2）及其抗体 Pre-S1、Pre-S2 为 HBV 侵入肝细胞的主要成分。Pre-S1 是乙肝病毒识别肝细胞表面特异性受体的主要成分，是病毒处于活动期的标志，具有传染性。抗 Pre-S2 阳性见于乙型急性期及恢复早期，提示预后较好。乙型肝炎病毒感染后，它的转归比较复杂：可以治愈，成为病毒携带者，还可以转为慢性肝炎（迁延型或活动型）、肝炎后肝硬化、原发性肝癌及病后带病毒者等。HBV 感染各种血清标志物检测结果分析见表 55-1。

表 55-1 HBV 感染的血清标志物检测常见结果分析

HBsAg	HBeAg	抗 -HBc	抗 -HBc IgM	抗 -HBe	抗 -HBs	临床意义
+	+	–	–	–	–	潜伏期或急性 HB 早期，HBV 复制活跃
+	+	+	+	–	–	急性或慢性 HB，HBV 复制活跃，抗 -HBs 可以阳性
+	–	+	+	+	–	急性 HB 恢复后期或慢性 HB，HBV 复制减弱
+	–	+	+	–	–	急性或慢性 HB，HBV 复制减弱
+	–	–	–	–	–	HBV 急性感染早期，无症状携带者
–	–	+	+	–	–	HBsAg 阴性的 HB，急性 HB 恢复期、尚未产生抗 -HBs 和抗 -HBe
–	–	+	+	+	–	急性 HB 恢复期，HBV 复制弱，尚未产生抗 -HBs
–	–	+	–	–	+	急性 HB 恢复期或痊愈，既往 HBV 感染

【应用评价】

1．多种肝炎病毒重叠感染时，HBsAg 检测常为阴性结果。

2．采用不同的检测方法可能会产生因不同的方法学而导致结果差异。

3．目前临床除了免疫学反应外，分子生物学方法已经得到了广泛的应用并可获得快速、可靠的结果。

（三）丙型肝炎病毒

丙型肝炎病毒（hepatitis C virus，HVC）是黄病毒属，单股正链 RNA 病毒，是丙型病毒性肝炎的病原体。主要经过输血、注射感染，也能通过性接触和母婴垂直传染。急性丙型病毒性肝炎转归较差，容易转为慢性，发展为肝硬化的比例也比较高，部分甚至恶变。

【标本采集】

血清或者血浆，分离后的标本如果不能立刻检测，采集后 4 h 内放入冰箱或冷冻，解冻之后的标本应该保持在低温状态，避免反复冻融。

【参考区间】

血清抗体：阴性。

【临床意义】

HCV 的初发感染比较隐匿，大多数呈亚临床经过。

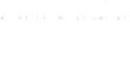

1. 抗 HCV 抗体　抗 HCV 抗体属于非保护性抗体，可以分为 HCV-IgM 和 HCV-IgG 两类。

2. 分子生物学方法　特别是 RT-PCR 方法检测 RNA，有助于 HCV 患者感染的早期诊断，以及作为病情判断及治疗效果的指标。

3. 抗 HCV 抗体与 HCV 核心抗原监测的临床意义　见表 55-2。

表 55-2　抗 HCV 抗体与 HCV 核心抗原检测的临床意义

抗 HCV 抗体	HCV 核心抗原	临床意义
-	+	早期感染或免疫受损患者的慢性感染
+	+	活动性感染
+	-	①慢性感染，伴有轻微或间歇性病毒血症；②感染消退；③被动获得的抗体；④假阳性

【应用评价】

1. 不同的 ELISA 试剂盒敏感度不同，应该注意排除假阳性。

2. 目前临床除了免疫学反应外，分子生物学方法已经在相关检测机构如医院、中心血站、防疫站等得到了广泛的应用。

（四）丁型肝炎病毒

丁型肝炎病毒（hepatitis D virus，HDV）是砂粒病毒科，缺陷型 RNA 病毒，是目前动物病毒中已知的唯一具有单链共价闭环 RNA 基因组的病毒。无包膜，完整的 HDV 必须依赖嗜肝 HBV 提供包膜蛋白完成包装，才能生存和寄生，因此 HDV 与 HBV 形成专性共生体。

【标本采集】

血清或血浆。

【参考区间】

血清 HDV 抗原和抗体均为阴性，RT-PCR 阴性。

【临床意义】

1. HDV 抗原（HDV-Ag）　若检测不及时，往往呈阴性。检出血清和（或）肝内 HDV-Ag 阳性可诊断为 HDV 急性或慢性感染，若 HDV-Ag 与 HBsAg 同时呈现为阳性，说明丁型和乙型肝炎病毒同时感染，预后较差。

2. 抗 HDV 抗体　丁型肝炎病毒抗体分为抗 HDV-IgG 和抗 HDV-IgM。①抗 HDV-IgG 阳性：是诊断丁型病毒性肝炎的可靠指标；②抗 HDV-IgM 阳性：出现在 HDV 感染的急性期，可用于早期诊断。

【应用评价】

血清学可以检出部分 HDV 感染的患者。慢性 HDV 感染时，由于 HDV-Ag 多以免疫复合物的形式存在，免疫学方法可以呈现假阴性。分子生物学方法：RT-PCR 检测 RNA 阳性可以明确诊断。

（五）戊型肝炎病毒

戊型肝炎病毒（hepatitis E virus，HEV）是单股正链 RNA 病毒，呈球状，无包膜，是戊型病毒性肝炎的病原体。经由粪 - 口途径感染，发病时表现为暴发性黄疸性肝炎的患者较多，死亡率较高。HEV 感染多为急性过程。

【标本采集】

血清、粪便标本：尽可能早期采集急性期标本。

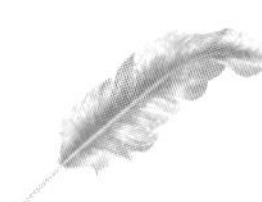

【参考区间】

血清抗 HEV-IgM、抗 HEV-IgG 均为阴性，RT-PCR 阴性。

【临床意义】

急性期血清中抗 HEV-IgM 最高；恢复期如肝炎后几周或更长时间收集的血清，可以用于检测抗 HEV-IgG。

1．HEV 抗原（HEV-Ag） 阳性者可以诊断为戊型病毒性肝炎患者，但粪便的阳性率较低。

2．抗 HEV 抗体 抗 HEV 抗体主要有 HEV-IgM 和 HEV-IgG 两型。抗 HEV-IgM 阳性提示现症或近期感染；抗 HEV-IgG 出现较晚，如效价持续增高达急性期 4 倍，提示新近感染。

【应用评价】

抗 HEV-IgG 与 HEV-IgM 基本上是同时出现的，故同时检测这两种抗体有助于戊型病毒性肝炎的诊断。分子生物学方法：RT-PCR 检测 RNA 阳性可以快速明确诊断。

二、其他病毒感染的检测

（一）风疹病毒抗体

风疹病毒（rubella virus，RV）感染后检测其抗体对筛查风疹病毒感染、评估人体免疫状况、指导优生优育等具有重要的意义。

【标本采集】

血清、羊水。

【参考区间】

抗 RV-IgM 及抗 RV-IgG 均为阴性。

【临床意义】

1．RV 感染特异性抗体检测 抗 RV-IgM 在发病后早期即可出现，抗 RV-IgM 阳性或者抗 RV-IgG 阳性可明确诊断。

2．一般先天性风疹综合征患者在出生时血清中可查到从母体中获得的 IgM 和 IgG 型抗体，或者在羊水中查到抗 RV-IgM 也可诊断。

【应用评价】

将风疹病毒抗体的测定与风疹病毒 RNA 检查相结合，可使风疹的诊断更加可靠。对于有临床症状或有风疹接触史的患者，尽管检测结果为阴性，也应该进行复检。

（二）巨细胞病毒抗体

大多数健康人在感染巨细胞病毒（cytomegalovirus，CMV）后一般无临床症状，但其先天感染的致畸性仅次于 RV，主要可造成神经系统损害和智力障碍等。机体抵抗力的强弱与 CMV 感染后是否引起疾病密切相关，近年来艾滋病、器官移植、肿瘤的放射治疗等患者感染 CMV 增多。一旦感染 CMV，将终生携带，其潜伏在上皮细胞，当机体免疫功能异常时可引起复发感染。

【标本采集】

血清、羊水。

【参考区间】

抗 CMV 抗体阴性，pp65 抗原阴性提示未被巨细胞病毒感染。

【临床意义】

孕妇感染巨细胞病毒后存在原发感染、复发感染和再感染的风险，还易导致脏器损害。CMV 感染特异性抗体血清转换分析：①原发感染 CMV 后机体内抗 CMV-IgM 出现；②复发感染 CMV 时，可出现抗 MCV-IgG 和抗 CMV-IgM 同时阳性；③ pp65 抗原阳性提示现症病毒感染；④抗 MCV-IgG 低亲和力表示感染早期，高亲和力表示既往感染或复发感染。

【应用评价】

1．普通人群中 CMV 感染率较高，实验室检查应结合患者临床症状才能做出诊断并及时采用抗病毒治疗；分子生物学 CMV 的 DNA 检查与免疫学检测联合应用，对诊断更具有价值。

2．巨细胞病毒 pp65 抗原血症检测在感染症状出现前 7 天即可测出，主要用于临床预测发病及治疗效果。

（三）单纯疱疹病毒抗体

单纯疱疹病毒（herpes simplex virus，HSV）属于双链 DNA 病毒，包括 HSV-Ⅰ和 HSV-Ⅱ两型。该病毒具有一定的致畸性，特别是先天感染后影响新生儿神经系统的发育。在人群中感染较普遍，一经感染将终生携带。当机体免疫功能异常时，HSV 不再潜伏在神经节，发育繁殖引起复发感染，可导致多种疱疹性疾病。生殖器官的感染多为 HSV-Ⅱ型，其他的感染多为 HSV-Ⅰ型。

【标本采集】

血清。

【参考区间】

抗体阴性。

【临床意义】

HSV 感染后，机体可产生 IgM、IgG 型抗体。

1. HSV 感染特异性抗体血清转换分析　原发感染 HSV 后，机体中抗 HSV-IgM 首先出现，复发感染 HSV 时，抗 HSV-IgM 再次阳性，并且抗 HSV-IgG 和抗 HSV-IgM 同时阳性。

2．新生儿单纯疱疹病毒特异性抗体　抗 HSV-IgM 阳性提示可能为 HSV 感染，若抗 HSV-IgG 持续增高，则可确诊为 HSV 感染。

【应用评价】

抗体的检测结果应结合分子生物学检查综合分析。

（四）EB 病毒抗体

EB 病毒（Epstein-Barr virus，EBV）主要感染 B 淋巴细胞，在被感染的 B 淋巴细胞中复制，被细胞毒 T 淋巴细胞清除。细胞毒 T 淋巴细胞出现增生反应后外周血中表现为异型淋巴细胞增多的传染性单核细胞增多症（infectious mononucleosis，IM）。EBV 感染患者还可产生一种嗜异性抗体，可与绵羊红细胞发生凝集反应。对 EBV 抗原特异的抗体和嗜异性抗体进行检测，有助于 EBV 感染相关性疾病的诊断。

【标本采集】

血清。

【参考区间】

抗 VCA 抗体、抗 EA 抗体、抗 EBNA 抗体阴性，嗜异性凝集试验阴性或滴度＜1 ∶ 28。

【临床意义】

1．EBV 感染相关疾病具有不同的抗体变化特点。传染性单核细胞增多症时，抗 VCA 抗体及嗜异性抗体均增高；Burkitt 淋巴瘤时，抗 VCA 及抗 EA 抗体、IgG 型抗体均明显增高；

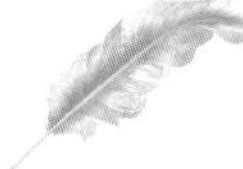

鼻咽癌时抗 VCA IgG 型抗体明显增高。

2．低亲和力抗体提示原发性感染，高亲和力抗体表示既往感染或复发感染。

【应用评价】

普通人群中 EBV 感染普遍，嗜异性凝集试验特异性不高，阳性还见于乙型病毒性肝炎、血清病、霍奇金病等。

（五）人类轮状病毒抗体

人类轮状病毒（human rotavirus，HRV）是引起婴幼儿腹泻的主要病原体。HRV 是一种双链 RNA 病毒，目前共分为 A ～ G 七个组，其中 A 组和 B 组主要分别引起婴幼儿和成人腹泻。婴幼儿无脓血和黏液的非细菌性腹泻临床上约一半是因 HRV 感染引起。

【标本采集】

血清。

【参考区间】

抗 HRV-IgG 和 HRV-IgM 抗体均为阴性。

【临床意义】

HRV 感染后机体可产生特异性 IgG 和 IgM 抗体。抗 HRV-IgM 抗体阳性提示现症感染。成人抗 HRV-IgG 抗体阳性、双份血清抗体滴度增高 4 倍以上具有诊断意义。

【应用评价】

HRV 感染进行免疫学检查抗体的同时，结合 HRV-RNA 可增加诊断的准确性。临床上检测 HRV 抗原多采用粪便，其意义优于血清抗体的检测。

（六）流行性乙型脑炎病毒抗体

流行性乙型脑炎病毒简称乙脑病毒，是引起流行性乙型脑炎的一种单链 RNA 病毒。

【标本采集】

血清、脑脊液。

【参考区间】

乙脑病毒 IgM 抗体阴性。

【临床意义】

急性流行性乙型脑炎发病后，患者脑脊液中最早可在第 2 天出现特异性 IgM 抗体，乙脑病毒感染后机体可产生相应抗体，检测 IgM 抗体对乙脑的早期诊断具有一定的意义。

【应用评价】

RT-PCR 检测病毒核酸片段具有较高的敏感性和特异性，主要用于早期抗体尚未阳性患者的诊断。

（七）汉坦病毒抗体

汉坦病毒（Hantaan virus）主要通过动物和虫媒传播，为负性单链 RNA 病毒，可引起肾综合征出血热（hemorrhagic fever with renal syndrome，HFRS），又称流行性出血热。汉坦病毒感染后机体可产生特异性 IgM 和 IgG 抗体，对早期诊断有一定的意义。

【标本采集】

血清。

【参考区间】

抗体阴性。

【临床意义】

当单份血清抗 HFRS-IgM 阳性、双份血清抗 HFRE-IgG 滴度升高 4 倍或以上时，对 HFRS 感染的诊断具有意义。抗体检测对流行病学调查及回顾性诊断具有意义。

【应用评价】

检测抗体的同时应进行病毒核酸的检测，以提高诊断的准确性。

（八）严重急性呼吸综合征病毒

严重急性呼吸综合征（severe acute respiratory syndrome，SARS）病毒属于单股正链 RNA 病毒，2002 年 11 月首次报道，是冠状病毒科的一个新变种。其诊断主要依赖流行病学和各种实验室检查。

【标本采集】

血清。

【参考区间】

抗体阴性，RT-PCR 试验阴性。

【临床意义】

病原体抗原成分的检测如 ELISA 和基因检测方法阳性结果均可诊断病毒的早期感染。

【应用评价】

病原体抗原成分的检测有助于早期诊断感染性疾病。而利用细胞培养对临床标本的阳性鉴定结果最具有诊断价值。基因检测方法，特别是 RT-PCR 和荧光定量 PCR 具有灵敏度高、特异性强等特点，可进行病毒的早期感染诊断。

（九）新型冠状病毒

新型冠状病毒（COVID-19）为 β 属冠状病毒，是单股正链 RNA 病毒，有包膜，颗粒呈圆形或椭圆形，直径 60 ～ 140 nm。新冠病毒在人群中流行和传播过程中基因频繁发生突变，传播能力增强，且再感染概率增大，其诊断需依赖流行病学、临床表现、实验室检查等综合分析。新冠病毒核酸检测阳性为确诊的首要标准。

【标本采集】

上呼吸道标本、下呼吸道标本、便标本 / 肛拭子、血液标本、血清标本、尿标本、物体表面标本、污水标本等。

【参考区间】

抗原、抗体阴性，RT-PCR 试验阴性。

【临床意义】

病原体抗原检测一般用于急性感染期，抗体检测可作为是否感染新冠病毒的一个指标，核酸检测灵敏度和特异性高，是新冠病毒感染的确诊依据。

【应用评价】

新冠病毒抗原检测检出率低，目前新冠病毒检测主要集中在抗体和核酸检测。核酸检测目前是新型冠状病毒检测的“金标准”，具有早期诊断、灵敏度和特异性高等特点；抗体检测操作便捷、检测迅速，可作为核酸诊断的补充手段，但由于抗体检测“假阳性”和“假阴性”的局限性，不适合用于复工复产复学等普通人群筛查，也不适用于在低流行地区的流行病学调查。

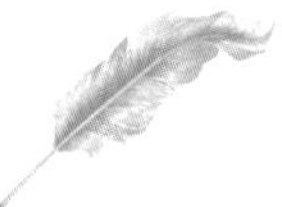

三、病毒感染的分子诊断

病毒感染的分子诊断是在基因水平上对病原体或人体的检测，是通过分析遗传物质如DNA或RNA的结构或基因表达来诊断疾病。主要包括基因的突变检测、基因连锁分析、表达分析及病原体的诊断。本节以甲型流感病毒及人类乳头瘤病毒为例对病毒感染的分子诊断加以简单介绍。

（一）甲型流感病毒

流感病毒属于正黏病毒科，根据其核蛋白及基质蛋白的不同可分为甲、乙、丙三型，其中甲型流感病毒致病力最强且容易引起流行。所有甲型流感病毒都对禽类致病，感染人的甲型流感病毒亚型主要有新型H1N1、季节性H1N1、H1N2、人感染禽流感H5N1、人感染禽流感H7N9等。目前多采用分子诊断的方法直接从临床标本中检测病毒核酸，该方法被广泛应用于病毒基因的检测和分子流行病学调查等。

1．PCR 近年来，多重PCR技术能够通过一次PCR过程在一个临床标本中扩增多种病毒的基因组片段，减少了检测时间及花费，特别适用于混合感染的检测。RT-PCR即逆转录聚合酶链反应（reverse transcription-polymerase chain reaction），该方法提取组织或细胞中的RNA，先在逆转录酶作用下从RNA逆转录为cDNA，再以cDNA为模板进行PCR扩增，从而对目的基因进行检测。这是一种将细胞RNA的逆转录（RT）和cDNA的聚合酶链反应（PCR）相结合的技术。

2．单链构象多态性（single strand conformation polymorphism，SSCP）分析 是在PCR基础上发展起来的一种分析突变基因的技术。

3．环介导等温扩增（loop mediated isothermal amplification，LAMP） 检测技术也是一种恒温扩增技术，该方法简单、快速、灵敏度和准确度高，且摆脱了对机器的依赖，实验要求低，应用6个靶基因位点，特异性高。应用于临床可实现早期准确诊断，以便尽快采取有效的干预及治疗措施。

4．全基因组测序 是一种大规模分析方法。虽然大多还处于实验室研究阶段，但可提供丰富的信息，是分子诊断领域研究的热点。具有微型化、集约化和标准化的特点。也可用于检测一段时间内病毒核酸水平上的漂移或病毒的耐药性分析，对未知病原体的发现具有不可比拟的优势。

5．基因芯片 是近年发展迅速的一种分子生物学研究工具。针对感染性疾病病原体，将大量已知的寡核苷酸分子固定于支持物上，然后与标记的样本杂交，通过扫描，对杂交结果进行计算机软件分析，来确定靶DNA的表达情况以及突变和多态性的存在。该技术具有高通量、可快速获取有关生物学信息等特点，可在1 cm^2的芯片上同时分析几百至数万个基因。不仅可以鉴定病原微生物的种、亚种及亚型，还可了解其致病基因和耐药基因，以及寻找新的病原微生物。

（二）人类乳头瘤病毒

人类乳头瘤病毒（human papilloma virus，HPV）的基因组是一个长约8 kb的双链共价闭合的DNA分子，可分为早期区（E区）、晚期区（L区）和上游调节区（URR）这3个编码区。

【标本采集】

采集阴道、子宫颈等部位的湿疣组织，取分泌物及细胞。

【参考区间】

HPV-DNA 阴性。

【临床意义】

HPV 至今不能进行体外细胞培养，也缺乏好的免疫学检测方法。目前诊断 HPV 感染的方法是分子生物学方法，其中包括核酸杂交及 PCR 技术等。

1．核酸杂交技术 是在 PCR 方法建立前使用的分子检测技术，主要包括：

（1）Southern 印迹杂交：通过限制性内切酶将不同病原体 DNA 分为不同大小及数量的片段，由此分型。

（2）原位杂交：即利用标记探针的特异性杂交原理并检测标记信号来进行细胞内定位检测。

2．聚合酶链反应（PCR） 通过设计针对保守序列的引物，可以对病原体进行分型或者利用实时 PCR 来对病原体进行定量分析。

【应用评价】

无论是核酸杂交技术还是聚合酶链反应（PCR），均具有灵敏度高、特异性好、操作快速、简单的优势，但必须严格防范在临床检测的过程中因污染引起的假阳性。

第四节 真菌感染的实验诊断

真菌感染性疾病包括体表感染和体内真菌感染两种方式。其中体表感染疾病包括手癣、甲癣、股癣等，体内真菌感染疾病包括真菌性肺炎、真菌性脑膜炎、真菌血症等。临床检查真菌的方法有直接涂片法、分离培养法、分子生物学等方法。

一、涂片显微镜检验

（一）不染色标本

【标本采集】

可采集的标本包括体液标本、组织标本或分离培养的病原体。

【结果报告】

涂片镜检可见菌丝、假菌丝、真菌孢子等。

【临床意义】

直接显微镜检查方法简单、快速，对于阳性结果，形态、数量均可检测：①对真菌、皮肤黏膜假丝酵母菌、隐球菌等病原体的检查具有诊断意义，镜检看到的真菌形态就是该真菌的组织形态，如假丝酵母菌的菌丝等；②可对某些致病真菌进行细分，如曲霉菌、皮肤癣菌等。镜检可出现假阳性结果，例如脂肪微滴可与出芽酵母细胞混淆。

【应用评价】

临床采集的标本应立刻送往实验室进行镜检，但阴性结果并不能排除真菌感染，根据标本的类型、采集时间、数量及质量的不同，其镜检的敏感性也各不相同。

（二）染色标本

染色对真菌标本特殊结构的观察异常重要，如墨汁负染法用于隐球菌的检查，乳酸棉兰染色用于观察丝状真菌等。

【标本采集】

可采集的标本包括体液标本、组织标本和分离培养的病原体等。

【结果报告】

染色镜检可见隐球菌、曲霉菌或卡氏肺孢子菌及菌丝、假菌丝、真菌孢子等。

【临床意义】

染色镜检可快速报告病原体及菌丝的形态、数量、结果等，对临床诊断和治疗都具有重要的意义。

【应用评价】

应用墨汁负染法时，应选用优质墨汁。乳酸棉兰染色、六胺银染色能快速报告病原体及其形态、数量等。

二、分离培养与鉴定

真菌在一定条件下比如合适培养基下进行生长、繁殖，根据真菌的生物学特征等对菌种进行鉴定。

（一）分离培养

不同菌种的真菌，其生长繁殖一代所需时间也各不相同。但根据其菌落性质、颜色、大小、嗜琼脂特点、染色特点、孢子和菌丝的形态、采用的培养基种类等可进行初步报告。

【标本采集】

可采集体液、组织、表浅皮肤标本等。

【结果报告】

初步报告种类，如酵母菌、毛癣菌、曲霉菌等真菌生长，如临床需要，可报告到种的水平。

【临床意义】

提高了阳性结果的检出率，为菌种的进一步鉴定及体外药敏试验提供了基础，对临床诊断和治疗都具有重要的意义。

【应用评价】

1．注意正确采集标本，若为真菌血症或胸腹水标本，因病原体较少，通常应进行增菌培养。

2．若培养阴性，可能与取材、培养的条件和环境、药物的应用、真菌的生长特性等有关，需根据临床特征及其他检查来确定合适的培养条件，以获取较高的阳性率。

（二）鉴定

可以采用自动化微生物鉴定仪器来对某些酵母样真菌进行鉴定或者根据菌落生长特点、颜色、孢子及菌丝形态特点、生化试验及其他一些试验进行鉴定。

【结果报告】

报告真菌的种名，如新型隐球菌等。

【临床意义】

快速准确鉴定真菌的种类对临床诊断与治疗、预防和控制感染及流行病学调查都具有重要的意义。

【应用评价】

不同的真菌往往需要不同的鉴别方法，如涂片显微镜检查（丝状真菌）、自动化微生物鉴定仪器（酵母菌）或者分子生物学方法，或者几种方法联合使用确定诊断。

三、真菌感染的免疫学试验

真菌感染的诊断，主要取决于病原学诊断，但在某些情况下不能获得病原学证据，如急性组织胞浆菌病、曲霉型支气管炎等，需要依靠免疫学试验进行辅助诊断。真菌的抗原检测仅仅应用于血清或者脑脊液中的隐球菌、念珠菌和荚膜组织胞浆菌的检测。而血清学诊断适合深部组织感染的标本。应用免疫荧光试验、乳胶凝集试验和酶联免疫吸附试验等免疫学方法可对标本中的真菌抗原及抗体进行检测。

四、G 试验与 GM 试验

（一）G 试验

G 试验可检测真菌细胞壁成分中的 1,3-β-D- 葡聚糖，1,3-β-D- 葡聚糖可特异性激活鲎变形细胞裂解物中的 G 因子，使其凝固，故称为 G 试验。G 试验在确诊或疑似侵袭性真菌感染（如假丝酵母菌、曲霉、镰刀菌等多种病原性真菌感染）的标本检测中具有较高的特异性。

（二）GM 试验

GM 试验可检测曲霉菌细胞壁中最早释放的抗原（主要成分为半乳甘露聚糖的 β-D- 半乳呋喃糖苷），故 GM 试验主要用于早期侵袭性曲霉菌感染的检测，具有较高的特异性，但由于多种原因，GM 试验可出现假阳性。

五、真菌感染的分子诊断

与传统的培养、形态和表型鉴定相比，分子诊断技术具有灵敏度高、特异性好、操作快速、简单的优势，使真菌感染诊断所需的时间大大缩短。

1．DNA 分子杂交（Southern 印迹） 利用限制性内切酶将不同病原体 DNA 分为不同大小及数量的片段，由此分型。DNA 分子杂交技术主要用于菌种的分型、病原体的诊断、检测耐药基因、流行病学分型等。

2．多位点 PCR- 电喷射电离质谱技术鉴定临床常见致病性真菌 PCR- 电喷射电离质谱技术（PCR coupled with electrospray ionization mass spectrometry，PCR/ESI-MS）可检测样本中同时存在的多种病原体 DNA，可鉴定至种或种复合体。其优点包括快速、灵敏、准确、可定量、可检测混合病原体等。

3．原位核酸杂交（*in situ* nucleic acid hybridization） 即利用标记探针的特异性杂交原理对细胞或组织切片中的核酸进行杂交并检测的技术。该方法优势在于其特异性高，可进行病原体体内分析，定位准确，将病原菌一步鉴定至种。

（张　薇）

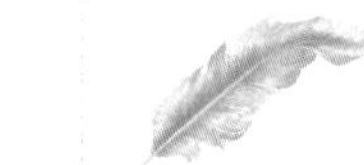

第五节　其他病原体感染的实验诊断

一、寄生虫感染

寄生虫是指以寄生方式生活的多细胞无脊椎动物和单细胞原生生物，常用的分类方法是按照动物形态分类，分为原虫、蠕虫和节肢动物。寄生虫侵入人体（宿主）生存繁殖并引起人体（宿主）组织细胞受损称寄生虫感染（parasitic infection)。寄生虫感染的实验室检查主要有病原学检查、免疫学检查和分子生物学检查。其中病原学检查主要有显微镜检查和分离培养与鉴定，是寄生虫感染的确诊依据，但感染早期、隐性感染、单性感染、轻度感染或特殊寄生部位感染等情况下，病原体难以检出而诊断困难，此时可用免疫学检查辅助诊断。免疫学检查主要有血清学检查和皮内试验，可以对寄生虫感染提供辅助性诊断，其中血清学检查依靠的原理是特异性的抗原 - 抗体反应，因而特异性较好，而皮内试验干扰因素较多，特异性相对较低，仅供初筛。此外，分子生物学检查在寄生虫感染诊断中具有快速、敏感、准确的优势，在临床寄生虫感染诊断中的应用也越来越广泛。

（一）寄生虫感染的病原体检查

1．显微镜检查或肉眼识别　体型较大的寄生虫可以直接通过肉眼观察形态特征，结合标本来源做出初步判断，如粪便中的蛔虫和蛲虫、组织中的蝇蛆等。体型较小肉眼无法见到的寄生虫须借助显微镜观察，如血液中的原虫、虫卵、滋养体和包囊等。

2．分离培养　仅在阿米巴或弓形虫感染时具有一定诊断意义。

（二）常见寄生虫感染的诊断

1．华支睾吸虫病　华支睾吸虫又称肝吸虫，成虫寄生于人体肝的胆管内，引起华支睾吸虫病，又称肝吸虫病。病人往往有生或半生吃淡水鱼虾经历，或有疫区居住或旅游史，出现腹胀、腹痛、腹泻并伴肝大等消化道相关症状，在病人粪便或十二指肠引流液中找到虫卵可诊断。

【标本采集】

血液、脑脊液、粪便、十二指肠引流液或其他体液。

【参考区间】

华支睾吸虫虫卵：阴性；华支睾吸虫抗原、抗体：阴性。

【临床意义】

(1) 显微镜检查：确诊依据是粪便或十二指肠引流液中查获华支睾吸虫虫卵。临床常用各种集卵法和改良加藤厚涂片法提高检出率。抽取十二指肠引流液离心沉淀检查虫卵阳性率高，可在一定程度上避免患者因严重感染出现肝纤维化门脉高压综合征而丧失劳动力甚至危及生命，具有早期诊断价值。

(2) 免疫学检查：ELISA、间接血凝试验（IHA)、间接荧光抗体试验及成虫纯 C 抗原皮内试验等免疫学检查方法可查华支睾吸虫抗原或抗体。华支睾吸虫感染早期，IgM 抗体为阳性，且假阳性率较低，ELISA 的特异性和灵敏度较高，具有一定的临床诊断价值。

(3) 其他：华支睾吸虫病嗜酸性粒细胞轻或中度增加，多有轻至中度转移酶升高，重度感染者碱性磷酸酶、γ- 谷氨酰基转移酶升高。

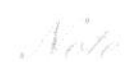

【应用评价】

本病确诊依据是查获华支睾吸虫虫卵，但粪便直接涂片法阳性率低，常用集卵法、改良加藤厚涂片法及十二指肠引流液离心沉淀法等检查。免疫学检查敏感度与特异性均较高，但由于假阳性的存在，不能排除既往感染，主要用于临床辅助诊断和流行病学调查。例如临床常用的皮内试验，因与其他寄生虫感染有交叉反应，因此一般不作为确诊试验，仅用于华支睾吸虫病的辅助诊断。此外，本病应与异形吸虫病、病毒性肝炎、肝炎后肝硬化及单纯性消化不良等疾病进行鉴别诊断。

2．弓形虫病　弓形虫病又称弓形体病，是由刚地弓形虫（*Toxoplasma gondii*）所引起的人畜共患病。刚地弓形虫主要寄生在人和动物的有核细胞内，侵犯眼、脑、心、肝、淋巴结等，临床表现复杂，成人感染一般为隐性感染，但当免疫功能低下时，可造成多脏器和组织的严重损害，因此成年个体的弓形虫病多见于肿瘤放化疗的患者，同时与艾滋病（AIDS）的关系也比较密切，是艾滋病患者重要的机会性感染之一。

【标本采集】

血液、粪便等。

【参考区间】

阴性。

【临床意义】

弓形虫感染相对普遍，其中大多数为隐性感染，出现脑积水、小头畸形、脉络膜视网膜炎、眼球过小或脑钙化等，考虑本病的可能，确诊须有病原体或免疫学检查阳性结果。

（1）显微镜检查：取患者血液、脑脊液、痰液、胸腹水等作涂片，常规染色或免疫细胞化学法检查，胞质内见弓形花环、链条及簇状群体。也可取患者淋巴结、肝、肌肉等活组织切片后瑞特或吉姆萨染色查滋养体或包囊，但阳性率较低。

（2）分离培养与鉴定：可采用动物接种或细胞培养等方法进行病原体分离培养与鉴定病原体。

（3）免疫学检查：可采用ELISA、间接免疫荧光（IFA）试验、IHA和皮内试验等进行弓形虫抗原、抗体检查。在免疫学检查以及结果分析时应特别注意IgM抗体阳性表明近期急性感染，具有一定的早期诊断意义。孕检IgG抗体阳性提示机体已产生保护性抗体，孕妇应定期复查弓形虫特异性抗体，动态监测，从而降低胎儿感染弓形虫的危险性。

（4）分子生物学检查：与传统的培养、形态学鉴定相比，分子诊断技术具有灵敏度高、特异性好、操作快速简单的优势，如PCR技术近年来也开始应用于该病的诊断并使诊断时间大大缩短。

（5）其他：本病患者外周血白细胞、淋巴细胞和嗜酸性粒细胞均可有一定的增高，有时可见异型淋巴细胞。脑脊液细胞数增多，以淋巴细胞为主，蛋白含量增高，球蛋白试验多呈阳性，葡萄糖含量正常或下降。

【应用评价】

IFA试验检测的是虫体表膜抗原诱导的特异性抗体，具有早期的临床诊断价值，但交叉反应的存在容易出现假阳性结果。相比而言，ELISA法敏感度更高，特异性更强，具有简便快捷、操作易自动化控制等优势，更适合于临床应用。本病需注意与巨细胞病毒、风疹病毒、疱疹病毒等所致脑病相鉴别。

3．囊尾蚴病　囊尾蚴病（cysticercosis）又称囊虫病，是由猪带绦虫的幼虫即囊尾蚴寄生于人体所致，是一种常见的人畜共患寄生虫病。猪带绦虫成虫寄生于人的小肠，引起猪带绦虫病。囊尾蚴寄生在人体皮下、内脏或肌肉等，其中以侵犯脑组织最为常见和严重。由于常寄生于深部组织，病原体检查相对较困难。

Note

【标本采集】

血清、脑脊液或相关病原体组织。

【参考区间】

IgG 抗体：血清＜1∶64。

【临床意义】

在流行区逗留或生活等流行病学资料和囊尾蚴病临床表现，结合影像学和实验室病原学、免疫学、分子生物学检验等资料作出诊断。

（1）显微镜检查：根据寄生部位不同而采用不同的方法，如皮下及浅表部位的囊尾蚴结节可手术摘除活检，找到囊尾蚴可直接确诊；深部组织如脑组织可采用影像学方法诊断；合并猪绦虫病的患者可查粪便，找到虫卵或结节可诊断。

（2）免疫学检查：通过 ELISA、EIA、IHA 等检测患者血清或脑脊液中的特异性 IgG 抗体，对临床诊断和疗效观察有重要价值。ELISA 法检测的阳性率为 90% 以上，特异性高达 99%。

（3）分子生物学检查：本病也可以采用基因重组技术测囊尾蚴核酸。

（4）其他：本病颅内压升高型患者脑脊液压力升高，蛋白含量升高，细胞数升高并以淋巴细胞升高为主，少数患者嗜酸性粒细胞轻度升高。

【应用评价】

（1）病原体的检测可以确诊，但阳性率随检测方法的差异有较大不同。

（2）不同实验室所采用的免疫学检查的方法、试剂不同，可根据实验室情况进行选择。ELISA 法检测病原体时与棘球蚴感染有交叉反应，结合患者的临床表现以及头颅 CT 等影像学检查方可对本病进行诊断。此外，本病注意与原发性癫痫、隐球菌性脑膜炎、结核性脑膜炎等相鉴别。

二、螺旋体感染

螺旋体（spirochaeta）分 5 个属——疏螺旋体属（borrelia）、密螺旋体属（treponema）、脊螺旋体属（cristispira）、螺旋体属（spirochaeta）和钩端螺旋体属（leptospira），普遍分布在自然界各种动物体内，其中脊螺旋体属和螺旋体属不致病。螺旋体的实验诊断包括病原学检查、免疫学检查和分子生物学检查。以密螺旋体属梅毒螺旋体（通常不易着色，故又称苍白螺旋体）为例，具体实验诊断见本章第六节。

三、支原体感染

支原体（mycoplasma）是一种原核微生物，形态类似细菌并呈高度多形性，没有细胞壁，直径 50 ～ 300 nm，是目前发现的最小、最简单的原核细胞生物，可以通过细菌滤器并能在无生命人工培养基中独立生长繁殖。目前人体中发现 5 种致病性的支原体，分别为肺炎支原体（*M. pneumoniae*）、解脲脲原体（*Ureaplasma urealyticum*）、人型支原体（*M. homins*）、生殖支原体（*M. genitalium*）和发酵支原体（*M. fermentans*），以常见的肺炎支原体为例加以介绍。

肺炎支原体可引起人类原发性非典型肺炎，常发生于夏末秋初，以青少年多见。本病主要经飞沫传播，临床症状较轻，以咽痛、头痛、发热、咳嗽为主，持续 1 周左右，但肺部 X 线表现可持续 4 ～ 6 周。机体感染后可产生特异性和非特异性的抗体，因此免疫学检查可提供实验室诊断依据。

【标本采集】

痰、血清等。

【参考区间】

阴性。

【临床意义】

1. 免疫学检查　CFT、ELISA 均可检出肺炎支原体的 IgM、IgA 抗体，抗体滴度≥1∶(64～128) 时或动态检测血清滴度增加 4 倍以上有诊断意义。

2. 分子生物学检查　通常采用 PCR 技术检测病原体及其耐药基因。

3. 其他　外周血白细胞数正常或稍增多，常见淋巴细胞增多，偶见中性粒细胞或嗜酸性粒细胞增多，多有红细胞沉降率加快。

【应用评价】

CFT 和 ELISA 技术检测肺炎支原体抗原、抗体特异性较好，临床应用较广。分子生物学技术如 PCR 技术用于肺炎支原体核酸检测具有快速、准确的优势。肺炎支原体分离培养阳性具有重要的诊断价值，但肺炎支原体生长缓慢，培养阳性率很低，大部分实验室不做分离培养。

四、衣原体感染

衣原体（chlamydia）是一类严格细胞内寄生，能通过滤菌器，介于立克次体和病毒之间的具有独特发育周期的原核细胞性微生物。能引起人类疾病的衣原体主要有 3 种，分别是鹦鹉热衣原体（*Chlamydia psittacosis*）、沙眼衣原体（*Chlamydia trachomatis*）和肺炎衣原体（*Chlamydia pneumoniae*），其中以沙眼衣原体最为常见，下面以沙眼衣原体为例阐述其实验诊断。

【标本采集】

眼结膜拭子或刮片、女性宫颈拭子或男性尿道拭子及尿液、淋巴结脓汁等。

【参考区间】

阴性。

【临床意义】

1. 显微镜检查　根据不同疾病取相应标本，涂片干燥后姬姆萨染色直接显微镜检查沙眼衣原体包涵体，具有一定的诊断参考价值。

2. 分离培养与鉴定　用细胞培养或鸡胚接种的方法分离培养衣原体，细胞培养法培养沙眼衣原体的敏感性是 80%～90%，特异性是 100%，因此是目前确诊沙眼衣原体最可靠的方法。

3. 免疫学检查　应用免疫荧光法、酶免疫法、胶体金法和补体结合试验等检查沙眼衣原体特异性抗原、抗体，沙眼衣原体抗原检查敏感性高。

4. 核酸检测　采用核酸探针或者 PCR 技术检测沙眼衣原体核酸，可快速、准确地报告结果。

【应用评价】

沙眼衣原体感染后可在宿主细胞内产生包涵体，用光学显微镜查包涵体具有一定的参考价值，尤其是在眼结膜、尿道及子宫颈上皮细胞内检出典型包涵体时更具诊断价值。因不易获得沙眼衣原体感染者急性期和恢复期的双份血清标本，且较多感染者体内有基础沙眼衣原体抗体的存在，抗体检测在目前临床常规诊断中价值不大。细胞培养或鸡胚接种限于条件，多用于科学研究，临床应用较少。

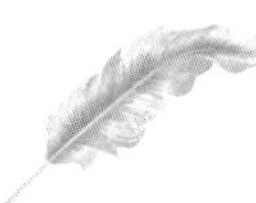

五、立克次体感染

立克次体（rickettsia）是一类专性寄生在宿主细胞内的原核细胞型微生物，为微小杆状或球杆状，革兰氏染色阴性，与节肢动物关系密切。立克次体分为多个种类，可引起相应的疾病。对人体致病的主要是斑疹伤寒立克次体（引起地方性斑疹伤寒）、普氏立克次体（引起流行性斑疹伤寒）以及恙虫病立克次体（引起恙虫病）。下面以普氏立克次体为例阐述其实验诊断。

【标本采集】

血液、活检或尸检材料等。

【参考区间】

阴性。

【临床意义】

1．分离培养与鉴定 主要采集患者血液进行病原体分离检测，常用的接种方法有动物接种、鸡胚卵黄囊接种和细胞培养。

2．免疫学检查 应用免疫荧光法检查脾、肺、心瓣膜、肝、肾及皮疹组织中的立克次体抗原，应用外-斐反应、ELISA、IFA试验、微量凝集（MA）试验、间接血凝（IHA）试验、补体结合（CF）试验及胶乳凝集（LA）试验等检查立克次体抗体。外-斐反应：抗体滴度≥1∶160有意义，如果≥1∶320，且恢复期抗体效价比早期抗体效价增加4倍以上有诊断意义。

3．分子生物学检查 采用PCR技术检测立克次体核酸，对立克次体感染有一定诊断价值。

4．其他 立克次体感染常有中性粒细胞增高、嗜酸性粒细胞减少或消失、血小板减少及尿蛋白阳性等血、尿常规表现，有脑膜刺激征的患者会出现脑脊液白细胞和蛋白轻度增高的情况。

【应用评价】

由于立克次体分离培养比较困难，因此实验室检查主要为检测立克次体的特异性抗体和交叉反应抗体，即外-斐反应。外-斐反应本身为交叉反应抗体试验，变形杆菌感染、严重的肝病等可出现外-斐反应的假阳性，因此需结合临床症状综合分析。立克次体核酸检测敏感性高，重复性好，且操作方便，对立克次体的早期诊断和鉴别诊断均具有重要意义。

第六节　性传播疾病的实验诊断

性传播疾病（sexually transmitted disease，STD）简称性病，是一类经过性行为直接或间接接触所传播的疾病。此类疾病除了传染性器官和侵犯邻近淋巴结、皮肤黏膜外，还具有经血液循环侵犯全身组织器官的能力。目前已知的STD有20多种，分别包括梅毒、淋病、细菌性阴道炎等细菌性STD；艾滋病、生殖器疱疹、尖锐湿疣等病毒性STD；某些血清型的沙眼衣原体和解脲脲原体引起的生殖系统感染；以及其他可通过性行为传播的疾病，如乙型肝炎、疥疮、阴道滴虫病等，也被列入性病范畴内。

一、淋病

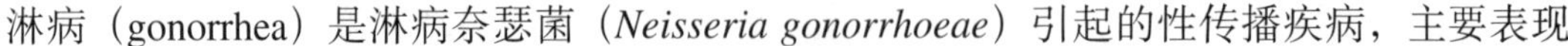

淋病（gonorrhea）是淋病奈瑟菌（*Neisseria gonorrhoeae*）引起的性传播疾病，主要表现

为生殖系统化脓性感染。淋病奈瑟菌为革兰氏阴性双球菌，成对排列，又称淋球菌。该菌对外界环境抵抗力低，营养要求高，55 ℃以上加热 5 min 即可杀死。我国淋病的发病率居性病之首，主要通过不洁性接触传播。

【标本采集】

1．尿道脓性分泌物　取标本前用无菌生理盐水冲洗尿道外口，采集时需用无菌的拭子伸入尿道 2 ～ 4 cm 并轻轻旋转拭子采集脓性分泌物。

2．阴道和宫颈脓性分泌物　宫颈分泌物采集时，要先擦去宫颈口的黏液，然后用无菌拭子插入阴道后穹隆或宫颈内 1 cm 处，蘸取阴道、宫颈分泌物，需蘸取 10 ～ 15 s。

3．直肠肛拭标本　应弃掉第 1 根污染拭子，采用第 2 根拭子蘸取的分泌物。

4．眼结膜分泌物　结膜炎的新生患儿，应取眼结膜分泌物。

由于淋病奈瑟菌在干燥和寒冷的环境中极为脆弱，容易发生自溶，因此采集后需立刻送检。如果标本无法立即送检，应放置于专用的运送培养基中，避免冰箱保存。

【临床意义】

1．显微镜检查　标本采集后需立即涂片，革兰氏染色后显微镜下观察。男性患者尿道分泌物和新生儿眼结膜分泌物涂片中见中性粒细胞内、外大量的革兰氏阴性双球菌即可做出初步诊断。女性的阴道和直肠有许多正常定植菌群，会影响涂片结果，见大量的革兰氏阴性双球菌时还必须要用培养结果加以证实。

2．分离培养与鉴定　血液、脑脊液、女性阴道和直肠标本做淋病奈瑟菌的分离培养与鉴定，可作为淋病的确诊依据。

3．免疫学检查　可运用 ELISA 或免疫荧光法在男性尿道分泌物中检测淋病奈瑟菌的特异抗原，具有一定的灵敏度和特异性。

4．分子生物学检测　用 PCR 或基因探针杂交技术检测淋病奈瑟菌的特异 DNA 片段，阳性结果有诊断依据，可用于培养阴性、有病史及临床表现的可疑患者，但无法明确病原体的生物学活性。

淋球菌性尿道炎应和沙眼衣原体性尿道炎相鉴别，女性患者因感染所致宫颈炎可出现阴道分泌物异常，因此还应与阴道滴虫病、细菌性阴道炎等疾病鉴别。

【应用评价】

为了明确诊断，应同时做淋病奈瑟菌的细菌培养。对不同的检查项目得到的结果进行分析时需同时结合临床表现、病史等综合分析。显微镜检查较为适合男性标本检测，女性的阴道和直肠有许多正常定植菌群，故会影响涂片结果，需结合细菌分离培养与鉴定加以验证。新生儿患者的眼结膜分泌物中可见到大量革兰氏阴性双球菌，可作为淋球菌感染的初步诊断依据。病原体分离培养与鉴定是诊断淋病的金标准。用 PCR 或基因探针杂交技术检测淋病奈瑟菌的特异 DNA 片段，容易出现假阳性结果，应注意与非淋菌性尿道炎相鉴别，故目前临床尚未作为常规检查。

二、非淋菌性尿道炎

非淋菌性尿道炎（nongonococcal urethritis，NGU）主要是指解脲脲原体（*Ureaplasma urealyticum*，Uu）、沙眼衣原体（*Chlamydia trachomatis*，Ct）和人型支原体（*Mycoplasma hominis*，Mh）通过直接或间接性接触，单独或混合引起的非淋菌的泌尿生殖系统感染。解脲脲原体缺乏细胞壁，因此对渗透作用十分敏感，容易被清洁剂、乙醇、补体和特异性抗体溶解。其对热抵抗力也差，4 ℃可存活 2 周，–70 ℃可存活数年。由于解脲脲原体无细胞壁，对

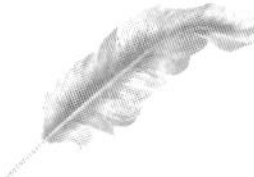

作用于细胞壁的抗菌药物如青霉素不敏感，对影响胞质蛋白质合成的抗生素敏感。解脲脲原体主要的敏感药物有多西环素、红霉素、氯霉素、链霉素和部分喹诺酮类抗生素。沙眼衣原体D ~ K型能引起泌尿生殖系统感染，L1 ~ L3型可引起性病淋巴肉芽肿，A、B、Ba、C型可引起沙眼。感染后，潜伏期为数天到数月，女性患者最常见的是化脓性宫颈炎，并侵犯会阴、肛门和直肠。对男性患者常侵犯腹股沟淋巴结，引起化脓性淋巴结炎，常伴有瘘管形成。

【标本采集】

1．尿液标本 收集非淋菌性尿道炎患者的中段尿于无菌试管或无菌瓶中。

2．尿道标本采集 用无菌的棉拭子伸入尿道口3 cm左右，旋转10 ~ 30 s后取材。

3．宫颈标本采集 擦去宫颈口黏液，将无菌棉拭子插入宫颈口内1 ~ 2 cm，然后旋转拭子10 ~ 20 s采集标本，将标本放入运送培养基中送检。

4．性病淋巴肉芽肿 采集淋巴结脓液，用肉汤或组织培养营养液稀释成20%浓度的菌液，若脓液黏稠，应适当研磨后再稀释，然后分离培养。

沙眼衣原体感染的是尿道和宫颈黏膜柱状上皮细胞，应注意采集后立刻送检。如果标本无法立即送检，应放置于专用的运送培养基中保存。

【临床意义】

1．沙眼衣原体 沙眼衣原体是引起非淋菌性尿道炎的主要病原体。在我国，沙眼衣原体感染人数近年来不断增加，患病人群以青壮年为主。沙眼衣原体检查见本章第五节的衣原体感染。

2．解脲脲原体和人型支原体 解脲脲原体可在妇女阴道中存在而不引起相应的疾病，因此在临床诊断中应结合患者体征以及其他检测结果联合判断。仅有部分解脲脲原体血清型致病。解脲脲原体和人型支原体的检查：①显微镜检查：支原体无稳定的形态，镜下观察诊断意义不大，但可以排除淋球菌的感染。②分离培养与鉴定：将采集的尿液、宫颈分泌物等标本进行培养，若存在解脲脲原体和人型支原体，在分离培养后可观察到典型的油煎蛋形状的菌落，同时根据培养物的生化鉴定对该类型感染提供初步的实验室依据。

3．核酸检测 采用核酸探针分子杂交或者PCR扩增检测人型支原体、沙眼衣原体和解脲脲原体的特异性DNA片段。

【应用评价】

沙眼衣原体标本直接涂片、碘染色或吉姆萨染色以及油镜下观察到包涵体，此法操作简便易行，但仅适用于新生儿眼结膜炎刮片的检查，对NGU的检查不敏感。核酸检查敏感性和特异性较好，但要注意防止污染造成的假阳性。

三、梅毒

梅毒（syphilis）是由梅毒螺旋体（*Treponema pallidum*）引起的慢性、系统性性病。主要通过性接触传播，非性接触也有一定的传播可能性。梅毒分为先天性梅毒和获得性梅毒。梅毒螺旋体可透过胎盘屏障传染给胎儿，从而引发先天性梅毒，导致死胎、流产和早产。获得性梅毒指的是后天性梅毒，主要是通过性传播感染了梅毒螺旋体。获得性梅毒分为三期：①一期梅毒：标志性临床特征是硬下疳。好发部位为阴茎、龟头、冠状沟、包皮、尿道口、大小阴唇、阴蒂、宫颈、肛门和肛管等，也可见于唇、舌和乳房等处。表面的少量分泌物中有大量的梅毒螺旋体，传染性很强。此时梅毒血清学试验常为阳性。②二期梅毒：梅毒螺旋体于此期通过淋巴系统进入血液循环，引起全身性损伤。主要表现为全身性的梅毒疹和全身浅表淋巴结无痛性肿大。③三期梅毒：也称晚期梅毒，梅毒螺旋体感染后未经治疗的患者在早期感染后5 ~ 40

年间可进入此期，特点是破坏性大，全身出现树胶肿。晚期梅毒还可侵犯神经系统及心血管系统，导致严重的临床症状甚至危及生命，但此期损伤部位的梅毒螺旋体含量较低。

【标本采集】

1．病灶渗出物　用无菌纱布清洁生殖器溃疡处，取标本时应多重复刮取几次至轻微出血，擦去出血后挤压周围，使组织液渗出。用无菌的吸管吸出渗出的组织液并滴在无菌洁净的玻片上，盖上盖玻片后立即送检以观察运动的螺旋体；同时取另一玻片涂上标本，空气中自然干燥后放在无菌的容器中送检，用于荧光染色。

2．血清和脑脊液或其他体液

【临床意义】

1．显微镜检查　渗出液或淋巴液涂片后在暗视野显微镜下检查，见到沿其长轴屈伸、滚动、旋转、前后打转等运动活跃的并有 8 ~ 14 个细密而规则螺旋的生物体，则可推测为梅毒螺旋体。镀银染色螺旋体染成棕褐色或黑褐色。直接涂片暗视野显微镜检查操作简单且可以快速报告结果。镀银染色可以快速、准确地检测到病原体。

2．分离培养与鉴定　分离培养与鉴定可确诊螺旋体感染并分型，同时可利用培养出的菌株提供诊断用抗原。但螺旋体培养要求条件较高，不易于分离培养，梅毒螺旋体能在家兔的睾丸中培养，但会丧失毒力。在棉尾兔上皮细胞中有培养成功的先例，但难度大。

3．免疫学检查　梅毒螺旋体的诊断主要依赖免疫学检查，既可以用免疫荧光标记技术测抗原，也可以用梅毒血清学试验测抗体。梅毒血清学试验分为非密螺旋体抗原试验和密螺旋体抗原试验两大类，密螺旋体抗原试验属于确诊试验，但对疗效观察的意义不大；非密螺旋体抗原试验属于筛查试验，亦可进行疗效观察。密螺旋体抗原试验与非密螺旋体抗原试验结合应用，可同时保证敏感度与特异性，为 WHO 推荐的方案。近期研究显示，梅毒螺旋体 IgM 型抗体具有出现早、敏感性好、特异性高、可随体内梅毒螺旋体消失而消失及不能通过胎盘等特点，因此可用于早期和再感染诊断、梅毒病情判断、治愈和复发的评价。

4．分子生物学检测　运用 PCR 技术，通过特异性引物可直接检出各种螺旋体的特异性 DNA 片段，并可同时对扩增产物进行测序或采用探针杂交的方法对 PCR 结果加以进一步证实。

5．其他　梅毒病情活动期脑脊液白细胞计数常增高，因此脑脊液白细胞计数可作为判断疗效的敏感指标。

【应用评价】

1．梅毒筛选试验的应用　①性病研究实验室试验（venereal disease research laboratory，VDRL）：是一种微量玻片法检查，主要是检查人体内是否出现非特异性梅毒螺旋体抗体。通常在梅毒初期损害症状出现后 2 周左右，以及在梅毒螺旋体感染后的 4 ~ 6 周期间呈现阳性。二期梅毒期间可出现持续阳性，阳性率更高。至三期梅毒时，阳性率开始减低，此时阳性率为 75% 左右。②快速血浆反应素环状卡试验（rapid plasma reagent，RPR）：RPR 是 VDRL 试验的改良，相比 VDRL 试验更加快速、可靠，常用于自动化分析。

2．梅毒确诊试验的应用　①荧光密螺旋体抗体吸附试验（fluorescent treponemal antibody absorption，FTA-ABS）：是一种间接荧光抗体法，敏感性和特异性高，一期梅毒的阳性率为 90% 左右，二期梅毒为 100%，三期梅毒仍然有 98% 的阳性率。②梅毒螺旋体血凝试验（treponemal pallidum hemagglutination assay，TPHA）：通过检测患者血清中有无抗梅毒螺旋体抗原的特异性抗体，对梅毒患者进行免疫学诊断。

3．神经性梅毒　脑脊液检查发现增多的蛋白质及淋巴细胞，VDRL 试验阳性。有时，脑脊液也可不出现明显的异常，同时脑脊液标本很少出现假阳性，试验阳性即可证实神经性梅毒的存在。FTA-ABS 试验阴性一般可以排除神经性梅毒。TPHA 在神经性梅毒的诊断中尚不明确。

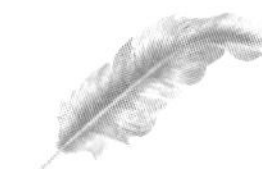

Note

4．VDRL 试验在多种疾病，如疟疾、感染性心内膜炎、传染性单核细胞增多症等有一定的可能性引起假阳性，但假阳性一般为一过性结果，可结合其他诊断加以鉴别。FTA-ABS 是一种间接荧光抗体法，敏感性和特异性高，并且假阳性率低，一般作为确诊试验。TPHA 的特异性和敏感性与 FTA-ABS 接近，需与临床结合才能确诊。

四、获得性免疫缺陷综合征

获得性免疫缺陷综合征（acquired immunodeficiency syndrome，AIDS）即艾滋病，是由人类免疫缺陷病毒（human immunodeficiency virus，HIV）感染引起的综合征。HIV 感染者发展为 AIDS 的进程包括：①急性感染期：初次 HIV 感染后，外周血中的 $CD4^+$ T 淋巴细胞数开始减少并可查到 HIV 抗原，部分感染者 2 ～ 4 周可出现发热等症状，数周后减轻或消失。②潜伏期：持续数月至数年之久，$CD4^+$ T 淋巴细胞逐渐减少，多无临床症状。③艾滋病相关复合征（AIDS-related complex，ARC）：感染者开始出现各种并发症，$CD4^+$ T 淋巴细胞数常低于 400/μl，CD4/CD8 倒置。④ AIDS：出现各种严重的并发症，常见的有卡氏肺孢子菌性肺炎等。5 年死亡率高达 90%，$CD4^+$ T 淋巴细胞数低于 200/μl。

【标本采集】

应采集血液、唾液、乳汁、阴道分泌物、精液、脑脊液、骨髓和感染组织等各种相关标本送检。

【临床意义】

1．分离培养与鉴定 可通过病毒的分离培养，检测培养液中的逆转录酶的活性、直接用电镜观察 HIV 的颗粒或培养细胞中的 HIV 特异性抗原 p24。

2．免疫学检查

（1）HIV-p24 抗原检测：通常采用间接 ELISA 或夹心 EIA 检测血清或血浆标本中的 p24 抗原。p24 是 HIV 的核心蛋白抗原，出现时间常较 HIV 抗体早，阳性结果可以在 HIV 感染 2 周后采用 ELISA 方法检测获得，提示病毒在体内复制活跃。

（2）HIV 抗体检测：HIV 抗体检测分为筛查试验和确认试验，检测结果作为临床 HIV 感染者诊断和术前筛查的依据。筛查试验阴性一般无需再做确认试验，筛查试验阳性须做确认试验，目前的确认试验以免疫印迹法最为常用。根据确认试验结果，得出 HIV 抗体“阳性”“阴性”或“不确定”的结果。HIV 抗体阳性结果联合血液当中的 $CD4^+$ T 淋巴细胞数量、分子生物学检测结果来综合分析。AIDS 的具体诊断标准如下：

首先患者近期内有流行病学史（包括不安全性生活史、静脉注射毒品史、输入未经抗 HIV 检测的血液制品等）和临床表现：①急性期结合实验室 HIV 抗体由阴性转为阳性即可诊断，或仅实验室检查 HIV 抗体由阴性转为阳性即可诊断。②无症状期有流行病学史，结合抗 HIV 阳性即可诊断，或仅实验室检查抗 HIV 抗体阳性即可诊断。③艾滋病期有流行病学史、实验室检查 HIV 抗体阳性，加下述各项中的任何一项，即可诊断为艾滋病；或者 HIV 抗体阳性，而 $CD4^+$ T 淋巴细胞数 < 200 /μl，也可诊断为艾滋病。

3．分子生物学检查 核酸杂交法或 PCR 检测 HIV 的特异性 RNA 片段，运用实时 PCR 检测标本中的 HIV 拷贝数，对 HIV 的诊断和动态检测有价值。

4．$CD4^+$ T 淋巴细胞检查 运用流式细胞术可对外周血当中的 $CD4^+$ T 淋巴细胞进行准确计数，$CD4^+$ T 淋巴细胞少于 200 /μl 也是诊断 AIDS 的重要指标。

5．HIV 感染的实验室监测

（1）血清弓形虫抗体：HIV 感染者免疫功能低下，弓形虫血清学检查阳性为预防性治疗的指征。

（2）梅毒血清学试验：$CD4^+$ T 淋巴细胞减低时可出现 FTA-ABS 的假阴性，因此 HIV 患者的 RPR 或 VDRL 试验阳性 1 年以上可确诊梅毒。HIV 感染者梅毒激活的危险性增高，可运用 RPR 和 VDRL 来监测梅毒，从而对患者的病程提供重要价值。

（3）结核分枝杆菌感染检查：病原体培养、分子生物学或血清学检查结核分枝杆菌，监测结核的发病。

（4）每 3 ～ 6 个月或治疗方案改变后 1 个月检查一次患者血液中的 HIV 病毒载量并用流式细胞仪计数 $CD4^+$ T 淋巴细胞数，抗病毒治疗的指征为＜ 500/μl；＜ 200/μl 时，为卡氏肺孢子菌感染的预防性治疗指征；＜ 100/μl 时为鸟分枝杆菌和巨细胞病毒的预防性治疗指征。

【应用评价】

病毒的分离培养与鉴定是检测 HIV 感染最精确的方法，但由于实验条件和技术要求较高，且需要在 P3 级生物安全实验室进行，临床上较难开展，多用于科学研究。HIV-p24 抗原主要用于 HIV 感染的早期诊断，也可用于 HIV 抗体不确定或 HIV-1 抗体阳性的母亲所生婴儿的鉴别诊断。HIV 抗体检查包括筛查和确认试验，对易感人群的检查应慎重，多次复查所有结果均无阳性指征时，才可以排除 HIV 感染。普通人群筛查试验阴性可排除 HIV 感染。其中阳性结果在感染早期，仍需结合淋巴细胞计数等其他检查进行综合分析以排除某些免疫病的影响。

五、生殖器疱疹

生殖器疱疹（genital herpes）是由单纯疱疹病毒（HSV）引起的性传播疾病。单纯疱疹病毒属于疱疹病毒科 α 疱疹病毒亚科单纯疱疹病毒属，为有包膜的 DNA 病毒，病毒质粒大小约 180 nm，主要是 HSV-2 型（占 85%），少数为 HSV-1 型，人类是其唯一宿主。HSV-2 感染的典型症状是生殖器疱疹，多反复发作，感染部位出现丘疹、斑疹，随后逐渐形成水疱、溃疡，同时伴有发热、头痛等症状，病程 2 ～ 3 周，是常见的性病之一。一般原发性感染症状较重，复发时较轻，甚至不出现任何症状。

【标本采集】

无菌操作提取疱疹液或取损伤部位的组织，低温或运送培养基中立即送检。收集标本后可取一部分直接涂片。疑似中枢神经系统感染单纯疱疹病毒的患者，要采集脑脊液进行 HSV 分离。肝素可干扰单纯疱疹病毒的分离，因此不可作为抗凝剂。

【临床意义】

1．显微镜检查　组织标本固定，姬姆萨染色，镜下可见到多核巨细胞和细胞核内的嗜酸性包涵体，有助于 HSV 感染的诊断，但其敏感性和特异性均较差，需与本病毒特异性检查方法联合使用。

2．分离培养与鉴定　标本可接种在兔肾细胞当中，培养 3 ～ 5 天后细胞会出现肿胀、融合成多核巨细胞等细胞病变效应。需用核酸杂交、特异性抗原检测等方法进行阳性培养物的病毒鉴定。

3．免疫学检查　用直接或间接荧光抗体法检测 HSV 的特异性抗原。用免疫印迹法和 ELISA 法检测 HSV 的 IgG 和 IgM 抗体，尤其是 HSV-2 抗体的检测，IgM 抗体阳性可诊断为原发或复发感染。

4．分子生物学检查　PCR 技术或原位探针杂交技术检测 HSV 的特异性核酸片段，具有较高的敏感性和特异性。

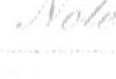

【应用评价】

在无病毒复发感染时，血清中 HSV-2 IgG 抗体波动较大，常达 4 倍以上，该方法对于复发感染的诊断比较困难。单独细胞学检查特异性不高，因此不可作为确诊依据。

六、尖锐湿疣

尖锐湿疣（condyloma acuminatum，CA）是由人类乳头瘤病毒（HPV）感染所致的一种常见性传播疾病，最常引起尖锐湿疣的 HPV 有 6、11 等型别，多发生在 18 ~ 50 岁的中青年人。常通过直接性接触传染，同时也可间接通过公用浴巾等病毒污染物感染。HPV 在人体温暖潮湿的部位如外生殖器和肛周易生存繁殖，是最容易发生感染的部位。

【标本采集】

采集血清或直接无菌采集尖锐湿疣组织或刮取皮损组织送检。

【临床意义】

根据尖锐湿疣的典型症状（如生殖器或肛周等潮湿部位表面粗糙角化，出现丘疹，乳头状、菜花状或鸡冠状肉质赘生物等）和病史即可作出初步诊断。不典型的病例需要进一步的实验室检查来确诊。常用的实验室检查有组织细胞学检查、免疫学检查、分子生物学检查等，如用免疫组化法检测病变组织中的 HPV 抗原，用 PCR 技术或核酸杂交技术检测病毒 DNA 以进行早期诊断或型别鉴定，用晚期蛋白或病毒样颗粒检测 HPV 抗体。

【应用评价】

HPV 有 100 多个型别，其中 16、18 型能导致高危型 HPV 感染，与宫颈癌和宫颈上皮内瘤变的发病密切相关。组织病理学检查可观察到宫颈上皮的不典型增生到原位癌的变化。PCR 法以及免疫组化技术可检测病变组织中的的 HPV 核酸和抗原，具有高度灵敏度与特异性，有助于临床诊断。

第七节 新发传染病的实验诊断

当前世界范围内新发传染病（emerging infection diseases，EID）日益增多，特别是随着全球化进程的不断推进，世界范围内的交流日益密切，从而使传染病在国际间的传播无论是广度还是深度均日益严重。因此，《1996 年世界卫生组织报告》中写道，“我们正处于一场传染性疾病全球危机的边缘，没有哪一个国家可以幸免，也没有哪一个国家可以高枕无忧”。新发传染病的概念其实是相对而言的，分别包括以下的不同情况：

1．以前不存在而后来出现，或者是虽然存在但人类并未认识，并针对人类致病的病原体，比如艾滋病。

2．因为环境或者某些人为因素导致某些已经被人类认识，现存的病原体变异后出现了新的类型，从而在人群中出现大规模流行或感染症状加重等情况，比如严重急性呼吸综合征。

3．因为医学科学的进步、人类的认识和对病原体的实验诊断水平的日益提高，一些早就被人们所认识，但不认为是传染病或未发现病原体存在的疾病，近来才发现和确认，比如 T 细胞淋巴瘤白血病。

4．一种传染病早已在某些地方流行并被人们所认识，但在从未发病的地方开始出现甚至大规模流行，比如猴痘病在美国的出现。

一、严重急性呼吸综合征

严重急性呼吸综合征（severe acute respiratory syndrome，SARS）的病原体为一种 SARS 冠状病毒（SARS-CoV），通过近距离飞沫传播或接触患者呼吸道分泌物传播而引起急性呼吸道传染病，发现初期称为传染性非典型肺炎，简称非典，后来 WHO 将其命名为严重急性呼吸综合征。本病于 2002 年末至 2003 年上半年在世界范围内流行，2003 年 7 月暴发停止，于 2003 年 11 月至 2004 年 1 月在我国出现部分散发病例，此后至今再未见本病例的报道。本病为呼吸道传染性疾病，可累及全身多系统和多脏器，大多数患者可自愈或治愈，病死率约为 14%。

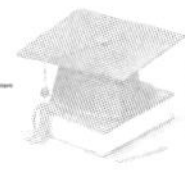

知识拓展

严重急性呼吸综合征的起源

2002 年 11 月前未见关于人类感染 SARS-CoV 的报道，对该病毒基因组测序未发现其新近与冠状病毒重组的证据，因此推测 SARS 可能是病毒由动物宿主跨物种传播引起的。中国广东早期 SARS 病例曾接触过活的野生动物，以及在动物体内检出的 SARS-CoV 样病毒与人类 SARS-CoV 同源性高达 99% 以上均支持以上推测。研究显示果子狸可能是早期人类感染 SARS-CoV 的来源之一，并在多种蝙类身上发现了冠状病毒，因此有科学家认为蝙蝠是 SARS-CoV 的天然宿主。后发现蝠类冠状病毒和 SARS-CoV 差异很大，故推测蝠类冠状病毒可能是在其他中间宿主体内突变为 SARS-CoV 后感染灵猫和人类。蝙蝠和灵猫在中国广东可作为食物在市场上买卖，使来源于不同物种的冠状病毒聚集于此。2003 年 SARS 暴发后，灵猫的买卖被禁止。在此呼吁大家保持人与自然的生态平衡，保护野生动物，避免因生态环境破坏引起动物病原体向人类转移。

【标本采集】

1．呼吸道标本　包括痰、鼻咽部抽吸物或拭子、支气管肺泡灌洗液和肺组织活检标本。

2．血浆或血清标本

标本采集中应该注意：①呼吸道标本在患者临床症状典型期间采集，如果采集时间太晚，会明显降低阳性检出率。②采用无菌方法获取的新鲜组织标本应在 –70 ℃快速冷冻下保存和运送。③全血或血清标本可在急性期尽快采集检测 IgM 抗体，或者恢复期采集血清检测总抗体。

【临床意义】

1．显微镜检查　电镜下可直接观察到呈花冠状的病毒颗粒。

2．分离培养与鉴定　通常是利用 Vore（非洲猴正常肾细胞）细胞系培养，观察特征性细胞病变效应（病变细胞呈局灶性、变圆、折光性变强，晚期呈葡萄串状），在电子显微镜下观察培养细胞中的病毒颗粒。分离培养与鉴定是诊断 SARS 最可靠的依据。

3．免疫学检查　主要是用 IFA、ELISA 和中和试验检测抗体，可在 2 h 内检测血清中的 SARS-CoV 特异性抗体。其中，IgG 抗体在动态检测的过程中效价持续升高具有诊断学意义，IgM 抗体是目前 SARS-CoV 现症感染的重要诊断依据。

4．分子生物学检查　用 RT-PCR、巢式 PCR 和实时 PCR 检测 SARS-CoV 核酸，可以快速、灵敏地对早期 SARS-CoV 感染做出诊断。

5．其他　SARS 患者白细胞计数正常或减低，多有淋巴细胞计数绝对值减少，呈逐步降

Note

低趋势，并有形态学变化。绝大多数 SARS 患者的 $CD3^+$、$CD4^+$、$CD8^+$ T 淋巴细胞均明显减低，其中以 $CD4^+$ T 淋巴细胞减低最为显著，$CD4^+/CD8^+$ 正常或降低。

凡用到活的 SARS-CoV 的试验，都必须在 BSL 3 级生物安全级别实验室进行。

【应用评价】

1．免疫学检查 急性期检测血清中 SARS-CoV 特异性 IgG 抗体一般是阴性的，恢复期可为阳性。免疫学检查特异性高，在未受到污染的非感染人群中检测不到相应抗体，而且稳定性好，成本低廉，适合临床应用。

2．分离培养与鉴定 任何未经污染的样本只要分离培养得到 SARS-CoV，都是 SARS-CoV 感染的最直接证据。但其操作难度高，操作复杂，所需时间长等，导致细胞培养很难大规模用于临床和做出快速诊断。

3．分子生物学检查 PCR 技术特别是实时 PCR 技术，已经在 SARS-CoV 的临床检测中得到了广泛应用。现在已经有了商品化 SARS-CoV 检测试剂盒可以应用于临床。具有灵敏度高、特异性强、操作简便快速的特点。可进行 SARS-CoV 早期感染诊断，是 SARS 实验室诊断的重要手段。

二、人禽流行性感冒

人禽流行性感冒是由禽流感病毒引起的急性呼吸道传染病，也称人感染禽流感或人感染高致病性禽流感。禽流感病毒属于正黏病毒科甲型流感病毒属。甲型流感病毒根据包膜表面刺突蛋白结构及其基因特性的不同分为许多亚型，迄今为止，根据血凝素的不同可分为 16 个 H 亚型（H1 ~ H16），根据神经氨酸酶的差异分为 9 个 N 亚型（N1 ~ N9）。流行性感冒病毒的基因组位于不同节段，因此同型不同株间易发生基因重组，而且病毒 RNA 在复制过程中是不校正的，发生变异的频率很高，为人类流感的主要病原体。目前确定能感染人类的禽流感病毒主要有 H5N1、H5N2、H7N2、H7N3、H7N7、H7N9、H9N2 和 H10N7 共 8 种。尽管目前禽流感病毒还没有大规模感染人类，但是考虑到人类对禽流感病毒普遍缺乏免疫力、病毒基因的高突变率、人类感染 H5N1 型禽流感病毒后的高病死率等，WHO 认为其易引起大流行和中小型流行，故将该疾病列为对人类存在潜在威胁最大的疾病之一。

【标本采集】

1．呼吸道标本 包括痰、鼻咽部抽吸物或拭子、支气管肺泡灌洗液和肺组织活检标本。

2．血浆或血清标本 标本采集注意事项同 SARS 标本采集。

【临床意义】

1．分离培养与鉴定 采用鸡胚接种或细胞培养分离口腔含漱液、鼻咽分泌物、气管吸出物及呼吸道上皮细胞等标本中的禽流感病毒。

2．免疫学检查 ①利用免疫荧光法、酶联免疫法或者胶体金法来对病毒核蛋白抗原或者基质蛋白及禽流感病毒 H 抗原进行检测。②患者临床症状典型期间采集全血或血清标本检测 IgM 抗体，或者多次采集标本动态检测 IgG 抗体，如果恢复期比急性期有 4 倍及以上升高，则有确诊意义。血凝抑制试验和 ELISA 均可检测血清中病毒特异性抗体。

3．分子生物学检查 ①采用 RT-PCR 和实时 PCR 检测禽流感病毒核酸，其特异性及敏感性好，灵敏度可以达到 1 ~ 10 个拷贝，能够快速灵敏地对早期病毒感染做出诊断，是目前重要的实验室诊断方法。②核酸测序也是一种重要的病原体检测方法，比如焦磷酸测序法可以有效地诊断病毒，也可通过检测一段时间内的禽流感病毒核酸水平上的变化来做出流行病学判断或耐药分析。

4．其他　外周血白细胞计数一般正常或降低，重症患者多会有白细胞计数和淋巴细胞降低。

【应用评价】

1．免疫学检测　血清学酶联免疫分析法操作简单，不需要特殊仪器设备，适合大规模人禽流行性感冒暴发的地区普查。

2．分子生物学检测　PCR 技术特别是 RT-PCR 技术已经在临床检测中得到了广泛应用。现在已经有商品化禽流感病毒核酸检测试剂盒应用于临床。具有灵敏度高、特异性强，操作简便快速的特点。

3．病原体检测　任何未经污染的样本只要分离培养到病原体，都是禽流感病毒感染的最直接证据。但其操作难度高，操作复杂，所需时间长，建议对血清免疫学诊断和分子生物学诊断均阴性的流感样患者做分离培养。

三、甲型 H1N1 流感

甲型 H1N1 流感是由一新型甲型 H1N1 流感病毒感染导致的急性呼吸道传染病。此新型甲型 H1N1 流感病毒携带有 H1N1 亚型猪流感病毒株，属于正黏病毒科，甲型流感病毒属，为单股负链 RNA 病毒，由 8 个大小不一的独立片段组成，是禽流感、猪流感和人流感的三源重组病毒体，囊膜包括血凝素（HA）、神经氨酸酶（NA）和基质蛋白 M2 三种糖蛋白。因为是三种流感病毒的核糖核酸基因片段整合在一起后出现的新型 A 型流感病毒，所以同时拥有亚洲猪流感和非洲猪流感病毒特征。2009 年 WHO、联合国粮农组织和世界动物卫生组织宣布，使用 A（H1N1）型流感指代当时疫情。重组后的病毒可以在人际间通过飞沫、气溶胶、直接接触或间接接触传播。中国原卫生部明确将甲型 H1N1 流感（原称人感染猪流感）纳入传染病防治法规定管理的乙类传染病，并采取甲类传染病的预防及控制措施。医学测试显示，目前主流抗病毒药物对这种毒株有效，美国疾病控制机构的照片显示甲型 H1N1 流感病毒治疗后呈阴性反应。

【标本采集】

1．呼吸道标本　包括痰、鼻咽部抽吸物或拭子、支气管肺泡灌洗液等。

2．血浆或血清标本　标本采集注意事项同 SARS 标本采集。

【临床意义】

1．分离培养与鉴定　通常采用鸡胚或 MDCK（狗肾细胞）分离培养 H1N1 流感病毒。近年来，开始用改良细胞培养法，也就是将不同种类的细胞混合起来制备成单层细胞，可以提高检测的敏感性。

2．免疫学检查　①因为引起人急性呼吸道传染病的是 H1N1 甲型流感病毒，因此可以利用免疫荧光法、酶联免疫法或者胶体金法来对甲型流感病毒抗原进行检测。但因为胶体金法只能区别甲型或者是乙型流感病毒，故仅可作为初筛试验。②多次采集标本动态检测 IgG 抗体，如果恢复期比急性期有 4 倍以上升高则有确诊意义。

3．分子生物学检测　利用 RT-PCR、实时 PCR、LAMP、基因芯片等技术检测病毒保守核苷酸序列，已经在临床实验室得到了应用，其特异性与敏感性好，可快速灵敏地对早期 H1N1 甲型流感病毒感染做出诊断，并可将病毒诊断到亚型，是目前重要的实验室诊断方法。

【应用评价】

1．分离培养与鉴定　分离到病原体是病毒感染的最直接证据。

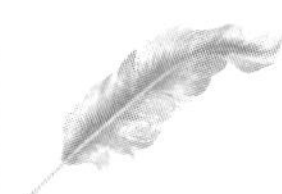

2．免疫学检测　①免疫分析法操作简单，不需要特殊仪器设备，多次采集标本动态检测

IgG抗体，如果恢复期比急性期有4倍以上升高则有确诊意义。血凝抑制试验和ELISA均可检测血清中的病毒特异性抗体。但该方法仅为一种回顾性诊断，可作为辅助工具来使用。特别是对于有流感样疾病史但不排除病毒感染或无症状感染的患者，这可能是唯一的诊断方法。

3. 分子生物学检测 具有灵敏度高、特异性强、操作简便快速的特点。用RT-PCR方法检测时，建议首先检测甲型流感病毒并排除季节性流感H1、H3亚型病毒后，检测特异性甲型H1N1流感基因片段。

四、H7N9型禽流感

禽流感是禽流行性感冒的简称，是由甲型流感病毒引起的传染性疾病，禽流感病毒包括高致病性、低致病性和非致病性三种。可以在家禽比如鸡之间引起流行（俗称鸡瘟），感染后死亡率很高。其中高致病性禽流感是由以H5N1和H7N7为代表的病毒引起的疾病。引起人急性呼吸道传染病的H7N9亚型禽流感病毒是新型重配H7N9禽流感病毒，2013年在中国多个省区市流行的重症肺炎病例的病原体均为H7N9禽流感病毒。目前人感染病毒的暴露源尚不清楚，但分子生物学证据表明，尽管病毒来源是禽流感病毒，却显示出在哺乳动物中生长的可适应性，包括与哺乳动物细胞结合的能力、37 ℃体温下生长的能力等。目前还没有明确证据表明H7N9病毒有人传人的趋势，因此还未发现大规模的传播扩散数据。

【标本采集】

1. 呼吸道标本 包括痰、鼻咽部抽吸物或拭子、支气管肺泡灌洗液等。

2. 血浆或血清标本

【临床意义】

1. 分离培养与鉴定 利用呼吸道标本分离出H7N9禽流感病毒，是最为准确的诊断方法。

2. 免疫学检查 ①因为引起人急性呼吸道传染病的H7N9亚型禽流感病毒是新型重配H7N9禽流感病毒，因此可以利用免疫荧光法、酶联免疫法或者胶体金法来对甲型流感病毒抗原进行检测，但仅可作为初筛试验。②多次采集标本动态检测IgG抗体，如果恢复期比急性期有4倍以上升高，则有确诊意义。血凝抑制试验和ELISA均可检测血清中的病毒特异性抗体。

3. 分子生物学检查 RT-PCR已经在临床实验室得到了应用，其特异性与敏感性好，可快速灵敏地对早期H7N9禽流感病毒感染做出诊断，是目前重要的实验室诊断方法。

【应用评价】

1. 分离培养与鉴定 特别是分离到病原体，是病毒感染的最直接证据。

2. 免疫学检查 血清学酶联免疫分析法操作简单，不需要特殊仪器设备。

3. 分子生物学检查 具有灵敏度高、特异性强、操作简便快速的特点。

五、人感染猪链球菌病

人感染猪链球菌病是由多种致病性猪链球菌感染人而引起的一种人畜共患性疾病。猪链球菌是一种革兰氏阳性兼性厌氧球菌，呈链状排列，无运动能力，不形成芽孢，有荚膜。最适培养温度为37 ℃，菌落细小，形成圆形透明、光滑且边缘整齐的菌落。从事动物制品及相关行业人员为高危人群，感染猪链球菌的病（死）猪是人感染猪链球菌病的主要源头，到目前为止未发现人作为传染源引起人发病。高危人群可表现为健康状态，但具有潜在危险。

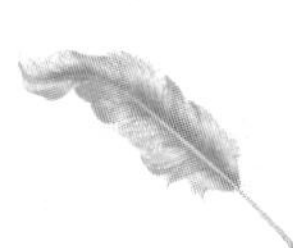

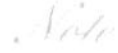

【标本采集】

病猪和带菌猪是本病的主要传染源，因此应采集病猪和带菌猪的肝、脾等标本或者是患者的血液、腹水、关节液、脓液、脑脊液或组织标本等。标本采集时应注意无菌操作，获取的新鲜标本应在 4 ℃快速保存和运送。

【临床意义】

1．显微镜检查　感染部位的标本如脓液、瘀点或者脑脊液直接涂片检查，见革兰氏阳性球菌有一定参考价值。

2．分离培养与鉴定　血、骨髓、脑脊液等标本中常因含菌量小，难以直接检出，需进行培养并进一步做药敏试验，对本病的确诊和选择有效的抗菌药物起至关重要的作用。但发病初期使用抗菌药物可能会影响培养结果，分离培养阳性对确诊本病起决定作用。

3．免疫学检查　采用玻片凝集试验、协同凝集试验、ELISA 或免疫印迹法等进行相应猪链球菌抗原、抗体的检测。

4．分子生物学检查　可以利用分子生物学方法检测猪链球菌特有的毒力基因如 *cps2j*、*mrp*、*tuf* 和 *sly* 等，PCR 诊断方法可以快速有效地扩增需要的目的片段，对诊断猪链球菌 2 型感染有重要意义。

5．生化鉴定　对临床标本可采用半自动或全自动生化鉴定系统来完成生化鉴定，由于猪链球菌的生化特征并不十分稳定，菌株间往往存在差异，因此生化鉴定结果应与血清学等方法结合起来分析。

6．其他　多数患者外周血白细胞总数明显增高，中性粒细胞比例上升，可出现白细胞中毒特征如中毒颗粒及核左移等，但重症患者发病早期外周血白细胞总数正常或降低。休克患者或出现 DIC 的患者血小板下降明显，出血倾向明显者可伴明显贫血，3P 试验可以阳性。

【应用评价】

白细胞总数明显增高（重症患者发病早期外周血白细胞总数正常或降低），中性粒细胞比例上升，血、其他体液或分泌物细菌培养阳性，经生化反应鉴定或 PCR 法检测猪链球菌特有毒力基因，可确诊猪链球菌感染。

第八节　医院感染的监测

医院感染（healthcare associated infection，HAI）也称医院获得性感染（hospital acquired infection，HAI）或院内感染（nosocomial infection，NI），广义的概念是指任何人员在医院活动期间受到病原体侵袭而引起的诊断明确的感染或疾病，狭义的概念是指住院患者在住院前未感染，也不处于感染潜伏期，而是在住院期间受到病原体侵袭而引起的感染或疾病。HAI 包括在医院内获得感染者在住院期间出现症状和出院后出现症状。患者在入院前已发生的或处于潜伏期的感染不属于医院感染。

根据感染性质的不同，医院感染包括：①有潜伏期的感染，住院后发生感染的时间超过其平均潜伏期的；无明确潜伏期的感染，入院 48 h 后发生的感染。②上次住院期间获得的感染或者入院治疗期间激活病原体产生的潜伏性感染；原有的感染基础上出现新的部位的感染或者分离出新的病原体。③新生儿经产道分娩时获得的感染。④医务人员工作期间获得的感染。不属于医院感染的包括：①新生儿出生前获得的感染，以及出生后 48 h 内发生的感染如弓形虫感染。②住院期间发生的非感染性炎症，如开放性伤口有细菌定植而无炎症和感染的表现。

医院感染的基本特点包括：①必须是在医院内发生的感染。②多发生在老人、婴儿身上，有明显的年龄相关性。③对象必须是医院内活动的所有人群，发病率与性别无关，但主要是住院患者。④必须是住院期间或出院后不久发生的感染。⑤感染以内源性感染为主，外源性感染

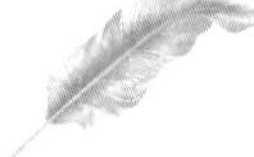

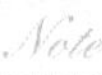

少见，包括交叉感染和环境感染。⑥传播途径以接触传播为主，另外还包括空气传播、媒介传播等，病原体主要为机会致病性微生物，常具有耐药性，比如革兰氏阴性杆菌。⑦基础疾病影响院内感染的发病率，比如有恶性肿瘤、恶病质和免疫系统功能低下等基础疾病的人院内感染的发病率大大升高。

一、医院感染的类型及传播途径

（一）医院感染的类型

1．内源性感染（endogenous infection） 指病原体来自患者自身，亦称自身感染（self-infection）。如体内的细菌转移引起的感染；抗生素的使用可诱导耐药菌的繁殖，其适应能力强，常发生种类的变迁，以细菌为主，尤其是革兰氏阴性杆菌，导致菌群失调（dysbacteriosis）。

2．外源性感染（exogenous infection） 是指病原体来自身体以外，通过某些途径进入体内引起的感染。病原体既可以是来自其他住院患者、医务工作者和陪护人员，也可以是来自探视者和污染的环境（医疗设备、水、空气）等，其中从其他患者、医务工作者和陪护人员获得的感染又称为交叉感染。因此，外源性感染既包括人与人接触的直接感染，又包括人与物品、环境接触的间接感染。

3．母婴感染 是指胎儿在分娩过程中经产道获得的感染，如胎儿的B群链球菌感染为HAI。经胎盘、母婴血液传播的胎儿感染不属于HAI，如乙型肝炎、先天性梅毒和艾滋病等。

（二）医院感染的传播途径

1．感染源

（1）病原体携带者：包括携带病原体的无症状者、处于潜伏期的患者和携带病原体的动物等，如携带病原体的蚊虫、鼠类等。

（2）感染者：感染的患者、自身感染者等。

（3）污染的环境：包括病原体污染的医疗设备、水、空气等。在医院实施技术措施如静脉内插管、介入治疗等，通过一定方式传入患者体内而引起感染。

2．传播途径

（1）接触传播：是最普遍的医院感染途径，分为直接接触和间接接触两类。直接接触（direct contact）主要是易感者与传染源直接接触而致感染，病原体离开传染源侵入易感者机体前后不在外环境停留。间接接触（indirect contact）主要是传播媒介如医务人员的手携带病原体与易感染者接触，病原体进入易感者引起感染。

（2）空气传播：也称微生物气溶胶传播，是病原体以空气为媒介，随着空气的流动而引起感染。

（3）公共媒介感染：一些医院内的公共用品如患者摄入含病原体的食物或医院水源而引起使用者的感染；内镜、手术器械、导管和插管等医疗器械、注射液等被病原体污染引起使用者的感染，其中以输血、输液导管等导致的HAI最为常见。

3．易感人群 易感人群主要包括原有基础疾病导致免疫力低下的患者、老人及婴幼儿；长期使用抗生素、免疫抑制剂的患者；烧伤或创伤患者；手术后、放化疗后的患者和营养不良的患者。

Note

二、医院感染的常见病原体

医院感染常见的病原体为条件致病菌或机会致病菌（opportunity pathogen）。其适应能力强，多数耐药，而且容易发生种类变迁。引起医院感染的病原体以细菌为主，常见的是革兰氏阴性杆菌如大肠埃希菌、肺炎克雷伯菌、铜绿假单胞菌等，特别是多重耐药杆菌如泛耐药鲍曼不动杆菌的感染率不断增加；金黄色葡萄球菌中的多重耐药菌株如MRSA等的感染率也不断增加；其他如真菌、病毒、支原体、衣原体和原虫等也是引起HAI的重要病原体，抗生素的使用使得医院获得性真菌感染增多，其中以酵母菌最为常见。

三、医院感染的监测

（一）消毒灭菌效果的监测

医院内消毒灭菌主要包括高压蒸汽灭菌、化学消毒和紫外线灭菌等。可在消毒灭菌后进行细菌培养，同时设立相应的阳性对照，对消毒灭菌效果进行评估。如果消毒灭菌不达标，则需重新消毒灭菌。

1. 高压蒸汽灭菌的效果监测　常用的监测方式包括工艺监测、化学监测和生物监测。生物监测应每月进行，合格后才能使用。生物监测利用特异的指示菌，如嗜热脂肪芽孢杆菌为指示菌，高压灭菌后接种细菌进行培养，一般培养1周左右，观察培养结果有无细菌生长，如果无细菌生长则判定为灭菌合格，否则需改善灭菌方法。监测过程需设立阳性对照。

2. 紫外线杀菌效果监测　应进行日常监测、紫外线灯管照射强度监测和生物监测。如果紫外线灯管照射强度监测不达标（使用的灯管不得低于70 μW/cm^{2}照射强度），则需要更换新的紫外灯管。生物监测通常采用微生物监测法。经消毒后的物品或空气中的自然菌应减少90.00%以上，人工染菌杀灭率是利用指示菌株，在有效杀菌范围和时间内其杀菌率需达到99.9%，否则为不合格。

3. 化学消毒剂消毒效果的监测　通过化学消毒剂对标准菌株（如金黄色葡萄球菌ATCC6538作为指示菌）的消毒效果进行监测。在一定菌株浓度下测出最低杀菌浓度及化学消毒剂的杀菌率。消毒剂每季度监测一次，消毒后不得检出致病性微生物；灭菌剂每月监测一次，灭菌后不得检出任何微生物。

（二）消毒灭菌物品生物学监测

各种消毒后的物品如胃镜、肠镜、气管镜及喉镜等应每季度进行一次生物学检测，细菌总数≤20 CFU/件，不得检出致病菌；各种灭菌后的物品如穿破黏膜的活检钳、切开刀、高频电刀及异物钳等应每月进行一次生物学监测，不得检出任何微生物。

（三）医院环境卫生学监测

当怀疑HAI与环境卫生学因素有关时，须及时进行环境卫生学监测，主要包括对物体表面、医护人员手和空气的监测。

1. 物体表面、医护人员手的卫生学监测　Ⅰ、Ⅱ类区域的细菌总数≤5 CFU/cm^2，Ⅲ类区域的细菌总数≤10 CFU/cm^2，Ⅳ类区域的细菌总数≤15 CFU/cm^2，且不能检出大肠埃希菌、金黄色葡萄球菌和铜绿假单胞菌。

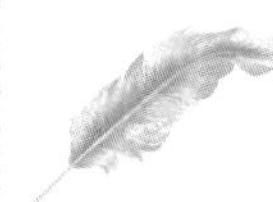

2. 空气的卫生学监测 Ⅰ类区域的细菌总数≤ 10 CFU/m³，Ⅱ类区域的细菌总数≤ 200 CFU/m³，Ⅲ类区域的细菌总数≤ 500 CFU/m³，且不能检出金黄色葡萄球菌和溶血性链球菌。

（四）医院感染暴发调查

当医院感染率增加或者暴发时，应立即采取相应的调查措施如对感染对象、感染途径、感染源进行调查。调查结果应包括流行病学数据和微生物学的证据，包括病原体的分型与鉴定结果。

四、医院感染的预防与控制措施

易感人群、感染途径及感染源是导致院内感染的重要因素。医院感染监测系统对导致医院感染的各个潜在环节进行有效监测是预防和控制院内感染的重要工作。做好院内感染的防控工作包括以下措施。

（一）成立医院感染管理机构

医院应设立院感管理部门，制订相关规章制度，设置专门的负责人对各种规章制度加以落实并加强对医护人员的培训教育。

（二）严格消毒灭菌

一次性医疗器械、器具不得重复使用，对进入人体无菌部位的医疗用品如一次性的注射器、刀片等锐器，应放入相应的锐器盒里，必须保证无菌，由专人收集和处理；对接触皮肤、黏膜等的器械和物品必须消毒，可重复使用的医疗器具等应严格灭菌，做到一用一灭菌；医护人员必须经常洗手，注意手部皮肤的消毒并对消毒的效果进行监测。

（三）做好隔离预防工作

要避免医务人员与患者之间的相互传染。根据患者感染的病原体的传播途径，采取相应的应对措施，切断感染的传播途径是避免院内感染最重要的措施。

（四）加强医院各部门安全管理

对医院的重点部门，如重症监护室、急诊室、婴幼儿科室和手术室等加以严格管理，尤其是微生物实验室，对传染性强的病原体标本，要密切监测和做出预报。各工作区必须要有生物安全标识，配备生物安全柜、紫外灯和消毒剂等，医疗废物和垃圾要规范化管理和销毁处理。确保垃圾袋的完好，最好使用双层或多层垃圾袋包装，运输过程也要防止垃圾袋破损，避免污染物泄露。病原体分离培养的标本应高压蒸汽灭菌后再进行回收焚烧，避免病原体扩散。

（孙连桃）

第五十六章

肿瘤的实验室诊断

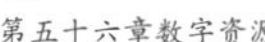
第五十六章数字资源

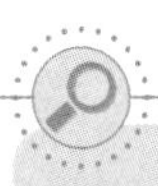
学习目标

1. **知识**：列举不同类型肿瘤标志物的常用检测项目；归纳甲胎蛋白、癌胚抗原、CA125、CA19-9、CA242 等临床常用标志物检测的临床意义。
2. **能力**：初步根据临床资料，合理选择适宜的肿瘤标志物检查；结合肿瘤标志物检测结果，进行初步诊断和鉴别诊断。
3. **素养**：培养科学严谨临床推理能力以及综合分析能力。
4. **掌握**：肿瘤标志物的分类，常见肿瘤标志物的临床意义。

肿瘤是机体细胞在致瘤因素长期协同作用下导致其基因水平的突变和功能调控异常，从而促使细胞持续过度增殖并导致发生转化而形成的新生物。采集组织、细胞以及血液、体液、分泌物、排泄物等标本，进行病理学、细胞学、相关基因学及肿瘤标志物的检测，对肿瘤的诊断、治疗方案选择、疗效观察、预后判断、复发监测等有重要的临床意义。

肿瘤标志物（tumor marker，TM）于 1978 年由 Herberman 提出，本意是癌细胞分泌或脱落到体液或组织中的物质，或者是宿主对体内新生物反应而产生并进入体液或组织中的物质。随着分子生物学技术的发展，基因的结构或功能改变以及基因产物的非正常表达，也与肿瘤的发生发展有关，因此原癌基因、抑癌基因以及其产物现在也属于肿瘤标志物。随着肿瘤学的深入研究以及基因组学和蛋白质组学的发展，越来越多的肿瘤标志物被发现，这一领域已成为肿瘤基础和临床研究的热点之一。

目前尚无公认的肿瘤标志物统一分类和命名的标准，根据生物化学特性可大致分为肿瘤相关蛋白标志物和肿瘤相关基因两大类。目前临床上，肿瘤相关蛋白标志物根据其生物化学和免疫学特性，可分为抗原类（如胚胎性、增殖性、抑制性、白血病分化抗原等）、糖蛋白类、酶和同工酶类、激素和异位激素类、病毒类、癌基因与抑癌基因及其产物类等。

第一节　肿瘤相关蛋白标志物

肿瘤相关蛋白标志物多存在于血液、体液、组织和细胞中，常用免疫分析法等进行检测。临床常用的肿瘤相关蛋白标志物可按其本身的性质进行分类，见表 56-1。本章介绍几种临床常用的相关蛋白标志物。

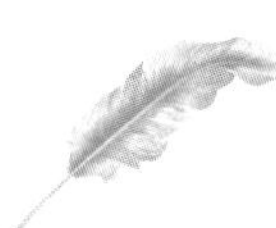

Note

表 56-1 肿瘤相关蛋白标志物的分类

分类	常用肿瘤相关蛋白标志物
胚胎抗原	癌胚抗原（CEA）、甲胎蛋白（AFP）
增殖性抗原	增殖细胞核抗原或周期素（PCNA/Cyslin）、DNA 聚合酶等
抑制类抗原	肿瘤坏死因子、转化生长因子等
白血病分化抗原	CD 系列
糖类抗原	CA125、CA19-9、CA15-3、CA242、CA549、鳞状细胞癌抗原（SCC）
酶和同工酶类	前列腺特异性抗原（PSA）、神经元特异性烯醇化酶（NSE）等
激素和受体类	人绒毛膜促性腺激素（β-hCG）、肾上腺素和去甲肾上腺素、促胃液素、降钙素、促肾上腺皮质激素（ACTH）、抗利尿激素（ADH）、雌激素和孕酮受体、雄激素受体
特殊蛋白质类	$β_2$ 微球蛋白、Kappa 轻链、组织多肽抗原（TPA）、细胞角蛋白 19 片段（CYFRA21-1）
肿瘤相关病毒类	EBV、HPV、HBV 等
癌基因表达蛋白	PAS、MYC、HER-2/neu、P53、BCL
癌基因、抑癌基因及其产物类	*ras* 基因、*C-myc* 基因、*P53* 基因、*Rb1* 基因、*BRCA1* 和 *BRCA2* 基因等

一、甲胎蛋白

甲胎蛋白（alpha fetoprotein，AFP）是在胎儿早期主要由肝合成的一种单链糖蛋白，在胎儿成长期 AFP 浓度最高，出生后降低，1 年内降至≤ 40 μg/L，此后终生维持极低浓度。当肝细胞或生殖腺胚胎组织发生恶性病变时，相关基因重新被激活，使原来已丧失合成 AFP 能力的细胞又重新开始合成，导致血液或体液中 AFP 含量明显升高。

【标本采集】

通常采用血清标本，胸腔积液、腹水、脑脊液也可用于检测。

【参考区间】

血清 AFP：0 ～ 10 μg/L（电化学发光免疫分析法）。

【临床意义】

1．原发性肝细胞癌 AFP 是早期诊断原发性肝癌最为敏感、特异的指标，适用于大规模普查。70% ～ 95% 的原发性肝癌患者 AFP 出现升高，约 75% 的患者＞ 300 μg/L。肝癌诊断的医学决定水平为＞ 400 μg/L，未经治疗的原发性肝细胞癌患者血清 AFP 可呈持续性升高，术后和治疗有效时 AFP 减低，肿瘤复发或转移时回升。AFP 阴性并不能排除原发性肝癌，约有 10% 的原发性肝癌患者血清 AFP 不增高。

2．生殖腺胚胎性肿瘤 睾丸癌、卵巢癌、卵巢内胚窦癌、畸胎瘤等患者血清 AFP 可增高。诊断和监测颅内转移的生殖细胞肿瘤时，脑脊液 AFP 测定有一定意义，这些患者血清 AFP 可能并不增高。

3．其他肿瘤消化道肿瘤 如胃癌、胰腺癌、胆管癌、结肠癌，以及肺癌等血清中 AFP 也可升高，但检测的灵敏度较低，仅约 20%，而且增高水平一般＜ 300 μg/L。

4．病毒性肝炎、肝硬化 血清 AFP 也有不同程度的升高。部分肝硬化患者血清 AFP 可呈持续性或短暂性增高，但增加幅度一般＜ 300 μg/L，肝硬化伴有血清 AFP 增高的患者发展为原发性肝癌的危险性增高。急性肝炎和慢性活动性肝炎时，血清 AFP 浓度升高，但多为暂时性改变。

5．AFP 是监测治疗效果的良好指标 AFP 值异常高者一般提示预后不佳，其含量上升则提示病情恶化。治疗后 AFP 水平的下降或升高，可确定治疗的成功或失败。通常手术切除肝癌后 2 个月，AFP 值应降至 20 μg/L 以下，若降得不多或降而复升，提示切除不彻底或有复发、转移的可能。在转移性肝癌中，AFP 值一般低于 350 ～ 400 μg/L。慢性乙型病毒性肝炎和慢性丙型病毒性肝炎可定期测定 AFP 进行筛查。

【应用评价】

1．AFP 的生理变化 ①妊娠：第 10 周开始，孕妇血清 AFP 开始升高；在妊娠第 32 ～ 36 周达高峰，可达 400 ～ 500 μg/L，以后下降直至分娩，维持在 250 pg/L 左右，分娩后迅速下降，约 4 天后即可减低一半。但是，在胎儿神经管畸形、食管及十二指肠闭锁、先兆流产、胎儿宫内窒息时，母体血清和羊水中 AFP 增高。②胎儿出生时，血清 AFP 浓度大约为 70 mg/L，2 ～ 3 周后降至 0.5 ～ 4 mg/L，10 个月后低于 20 μg/L。

2．AFP 异质体 不同组织细胞合成的 AFP，其糖链结构不同，对植物血凝素的亲和力存在差异，此种糖链结构不同的 AFP 称为 AFP 亚型、变异体或异质体。采用小扁豆凝集素（lens culinaris agglutin in，LCA）亲和电泳或层析技术，可根据 AFP 与 LCA 的亲和程度分为结合型与非结合型，包括 AFP-L1、AFP-L2 和 AFP-L3。AFP-L2 与 LCA 亲和力较低。与 LCA 具有高度亲和力的结合型 AFP（AFP-L3）由肝癌细胞产生，对肝细胞癌诊断有高度特异性；相反，与 LCA 无亲和力的非结合型 AFP（AFP-L1）则存在于慢性肝炎或肝硬化。特别是患者在 AFP 增高不显著时，AFP-L1 和 AFP-L3 对诊断早期肝细胞癌有重要意义。

3．不同检测方法的参考区间可不同。

二、癌胚抗原

癌胚抗原（carcinoembryonic antigen，CEA）是一种富含多糖的蛋白复合物，最初从结肠癌组织中提取。胎儿早期的消化管及某些组织均具有合成 CEA 的能力，孕 6 个月以后 CEA 含量逐渐减少，出生后血中含量极低。

【标本采集】

血清、胸腹腔积液。

【参考区间】

血清＜ 5 μg/L。

【临床意义】

1．恶性肿瘤的辅助诊断 血清 CEA 明显升高见于多种恶性肿瘤，如结肠癌、胃癌、胰腺癌、肝癌、肺癌、乳腺癌、肾癌、卵巢癌、子宫癌等。不同统计资料报道的阳性率有较大差别，结肠癌多为 40% ～ 50%，肺癌、乳腺癌、胃癌的阳性率相对较高。一般血清 CEA 高于参考区间上限 4 倍时，恶性肿瘤的可能性较大；如果超过 8 倍以上，则高度怀疑恶性肿瘤。上述有关恶性肿瘤胸腹腔转移时，胸腔积液和腹水可先于血清中 CEA 升高。

2．恶性肿瘤疗效与复发 手术完全切除者，一般术后 6 周 CEA 恢复正常；术后有残留或微转移者，可见下降，但不恢复正常；无法切除而作姑息手术者，一般呈持续上升。CEA 浓度的检测也能较好地反映放疗和化疗疗效。其疗效不一定与肿瘤体积成正比，只要 CEA 浓度能随治疗而下降，则说明有效；若经治疗其浓度不变，甚至上升，则须更换治疗方案。患者随访时出现 CEA 增高，应 2 周后再测一次，两次都升高则提示复发和转移。

3．非肿瘤性疾病 溃疡性结肠炎、胰腺炎、肝病、肺气肿、支气管炎、肺炎等可见 CEA 轻度升高，但一般不超过参考区间上限的 4 倍。

【应用评价】

1. 不同检测方法的参考区间可不同 不同参考人群，如非吸烟健康人血清 CEA 浓度一般 < 2.5 μg/L，大量吸烟的人群升高，少数人可 > 5 μg/L。因此，各实验室应建立本室的参考区间。

2. 血清 CEA 监测肿瘤复发 监测 CEA 对肿瘤术后复发的敏感度极高，可达 80% 以上，往往早于临床、病理检查及 X 线检查，如结肠癌时，比其他的检查手段可以更早期发现。

3. 胃液、唾液、胸腹腔积液等肿瘤“浸泡液”中 CEA 的阳性检测率更高，可先于在血清中的出现。

三、糖类抗原 19-9

糖类抗原 19-9（carbohydrate antigen 19-9，CA19-9）于 1979 年被发现，用结肠癌细胞株的提取物作为抗原制备了一株单克隆抗体，此抗体所识别的肿瘤相关抗原被命名为 CA19-9。CA19-9 在胚胎期分布于胎儿的胰腺、肝、胆囊和肠等组织；在成人的胰、胆管等部位也有少量存在。

【标本采集】

血清、胸腹腔积液。

【参考区间】

血清 < 37 kU/L（电化学发光免疫分析法）。

【临床意义】

1. 胃肠道恶性肿瘤

（1）胰腺癌：血清 CA19-9 可明显增高，与胰腺炎鉴别的临界值为 50 U/ml。其诊断胰腺癌的临床特异性为 94%，临床灵敏度为 81%，阳性预测值为 95%，阴性预测值为 78%。

（2）胃癌：血清 CA19-9 的临床灵敏度为 26% ~ 60%，并与胃癌的病程相关；血清 CA19-9 和 CEA 联合测定时，灵敏度可明显增加。

（3）肝癌和胆管癌：鉴别良性与恶性胆道疾病时，其临界值为 200 kU/L 时，临床灵敏度为 65%，特异性为 91%；当临界值为 37 kU/L 时，临床灵敏度为 83%，特异性为 45%。在鉴别肝癌和胆管癌时，前者血清 CA19-9 常 < 200 kU/L，后者 CA19-9 常 > 200 kU/L。

（4）结肠癌：血清 CA19-9 与肿瘤的发展阶段密切相关，与 CEA 相比，临床灵敏度较低，但特异性可达 92% ~ 99%（临界值 > 40 kU/L）。

2. 其他肿瘤诊断的临床灵敏度 肺癌、乳腺癌、卵巢癌、子宫颈癌中可出现增高，但灵敏度较低。

3. 良性疾病胰腺炎、胆汁淤积型胆管炎、胆石症、慢性活动性肝炎、肝硬化、大面积肝细胞坏死等，血清 CA19-9 也可出现不同程度的升高。急性胰腺炎、慢性胰腺炎急性发作时，部分患者的血清 CA19-9 可升高，但一般 < 100 kU/L，少数可高达 500 kU/L。以临界值 100 kU/L 鉴别胰腺癌和胰腺炎，诊断胰腺癌的临床特异性为 97%、灵敏度为 62%。

4. 肿瘤治疗的监测 未治疗的恶性肿瘤患者血清 CA19-9 浓度呈逐渐升高趋势，可高于 1000 kU/L。胰腺癌、肝癌、胃癌患者的血清 CA19-9 浓度与外科治疗、化疗、放疗相关，在完全手术切除后 2 ~ 4 周，血清 CA19-9 常应 < 15 kU/L；采用非手术或辅助治疗时，血清 CA19-9 可轻度、短暂地降低，但较难恢复到参考区间；患者再次或进一步升高，提示肿瘤转移或病情进行性加重。胰腺癌、胆管癌患者在治疗过程中，血清 CA19-9 的变化较为快速，而且比病理学和影像学检查更灵敏。

【应用评价】

1. 参考区间与年龄、吸烟无相关性，女性显示稍高的变化，妊娠时轻度升高，可达70 kU/L。

2. 胰腺癌、胃癌、肝癌、结肠癌等消化道恶性肿瘤时，血清 CA19-9 常出现增高，具有一定的临床意义。但 CA19-9 对诊断不同类型消化道恶性肿瘤的特异性和灵敏度差异较大。

3. 胸腹腔积液 CA19-9 检测对鉴别良性与恶性积液有意义，以 30 kU/L 作为临界值，恶性积液诊断的临床灵敏度约为 50%，特异性可达 100%。

四、糖类抗原 72-4

糖类抗原 72-4（carbohydrate antigen 72-4，CA72-4）是一种分子量为 220 ～ 400 kD 的黏蛋白，是胃肠道肿瘤和卵巢癌相关的标志物。

【标本采集】

血清、脑脊液、胸腹腔积液。

【参考区间】

血清＜ 6.9 kU/L（电化学发光免疫分析法）。

【临床意义】

1. 胃癌患者血清 CA72-4 浓度增高，其临床灵敏度约高于 CA19-9 和 CEA，故常作为胃癌的首选肿瘤标志物。胃癌术后 1 ～ 2 周，CA72-4 水平可降至参考区间内。约 70% 的肿瘤复发病例 CA72-4 水平可再次升高，如果与 CA19-9 联合检测，其临床灵敏度可达 57%。

2. 结肠癌患者血清 CA72-4 可出现增高。肿瘤完全切除后约 18 天内，血清 CA72-4 可降低。如果长期监测中发现 CA72-4 处于较高水平或进一步增高，提示肿瘤残留或复发。与 CEA 联合检测可使临床诊断的灵敏度增加。CA72-4 也可用于监测结肠癌术后复发情况。

3. **卵巢癌** 血清 CA72-4 的临床灵敏度为 47% ～ 80%，并与肿瘤分期相关。

4. **其他恶性肿瘤** 食管癌、胰腺癌、胆管癌、乳腺癌、子宫颈癌等血清 CA72-4 也可有不同程度升高。

5. **良性疾病** 部分肝硬化、胰腺炎、肺炎、风湿性疾病等患者，可见血清 CA72-4 升高。

【应用评价】

健康人血清浓度变化一般在 1 ～ 3 kU/L，上限一般在 3 ～ 6 kU/L。应建立所在实验室方法特异的参考区间。

五、糖类抗原 242

糖类抗原 242（carbohydrate antigen 242，CA242）是一种唾液酸化的糖类抗原，能被结肠癌细胞株经杂交瘤技术得到的一系列单克隆抗体 CA242 所识别，存在于多器官恶性肿瘤中。CA242 在健康人和良性疾病血清中含量较低，在胰腺癌和结肠癌患者血清中增高。

【标本采集】

血清、胸腔积液、腹水。

【参考区间】

血清 CA242 ＜ 20 kU/L（电化学发光免疫分析法）。

Note

【临床意义】

1．胰腺癌时，CA242 的敏感度为 70% ~ 80%，特异性为 90%。可用于初诊时筛选胰腺癌。

2．部分直肠癌和胃癌患者血清 CA242 可升高。

3．对非小细胞肺癌（non-small cell lung cancer，NSCLC）的敏感性低（28%），但特异性高（可达 95%）。肺鳞癌患者血清 CA242 水平显著低于非鳞癌患者（肺腺癌和大细胞肺癌），可用于肺癌的鉴别诊断。

4．部分消化道良性疾病中也可见升高。

【应用评价】

CA242 与 CA19-9 的作用十分相近，相关系数在 0.81 ~ 0.95，综合比较 CA19-9 的敏感度和特异性要更高，因而更为常用。

六、糖类抗原 15-3

糖类抗原 15-3（carbohydrate antigen 15-3，CA15-3）是一种分子量超过 400 kD 的糖蛋白，被认为是恶性乳腺上皮细胞的分化抗原，与乳腺癌相关。

【标本采集】

血清、胸腹腔积液、脑脊液。

【参考区间】

血清＜ 28 kU/L。

【临床意义】

1．乳腺癌患者血清 CA15-3 呈不同程度升高，其升高的水平与乳腺癌癌体的大小、分期和转移等相关。随着临床分期增加，其临床灵敏度也相应增高。由于对早期乳腺癌诊断的临床灵敏度较低，血清 CA15-3 不推荐作为筛查指标，但在监测肿瘤复发和转移中有一定价值。在判断乳腺癌复发和转移方面，CA15-3 增高比临床症状出现和影像学检查更敏感。

2．其他肿瘤 胰腺癌、肺癌、卵巢癌、子宫颈癌、胃癌、结肠直肠癌及肝癌时，血清 CA15-3 可升高。

3．乳房和肝的良性疾病，如肝硬化、肝炎也见 CA15-3 不同程度升高。

【应用评价】

1．CA15-3 对蛋白酶和神经酰胺酶敏感，标本应避免微生物污染所致的假阴性。

2．CEA 与 CA15-3 联合应用于检测乳腺癌复发和转移，灵敏度可明显增高。

3．妊娠也可引起血清 CA15-3 增高。

七、糖类抗原 125

糖类抗原 125（carbohydrate antigen 125，CA125）是一种糖蛋白，分子量约为 200 kD，主要存在于女性生殖道上皮细胞表面。1981 年，Bast 等首先报道了一株单克隆抗体 CA125，它能与卵巢癌细胞系和卵巢癌腹水肿瘤细胞反应而得名。

【标本采集】

血清、胸腔积液、腹水、脑脊液。

【参考区间】

血清＜ 35 kU/L。

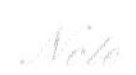

【临床意义】

1. 卵巢癌　卵巢癌时血清 CA125 水平明显升高，可高达 5000 kU/L 以上。CA125 对早期疾病缺乏灵敏度和特异性。欧洲肿瘤标志物指南建议不要使用 CA125 进行卵巢癌大规模普查和偶发病例检查。然而当血清 CA125 达基线水平 2 倍或以上时，应立即进行物理检查、TVS 和 CT 检查。血清 CA125 浓度与卵巢癌的预后相关，手术前轻度增高，多处于临床早期，肿瘤体积一般较小，治疗反应好，复发率低；相反，术前血清 CA125 浓度高，疾病常处于进展阶段，对化疗反应差。手术后或初始化疗后 3 个月的血清 CA125 水平是肿瘤治疗反应的关键指标。

2. 其他妇科肿瘤　血清 CA125 也是子宫内膜癌的首选标志物，对其他妇科肿瘤的辅助诊断价值不如卵巢癌。

3. 胃肠肿瘤　血清 CA125 对胃肠肿瘤的辅助诊断有一定意义。

4. 良性疾病　急性子宫附件炎、子宫内膜异位、腹膜炎、良性胃肠疾病、急性胰腺炎、胆结石、急慢性肝炎、肝硬化、自身免疫性疾病等，血清 CA125 可增高，但增高幅度较小，一般 < 65 kU/L。

【应用评价】

1. 各种恶性肿瘤引起的腹水中，通常也可见 CA125 升高。
2. 非妊娠妇女在月经期时，CA125 可偶尔轻度升高。一些妊娠妇女 CA125 可增高。

八、鳞状上皮细胞癌抗原

鳞状上皮细胞癌抗原（squamous cell carcinoma antigen，SCC）是一种糖蛋白，首先在子宫颈鳞状上皮癌细胞中发现，后来在子宫、子宫颈、肺、头颈等鳞状上皮细胞癌的细胞质均发现其存在，特别在非角化癌的大细胞中含量更丰富，但在消化道的一些正常或增生不良的鳞状上皮细胞也有表达。因此，SCC 可作为鳞状上皮细胞癌的标志物，但并非特异性标志物。

【标本采集】

血清、脑脊液、胸腔积液、腹水。

【参考区间】

血清 < 1.5 μg/L（电化学发光免疫分析法）。

【临床意义】

1. 鳞状上皮细胞癌　对子宫颈癌有较高的诊断价值。50% 患者的 SCC 浓度升高先于临床诊断复发 2 ~ 5 个月，可以作为独立风险因子存在。血清 SCC 浓度与肿瘤分期、病程以及临床症状、淋巴结转移和治疗相关，手术或放疗后 2 ~ 7 天，血清 SCC 可降至参考区间；肿瘤复发时再次升高，并且可早于临床复发 1 ~ 14 个月。血清 SCC > 30 pg/L 的患者易复发，而且生存时间较短。治疗后血清 SCC 持续 2 ~ 6 周处于高水平的患者复发率较高（约 92%）。

2. 肺癌　肺鳞状上皮细胞癌患者的血清 SCC 增高，阳性率为 39% ~ 78%，对所有肺癌的临床灵敏度不高，与 CYFRA-21-1 联合检测可提高阳性率。在肿瘤切除后的 2 天内，血清 SCC 浓度可降至参考区间，如果有肿瘤组织残留，血清 SCC 浓度仅轻度下降；肿瘤复发时再次升高，而且可早于临床复发 4 ~ 5 个月。

3. 食管癌　食管癌患者的血清 SCC 可增高，并与肿瘤分期有关。对于成功治疗后的食管癌患者，血清 SCC 浓度可降至参考区间；持续增高或进一步增高，提示肿瘤组织的残留、复发，预后较差。

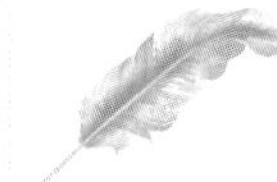

4. 其他肿瘤　子宫内膜癌、卵巢癌、阴道癌、乳腺癌、结肠癌、胰腺癌等也可见血清

SCC 水平升高。

5．良性疾病 肾衰竭、肝硬化、肝炎、肺炎、结核病等，血清 SCC 可轻度升高。

【应用评价】

1．不同检测方法检测结果有差别，应使用所在实验室建立的参考区间。

2．SCC 作为子宫颈、肺、食管鳞状上皮细胞癌的肿瘤标志物，与肿瘤的分期、治疗、临床表现和复发等相关，但缺乏足够的临床灵敏度和特异性，一般不适合作为肿瘤筛查指标。

九、前列腺特异性抗原

前列腺特异性抗原（prostate specific antigen，PSA）是一种由前列腺上皮细胞合成和分泌的单链糖蛋白，分子量为 33 kD，具有丝氨酸蛋白酶活性。PSA 属于精浆的一种基本成分。生理状况下，血清中只存在极低浓度的 PSA，只有当前列腺组织结构破坏，如前列腺癌、良性前列腺增生、急性前列腺炎、前列腺活检等时，PSA 可自由进入血液中。血清中存在复合 PSA（c-PSA），另外少量的 PSA 以未结合状态存在，称为游离 PSA（f-PSA）。血清 c-PSA 和 f-PSA 之和为总 PSA（total PSA，t-PSA），含量基本恒定。

【标本采集】

血清、胸腹腔积液、脑脊液。

【参考区间】

血清 t-PSA ＜ 4 μg/L，f-PSA ＜ 0.93 μg/L，f-PSA/t-PSA ＞ 0.25。

【临床意义】

1．前列腺癌的筛查

（1）血清 PSA 测定和直肠指检相结合筛查：可以提高阳性预测值（达 50%），明显大于单独测定血清 PSA（20%）或一般直肠指检（10%）。美国癌症协会和泌尿科学会推荐 50 岁以上无症状男性应每年检查一次血清 PSA 和直肠指检，以筛查前列腺癌；若有异常，进一步做经直肠超声检查或活检，通过这种方法，至少可比期望的寿命延长 10 年。

（2）PSA 增加的速率：血清 PSA 浓度每年增加＞ 0.75 μg/L 或 0.8 μg/L，提示存在前列腺癌的可能，诊断的灵敏性和特异性可达 90% 以上。

2．前列腺癌的诊断与鉴别诊断

（1）PSA 只对器官特异不对肿瘤特异，因此在前列腺癌和良性前列腺增生之间的 PSA 值有很大部分的重叠。

（2）在确诊前列腺癌时，同时测定 f-PSA 和 t-PSA，其特异性比单独测定 t-PSA 有显著提高。当 t-PSA 在 4 ～ 20 μg/L 时，f-PSA/t-PSA 比值＜ 0.10，提示存在前列腺癌（前列腺癌患者血液中约 94% 的 PSA 呈结合状态），其灵敏度为 86%、特异性为 99%；比值＞ 0.25 时，则可能为良性前列腺增生（前列腺增生患者血液中约 78% 的 PSA 呈结合状态），其特异性达 90%。

（3）PSA 检测的临床灵敏度与前列腺癌分期有关，成功接受前列腺癌根除术、放射治疗或激素治疗后，PSA 可降至参考区间。若 PSA 不降或治疗后再次升高，则预后不良；PSA 再次升高提示肿瘤复发，并且可比其他指征早 2 ～ 6 个月。

3．其他肿瘤 肾癌、肾上腺癌、膀胱癌和乳腺癌等 PSA 可有不同程度升高。

【应用评价】

1．前列腺按摩可导致血清 PSA 的升高，血清 PSA 水平也可随年龄的增加而升高。

2．良性前列腺增生或急性前列腺炎时，部分患者血清 PSA 水平升高，但升高的幅度较小。

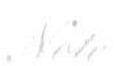

十、神经元特异性烯醇化酶

神经元特异性烯醇化酶（neuron-specific enolase，NSE）于 1965 年研究神经系统特殊性蛋白时被发现并命名为 NSE，NSE 主要在神经元以及神经内分泌细胞来源的肿瘤中出现高表达，如小细胞肺癌（small cell lung cancer，SCLC）、神经母细胞瘤。由于肿瘤组织中的糖酵解作用增强，导致细胞内的 NSE 释放入血增多，故测定血清或脑脊液中的含量对神经元或神经内分泌起源的肿瘤诊治有重要意义。

【标本采集】

血清、脑脊液、胸腹腔积液

【参考区间】

①成人：血清＜ 10 μg/L，脑脊液＜ 20 μg/L；②幼儿及儿童：＜ 1 岁：血清＜ 25 μg/L；1 ～ 5 岁：血清＜ 20 μg/L；6 ～ 8 岁：血清＜ 18 μg/L。

【临床意义】

1．肺癌

（1）用于诊断 SCLC：SCLC 患者 NSE 浓度升高，且 NSE 浓度与转移部位或脑部转移没有相关性，但是 NSE 与临床分期如疾病进展有很好的相关性。NSE 诊断 SCLC 的灵敏度和特异性均较高，而非小细胞肺癌（NSCLC）患者并无明显增高，故可作为 SCLC 与 NSCLC 的鉴别诊断。

（2）用于 SCLC 治疗与复发监测：SCLC 化疗过程中，在最初化疗后 24 ～ 72 h，由于肿瘤细胞破坏可致 NSE 短暂性升高，随后的 1 周内迅速降低。如果治疗失败，与治疗前相比 NSE 水平持续上升或呈间断性降低，但不能恢复至参考区间。80% ～ 96% 治疗有效的病例，血清 NSE 可处于参考区间；肿瘤复发时增高，并可早于临床复发前 1 ～ 4 个月。

2．神经母细胞瘤患者血清 NSE 可明显升高，NSE 增高幅度与肿瘤的分期相关。NSE 对该类肿瘤的早期诊断、监测疗效和预测复发均具有重要价值。

3．神经内分泌肿瘤 嗜铬细胞瘤、胰岛细胞瘤、甲状腺髓样癌、黑色素瘤、原发性脑肿瘤、脑转移瘤等患者，血清 NSE 也可见升高。

4．其他肿瘤 肾癌、乳腺癌、淋巴瘤、白血病、精原细胞瘤等患者，血清 NSE 也可升高，精原细胞瘤转移时增高显著。

5．一些良性疾病，如脑膜炎、弥漫性脑炎、脑缺血、脑梗死、颅内出血、尿毒症等也可有血清 NSE 增高。约一半的孕育胎儿神经管缺陷的孕妇血清 NSE 可增高。

【应用评价】

1．红细胞中也存在 NSE，标本溶血时可使测定结果假性升高，采血时应特别注意避免溶血。

2．透析患者，白血病等可导致 NSE 水平升高。

十一、胃泌素释放肽前体

胃泌素释放肽前体（progastrin releasing peptide，proGRP）是胃泌素释放肽的前体结构，胃泌素释放肽是一种具有促胃泌素分泌作用的脑肠肽。proGRP 主要表达于胃肠道、呼吸道和中枢神经系统，在血中有较好的稳定性。

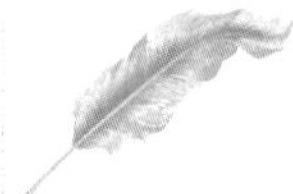

Note

【标本采集】

血清、血浆。

【参考区间】

血清< 50 pg/ml。

【临床意义】

proGRP 是小细胞肺癌（SCLC）高特异性的肿瘤标志物，特异性高于 NSE，对病情监测也优于 NSE。少数 NSCLC 也可出现 proGRP 浓度异常，但其浓度明显低于 SCLC。血清浓度与肿瘤浸润范围相关，浓度> 150 ng/L 提示 SCLC 的可能性高达 93%。proGRP 和 NSE 联合应用于 SCLC 诊断，检出灵敏度可明显增高。

【应用评价】

1. proGRP 检测结果受肾功能的影响，肾功能不全时可假性升高。

2. 不同测定方法其参考区间有差别。

3. 对于 SCLC，proGRP 不能代替 NSE，15% ～ 20% 的肺癌仅表达 proGRP 或 NSE。

4. 血浆中的 proGRP 比血清的稳定性好，血清标本需及时检测。

十二、细胞角蛋白 19 片段

细胞角蛋白（cytokeratin）是一种支持蛋白，它与肌动蛋白丝和微管一起形成细胞的骨架。细胞角蛋白包括 20 种不同的多肽，在血浆中不溶解，但被蛋白酶水解后形成的一些可溶于血浆中的片段。细胞角蛋白 19 是一种分子量为 36 kD 的细胞角蛋白分子，既无器官特异性，也无肿瘤特异性。研究发现细胞角蛋白 19 被降解的片段，即细胞角蛋白 19 片段（cytokeratin 19 fragment）在恶性肿瘤患者血清中增高，尤其是 NSCLC 较为明显。用 BM21-1 和 KS19-r 两种单克隆抗体可以检测细胞角蛋白 19 片段，故又将其称为细胞角蛋白碎片 21-1（cytokerat in ifragment21-l，CYFRA21-1）。CYFRA21-1 由癌细胞分泌，在 NSCLC 常可检出。

【标本采集】

血清、胸腔积液。

【参考区间】

血清< 2 μg/L（电化学发光免疫分析法）。

【临床意义】

1. 血清 CYFRA21-1 是诊断肺癌的重要肿瘤标志物，特别是对 NSCLC 有重要价值。对于治疗后肿瘤复发的患者，血清 CYFRA21-1 浓度可增高。CYFRA21-1 浓度与患者预后有关。

2. CYFRA21-1 在其他肿瘤，如侵袭性膀胱癌、头颈部癌、乳腺癌、子宫颈癌、消化道肿瘤等中也可出现增高。

3. 良性与恶性胸腔积液的浓度可明显不同，CYFRA21-1 的诊断敏感性和特异性也较高。

【应用评价】

1. CYFRA21-1 是一种非器官特异性肿瘤标志物，其血清水平与年龄、性别、吸烟与否和妊娠等无关，在临床应用时需结合临床资料综合分析，以做出更为准确的判断。

2. 在一些良性疾病，如肺、胃肠、妇科、泌尿道和肾功能不全时，血清 CYFRA21-1 可轻度升高。

3. CYFRA21-1 检测结果受肾功能的影响较大。

十三、人类附睾蛋白 4

人类附睾蛋白（human epididymis protein 4，HE4）是 1991 年由 Kirchhoff 等于附睾上皮组织发现的一种分泌型糖蛋白，属于 Whey 酸性蛋白家族，是一种蛋白酶抑制剂。HE4 在良性肿瘤及正常组织中含量较低，其高表达多见于生殖系统和呼吸系统，是卵巢癌最常见升高的标志物。

【标本采集】

血清、血浆。

【参考区间】

血清＜ 140 pmol/L（电化学发光免疫分析法）。

【临床意义】

1．卵巢癌　HE4 在卵巢癌呈高水平表达，在各种类型的卵巢癌中，以浆液性卵巢癌和子宫内膜样卵巢癌最为明显。HE4 水平与卵巢癌病理组织分型相关，可用于卵巢癌病情发展及治疗监测、预后评估等。

2．其他肿瘤　HE4 水平升高可见于子宫内膜癌、乳腺癌、肺癌、胃肠肿瘤、膀胱癌等，但升高的幅度均低于卵巢癌。

3．良性疾病　某些非妇科疾病（主要为肺部疾病）偶见 HE4 ＞ 140 pmol/L，妊娠妇女 HE4 ＜ 70 pmol/L。

【应用评价】

1．HE4 水平与年龄相关，绝经后明显高于绝经前的中位水平。

2．HE4 与 CA125 联合应用　多数卵巢癌 HE4 和 CA125 水平同时升高，HE4 比 CA125 敏感性高，更利于卵巢癌的早期检出，且能更好地反映治疗效果。CA125 则对晚期卵巢癌有更好的临床意义。因 HE4 和 CA125 来源于不同的组织，联合检测可提高卵巢癌的检出率。

第二节　肿瘤相关基因检验

在肿瘤的发生和不同发展阶段中，检测基因表达的变化不仅有助于阐明肿瘤发病机制、反映肿瘤生物学特性、指导临床治疗，而且有助于检测高危人群，客观评价人群预防效果及预后，还能为进一步开展肿瘤的基因诊断和治疗提供重要的根据。

肿瘤相关基因是相对于肿瘤蛋白标志物而言，目前尚无统一定义，主要指与肿瘤发生、诊疗和预后等相关的一些有别于基因正常状态（野生型）的基因突变、单核苷酸多态性（single nucleotide polymorphisms，SNP）、DNA 扩增（重排）及 mRNA 表达水平改变等异常状态（突变型）。

近年来，以恶性肿瘤细胞的生物学特性改变为药物作用靶点的肿瘤靶向治疗越来越受到临床的重视，通过靶向治疗可以发挥药物更强的抗肿瘤活性，同时又减少了对正常细胞的毒副作用。因此，在对恶性肿瘤的治疗前，对肿瘤进行相关基因突变的检验，可对靶向药物的疗效进行前瞻性预测，为临床用药提供有效的指导，提高靶向治疗的针对性和疗效。

本节介绍与肿瘤的基因诊断及肿瘤个体化治疗有关的临床常用基因检测及其临床意义。

一、肿瘤细胞周期与 DNA 倍体分析

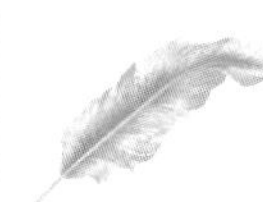

细胞的产生、增殖、凋亡都受到由基因编程调节的系统的精密控制，而癌细胞重要肿瘤表

征与细胞增殖和凋亡有关的调节系统改变有关。肿瘤细胞与正常细胞相比，最大的生物学特征是生存和异常增殖。因此，了解有关基因标志物之前，先了解细胞增殖动力学和细胞凋亡，还要了解癌基因与抑制基因在细胞调控中的简要作用机制。

细胞周期（cell cycle）与 DNA 倍体（ploid）分析是肿瘤学诊断与研究的重要检测指标，对反映一个细胞群体的增殖活性具有重要意义。肿瘤细胞 DNA 含量 的增加能充分反映肿瘤的这种生物学特性，流式细胞术分析细胞周期和 DNA 倍体已经成为一种日益重要的肿瘤检验方法，并已广泛应用于肿瘤基础和临床研究中，为肿瘤诊断、疗效评价和预后判断提供了重要的参考指标。

【标本采集】

血液、骨髓、体液、穿刺液、活检肿瘤组织、石蜡包埋组织等。

【参考区间】

1．DNA 指数（DNA index，DI） 是指样本细胞与标准二倍体（diploid）细胞 G_0/G_1 峰的平均荧光强度的比值，计算公式为：DI =（标本 G_0/G_1 期细胞峰的平均荧光道数）/（正常二倍体细胞 G_0/G_1 期细胞峰的平均荧光道数）。DI 为 1 意味着二倍体，四倍体细胞的 DI 为 2，亚二倍体细胞的 DI ＜ 1，而超二倍体细胞的 DI ＞ 1。在二倍体和四倍体之外的统称为异倍体。

2．PI 指数（proliferation index，PI） 即增殖指数，反映细胞的增殖活性。计算公式为 $PI = (S + G_2M) / (G_0/G_1 + S + G_2M) \times 100\%$。

3．SPF（S-phase fraction，SPF） 即 S 期细胞比率，反映细胞的增殖活性。计算公式为 $SPF= S / (G_0/G_1 + S + G_2M) \times 100\%$。

【临床意义】

1．正常细胞具有较恒定的 DNA 含量，而细胞恶变过程中染色体结构和（或）数量的异常较为常见，这种变化在流式细胞术分析中表现为 DNA 倍体数或 DNA 指数的异常，为肿瘤的早期诊断、交界瘤与间叶组织肿瘤的良恶性判断提供了重要的辅助指标。

2．DNA 分析发现 DNA 异倍体（二倍体峰 DI ＞ 1.1 或＜ 0.9；四倍体峰 DI ＞ 2.1 或＜ 1.9），诊断为肿瘤或癌前病变；如无明显异倍体，但有一个突出的四倍体细胞峰和＞ 15% 的 S 期细胞，并伴有 G_0/G_1 峰的变异系数（CV）＞ 9%，提示肿瘤或增生旺盛的病变；如无明显异倍体，但 G_0/G_1 峰的变异系数（CV）增大，并伴有＞ 10% ～ 15% 的 S 期细胞和一个突出的四倍体峰，诊断为可疑肿瘤或增生旺盛的病变。

3．肿瘤的疗效观察与预后判断 一般二倍体或近二倍体肿瘤预后优于非整倍体肿瘤。非整倍体肿瘤的恶性度、复发率、转移率、死亡率高，肿瘤治疗后非整倍体出现提示肿瘤复发。

4．各种体液或脱落细胞的 DNA 倍体与细胞周期检查可为肿瘤的诊断提供更多的信息，结合细胞学检查和肿瘤标志物检测可得到更准确的结果。

【应用评价】

1．当细胞染色体数目变化引起 DNA 含量差异可被检测时，才可能有 DNA 非整倍体的检出。因此，DNA 含量无异常或无非整倍体，不能除外恶性肿瘤或染色体结构异常的存在。

2．DNA 含量分析中的精密度非常重要。如果 G_0/G_1 期的变异系数（CV）太大，可影响亚二倍体、超二倍体、G_0/G_1 和 S 期分析结果的准确性。

二、肿瘤诊断相关基因

原癌基因（protooncogene）是真核细胞原有的一类多功能性基因，其具有以下特点：①是真核细胞，特别是人类细胞中固有的正常基因，在胚胎发育、细胞增殖、生长和分化调节中起重要作用；②在基因结构上具有保守性，在长期进化过程中很少变化；③基因表达具有组织细胞类型特异性；④若结构发生改变或表达过度，有可能成为细胞癌变过程的一个因素。

原癌基因是细胞的正常基因，其表达产物对细胞的生理功能极其重要，只有当原癌基因发生结构改变或高表达时，才有可能成为癌基因而导致细胞癌变。目前发现原癌基因大致可分为6类：①表达具有酪氨酸蛋白激酶性质的；②表达具有生长因子性质的；③表达具有生长因子受体性质的；④表达具有调控转录作用的核蛋白因子的；⑤表达G蛋白类产物的；⑥表达具有丝蛋白及苏氨酸蛋白激酶性质的。

抑癌基因或肿瘤抑制基因（tumor suppressor gene）是一种其产物正常参与细胞分裂的负调节的基因，因此表现为抑制癌的生长。但常由于缺失或突变而丧失其功能，这样就起到异常生长及转化的促肿瘤作用。目前已发现的抑癌基因中可用作肿瘤标志物的有 *Rb1* 基因、*P53* 基因、*mF-1* 基因、结肠直肠腺瘤性息肉病基因、*mmr* 基因、*NF1* 基因等。

随着分子生物学技术的发展以及肿瘤研究的不断深入，新的癌基因与抑癌基因不断发现，选择不同的基因作为诊断靶点成为临床诊断的迫切需求。但是，目前仍未能阐明肿瘤发生发展的根本机制，而且在肿瘤发生发展过程中存在癌基因和抑癌基因改变的不断累积。另外，基因的表达调节、表达、翻译后修饰、肿瘤细胞与周围环境的作用等方面也影响肿瘤的发生发展，这都有待进一步深入研究。

三、肿瘤个体化治疗相关基因

肿瘤个体化治疗相关基因主要指与肿瘤生物学特性、病理过程和治疗药物反应等相关的基因，目前临床应用较多的大致可归纳为三类：①靶向药物治疗相关的一些基因异常，如 *EGFR* 基因突变、*EML4-ALK* 融合基因和 *HER2* 基因过表达等；②肿瘤化疗药物疗效预测相关的一些基因表达异常，如 *ERCC1*、*RRM1* 和 *TUBB3* 表达水平等；③药物毒副作用风险判断相关的一些基因多态性，如 *UGT1A1* 和 *TPMT* 基因多态性等。随着测序水平的不断提高和精准医学的研究深入，将会有越来越多的相关基因进入临床应用。限于篇幅原因，本节简介几种临床常检测的个性化治疗相关基因。

（一）EGFR 基因突变

表皮生长因子受体（epidermal growth factor receptor，EGFR）属于受体酪氨酸激酶（receptor tyrosine kinase，RTK）家族。EGFR 可分为胞外、跨膜和胞内区三部分，其胞外区与表皮生长因子（epidermal growth factor，EGF）等配体结合，发生受体二聚化作用，形成同型或异型二聚体，并激活胞内区的酪氨酸激酶活性，启动下游细胞信号分子（包括 KRAS 和 BRAF 等）的活化。EGFR 基因突变后可能通过具有配体非依赖型受体的细胞持续活化或受体下调机制破坏、异常信号传导通路激活、抑制细胞凋亡等作用引起肿瘤。*EGFR* 基因突变主要集中在第 18 ~ 21 号外显子，其中第 19 号外显子的密码子 746 ~ 750 为主要位点的缺失突变（del19）约占 48%；第 21 号外显子的密码子 858 由亮氨酸变为精氨酸的点突变（L858R）约占 43%；这两者的突变形式占 90% 以上；另外还有第 18 号外显子（G719A）和第 20 号外显子（T790M）等突变。

【标本采集】

肿瘤组织标本、骨髓、胸腹腔积液等。

【参考区间】

基因组中 *EGFR* 基因为野生型，无突变，少数个体存在多态性，且这种多态性不影响

Note

EGFR 基因的功能。

【临床意义】

1．预测非小细胞肺癌患者接受EGFR-酪氨酸激酶抑制剂（EGFR tyrosine-kinaseinhibitors，EGFR-TKIs）靶向治疗疗效 EGFR-TKIs类药物包括吉非替尼（Gefitinib）、厄洛替尼（Erlotinib）、埃克替尼（Icotinib）等。TKIs进入细胞内，通过抑制EGFR胞内区酪氨酸激酶活性，阻断EGFR介导的细胞内信号传导通路，从而抑制肿瘤生长、转移和血管生成，并促进肿瘤细胞凋亡，发挥抑癌作用。EGFR-TKIs并非对所有患者都有效，*EGFR* 基因突变状态是目前决定EGFR-TKIs疗效最重要的预测因子。对于 *EGFR* 基因编码区第18、19或21号外显子发生突变的患者，使用EGFR-TKIs缓解率显著提高，其中发生 *EGFR* 第19号外显子缺失突变的肺癌患者吉非替尼治疗有效率达80%，而 *EGFR* 无突变患者大多对EGFR-TKIs类药物不敏感。

2．预后评价 根据未使用EGFR-TKIs的肺癌切除术后的预后分析，EGFR-TKIs治疗的突变型患者至少在单因素分析中有预后良好的趋势，但 *EGFR* 基因突变与女性、非吸烟者等传统的预后良好因子有交叉。

【应用评价】

1．部分EGFR-TKIs初始治疗有效的患者后期可能出现获得性耐药，与EGFR外显子20的 *T790M* 点突变密切相关，故在应用TKIs药物治疗NSCLC患者之前及发生耐药后应明确 *EGFR* 基因突变状态。

2．并非所有具有 *EGFR* 基因突变的NSCLC患者都对酪氨酸激酶抑制剂有效，EGFR-TKIs的有效性可因基因突变的类型不同而异，有的患者（例如外显子20的插入突变）甚至无效。

3．除 *EGFR* 基因突变，EGFR-TKIs类药物疗效还与EGFR信号通路上多个基因突变情况相关，如 *KRAS*、*BRAF* 等，临床评估接受TKIs靶向药物治疗适宜人群时，亦需考虑相关基因突变及表达情况。

4．*EGFR* 基因突变除见于NSCLC外，还见于乳腺癌、脑胶质瘤等肿瘤。

（二）*KRAS* 基因突变

在RAS基因家族成员中，*KRAS* 与人类肿瘤的发生、发展关系最为密切。*KRAS* 基因定位于12号染色体pl2.1区，其mRNA由6个外显子组成，编码P21蛋白。正常的KRAS一旦发生突变，导致EGFR依赖的有丝分裂原活化蛋白激酶（mitogen-activated protein kinase，MAPK）活化，并且不受上游EGFR的信号调控，持续刺激细胞生长，使其生长规律紊乱而导致肿瘤发生。*KRAS* 基因突变发生在肿瘤恶变的早期，而且在原发灶和转移灶的 *KRAS* 基因保持高度一致。*KRAS* 基因状态一般不因治疗而发生变化。因此，*KRAS* 基因突变与否可作为患肿瘤风险评估。研究发现 *KRAS* 基因突变存在于多种恶性肿瘤，NSCLC的突变率约为20%，结直肠癌患者中的突变率为30%左右。*KRAS* 基因突变主要发生在第2、3和5外显子，约90%的突变位点为第2外显子中的第12和13位密码子，以第12密码子突变最为常见。

【标本采集】

肿瘤原发灶或转移灶组织标本，或胸腔积液、腹水、血浆。

【参考区间】

基因组中 *KRAS* 基因为野生型，无突变，少数个体存在多态性，且这种多态性不影响 *KRAS* 基因的功能。

【临床意义】

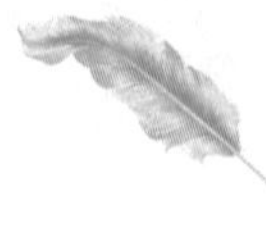

1．预测结直肠癌患者接受西妥昔单克隆抗体（cetuximab）或帕尼单克隆抗体（panitumumab）靶向治疗疗效 西妥昔单抗和帕尼单抗是作用于EGFR的单克隆抗体，可以

抑制 EGFR 下游的信号传导通路，临床上主要应用于有远处转移的Ⅳ期结直肠癌患者。*KRAS* 基因突变状态是决定患者是否适用西妥昔单抗的指标之一。大量研究表明：*KRAS* 基因突变是西妥昔单抗及帕尼单抗疗效的独立预后指标；抗 EGFR 单抗治疗结直肠癌患者，*KRAS* 基因野生型患者的获益显著优于突变型患者。应用西妥昔单抗及帕尼单抗治疗 *KRAS* 基因野生型的结直肠癌患者可显著提高生存率和改善生活状态；而对于 *KRAS* 基因突变型的结直肠癌患者，西妥昔单抗及帕尼单抗治疗无效。

2．作为 NSCLC 患者的独立预后因素　*KRAS* 基因突变的肺癌患者预后较差，无病生存期短。

【应用评价】

1．对于所有诊断为Ⅳ期转移性结直肠癌患者，都应进行肿瘤组织的 *KRAS* 基因型分析，以确定后续治疗方案。

2．*KRAS* 基因突变用于筛选适宜 EGFR 单克隆抗体治疗的患者，但 *KRAS* 基因无突变患者也可能无法从 EGFR 单克隆抗体治疗中获益，仍需参考 *BRAF*、PI3KCA 等基因突变状况进一步筛选。此外，药物选用还应综合考虑患者的年龄、身体状况等因素。

（三）*HER2* 基因过表达

人类表皮生长因子受体 2（human epidermal growth factor receptor，HER2）基因定位于 17 号染色体 q21 区，其 mRNA 由 31 个外显子组成，编码一种分子量约 185 kD 的具有酪氨酸激酶活性的跨膜糖蛋白，调控细胞的增生、转化和凋亡。*HER2* 基因明显扩增或过表达导致下游 MAPK、PI3K/AKT 等信号通路异常活化，促进细胞生长和增殖，诱发肿瘤发生。*HER2* 基因在多种恶性肿瘤，例如乳腺癌、胃癌、结直肠癌和 NSCLC 等均存在过表达。研究发现，20% ～ 30% 乳腺癌和 20% 胃癌患者存在 *HER2* 基因明显扩增或过表达。*HER2* 基因过表达的乳腺癌患者往往表现为生存率低、肿瘤的恶性程度增强、进展迅速、易发生淋巴结转移、化疗缓解期缩短，并对他莫昔芬（tamoxifen）和细胞毒化疗耐药等，但对大剂量蒽环类、紫杉类药物疗效好。*HER2* 靶向药物能抑制 *HER2* 活性，减弱 HER2 信号通路强度，逆转细胞学生物效应，从而达到抑制肿瘤发生发展的目的。

【标本采集】

肿瘤组织标本。

【参考区间】

HER2 表达阴性：免疫组织化学检测（+）或阴性，或荧光原位杂交比值＜ 1.8。

【临床意义】

1．乳腺癌靶向治疗药物疗效预测　*HER2* 基因过表达的乳腺癌患者，无论是在常规化疗还是辅助治疗后的维持治疗，或者晚期患者的单药或联合治疗，使用曲妥珠单克隆抗体（trastuzumab）等酪氨酸激酶抑制剂，都能肯定改善患者的疗效及生存率，但对 *HER2* 基因低度扩增或不扩增的乳腺癌患者，使用曲妥珠单克隆抗体的疗效不佳。此外，*HER2* 基因过表达乳腺癌患者用他莫昔芬治疗后的死亡风险增加，宜采用高剂量蒽环类药物治疗。

2．预测胃癌患者接受 *HER2* 靶向药物治疗疗效　携带 *HER2* 基因扩增的胃癌患者使用曲妥珠单抗治疗效果较好，能显著延长患者的无进展生存期。

【应用评价】

1．检测 *HER2* 基因扩增（或过表达）的检测方法主要为荧光原位杂交（fluorescent *in situ* hybridization，FISH）；免疫组织化学（immunohistochemistry，IHC），IHC 检测（+++）或以上；FISH 技术检测比值＞ 2 时，为 *HER2* 表达阳性（扩增或过表达）。当 IHC 检测（++）时须经 FISH 进一步鉴定证实；当 FISH 比值为 1.8 ～ 1.99 时，应重复检测或结合 IHC 结果分析。

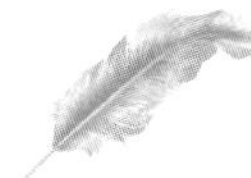

Note

2．*HER2* 基因过表达的乳腺癌患者，若发生 *PI3KCA* 基因突变、*PTEN* 基因失活，以及 *HER2* 基因某些位点发生突变时，可对曲妥珠单克隆抗体和拉帕替尼等酪氨酸激酶抑制剂耐药。

第三节 恶性肿瘤的实验诊断策略

恶性肿瘤的临床诊断一般主要靠病史、临床表现、影像学检查、内镜检查、实验室检查、病理学检查，尤其是肿瘤组织的病理学检查是确诊肿瘤最重要的手段之一。目前，上述这些手段往往都难以达到早期诊断，有可能使患者错过治疗的最佳时期；而且在肿瘤治疗过程中的用药选择、疗效监测、复发判断等方面缺乏足够的灵敏度或针对性。恶性肿瘤的早期诊断和早期治疗，对于改善恶性肿瘤的预后至关重要。其中，早期诊断是提高恶性肿瘤患者生存率的重要环节。恶性肿瘤的实验诊断可以协助临床为肿瘤的筛查、辅助诊断提供一些十分有价值的指标，而且对恶性肿瘤的用药指导，尤其是靶向药物的选择、疗效预测与观察、预后评估、复发监测等更有意义。

恶性肿瘤的实验诊断越来越受到临床和患者的关注，早期筛查是未来的发展方向，辅助诊断有重要价值，个体化治疗逐渐成为趋势，疗效与复发监测已作为常规应用。在适当的时机，采用正确的检测手段，获取有临床意义的检验指标，协助或指导临床对恶性肿瘤的早期、快速、有效诊疗，是实验诊断的最佳策略。

一、恶性肿瘤的筛查

通过对健康人群的部分肿瘤标志物检测、特定人群的肿瘤细胞学普查、高危人群肿瘤相关基因及其表达产物等的检测有助于对不同恶性肿瘤的筛查和风险评估。例如，巴氏阴道细胞学检查可用于宫颈癌的筛查；分辨粪便隐血、直肠检查和乙状结肠镜可用于直肠癌、结肠癌的筛查；血清 AFP 和 hCG 测定可用于生殖细胞肿瘤的筛查；血清 PSA 检测可用于 50 岁以上无症状男性前列腺癌的筛查等。虽然目前大部分肿瘤标志物、肿瘤相关基因及其表达产物等的器官特异性和灵敏度较低，还不能广泛用于临床筛查或普查，但它是发现部分早期无症状肿瘤的重要线索之一。

对于肿瘤的诊断来说，也不能忽视癌前病变的治疗和随访。癌前病变（precancerous lesions）是指某些具有癌变潜在可能性的良性病变，如经久不愈，有可能转变成癌。及时治疗癌前病变，对减少肿瘤的发生率具有重要的实际意义。临床上常见的癌前病变有黏膜白斑、子宫颈糜烂、乳腺囊性增生病、结肠腺瘤样息肉病、慢性萎缩性胃炎、皮肤慢性溃疡、交界痣及肝硬化等。

二、恶性肿瘤的实验诊断

恶性肿瘤的实验诊断主要涉及细胞、蛋白和基因三个水平。细胞水平主要通过血液、骨髓和体液细胞的形态学、免疫表型、细胞周期与 DNA 倍体等对病变做出判断；蛋白水平主要是通过血清或体液的肿瘤蛋白标志物检测，提供辅助诊断、疗效与复发监测信息；基因水平则是通过肿瘤相关基因表达水平、基因突变或融合基因等检测，判断肿瘤的分子生物学特性，辅助诊断恶性肿瘤。

目前，由于所发现的恶性肿瘤诊断的特异性标志物太少，临床常用的肿瘤相关标志物仅能用于肿瘤的辅助诊断。虽然临床习惯将肿瘤相关蛋白标志物简称为肿瘤标志物，但其器官特异性和肿瘤特异性较差，既存在于肿瘤中，也存在于正常人群和非肿瘤患者的血液或体液中，每个人对于肿瘤蛋白标志物都有各自的基础水平，不能单凭超过参考区间而进行诊断，对结果的评估及解释应慎重。肿瘤蛋白标志物在临床肿瘤的辅助诊断中应用最普遍，但由于一种肿瘤可有多种肿瘤蛋白标志物的血清浓度显著升高，而每一种肿瘤蛋白标志物对某种恶性肿瘤诊断的临床灵敏度和特异性又有明显差别；不同肿瘤蛋白标志物在取不同的临界值时，其诊断的灵敏度和特异性有显著差别。因此，临床常将几种肿瘤蛋白标志物联合检测（表 56-2），如此既能增加灵敏度又可提高特异性。血清肿瘤蛋白标志物常可在肿瘤病人出现临床症状之前数月鉴别出复发和转移，在联合应用时，应尽量选择特异度较强的标志物，比如怀疑为消化系统肿瘤，则可选择 CEA、CA19-9 和 CA72-4。

表 56-2 血清肿瘤蛋白标志物检测的联合应用

恶性肿瘤类型	肿瘤蛋白标志物										
	CEA	AFP	CA 19-9	CA 72-4	CA 125	CA 15-3	PSA	NSE	SCC	CYFRA21-1	HE-4
肺癌	■							●	■	★	
小细胞肺癌								★		●	
非小细胞肺癌	●									★	
胃癌	■		●	★							
原发性肝癌	●	★									
胆囊癌与胆管癌	●		★								
胰腺癌			★								
结直肠癌	★		●								
卵巢癌				●	★						■
宫颈癌	●								★		
子宫内膜癌					★						●
前列腺癌							★				
乳腺癌	●					★					

注：★首选标志物，●次选标志物，■补充标志物

三、肿瘤个体化治疗与疗效观察

随着肿瘤相关基因的研究进展，发现靶向治疗与化疗药物对肿瘤细胞的杀伤效应与特定的一种（一组）基因突变、表达水平或多态性显著相关。通过肿瘤相关基因的检测，预测靶向治疗与化疗药物的疗效，选择合适的药物进行肿瘤个体化治疗（personalized therapy for cancer），已经成为提高疗效、减少无效治疗的合理选择。通过对肿瘤个体化治疗将显著提高治疗的针对性，最大程度地延长患者的生存期。

肿瘤靶向治疗是近年来肿瘤个性化治疗研究的热点，具有高效、不良反应小等特点。它是在细胞分子水平上，针对已明确的致癌位点来设计相应的治疗药物，促使药物与致癌位点特异性结合并发生作用，使肿瘤细胞特异性死亡，而不波及肿瘤周围的正常组织细胞。肿瘤生物标志物正是肿瘤靶向治疗中致癌位点发现的关键，也是肿瘤靶向治疗的突破口，旨在靶向“不正

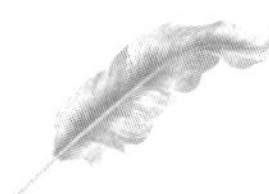

常”的肿瘤标志物，通过治疗使其“正常”化，从而抑制肿瘤的生长进而杀死肿瘤。不同恶性肿瘤的发生机制各不相同，有可能存在一个或多个靶点。因此，在恶性肿瘤实施靶向治疗与化疗时，应对肿瘤相关基因进行检测，并综合考虑恶性肿瘤相关的一个或多个基因靶点，制定适宜的个体化治疗方案。

肿瘤相关基因检查对指导临床个体化用药有重要意义。例如大约 40% 的结直肠癌患者存在 *KRAS* 基因编码区的第 2 外显子 12 及 13 密码子突变，患者对于西妥昔单抗及帕尼单抗治疗无效；*HER2* 基因扩增的乳腺癌患者使用曲妥珠单抗治疗效果较好，但往往对内分泌治疗耐药；*EGFR* 基因突变的非小细胞肺癌对选择性 EGFR 酪氨酸激酶抑制剂（吉非替尼）治疗有效。在肿瘤切除或放化疗有效时，大部分血清肿瘤蛋白标志物浓度可以显著降低；如果下降缓慢，甚至长时间不能降至参考区间，提示手术或其他治疗不成功或预后不良。因此，根据血清肿瘤蛋白标志物浓度减低水平的动态变化，可监测恶性肿瘤的治疗效果、有无恶性肿瘤组织残留等。

四、恶性肿瘤的预后评价

一些肿瘤蛋白标志物在血清中的浓度水平、DNA 倍体变化、染色体畸变以及肿瘤相关基因表达水平等与肿瘤的复发、转移等预后相关。血清肿瘤蛋白标志物浓度变化，例如 AFP、hCG 与生殖细胞肿瘤，CEA、CA19-9 与结肠癌，CA125 与卵巢癌，β_2 微球蛋白与多发性骨髓瘤的预后有关；DNA 倍体为二倍体或近二倍体的肿瘤比非整倍体肿瘤的预后好；*HER2* 基因过表达的乳腺癌患者往往表现为生存率低、进展迅速、易发生淋巴结转移、化疗缓解期缩短；类似的指标还有表皮生长因子受体（EGFR）、癌基因 *c-erB-2* 编码蛋白异常，这些指标阳性都提示预后较差。

五、肿瘤的复发监测

肿瘤术后或放化疗后，依据肿瘤类型不同，需要对患者进行动态监测。一些血清肿瘤蛋白标志物浓度在下降后又持续升高是肿瘤复发或转移的指征，而且这种变化在许多情况下可比临床症状或影像学改变提前出现几个月，对复发患者的早期治疗具有重要意义。肿瘤蛋白标志物监测肿瘤复发时，联合检测两种以上可提高临床灵敏度。

第四节 常见恶性肿瘤的实验诊断特点

一、肺癌

肺癌（lung cancer）主要分为鳞状细胞癌、小细胞癌、腺癌、大细胞癌和腺鳞癌、类癌、支气管腺体癌等。鳞状细胞癌占 30% ~ 50%，大多数为中央型，以老年男性多见。腺癌占 20% ~ 30%，常发生于小气管，以周围型肺癌为多见，女性多见；未分化大细胞癌较少见；腺鳞癌是既有鳞癌特点又有腺癌特点的混合性癌，在肺癌中并不多见。由于 SCLC 的治疗和预后与其他类型的肺癌有显著的不同，所以临床上将肺癌分为小细胞肺癌（small cell lung cancer，SCLC）和 NSCLC 两大类，NSCLC 即指除 SCLC 外的其他所有类型，占肺癌的

70% ～ 85%。

1．肿瘤蛋白标志物的应用　肺癌的主要标志物为 CYFRA21-1、NSE、CEA 和 SCC，由于肺癌类型的不同，各种标志物的灵敏度有明显差异，应根据不同情况选择。在 NSCLC 中，CYFRA21-1 是最敏感的标志物。SCLC 一般可选择 NSE 和 CYFRA21-1，NSE 具有较高的临床灵敏度和特异性，可以在获取组织学证据有困难的情况下协助确定 SCLC 的诊断。新型肿瘤标志物胃泌素释放肽前体（ProGRP）有助于鉴别诊断，特别是将 SCLC 从其他肺癌类型中区分出来，单独使用时其表现要优于 NSE，在 SCLC 中 ProGRP 是最敏感的标志物。

2．细胞周期与 DNA 倍体改变　肺癌肿瘤组织经流式细胞分析后，与其他的内脏恶性肿瘤相比具有较高的非整倍体发生率，约占 70%，一般鳞状细胞癌的非整倍体比例少于腺癌。和其他的实体肿瘤相比，在一个肺癌标本中常可出现多个非整倍体细胞群，并与形态学观察中出现的高度异质性相关。

3．细胞学检查　细胞学取材方法有痰检法、气管内镜刷片及细胞冲洗液、经皮细针穿刺法。痰涂片细胞学检查能使 80% 的中央型肺癌（多为鳞癌）获得确诊，而周围结节型不到 20%。肺癌出现的恶性胸腔积液细胞学检查，可以发现 40% ～ 50% 的阳性病例。

4．非小细胞肺癌相关基因与个体化治疗　美国国立癌症综合网络（NCCN）非小细胞肺癌临床实践指南中已明确指出几种生物标志物可作为 NSCLC 靶向治疗标志物，包括 *EGFR*、*KRAS*、*EML4-ALK* 融合基因等；此外还有 *ERCC1*、*RRM1*、*TUBB3* 等可作为化疗疗效预测标志物。根据基因表达特点，可将 NSCLC 患者划分为 *EGFR* 基因突变、*KRAS* 基因突变、*ALK* 基因重排三种不重叠的分子亚群。

肺癌个体化用药治疗时应检测的肿瘤相关基因标志物见表 56-3。

表 56-3　肺癌个体化药物治疗与肿瘤相关基因

药物类型	药物	肿瘤相关基因
靶向药物	厄洛替尼、吉非替尼	*EGFR*
	爱必妥单抗注射液	*K-RAS*、*EGFR*
	贝伐珠单抗、索拉非尼	*VEGF*
	克唑替尼	*EML4-ALK*
化疗药物	注射用奥沙利铂、顺铂、奈达铂、卡铂	*ERCC1*
	紫杉类	*ERCC1*
	吉西他滨	*RRM1*
	5-FU，希罗达	*TS*
	伊立替康	*UGT1A1*

注：血管内皮生长因子（VEGF）；核糖核苷酸还原酶 M1（RRM1）

二、胃癌

胃癌（gastric cancer）组织病理分类为腺癌，约占胃癌的 95%，可分为乳头状腺癌、管状腺癌、低分化腺癌、黏液腺癌、印戒细胞癌，也可发生特殊型癌，包括类癌、腺鳞癌、鳞状细胞癌、未分化癌小细胞癌等。

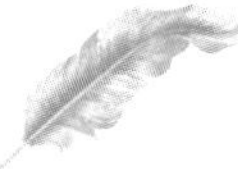

1．粪隐血试验　由于胃癌患者常有慢性胃出血，粪隐血试验可呈持续阳性，重者可见呕血或黑便。一些患者常因体检查粪便隐血试验阳性而被发现，尤其是对 40 岁以上男性、近期

出现消化不良或上消化道出血者应警惕，持续阳性者进一步做血清肿瘤标志物检测，并结合胃镜、病理活检等，常可早期诊断。

2．肿瘤蛋白标志物应用　胃癌患者血清 CA72-4、CA19-9、CEA 均可增高，联合检测可提高对胃癌高危人群早期诊断的灵敏度，并可作为胃癌术后疗效观察、预后、复发判断指标。血清胃蛋白酶原（pepsinogen，PG）用于胃癌筛查具有较高的灵敏度，低血清 PG Ⅰ水平和低 PG Ⅰ/Ⅱ比值可作为筛查胃癌高危人群的标志物。

3．细胞周期与 DNA 倍体改变　对通过胃镜取出的或手术切除的胃组织，用流式细胞术分析其细胞周期和 DNA 倍体，可有 DNA 非整倍体存在。有非整倍体者预后较差（特别是在Ⅲ和Ⅳ期），且与肿瘤的大小和较高的组织学分级相关；早期或进展期的胃癌，细胞的增殖活性较低者有较好的预后。

4．细胞学检查　通过胃镜活检的细胞涂片检查，查到癌细胞对确诊胃癌有意义。此外，腹水或腹腔灌洗液也可用于检测，既简便，阳性结果又具有诊断意义。

胃癌个体化药物治疗可检测的肿瘤相关基因见表 56-4。

表 56-4　胃癌个体化药物治疗时可检测的肿瘤相关基因

药物类型	药物	肿瘤相关基因 1
靶向药物	曲妥珠单抗（赫赛汀）	*HER2*、*PI3KCA*
	厄洛替尼（特罗凯）、吉非替尼（易瑞沙）	*EGFR*、*KRAS*
	拉帕替尼（泰克泊）、索拉非尼（多吉美）	*PDGFRcu VEGFR2*、*VEGF*
化疗药物	5-FTJ、卡培他滨	*MTHFR*、*DPYD*、*TS*
	表柔比星、多柔比星	*GSTP1*、*MDR1*
	卡铂、顺铂、奥沙利铂	*ERCC1*、*BRCAi*、*XRCC1*、*GSTP1*
	伊立替康	*UGT1A1*
	吉西他滨（泽菲）	*RRM1*
	紫杉醇、多西紫杉醇	*TUBB3*、*STMN1*、*GSTP1*
	培美曲塞	*TS*、*TYMS*
	依托泊苷	*UGT1A1*

三、原发性肝癌

原发性肝癌（primary liver cancer）病理组织学分型可分为肝细胞型、胆管细胞型和混合型，肝细胞型约占原发性肝癌的 90%。

1．肿瘤蛋白标志物应用

（1）AFP：是肝细胞癌最有价值的肿瘤标志物，阳性率为 80% ~ 90%，其浓度通常与肝癌大小呈正相关，与患者存活期呈负相关。在排除妊娠和生殖腺胚胎肿瘤的基础上，血清 AFP 诊断肝细胞癌的标准为：血清 AFP ＞ 500 μg/L 持续 4 周；血清 AFP 由低浓度逐渐升高并维持在高水平（约 68.5% 的患者可＞ 1000 pg/L，约 39.3% 的患者可＞ 10000 pg/L）；血清 AFP ＞ 2000 pg/L 持续 8 周。

（2）甲胎蛋白异质体（alpha-feto-protein-L3，AFP-L3）：是近年来用于临床的一种肝癌血清标志物，AFP-L3 的检测可用于原发性肝癌的早期诊断、鉴别诊断、疗效评估和预后监测等方面。

（3）CEA：常作为肝细胞癌的次选肿瘤标志物，但灵敏度和特异性均较低。

（4）α-L- 岩藻糖苷酶（AFU）：肝细胞癌的血清 AFU 活性升高，超过 110 nKat/L 时常提示为肝细胞癌，诊断的灵敏度约为 75%，特异性约为 90%，对 AFP 不增高的肝细胞癌及小肝癌检出的灵敏度可达 70% 以上。

（5）异常凝血酶原（abnormal prothrombin，APT）：肝细胞癌时，由于癌细胞对凝血酶原前体的合成发生异常，从而产生大量的 APT。APT 是肝细胞癌的一种蛋白标志物。约 90% 的肝细胞肝癌的血清异常凝血酶原增高（均值可高达 900 μg/L）；40% ~ 50% 的转移性肝癌也见 APT 升高。AFP 水平较低的肝细胞肝癌，APT 常升高。同时检测 AFP 和 APT 能将低 AFP 型肝癌的诊断率提高到 60% 以上。此外，APT 轻度升高还见于慢性肝炎和维生素 K 缺乏症等，但补充维生素 K 后可得以纠正。

2. 细胞学检查 采用穿刺术的针吸细胞学收集标本，将吸出物中的“微粒”即具有组织结构的微活检做石蜡切片或涂片，查到肝癌细胞有助于原发性肝癌诊断。转移性肝癌在腹水或腹腔灌洗液也可用于检测，既简便，阳性结果又具有诊断意义。

3. 生物化学与免疫学异常 肝癌患者的血清蛋白、血清酶等异常与患者的病情相关，其中乙型肝炎或丙型肝炎发展成肝癌的患者，血清肝炎病毒标志物可阳性。

4. 肝癌个体化药物治疗可检测的肿瘤相关基因见表 56-5。

表 56-5 肝癌个体化药物治疗时可检测的肿瘤相关基因

药物类型	药物	肿瘤相关基因
靶向药物	索拉非尼、舒尼替尼	*PDGFRa*、*VEGFR*、*VEGF*
	贝伐珠单抗	*VEGFR*、*VEGF*
化疗药物	卡铂、顺铂、奥沙利铂	*ERCC1*、*BRCA1*、*XRCC1*、*GSTP1*
	5-FU、卡培他滨	*MTHFR*、*DPYD*、*TS*
	多柔比星	*GSTP1*、*MDRi*
	吉西他滨	*RRM1*
	丝裂霉素	*NQOl*
	依托泊苷、伊立替康	*UGTIAi*

四、结肠癌与直肠癌

结肠癌（colonic cancer）病理组织学分型可将其分为腺癌、黏液癌和未分化癌，以腺癌占大多数。直肠癌（rectal cancer）病理组织学分类分为腺癌、黏液癌、未分化癌和少见类型（如鳞状细胞癌、恶性黑色素瘤）。结肠癌与直肠癌为常见的消化道恶性肿瘤，发病率和死亡率逐年上升。根据目前国际上通用的 TNM 分期系统，50% ~ 60% 的患者确诊时已处于晚期。

1. 肿瘤蛋白标志物应用

（1）CEA：CEA 是临床上结、直肠癌辅助诊断的常用检查方法和主要参考指标之一，但不能作为早期诊断指标。血清 CEA 浓度增高与肿瘤的分期有关 .

（2）CA19-9：单独结肠癌和直肠癌的灵敏度较低，同时测定血清 CEA 和 CA19-9 可提高临床灵敏度。

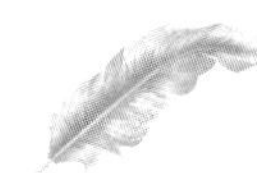

2. 细胞周期与 DNA 倍体分析 流式细胞术分析结肠直肠癌手术切除的新鲜组织标本，

发现 36% ~ 68% 的直肠癌和 44% ~ 61% 的结肠癌出现 DNA 非整倍体，有较高的增殖活性（S%+G_2/M% > 20%）病例的肿瘤有较强的浸润性，DNA 倍体为二倍体的患者 5 年存活率高于有非整倍体的患者。

3．粪便隐血试验 对结肠直肠癌的诊断虽无特异性，但方法简便易行，可作为普查或一定年龄组高危人群结肠直肠癌的筛查或早期发现，阳性者再做进一步检查。

4．细胞学检查 脱落细胞学检查的准确率可达 80% ~ 90%，对早期大肠癌的诊断比其他胃肠道早期癌更有价值。标本采集方法有冲洗法、拉网法、指诊法、内镜法和穿刺法。目前指诊涂片细胞学，内镜协助下细胞学，超声、CT、钡灌肠引导下针吸细胞学检查为直肠和结肠脱落细胞学检查的主要方法。

5．结直肠癌相关基因与个体化治疗 结直肠癌个体化治疗应检测的肿瘤相关基因见表 56-6。

表 56-6 结肠癌与直肠癌癌个体化治疗药物与肿瘤相关基因

药物类型	药物	肿瘤相关基因
靶向药物	西妥昔单抗	*KRAS*、*BRAF*、*EGFR*、*PIK3CA*
	帕尼单抗	*PTEN*、*VEGFR2*
化疗药物	5-FU、卡培他滨	*MTHFR*、*DPYD*、*TS*
	卡铂、顺铂、奥沙利铂	*ERCC1*、*BRCA1*、*XRCCi*、*GSTM1*、*GSTP1*
	伊立替康	*UGT1A1*

五、宫颈癌

宫颈癌（cervical cancer）是最常见的妇科恶性肿瘤，与高危型人乳头瘤病毒（human papilloma virus，HPV）的持续感染相关。宫颈癌病理分型主要为鳞癌，极少为腺癌和未分化癌。

1．HPV DNA 检查 目前，HPV DNA 的 30 亚型与宫颈感染和病变有关，99% 的宫颈癌患者可以查到高危型 HPV 感染。

2．宫颈细胞学检查 定期进行宫颈细胞学检测是早期发现与诊断宫颈癌的最佳方法。

3．肿瘤蛋白标志物 ①宫颈鳞癌：鳞状上皮细胞癌抗原（SCC）可作为宫颈鳞癌的敏感标志物，SCC 和 CEA 联合检测可以提高灵敏度。②宫颈腺癌：CA125 比 SCC 和 CEA 更敏感，其临床灵敏度较高。

4．细胞周期与 DNA 倍体 部分研究资料表明肿瘤的 DNA 倍体与患者生存时间相关，有非整倍体的宫颈鳞癌预后较差；约有 31% 的宫颈腺癌有 DNA 非整倍体，而且非整倍体与肿瘤的大小、分期、S 期比例相关。DI > 1.5 的肿瘤易出现治疗失败，DI < 1.5 的生存期较长。

宫颈癌个体化药物治疗可检测的肿瘤相关基因见表 56-7。

表 56-7 宫颈癌个体化药物治疗时检测的肿瘤相关基因

物类型	药物	肿瘤相关基因
靶向药物	贝伐单抗（安维汀）	*VEGFR1*、*VEGFR2*、*VEGF*
化疗药物	顺铂、卡铂	*XRCC1*、*GSTPi*、*ERCC1*、*BRCA1*
	紫杉醇、多西紫杉醇、长春瑞滨	*CYP1B1P*、*MDR1*、*TUBB3*、*STMN1*

续表

物类型	药物	肿瘤相关基因
	培美曲塞	*TYMS*
	吉西他滨	*CDA*、*RRM1*
	伊立替康	*UGT1A1*、*SLCOIBI*
	5-FU	*MTHFR*、*DPYD*、*TYMS*

六、前列腺癌

前列腺癌（prostate cancer）是指发生在前列腺的上皮性恶性肿瘤。病理类型上包括腺癌（腺泡腺癌）、导管腺癌、尿路上皮癌、鳞状细胞癌、腺鳞癌，其中前列腺腺癌占 95% 以上。

1．血清 PSA 的诊断价值　血清 PSA 水平与良性和恶性前列腺组织增生的体积有关，可以协助前列腺癌的诊断、分期、判断疗效和复发监测。血清 PSA 是临床诊断前列腺癌的主要指标之一。中度增高常提示癌组织较局限，有可能治愈，但也有少数局限性前列腺癌患者血清 PSA 不增加。晚期的前列腺癌可侵犯精囊、淋巴结或有远处转移，患者血清 PSA 通常可＞ 40 μg/L。前列腺癌的游离 PSA 较低，测定游离 PSA 与总 PSA 比值对诊断有一定意义，比值＜ 0.1 时恶性的可能性大；比值在 0.1 ～ 0.2，结合临床进一步检查；比值＞ 0.2 时良性的可能性大。但 PSA 并非前列腺癌的特异性检查，在前列腺癌和前列腺增生之间有交叉。

2．对于术后监测，第一年每 3 个月测定一次血清 PSA，第二、三年每 4 个月测定一次，以后每半年测定一次即可。激素治疗时 PSA 下降快者较下降缓慢者存活期要长。若降低的 PSA 重新升高，提示肿瘤复发或转移。

3．血清前列腺酸性磷酸酶（PAP）的应用　诊断前列腺癌的灵敏度比 PSA 低，但 PAP 增高对预测前列腺癌转移比 PSA 更有意义。

4．前列腺癌个体化药物治疗时可检测的肿瘤相关基因见表 56-8。

表 56-8　前列腺癌个体化药物治疗时可检测的肿瘤相关基因

药物类型	药物	肿瘤相关基因
化疗药物	顺铂、卡铂	*XRCC1*、*GSTP1*、*ERCC1*、*BRCA1*
	紫杉醇、多西紫杉醇	*CYP1B1*、*MDR1*、*TUBB3*、*STMN1*
	依托泊苷	*GSTP1*、*TOP2A*

七、乳腺癌

乳腺癌（breast cancer）是发生在乳腺上皮组织的恶性肿瘤。乳腺癌中 99% 发生在女性，男性仅占 1%。乳腺癌发病率位居女性恶性肿瘤的第 1 位，早期发现、早期诊断是提高疗效的关键。乳腺癌的病理分型为非浸润性癌、早期浸润性癌、浸润性特殊癌、浸润性非特殊癌、其他罕见癌。乳腺癌的发生与伴随女性一生的雌激素水平有非常密切的关系，NCCN 指南中明确指出临床诊断时不仅要明确乳腺癌的病变范围和病理类型，还必须全面了解乳腺癌的生物学特征，包括肿瘤激素受体水平（雌激素受体和孕激素受体）和 HER-2 状态。这些因素将有助于全身和局部治疗手段的选择，评估乳腺癌复发风险，提供与疗效预测有关的信息。

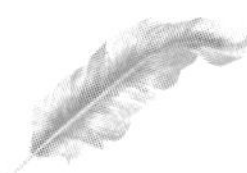

Note

1．肿瘤蛋白标志物的应用 CA15-3是乳腺癌检查的首选血清蛋白标志物，乳腺癌时可见CA15-3升高，而且与肿瘤分期有关。由于早期阳性率低，一般不用于早期诊断，也不用于大范围人群筛查。CA15-3常用于观察乳腺癌治疗后有无复发及监测乳腺癌的转移，约85%的骨转移患者可出现持续升高。此外，血清组织多肽抗原（tissue polypeptide antigen，TPA）、组织多肽特异性抗原（tissue polypeptide-specific antigen，TPS）、CA27-29、CA-549、乳腺癌黏蛋白（breast cancer mucin）、黏蛋白癌抗原（mucin cancer antigen，MCA）浓度在乳腺癌时均可升高，约有15%的乳腺癌患者血清TPA增高比CA15-3和CEA更早。

2．细胞周期与DNA倍体变化 新切除的肿瘤组织、低温冷冻的组织、石蜡包埋组织、针细活检组织均可用于流式细胞分析。S期细胞的比例增高提示肿瘤复发的可能性较大，尤其是在第一次治疗后的1～2年。近二倍体肿瘤比三倍体或四倍体肿瘤的预后更好。有证据表明超四倍体肿瘤（DI > 2.1）与肿瘤的浸润性相关，多倍体肿瘤的预后不良。

3．细胞学检查 细针吸取细胞学检查具有操作简单、创伤性小、安全快速等优点，是定性诊断乳腺癌的手段之一，有助于术前的准备和预后，对手术切除方法及治疗方案的选择具有临床参考价值。

4．乳腺癌相关基因与个体化治疗 乳腺癌的靶向治疗药物曲妥珠单抗是一种特异性针对人表皮生长因子受体2（HER-2）胞外区的人源化单克隆抗体。HER-2阳性患者可从曲妥珠单抗治疗中获益，无论是单独使用还是与某些化疗药物联合，专家组建议对HER-2状态经FISH证实或IHC结果为（+++）的患者应给予曲妥珠单抗治疗。对于HER-2阳性并且激素受体阴性的转移或复发乳腺癌患者，推荐一线使用曲妥珠单抗联合某些化疗药或单药方案。对于转移性HER-2阳性乳腺癌患者，在接受含曲妥珠单抗方案后疾病进展的患者，继续使用曲妥珠单抗治疗仍有获益。

乳腺癌个体化药物治疗应检测的肿瘤相关基因见表56-9。

表56-9 乳腺癌个体化治疗药物与肿瘤相关基因

药物类型	药物	肿瘤相关基因
靶向药物	曲妥珠单抗、拉帕替尼	*HER2*、*PIK3CA*
激素类药物	来曲唑（芙瑞）、阿那曲唑（艾达）	*CYP19A1*、*HER-2*
	他莫昔芬	*CYP2D6*
化疗药物	多柔比星	*GSTP1*、*MDR1*
	卡铂、顺铂、奥沙利铂	*ERCC1*、*BRCA1*、*XRCC1*、*GSTM1*、*GSTP1*
	紫杉醇、多西紫杉醇	*TUBB3*、*STMN1*、*GSTP1*
	吉西他滨（泽菲）	*RRM1*
	5-FU、卡培他滨	*MTHFR*、*DPYD*、*TS*
	环磷酰胺	*CYP2C9*
	甲氨蝶呤	*MTHFR*

（钟　宁）

第五十七章

遗传性疾病的实验诊断

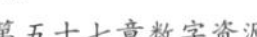
第五十七章数字资源

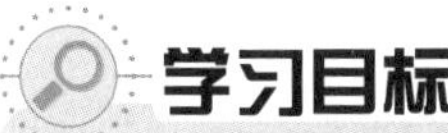

学习目标

1. **知识**：简述染色体分析技术的分类及相关的临床应用，概述遗传代谢病常用的生物化学检查及临床意义，概括基因诊断技术的内容及其临床价值，阐述常见遗传性疾病的实验诊断策略。
2. **能力**：合理、充分地运用实验室检查手段辅助诊断遗传性疾病。
3. **素养**：了解实验室检查在遗传性疾病中的诊断价值。

遗传性疾病（inherited disease）是指因遗传因素而罹患的疾病。遗传因素可以是生殖细胞或受精卵内遗传物质结构和功能的改变，也可以是体细胞内遗传物质结构和功能的改变。有些遗传病完全由遗传因素决定发病，如唐氏综合征、先天性聋哑、血友病等；有些遗传病则需要遗传因素和环境因素共同作用才能发病，如哮喘、胃及十二指肠溃疡等。大多数遗传病为先天性疾病，在婴儿出生时即显示症状，如唐氏综合征、尿黑酸尿症等；但另外一些遗传病在婴儿出生时毫无症状，到一定年龄才发病，如肌营养不良症在儿童期发病，亨廷顿舞蹈病一般在中年时期才出现疾病的表现。

人类基因组由大量的脱氧核糖核酸（DNA）组成，DNA 是遗传信息的载体，DNA 压缩整合成棒状的结构，即染色体。人类染色体有着特定的数目和形态组成，由此构成了基因组。根据疾病涉及的遗传物质改变不同，McKusick 分类法将遗传病分为 5 大类：①染色体病：由于染色体的数目或结构异常引起的疾病，例如 18- 三体综合征患者有一条多余的 18 号染色体，猫叫综合征患者存在染色体 5p15 缺失。②单基因遗传病：由单个基因突变所引起的疾病，突变等位基因可位于一对同源染色体的一条或两条上。囊性纤维化、镰状细胞贫血和马方综合征等都属于单基因遗传病。③多基因遗传病：由 2 个或多个不同基因的协同作用造成，往往还有环境因素的参与。人类绝大多数的常见疾病由遗传和环境因素共同决定，因此多基因遗传与大多数疾病有关，例如精神分裂症、糖尿病、支气管哮喘等。④线粒体遗传病：由线粒体基因突变或核基因组突变引起线粒体蛋白异常导致的疾病，例如线粒体基因组的 $tRNA^{Lys}$ 基因点突变引起的肌阵挛性癫痫伴碎红纤维病。⑤体细胞遗传病：由体细胞遗传物质突变引起的疾病，例如肿瘤。

遗传性疾病的确诊是开展遗传咨询和防治工作的基础。目前常用的实验室检查方法主要包括染色体分析技术、生物化学检查以及基因诊断技术。近年来迅速发展的基因诊断技术，在遗传病领域获得广泛应用，它使遗传病的诊断从传统的表型诊断步入了分子诊断时代，在推动遗

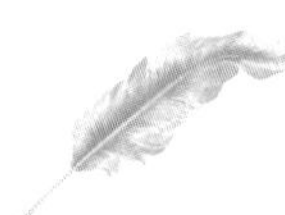

传病的诊治工作方面发挥了重要作用。

第一节 染色体分析技术

人体的体细胞染色体数目为23对。一个体细胞中的全部染色体所构成的图像为核型。将待测细胞的全部染色体按照Denver体制配对、排列后，分析确定其是否与正常核型完全一致，即为核型分析。不同物种的染色体都有各自特定的形态结构，包括染色体的数目、长度、着丝粒位置、臂比、随体大小等特征，而且这种特征是相对稳定的。经染色或荧光标记的染色体，可通过显色设备清晰而直观地观察到染色体的形态结构，从而发现缺失、重复、倒置、易位等现象。

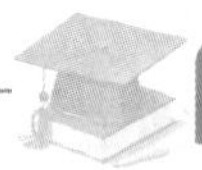

知识拓展

染色体的多态性

在正常人群中，存在着各种染色体的恒定的微小变异，包括结构、带纹宽窄、着色强度等。这类微小而恒定的变异按照孟德尔方式稳定地遗传给下一代，称为染色体多态性（chromosomal polymorphism）。染色体多态性主要表现为异染色质的变异，特别是含有高度重复DNA的结构性异染色质，通常被认为没有明显的表型效应和病理学意义，即一般没有不良的临床后果。但现在有研究报道，某些染色体多态性具有临床意义。有研究发现，不良孕产史可能与染色体多态性有关，例如自然流产、胎停育、胎儿畸形等可能与9号染色体臂间倒位有关联，亦有研究报道男性染色体多态性会降低精液质量，可对体外受精产生不利影响。由此看来，染色体多态性与表型效应之间的关系还有待进一步的深入研究，在遗传咨询工作中应引起足够的重视。

染色体检查是最基本、最常用的遗传学检查，是确诊染色体病的主要方法。常规方法是将染色体涂片后置于显微镜下观察，近年来随着技术的发展，将标记好的探针与染色体杂交后，通过检测仪器可直接显示全部染色体的结构畸变。

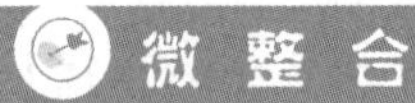

微整合

临床应用

常见先天性染色体病

常见的常染色体异常疾病：唐氏综合征（+21），Edwards综合征（+18），Patau综合征（+13）等。

常见的性染色体异常疾病：Turner综合征（XO，xpXO/XX），Klinefelter综合征（XXY），YY综合征（XYY）等。

一、显带技术

人类染色体用 Giemsa 染料染色后，除着丝粒和次级缢痕外，整条染色体着色均匀，不能把各染色体本身的细微特征完全显现出来，称为非显带核型。但如果染色体经过变性或酶消化等处理后再染色，则会呈现出一系列深浅交替的带纹，称为显带核型。常用的显带技术有 G 显带、Q 显带、R 显带、C 显带等方法。

G 显带是目前被广泛应用的一种带型，可反映染色体 DNA 上 A-T 丰富区，在人类约有 2000 条 G 带可被鉴别。现在已制成人类 G 带标准图谱，可用于鉴定染色体号数及基因定位。G 显带技术方法简单，带型稳定，保存时间长，被广泛应用于染色体病的诊断和研究。但是 G 显带带型长臂及短臂末端均是浅染，染色体长短臂末端的异常不能被识别。常规的 G 显带技术只能分辨出染色体上 300 ~ 400 条带纹，不能检测微小结构的变异，因此适用于分析染色体较大片段的变异。

Q 显带技术在 A-T 丰富区发出的荧光更亮，因此会在染色体 G 带相同区域产生荧光带，在荧光显微镜下可清晰观察。Q 显带技术在分析个体发育中应用较多，其缺点是受荧光染色所限，不能长期保留。

R 显带技术所显示的带纹恰好与 G 带相反，所呈现的是 G 带染色后的带间不着色区，反映了染色体 DNA 上 G-C 丰富区，故也称为反带。R 显带可补充 G 显带末端浅染的缺点，加强对染色体末端微小变异的辨识，有利于检测染色体的末端缺失、重排等。

C 显带是显带技术中最简单的一种方法，主要识别染色体异染色质区，如与着丝粒相邻的 1q、9q、16q 及 Yq 区域末端。

此外还有一些其他显带技术，如用于显示染色体随体的 N 显带、用于显示端粒部分的 T 显带等。

二、荧光原位杂交技术

荧光原位杂交（fluorescence *in situ* hybridization，FISH）是 20 世纪 80 年代末在放射性原位杂交技术上发展而来的。其基本原理是利用 DNA 碱基互补配对的特点，用特殊荧光标记的核苷酸分子探针，与被检样本中的 DNA 或 RNA 杂交后，在荧光显微镜下通过观察荧光信号来检测染色体或 DNA 纤维切片上的 DNA 序列。基于检测目标的不同，FISH 探针可包括：染色体特异性定位探针，由特定基因或特异序列片段组成，可检测 G 显带无法识别的染色体缺失和重复；着丝粒探针，由着丝粒附近高度重复（重复数百次至数千次）的 DNA 序列组成，可用于标记染色体的识别和染色体数目异常检测；染色体涂染探针，由特定染色体上不同的特异探针混合而成，可用于分析染色体重排、畸变及同源基因等。

比较基因组杂交是在 FISH 技术上发展而来的，探针是整个基因组 DNA，而不是 1 个点或 1 个区域，通过 1 次杂交可以反映整个基因组 DNA 表达状况的变化。该技术的优点是所需样本 DNA 量少，且只需提取样本中的基因组 DNA，不需要中期染色体或间期核，因此可检测外周血、新鲜组织、培养细胞以及冻存组织、石蜡包埋组织或经 PCR 扩增后的样本。比较基因组杂交主要用于确定未知区域的 DNA 扩增或缺失，不能检测无拷贝数改变的染色体平衡易位。目前广泛用于肿瘤遗传研究及产前诊断。

三、光谱核型分析技术

光谱核型分析（spectral karyotyping，SKY）采用光谱成像技术，对荧光标记后的染色体拍摄其光谱图像。当使用 5 种不同颜色的荧光标记探针时，可同时分辨人类 22 对染色体及 X、Y 性染色体，并以各种颜色呈现出来。

SKY 技术兼具了显带技术对染色体异常筛查的整体性和 FISH 技术的高敏感性、高特异性的优势，能够同时辨认全部染色体上小至 1 ～ 2 Mb 长度片段的异常，发现显带技术或 FISH 技术不能发现的细微染色体异常，甚至在染色体末端等带型不明显、荧光强度较弱的区域，SKY 仍能够获得较为可靠的结果。但 SKY 技术同 FISH 技术一样，不能检测染色体内畸变，如臂间转位、臂内转位、倒位、重复或间隙缺失等，且不能精确确定染色体的断裂点。

第二节　生物化学检查

遗传性疾病的生物化学检查是以生物化学技术定性、定量分析酶、蛋白质及其代谢产物的方法，主要针对有可测定的生化代谢物异常或酶活性改变的一组遗传性疾病，即遗传代谢病（inherited metabolic disease，IMD）。IMD 是指由于基因突变引起酶活性下降、细胞膜功能异常或受体缺陷，从而导致机体生化代谢紊乱，造成反应底物、中间或旁路代谢产物蓄积，或终末代谢产物缺乏，引起一系列临床症状的一类遗传性疾病。对 IMD 的实验室检查包括常规检查和特殊检查。常规检查即通过血、尿常规生化分析发现异常情况，如无法解释的酸中毒、低血糖、高血氨等，可缩小疾病诊断范围。而特殊检查是对酶活性及异常代谢产物的检测，包括对氨基酸、有机酸、酰基肉碱、长链脂肪酸、卟啉、嘌呤、嘧啶、糖醇、寡糖、黏多糖等的检测，可为疾病诊断提供重要线索。

一、血液和尿液的常规检查

（一）血液常规检查

IMD 的代谢紊乱主要由 3 个方面造成：①供能不足导致代谢途径受阻，如糖代谢缺陷。②受累代谢途径的中间和（或）旁路代谢产物蓄积，如苯丙酮尿症、半乳糖血症。③代谢终末产物缺乏，如缺乏葡糖 -6- 磷酸酶的糖原贮积症。通过进行常规实验室检查，如血尿常规、生化分析、凝血功能等，可缩小诊断范围。如低血糖、高氨血症、乳酸增高、酮症、代谢性酸中毒等就是部分 IMD 的常见表现，可为疾病诊断提供重要线索。

1. 血糖　糖代谢紊乱在 IMD 中较为常见，主要表现为低血糖，可由糖类代谢障碍、氨基酸代谢障碍、脂肪酸代谢障碍、有机酸代谢障碍等引起。

【标本采集】

空腹采血，可采集血浆或静脉全血。

【参考区间】

血浆为 3.9 ～ 6.1 mmol/L，静脉全血为 3.3 ～ 5.5 mmol/L。

【临床意义】

（1）引起低血糖的糖类代谢障碍可见于糖原贮积症Ⅰ、Ⅲ、Ⅵ、0 型，遗传性果糖不耐受症，果糖 -1- 磷酸醛缩酶 B 缺乏症，果糖 -1,6- 二磷酸酶缺乏症，半乳糖血症等。

（2）引起低血糖的氨基酸代谢障碍可见于先天性高胰岛素血症、枫糖尿病、异戊酸血症等。

（3）引起低血糖的脂肪酸代谢障碍可见于极长链酰基辅酶A脱氢酶缺乏症、中链酰基辅酶A脱氢酶缺乏症、多链酰基辅酶A脱氢酶缺乏症、肉碱棕榈酰转移酶缺乏症等。

（4）引起低血糖的有机酸代谢障碍可见于丙酰辅酶A羧化酶缺乏症、丙酮酸羧化酶缺乏症等。

【应用评价】

（1）任何年龄血糖低于 2.6 mmol/L 或新生儿全血血糖低于 2.2 mmol/L 即为低血糖。

（2）出现低血糖时应考虑测量血糖时间距离最后一次进食的时间，是否为饥饿导致。

2．血氨　体内各种氨基酸分解代谢产生的氨及由肠道吸收入血的氨形成血氨。肝将氨合成尿素经肾排出，是保证血氨正常的关键。IMD 导致的急性脑病最重要的实验室表现是高氨血症，主要见于尿素循环障碍、有机酸血症。

【标本采集】

空腹采血，肝素抗凝，分离血浆。

【参考区间】

18 ～ 72 μmol/L。

【临床意义】

（1）引起高血氨的尿素循环障碍可见于瓜氨酸血症、精氨酸琥珀酸血症、精氨酸酶缺乏症、氨甲酰磷酸合成酶缺乏症、鸟氨酸氨甲酰基转移酶缺乏症等。

（2）引起高血氨的有机酸血症可见于甲基丙二酸血症、丙酸血症、异戊酸血症、生物素酶缺乏等。

（3）此外还可见于高胰岛素 - 高氨血症综合征、丙酮酸羧化酶缺陷症、*N*- 乙酰谷氨酰胺合成酶缺乏症等。

【应用评价】

（1）新生儿血氨正常值一般低于 110 μmol/L，新生儿期以后低于 80 μmol/L，如血氨高于正常值 2 倍以上，应高度考虑 IMD。

（2）注意与新生儿期一过性高氨血症相鉴别。

3．乳酸　乳酸是体内糖代谢的中间产物。当组织缺氧时，葡萄糖经无氧酵解生成乳酸，并释放到血液经肝代谢。如果乳酸生成过多或肝处于缺氧状态，则使乳酸在血中堆积。先天性高乳酸血症是一系列代谢缺陷的总称，主要包括丙酮酸代谢障碍、糖异生系统中的酶活性缺乏及线粒体呼吸链紊乱。

【标本采集】

空腹采血，分离血浆。

【参考区间】

0.6 ～ 2.2 mmol/L。

【临床意义】

引起乳酸增高的 IMD 主要包括：线粒体呼吸链紊乱、三羧酸循环障碍、丙酮酸脱氢酶缺乏症、丙酮酸羧化酶缺乏症、长链脂肪酸氧化障碍、有机酸尿症、生物素代谢障碍、糖原贮积症、糖异生障碍。

【应用评价】

（1）餐后乳酸或酮体增高，提示丙酮酸脱氢酶缺乏症或线粒体呼吸链缺陷。

（2）餐后乳酸降低或空腹低血糖提示糖异生障碍或Ⅰ型糖原贮积症。

（3）葡萄糖负荷后乳酸升高常见于Ⅰ型、Ⅲ型、Ⅵ型糖原贮积症。

Note

（二）尿液检查

有些IMD患者的尿液有特殊的颜色和气味，可能提示某些疾病。如蓝色尿可见于Drummond综合征及Hartnup综合征，系氨基酸代谢障碍导致色氨酸在肠道蓄积，在细菌作用下转变为吲哚化合物，以尿母蓝形式从尿中排出，尿母蓝暴露于空气中被氧化成尿蓝。尿黑酸尿症患儿新鲜尿的颜色正常，放置于空气中则变成棕色或黑色，是由于患儿体内缺乏尿黑酸氧化酶，酪氨酸分解而来的尿黑酸不能进一步分解为乙酰乙酸，过多的尿黑酸由尿中排出，在空中氧化成棕色或黑色。卟啉病是血红素合成途径中的酶缺乏引起的一组疾病，血红素代谢途径的中间产物在体内蓄积并通过尿和粪便排出，尿液可呈红色。

表57-1列出了伴有特殊尿液气味的IMD。

表57-1 伴有特殊气味的IMD

疾病	尿液气味	相关化合物
经典型苯丙酮尿症	霉臭味、鼠尿味	苯乙酸
枫糖尿病	枫糖浆味或焦糖味	2-氧代己酸、2-氧代-3-甲基戊酸
3-甲基巴豆酰甘氨酸尿症	猫尿味	3-羟基异戊酸
多种羧化酶缺乏症	猫尿味	3-羟基异戊酸
异戊酸血症	汗脚味	异戊酸
甲硫氨酸代谢障碍	烂白菜味	2-羟基丁酸
酪氨酸血症	酸败黄油味	2-氧代-4-甲硫丁酸
甲基丙二酸血症	酸性气味	甲基丙二酸
三甲胺尿症	臭鱼味	三甲胺
胱氨酸尿症	亚硫味	硫化氢

还有一些特殊的尿液显色反应是简易筛查部分IMD的方法，如尿液三氯化铁试验、尿液二硝基苯肼试验可用于苯丙酮尿症、组氨酸血症等的筛查，尿液还原物试验可检出尿液中半乳糖、果糖、葡萄糖、草酸、4-羟基苯丙酮酸等还原物质，尿液硝普盐试验可检出尿中胱氨酸或半胱氨酸等含硫的酸。这些试验均可为疾病的进一步检查提供依据。

二、酶活性检测

多数IMD的根本原因是代谢通路中的酶缺陷，因此直接进行酶活性检测是可靠的诊断方法。可用的检测样本包括患者血清、红细胞、白细胞、皮肤成纤维细胞、肝组织及肾组织等，根据酶高度专一催化活性的特点，体外利用人工合成的底物在相应条件下进行酶活性检测。利用经过培养的羊水细胞或绒毛，根据酶活性检测还可进行产前诊断。目前可联合采用多功能酶标仪、全自动酶联分析仪等进行检测。

酶活性检测的优点是特异性及灵敏度较高，可直接根据酶的缺陷判断疾病。但对于部分患者，酶本身是正常的，疾病是由酶的辅助因子、转运因子或酶受体缺陷导致的，体外进行酶活性检测会造成漏诊。而对于一些酶假性缺失的情况，酶活性检测也可能造成误诊。因此，需结合临床症状及其他检查结果综合分析。

酶活性检测应用较多的是溶酶体贮积症和线粒体病，表57-2列出了常见的溶酶体贮积症

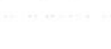

及相应的溶酶体酶。

表 57-2　常见溶酶体贮积症的缺陷酶

疾病分类	疾病	溶酶体酶
黏多糖贮积症	黏多糖贮积症Ⅰ型	α-L-艾杜糖苷酶
	黏多糖贮积症Ⅱ型	艾杜糖醛酸-2-硫酸酯酶
	黏多糖贮积症Ⅲ A 型	乙酰肝素-*N*-硫酸酯酶
	黏多糖贮积症Ⅲ B 型	*N*-乙酰-α-*D*-氨基葡萄糖苷酶
	黏多糖贮积症Ⅲ C 型	α-氨基葡萄糖苷-*N*-乙酰转移酶
	黏多糖贮积症Ⅲ D 型	*N*-乙酰葡萄糖胺-6-硫酸酯酶
	黏多糖贮积症Ⅳ A 型	*N*-乙酰葡萄糖胺-6-硫酸酯酶
	黏多糖贮积症Ⅳ B 型	β-D-半乳糖苷酶
	黏多糖贮积症Ⅵ型	芳香基硫酸酯酶
	黏多糖贮积症Ⅶ型	β-葡糖醛酸苷酶
神经鞘磷脂贮积症	GM1 神经节苷脂贮积症	酸性 β-半乳糖苷酶
	Tay-Sachs 病	β-己糖胺酶 A
	Sandhoff 病	β-己糖胺酶 A&B
	Krabbe 病	半乳糖脑苷脂酶
	Gaucher 病	β-葡糖脑苷脂酶
	Fabry 病	α-半乳糖苷酶 A
	Niemann-Pick 病	鞘磷脂酶
	异染性脑白质营养不良	芳基硫酸酯酶 A
糖蛋白贮积症	α-甘露糖贮积症	α-甘露糖苷酶
	β-甘露糖贮积症	β-甘露糖苷酶
	岩藻糖贮积症	岩藻糖苷酶
	天冬氨酰氨基葡糖尿症	天冬氨酰氨基葡糖苷酶
神经元蜡样脂褐质沉积症	神经元蜡样脂褐质沉积症婴儿型	棕榈蛋白硫脂酶 1
	神经元蜡样脂褐质沉积症晚期婴儿型	羧肽酶
糖原贮积症	糖原贮积症Ⅱ型	酸性 α-葡糖苷酶

三、氨基酸、有机酸等代谢物检测

按照传统分类，IMD 可分为氨基酸代谢障碍、有机酸代谢障碍、脂肪酸代谢障碍、糖类代谢障碍、维生素代谢障碍、溶酶体贮积症、类固醇代谢障碍、过氧化物酶体障碍、能量代谢障碍等。患者体内存在异常代谢产物大量蓄积或终末代谢产物缺乏，因此检测血液、尿液或其他体液中的特殊代谢产物，可为临床诊断提供重要支持。

近年来，随着质谱技术的快速发展，其在 IMD 中得到了广泛应用。其基本原理是将样品中各组分在离子源中发生电离，生成不同质量 - 电荷比的离子，经加速电场的作用形成离子束，进入质量分析器，数据系统将离子信号转换成谱图进行质谱解析或定量分析，具有分析灵

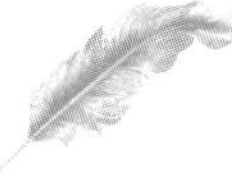

Note

敏度高、速度快、样品用量少、分离和鉴定同时进行等优点。常用的是气相色谱 - 质谱和液相串联质谱技术，前者主要用来检测尿液中的有机酸，后者可检测样品中的氨基酸、酰基肉碱。这两种方法互为补充，能同时检测几十种甚至上百种代谢物，可对数十种氨基酸、有机酸和脂肪酸氧化代谢障碍进行快速的筛查和诊断。

在检测氨基酸时，最好同时检查血液和尿液标本。因为有些氨基酸的减少或轻度增高只能在血中检出，而由肾阈值极低及肾转运缺陷造成的氨基酸蓄积在尿中更容易检出。偶尔需要对脑脊液进行检测。而羊水仅用于产前诊断。因为大多数氨基酸病的代谢产物在出生前并不蓄积，故羊水中氨基酸含量一般正常，仅在两种尿素循环障碍，即精氨酰琥珀酸血症和瓜氨酸血症时，羊水中氨基酸出现异常。

有机酸的检测常采用随机尿标本，晨尿因较为浓缩而更合适。室温下有些酸类会因化学性质不稳定而丢失，因而标本采集后应尽快于冷冻条件下保存及运送。

表 57-3 列出了一些 IMD 的代谢产物异常改变。

表 57-3 部分 IMD 的代谢产物异常改变

疾病	标本	代谢物异常改变
苯丙酮尿症	血	苯丙氨酸↑、酪氨酸↓
	尿	苯丙酮酸↑、苯乙酸↑、苯乳酸↑、对羟基苯乙酸↑
尿黑酸尿症	血、尿	尿黑酸↑
精氨酸血症	血	精氨酸↑、高精氨酸↑、肌苷↑、胍乙酸激酶↑
	尿	精胺酰琥珀酸↑、乳清酸↑、尿嘧啶↑
胱硫醚尿症	血、尿	胱硫醚↑
高缬氨酸血症	血、尿	缬氨酸↑
枫糖尿症	血	别异亮氨酸↑、异亮氨酸↑、亮氨酸↑
	尿	别异亮氨酸↑、异亮氨酸↑、2- 羟基 -3- 甲基戊酸↑、羟基异己酸↑、2- 羟基戊酸↑、2- 氧 -3- 甲基戊酸↑、2- 羰基异己酸↑、氧异戊酸↑、3- 羟基丁酸↑、酮体↑
Ⅰ型戊二酸尿症	血	总肉碱↓、戊二酰肉碱↑、戊二酸↑
	尿	3- 羟基丁酸↑、3- 羟基戊二酸↑、酰基肉碱↑、戊烯二酸↑、戊二酸↑
组氨酸血症	血、尿	组氨酸↑、尿刊酸↓
丙酸血症	血	总肉碱↑、谷氨酰胺↑、甘氨酸↑、丙酸↑
	尿	甘氨酸↑、3- 羟基丙酸↑、3- 羟基戊酸↑、5- 羟脯氨酸酶↑、脂酰肉碱↑、酮体↑、丙酰甘氨酸↑、甲基柠檬酸↑、甲基巴豆酰甘氨酸↑
肌病型肉碱缺乏症	血	游离肉碱↓
	尿	二羟酸↑
短链酰基辅酶 A 脱氢酶缺乏症	血	丁酰肉碱↑
	尿	乙酰肉碱 / 肉碱↑、脂肪酸↑、丁酰肉碱↑、乙基丙二酸↑、乙酰甘氨酸↑、甲基琥珀酸↑
果糖 -1,6- 二磷酸酶缺乏症	血	丙氨酸↑、尿酸↑
	尿	3- 羟基丁酸↑、甘油↑、酮体↑
半乳糖血症	血	半乳糖↑、半乳糖醇↑、1- 磷酸半乳糖↑
	尿	半乳糖↑、半乳糖醇↑

续表

疾病	标本	代谢物异常改变
Ⅰ型原发性高草酸尿症	血	草酸↑
	尿	羟基乙酸↑、水合乙醛酸↑、草酸盐↑
维生素 B_{12} 缺乏症	血	维生素 B_{12}↓
	尿	同型胱氨酸↑、甲基丙二酸↑
黏多糖贮积症Ⅰ型	尿	硫酸皮肤素↑、硫酸类肝素↑、黏多糖↑
丙酮酸羧化酶缺乏症	血	丙氨酸↑、瓜氨酸↑、赖氨酸↑、脯氨酸↑
	尿	2-酮戊二酸↑、琥珀酸↑、酮体↑
Leigh 综合征	血	丙氨酸↑、乳酸↑

第三节　基因诊断

1976 年，美国加州大学旧金山分校教授简悦威应用液相 DNA 分子杂交技术成功地进行了镰状细胞贫血的基因诊断，标志着人类遗传性疾病开始进入了基因诊断的新时代。遗传性疾病的基因诊断，是应用分子生物学方法，通过检测遗传物质结构或表达量的异常，在遗传物质（如 DNA 或 RNA）水平上对其进行诊断。因此与传统的表型诊断相比，基因诊断可揭示发病的遗传本质，具有诊断时间早、结果更准确可靠的优点。

目前常用的基因诊断方法主要包括核酸杂交（hybridization）技术、聚合酶链反应（polymerase chain reaction，PCR）技术、基因芯片（gene chip）技术、核酸序列测定技术等。

一、核酸杂交

核酸杂交是指具有互补序列的两条单链核酸分子，包括 DNA 与 DNA、DNA 与 RNA、RNA 与 RNA，按照碱基互补配对的原则形成稳定的同源或异源双链分子，根据标记探针的特点进行检测。

核酸杂交可以分为液相杂交和固相杂交。液相杂交是将变性的待测核酸单链与标记的探针在溶液中形成杂交复合物，反应结束后将未被杂交的单链去除。该方法因反应后过量的未杂交探针从溶液中去除较为困难，应用受到一定限制。固相杂交是将参加反应的一条核酸单链固定在固体基质上，另一条核酸单链游离在溶液中。该方法可防止靶 DNA 自我复性，且反应后未杂交的游离片段很容易洗脱去除，因此应用较多。固相杂交主要包括印迹杂交、斑点杂交和组织原位杂交，其中第一节的 FISH 技术就是应用最多的一种原位杂交技术，本节不再详细描述。

（一）印迹杂交

印迹杂交主要包括用于 DNA 变异分析的 DNA 印迹杂交（Southern 印迹杂交）、用于 RNA 变异分析的 RNA 印迹杂交（Northern 印迹杂交）及用于已知基因、已知突变位点检测的等位基因特异性寡核苷酸（allele-specific oligonucleotide，ASO）杂交。

Southern 印迹杂交于 1975 年由英国人 Southern 博士创建。该方法是先将 DNA 通过凝胶电泳分离成大小不同的片段，转移到硝酸纤维素膜或尼龙膜或滤纸等能吸附 DNA 的固相载体

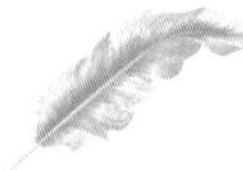

上，然后将标记过的探针与膜上的 DNA 进行杂交，通过放射自显影或其他检测技术对杂交结果进行检测，以探测样品中是否含有特定的 DNA 序列。1977 年 James Alwine 等把印迹杂交方法应用到 RNA 的研究方面，即为 Northern 印迹杂交。

ASO 是根据已知基因突变位点的碱基序列，设计与野生型或突变型基因序列互补的两种探针，分别与被检样品中的 DNA 分子进行杂交，根据样品与两种探针杂交信号的强弱，确定是否存在基因突变，或判断受者是突变基因的纯合子或杂合子。该方法的优点是灵敏准确，可对大量样品进行筛查和诊断，缺点是效率低，对具有高特异性的一些遗传病必须合成多种探针并依次杂交，工作量较大。

（二）斑点杂交

斑点杂交是将待测的 DNA 变性后点加在硝酸纤维素膜或尼龙膜上，用已标记的探针进行杂交，可用于基因缺失或拷贝数改变的检测。该方法不需要分离和转移核酸样品，一张膜上可点加多个标本，简便快捷，适用于同时分析多个样品。根据点样模具的不同，点样形状呈圆形为斑点杂交，呈狭缝形为狭缝杂交。

二、聚合酶链反应

PCR 技术是在 DNA 聚合酶催化下，以单链 DNA 为模板，以 4 种 dNTP 为底物，以特定引物为延伸起点，通过变性、退火、延伸等步骤，体外复制出与母链模板 DNA 互补的子链 DNA。PCR 是一项 DNA 体外合成放大技术，多次反复的循环能使微量的目的 DNA 得到极大程度的扩增，已广泛应用于遗传性疾病的基因诊断。以 PCR 技术为基础，衍生出了许多灵敏而快捷的基因诊断方法，常用的方法主要包括：PCR- 限制性片段长度多态性（restriction fragment length polymorphism，RFLP）连锁分析、PCR-ASO、PCR- 单链构象多态性（single-strand conformational polymorphism，SSCP）分析、PCR 产物变性梯度凝胶电泳（denaturing gradient gel electrophoresis，DGGE）分析、逆转录 PCR（reverse transcription-PCR，RT-PCR）分析等。

（一）PCR-RFLP 连锁分析

RFLP 分子技术常用于检测 DNA 序列多态性。DNA 限制性内切酶具有识别特定的 DNA 序列并在特定的部位切断 DNA 双链的活性功能。由于 DNA 多态性或 DNA 突变改变了限制性内切酶的识别序列，使限制性内切酶酶切后的 DNA 片段长度在不同个体有差异。基于这一特征，PCR-RFLP 是将 PCR 技术、RFLP 分析与电泳方法联合应用，先将待测的靶 DNA 片段进行复制扩增，然后应用 DNA 限制性内切酶对扩增产物进行酶切，最后经电泳分析靶 DNA 片段是否被切割而分型。该方法可用于镰状细胞贫血、苯丙酮尿症等疾病的基因诊断。

（二）PCR-ASO

ASO 是一种以杂交为基础对已知突变进行检测的技术。PCR-ASO 是指在 PCR 扩增 DNA 片段后，直接与相应的寡核苷酸探针杂交，即可明确诊断是否有突变及突变是纯合子还是杂合子。该方法可用于 β- 地中海贫血等疾病的基因诊断。

（三）PCR-SSCP 分析

SSCP 是一种基于 DNA 构象差别来检测基因突变的方法。单链 DNA 片段具有复杂的空间折叠构象，主要是由其内部碱基配对等分子内相互作用力来维持的，当碱基发生改变时会影响其空间构象，从而使单链 DNA 分子在聚丙烯酰胺凝胶电泳时具有不同的迁移率。PCR-SSCP 技术是指靶 DNA 经过 PCR 扩增后，将 PCR 扩增产物变性而后快速复性成为单链 DNA，之后进行聚丙烯酰胺凝胶电泳，若发现单链 DNA 的迁移率与正常对照不同，则可判断该链构象发生改变，进而推断 DNA 片段中有碱基突变。

PCR-SSCP 技术进一步提高了检测的简便性和灵敏性，在很多疾病如肿瘤、囊性纤维化、家族性结肠息肉等得到广泛应用。但是该方法也具有一定局限性，包括不能确定基因突变的部位和性质、对电泳条件要求比较严格等，另外当某些位置的点突变对单链 DNA 分子的立体构象改变影响很小时，通过聚丙烯酰胺凝胶电泳可能会难以分辨。

（四）PCR 产物 DGGE 分析

DGGE 技术是利用正常和突变 DNA 在变性梯度凝胶中电泳迁移速度的差异来检测 DNA 双链中是否存在基因突变。DNA 分子双螺旋结构是由氢键和碱基的疏水作用共同作用的结果。温度、有机溶剂、pH 等因素可使氢键受到破坏，导致双链变性为单链。DGGE 技术是通过不同序列的 DNA 片段在各自相应的变性剂浓度下变性，发生空间构型的变化，导致电泳速度的急剧下降，最后在其相应的变性剂梯度位置停滞，经过染色后在凝胶上呈现为分散的条带。

温度梯度凝胶电泳（temperature gradient gel electrophoresis，TGGE）是在 DGGE 技术上衍生而来的。含有高浓度甲醛和尿素的凝胶温度梯度呈线性增加，可以有效分离 PCR 产物及目的片段。TGGE 技术与化学变性剂形成梯度的 DGGE 技术相比，梯度形成更加便捷，重现性更强。应用该方法可进行肿瘤基因突变、非缺失型 α- 地中海贫血等疾病的基因检测。

（五）RT-PCR

RT-PCR 是以 mRNA 为模板，利用逆转录酶合成互补的 cDNA，再以 cDNA 为模板进行 PCR 扩增，其优点是快速、简便且敏感性极高，可分析基因的转录产物以用于突变和基因表达的强度、克隆 cDNA 及合成 cDNA 探针、改造 cDNA 序列等。在遗传性疾病方面，可用于检测脆性 X 综合征、血友病 A 等。

三、基因芯片

基因芯片的研制始于 20 世纪 90 年代初，其基本原理是采用光导原位合成或显微印刷等方法，将大量特定序列的探针分子密集、有序地固定于经过相应处理的硅片、玻片、硝酸纤维素膜等载体上，然后加入标记的待测样品进行杂交，通过杂交信号的强弱及分布，来分析目的分子的有无、数量及序列，从而获得受检样品的遗传信息。基因芯片与经典的核酸杂交一样，都是应用已知的核酸序列与互补的靶序列杂交，根据杂交信号进行定性与定量分析。但其能够同时平行分析数万个基因，进行高通量筛选与检测，解决了传统核酸杂交技术操作复杂、自动化程度低、检测目的分子数量少等不足。

（一）基因芯片的分类

根据基因芯片上固定的探针不同，可将基因芯片分为寡核苷酸芯片及 cDNA 芯片两种类型（表 57-4）。前者是将寡核苷酸原位合成或合成后固定在芯片上，并与标记样本 DNA 杂交，根据杂交信号出现部位的寡核苷酸序列，推测与其互补的 DNA 序列，可用于基因发现、突变检测、表达监控和遗传制图等。而后者是将 cDNA 固定在芯片上，并与一组标记探针杂交，

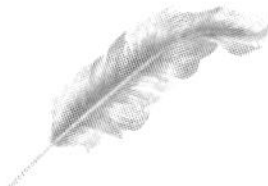

可用于基因表达的研究。

表 57-4 寡核苷酸芯片和 cDNA 芯片的比较

	寡核苷酸芯片	cDNA 芯片
探针类型	寡核苷酸	cDNA
探针长度	＜80 个碱基	500 ~ 3000 个碱基
DNA 链	单链	双链
探针制备	预合成或原位合成	合成后点样
连接方式	共价键	共价键或离子键
精确度	高	低
非特异性杂交	可控制	难控制

（二）芯片检测的技术流程

1．芯片制备 常用的芯片载体是玻璃片或硅片，采用原位合成或微矩阵的方法将寡核苷酸探针或 cDNA 探针顺序排列在载体上。

2．样品制备 将样品进行核酸提取及扩增，之后用荧光标记。

3．杂交反应 荧光标记的样品与芯片上的探针进行反应产生一系列信息，关键步骤为通过优化反应条件使反应处于最佳状况，增加反应的灵敏度和准确性。

4．使用芯片扫描仪和相关软件，将杂交反应后各个反应带的荧光位置、荧光强弱进行分析并转化成相应数据，通过生物信息学分析获得检测结果。

（三）基因芯片在遗传性疾病的应用

1．基因诊断 在肿瘤和一些遗传性疾病方面，基因芯片辅助诊断的优势是传统方法所无法相比的。利用基因芯片，可同时研究同一组织中成千上万个基因的表达情况，为疾病的诊断提供了重要信息。

例如癌症基因组剖析计划（cancer genome anatomy project，CGAP）就是由美国癌症研究所发起的一项计划，用于对与恶性转移有关的特定染色体改变进行方便的定义和详尽的描述，至今已成为癌症遗传学研究领域的首创。CGAP 包含 5 个互补的部分：人类肿瘤基因索引描述了在人类肿瘤发生过程中的基因表达，分子表达谱展示了分子水平分析人类组织样品的概念，癌症染色体变异计划列举了与恶性转移相关的染色体改变，遗传注解索引指明并描绘了同癌症相关的多态性，小鼠肿瘤基因索引涵盖了小鼠肿瘤发生过程中的基因表达。该计划已从多种肿瘤样品和正常样品中研究出了超过 300 万个表达标签序列，并将统一最新的、成本低、高通量的基因芯片检测技术，来确定所有与癌症的产生和发展相关的基因。

2．基因表达检测 提取待测样品中的 mRNA，通过逆转录获得 cDNA 并进行荧光标记，之后与基因芯片上的探针进行杂交，通过检测芯片上杂交反应的荧光强度，可推算出待测样品中各种基因的表达情况，此类芯片也称为表达谱芯片。

3．基因突变及多态性分析 将标记的若干靶核酸序列与基因芯片上特定位点的探针杂交，利用基因芯片杂交图像，确定杂交探针的位置，便可根据碱基互补的原理确定靶基因的序列。采用多色荧光探针技术可提高芯片的准确性及检测范围。

四、核酸序列测定技术

核酸序列测定技术，即分析特定DNA片段的碱基序列，是准确了解遗传信息、进行基因诊断的重要方法。成熟的DNA测序技术始于20世纪70年代中期，经过40多年的发展取得了重大进展，以高通量为特点的第二代测序技术逐步成熟并商业化，以单分子测序为特点的第三代测序技术也已经出现。技术的进步推动着DNA序列分析向成本更低、时间更短、通量更高、精度更好、阅读碱基序列更长的方向发展，这使得对遗传病的诊断变得简单、快捷，并从分子机制上对疾病进行更深刻细致的了解。

（一）第一代测序技术

1977年，Frederick Sanger发明了DNA双脱氧核苷酸末端终止测序法（又称为Sanger测序法），Walter Gilbert等报道了化学降解法测定DNA序列，标志着第一代测序技术的正式诞生。但由于化学降解法程序复杂，后来逐渐被Sanger测序法代替。

Sanger测序法的技术原理为：DNA合成过程中，DNA多聚酶催化2′-脱氧核苷三磷酸（dNTP）与DNA链的5′-磷酸基团连接形成3′,5′-磷酸二酯键，使得DNA链延伸。在Sanger测序体系中，掺入了2′,3′-双脱氧核苷三磷酸（ddNTP），当其位于延伸链末端时，由于没有3′-OH，不能再与其他的脱氧核苷酸形成3′,5′-磷酸二酯键，DNA合成便被终止。如果末端是一个ddATP，则新生链的末端就是A，依次类推可以通过掺入ddTTP、ddCTP、ddGTP，则新生链的末端为T、C、G。在Sanger测序法体系中，DNA聚合酶延伸结合在待定序列模板上的引物，每一次序列测定由4组相互独立的测序反应体系构成，每个反应体系分别加入4种不同的同位素标记的ddNTP，其余成分相同。调整每个测序反应中dNTP与ddNTP的比例，使引物的延伸在对应于待测模板上DNA每个可能掺入的位置都有可能发生终止，最终产生一系列不同长度的DNA片段。这些片段通过高分辨率变性聚丙烯酰胺凝胶电泳和放射自显影检测，可直接读出新合成的DNA链序列。

Sanger测序法因操作简便得到广泛的应用。后来在此基础上发展出多种DNA测序技术，其中最重要的是荧光自动测序技术。其基于Sanger测序法的技术原理，用荧光标记代替同位素标记，在反应中用4种不同的荧光染料标记ddNTP，之后通过毛细管电泳分离DNA片段。当不同长度的DNA片段通过毛细管读数窗口时，4种荧光基团发出不同颜色的荧光，被摄影机检测系统识别，并直接翻译成DNA序列。

Sanger测序法在遗传性疾病方面得到了广泛的应用，例如对脆性X综合征、家族性帕金森病、假肥大型肌营养不良症、遗传性耳聋等疾病的基因检测。但其缺点是测序通量较低，成本相对高，由此也推动了第二代测序技术的诞生和发展。

（二）第二代测序技术

随着人类基因组计划的不断发展与改进，为弥补第一代测序技术通量低、成本高、速度慢而无法进行大规模测序的缺点，第二代测序技术随即而生。第二代测序技术，也称下一代测序技术（next-generation sequencing，NGS），最显著的特征是高通量，一次能对数千万或数亿的DNA片段进行测序分析，使得对一个物种的基因组深度测序或转录组测序变得方便易行。第二代测序平台主要有Roche公司的454技术、Illumina公司的Solexa技术、ABI公司的SOLID技术等。

1. 第二代测序技术平台　Roche公司的454测序平台是基于焦磷酸测序法。其基本原理是根据样品种类和实验目的，将DNA文库固定在相应的捕获磁珠上，形成油包水型混合物，

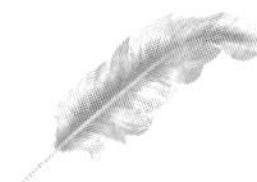

经过乳液 PCR 扩增，磁珠上带有多个拷贝的待测 DNA 片段。将磁珠转移到特定的板上，与 DNA 聚合酶形成 DNA 合成体系，利用 ATP 硫酸化酶、荧光素酶、双磷酸酶的协同作用再次进行用于测序的 PCR 扩增，测定 DNA 序列。该技术测序片段较长，可达 400 bp，但通量较小，适用于测量较长或全新的 DNA 片段。

Illumina 公司的 Solexa 技术采用边合成边测序的原理。根据实验需要将目标 DNA 处理成小片段并加设特定接头，之后将其变性为单链状态，与特定的芯片进行互补结合，同时变性的单链随机与相邻的另一个引物接头结合形成桥式结构，添加 dNTP 和 DNA 聚合酶进行固相桥式 PCR 扩增，通过不断循环，得到上百万条成簇分布的双链待测片段。之后通过荧光标记的 dNTP 进行边合成边测序，用不同荧光标记不同碱基则可判读碱基序列。该技术成本低、性价比高，但缺点是分析片段相对较短。

ABI 公司的 SOLID 技术是以 4 色荧光标记寡核苷酸的连接合成为基础，采用 DNA 连接酶实现边合成边测序。该技术在测序过程中每个碱基被重复阅读 2 次，可以很大程度降低错误率，达到高通量、高准确度，但缺点是分析片段短，只有 50 ～ 75 bp。

2．第二代测序技术的应用 第二代测序技术可以从 DNA 水平、RNA 水平、表观遗传水平等多个角度对疾病展开系统研究，对于遗传性疾病探寻发病机制提供了重要帮助。

在 DNA 水平上，目前利用第二代测序技术可以进行全基因组测序、外显子组测序和目标区域测序。全基因组测序能够在全基因组水平上进行深度扫描，运用生物信息学方法对序列进行拼接、组装而获得个体的基因组谱图，或通过对同一个体的不同组织进行测序，分析体细胞突变。由于其能够在全基因组水平上分析碱基突变、拷贝数变化、单核苷酸多态性等，对于发现致病基因是一个突破性的手段。相对于全基因组而言，外显子区域包含着合成蛋白质所需要的信息，涵盖了与个体表型相关的大部分功能性变异，但其仅占人类基因组的约 1%，在测序成本相对较高的情况下，外显子组测序技术能够对编码区进行覆盖度深、准确度高的分析，在遗传性疾病尤其是单基因病方面应用广泛。此外，外显子组测序在多基因复杂性疾病的研究中也有应用，如高血压、糖尿病、肿瘤等。目标区域测序则是对感兴趣的基因组区域进行序列分析，目标区域可以是连续的 DNA 序列，也可以是分布在同一染色体不同区域或不同染色体上的片段。制备探针后，与基因组 DNA 进行芯片杂交或溶液杂交，将目标基因区域 DNA 富集后再利用高通量测序技术进行序列分析。该技术大幅度缩小了测序区域，降低了成本，适合在全基因组筛选基础上对特定区域或基因进行深入的研究。

在 RNA 水平上，将细胞内所有能转录出来的 RNA，包括 mRNA 和非编码 RNA，逆转录成 cDNA 后进行序列分析，称为转录组测序。转录组测序可获得特定细胞或组织在某一状态下几乎所有的转录本及基因序列，可用于检测基因表达水平、基因结构或功能变异、mRNA 可变剪接和新转录本预测等。

表观遗传调节是指通过修饰染色质结构而调控基因的表达，主要包括 DNA 甲基化和组蛋白修饰。第二代测序技术可利用全基因组重亚硫酸盐测序、甲基化 DNA 免疫共沉淀测序等方法进行 DNA 甲基化测序，得到全基因组甲基化图谱，也可结合染色质免疫共沉淀技术，了解组蛋白修饰的变化。

表 57-5 列出了第一代和第二代测序技术各自的特点。

表 57-5 第一代和第二代测序技术的比较

	第一代测序技术	第二代测序技术
通量	低	高
成本	高	低

续表

	第一代测序技术	第二代测序技术
读长	长	短
错误率	低	相对高
测序方法	末端终止法	边合成边测序
分析水平	DNA 水平	DNA、RNA、表观遗传水平

（三）第三代测序技术

第三代测序技术是近几年兴起的新技术，也称从头测序或单分子即时 DNA 测序。目前市面上的第三代测序平台有美国螺旋生物公司的单分子测序（true single molecular sequencing）技术、美国太平洋生物的单分子实时（single molecule real-time）技术、VisiGen 生物科技公司的荧光共振能量转移（fluorescence resonance energy transfer，FRET）技术以及英国牛津纳米孔公司的纳米孔测序法（nanopore sequencing）等。这几个平台从技术上可以分为两大阵营，一类是单分子荧光测序，它的基本原理是用 4 种荧光标记 4 种 dNTP，当其被掺入 DNA 链时，荧光同时在 DNA 链上被探测到。当它与 DNA 链形成化学键时，荧光基团就被 DNA 聚合酶切除，荧光消失。另一类是纳米孔测序，其原理是待测的 DNA 序列在核酸外切酶的作用下迅速地逐一切割其脱氧核糖核苷酸分子，切下的核苷酸落入直径非常小的纳米孔中，由于这种孔的直径只允许单一的核苷酸通过，当其通过时会产生不同的电流变化，从而可区分不同的碱基。

第三代测序技术具有几个显著特点：①无需 PCR 扩增，测序通量更高；②可以直接对 RNA 进行测序，可大幅度降低体外逆转录产生的系统误差；③可以直接检测甲基化的 DNA 序列，为表观遗传学研究提供方法；④可以对特定序列的 SNP 进行检测，实现对稀有突变及其频率的测定。

但是第三代测序技术也存在问题，例如单读长的错误率偏高，需要重复测序纠正；依赖 DNA 聚合酶的活性；成本较高；生物信息软件不够丰富等。

第四节　常见遗传性疾病的实验室诊断

一、遗传性疾病的实验诊断策略

多数遗传性疾病的治疗难度较大，早期诊断是有效开展遗传病防治工作的基础。遗传病的根本原因是遗传物质的改变，但其表型可能涉及全身各个组织器官，表现为系统广泛受累，因此遗传病的实验室诊断是项复杂的工作，需根据疾病特点采用不同的检测方法，并结合常规检查和特殊检查结果综合分析。

（一）细胞遗传学检查

细胞遗传学检查即染色体检查，是较早应用于遗传病诊断的检查方法。通过染色体显带技术，可以准确判断染色体数目和结构异常，对于染色体病而言，仍是其他方法不可替代的检查方法。近年来高分辨染色体显带技术的出现，已可在一套单倍核型上呈现出 5000 余条带纹，能发现许多常规方法不能检测的微小变异。而分子遗传细胞学的发展、DNA 探针的使用，又推动了在分子水平上探讨染色体的结构，为遗传性疾病的研究开辟了广阔的前景。

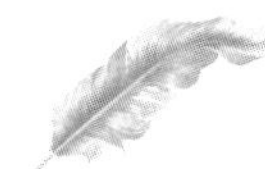

如有以下指征可进行细胞遗传学检查：①临床怀疑为染色体病的患者，包括多发畸形、特殊面容、发育迟缓、智力障碍、性发育障碍、内外生殖器两性畸形等；②有染色体异常或先天畸形家族史的个体；③夫妻之一或双方有染色体异常；④曾生育过染色体异常患儿的夫妇；⑤有不明原因的胚胎停止发育和不明流产史；⑥无精症男性和男性不育患者；⑦准备接受试管婴儿辅助生育技术的夫妇；⑧ 35 岁以上的高龄孕妇；⑨接触过有毒、有害物质者。可采用的标本包括外周血与皮肤组织、羊水脱落细胞、胎儿绒毛、脐静脉血等。

（二）生物化学检查

生物化学检查对于遗传性疾病尤其是 IMD 的诊断具有重要的辅助作用。IMD 种类繁多、病情复杂。新生儿期 IMD 通常表现为急性代谢紊乱，如未及时处理，病情会进行性加重或迅速恶化，呈现出肝病、肌病、中毒性脑病等表现。由于这些症状的非特异性，须排除新生儿感染、窒息、缺血缺氧性脑病等。儿童期的急性代谢紊乱一般有明确诱因，呈现反复发作甚至进行性加重的特点。IMD 由代谢紊乱导致的生化水平异常决定了必须依靠多项生化检测为临床诊断提供依据。基本检查主要包括血常规、尿常规、血气分析、血电解质、血糖、肝肾功能、肝酶、心肌酶、血脂、血氨、乳酸等，这些检测项目虽不具有特异性，不能作为确诊的依据，但可为临床鉴定诊断及进一步检查方法的选择提供一定依据。如低血糖合并酮体正常或降低，提示脂肪酸氧化障碍或酮体生成障碍；低血糖合并乳酸升高，需考虑有机酸尿症、酮体分解障碍、线粒体病、长链脂肪酸氧化障碍、糖原贮积症等；出现肝功能异常，需鉴别诊断糖原贮积症、酪氨酸血症、胆汁淤积性肝病、肝豆状核变性等。

当基本检查呈现异常结果时，需进一步选择特殊检查方法。串联质谱技术能检测数十种氨基酸、游离肉碱、酰基肉碱，可辅助诊断氨基酸代谢障碍、脂肪酸代谢障碍、有机酸代谢障碍，明确顽固低血糖、高氨血症、癫痫样脑病的病因。如亮氨酸增高提示枫糖尿病，苯丙氨酸增高提示高苯丙氨酸血症、Citrin 蛋白缺乏症，缬氨酸增高提示高缬氨酸血症，丙酰肉碱增高提示丙酸血症、甲基丙二酸血症等，丁酰肉碱增高可提示短链酰基辅酶 A 脱氢酶缺乏症，3-羟基异戊酰肉碱增高可提示多种羧化酶缺乏症、3- 甲基戊烯二酸尿症、3- 羟 -3- 甲基戊二酸尿症等。而气相色谱 - 质谱技术可通过检测尿中的有机酸，帮助明确不明原因的急性代谢紊乱、肝病、肌病的病因，辅助诊断多种代谢障碍。如甲基枸橼酸增高提示甲基丙二酸血症、丙酸血症等，异戊酰甘氨酸增高提示异戊酸血症等。

酶活性检测是可帮助临床确诊 IMD 的特殊检查方法。溶酶体贮积症和线粒体病的诊断可进行相应的酶活性测定，特别是儿童期出现不明原因的肝病、肌病、顽固低血糖时，要考虑到进行相应的酶活性检测甚至进一步通过基因检测进行确诊。

（三）基因检测

随着分子生物学技术的发展，基因检测已成为很多遗传病病因学诊断和鉴别诊断的金标准。它可越过产物直接检测 DNA 或 RNA 在结构或表达水平上的改变，不仅能对遗传病患者进行诊断，也可在发病前做出症状前诊断，还可以对有遗传病风险的胎儿或胚胎做出产前或植入前诊断。

基因检测有多种技术，可根据基因变异的类型采用不同的检测及分析方法。对于点突变，可采用 ASO 探针、PCR-RFLP 连锁分析、逆向点杂交等技术进行检测。对于大片段的基因缺失，可通过直接测序、Southern 印迹杂交、PCR 扩增等分析。而对于未知基因、未知突变的单基因遗传病或多基因遗传病，则可利用连锁分析和关联分析定位致病基因。

基因芯片是一种高效准确的 DNA 序列分析技术，常用于已知突变的检测。如非综合征性耳聋的遗传异质性强，致病基因位点多，利用基因芯片可一次性检测多个致病基因的已知突变。而染色体基因组芯片分析（chromosomal microarray analysis，CMA）则是近年来新发展的芯片技术，包括基于寡核苷酸芯片的比较基因组杂交和基于单核苷酸多态性的基因分型芯片，可以在全基因组范围内同时检测染色体拷贝数变异。继美国、加拿大、澳大利亚等欧美国家之后，我国于2016年发布了《染色体基因组芯片在儿科遗传病的临床应用专家共识》，推荐CMA作为不明原因的智力落后和（或）发育迟缓、非已知综合征的多发畸形、自闭症谱系障碍的一线检测手段。

基因测序是检测基因突变的金标准，适用于已知突变和未知突变检测，不仅可确定突变的部位，还可确定突变的性质。第一代测序技术在临床已应用了40多年，最常用的是Sanger双脱氧测序法，具有准确性高、特异性强的优点，但成本较高、检测速度较慢。第二代测序技术在第一代测序技术的基础上进行了改进，能够在短时间内高效检测包含数亿碱基的序列，具有高通量、低成本的优点。如糖原贮积症等遗传病具有十多种不同类型，若采用第一代测序技术，需要对每个基因一一测序，而第二代测序技术则可实现一次性测序，极大提高了检测效率。目前第二代测序技术已成熟应用于全基因组测序、外显子组测序、转录组测序、小分子RNA测序、长链非编码RNA测序等多方面。随着第三代单分子实时测序技术的兴起，将极大推动肿瘤等体细胞遗传病的诊断、个人单体型图谱的构建及表观遗传学的发展。

二、常见遗传性疾病的实验诊断特点

（一）18-三体综合征

18-三体综合征是发生率仅次于21-三体综合征的常染色体病，由Edwards等于1960年首先报道，故又称为Edwards综合征。该病的原因是多了一条18号染色体，新生儿发病率为1/(3500～8000)。胎儿在宫内表现为生长迟缓，胎动少、羊水过多，95%胎儿流产；出生体重低、发育差，因严重畸形，有1/3于出生后1个月内死亡，90%以上在1岁内死亡，只有极个别患者活到成年期。

1．产前血清学筛查　孕妇可在孕早期（8～13^{+6}周）或孕中期（14～21^{+6}周）进行18-三体综合征的血清学筛查。孕早期血清学筛查的检测指标可包括：妊娠相关蛋白A、总人绒毛膜促性腺激素、人绒毛膜促性腺激素β亚基、游离人绒毛膜促性腺激素β亚基。孕中期血清学筛查的检测指标可包括：甲胎蛋白、总人绒毛膜促性腺激素、人绒毛膜促性腺激素β亚基、游离人绒毛膜促性腺激素β亚基、游离雌三醇、抑制素A。依据筛查方案的不同，可选择不同的筛查时间及指标，一般以计算所得风险率≥1/350为高风险截断值。

2．孕妇外周血胎儿游离DNA检查　在怀孕12～22周期间，具有以下指征的孕妇可行外周血胎儿游离DNA检查：①血清学筛查显示胎儿18-三体综合征风险值介于高风险截断值与1/1000之间的孕妇。②有介入性产前诊断禁忌证者。③孕20周以上，错过血清学筛查最佳时间，但要求评估疾病风险者。采用常规乙二胺四乙酸抗凝采血管采集孕妇血浆标本，提取血浆DNA后通过基因测序等方法进行序列分析。

3．细胞遗传学检查　对于血清学筛查高风险或具有其他指征的孕妇，可通过细胞遗传学检查进行产前诊断。所用标本一般为无菌采集的绒毛、羊水或抗凝脐带血，经细胞培养后进行染色体核型分析。该病患者约80%的核型为47,XX（XY），+18；约10%为嵌合型，即46,XX（XY）/47,XX（XY），+18；其余为各种易位，主要是18号染色体与D组染色体易位。

（二）经典型高苯丙氨酸血症

高苯丙氨酸血症（hyperphenylalaninemia，HPA）是由于苯丙氨酸代谢途径中酶缺陷所致的常染色体隐性遗传病，缺陷的酶包括苯丙氨酸羟化酶（phenylalanine hydroxylase，PAH）和四氢生物蝶呤（tetrahydrobiopterin，BH_4）。临床较常见的是由肝细胞先天性缺乏PAH引起的苯丙酮尿症（phenylketonuria，PKU），即经典型PKU。患者肝中缺乏PAH，使苯丙氨酸不能转化为酪氨酸，导致苯丙氨酸在体内大量蓄积，同时过量的苯丙氨酸使旁路代谢活跃，产生大量的苯丙酮酸、苯乙酸、苯乳酸、对羟基苯乙酸等代谢产物，并自尿中排出。

1．新生儿期筛查 新生儿喂奶72 h后，用滤纸片采集足跟血检测苯丙氨酸浓度。可采用Guthrie细菌生长抑制试验、化学荧光定量法、质谱法等进行检测。正常新生儿血液苯丙氨酸浓度不高于120 μmol/L，血中苯丙氨酸浓度＞120 μmol/L及苯丙氨酸/酪氨酸比值＞2.0的新生儿，可确诊为经典型PKU。

2．血浆游离氨基酸及尿液有机酸分析 采用串联质谱和气相色谱-质谱技术检测血、尿中的氨基酸、有机酸，患者除了血、尿中苯丙氨酸显著增高外，还可呈现尿中苯丙酮酸、2-羟基苯乙酸、4-羟基苯乙酸、苯乳酸、苯乙酸含量增高。

3．尿三氯化铁试验和2,4-二硝基苯肼试验 患者尿中苯丙酮酸增多，加入三氯化铁后立即出现绿色反应。2,4-二硝基苯肼试验也可测尿中苯丙酮酸，尿液呈黄色荧光反应为阳性。由于尿中苯丙酮酸不稳定，有时会出现假阴性。

4．BH_4负荷试验 试验前3天给予普食，然后给予BH_4药物口服，服前、服后分别取血检测苯丙氨酸，如BH_4缺乏，给药后4～6 h血苯丙氨酸明显下降，尿生物蝶呤百分比上升，而经典型PKU患者血苯丙氨酸浓度在服药前后无明显变化。

5．基因检测 人类的PAH基因位于12q22-q24.1，编码区包含13个外显子，被12个内含子所分隔。PAH基因突变具有高度异质性，在全世界不同种族中已经发现600多种突变，大部分为错义突变，其他包括拼接区突变、缺失突变、沉默突变、无义突变等。目前可采用RFLP连锁分析、短串联重复序列连锁分析、ASO探针、SSCP分析、DGGE、基因测序等方法进行检测。

（三）地中海贫血

珠蛋白生成障碍性贫血又称地中海贫血（thalassemia），是最常见的常染色体单基因遗传病。系由珠蛋白基因的缺失或点突变造成正常血红蛋白中的糖蛋白肽链合成减少或不能合成，导致血红蛋白组成成分发生改变，患者呈慢性进行性贫血。根据生成减少的珠蛋白肽链种类，地中海贫血主要可分为α-地中海贫血和β-地中海贫血，此外还有δβ型及δ型地中海贫血等类型。

1．常规检查 地中海贫血的常规检查主要为血液学检查内容，可包括红细胞参数测定、网织红细胞比例、血清铁代谢检查等。检测红细胞参数是诊断地中海贫血的基本试验，其血液学特征为小细胞低色素性贫血，红细胞大小不等、形状不一，中心淡染区扩大，出现异型、靶形、碎片红细胞。患者MCV和MCH常减低，一般以MCV＜80 fl、MCH＜27 pg作为筛查的截断值。铁代谢检测结果因不同类型而异，纯合子β-地中海贫血、非缺失基因型HbH病容易发生铁负荷过重，可表现为血清铁、铁蛋白、铁饱和度增高；静止型α-地中海贫血、杂合子β-地中海贫血、标准型α-地中海贫血容易合并铁缺乏，表现为血清铁降低、总铁结合力增高等。

2．血红蛋白组分分析 α-地中海贫血由于α链合成减少，造成非α链（如β、γ）的相对过剩而形成四聚体，如HbBart's，HbS、HbH，β-地中海贫血由于β链合成减少造成HbA2增高，HbF有时增高。这些异常血红蛋白的分子量和带电情况与正常血红蛋白不同，可利用电泳技术进行分离，也可通过高效液相色谱法进行定量检测。

3．基因检测 人类α珠蛋白基因簇位于16pter-p13.3，α-地中海贫血大多为基因缺失，少数为点突变，东南亚缺失型（--SEA）、右侧缺失（-$\alpha^{3.7}$）、左侧缺失（-$\alpha^{4.2}$）是中国人最常见的3种缺失类型。β珠蛋白基因簇位于11p15，β-地中海贫血大多由基因点突变引起，少数为基因缺失，中国人群中较常见的突变类型为β41-42（-TCTT）、IVS-Ⅱ 654（C → T）、β17（A → T）及TATA盒-28（A → T）等。对于已知的突变基因，可采用的基因检测方法包括Southern印迹杂交、ASO-PCR、PCR反向点杂交、跨越断裂点PCR、基于实时PCR的溶解曲线分析、基因芯片及DNA测序等。对于未知的基因改变，可采用DGGE、SSCP、DNA测序等进行检测。

（四）家族性腺瘤性息肉综合征

家族性腺瘤性息肉综合征是一种比较常见的遗传性大肠癌综合征，以多发性腺瘤性息肉为主要特征。多数患者在青少年时期发病，随着年龄增长，息肉数目增多、体积增大，直至产生癌变，典型的患者发展成癌的平均年龄在40岁左右。本病还有一种变异型，称为衰减型家族性腺瘤性息肉综合征，息肉增长较慢，癌变的年龄较晚。主要的临床表现为消化道息肉引起的腹部不适、稀便、便次增多、黏液脓血便等，此外也可有肠外表现先于肠道病变出现，如先天性视网膜色素上皮肥大，可提示疾病的发生。

对家族性腺瘤性息肉综合征的实验室诊断主要为基因检测，位于染色体5q21-22的结肠腺瘤性息肉病（adenomatous polyposis coli，APC）基因是该病的主要致病基因，为常染色体显性遗传。正常的*APC*基因是一个抑癌基因，包含15个外显子和14个内含子，编码2843个氨基酸的肽链。在15号外显子的5′端有一个突变集中区，40% ~ 77%的突变集中在这一区域。突变的类型有缺失、插入、点突变、重复等，突变结果为编码序列终止密码子的提前出现，导致截短蛋白产生。一般认为截短蛋白的形成与轻度腺瘤的恶性发展有关，*APC*基因的杂合丢失与癌症的形成有关。另外，与家族性腺瘤性息肉综合征有关的基因还包括*MYH*基因，*MYH*基因位于1p34.3-p32.1，共16个外显子，编码参与碱基切除修复的转葡糖基酶。*MYH*基因相关的家族性腺瘤性息肉综合征为常染色体隐性遗传。研究发现*APC*基因无突变的患者可有*MYH*双等位基因的变异，因此对家族史不支持常染色体显性遗传的多发腺瘤患者尤其要考虑*MYH*基因变异。常用的基因检测方法有DGGE、RFLP、SSCP、DNA测序等。

思考题

1. 简述第三代测序技术的特点。
2. 简述遗传性疾病的实验诊断策略。

（林晓英）

第五篇

辅助检查

第五十八章

心 电 图

第五十八章数字资源

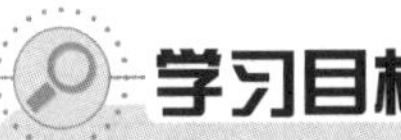

学习目标

1. **知识**：说出心电图各波形代表的含义及正常值、各导联心电图对应体表位置；概述左、右心房，左、右心室肥大心电图特点，以及形成机制；讲述心肌缺血心电图表现、心肌缺血与ST-T改变的临床意义；概述心肌梗死的基本心电图变化、心电图的演变过程，根据心电图定位心肌梗死部位，描述心肌梗死分类及心电图鉴别诊断；概述心脏传导系统和心肌细胞的电生理特性，并总结各种常见心律失常的心电图特点。
2. **能力**：识别正常心电图；根据心电图识别心房心室肥大患者；判断是否考虑患者为心肌缺血；及时处理不同阶段的心肌梗死患者；识别典型的各种心律失常的心电图。
3. **素养**：心电图是判断心血管疾病的基本检查手段，也是获得疾病证据的第一线资料，尽早识别心肌缺血、心肌梗死图像及复杂的心律失常很重要，心律失常可发生在正常人，也伴随在各种心血管疾病中，也是心血管疾病患者发生突发事件、猝死的常见原因，是否需要积极处理有很大的个体化差异。所以对指导治疗原则很关键。掌握良性心律失常特点，避免对患者的过度治疗。

第一节　心电图的基础知识

案例 58-1

患者，男，74岁，反复心悸、黑矇7个月，心电图如下：

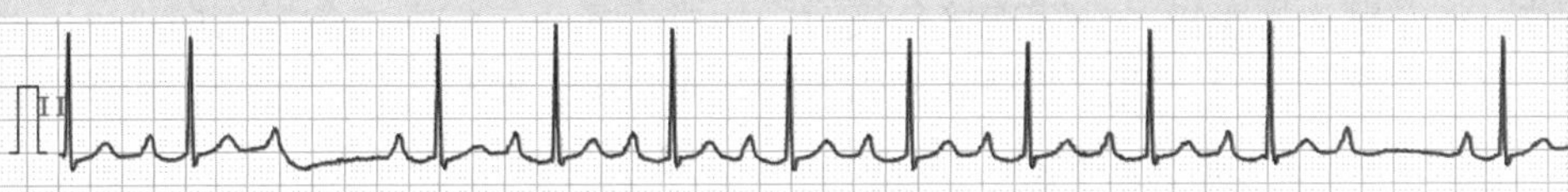

问题：

1. 上述心电图是否为正常心电图？
2. 心电图诊断是什么？

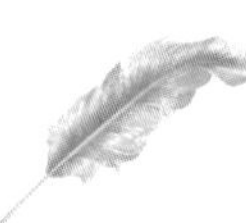

Note

一、心电图的波形组成

心脏的传导系统由窦房结、结间束、房室结、希氏束、束支及浦肯野纤维网构成，传导系统每一部分的电活动形成了心电图上相应的波段。临床心电学将这些波段进行统一命名（图58-1）：最早出现的一个振幅较低、光滑圆钝的波，称为P波，代表心房的除极。P波之后有一平段，位于基线水平，称为PR段，代表心房复极、房室结、希氏束及束支的电活动。PR段之后出现一个尖锐狭窄且振幅较高的波群，称为QRS波群，代表心室的除极过程。QRS波群之后出现一个平段，位于基线水平，称为ST段，为心室缓慢复极期。之后出现一个缓慢上升或下降的宽大波形，为T波，代表心室的快速复极。一部分人在T波之后可以见到一个振幅较小的波形，称为U波。

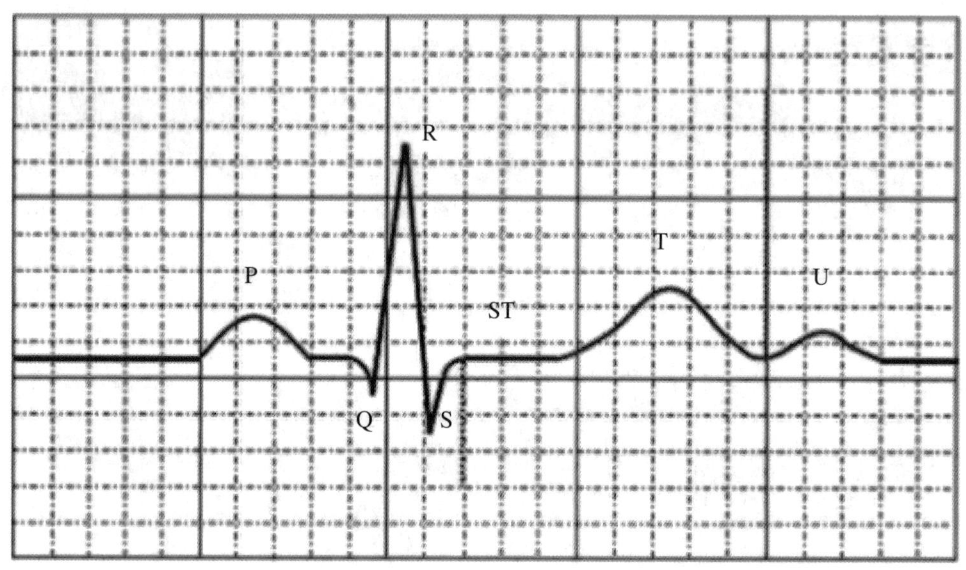

图 58-1 心电图波形组成

二、心电图的导联体系

人体体表任意2点可以构成一个电位差，将2个电极放在体表不同部位就能测得一定的电位变化，称为导联。目前国际通用的导联体系为十二导联。

（一）肢体导联

1．标准导联 为双极导联，用罗马数字Ⅰ、Ⅱ、Ⅲ表示。电极主要放在左上肢、右上肢及左下肢。将左臂连接正极，右臂连接负极时，构成Ⅰ导联，方向由负极指向正极。当右臂连接负极，左腿连接正极时，构成Ⅱ导联。当左臂连接负极，左腿连接正极时，构成Ⅲ导联（图58-2）。导联之间由负极指向正极画一条线，称为导联轴，Ⅰ、Ⅱ、Ⅲ正好可以构成一个闭合三角形，称为Einthoven三角（图58-3）。

2．加压单极肢体导联 将三个肢体导联的电极连通并在每根导线加上5000 Ω的电阻，形成一个电势和为0的中心电端。将左臂、右臂、左腿导联分别连在正极，而零电势点即中心电端连于负极，分别得到avL、avR及avF导联（图58-4）。avL、avR及avF的导联轴与Ⅰ、

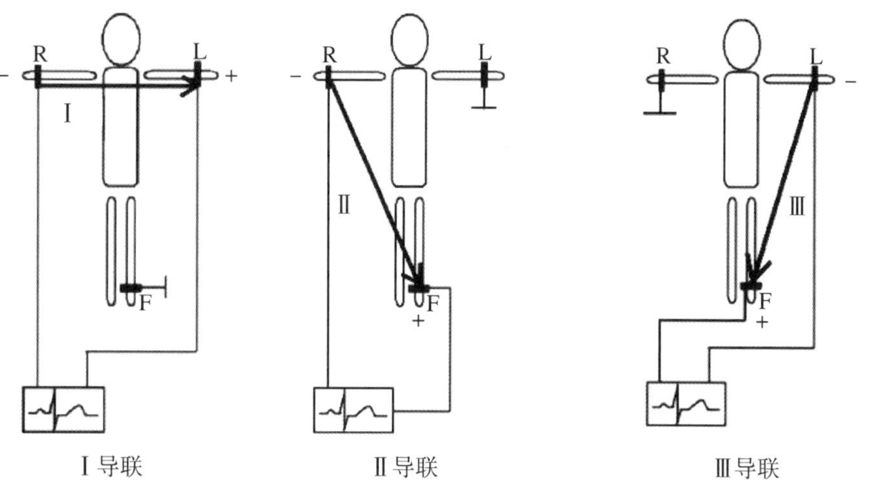

图 58-2　双极肢体导联示意图

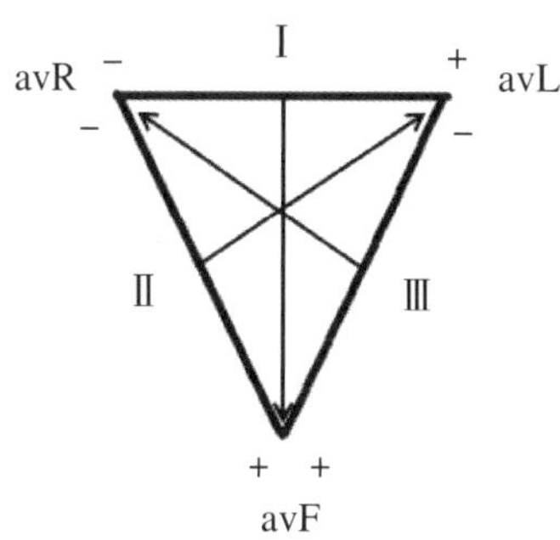

图 58-3　Einthoven 三角示意图

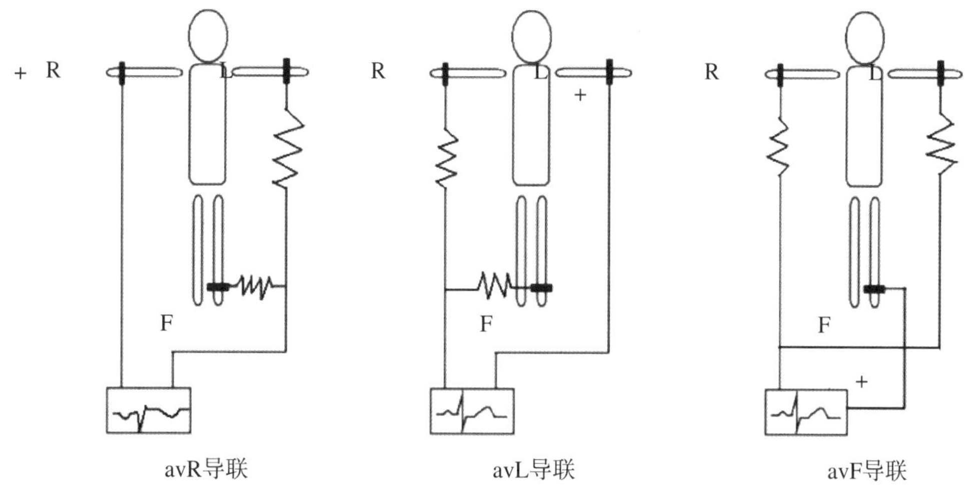

图 58-4　加压单极肢体导联示意图

Ⅱ、Ⅲ导联轴一起构成了额面六轴系统（图 58-5）。

（二）胸导联

将探测电极放于胸壁特定的部位，作为正极；中心电端连于负极构成胸导联 V_1 ～ V_6。胸导联具体安放位置如下（图 58-6，图 58-7）：

V_1：胸骨右缘第 4 肋间。

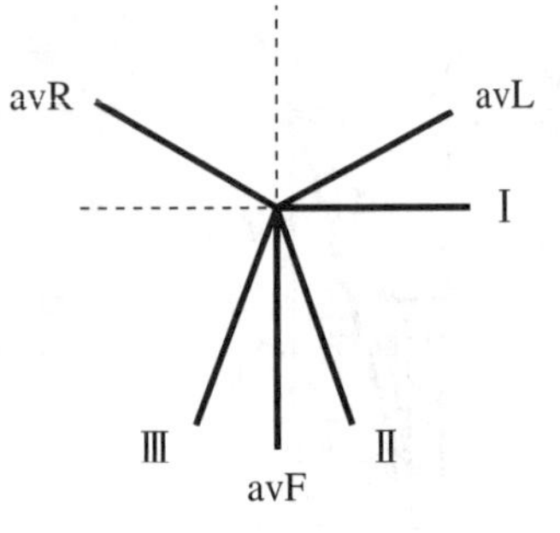

图 58-5 额面六轴系统

V_2：胸骨左缘第 4 肋间。

V_3：V_2 与 V_4 连线的中点。

V_4：左锁骨中线与第 5 肋间相交处。

V_5：左腋前线 V_4 水平处。

V_6：左腋中线 V_4 水平处。

在特殊环境下，如后壁心肌梗死时，需加做 V_7 ~ V_9。V_7 位于左腋后线 V_4 水平处，V_8 位于左肩胛线 V_4 水平处，V_9 位于左脊柱旁线 V_4 水平处。右室心肌梗死时需加做 V_{3R} ~ V_{6R} 导联，电极放在 V_3 ~ V_6 镜像对称处。

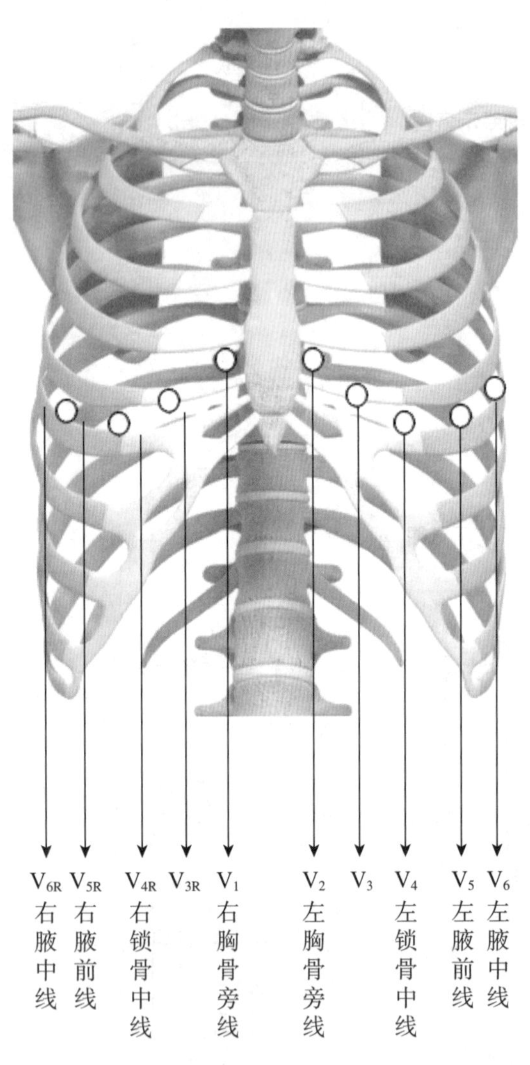

图 58-6 胸导联安放位置示意图（1）

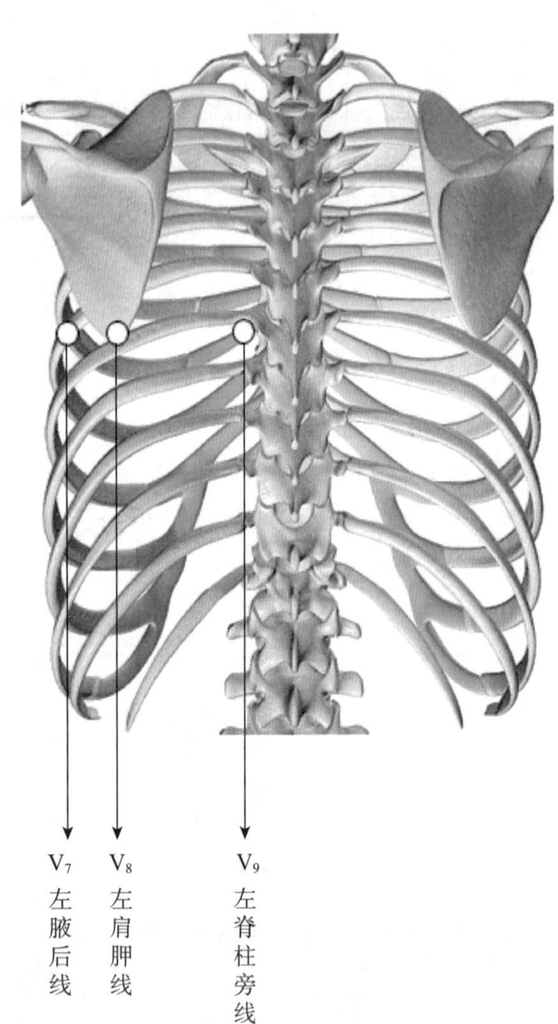

图 58-7 胸导联安放位置示意图（2）

三、心电向量

1．单个细胞的心电向量 心肌细胞的电活动是通过除极和复极完成的。正常情况下，细胞膜内带负电荷，细胞膜外带正电荷，当细胞受到刺激后，细胞膜上的离子通道发生变化，使得大量钠离子流向细胞内，细胞膜内外电荷的分布发生逆转，这个过程称为心肌细胞的除极过程。已除极的细胞膜外表面转为负电荷，而尚未除极的细胞膜外仍然带有正电荷（两个相反电荷之间的电位差构成一对除极电偶，其度及方向可以用向量表示），细胞间产生的电荷差会形成电荷的流动，即动作电流，电流的方向从负电荷方向指向正电荷方向（图 58-8）。

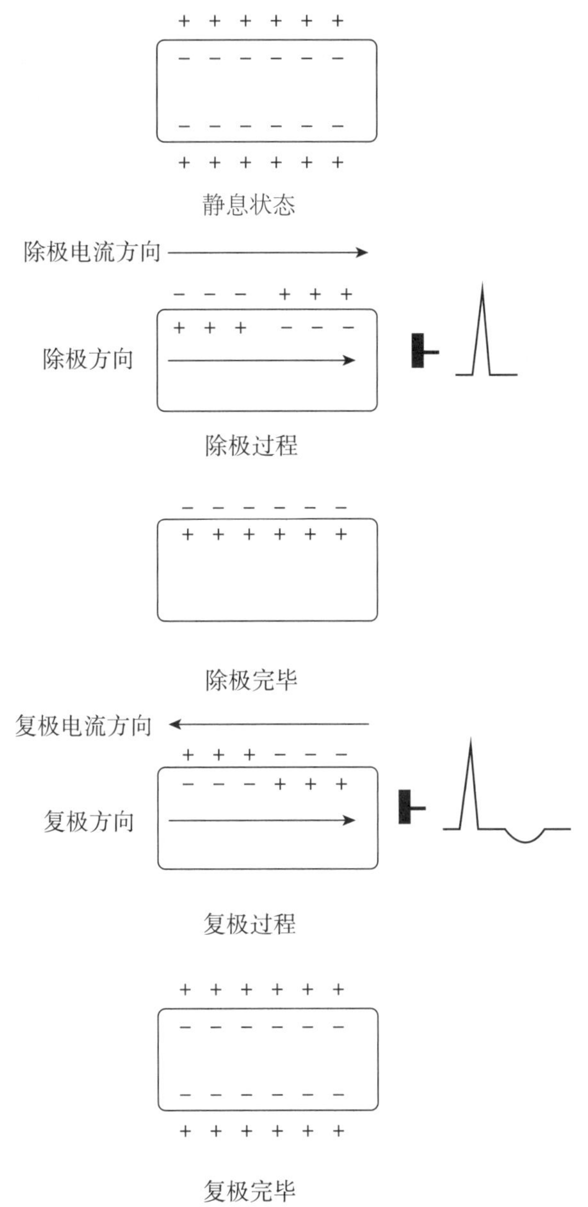

图 58-8 单个细胞一个心动周期的电活动示意

心肌细胞除极完毕后开始复极化，细胞膜上的离子通道再次发生变化，钾离子、钙离子从细胞膜内向细胞膜外流动，使得细胞恢复内负外正的状态，这个过程称为复极化。复极化时，先复极的心肌细胞膜外带正电荷，而未复极的细胞膜外带负电荷，再次形成电荷的流动，流动的方向与除极时相反。向量为具有大小、方向的量，可以用带箭头的线段来表示，箭头所指方向代表向量的方向，线段长度代表向量的大小，单个细胞除极的方向即为其除极向量的方向。

当探测电极放在对向除极方向一侧时，所采集到的波形是向上的，当探测电极放在背离除极方向一侧时，所测得的波形为负向波。由于心肌细胞除极与复极方向相反，因此对单个细胞而言除极波与复极波也应该是相反的。

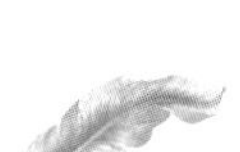

2．整个心脏的心电向量 心脏由无数个心肌细胞构成，每个心肌细胞除极向量不同，探测电极所采集到的是所有细胞的综合向量。向量的叠加一般遵循以下几个特点（图 58-9）：①方向相同者直接相加；②方向相反则用向量值大的减去向量值小的，方向与向量值大的一致；③两个向量呈夹角时，以两个向量为平行四边形的两条邻边，做出该平行四边形的对角线，对角线的长度即为综合向量的长度，方向也就是综合向量的方向；④探测电极的方向与综合向量方向一致时，测得的波形为正向波，探测电极的方向与综合向量方向相反时，测得的波形为负向波，探测电极的方向与综合向量方向呈夹角时，随着夹角增大，其测得的正向波逐渐降低而负向波逐渐加深（图 58-10）。要指出的是，对于整个心脏而言，除极方向是从心内膜向着心外膜推进，而复极则是由心外膜向心内膜推进。因此，在正常心电图中，记录到的复极波方向常与除极波主波方向一致，与单个心肌细胞不同。心脏十二导联方向均不相同，涵盖了冠状面与横断面的各向量，可从不同的角度了解心电活动。

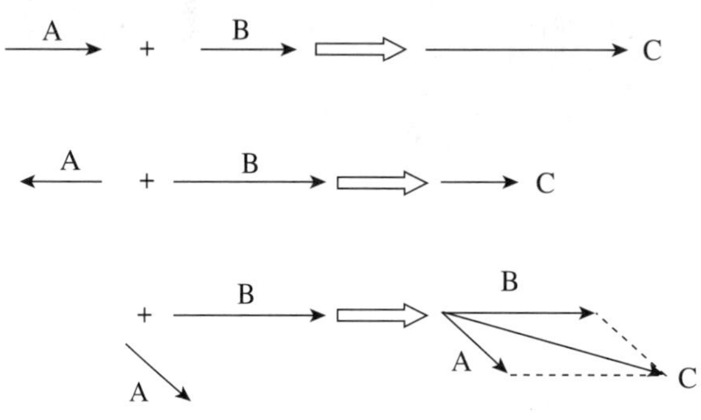

图 58-9 综合向量合成示意图

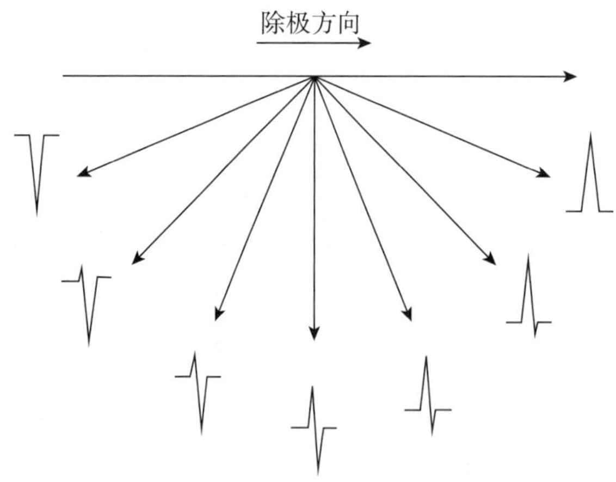

图 58-10 探测电极电位与综合向量方向的关系

四、心电图的测量与正常心电图

心电图图纸是由边长为 1 mm 的小格子构成的，每 5 个小格子构成一个大格。横坐标代表时间，与走纸速度相关，标准的走纸速度一般为 25 mm/s，则 1 mm 的小格等于 0.04 s。纵坐标代表电压，一般定准电压为 10 mm/mV，意为每 10 mm 代表 1 mV，即 1 mm 的小格代表 0.1 mV。有了这些小格子以及横纵坐标所代表的数值，就可以去测量心电图波形的振幅与宽度

（图 58-11）。

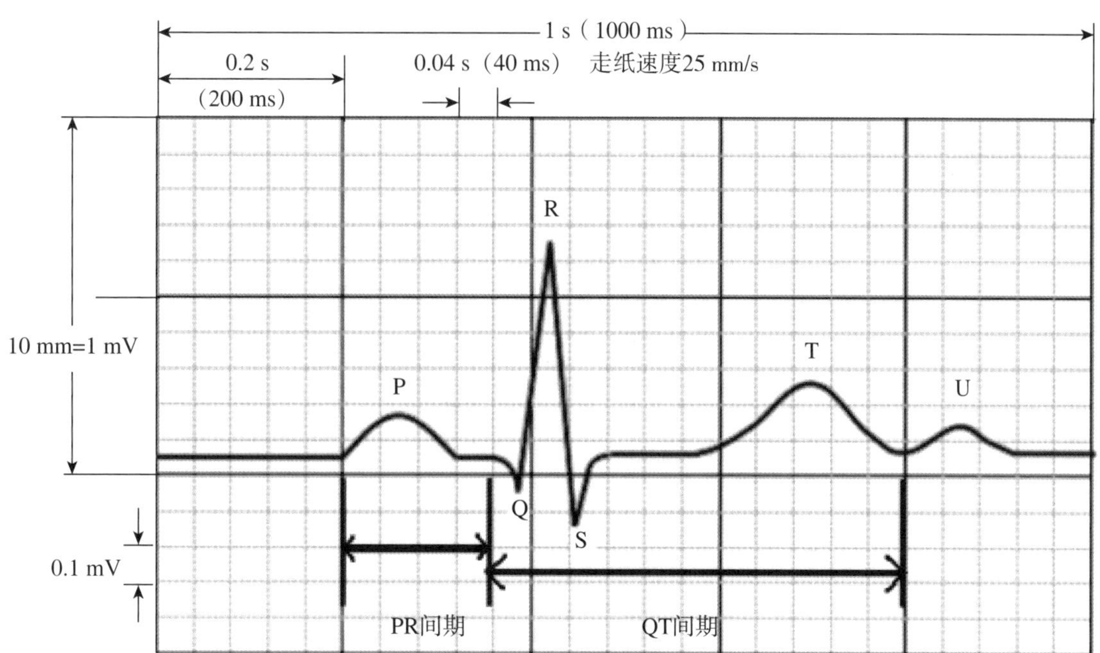

图 58-11　心电图的测量

五、心率的计算

当心律整齐时，一般采用 P-P 间期或 R-R 间期计算。测量出一个 R-R 间期的时间后，则可以知道 60 s 内可以出现多少个 R-R 间期，即多少次心搏，如图 58-12，R-R 间期为 3 个大格，即 0.6 s，则心率为 60/0.6 = 100 次 / 分。当心律不规整时，每个 R-R 间期也不相等，使用其中一个 RR 间期来计算心率不准确，可采用估算法来计算平均心率。如计算 10 s 内出现多少次 QRS 波再乘以 6 即可计算出 1 分钟内出现多少次心搏。

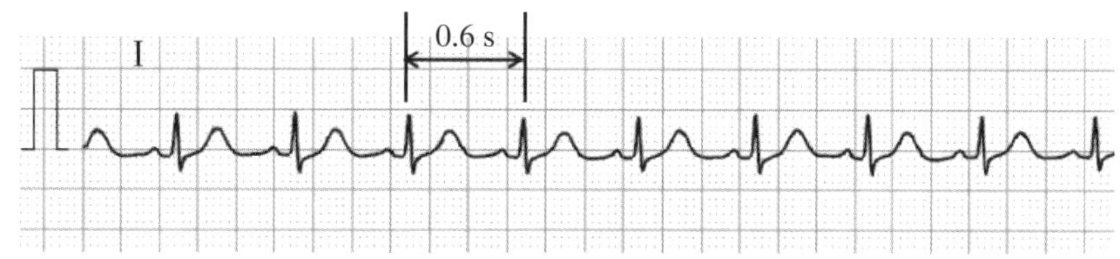

图 58-12　心率的计算

1．P 波　P 波表示心房的除极，通常其前半部分代表右心房，后半部分代表左心房。

（1）形态：正常 P 波形态光滑圆钝，偶见切迹。由于 P 波的综合向量指向左前下方，因此，在 Ⅰ、Ⅱ、avF、V_4 ~ V_6 导联上是直立向上的波，avR 导联背向除极方向则为负向波。在 V_1 导联，P 波可以是直立的，也可以是双向的。

（2）时限：正常 P 波的宽度一般不超过 0.12 s。

（3）振幅：在肢体导联中一般不超过 0.25 mV，在胸导联中直立的 P 波不超过 0.15 mV，正负双向的 P 波其绝对值不超过 0.20 mV。测量 P 波宽度时，应从 P 波离开基线为起点，到 P

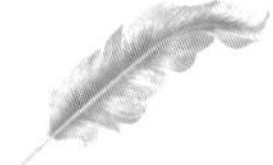

波回到基线为终点。测量P波振幅时，应从P波前基线上缘测量到P波顶端。V_1 导联P波有时呈正负双向，其终末负向部分称为心房终末电势（$P_{terminal\ force}$，Ptf）。测量Ptf V_1 时，用其负向部分振幅（mm）× 时间（s），最后得到的单位为mm · s（图58-13）。正常人Ptf V_1 的绝对值应小于0.04 mm · s。

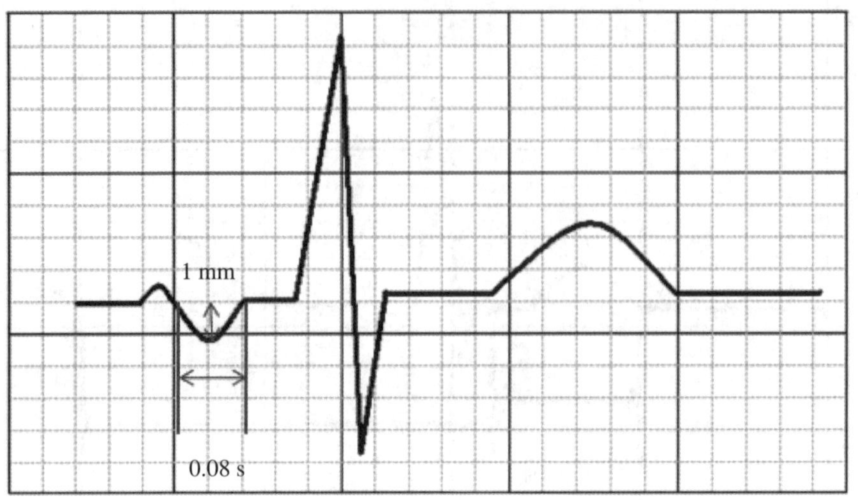

图 58-13　Ptf V_1 的测量

2．PR间期　代表从心房开始除极到心室开始除极所需的时间。测量时从P波的起点测量到QRS波群的起点。正常窦性心律时，PR间期在0.12 ~ 0.20 s，但其会受到年龄及心率的影响，婴幼儿或心动过速时PR间期会相应缩短，老年人或心动过缓时PR间期会稍延长，一般不超过0.22 s。

3．QRS波群　代表心室除极。

（1）形态：可因检测电极的位置不同而呈多种形态。命名原则：首先出现的向上的波称为R波；R波之前的负向波称为Q波；R波之后的第一个负向波称为S波；R′ 波是继S波之后的正向波；R′ 波后再出现负向波称为S′ 波；如果QRS波只有负向波，称为QS波。振幅大小的不同分别用大写及小写字母表示，如图58-14所示。

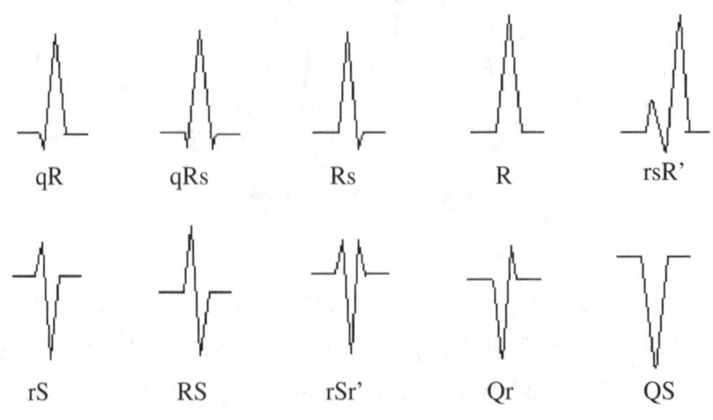

图 58-14　QRS波群命名示意图

胸导联 V_1 为rS型，从 V_1 ~ V_5，R波逐渐递增，S波逐渐递减，V_6 导联R波常小于 V_5 导联R波，V_1 导联R/S应＜1，V_3 ~ V_4 导联R波与S波振幅相差不大，V_5 导联R/S应＞1。

肢体导联Ⅰ、Ⅱ主波方向一般向上，avR 主波方向向下。

Q 波：正常情况下除Ⅲ导联及 avR 导联外，其余导联 q 波振幅应小于同导联 R 波的 1/4，宽度应小于 0.04 s，如果大于以上范围，则可认为是病理性 Q 波。V_1 ~ V_2 导联一旦出现 q 波或 Q 波，则为异常，但偶尔可以出现 QS 波。

室壁激动时间（VAT）又称 R 峰时间，指从 QRS 波群的起点到 R 波顶点的垂线距离，代表电活动从心内膜通过心室肌到达心外膜所需的时间。正常 V_1、V_2 导联不超过 0.04 s，V_5、V_6 导联不超过 0.05 s。

（2）时限：正常情况下，QRS 时限在 0.06 ~ 0.10 s，一般不超过 0.11 s。同步导联测量 QRS 波群时限时，QRS 波群的起始时间以最先开始出现 QRS 波群的导联为起点，结束时间以 QRS 波群最后结束的导联为终点（图 58-15）。

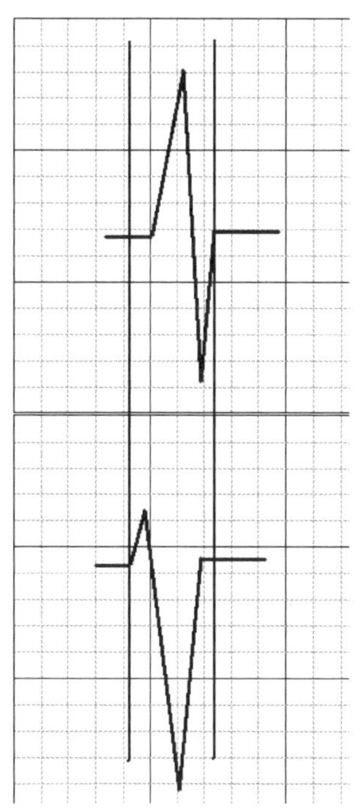

图 58-15　QRS 波群测量

（3）振幅：肢体导联至少有一个导联的正负向波绝对值之和达到 0.5 mV，胸导联至少有一个导联的正负向波绝对值之和达到 0.8 mV，否则认为电压过低。Ⅰ导联 R 波应小于 1.5 mV，avR 导联 R 波应小于 0.5 mV，avL 导联 R 波应小于 1.2 mV，avF 导联 R 波应小于 2.0 mV，V_5、V_6 导联 R 波应小于 2.5 mV。

（4）平均心电轴：表示左右心室除极向量总和的平均方向。QRS 波群形成的向量环通过两次投影分别在额面、横断面相应的导联上投影。由肢体导联构成的六轴系统表示各导联在额面心电轴的方向，正常情况下，额面电轴应在 –30° ~ +90°，小于 –30° 为电轴左偏，在 +90° ~ +180° 为电轴右偏，在 –90° ~ –180° 之间的传统上称为电轴极度右偏，近年主张定义为“不确定电轴”（图 58-16）。在正常人群中，婴幼儿电轴更为偏向右侧，肥胖的人心电轴更为偏向左侧，瘦长型的人电轴更加偏向右侧。判断方法：现在大多数心电图机都可以计算出准确的心电轴，但目测法和振

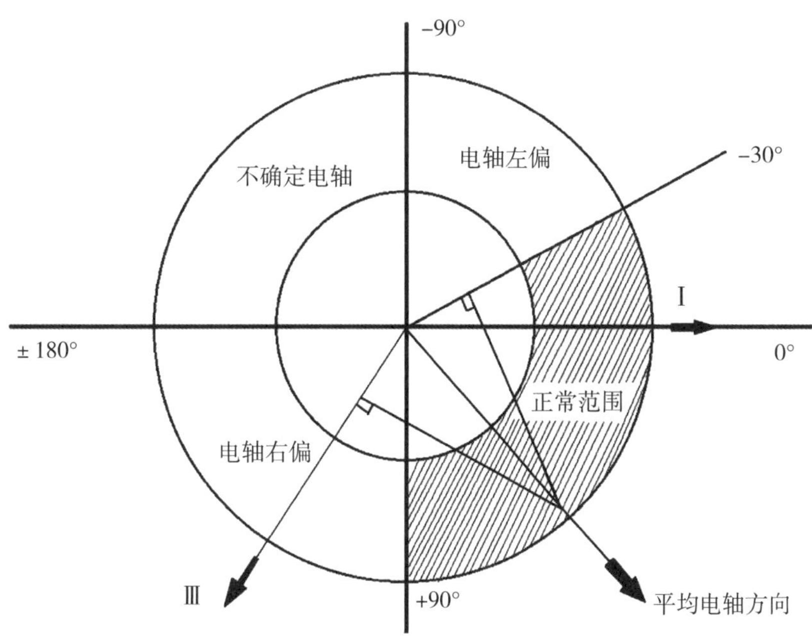

图 58-16　平均电轴及偏移范围

幅法仍然有一定的意义。①目测法：Ⅰ导联和Ⅲ导联主波方向均为正向时，电轴不偏；Ⅰ导联主波为正向波而Ⅲ导联为负向波时，电轴左偏；Ⅰ导联主波为负向波而Ⅲ导联为正向波时，电轴右偏。②振幅法：将Ⅰ导联和Ⅲ导联QRS波群振幅的代数和标注在导联轴上，然后再作垂线，得到两条线的交汇点，从六轴系统的中心与该交汇点的连线即为心电轴的方向。

（5）长轴转位：心电轴用来反映额面心电向量的变化，而长轴转位则反映了横断面的心电向量变化。在正常人，胸导联V_1、V_2导联面向右心室，主要反映右心的向量，以负向波为主，呈rS型；V_3、V_4导联R波与S波相当；V_5、V_6导联面向左心室，主要反映左心的向量，应以正向波为主，大多呈qRs型。若胸前导联QRS波群未出现这样的过渡，则称为心脏沿长轴转位，分为顺钟向转位及逆钟向转位。

1）顺钟向转位：当心脏沿长轴作顺钟向转位，右心室转向左前方，左心室转向后方，胸前导联V_1、V_4导联主要记录右心室的电位变化，因此这几个导联记录的QRS波群是rS型。当发生重度顺钟向转位时，V_1 ~ V_6导联的QRS波群均为rS型。

2）逆钟向转位：当心脏沿长轴作逆钟向转位，左心室转向右前方，右心室转向后方，左心室占据心前区的大部分，胸前V_3 ~ V_4导联主要记录左心室的电位变化，因此这几个导联记录的QRS波群是Rs或qR型。重度逆钟向转位时，V_1导联的QRS波群亦会出现以正向波为主的Rs型。心脏的钟向转位可以出现在心室肥厚、心室预激、心肌梗死等疾病，也可见于正常人。

4．J点 QRS波群结束与ST段起始的交汇点称为J点，通常位于等电位线，可随ST段的变化发生偏移。

5．ST段 代表心室缓慢复极过程，为QRS波群结束后的一个水平段，一般位于等电位线，在以下范围内允许轻度偏移：所有导联ST段压低不超过0.05 mV；肢体导联及V_4 ~ V_6导联ST段抬高不能超过0.1 mV；V_1 ~ V_2导联ST段抬高不能超过0.3 mV；V_3导联ST段抬高不超过0.5 mV。若ST段偏移超过此范围，则认为ST段异常。有时，部分健康的青年人胸导联及Ⅱ、Ⅲ、avF导联呈现凹面向上型抬高，可达2 ~ 3 mm，其后跟随直立向上的T波，提示心肌细胞早期复极，绝大多数的早期复极是良性的，属正常心电图变异；有很少数的早期复极与发生室性心动过速或心室颤动有关，称为早期复极综合征。

6．T波 代表心室快速复极过程，从ST段结束后与T波平滑地相接。

（1）形态：T波光滑圆润，且双支不对称，一般上升支较平缓，下降支较陡。

（2）方向：T波大多与QRS波群主波方向一致，在Ⅰ、Ⅱ、V_4 ~ V_6导联直立，avR导联倒置，Ⅲ、avL、avF及V_1 ~ V_3的T波方向可因QRS波群形态变化而出现直立、倒置或双向。但若V_1导联T波直立，则V_2 ~ V_6导联T波不应该倒置。

（3）振幅：T波直立时，其振幅不应小于同导联R波振幅的1/10。在肢体导联很少超过0.5 mV。

（4）胸导联很少超过1.5 mV。

7．U波 部分人在T波后可见一个光滑的小波，其机制尚不清楚，可能为心室复极的一部分，方向多与T波方向一致，振幅一般不超过T波振幅的1/2。心率越慢，U波越明显，心率增快时U波振幅会降低甚至消失。低血钾时，U波可以出现明显增大，冠心病、高血压时可见U波倒置。

8．QT间期 为QRS波群起始到T波结束的间距，为心室从开始除极到完成复极所需的时间。QT间期受心率的影响，心率正常时（即心率为60 ~ 100次/分时）其正常范围为0.32 ~ 0.44 s，心率越快QT间期越短，心率越慢QT间期越长，因此，为了去除心率对QT间期的影响，通常采用校正后的QT间期，即QTc。常用Bazett公式：QTc = QT/RR。传统的QTc正常上限为0.44 s。近年推荐的QT间期延长标准为：男性QTc间期≥0.45 s，女性

≥ 0.46 s。测量时应取在各个导联测得的最长的 QT 间期。QT 间期延长可能为先天性家族性遗传性疾病，或后天获得性的，如电解质紊乱或药物的影响，QT 间期延长合并低钾血症时极易引起尖端扭转型室性心动过速发作，最后演变为心室颤动甚至死亡，因此在临床中意义重大。

微整合

基础回顾

心肌动作电位时程

心肌细胞动作可以分为 5 期，分别是 0、1、2、3、4 期。0 期是心室除极过程，这期膜电位由原来的静息电位变成了动作电位，心室肌细胞受刺激兴奋以后钠离子内流；1 期是快速复极初期，主要表现为钾离子外流；2 期复极，表现为钙离子内流、钾离子外流；3 期复极，会有钾离子外流；4 期可以通过钠离子、钾离子泵，泵出钠离子、摄入钾离子，同时可以主动排出钙离子。

知识拓展

心电图历史

1887 年，英国杰出的生理学家沃勒应用汞毛细血管电流计描记出人类第一份心电图，该图中只有心室的 V_1、V_2 波，心房 P 波未能记录。1903 年，心电图之父爱因托芬成功地用弦线式心电图机记录了第一份真正意义上的心电图，并将各波命名为 P、Q、R、S、T、U 波，这些命名沿用至今。1933 年由威尔逊最终完成的单极导联心电图，这种心电图根据基尔霍夫电流定律确定了零电位和中心电端的位置。至此，心电图导联系统已成为十二导联系统。1942 年，戈德伯格当记录某一肢体的单极导联心电图时，将该肢体与中心电端的连接切断，用另外两个肢体导联的连接形成无干电极，心电图的振幅增加了 1 倍，从而发明了单极加压肢体导联（即 aVL、aVR、aVF 导联）并沿用至今。

第二节 心房肥大与心室肥厚

案例 58-2

患者，男，26 岁，因“活动时胸闷胸痛 5 个月并晕厥 1 次”入院，既往否认高血压病史。查体：胸骨左缘第 2、3 肋间闻及 3/6 级收缩期杂音，站立位杂音增强。心电图提示左室高电压，前壁导联 T 波倒置。

问题：

1．该患者考虑何种疾病？

2．下一步检查是什么？

一、心房肥大

心房肥大在心电图上主要表现在P波振幅和时限的改变。

1．右心房肥大

（1）机制：从窦房结下传的电活动最先到达右心房，因此右心房除极先于左心房。当右心房肥大时，引起除极时间延长，其与左心房除极时间重合部分越大，向量叠加就越多，P波振幅就会相应增加，而时限并未延长。肺心病、肺动脉狭窄、肺动脉高压等疾病会引起右心房增大，因此这种右心房肥大引起的P波变化也被称为“肺型P波”。

（2）心电图表现：P波振幅增大，形态高尖，在肢体导联振幅超过0.25 mV，Ⅱ、Ⅲ、avF最为明显；在胸导联，若V_1导联P波为双向，超过0.20 mV，V_1导联P波直立时，超过0.15 mV。P波时限不超过100 ms。

（3）鉴别诊断：引起P波高尖的可能性较多，如右心房内阻滞、心动过速伴一过性P波振幅增大、心房梗死等都会出现类似的心电图表现，因此在诊断时，要结合患者的临床信息综合判断才能得出准确的诊断。

2．左心房肥大

（1）机制：心房激动的电活动先到达右心房，而后激动左心房，因此左心房肥大时，左房除极时间延缓，与右心房除极重叠的时间相应减少，代表右心房和左心房的两个部分被拉开，整个心房除极时间延长，体现在心电图上为双峰间距增大，P波时限延长。由于常见于风湿性心脏病二尖瓣狭窄的患者，因此被称为“二尖瓣型P波。

（2）心电图表现：P波振幅仍在正常范围，P波时限延长，超过0.12 s；P波呈双峰型，第二峰大于第一峰，峰间距≥40 ms，在Ⅰ、Ⅱ、avL、V_4～V_6导联最明显；V_1导联P波双向，其中终末负向部分变宽加深，P波终末电势增加，即Ptf V_1 ≤ –0.04 mm·s。

（3）鉴别诊断：左心房内阻滞、心房梗死或其他可以引起左心房内压力增大的疾病都可以引起这样的P波改变，因此不能忽略患者的临床信息。

3．双侧心房肥大

（1）机制：双侧心房肥大时除极顺序并未改变，仍然是右心房先除极，左心房后除极，除极向量会增大，除极时间也会延长，因此双侧心房肥大既有右心房肥大的心电图特征，又有左心房肥大的特征。

（2）心电图表现：P波时限增宽，超过0.12 s，振幅增加，超过0.25 mV。

二、心室肥厚

容量负荷过重或循环压力增加时，心室为了能够维持正常的心排血量，心室壁会增厚，一方面是心肌细胞肥大、心肌纤维增粗、心肌表面积增加，使得心室肌除极向量增加，QRS波群电压升高；另一方面，增粗的心肌纤维排列紊乱、心肌细胞变性，以及对传导系统的牵拉导致传导功能降低，使QRS时程延长；因心室肌除极时间延长，因此最先除极的心肌开始复极时，还有部分心肌未除极完毕，复极向量发生改变，引起继发性的ST-T改变。

1．左心室肥厚 左室壁厚度几乎是右心室的3倍，当左心室壁增厚，心脏的除极综合向量会更加偏向左后方，面向左侧的导联如Ⅰ、avL、V_5～V_6导联会发生变化，尤其在胸导联变化更加明显。

心电图特征：

(1) 肢体导联：当 QRS 向量偏向左上方时可见Ⅰ、avL 导联 R 波电压增高，当 QRS 波群向量偏向左下方时Ⅱ、Ⅲ、avF 导联 R 波振幅增大。常见的电压标准为 $R_{Ⅰ} > 1.5$ mV，$R_{avL} > 1.2$ mV，$R_{avF} > 2.0$ mV，$R_{Ⅰ} + S_{Ⅲ} > 2.5$ mV。

(2) 胸导联：R_{V5} 或 $R_{V6} > 2.5$ mV，$R_{V6} > R_{V5}$ 诊断更可靠；$R_{V5} + S_{V1} > 4.0$ mV（男性）或 > 3.5 mV（女性）。

(3) 左心室肥厚使得室壁激动时间延长，在 $V_5 \sim V_6$ 导联较为明显，常超过 0.05 s，QRS 波群时限也会相应延长，一般不超过 0.11 s。

(4) 额面电轴轻度左偏，一般不超过 –30°。

(5) ST-T 改变：在 R 波电压增加明显的导联可出现 ST 段压低、T 波低平、双向或倒置。ST-T 改变可以是继发的，也可以是原发的（图 58-17，图 58-18）。

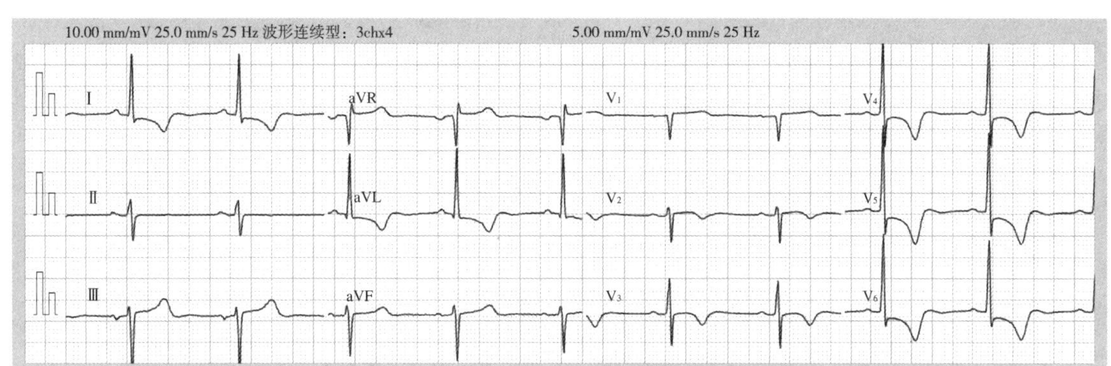

图 58-17　左心室肥厚

电轴 –34°，QRS 时限 104 ms，R_{V5} 4.38 mV，$R_{V5} + S_{V1}$ 3.2 mV，I、avL、$V_3 \sim V_6$ 导联 ST 段压低

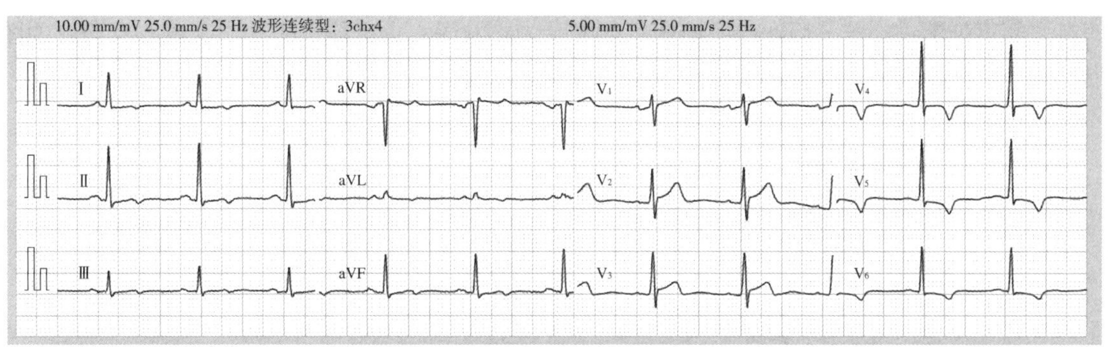

图 58-18　左心房肥大、左心室肥厚

P 波双峰，第二峰大于第一峰，Ptf $V_1 < -0.04$ mm · s，R_{V5} 3.5 mV，$R_{V5} + S_{V1}$ 4.0 mV，多导联 ST-T 改变

2．右心室肥厚　右心室负荷增加时，右心室壁增厚，如房间隔缺损、室间隔缺损、肺动脉高压、肺心病等。正常情况下左心室厚度明显超过右心室，右心室轻度肥厚引起的向量变化可被左室向量抵消，只有当右心室显著增厚时心电向量才会向右侧偏移，出现特征性的改变右室肥厚时，额面 QRS 综合向量偏向右下方，投影在Ⅱ、Ⅲ、avF 导联轴正侧，这几个导联以 R 波为主；Ⅰ、avL 导联轴的负侧，这几个导联 S 波加深。在横断面，QRS 综合向量朝向右前

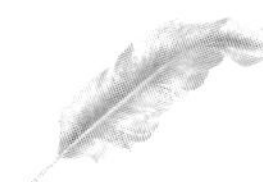

方，投影在 V_1 ～ V_3 导联上，R 波电压明显增加，投影在 V_4 ～ V_6，导联的负向，这几个导联 R 波振幅降低，S 波加深。

心电图特征：

（1）肢体导联：Ⅰ、avL 多呈 rS 型，S 波振幅明显加深；avR 导联 R 波振幅 > 0.5 mV，多呈 qR 或 QR 型，R/S > 1；Ⅱ、Ⅲ、avF 导联 R 波振幅增加，$R_{Ⅲ} > R_{Ⅱ}$。

（2）胸导联：V_1 ～ V_3 多呈 Rs、R、qR 型，R 波 > 1.0 mV。V_4 ～ V_6 呈 rS 或 RS 型，S 波振幅加深，R/S < 1。$R_{V1} + S_{V5}$ > 1.05 mV，重症时超过 1.2 mV。

（3）电轴右偏，严重时甚至超过 110°。

（4）V_1 导联室壁激动时间延长，超过 0.03 s。

（5）ST-T 改变：V_1 ～ V_3 导联 ST 段压低，T 波倒置或双向。ST-T 改变可以是继发的，也可以是原发的（图 58-19）。

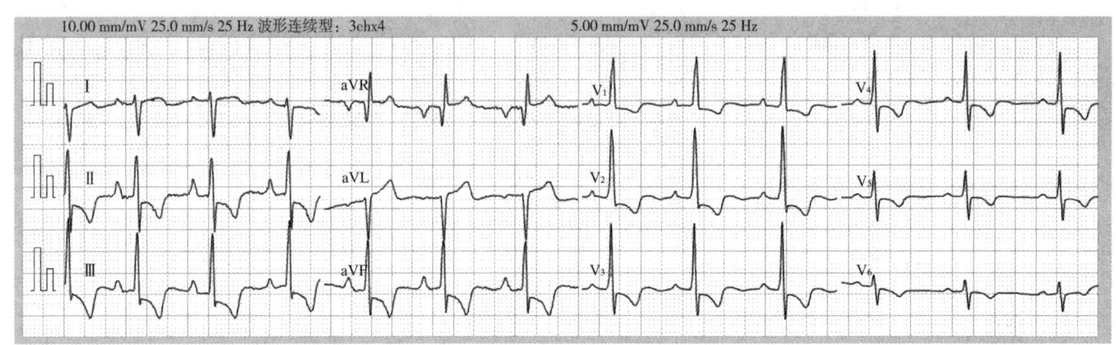

图 58-19 右心房肥大、右心室肥厚

Ⅱ导联 P 波 > 0.25 mV，V_1 导联呈 R 型，$R_{V1} + S_{V5}$ 3.2 mV，QRS 电轴 +149°，Ⅱ、Ⅲ、avF 导联 ST 段压低、T 波倒置

3．双心室肥厚 双侧心室肥厚由于左右心室的综合除极向量分别朝向左前方和右前方，两者之间可抵消一部分，因此，心电图可能显示为正常图，也可能仅表现出一侧心室肥厚的图形，另一侧肥厚图形被掩盖；或在相应导联分别显示出左右室肥厚的图形。

心电图特征：

（1）大致正常心电图。

（2）仅出现左室肥厚或右室肥厚心电图。

（3）V_1 ～ V_6 分别有典型的左、右心室肥厚图形（图 58-20）。

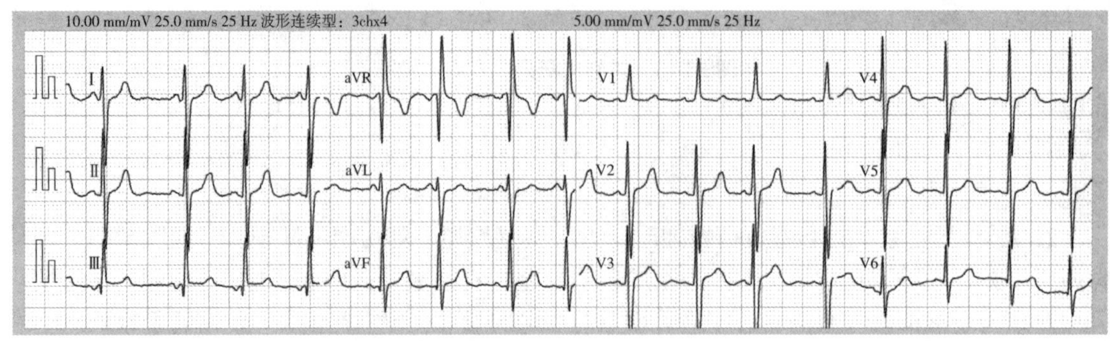

图 58-20 双心室肥厚

电轴 +124°，QRS 时限 104 ms，$R_{V1} + S_{V5}$ 4.4 mV，Ⅱ、Ⅲ、R_{V5} 3.69 mV，同时拥有左心室和右心室肥厚特征

需要强调的是，临床上引起高电压的情况有很多，符合的心电图标准越多则诊断的准确性越高。无论左心室肥厚还是右心室肥厚，心电图诊断均不能作为金标准，需要结合影像学资料以及充分的病史才能确诊。右心室肥厚的心电图诊断敏感性不高，但特异性高于左心室肥厚。左心室肥厚的心电图诊断特异性不高，但敏感性高。

第三节　心肌缺血与 ST–T 改变

引起心肌缺血的原因有许多，最常见的是冠状动脉粥样硬化。由于冠状动脉走向自外向内，其灌注逐层降低，因此发生供血不足时，心内膜下心肌最容易发生缺血，只有当一支较大的冠状动脉发生痉挛或阻塞时，才会发生心外膜下心肌缺血或透壁性缺血。左室壁较厚且负荷较重，因此左室壁更容易发生心肌缺血。心肌缺血主要影响心肌的复极过程，心中图上表现为 ST 段和 T 波的改变。缺血的严重程度和缺血的部位都会影响心电图上波形的变化。

一、心肌缺血的心电图表现

（一）缺血型心电图改变

心室除极顺序是从心内膜向心外膜推进，而复极则是心外膜最先复极，从心外膜向心内膜推进。当电极放在心外膜一侧时，复极 T 向量朝向电极，记录到直立的 T 波。

1. 心内膜下心肌缺血　当心内膜下心肌缺血时，心内膜复极滞后，这块心肌复极时其他心肌已复极完毕，与之抗衡的向量减小或消失，导致面向缺血区的导联正向向量增大，T 波高尖。

2. 心外膜下心肌缺血　心外膜下心肌缺血时，外膜下心肌复极完成较内膜更晚，T 波向量方向逆转，面向缺血区的导联记录到 T 波转为倒置。

（二）损伤型心电图改变

心肌损伤引起 ST 段变化，主要有两种学说，一种是舒张期损伤电流，另一种是收缩期损伤电流。

1. 舒张期损伤电流　心肌损伤时，由于细胞膜对离子通道的通透性发生改变，使得损伤心肌与正常心肌之间出现电位差，形成舒张期损伤电流，向量从正常心肌指向损伤心肌。

2. 收缩期损伤电流　损伤心肌在复极化 2 相时有部分心肌仍在除极，两者之间的电位差形成了收缩期损伤电流，其方向由正常心肌指向受损心肌。实际上两种电流大多同时存在。当心内膜下心肌损伤时，ST 段向量则从心外膜指向心内膜，在外膜一侧的导联记录到的就是 ST 段压低。心外膜下心肌损伤，包括透壁损伤时，ST 段向量由心内膜指向心外膜，面向损伤区的导联记录到的就是抬高的 ST 段。由于镜像原理，损伤心肌对侧的心肌 ST 段变化与其相反，若某导联在面向损伤区得到的是抬高的 ST 段，在其对侧导联可见 ST 段压低，如Ⅱ、Ⅲ、avF 导联 ST 段抬高，则 $V_3 \sim V_6$ 导联可见 ST 段压低。

二、心肌缺血与 ST–T 改变的临床意义

1. 从形态上可将 ST 段压低简单分为几种类型。

（1）下斜型 ST 段压低：J 点明显下移，ST 段从 J 点开始继续斜向下，压低的 ST 段与 R 波顶点的垂线所成的夹角＞ 90°（图 58-21）。

（2）水平型 ST 段压低：J 点明显下移，ST 段呈水平状，压低的 ST 段与 R 波顶点的垂线所成的夹角 = 90°（图 58-21）。

（3）上斜型 ST 段压低：又称 J 点型 ST 段压低，J 点明显下移，ST 段与 R 波顶点的垂线所成的夹角≤ 80°。上斜型 ST 段压低多为生理性的，当 ST 段压低≥ 0.2 mV 时才具有临床意义。

（4）假性 ST 段压低：心动过速时心房复极波 Ta 增大，使 P-R 段向下倾斜，且 Ta 波可延伸到 ST 段近段，形成 J 点下移型 ST 段压低。

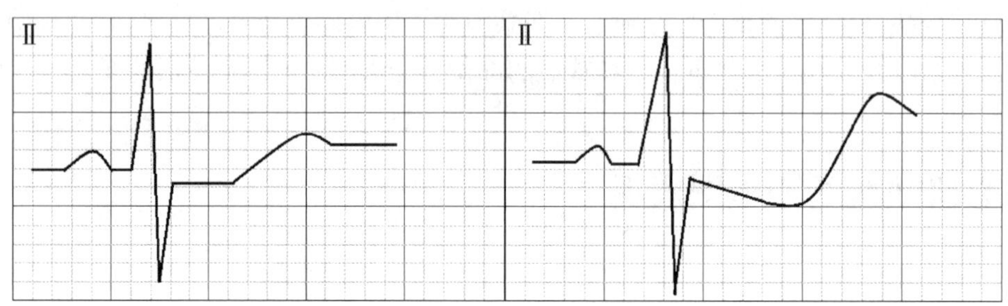

图 58-21 ST 段水平型压低及下斜型压低

ST 段抬高也有几种形态。急性心肌梗死、变异型心绞痛多为弓背向上型抬高，并伴有镜像导联 ST 段下移；心包炎、早期复极等可见 ST 段呈凹面向上型抬高。

2．T 波改变 可分为以下几类。

（1）T 波高耸：肢体导联 T 波＞ 0.5 mV，胸导联 T 波＞ 1.0 mV 一般可认为 T 波高耸。T 波高耸可以是正变异，也可见于心肌梗死超急性期、变异型心绞痛、高钾血症、早期复极等情况。

（2）T 波倒置：T 波倒置可见于心肌缺血，也可见于其他情况，且多为非特异性，但双肢对称、倒置深尖的 T 波被称为冠状 T 波，多见于心肌缺血。巨大倒置 T 波常见于肥厚型心肌病、非 ST 段抬高型急性心肌梗死及颅内出血等神经系统疾病。

（3）T 波低平：在以 R 波为主的导联，T 波振幅小于同导联 R 波振幅的 1/10，即称为 T 波低平。

（4）T 波双向：T 波先正后负为 T 波正负双向，可见于心肌缺血急性心肌梗死充分发展期；T 波先负后正负正双向，常伴有 ST 段下斜型压低，多见于左心室内膜下心肌缺血。

心肌缺血时心电图表现也可以仅有 ST 段改变或 T 波改变，也可以两者同时出现，而并非每个冠心病患者都有 ST-T 改变，部分人有持续性 ST-T 改变，但心肌缺血时 ST-T 动态改变、冠心病患者 ST 段呈水平型或下斜型压低时更具临床意义；T 波出现导致深尖、双支对称（称为冠状 T 波）诊断心肌缺血可靠性更高。需要强调的是，ST-T 改变并非心肌缺血特有的，也可出现在生理性变化或其他病理状态时。体位改变也可以造成 ST-T 压低或抬高，影响程度因人而异。自主神经功能紊乱、情绪激动（交感神经兴奋）、吸烟、过度换气、贫血、Valsalva 动作、心脏神经症、心动过速、甲状腺功能亢进症和低氧血症等均可导致心电图 ST-T 改变。这类改变绝大多数表现上斜型 ST 段压低或伴有 T 波低平、双向和倒置。临床上，通常认为这是一种非特异性 ST-T 改变，实际上无明确的病理意义，多见于正常年轻人（尤其年轻女性）和更年期妇女。预激综合征、束支阻滞、室性期前收缩或心室起搏等可引起心室肌除极异常，从而引起复极顺序改变，导致的 ST-T 改变称为继发性 ST-T 改变。此外，结构性心脏病、心肌炎、心肌肥厚、电解质紊乱及部分药物（如洋地黄类、β受体阻滞剂等）均可造成ST-T改变。因此在临床诊断中，结合患者病史及临床其他资料并对心电图做动态分析非常重要。

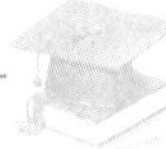

知识拓展

肥厚型心肌病

肥厚型心肌病主要是由于编码肌节相关蛋白基因致病性变异导致的，或病因不明的以心肌肥厚为特征的心肌病，左室壁受累最常见，需排除其他的心血管疾病或全身性、代谢性疾病引起的心室壁增厚。超声心动图或者磁共振检查左心室舒张末期任意部位室壁厚度≥15 mm可确诊，致病基因检测阳性者或者遗传受累家系成员检查发现左心室壁厚度≥13 mm也可确诊。

第四节　心肌梗死

案例 58-3

患者，男，55岁，因“突发胸痛2小时”入院，心电图示：

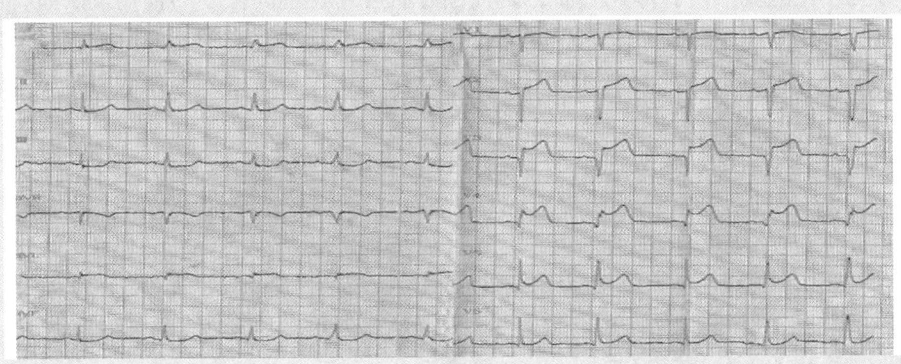

问题：

患者的诊断及依据是什么？

当冠状动脉因为斑块破裂或血栓形成等堵塞冠状动脉时，血流急剧减少，心肌出现坏死，心电图可记录到缺血、损伤到坏死的全过程。

一、基本心电图变化

1. 缺血型心电图改变　冠状动脉闭塞最先累及的是心内膜下的心肌，在面向缺血区的导联出现直立高耸的T波，若缺血累及心外膜下心肌或透壁性心肌缺血，面向缺血区的导联记录到的则是倒置的T波。该过程为可逆的改变，当及时恢复心肌供血时，T波可恢复正常。

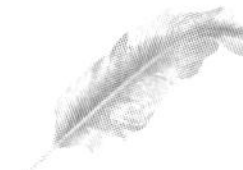

Note

2．损伤型心电图改变 缺血时间延长，心肌缺血进一步加重，则心电图出现 ST 段改变，心外膜下心肌受损或透壁性心肌损伤时，在面向损伤心肌的导联出现 ST 段呈弓背向上型抬高，部分人可呈单向曲线。而在心内膜心肌损伤时，面向损伤区的导联出现 ST 段压低。该变化为可逆过程，及时恢复心肌供血，ST 段会逐渐恢复正常。

3．坏死型心电图改变 一般缺血时间超过半小时，心肌就会出现变性坏死，坏死的心肌不产生电活动，如同一个碗口，面向这个碗口的导联采集到的心电向量为其他未坏死心肌的综合向量，背离梗死区，故心电图上出现异常 Q 波，R 波振幅降低；对应导联则记录到 R 波振幅增加。如果是透壁性心肌梗死，在面向梗死区的导联可记录到 QS 波（图 58-22），该过程不可逆。

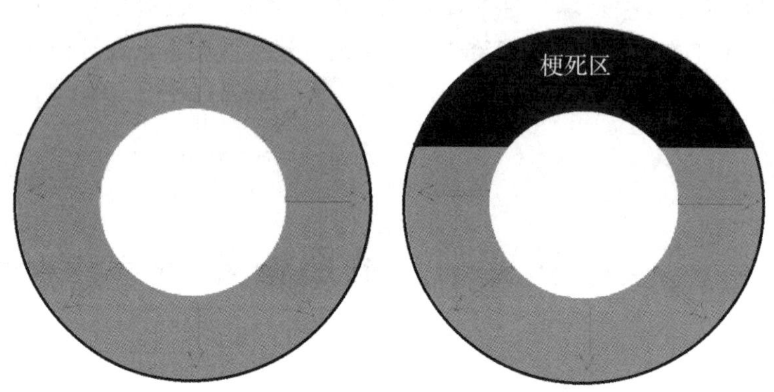

图 58-22 透壁性心肌梗死综合向量背离梗死区

由于心肌梗死区域不仅有坏死心肌，其周围心肌可存在不同程度的损伤及缺血，离坏死区越远，受损越轻，因此在一幅心电图中既能出现缺血区坏死型波形，又能出现损伤型图形及缺血型图形（图 58-23）。当三种改变同时出现时，对诊断急性心肌梗死损伤区有重要意义。

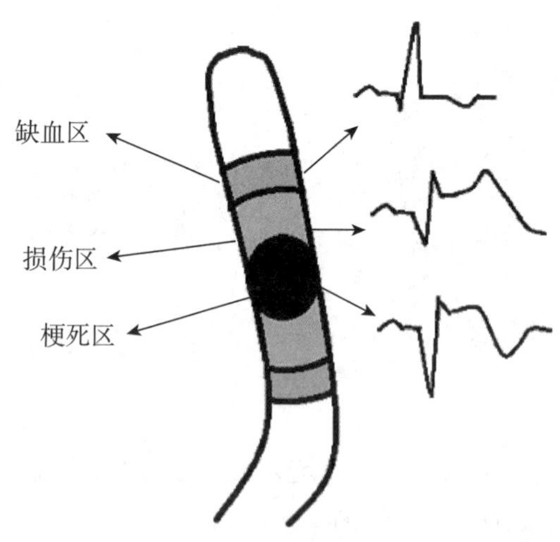

图 58-23 急性心肌梗死心电图特征

二、心电图的演变过程

根据心肌梗死的变化规律，可人为将心肌梗死的心电图变化分为几个时期：超急性期、急性期、亚急性期和陈旧期。

1．超急性期　又称超急性损伤期，持续时间较短，冠脉闭塞后数分钟即可出现。此期发生时心肌仍处于缺血状态，一般仅累及心内膜下心肌，心电图改变主要为对应导联 T 波高耸，随后 ST 段呈上斜型抬高，与 T 波升支相连。由于急性损伤阻滞，可见 R 波振幅增高，时限轻度增宽。

2．急性期　又称充分发展期，开始于心肌梗死数小时至数天，可持续数周，此期为心肌梗死规律性演变的重要阶段，心电图 ST 段出现最具特征性的弓背向上型抬高，并与 T 波相融形成单向曲线，随后 ST 段逐渐下降，T 波开始倒置并加深。面向梗死区的导联 R 波振幅减小，异常 Q 波形成，R 波振幅本来就低的导联可出现 QS 波。

3．亚急性期　又称近期。心肌梗死后数周至数月，抬高的 ST 段逐渐降低恢复至基线，倒置的 T 波由深逐渐变浅，坏死性 Q 波持续存在。

4．陈旧期　又称为愈合期。心肌梗死数月之后，坏死的心肌逐渐被瘢痕组织替代，ST 段已回落至基线，T 波可为倒置、低平，也可恢复正常。坏死性 Q 波仍然存在，随着时间的推移，梗死灶周围心肌代偿性肥厚、瘢痕组织缩小，病理性 Q 波可逐渐缩小甚至消失。近年来心肌梗死治疗能够更快地开通血管并恢复血流灌注，许多心肌梗死患者的病程明显缩短，心肌梗死的演变过程也不再如教科书中的典型变化过程，有的人甚至在一天之内经历了以上各期心电图的变化。

三、心肌梗死的定位诊断

心肌的血液供应来自左右两条冠状动脉，冠状动脉的分布决定了其发生阻塞后累及的心肌梗死区域及范围。心室壁为一个球状面，为了更好地理解，人为地将其分为几个壁：前间壁、前壁、侧壁、下壁、后壁等。一般情况下，常规十二导联心电图可以反映大部分心室壁的电位变化，在后壁心肌梗死及右心室梗死时则需要加做后背导联及右胸导联，即 V_7 ~ V_9、V_{3R} ~ V_{5R}，又被称为十八导联心电图（图 58-24）。

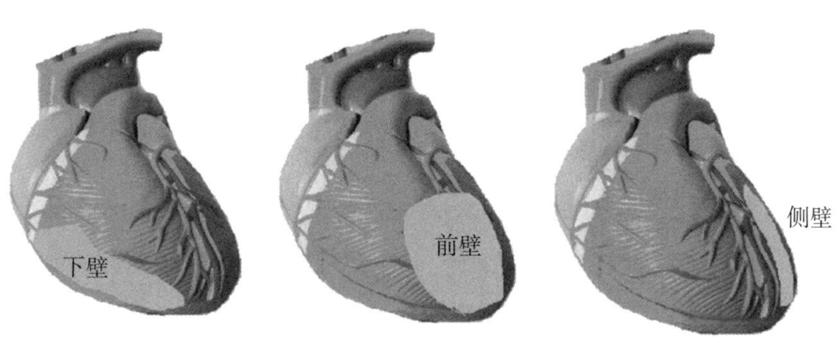

图 58-24　心肌梗死的定位

由于心肌梗死坏死灶周围损伤、缺血区域很广泛，且 ST 段及 T 波处于动态变化，可以恢复，因此不能根据 ST-T 改变来进行定位，而是根据 Q 波形成的导联或对应导联的异常 R 波来进行定位诊断。前间壁心肌梗死时，常在 V_1 ~ V_3 导联出现异常 Q 波或 QS 波，其供血动脉为左前降支；前壁心肌梗死时可在 V_3 ~ V_4（V_5）导联出现异常 Q 波或 QS 波，其供血动脉为左前降支近端；侧壁分为前侧壁及高侧壁，当发生前侧壁心肌梗死时，可在 V_5 ~ V_6 导联出现异常 Q 波，当心肌梗死发生在高侧壁时，可在Ⅰ、avL 导联出现异常 Q 波，其供血动脉多为左旋支；下壁心肌梗死时Ⅱ、Ⅲ、avF 导联可出现异常 Q 波或 QS 波，其供血动脉为右冠状动

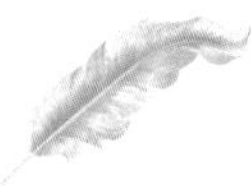

脉或左旋支；正后壁心肌梗死时，通常在 V_7 ~ V_9 导联记录到异常 Q 波或 QS 波，而与其镜像对应的 V_1 ~ V_2 导联则可出现 R 波振幅增加、ST 段压低及 T 波升高，其供血动脉多为左旋支或右冠状动脉。前间壁、前壁、侧壁对应导联均出现异常 Q 波或 QS 波称为广泛前壁心肌梗死，多为左冠状动脉主干堵塞引起。右室梗死多与下壁心肌梗死同时出现，下壁梗死导联出现相应变化，加上 V_{3R} ~ V_{4R} 出现 ST 段抬高（表 58-1，图 58-25 ~图 58-28）。

表 58-1 心肌梗死的定位

梗死区域诊断导联	供血动脉
前间壁 V_1 ~ V_3	左前降支（LAD）
前壁 V_3 ~ V_4（V_5）	左前降支（LAD）
前侧壁 V_5 ~ V_6	左旋支（LCX）
高侧壁 Ⅰ、avL	左旋支（LCX）
广泛前壁 Ⅰ、avL，V_1 ~ V_6	左主干
下壁 Ⅱ、Ⅲ、avF	右冠状动脉（RCA）或左旋支（LCX）
正后壁 V_7 ~ V_9	右冠状动脉（RCA）或左旋支（LCX）
右室 V_{3R} ~ V_{4R}	右冠状动脉（RCA）

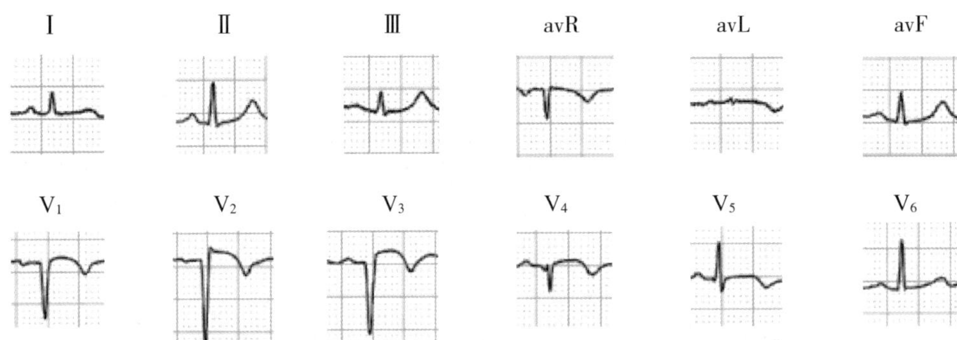

图 58-25 急性前壁、前间壁心肌梗死

V_1 ~ V_4 导联为 QS 型，ST 段呈弓背向上型抬高，定位在前间壁及前壁

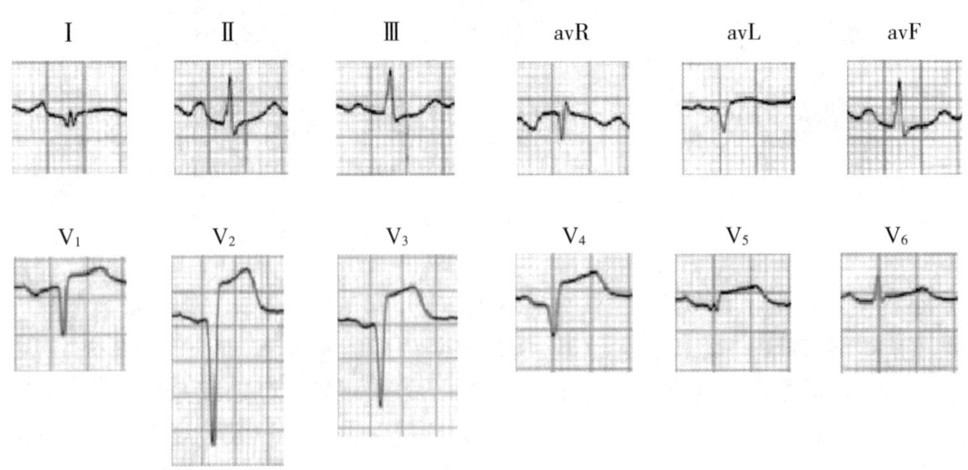

图 58-26 急性广泛前壁心肌梗死

Ⅰ导联呈 Qrs 型，avL，V_1 ~ V_5 呈 QS 型，Ⅰ、avL、V_1 ~ V_5 导联 ST 段呈弓背向上型抬高，提示急性广泛前壁心肌梗死

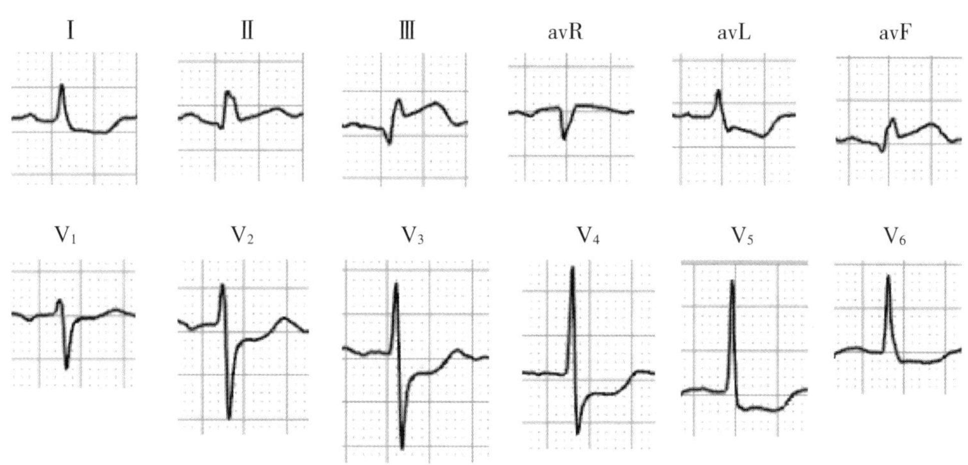

图 58-27　急性下壁心肌梗死

Ⅱ、Ⅲ、avF 导联 ST 段呈弓背向上型抬高，与 T 波形成单相曲线，并有 Q 波形成，前壁广泛导联呈镜像性 ST 段压低

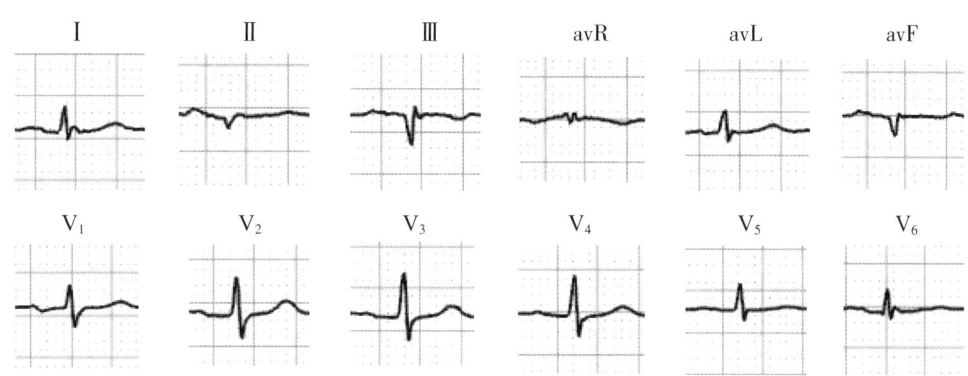

图 58-28　陈旧性下壁心肌梗死

Ⅱ、Ⅲ、avF 导联出现病理性 Q 波，呈 Qr 型或 QS 型，ST 段在基线水平，T 波低平

四、心肌梗死的分类

1．Q 波型心肌梗死和非 Q 波型心肌梗死　过去，心肌梗死分为非透壁性心肌梗死（局限在心内膜下的心肌梗死）和透壁性心肌梗死，曾认为心内膜下心肌梗死是不出现 Q 波的，而透壁性心肌梗死会在心电图上出现病理性 Q 波。因此将这两种心肌梗死分别称为非 Q 波型和 Q 波型心肌梗死。随着研究的进展，发现非 Q 波型心肌梗死既可为非透壁性心肌梗死，也可为透壁性心肌梗死。因此，通过心电图上有无 Q 波来判断心肌梗死是否为透壁性心肌梗死是不科学的。Q 波心肌梗死分类对于临床评价预后意义并不大。

2．ST 段抬高型心肌梗死和非 ST 段抬高型心肌梗死　目前国际上最常用的分类方法是根据 ST 段是否抬高来分类，将心肌梗死分为 ST 段抬高型心肌梗死（STEMI）和非 ST 段抬高型心肌梗死（NSTEMI）。这种分类对心肌梗死的治疗有重要的指导意义，能够最大限度地改善心肌梗死患者的预后。

ST 段抬高型心肌梗死指 2 个或 2 个以上相邻导联出现 ST 段抬高，抬高的最新标准为 V_2、V_3 导联 J 点抬高，40 岁及以上男性≥ 0.20 mV，40 岁以下男性≥ 0.25 mV，女性≥ 0.15 mV，无论男女，其他导联 J 点抬高≥ 0.10 mV。

非ST段抬高型心肌梗死指心电图上梗死区对应的导联表现为ST段压低和（或）T波倒置或无ST-T异常，因此非ST段抬高型心肌梗死的诊断还要依靠血清心肌坏死标志物水平的演变。

ST段抬高型心肌梗死和非ST段抬高型心肌梗死治疗策略不同。此种分类可以在Q波形成以前就进行诊断，并能及时进行抗栓、溶栓或介入等治疗，尽早恢复血流灌注，挽救濒临坏死的心肌。

五、心肌梗死的鉴别诊断

1．变异型心绞痛 心电图上可见ST段抬高，短时间内胸痛缓解后ST段可回落至基线，血清心肌坏死标志物正常。

2．陈旧性心肌梗死合并室壁瘤形成 ST段无动态变化，心肌梗死后数月抬高的ST段始终不回落至基线，心脏彩超可助鉴别。

3．急性心包炎 ST段抬高为凹面向上型，可出现在除avR导联外的几乎所有导联，ST段抬高导联的镜像导联并未出现ST段压低的表现，一般不出现病理性Q波。

4．早期复极综合征 J点抬高且ST-T稳定无动态演变过程，多为正常变异。

5．预激综合征 某些导联可出现异常Q波，ST-T呈继发性改变，但无动态演变，波群时限延长，起始部可见预激波，PR间期缩短。心肌梗死之外的疾病引起心电图改变并不会符合心肌梗死特有的ST-T动态演变过程及Q波形成的特点，同时，结合患者病史及临床其他辅助检查可以进行鉴别。

知识拓展

胸痛中心

胸痛中心是急性胸痛救治网络，为患者构建从发病到救治的全程绿色通道，让患者在120分钟黄金救治时间内被抢救、得到有效救治。全国已有5000多家医院建设胸痛中心，胸痛中心建设已覆盖全国77%的区、县。其中2000多家医院已经通过了中国胸痛中心的认证。中国已初步形成了急性胸痛救治网络，打通心梗救治绿色通道，心梗患者抢救成功率明显提高。

微整合

临床应用

室壁瘤

大面积心肌梗死后，梗死区域出现室壁扩张、变薄、心肌全层坏死，坏死的心肌逐渐被纤维瘢痕组织所替代，病变区薄层的心室壁向外膨出，心脏收缩时丧失活动能力或呈现反常运动，形成室壁瘤。室壁瘤常见于左心室。室壁瘤心电图表现为相关导联的ST段持续性抬高，多数导联可以呈QS型或者异常q波，伴有ST段持续抬高，一般心肌梗死后ST段抬高超过3个月应考虑室壁瘤形成。

（李　伟）

第五节　心律失常

人心脏的正常节律（rhythm）源于窦房结（sinoatrial node，SAN），以一定的顺序和速率传导至心房和心室，协调心脏各部位同步收缩、形成一次心搏，周而复始。心律失常（cardiac arrhythmia）是指心脏冲动的频率、节律、起源部位、传导速度或激动次序的异常。其可见于生理情况，更多见于病理性状态，包括心脏本身疾病和非心脏疾病。

一、心脏传导系统

1．窦房结　为心脏的天然起搏点，位于上腔静脉与右心房交界处。窦房结主要由两种细胞构成：起搏细胞及传导细胞。起搏细胞又称 P 细胞，是形成电冲动的起始；传导细胞又称 T 细胞，主要负责将 P 细胞形成的电冲动传导到心房组织。

2．结间束　为连接窦房结与房室结的纤维，能将电活动从窦房结传导至房室结。

3．房室结　位于房室交界区，是最重要的次级起搏点，主要由 T 细胞构成，P 细胞较少。主要功能有：①将来自心房的冲动传导到心室。②具有传导延搁作用：保证心房、心室顺序搏动。③具有过滤冲动的作用：在房颤、房扑等心房率明显加快时，能够减少进入心室的电冲动，保证心室以基本正常的频率收缩。④起搏作用：房室结具有一定的自律性，作为窦房结之后的次级起搏点，在窦房结功能障碍时体现次级功能。

4．希氏束及束支　房室结下缘起始有一条传导纤维束，称为希氏束，在室间隔分支成为左束支及右束支，左束支又继续分为左前分支及左后分支，右束支较细，易受损伤而发生传导阻滞，部分人群有先天性右束支传导阻滞现象，不用特殊处理。其终末部继续呈树枝样分布成网，称为浦肯野纤维网。冲动抵达希氏束后传导速度再加速，束支和浦肯野纤维传导速度极快，使全部心室肌几乎同时激动，完成一次心动周期。

二、心肌细胞的电生理特性

心肌细胞具有自律性、兴奋性及传导性。

1．自律性　指心肌能够按照一定节律产生兴奋的能力。窦房结自律性最高，为 60 ~ 100 次 / 分；房室交界区次之，为 40 ~ 60 次 / 分；浦肯野纤维最低，仅 15 ~ 40 次 / 分。正常情况下最高节律点通过抢先占领及超速抑制成为心脏的主导节律，因此，窦性心律为正常人的主导心律。其他部位作为潜在起搏点，在某些特殊情况下，异位起搏点自律性增高超过窦房结成为最高节律点，则形成快速的异位心动过速。

2．兴奋性　指心肌细胞在受到刺激后做出应答的能力。表现为离子通道的通透性发生改变，离子跨膜流动产生动作电位。心肌细胞的兴奋性具有周期变化，主要包括有效不应期、相对不应期、易颤期及超常期。其中有效不应期中不会再产生新的动作电位，落在此期的刺激不会出现兴奋反应。而在相对不应期中，较正常阈值大的强刺激可以引起新的动作电位，但电流的传导容易发生延缓。易颤期又称易损期，为有效不应期与相对不应期之间一段短暂的时间，较强的刺激落在此期容易引起纤维颤动，故称为易颤期。超常期兴奋性高于正常，较低的阈刺激即可诱发动作电位。

3．传导性　指心肌细胞将兴奋向周围扩布出去的能力。心脏传导系统各部位传导能力并

不相同，其中最慢的是房室结，具有房室延搁功能，心房肌及心室肌稍快，传导最快的是浦肯野纤维。传导功能异常常表现为传导阻滞、传导延缓、折返激动等。

三、心律失常的分类

传导通路任何一个节点出现问题，包括心脏的激动起源异常和（或）传导异常，均会引起心律失常（表 58-2）。

1．激动起源异常 心脏窦房结以外的其他部位也有一定的自律性，当发生病变时，其他部位的自律性增高或本来不具备自律性的心房肌、心室肌也会出现异常的自律性，诱发异位心律；或起源于窦房结的冲动本身的规律出现异常。

2．激动传导异常 在传导系统的任何一个部位都有可能出现传导异常，最常见的为病理性传导阻滞，如窦房阻滞、房室阻滞、束支阻滞等。在心房与心室间出现了另外的通路，冲动可沿异常旁路下传至心室。

表 58-2 心律失常的分类

	窦性心律失常	窦性心动过速
		窦性心动过缓
		窦性心律不齐
		窦性停搏
	房性心律失常	房性期前收缩
		房性心动过速
激动起源异常		房扑
		房颤
	交界性心律失常	交界性期前收缩
		交界性逸搏
		交界性逸搏心律
		交界性心动过速
	室性心律失常	室性期前收缩
		室性心动过速
		心室扑动
		心室颤动
	生理性传导障碍	干扰与脱节
激动传导异常	病理性传导阻滞	窦房阻滞
		房内阻滞
		房室阻滞
		室内阻滞
	传导途径异常	折返性心律
		预激综合征

案例 58-4

患者，女，27岁，因发现心率增快2个月就诊于门诊。患者因胃区不适就诊于消化科，并行心电图检查发现心率增快，心电图提示窦性心动过速：122次/分。平素睡眠差。自述在家心率一般80～90次/分。一到医院心率就加快，既往体健。

问题：

1．怎样确定该患者心电图为窦性心动过速？

2．怎样从询问病史中寻找出现窦性心动过速的原因？

四、窦性心律失常

由窦房结冲动引起的心律称为窦性心律。在心电图上通过P波的形态推测窦房结的活动。窦性P波的特点为：P波规律出现，且在Ⅰ、Ⅱ、avF、V_4～V_6导联直立，在avR导联倒置。正常窦性心律时，P波规律出现，P-P间期规则，互差不超过0.12 s，P-R间期为0.12～0.20 s，频率为60～100次/分。如不符合上述条件，则称为窦性心律失常，包括窦性心动过速、窦性心动过缓、窦性心律不齐、窦性停搏及窦房传导阻滞等。

1．窦性心动过速　窦性激动的频率≥100次/分，称为窦性心动过速。P波形态正常，PR间期一般正常，可较正常心率时略短。若窦性心动过速持续时间较长，ST段可轻度下移，T波呈双向或倒置。窦性心动过速是人体生理性或病理性应激反应的表现，通常是由于迷走神经张力减弱、交感神经张力增高所致，如运动、恐惧、情绪激动、发热、低血压、心力衰竭或甲状腺功能亢进、贫血、心肌炎和拟肾上腺素类药物等均可引起窦性心动过速（图58-29）。

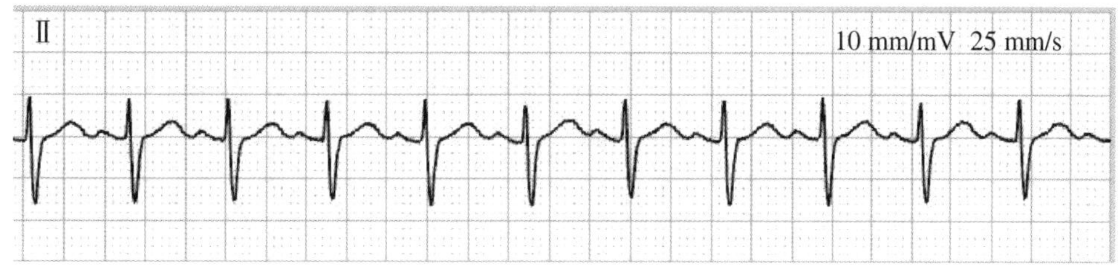

图58-29　窦性心动过速

2．窦性心动过缓　窦性激动的频率＜60次/分称为窦性心动过缓。正常人尤其是运动员、老年人及处于睡眠状态下，窦性节律均可减慢，至40次/分。其他原因如使用β受体阻滞剂、洋地黄等药物，甲状腺功能减退、迷走神经功能亢进、中枢神经影响、呕吐反射、低体温、窦房结病变等都可导致窦性心动过缓（图58-30）。

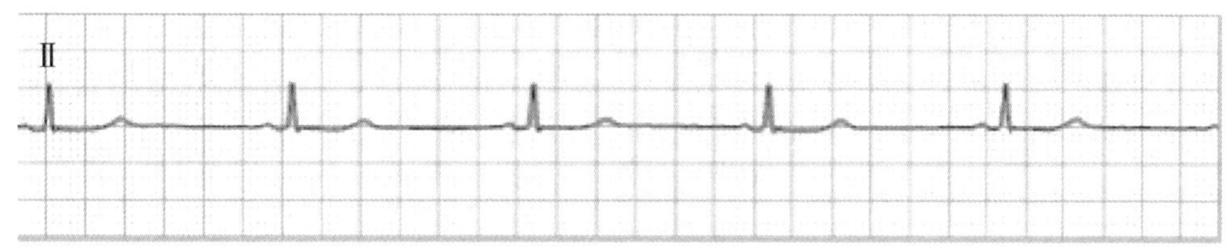

图58-30　窦性心动过缓

3．窦性心律不齐 由于窦房结不规则发放冲动而产生节律不匀齐的心律，称为窦性心律不齐。P 波形态仍为窦性 P 波，P-P 间期互差＞ 0.12 s。常见的窦性心律不齐为呼吸性窦性心律不齐，多见于青少年，多无临床意义。此外，冠心病、颅内压升高、洋地黄作用以及部分老年人也常见到与呼吸无关的窦性心律不齐（图 58-31）。

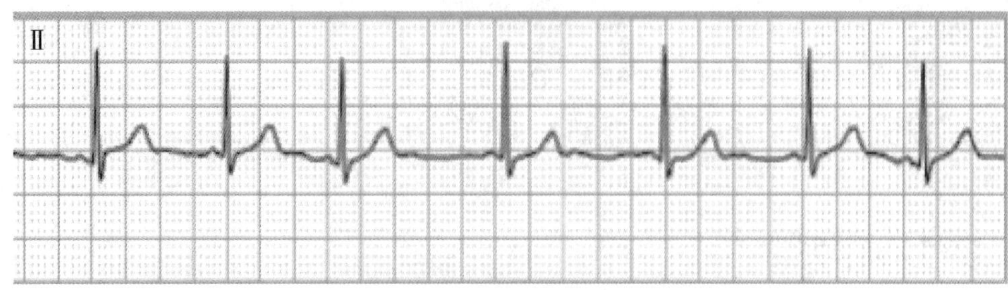

图 58-31 窦性心律不齐

4．窦性停搏 指窦房结在一段时间内停止发放冲动，使心房或整个心脏暂停活动，在心电图上表现为规则的 P-P 间距突然中断，形成一个长的 P-P 间距，长 P-P 间距与正常 P-P 间距无公倍数关系。长间歇后可出现交界性、室性逸搏或交界性、室性逸搏心律（图 58-32）。窦性停搏的常见原因有迷走神经张力增高、窦房结退行性病变、心肌梗死、药物毒性作用、高钾血症等。

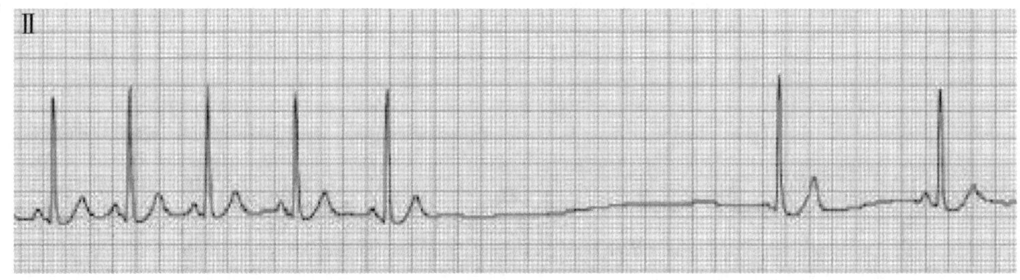

图 58-32 窦性停搏

规律的窦性节律突然中断，造成长 P-P 间期内无其他波形出现，停搏长达 3 s 以上且无逸搏时，患者可出现黑朦、晕厥，停搏后窦性搏动可恢复。

5．窦房传导阻滞 窦房传导阻滞指窦房结产生的冲动短暂阻滞，按其阻滞程度可分为一度、二度和三度。一度窦房传导阻滞在常规心电图上无法表现，三度窦房传导阻滞与窦性停搏在体表心电图上无法区别，只有二度窦房传导阻滞才能在心电图上表现出来。二度窦房传导阻滞可分为二度Ⅰ型窦房传导阻滞和二度Ⅱ型窦房传导阻滞。二度Ⅰ型窦房传导阻滞心电图特点为：P-P 间期逐渐缩短，直至脱落一个 P-QRS-T 波群，脱落后 P-P 间期又突然延长，继而又逐渐缩短，呈文氏现象，长 P-P 间期小于正常 P-P 间期的 2 倍（图 58-33）。二度Ⅱ型窦房传导阻滞心电图特点为：规则的 P-P 间期中突然脱漏一个 P 波，形成的长 P-P 间期与正常 P-P 间期成倍数关系。

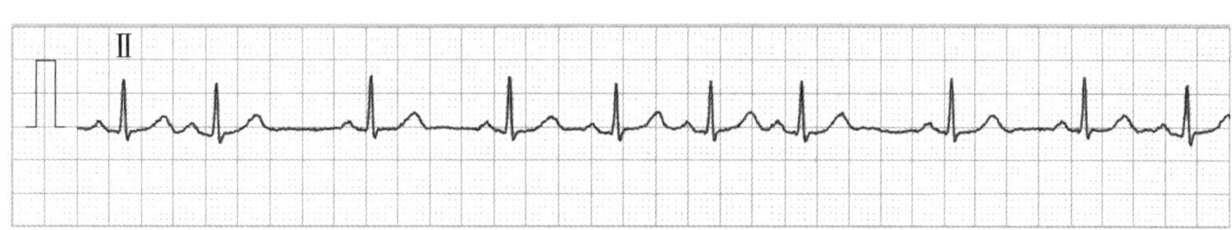

图 58-33 二度Ⅰ型窦房传导阻滞

6．病态窦房结综合征 又称为病窦综合征或病窦，为窦房结功能障碍引起的以缓慢窦性节律如窦性心动过缓、窦性停搏、窦房传导阻滞为基础，伴随头晕、晕厥等临床症状的综合征，在此基础上也可发生多种快速心律失常。心电图表现有：

（1）严重而持久的窦性心动过缓（常＜ 50 次 / 分），患者运动后或使用阿托品后心率仍达不到 90 次 / 分，提示窦房结功能低下、变时功能不全。

（2）窦性停搏：心电图上表现为 P 波脱落和较长时间的窦性静止，停搏时间可在 1.5 ～ 3 s，个别人可达 5 s 以上。

（3）窦房传导阻滞：可出现二度Ⅰ型窦房传导阻滞和二度Ⅱ型窦房传导阻滞。

（4）长时间停搏后可出现逸搏或逸搏心律。

（5）慢快综合征：在缓慢的窦性节律基础上可有阵发性房颤、房扑、房速等室上性快速心律失常。

（6）缓慢性房颤。

（7）房室交界区逸搏心律。

案例 58-5

患者，男，65 岁。反复乏力、黑矇伴晕厥 1 年就诊。既往无特殊。门诊心电图提示房室交界区逸搏心律，42 次 / 分。

问题：

1．如何从心电图识别缓慢型心律失常？

2．进一步建议做什么检查？

五、期前收缩

期前收缩俗称早搏，指在规则的心律基础上，异位起搏点提前发放一次冲动，心电图上提前出现一个波形，其后可出现一个延长的 RR 间期。根据异位起搏点的部位，可分为房性期前收缩、交界性期前收缩和室性期前收缩，其中室性期前收缩最为常见。期前收缩可以是偶然发生的，也可以是频繁发作的。频发期前收缩中，期前收缩可以和主导节律呈联律出现，常见的有二联律及三联律。二联律指每一个窦性搏动后出现一个期前收缩，两者交替出现；三联律指每两个窦性搏动后出现一个期前收缩。

联律间期：又称配对时间或偶联间期，指与其前窦性搏动的间距。联律间期一致则表明期前收缩可能是同一起源点。

代偿间歇：期前收缩替代了一次正常搏动，其后出现一个较正常窦性周期为长的间歇，称为代偿间歇，一般指期前收缩前一个窦性 P 波和期前收缩后一个窦性 P 波之间的距离。有完

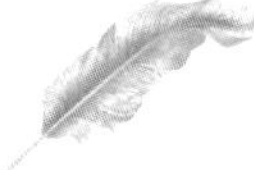

全性代偿间歇和不完全性代偿间歇之分。完全性代偿间歇正好等于正常窦性PP间期的2倍，常见于室性期前收缩；不完全性代偿间歇则小于正常窦性PP间期的2倍，常见于房性期前收缩（图58-34）。室性期前收缩发放的激动离窦房结比较远，不会干扰窦房结的正常节律，故代偿间歇完全，而房性期前收缩产生的激动离窦房结比较近，会干扰窦房结，导致窦房结提前除极，代偿间歇不完全。

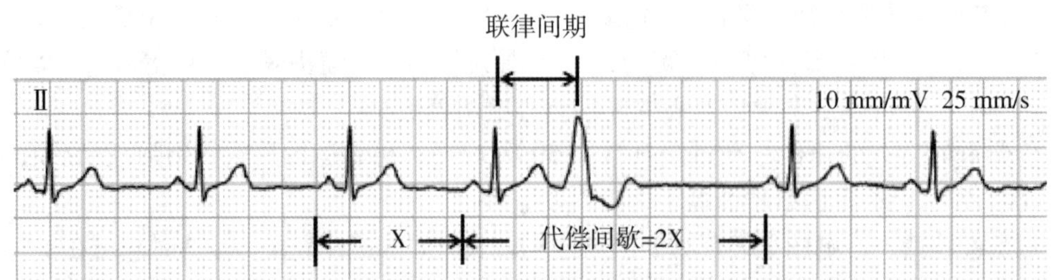

图58-34 联律间期及代偿间歇

1．房性期前收缩 异位搏动起源于心房的期前收缩称为房性期前收缩。心电图上表现为提前出现一个P'波，其形态与窦性P波不同，其后出现一个室上性的QRS波群，P'R间期≥0.12 s，多为不完全性代偿间歇（图58-35）。过早出现的房性期前收缩如果落在前一个搏动的有效不应期内，则激动期前收缩不能下传至心室，心电图上P'波后无QRS波群，称为房性期前收缩未下传（图58-36）；如果落在相对不应期内，则PR间期会相应延长，QRS波群会出现增宽变形，称为房性期前收缩伴差异性传导（图58-37）。

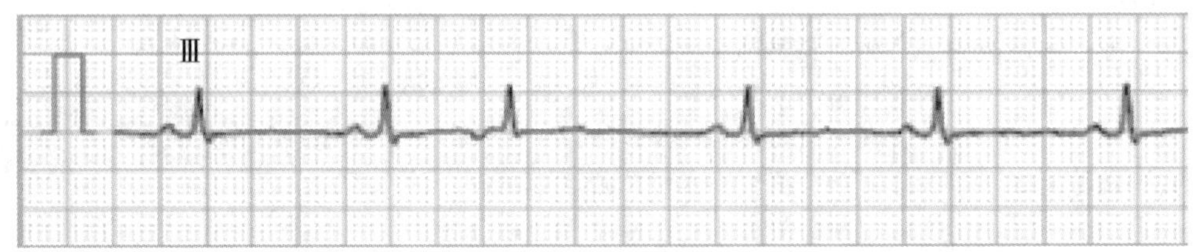

图58-35 房性期前收缩

提前出现一个P'波，形态与窦性P波不同，其后出现一个窄的QRS波群，代偿间歇不完全

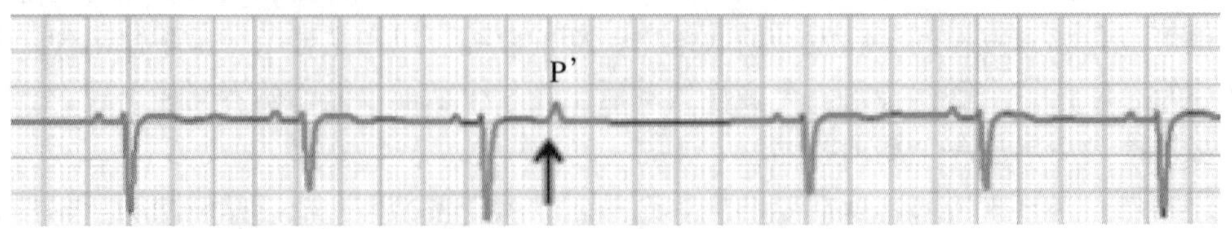

图58-36 房性期前收缩未下传

第三个搏动和第四个搏动之间出现了一个长间歇，在第三个搏动的T波上，可见一个提前出现的P'波，其后无QRS波群

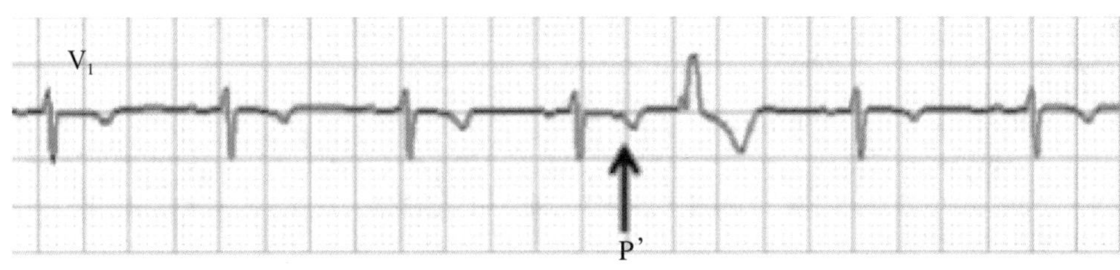

图 58-37　房性期前收缩伴室内差异性传导

提前出现一个 P' 波，落在前一个搏动的 T 波上，其后出现的 QRS 波群增宽变形，代偿间歇不完全

2．交界性期前收缩　房室交界区的异位起搏点提前发生的激动称为交界性期前收缩。交界区的激动既可以下传至心室，还可以逆传回心房，逆传的 P 波除极向量与窦性 P 波方向相反，在心电图Ⅱ导联倒置、avR 导联直立，称为逆行 P 波，可以发生在 QRS 波群之前、之中或之后。逆行 P 波在 QRS 波群之前，P'R 间期小于 0.12 s（图 58-38），逆行 P 波出现在 QRS 波群之后，RP' 间期小于 0.20 s。交界性期前收缩后多为完全性代偿间歇，若逆行 P 波逆传回窦房结，可以为不完全性代偿间歇。

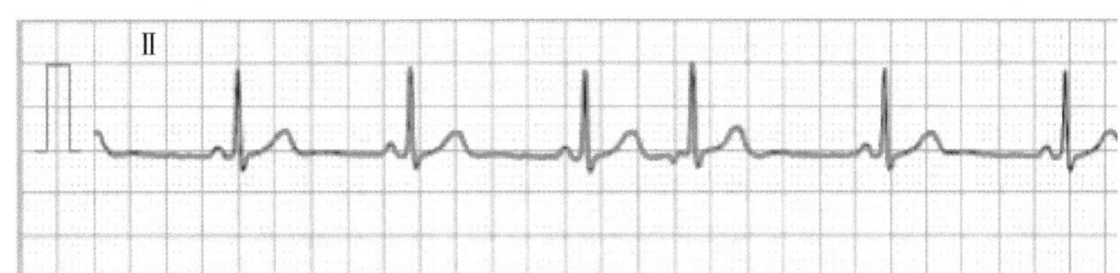

图 58-38　交界性期前收缩

提前出现一个倒置的 P' 波，P'R 间期＜ 0.12 s，其后出现一个窄的 QRS 波群

3．室性期前收缩　心室内异位起搏点提前发放冲动，在心电图上形成宽大畸形的 QRS 波群，称为室性期前收缩。心电图表现为：提前出现宽大畸形的 QRS 波群，时限≥ 0.12 s，T 波往往与 QRS 波群主波方向相反，代偿间歇为完全性（图 58-39）。QRS 波群之前无相关 P 波，若激动逆向传导至心房，可产生逆行 P 波。室性期前收缩可分为单源性、多源性、间位性等。单源性期前收缩在同一导联 QRS 波群形态一致，联律间期一致；多源性期前收缩在同一导联中 QRS 波群出现两种以上形态，联律间期不一致（图 58-40）；间位性室性期前收缩为两个窦性搏动之间发生一次室性期前收缩，其后无代偿间歇。R on T 型室早，室早落在 T 波顶峰前 30 ms 处。

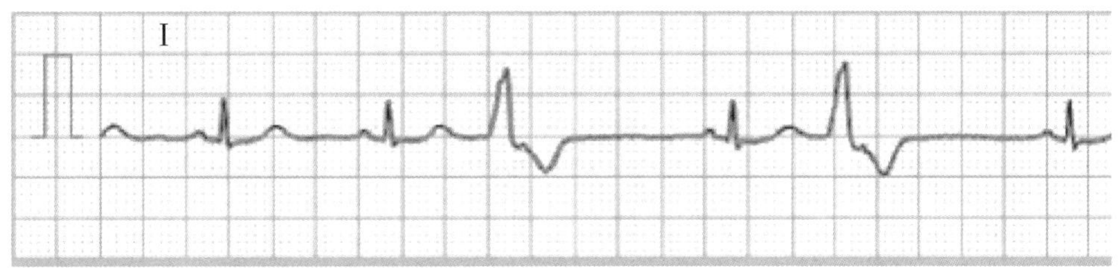

图 58-39　室性期前收缩

提前出现宽大畸形的 QRS 波群，时限≥ 0.12 s，QRS 波群之后可见逆行 P' 波，T 波与 QRS 波群主波方向相反，代偿间歇为完全性

Note

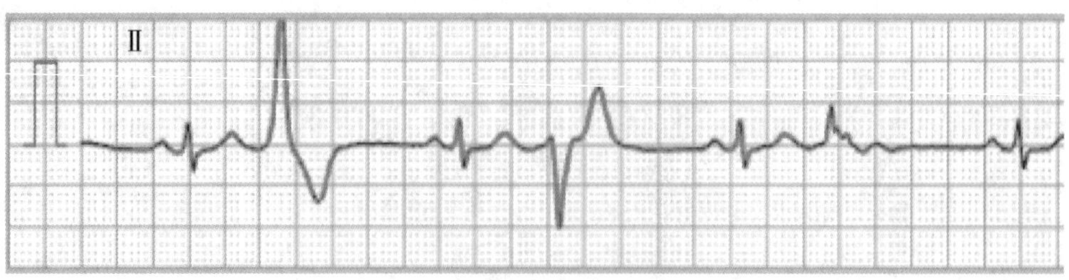

图 58-40 多源性室性期前收缩

每个窦性搏动后均有一个提前出现的宽大畸形的 QRS 波群，T 波与 QRS 方向相反，其前无相关 P 波，每个室性期前收缩的 QRS 波群形态各不相同

微整合

临床应用

期前收缩

期前收缩是临床最常见的心律失常之一，可以发生于 90% 的正常人群，也可以发生在各种心血管疾病和其他疾病人群。患者的症状和早搏的多少与发生部位无明显相关性。有症状的常表现为心悸、漏空感、紧缩感等，这些症状的出现会导致患者的不适、紧张、担心和焦虑。心电图是识别早搏和其种类的主要辅助检查。临床中需结合患者的基础病史、症状和早搏的具体图形以及 24 小时心电图的情况来判定早搏的风险及处理原则。早搏虽然简单，但临床中常因早搏过度治疗。应正确识别高危早搏，以最合理的方式决定是否治疗，消除患者的焦虑，减轻患者的医疗负担。

六、房性心律失常

1．房性心动过速 指心房的异位起搏点持续发放冲动，在心电图上连续出现 3 个或 3 个以上的房性 P’ 波，形态异于窦性 P 波；QRS 波群时限正常（图 58-41）。一般为阵发性发作，心房率过快时可伴有不同程度的传导阻滞，心房率常为 150 ~ 200 次 / 分，呈现 2∶1 房室传导阻滞亦属常见，但心动过速不会终止，P 波之间的等电位线仍存在。常有局灶性和紊乱性房速两种情况。

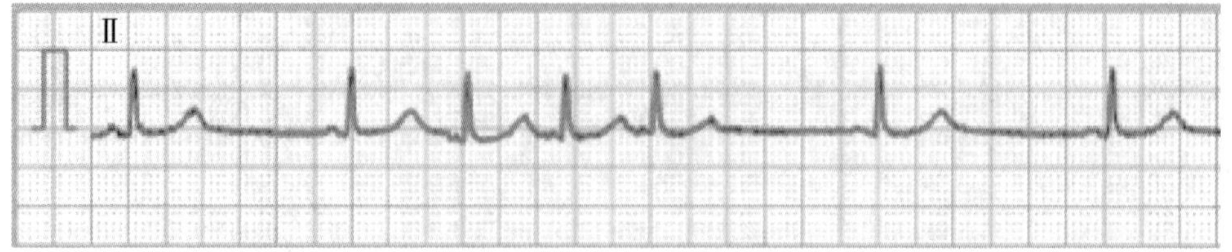

图 58-41 阵发性房性心动过速

连续出现 3 个提前的房性 P’ 波，形态异于窦性 P 波，其后 QRS 波群时限正常

2．心房扑动　主要是由房内大折返环路激动造成心房不间断的搏动。常见于器质性心脏病，其心电图表现为：

（1）正常 P 波消失，代之以形态相同、大小一致、间距相等的扑动波（F 波），形态呈锯齿状，F 波之间无等电位线，在Ⅱ、Ⅲ、avF 导联较明显。

（2）F 波频率多为 250 ～ 350 次 / 分。由于房室结的滤过功能，激动不能全部下传至心室，房室传导可呈固定比例如 2∶1、4∶1 下传，或以不固定的比例下传，使得心室律规则或不规则。

（3）QRS 波群形态正常，出现室内差异性传导或束支阻滞时 QRS 波群可增宽（图 58-42）。

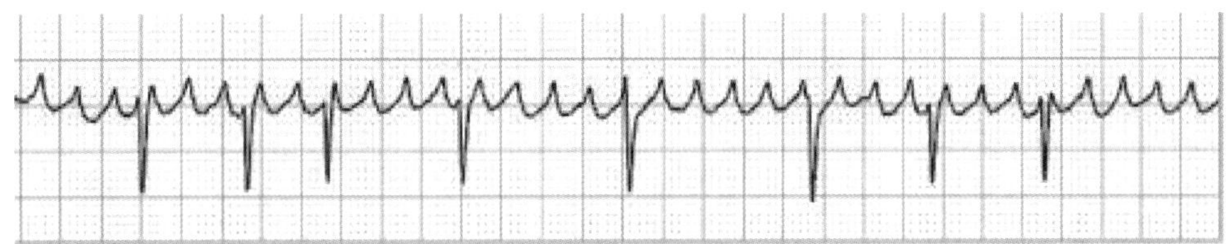

图 58-42　心房扑动

P 波消失，代之以形态相同、大小一致、间距相等的锯齿状扑动波，F 波之间无等电位线，以不固定的比例下传，其后 QRS 波群时限正常

3．心房颤动　简称房颤，是最常见的心律失常之一。其形成机制尚不明确，多数房颤可能是多发性微折返引起的；部分可能为激动经肺静脉折返，形成局灶性心房颤动，此类房颤可经射频消融终止。房颤可发生在器质性心脏病和正常人。主要危害是心衰和血栓栓塞。

心电图特征：

（1）正常 P 波消失，代之以大小不等、形态各异、间隔不等的心房颤动波（f 波），f 波可以为振幅较大的粗颤波，也可为振幅较小的细颤波。

（2）f 波频率多为 350 ～ 600 次 / 分，在 V_1 导联最明显。

（3）心室律绝对不齐。

（4）QRS 波群形态一般正常，出现差异性传导或传导阻滞时可出现宽大畸形的 QRS 波群，RR 间距绝对不齐。通常较长的心动周期的不应期也相对较长，在一个长 RR 间期之后突然出现一个短 RR 间期，后面这次搏动容易落在前一个搏动的不应期而发生差异性传导，心电图上可见 QRS 波群增宽，出现类似右束支阻滞图形（图 58-43）。

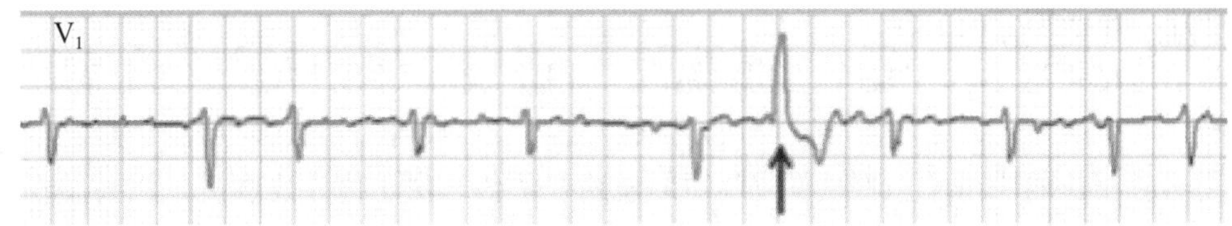

图 58-43　心房颤动伴差异性传导

未见 P 波，代之以大小不等、形态各异的 f 波，心室律绝对不齐，在一个长 RR 间期之后突然出现一个短 RR 间期，箭头所指的波形增宽变形，为差异性传导

Note

（5）当心房颤动时出现RR间期整齐且心室率缓慢的情况，应考虑为心房颤动合并完全性房室传导阻滞，心室激动为交界性逸搏心律或室性逸搏心律，也要考虑恢复成窦律、转变为房扑或房速的可能（图58-44）。

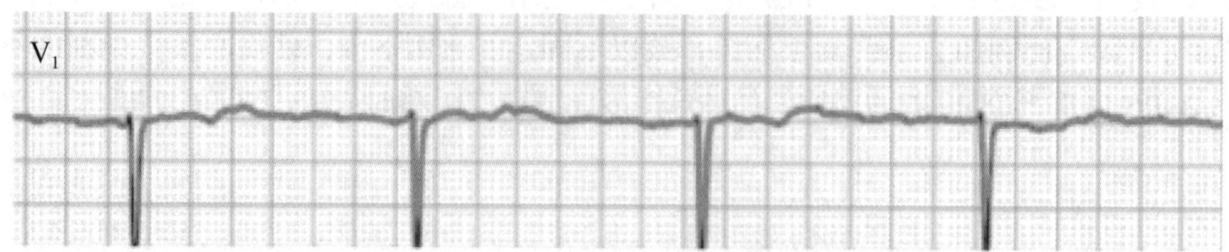

图58-44 心房颤动伴三度房室传导阻滞

未见P波，代之以大小不等、形态各异的f波，心室律整齐，为交界性逸搏心律，所有的心房电活动均不能下传，为完全性房室传导阻滞

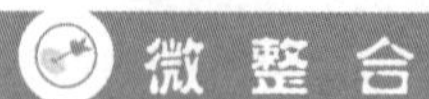

临床应用

房 颤

房颤是最常见心律失常之一，也是我国人群脑卒中的常见原因之一。房颤分为有症状或无症状，超过48小时的心房颤动都有发生左心耳血栓形成的风险，特别是无症状房颤具有很大的潜在栓塞风险。近几年对房颤的识别和认知度逐步提高，这也源于患者对健康关注度的提高。其中，心电图的筛查至关重要，房颤的心电图具有典型特点，容易识别，心电图一旦明确为房颤，应当结合患者的临床情况进行评估，从而加强主动抗凝或决定是否选择射频消融治疗，以转复房颤心律，减少栓塞事件，提高房颤患者的生活质量。

七、交界性心律失常

1．心动过速 一般是由折返机制导致快速的激动传导。

（1）房室折返性心动过速：在房室结之外如果存在连接房室心肌的异常传导通路，两条通路形成一个折返环，激动多通过房室结下传至心室，再通过旁路逆传回心房。包括隐匿性旁路和显性旁路（预激综合征）。

（2）房室结折返性心动过速：在房室结内或周围形成两条传导路径，一条传导速度缓慢，为慢路径，不应期短；另一条传导速度快，为快路径，不应期长。当适时房性早搏发生时，下传受阻于不应期长的快路径，遂经不应期短的慢路径下传，由于传导速度慢，就会循着快路径不应期的恢复返回心房，两条通路可以构成一个闭合环路。

临床上表现为“突发突止”的特点，频率多为150～250次/分，心律绝对规则，QRS波形态一般正常（伴有束支阻滞或室内差异性传导时，可呈宽QRS波心动过速）。通常可由一个房性期前收缩诱发。若能看见逆行P’波，其可在QRS波群之前、之后、之中。由于房室折返性心动过速、房室结折返性心动过速及阵发性房性心动过速在体表心电图上不易分辨P波，故统称为室上性心动过速（图58-45）。

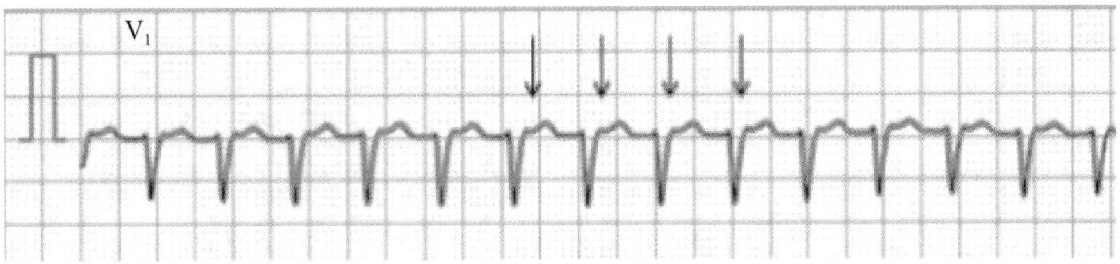

图 58-45　阵发性室上性心动过速
心律绝对规则，频率约 150 次 / 分，每个 QRS 波群末尾可见逆行 P’波

2．逸搏及逸搏心律　当发生窦性停搏或房室传导阻滞时，在心电图上会出现一个长间歇，为了避免心脏出现过长时间的停搏，心脏会启动一种保护机制，即次级起搏点发出一个或连续的冲动，称为逸搏或逸搏心律。若逸搏来自交界区，则称为交界性逸搏，其心电图特点为：长间歇后出现一个正常的 QRS 波群，逆行 P’波可以出现在 QRS 波群之前（P-R 间期＜ 0.12 s）、之中或之后（RP’＜ 0.20 s）。仅发生 1 ～ 2 个激动称为逸搏，连续 3 个及以上激动则称为逸搏心律。交界性逸搏心律频率多在 40 ～ 60 次 / 分。若长间歇后交界区逸搏未出现，则再下一级的起搏点会发放冲动，形成室性逸搏及室性逸搏心律，一般频率为 20 ～ 40 次 / 分。

八、室性心律失常

1．室性心动过速　室性心动过速指起源于希氏束分叉以下、连续 3 次或 3 次以上、频率＞ 100 次 / 分的快速心室搏动。折返机制是大多数室性心动过速的发生机制。心电图特征如图 58-46 所示。

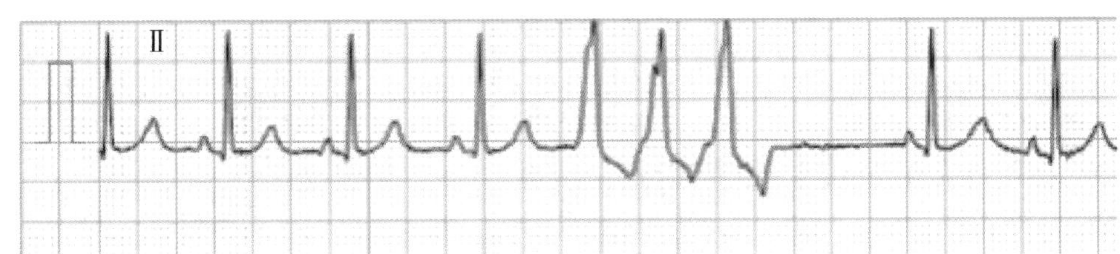

图 58-46　阵发性室性心动过速
连续出现 3 个提前的宽大畸形的 QRS 波群，QRS 时限＞ 0.12 s，T 波与 QRS 波群主波方向相反

（1）连续出现 3 个或 3 个以上宽大畸形的 QRS 波群，QRS 时限＞ 0.12 s，T 波多与 QRS 波群主波方向相反。

（2）频率多为 100 ～ 250 次 / 分，多数为 140 ～ 200 次 / 分。

（3）节律一般整齐，单形性室速 RR 间期互差不超过 0.02 s，多形性室速 RR 间期互差可较大。

（4）可见房室分离，P 波与 QRS 波群之间无固定关系，P 波频率明显慢于 QRS 波群频率，有时可见窦性夺获或室性融合波。

2．尖端扭转型室性心动过速　是室性心动过速中的一种特殊类型，发作时 QRS 波群主波方向围绕基线不断上下翻转，频率多在 200 ～ 250 次 / 分，其发生机制与 QT 间期延长有关，常由室性期前收缩 R on T 现象诱发，一般为阵发性，可反复发作，持续时间较长者可发生阿 - 斯综合征，严重者可演变为心室颤动（图 58-47）。

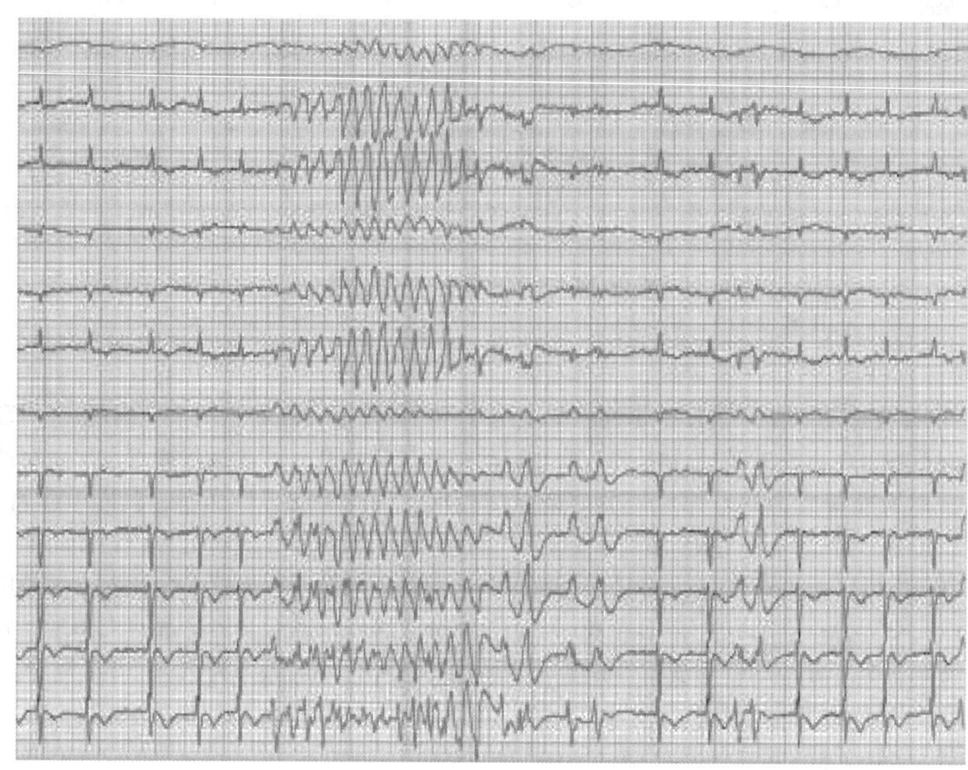

图 58-47 尖端扭转型室性心动过速

3．心室扑动与心室颤动 心室扑动是介于室性心动过速与心室颤动之间的心电图表现，多由心室内大折返引起，心电图上表现为宽大畸形的 QRS 波群与 ST-T 融合，无法分辨，形成形态节律规则的正弦样扑动波，频率为 180 ～ 250 次 / 分。

心室颤动又称室颤，为心脏停搏前的短暂征象，心电图上 QRS-T 波完全消失，出现杂乱无章的心室颤动波，频率在 200 ～ 500 次 / 分（图 58-48）。心室扑动与心室颤动是最严重的心律失常，多为临终前心电图表现。由于心室率极快，心脏无法在舒张期接纳回心血量，也无法泵血，整个循环系统丧失功能，最后导致死亡。

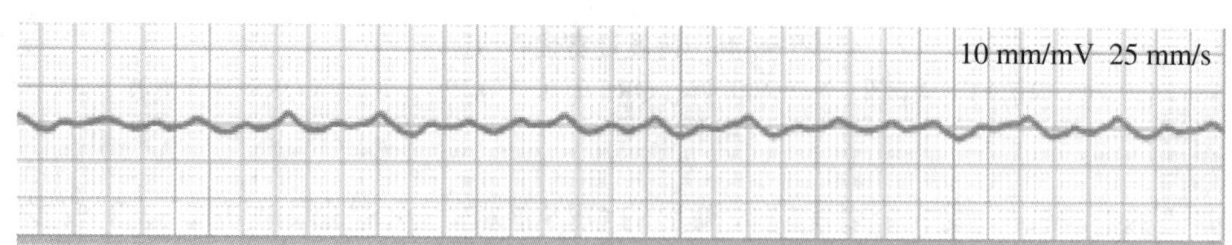

图 58-48 心室颤动

知识拓展

恶性心律失常

恶性心律失常是一类导致血流动力学不稳定，进一步危及生命的心律失常，通常导致心脏骤停、晕厥、猝死。发作具备不确定性，容易造成医患矛盾，故高危病患的病情预估和医患沟通是否到位非常重要。以下是注意要点：

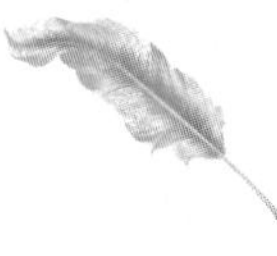

1. 心电图潜在危险指标的识别　异常QRS波，ST段改变、异常T波（高大T波、冠状T波、特宽的双峰T波），Brugada波，Epsilon波，早起复极综合征表现的J波，QT延长或缩短，T波电交替，碎裂QRS波。

2. 识别发作时心电图　R on T型室早、多源室早、室性心动过速、尖端扭转型心动过速、心室扑动、心室颤动、预激合并房颤、三度房室传导阻滞、窦性停搏。

3. 关注心脏猝死的高危因素　是否有家族史，既往有无室性心律失常、心梗、心衰、肥厚性心肌病、遗传性心律失常、房颤、冠心病等。

案例 58-6

患者，男，64岁，突发胸骨下段痛伴紧缩感、大汗淋漓，就诊医院后，心电图提示广泛ST-T轻度下移，查心肌标志物，提示升高，考虑急性心梗，急诊冠脉造影提示三支病变并酌情植入支架。既往有高血压、糖尿病。术后突发意识障碍、抽搐，经抢救好转。

问题：

1. 怎样判断患者ST-T下移改变是具备临床意义的？
2. 患者意识障碍时可能发生了什么样的心电图变化？

九、传导阻滞

当发生病变时，心脏传导系统的每一环节都有可能发生传导阻滞。导致传导阻滞的原因多为阻滞部位的不应期延长，可以是迷走神经张力增高引起，也可由药物引起，还可以是心脏器质性病变造成的。根据阻滞部位不同，分为窦房传导阻滞、房内传导阻滞、房室传导阻滞和室内传导阻滞。

1. 窦房传导阻滞　见窦性心律失常部分。

2. 房内传导阻滞　正常窦房结发出的电活动，一部分经结间束传导至房室结，一部分沿房间束从右房传到左房，当结间束或房间束出现传导障碍时，引起房内传导阻滞。心电图表现为P波时限≥ 0.12 s，出现双峰，峰间距≥ 0.04 s。完全性房内传导阻滞多见于重度高血钾时，心房肌丧失兴奋性，窦房结发出的兴奋只能经结间束直接传导到心室，称为窦室传导，心电图上表现为没有P波的窦性节律。

3. 房室传导阻滞　房室传导阻滞为激动从心房传导到心室的过程中发生不同程度的延缓或中断的现象。由于激动从心房传导到心室的过程体现在心电图上为PR间期，房室传导阻滞时主要为P波与QRS波群之间的关系异常，如PR间期延长或P波后不出现QRS波群。根据阻滞的严重程度，可将房室传导阻滞分为一度、二度和三度。其中二度又可再分为二度Ⅰ型和二度Ⅱ型。

（1）一度房室传导阻滞：心电图表现为成人PR间期> 0.20 s，老年人> 0.22 s。同一位患者心率相当的前后两次心电图比较，出现PR间期延长超过0.04 s也视为发生了一度房室传导阻滞（图58-49）。PR间期受心率及年龄影响，诊断时也可查阅该心率范围的PR间期表。

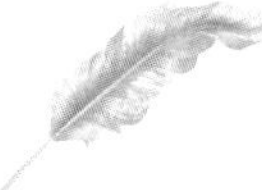

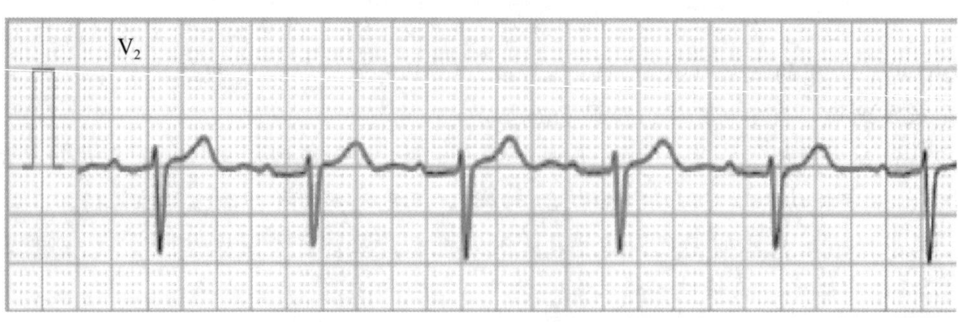

图 58-49 一度房室传导阻滞

可见规律出现的 P-QRS-T 波群，PR 间期 240 ms

（2）二度房室传导阻滞：①二度Ⅰ型房室传导阻滞：又称文氏型或莫氏Ⅰ型，阻滞多发生于房室结内，发生机制以相对不应期延长为主。心电图上可见 PR 间期逐渐延长，RR 间期逐渐缩短，直至一个 P 波后无 QRS 波群出现，随后又出现正常的 PR 间期逐渐延长，如此周而复始，也称为文氏现象。房室间传导比例可以是 3∶2、4∶3 或 5∶4，可以固定比例或不定比例下传。②二度Ⅱ型房室传导阻滞：又称为莫氏Ⅱ型，阻滞部位多在房室结以下，发生机制为有效不应期延长，相对不应期显著缩短。心电图表现为：PR 间期正常或延长但固定不变，间断出现 P 波后脱落 QRS 波群（图 58-50）。因阻滞程度不同，可表现为不同的房室传导比例，可为 4∶3、3∶2、2∶1、3∶1 等，当连续 2 个或 2 个以上 P 波不能下传，称为高度房室传导阻滞。

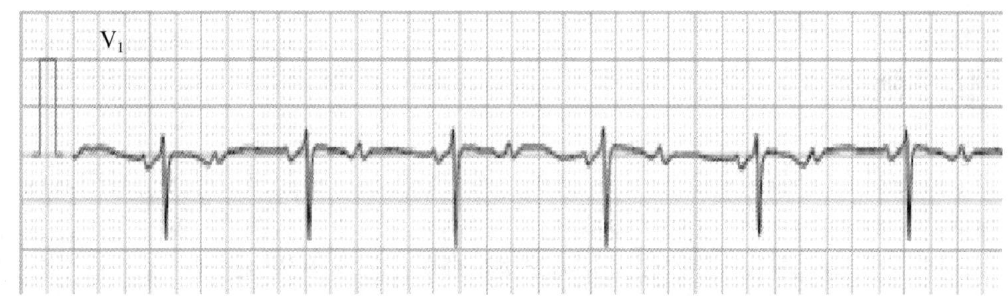

图 58-50 二度（2∶1）房室传导阻滞

P 波频率约 110 次 / 分，QRS 波群频率约 55 次 / 分，每两个 P 波下传一个 QRS 波群，下传的 PR 间期恒定二度房室传导阻滞中 2∶1 阻滞是一种特殊类型，它可能是二度Ⅰ型房室传导阻滞，也可能是二度Ⅱ型房室传导阻滞

（3）三度房室传导阻滞：又称完全性房室传导阻滞，心动周期的有效不应期极度延长、占据全部心动周期，所有心房激动全部被阻断，激动一次都不能下传至心室，心电图上表现为 P 波与 QRS 波群无固定关系，各自维持自身的节律，P 波频率大于 QRS 波群频率，QRS 波群可为交界性逸搏心律（心室率在 40 ～ 60 次 / 分）或室性逸搏心律（心室率在 20 ～ 40 次 / 分）（图 58-51）。

4．室内传导阻滞 希氏束进入心室后分为左束支及右束支，左束支又分为左前分支和左后分支。室上性激动沿希氏束及分支传导至心室的过程中发生的传导阻滞称为室内传导阻滞，主要分为右束支阻滞、左束支阻滞、左前分支阻滞及左后分支阻滞。

（1）右束支阻滞：右束支较为细长，由单侧冠状动脉供血，且不应期较左束支更长，易发生传导阻滞。右束支阻滞时，激动沿左束支先激动左心室，右心室最后除极，因此在心电图上主要表现为终末部延缓，QRS 总时间延长。

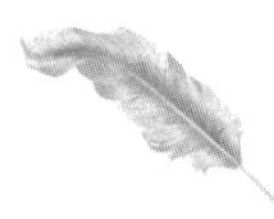

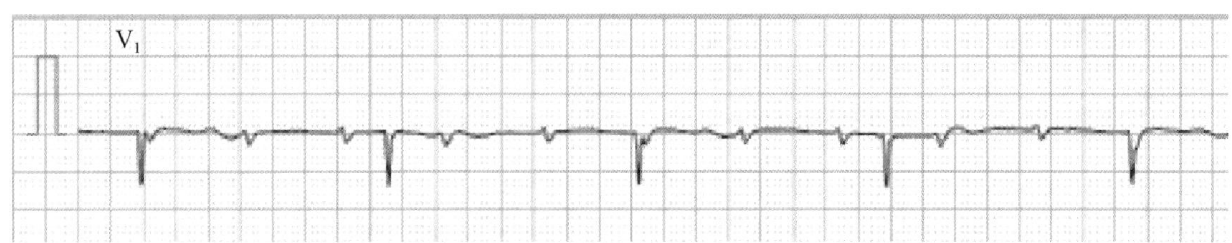

图 58-51　三度房室传导阻滞

P 波与 QRS 波群无固定关系，PP < RR，QRS 为室上性，为交界性逸搏心律

心电图特征：① V_1、V_2 导联 QRS 波群呈 rsR' 或 rSR' 型，又称为 M 型，为右束支阻滞的特征性改变，有时可变为 rR' 型或 R 型。② Ⅰ、V_5、V_6 导联 QRS 波群 S 波增宽伴有切迹，avR 导联 R 波宽钝。③ QRS 波群时限增宽，当 QRS 波群时限≥ 0.12 s 时称为完全性右束支阻滞，当 QRS 波群时限< 0.12 s 时称为不完全性右束支阻滞。④继发性 ST-T 改变：V_1、V_2 导联 ST 段压低、T 波倒置（图 58-52）。

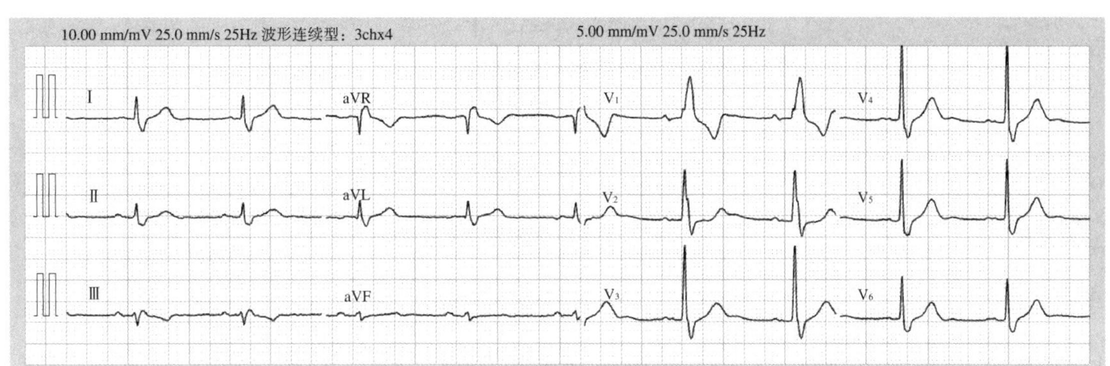

图 58-52　完全性右束支阻滞

（2）左束支阻滞：左束支较为粗短，且由双侧冠状动脉供血，只有病变较广泛时才会出现传导阻滞。左束支阻滞时，激动沿右束支先传到右心室，室间隔的除极向量由自左向右变为自右向左，造成 V_1 导联 r 波减小甚至消失。

心电图特征：① V_5、V_6、Ⅰ、avL 导联 q 波消失，呈 R 型，R 波顶端粗钝、有切迹；② V_1、V_2 导联呈 rS 型或 QS 型；③ QRS 波群时限增宽，当 QRS 波群时限≥ 0.12 s 时称为完全性左束支阻滞，当 QRS 波群时限< 0.12 s 时称为不完全性左束支阻滞；④ V_5、V_6 导联 R 峰时间≥ 0.06s；⑤继发性 ST-T 改变：ST-T 多与 QRS 波群主波方向相反（图 58-53）。

（3）左前分支阻滞：左前分支细长，分布于左心室的前壁及侧壁，由单侧冠状动脉供血。当左前分支阻滞时，其产生的综合向量投影在Ⅰ、avL 导联正极一侧，产生较高的 R 波，投影在Ⅱ、Ⅲ、avF 导联的负极一侧，产生较深的 S 波。

心电图特征：① Ⅱ、Ⅲ、avF 导联呈 rS 型，$S_{Ⅲ} > S_{Ⅱ}$；Ⅰ、avL 呈 qR 型，$R_{avL} > R_{Ⅰ}$。② QRS 电轴左偏：在 −45° ～ −90° 有较肯定的诊断价值。③ QRS 波群时限轻度延长，但不超过 0.12 s（图 58-54）。

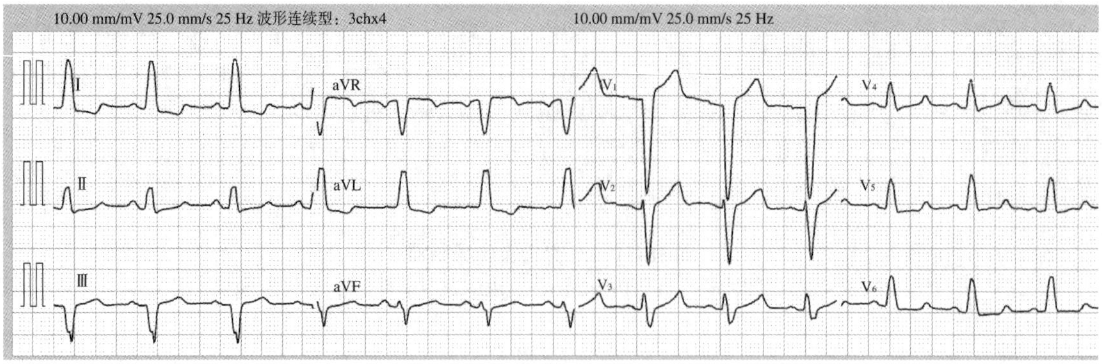

图 58-53　完全性左束支阻滞

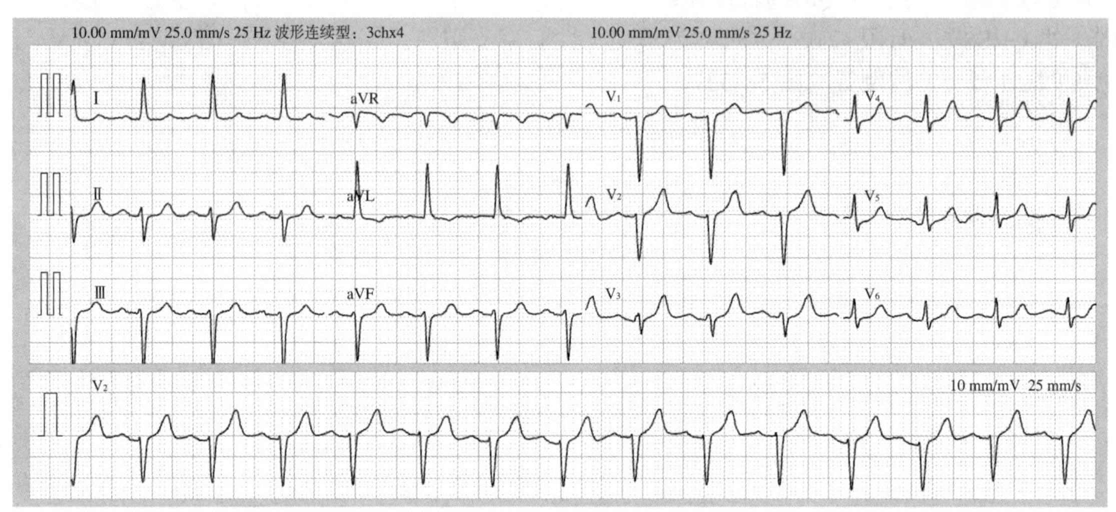

图 58-54　左前分支阻滞

Ⅱ、Ⅲ、avF 导联呈 rS 型，$S_{Ⅲ} > S_{Ⅱ}$；Ⅰ、avL 呈 qR 型，$R_{avL} > R_{Ⅰ}$，QRS 电轴 –46°

（4）左后分支阻滞：左后分支粗而短，接受左、右冠状动脉双重供血。左后分支阻滞与左前分支阻滞形成的向量正好相反，在Ⅱ、Ⅲ、avF 导联产生较高的 R 波，在Ⅰ、avL 导联形成较深的 S 波。

心电图特征：①Ⅱ、Ⅲ、avF 导联呈 qR 型，$R_{Ⅲ} > R_{Ⅱ}$；Ⅰ、avL 呈 rS 型。② QRS 电轴右偏：在 +90° ~ +180°，当电轴≥ +120° 时有较肯定的诊断价值。③ QRS 波群时限轻度延长，但不超过 0.12 s。单纯左后分支阻滞临床上十分少见，心电图在诊断左后分支阻滞时，应首先排除垂位心、右室肥大、心肌梗死、肺心病等引起电轴右偏的病变，结合临床慎重诊断。

十、典型预激综合征

典型预激综合征又称为 W-P-W 综合征，指一束连接在心房与心室间的传导纤维（称为 Kent 束）。由于其传导较快，经此传导的电活动比经房室结下传的激动先到达心室，引起该部分心肌预先除极，在 QRS 起始部形成预激波，也称 delta 波，故 PR 间期缩短，QRS 除极提前开始但结束时间正常，故 QRS 波群时限增宽（图 58-55）。

心电图特征：

（1）PR 间期< 0.12 s。

（2）QRS 波群起始部增宽，形成 delta 波。

（3）QRS 波群时限> 0.12 s。

（4）PJ 间期一般正常。

（5）可出现继发性 ST-T 改变。

（6）部分患者可发作室上性心动过速。

根据 delta 波在各导联的形态，可以对旁路进行简单定位。最常用的方法是根据 V_1 导联 delta 波极性来判断，V_1 导联 delta 波正向且以 R 波为主，大多为左侧旁路（A 型）（图 58-56），V_1 导联 delta 波为负向或 QRS 波群主波方向为负向波，则多为右侧旁路（B 型）（图 58-57）。

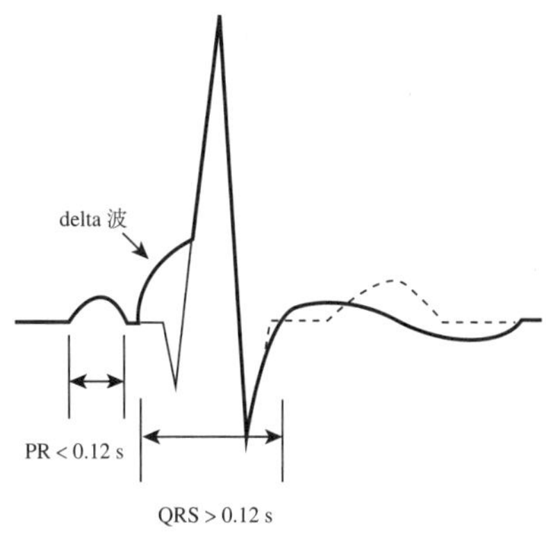

图 58-55　预激综合征

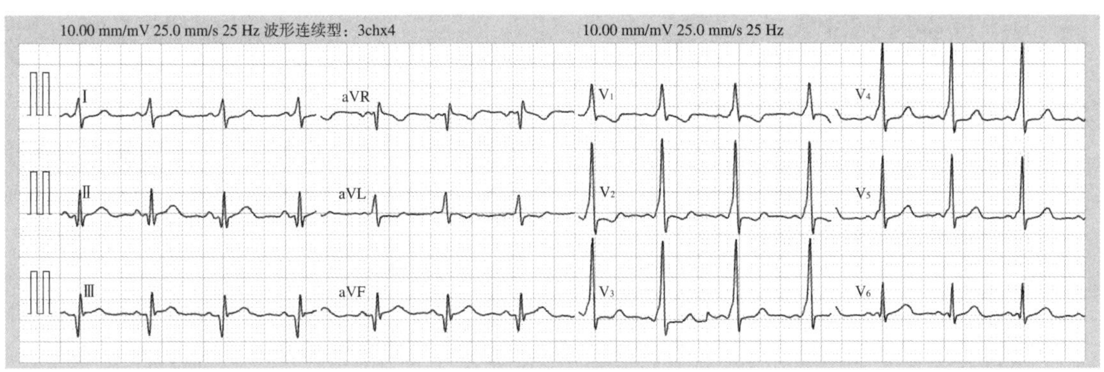

图 58-56　A 型预激综合征

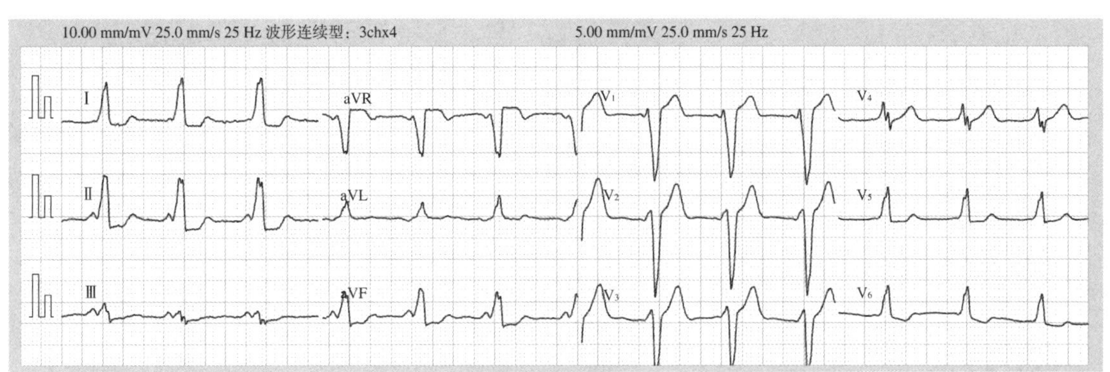

图 58-57　B 型预激综合征

第六节　电解质紊乱和药物影响

一、电解质对心电图的影响

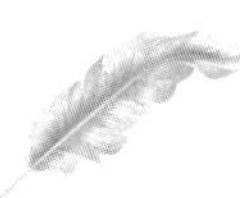

电解质在维持心肌细胞的电活动中有着十分重要的作用，电解质紊乱时心电图也会发生异

常变化，其中血钾浓度的改变对心肌细胞影响最为明显。钾离子主要存在于细胞内，血清钾浓度反映的是细胞外的钾浓度，正常值为 3.5 ～ 5.5 mmol/L。

1．高钾血症 当血钾升高超过 5.5 mmol/L 时，称为高钾血症。此时心肌细胞复极过程受到影响，动作电位时程缩短，心电图上表现为 T 波高耸、QT 间期缩短。当血钾浓度超过 6.5 mmol/L 时，心肌除极速度减慢，QRS 波群增宽，PR 间期延长，由于 QRS 波群显著增宽，QT 间期也相应延长。随着血钾浓度继续升高，超过 7.0 mmol/L 时，QRS 波群继续增宽，PR 间期及 QT 间期进一步延长，心房肌开始受到抑制，P 波振幅降低，时间延长。当血钾超过 8.5 mmol/L 时，心房肌被完全抑制，P 波消失，窦房结发出的冲动只能沿结间束传导到心室，形成窦室传导。若血钾浓度持续升高至 10 mmol/L，QRS 波群越来越宽大，甚至与 T 波融合形成正弦波图形，最后可发生室颤或停搏。

心电图表现：

（1）T 波高尖，双支对称且基底部狭窄，也称为帐篷样 T 波，胸导联最为明显。

（2）QRS 波群中 R 波降低，S 波变深，时限增宽。

（3）P 波减小甚至消失。

（4）ST 段下降。

（5）血钾显著升高时可出现窦室传导。

2．低钾血症 当血钾浓度低于 3.5 mmol/L 时，为低钾血症，此时由于细胞外钾离子浓度降低，影响心肌的复极过程，使得动作电位时程延长，反映在心电图上为 T 波低平、U 波增高及 QT 间期延长（图 58-58）。

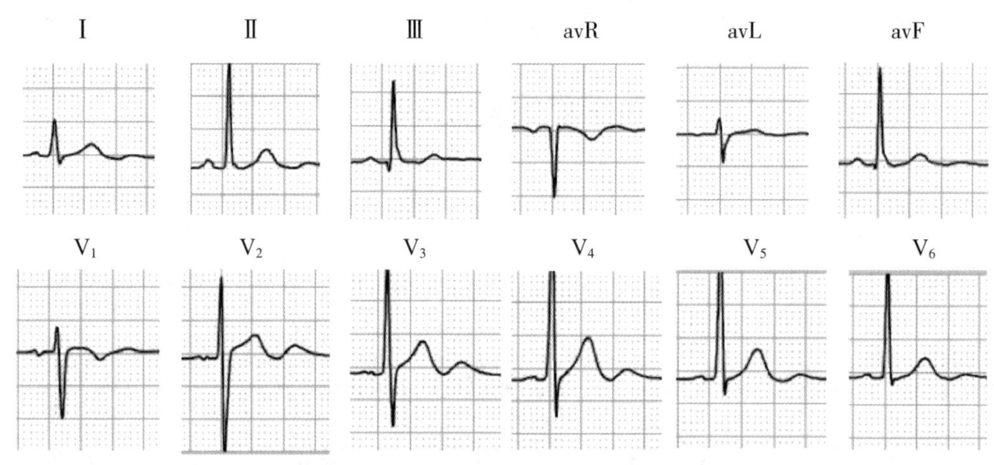

图 58-58 低钾血症

心电图表现：

（1）U 波增高，有时 U 波与 T 波等高，呈驼峰状。

（2）T 波低平或倒置。

（3）ST 段压低。

（4）QT 间期明显延长。

（5）可出现室性期前收缩、房性心动过速、尖端扭转型室性心动过速等各种心律失常。

3．高钙血症 当血清钙浓度超过 3 mmol/L 时，称为高钙血症。

心电图表现：ST 段缩短或消失，QT 间期缩短，可出现各类心律失常如期前收缩、心动过速、窦房传导阻滞、房室传导阻滞等。

4．低钙血症 血清钙浓度低于 1.75 mmol/L 时为低钙血症。

心电图表现：ST 段水平延长、QT 间期延长。

二、药物对心电图的影响

心血管药物可影响心肌的除极与复极，从而影响心电图的变化，最常见的为洋地黄、奎尼丁等药物。

1. 洋地黄类药物 临床上常用的地高辛、去乙酰毛花苷（西地兰）等，可以影响心肌细胞的自律性及除极、复极等过程，在治疗剂量时，心电图可出现 ST 段下斜型下移，T 波低平、双向或倒置，下斜型下移的 ST 段与 T 波融合成一个类似鱼钩状的改变，称为“ST-T 鱼钩状改变”，QT 间期缩短。这些表现仅提示洋地黄效应，并不能证明洋地黄中毒。

洋地黄中毒时可出现各种类型的心律失常，以室性期前收缩最为常见。尤其是室性期前收缩二联律，可作为洋地黄中毒的证据，严重者还可出现室性心动过速、心室颤动等严重的心律失常。洋地黄类药物可以抑制房室传导和窦房结的兴奋，因此心电图上还可出现 PR 间期延长、房室传导阻滞、窦房传导阻滞或窦性停搏、交界性逸搏及交界性逸搏心律等心电图表现。交界性心动过速伴房室脱节、房性心动过速伴不同比例的房室传导阻滞也是常见的洋地黄中毒表现。所以洋地黄中毒引起的心电图改变不具有特异性，需要结合临床综合分析诊断。

2. 奎尼丁 奎尼丁为 $\mathrm{I_A}$ 类抗心律失常药物，通过降低异位起搏点的自律性，减慢心房、心室激动的传导速度，延长不应期等作用来治疗心律失常。奎尼丁治疗剂量时可引起的心电图改变有：QT 间期延长，T 波低平或倒置，ST 段下移及延长，U 波增高，P 波增宽或有切迹。奎尼丁中毒时的心电图改变有：QT 间期延长，QRS 波群时限延长，出现各种类型的心律失常，如传导阻滞或扭转型室速甚至室颤。

第七节 心电图的临床应用和分析方法

一、心电图的临床应用

心电图在临床中应用广泛，是一种快速、简便的检查方法，在各种临床检查中有着不可替代的作用。心电图的波形有心房除极波和心室除极波，在心房肥大时心房除极波 P 波会出现相应的变化，而心室肥厚时，心室除极波也会有不同的表现。因此，心电图可以对心房肥大及心室肥厚等疾病提供临床线索，引导临床进一步检查。

在冠心病患者，心肌缺血、心肌损伤、心肌坏死几个阶段有着不同的心电图表现，尤其在心肌梗死的不同时期也会有相应的表现，不同的梗死部位也可以体现在不同的导联上，对梗死部位进行初步定位，还能提示阻塞的血管，指导治疗，且心电图检查十分快捷简便，能极大地缩短诊断时间，所以心电图在心肌梗死的诊断上有着极其重要的作用。

在心律失常诊断中，心电图是反映心肌细胞电活动的检查，在诊断心律失常方面没有其他任何检查可以替代心电图的作用，它是判断心律失常最重要的检查手段。

当细胞内外离子浓度发生改变时，或使用了可以改变心肌电生理特性的药物时，心肌细胞的除极、复极等电活动也会发生异常，并在心电图上出现相应改变。心电图在临床上可以协助判断电解质紊乱和某些药物的使用后表现。

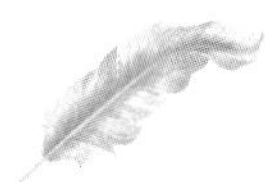

Note

二、心电图的分析方法

分析心电图需要对心电图知识有基本了解，然后与临床资料融会贯通，才能完成心电图的诊断。诊断之前首先要保证这份心电图描记正确，无伪差和干扰，且心电图机的各项参数正常。采集心电图时可根据需要增加记录时间或导联，如在心律失常时可延长记录时间，便于更精确的分析；在怀疑右室梗死或后壁梗死时，可加做十八导联心电图，以免漏诊。

诊断心电图时需要准备好分规、直尺等工具，首先找到P波，判断心律、心率，依次测量P波时限及高度，PR间期是否在正常范围、是否恒定，观察QRS波群形态是否正常，有无病理性Q波，QRS电轴是否偏移，QRS波群时限及各导联电压是否正常，QT间期是否延长，ST段有无压低和抬高，T波是直立还是倒置，T波形态及振幅是否正常。分析时将每个波段依次排查，按顺序将异常表现写出来。

找不到P波时，需要判断基础心律是房性、交界性还是室性，是快速性心律失常还是缓慢性心律失常。若能找到P波但PR间期不恒定，需要判断P波与QRS波群之间有无相关性。出现长的PP间期或RR间期，需要判断是什么原因引起的，如房早未下传、窦性停搏、房室传导阻滞等。QRS波群宽大时需要鉴别是室内传导阻滞、起源于室性的波形、心室预激、心室起搏还是其他情况引起的QRS波群形态改变。ST段抬高需要注意ST段抬高的形态、是否有动态变化，需要与心肌梗死、心包炎、早期复极等现象鉴别。

心电图诊断不是孤立的检查，结合患者的临床信息也是十分重要的，临床资料不仅能够提供可参考的病史，也能为一些心电图表现找到依据。一些非特异性的心电图改变也需要临床资料来帮助鉴别，如病理性Q波可见于心肌梗死、预激综合征、心肌病、心肌炎等疾病。

思考题

1. 简述心电图各波形组成。
2. 左房肥厚心电图特点及机制是什么？
3. 左室肥厚为什么出现继发性ST-T改变？
4. ST段压低的形态学分类是什么？
5. 心肌梗死超急性期、急性期、亚急性期和陈旧期心电图特点是什么？
6. 常见哪些情况会引起ST段抬高？
7. 尖端扭转型室速心电图表现有何特点、常在什么情况发生？

（刁晓艳）

第五十九章

其他常见心电学检查

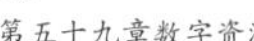
第五十九章数字资源

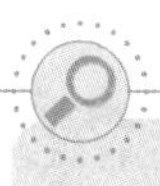
学习目标

1. **知识**：总结心电图运动负荷试验适应证和禁忌证。
2. **能力**：列出动态心电图的导联选择。
3. **素养**：了解起搏心电图的组成及信息内容。

第一节　动态心电图

动态心电图（ambulatory electrocardiography，AECG）是指可以在自然活动状态下连续24小时或更长时间描记的心电图。因为是美国学者Holter于1961年首先将其应用于临床，故又称为Holter检测系统。动态心电图可以提供受检者的动态心电活动信息，借助计算机进行分析处理，发现普通心电图难以发现的心律失常事件以及ST段的异常改变，故已成为临床上广泛使用的无创性心血管疾病诊断手段之一。

案例 59-1

患者，男，40岁，既往体健，主因间断心悸7天入院。7天前情绪激动后出现心悸，自觉心脏停搏感，无胸痛、胸闷，无多食、易怒及体重减轻，无咳嗽、咳痰。患者近期生活及工作压力大，睡眠差，饮食差。入院查血常规提示WBC 6.3×10^9/L，RBC 4.64×10^{12}/L，HGB 130 g/L，PLT 423×10^9/L。甲状腺功能：正常。cTnI：阴性。心电图：窦性心律，频发室性期前收缩。

思考：

该患者下一步需完善何种检查？

一、系统构成

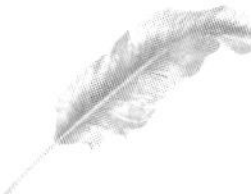

动态心电图主要由记录系统和回放分析系统组成。记录系统包括导联线和记录器，受检者

身上固定的电极通过导联线与记录器连接，记录器有磁带式和数字固态式等类型（图 59-1）。记录器佩戴在受检者身上，可以连续记录和储存 24 小时或更长时间的两通道或三通道心电信号。回放由计算机系统和心电分析软件组成，能自动对记录器记录到的心电信号进行分析。分析人员通过人机对话对计算机分析的心电图资料进行检查、判定、修改和编辑，打印出有关的数据和图表以及异常心电图图例，作出诊断报告（图 59-2）。

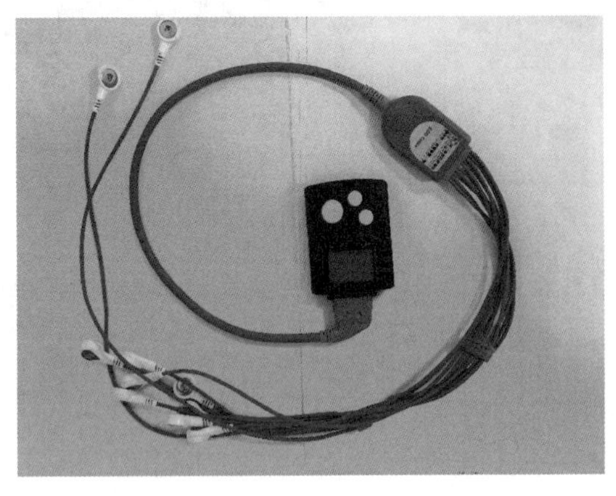

图 59-1 动态心电图记录系统

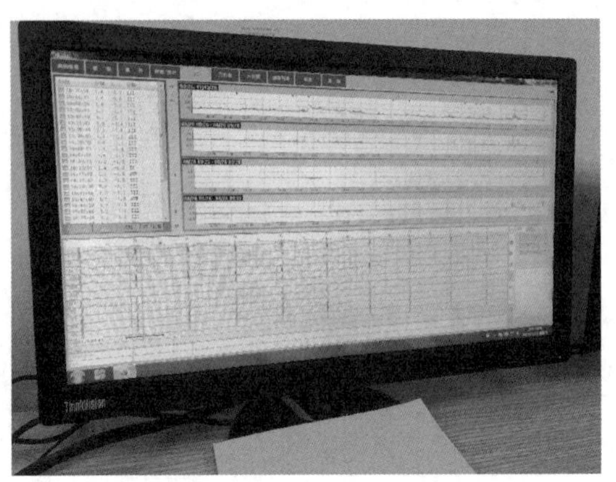

图 59-2 动态心电图回放系统

二、导联选择

目前多采用双极导联，电极一般固定在躯体胸部。导联的选择应根据不同的检测目的而定，常用导联及电极放置部位如下。

1．CM5 导联 正极置于左腋前线平第 5 肋间处（即 V_5 位置），负极置于右锁骨下窝中 1/3 处。该导联对检出缺血性 ST 段下移最为敏感，且记录到的 QRS 波振幅最高，是常规使用的导联。

2．CM1 导联 正极置于胸骨右缘第 4 肋间（即 V_1 位置）或胸骨上，负极置于左锁骨下窝中 1/3 处。该导联可清楚地显示 P 波，分析心律失常时常用此导联。

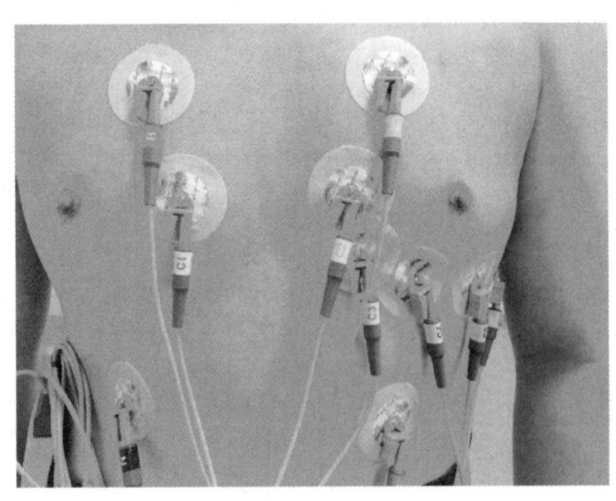

图 59-3 十二导联动态心电图电极位置

3．MavF 导联 正极置于左腋前线肋缘，负极置于左锁骨下窝内 1/3 处。该导联主要用于检测左室下壁的心肌缺血改变。

4．CM2 或 CM3 导联 正极置于 V_2 或 V_3 的位置，负极置于右锁骨下窝中 1/3 处。怀疑患者有变异性心绞痛（冠状动脉痉挛）时，宜联合选用 CM3 和 MaVF 导联。

无关电极可放置在胸部的任何部位，一般置于右胸第 5 肋间腋前线或胸骨下段中部。

十二导联动态心电图系统电极放置部位与运动负荷试验的电极放置部位相同（图 59-3）。

三、临床应用范围

由于动态心电图可以获得受检者连续24小时甚至更长时间的心电图资料，因此常可检测到常规心电图检查不易发现的一过性异常心电图改变。还能够结合分析受检者的生活日志，了解患者的症状、活动状态及服用药物等与心电图变化之间的关系。常用于以下情况：

1. 初步判断某些症状如心悸、气促、头晕、黑矇、晕厥、胸痛等症状的发生是否与心律失常有关。

2. 心律失常的定性和定量诊断。

3. 通过ST段的异常改变进行心肌缺血的诊断和评价，尤其适合不适宜做运动试验者、在休息或情绪激动时有心脏症状者以及怀疑有心绞痛者。

4. 对器质性心脏病患者进行动态心电图检查，可对病情和预后做出有价值的评价。

5. 心肌缺血及心律失常药物疗效的评价。

6. 评估心脏病患者日常生活能力，对患者的日常活动、运动方式及运动量和情绪活动等诱发的心肌缺血和（或）心律失常进行检测和评价，并给出适当的预防性治疗方案。

7. 选择安装起搏器的适应证及起搏器的功能评定。

8. 科学研究和流行病学调查。

第二节　心电图运动负荷试验

心电图运动负荷试验（ECG exercise test）是一种心功能试验，心电变化，对已知或怀疑患有心血管疾病尤其是冠状动脉结果对比有一定比例的假阳性与假阴性，但由于其方法简便实用、无创伤、安全，一直被公认为是一项重要的临床心血管疾病检查手段，是发现早期冠心病的一种主要检测方法。

一、运动负荷试验的生理和病理基础

在临床上，一般以心率或心率与收缩压的乘积来反映心肌耗氧量情况。心肌耗氧量与心率快慢、心室大小、室壁张力、室内压力增加速度及心室射血时有关。生理情况下，运动时随着肌肉组织需氧量的增加，心率相应加快，心排出量增加，必然伴随心肌耗氧量增加，冠状动脉血流量相应增加。当冠状动脉发生病变而狭窄到一定程度时，患者在静息状态下可以不发生心肌缺血，但当运动负荷增加伴随心肌耗氧量增加时，冠状动脉血流量不能相应增加，超过病变冠状动脉供血贮备能力时心肌出现缺血，心电图即可出现缺血性ST段改变。

极量是指心率90%心率的负荷量。最大心率粗略计算法为：220－年龄数。目前在临床上大多采用亚极量负荷试验，例如，50岁的受检者最大心率为：220－50＝170次/分，亚极量负荷试验的心率应为：170×85%＝145次/分。

二、适应证与禁忌证

（一）适应证

1. 对不典型胸痛或可疑冠心病患者进行鉴别诊断。

2．已知或可疑冠心病患者的病变严重程度、危险性。

3．急性心肌梗死出院前预后评估、制定运动处方。

4．评价冠心病的药物或介入手术治疗效果。

5．进行冠心病易患人群流行病学调查筛选试验。

（二）禁忌证

1．绝对禁忌证 ①急性肺血栓症；②急性非心脏性功能失调影响运动试验或被运动试验加剧；③急性心肌炎或心包炎；④躯体障碍影响安全性或运动量。

2．相对禁忌证 ①冠状动脉左主干狭窄；②中度狭窄的心脏瓣膜病；③血清电解质紊乱；④严重高血压［收缩压＞ 200 mmHg 和（或）舒张压＞ 110 mmHg］；⑤快速性心律失常或缓慢性心律失常；⑥肥厚型心肌病或其他流出道梗阻性心脏病；⑦高度房室传导阻滞；⑧精神或体力障碍而不能进行运动试验。

三、运动方法

试验前应禁食或禁吸烟 3 小时，同时 12 小时内须避免剧烈体力运动。尽可能在试验前停用可能影响试验结果的药物，但应注意 β 受体阻滞剂骤停后的反跳现象。目前采用平板运动试验和踏车运动试验两种方法。

1．平板运动试验（treadmill test） 这是目前应用最广泛的运动负荷试验方法。让受检者在活动的平板上走动，根据所选择的运动方案，仪器自动分级依次递增平板速度及坡度以调节负荷量，直到心率达到受检者的预期心率，分析运动前、中、后的心电图变化以判断结果。近年的研究表明，无论何种运动方案，达到最大耗氧值的最佳运动时间为 8 ～ 12 分钟，延长运动时间并不能增加诊断准确性，强调运动方案的选择应根据受检者不同的具体情况而定（图 59-4）。

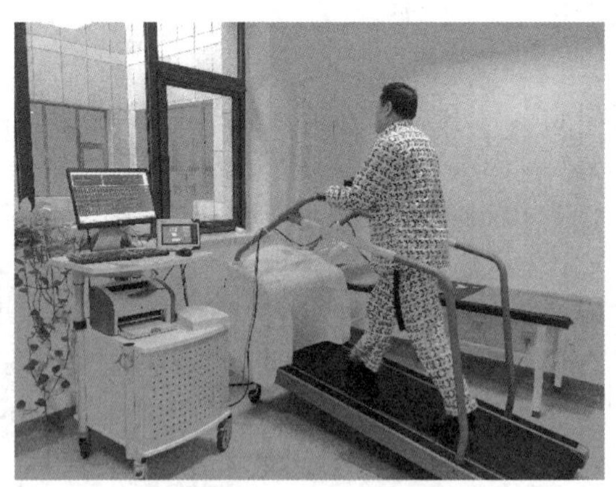

图 59-4 平板运动试验

2．踏车运动试验（bicycle exercise test） 让患者在装有功率计的踏车上作踏车运动，以速度和阻力调节负荷大小，负荷量分级依次递增。负荷量以 kg · m/min 计算，每级运动十二分钟。男性由 300 kg · m/min 开始，每级递增 300 kg · m/min，女性由 200 kg · m/min 开始，每级递增 200 kg · m/min，直至心率达到受检者的预期心率。运动前、运动中及运动后多次进行心电图记录，逐次分析作出判断。

运动负荷试验除常规 12 导联心电图外，还发展了 CM5 双极导联，以增强检测的敏感性及稳定性。试验前应描记受检者卧位和立位导联心电图并测量血压作为对照。运动中通过监视器对心率、心律及 ST-T 改变进行监测，并按预定的方案每 3 分钟记录心电图和测量血压一次。在达到预期亚极量负荷后，使预期最大心率保持 1 ～ 2 分钟再终止运动。运动终止后，每 2 分钟记录 1 次心电图，一般至少观察 6 分钟。如果 6 分钟后 ST 段缺血性改变仍未恢复到运动前图形，应继续观察至恢复。

四、运动终止标准

运动负荷试验常常在患者达到最大预测心率时终止。此外，在运动过程中有可能发生心绞痛等不良反应，应考虑及时终止试验。

五、阳性标准与临床意义

试验结果的分析内容包括运动能力、临床症状、血流动力学和心电图改变的分析。阳性标准：①运动中出现典型心绞痛或血压下降；②运动中或运动后心电图出现 J 点后 60 ～ 80 ms 的 ST 段缺血型压低或抬高≥ 0.1 mV，持续 1 分钟以上；如运动前原有 ST 段下降者，运动后应在原有基础上再压低 0.1 mV 且持续 1 分钟以上。

运动试验的敏感性是指冠状动脉缺血性心脏病患者经运动试验发现异常的百分比，特异性是指无冠状动脉缺血性心脏病患者运动试验正常的百分比。运动试验中 ST 段水平型或下斜型压低 1 mm 的敏感性和特异性分别是 50% 和 90%，运动试验的结果对冠心病患者的心绞痛、心肌梗死或心脏死亡的发生率和 5 年生存率还有良好的判断价值。因此，运动试验可用于冠心病患者的预后判断，并可用于指导治疗方案的选择。

第三节　食管心电图和起搏心电图

一、食管心电图

食管心电图是利用食管与心脏解剖位置贴近的特点，将食管电极从口腔或鼻送入食管，到达心脏水平时所记录到的心电图。相当于在心房和心室表面记录，一般与体表心电图同步记录分析，对区别房性与室性心动过速极为室性波的显示尤为清楚。当电极在相当于心房上部水平时（探查电极距门齿 25 ～ 30 cm 处），P 波振幅大而倒置；在相当于心房水平中部时（距门齿 30 ～ 35 cm 处）P 波振幅大而呈双相；在相当于左心室水平时（距门齿 35 ～ 50 cm 处）P 波变小（图 59-5）。

除了描记食管心电图之外，食管电极也用来进行心脏电生理检查，又称为经食管电生理检查或食管调搏，方法是将食管电极的体外端与电生理检查仪相连，通过发出或调整程序刺激来描记心电活动，根据多种参数来诊断或治疗某些心律失常。其设备要求简单，操作方便，安全可靠，测得的各项心电参数与心内电生理检查所得的参数相关性良好，适合于普及应用，是心脏电生理检查的安全非创伤性检查技术。食管心电图可检测和评价某些心律失常，如病态窦房

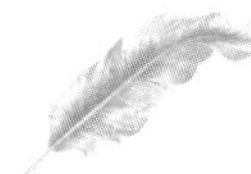

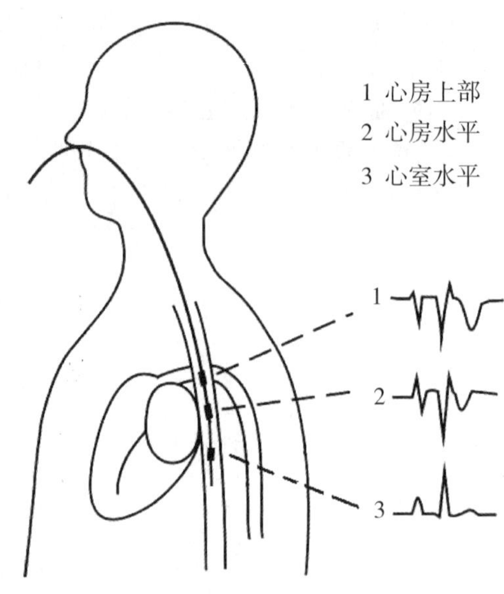

图 59-5 食管心电图

结综合征、心房颤动、预激综合征、房室结双径路以及由此引起的阵发性室上性心动过速等，超速抑制亦可作为非药源性治疗阵发性室上性心动过速的有效手段，食管电极还可作为临时起搏器，用于三度房室传导阻滞和心搏骤停患者的抢救，也可用作心脏电复律术和外科危重患者手术时的保护措施。

二、起搏心电图

心脏起搏器是搏种植入于体内的电子治疗仪器，通过脉冲发生器发放由电池提供能量的电脉冲，经过导线电极的传导，刺激电极所接触的心肌，使心脏激动和收缩，从而达到治疗由于某些心律失常所致的心脏功能障碍的目的。人工心脏起搏系统主要包括两部分：脉冲发生器和电极导线。常将脉冲发生器单独称为起搏器。起搏器主要由电源（亦即电池，现在主要使用锂 - 碘电池）和电子线路组成，能产生和输出电脉冲。电极导线是外有绝缘层包裹的导电金属线，其功能是将起搏器的电脉冲传递到心脏，并将心脏的腔内心电图传输到起搏器的感知线路。

起搏心电图是起搏器工作在心电图上的反映，由自主节律与起搏节律共同组成。通过起搏心电图可以了解以下信息：起搏模式、起搏频率、特殊起搏功能、起搏器功能故障。起搏心电图包括两部分：起搏脉冲（起搏信号）和起搏波群。起搏脉冲（起搏信号）是由脉冲发生器发出的铁钉样刺激信号，常用 S 表示，表现为一个占时极短、振幅差异较大的电位偏转波，通常在Ⅱ导联最为清楚。其振幅高低取决于起搏电极的类型、电极间距、起搏输出能量和记录的导联，单极起搏因输出能量较高使脉冲信号高大，而双极起搏输出能量较低，可使脉冲信号低小。起搏波群是在起搏信号后紧跟的心脏搏动波，在心房起搏信号后紧跟 P 波，在心室起搏信号后紧跟 QRS-T 波，起搏波群的形态取决于心房或心室起搏电极的位置（图 59-6）。

近年来起搏器制造技术和工艺快速发展，功能日趋完善，无导线起搏器已经应用于临床。在应用起搏器成功地治疗缓慢性心律失常、挽救了成千上万患者生命的同时，起搏器也开始应用到快速性心律失常及非心电性疾病，如预防阵发性房性快速心律失常、颈动脉窦晕厥、双室

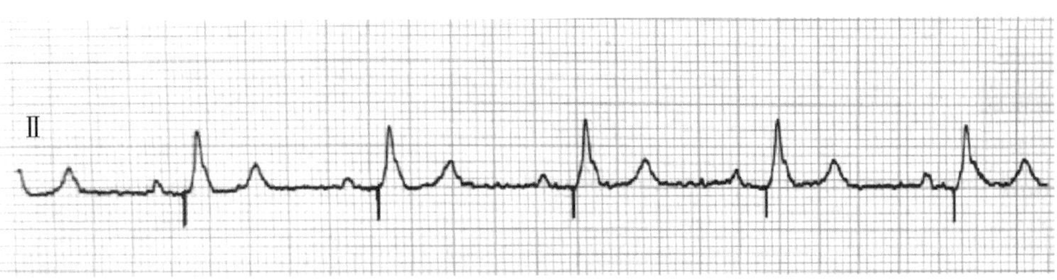

图 59-6 起搏心电图

同步治疗药物难治性充血性心力衰竭等。分析起搏心电图必须首先确定患者自身的主导节律、存在的心律失常，还应了解起搏器类型、功能、参数等，在分析自身心律的基础上，通过分析起搏心电图并结合其他检查来判断起搏器功能是否正常。

（张志华）

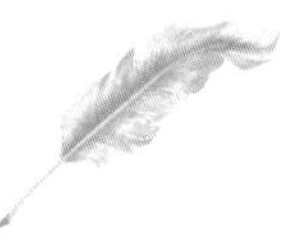

第六十章

呼吸功能检查与呼吸睡眠监测

第六十章数字资源

肺是人体最重要的器官之一，主要功能是通过吸入氧气、排出二氧化碳完成气体交换，在维持机体氧供、正常物质能量代谢过程中发挥重要作用。呼吸功能检查是对受试者呼吸功能进行的定性和定量评估。呼吸功能检查的主要内容包括肺的通气和换气功能测定，也称肺功能检查。肺功能检查对明确患者肺功能障碍的程度和类型、预测肺功能损害是否可逆、明确诊断、判断预后具有重要意义。呼吸功能检查中，除了肺功能检查外，动脉血气分析也可反映肺的通气和换气功能，对低氧血症的严重程度和病因学判断、酸碱失衡的类型及病因学推断具有重要意义。此外，人体呼出的气体携带有重要的病理生理信息，呼出气体检测技术无创、操作便利，是医疗检测领域的研究热点。睡眠呼吸疾病是一组睡眠中呼吸异常的疾病，随着经济发展和生活水平的提高，睡眠呼吸疾病越来越得到关注，多导睡眠图是确诊睡眠呼吸疾病的检查手段。

本章将围绕上述检查技术进行讲解，学习过程中需要结合呼吸系统的病理生理基础知识理解呼吸监测技术的原理，与症状、体征与辅助检查结合建立诊断和鉴别诊断思路。

第一节　肺功能检查

案例 60-1

患者，男，72 岁，10 余年前受凉后出现咳嗽、咳痰，抗感染后症状改善，此后每年冬季均有类似发作，近 1 年来出现活动后气促，休息后可缓解。既往吸烟史 50 余年，每天 1 ~ 2 包；过敏性鼻炎病史 30 余年，未规律治疗。查体：桶状胸，双肺呼吸音低，未闻及干湿啰音，心律齐，双下肢无水肿。

问题：

1. 该患者可能的诊断是什么？
2. 为明确诊断需要做什么检查？

肺功能检查（pulmonary function test，PFT）是对受试者呼吸功能进行定性和定量评估的一种检查方法，主要内容包括肺的通气和换气功能测定。肺功能检查多用于呼吸系统相关疾病的辅助诊断和疾病严重程度的评估，对明确患者呼吸功能障碍的程度和类型，预测肺功能损害的可逆性，明确诊断、判断预后，评估胸、肺术后并发症及对手术的耐受程度，评估劳动强度及耐受力等，都具有重要意义（表 60-1）。

影响肺功能预测值的变量包括年龄、身高、性别、种族和血红蛋白浓度。肺功能指标解读需要结合患者的症状、体征、基础疾病、职业特点以及其他辅助检查结果，包括自然病程动态变化和对治疗的反应做出综合判断。

表 60-1　肺功能检查的指征

症状和体征的评估	其他检查结果异常的后续检查
喘憋	胸部 X 线片
劳力性呼吸困难	心电图
慢性咳嗽	动脉血气分析
高危人群的筛查	血红蛋白
监测药物性肺损伤	围术期评估
特殊环境暴露人群呼吸功能筛查	评估对麻醉及手术的耐受
劳动能力鉴定	监测对治疗的反应

一、肺通气功能测定

肺通气功能是衡量空气进入肺泡及废气从肺泡排出过程的动态指标，含有时间概念。肺通气功能受气道阻力和肺顺应性两方面因素影响，当气道阻力增加时发生阻塞性通气功能障碍；当肺顺应性下降时发生限制性通气功能障碍。具体测量方法如下。

（一）肺容量测定

肺容量是指肺内气体的含量，即呼吸道与肺泡的总容量，反映了外呼吸的空间。呼吸过程中，随着呼吸肌肉运动、胸廓扩张和回缩，肺容量随之发生变化。肺容量受胸廓扩张力和肺弹性回缩力影响，是肺通气和换气功能的基础，具有重要的临床意义。

1．相关概念

（1）基础肺容量指标（图 60-1）

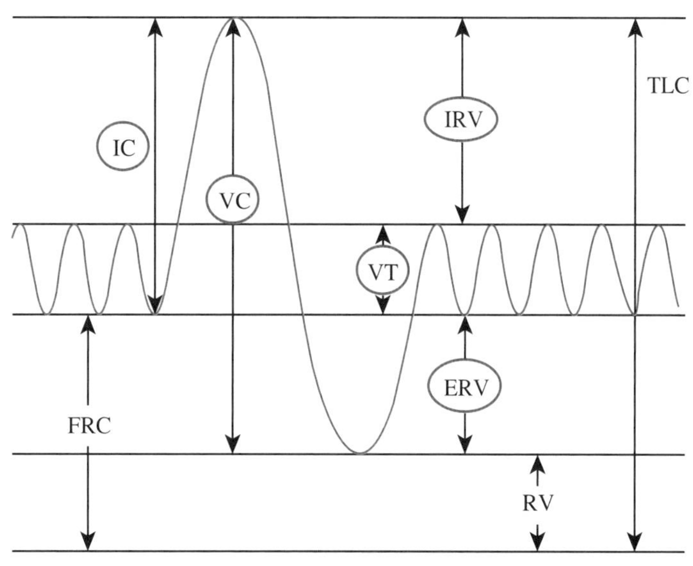

图 60-1　肺容量指标

① 潮气量（tidal volume，VT）：平静呼吸时每次吸入或呼出的气量。

② 补吸气量（inspiratory reserve volume，IRV）：平静吸气末，用力吸气时所能继续吸入的最大气量。

③ 补呼气量（expiratory reserve volume，ERV）：平静呼气末，用力呼气时所能继续呼出的最大气量。

④ 残气量（residual volume，RV）：用力呼气后残留在肺内的气体量。

（2）基础肺容量的组合则构成4种常用的肺容量指标：

① 深吸气量（inspiratory capacity，IC）：VT+IRV。

② 肺活量（vital capacity，VC）：IRV+VT+ERV。

③ 功能残气量（functional residual capacity，FRC）：ERV+RV。

④ 肺总量（total lung capacity，TLC）：VC+RV。

2．肺容量的测定原理与方法 肺容量指标可分为直接测定和间接测定两大类。前者可通过肺量计（spirometry）直接测定，包括VT、VC、IRV、ERV和IC；后者含有肺量计无法直接测定的残气量部分，需通过标示气体分析或体积描记法等方法间接推导出来，包括RV、FRC和TLC。

（1）肺量计检查直接测定的肺容量。受试者在平静状态下，不需快速用力，只需尽最大努力吸气和完全呼气。有3种检查方法。

①呼气肺活量（expiratory vital capacity，EVC）：受试者在放松的状态下从TLC位开始，呼气至RV位所能呼出的气量。

②吸气肺活量（inspiratory vital capacity，IVC）：测量方法与EVC相似，受试者在放松的状态下从RV位开始，深吸气至TLC位所能吸入的气量。

③分次肺活量：将分别测定的IC和ERV相加为分次肺活量。

正常人的吸气肺活量和呼气肺活量基本相同，但小气道阻塞患者的吸气肺活量大于呼气肺活量，且吸气肺活量检测对于这类患者来说，更容易配合和测定。

（2）肺量计检查不能直接检测的肺容量。如前所述，FRC、RV和TLC不能用肺量计直接测定，需用其他方法间接测定。方法分为气体稀释法和体积描记法（简称体描法）两大类。气体稀释法的原理为某一已知容量的标示气体被未知容量的待测气体所稀释，测定已稀释气体中标示气体的浓度，即可通过计算得出待测气体的容量。为了准确测定残气量，所选择的标示气体必须是机体不能产生或代谢且不能和肺进行气体交换。目前常采用的气体为氦（He）或氮（N_2）。气体稀释法按测试系统的不同，分为密闭式和开放式；按呼吸方法的不同，又分为重复呼吸法和单次呼吸法。密闭式的方法需储气箱或储气袋，只需测定混合气体的浓度，对气体分析仪的响应速度要求不高。开放式的方法采用快速气体分析仪，可实时测定气体浓度的变化。

1）气体稀释法：包括密闭式氦稀释法和氮冲洗法。

①密闭式氦稀释法

a．重复呼吸法：将肺量计筒中灌入定量的氦（10%）空气混合气，并给予适量纯氧自动补偿气体交换中消耗的氧以维持气体总量的恒定。受试者持续进行平静呼吸7～10分钟，当气体充分平衡至氦浓度保持不变达1分钟时，于平静呼气末终止测量。根据初始和平衡后的氦浓度、已知肺量计容积计算出受试者的FRC，减去补呼气量即为残气量。计算公式为：

$$FRC = \frac{(He_{初始}浓度 - He_{终末}浓度) \times 肺量计容积}{He_{终末}}$$

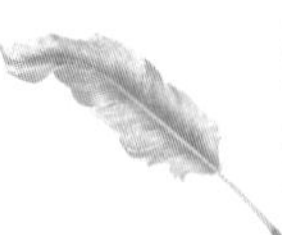

b．单次呼吸法：以氦（10%）、CO（0.3%）与空气混合气为标示气体，受试者由残气量位进行快速吸气至肺总量位，屏气10秒，然后按照上述公式计算出FRC。由于气体平衡时间

短，对于有严重阻塞性气道疾病的患者，因为肺内气体分布严重不均及气体滞留等因素的影响，该法所测定的残气量值可明显低于真正的数值。但是因为操作过程简单，对于无严重气道阻塞者仍常采用。

②氮冲洗法：分为密闭式重复呼吸法和开放式重复呼吸法。现多采用密闭式重复呼吸法，原理与氦稀释法相似，只是开始测量时在肺量计筒中充满纯氧，重复呼吸 7 分钟，使肺量计和肺内的氮和氧达到平衡，通过测定肺量计中的氮浓度即可计算出 FRC。

2）体积描记法：主要原理为波义耳定律，即气体的温度和质量恒定时，其容积和压力呈反比，也就是如果气体的压力和容积发生变化，则变化前的压力（P_1）和容积（V_1）的乘积等于变化后的压力（P_2）和容积（V_2）的乘积。以公式表示为：$P_1V_1 = P_2V_2$。

体描仪有 3 种基本类型：①压力型体积描记仪，工作时压力变化而容积保持恒定；②容积型体描仪，工作时容积变化而压力保持恒定；③压力校正流量型（流量型）体积描记仪，此类体积描记仪将压力型体描仪对高速气流的精确反应和容积型体积描记仪对气体容积变化的良好感知能力相结合。3 种体积描记仪的工作原理基本相同。以压力型体积描记仪为例，测试时，受试者坐在体积为 500 ～ 600 L 的体积描记箱内，箱内设有呼吸流量描记仪用以测定呼吸流量，并且在呼吸通路上安置阀门用于阻断气流。同时在呼吸通路上连接压力传感器，用来测定口腔内压。在平静呼吸末（功能残气位）关闭阀门从而阻断气流，并嘱受试者继续吸气动作，这时在吸气相胸腔内容积（V）增加，而肺泡内压（P_A）减少。同时由于会厌开放，口腔内压和肺泡内压相等。根据波义耳定律：

$$P_A \cdot V = (P_A - \Delta P_A) \cdot (V + \Delta V)$$

$$V = (P_A - \Delta P_A) \cdot \frac{\Delta V}{\Delta P_A}$$

由于气道阻断后呼吸幅度小，与 P_A 相比，ΔP_A 可以忽略不计，因此：

$$V = P_A \cdot \frac{\Delta V}{\Delta P_A}$$

可计算出功能残气量，并进一步计算出残气量。

3．肺容量改变的临床意义 临床上判断肺容量最常用的指标包括肺总量（TLC）、残气量（RV）、功能残气量（FRC）。肺容量受肺弹性回缩力和胸廓扩张力相互作用的影响，弹性回缩力增加的疾病（如肺纤维化）表现为肺容量减小，而弹性回缩力减小的疾病（如肺气肿）则表现为肺容量增加。TLC 是吸气到最大胸腔内气体的量，它取决于呼吸肌的牵拉力和呼吸系统本身的弹性回缩力之间的平衡，限制性肺疾病的定义是 TLC 小于预计值的 80%，而 TLC 大于预计值的 120% 则是过度充气，TLC 占预计值百分比越低，限制性功能障碍越严重。

限制性通气功能障碍可能由肺、胸廓、呼吸肌、胸膜腔病变引起。由于肺间质纤维化可导致肺弹性回缩力增加，进而发生限制性通气功能障碍。胸廓疾病如脊柱后凸、肥胖或强直性脊柱炎，也可通过限制胸廓的弹性扩张力而引起限制性通气功能障碍，呼吸肌无力可以通过减少肺充气膨胀而引起限制性通气功能障碍。重症肌无力、肌萎缩性脊髓侧索硬化症、膈肌麻痹和吉兰 - 巴雷综合征可以通过肌无力而引起限制性通气功能障碍。累及胸腔的占位性病变如胸腔积液、气胸、胸膜肿瘤等也可以导致限制性通气功能障碍。有时可能会出现 RV 和 FRC 升高而 TLC 正常的情况，这种改变称为气道陷闭，见于 COPD 或支气管哮喘。

需要注意的是，应结合临床资料对各项肺容量指标进行综合分析，单纯判断某一项指标正常或下降是没有意义的。当出现肺容量检查结果与用力肺活量检查结果不相符，或与临床情况不相符时，首先要排除操作的质量问题，其次需注意不同肺容量检查方法对结果的影响。

（二）流速容量环

呼吸流速可以根据容量 - 时间曲线计算。肺活量（VC）是用力吸气到肺总量（TLC）和用力呼气到残气量（RV）的差值。指导患者从 TLC 用力呼气至 RV 时测定流速，用力呼气时可以计算出第 1 秒用力呼气量（FEV_1）和用力肺活量（FVC）（图 60-2）。正常的 FVC 占预测值的 80% ~ 120%。一般情况下，FEV_1 占 FVC 的 75% ~ 80%，3 s 内可以呼出绝大部分的 FVC。

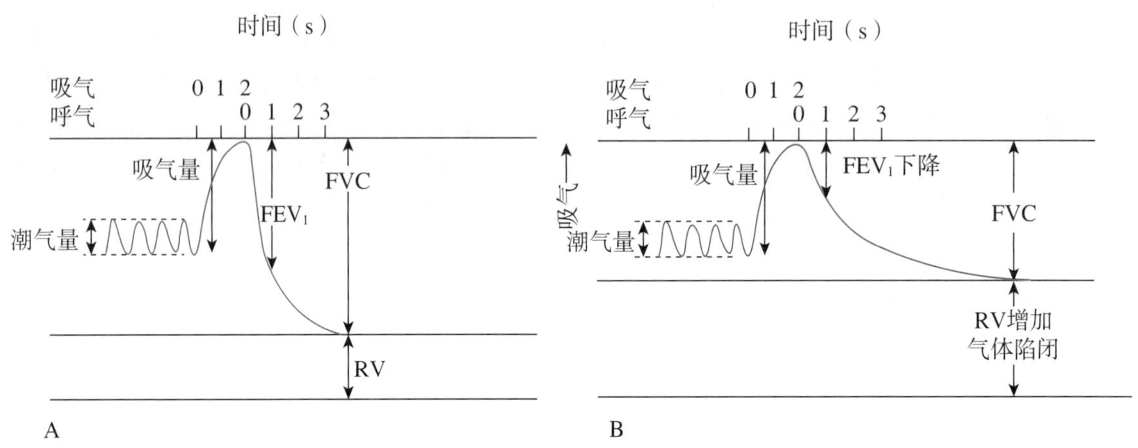

图 60-2 FVC 与 FEV_1 测定
A．正常人；B．阻塞性肺疾病患者

1．呼气流速 - 容量曲线的测定方法及正常图形 呼气流速 - 容量曲线是指受试者深吸气至 TLC 位后以最大的力量、最快的速度用力呼气，将该过程中呼出的气体容量及相应的呼气流速进行描记，就形成最大呼气流速 - 容量曲线（maximum expiratory flow volume curve，MEFV 或 V-V 曲线）。在呼气结束后立即以最快速度用力吸气直至 TLC 位，即形成流速 - 容量环。V-V 曲线的高肺容量部分（≥ 75% VC）的最大呼气流速取决于受试者呼气时用力的大小，为最大呼气流速的用力依赖部分；低肺容积部分（< 75% VC）的最大呼气流速与受试者呼气用力的大小无关，为最大呼气流速的非用力依赖部分，有人称之为最大呼气流速的限速现象，主要取决于肺的弹性回缩力和外周气道的生理性能。V-V 曲线的起始点容量和流速均为 0，在呼气开始时流速迅速上升到达峰值（峰流速），以后随着更多气体的呼出，其下降支呈直线或微凹弧线，直至用力肺活量。V-V 环的吸气相在开始时流速上升亦较快，但不似呼气相迅速，下降支略缓，整体图形较饱满（图 60-3A）。

2．V-V 曲线相关参数

（1）用力肺活量（forced vital capacity，FVC）：最大吸气后以最快速度、最大力量用力呼气所能呼出的最大气量。

（2）第 1 秒用力呼气量（forced expiratory volume in one second，FEV_1）：简称一秒量，是用力呼气开始第 1 秒所呼出的气量，重复性好。FEV_1 用于支气管舒张试验、激发试验及气道阻塞程度分级。

（3）第 1 秒用力呼气量占用力肺活量的百分比［简称一秒率（FEV_1%），FEV_1/FVC%］为诊断气道阻塞（气流受限）的指标。由于气道阻塞患者的 FVC 可能小于 VC（用力呼气可使气道阻塞严重者呼气末滞留在肺内的气体量增加，因此 FVC 可能小于 VC），为增加敏感性，可以采用 FEV_1/VC_{max} 代替。评价有无气道阻塞的界值为 70%，即 FEV_1/FVC% < 70% 可判定为阻塞性通气功能障碍。但 FEV_1/FVC% 在青年时期最高，以后可随年龄增加逐渐下降，因此利用该标准判断阻塞性通气功能障碍时，在年轻人可能会被低估，而在老年人则可能被高估。

（4）用力呼气峰流速（peak expiratory flow，PEF）：是受试者在最大用力呼气过程中的最高呼气流速，与努力程度密切相关，其与肺量计测定的第 1 秒用力呼气量（FEV_1）具有良好的相关性，能较好地反映气道的通畅性，在严重阻塞性通气功能障碍时常明显下降，也可用于测定大气道功能和了解呼吸肌力量。

（5）最大呼气中期流速（maximum middle expiratory flow，MMEF）：是受试者在用力呼气过程中自呼出 25% ~ 75% FVC 过程中的平均流速。最大呼气中段曲线处于 FVC 非用力依赖部分，流量受小气道直径所影响，是判断小气道功能的指标，流量下降反映小气道的阻塞，其下降常见于小气道狭窄的情况，如阻塞性肺疾病。

3．临床应用

（1）判断通气功能障碍的类型

1）阻塞性通气功能障碍：主要特征为 FEV_1/FVC% 下降，V-V 曲线的特征为峰值降低，下降支明显向内凹陷，而吸气相受影响不大（图 60-3B）；FVC 正常或降低（严重阻塞时）、RV 增加、TLC 正常或增加（图 60-2B，图 60-3B）。常见于慢性阻塞性肺疾病、支气管哮喘等。出现阻塞性通气功能障碍时需要吸入支气管舒张剂后再行检查（即支气管舒张试验），以更准确地判断阻塞的程度和原因。

2）限制性通气功能障碍：限制性通气功能障碍即各种原因所致 TLC 下降。主要特征为 TLC 和 VC 下降（< 80% 预计值）、FEV_1/FVC% 正常或增加，V-V 曲线的特征为下降支陡直，基底部较窄（FVC 下降）。常见于肺纤维化、胸膜肥厚等。

3）混合性通气功能障碍：主要特征为 FEV_1/FVC% 下降，VC 和 TLC 下降。

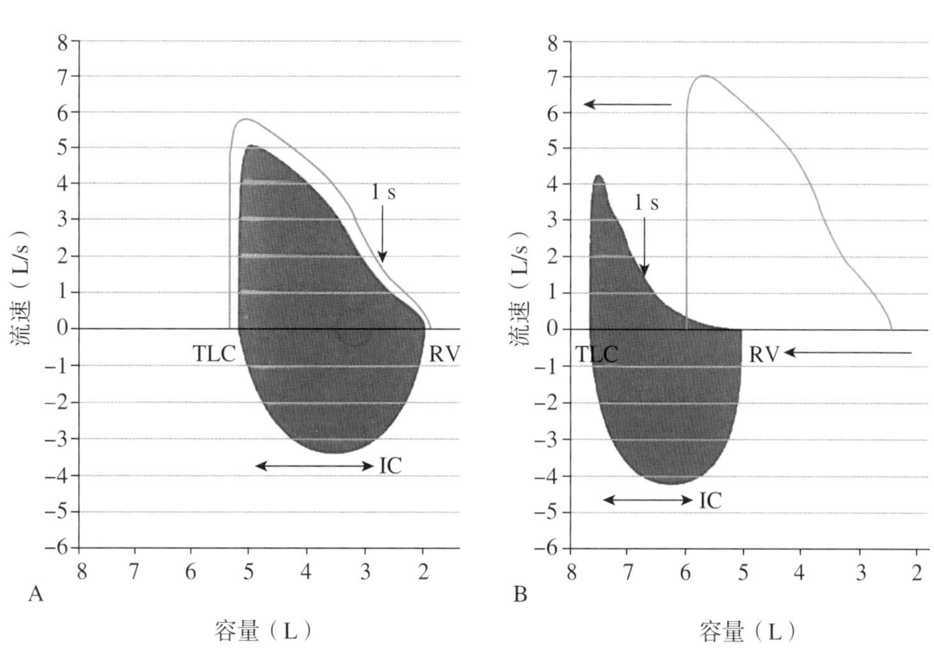

图 60-3　V-V 曲线

A．正常人；B．阻塞性肺疾病患者

（2）上气道狭窄部位和性质的判断：V-V 曲线对于上气道（即隆突以上气道）狭窄部位

和性质的判断具有重要价值。由于狭窄的部位和性质不同，可以表现为不同类型的 V-V 环。

1）上气道固定性狭窄：患者的吸气流速和呼气流速均受限，呼气相和吸气相 V-V 曲线均呈平台样改变（图 60-4A），见于气管内肿物、气管瘢痕性狭窄等。

2）上气道可变性狭窄：因狭窄部位处于胸腔内外的不同而不同，胸腔内上气道可变性狭窄主要影响呼气过程。阻塞部位在胸廓入口以内，吸气时胸腔负压增大，气道扩张，气道阻力下降，吸气相气流受限不甚明显；但呼气时胸腔负压显著下降，气管回缩，气道阻力增加使原阻塞加重，表现为呼气流量明显受限，尤其在用力依赖性的呼气早、中期，PEF、$FEF_{25\%}$、$FEF_{50\%}$ 显著下降，V-V 曲线表现为呼气相特征性的平台样改变，而吸气相 V-V 曲线基本正常（图 60-4B），见于气管软化、肿瘤等；胸腔外可变性大气道狭窄阻塞部位在胸廓入口以外，吸气时气道内压低于大气压，气管壁趋于闭陷，吸气阻力增加致吸气流量受限明显；但呼气时因气道内压高于大气压而使气道趋于扩张，故气流受限可不明显，因此主要特征为呼气相 V-V 曲线基本正常，而吸气相 V-V 曲线呈特征性的平台样改变（图 60-4C），见于声带麻痹、会厌狭窄等。

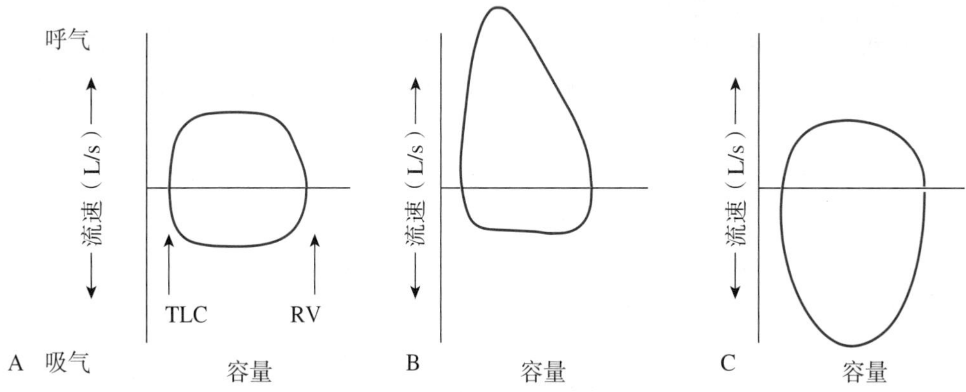

图 60-4　A．上气道固定性狭窄；B. 上气道可变性狭窄（胸腔内）；C. 上气道可变性狭窄（胸腔外）

（3）小气道疾病的鉴别诊断：小气道疾病从病理生理发生机制分为气流受限可逆（如支气管哮喘）和气流受限不可逆（如 COPD），可通过吸入支气管舒张剂进行鉴别诊断；气流受限可逆疾病在病情控制期肺功能可表现为正常，可以通过支气管激发试验做出诊断。

1）支气管舒张试验：通过给予支气管舒张药物，观察阻塞气道舒缓反应的方法，称为支气管舒张试验，亦称支气管扩张试验。当 $FEV_1/FVC\%$ 下降显示有气道阻塞时，为了评价气道阻塞的可逆性，在吸入沙丁胺醇（200 μg）后 15 ~ 20 分钟，重复测定 FEV_1。按下述公式计算通气改善率：

$$通气改善率 = \frac{用药前\ FEV_1 - 用药后\ FEV_1}{用药前\ FEV_1} \times 100\%$$

FEV_1 改善率＞ 12%，同时 FEV_1 改善的绝对值＞ 200 ml 为舒张试验阳性，常用于支气管哮喘的诊断，也是支气管哮喘与 COPD 的鉴别诊断要点。

2）峰流速变异率：可以利用简单的峰流速仪在一日内多次测定 PEF，每次重复测量 3 次，记录最大值，从清晨记录到睡前。计算公式：

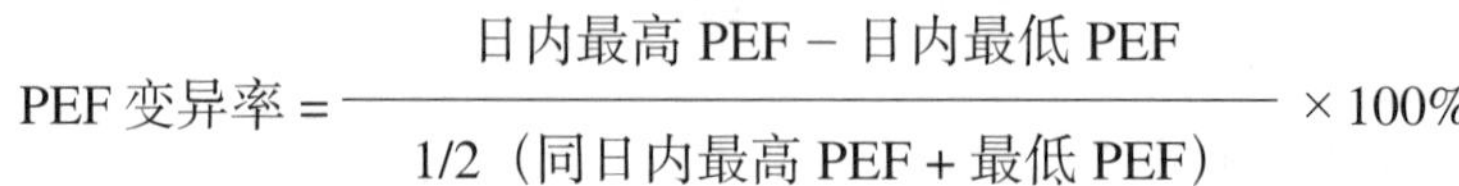

$$PEF\ 变异率 = \frac{日内最高\ PEF - 日内最低\ PEF}{1/2（同日内最高\ PEF + 最低\ PEF）} \times 100\%$$

PEF 变异率 > 20% 对支气管哮喘有诊断意义。观察 PEF 变异率需要每日 2 次或多次测定 PEF 值，并持续一定的时间。最常用的是连续监测 2 周，将每日的 PEF 变异率相加除以监测天数（最少 7 日）以计算 PEF 平均变异率，或以 2 周内 PEF 最高值和最低值计算 PEF 周变异率。

3）支气管激发试验：是通过化学、物理、生物等人工刺激，诱发气道平滑肌收缩，并借助肺功能指标的改变来判断支气管是否缩窄及其程度的方法，是检测气道高反应性最常用、最准确的临床检查。气道高反应性是支气管哮喘的重要特征。当哮喘患者处于缓解期，或为不典型哮喘（如咳嗽变异型哮喘）时，常规肺功能检查常不能显示气道阻塞的存在（FEV_1 > 70% 预计值），需要进行支气管激发试验。

A．支气管激发试验的原理：是用某种刺激使支气管收缩，根据所引起的支气管收缩程度对气道反应性进行判断。根据刺激性质的不同，可分为特异性刺激和非特异性刺激，前者如不同类型的变应原，后者如组胺、醋酰胆碱等药物、运动试验等。由于变应原激发试验危险性较大，临床很少应用，目前最常采用的激发试验为醋酰胆碱和组胺激发试验。

B．支气管激发试验的方法：令受试者从小剂量到大剂量依次雾化吸入醋酰胆碱或组胺，随即测定 FEV_1，直至 FEV_1 较基础值下降 20% 时终止试验，并吸入支气管舒张剂。根据吸入的醋酰胆碱或组胺的浓度或累积的吸入总量，判断有无气道高反应性的存在。激发试验阳性对于支气管哮喘的诊断有重要意义。无论支气管激发试验结果是阴性还是阳性，均应排除药物、季节、气候及昼夜变化、呼吸道感染等影响气道反应性的因素。支气管舒张及激发试验前均需停用支气管舒张剂，如 β 受体激动剂、M 受体阻滞剂、茶碱类药物等，具体停药时间依药物半衰期的不同而不同。激素及抗过敏药则无须停用。

综上所述，通气功能障碍可以分为两类：阻塞性和限制性。阻塞性通气功能障碍的定义为 FEV_1/FVC 值降低。以气道阻塞为特征的疾病包括哮喘、慢性支气管炎、肺气肿、支气管扩张、囊性纤维化和一些主气道病变。FEV_1 的降低（用占 FEV_1 预计值百分比表示）可用来判断气流受限的严重程度。限制性通气功能障碍的特点是肺容量减少，肺量计测量时 FVC 和 FEV_1 均下降，所以 FEV_1/FVC 值可能是正常的。限制性通气功能障碍必须通过测量肺容积观察 TLC 下降来确认。

（三）每分通气量和最大自主通气量

每分通气量（minute ventilation，VE）指每分钟呼出或吸入的气量。VE = 潮气量 × 呼吸频率（$V_T \times f$）。最大自主通气量（maximal voluntary ventilation，MVV）：指在单位时间内以最大的呼吸幅度和最快的呼吸频率呼吸所得的通气量。一般先测定并计算出尽快最深呼吸 12 秒的通气量，再乘以 5 得到最大自主通气量。MVV 常用于术前评价，为非特异性指标，是呼吸系统通气功能的总测试，受呼吸调控、呼吸肌力、胸肺顺应性、气道阻力及受试者配合等多种因素的影响。MVV 减少见于：①肺活动度受限：如肺间质纤维化、大量胸腔积液；②气道阻力增加：如慢性阻塞性肺疾病（COPD）或支气管肿瘤；③呼吸肌无力：如脊髓灰质炎和重症肌无力；④脊柱活动受限：如类风湿性脊柱炎、强直性脊柱炎和脊柱畸形。MVV 是与患者呼吸困难主诉相关性较好的指标。

二、肺弥散功能测定

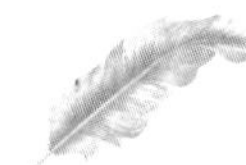

肺弥散功能是指气体分子通过肺泡膜（肺泡 - 毛细血管膜）从肺泡向毛细血管扩散到血液并与红细胞中的血红蛋白（Hb）结合的能力。在肺泡 - 毛细血管膜中进行交换的气体主要是

Note

氧气（O_2）和二氧化碳（CO_2）。弥散功能以弥散量（diffusing capacity，D_L）表示，是指当肺泡膜两侧气体分压差为 1.0 mmHg 时，每分钟所能透过（或转移）的气体量（ml）。影响弥散功能的因素包括肺泡膜两侧气体分子的分压差、气体分子的弥散能力、弥散面积、弥散膜厚度、肺泡毛细血管血流以及气体与血红蛋白结合力等。O_2 与 CO_2 在肺内的弥散过程不同，相同温度下，两种气体弥散的相对速率与该气体分子量的平方根成反比，与气体溶解度成正比，据此计算可得出 CO_2 的弥散速率约为 O_2 的 21 倍，因此 CO_2 在通过肺泡 - 毛细血管膜时几乎不受弥散障碍的影响，而弥散障碍主要影响 O_2。由于直接计算氧气的弥散量需测定肺毛细血管血氧平均分压，方法复杂，而一氧化碳（CO）与血红蛋白的结合力比 O_2 大 210 倍，生理范围内的氧分压不是一个主要干扰因素，除大量吸烟者外，正常人血浆中 CO 含量几乎为零，便于计算检查中 CO 的摄取量，而 CO 在转运过程中极少溶解在血浆中，所以 CO 成为测定肺弥散功能的理想气体。

（一）CO 弥散量的测定和计算方法

利用 CO 进行肺弥散功能检查有许多不同的方法，包括一口气呼吸法、CO 摄取法、恒定状态法、重复呼吸法以及最近发展的操作简单无需屏气的内呼吸法。以一口气呼吸法（D_LCO single-breath method，D_LCO-sb）最为常用。

1．单次呼吸（single breath）法 测定时受试者呼气至残气量位后，吸入含有 0.3% CO、10%He、20% O_2 及 N_2 平衡的混合气体至肺总量位，屏气 10 s 后呼气，在呼气过程中连续测定 CO 及 He 的浓度，计算出 D_LCO-sb。当受试者 FVC $<$ 1.5 L 时，由于不能收集到足够的肺泡气，无法进行 D_LCO 的测定。

2．重复呼吸（re-breathe）法 测定时，受试者呼气至残气量位后，自储存袋内重复呼吸含有 0.3% CO、10% He、20% O_2 及 N_2 平衡的混合气体，呼吸深度与肺活量相当，共 1 min，使储存袋内的气体和肺泡气体充分混合。连续测定储存袋内的 CO 浓度，计算出 D_LCO（RB）。重复呼吸法由于气体混合充分，因此测定结果受通气 - 血流比例失衡的影响小，适用于阻塞性通气功能障碍的患者。由于该方法较复杂，一般不作为常规测定方法。

（二）肺弥散功能检查指标

1．D_LCO 是指一氧化碳在单位时间（1 min）及单位压力差（1 mmHg 或 0.133 kPa）条件下从肺泡转移至肺泡毛细血管内并与血红蛋白结合的量（ml 或 mmol），是反映肺弥散功能的主要指标。

2．肺泡容量（V_A） 是吸入气量中能到达肺泡并进行气体交换的容量，用于估算肺内一氧化碳能够扩散并通过肺泡 - 毛细血管膜的肺容积，其单位是 L，正常受试者 V_A 近似等于 TLC 减去无效腔气量。

3．D_LCO 与肺泡容量比值（D_LCO/V_A） 也称单位肺泡容量的弥散量或比弥散量（specific diffusing capacity，KCO），由于弥散量受肺泡容量影响，肺泡容量减少可导致 D_LCO 减少，因此评价弥散功能时应该考虑受试者的肺泡容量（V_A），以排除肺容积对弥散量的影响，临床上常用 D_LCO/V_A 作校正。D_LCO/VA 更容易区分肺部与肺外的病理生理改变。

4．校正后 D_LCO（D_LCOc） 常用血红蛋白、PaO_2 和碳氧血红蛋白（COHb）进行校正。

（三）肺弥散功能检查结果判断

肺弥散功能检查结果的参考值受多种因素影响，如年龄、身高、体重、性别、种族、体力活动或工种、生存环境、吸烟、血红蛋白、运动及体位等。目前有众多以不同人群为受试对象而建立的参考值预计公式，选取恰当的预计值是准确诊断的前提条件。肺弥散功能检查结果是否正常，需与正常预计值进行比较，正常范围通常以 95% 人群可达到的数值为界，即预计方程的 95% 可信区间，高于这个最低临界值视为正常，此值称为正常值下限（LLN）。理论上 LLN 是判断肺弥散功能结果最可靠的标准，但计算 LLN 较为繁琐，所以为了临床应用的方便，D_LCO、D_LCO/V_A 等指标直接以预计值的 80% 为 LLN，低于该值视为异常。

（四）肺弥散功能检查的临床应用

凡能影响肺泡 - 毛细血管膜面积与厚度、肺泡毛细血管床容积、通气 - 血流比值以及一氧化碳与血红蛋白反应者，均能影响 D_LCO，使测定值降低或增高。

1．D_LCO 增加的病理生理状态或疾病 增加肺毛细血管流量，使正常情况下很少开放的肺毛细血管开放的生理或病理状态，均能使弥散量增加，如居住高原、运动、平卧体位、肥胖、部分左向右分流的先天性心脏病、部分早期的左心衰竭、早期的红细胞增多症及部分弥漫性肺泡出血等均可引起 D_LCO 增加。

2．D_LCO 下降的病理生理状态或疾病 弥散距离增加，如间质性肺疾病、肺水肿；肺泡破坏引起的肺毛细血管床减少导致弥散面积减少，如肺气肿、肺叶切除术后等；肺血管病，如肺动脉高压、肺血管炎、肺栓塞等；贫血等引起血红蛋白水平下降；少数过度肥胖、右心衰竭、红细胞增多症及弥漫性肺泡出血等均可引起 D_LCO 下降。此外，一些肺外疾病，如糖尿病、肾功能不全、甲状腺功能亢进、化疗药物及抗心律失常药物的长期使用也会造成 D_LCO 的降低。

三、术前呼吸功能检查及风险评价

胸部及上腹部手术对肺功能要求较高，尤其是需要进行肺叶切除的患者。肺功能检测是评估患者手术耐受程度、麻醉风险、手术方式选择以及预测是否发生术后并发症的重要方法。美国胸科医师协会推荐：长期吸烟或呼吸困难患者行心脏或上腹部手术，呼吸困难病因不明或慢性肺疾病患者行脑、颈或下腹部手术，以及所有胸部手术者，均应行术前肺功能检测。

（一）术前肺功能测定的目的

1．发现症状不典型的基础肺病，如慢性阻塞性肺疾病等。
2．对手术风险和效益进行评价。
3．协助制订围术期的护理计划。
4．估计术后肺功能。

（二）常用于手术风险评估的肺功能测定项目

1．肺通气功能 因其测定较为简便，是最早应用于手术耐受力评估的指标，也是较好的初筛检查，常用指标包括 FVC、FEV_1、FEV_1/FVC 和最大自主通气量（MVV）。FEV_1 可以反映患者气道阻塞程度，是手术风险评估最常用的指标。通常认为 FVC $>$ 60% 预计值、FEV_1 $>$ 60% 预计值、FEV_1/FVC $>$ 50%、MVV $>$ 50% 预计值是耐受胸部手术的最低标准。MVV 是反映呼吸储备、呼吸肌强度和动力水平的指标，无论患者出现阻塞性还是限制性通气功能障碍，都会导致 MVV 下降，MVV $<$ 40% 预计值预示术后更易发生肺部并发症，如呼吸衰竭、肺部感染等。

2．肺换气功能 肺弥散功能反映患者可利用的肺泡膜面积、厚度及肺毛细血管容积，异常者术后发生呼吸衰竭的危险性增加。有研究指出，所有肺切除手术都要进行 D_LCO 检测。

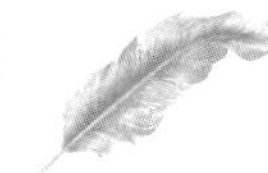

Note

3．术前肺功能综合评估 运动试验和分侧肺功能检查在术前肺功能评估中日益受到重视，但目前仍没有一项单一肺功能指标可准确判断患者能否耐受手术，术前要结合患者年龄、基础疾病史、手术部位和手术方式及术者手术技术的熟练程度、术后监护和康复条件等综合因素考虑手术耐受性和风险，对患者做出综合判断。

（三）术后风险评估（表 60-2）

1．阻塞性通气功能障碍 是手术治疗后出现并发症最主要的危险因素，阻塞程度越重，出现术后并发症的危险性越高。

2．限制性通气功能障碍 患者对手术的耐受较好，但是不能耐受失去较多有功能的肺组织。

表 60-2 术后风险评估

测定项目	危险性增加	高风险
FVC	< 50% 预计值	≤ 1.5 L
FEV_1	< 2.0 L 或< 50% 预计值	< 1.0 L
MVV		< 50% 预计值
$PaCO_2$		≥ 45 mmHg

第二节 动脉血气分析

动脉血气分析（artery blood gas analysis）是应用电极直接测定动脉血中的 pH、PCO_2、PO_2，再推算出以下参数：标准碳酸氢根（SB）、实际碳酸氢根（AB）、CO_2 总量、剩余碱（BE）、缓冲碱（BB）和动脉血氧饱和度（SaO_2）。血气分析对于判断机体的肺通气与换气状态、是否存在呼吸衰竭及呼吸衰竭的类型、低氧血症可能的原因、机体的酸碱平衡状态、酸碱失衡的类型及可能的原因具有重要的价值。正确地评价血气分析的各项指标，还需要结合患者的病史、体格检查、治疗方法和其他相关检测结果。

一、概念

1．pH 是体液的酸碱度。pH 的正常参考值为 7.35 ~ 7.45。影响 pH 的主要因素是血液中碳酸氢盐 / 碳酸缓冲对（HCO_3^-/H_2CO_3），正常情况下 HCO_3^-/H_2CO_3 为 20∶1，此时 pH 为 7.40。为维持正常的 pH，当其中一个发生变化时，另一个将通过机体的代偿而发生相应的变化，使其比值接近 20∶1。HCO_3^- 主要通过肾调节，H_2CO_3 主要通过呼吸调节。当呼吸因素导致肺泡通气量下降时，$PaCO_2$ 将升高，此时机体为代偿其升高，将会出现血的 HCO_3^- 增加，该过程主要通过肾对 HCO_3^- 的重吸收完成。同样，如果由于代谢因素造成 HCO_3^- 下降出现代谢性酸中毒，机体为代偿 HCO_3^- 下降，将出现 $PaCO_2$ 的下降，该过程通过呼吸频率和呼吸幅度的增加来完成，即 Kussmaul 呼吸。pH 的异常可以导致机体生理功能的障碍，pH < 7.35 为酸中毒，pH > 7.45 则为碱中毒。pH 正常时提示机体无酸碱失衡，或酸碱失衡已经代偿或存在复合性酸碱失衡。单纯通过 pH 的变化并不能确定是何种类型的酸碱失衡，需结合 $PaCO_2$、HCO_3^-、AG 等进行判定。

2．动脉血氧分压（PaO_2，单位 mmHg） 指物理溶解在血液中的氧分子所产生的压力，其正常值受大气压（即海拔高度）和年龄的影响。在海平面，结合年龄的 PaO_2 预计公式为：

$$PaO_2 = 100 - (0.333 \times \text{年龄}) \pm 5\ \text{mmHg}$$

PaO_2 在临床上主要用于判断机体是否存在缺氧以及缺氧的程度。PaO_2 低于正常参考值下限为低氧血症（hypoxemia），PaO_2 低于 60 mmHg 为呼吸衰竭。PaO_2 在 45 ~ 59 mmHg 为中度低氧，$PaO_2 < 45$ mmHg 为重度低氧。当 PaO_2 在 20 mmHg 以下时，组织和动脉血中的氧分压接近，因此组织不能从血液中摄氧，有氧代谢不能进行，生命无法维持。PaO_2 受通气和换气两个因素的共同影响，其中任何一种功能受损均可引起低氧血症。

3．动脉血氧饱和度（SaO_2） 是与氧结合的血红蛋白占总血红蛋白的百分比。SaO_2 间接反映了组织的缺氧程度，可用于评价组织摄取氧的能力。正常情况下，并非所有血红蛋白都与氧结合，SaO_2 的正常参考值为 95% ~ 98%。SaO_2 可以通过无创的方法即脉氧仪进行测定，所测定的脉氧饱和度用 SpO_2 表示。需要对血氧水平进行持续监测时，SpO_2 比 PaO_2 更容易进行，其原理为测定手指皮下搏动的动脉血中血红蛋白对两种波长光的吸收情况，根据氧合血红蛋白和未氧合血红蛋白对这两种波长光的吸收不同，计算出 SpO_2。脉氧仪在皮肤灌注减低的情况下测定结果往往不可靠，同时由于仅仅使用两种波长的光进行测定，无法将异常血红蛋白（如碳氧血红蛋白、高铁血红蛋白）同氧合血红蛋白区分开来，因此在有大量异常血红蛋白存在的情况下，其所测得的 SpO_2 不能准确反映血氧含量。SaO_2 与 PaO_2 密切相关，两者的关系可用氧解离曲线（oxygen dissociation curve，ODC）来表示（图 60-5）。氧解离曲线呈 S 形，分为平坦段和陡直段两部分。PaO_2 在 60 mmHg 以上，曲线平坦，表明即使 PaO_2 有大幅度的改变，SaO_2 的变化也很小。PaO_2 在 60 mmHg 以下，曲线陡直，PaO_2 的微小改变也可导致 SaO_2 的显著变化。这种变化符合生理需要，在肺泡内进行气体交换时，由于氧分压高，SaO_2 高，氧易于和血红蛋白结合，便于氧的交换，在组织中的毛细血管，由于组织液中的氧分压低，SaO_2 低，氧和血红蛋白容易解离，为组织所利用。

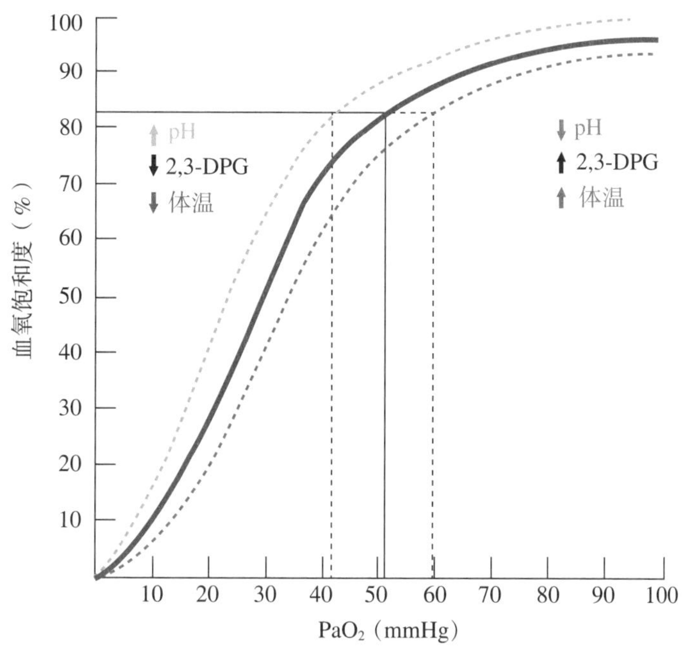

图 60-5　氧解离曲线

中间实线代表正常生理状态下的氧解离曲线；右侧虚线代表 pH 下降、2,3-DPG 上升、体温上升时氧解离曲线的变化；左侧虚线代表 pH 上升、2,3-DPG 下降、体温下降时氧解离曲线的变化

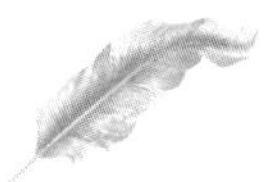

ODC 受 pH、$PaCO_2$、2,3-DPG 等多种因素影响。其中 pH 对 ODC 的影响称 Bohr 效应，pH 升高时 ODC 左移，pH 降低时 ODC 右移。ODC 的位置可以由 P_{50} 表示，即 SaO_2 为 50% 时的 PaO_2 值。正常人 37 ℃，pH 7.40，$PaCO_2$ 40 mmHg 时，P_{50} 为 26.6 mmHg。

4．动脉血氧含量（CaO_2，ml/dl） 指每升动脉全血中含氧的毫摩尔数或每 100ml 动脉血中含氧的毫升数，包括物理溶解的氧和与血红蛋白结合的氧两部分。

$$CaO_2 = Hb\ (g/dl) \times 1.34 \times SaO_2 + PaO_2\ (mmHg) \times 0.0031$$

氧在血中的物理溶解系数为 0.0031。即呼吸空气时，100 ml 血中物理溶解的氧为 0.3 ml。CaO_2 的正常参考值为 19 ～ 21 ml/dl。正常情况下物理溶解的氧量极少，主要通过血红蛋白携带和运输氧。在血液中存在大量不能结合氧的血红蛋白时，如 CO 中毒，则血红蛋白的携氧量将显著下降。此时进行高压氧治疗（3 个大气压），PaO_2 可达 2000 mmHg，不但可以促使 CO 和血红蛋白的解离，而且物理溶解的氧量将达到 6.0 ml/dl，可以满足机体代谢的需要。当患者贫血或血液中含有高浓度的碳氧血红蛋白或高铁血红蛋白时，CaO_2 比 PaO_2 或 SaO_2 更能准确地反映血液的携氧量和组织的氧供情况。

5．动脉血二氧化碳分压（$PaCO_2$，mmHg） 指血液中物理溶解的二氧化碳分子所产生的压力，正常值为 35 ～ 45 mmHg，平均值为 40 mmHg。年龄因素对 $PaCO_2$ 影响不明显。CO_2 是有氧代谢的最终产物，经血液运送到肺呼出体外。血液中的 CO_2 以物理溶解、化学结合和碳酸的形式存在。在 37 ℃时 CO_2 的物理溶解系数为 0.0308 mmol/（L・mmHg）。当 $PaCO_2$ 为 40 mmHg 时，溶解的 CO_2 量为 2.7 ml/dl。

$PaCO_2$ 的主要临床意义在于：①判断肺泡通气状态：$PaCO_2$ 升高，提示肺泡通气不足；$PaCO_2$ 降低，提示肺泡通气过度；②判断呼吸衰竭的类型：$PaCO_2 > 50$ mmHg 提示存在Ⅱ型呼吸衰竭；③判断有无呼吸性酸碱平衡失调或有无代谢性酸碱平衡失调的代偿反应。原发性 $PaCO_2$ 降低＜ 35mmHg 为呼吸性碱中毒，原发性 $PaCO_2$ 升高＞ 45 mmHg 为呼吸性酸中毒。

6．碳酸氢根（bicarbonate，HCO_3^-） 是反映机体酸碱代谢状况的指标，包括标准碳酸氢根（SB）和实际碳酸氢根（AB）。SB 指动脉血在 38 ℃、$PaCO_2$ 40 mmHg、SaO_2 100% 条件下，所测得的血浆 HCO_3^- 含量；AB 指隔绝空气的动脉血标本在实际条件下测得的血浆 HCO_3^- 含量，正常范围为 22 ～ 27 mmol/L，平均 24 mmol/L。两者之间的关系可以通过下列平衡式表述：

$$H_2O + CO_2 \rightleftharpoons H_2CO_3 \rightleftharpoons H^+ + HCO_3^-$$

正常人 AB、SB 无差异。SB 不受呼吸因素影响，为血液碱储备，受肾调节，能准确反映代谢性酸碱平衡。AB 则受呼吸性和代谢性双重因素影响，AB 升高可能是代谢性碱中毒或呼吸性酸中毒时肾的代偿调节的反映；反之，AB 下降也可能是代谢性酸中毒或呼吸性碱中毒时肾的代偿调节的反映。AB 可代偿性升至 45 mmol/L 或降至 12 mmol/L。AB 与 SB 的差值反映了呼吸因素对 HCO_3^- 的影响。AB ＞ SB 提示存在呼吸性酸中毒；AB ＜ SB 提示存在呼吸性碱中毒；AB = SB ＜正常值，提示存在代谢性酸中毒；AB = SB ＞正常值，提示存在代谢性碱中毒。目前血气分析仪给出的 HCO_3^- 值，是利用测定的 pH 和 $PaCO_2$ 通过 Henderson-Hasselbach 公式计算得到的，是判断酸碱失衡的重要指标。

7．碱剩余（base excess，BE） 是在 38 ℃、$PaCO_2$ 40 mmHg、$SaO_2$100% 条件下，将血液标本滴定至 pH 7.40 时所消耗酸或碱的量，反映了全血或血浆中碱储备增加或减少的情况，不受呼吸性因素的影响。BE 为正值，表明缓冲碱增加，固定酸减少；BE 为负值，表明缓冲碱减少，固定酸增加。正常参考值为 ±3.0 mmol/L。BE 只反映了代谢性因素对酸碱平衡的影响，与 SB 的意义大致相同，但因其反映总的缓冲碱的变化，故较 SB 更加全面。

8．二氧化碳结合力（carbon dioxide combining power，CO_2CP） 静脉血标本在室温下

分离血浆，与含 40 mmHg $PaCO_2$、100 mmHg PaO_2 的气体进行平衡，然后测定血浆中所含的 CO_2 总量并减去物理溶解的 CO_2。正常参考值为 50% ~ 70%（22 ~ 31 mmol/L）。因为 CO_2CP 为血浆中呈结合状态存在的 CO_2，反映体内的碱储备量，其意义同 SB。

9．肺泡 - 动脉血氧分压差［P（A-a）O_2］ 是指肺泡氧分压和动脉氧分压之差，可反映肺的换气功能。肺泡氧分压可根据下述公式计算：

$$P_AO_2 = FiO_2 \times (PB - 47) - P_ACO_2/0.8$$

其中，PB 为大气压，FiO_2 为吸入氧浓度（在海平面呼吸空气的情况下为 20.9%），47 为饱和水蒸气的分压，P_ACO_2 为肺泡 CO_2 分压，由于 CO_2 弥散速率快，因此 P_ACO_2 和 $PaCO_2$ 相等，0.8 为呼吸商。在呼吸空气的情况下，正常青年人 P（A-a）O_2 的正常值为 15 ~ 20 mmHg，随年龄增加而增加，不超过 30 mmHg。当 P（A-a）O_2 异常增加时，表示肺换气功能下降。常见原因为弥散功能下降、通气 / 血流比失调、肺内（心内）分流量，该指标会受到吸氧浓度、氧耗量、心排血量和氧离曲线等因素的影响，临床判断时应予以考虑。

10．阴离子间隙（aniongap，AG） 是血清中常规测得的阳离子浓度与阴离子浓度之差。计算公式为：$AG = [Na^+] - ([Cl^-] + [HCO_3^-])$。AG 正常值为 8 ~ 16 mmol/L。AG 主要包括乳酸根、酮体、硫酸氢根、磷酸根、白蛋白等。正常情况下，血清白蛋白占 11 mmol/L。AG 有助于判别代谢性酸中毒的原因。

二、低氧血症及其原因判定

微整合

基础回顾

低氧血症

低氧血症是指血氧含量降低，这需要通过测量动脉血 PO_2 来判定。肺通气功能和换气功能下降均可导致低氧血症的发生。具体发病机制包括：低通气、通气 / 血流比失调、肺内（心内）分流、弥散功能障碍。以上四个因素任意一个出现异常均可导致低氧血症。

1．低通气 为通气不足使得 PCO_2 高于正常值。这时换气功能的指标 P（A-a）O_2 在正常范围。低通气的病因包括：①呼吸动力不足：如脑干炎症、创伤，出血，脊髓病变，脊髓前角细胞病变，外周神经肌肉病，呼吸肌疲劳；②呼吸阻力增加：胸廓异常如脊柱后凸、小气道疾病、上气道梗阻；③肺残气量增加，有效通气量下降，如肺气肿。予以吸氧能改善低氧血症，由于通气功能没有改善，吸氧对于 $PaCO_2$ 影响不大。

2．通气 / 血流比失调 在通气（$\dot{V}$）与血流（$\dot{Q}$）比值降低的部位，由于肺泡通气不良，血液难以充分氧合。相反，在 $\dot{V}/\dot{Q}$ 升高的部位，血液氧合良好，但随着 PaO_2 升高，氧解离曲线达到了平台，即使通气增加，氧合也无法进一步改善。因此，肺内 $\dot{V}/\dot{Q}$ 升高的区域无法完全纠正低 $\dot{V}/\dot{Q}$ 区域造成的氧含量降低。慢性阻塞性肺疾病（COPD）等气道疾病的低氧血症主要因通气 / 血流比失调引起。该情况可提高吸氧浓度以增加低 $\dot{V}/\dot{Q}$ 区域的 P_AO_2，进而改善低氧血症。

3．弥散功能障碍 心肺功能正常时，血液流经肺毛细血管的平均时间为 0.75 s。正常情

Note

况下，肺泡氧气弥散通过菲薄的肺泡 - 毛细血管膜仅需 0.25 s，就能使血液中和肺泡内的氧气达到平衡。然而，如果此膜的弥散功能受损，如液体、纤维组织、细胞碎片或炎性细胞使肺泡 - 毛细血管膜增厚，氧气在肺泡与肺动脉血达到平衡需要花费更长的时间。如果弥散障碍使得氧气弥散达到平衡的时间超过 0.75 s，就会导致低氧血症，P（A-a）O_2 增大。弥散功能受损时，$PaCO_2$ 往往在正常范围内，可以通过提高吸氧浓度来增加肺泡内 PO_2，从而改善弥散功能障碍引起的低氧血症。

4．分流 右向左分流是一部分血液没有在肺内经过氧和二氧化碳的气体交换，直接从右心流至左心。右向左分流可以分为解剖性分流和生理性分流。解剖分流是指一部分血液绕过肺，通过解剖通道流回左心。在健康人中，有很少一部分的血液通过支气管循环直接流入肺静脉并进入左心房，从而引起体循环 PaO_2 降低。一部分的正常分流来自冠状动脉循环的引流，经过心脏小静脉流回左心室。疾病状态下，解剖性分流可以分为心内分流和肺内分流。心内分流发生于右心房压升高时，未经氧合的静脉血通过房间隔或卵圆孔从右心房流回左心房。肺内分流包括动静脉畸形或毛细血管扩张。生理性右向左分流是指一部分肺动脉血液流经正常的脉管系统，但是没有和肺泡气体接触，这是通气与血流比值不匹配（$\dot{V}/\dot{Q}=0$）的极端例子。肺内分流还可由肺泡内弥散渗出导致液体填充所引起，见于充血性心力衰竭或急性呼吸窘迫综合征（ARDS）。肺泡内炎性渗出填充同样会导致分流，见于大叶性肺炎。当 FiO_2 为 100% 时，可以通过以下公式计算肺内分流量（Qs/Qt）：

$$Qs/Qt = (CcO_2 - CaO_2) / (CcO_2 - CvO_2)$$

其中，Qs 是分流的血流量，Qt 是总血流量，CcO_2 是肺毛细血管末端氧含量；CaO_2 是动脉血氧含量；而 CvO_2 为混合静脉血氧含量。分流时，P（A-a）O_2 升高，而 $PaCO_2$ 可维持在正常范围内，甚至降低。与低通气或低 $\dot{V}/\dot{Q}$ 引起的低氧血症不同，吸氧并不能纠正分流引起的低氧血症，因为分流的血液在肺泡中并没有和氧气接触。

案例 60-2

患者，男，19 岁，于 10 月余前无明显诱因出现呼吸困难，爬楼、快速走时呼吸困难明显，休息后可改善，逐渐发展至安静休息时也感呼吸困难，可平卧，夜间无憋醒，无明显咳嗽、咳痰、咯血。16 年前因便血于当地医院诊断为“蚕豆病”，曾输血治疗。查体：口唇、甲床发绀，颜面部及前胸部可见毛细血管扩张，双肺呼吸音清，未闻及啰音。血气分析：pH 7.468，$PaCO_2$ 27.5 mmHg，PaO_2 53.8 mmHg。

问题：

1．该患者低氧血症发生的机制及可能的病因是什么？

2．还需要完成哪些检查明确诊断？

三、酸碱平衡的调节

血液酸碱度的相对恒定是机体进行正常生理活动的基本条件之一。机体每天在代谢过程中，均会产生一定量的酸性或碱性物质，并不断地进入血液，都可能影响到血液的酸碱度。尽管如此，血液酸碱度仍恒定在 pH 7.35 ~ 7.45。机体这种调节酸碱物质的含量及其比例，维持血液 pH 在正常范围内的过程，称为酸碱平衡。正常情况下有多种机制保证 pH 的稳定，包括细胞外液化学缓冲系统、细胞内外电解质交换、肺和肾的生理调节。

1. 细胞外液缓冲系统 包括 HCO_3^-/H_2CO_3、磷酸盐缓冲对（Na_2HPO_4/NaH_2PO_4）、血浆蛋白缓冲系统（主要为白蛋白）和血红蛋白缓冲系统。其中 HCO_3^-/H_2CO_3 是最重要的缓冲系统，占全血缓冲总量的 50% 以上，同时由于构成缓冲对的两种成分可以分别通过肺和肾进行调节，因此是一个开放的缓冲系统，大大增强了其缓冲能力。当机体代谢产生的固定酸进入血液时，细胞外液中的 HCO_3^-/H_2CO_3 缓冲对即刻发生反应，同时平衡式 $H_2O + CO_2 \rightleftharpoons H_2CO_3 \rightleftharpoons H^+ + HCO_3^-$ 向左移动，生成的 CO_2 经肺排出体外。血红蛋白缓冲系统占缓冲总量的 35%，主要作用为缓冲血中的碳酸。极少量（1/800）溶解于血浆中的 CO_2 弥散进入红细胞后，在碳酸酐酶的作用下和 H_2O 反应生成 H_2CO_3，后者进一步解离为 $H^+ + HCO_3^-$。H^+ 和还原型血红蛋白结合生成 HHb。碳酸酐酶的作用可以使 H_2CO_3 的生成速度增加 5000 倍。因此当血中 CO_2 增加时，将使平衡式 $H_2O + CO_2 \rightleftharpoons H_2CO_3 \rightleftharpoons H^+ + HCO_3^-$ 向右移动，生成 HCO_3^-，并移出红细胞外，使血浆中的 HCO_3^- 增加。

2. 细胞内外电解质交换 酸中毒时，H^+ 增加，H^+ 入胞而 K^+ 出胞，血浆 K^+ 增加，肾排 K^+ 增多。与此同时，细胞内合成的 H_2CO_3 解离出 HCO_3^-，移出细胞外，为保持电解质平衡，Cl^- 进入细胞内，使血浆 Cl^- 下降。慢性呼吸性酸中毒时，肾重吸收 HCO_3^- 增加，Cl^- 将进一步下降。碱中毒时发生相反的变化，血浆 K^+ 下降。

3. 肺的调节 正常人每分钟代谢产生的 CO_2 量约为 200 ml，均经肺排出，若将这些 CO_2 均转换为碳酸，则是肾排出酸总量的 200 倍。肺是调节机体酸碱平衡的重要器官，$PaCO_2$ 和肺泡每分通气量成反比，因此 CO_2 可以通过肺泡通气量的改变进行调节，而肺泡通气量的大小受呼吸中枢的调节。位于延髓的呼吸中枢接受来自中枢化学感受器和外周化学感受器（主动脉体和颈动脉体）的刺激。CO_2 可以自由通过血脑屏障，并且中枢化学感受器对 $PaCO_2$ 的变化非常敏感，其作用是通过 CO_2 和 H_2O 结合生成碳酸并解离出 H^+，对中枢化学感受器进行刺激来实现的。因此，在正常情况下，呼吸的调节主要是通过脑脊液中 CO_2 的变化来实现的。当 CO_2 升高时，刺激呼吸中枢使呼吸加快加深，肺泡通气量增加，排出过多的 CO_2；当 CO_2 下降时，则发生相反的变化。但是当 $PaCO_2$ 显著增加时，就会对呼吸中枢产生抑制作用，此时对呼吸中枢的刺激主要通过缺氧来实现。极其严重的 CO_2 潴留可以严重抑制呼吸中枢，从而使肺泡通气量进一步下降，产生恶性循环，引发严重的呼吸性酸中毒。外周化学感受器主要感知 PaO_2、$PaCO_2$、H^+ 的变化。低氧、高碳酸血症和 H^+ 增加均可刺激外周化学感受器，使呼吸增快，反之亦然。由于 H^+ 不易通过血脑屏障，因此发生代谢性酸中毒时，对呼吸的刺激作用首先通过外周化学感受器进行，以后才是中枢化学感受器。肺对代谢性酸碱失衡的变化反应较快，一般在 3 ～ 6 小时即可达到高峰。

4. 肾的调节 正常人每天经由肾排出的固定酸为 120 ～ 160 ml。肾在酸碱平衡中的主要作用是调节血浆的 HCO_3^- 水平。通过以下几个途径完成：

（1）近端肾小管上皮细胞分泌 H^+：近端肾小管的上皮细胞管腔膜可进行 Na^+-H^+ 交换，即管腔中的 Na^+ 进入上皮细胞内，而细胞中的 H^+ 进入管腔中，两者的转运方向相反，称为逆向转运，这一过程由转运蛋白完成。由于细胞内的 Na^+ 通过 Na^+-K^+-ATP 酶的作用不断泵出到周围组织中，使细胞内的 Na^+ 水平维持在较低水平，从而使管腔中的 Na^+ 通过浓度梯度易于转移到细胞内，使整个 Na^+-H^+ 交换呈现为主动转运的过程。

（2）远端肾小管上皮细胞分泌 H^+：同近端肾小管不同，远端并无 Na^+-H^+ 交换，细胞通过 H^+-ATP 酶直接将 H^+ 排泌到管腔中，同时重吸收等量的 HCO_3^-。

（3）重吸收 HCO_3^-：肾每天滤过大约 4000 mmol 的 HCO_3^-。80% ～ 90% 的 HCO_3^- 在远曲小管重吸收。近端肾小管重吸收其余的 HCO_3^- 并排泌代谢所产生的氢离子，以保持全身 pH 的稳定。

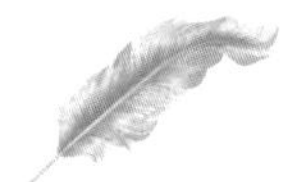

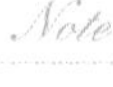

四、酸碱失衡的类型

（一）代谢性酸中毒

代谢性酸中毒是指血 pH 降低、HCO_3^- 浓度降低和呼吸代偿所致二氧化碳分压降低。仅有 HCO_3^- 浓度降低不能诊断代谢性酸中毒，因为它也是肾代偿慢性呼吸性碱中毒的结果。动脉血 pH 的测定可以鉴别这两种情况，代谢性酸中毒 pH 降低而呼吸性碱中毒 pH 升高。

血清阴离子间隙（AG）的测定有助于鉴别不同类型的代谢性酸中毒。

$$AG = [Na^+] - [Cl^-] - [HCO_3^-]$$

AG 的正常值为 8 ~ 16 mmol/L。

1．正常 AG 代谢性酸中毒 正常 AG 代谢性酸中毒又称高氯性代谢性酸中毒，根据病因可分为肾源性或肾外源性。肾源性代谢性酸中毒是肾小管泌 H^+ 异常的结果，常见于肾小管酸中毒等疾病。

肾外源性代谢性酸中毒最常见的原因是胃肠道 HCO_3^- 的丢失。肠液 HCO_3^- 的丢失超过胃液导致代谢性酸中毒的发生。其他原因包括外漏的胆汁、胰液的丢失和输尿管转移手术。

2．高 AG 代谢性酸中毒 当乳酸的产生和利用不平衡时会出现乳酸性酸中毒。乳酸半衰期短的性质提示大多数持续而严重的乳酸酸中毒一般伴随乳酸的利用障碍。

A 型乳酸酸中毒是指由于组织缺氧导致的乳酸生成增多，包括呼吸循环衰竭、重度贫血、出血、低血压、败血症和一氧化碳中毒。B 型乳酸酸中毒是由于乳酸排泄下降导致的乳酸浓度增加，如急性肝衰竭。D 型乳酸酸中毒是一种特殊的少见的代谢性酸中毒，见于小肠切除术或空肠回肠旁路手术的患者。由于本应在小肠重吸收的糖类被大量输送至结肠，在结肠细菌滋生的环境中，这些物质代谢成 D 型乳酸，然后被吸收进入体循环。

3．糖尿病酮症酸中毒 糖尿病酮症酸中毒是一种异常代谢状态，其特征是由胰岛素缺乏和胰高血糖素相对或绝对增加导致的乙酰乙酸和 β- 羟丁酸的蓄积。阴离子间隙升高的程度取决于酮症酸中毒的速度、程度和持续时间及细胞外液的量。

4．酒精酮症酸中毒 酒精酮症酸中毒发生于有慢性酒精滥用病史、食物摄取减少，并且常有恶心和呕吐病史的患者。酒精戒断、容量不足和饥饿显著增加循环中儿茶酚胺的水平，导致脂肪酸的外周利用增加，且明显大于单纯饥饿时脂肪酸的利用。乙醇的代谢导致 $NADH/NAD^+$（即还原型和氧化型烟酰胺腺嘌呤二核苷酸的平衡）的增加，β- 羟丁酸 / 乙酰乙酸的比例增高。

5．乙二醇和甲醇中毒 乙二醇由乙醇脱氢酶代谢产生各种酸，包括乙醇酸、草酸和甲酸。乙二醇是防冻剂的成分和溶剂，常被意外或企图自杀者摄入。中毒早期累及神经系统，起初为醉酒症状，但可能迅速进展至癫痫发作和昏迷状态。

甲醇也被乙醇脱氢酶代谢并形成甲醛，然后转化成甲酸。甲醇见于各种商业制剂，如虫胶、清漆和除冰溶液。与乙二醇一样，甲醇常因意外或企图自杀者摄入。

6．水杨酸中毒 阿司匹林（乙酰水杨酸）中毒导致乳酸产生增加。乳酸、水杨酸、酮基和其他有机酸的蓄积导致阴离子间隙增高型代谢性酸中毒的发生。同时，水杨酸对呼吸系统有直接的刺激作用，增加通气，降低 PCO_2，导致呼吸性碱中毒的发生。

7．焦谷氨酸酸中毒 焦谷氨酸酸中毒是阴离子间隙增高型代谢性酸中毒的原因之一，伴随从意识模糊到昏迷的意识状态改变。焦谷氨酸酸中毒发生于接受对乙酰氨基酚治疗剂量的危重症患者，由于对乙酰氨基酚代谢和危重疾病相关的氧化应激引起谷胱甘肽水平降低。

（二）代谢性碱中毒

代谢性碱中毒是由酸性物质丢失、碱性物质增多或 H^+ 内流进入细胞内产生的。常见的原因包括：

1. 醛固酮增多 在保钠排钾提高血容量的同时，可促进肾重吸收 HCO_3^- 增多，进而导致代谢性碱中毒的发生。导致醛固酮升高的常见原因包括：

（1）血容量不足：当入量不足或者使用利尿剂后导致的血容量不足可通过肾小球球旁感受器促进醛固酮的分泌。

（2）外源性摄入：如口服糖皮质激素患者，因代谢可产生醛固酮，进而出现代谢性碱中毒。

（3）醛固酮增多症：该病是原发或继发因素导致的醛固酮异常分泌，伴有高血压和低血钾发生。

2. 低钾血症 当低钾血症发生时，为改善细胞外血钾浓度，细胞内 K^+ 外流，细胞外 H^+ 内流，进而发生碱中毒。当低钾血症纠正后，碱中毒可以自行纠正。

3. 消化道丢失 见于各种原因导致恶心、呕吐或胃液引流的患者，消化道酸性物质丢失导致代谢性碱中毒。

4. 医源性 相当一部分代谢性碱中毒为医源性，如不恰当的补碱、机械通气时调节不当使慢性呼吸性酸中毒患者 $PaCO_2$ 下降过快等。

呼吸对代谢性碱中毒的预计代偿为 $PaCO_2 = 24 + \Delta[HCO_3^-] \times 0.9 \pm 5$（mmHg）。代偿一般不超过 50 ～ 55 mmHg。

案例 60-3

患者，男，48 岁，发现高血压 3 年，口服“科素雅”血压控制可。2 年前偶然发现血氧饱和度 93%，无活动后气促。查体：BP 130/80 mmHg，R 18 次 / 分，口唇无发绀，双肺呼吸音清，未闻及啰音，心率 88 次 / 分，律齐，未闻及杂音，双下肢无水肿。血气分析：pH 7.46，PaO_2 70 mmHg，$PaCO_2$ 50 mmHg，HCO_3^- 28 mmol/L。

问题：

1. 该患者血气分析存在什么问题？
2. 分析低氧血症发生机制以及可能的病因。

（三）呼吸性酸中毒

呼吸性酸中毒是由于肺泡低通气导致。这种酸碱失衡也称为原发性高碳酸血症，应区别于继发性高碳酸血症，后者是原发性代谢性碱中毒的代偿机制。临床上，原发性高碳酸血症是指动脉血气分析中 $PaCO_2$ 水平大于 45 mmHg。

呼吸性酸中毒反映肺通气量下降，与潮气量、呼吸频率、无效腔通气相关。常见原因包括：

1. 气道阻力增加 各种气道疾病增加呼吸时的气道阻力，导致通气量下降，特别是一些小气道疾病由于单向阀作用，导致肺内气体潴留，无效腔通气增加，肺通气功能进一步下降，进而发生呼吸性酸中毒。

2. 肺顺应性下降 胸膜疾病、胸廓畸形等原因导致肺在吸气时顺应性下降，通气量不足，$PaCO_2$ 升高，进而发生呼吸性酸中毒。

3. 呼吸中枢抑制 常见延髓疾病导致呼吸中枢受损，出现呼吸抑制，呼吸驱动力减弱，

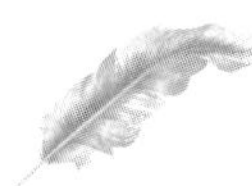

呼吸频率和潮气量下降，导致呼吸性酸中毒发生。

4．肌肉神经疾病 各种外周肌肉神经病，如重症肌无力累及呼吸肌时，导致潮气量下降，患者早期表现为呼吸频率增快以代偿潮气量下降，当膈肌受累时，表现为胸腹矛盾呼吸。

5．呼吸肌疲劳 各种原因导致呼吸肌疲劳，特别是呼吸衰竭患者终末期，营养状况差，呼吸肌力量不足，导致潮气量下降，肺通气量下降，$PaCO_2$ 潴留，进而发生呼吸性酸中毒。

因为 $PaCO_2$ 通过血脑屏障的速度快，导致脑脊液和脑间质 pH 更快速地下降。严重的高碳酸血症可导致肺性脑病，起病时表现为烦躁、头痛、神志不清、淡漠、意识模糊、焦虑和躁动，可进展为扑翼样震颤、短暂性精神障碍、谵妄、嗜睡和昏迷。也会导致心肌收缩力降低、心律失常和外周血管扩张，特别是血液 pH 下降至 7.1 以下时。

案例 60-4

患者，女，23 岁。活动后气促半年余，加重 1 周。曾出现夜间憋醒，平卧位呼吸困难加重。神志清楚，反应略迟钝，颈静脉充盈，口唇、甲床发绀，双肺呼吸音清，未闻及干湿啰音。心界不大，心率 100 次 / 分，未闻及杂音，腹平软，无压痛及反跳痛，移动性浊音阳性，双下肢无明显水肿。血气分析：pH 7.33，PaO_2 45 mmHg，$PaCO_2$ 84 mmHg，HCO_3^- 39 mmol/L。

问题：

1．该患者酸碱失衡的类型是什么？

2．分析该患者可能的诊断。

（四）呼吸性碱中毒

呼吸性碱中毒源于低碳酸血症，定义为 $PaCO_2$ 低于 35 mmHg 的碱血症。呼吸性碱中毒与继发性低碳酸血症不同，后者是原发性代谢性酸中毒的一种代偿机制。急性低碳酸血症时脑血流量降低，并引起血液中游离钙和白蛋白的结合。在临床症状方面，急性呼吸性碱中毒患者与低钙血症患者临床表现相似，Chvostek 征和 Trousseau 征阳性。呼吸性碱中毒是由各种原因导致的过度通气引发的。常见的原因包括：

1．对低氧血症的代偿 由换气功能下降导致低氧血症发生后，可通过刺激颈动脉体化学感受器，促进呼吸中枢发出驱动，提高呼吸频率和增加潮气量，纠正低氧血症的同时导致过度通气发生，PCO_2 下降，导致呼吸性碱中毒发生。这类患者的血气分析表现为 P（A-a）O_2 下降。

2．精神神经系统疾病导致的呼吸驱动异常兴奋 如惊恐发作、癔症患者，发作时表现为急促且深大的呼吸，导致过度通气，进而发生呼吸性碱中毒。

3．机械通气患者参数设置不当 每分通气量增加，可导致医源性呼吸性碱中毒发生。

PCO_2 急剧下降导致红细胞 HCO_3^--Cl^- 交换，这是急性呼吸性碱中毒初始代偿反应的原因，PCO_2 每降低 10 mmHg，HCO_3^- 浓度就下降 2 mmol/L。慢性呼吸性碱中毒时，肾重吸收 HCO_3^- 能力下降，出现暂时性 HCO_3^- 利尿作用。这一过程需要 2 ～ 3 天完全实现。达到新的稳态后，PCO_2 每降低 10 mmHg，HCO_3^- 浓度就下降 5 mmol/L。

五、酸碱失衡的判断步骤和方法

酸碱失衡的类型需要将血气分析参数与病史相结合进行综合判定。具体步骤如下。

1．判断有无酸碱失衡。pH ＜ 7.35 为酸血症；pH ＞ 7.45 为碱血症。pH 为 7.40 ± 0.05 可以是正常、代偿性酸碱失衡或混合型酸碱失衡。

2．判断是原发性呼吸性酸碱失衡还是代谢性酸碱失衡。结合原发病，根据 pH 与 $PaCO_2$ 和 HCO_3^- 的一致性判断是原发性呼吸性还是代谢性酸碱失衡，当 $PaCO_2$ 与 pH 一致，即 $PaCO_2$ 升高时 pH 下降，而 $PaCO_2$ 下降时 pH 升高，提示为原发性呼吸性酸碱失衡；当 HCO_3^- 与 pH 一致，即 HCO_3^- 升高时 pH 升高，而 HCO_3^- 下降时 pH 下降，提示为原发性代谢性酸碱失衡。

3．原发为呼吸性酸碱失衡时，需要确定发生时间，小于 8 小时为急性酸中毒或急性碱中毒，超过 48 小时则为慢性酸中毒或慢性碱中毒，急性呼吸性酸中毒时，$PaCO_2$ 每升高 10 mmHg，pH 下降 0.08，慢性呼吸性酸中毒时，$PaCO_2$ 每升高 10 mmHg，pH 下降 0.03；呼吸性碱中毒时，pH 与 $PaCO_2$ 变化线性关系不明显，急性呼吸性碱中毒时 $PaCO_2$ 每下降 10 mmHg，HCO_3^- 下降 2 mmol/L，慢性呼吸性碱中毒时 $PaCO_2$ 每下降 10 mmHg，HCO_3^- 下降 4 mmol/L。单纯呼酸时 HCO_3^- 代偿不超过 38 mmol/L，单纯呼碱时 HCO_3^- 代偿不低于 12 mmol/L，如果超出代偿范围则合并代谢性酸碱失衡。

4．原发为代谢性酸碱失衡时，首先计算 AG。若 AG ＞ 16 mmol/L，则为高 AG 代酸。

5．判断高 AG 代酸是否合并其他类型代谢性酸碱失衡。计算（AG－16）+ HCO_3^- 若在 24 ± 3 mmol/L 范围内为单纯高 AG 代酸，若大于 27 mmol/L 则合并代谢性碱中毒，若小于 21 mmol/L 则合并正常 AG 代谢性酸中毒。

6．判断呼吸对代谢性酸碱失衡的代偿。预计 $PaCO_2 = (1.5 \times HCO_3^-) + (10 \pm 3)$，若高于该值则合并呼吸性酸中毒，若低于该值则合并呼吸性碱中毒。

第三节　呼出气一氧化氮测定

呼出气一氧化氮（fractional concentration of exhaled nitric oxide，FeNO）测定是一种简单、方便、有效的无创检测气道炎症的方法。目前国际上已把 FeNO 检测作为临床上气道炎症检查的无创和安全的方法。FeNO 检测过程简单方便、结果精确可靠、重复性好，是一种理想有效的无创评估气道炎症疾病的方法。

一、呼出气一氧化氮的形成

呼吸道中，NO 是由气道、肺组织中的气道上皮细胞、气道及血管内皮细胞、炎症细胞等产生的小分子物质，通过浓度梯度扩散至气管腔。NO 是机体内广泛分布的内源性调控分子，由 L- 精氨酸通过 3 种不同的一氧化氮合酶（NOS）产生。结构型 NOS 包括神经型 NOS 和内皮型 NOS，其活性依赖钙离子调节，产生少量 NO，起到局部调节作用，如神经传递和调节局部血流。诱导型 NOS 在炎症及感染的诱导下激活，产生大量的 NO，不依赖钙离子内流。哮喘患者呼出气 NO 增加主要来源于气道中诱导型 NOS 表达增加。

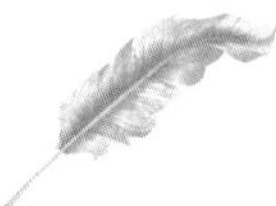

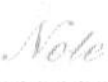

二、呼出气一氧化氮的检测

1．检测方法 检测生物体中的NO，可采用多种方法，如化学发光法、分光光度法（Griess 法）荧光法（DNA 法）电化学法等。测定 NO 的经典方法为化学发光法，其根据 NO 与臭氧（O_3）反应生成激发态二氧化氮（NO_2），NO_2 在返回基态的过程中释放能量而发光，其灵敏度可达 1 ppb（parts per billion，1 ppb = 1×10^{-9} mol/L）。目前国际上已将呼出气 NO 浓度的测定标准化和规范化，ATS/ERS 推荐 FeNO 检测采用一口气持续气流技术，成人在线监测 FeNO 基于实时单次呼吸测定。

2．操作过程 采用一口气持续气流技术，应用瑞典尼尔斯（NIOX）呼出气 NO 测定系统检测 FeNO，具体操作如下：受试者取端坐位，保持合适的高度和体位，先将肺内气体尽量呼出后，将口唇包紧过滤器，用嘴吸气 2 ~ 3 秒，至肺总量（TLC）或接近 TLC，然后立刻以均匀的流速通过过滤器慢慢呼气，维持 10 秒左右，呼气相口腔正压应在 5 ~ 20 cmH_2O，保证腭咽闭合，避免鼻腔 NO 的污染，通常忽略初次峰值，同时应保持标准的呼气流速，通过计算机反馈，受试者调整压力及呼气流速，保持平均呼气流速 50 ml/s，瞬时呼气流速在 45 ~ 50 ml/s，NO 测定仪记录其中至少 3 秒恒定不变的 FeNO 稳态浓度。受试者重复呼气，获得 3 次位于检测程序、计算程序、重复性所定义的限度范围的 FeNO 测量值，每次间隔至少 30 秒，测量值允许偏差在 10% 以内，最后以平均值的方式显示最终有效测量结果。除此之外，还可以离线测量 FeNO，应用特定密封容器储存受试者呼出气体，然后再检测 NO 的浓度。

3．FeNO 检测的一般原则 ①避免鼻腔 NO 的污染。②避免周围 NO 的影响。③呼气流速依赖性：下呼吸道呼出气 NO 的浓度显示明显的呼气流速依赖性，两者呈显著负相关。自气道壁向管腔扩散，较快呼气流速时，气道内肺泡气体扩散时间较短，降低了 NO 扩散量，因此在标准检测过程中强调恒定呼气流速的重要性。④避免屏气或使用鼻夹。

4．影响 FeNO 的非疾病相关因素 ①年龄 / 性别。②肺功能测定可短暂地减低 FeNO 水平，因此推荐 FeNO 检测应在肺功能测定之前进行，同样也包括其他需要患者配合多次呼吸的相关检查。③气道口径：FeNO 水平随着气道阻塞程度或支气管舒张的改变而改变，因此应避免应用改变气道管径的药物，如支气管收缩及舒张剂，记录上次应用的时间以及 FEV_1 的结果。④食物：进食莴苣、萝卜、菠菜、香肠、动物内脏后，可能增加 FeNO 水平，最大作用时间为 2 小时。饮水、摄入咖啡因可能导致 FeNO 短暂的改变，饮酒可能降低 FeNO 水平。FeNO 监测应尽量空腹，或检查前 2 小时内避免进食有硝酸盐的食物、摄入咖啡因及饮水，4 小时内避免饮酒。⑤昼夜节律：FeNO 水平可能存在一定的节律性，可在每天相同时间进行 FeNO 水平监测，并记录监测时间。⑥吸烟：吸烟患者 FeNO 水平呈缓慢降低，FeNO 测量前应避免主动和被动吸烟，并记录患者吸烟史。⑦感染：上下呼吸道病毒感染增加哮喘患者 FeNO 水平，因此合并感染患者应康复后再进行 FeNO 检查。⑧药物：口服或静脉糖皮质激素、吸入 NO 合酶抑制剂、白三烯调节剂，使 FeNO 水平下降；口服、吸入产生 NO 的药物或静脉应用 L- 精氨酸升高 FeNO 水平。⑨其他因素：剧烈运动时，FeNO 可能下降，而总 NO 排出量增加，效应至少持续 1 小时，因此 FeNO 检测前 1 小时内避免剧烈运动。

三、FeNO 的临床应用

FeNO 主要用于协助诊断支气管哮喘、慢性咳嗽、运动诱发支气管哮喘、鉴别慢性阻塞性肺疾病和支气管哮喘、慢性阻塞性肺疾病或非特异性呼吸道症状对应用糖皮质激素的反应。在哮喘患者，FeNO 主要用于精确调整抗炎药物剂量、维持哮喘的控制、预测哮喘发作、监测哮喘用药的依从性等。

第四节　睡眠呼吸监测技术

案例 60-5

患者，男，45 岁，自觉日间困倦、乏力就诊。患者平时生活不规律，喜吃油腻食物，近 1 年体重增加 15 kg。近期家人发现患者夜间打鼾并出现呼吸暂停。

问题：

1. 该患者可能的诊断是什么？
2. 需要做什么检查明确诊断？

睡眠图监测技术是通过多导睡眠图（polysomnography，PSG）同步记录睡眠中多个生理参数，诊断睡眠呼吸障碍及其他睡眠疾患的重要手段。传统的 PSG 是利用多用脑电图机将脑电、眼动、肌电、心电、口鼻气流、胸腹呼吸运动等信号同步记录在记录纸上，再对这些信号进行分析。随着传感技术、计算机技术、数字技术及网络技术的发展，PSG 监测也逐渐从传统的走纸记录发展到现在的计算机化的多导睡眠图。

一、工作原理和参数

数字化的 PSG 系统主要由监测床、传感器、红外线摄像系统、前置放大器、计算机辅助系统等组成。其基本的工作原理：不同的传感器将机体信号收集起来，将干扰滤过后，经前置放大器将信号放大，再通过模数转换器，将模拟信号转换成数字信号，经电缆线传输到计算机，同时红外线摄像系统可将受试者的影像资料同步传输至计算机，这些信号可在监视器上同步显示并储存在计算机硬盘中。通过计算机辅助软件系统可实时或事后对记录信息进行初步分析，之后再经专业人员手工校正，即能获得快速而准确的分析结果。目前大多数 PSG 系统可监测以下参数，并可根据临床需要进行选配及扩展。

1. 脑电图（electroencephalogram，EEG） 通过在受试者头皮上放置电极来测量、放大，并以图表形式显示与记录大脑产生的微弱电信号。EEG 是 PSG 中最核心的测量参数，是区分非快速眼动（NREM）睡眠中 4 期的主要指标。

2. 眼动图（electro-oculogram，EOG） EOG 的记录主要根据眼睛从前到后有较小的电位差，相应于视网膜而言，角膜为正极。因此，靠近角膜的电极为正极，靠近视网膜的电极为负极。眼球活动时，角膜与视网膜位置的改变就可导致电位差的改变，而被安放在旁边的电极记录到，PSG 上即可出现一次眼动波形。记录睡眠时眼动有两个原因：其一，记录快速眼动（REM）睡眠的主要特征——快速眼动的相位性暴发（睡眠分期的关键指标）；其二，大多数睡眠开始都伴随慢速眼动，这种情况也常发生于睡眠中向 I 期转变时，虽然并非必需，但常可提供很有用的信息。

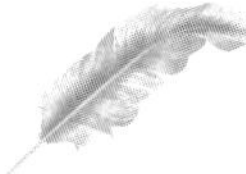

3. 肌电图（electromyogram，EMG） 由于肌肉的收缩而产生的动作电位经放大后被记录下来的图像称为肌电图。一般记录到的肌电，其频率范围为 20 ~ 5000 Hz，振幅为

0.02 ~ 50 mV。PSG 系统的 EMG 通过安放在拟监测肌群皮肤上的表面电极获得，为双极记录。在标准的 PSG 监测上，颏下肌的 EMG 用于 REM 睡眠分期。另外，胫前肌 EMG 对于评价患者是否患有周期性腿动具有重要意义，而肋间肌 EMG 可用于监测呼吸努力。

4. 心电图（electrocardiogram，ECG） 检测心电活动时在皮肤上显示的大约 1 mV 的小电压，按照标准导联放置在皮肤上的几个电极可以感知这些电压。一个 ECG 导联至少需要两个电极，第三个电极作为参照以减少电干扰。ECG 的时间间隔和波形可提供患者的心率快慢、是否有心律不齐或其他异常信息。

5. 肺容量变化及呼吸做功的测量 睡眠中吸气气流受限的定义为胸腔内压力降低（即更负）而没有相应气流速率增加，大多数测量气流的传感器实际上是测量气流的存在，而非定量测量气流的流速。

6. 气流监测 气流的变化是呼吸暂停及低通气，以及呼吸努力相关性微觉醒（RERAS）等定义及诊断标准的一部分，因此气流监测是 PSG 监测中最重要的部分。呼吸流速计（pneumotachometer）可提供定量测量，因此是测量气流的金标准。

（1）鼻气流压力传感器：吸气时气道压力低于大气压，呼气时气道压力高于大气压，因此，测量呼吸时鼻气流压力的变化即可反映气流的大小。

（2）热敏传感器：呼出气体与吸入气体间存在较大的温差，因此测量口鼻前的温度变化即可很容易检测出呼吸。热敏传感器是对温度敏感的电阻，加载恒定但很小的电流，很小的温度变化即可产生较大的电阻改变，小电流可减少传感器的自身产热。热敏传感器置于口鼻气流通过处。呼出气加热传感器，使其电阻增加，吸入气使传感器温度降至室温，电阻减小，其变化被记录下来，即可反映呼吸情况。须保证热敏传感器的工作温度低于人体温度，否则不能检测到呼出气流。

（3）CO_2 监测：CO_2 水平的监测是另一个可定性测量气流变化的方法。CO_2 的测量主要采用红外吸收法，即不同浓度的 CO_2 对特定红外光的吸收程度不同。呼气末 CO_2（ET-CO_2）浓度达到其最大水平。

7. 血氧监测

（1）脉搏血氧饱和度监测（SpO_2）：脉搏血氧饱和度监测是采用分光光电技术通过探头（通常放在成年 患者的指尖、耳垂或足尖及婴儿的足部）使用两个发光二极管，发出不同波长的光，通过毛细 血管床，一个检测器测量氧合血红蛋白和脱氧血红蛋白吸收的光的数量，发射的光转变成与吸收值成正比的电信号，从中计算和显示出 SpO_2 值。所检测到的光的强度取决于动脉搏动的幅度、通过血管床的波长及动脉血红蛋白的 SaO_2。

（2）经皮测量 PaO_2（$tcPO_2$）：新的测量技术可以从皮肤表面测量 PaO_2 水平，其准确性取决于通过皮肤的氧流量、局部氧耗量及皮肤的扩散屏障。

8. 其他监测指标 包括食管 pH 监测，血压、夜间阴茎勃起功能监测等。

二、睡眠呼吸障碍的诊断方法

（一）标准多导睡眠图监测

多数怀疑睡眠呼吸障碍（SDB）的患者都需要接受 PSG 监测，经典整夜多导睡眠图（PSG）监测是 SDB 最重要的诊断手段，是诊断 SDB 的金标准。其可对睡眠呼吸障碍的类型（如单纯鼾症、上气道阻力综合征及中枢性或阻塞性睡眠呼吸暂停综合征等）及其严重程度进行诊断，必要时可进行持续正压通气（CPAP）治疗的压力调定。另外，通过定义监测参数的不同，还可进行多次小睡潜伏时间试验（MSLT）及醒觉维持时间试验，对嗜睡症患者的嗜睡程度进行诊断，并可进行夜间癫痫及夜间阴茎勃起功能的监测。

PSG适用指征为：①临床上怀疑为阻塞性睡眠呼吸障碍低通气综合征（OSAHS）者；②临床上其他症状体征支持患有OSAHS，如夜间哮喘、肺或神经肌肉疾患影响睡眠；③难以解释的白天低氧血症或红细胞增多症；④原因不明的夜间心律失常、夜间心绞痛、清晨高血压；⑤监测患者夜间睡眠时的低氧程度，为氧疗提供客观依据；⑥评价各种治疗手段对OSAHS的治疗效果；⑦诊断其他睡眠障碍性疾患。

（二）便携式监测仪

目前实验室内的便携式监测仪（portable monitor，PM）技术具有烦琐、不便及昂贵的缺点。一些实验室在研究睡眠相关性呼吸紊乱时使用仅监测PSG导联的一个亚组的系统，除了可减少患者的压力及不舒适感外，还可大大节约时间及花费。便携式数据采集系统由用于检测EEG、ECG、血氧饱和度、呼吸、体温及身体活动的小型化传感器、前置放大器及放大器组成。计算机程序控制着生理数据的收集及储存。对阻塞性及中枢性睡眠呼吸暂停、低通气、低氧血症及胸廓腹部矛盾运动进行识别及标记。为大量储存，某些系统采用数据压缩技术用于帮助扩展监测。可在整晚睡眠研究中记录每次呼吸的潮气量、心率及SaO_2，这些数据被传送至计算机进行详细分析、生成报告及归档保存。

PM适用指征为：①经全面、综合的临床睡眠评估，疑有阻塞性睡眠呼吸暂停（OSA），在全面评估基础上PM可代替PSG用于高度疑为中、重度OSA患者的诊断，但必须在具有相应资质的医务人员指导下进行。②经口腔矫治器、上气道手术和减重治疗的OSA患者，可使用PM监测治疗后反应。③标准PSG确诊的OSA患者，若未治疗而打鼾、呼吸暂停或白天嗜睡症状加重，也可以考虑应用PM复查。

（兰学立）

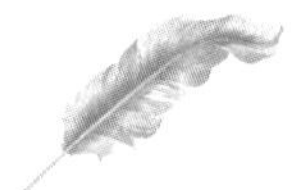

第六十一章

内镜检查

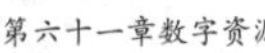
第六十一章数字资源

学习目标

1. **知识**：概述内镜的基本结构和原理，阐述各种内镜检查的主要内容及其镜下常见病变。
2. **能力**：在不同疾病时正确选择各种内镜检查，明确内镜检查的适应证及禁忌证，熟悉各种内镜检查的并发症及处理，正确识别内镜下常见病变及其临床意义。
3. **素养**：在内镜检查前进行有效医患沟通，疏导病患紧张情绪，告知检查术前、术后注意事项。
4. **掌握**：胃镜检查、结肠镜检查、呼吸内镜检查、内科胸腔镜检查。

第一节　内镜的基本结构和原理

内镜术（endoscopy）是一种通过内窥器械对体内脏器进行观察，从而进行诊断与治疗的技术。从1807年德国人Fhlip Bozzini利用蜡烛光作为光源研制出第一台金属管式直肠镜，后被法国外科医生Desormeaux应用于人体开始，内镜技术主要经历了开放式硬管内镜阶段、含有光学系统的硬管内镜阶段、半可屈式镜（Wolf-Schindler式内镜）阶段、光导纤维内镜阶段、电子内镜阶段以及正处于开发中的智能内镜阶段。内镜已成为当今许多专业在临床诊断和治疗中不可或缺的重要工具。

纤维内镜由按照一定次序和数量排列的光导纤维制成内镜的导光束、导像束，分别接上目镜和物镜，再辅以冷光源组成。其成像质量和清晰度与光导纤维排列紧密程度以及有无纤维断裂密切相关。纤维排列越紧密，两端越整齐，所传导的图像光亮就越大，分辨率越高，图像越清晰。如果纤维发生断裂，传导受到阻断，视野会出现黑点，亮度下降，清晰度亦下降，进而造成图像失真变形。

电子内镜主要由三部分组成：内镜、视频处理器和电视监视器。镜身前端精细的电子耦合元件（charge-couple device，CCD）组成图像传感器，相当于用微型真空摄像管观察脏器、摄录图像，通过电缆传递和计算机图像处理，使镜前图像清晰地显示在彩色荧光屏上，可供多人同时观看。电子内镜无光导纤维断裂之弊，图像内不会出现黑点或亮度损失，其前端CCD的像素比纤维镜的光导纤维束大数倍，使图像分辨率明显提高；同时电子内镜不吸收光，图像颜色较纤维内镜更为真实。又有固定画面、摄影、录像的配合，便于记录及会诊；与计算机及图文处理系统的有机结合更有利于图像采集、资料储存，便于分析与交流，成为现代消化系统疾病诊断及治疗中不可或缺的工具。

各种先进诊疗技术与电子内镜的相互结合，进一步拓展了内镜诊治的领域，如超声内镜可在镜指导下用超声探头探查消化道管壁下或邻近器官的病变，并可行穿刺做病理检查；共聚焦内镜可将共聚焦显微镜引入腔内，达到光学活检的效果；色素与放大镜的使用，更方便于发现黏膜细微病变，并鉴别其良、恶性质；胶囊内镜将无线摄影装置吞入消化道，定时摄录腔内图像，尤其是为小肠病变诊断提供了新的选择。各种内镜诊疗新技术的开展使内镜技术成为微创治疗的重要手段，如息肉切除、黏膜剥离或切除、血管的圈套结扎、经口内镜下肌切开及支架植入等。根据同样原理制成的气管镜、膀胱镜、胸腔镜、腹腔镜、纵隔镜、关节腔镜等，可对呼吸系统、泌尿系统、生殖系统、胸腔、腹腔、骨关节病变等进行诊断及治疗，形成一个崭新的诊治领域，称为内镜学（endoscopicology）。目前电子内镜已逐渐替代纤维内镜，成为现代腔内疾病诊断和治疗的先进手段。

微整合

临床应用

胶囊内镜

胶囊内镜（capsule endoscopy），是一种做成胶囊形状的内镜。胶囊内镜全称为“智能胶囊消化道内镜系统”，又称“医用无线内镜”。原理是受检者通过口服内置摄像与信号传输装置的智能胶囊，借助消化道蠕动使之在消化道内运动并拍摄图像，医生利用体外的图像记录仪和影像工作站，了解受检者的整个消化道情况，从而对其病情做出诊断。胶囊内镜具有检查方便、无创伤、无导线、无痛苦、无交叉感染、不影响患者的正常工作等优点，扩展了消化道检查的视野，克服了传统的插入式内镜所具有的耐受性差、不适用于年老体弱和病情危重者等缺陷，可作为消化道疾病尤其是小肠疾病诊断的首选方法。

第二节 消化道内镜检查

一、上消化道内镜检查

上消化道内镜检查（upper gastrointestinal endoscopy）是食管、胃、十二指肠的内镜检查，通常亦称为胃镜检查。是经口或鼻腔将内镜插入食管、胃、十二指肠球部或降部，可直接清晰地观察食管、胃、十二指肠球部甚至降部的病变情况，并可通过放大、染色、活检和超声检查使诊断结果更加可靠，是观察上消化道病变最好的方法。

（一）胃镜检查的适应证和禁忌证

一般情况下，凡是怀疑上消化道病变而无法确诊者均可进行胃镜检查。

1．适应证

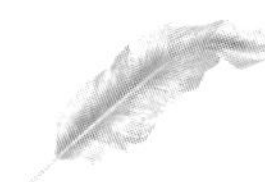

（1）上消化道症状原因不明，怀疑食管、胃、十二指肠球部或降部病变，而临床无法明确

Note

诊断者。如吞咽困难、胸骨后疼痛、胃灼热感、反酸、上腹部疼痛或不适、上腹胀满感、食欲下降等上消化道症状。

（2）不明原因的上消化道出血。急性上消化道出血，早期胃镜检查可获得明确病因诊断，并可在必要时行内镜下止血。

（3）X 线钡餐或 CT 检查发现病变，但无法进一步明确病变性质者，尤其是黏膜病变及怀疑有恶性肿瘤时。

（4）患者随访观察：对癌前疾病的随访，如慢性萎缩性胃炎、残胃炎、Barrett 食管等；对药物治疗某些疾病疗效的随访，如消化性溃疡、真菌性食管炎等；上消化道疾病内镜下微创治疗或手术治疗后的内镜随访，如内镜黏膜下剥离术或内镜下黏膜切除术后、恶性肿瘤根治性切除术后等。

（5）内镜下治疗，如取异物、上消化道出血的止血及食管胃底静脉曲张的硬化剂注射与套扎、食管狭窄的扩张及支架置入、上消化道息肉切除等。

2．禁忌证

（1）严重的心脏疾病，如危及生命的心律失常、心肌梗死急性期、心力衰竭、未控制的严重高血压等。

（2）严重的肺部疾病，如支气管哮喘急性发作、严重呼吸衰竭不能平卧者。

（3）休克、昏迷等危重状态。

（4）有精神疾患不能配合者。

（4）严重咽喉部疾病或畸形致使胃镜无法插入者。

（5）腐蚀性食管炎、腐蚀性胃炎的急性期，食管、胃、十二指肠穿孔的急性期，巨大食管憩室、主动脉瘤等。

（二）胃镜检查前的准备

1．了解病史，做必要的查体，了解有无禁忌证；向患者认真说明胃镜检查的必要性和安全性，待患者表示理解后确认并签署检查知情同意书。

2．一般情况下胃镜检查前禁食 8 小时，有胃排空延迟者，需禁食更长时间。幽门梗阻者需禁食 2 ～ 3 天，必要时洗胃。

3．口服去泡剂（常用二甲硅油等，有清除泡沫和黏液作用，使视野清晰）和咽部麻醉剂（常用 2% 利多卡因喷雾或吞服含 1% 丁卡因胶浆，使咽部局部麻醉）。少数个别精神紧张的患者可应用镇静剂，肌注或静注地西泮 5 ～ 10 mg。行内镜下治疗时，为减少胃蠕动和痉挛，可在术前 10 分钟肌注山莨菪碱 10 mg 或阿托品 0.5 mg。

4．进行静脉麻醉无痛内镜检查前，先由麻醉师评估患者整体状况，进行麻醉前签字再行内镜前准备。全麻下操作应有专业人员给药和观察，在良好的心肺监护条件下进行，严防血压下降、呼吸抑制和其他并发症，操作后做好复苏的观察和处理。

5．检查胃镜及其配件 检查光源、送水、送气阀及吸引装置，操纵部旋钮控制的角度等。检查胃镜的线路、电源开关及监视器屏幕影像。同时，内镜室应具有生命监护设施、氧气及常用急救物品、药品。

（三）胃镜检查的并发症

胃镜检查是一种侵入性检查，可能出现各种各样的并发症，严重者甚至危及生命。

1．一般并发症 常见咽喉部损伤、下颌关节脱位、气管或喉头痉挛、贲门黏膜撕裂等。

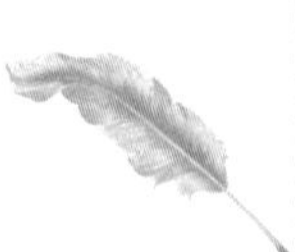

2．严重并发症 少见，但一旦发生后果严重，应注意防范。

（1）心脏并发症：包括心搏骤停、心绞痛和心肌梗死等，由于插镜时迷走神经受刺激或检查时低氧血症所致。一旦发生心脏意外，应立即停止检查，并积极抢救。

（2）出血：多因操作粗暴、受检者配合困难、活检创伤或内镜下治疗后止血不当所致。可有呕血、黑便及血容量不足表现。应及时扩容和止血，必要时内镜下止血。

（3）消化道穿孔：多因操作粗暴、盲目插镜所致。最常见的部位为咽喉梨状窝和食管下段，还可见于胃和十二指肠。穿孔较小者可在内镜下处理，出现气胸或胸腔积液者给予胸腔闭式引流，胃或十二指肠穿孔者应给予胃肠减压，内镜下处理失败应立即请外科医生会诊，后续可选择经胸腔镜或腹腔镜修补。

（4）肺部并发症：最常见的肺部并发症为吸入性肺炎，多见于服用镇静剂、胃潴留、大量出血或年老体弱患者发生反流误吸。低氧血症多因通气障碍或紧张憋气所致，应立即停止检查、吸氧，一般可迅速好转。

（5）感染：内镜检查时受检者间传播感染的总发生率非常低，对乙型、丙型病毒性肝炎和HIV 阳性者应进行特殊的消毒处理。

（6）麻醉相关并发症：麻醉过深患者可出现不同程度的呼吸、心脏抑制，麻醉过浅者会因刺激出现反流、误吸。麻醉前应认真评估患者的心肺功能，在内镜检查时，应密切监测受检者的呼吸、心率、血氧饱和度等，若有异常应及时处理甚至中止检查，通过改变体位、药物注射、增大吸氧、辅助通气等措施积极救治受检者。

（四）常见上消化道疾病的内镜诊断

内镜下常见的疾病为炎症、溃疡和肿瘤，此外亦有息肉、憩室、静脉曲张、血管畸形、异物、寄生虫等。

1．炎症

（1）慢性非萎缩性胃炎：指不伴有胃黏膜萎缩性改变。镜下可见黏膜充血、水肿、发红，表现为红疹、红斑，呈条纹状或簇状分布，黏膜表面糜烂，内镜下可见黏膜上皮完整性受损，中央附着白色分泌物或出血点，周围有红晕。若有黏膜下出血，可以呈点状或片状分布，新鲜者呈暗红色，陈旧者呈棕色（图 61-1）。

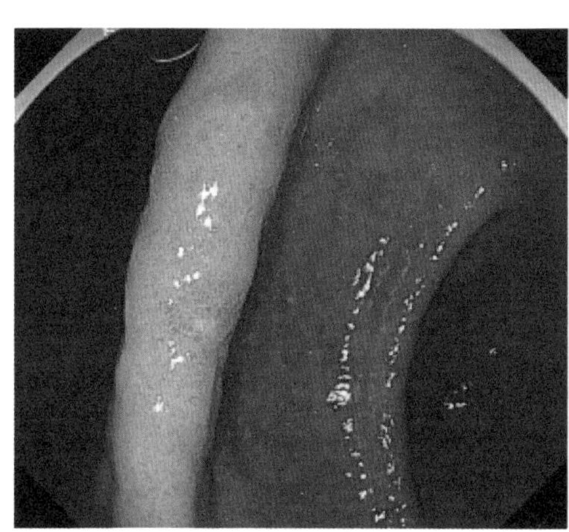
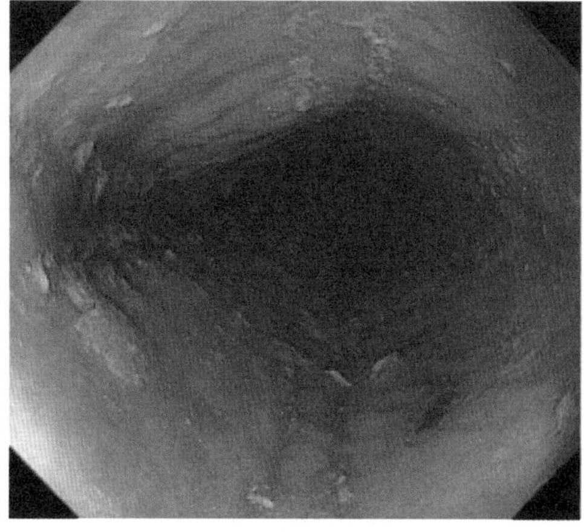

图 61-1　慢性非萎缩性胃炎（左）和食管炎（右）

（2）慢性萎缩性胃炎：指胃黏膜发生了萎缩性改变。镜下可见黏膜苍白或花斑状改变，以白色为主；黏膜变薄，皱襞变浅甚至消失；黏膜下血管可见。此外，亦可因胃黏膜萎缩伴随的局灶性增生和肠腺化生而表现为小结节状或粗糙颗粒状。常需黏膜活检才能确诊。

（3）肥厚性炎症：较为少见，镜下可见皱襞粗大似脑回状，充气不能展平，胃内分泌液体增多，常伴糜烂。

（4）特殊类型胃炎：包括感染性胃炎、化学性胃炎、放射性胃炎、淋巴细胞性胃炎、嗜酸细胞性胃炎、非感染性肉芽肿性胃炎（如胃克罗恩病、结节病）等。

2．溃疡 以胃溃疡和十二指肠溃疡最常见，食管也可有溃疡，内镜下分为活动期、愈合期、瘢痕期。典型的活动期溃疡在镜下多表现为相对规则的圆形或椭圆形凹陷，直径一般不超过 2 cm，底部常有白苔附着，周围黏膜多有充血、水肿。内镜检查时应注意观察溃疡的部位、大小、形态、分期和溃疡周围黏膜蠕动情况（图 61-2）。

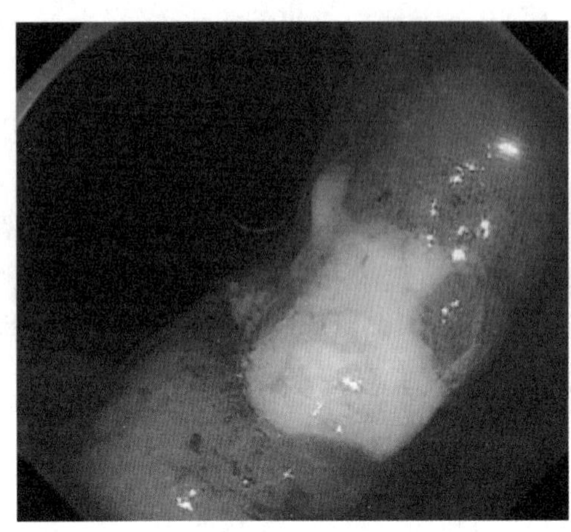
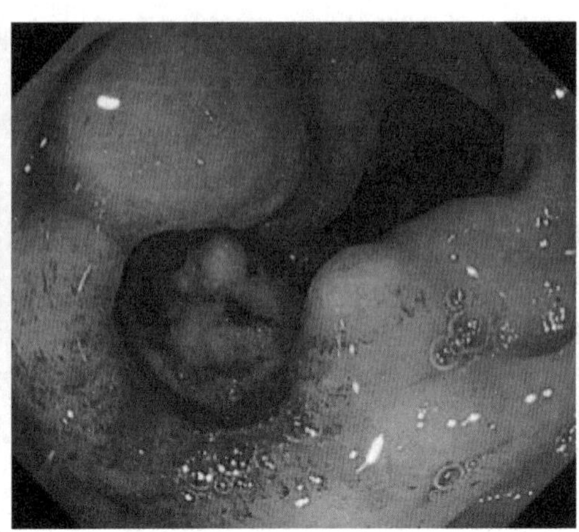

图 61-2 胃溃疡（左）和十二指肠溃疡（右）

（1）活动期：镜下可见相对规则的圆形或椭圆形凹陷，直径多在 0.5 ~ 1.5 cm 之间，底部覆以白苔、血痂或血凝块，周围黏膜充血、水肿，呈堤状隆起。

（2）愈合期：镜下可见溃疡缩小、变浅、表面覆以薄白苔，边缘光滑整齐，周边水肿消失，再生上皮明显呈红色栅状，溃疡边缘可见黏膜皱襞向中央集中。

（3）瘢痕期：镜下可见溃疡消失，黏膜发红，为再生上皮覆盖，呈栅状，呈向心性放射状排列。

3．肿瘤 食管癌、胃癌在我国人群中发病率高，胃镜检查是最佳检查方法，胃镜检查尤其对发现早期胃癌更有意义。早期胃癌表现为微小的隆起、凹陷或色泽改变，需配合活检、染色、放大内镜仔细观察做出诊断。进展期胃癌根据形态分为隆起型、溃疡型、浸润溃疡型、弥漫浸润型。溃疡型胃癌发生部位常在胃窦，较良性溃疡大而不规则，溃疡底部不平，周边不整齐，触之质地硬，黏膜脆而易出血。弥漫浸润型胃癌时，溃疡可有可无，镜下可见胃壁僵硬、增厚、扩张受限，缺乏蠕动，形成皮革胃，易漏诊，应行多处活检，完善病理检查确诊。因早期肿瘤较晚期肿瘤预后好，要求内镜检查医师对镜下的炎症、息肉、溃疡、隆起的病变高度警惕，并且有识别能力，方可提高早期恶性肿瘤检出率（图 61-3）。

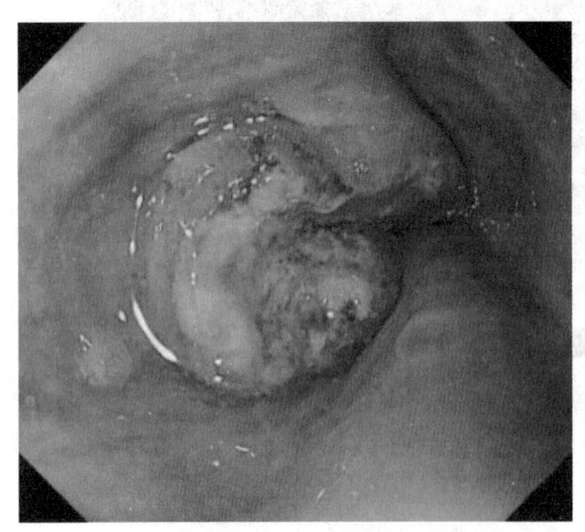

图 61-3 食管癌

二、下消化道内镜检查

下消化道内镜检查包括小肠镜、胶囊内镜、结肠镜检查。临床上结肠镜应用最多，结肠镜检查又可分为乙状结肠镜及全结肠镜检查，前者检查自肛门到乙状结肠范围的病变，而全结肠镜则可到达回盲部甚至回肠末端，从而了解部分小肠及全结肠病变，以协助下消化道疾病的诊断。以下主要介绍全结肠镜检查。

（一）结肠镜检查的适应证及禁忌证

1．适应证

（1）有腹痛、腹部肿块、腹泻、便血、粪便性状改变、粪便习惯改变、贫血、消瘦等症状、体征且原因不明者。

（2）钡灌肠或乙状结肠镜检查有异常者，如狭窄、溃疡、息肉、肿瘤、憩室等。

（3）炎症性肠病的诊断与随访观察，直肠及结肠恶性肿瘤的术前诊断、术后随访。

（4）癌前病变的随访观察，息肉摘除术后随访观察。

（5）拟通过结肠镜对多种结直肠疾病进行治疗者，如结肠镜下应用高频电凝、电切、套扎切除各种结直肠息肉，结直肠出血、结直肠静脉曲张或静脉瘤等的治疗。

2．禁忌证

（1）绝对禁忌证：肛门直肠严重狭窄、严重心肺功能不全及可能出现严重心脑血管意外者（包括严重心律失常、心肌梗死、休克、腹主动脉瘤等）。怀疑急性弥漫性腹膜炎或结肠穿孔者，昏迷、精神失常不能配合者等。

（2）相对禁忌证：妊娠、腹腔内粘连、多次腹腔手术、慢性盆腔炎、体弱、高龄及严重心脑血管疾病患者等。

（二）结肠镜检查前的准备

1． 检查前与患者及其家属做好沟通，详细询问病史，完善必要体检，明确检查指征，有无禁忌证，解释检查的必要性及安全性，争取其积极主动配合，签署内镜检查知情同意书。

2．肠道准备 是结肠镜检查成功的前提。检查前 1 ～ 2 天应进食少渣半流质饮食，当天早餐禁食，对不耐饥者，可进食少许糖水。肠道清洁有多种方法，常用的肠道准备制剂有含聚乙二醇的肠道泻剂、20% 甘露醇液、含磷酸钠盐缓冲液的清汤液等。目前常使用含聚乙二醇的肠道泻药，作为容积性泻药，通过大量排空消化液清洗肠道，不影响肠道的吸收和分泌，不会导致水、电解质平衡紊乱。受检者在内镜检查前 4 ～ 6 小时服用聚乙二醇等渗溶液 2000 ～ 3000 ml，每 10 分钟服用 250 ml，2 小时内服完。聚乙二醇的常见不良反应是腹胀、恶心和呕吐。如应用 20% 甘露醇准备，受检者在检查前 2 ～ 3 小时一次性口服 20% 甘露醇 250 ml，间隔半小时左右饮凉开水或糖盐水 1500 ～ 2000 ml。甘露醇入小肠后不被吸收而提高肠液的渗透压，导致高渗性腹泻，值得注意的是，由于甘露醇在大肠内可被细菌分解产生可燃气体，在行高频电凝或电切术时有引起爆炸的风险。

3．术前用药 检查前 10 min 肌注阿托品 0.5 ～ 1 mg 或山莨菪碱注射剂 10 mg 解痉，对青光眼、前列腺肥大或近期发生尿潴留者禁用。情绪紧张者肌注地西泮 10 mg 镇静。成人无痛肠镜主要麻醉用药为丙泊酚。

4．检查设备 包括电子结肠镜、附件（活检钳、细胞刷、喷洒染料用注射器及补接管、显像系统、高频电发生器及圈套器、电凝器等）。同时，内镜室应具有生命监护设施、氧气及常用急救物品、药品。

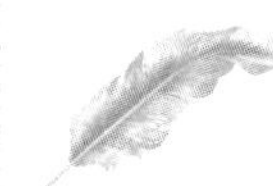

Note

（三）并发症

1．穿孔 可由于结肠结构异常如憩室、粘连、肠袢扭结等引起，亦可因操作不当引起。患者常发生剧烈腹痛、腹胀，可有气腹及腹膜炎体征，腹部X线可见膈下游离气体，一经确诊应立即手术治疗。

2．出血 多由插镜损伤、活检过度、电凝止血不足等引起，应予以避免。视出血量予以止血处理，必要时行内镜下止血。

3．肠系膜损伤 由操作粗暴所致，尤其有腹腔粘连时易发生，患者可有腹痛及腹腔内出血表现，少量出血者保守治疗，大量出血致血压下降，应考虑剖腹探查。

4．心脑血管意外 多因插镜刺激迷走神经引起心律失常或低氧血症所致，一旦发生应立即停止检查，积极抢救。

5．气体爆炸 有报道口服甘露醇肠道准备后息肉切除时引起肠道气体爆炸，多因产生甲烷类易燃烧气体导致，治疗内镜应避免使用甘露醇类做肠道准备。

（四）常见结肠疾病的内镜诊断

结肠疾病的基本病变是炎症、溃疡和肿瘤，与上消化道疾病有相似之处。炎症性肠病形态改变必须结合病理学及临床表现才能作出诊断。

1．克罗恩病 可发生于全消化道，但常好发于盲肠和回肠末端，肠镜下表现为跳跃式分布的纵行或匍行性深溃疡，附近常有多发大小不等的炎性息肉，周围黏膜正常或呈鹅卵石样增生，肠壁明显增厚，肠腔明显狭窄，活检有非干酪样坏死性肉芽肿或有大量淋巴细胞聚集，肠镜检查时应尽可能检查回肠末端（图61-4）。

2．溃疡性结肠炎 病变侵犯大肠黏膜和黏膜下层，从远端直肠向近端结肠发展，病变呈连续性，肠镜下表现为肠黏膜弥漫性充血、水肿、糜烂，触之易出血，溃疡多发，大小不等，大多表浅，表面有脓血和渗出物，并有炎性息肉形成，形态多样（图61-5）。

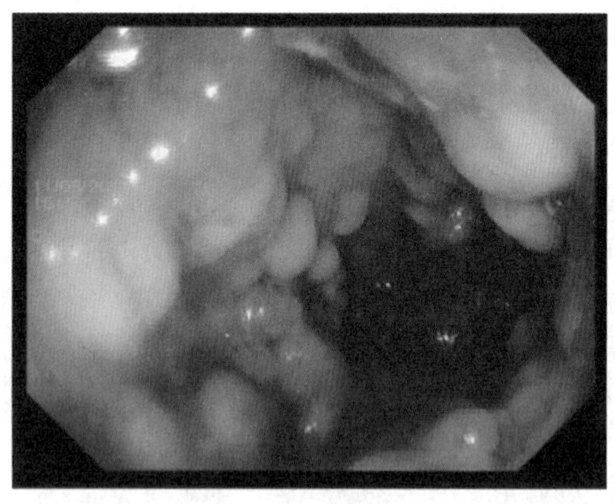

图61-4 克罗恩病

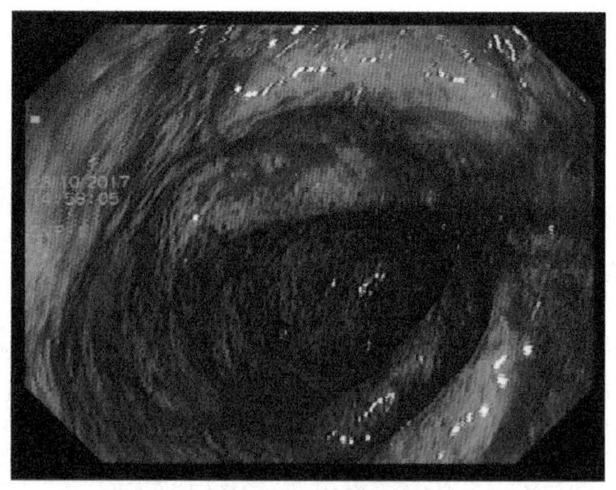

图61-5 溃疡性结肠炎

3．肠结核 好发于回盲部，有溃疡型和增生型两种表现。肠结核溃疡多为环形，活检找到抗酸杆菌及病理检查发现干酪性肉芽肿有助于明确诊断（图61-6）。

4．大肠肿瘤 良、恶性肿瘤患者均较常见，其中良性肿瘤中以腺瘤多见，其大小、形态、带蒂与否对判断腺瘤的类型和预后至关重要；大肠恶性肿瘤好发于直肠、乙状结肠。大肠早期癌以息肉隆起型居多，表面可发红，凹凸不平，可有糜烂或溃疡。进展期大肠癌可分为息肉隆起型癌、溃疡型癌、浸润溃疡型癌和浸润型癌，可累及部分肠壁及肠壁全周（图61-7）。

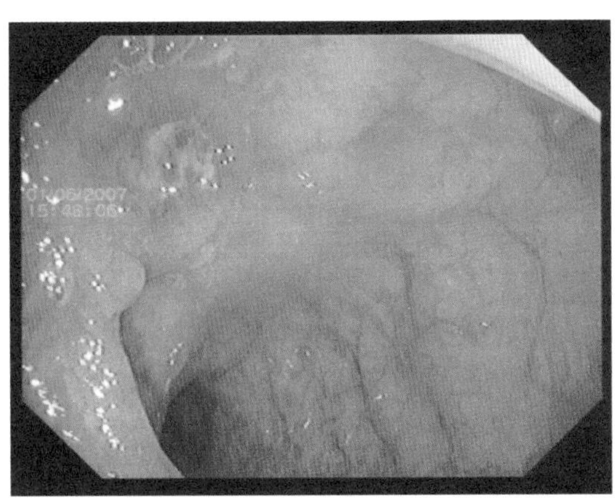

图 61-6　肠结核

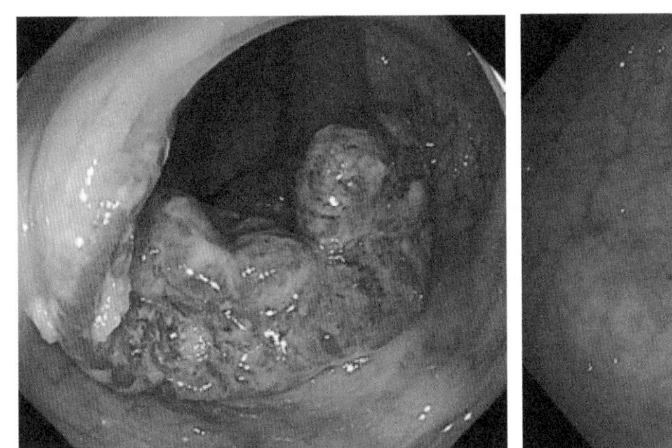

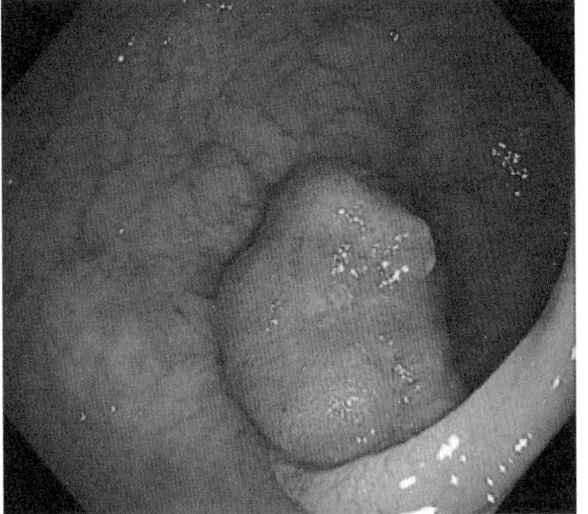

图 61-7　结肠癌（左）和直肠癌（右）

（董江川）

第三节　呼吸内镜检查

一、支气管镜检查

支气管镜（bronchoscopy）检查是经口或鼻置入支气管镜至下呼吸道直接观察气管和支气管的病变，并根据病变进行相应的检查和治疗。广义上包括硬质支气管镜（rigid bronchoscopy）检查和软性支气管镜（又称可弯曲支气管镜，flexible bronchoscopy）检查，而通常指的是软性支气管镜检查。应用设备可分为纤维支气管镜和电子支气管镜。现在电子支气管镜已逐渐取代传统的纤维支气管镜，电子支气管镜能获得优秀的支气管内图像，并可用作教学活动，电子支气管镜图像能以多种数字化形式储存。完整的支气管镜系统包括支气管镜、视频处理系统、监视器、电子计算机图像存储系统，常用的诊治附件有活检钳、毛刷、吸引管、球囊、异物钳等。

（一）适应证及禁忌证

1．适应证

（1）诊断方面：①疑诊气管、支气管、肺脏肿瘤或肿瘤性病变需要确定病理分型，或确定

Note

浸润范围及分期时，应行支气管镜检查术。鉴于近年来肺癌靶向治疗、免疫治疗的进展，支气管镜检查术也适用于对肿瘤进行分子病理学诊断和评价，在治疗过程中对病变再活检，对组织病理类型可能的变化及可能继发的基因突变进行评价，以指导后续治疗。

②不明原因咯血持续1周以上的患者，尤其是年龄在40岁以上，即使影像学未见明显异常，仍应行支气管镜检查术以明确出血部位及出血原因。

③对于不能明确诊断、进展迅速、抗菌药物效果欠佳、病变持续存在或吸收缓慢、临床诊断为下呼吸道感染或伴有免疫功能受损的患者，应行支气管镜检查术，并采样行相关病原学检查及某些病原标志物检测，有助于临床的正确诊断或病原学诊断。

④器官或骨髓移植后新发肺部病变，或者疑诊移植物抗宿主病、移植肺免疫排斥时，建议行支气管镜检查术协助明确病因。

⑤临床上难以解释、病情进展或治疗效果欠佳的咳嗽患者，怀疑气管支气管肿瘤、异物或其他病变者，建议行支气管镜检查术。

⑥原因不明的突发喘鸣、喘息，尤其是固定部位闻及鼾音或哮鸣音，需排除大气道狭窄或梗阻时，建议行支气管镜检查术。

⑦对于原因不明的弥漫性肺实质疾病，如间质性肺炎、结节病、肺泡蛋白沉积症及职业性肺病等，均建议行支气管镜检查术进行诊断和鉴别诊断。

⑧对于可疑气道狭窄的患者，支气管镜检查术是重要的诊断和评价狭窄程度、长度、类型及病因的方法，为进一步治疗提供依据。

⑨对于任何原因引起的单侧肺、肺叶或肺段不张，均建议行支气管镜检查术以明确诊断。

⑩外伤后可疑气道损伤的患者，推荐行支气管镜检查术，以利于明确诊断并评估损伤部位、性质和程度。

⑪临床症状及影像学表现怀疑各种气管、支气管瘘，如气管食管瘘、支气管胸膜瘘等，均推荐行支气管镜检查术，以确定其病因、部位、大小及类型。

⑫临床怀疑气道异物者，建议行支气管镜检查术，以确定诊断，评估取出难度，决定治疗方案。

⑬原因不明的纵隔淋巴结肿大、纵隔肿物等，应行支气管镜检查术，获取病理学标本，进行诊断。

（2）治疗方面：①取出支气管异物；②清除气道内异常分泌物，包括痰液、脓栓、血块等；③局部止血，在支气管镜检查中，明确了咯血患者出血部位后可试行局部止血；④经支气管镜对肺癌患者进行局部放疗或局部注射化疗药物；⑤引导气管插管；⑥经支气管镜下的气道疾病的介入治疗，如对气道良性肿瘤或恶性肿瘤进行激光、微波、冷冻、高频电刀治疗。

2. 禁忌证 无绝对禁忌证，但下列情况下行支气管镜检查发生并发症的风险显著高于一般人群，应慎重权衡利弊，决定是否进行检查。

①急性心肌梗死后4周内不建议行支气管镜检查术；急性心肌梗死后4～6周内若需行支气管镜检查术，建议请心内科医生会诊，充分评估其发生心脏病的风险。

②活动性大咯血时行支气管镜检查术风险较高，若必须行支气管镜检查术时，应做好建立人工气道及急救的准备，以应对出血加重可能导致的窒息。

③血小板计数$<20\times10^9$/L时不推荐行支气管镜检查术。血小板计数$<60\times10^9$/L时不推荐行支气管镜下黏膜活检或经支气管肺活检。

④妊娠期间不推荐行支气管镜检查术。若病情需要，除非紧急情况，则尽量推迟至分娩或妊娠28周以后进行，并提前与妇产科医生充分沟通，评估风险。

⑤恶性心律失常、不稳定性心绞痛、严重心肺功能不全、高血压危象、严重肺动脉高压、颅内高压、急性脑血管事件、主动脉夹层、主动脉瘤、严重精神疾病以及全身极度衰竭等，并

发症风险通常较高；若必须行支气管镜检查术，需权衡利弊，应做好抢救准备。

（二）术前准备

1．术前检查

（1）详细询问患者病史，测量血压及进行心肺体检。

（2）检查前根据病情，必须拍摄正位 X 线胸片，或正侧位胸片，或胸部 CT。推荐行胸部 CT 检查，以便于更精确地确定病变部位，有助于决定采样部位及方式。

（3）建议常规进行凝血酶原时间、部分凝血活酶时间、血小板计数检查，以除外严重凝血功能异常。

（4）检查前应常规筛查血源性传播疾病，以防止医源性感染。

（5）对于有心脏病病史或高危因素的患者，检查前应行心电图检查。

（6）对于疑诊慢性阻塞性肺疾病的患者，推荐进行肺功能检查。若通气功能重度减退（FEV_1 预计值 % < 40%），建议行动脉血气分析。

2．患者准备

（1）向患者详细说明检查的目的、意义、大致过程、常规并发症和配合检查的方法等，同时应了解患者的药物过敏史，征得家属与患者本人同意并填写知情同意书。

（2）若无胃肠动力异常或梗阻，局部麻醉时应在检查前 4 小时开始禁食，检查前 2 小时开始禁饮水，全身麻醉时应在检查前 8 小时开始禁食，检查前 2 小时开始禁饮水，以防止检查中发生呕吐和误吸。

（3）检查前建议建立静脉通道，以方便术中给予镇静及其他药物，并保留至术后恢复期结束。检查前不应常规应用抗胆碱能药物（如阿托品等），该类药物缺乏临床获益证据且存在血流动力学不稳定的潜在风险。

（4）对于拟行活检的患者，术前应视情况停用抗凝药、抗血小板药，并评估停药期间的风险。

（5）对于慢性阻塞性肺疾病及支气管哮喘患者，术前应预防性使用支气管舒张剂。

（6）对于 $PaCO_2$ 升高的患者，可能是由于吸氧引起的，因此对于术前 $PaCO_2$ 已经升高的患者，术中吸氧可能进一步提高 $PaCO_2$，应警惕，但不需要术前常规进行吸氧试验以确定呼吸中枢的敏感性。$PaCO_2$ 升高并非静脉应用镇静剂的绝对禁忌证，但应向患者及其家属充分告知风险，谨慎用药并密切监测。$PaCO_2$ 升高的患者接受支气管肺泡灌洗术可能导致 $PaCO_2$ 进一步升高，但术后多可自行恢复。

（三）并发症

支气管镜检查为有创检查，具有潜在危险，在检查前应向患者详细说明，征得患者的同意并签署知情同意书后方可进行检查，常见并发症如下。

1．麻醉相关并发症 丁卡因过敏反应的发生率高于利多卡因，要在正式麻醉之前先用少许药物喷喉，如出现明显的过敏反应，不能再用该药麻醉。局麻不充分可造成患者剧咳或喉痉挛，可在支气管镜直视下对会厌和喉部追加使用利多卡因。强行插入可能引起喉头水肿，重者出现呼吸困难，必要时需即行气管切开急救。气道注入麻醉药后约有 30% 吸收至血液循环，因此，麻醉药用量不宜过多，在有基础心脏病和慢性肝病患者易造成心血管和中枢神经系统的并发症，严重可致惊厥。利多卡因用量不超过 8.2 mg/kg。

2．低氧血症 低氧血症为支气管镜检查术的常见并发症，但多数呈一过性，通过吸氧易纠正。推荐术中常规监测患者的脉搏氧饱和度，并通过鼻、口或人工气道吸氧。有条件时推荐持续监测呼气末二氧化碳分压。当脉搏氧饱和度明显下降（即 SpO_2 绝对值下降 > 4% 或 SpO_2

Note

＜ 90%）并持续超过 1 min 时，应积极提高吸氧浓度，必要时停止支气管镜操作。

3．喘息及气道痉挛 支气管镜的刺激可能发生广泛的支气管痉挛，对有支气管哮喘的患者，无论有无症状，均宜用支气管舒张剂预防治疗。

4．发热和肺部感染 检查后部分患者可因肺泡巨噬细胞释放炎性介质出现一过性发热，无需处理。对持续发热或胸部 X 线片显示肺部浸润影增加时，应考虑继发肺部感染，需要使用抗生素治疗。术前预防性应用抗生素并无获益，不推荐使用。

5．气胸 支气管镜检查术后气胸的总体发生率约为 0.1%，但经支气管肺活检（TBLB）后气胸发生率可达 1% ~ 6%。TBLB 后无需常规行胸片检查，但若患者出现相关症状，临床怀疑气胸时应尽快拍摄胸片以确定或排除诊断。

6．出血 支气管镜检查术中，应监测镜下出血情况。可根据表 61-1 判断出血程度并给予相应处理。

表 61-1 出血程度分级及处理方案

分级	处理方案
无	无需持续吸引，可自发停止
轻度	需持续吸引，可自发停止
中度	需镜头堵塞活检的叶段支气管，局部喷洒冰盐水或肾上腺素
重度	需球囊阻塞或放置导管、外科干预，使用全身凝血剂
极重度	导致输血、窒息，甚至死亡，需插管、心肺复苏、ICU 救治

7．心律失常和心脏骤停 术中宜常规监测患者的心率、心律、呼吸频率及血压。存在基础心脏病患者易发生心律失常，强烈的刺激可能引起反射性心脏骤停，需积极进行心肺复苏。

8．其他并发症 食管气管瘘、气管穿孔、气道梗阻窒息等，多与治疗性支气管镜操作有关，如激光治疗、消融治疗。

（四）支气管镜下常见病变

1．常见基本病变

（1）管壁：充血（图 61-8）、水肿、粗糙、糜烂、肥厚、溃疡、坏死、萎缩、瘢痕、出血、肉芽肿、变黑或黑斑、血管迂曲、结节、肉芽组织、管壁软化、支气管淋巴瘘、气管食管瘘、脓性分泌物、血性分泌物等。

（2）管腔：出血、变形、狭窄、闭塞、新生物、异物阻塞。

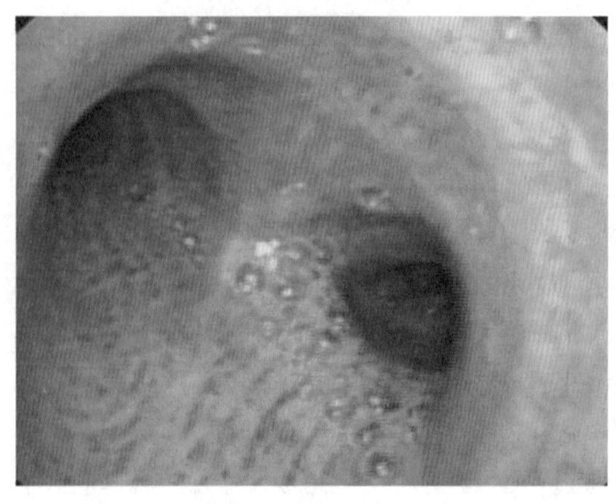

图 61-8 充血表现

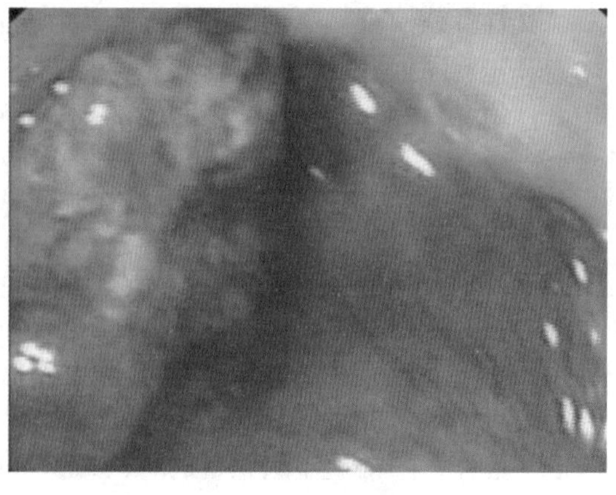

图 61-9 肿瘤表现

2．常见疾病　气管支气管良恶性肿瘤（图 61-9）、支气管结核、气管支气管异物、气管、支气管狭窄、气管软化、气管支气管闭塞、支气管结石、肺出血等。

二、超声支气管镜检查

超声支气管镜检查（ultrasonic bronchoscope）是指将超声探头安放于支气管镜前端，可以获得气管壁及气道外的组织结构超声图像，这使得获取气管壁外病变组织标本成为可能。20 世纪 90 年代首先出现辐射型超声探头，但不能进行超声引导下的实时针吸活检。2002 年首台凸式探头超声支气管镜问世，实现了实时在超声支气管镜引导下经支气管针吸活检（endobronchial ultrasound guided transbronchial needle aspiration，EBUS-TBNA）。超声支气管镜检查系统包括超声支气管镜及超声水囊、超声波观测装置和专用穿刺针。专用穿刺针包括针芯、手柄部、硬质部和插入部四部分，其最大插入部外径 1.8 mm；工作长度 700 mm；针径 22 G；最长出针距离 40 mm；穿刺针内配备针芯以避免穿过气道壁时的污染。

（一）适应证及禁忌证

1．适应证

（1）纵隔及肺门肿大淋巴结的诊断。

（2）肺癌的淋巴结分期。

（3）纵隔病灶的活检。

（4）气管支气管旁肺内肿块的活检。

（5）纵隔囊肿的诊断。

2．禁忌证

（1）肺功能严重损害，无法耐受检查。

（2）心功能不全、严重高血压或者心律失常

（3）全身状态极度衰竭。

（4）出凝血功能严重障碍。

（5）主动脉瘤。

（6）哮喘发作或大咯血。

（7）穿刺部位有明显感染。

（二）术前准备

1．术前行胸部增强 CT 以明确纵隔及肺门淋巴结增大的部位及大小，确定穿刺靶淋巴结。

2．术前妥善放置超声探头专用水囊并排净水囊及镜体内气体。

3．穿刺吸引用的注射器内预先抽负压，备用。

4．其他准备同支气管镜检查。

（三）并发症

EBUS-TBNA 具有很高的安全性，其并发症主要与支气管镜操作本身有关，常见的并发症如下。

1．出血　多由于穿刺损伤支气管内血管，这些少量出血在很短时间内可自行停止。因超声引导下避开纵隔内血管，因而发生大出血的概率明显减低，注意在超声影像不清时勿进行穿刺针吸活检。

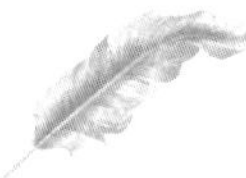

2．气胸和纵隔气肿 既往有慢阻肺、肺大疱的患者，操作时剧烈咳嗽，气道阻力增高可导致气胸或纵隔气肿的发生，其与气管镜操作本身有关，与纵隔淋巴结和肺内肿块穿刺无关。

3．纵隔内感染 少见。穿刺针通过工作孔道受到污染，并可能传播至取样组织，造成穿刺部位感染，但较少见。此外，如穿刺部位本身是感染灶，如淋巴结结核，穿刺这些部位可能导致病原微生物外渗而引起新的感染，临床需加以注意。

4．对支气管镜的损害 使用活检穿刺针经支气管镜工作孔道时可能会损伤超声支气管镜，TBNA 前经内镜视野观察针鞘可预防该损伤；移除超声水囊时勿损伤超声传感器；超声支气管镜前端反复弯曲可导致光纤耗损，视野变暗。

（四）镜下表现

超声支气管镜检查时可快速在气道内定位超声支气管镜能够穿刺的淋巴结，通过多普勒观察周围血管和淋巴结血流分布，确保安全精确地穿刺。

三、内科胸腔镜检查

内科胸腔镜检查（medical thoracoscopy，pleuroscopy）是呼吸系统疾病诊断和治疗中常用的内镜技术。作为一种侵入性技术，它主要用于无法通过非侵入性方法诊断的胸腔积液和胸膜疾病。其操作由内镜医生或内科医生在局部麻醉下进行，仅需要在胸壁做一个检查切口，置入胸腔镜后能够在直视下观察胸膜腔的病变并进行胸膜各层活检，因此，内科胸腔镜又称为单孔胸腔镜。与电视辅助胸腔镜手术（VATS）相比，内科胸腔镜创伤更小，医疗费用更低，诊断和治疗效率更高，并发症更少。因此，这项技术的应用对肺胸膜疾病的诊断具有很重要的临床意义。

内科胸腔镜所用设备包括胸腔镜、光源和图像系统、胸壁穿刺器套管（trocar）活检钳及术后所需胸腔闭式引流等物品。常用的胸腔镜包括：①前端可弯曲电子胸腔镜，其硬质杆部具有普通硬质胸腔镜的易操作性，而前端可弯曲部分可多方向观察胸腔内改变；②硬质胸腔镜：也就是外科胸腔镜所使用的硬质胸腔镜；③可弯曲支气管镜代胸腔镜，它可在没有胸腔镜设备的地区进行胸膜疾病的诊断。

（一）适应证及禁忌证

1．适应证

（1）诊断：①不明原因的胸腔积液；②肺癌或弥漫性恶性胸膜间皮瘤（MPM）的分期。

（2）治疗：①恶性或复发性胸腔积液；②早期脓胸；③自发性顽固性气胸。

2．禁忌证（表 61-2）

（1）绝对禁忌证：严重低氧血症（$PaO_2 < 50$ mmHg）；广泛的胸膜粘连，如胸膜纤维化；感染后或既往胸膜固定术导致的胸膜腔闭塞；缺乏医学胸腔镜检查的空间。对于内科胸腔镜检查，患者需要至少 300 ml 的局部气胸或 2 ～ 4 cm 深的胸膜腔。

（2）相对禁忌证：凝血功能障碍、低氧血症（高碳酸血症）严重心血管疾病或心脏状况不稳定、持续咳嗽、发热、张力性气胸等。

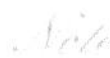

表 61-2　内科胸腔镜检查的绝对和相对禁忌证

绝对禁忌证	相对禁忌证
胸膜腔闭塞	无法侧卧
晚期脓胸	不稳定的心脏动力学和血流动力学
不明原因的胸膜增厚	严重低氧血症
不明原因的脏胸膜和壁胸膜粘连或融合	出血倾向
	肺动脉高压
	难治性咳嗽
	药物过敏
	预期生存期短，一般状况不佳

（二）术前准备

1. 术前 24 小时 X 线、CT 或超声检查了解胸腔积液、气体积聚和胸膜粘连情况。

2. 仔细询问病史，术前常规进行血压测量、心电图、血常规检查、血型、心肺功能、血气分析检查。

3. 术前 24 小时影像（B 超、X 线或 CT）定位穿刺点，或视情况行胸腔穿刺抽水并注入过滤空气（300 ~ 500 ml）形成人工气胸。

4. 进行凝血酶原时间、部分活化凝血活酶时间和血小板计数检查。

5. 术前常规筛查血源性传染性疾病，包括肝炎抗体、HIV 抗体和梅毒抗体等。

6. **术前讨论谈话**　术前检查完成后，讨论评估手术必要性及风险；确定手术后，与患者及其家属充分沟通，填写内科胸腔镜申请单和知情同意书。

7. 术前 4 小时开始禁食，检查前 2 小时开始禁饮水，防止呕吐和误吸。

8. 常规吸氧并进行心电血压监护。

9. 肌内注射盐酸哌替啶 50 ~ 100 mg。

10. 严重咳嗽可以通过口服可待因溶液 10 ml 控制。

（三）并发症及其处理

内科胸腔镜检查是一项非常安全的侵入性操作，严重并发症少见。常见并发症如表 61-3 所示。

表 61-3　内科胸腔镜的常见并发症

术前并发症	术中并发症	术后并发症
空气栓塞、皮下肺气肿和人工气胸疼痛	疼痛	复张性肺水肿
人工气胸后通气不足和呼吸困难	低氧血症	疼痛
对局部麻醉的过敏反应	通气不足	发热
	心律不齐	切口感染
	低血压	低血压
	出血	脓胸
	肺或其他器官损伤	皮下气肿
		持续性气胸
		持续性胸腔积液
		肿瘤细胞的胸壁播散
		死亡

1. **空气栓塞**　是人工气胸造成的最严重的并发症，发生率< 0.1%。可采取适当措施预防。

2. **疼痛**　当穿刺鞘穿透壁胸膜或局部麻醉剂到达该区域并去除广泛的胸膜粘连时，患者将经历短期疼痛。当滑石粉固定时，会经历更严重的疼痛。喷洒滑石粉时，应给予患者止痛药或利多卡因注射到胸部。

3．低氧血症 麻醉引起的呼吸抑制或手术过程中气胸引起的呼吸衰竭可导致低氧血症。在手术过程中，应通过鼻导管给患者吸氧。

4．通气不足 过度镇静可能导致通气不足。应在操作过程中监测心电图、血氧饱和度和 $PaCO_2$。

5．心律失常 可能发生窦性心律过速，但心律失常相对罕见。

6．低血压 大量胸腔积液引流可导致体液流失和血压下降。建议使用阿托品来抑制血管迷走神经反射。但不建议在手术前常规使用阿托品。

7．出血 活检后出血多数可以自行止血；穿刺部位的浅表出血可以通过在按压后放置穿刺管来预防。如果出血没有停止或穿刺活检意外损伤肋间血管，应外科止血或使用电凝止血。

8．肺或其他器官损伤 肺组织容易撕裂，尤其是当两层胸壁粘连或进行脏胸膜活检时，易导致气胸或血胸。

（四）常见疾病镜下表现（图 61-10）

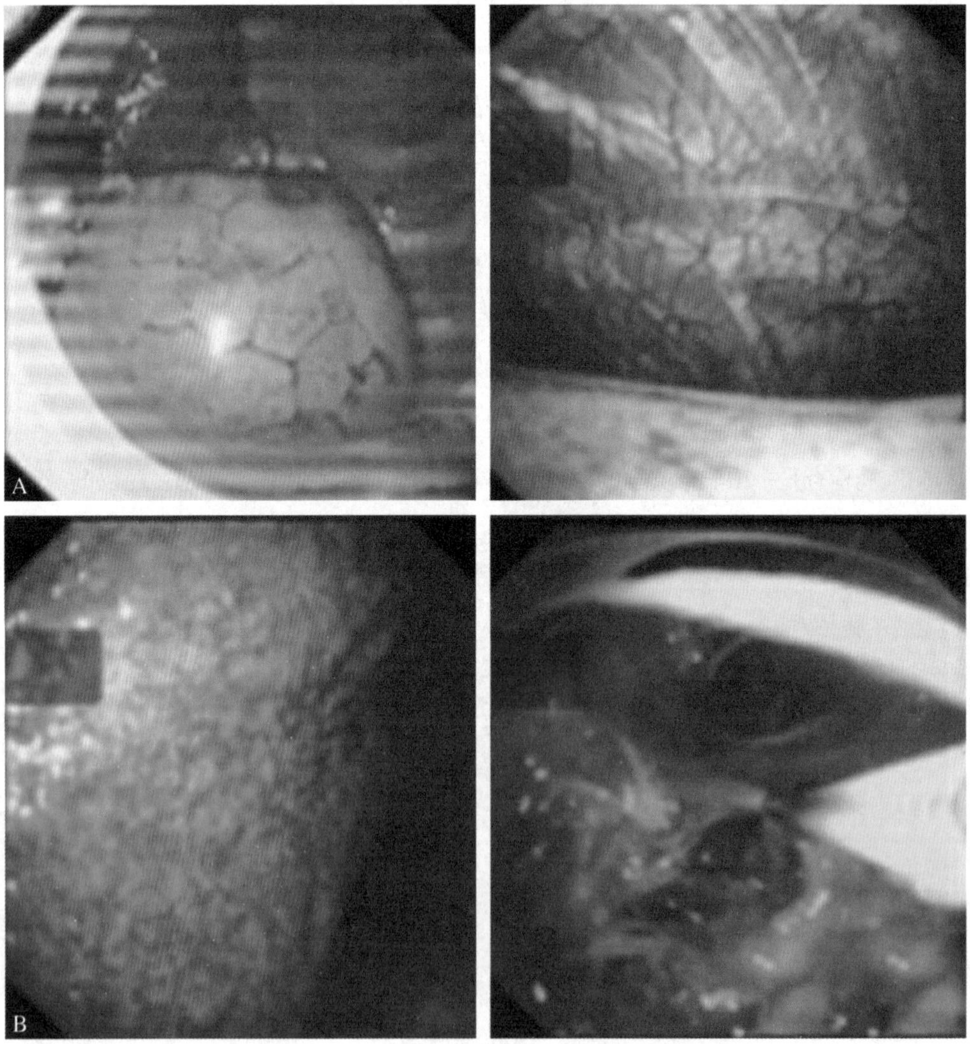

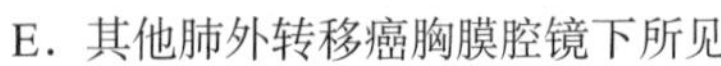

图 61-10 胸腔镜捕获的不同病变的代表性图像

A．肺表面正常，可见于内脏和顶胸膜；B．结核性胸膜炎；C．胸膜间皮瘤；D．原发性肺癌的胸膜转移；E．其他肺外转移癌胸膜腔镜下所见

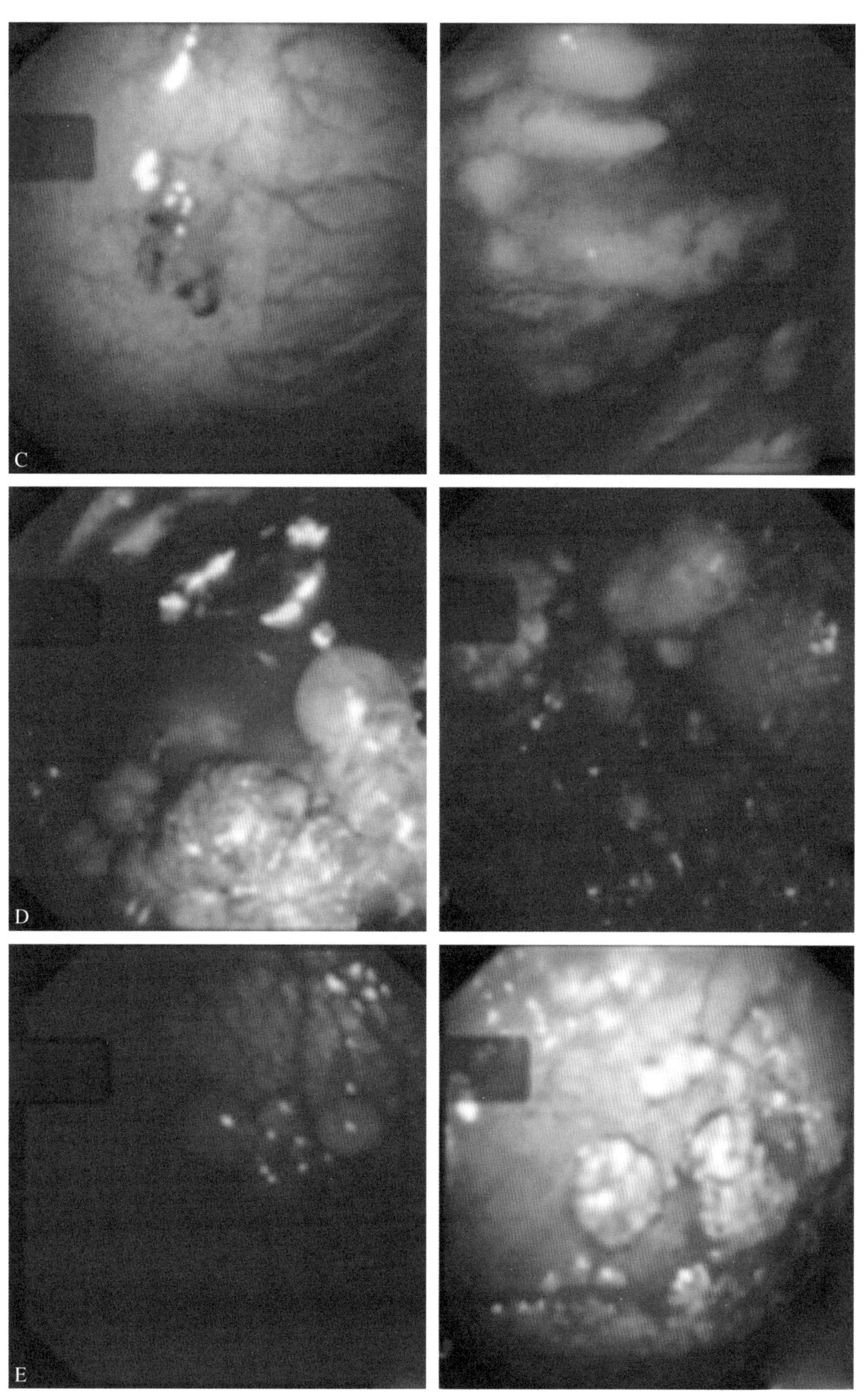

图 61-10（续）

Note

思考题

1. 胃镜检查的适应证有哪些?
2. 溃疡性结肠炎的内镜下表现有哪些?
3. 支气管镜检查的适应证和禁忌证有哪些?
4. 支气管镜检查常见的并发症有哪些?

（常　春）

第六篇

病历书写与诊断思维

第六十二章

病历书写

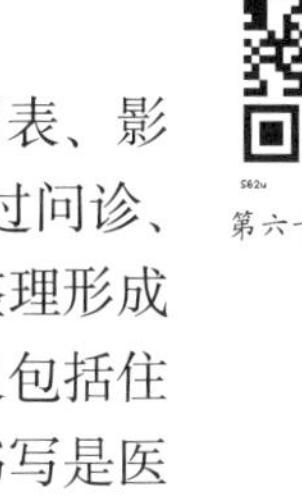
第六十二章数字资源

病历（medical record）指医务人员在医疗实践活动过程中形成的文字、符号、图表、影像、切片等资料的总和，包括门（急）诊病历和住院病历。病历书写是指医务人员通过问诊、查体、辅助检查、诊断、治疗、护理等医疗活动获得有关资料，并进行归纳、分析、整理形成医疗活动记录的行为，包括门（急）诊病历和住院期间病历的书写。住院期间的病历又包括住院病历、入院记录及病程记录、会诊记录、手术记录、转科记录、死亡记录等。病历书写是医务人员的岗位职责，是一项重要的临床基本功和素养，贯穿医师整个职业生涯，也是进行临床科研的重要资料来源，同时又是医疗纠纷、医疗事故鉴定或法律诉讼等的依据，因此必须全面、系统、真实、客观、准确、及时、完整、规范地记录。年轻医生必须高度认识并重视病历书写的重要性，需要经过刻苦努力、反复实践、不断学习和积累才能熟练掌握。

第一节　病历的重要性

一、病历是重要的医疗文件

病历是临床医疗实践过程的全部记录，是在临床工作中对疾病进行诊断、治疗、预防和判断预后的重要书面依据。其中，住院病历和入院记录是入院时在问诊、体格检查及选择性的辅助检查基础上，经过归纳加工整理而成的，是临床医师作出初步诊断的书面依据，也是患者入院时情况的真实记录。在住院过程中，病历不但客观真实地记录了各项检查结果和病情变化，而且全面系统地记录了各级医师对病情的分析、疾病的诊断、鉴别诊断、检查结果异常的分析、治疗经过和疗效及对预后的评估，以及与患者及其家属等交流和沟通的情况。作为一份极其重要的医疗文件，病历是医疗质量、服务能力和学术水平的集中体现。

二、病历是临床教学的基本资料

医学是一门具有高度实践性和与人文艺术相结合的科学。要学好医学理论，必须要紧密联系临床实践，进行反复的实践和提高，是需要终生学习的一门学科，而病历正是临床教学的宝贵资料。每份病历都是有关疾病诊疗的生动教材，一份优秀的病历本身就是一本具体生动的医学教科书。每位医学生和年轻医生都要通过大量的病历书写和病历分析成长为一位合格的临床医生。

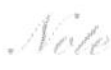

三、病历是临床研究的可靠资料

最初的临床医学研究是从个案病例报告（case report）开始的，而大宗病例的总结分析就是最基本、最实用的临床科研手段，其结果对临床工作可能有重要指导意义，而多中心的回顾性或前瞻性的临床研究也需要客观真实的病历材料。上述临床研究的原始资料都是来源于病历，因此只有完整、全面、客观、准确的合格病历才能为临床研究提供可靠资料。

四、病历是医疗纠纷或医疗事故及法律诉讼的重要依据

在临床医疗过程中，及时、客观、准确、详细的病历记录能有助于保护医患双方的合法权益。如果发生医疗事故或医患双方产生医疗纠纷，病历就成为进行医疗事故技术鉴定或法律诉讼的原始证明材料。若病历记录不完整、不准确、不及时，就会严重影响医疗鉴定或司法审判工作，若病历丢失或有大量不规范的涂改，则医疗单位很可能败诉。

五、病历是个人健康档案和医疗保险的依据

病历真实记录了个人就诊及健康体检资料，是评价个人健康状况和进行医疗保健的重要依据，也是医疗保险部门支付和报销医疗花费和保险金的依据。如果对病情记录不完整、不具体、不准确，医疗保险部门就可能会拒付相应款项，例如人血白蛋白和免疫球蛋白等特殊药品均只有在符合特定的病情和化验指标时使用才能报销，使用血液制品时需要书写记录。

六、病历书写是培养合格住院医师的重要途径

病历书写是综合了基础医学理论、基础技能以及临床医学知识体系，对临床资料进行综合、提炼、分析和加工的过程。病历书写的水平取决于写作者的临床知识、技能和临床思维能力，也取决于其熟练驾驭语言文字的功力。因此要写出一份优秀的病历，必须具备基本的临床操作技能、临床思维方法、沟通交流能力和写作水平，医学生要认真刻苦地学习如何写好病历。

第二节 病历书写的基本要求

一、内容真实、全面、符合逻辑

病历必须真实可靠地记录患者的病史、体格检查及各种辅助检查结果，并重点记录诊疗过程中患者的病情演变、治疗效果及不良事件、上级医师或会诊医师的意见、与患者及其家属的交流沟通的内容和结果。对上级医师或会诊医师的意见，一定要核对清楚和真正理解后再如实记录，这不仅决定了病历的质量和价值，而且也反映了一位医师的个人品德和工作态度。病历造假不仅是违背医学伦理和职业道德的不端行为，同时也是违法甚至是犯罪行为，因此应该成

为不能逾越的红线。

病历内容一定要全面、完整，若发现遗漏应及时补充。病历不是包罗万象、简单堆砌、杂乱无章的流水账，而是通过医师的临床思维过程对客观资料进行综合、分析、判断所得出的内容翔实、条理分明、逻辑清晰的医疗文件。提倡在病历记录中对病情、疗效、预后进行分析、判断和评估，但应以患者的具体病情和循证医学证据为依据，避免脱离实际的臆想和虚构。

二、格式规范

病历的各部分如住院病历、入院记录、病程记录、手术记录、转科记录、出院记录和死亡记录等都有一定的格式和要求（详见后文），应严格遵照执行。

三、用词规范，表述精练、准确，语言通顺

书写病历时，要使用规范化的汉语，以《新华字典》为准，用词恰当、语言通顺、层次分明、条理清楚、重点突出。两位以上的数字一律用阿拉伯数字书写。

在问诊时要求尽量用通俗语言，避免使用医学词汇和医学术语，以防止患者听不懂而影响问诊，但书写病历时，则要求使用通用的医学词汇和术语，如“喘不上气来”应写为“气促”或“呼吸困难”，“脖子长疙瘩”应写为“颈部淋巴结肿大”或者“颈部包块”等。患者自诉既往所患疾病名称和手术名称应加上引号，如患者自述曾患“急性黄疸性肝炎”（具体分型不详）。另外，有些以人名命名的体征如“Babinski 征”也可写成规范的“巴宾斯基征”，但不能缩写成“巴氏征”等。

疾病诊断、手术以及各种操作的名称书写和编码应符合《国际疾病分类》（ICD-10、ICD-9-CM-3）的规范要求。

四、字迹工整，标点准确

病历书写要求字迹工整，不能潦草、任意涂改。书写过程中出现错别字时，应当用双线划在错字上，将正确的字写在其上方，并签上修改者名字和日期；不得采用刮、粘、涂等方法掩盖或去除原来的字迹；有涂改者或错字太多者应重抄。初学者或记录者对病程记录等无把握时，应先写草稿，待认真修改或经上级医师审阅后再抄到病历上；若上级医师对病程记录等有不同意见，不要涂改，而是在后面单独写出个人意见，并注明日期、时间和签全名，以示负责。

正确使用汉语标点符号很重要，汉语的标点与英语者有所不同。英语中无“、”，而一律用“,”，但汉语中顿号与逗号的意义是完全不同的，否定词后以顿号隔开的内容继续否定，而以逗号隔开的内容就不再否定，如“无恶心、腹泻”表示无恶心，也无腹泻，而“无恶心，腹泻”则指无恶心，但有腹泻。一般来说，表达一个完整意思的句子结束时应该用句号，其中各层意思之间用逗号；但表达比较复杂的内容时，各个部分之间可采用分号分开。

医疗单位现在普遍采用计算机书写病历，已不存在字迹潦草和涂改问题。但有的医师极不认真，把其他病历的某一部分甚至全部拷贝，未加任何核对和修改，造成性别、年龄、职业、婚姻、生育和工作单位等基本信息张冠李戴，甚至上下、左右等病变部位信息出错，一定要杜绝。

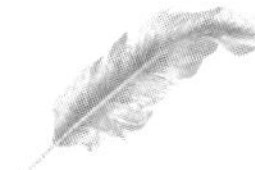

Note

五、病历书写的及时性

门诊病历是边看门诊边书写，患者就诊完，病历亦完成。由实习医师书写的住院病历和由住院医师书写的入院记录一般均应于次日上级医师查房前完成，最迟亦应在患者入院后 24 小时内完成。危重和急诊患者住院，应立刻书写首次病程记录和时间，应记录到时、分，及时完成病历。需行急诊抢救或急诊手术的患者，住院医师简要询问病史和检查后，先写出首次病程记录，待手术完成后 6 小时内补写完成急诊入院记录，并注明抢救或手术完成时间和补记时间。对住院不满 24 小时者（如患者自动要求出院、转院或死亡者），可不写入院记录，而是写住院出院记录（入院记录与出院记录合并）或住院死亡记录（入院记录和死亡记录合并）。

各项记录应注明时间，一律使用阿拉伯数字书写日期和时间，采用 24 小时制记录。

六、审阅与修改的严格性和规范性

上级医务人员有审查修改下级医务人员所书写病历的责任。实习医务人员、试用期医务人员、未取得所在进修机构认证的进修医务人员书写的病历，应当经过本医疗机构注册的医务人员进行审阅、修改并签名。审查修改时，原记录应清楚可辨，并注明修改时间。上级医师的审核签名应在署名医师的左侧，并以斜线相隔。

七、尊重医患双方的权利

在病历书写中应注意体现患者的知情权、自主选择权。医务人员应将某些可能带来不良后果的检查方法、治疗方案（包括各种手术、输血、麻醉等）等，充分、客观、通俗地向患者和（或）授权人（法定代理人）解释其必要性、有效性和可能出现的不良后果以及预处理方案，并比较各种方案的利弊，让患者或授权人在真正理解的基础上签署知情同意书，并将沟通过程、内容及结果详细地记录在病历（病程记录）中，病人对诊疗方法的自主决定应由患者或授权人签字确认，充分体现患者的自主选择权。病历书写既要充分尊重患者权利，贯彻“以人为本”的人文理念，也要保存相关证据，有利于保护医患双方的合法权利。

第三节 病历书写的种类、格式和内容

病历书写的种类有门诊病历书写和住院病历书写等，它们分别都有特定的格式和内容。要按照规定的规范书写病历，以保证格式的统一、规范以及内容的完整、系统和真实性，便于不同地区间的学术和经验交流。

一、门（急）诊病历

门（急）诊病历由门诊的各级医师自己书写。虽然有普通门诊、专业门诊、专家门诊和特需门诊等不同类型，但门诊病历书写的格式、内容和要求基本上是一样的。

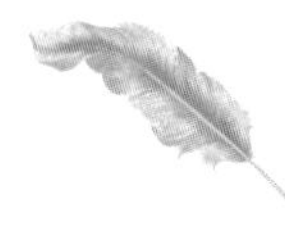

门（急）诊病历封面应填写姓名、性别、出生年月日、民族、婚姻、职业、住址、工作单位、电话、过敏史、身份证号及门（急）诊病历编号等栏目，患者首次就诊时应认真填写完整。

儿科患者、意识障碍患者、创伤患者以及精神患者的病历应注明陪伴者姓名及其与患者的关系，必要时写明陪伴者单位、住址和联系电话等。

（一）门（急）诊病历书写的格式和内容

1．初诊（first visit） 初诊病历应依次书写如下内容：就诊时间（年、月、日）、就诊科别、主诉（主要症状及持续时间）、现病史（重点突出，本次患病的起病时间、主要症状、他院诊治经过及疗效）、与本次疾病有关的既往史、个人史及家族史（不需列题）、体格检查（一般情况，重点记录阳性体征以及有鉴别诊断意义的阴性体征，急危重症患者必须记录患者的生命体征如体温、脉搏、呼吸、血压以及意识状态等）、辅助检查结果、初步诊断（写在右下角）及处理意见，包括进一步的实验室检查和特殊检查、治疗方法（药物的名称、剂量、总量和用法、手术治疗等）建议及疫情报告和医师签全名等。

急诊病历书写就诊时间，应当具体到分钟。

2．复诊（return visit） 复诊病历记录书写内容应当包括就诊时间、科别、主诉、病史、必要的体格检查和辅助检查结果、诊断、治疗处理意见和医师签名等。

应注意如下的重点：①病史应重点记录上次来诊后的病情变化、治疗反应及各项辅助检查的报告结果，也可对上次病史进行修正和补充。②体检重点记录上次阳性体征的变化及新出现的阳性体征。③修正后的诊断（写在右下角）。④处理措施要求同初诊。⑤持通用门诊病历变更就诊医院、就诊科别或者与前次不同病种的复诊患者，应视作初诊，按照初诊病历要求书写。

（二）门诊病历书写的要求

1．门诊病历应按上述格式和内容规定的要求书写，由于门诊时间有限，所以宜简明扼要、重点突出。

2．由于门诊病历为多学科共用，因此一定要注明科别。

3．关于诊断，除十分明确者可写出肯定诊断外，诊断不明确时，最好写“某症状或体征待查”为宜，以待进一步检查确诊，避免误导。如以发热为主诉来诊者，可写“发热待查”；以水肿来诊者，可写“水肿待查”等。若可能，最好在其后写出 1 ～ 2 个可能的诊断。若连续 3 次门诊不能肯定诊断，就应转上级医师或多学科门诊或收住院确诊。

4．门诊病历均需医生签全名。

门诊初诊病历范文

**** 年 ** 月 ** 日

反复上腹部胀痛 5 年，加重 6 个月。

5 年前反复出现上腹部进餐前胀痛，伴反酸、嗳气，饭后可缓解。无发热、黄疸、呕血及黑便史。近 6 个月发作频繁，疼痛无规律性，次数增加，程度加重，进食后不能缓解。

否认肝病及胃病史。

体格检查：一般情况好，巩膜无黄染，上腹正中部轻压痛，Murphy 征阴性。未触及包块，肠鸣音正常。

初步诊断：

腹痛待查　慢性胃炎？十二指肠溃疡？

处理意见：

1．胃镜检查
2．粪便常规
3．腹部超声
4．雷尼替丁 0.15 g bid

医师签全名

Note

二、住院期间病历

根据在住院期间病历中的先后顺序，住院病历内容依次包括：病案首页、住院体温单、长期及短期医嘱单、入院记录或者住院病历（无实习医师时可缺此项）病程记录、手术前讨论记录、手术同意书、麻醉同意书、麻醉记录、手术记录、术后病程记录、会诊记录、转科记录、出院记录或死亡记录、输血同意书、特殊检查（特殊治疗）知情同意书、病危（重）通知书、各种特殊检查（如心电图、超声心动图、B 超、内镜检查、肺功能、骨髓检查、病理检查等）报告单、特殊记录单（如糖尿病、血液病特殊记录单）各种生化和常规化验粘贴单、中药处方等。

（一）住院病历的内容和格式

包括狭义和广义的住院病历。狭义的住院病历是指完整病历，通常由实习医师或者接受培训的住院医师完成的系统而完整的病历。广义的住院病历是指狭义的住院病历和入院记录、病程记录、会诊记录、转科记录、出院记录、死亡记录和手术记录等医疗文书。

住院病历或者入院记录的格式和内容（其中病史部分的详细内容见本书第二篇第三十三章）

患者一般项目：包括姓名、性别、年龄、民族、婚姻状况、出生地、职业、籍贯、地址、入院时间、记录时间、病史陈述者、可靠程度、联系电话、电子邮箱或微信。

主诉

现病史

既往史（包括过敏史、输血史、外伤史、手术史）

系统回顾

个人史

婚姻史

月经史和生育史

家族史

体格检查

体格检查应当按照系统循序书写，内容包括体温、脉搏、呼吸、血压，一般情况，皮肤、黏膜，全身浅表淋巴结，头部及其器官，颈部，胸部（胸廓、肺部、心脏、血管），腹部（肝胆脾等），直肠肛门，外生殖器，脊柱，四肢，神经系统等。专科体格检查情况应当根据专科需要记录专科的特殊情况。

具体的内容和格式见下：

T（体温） ℃ P（脉搏） 次/分 R（呼吸） 次/分 BP（血压） mmHg 身高 cm 体重 kg

全身状态：发育（正常、异常），营养（良好、中等、不良、过度），意识状态（清晰、嗜睡、淡漠、模糊、谵妄、昏睡、昏迷），面容（急性、慢性病容或特殊面容），表情（自如、痛苦、忧虑、恐惧、无欲），体位（自主、被动、强迫），步态，检查是否合作。

皮肤与黏膜：颜色（正常、苍白、潮红、发绀、黄染、色素沉着或脱失），温度与出汗，弹性，有无皮疹（若有则应写出类型和分布），皮肤脱屑，皮下出血（若有则应写出类型和分布），肝掌，蜘蛛痣，水肿（若有则应写出部位和程度），溃疡与瘢痕，肿物，皮下结节，毛发（分布、多少、颜色）。

淋巴结：有无耳前、耳后、枕后、颌下、颏下、颈前、颈后、锁骨上、滑车、腹股沟等全身浅表淋巴结（若肿大则应写出部位、数目、大小、压痛、硬度、活动度及局部皮肤有无红肿、压痛、瘘管和瘢痕等）。

头部：

头颅：大小，外形，有无肿物、压痛，头发（分布、疏密、颜色）。

眼：眉毛（稀疏、脱落），睫毛（倒睫），眼睑（内翻、下垂、挛缩、运动、水肿），结膜（充血、出血、苍白、水肿、滤泡），眼球（突出、下陷、运动、震颤、斜视），巩膜有无黄染，角膜（有无混浊、溃疡、瘢痕、反射、色素环），瞳孔（形状、大小、是否对称、对光反射和集合反射）。

耳：耳郭有无畸形、外耳道有无分泌物，乳突是否压痛，听力有否下降。

鼻：有无畸形，鼻翼有否扇动，鼻腔有无阻塞、分泌物、出血，鼻窦是否压痛。

口：气味，口唇（颜色，有无疱疹、皲裂、溃疡），黏膜（有无发疹、出血、溃疡），牙齿（色泽与形状，有无龋齿、残根、缺齿、镶牙、义齿，若有则应注明部位），牙龈（颜色，有无肿胀、溢脓、出血、溃疡、铅线）。舌（形态、舌质、舌苔，运动，有无溃疡、震颤、偏斜）。扁桃体（大小分度，有无充血、分泌物、假膜），咽（颜色、有无分泌物、反射），喉（发音是否正常、嘶哑、失音），腮腺（有无肿大，开口处有无红肿、分泌物等）。

颈部：是否对称，有无抵抗、强直，有无颈静脉怒张、肝颈静脉回流征、颈动脉异常搏动，气管是否居中，甲状腺（大小、硬度，有无压痛、结节、震颤和血管杂音）。

胸部：胸廓（对称性、畸形、胸骨压痛），胸壁（静脉曲张、皮下气肿、压痛），乳房（对称性、大小、乳头分泌物，若有包块则应注明部位、大小、数目、外形、硬度、压痛、活动度）。

肺和胸膜：

视诊：呼吸运动（类型、频率、节律、深度、两侧对比），肋间隙增宽或变窄。

触诊：胸廓扩张度，语音震颤，胸膜摩擦感。

叩诊：叩诊音（清音、过清音、鼓音、浊音、实音及其部位），肺下界，肺下界移动度。肺尖宽度。

听诊：正常呼吸音，异常呼吸音，啰音（干性、湿性），语音共振（两侧对比），胸膜摩擦音。

心脏：

视诊：心前区隆起，心尖搏动的位置、强度、范围，心前区异常搏动。

触诊：心尖搏动的位置、强度、范围，震颤的部位与出现的时间，心包摩擦感。

叩诊：心脏浊音界，分别用左、右第 2、3、4、5 肋间（右侧一般无第 5 肋间）心界距前正中线距离（cm）表示，并写出左锁骨中线至前正中线的距离（cm）。应注意的是如果心脏浊音界左下扩大，应进一步叩第 6 肋间的浊音界。

心脏相对浊音界

右侧	肋间	左侧
	Ⅱ	
	Ⅲ	
	Ⅳ	
	Ⅴ	

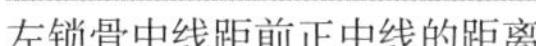
左锁骨中线距前正中线的距离

Note

听诊：心率（次/分），心律（规整或不齐，若不齐则应描述其特点），心音（强度、性质、分裂、P2与A2的比较、额外心音），杂音（部位、性质、出现时间、传导、强度及与体位、呼吸、运动的关系），心包摩擦音。

桡动脉：脉率，脉律（规则、不规则、脱落脉、脉搏短绌），紧张度与动脉壁状态，强弱，脉波（有无奇脉、交替脉）。

周围血管征：有无毛细血管搏动征、枪击音、Duroziez双重杂音和水冲脉，有无动脉异常搏动。

腹部：

视诊：外形（是否平坦、对称、膨隆、凹陷），呼吸运动，胃型、肠型和蠕动波，腹壁静脉（曲张与血流方向），腹壁皮肤（有无皮疹、色素沉着、腹纹、瘢痕、疝，脐、体毛分布），上腹部搏动，腹围测量（有腹水时）。

触诊：腹壁紧张度，有无压痛和反跳痛及其部位，肝（大小，若增大则应测量，并注明质地、表面和边缘情况、压痛、搏动），脾（正常肋下触不到，触及时应记录平卧位或右侧卧位时的大小、硬度、压痛、表面和边缘情况），胆囊（大小、形态、压痛和Murphy征），肾（大小、形态、硬度、移动度及有无压痛），膀胱（充盈时能触及），肾及输尿管压痛点，胰（正常不能触及），腹部包块（部位、大小、形态、质地、压痛、移动度、搏动及包块与邻近脏器和组织的关系），液波震颤。

叩诊：肝（上界、下界、肝浊音界、叩击痛），脾（大小、叩击痛），胃鼓音区，移动性浊音，肋脊角叩痛，膀胱叩诊。

听诊：肠鸣音（频率、音调、强度），振水音，血管杂音。

肛门、直肠（视病情需要检查）：肛裂，痔疮，肛瘘，脱肛，直肠指诊（狭窄、包块、压痛、局部波动感、前列腺肿大及压痛、指套表面有无黏液和血迹）。

外生殖器：根据临床病情需要，选作如下有关检查：

男性：畸形，阴茎（包皮、龟头、尿道口），阴囊（睾丸、附睾、精索、有无鞘膜积液、疝）。

女性：检查时必须有女医护人员在场，必要时由妇科医生检查，包括外生殖器（阴阜、大阴唇、小阴唇、阴蒂、阴道前庭）内生殖器（阴道、子宫、输卵管、卵巢）。

脊柱：弯曲度（生理弯曲度，有无后凸、前凸、侧弯），活动度，压痛及叩击痛。

四肢：有无畸形，杵状指（趾），静脉曲张，水肿，肢端肥大，肌肉萎缩，四肢肌力、肌张力（增强、减弱），关节（红肿、疼痛、压痛、积液、脱位、活动受限、畸形、强直、水肿，应注明病变关节部位），骨折。

神经系统：浅反射（角膜反射、腹壁反射、提睾反射）深反射（肱二、三头肌反射，膝反射，跟腱反射），病理反射（Babinski征、Chaddock征、Oppenheim征、Gorden征、Hoffmann征），脑膜刺激征（颈强直、Kernig征、Brudzinski征），Lasegue征。必要时先做浅反射及运动、感觉和脑神经等其他神经系统检查。

专科情况

如外科情况、妇产科情况、眼科情况、耳鼻喉科情况等。主要记录与本专科有关的体征，前面体格检查中相应项目不必重复书写，只写“见××专科情况”。

辅助检查

记录患者住院前近期内所作的与诊断和治疗有关的实验室检查和其他器械检查结果，并注明各项检查的时间和地点。

摘要

将病史、体格检查及辅助检查中与疾病有关的重要的阳性或有鉴别诊断意义的阴性资料进行摘要综合，以提示可能的诊断和鉴别诊断，使各级医师或会诊医师能通过摘要内容迅速了解基本病情。摘要应高度概括、简明扼要，字数不宜超过300字。

诊断

诊断如能明确需写明病名或综合征，诊断如难以明确，则在病名后加上“？”，规范的诊断应尽可能包括病因诊断、病理解剖部位诊断、病理生理诊断和脏器功能诊断等，诊断应按主次疾病顺序排列，主要疾病在前，次要疾病在后，并发症位于主病之后，合并症排在最后。如果病因不明确而且难以判断在形态和功能上改变的疾病，可以用突出症状和体征待查，并应在其后注明一两个可能性较大或待排除疾病的病名，如“水肿待查，肝硬化？”。在临床诊疗过程中，诊断应包含初步诊断和修正诊断。

初步诊断

初步诊断是指收治医师根据患者入院时情况，综合分析后做出的诊断，完整病历或者入院记录时的诊断即为初步诊断。

修正诊断

如患者入院时诊断不明，以症状或者体征待诊作为初步诊断或者初步诊断不完善或者不符合时，上级医师自诊疗过程中应作出修正诊断，注明修正日期，由修正医师签全名。

医师签名

书写入院记录或者完整病历的医师在初步诊断的右下角签全名，字迹清楚，易于辨认。

入院记录

入院记录的内容与格式基本与住院病历相同，其主要特点是重点突出、简明扼要，可按照住院病历的标题顺序分段书写，入院记录没有系统回顾和摘要两部分。

（二）表格式住院病历

表格式住院病历的内容与上述住院病历完全相同，只是除主诉和现病史外的全部内容的书写均采用表格式，这样既简明扼要又规格统一，既避免漏项又减轻工作量。表格式住院病历的具体格式在不同医疗单位、不同临床专业均不尽相同，一般按表格填写即可。

（三）再住院病历

患者因同一种疾病再次或多次住入同一医疗机构时书写的病历称再住院病历。患者如果再次住院，应注明本次住院为第几次，例如若为第5次住院，就应书写为第5次住院病历。再住院病历的具体书写格式、内容和要求基本同入院记录要求及内容。主诉是记录患者本次入院的主要症状（或体征）及持续时间；现病史中要求首先对本次住院前历次有关住院诊疗经过进行小结，然后再书写本次入院的现病史。而既往史、系统回顾、个人史、婚姻史、月经史和生育史、家族史等，若无新的变化均可以从略。体格检查、实验室及其他检查、摘要部分则与一般住院病历相同。

（四）病程记录

病程记录是指继入院记录之后，对患者病情和诊疗过程所进行的连续性记录。内容包括患者的病情变化情况、重要的辅助检查结果及临床意义、上级医师查房意见、会诊意见、医师分析讨论意见、所采取的诊疗措施及效果、医嘱更改及理由、向患者及其近亲属告知的重要事项等。

1. 首次病程记录　指患者住院后的第一次病程记录，必须在患者入院8小时内完成，内容包括病例特点、诊断依据、诊断和诊疗计划，对诊断不明的要进行拟诊讨论和鉴别诊断等。具体要求如下：

（1）一般项目：包括患者的姓名、性别、年龄及因何于何时收入院。

（2）病例特点：应当对病史、体格检查和辅助检查进行全面分析、归纳和整理后写出本病例特征，包括阳性发现和具有鉴别诊断意义的阴性症状和体征等。杜绝将住院病历或入院记录中的内容大段复制（特别是采用电子病历的医疗机构）。

（3）进行初步讨论和分析，提出主要的初步诊断、诊断依据和鉴别诊断及次要的诊断。

（4）提出进一步的检查内容和具体治疗措施。

（5）对诊断不能明确者，需要进行拟诊讨论，列出拟诊依据和进行主要鉴别诊断。

2．一般病程记录 指患者在住院期间的病情变化和诊疗经过的全部真实记录。

（1）一般病程记录的内容：①患者的自觉症状及一般情况如饮食、睡眠、二便和心理/精神状态等；②病情变化（包括症状、体征的改变）及各项实验室和其他检查的重要报告结果，以及对这些情况的分析意见；③对临床诊断的修改或补充及其依据；④治疗情况，包括对主要治疗的疗效和不良反应、重要医嘱的更改及其原因；⑤上级医师查房意见（需注明上级医师姓名及职称），各科会诊的意见；⑥各种重要的诊疗操作，包括各种穿刺如胸腔穿刺、腹腔穿刺、骨髓穿刺、腰椎穿刺、肾穿刺、肝穿刺、甲状腺穿刺等及内镜检查、心导管检查、各种造影检查和安装起搏器、肾透析、气管切开、同步直流电转复治疗等；⑦患者、家属或单位有关人员对医院的希望、建议和意见，主管医师和上级医师向患者、家属或单位有关人员介绍有关病情的情况及征求对诊断和治疗计划的意见等。

（2）对一般病程记录的规范性要求：对急危重抢救病例应根据情况随时记录，并注明体记录时间（几时几分）。其他情况：①入院后3天每天应当记录一次，以后根据病情变化，一般应每1～2天记录一次，病情稳定者也至少3天记录一次。手术后应连续记录3天，以后视病情而定。②接到实验室等有关科室报告危急值时（如血钾过低或过高、低血糖），要随时记录针对危急值的分析解读、采取的紧急措施及其效果；即使认为不需采取紧急措施，也应记录其理由。③入院24小时内应有上级医师对病情的初步分析意见；每周要记录两次主治医师查房意见、一次主任医师或副主任医师查房意见。④每个月进行一次阶段小结，若有交（接）班记录和转科记录，可替代阶段小结。⑤上级医师的查房记录必须由查房医师审阅并签名。

（3）对一般病程记录的技术要求：①一般按照SOAP顺序来写：即症状（subjective）、体格检查、实验室和其他检查结果（objective）、评估（assessment）及下一步计划（plan）。②突出重点（topical）：不一定每次病程记录都要面面俱到地记录患者的情况，而是关注患者的主要问题，可以是某一症状体征、实验室或影像检查异常等。③突出变化（dynamic）：无论对症状、体征还是辅助检查结果的描述，都不要用“绝对值”，而要用比较级，以突出动态变化。如今日患者体温升至（降至/仍在）38℃，咳嗽较前减轻（加重/仍重），右肺底湿啰音较前减少（增多/仍多），白细胞总数降至（升至/仍在）9×10^9/L，胸部X线片示右下肺部阴影缩小（增大/无明显变化）等。④突出逻辑性（logical）：不管是分析病情变化还是治疗决策改变，均应突出逻辑性。例如患者体温和外周白细胞、中性粒细胞均较前降低，咳嗽减轻、痰量减少，肺部啰音减少，胸部X线片右上阴影范围变小，说明目前静脉应用抗生素治疗有效，考虑继续治疗3天，如果病情无反复，可以改为口服抗生素治疗，或抗生素治疗已3天但上述症状、体征、实验室检查及胸部X线片表现加重，故考虑更换抗生素。⑤承前启后（response）：上一次病程记录提到检查或治疗变更，这一次病程记录应该有回应，例如细菌培养结果回报、更换药物后的治疗效果等，并提出下一步检查/复查或治疗计划。即使该项检查尚没有结果或尚未做该项检查，也应提及结果尚未回报，或说明未做检查的原因（预约、禁忌证、患者拒绝）。

总之，病程记录要全面系统和突出重点，要有病情实录，又要有分析比较和处理意见，以清晰地展现患者的病情变化、诊疗效果及下一步计划。病程记录切忌写成流水账，或用大量篇幅抄写实验室检查数据或检查报告，而缺乏分析判断，看不出诊疗思路和逻辑性。

（五）会诊记录

1．专科会诊　患者在住院期间出现其他科室问题或诊疗需要其他科室协助时，可书写会诊申请单，请有关科室专科医师会诊。会诊申请单应重点书写患者的病历摘要及会诊的目的和要求。专科医师会诊后，应把会诊意见记录在会诊单内，其内容包括简单病史、专科检查情况、诊断及进一步检查和治疗意见等。常规会诊意见记录应当由会诊医师在会诊申请发出后48小时内完成，急会诊时会诊医师应当在会诊申请发出后10分钟内到场，并在会诊结束后即刻完成会诊记录。申请会诊医师应在病程记录中记录会诊意见执行情况。

2．多学科会诊　对疑难或垂危患者需要进行多学科会诊时，会诊记录应由所在科室的主管住院医师负责，应准确记录各科会诊医师对病情的分析意见和诊疗建议，并写在病程记录页内。

（六）转科记录

转科记录包括转出记录和转入记录两种，均写在病历记录页内，不要另写专页。

1．转出记录　患者住院期间出现其他科室情况，而且成为主要问题时，经相关科室会诊同意转科后，应写转出记录。如消化性溃疡患者在住消化内科病房期间突然发生胃穿孔，危及生命，应紧急手术治疗，经外科会诊后可转外科治疗，此时消化内科住院医师应写转出记录，其内容应包括主要病情、在消化内科诊疗经过、转科原因及注意事项等。

2．转入记录　患者由其他科室转入时，应写转入记录。如上面的外科住院医师应写转入记录，转入记录的内容与入院记录相似，但重点包括转科前的病情、转科原因、转入时体格检查情况及进一步检查和治疗等。转入记录应在转入后24小时内完成。

（七）出院记录

出院记录是指经治医师对患者此次住院期间诊疗情况的总结，应当在患者出院后24小时内完成。内容主要包括一般项目、入院情况、入院诊断、诊疗经过、出院诊断、出院情况、出院医嘱、医师签名等。具体记录的内容要求如下：

1．一般项目　包括患者姓名、性别、年龄、入院日期、出院日期、住院天数。

2．入院情况　入院时病情摘要包括入院时简要病史、体征、实验室和其他检查结果。

3．诊疗经过　记录患者住院期间病情变化及诊疗经过，这是出院记录的核心，应全面、概括、逻辑性强、突出变化。

4．出院情况　包括出院时的症状、体征、重要实验室和其他检查结果、治疗效果。

5．出院诊断。

6．出院医嘱　注明出院时的带药情况和到门诊复查时需要注意的问题。

（八）死亡记录以及死亡病例讨论

死亡记录是指经治医师对死亡患者住院期间诊疗和抢救经过的记录，应当在患者死亡后24小时内完成。内容包括入院日期、死亡时间、入院情况、入院诊断、诊疗经过（重点记录病情转危的演变、抢救经过）死亡原因、死亡诊断等。记录死亡时间应当具体到分钟。若死亡时仍诊断不清或有争议，应积极争取尸体解剖（autopsy），并将尸体解剖报告与死亡记录放在一起。

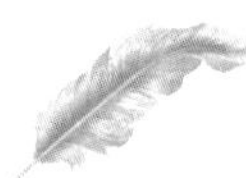

患者死亡1周内，由科主任或具有副主任医师以上专业技术职务任职资格的医师主持，对死亡病例进行讨论、分析的记录。内容包括讨论日期、主持人及参加人员的姓名、专业技术职

务、具体的讨论意见、主持人小结意见、记录者签名等。

（九）知情同意书和病危（重）通知书

1．特殊检查、特殊治疗知情同意书 是指在实施可能出现并发症或医疗风险等特殊检查、特殊治疗（包括手术治疗）前，经治医师向患者告知特殊检查、特殊治疗的相关情况，并由患者签署是否同意检查、治疗的医学文书。内容包括特殊检查、特殊治疗项目名称、目的、可能出现的并发症及风险，以及患者本人或家属、法定代理人的签字、医师签名等。

2．病危（重）通知书 是指患者病情危、重并随时都会发生生命危险时，由经治医师或值班医师向患者家属告知病情，并由患方签名的医疗文书。内容包括患者姓名、性别、年龄、科别、目前诊断及病情危重情况、近期可能发生的生命危险及可能采取的治疗和抢救措施等、患者家属或法定代理人的签字、医师签名并填写日期。一式两份，一份交患方保存，另一份归入病历中保存。

（十）抢救记录

抢救记录是指病人危重时采取抢救措施时需要做的记录。因抢救病人，未能及时书写抢救记录的，当班医务人员应在抢救结束后 6 小时内完成补记。内容包含病情变化情况、抢救时间及措施、参加抢救的医务人员姓名及专业技术职称等。记录抢救时间应该具体到分钟。

（十一）有创诊疗操作记录

在临床诊疗过程中进行的各种诊断、治疗性操作（如腹腔穿刺、心包穿刺等），应当在操作完成后立即记录。内容涉及操作名称、操作时间、操作步骤、结果以及患者一般情况；过程是否顺利，有无不良反应，术后的注意事项。操作医生负责记录并签全名。

（刘　娟）

第六十三章

临床诊断思维

疾病诊断是临床医生对通过询问病史、体格检查和主要辅助检查所获得的症状、体征、实验室和仪器检查的主要结果等各种资料进行综合、整理、分析、评价，然后对患者所患疾病提出符合临床思维逻辑的推理及反复地再实践验证，最后得出符合事实的结论的过程。疾病诊断通过三个步骤来完成：①深入调查研究，搜集病例资料；②归纳分析综合，提出初步诊断；③临床实践，确立和修正诊断。疾病诊断是医生最基本的临床实践活动，也是医生认识疾病及其客观规律的过程。能否正确及时地进行疾病的诊断，是临床医师的医学知识水平、临床技能和临床思维方法掌握和运用情况的集中反映。

第一节　诊断疾病的步骤

一、深入调查研究，搜集病例资料

深入调查研究、搜集病例资料是诊断疾病的第一步，正确的诊断来源于真实可靠的病例资料，而真实可靠的病例资料则来源于深入周密的调查研究。熟练掌握问诊、体格检查、实验室检查及其他器械检查等调查研究的方法，是经典的搜集病例资料的可靠方法，是临床医师必须具备的基本功之一，也是衡量一位临床医师能力和水平高低的指标。

（一）问诊

问诊是医生获取病史的重要手段。半数以上的疾病可以通过详尽而完整的病史得出初步诊断，如心绞痛，可通过问诊得到患者为心前区疼痛，休息后或舌下含服硝酸甘油片在数分钟内疼痛可缓解而得到初步诊断。而有些患者虽然单凭问诊而做出明确诊断的依据不足，但可为诊断提供重要的依据和线索，并提示医生进行体格检查时的查体重点和需要进一步进行选择性的辅助检查。要特别强调指出，通过问诊采集到的病史资料必须全面系统、真实可靠，要反映出疾病的动态变化及个体特征，才能为诊断提供线索和依据，否则会得到相反的结果。因此，问诊实际上是一种艺术，又包含着责任和经验，应该认真学习和掌握。问诊后，要记录病史，特别是现病史，如何真实有效地问诊和写好现病史，是医师需要终生学习并不断积累经验和完善的。良好的沟通技能是优质医疗服务的基础。问诊是医患双方良好沟通的结果体现。

（二）体格检查

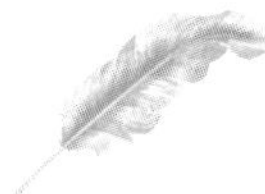

通过体格检查所得到的体征，是疾病发生和发展过程中的客观反映，与问诊采集到的病史相辅相成，相互补充，从主观和客观两方面反映疾病的本质，为疾病诊断提供可靠的资料。但

Note

要注意在体格检查时一定要全面、系统、重点、准确，才不会漏过任何一个细微的可疑线索。如何客观准确完整地进行体格检查，也是临床医师的另一个基本功，强调临床医师特别是医学生应反复练习、经验积累并熟练掌握体格检查，只有这样才能成为合格的临床医师。

（三）实验室及器械等辅助检查

医师通过问诊获得症状和体格检查得到体征后，通过综合分析，有目的地选择必要的实验室及器械等辅助检查，目的是为疾病的诊断提供更多的客观依据，以验证对疾病诊断的假说。但一定要杜绝单靠某项检查结果诊断疾病，例如单凭检验丙氨酸转氨酶增高就诊断肝炎，这是错误的，因为有多种疾病都会引起 ALT 增高。需要特别指出的是，目前处于高科技时代，医院装备许多高精尖现代化医疗设备，先进的设备不能替代问诊、体格检查等临床基本功。问诊、体格检查等是临床医师在临床实践中最为重要的基本技能，必须熟练掌握，因病史、体格检查对最终正确诊断率的贡献达 60% ～ 70%。

二、归纳分析综合，提出初步诊断

在得到可靠的病史、体征和辅助检查等资料的基础上，临床医师将所获得的第一手资料进行综合、分析、评价及归纳，经过“去粗取精、去伪存真、由此及彼、由表及里”的思维加工过程，再结合医学理论和临床专业知识进行分析判断，提出初步诊断。在提出初步诊断过程中，常常会遇到许多困难，特别是初学者更为明显，因此在临床实践中应用哲学的观点，掌握并遵循如下要点对诊断疾病是非常重要的。

（一）临床表现的多样性与主要矛盾

临床上一个疾病常常可有多种不同的临床表现，可包括原发病（primary disease）表现和继发病（secondary disease）表现，可以出现典型或不典型的临床表现，临床医生必须从多样的表现中区别出原发病或继发病的表现、主要或次要的表现，从而抓住主要矛盾，诊断就迎刃而解。例如心脏瓣膜病（二尖瓣狭窄合并关闭不全）发生全心衰竭的患者，临床表现可以是食欲缺乏、恶心、腹胀等消化系统症状，也可能是心悸、气促、呼吸困难、咳嗽等呼吸和心血管系统症状，体格检查可有如下体征：颈静脉怒张、肝颈静脉回流征阳性、两肺底对称性的湿啰音、心脏扩大、心尖部可闻及中度舒张期隆隆样杂音和 3/6 级收缩期吹风样杂音、肝大、双下肢水肿等。症状和体征看似十分复杂，但其中最主要的是心脏扩大和心脏杂音等心脏病本身的表现，而其他均为心力衰竭引起的，如左心衰竭引起肺循环淤血，导致气促、呼吸困难、咳嗽和两肺底对称性的湿啰音表现，右心衰竭引起体循环淤血，导致消化系统症状和颈静脉怒张、肝大、肝颈静脉回流征阳性、双下肢水肿等体征，经过分析就抓住了主要矛盾，从而主次分明，条理清楚，易于得出初步诊断。

（二）人体整体与局部的关系

人体是一个有机的整体，在分析和认识某些临床表现时，一定要注意整体与局部的关系。局部病变可以引起全身反应，如下肢局部丹毒，可引起高热和食欲下降等全身中毒反应；而整体病变也可以以局部病变的形式表现出来，如系统性红斑狼疮是一种全身性风湿免疫性疾病，早期可以表现为面颊部对称性蝶形红斑，若没有注意该表现，则难于做出初步诊断。

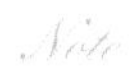

（三）个体化原则

与每个人的指纹都不相同一样，临床上的每位患者的表现都不一样，即临床表现具有个体化，而书本上对疾病临床表现的描述是多少年来人们对疾病认识的经验总结，是疾病的普遍性，即共性表现，因此，每一位患者的表现不可能与书本上描述的完全一致，这与患者的个体情况如年龄、遗传、病期、对疾病的耐受程度、心理/精神状态和是否治疗等有关。因此在分析病情时一定要有“矛盾普遍性和特殊性（共性和个性）”的哲学观点，在进行疾病诊断过程中，应在掌握疾病共性表现的基础上，抓住疾病个性表现的特点，进行全面对照分析，以防止漏诊和误诊。

（四）客观事实与主观推理

主观推理都一定要以客观事实为依据，医学中的客观事实就是各种主观和客观的临床表现（包括症状、体征）实验室及其他辅助检查的结果，主观推理就是寻求其临床意义。如在患者心尖部听到舒张中晚期的隆隆样杂音，就表示心脏有二尖瓣狭窄的病变，是临床诊断心脏瓣膜病的重要依据。当然临床情况是复杂的，必须以客观事实为依据，综合评价判断分析，才能得出正确的结论。

（五）辅助检查与临床资料相结合

临床医生可以通过实验室和辅助检查来验证基于问诊和体检资料得出的初步诊断假设。但在利用这些辅助材料时，必须注意的是：①假阴性和假阳性的问题；②准确率，误差大小；③稳定性，有无影响检查结果的因素；④真实性，结果与临床资料是否相符如何解释等。

（六）与时俱进，实现医学模式的转化

作为有机整体的人是有思维能力的高级动物，他还有社会属性，因此，当今医学对疾病的诊断，不能单纯以传统的生物医学模式“看病”的方法来诊断疾病，更要实施“以患者为中心”的“生物-心理-社会”医学模式，用“看病人”的方法对疾病进行诊断，在实践中不但关注患者身体（肉体），更要注意患者的心理、精神和社会、环境因素在疾病发生发展中的作用。这在以慢病为主要疾病谱的现代医学中尤为重要。因此，在临床上如碰到不能用器质性病变来解释时，或针对初步诊断进行治疗但临床表现没有得到改善者，应考虑心理/精神因素在疾病发生与发展过程中的作用。这有两种情况，一是单纯精神心理因素引起，二是器质性疾病伴有心理精神障碍，应给予相应的诊断和处理。

三、反复临床实践，确立和修正诊断

认识常常不是一次就能完成的，初步诊断是否真正符合患者的客观实际和疾病的本质，还需要在临床实践中加以验证，若按初步治疗方案处理后达到了预期目的，则说明初步诊断是正确的，经验证后即可确立诊断。例如一位老年女性患者，因牙齿不好，很少吃肉类和蔬菜，即使吃蔬菜也是煮得很烂才吃，时间久后则发生贫血，查体发现面色苍白、舌乳头萎缩呈牛肉舌，血常规呈大细胞性贫血，因此临床初步诊断为营养性巨幼细胞贫血，根据此诊断给口服叶酸和肌内注射维生素 B_{12} 治疗，半个月后明显改善，1 个月后基本恢复正常，临床验证正确，因此诊断明确。

若按初步诊断，制订方案处理后未达到预期目的，则可能是搜集的病例资料有问题，或疾病本身的特点还未表现出来，或疾病的特点虽然已表现出来，但因不典型等原因而尚未被重视

Note

或发现，这就需要在反复的临床实践中，细致客观地观察病情变化，主动进行新的更具有针对性的实验室及其他检查，及时否定或改变原来的诊断，对疾病重新认识，以确立符合客观实际的新诊断。例如上述病例若经过半个月治疗后虽有好转，但继续治疗贫血不再进一步改善，因此考虑贫血必然还有其他原因，根据患者饮食的习惯，还要考虑是否合并因摄入不足而致的体内缺铁，于是有针对性地检验血清铁和血清铁蛋白，结果均低于正常，加用铁剂治疗后，贫血逐步纠正，经过反复验证，最后确诊为混合性贫血（营养性巨幼细胞贫血合并缺铁性贫血）。对该病例的诊治过程进行反思，不难发现此患者开始主要表现为营养性巨幼细胞贫血，缺铁表现不是特别明显，从而被忽视，当应用叶酸和维生素 B_{12} 治疗巨幼细胞贫血好转时，因为铁的利用增加，而使原已缺铁的情况进一步加重，导致贫血不能继续改善，只有加用铁剂治疗后贫血才得以纠正。因此通过反复临床实践验证，最后才确立诊断并进行修正诊断。

第二节　临床诊断的思维方法

临床诊断的思维方法是指医生在临床上如何认识疾病和判断疾病所采用的一种逻辑推理方法。临床疾病相当复杂，表现各异，临床上疾病的表现千差万别，有典型的，有不典型的；同一种疾病在不同患者身上可以有不同的表现，而不同种疾病在不同患者身上可能会有相同的表现；同一疾病在不同阶段具有不同的临床表现；有局部病变以全身表现出现，有全身性疾病表现为局部的病变；有的疾病在某些患者是以其他器官系统为主要表现，如反流性食管炎可能以咳嗽、胸闷、胸痛、心律失常甚至呼吸困难为主要表现；有器质性疾病（organic disease）和功能性疾病（functional disease），有精神心理障碍引起的疾病，有器质性疾病伴精神心理障碍；有传染性疾病（infective disease）和非传染性疾病；有急性病和慢性病等。如何对上述千变万化的临床复杂情况，抓住主要矛盾而透过现象看到疾病的本质，做出符合客观实际的诊断，是临床医师必备的基本职业素养、必须掌握的技能。因此，临床医师除要具备丰富的医学知识和临床专业技能外，掌握正确的临床诊断思维方法是十分必要的。

一、临床诊断思维方法的基本要点和原则

（一）调查研究、实事求是的原则

疾病诊断学实际上是一门攸关生命的科学，因此其前提必须是从客观实际出发，深入床边进行规范问诊、体格检查和选择性的辅助检查，以严谨、严肃、严格认真的态度，实事求是地、全面系统地综合分析临床资料，严禁用主观臆测和先入为主的主观性和片面性去任意取舍，从而保证诊断的相对客观准确性。

（二）先应用“一元论”解释疾病的原则

临床上，在同一时间内，同一个患者同时患多种不同疾病的可能性比较小，因此医师应尽量用一个疾病去概括和解释患者的全部表现，即“一元论”。如一年轻女性脸颊部出现蝶形红斑、关节疼痛、发热、咳嗽、血尿、蛋白尿等表现，诊断时就不能并列诊断为皮疹、骨科疾病、呼吸系统疾病、肾病等，用系统性红斑狼疮（systemic lupus erythematosus，SLE）一个疾病就可以概括和解释全部表现。当然，临床上也的确存在一个患者同时患有多种疾病的情况，此时应该按照实事求是的原则分清主次和轻重缓急，逐一列出几种疾病的诊断。特别需要指出的是，在不能用器质性病变完全解释时，应注意心理/精神障碍的因素。

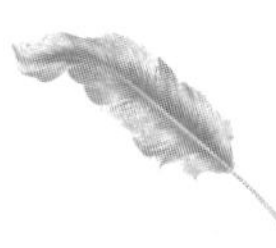

（三）先考虑多发病、常见病的原则

在同一个患者身上出现的同一种临床表现可能会见于多种不同的疾病。如黄疸可见于胆道疾病（如急性胆管炎、胆道结石、胆道蛔虫、胆总管癌）肝疾病（如急性肝炎、肝脓肿、肝癌、肝硬化失代偿期）胰腺癌、壶腹癌、溶血性贫血、败血症、钩端螺旋体病、疟疾、大叶性肺炎等，但其中最常见的是急性胆管炎、急性肝炎、肝癌、胰腺癌等，其他疾病则少见或罕见，因此在考虑临床诊断时，首先要选择常见病，其次考虑少见病或罕见病，这样会增加诊断成功的概率，尤其在基层或首诊医院。当然在一些大型医院，经常接诊一些在其他医院不能确诊的疑难病例，若是常见病或比较容易诊断的疾病，估计会早已诊断出来，这时就要考虑一些少见病、罕见病，可能会提高诊断的准确率，但这时也应首先想到一些不典型的常见病的可能性。

（四）先考虑器质性疾病的原则

临床表现既可以由器质性疾病也可能由功能性疾病引起，这时应首先考虑器质性疾病，待经过临床认真检查和严密观察除外器质性病变后，才考虑功能性疾病，以免贻误治疗良机，造成不良后果。例如临床表现为腹泻的患者，可以由肠道肿瘤、肠道结核、溃疡性结肠炎等器质性疾病引起，也可以由肠道功能性疾病如肠易激综合征引起，临床医生应该首先考虑器质性病变，进一步进行肠镜和腹部相关影像检查，以明确或排除肠道肿瘤，如为肿瘤，能及时发现，立即手术根治，以免当作功能性肠易激综合征而贻误手术良机，导致癌症广泛转移无法治疗的不良后果。若经过检查不是器质性肠易激综合征，也不会影响功能性肠易激综合征的治疗效果和预后。

（五）先考虑可治疗疾病的原则

临床上有些表现由可治疗的疾病引起，也可能由难治或不可治愈的疾病导致，应首先考虑能治疗的疾病，因为其经过及时恰当的处理会迅速好转，乃至痊愈，以免延误病情，给患者造成痛苦和不良后果。如一全血细胞减少的患者，经骨髓检查发现红系有巨幼样变，可能是最容易治疗的营养性巨幼细胞贫血，也可能是难治的骨髓增生异常综合征（myelodysplastic syndrome，MDS），这时应首先考虑营养性巨幼细胞贫血，给叶酸和维生素 B_{12} 治疗，有些患者可能会很快恢复正常；若治疗不好转，再考虑 MDS，这样即使确定为 MDS，亦不影响其治疗和预后。反之，如果对上述患者首先考虑 MDS 并给予相应治疗，病情不但不能好转，相反会因为治疗不当而逐渐加重。

（六）先考虑急危重病的原则

临床上有些表现可由急危重病也可能由一些一般性疾病引起，应首先考虑急危重病以进行紧急治疗，以免延误诊断而造成不可挽回的生命危险。例如左侧急性胸痛患者，可由急性心肌梗死、主动脉夹层、肺栓塞、重症心肌炎或张力性气胸等危及生命的急危重病引起，也可以由左侧胸壁皮肤病变或肋间神经炎等一般性疾病引起，在诊断时应首先考虑急性心肌梗死等上述危及生命的急危重症的可能性，及时采用确立或排除诊断的检查，并应用一系列紧急抢救措施以挽救患者的生命，若不是上述急危重病，再按一般性疾病治疗也不迟。

（七）经验医学与循证医学的原则

在临床诊断思维过程中，临床经验是非常重要的，俗话说“大夫越老越值钱”，在某种意义上讲就是病看得越多越有经验。有时，在急诊室的老护士一眼就能看出的危重患者，而新毕业的年轻医生却看不出来，凭的就是直接经验。作为刚刚步入临床学习的医学生来说，在尽快

学习掌握书本知识的同时，应逐步积累个人经验，即间接经验，这些在某种意义上讲都是经验医学，也很重要，必须重视。循证医学指出经验医学尚有一定局限性，只有将临床经验与临床科学研究所获得的客观证据结合起来，才能使临床的诊断（包括治疗）水平达到客观科学的高度。所谓循证医学，就是遵循科学证据的一门新兴医学，通过多中心、大规模、随机对照的前瞻性研究，把所得的数据进行系统评价，为临床诊断方法和治疗措施提供可靠、高质量的证据，从而大大提高临床诊断（包括治疗）决策的科学性、安全性和有效性。

（八）当临床表现不能用器质性疾病解释时，宜考虑心理 / 精神障碍

临床实践中，会碰到不能用器质性病变来解释其临床表现，或经针对治疗症状或体征没有改善者，应考虑心理、精神因素在疾病发生与发展过程中的作用。此时要考虑两种情况，一是单纯心理 / 精神因素引起，二是器质性疾病伴有心理 / 精神障碍，应给予相应的心理疏导和治疗。

上述的临床诊断思维方法要点和原则，在临床实践中反复被证明是正确和行之有效的，对初学者来说，从一开始就要在临床医疗实践中加强正确临床诊断思维的训练，这对以后整个临床生涯和成为名医会起到十分重要的作用。

二、临床思维的基本方法

1．推理（inference） 医生在获取临床资料或诊断信息之后到形成结论的中间思维过程被称为推理。

（1）演绎推理（deductive reasoning）：演绎推理是从一般性前提出发，通过推导得出具体陈述或个别结论的过程。结论是否正确，取决于临床资料的真实性。假设演绎推理是指在观察和分析基础上提出问题后，通过推理和想象提出解释问题的假说，根据假说进行演绎推理，在通过实验室检验和或者辅助检查演绎推理的结论。如果与假设相符，则假设正确，反之，则假设错误，不断修订（图 63-1）。这是临床中常用的思维方法之一。

（2）归纳推理：从个别性或者特殊的临床资料推导出一般性或普遍性结论的推理，称为归纳推理。医生所收集的临床资料中的每个诊断依据都是个别的，根据这些诊断依据而提出的初步临床诊断，就是由个别上升到一般，由特殊性上升到普遍性。

（3）类比推理：类比推理是根据两个或两个以上疾病在临床表现上既有有某些相同或者相似性，也有一些特殊性，医生根据这些相同点和不同点继而推导出诊断的过程。比如患者在近期内出现明显的体重下降，糖尿病和甲状腺功能亢进症均可引起体重下降，两者有相似性，但糖尿病还具有口干、多饮、多尿的表现，而甲状腺功能亢进症则还具有心悸、手抖、多汗等表现。通过继续收集病史和体格检查，逐步确定患者可能的初步诊断。

2．横向列举 根据疾病临床表现应考虑哪些可能，逐一列举，再进一步根据其他临床特征包括实验室检查结果，逐渐查找其诊断依据或者选择实验室检查或者其他检查，逐步缩小诊断范围，找到正确的诊断思路。如一个咯血的患者，医生可以根据咯血的常见疾病谱（支气管扩张、肺结核、肿瘤、肺脓肿等）逐一进行排查。这也是临床医生常用的思维方法之一。

3．模式识别（pattern recognition） 是医生在诊断过程中，根据患者提供的信息如年龄、性别、职业、病史、主诉、特征等，自动激活头脑中与之相匹配的疾病特定组合或者特征而提出的诊断假设，做出诊断的过程。例如“一个中年男性，反复发作与运动有关的阵发性胸前区疼痛”提示心绞痛。这种思维方法多被有经验的临床医生所采用，可以提高诊断效率与准确性。

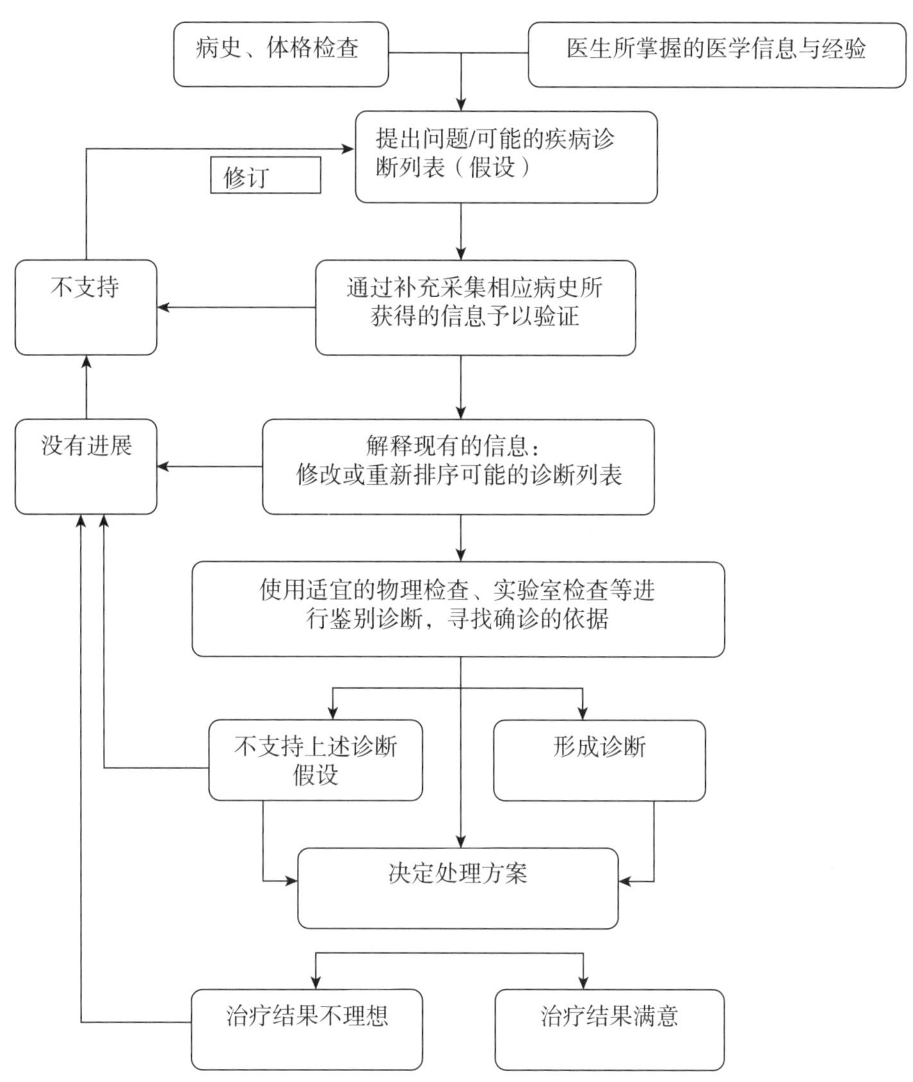

图 63-1　演绎推理过程示意图

三、临床诊断错误的原因分析

正确临床诊断的确立是经过“实践 - 认识”和“再实践 - 再认识”动态的复杂过程，其中任何一个环节发生偏差都会造成临床诊断的错误或漏诊。临床医生的责任就是要尽量减少和避免错误或漏诊，并及时加以纠正错误或补充，实现救死扶伤、为患者服务的崇高目的，因此对临床诊断错误或漏诊的原因进行分析非常有必要和十分重要。

（一）客观原因

主要是由于疾病或患者本身的因素及医疗条件的限制等造成诊断上的困难，除医疗条件可以通过努力改善外，其余因素是难以避免的。

1．疾病因素　①罕见或少见疾病；②疑难病例，病情异常复杂；③临床表现极不典型。

2．患者因素　①无法采集病史（患者健忘、痴呆或昏迷，而又无家属和单位人员陪护）；②患者伪造病史；③因各种原因不能进行满意的体格检查或辅助检查。

3．医疗条件限制　如医疗检查设备条件差，某些重要检查不能做等。

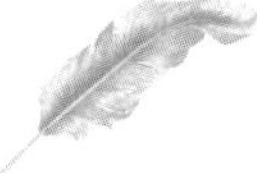

Note

（二）主观原因

除了个别责任心不强等问题外，主要是由于医生本身的业务水平低、经验不足和未严格遵循临床诊断思维的原则和要点造成的，事实上，这些都是完全可以避免的。

1．医生业务水平低 医生的“三基（基本理论、基本知识、基本技能）”不扎实，未完全具备“三严（严肃、严格、严谨）”的治学态度，而且在医学知识日新月异的情况下又没有及时进行知识更新，再加上缺乏临床经验，因此容易出现诊断错误或漏诊，特别是针对复杂、疑难的少见病。

2．“实践 - 认识”未坚持实事求是的原则 ①病史资料不完整或欠真实可靠，以此作为诊断的依据，必然会发生错误。如血管内溶血引起尿色发红的患者，常因问诊不仔细而把血红蛋白尿误认为血尿。而实际上血尿是尿色浑浊不透明，而血红蛋白尿是均匀一致和透明，两者虽然都是尿隐血阳性，但血尿在显微镜下可见大量红细胞，而血红蛋白尿的红细胞应在正常范围内，若未看尿常规报告中的红细胞数，也易将血红蛋白尿误认为血尿，将患者以血尿待查、考虑急性肾炎收入肾内科。同样由于病史采集不详细、不认真等问题，有时将咯血误诊为呕血或反之。②主观臆测和先入为主的思维方法具有主观性和片面性，不按“三严”要求，任意取舍病历资料，导致误诊或漏诊。

3．“再实践 - 再认识”过程中未把临床诊断思维原则贯彻始终 前文已述临床表现千变万化，而且病变不同时期具有不同的表现，因此需要临床医师在实践中进行动态观察，及时发现问题和异常变化，但如果动态观察不认真、不细致，辅助检查不及时或有误差，也常会延误诊断或漏诊，特别是当初步诊断不肯定时。如风湿性心脏瓣膜病患者，因发热疑为风湿活动住院，住院期间因发现杂音明显变化而进一步行超声心动图和血液细菌培养等检查而确诊为感染性心内膜炎，正由于仔细观察提供线索而确诊，否则会一直考虑风湿活动，延误诊断治疗。又如血小板减少性紫癜患者，疑为系统性红斑狼疮（SLE）引起的血小板减少，但在应用大剂量糖皮质激素治疗前未及时检查抗核抗体（antinuclear antibody，ANA）谱，而在治疗过程中查ANA 谱已阴性，所以就一直诊断为特发性血小板减少性紫癜，在糖皮质激素减量后复查 ANA谱为阳性，结合临床最后诊断为 SLE。

第三节 临床疾病诊断的内容与格式

一、临床疾病诊断的内容

临床疾病诊断是医生认识疾病的总结，是下一步制订治疗方案的重要前提和依据。为了有利于疾病的防治，临床疾病诊断的内容一般应包括：

（一）病因诊断

病因诊断（etiological diagnosis）是临床疾病诊断最重要的内容，因为病因决定疾病的性质和预后，查明病因是治愈和有效地预防疾病的前提。如肺结核、风湿性心瓣膜病、病毒性脑炎等诊断都有病因诊断的内容。而某些疾病的病因至今尚未阐明或未完全阐明，如绝大多数癌症，给其防治带来巨大困难，是当今和今后应努力研究和攻克的方向。

（二）病理解剖诊断

病理解剖诊断（diagnosis of pathological anatomy）包括病变所在的部位、范围、器官和组织结构改变及其性质。如心脏扩大、二尖瓣狭窄、支气管扩张、阻塞性肺气肿、胃溃疡等诊断都有病理解剖诊断的内容。

（三）病理生理诊断

病理生理诊断（pathophysiological diagnosis）指疾病引起的脏器功能变化和人体的各种反应，是判断预后和进行劳动能力鉴定的重要依据。如心力衰竭、呼吸衰竭、肾衰竭等都是病理生理诊断的内容。

（四）疾病的分型和分期

同一疾病的不同类型（type）和病期（stage），对治疗的反应和预后都不一样。因此，要对疾病进行分型和分期以作为治疗方案选择和预后判断的依据之一。如霍奇金淋巴瘤（Hodgkin lymphoma）有不同的分型，其中的淋巴细胞为主型预后一般好于淋巴细胞消减型，而Ⅰ期主要以放射治疗为主，Ⅳ期以化学治疗为主。

（五）并发症的诊断

并发症（complication）是由原发疾病进一步发展变化而导致的疾病，其发生机制与原发疾病密切相关。如风湿性二尖瓣关闭不全（原发疾病）引起心房颤动、脑栓塞和感染性心内膜炎（并发症）等。

（六）伴发疾病的诊断

伴发疾病（concomitant disease）是指与主要疾病同时存在而病因和发生机制等互不相关的疾病。如主要疾病是肺癌，伴发疾病是高血压、龋齿等，它们互不相关，但伴发疾病对整个机体和主要疾病也可能会有影响，因此在书写诊断时也要一一列出。

（七）临床综合诊断（clinical comprehensive diagnosis）

临床上经常有难以明确诊断的疾病，对这种情况临床上常以其最突出症状或体征为主题的“待诊”方式来书写，如发热待查（诊）腹泻待查（诊）黄疸待查（诊）血尿待诊等，尽量根据收集的资料分析综合，在其后面提一些可能的诊断，并按可能性大小依次排列，反映诊断的倾向性。如发热待查：①伤寒；②淋巴瘤待排除。

二、临床疾病诊断的格式

（一）初诊尚难明确诊断时的疾病诊断格式

若初次看病，疾病诊断尚难以明确，应按患者就诊时的“主要症状或体征”待诊的形式书写。如就诊时主要症状是发热或腹痛，就按“发热待诊”或“腹痛待诊”书写；就诊时主要体征是脾大，则按“脾大待诊”等。如能提出可能的诊断，则在“××待诊”的下面书写 1 ～ 2 个可能的诊断，可能性最大的写在前面。

举例如下：

发热待诊

肺部感染？

淋巴瘤？

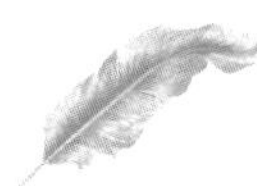

Note

（二）诊断明确时的疾病诊断格式

若诊断已经确定，则主要疾病排在第一位，按诊断内容顺序书写，并发症和伴发疾病依次写出。举例如下：

老年退行性心脏瓣膜病——病因诊断

主动脉瓣狭窄——病理解剖诊断

左心室肥大——病理解剖诊断

心房颤动——病理生理诊断

心功能Ⅲ级——病理生理诊断

（刘　娟）

第七篇

临床常用诊疗技术

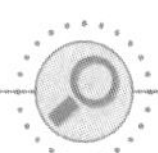

学习目标

1. **知识**：列举各种常用诊疗技术的适应证和禁忌证；描述各种常用诊疗技术的注意事项；阐释各种常用诊疗技术的术前准备。
2. **能力**：描述各种常用诊疗技术的操作步骤。
3. **素养**：具有高尚的职业道德、高度的责任感、人文关怀理念、沟通交流技巧、良好的心理素质和团队合作精神，在各项操作中体现爱心、细心、同理心。

第六十四章

淋巴结穿刺术

第六十四章数字资源

淋巴结穿刺术（lymph node puncture，LNP）所获取的抽出液，经涂片进行细胞学或病原学检查可协助诊断各种原因引起的淋巴结肿大。

一、适应证

1．用于淋巴结肿大的病因诊断与鉴别诊断，如感染、结核病、造血系统肿瘤、转移癌等。

2．肿大淋巴结抽脓及治疗。

二、禁忌证

1．靠近大动脉或神经的相对较小的淋巴结。

2．凝血功能障碍者。

三、术前准备

1．物品准备 消毒用物、棉签、穿刺针及注射器、无菌玻片、敷贴等。

2．患者准备 操作者自我介绍并核对患者信息，解释操作目的、方法及注意事项，取得患者合作并签署知情同意书。评估穿刺部位皮肤情况。

3．操作人员准备 修剪指甲，洗手，戴帽子、口罩等。

四、操作步骤

1．患者常规局部皮肤消毒，操作者左手示指和拇指消毒。

2．左手示指和拇指固定肿大淋巴结，右手持 10 ml 干燥注射器（针头为 18 ~ 19 号），沿淋巴结长轴将针刺入淋巴结中心（刺入深度以淋巴结的大小而定），用左手固定注射器，边拔针边用力抽吸，利用负压吸出淋巴结内的液体和细胞成分。

3．左手用纱布按压针眼，在保持针管负压状态下将注射器连同针头迅速拔出，将注射器取下充气后，再将针头内的抽吸物推注到载玻片上，并及时制备涂片。

4．如系淋巴结抽脓给药，要在淋巴结上方高位进针，如系淋巴结结核液化抽脓，则从上

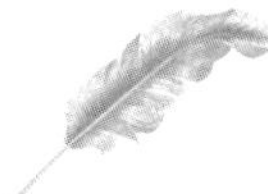

方高位的健康皮肤处进针。

5．术后穿刺部位用无菌纱布覆盖，并以胶布固定。

五、注意事项

1．最好在饭前穿刺，以免抽出液中含脂质过多，影响检查结果。

2．若未能获得抽出液，可将针头再由原穿刺点刺入，并可从不同方向连续穿刺，抽吸数次，直到取得抽出液为止（但要注意不能发生出血）。

3．选择易于固定，不宜过小，远离大血管的淋巴结。

4．在做涂片之前要注意抽出液的外观性状。一般炎症抽出液为淡黄色，结核病变可见干酪样物，结核性脓液呈黄绿色或灰色黏稠液体。

5．出现了感染、淋巴瘘、血管和神经损伤、肿瘤细胞种植转移、结核菌播散等并发症，需做相应处理。

思考题

1．淋巴结穿刺术的适应证和禁忌证有哪些？

2．淋巴结穿刺术的并发症有哪些？

3．引起淋巴结肿大常见的疾病有哪些？

第六十五章

淋巴结活体组织检查术

第六十五章数字资源

淋巴结活体组织检查术（lymph node biopsy）是采取有创伤的方法取得淋巴结组织做病理检查的诊断技术。

一、适应证

全身或局部淋巴结肿大，怀疑有白血病、淋巴瘤、结核、肿瘤转移或结节病等。

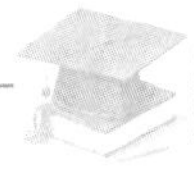
知识拓展

霍奇金与淋巴瘤

托马斯·霍奇金（Thomas Hodgkin，1798—1866）是首次描述淋巴瘤的英国著名的病理学家。淋巴瘤按组织病理学分为霍奇金淋巴瘤（Hodgkin's lymphoma，HL）和非霍奇金淋巴瘤（non-Hodgkin's lymphoma，NHL）。HL又称霍奇金病，是青年人中最常见的恶性肿瘤之一，病变主要发生在淋巴结，淋巴结常呈无痛性、进行性肿大，以颈部淋巴结和锁骨上淋巴结最为常见，90%患者以淋巴结肿大就诊。淋巴结穿刺活检找到典型的镜影细胞（R-S细胞）是诊断的关键；NHL是一组起源于淋巴结和淋巴组织的恶性肿瘤的总称，包括所有不属于HL的恶性淋巴瘤。

二、禁忌证

有凝血功能障碍或重症血小板减少有出血倾向者，或正在接受抗凝治疗者。

三、术前准备

1. 物品准备 消毒用物、麻醉药品（2%利多卡因）、棉签、手术刀及注射器、玻片、固定液、敷贴等。

2. 患者准备 操作者自我介绍并核对患者信息，解释操作目的、方法及注意事项，取得患者合作并签署知情同意书。评估手术部位皮肤情况。

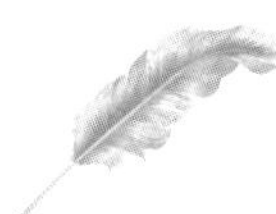

Note

3．操作人员准备 修剪指甲，洗手，戴帽子、口罩等。

四、操作步骤

1．一般选择肿大明显且操作方便的淋巴结。对全身浅表淋巴结肿大者，尽量少选择腹股沟淋巴结。疑有恶性肿瘤转移者，应按淋巴结引流方向选择相应组群淋巴结，如胸腔恶性肿瘤者多选择右锁骨上淋巴结；腹腔恶性肿瘤者多选择左锁骨上淋巴结；盆腔及外阴恶性肿瘤者多选择腹股沟淋巴结。

2．戴无菌手套，常规消毒局部皮肤，覆盖消毒洞巾，局部麻醉，常规方法摘取淋巴结。

3．摘取淋巴结后，立即置于10%甲醛或95%乙醇中固定，并及时送检。

4．根据切口大小适当缝合数针后，以2%聚维酮碘棉球消毒后，敷以无菌纱布，并用胶带固定。

五、注意事项

1．操作时应仔细，避免伤及大血管。

2．如果临床诊断需要，可在淋巴结固定前，用刀片切开淋巴结，将其剖面贴印在载玻片上，染色后显微镜检查。

思考题

淋巴结活体组织检查术的适应证有哪些？

第六十六章

骨髓穿刺术

第六十六章数字资源

案例 66-1

患者，男，1岁6个月，因“发热5天，发现皮肤出血点2天”入院。体检：面色稍苍白，全身皮肤可见较多针尖样大小出血点，心肺听诊可，腹部膨隆，肝肋下约3.0 cm，质软，脾肋下约7.0 cm，质地较硬。血常规示：WBC 31×10^9/L，Hb 67 g/L，PLT 32×10^9/L。

请思考：

1．根据病情最需要选择什么检查以明确诊断？

2．行胫骨穿刺过程中未抽出骨髓，分析其原因。应做何相应处理？

骨髓穿刺术（bone marrow puncture，BMP）简称骨穿。是采集骨髓液的一种常用诊断技术。

一、适应证

1．血液病的诊断、鉴别诊断和疗效的评估。

2．了解非血液系统肿瘤有无骨髓侵犯。

3．感染性疾病或发热待查，病原生物学培养。

4．造血干细胞培养、免疫分型、细胞遗传学分析。

5．协助诊断某些代谢性疾病，如在骨髓中找到Gaucher细胞，可协助诊断戈谢病（Gaucher disease）。

二、禁忌证

血友病，凝血功能障碍，局部皮肤感染，躁动不合作，生命体征不平稳。

三、术前准备

1．物品准备　骨髓穿刺包、消毒物品、无菌手套、麻醉药品（2% 利多卡因）、胶布、玻

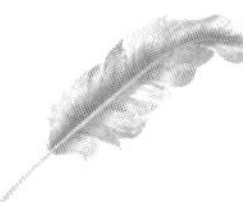

片、血压计、听诊器等。

2．患者准备　操作者自我介绍，核对患者信息，解释操作目的、方法和可能出现的问题，如麻醉药过敏、骨髓出现干抽情况，可能需多部位采样等。签署知情同意书。术前应做出、凝血时间测定，有出血倾向的患者操作时要特别注意。

3．操作人员准备　①操作者熟练掌握操作程序及知识，做好相关问题的处理准备工作；②修剪指甲，洗手，戴好帽子、口罩。

四、操作步骤

1．患者取合适体位，明确并标记穿刺点

（1）髂后上棘穿刺点：位于腰5和骶1水平旁约3 cm，臀部上方突出的部位（图66-1）；患者取侧卧位或俯卧位。此处穿刺容易成功且安全，患者也看不到，为常用穿刺点，也是骨髓移植的首选穿刺点。

（2）髂前上棘穿刺点：位于髂前上棘后1 ~ 2 cm的骨面平坦处（图66-2），该部骨面较平，易于固定，操作方便，危险性小；患者取仰卧位。

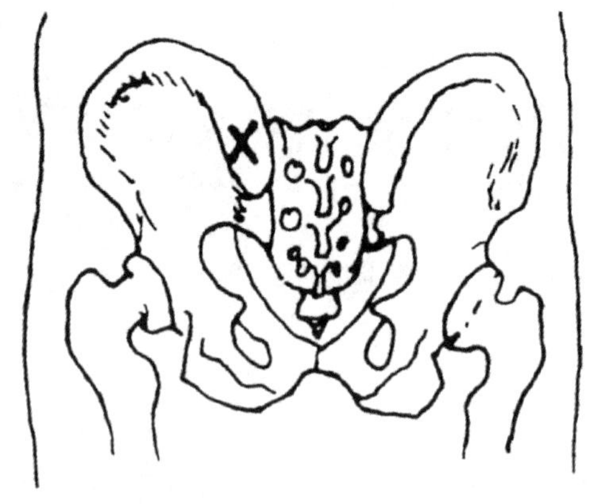

图66-1　髂后上棘穿刺点

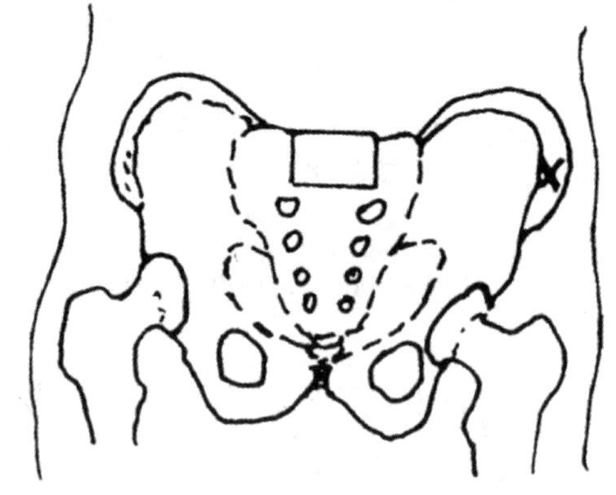

图66-2　髂前上棘穿刺点

（3）胸骨穿刺点：胸骨柄或胸骨体相当于第2肋水平的位置；患者取仰卧位，肩下可垫软枕，使胸部略为突出。

（4）腰椎棘突穿刺点：位于腰椎棘突突出处，一般选择第11 ~ 12胸椎或第1、2、3腰椎棘突为穿刺点；患者取坐位或侧卧位，或者患者反坐于靠背椅上、双臂向前伏，使腰椎明显暴露；侧卧位时体位同腰穿。

（5）胫骨穿刺点（1岁以内患者使用）：在膝关节下胫骨粗隆下1 cm平坦处（图66-3）；患者取仰卧位，腘窝下垫软垫。

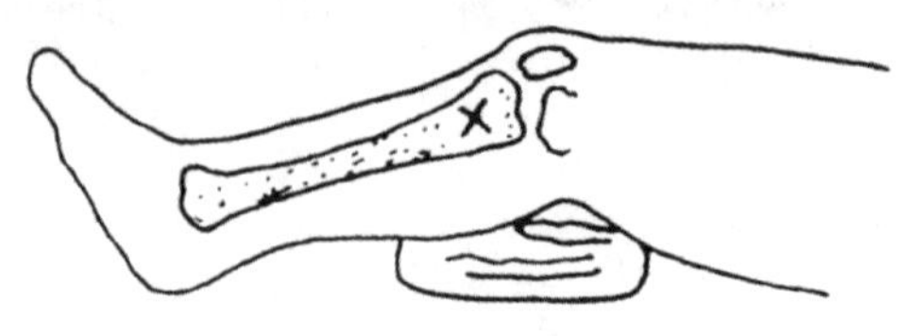

图66-3　胫骨穿刺点

2．常规皮肤消毒，打开骨穿包，戴无菌手套，检查骨穿针与针芯是否匹配、密闭性是否良好、注射器是否通畅。铺无菌洞巾并固定。术者与助手核对并抽取 2% 利多卡因 3 ~ 5 ml，先在皮肤表面注射一皮丘，依次做局部皮肤、皮下和骨膜麻醉。

3．**固定穿刺针长度**　将穿刺针的固定器固定在适当的长度上，髂骨穿刺约 1.5 cm，胸骨穿刺约 1 cm。

4．**穿刺**　左手拇指和示指固定穿刺部位，右手持骨穿针垂直骨面刺入，当针尖接触骨面时，以穿刺针为轴心反复旋转缓缓钻入骨质，有突破感且穿刺针固定在骨内时，表示已进入骨髓腔（图 66-4）。如为胸骨穿刺，则应与骨面呈 30° ~ 40°，朝向头侧刺入（图 66-5）。成人进针深度为针尖达骨膜后再刺入 0.5 ~ 1.0 cm。小儿胫骨穿刺时，当穿刺针到达骨膜后针尖向下（朝向足侧）与股骨长径呈 60° 再进针。如穿刺针尚未固定，应继续刺入少许以达到固定。

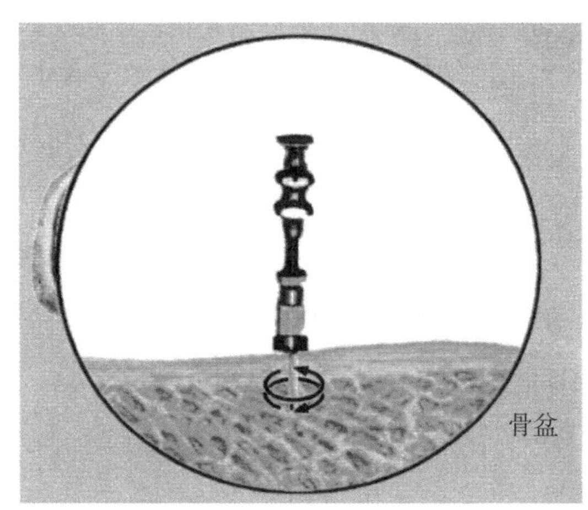

图 66-4　骨髓穿刺进针法

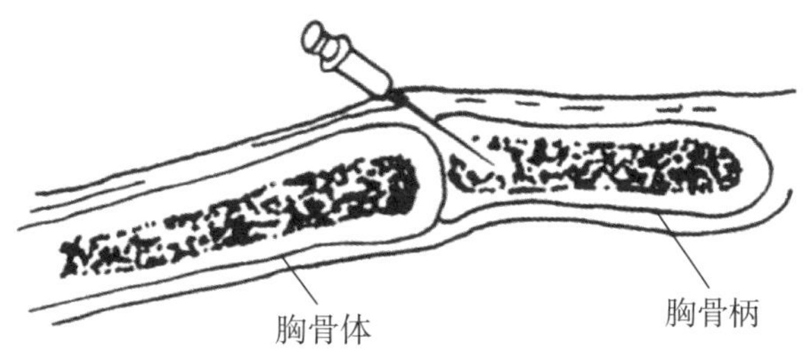

图 66-5　胸骨穿刺进针法

5．穿刺过程中注意观察患者情况，嘱患者在操作时不能动，如要剧烈咳嗽，应先示意医生。

6．待穿刺成功后，拔出针芯，接上无菌干燥注射器（注射器内预留少许空隙），适当用力抽取骨髓 0.2 ml，将骨髓液滴在载玻片上，立即涂片 3 ~ 5 张送检，注意涂膜厚薄适宜。同时外周血涂片。如需做骨髓液细菌培养，应再抽取 1 ~ 2 ml。

7．骨髓液抽取完毕，插入针芯，左手将无菌纱布置于穿刺部位，右手拔出骨穿针，并将无菌纱布覆盖在穿刺部位，用手按压 1 ~ 2 分钟，以不出血为止，穿刺部位再次消毒，无菌纱布覆盖，并用胶布固定。

8．临床观察术后患者有无不良反应，嘱患者静卧 2 ~ 4 小时，保持穿刺部位清洁干燥至少 3 天。

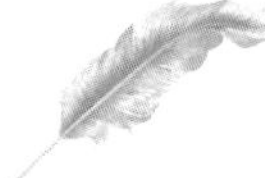

Note

五、注意事项

1．骨髓穿刺前应检查出血凝血时间，有出血倾向者应特别注意，血友病患者禁止骨髓穿刺检查。

2．骨髓穿刺针和注射器必须干燥，以免发生溶血。

3．穿刺针针头进入骨质后要避免过大摆动，以免折断穿刺针。胸骨穿刺时不可用力过猛和穿刺过深，以防穿透内侧骨板而发生意外。

4．穿刺过程中，如果感到骨质坚硬，难以进入骨髓腔时，不可强行进针，以免断针，应考虑为大理石骨病的可能，及时行骨骼 X 线检查，以明确诊断。

5．做骨髓细胞形态学检查时，抽取的骨髓液不可过多，一般若观察到有红色液体进入注射器嘴部，即可停止抽吸，否则影响骨髓增生程度的判断、细胞计数和分类结果。

6．由于骨髓液中含有大量的幼稚细胞，极易发生凝固。因此，穿刺抽取骨髓液后立即涂片。

7．送检骨髓液涂片时，应同时送 2 ~ 3 张血涂片。

思 考 题

1．骨髓穿刺术的适应证和禁忌证有哪些？

2．骨髓穿刺部位有哪些？

3．骨髓穿刺时出现干抽怎么办？

4．判断骨髓取材良好的指标有哪些？

第六十七章

骨髓活体组织检查术

第六十七章数字资源

骨髓活体组织检查术（bone marrow biopsy，BMB）简称骨髓活检。是用针刺的方法抽取骨髓活体组织进行病理学检查的一种诊断技术。

一、适应证

1．多次骨穿抽吸失败或取材不良，特别是骨髓干抽（dry tap）者。
2．骨髓增殖性疾病，特别是骨髓纤维化的诊断。
3．实体性恶性肿瘤的骨髓转移。
4．骨髓增生异常综合征和再生障碍性贫血的鉴别诊断。
5．血液系统恶性肿瘤如淋巴瘤、急性白血病、多发性骨髓瘤等诊断困难时。

知识拓展

骨髓纤维化

骨髓纤维化（MF）简称髓纤，是一种由于骨髓造血组织中胶原增生，其纤维组织严重地影响造血功能所引起的一种骨髓增生性疾病，原发性髓纤又称“骨髓硬化症”“原因不明的髓样化生”。本病具有不同程度的骨髓纤维组织增生，主要发生在脾，其次在肝和淋巴结内的髓外造血。典型的临床表现为幼红细胞及幼粒细胞性贫血，并有较多的泪滴状红细胞。骨髓穿刺常出现干抽，脾常明显肿大，并具有不同程度的骨质硬化。骨髓穿刺出现“干抽现象”是本病的一个特点，骨髓活检可见到大量网状纤维组织为诊断本病的依据。

二、禁忌证

血友病及有严重凝血功能障碍者，为防止局部严重迟发性出血，不宜做此检查。

三、术前准备

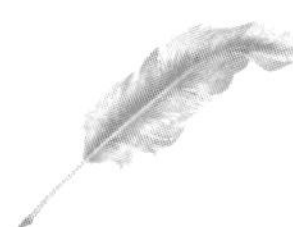

1．出血倾向较重怀疑有凝血功能障碍者，需要做出、凝血时间检测。

2．术前向患者或家属说明活检的意义、过程以及可能出现或需要注意的问题，如活检操作中可能有酸痛不适感，活检后 3 天穿刺部位不能沾水，并要求患者或家属签署知情同意书。

3．需要准备无菌消毒骨髓活检包一个，内有骨髓活检针，骨髓活检针的结构包括 4 部分：针管（前端有沟槽，内径 2 mm）、针座、接柱（长 1.5 cm 和 2.0 cm 各一个）和具有内芯的手柄。

四、操作步骤

1．选择髂后上棘或髂前上棘穿刺点。戴无菌手套、消毒、铺消毒洞巾、麻醉层次及方法同骨穿。

2．首先将具有内芯的手柄插入针座和针管中，然后左手拇指和示指将穿刺部位皮肤压紧固定，右手持活检针的手柄与骨面呈垂直方向以顺时针方向旋转进针至一定深度，穿刺针能固定不倒即可，握住手柄拔出针芯，在针座后端连接 1.5 cm 或 2.0 cm 接柱（视所取骨髓活检块的长短而定），再插入针芯，继续按顺时针方向进针约 1.5 cm 或 2.0 cm（即进针长度与相应的接柱长度相同）后，再转动针管 360°，针管前端的沟槽即可将骨髓组织断离（图 67-1）。

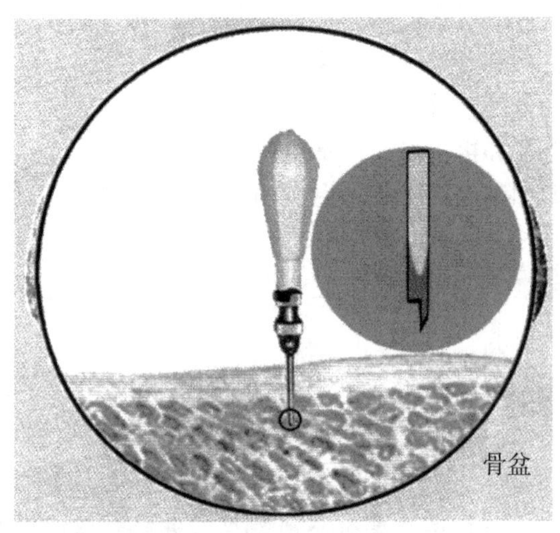

图 67-1　骨髓活检术示意图

3．按顺时针方向将针退出体外，拔出针芯，取下接柱，再缓慢、轻轻地插入针芯，即可用针芯推出一直径 2 mm、长 1.5 ～ 2.0 cm 的圆柱形组织块，放入 10% 甲醛或 95% 乙醇固定液中送检。余步骤同骨穿。

五、注意事项

1．开始进针不宜过深，使活检针能固定不倒即可，否则不易取得令人满意的骨髓组织。

2．进针与退针时不要反复旋转，均应保持顺时针方向，以保证骨髓组织块的完整性。

3．由于活检针内径较大，一般不用于同时抽取骨髓液做涂片检查，否则容易因骨髓液抽取过多而导致稀释。

思考题

1．骨髓活体组织检查术的适应证和禁忌证有哪些?
2．骨髓活体组织检查术的注意事项有哪些?

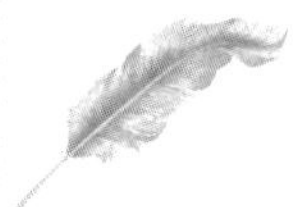

第六十八章

胸膜腔穿刺术

第六十八章数字资源

案例 68-1

患者，男，50岁，因发热、胸痛、气促2周，再发加重2天入院，胸片示大量胸腔积液。给患者行胸膜腔穿刺术。穿刺中患者出现头晕、面色苍白、出汗、心悸、胸部压迫感、血压下降、脉细、肢冷、昏厥。

请思考：

1. 患者出现了什么情况？
2. 应怎样处理？

胸膜腔穿刺术（thoracentesis）简称胸穿，指经过胸壁将穿刺针穿入胸膜腔，进行抽液、抽气或注药，从而诊断和治疗胸膜疾病的临床操作技术。

一、适应证

1. 原因未明的胸腔积液，可作诊断性穿刺，作胸腔积液涂片、细菌培养及药敏试验、细胞学和生物化学检查以明确病因。

2. 胸腔大量积液、积气时，可抽液、抽气减压，改善呼吸或循环障碍；急性脓胸或恶性肿瘤侵袭胸膜引起积液，可抽液或注入药物（抗生素、抗肿瘤药物等）。

微整合

基础回顾

漏出液和渗出液鉴别

类别	漏出液	渗出液
原因	非炎症所致	炎症、肿瘤或物理、化学刺激
外观	淡黄，透明或微浊、浆液性	黄色、血色、脓性或乳糜性
比重	< 1.018	> 1.018
凝固性	不易凝固	易凝固

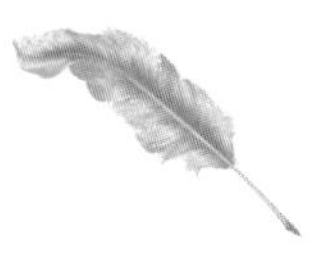

续表

类别	漏出液	渗出液
蛋白定量	< 25 g/L	> 30 g/L
糖定量	近似血糖量	多低于血糖量
Rivalta 试验	阴性	阳性
细胞总数	< 100×10^6/L	> 500×10^6/L
细胞分类	淋巴、间皮细胞为主	急性感染以中性粒细胞为主；慢性以淋巴细胞为主

二、禁忌证

1．出凝血机制障碍，有出血倾向或进行抗凝治疗者。

2．大咯血、严重肺结核及肺气肿等。

3．剧烈咳嗽或严重肺部疾病等不能配合的为相对禁忌证，必要时可给予镇静剂或行基础麻醉后进行胸膜腔穿刺。

4．穿刺部位皮肤感染；胸腔积液量少者，胸膜腔穿刺应慎重。

三、术前准备

1．物品准备 胸膜腔穿刺包、无菌手套、消毒液（聚维酮碘）、无菌棉球、麻醉药品（2% 利多卡因）、注射器、血管钳、无菌纱布、胶布、弯盘、污物桶、血压计、听诊器、抢救药品（0.1% 肾上腺素）以及胸内给药的药物、生理盐水等。

2．患者准备 ①与患者及家属充分沟通，使其了解胸膜腔穿刺的目的、方法、临床意义、注意事项及配合要点。签署胸穿知情同意书。②摄胸部 X 线片或 B 超检查定位。

3．操作人员准备 ①修剪指甲，洗手，戴好帽子、口罩；②了解胸膜腔穿刺术并发症的预防与处理措施；③监测血压、脉搏等生命体征，明确生命体征平稳；④为患者进行胸部查体，了解病情等。

四、操作步骤

1．自我介绍，核对患者信息，向患者及家属解释操作目的、操作过程、可能存在的风险，取得患者合作，告知患者需要配合的事项，如操作过程中避免咳嗽，保持操作体位，如有头晕、心悸、气促等，及时报告。

2．选择穿刺部位，为患者安置合适体位，明确并标记穿刺点。

（1）胸膜腔穿刺抽液体的患者取坐位，反向骑跨坐于靠背椅上，上肢屈肘交叉置于椅背上，前额伏于前臂上。病情不允许久坐者，可取仰卧高坡位，患侧稍向前，患侧前臂上举抱于枕部，显露胸部后外侧。穿刺点应根据胸部叩诊选择实音最明显的部位进行，胸腔积液多时一般选择肩胛线或腋后线第 7 肋间，必要时也可选腋中线第 6 肋间或腋前线第 5 肋间（图 68-1）。

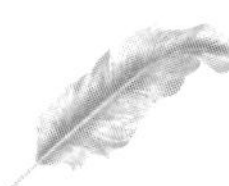

（2）胸膜腔穿刺抽气体的患者取仰卧高坡位或半坐位，穿刺点应选择叩诊为鼓音或听诊呼

吸音降低最明显的部位，多取锁骨中线第 2 肋间。

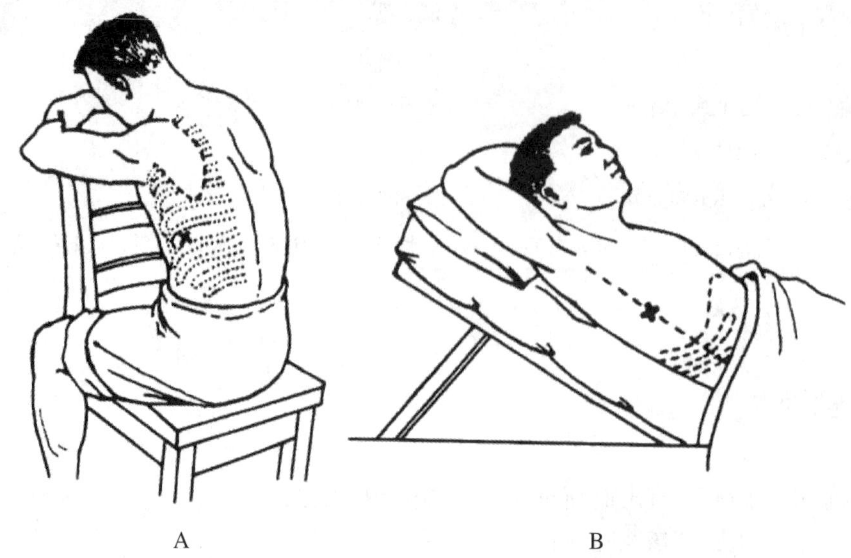

图 68-1　胸膜腔穿刺患者体位与穿刺点

A．患者骑跨坐在靠背椅上；B．患者取仰卧高坡位

（3）对于包裹性积液和局限性积气，须结合 X 线或 B 超定位穿刺点。

3．打开胸膜腔穿刺包，戴无菌手套、逐项检查穿刺包内的用品是否处于完好状态，并将穿刺针后的胶皮管用止血钳夹住。

4．手持消毒钳钳取浸泡过聚维酮碘消毒液的无菌棉球，以定位点为中心呈螺旋式由内向外常规消毒皮肤 3 遍，消毒范围直径至少 15 ～ 20 cm。每一遍要比上一遍小 0.5 cm 左右，且要待消毒液干后再进行下一次消毒。以定位点为中心铺无菌孔巾，并固定好。

5．术者与助手核对并抽取麻醉药品（2% 利多卡因）3 ～ 5 ml，在下一肋骨上缘的穿刺点自皮肤至壁胸膜进行局部浸润麻醉（穿刺部位局部先打一个皮丘，然后垂直进针，边进针边回吸，回吸无血后注药，待进针回吸见胸腔积液后，记录进针长度后拔出麻醉针，并用无菌纱布按压进针点直到不出血为止）。

6．根据麻醉时记录的进针深度，在胸穿针上估计穿刺进针的深度，术者以左手拇指与示指固定穿刺部位的皮肤，然后进行穿刺，当针锋抵抗感突然消失时（大约是麻醉针的长度），嘱助手用止血钳协助固定穿刺针，以防针刺入过深或针头摆动损伤肺组织，术者再用注射器连接胶皮管，松开止血钳进行抽液（图 68-2），注意观察抽出液的颜色、性质，记录抽出液量，可分别送常规、生化、细菌培养、抗酸染色和脱落细胞等检查。

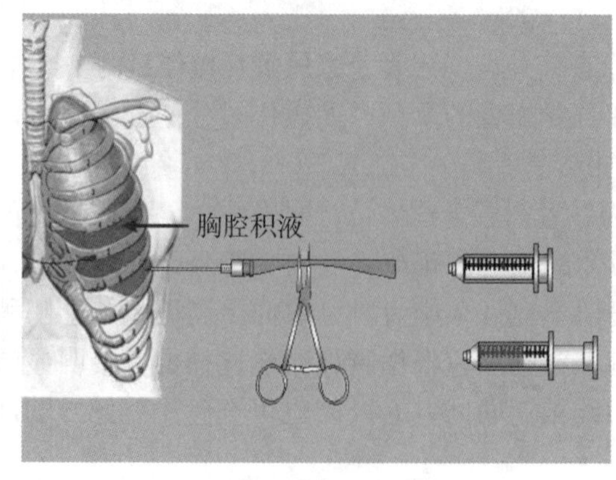

图 68-2　胸膜腔穿刺示意图

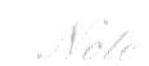

7. 在抽液过程中要时刻注意患者的反应并及时进行处理。

8. 根据需要抽液完毕后可注入药物。

9. 抽液完毕后嘱患者在呼气末屏气，拔出穿刺针，局部消毒后覆盖无菌纱布，稍用力压迫穿刺部位片刻，用胶布固定后嘱患者静卧。

10. 再次测量血压、脉搏等生命体征。

五、注意事项

1. 操作前应向患者说明穿刺目的，消除顾虑；对精神紧张者，可于术前半小时给地西泮 10 mg，或可待因 0.03 g 以镇静镇痛。

2. 操作中应密切观察患者的反应，如有头晕、面色苍白、出汗、心悸、胸部压迫感或剧痛、晕厥等胸膜过敏反应，或出现连续性咳嗽、气促、咳泡沫痰等现象时，立即停止抽液，并皮下注射 0.1% 肾上腺素 0.3 ~ 0.5 ml，或进行其他对症处理。

3. 一次抽液不宜过多、过快，诊断性抽液 50 ~ 100 ml 即可；减压抽液，首次不超过 600 ml，以后每次不超过 1000 ml；如为脓胸，每次尽量抽尽；疑为化脓性感染时，助手用无菌试管留取标本，行涂片革兰氏染色镜检、细菌培养及药敏试验；做细胞学检查至少需 100 ml，并应立即送检，以免细胞自溶。

4. 严格无菌操作，操作过程中防止空气进入胸腔，始终保持胸腔负压。

5. 应避免在第 9 肋间以下穿刺，以免穿透膈肌损伤腹腔脏器。

6. 恶性胸腔积液时，可在胸腔内注射抗肿瘤药或硬化剂诱发化学性胸膜炎，促进脏胸膜与壁胸膜粘连，闭合胸膜腔。

7. 术后严密观察有无气胸、血胸、肺水肿及胸腔感染等并发症，并做好相应处理。

思考题

1. 胸膜腔穿刺术的适应证和禁忌证有哪些？

2. 胸膜腔穿刺术的并发症有哪些？

3. 为什么胸膜腔穿刺必须从下一肋上缘进针？

4. 为什么胸膜腔穿刺量每次不宜过多、过快？

5. 胸膜腔穿刺出现胸膜反应有哪些表现？如何处理？

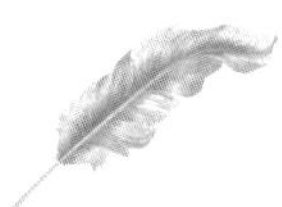

第六十九章

胸膜活体组织检查术

第六十九章数字资源

胸膜活体组织检查术（pleura biopsy）简称胸膜活检。方法有经皮胸膜活检、经胸腔镜胸膜活检和开胸胸膜活检三种，其中以经皮胸膜活检为最常用。

一、适应证

1．不明病因的渗出性胸腔积液，尤其是疑为恶性胸腔积液者。

2．不明原因的胸膜肥厚，需明确诊断者。

3．胸膜腔内局限性肿块。

二、禁忌证

1．出凝血机制障碍，有出血倾向或进行抗凝治疗者。

2．大咯血、严重肺结核及肺气肿等。

3．剧烈咳嗽或严重肺部疾病等不能配合的为相对禁忌证。

4．穿刺部位皮肤感染。

三、术前准备

1．物品准备 胸腔活检包、无菌手套、消毒液（聚维酮碘）、固定液、无菌棉球、麻醉药品（2% 利多卡因）、注射器、血管钳、无菌纱布、胶布、弯盘、污物桶、血压计、听诊器、抢救药品（0.1% 肾上腺素）以及胸内给药的药物、生理盐水等。

2．患者准备 ①与患者及家属充分沟通，使其了解胸膜活检的目的、方法、临床意义、注意事项及配合要点，签署胸穿知情同意书；②通过胸部 X 线片、B 超或 CT 检查定位。

3．操作人员准备 ①修剪指甲，洗手，戴好帽子、口罩；②了解胸腔活检术并发症的预防与处理措施；③监测血压、脉搏等生命体征，明确生命体征平稳。为患者进行胸部查体，了解病情等。

四、操作步骤

1．患者面向椅背取坐位，两前臂放置在椅背上，前额伏在前臂上。病情严重不能坐起者，可取半卧位，患侧前臂应上举到枕部。活检部位经胸部 X 线片、B 超或 CT 检查定位。

2．戴无菌手套，常规消毒皮肤，铺消毒洞巾。

3．在下一肋上缘的穿刺点用 2% 利多卡因自皮肤至壁胸膜逐层进行局部浸润麻醉。

4．用改良的 Cope 针于穿刺点将套管针与穿刺针同时刺入胸壁，到达胸膜腔后拔出针芯，先抽积液，然后将套管针后退至壁胸膜，即刚好未见液体流出处，固定位置不动。胸膜病变者穿刺针固定在病变中央。

5．将钝头钩针插入套管并向内推进达到壁胸膜，调整钩针方向，使其切口朝下，针体与肋骨呈 30°；左手固定套管针，右手旋转钩针后向外拉，即可取下小块（1 ~ 2 mm）壁胸膜组织。如此改变钩针切口方向，重复切取 2 ~ 3 次。将切取组织放入 10% 甲醛或 95% 乙醇中固定送检。

五、注意事项

1．基本同胸穿。

2．术中、术后需严密观察有无气胸、出血、继发感染等并发症。

思 考 题

1．胸膜活检的适应证和禁忌证有哪些?

2．胸膜活检的并发症有哪些?

第七十章

经皮肺穿刺术

第七十章数字资源

经皮肺穿刺术（percutaneous lung biopsy，PLB）是一种用于获取病变标本进行定性诊断，或通过经皮肺穿刺局部治疗肺部疾病的诊疗技术。

一、适应证

1．不能确诊的肺部结节病变、空洞病变、纵隔及肺门占位病变。
2．伴有胸腔积液、胸膜肥厚性病变的肺内实变的定性诊断。
3．肺部多发病灶的鉴别诊断。
4．原因不明的紧贴胸壁的病变。
5．需获取肺部感染的细菌学标本。
6．肺内原发或转移性肿瘤不能手术切除者行介入治疗。

二、禁忌证

1．肺功能较差、严重肺气肿等肺部疾患，心功能不全或心肌梗死、严重心律失常以及全身极度衰竭者。
2．肺内血管病变，如动静脉畸形、动脉瘤等。
3．凝血机制障碍者。
4．有肺大疱、肺囊肿而穿刺路径又必须经过者。
5．患者不能合作或有控制不住的剧烈咳嗽。
6．穿刺点皮肤有化脓性感染者。

三、穿刺体位和部位

通过详细的询问病史、体格检查，并在 CT 或超声检查引导下，采用仰卧、俯卧或坐位确定进针部位、方向和深度，选择穿刺部位下一肋骨上缘为穿刺进针点。

四、术前准备

1．物品准备 肺穿刺包（肺穿针、活检枪、镊子、洞巾、试管、载玻片、无菌纱布等）、无菌手套、聚维酮碘消毒液、甲紫、无菌棉球、2% 利多卡因、无菌注射器、血管钳、无菌纱布、胶布、弯盘、污物桶、血压计、听诊器、抢救药品（0.1% 肾上腺素）等。

2．患者准备 ①与患者及家属充分沟通，使其了解肺穿刺的目的、方法、临床意义、注意事项及配合要点，签署知情同意书；②术前心电图、血常规、出凝血时间等检查；③术前可服用地西泮 10 mg，或可待因 30 mg。

3．操作人员准备 ①修剪指甲，洗手，戴好帽子、口罩；②了解肺穿刺术并发症的预防与处理措施；③监测患者血压、脉搏等生命体征，明确生命体征平稳。

五、操作步骤

1．术前应经胸部 CT 或超声定位，并在 CT 或超声引导下选取合适的体位确定进针部位、方向和深度。

2．戴无菌手套，常规消毒皮肤，铺消毒洞巾。

3．用 2% 利多卡因在下一肋骨上缘的穿刺点自皮肤至壁胸膜进行逐层局部浸润麻醉。

4．选择 16 ～ 20 G 肺穿刺针配合自动或半自动活检枪采集标本行病理学检查。术者以左手示指与中指固定穿刺部位的皮肤，右手将穿刺针向内推进通过定位针或直接穿刺，当针尖接近预定活检部位，嘱患者屏气，压下活检枪的击发装置，向后拉动扳机一次，取出活检组织并立即放入 10% 甲醛溶液中送检。若需继续取样，重复上述过程。

5．选择 19 G、10 ～ 15 cm 长的穿刺抽吸针采集标本行细胞学检查。术者以左手示指与中指固定穿刺部位的皮肤，右手将带针芯的针向病变部位推进，待确定穿刺针刺入病灶后，嘱患者屏气，移去针芯，接 20 ml 注射器保持负压抽吸，并做扇状抽动针头，幅度在 0.5 ～ 1.0 cm 范围内，反复移动 3 ～ 5 次，然后缓慢放空负压，迅速拔出针头，即刻将抽吸针中的吸引物均匀涂于载玻片上送检。

6．拔出穿刺针后，覆盖无菌纱布，稍用力压迫穿刺部位片刻，用胶布固定后嘱患者静卧。

7．严密观察患者有无面色苍白、冷汗、脉细弱、肢冷、心悸、大咯血和内出血发生，避免剧烈运动及咳嗽，病情较重或有并发症者留观，给予止血、抗炎、吸氧等对症处理。

六、注意事项

1．严格掌握适应证和禁忌证，严格无菌技术操作。

2．穿刺过程中术者要尽量做到稳、准、快，应避免不必要的重复穿刺，以减少并发症的发生。

3．术后严密观察有无并发症，如气胸、出血、继发感染。

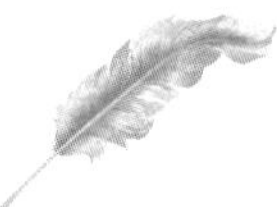

Note

思 考 题

1. 经皮肺穿刺术的适应证和禁忌证有哪些?
2. 经皮肺穿刺术的并发症有哪些?

第七十一章

心包穿刺术

第七十一章数字资源

心包穿刺术（pericardiocentesis）指经皮肤将穿刺针穿入心包腔，从而诊断和治疗心包疾病的临床操作技术。

一、适应证

1．心包积液患者，抽取积液检验，以明确积液的性质，协助诊断。

2．心包大量积液出现心脏压塞时，穿刺抽液以减轻症状。

3．感染性心包炎时（化脓、结核）穿刺抽出积液、注入药物。

4．心包腔内注射化疗药物，治疗肿瘤。

二、禁忌证

1．频繁顽固剧咳的患者。

2．年龄幼小或体质较弱不能配合的患者。

3．以心脏扩大为主而积液少者不宜进行。

三、术前准备

1．向患者解释心包穿刺的必要性和大致过程以消除顾虑，嘱其在穿刺过程中切勿咳嗽或深呼吸。精神紧张者可于术前半小时给予镇静剂或镇痛剂。

2．了解患者的常规检查情况、有无出血倾向、是否使用抗凝药等。

3．与患者及家属签署知情同意书。

4．术前须进行心脏超声检查，确定积液量、穿刺部位、穿刺深度及方向。选液平段最大、距体表最近点为穿刺点，最好能在超声显像指导下进行穿刺抽液。

5．建立静脉通路。备常用急救药品，如阿托品、多巴胺等。

6．如为诊断性穿刺，需要准备各种装积液的试管或器皿，填好相应的检查申请单，必要时提前联系好相关的检查科室。

7．术前应备好心电图机或心电监护仪，穿刺应在心电图监护下进行。

8．器械准备　①消毒包；②单腔管套装：包括穿刺针、导丝、扩张管、单腔管（或猪尾导管）；③ 10 ml 注射器 1 ～ 2 支、试管及细菌培养管、容器、消毒手套；④药品：2% 利多卡

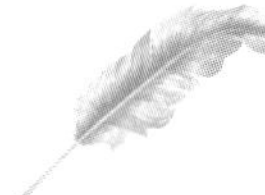

因 5 ml、生理盐水。

四、操作步骤

1．穿刺部位 有多个穿刺点。常用心尖部穿刺点，根据膈位高低不同，可选择左侧第 5 肋间或第 6 肋间心浊音界内 1 ~ 2 cm，心尖部进针时，应使针自下而上，向脊柱方向缓慢刺入。也可在剑突与左肋弓缘夹角处进针，剑突下进针时，应使针体与腹壁呈 30° ~ 40°，向上、向后并稍向左侧（指向左肩部），刺入心包腔后下部（图 71-1）。有条件者直接尽量采用 B 超下定位。

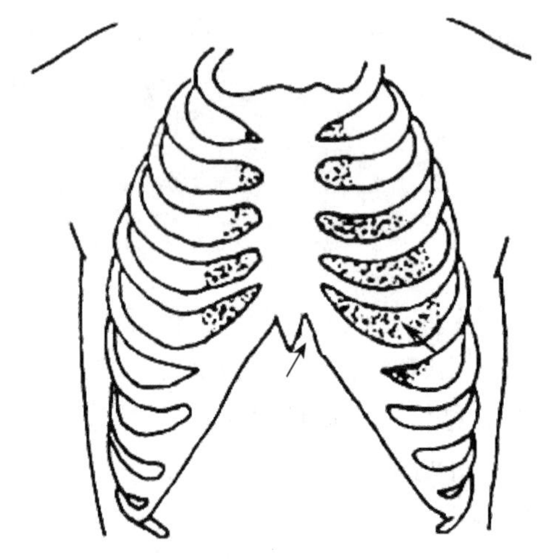

图 71-1 心包穿刺点

2．患者取坐位或半坐位，头侧位或盖以手术巾，仔细叩出心浊音界，确定穿刺点，做好标记。或者直接采用 B 超定位标记。

3．术者及助手均戴无菌手套，常规消毒局部皮肤，铺消毒洞巾，自皮肤至心包壁层以 2% 利多卡因局部麻醉。

4．穿刺过程 使用连接注射器的 18 号薄壁穿刺针。取胸骨剑突与左肋弓交点处为穿刺点，穿刺方向与腹前壁呈 30° ~ 40°，针刺向上、后、左（相当于左肩方向）。穿刺针缓慢推进，边进针边抽吸（负压），待针尖有突破感后表示已穿过心包壁层，至吸出液体时即停止前进，如果同时能感到心脏搏动提示针尖已抵心脏表面，将针回退少许，以免触及心肌或损伤冠状动脉。送入导丝至心包腔（有 X 线透视确认最好），然后沿导丝送入扩张管扩张皮肤、皮下组织。撤出扩张管，沿导丝送入单腔管或猪尾导管（图 71-2）。从心尖部进针时，进针方向自下而上，向脊柱并稍向心脏方向缓慢刺入，剑突下进针时，有突破感并抽出液体提示进入心包腔。其他操作同上。

5．为了便于操作和闭合导管，在导管的尾部连接一个三通，注射器通过三通抽液。为了保证不受穿刺损伤的影响，先抽吸 5 ml 左右的液体弃之，然后再抽取液体分别注入备好的试管中，送常规、生化、细菌及病理检查。抽液的速度不宜过快，同时记录抽吸的液量。第一次抽液不宜超过 200 ~ 300 ml。

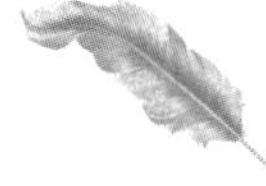

6．抽液结束后如需要保留导管，则将导管尾部封闭，同时在穿刺部位的皮肤处消毒、无菌纱布覆盖并固定导管。如不需要保留导管，抽液后可缓慢拔出导管，压迫 2 ~ 3 分钟，再次皮肤消毒后敷以消毒纱布，然后用胶布固定。

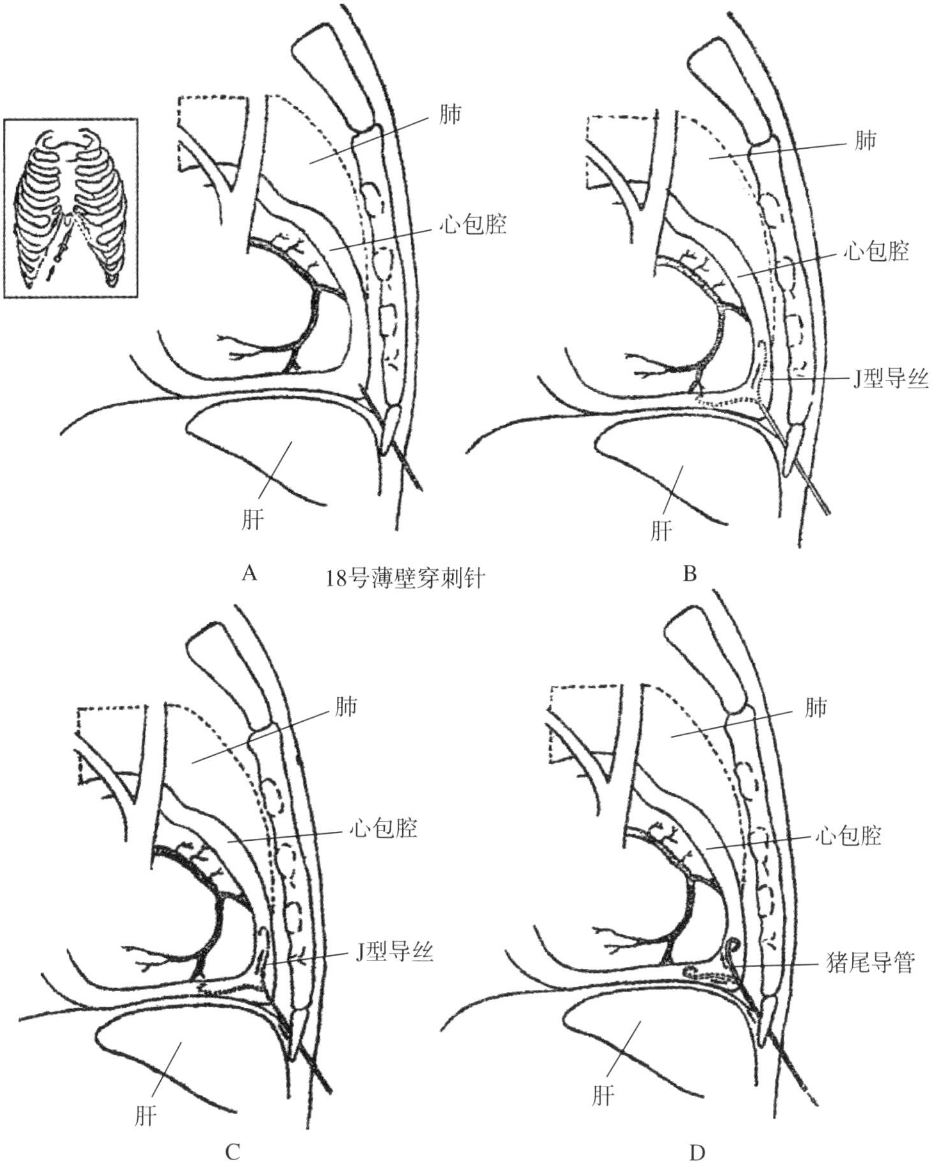

肺 心包腔 肝

A　18号薄壁穿刺针

肺 心包腔 J型导丝 肝

B

肺 心包腔 J型导丝 肝

C

肺 心包腔 猪尾导管 肝

D

图 71-2　从剑突下路径进行心包穿刺的矢状面示意图

A. 穿刺针与额状面呈 30° ～ 40° 进针，如有突破感或抽到液体表示穿刺针远端进入心包腔，不要再轻易进针，以防损伤心肌或冠状动脉；B. 通过穿刺针送入 J 型导丝（软头）到心包腔；C. 保留导丝，拔出穿刺针；D. 沿导丝送入扩展管，对皮肤和皮下组织进行扩张，撤出扩展管，沿导丝送入单腔管或猪尾导管，但应始终保持导丝末端露在导管外面，导管到位后撤出导丝，保留导管在心包腔

7. 嘱患者注意休息，术后 2 小时内每 30 分钟监测一次生命体征，以后每小时监测一次至术后 24 小时。

五、注意事项

1. 严格掌握适应证，因为操作有一定危险性，应由有经验医生操作或指导，并应在心电监护下进行穿刺，较为安全。

2. 麻醉要完善，以免因疼痛引起神经源性休克。

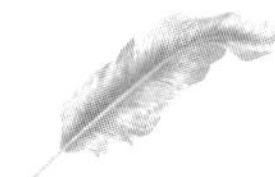

3. 抽液量第一次不宜超过 200 ～ 300 ml，反复抽液可渐增到 300 ～ 500 ml。抽液速度要

Note

慢，如过快、过多，可使大量血液回心，导致肺水肿。

4．如抽出鲜血，立即停止抽吸，并严密观察有无心脏压塞症状出现。

5．抽液过程中以及取下穿刺针前应注意随时夹闭胶管，以免空气进入。

6．术中、术后均需密切观察呼吸、血压、脉搏等生命体征的变化。

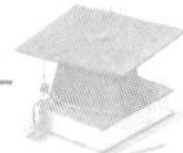

知识拓展

心脏压塞

因为心脏或者心包的疾病，导致心包积液，当心包积液达到一定程度的时候，就会引起外周静脉血流量回流受阻，心输出量减少，从而引起相应的临床症状，即为心脏压塞。Beck 三联征是心脏压塞的临床表现，包括低血压、颈静脉怒张和心音减弱。心脏压塞的患者，往往会出现胸闷、面色苍白、皮肤湿冷、呼吸困难，甚至出现意识丧失，患者可出现颈静脉怒张，血压下降，脉压减小。心包穿刺引流可缓解心脏压塞的症状，改善患者血流动力学。如无法进行心包穿刺，要进行心包切开，解除心脏压塞。

思考题

1．心包穿刺的适应证和禁忌证有哪些？

2．心包穿刺的并发症有哪些？

第七十二章

深静脉穿刺术及中心静脉压测定

深静脉穿刺又称大静脉穿刺，是临床常用的诊疗技术之一。通过大静脉穿刺，可以进行抽血、输注液体及血制品和进行中心静脉压（central venous pressure，CVP）测定。另外，深静脉穿刺也是多种心导管检查和治疗技术的基础。

中心静脉压是指右心房及上腔静脉、下腔静脉胸腔段的压力，正常值为 50 ~ 120 mmH_2O，中心静脉压可确切反映患者的血容量、心功能与血管张力的综合情况。中心静脉压与周围静脉压不同，后者受静脉腔内瓣膜及其他机械因素的影响。

知识拓展

CVP 的临床应用

CVP 的正常值为 5 ~ 12 cmH_2O，不能凭 1 次测量结果得出结论，必须对多次测量值进行比较分析，观察其动态变化。但不能仅靠 CVP 来补液，还需结合血压、尿量的情况。

1．CVP 低，血压低，尿量少，提示血容量严重不足，可迅速补液、补充血容量。

2．CVP 低，血压正常，提示心肌收缩良好，血容量轻度不足，心功能正常，可适当补充血容量。

3．CVP 升高，血压升高，末梢循环不良，尿量增多，提示循环血量过多，外周阻力大，可强心、利尿、扩血管、给氧，减慢输液速度。

4．CVP 升高，血压正常，尿量减少，提示血容量过多或心功能不全，应强心利尿，控制补液、输血量，慎用血管扩张剂。

5．CVP 正常，血压下降，证明容量不足，容量血管过度收缩或容量已足，心功能较低，可行补液试验。

一、适应证

1．严重创伤、休克及急性循环功能衰竭等需大量快速输血、补液的危重患者。

2．需进行大手术，估计术中可能发生大量液体丧失或失血者。

3．需接受大量快速输血、补液的患者，利用监测中心静脉压，可指导临床液体的输入量和速度。

4．需长期补液或输注高渗性、刺激性药物者，如全胃肠外营养治疗、化疗等。

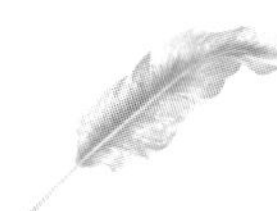

5．多种心导管检查和治疗技术均需深静脉穿刺和置管，如右心导管术、血流动力学监测（漂浮导管插入术）永久和临时心脏起搏器置入、射频消融术、先天性心脏病的封堵术以及大静脉疾病和肺动脉疾病的介入治疗等。

二、禁忌证

1．一般禁忌证包括穿刺静脉局部感染或血栓形成。
2．相对禁忌证为凝血功能障碍。

三、术前准备

1．物品准备 单腔管套装（包括穿刺针、导丝、扩张管、单腔管或双腔管）、压力监测套装（包括压力传感器、压力连接管、三通连续冲洗系统、多功能监护仪）、无菌手套、消毒用品、5 ml 注射器、2% 利多卡因、敷贴、生理盐水、肝素盐水、静脉输液装置等。

2．患者准备 与患者及家属进行充分沟通，使其了解中心静脉穿刺的目的、方法、临床意义、注意事项及配合要点，消除顾虑。必要时与患者及家属签署知情同意书。

3．操作人员准备 ①修剪指甲，洗手，戴好帽子、口罩；②了解中心静脉穿刺的并发症以及预防与处理措施。

四、操作步骤

1．深静脉穿刺 深静脉穿刺及置管以股静脉、锁骨下静脉、头静脉较常用。需要置管的患者，一般采用改良 Seldinger 穿刺方法（图 72-1），该方法不仅适用于静脉，也适用于动脉穿刺、置管。

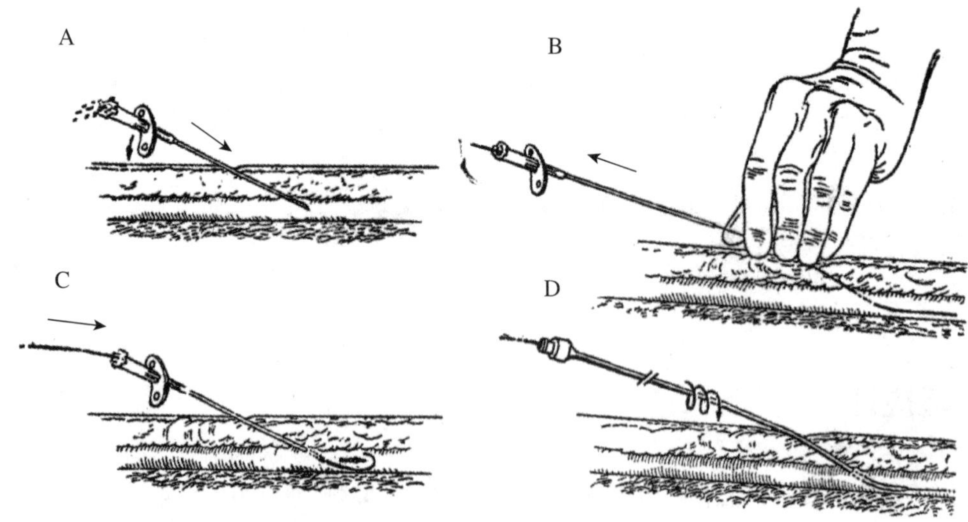

图 72-1 改良 Seldinger 穿刺、置管示意图

A．将单件穿刺针以 30° ~ 40° 穿刺血管，现在更多采用带注射器穿刺针负压进针；B．回血后送入导丝进血管腔；C．手指压迫穿刺部位防止出血，保留导丝，撤出穿刺针；D．沿导丝送入导管或鞘管，旋转进入血管腔，撤出导丝，保留导管在血管腔

(1) 股静脉穿刺：①患者仰卧，下肢伸直并略外展外旋；②局部常规消毒，铺无菌单，术者立于患者右侧，戴无菌手套，左手示指和中指在腹股沟韧带下方中部扪及股动脉搏动最明显的部位，并予以固定。右手持注射器，在腹股沟韧带中部下 2 ~ 3 cm 处股动脉的内侧 0.5 ~ 1 cm 处穿刺。穿刺时针体与皮肤呈 30° ~ 45°，穿刺针头斜面向上朝向脐或心脏方向 (图 72-2)；③穿刺过程中应采用负压进针，进针深度 2 ~ 4 cm。抽到回血后，左手固定针头，右手可抽血用于检验。如无回血可缓慢回撤，边抽负压边缓慢退针，如顺利抽到回血，提示穿刺成功，因为有时针穿透静脉壁后在回撤的过程中重新回到静脉腔。如穿刺不成功，可适当改变方向重复穿刺。

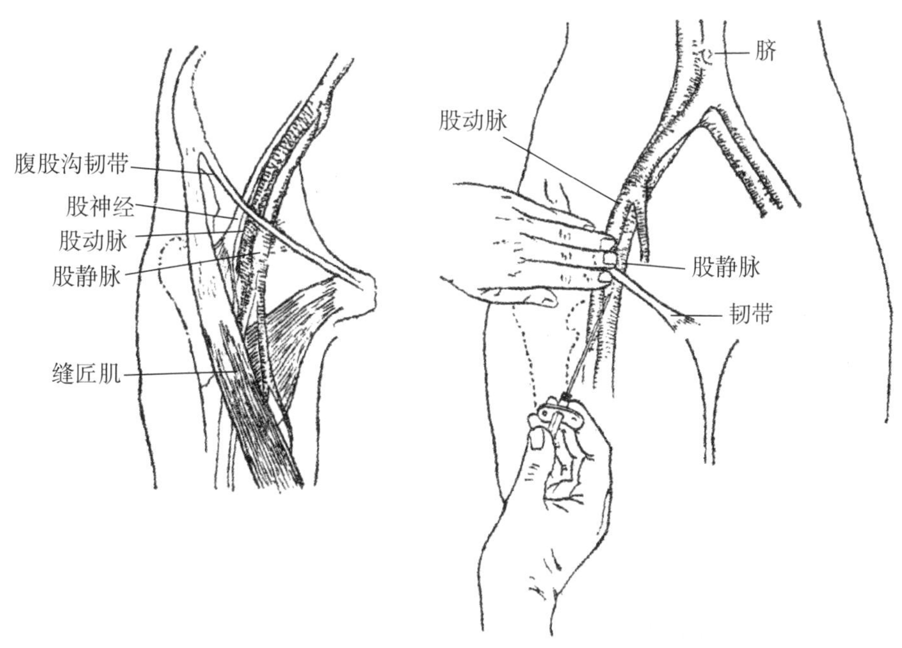

图 72-2　股静脉解剖及股静脉穿刺方向

A．股三角处股神经、股动脉和股静脉的解剖关系；B．股静脉穿刺时穿刺针的方向

(2) 锁骨下静脉穿刺：①患者取卧位，头转向对侧，为使静脉充盈，可抬高床脚 15° ~ 25°，还可避免穿刺成功后进气、发生空气栓塞；②一般选择锁骨中点外下方 2 ~ 3 cm 处穿刺，如果穿刺不成功，可选择锁骨内 1/3 和中 1/3 交界处，锁骨下缘 1 ~ 2 cm 处穿刺；③穿刺针头指向锁骨内侧头上缘，针与胸壁约呈 30°，避免刺伤胸膜 (图 72-3)。进针时可使注射器内保持轻度负压，进入 3 ~ 4 cm 如见顺畅回血，提示穿刺成功。如果穿刺不成功，将针退至皮下，针尖稍上抬 (不超过喉头水平) 再次穿刺。

(3) 颈内静脉穿刺：颈内静脉全长较粗，起源于颅底，全程均被胸锁乳突肌覆盖，下行至胸锁关节处与锁骨下静脉汇合成无名静脉，再下行于对侧无名静脉汇合成上腔静脉进入右心房。临床上颈内静脉穿刺置管常选用右侧，因右侧无胸导管而且右颈内静脉至无名静脉入上腔静脉段几乎为一直线，且右侧胸膜顶较左侧低，穿刺操作简单，并发症发生率低。

穿刺时患者取仰卧头低位，右肩部垫高，头后仰，充分伸展颈部，面部略转向对侧。颈内静脉穿刺的进针点和方向，可分别在胸锁乳突肌的前、中、后三个部位进针。①前路：操作者于胸锁乳突肌的中点前缘相当于甲状软骨上缘水平触及颈总动脉搏动，并向内侧推开颈总动脉，在颈总动脉外缘 0.5 cm 处进针，针干与皮肤呈 30° ~ 40°，针尖指向同侧乳头或锁骨中、内 1/3 交界处。②中路：颈内静脉在锁骨与胸锁乳突肌的锁骨头和胸骨头形成的三角区的中心位置，在此三角的顶点向足端方向进针，进针时针干与皮肤呈 30° 并大致与中线平行 (图

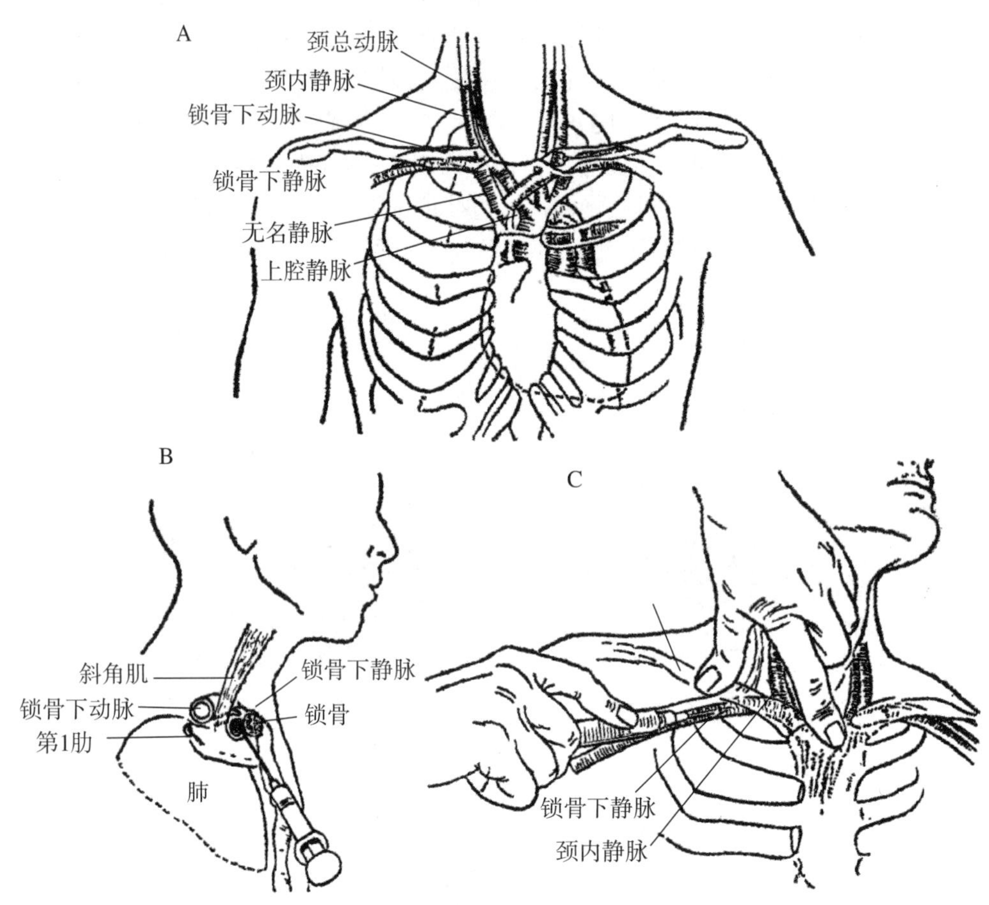

图 72-3 锁骨下静脉解剖及穿刺方向

A．锁骨下静脉解剖及其周围结构的解剖关系；B．锁骨下静脉、动脉和胸膜尖解剖关系纵截面图，提示进针方向；C．在锁骨中 1/3 下方与正中线呈 20° ~ 30° 进针穿刺锁骨下静脉

72-4）。穿刺未成功者需将针尖退到皮下，再向外偏斜 10° 左右指向胸锁乳突肌锁骨头以内的后缘，常能穿刺成功。③后路：在胸锁乳突肌的后缘中、下 1/3 的交点或在锁骨上缘 3 ~ 5 cm 处作为进针点，针干与体表接近水平，在胸锁乳突肌的深部向胸骨上窝方向进针。

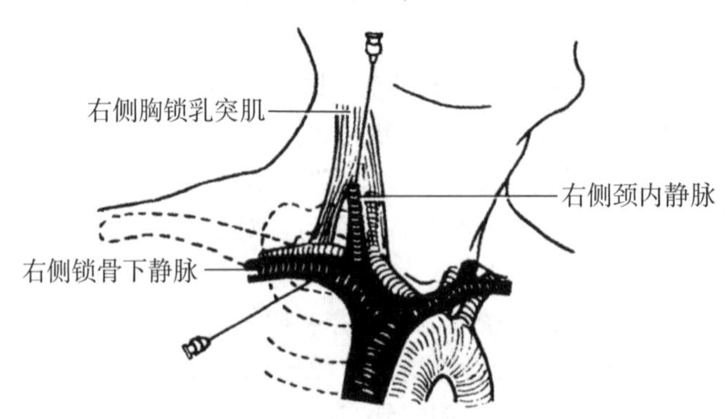

图 72-4 右颈内静脉穿刺中路进针方向

2．置管 穿刺后顺畅抽出血液提示穿刺成功，保留穿刺针，取下注射器后左拇指立即堵住针尾口，防止空气进入。插入导引钢丝（导丝），缓慢退针，沿导丝送入扩张管先进行扩张，

然后撤出扩张管置入鞘管或其他导管（如单腔管）。一般需插入 10 ～ 12 cm，然后保留导管、拔出导丝，连接三通、肝素帽。缝合固定导管于皮肤上，覆盖无菌纱布封闭。静脉输液时将导管的三通或肝素帽与输液装置连接。

3．压力监测　有两种方式进行静脉压力监测。

（1）通过压力延长管连接到压力转换器，再通过监护仪显示出压力数字，与动脉压力监测的连接相似。压力的连接方式同动脉压测定（见动脉穿刺部分）。但监护仪上的压力参数设置，需要将压力的量程调得比较窄（如 –10 ～ 30 mmHg）。

（2）导管通过压力延长管直接连接到一个开放的保持垂直的透明软管或玻璃管上，以右心房水平确定“0”点，软管或玻璃管上高出“0”点的高度代表静脉压，通常用 mmHg 表示。水柱与汞柱的压力换算为：1 mmHg = 13.6 mmH_2O。要保留肝素盐水定期冲洗管路，防止形成血栓堵塞管腔。由于此种测量方法的管路呈现开放式，污染的机会增多，因此不适合动脉压测定。

五、注意事项

1．不同部位深静脉的穿刺有不同的优缺点，应根据临床需要和穿刺的熟练程度选择。

（1）一般认为上腔静脉压较下腔静脉压更准确，特别是在腹内压增高时。因此，以测压为主要目的时，应首选上腔静脉系统的深静脉穿刺，如锁骨下静脉、颈内静脉。

（2）股静脉穿刺安全，但不容易固定，测压不太准确，而且容易污染。下肢活动增多时容易脱出。

（3）导管在锁骨下静脉容易固定，不影响患者活动，但穿刺锁骨下静脉时，容易误伤肺和锁骨下动脉，从而引起气胸、血胸等。

（4）颈内静脉穿刺相对较安全，放置好导管后相对容易固定，但不及锁骨下静脉。穿刺时容易损伤颈总动脉、气管，但引起气胸的概率低。

2．每次测压后将倒流入测量管内的血液冲洗干净，防止导管内形成血栓，以保持静脉导管的通畅。

3．如测压过程中，静脉压突然出现显著波动性升高时，常提示导管尖端进入右心室，应立即退出一小段后再测。

4．如导管阻塞无血液流出，可用输液瓶中液体冲洗导管或变动其位置，若仍不通畅，则用肝素或枸橼酸钠冲洗。

5．测压管留置时间不宜过长，3 天以上时，需用抗凝剂冲洗，一般不超过 7 天，以免发生静脉炎或血栓形成。

6．严格无菌技术操作。

思考题

1．深静脉穿刺术的适应证和禁忌证有哪些？

2．深静脉穿刺术的并发症有哪些？

3．测定中心静脉压的临床意义是什么？

第七十三章

动脉穿刺置管及有创动脉血压监测

第七十三章数字资源

有创动脉压监测是经体表穿刺动脉，将动脉导管置入动脉内直接测量动脉内血压的方法，与临床常见的无创血压监测相比，有创动脉压监测可以提供连续、可靠、准确的监测数据，适合危重患者常规监测。

一、适应证

1．严重休克需急救的患者，经静脉快速输血后情况未改善，须经动脉提高冠状动脉灌注量及有效血容量。

2．麻醉或手术期及病情危重的患者，无创血压监测困难，须持续监测动脉压或调控血压。

3．施行特殊检查或治疗，如血气分析、选择性血管造影和治疗、心导管置入、血液透析等。

二、禁忌证

1．既往有该部位的手术史（如静脉切开或股动脉手术）。

2．穿刺部位的皮肤感染或其他皮肤的损伤（如烧伤）。

3．侧支循环减少、严重出血倾向、严重的动脉粥样硬化、严重的肢体损伤、雷诺综合征、血栓闭塞性脉管炎等。

三、术前准备

1．物品准备 单腔管套装（包括穿刺针、导丝、扩张管、单腔管或猪尾导管或动脉鞘管）压力监测套装（包括压力传感器、压力连接管、三通连续冲洗系统、多功能监护仪）、2 ml 注射器或动脉血气针、肝素钠 1 支（可用 4% 枸橼酸钠生理盐水替代）、无菌橡皮塞、无菌手套、消毒物品、小垫枕、无菌洞巾、无菌纱布垫、干棉签、2% 利多卡因、0.1% 肾上腺素、小沙袋、检验单等。

2．患者准备 与患者及家属充分沟通，使其了解动脉穿刺的目的、方法、临床意义、注意事项及配合要点，消除顾虑。必要时与患者及家属签署知情同意书。

3．操作人员准备 修剪指甲，洗手，戴好帽子、口罩，了解动脉穿刺的并发症以及预防与处理措施。

四、操作步骤

1．穿刺部位　常选桡动脉、股动脉、腋动脉、肱动脉、足背动脉，其中首选桡动脉，其次为股动脉。

2．动脉穿刺方法　以桡动脉和股动脉为例。

（1）桡动脉穿刺：用于单纯抽血和压力监测时，可首选左侧桡动脉；用于动脉造影或介入治疗时，常采用右侧桡动脉。桡动脉穿刺前应进行 Allen 试验。

1）患者取平卧位，前臂伸直，掌心向上并固定，腕部垫一小枕，手背屈曲 60°。

2）在桡骨茎突的近端摸清桡动脉搏动，常规消毒皮肤，术者戴无菌手套，铺消毒洞巾，在桡动脉搏动最清楚的远端用 2% 利多卡因做局部浸润麻醉至桡动脉两侧，以免穿刺时引起桡动脉痉挛。

3）桡动脉穿刺，有两种方法：①穿刺针直接穿刺动脉：在腕褶痕上方 1 cm 处摸清桡动脉后，用 22 G 穿刺针穿透皮肤到皮下，然后向着桡动脉明显搏动处穿刺，针体与皮肤呈 30°。当针头穿过桡动脉壁时有突破感，并有血液呈搏动状涌出，证明穿刺成功。送入导丝，然后沿导丝送入动脉鞘管或单腔管，单腔管尾部连接三通。②套管针穿刺动脉：用带有注射器的套管针从引针孔处进针，套管针与皮肤呈 30°，与桡动脉走行相平行进针，当针头穿过桡动脉壁时有突破坚韧组织的落空感，并有血液呈搏动状涌出，证明穿刺成功（图 73-1）。此时即将套管针放低，与皮肤呈 10°，再将其向前推进 2 mm，使外套管的圆锥口全部进入血管腔内，用手固定针芯，将外套管送入桡动脉内并推至所需深度，拔出针芯。套管针尾部接三通，进行抽血或压力监测。也可沿套管送入导丝，沿导丝送入鞘管或单腔管，单腔管尾部连接三通。

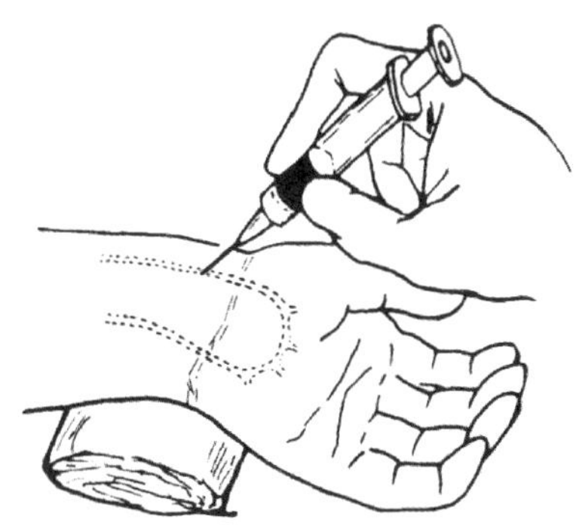

图 73-1　桡动脉穿刺示意图

4）将外套管或单腔管（或动脉鞘管）通过三通、压力延长管连接压力传感器和冲洗装置，便于测压。穿刺部位用无菌敷料覆盖。

5）固定好穿刺针，必要时用小夹板固定手腕部。

6）拔管时动作要轻柔，拔管后局部压迫 5 ～ 15 分钟，待止血后加压包扎。或者拔管后直接用桡动脉压迫器止血。

（2）股动脉穿刺

1）患者仰卧，下肢伸直稍外展。

2）穿刺点：股动脉穿刺点位于腹股沟韧带中点下方 1 ～ 2 cm 的动脉搏动处。

3）局部消毒，2% 利多卡因浸润麻醉。

4）右手持薄壁单件穿刺针，针头斜面向上，在定位好的股动脉搏动最强点的正上方与皮肤呈 30° 刺入，一般进针深度 2 ～ 5 cm，可有突破感（图 73-2）。有压力较高的血液喷出提示

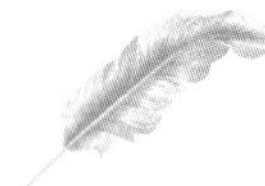

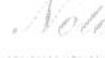

针已刺入股动脉。

5）通过穿刺针送入导丝，然后保留导丝撤出穿刺针，再沿导丝送入单腔管或动脉鞘管。此时可进行抽血检验。

6）将单腔管或动脉鞘管通过三通、压力延长管与压力传感器相连，排气，调整压力“0”点后即可测压。

7）拔管时动作要轻柔，拔管后局部压迫 15 ~ 20 分钟，待止血后加压包扎、沙袋压迫，常规患者需要平卧 6 ~ 24 小时（视抗凝治疗情况）。也可采用封堵器封堵，可大大缩短患者平卧的时间。

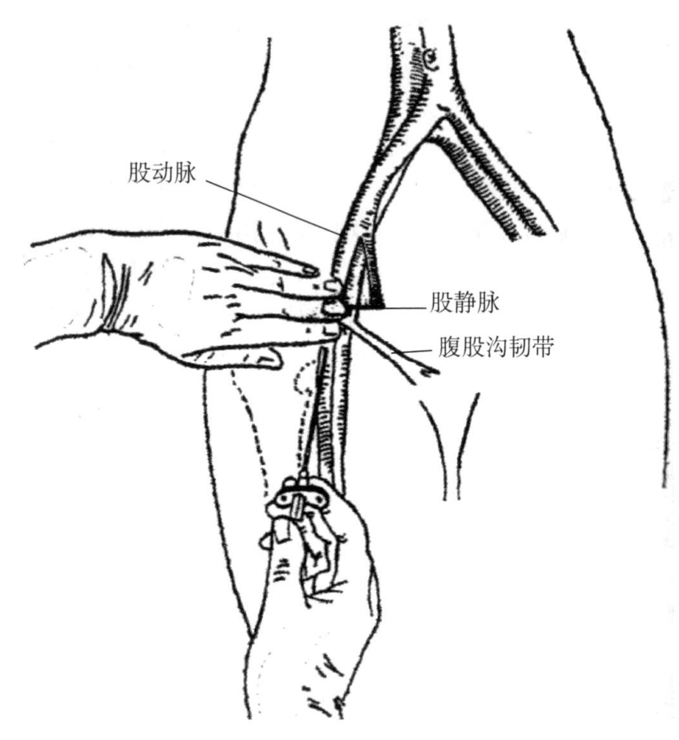

图 73-2 股动脉穿刺示意图

五、注意事项

1．桡动脉穿刺置管注意事项

（1）桡动脉置管前需做 Allen 试验，判断尺动脉是否有足够的血液供应。检查时检查者压迫患者的桡动脉或尺动脉，嘱患者反复握拳直至手掌发白，检查者松开患者的桡动脉或尺动脉，观察患者手部循环及颜色恢复情况，然后对另一动脉重复相同检查。手部颜色在 6 秒钟之内恢复者为 Allen 试验阴性。Allen 试验阴性者，方可行桡动脉穿刺置管术。Allen 试验阳性者禁止行同侧桡动脉穿刺置管。

（2）固定置管肢体时，切勿行环形包扎或包扎过紧。

（3）穿刺置管后密切观察术侧远端手指的颜色与温度，当发现有缺血征象如肤色苍白、发凉及有疼痛感等异常变化，应及时拔管。

2．防止局部出血、血肿 穿刺失败及拔管后要有效地压迫止血，尤其对应用抗凝药的患者。经股动脉穿刺置管者，拔管后压迫止血应在 20 分钟以上，并用宽胶布加压覆盖。必要时局部用绷带加压包扎，30 分钟后予以解除。

3．测压注意事项

（1）直接测压与间接测压之间有一定的差异，一般认为直接测压的数值比间接法高出5～20 mmHg；不同部位的动脉压差，仰卧时，从主动脉到远心端的周围动脉，收缩压依次升高，而舒张压依次降低，因此不同部位动脉的压力波形也不同。由于压力由主动脉向外周动脉的传导速度比血流快，压力传播速率为10 m/s，而血流速率为0.5 m/s，故身体各部位的动脉波形有差别，越远端的动脉压力脉冲到达越迟，上升支越陡，收缩压越高，舒张压越低，但重搏切迹越不明显。

（2）需要用肝素生理盐水冲洗测压管道，防止凝血的发生。

（3）校对零点，换能器的高度应与心脏在同一水平；采用换能器测压，应定期校验测压仪。

4．保持测压管道通畅，严防动脉内血栓形成。除了肝素盐水持续冲洗测压管道外，尚应做好以下几点。

（1）每次经测压管抽取动脉血后，均应立即用肝素盐水进行快速冲洗，以防凝血。

（2）管道内如有血块堵塞时，应及时予以抽出，切勿将血块推入，以防发生动脉栓塞。

（3）动脉置管时间长短也与血栓形成呈正相关，在患者循环功能稳定后，应及早拔出。

（4）防止管道漏液，如测压管道的各个接头应连接紧密，压力袋内肝素生理盐水袋漏液时，应及时更换，各个三通应保持良好性能，以确保肝素盐水的滴入。

5．置管时间一般不应超过7天，应每1～2天换一次药，一旦发现感染迹象应立即拔除导管。

思考题

1．动脉穿刺置管及有创动脉压监测的适应证和禁忌证有哪些？

2．动脉穿刺置管及有创动脉压监测的并发症有哪些？

3．有创动脉压监测的临床意义是什么？

第七十四章

腹腔穿刺术

第七十四章数字资源

案例 74-1

患者，女，42 岁，反复腹胀、纳差、乏力 8 个月入院。腹部 CT 提示大量腹水，为明确腹水性质进行了腹腔穿刺术。术后第 3 天左侧下腹部穿刺点附近直径约 6 cm 的范围出现皮肤发红，皮温升高，局部触痛。腹部查体：腹部高度膨隆，移动性浊音阳性。

请思考：

1．患者术后出现了什么情况？
2．怎样预防和处理？

腹腔穿刺术（peritoneocentesis）简称腹穿，是借助穿刺针直接从腹前壁刺入腹膜腔抽取腹水进行检验和诊疗的一项穿刺技术。

一、适应证

1．腹水原因不明者，抽取腹水化验或行病理检查，明确诊断。
2．对大量腹水引起严重胸闷、气促、少尿等症状，使患者难以忍受时，可适当抽放腹水以缓解症状。
3．经腹膜腔穿刺向腹腔内注入药物，如抗生素、抗肿瘤药等，以协助治疗疾病。
4．进行诊断或治疗性腹腔灌洗，如重症胰腺炎的辅助治疗。
5．行人工气腹作为诊断和治疗手段。

二、禁忌证

1．严重腹腔胀气、肠梗阻肠管扩张显著者。
2．中晚期妊娠者、卵巢巨大囊肿者。
3．躁动而不能合作者。
4．既往腹部手术或炎症引起腹膜腔广泛粘连者。

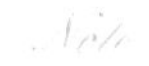

5．肝性脑病先兆。

6．包虫病。

三、术前准备

1．物品准备　腹腔穿刺包、消毒物品、无菌手套、麻醉药品（2% 利多卡因）、胶布、皮尺、血压计、听诊器、污物盒、一次性 5 ml 注射器、一次性 20 ml 注射器、无菌试管等。

2．患者准备　①与患者及家属充分沟通，使其了解腹膜腔穿刺的目的、方法、临床意义、注意事项及配合要点，签署知情同意书；②术前排空膀胱，取合适体位，暴露穿刺部位。

3．操作人员准备　①修剪指甲，洗手，戴好帽子、口罩；②了解腹膜腔穿刺术并发症的预防与处理措施；③嘱患者排空膀胱，测量腹围，检查脉搏、血压和腹部体征，以观察病情变化。

四、操作步骤

1．选择穿刺部位，根据病情，为患者选取合适的体位，明确并标记穿刺点。

（1）左下腹部脐与左髂前上棘连线中、外 1/3 处，此处不易损伤腹壁动脉，肠管较游离，不易损伤，最为常用。

（2）脐与耻骨联合连线中点上方 1.0 cm、偏左或偏右 1.5 cm 处，此处无重要器官且易愈合。

（3）侧卧位，在脐水平线与腋前线或腋中线之延长线相交处，此处常用于诊断性穿刺。

（4）少量积液，尤其有包裹性分隔时，须在 B 超指导下定位穿刺。

2．戴无菌手套，常规消毒皮肤，铺消毒洞巾，用 2% 利多卡因自皮肤到腹膜壁层逐层麻醉。

3．检查腹穿针及胶皮管是否通畅，用钳夹夹住胶皮管远端。术者左手固定皮肤穿刺点，右手持穿刺针与穿刺点垂直方向进针，针尖抵抗感突然消失，表明进入腹膜腔，将注射器接入胶皮管，松开钳夹后抽腹水，反复抽液时可由助手固定穿刺针。记录抽出液体量，分别送常规、生化、细菌培养和病理等检查。

4．穿刺结束后，拔出穿刺针，消毒针孔部位，并按住针孔 3 分钟，防止腹水渗漏，无菌纱布覆盖，胶布固定。大量放液者需用多头腹带加压包扎，以防腹压骤降致内脏血管扩张引起休克。

五、注意事项

1．术中应密切观察患者，如发现头晕、恶心、心悸、气促、脉搏增快、面色苍白，应立即停止操作，并做适当处理。

2．腹腔放液不宜过快、过多。肝硬化患者一次放腹水一般小于 3000 ml，但在补充大量白蛋白的基础上，也可以大量放液，一般每放 1000 ml 腹水需要补充白蛋白 6 ～ 8 g。

3．在放腹水时若流出不畅，可将穿刺针稍做移动或变换体位。

4．大量腹水患者，为防止腹腔穿刺后腹水渗漏，在穿刺时注意勿使皮肤至腹膜壁层位于一条直线上，方法是当针尖通过皮肤到达皮下后，即在另一助手协助下稍向周围移动一下穿刺

Note

针尖，然后再向腹腔刺入（垂直，斜行，再垂直）（图 74-1）。

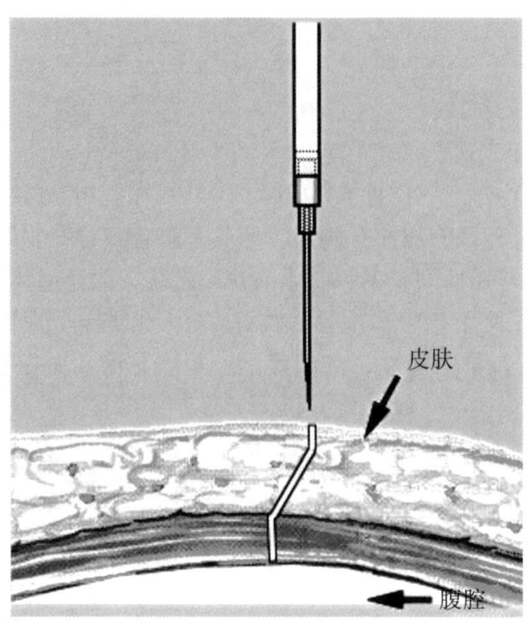

图 74-1 大量腹水时腹膜腔穿刺进针方向示意图

5．血性腹水，仅留取标本送检，不宜放液。
6．注意无菌操作，以防止腹膜腔感染。
7．术后应严密观察有无出血和继发感染的并发症。
8．应避免在手术瘢痕附近或肠袢明显处穿刺。

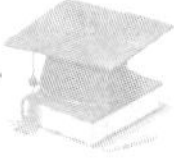

知识拓展

腹水浓缩回输术

腹水浓缩回输是 1961 年首先由 Britton 等用于腹水患者的治疗。腹水浓缩是利用超滤、透析和吸附的原理清除腹水中的水分、肌酐、尿素氮、胆红素等物质而达到浓缩的目的。超滤是利用半透膜两侧存在压力差的原理，将小于半透膜孔径的小分子电解质、肌酐、尿素氮以及水分子与大于半透膜孔径的大分子蛋白质等物质分离开；透析则是利用半透膜两侧分子浓度的不同，渗透压低的一侧液体中小于半透膜孔径的分子向高渗透压一侧扩散，从而达到保留蛋白质，清除水分、电解质、肌酐、尿素氮的目的；吸附则是利用透析液或透析膜中含有吸附力的物质如活性炭、树脂等，直接对半透膜另一侧的小分子物质、毒素进行吸附。根据上述作用可制成腹水浓缩回输装置，浓缩后的腹水经静脉再回输给患者自身，达到清除腹水、缓解症状、补充蛋白质等目的。

思考题

1. 腹膜腔穿刺术的适应证和禁忌证有哪些?
2. 腹膜腔穿刺术的穿刺点有哪些?
3. 腹腔穿刺后防止腹水渗漏的方法有哪些?
4. 诊断性腹穿时抽出血性液体，如何辨别是腹腔内出血还是穿刺本身造成的出血?

第七十五章

肝活体组织穿刺术

第七十五章数字资源

肝活体组织穿刺术（liver biopsy）简称肝活检，是通过肝穿刺获取肝组织标本进行病理学检查，协助诊断肝病的操作技术。

一、适应证

1．原因不明的肝大。
2．原因不明的黄疸。
3．原因不明的肝功能异常。
4．明确肝占位性病变的性质。
5．代谢性肝病如脂肪肝、淀粉样变性、血色病等的诊断。

二、禁忌证

1．凝血功能明显异常。
2．右侧胸腔积液或中等量以上的腹水。
3．疑为肝血管瘤、肝包虫病者。
4．严重贫血、重度黄疸或一般情况极差者。

三、术前准备

1．向患者解释穿刺目的，做好医患沟通，签署知情同意书。嘱患者练习屏气方法（在深吸气后呼气末屏住呼吸片刻）。

2．查血常规、出凝血功能和血型，必要时备血。如有凝血异常需暂缓操作，待纠正后再行穿刺。摄胸部 X 线片注意有无肺气肿、胸膜肥厚。

3．术前停用抗凝药，并肌注维生素 K_1，每日 10 mg，连续 3 天。之后若复查出血、凝血功能检查结果仍不正常，不应强行穿刺。

4．术前禁食 12 小时，术前 1 小时口服或肌注地西泮 5 ~ 10 mg。

5．目前临床上有多种型号的穿刺针，常用的有抽吸式活检针、带套管针、无负压切割针、活检枪，也有用腰穿针或 6 ~ 8 号针头，将胶皮管与 20 ml 注射器连接后直接穿刺。

四、操作步骤

1. 患者取仰卧位，身体靠右侧床沿，背部垫一薄枕，右臂上举置于枕后。

2. 定位穿刺点，一般取右侧腋前线第 8 肋间或腋中线第 9 肋间叩诊肝实音处（图 75-1），B 超定位下穿刺。

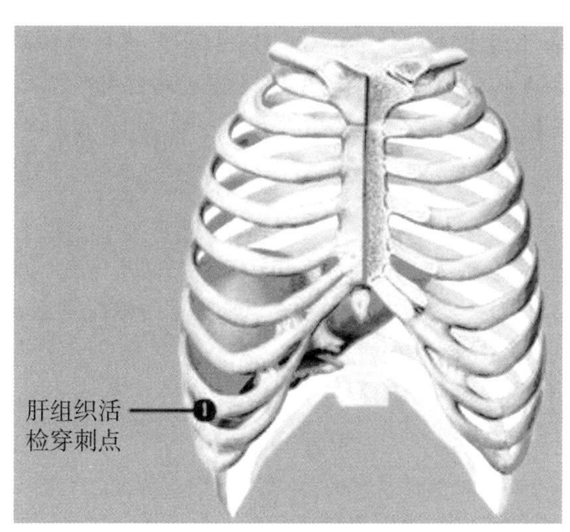

图 75-1　肝组织活检穿刺点

3. 戴无菌手套，常规消毒皮肤，铺消毒洞巾，用 2% 利多卡因在穿刺点自皮肤至肝包膜逐层麻醉。

4. 用尖头手术刀在局麻后的皮肤穿刺点切一个小口，将活检针沿垂直胸壁方向刺入皮肤，嘱患者深呼气末屏气。在患者屏气的同时，术者双手持针按 B 超所定方向和深度将穿刺针迅速刺入肝内获取组织，并迅速拔出，深度不超过 6.0 cm。依据所选的活检针特点不同，可采用不同的肝组织活检方法。

5. 拔针后穿刺点盖无菌纱布，用手按压创面 5 ～ 10 分钟，待无出血后用碘酊消毒，无菌纱布覆盖，胶布固定，用小沙袋压迫穿刺点，并以多头腹带包扎束紧。

6. 从针内取出肝组织条，10% 甲醛液固定送病理检查。

五、注意事项

1. 术后患者卧床休息 24 小时，密切观察生命体征，如有脉搏增快细弱、血压下降、烦躁不安、面色苍白、出冷汗等内出血现象，应紧急处理。

2. 应避免腹腔内出血、周围脏器损伤、肿瘤细胞种植等并发症，一旦出现立即处理。

3. 穿刺后如局部疼痛，应仔细查找原因，若为一般组织创伤性疼痛，可给镇痛药；若发生气胸、胸膜性休克或胆汁性腹膜炎，应及时处理。

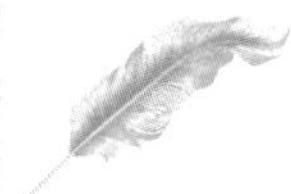

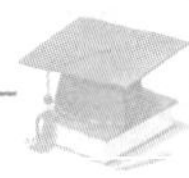

知识拓展

肝活检术的种类

肝活检技术主要包括经皮肝穿刺活检、颈静脉肝活检以及手术或操作中肝活检（包括外科开腹手术、腔镜及内镜术中肝活检）。临床上最常用的经皮肝穿刺活检在大部分情况下是安全的。尤其是现在普遍采用的 Menghini 一秒钟肝穿刺法（Menghini 一秒钟穿刺针通过负压直接穿刺吸取肝组织），方便安全，成功率高，且无明显不良反应。当患者有重度凝血功能异常、血小板数量过低或者有大量腹水时，经皮肝穿刺活检有较大风险。与经皮肝穿刺活检相比，颈静脉肝活检对于有明显凝血功能障碍或肝前腹水的患者更为安全。外科手术或操作中肝活检的优势是穿刺路径短，甚至可以直视下穿刺，但仅适用于有相应手术或操作适应证的患者。

思考题

1. 肝活检的适应证和禁忌证有哪些?
2. 肝活检的并发症有哪些?
3. 肝活检之前为什么让患者练习屏气方法?

第七十六章

肝穿刺抽脓术

第七十六章数字资源

肝穿刺抽脓术是指对肝脓肿进行穿刺协助诊断和治疗疾病的操作技术。

一、适应证

各种原因引起的肝脓肿的诊断和治疗。

二、禁忌证

1．有出血倾向的患者，如血友病、凝血时间延长、血小板减少、凝血酶原活动度降低等。

2．大量腹水、重度黄疸、严重贫血、一般情况差、不能合作或昏迷、穿刺处局部感染及严重心、肺、肾疾病或其功能衰竭的患者。

3．右侧脓胸、膈下脓肿、胸腔积液或疑为肝包虫病或肝血管瘤患者。

4．肝缩小或肝浊音界叩不清者。

三、术前准备

1．用物准备 肝穿刺包（治疗碗、弯盘、血管钳 2 把、洞巾、肝活检穿刺针、皮肤穿刺锥等）、消毒物品、无菌手套、注射器、2% 利多卡因、生理盐水、腹带、沙袋、标本瓶、血压计等。

2．患者准备 ①与患者及家属充分沟通，使其了解穿刺的目的、方法、临床意义、注意事项及配合要点，签署知情同意书。②如果疑为阿米巴肝脓肿，穿刺前应先用氯喹、甲硝唑等抗阿米巴药物治疗 3 ~ 4 天，减轻肝肿胀及肝充血后再行穿刺；若疑为细菌性肝脓肿，则在有效抗生素控制的基础上再行穿刺治疗。③术前检查出凝血时间、血小板计数、凝血酶原时间，如有异常需暂缓执行，待纠正后再行穿刺，必要时测血型并备血待用。

3．操作人员准备 ①仔细询问病史，进行体格检查、放射及超声检查；②术前 30 分钟为患者服用地西泮 10 mg 或可待因 30 mg；③术前训练患者屏气呼吸动作，操作前监测患者的血压、脉搏等生命体征平稳。

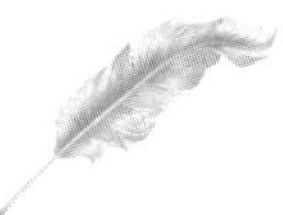

Note

四、操作步骤

1．患者取仰卧位，身体右侧靠床沿。

2．选择穿刺点，穿刺部位同肝活体组织穿刺术。如有明显压痛点，可在压痛点明显处穿刺。如压痛点不明显或病变位置较深，则应在 B 超脓腔定位后再行穿刺。

3．戴无菌手套，常规消毒局部皮肤，铺消毒洞巾。用 2% 利多卡因沿与穿刺点垂直方向进针，逐层麻醉至肝包膜。

4．用止血钳夹住与穿刺针连接的胶皮管远端，左手固定皮肤，右手将穿刺针先刺入皮肤，嘱患者先吸气，然后在呼气末屏住呼吸，此时将穿刺针缓慢刺入肝，如有抵抗感突然消失，提示穿刺针已进入脓腔。

5．将 50 ml 注射器接于橡皮管上，松开止血钳后开始抽脓。如果脓液黏稠不易抽出，则可注入无菌生理盐水稀释后再抽。

6．如果穿刺不顺利，可调节进针的深浅位置，或将针头退至皮下稍变换一下针头方向再行穿刺。抽脓时，要尽量将脓腔抽干净，特别是深部位置。如脓腔大，需反复抽脓，也可在脓腔内留置引流管以持续引流排脓。抽脓过程中，不需用止血钳固定穿刺针，可让针随呼吸摆动，以免损伤肝组织。

7．抽脓完毕，用无菌纱布按压穿刺点，快速拔出穿刺针。小沙袋压迫，并用多头腹带包扎固定。

五、注意事项

1．嘱穿刺过程中切勿咳嗽，并训练深呼气末屏气的动作。进行穿刺或拔针时，要在患者屏气的情况下进行，以免针尖将肝表面划破致大出血。

2．患者术后卧床 8 ~ 12 小时，密切观察血压、脉搏，有无出血、胆汁渗漏、气胸、损伤其他脏器或感染征象，若发生应立即处理。

思考题

1．肝穿刺抽脓术的适应证和禁忌证有哪些？

2．肝穿刺抽脓术的并发症有哪些？

（桂庆军）

第七十七章

三腔二囊管压迫止血术

案例 77-1

患者，男，58 岁。因呕血、黑便 5 小时入院，入院后再次呕血 200 ml。既往有“慢性乙型肝炎、肝硬化”病史。查体：血压 80/50 mmHg，神志清楚，心率 120 次 / 分，律齐，可见肝掌、蜘蛛痣。

问题：

1．该患者可能诊断为哪种疾病？

2．患者紧急止血的措施是什么？

三腔二囊管压迫止血术（balloon tamponade，BT）是利用充气的气囊分别压迫胃底和食管下段的曲张静脉，以达到止血目的。

一、适应证

食管胃底静脉曲张出血药物治疗无效，或因大量出血内镜下治疗难以实施时作为内镜治疗前的过渡疗法，以获得内镜止血的时机。

二、禁忌证

1．绝对禁忌证　近期接受过食管 - 胃连接部手术。

2．相对禁忌证　近期接受过栓塞硬化治疗，心力衰竭，呼吸衰竭，心律失常。

三、术前准备

1．对患者及其家属做好沟通解释工作，取得患者的理解及合作，签署知情同意书。

2．检查三腔二囊管各管腔是否通畅，并标记，测气囊充气量和压力，胃囊充气 150 ~ 200 ml，用血压计测压力，维持在 60 ~ 80 mmHg，食管囊充气 100 ~ 150 ml，压力维持在 20 ~ 40 mmHg。检查充气后气囊的形状、膨胀是否均匀，置于水中检查是否漏气。

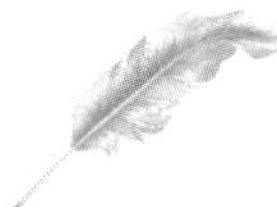

Note

四、操作步骤

1. 操作者戴无菌手套。

2. 将三腔二囊管涂上液状石蜡润滑以利于插管，并抽尽囊内气体。

3. 在患者鼻腔处涂液状石蜡，将三腔二囊管从一侧鼻腔中缓慢插入，到咽喉部时嘱患者做吞咽动作，使三腔二囊管顺势插入，顺利送至 65 cm 标记处为止。胃管内抽出胃内容物或向胃内注气能听到胃内气过水声证明三腔二囊管插入胃内，特别是反应差的患者，一定要确定三腔二囊管在胃内方可向胃内注入液体。

4. 注射器向胃囊内注气 150 ~ 200 ml，并用止血钳夹住以免漏气，将三腔二囊管向外牵拉至有轻度弹性阻力，表示胃气囊压于胃底贲门部，再以 0.5 ~ 0.8 kg 重物通过滑轮持续牵引三腔二囊管，角度呈 45° 左右（顺着鼻腔方向），或以宽胶带固定于患者面部（图 77-1）。

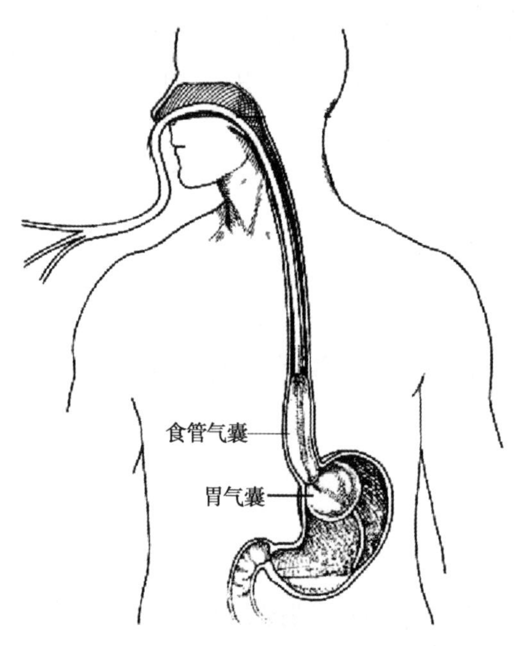

图 77-1 三腔二囊管压迫止血示意图

5. **食管囊充气** 胃气囊充气后观察压迫止血效果，如果胃囊先充气压迫后无活动性出血，则食管囊不必充气，以减轻并发症及患者痛苦，约 80% 的食管下段出血可由压迫胃底而达到止血目的，因为压迫胃底的同时可阻断大部分食管静脉的回流。胃气囊压迫后如仍有继续出血，可向食管囊注气 100 ~ 150 ml，以压迫食管下段下 1/3 位置。

6. 三腔二囊管中心胃管接胃肠减压器，可以向胃腔内注入止血药物，以及观察止血效果。

7. 气囊连续压迫期间，胃囊压迫 24 小时、食管囊压迫 12 小时需放气一次，20 ~ 30 分钟后再充气。

8. 气囊压迫一般以 3 ~ 5 天为限，如继续出血，可适当延长。出血停止后，放气观察 24 小时，如无出血可拔管。拔管时嘱患者口服液状石蜡 20 ~ 30 ml，抽空囊内气体；如为双囊压迫，先抽空食管囊气体，再抽空胃囊内气体，将胃管向胃腔内送入 3 ~ 5 cm 后再缓慢拔出。

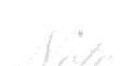

五、注意事项

1. 操作最好在呕血的间歇期进行，向清醒患者说明操作目的，取得患者配合，避免胃液及血液大量反流进入气管引起窒息。

2. 胃囊压迫 24 小时、食管囊压迫 12 小时后需放气减压，以防气囊压迫过久引起黏膜糜烂。

3. 牵引沙袋等重物不宜过重，以防压迫太重引起黏膜糜烂或气囊滑脱移位。

4. 防止鼻翼压迫性坏死，最好用牵引装置，鼻腔与胃管接触部位垫以棉垫，防止长期压迫致黏膜坏死。

5. 加强护理，严密观察病情变化，慎防气囊上滑堵塞咽喉，引发窒息。如充气后患者出现呼吸困难，必须及时放气。

6. **并发症**

（1）提拉过紧，胃囊滑入食管下段，或食管囊充气后引起心律失常、胸痛、憋气、烦躁。

（2）压迫局部黏膜发生溃疡。

（3）吸入性肺炎，窒息。

（4）再出血。

思 考 题

1. 三腔二囊管压迫止血拔管的指征是什么？

2. 三腔二囊管压迫止血的适应证是哪些？

3. 案例 77-1 中的患者放置三腔二囊管 12 小时后，给予放气 30 分钟治疗，之后再次充气固定牵引压迫止血。之后 30 分钟患者突然心悸、出冷汗，血压下降，该如何处理？

第七十八章

导 尿 术

第七十八章数字资源

案例 78-1

患者，男，76 岁，因排尿困难 8 小时入院，既往有“高血压、前列腺增生”病史。患者烦躁不安，血压 180/90 mmHg，心率 84 次 / 分，给予导尿，放尿后患者出现头晕、面色苍白、出冷汗，血压 90/60 mmHg，心率 114 次 / 分。

问题：

1. 放尿后患者出现上述症状的原因是什么？
2. 如何处理及预防？

导尿术（urethral catheterization）是通过导尿管将尿液引出体外，是临床诊断和治疗疾病的一种常用手段。

一、适应证

1. 尿潴留导尿减压。
2. 留尿做细菌培养，包括普通培养和膀胱灭菌尿培养。
3. 泌尿系统手术后及急性肾衰竭记录尿量。
4. 不明原因的少尿、无尿并可疑尿路梗阻者。
5. 膀胱病变，如神经源性膀胱、膀胱颈狭窄时用以测定残余尿量、膀胱容量和膀胱压力。
6. 膀胱病变诊断不明时，注入造影剂、膀胱冲洗、探测尿道有无狭窄。
7. 盆腔器官术前准备等。

二、禁忌证

1. 急性下尿路感染。
2. 尿道狭窄或先天性畸形无法留置导尿管者。
3. 相对禁忌证为女性月经期、严重的全身出血性疾病。

三、术前准备

1．治疗盘　用以盛装导尿器械。

2．皮肤黏膜消毒液　2% 汞溴红（红汞）或 0.1% 苯扎溴铵（新洁尔灭）或 1% 氯己定（洗必泰）任备一种。

3．导尿包　内含无菌孔巾，大、中、小三种型别导尿管各 1 根，润滑油，试管（留标本用），尿液容器。

4．留置导尿时必须备有输液管夹、胶布、外接尿袋。

四、操作步骤

1．清洁外阴部　患者仰卧，两腿屈膝外展，臀下垫油布或塑料布。患者先用肥皂液清洗外阴，男患者翻开包皮清洗。

2．消毒尿道口　用黏膜消毒液棉球，女性由内向外、自上而下消毒外阴，每个棉球只用一次，尔后外阴部盖无菌孔巾。男性则用消毒液自尿道口向外消毒阴茎前部，然后用无菌巾裹住阴茎，露出尿道口。

3．插入导尿管　术者戴无菌手套站于患者右侧，按下列程序操作：①以左手拇、示二指夹持阴茎，用黏膜消毒剂自尿道口向外旋转擦拭消毒数次。女性则分开小阴唇露出尿道口，再次用苯扎溴铵棉球自上而下消毒尿道口与小阴唇。②将男性阴茎提起使其与腹壁成钝角，右手将涂有无菌润滑油之导尿管慢慢插入尿道，导尿管外端用止血钳夹闭，将其开口置于消毒弯盘中，男性进入 15 ～ 20 cm。女性则分开小阴唇后，从尿道口插入 6 ～ 8 cm，松开止血钳，尿液即可流出。③需做细菌培养或尿液镜检者，留取中段尿于无菌试管中送检。

4．拔出导尿管　将导尿管夹闭后再徐徐拔出，以免管内尿液流出污染衣物。如需留置导尿，则以胶布固定导尿管，以防脱出；外端以止血钳夹闭，管口以无菌纱布包好，以防尿液逸出和污染；或接无菌尿袋，挂于床侧。

五、注意事项

1．严格无菌操作　预防尿路感染。

2．动作轻柔　插入导尿管动作要轻柔，以免损伤尿道黏膜，若插入时有阻挡感，可将导尿管稍退出后更换方向插，见有尿液流出时再深入 2 cm，勿过深或过浅，切忌反复大幅度抽动导尿管。

3．导尿管的选择　根据不同患者选择不同型号、粗细适宜的导尿管。对小儿或疑有尿道狭窄者，尿管宜细。

4．排尿速度　对膀胱过度充盈者，排尿宜缓慢，以免骤然减压引起出血或晕厥。

5．残余尿测定　测定残余尿时，嘱患者先自行排尿，然后导尿。残余尿量一般为 5 ～ 10 ml，如超过 100 ml，提示有尿潴留。

6．留置导尿　因病情需要留置导尿时，应经常检查尿管固定情况，有无脱出，留置时间 1 周以上者，需用生理盐水或低浓度抗菌药液每日冲洗膀胱一次，每隔 5 ～ 7 日更换尿管一次，再次插入前应让尿道松弛数小时，再重新插入。

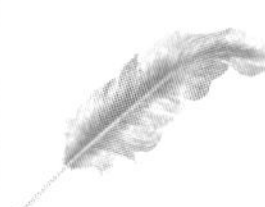

Note

7. 长时间留置导尿管 拔管前 3 天应定期钳夹尿管，每 2 小时放尿液一次，以利拔管后膀胱功能的恢复。

微整合

临床应用

耻骨上膀胱穿刺造瘘术

对于急性尿潴留无导尿条件或难以进行导尿的患者，耻骨上膀胱穿刺造瘘术可作为替代导尿术的一种膀胱引流方法。患者取平卧位，膀胱区及会阴区常规消毒，铺无菌巾，取腹正中线耻骨上约两横指位置，利多卡因局部浸润麻醉，皮肤切口约 1.5 cm，深达腹直肌前鞘。5 ml 注射器试穿刺抽出尿液，取膀胱造瘘器垂直穿刺进入膀胱，见尿液流出，沿穿刺套件置入 Foley 尿管并气囊固定，拔出穿刺套件，固定膀胱引流管。

思考题

1. 导尿术的适应证是哪些?
2. 长时间留置导尿管，怎样预防尿路感染?

第七十九章

肾穿刺活体组织检查术

第七十九章数字资源

案例 79-1

患者，男，26 岁，因双下肢水肿 3 天入院，既往有“肾病综合征”病史 3 年，长期服用泼尼松、厄贝沙坦、双嘧达莫等治疗。查体：血压 110/70 mmH，神志清楚。双肺呼吸音清晰，未闻及干湿啰音。心率 84 次 / 分，律齐，腹部检查无特殊，双下肢重度水肿。辅助检查：尿蛋白 4+，肝功能提示白蛋白 30 g/L，总胆固醇 7.21 mmol/L。

问题：

1．该患者的诊断是什么？

2．该患者反复水肿，下一步明确诊断需做什么检查？

肾穿刺活体组织检查术（renal puncture biopsy）是指利用穿刺的方法从肾中获取少许肾活体组织进行病理学检查。它是诊断肾疾病尤其是肾小球疾病必不可少的重要方法，对明确肾疾病病理类型、确定诊断、指导治疗及判定预后有重要意义。

一、适应证

1．原发性肾病 ①急性肾炎综合征肾功能急剧下降，可疑急进性肾炎或治疗后病情未好转；②原发性肾病综合征；③无症状性血尿或无症状性蛋白尿（蛋白尿持续＞ 1 g/d）。

2．继发性肾病 临床怀疑但无法确诊时或者临床虽已确诊，但为明确肾病理诊断、指导治疗或判断预后时可做肾穿刺。如狼疮肾炎、糖尿病肾病、肾淀粉样病变等。

3．遗传性肾病（Alport 综合征、薄基底膜病等），缓慢进展的肾小管、肾间质疾病。

4．急性肾衰竭 病因不明或肾功能恢复迟缓时应及早行肾活检，用于指导治疗。

5．移植肾病 ①移植肾的肾功能下降；②移植肾引起的排斥反应；③原发病再次引起移植肾发病；④环孢素等抗排斥药物引起的肾毒性损害。

二、禁忌证

1．绝对禁忌证 ①有明显出血倾向者；②重度高血压无法控制者；③精神病不配合者；④孤立肾；⑤固缩肾。

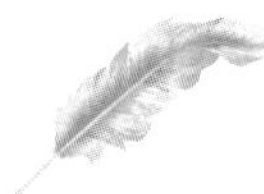

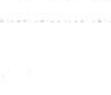

2．相对禁忌证 ①泌尿系感染：肾盂肾炎、肾结核、肾盂积脓、肾周围脓肿等；②肾恶性肿瘤或肾动脉瘤；③多囊肾或肾多发性囊肿；④肾位置不佳或游离肾；⑤慢性肾衰竭；⑥过度肥胖、重度腹水、妊娠等不宜穿刺；⑦严重心力衰竭、贫血、休克、低血容量及年迈者不宜穿刺。

三、术前准备

1．物品准备 肾穿刺包（肾穿刺针、尖头手术刀、洞巾、纱布等）、2% 利多卡因、无菌手套、注射器、无菌棉签、腹带、小沙袋、标本瓶、生理盐水、甲紫溶液等。

2．患者准备

（1）操作者自我介绍并核对患者基本信息，说明穿刺的目的、方法和注意事项，取得患者合作，签署知情同意书。

（2）术前应检查出凝血时间、血小板计数、凝血酶原时间、血红蛋白，如有异常需暂缓执行，待纠正后再行穿刺。

（3）测定血型，配血，必要时输血。测血压、24 h 尿蛋白定量和肌酐清除率。行尿常规检查、中段尿细菌培养，排除上尿路感染。

（4）仔细询问病史、体格检查、静脉肾盂造影及超声检查，了解肾的位置、轮廓、功能及距离皮肤的深度，确定穿刺点并标记。

（5）术前 30 分钟为患者服用地西泮 10 mg 或可待因 30 mg。

（6）术前训练患者屏气呼吸动作，嘱排空膀胱，监测血压、脉搏等生命体征是否平稳。

3．操作人员准备 操作者熟练掌握肾穿刺操作技术及相关知识，能够及时发现和处理相关并发症。

四、操作步骤

1．选择穿刺针 多用 Menghini 型穿刺针和 Tru-Cut 型穿刺针等，前者为负压吸引穿刺针；另有手动、半自动和自动穿刺针等。

2．选择合适体位与穿刺点 患者取俯卧位，腹部肾区相应位置垫以 10 ~ 16 cm 长布垫，使肾紧贴腹壁，避免穿刺时滑动移位。穿刺点选择右肾下极或左肾下极外侧缘。多用 B 超定位，测右肾下极或左肾下极至皮肤的距离及肾厚度。一般先选右肾下极，约相当于第 1 腰椎水平，第 12 肋缘下 0.5 ~ 2.0 cm，距脊柱中线 6 ~ 8 cm。目前多用 B 超穿刺探头引导下实时定位，采用自动穿刺针，直视下可见穿刺针尖部位，准确定位于肾下极，1 s 内自动穿刺针套管针快速切割肾下极，组织长 1.2 ~ 2.0 cm，优点是定位更为准确、并发症少、穿刺成功率高。

3．打开穿刺包，戴无菌手套，检查并确认穿刺针及相关物品的完好。

4．皮肤常规消毒，以穿刺点为中心铺无菌洞巾。

5．术者与助手核对并抽取麻醉药（2% 利多卡因）3 ~ 5 ml，选择好穿刺点后，在 B 超监视下沿穿刺针进针方向局部浸润麻醉皮肤及皮下组织。持续严重肉眼血尿或尿中有大量血块时，要警惕出现失血性休克，应用止血药物、输血等处理。如仍出血不止，可行动脉造影以发现出血部位，行选择性栓塞治疗，或采用外科手术方法止血。

6．注意观察术后并发症，如血尿、肾周血肿、感染、损伤其他脏器、肾撕裂伤、动静脉瘘形成、肾绞痛、失血性休克等，如发现上述情况应立即处理。

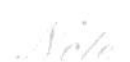

微整合

临床应用

靶向活检与非靶向活检

临床医生可以进行有针对性的活检，以区分肿块病变的病理性质。对于靶向活检，指南规定，当肾功能正常时，在进行了 CT、MRI、超声多普勒三项检查后仍无法确定诊断时，应进行活检。非靶向活检对肾皮质区域随机进行采样，以区分急性肾损伤或慢性肾病的病因，对病因进行诊断，选择治疗方式及评价治疗反应。

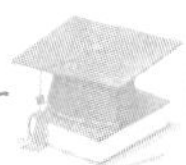

知识拓展

Alport 综合征

Alport 综合征是由Ⅳ型胶原基因 *COL4A3*、*COL4A4* 和 *COL4A5* 突变引起的肾小球、耳蜗和眼基底膜的遗传和表型异质性疾病。Alport 综合征可作为 X 连锁、常染色体隐性或常染色体显性疾病传播。患有 Alport 综合征的人一生都有患肾衰竭、感音神经性耳聋和眼部异常的风险。明确疾病基因型，有效干预 Alport 综合征相关肾病，使得早期诊断至关重要。

思考题

1．肾穿刺活体组织检查术的术前准备有哪些？

2．案例 79-1 患者行肾穿刺活体组织检查术后，第二天出现肉眼血尿，血红蛋白降低，由入院的 130 g/L 降至 90 g/L，如何处理该患者？

第八十章

前列腺检查及按摩术

第八十章数字资源

案例 80-1

患者，男，62 岁，因排尿困难 6 个月、不能排尿 1 天入院。查体下腹扪及囊性包块。血 PSA 2 2.2 ng/ml，BUN 14.5 mmol/L，Cr 268 mmol/L。

问题：

1. 应进一步做哪些体格检查？

2. 患者前列腺Ⅱ°增大，表面光滑，边界清楚，质中，无触痛，中央沟变浅，括约肌张力正常，如何诊断？

前列腺检查（examination of prostate）是通过直肠指诊间接检查前列腺或通过 B 超进行检查，本节主要介绍前者。

一、适应证

1. 了解前列腺的大小、形状、硬度，有无结节、触痛、波动感以及正中沟的情况等。
2. 获取前列腺液做细菌培养和实验室检查。
3. 治疗慢性前列腺炎。
4. 了解前列腺与直肠的关系。

二、禁忌证

1. 急性前列腺炎、慢性前列腺炎急性发作。
2. 前列腺结核、脓肿。
3. 前列腺肿瘤。

三、术前准备

帽子、口罩、无菌手套、液状石蜡或凡士林等。

四、操作步骤

1．检查前应排空膀胱。

2．患者可取膝胸位或截石位，如病情严重，也可取侧卧位。

3．术者戴手套或指套，指端涂液状石蜡或凡士林湿润。

4．在患者取膝胸位时，术者左手固定臀部，右手示指在肛门口处轻轻按摩后再缓缓插入，避免肛门括约肌紧张收缩，指端进入肛门口 5 cm 左右时，于直肠前壁处可触及前列腺，注意其大小、形状、硬度，有无结节及触痛，以及中间沟情况等。

5．怀疑为慢性前列腺炎要行前列腺按摩时，以手指末端由外向内、自上而下纵向按摩 4 ～ 5 次，然后再将手指移至腺体的上部，顺中间沟向下挤压，将前列腺液挤入尿道口流出，收集标本送检（图 80-1）。

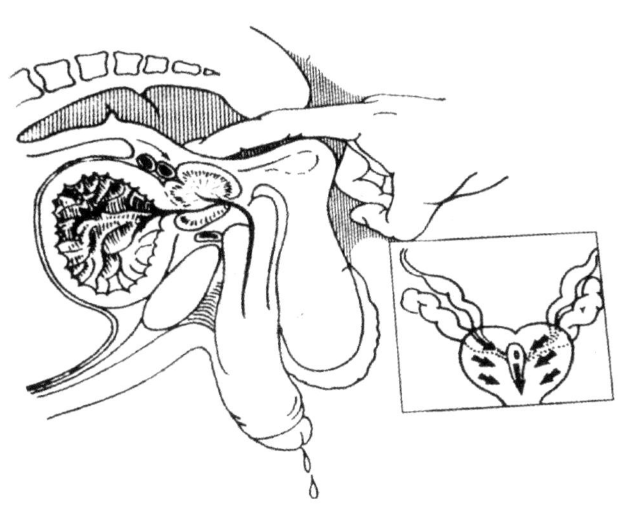

图 80-1　前列腺按摩示意图

五、注意事项

1．按摩时手法要正确，要按一定方向进行，不应往返按摩，用力要适当，太重会引起疼痛，太轻不能刺激前列腺液产生而使检查失败。

2．一次按摩失败或检查阴性，如有临床指征，需隔 3 ～ 5 天重复检查。

3．如发现前列腺压痛明显或质地坚硬、出现硬结等，应做进一步检查。

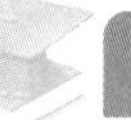

知识拓展

前列腺穿刺活检术

前列腺穿刺活检可获得前列腺组织，是确诊前列腺癌的重要手段。前列腺穿刺活检术的适应证：①直肠指诊（DRE）触及硬结，怀疑肿瘤；② B 超发现前列腺低回声结节或 MRI 发现异常信号，怀疑肿瘤；③血清前列腺特异性抗原（PSA）> 10.0 ng/ml；④ PSA 4.0 ～ 10.0 ng/ml、f/tPSA 异常或 PSAD 值异常可进行前列腺穿刺活检。穿刺途径有经会阴、经直肠两种。

Note

思考题

1．前列腺检查的适应证有哪些？
2．案例 80-1 患者被诊断为良性前列腺增生，如何进一步治疗？

第八十一章

腰椎穿刺术

第八十一章数字资源

案例 81-1

患儿，男，3 岁，2 周前受凉、咳嗽，3 天来发热、呕吐、烦躁。体检：体温 39.5 ℃，精神萎靡，脑膜刺激征阳性。

问题：

1．为进一步确诊，应做什么检查？

2．上述检查术毕应注意什么事项？

腰椎穿刺术（lumbar puncture，LP）简称腰穿，是指用腰穿针从腰椎棘突间隙穿刺进入蛛网膜下腔，用于抽取脑脊液进行有关检测以及鞘内注射药物的一种常用诊疗技术。

一、适应证

1．检查脑脊液的性质成分，对诊断颅内感染、脑血管病变、颅内肿瘤、寄生虫病等神经系统疾病有重要意义。

2．测量颅内压或行动力学试验以明确颅内压高低，了解蛛网膜下腔是否堵塞。

3．动态观察脑脊液变化以判断病情、预后及指导治疗。

4．注入放射性核素行神经影像学检查。

5．注入液体或放出脑脊液以维持、调整颅内压平衡，或注入药物（抗生素或抗肿瘤药物）治疗相应疾病。

二、禁忌证

1．疑有颅内压升高者必须先做眼底检查，如有明显视盘水肿或有脑疝先兆者，禁忌穿刺。

2．穿刺局部感染、腰椎畸形、脊柱结核或开放性损伤者。

3．明显出血倾向或病情危重、休克及躁动不能合作者。

4．颅后窝有占位性病变者。

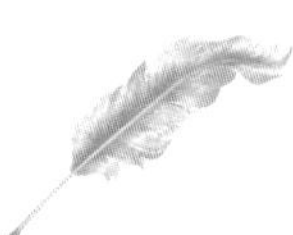

三、术前准备

1．物品准备 腰穿包、消毒物品、无菌手套、口罩、帽子、麻醉药品（2% 利多卡因）、胶布、血压计、听诊器、污物盒、凳子。

2．患者准备

（1）自我介绍，核对患者信息，解释操作目的、方法及注意事项，取得患者合作并签署知情同意书。

（2）检查患者眼底，判断是否存在眼底水肿，查看头颅 CT 及 MRI 影像资料。

（3）嘱患者排空膀胱，测脉搏、血压等生命体征。

3．操作人员准备 操作者熟练掌握穿刺技术及相关知识，做好并发症的预防及处理准备。

四、操作步骤

1．嘱患者侧卧于硬板床上，背部与床面垂直，头向前胸屈曲，两手抱膝紧贴腹部，使躯干呈弓形，脊柱尽量后凸以增宽椎间隙，便于进针（图 81-1）。明确并标记穿刺点，以两侧髂嵴最高点连线与后正中线的交会处为穿刺点，此处相当于 L3 ～ 4 棘突间隙，有时也可在上一或下一腰椎间隙进行。婴儿脊髓相对较长，穿刺部位可选择 L4 ～ 5 棘突间隙。

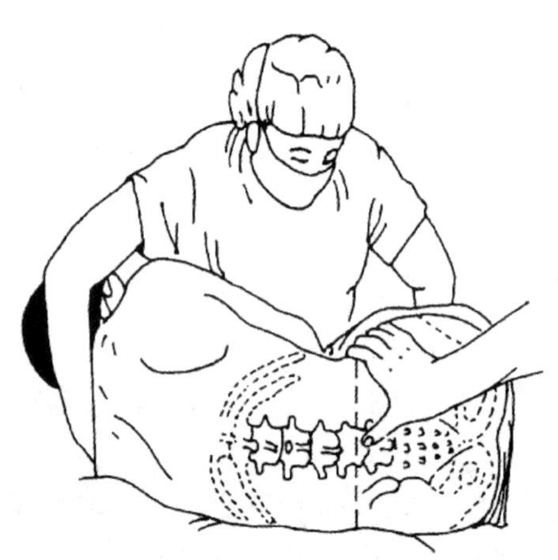

图 81-1 腰椎穿刺体位及 L4 棘突定位

2．消毒和麻醉 以穿刺点为中心向外同心圆消毒，消毒的范围最少覆盖 2 个椎间隙（直径在 20 cm 以上），消毒 3 次，消毒之间要待干并逐步缩小消毒范围，不要返回消毒及留空白。铺洞巾，并做好固定。术者与助手核对并抽取麻醉药（2% 利多卡因）3 ～ 5 ml，从皮肤到椎间韧带做逐层局部麻醉。

3．穿刺 操作者左手固定穿刺部位皮肤，右手持穿刺针（穿刺针尖斜面向上）垂直刺入（可略偏向头侧），缓慢进针，成人进针深度 4 ～ 6 cm，儿童 2 ～ 4 cm。当针头穿过黄韧带和硬脊膜时，可感到阻力突然消失的落空感。然后慢慢抽出针芯（以防止脑脊液迅速流出，造成脑疝），可有脑脊液流出。

4．测压 放液前先接上测压管测量压力，脑脊液在测压管内上升到一定水平，出现液面随呼吸有轻微波动，此时的液平面数值即为患者的脑脊液压力数值，正常压力为 70 ～

180 mmH_2O。若要了解蛛网膜下腔有无阻塞，可继续做 Queckenstedt 试验。即在测完初压后，让助手先压迫一侧颈静脉约 10 秒，再压另一侧，最后同时压双侧颈静脉。正常时表现为按压颈静脉后，脑脊液压力迅速升高 1 倍左右，停止按压后 10 ~ 20 秒，迅速恢复至原来水平，提示蛛网膜下腔通畅，为梗阻试验阴性；若压迫颈静脉后，脑脊液压力没有升高，提示蛛网膜下腔完全阻塞，为梗阻试验阳性；若按压后压力缓慢上升，放松后又缓慢下降，提示不完全阻塞。颅内压增高者，禁止做此项试验。

5．撤去测压管，收集脑脊液 2 ~ 5 ml 送检（顺序为培养、生化、常规、细胞学）。

6．手术完毕，插回针芯后拔出穿刺针，局部再消毒并按压，防止穿刺部位皮肤出血，覆盖无菌纱布，取下无菌洞巾，用胶布固定。

7．术后嘱患者去枕平卧 4 ~ 6 小时，以免引起低颅压头痛。多饮水，必要时可静脉补液，监测生命体征。

五、注意事项

1．如果患者颅内压很高又必须进行腰穿时，可用 250 ml 甘露醇静滴降颅压后再行腰穿。穿刺测压时发现患者颅内压高，应立即滴注甘露醇降颅压。

2．穿刺时患者如出现呼吸、脉搏、面色异常等症状时，立即停止操作，并作相应处理。

3．当腰穿发现脑脊液为血性时，应鉴别是损伤所致还是非损伤性出血。可采用三管法，以及观察红细胞形态、上清液颜色和红白细胞比例等方法鉴别。

4．鞘内注射药物时要反复抽吸稀释后注射，不可一次注入。

5．腰穿的并发症包括腰穿后头痛、出血、感染、神经根损伤、脑疝。

6．腰穿后头痛是因颅内压减低，牵拉三叉神经感觉支支配的脑膜及血管组织所致，多于穿刺后 2 小时出现，可持续 5 ~ 8 天，头痛以前额和后枕部为著，跳痛或胀痛多见，咳嗽、喷嚏时加重，可伴颈后和背痛、恶心、呕吐、耳鸣，平卧位头痛可减轻。应鼓励患者大量饮水，必要时静脉输注生理盐水。

微整合

临床应用

穿刺失败后如何应对？

当发现腰穿针进入 4 ~ 5 cm 后仍然不见脑脊液流出，再次往前进针却进不动时，往往是因为穿刺针扎在了椎体前缘上，这时可以考虑稍后退穿刺针，观察有无脑脊液流出。如果仍然没有，则将针芯放回穿刺针内，将针尖退至皮下，用左手牵拉皮肤，移动穿刺点相对于椎间隙的位置，右手调整穿刺针角度重新进针。注意：在退针及进针过程中一定要将针芯放回穿刺针内，因为单一的穿刺针强度不够，在强大的外力作用下很容易断裂。

Note

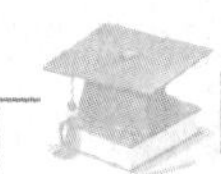

知识拓展

腰椎穿刺术的由来

海因里希·奎肯（Heinirich Quincke，1842—1922）是一名德国内科医生，目前公认是他第一个发明了腰穿这项技术。1891 年，Quincke 在一个生命垂危的 21 岁的男子身上做了第一例腰穿，从 L3 ~ 4 插入，他连续抽了三次脑脊液，患者活了下来。随后有人在慢性脑积水患者做了腰穿放脑脊液，缓解了病情。因此，腰穿又被称为 Quincke 穿刺。

思考题

1．腰椎穿刺术后低颅压头痛的机制是什么？
2．脑脊液检查采集送检顺序是什么？

（陈章荣）

主要参考文献

1．戚仁铎，杨兴季．实用诊断学．济南：山东科学技术出版社，2003.
2．马明信，贾继东．物理诊断学．4 版．北京：北京大学医学出版社，2019.
3．王建中，张曼．实验诊断学．4 版．北京：北京大学医学出版社，2019.
4．万学红，卢雪峰．诊断学．9 版．北京：人民卫生出版社，2018.
5．Mark H. Swartz. Textbook of Physical Diagnosis. 7th ed. Philadelphia：Elsevier，2016.
6．王海燕．内科学．北京：北京大学医学出版社，2005.
7．李龙芸，蔡柏蔷．协和呼吸病学．北京：中国协和医科大学出版社，2011.
8．王拥军．神经病学．4 版．北京：北京大学医学出版社，2019.
9．郭继鸿．新概念心电图．4 版．北京：北京大学医学出版社，2015.
10．王兰兰．临床免疫学与检验．5 版．北京：人民卫生出版社，2013.
11．丛玉隆．实用检验医学．北京：人民卫生出版社，2009.
12．叶应妩，王毓三，申子瑜．全国临床检验操作规程．3 版．南京：东南大学出版社，2006.
13．陈竺，医学遗传学．北京：人民卫生出版社，2015.
14．［美］谈东风，［美］Lynch H T. 分子诊断与肿瘤个体化治疗原则．张绪超，译．北京：科学出版社，2017.

中英文专业词汇索引

6 酮 - 前列腺素 F1α（6-keto-PGF1α） 481
α_1- 微球蛋白（α_1-microglobulin，α_1-MG） 557
α_2- 巨球蛋白（α_2-macroglobulin，α_2-MG） 500
α_2- 抗纤溶酶（α_2-antiplasmin，α_2-AP） 500, 504
α_2 微球蛋白（α_2-microglobulin，α_2-M） 402
α 颗粒膜蛋白 -140（α-granule membrane protein-140，GMP-140） 485
β- 内酰胺酶（beta-lactamases） 712
β_2- 微球蛋白（β_2-microglobulin，β_2-M） 402, 557
β 血小板球蛋白（β-thromboglobulin，β-TG） 483
γ- 谷氨酰基转移酶（γ-glutamyl transferase，GGT） 529

A

ABO 血型鉴定（ABO blood grouping） 520
Alder-Reilly 畸形（Alder-Reilly anomaly） 391
ALK+ 间变大细胞淋巴瘤（anaplastic large cell lymphoma ALK-positive，ALCL ALK+） 479
阿 - 斯综合征（Adams- Stokes syndrome） 123
阿尔茨海默病（Alzheimer disease，AD） 663
癌胚抗原（carcinoembryonic antigen，CEA） 749
氨基糖苷类高水平耐药（high-level aminoglycoside resistance，HLAR） 714
奥氏小体（Auer rods） 391

B

靶形红细胞（target cell） 393
白斑（leukoplakia） 178
白蛋白（albumin，A） 534
白癜风（vitiligo） 177
白化病（albinismus） 177
白细胞分化抗原（leukocyte differentiation antigen，LDA） 610
白细胞分类计数（leukocyte differential count，LDC） 373, 377
白细胞介素 -6（interleukin 6，IL-6） 608
白细胞介素 -2（interleukin 2，IL-2） 608
斑丘疹（maculopapular） 181
瘢痕（scar） 184
被动体位（passive position） 173
奔马律（gallop rhythm） 253
苯丙酮尿症（phenylketonuria，PKU） 692
比弥散量（specific diffusing capacity，KCO） 850
比重（specific gravity，SG） 402
扁平胸（flat chest） 223
变形指数（deformation index，DI） 507
便秘（constipation） 63
便血（hematochezia） 49
表皮生长因子受体（epidermal growth factor receptor，EGFR） 759
表情（expression） 171
丙氨酸氨基转移酶（alanine aminotransferase，ALT） 529
丙酮酸激酶（pyruvate kinase，PK） 449
丙型肝炎病毒（hepatitis C virus，HVC） 718
病毒性肝炎（virus hepatitis） 715
病历书写（medical record） 3
病史采集（history taking） 3
病危面容（critical facies） 173
卟啉尿（porphyrinuria） 401
补呼气量（expiratory reserve volume，ERV） 844
补体（complement，C） 607
补吸气量（inspiratory reserve volume，IRV） 844
不典型慢性粒细胞白血病（atypical chronic myeloid leukemia，aCML） 463
步态（gait） 174

C

Chediak-Higashi 综合征（Chediak-Higashi syndrome） 391
C 反应蛋白（C-reactive protein，CRP） 655
参考区间（reference interval） 370
残气量（residual volume，RV） 844
苍白（pallor） 176

层流（laminar flow） 255
产前诊断（prenatal diagnosis） 679
产血小板型巨核细胞（thrombocytopenic megakaryocyte） 428
肠出血性大肠埃希菌（enterohaemorrhagic *Escherichia coli*，EHEC） 710
超广谱β-内酰胺酶（extended spectrum beta-lactamases，ESBLs） 713
超声支气管镜检查（ultrasonic bronchoscope） 877
超声支气管镜引导下经支气管针吸活检（endobronchial ultrasound guided transbronchial needle aspiration，EBUS-TBNA） 877
潮红（redness） 176
潮气量（tidal volume，VT） 844
沉默肺（silent chest） 237
晨尿（first morning urine） 399
充血性心力衰竭（congestive heart failure） 270
重组 t-PA（recombinant t-PA，rt-PA） 500
抽搐（tic） 124
出生缺陷（birth defects） 676
出血时间（bleeding time，BT） 483
初期止血（primary hemostasis） 480
触诊（palpation） 151
传染性单核细胞增多症（infectious mononucleosis） 188, 721
喘鸣（stridor） 231
粗湿啰音（coarse crackles） 232
促凝血（procoagulation） 483

D

D-二聚体（D-dimer，DD） 501
DNA 指数（DNA index，DI） 758
大细胞（macrocyte） 393
呆小症（cretinism） 168
单胺氧化酶（monoamine oxidase，MAO） 542
单纯疱疹病毒（herpes simplex virus，HSV） 721
单核苷酸多态性（single nucleotide polymorphism，SNP） 511
单核细胞（monocyte） 377, 428
单核细胞增多（monocytosis） 380
单链构象多态性（single strand conformation polymorphism，SSCP） 724
单链尿型纤溶酶原激活物（single-chain urinary type plasminogen activator，SCU-PA） 481
单音律（monotone rhythm） 252
胆红素尿（bilirubinuria） 401
胆碱酯酶（cholinesterase，ChE） 533
胆汁淤积性黄疸（cholestatic jaundice） 70
蛋白 C（protein C，PC） 481, 495, 497
蛋白 C 活性依赖凝固时间（protein C activity-dependent clotting time，PCAT） 495
蛋白 S（protein S，PS） 497
蛋白 Z 依赖的蛋白酶抑制物（protein Z- dependent protease inhibitor，ZPI） 495
蛋白尿（proteinuria） 402
导尿术（urethral catheterization） 954
盗汗（night sweat） 179
低分子量肝素（low molecular weight heparin，LMWH） 490
低密度脂蛋白（low density lipoprotein，LDL） 577
低色素性红细胞（hypochromic erythrocyte） 394
低血压（hypotension） 167
滴虫阴道炎（trichomonal vaginitis，TV） 674, 694
第 2 次晨尿（second morning urine） 399
第 1 秒用力呼气量（forced expiratory volume in one second，FEV_1） 846
淀粉酶（amylase，AMY） 421
丁型肝炎病毒（hepatitis D virus，HDV） 719
定向力（orientation） 170
动脉血气分析（artery blood gas analysis） 852
动态心电图（ambulatory electrocardiography，AECG） 835
动态血压监测（ambulatory blood pressure monitoring，ABPM） 265
窦性心律失常（sinus arrhythmia） 250
杜勒小体（Dühle body） 390
多发性骨髓瘤（multiple myeloma，MM） 477
多发性硬化（multiple sclerosis，MS） 664
多尿（polyuria） 80, 400

E

恶心（nausea） 46
恶性胸腔积液（malignant pleural effusion） 238
耳语音（whispered pectoriloquy） 232
二尖瓣关闭不全（mitral insufficiency） 267
二尖瓣面容（mitral facies） 171
二尖瓣狭窄（mitral stenosis） 266
二氧化碳结合力（carbon dioxide combining power，CO_2CP） 854

F

发绀（cyanosis） 36, 176
发热（fever） 9
发育（development） 167
反常分裂（paradoxical splitting） 253
反跳痛（rebound tenderness） 154
非感染性发热（non-infective fever） 9
非结合胆红素（unconjugated bilirubin，UCB） 404, 537

非淋菌性尿道炎（nongonococcal urethritis，NGU） 733
非肾小球源性血尿（non-glomerular hematuria） 407
非特异性酯酶（nonspecific esterase，NSE） 432
非选择性蛋白尿（nonselective proteinuria） 403
肥达反应（Widal reaction，WR） 706
肥胖（obesity） 93, 169
肺癌（lung cancer） 764
肺不张（atelectasis） 235
肺功能检查（pulmonary function test，PFT） 842
肺活量（vital capacity，VC） 844
肺泡呼吸音（vesicular breath sound） 230
肺气肿（emphysema） 235
肺实变（pulmonary consolidation） 233
肺栓塞（pulmonary embolism，PE） 494, 501
肺炎（pneumonia） 647
分化簇（cluster of differentiation，CD） 610
分叶核粒细胞（segmented granulocyte） 427
分子标志物（molecular marker） 485, 515
粪便隐血试验（fecal occult blood test，FOBT） 417
辅助性 T 细胞（helper T cell，Th） 610
负反馈（negative feedback） 495
附加音（adventitious sound） 231
腹腔穿刺术（peritoneocentesis） 942
腹痛（abdominal pain） 53
腹泻（diarrhea） 59

G

干啰音（rhonchi，wheeze） 231
干扰素（interferon，IFN） 609
干燥综合征（Sjögren syndrome，SS） 618
杆状核粒细胞（stab granulocyte，band granulocyte） 427
肝病面容（hepatic facies） 171
肝活体组织穿刺术（liver biopsy） 946
肝素（heparin） 481, 495
肝素诱导的血小板减少症（heparin- induced thrombocytopenia） 518
肝细胞性黄疸（hepatocellular jaundice） 70
肝炎病毒（hepatitis virus） 716
肝源性水肿（hepatic edema） 89
肝掌（palmar erythema） 183
感染性发热（infective fever） 9
感染性疾病（infectious diseases） 699
刚地弓形虫（*Toxoplasma gondii*） 729
高色素性红细胞（hyperchromic erythrocyte） 394
高铁血红素白蛋白（methem albumin） 446
高血压（hypertension） 166
革兰氏染色（Gram stain） 704
功能残气量（functional residual capacity，FRC） 844
功能性蛋白尿（functional proteinuria） 402
宫颈癌（cervical cancer） 768
共济失调步态（ataxic gait） 175
共同凝血途径（common coagulation pathway，CCP） 487
佝偻病胸（rachitic chest） 223
骨髓穿刺术（bone marrow puncture，BMP） 913
骨髓活体组织检查术（bone marrow biopsy，BMB） 917
鼓音（tympany） 157, 228
固定性分裂（fixed splitting） 253
关节痛（arthralgia） 107
管型（cast） 405
管样呼吸音（tubular breath sound） 231
光谱核型分析（spectral karyotyping，SKY） 774
胱抑素 C（cystatin C，Cys-C） 556
国际标准化比值（international normalized ratio，INR） 489
过敏性紫癜（allergic purpura） 182
过清音（hyperresonance） 157, 228

H

鼾音（sonorous rhonchi） 231
汉坦病毒（Hantaan virus） 722
核变性（degeneration of nucleus） 390
核右移（nuclear right shift） 389
核左移（nuclear left shift） 389
亨廷顿舞蹈病（Huntington chorea） 690
红细胞变形性（erythrocyte deformability） 505
红细胞沉降率（erythrocyte sedimentation rate，ESR） 387
红细胞缗钱状形成（erythrocyte rouleaux formation） 396
红细胞渗透脆性试验（erythrocyte osmotic fragility test） 447
红细胞影（blood ghost） 406
红细胞增多症（polycythemia） 376
呼出气一氧化氮（fractional concentration of exhaled nitric oxide，FeNO） 861
呼气肺活量（expiratory vital capacity，EVC） 844
呼吸（respiration） 165
呼吸过缓（bradypnea） 225
呼吸过速（tachpnea） 225
呼吸困难（dyspnea） 32
呼吸衰竭（respiratory failure，RF） 649
呼吸音（breath sound） 230

花生四烯酸代谢缺陷症（arachidonic acid metabolism defect，AMD） 484
华法林（warfarin） 518
环介导等温扩增（loop mediated isothermal amplification，LAMP） 724
慌张步态（festinating gait） 175
黄疸（jaundice） 67
黄染（stained yellow） 176
昏迷（coma） 129
昏睡（stupor） 129
混合或不明谱系急性白血病（acute leukemia of mixed or ambiguous lineage） 460
混合性蛋白尿（mixed proteinuria） 403
活化部分凝血活酶时间（activated partial thromboplastin time，APTT） 489
活化蛋白 C（activated protein C，APC） 495
活化蛋白 C 抵抗（activated protein C resistance，APC-R） 496
活化蛋白 C 敏感度比值（activated protein C- sensitivity ratio，APC-SR） 496
获得性免疫缺陷综合征（acquired immunodeficiency syndrome，AIDS） 736
霍乱弧菌（*Vibrio cholerae*） 710

J

肌酐清除率（creatinine clearance rate，CCr） 551
肌红蛋白尿（myoglobinuria） 401
鸡胸（pigeon chest） 223
激肽释放酶（kallikrein，KK） 487, 499
激肽释放酶原（prekallikrein，PK） 487
急腹症（acute abdomen） 53
急进性肾小球肾炎（rapidly progressive glomerulonephritis，RPGN） 567
急性病容（acute facies） 171
急性腹痛（acute abdominal pain） 53
急性呼吸窘迫综合征（acute respiratory distress syndrome，ARDS） 34
急性淋巴细胞白血病（acute lymphoblastic leukaemia，ALL） 472
急性上呼吸道感染（acute upper respiratory tract infection） 647
急性肾损伤（acute kidney injury，AKI） 569
急性肾小管坏死（acute tubular necrosis，ATN） 568
急性肾小球肾炎（acute glomerulonephritis，AGN） 566
急性时相蛋白（acute phase proteins，APP） 491
急性心肌梗死（acute myocardial infarction，AMI） 494
棘形红细胞（acanthocyte） 394
记忆（memory） 170
寄生虫感染（parasitic infection） 728
甲亢面容（hyperthyroidism facies） 171
甲胎蛋白（alpha fetoprotein，AFP） 748
甲型肝炎病毒（hepatitis A virus，HAV） 716
甲状腺功能亢进（hyperthyroidism） 589
甲状腺球蛋白（thyroglobulin，TG） 591
甲状腺素（thyroxine，T_4） 589
假两性畸形（pseudohermaphroditism） 162
假阳性率（false positive rate，FPR） 369
假阴性率（false negative rate，FNR） 369
尖锐湿疣（condyloma acuminatum，CA） 738
间接叩诊法（indirect percussion） 156
间接听诊法（indirect auscultation） 158
肩胛间区（interscapular region） 219
肩胛上区（suprascapular region） 219
肩胛下区（infrascapular region） 219
剪刀步态（scissors gait） 175
碱剩余（base excess，BE） 854
碱性磷酸酶（alkaline phosphatase，ALP） 529
剑突（xiphoid process） 219
浆膜腔（serous cavity） 419
浆膜腔积液（serous effusion） 419
浆细胞（plasmacyte） 428
浆细胞骨髓瘤（plasma cell myeloma，PCM） 477
降钙素原（procalcitonin，PCT） 708
交联纤维蛋白（cross-linked fibrin，CLF） 500
交替脉（pulsus alternans） 262
角弓反张体位（opisthotonos position） 173
结合胆红素（conjugated bilirubin） 404, 537
结合珠蛋白（haptoglobin，Hp） 446
结核分枝杆菌（*Mycobacterium tuberculosis*，TB） 710
结晶（crystal） 405
结晶尿（crystalluria） 401
经皮肺穿刺术（percutaneous lung biopsy，PLB） 926
惊厥（convulsion） 124
精子凝集试验（sperm agglutination test，SAT） 670
精子制动试验（sperm immobilization test，SIT） 670
颈动脉窦性晕厥（carotid sinus syncope） 121
静脉血栓栓塞（venous thromboembolism，VTE） 501
巨红细胞（megalocyte） 393
巨细胞病毒（cytomegalovirus，CMV） 720
巨血小板综合征（Bernard Soulier syndrome，BSS） 484
巨幼细胞贫血（megaloblastic anemia，MA） 455

聚合酶链反应（polymerase chain reaction，PCR） 526, 703
菌落（colony） 705
菌尿（bacteriuria） 401

K

喀喇音（click） 254
开瓣音（opening snap） 254
抗核抗体（antinuclear antibody，ANA） 613
抗核小体抗体（anti-nucleosome antibodies，AnuA） 618
抗环瓜氨酸多肽抗体（antibodies against cyclic citrulline peptides，anti-CCP） 619
抗链球菌溶血素“O”（anti-streptolysin O，ASO） 707
抗磷脂抗体（anti-phospholipid antibody，APLA） 619
抗凝物（anticoagulants） 490
抗凝血酶（antithrombin，AT） 481, 495, 496
抗人球蛋白试验（Coombs test） 452
抗酸染色（acid-fast stain） 704
抗微生物药物敏感试验（antimicrobial susceptibility test，AST） 710
抗中性粒细胞胞浆抗体（antineutrophil cytoplasmic antibodies，ANCA） 620
颗粒型巨核细胞（granular megakaryocyte） 428
咳嗽（cough） 20
咳痰（expectoration） 20
可溶性纤维蛋白（soluble fibrin，SF） 500
可溶性纤维蛋白单体（soluble fibrin monomer，FM） 502
可提取性核抗原（extractable nuclear antigen，ENA） 618
克氏综合征（Klinefelter syndrome） 686
空泡形成（vacuolation） 390
口服葡萄糖耐量试验（oral glucose tolerance test，OGTT） 572
口形红细胞（stomatocyte） 394
叩诊（percussion） 155
叩诊音（percussion sound） 156
苦笑面容（sardonic facies） 172
库欣综合征（Cushing syndrome，CS） 94, 601
跨域步态（steppage gait） 175

L

狼疮抗凝物（lupus anticoagulant，LAC） 498
肋膈窦（sinus phrenic costalis） 221
肋骨（rib） 219
肋脊角（costospinal angle） 219
肋间隙（intercostal space） 218
泪滴形细胞（dacryocyte，tear drop cell） 394
类白血病反应（leukemoid reaction） 463
类风湿关节炎（rheumatoid arthritis，RA） 626
类风湿因子（rheumatoid factor，RF） 612
李凡他试验（Rivalta test） 420
立克次体（rickettsia） 732
利尿钠肽（natriuretic peptide，NP） 633
粒红比值（myeloid series ∶ eythroid series，M ∶ E） 426
粒细胞（granulocyte） 377
粒细胞减少症（granulocytopenia） 379
粒细胞缺乏症（agranulocytosis） 379
链激酶（streptokinase，SK） 500
淋巴结（lymph node） 184
淋巴结穿刺术（lymph node puncture，LNP） 909
淋巴结活体组织检查术（lymph node biopsy） 911
淋巴系肿瘤（lymphoid neoplasms） 459
淋巴细胞（lymphocyte） 377, 427
淋巴细胞减少（lymphopenia） 381
淋巴细胞增多症（lymphocytosis） 381
淋病（gonorrhea） 732
淋病奈瑟菌（*Neisseria gonorrhoeae*） 710
鳞状上皮细胞癌抗原（squamous cell carcinoma antigen，SCC） 753
灵敏度（sensitivity，SN） 369
流式细胞术（flow cytometry，FCM） 436
漏出液（transudate） 237, 419
漏斗胸（funnel chest） 223
氯化铵负荷试验（ammonium chloride loading test） 564

M

May-Hgglin 畸形（May-Hgglin anomaly） 391
脉搏（pulse） 163, 261
脉搏短绌（pulse deficit） 261
满月面容（moon facies） 172
慢性病容（chronic facies） 171
慢性腹痛（chronic abdominal pain） 53
慢性粒单核细胞白血病（chronic myelomonocytic leukemia，CMML） 463
慢性粒细胞白血病（chronic myeloid leukemia，CML） 461
慢性淋巴细胞白血病 / 小淋巴细胞淋巴瘤（chronic lymphocytic leukemia/small lymphocytic lymphoma，CLL/SLL） 474
慢性肾病（chronic kidney diseases，CKD） 569

慢性中性粒细胞白血病（chronic neutrophilic leukemia，CNL） 462
毛细胞白血病（hairy cell leukemia，HCL） 476
毛细血管搏动征（capillary pulsation） 266
玫瑰疹（roseola） 181
梅毒（syphilis） 734
梅毒螺旋体血凝试验（treponemal pallidum hemagglutination assay，TPHA） 735
每分通气量（minute ventilation，VE） 849
美国临床和实验室标准化委员会（Clinical and Laboratory Standards Institute，CLSI） 711
弥漫大 B 细胞淋巴瘤（diffuse large B-cell lymphoma，DLBCL） 476
弥散性血管内凝血（disseminated intravascular coagulation，DIC） 17, 515
免疫比浊法（immunoturbidimetric assay） 501
免疫表型（immunophenotypes） 436
免疫球蛋白（immunoglobulin，Ig） 606
免疫性血小板减少症（immune thromobocytopenia，ITP） 17, 486
面具面容（masked facies） 172
面容（facial features） 171
敏感（susceptible，S） 711
莫氏试验（Mosenthal test） 561

N

N- 乙酰 -β-D- 氨基葡糖苷酶（*N*-acetyl-β-D-glucosaminidase，NAG） 560
耐甲氧西林金黄色葡萄球菌（methicillin resistance staphylococcus aureus，MRSA） 713
耐甲氧西林葡萄球菌（methicillin resistance staphylococci，MRS） 700, 713
耐青霉素肺炎链球菌（penicillin resistance streptococcus pneumonia，PRSP） 714
耐药（resistant，R） 711
囊尾蚴病（cysticercosis） 729
脑脊液（cerebrospinal fluid，CSF） 651
内镜术（endoscopy） 866
内科胸腔镜检查（medical thoracoscopy，pleuroscopy） 878
内生肌酐清除率（endogenous creatinine clearance rate） 550
内源性凝血途径（intrinsic coagulation pathway，ICP） 487
逆分裂（reversed splitting） 253
逆转录聚合酶链反应（reverse transcription-polymerase chain reaction） 724
年龄（age） 162
黏附（adhesion） 483
黏液性水肿（myxedema） 89
捻发音（crepitus） 232
尿激酶（urokinase，UK） 500
尿激酶型纤溶酶原激活物（urokinase type plasminogen activator，u-PA） 500
尿急（urgent micturition） 77
尿量（urine volume） 400
尿路感染（urinary tract infection） 568
尿钠排泄分数（fraction of urine natrium excretion，FeNa） 558
尿频（frequent micturition） 77
尿渗量（urine osmolality，Uosm） 561
尿失禁（urine incontinence） 83
尿酸（uric acid，UA） 558
尿痛（dysuria） 77
尿潴留（retention of urine） 83
尿转铁蛋白（urine transferrin，UTf） 556
凝血酶 - 抗凝血酶复合物（thrombin antithrombin complex，TAT） 499
凝血酶激活纤溶抑制物（thrombin activable fibrinolysis inhibiter，TAFI） 500, 504
凝血酶时间（thrombin time，TT） 490
凝血酶原（prothrombin） 487
脓尿（pyuria） 401
脓胸（pyothorax） 238

O

呕吐（vomiting） 46
呕血（hematemesis） 25, 49
偶然性蛋白尿（accidental proteinuria） 403

P

P- 选择素（P-selectin） 485
蹒跚步态（waddling gait） 175
疱疹（bleb） 181
佩尔格尔 - 休特畸形（Pelger-Hut anomaly） 391
皮肤黏膜出血（mucocutaneous hemorrhage） 16
皮肤脱屑（desquamation） 182
皮下出血（subcutaneous hemorrhage） 182
皮下结节（subcutaneous nodules） 183
皮疹（skin eruption） 180
片段 1+2（fragment 1+2，F1+2） 494
贫血（anemia） 375
贫血病容（anemic facies） 171
葡糖 -6- 磷酸脱氢酶（glucose-6-phosphate dehydrogenase，G6PD） 449
葡萄球菌激酶（staphylokinase，SAK） 500

Note

Q

期前收缩（premature beat） 250
奇脉（paradoxical pulse） 262
气管（trachea） 216
气管呼吸音（tracheal breath sound） 230
气胸（pneumothorax） 239
牵涉痛（referred pain） 54, 104
前白蛋白（prealbumin，PAB） 535
前列腺癌（prostate cancer） 769
前列腺特异性抗原（prostate specific antigen，PSA） 754
浅部触诊法（light palpation） 152
强迫体位（compulsive position） 173
强直性脊柱炎（ankylosing spondylitis，AS） 526, 628
清音（resonance） 157, 228
情感（affection） 170
琼脂稀释法（agar dilution test） 711
丘疹（papules） 180
球蛋白（globulin，G） 534
球形红细胞（spherocyte） 393
去甲基 6- 酮 - 前列腺素 F1α（DM-6-keto-PGF1α） 481
去甲肾上腺素（norepinephrine） 594
全血细胞计数（complete blood count，CBC） 373
醛固酮（aldosterone） 592
缺铁性贫血（iron deficiency anemia，IDA） 454
群体反应性抗体（panel reactive antibodies，PRA） 524

R

染色体基因组芯片分析（chromosomal microarray analysis，CMA） 787
人类白细胞抗原（human leukocyte antigen，HLA） 519, 524
人类附睾蛋白 4（human epididymis protein 4，HE4） 757
人类轮状病毒（human rotavirus，HRV） 722
人类乳头瘤病毒（human papilloma virus，HPV） 724
人绒毛膜促性腺激素（human chorionic gonadotropin，hCG） 679
认知（cognitive） 170
妊娠性水肿（pregnancy edema） 89
溶菌酶（lysozyme，LZM） 421
溶血性黄疸（hemolytic jaundice） 70
溶血性贫血（hemolytic anemia，HA） 445
肉汤稀释法（broth dilution test） 711
乳房（breast） 240
乳胶凝集试验（latex agglutination test，LAT） 501
乳糜尿（chyluria） 401
乳酸（lactic acid） 576
乳酸脱氢酶（lactate dehydrogenase，LDH） 421

S

三凹征（three depressions sign） 33
三碘甲腺原氨酸（triiodothyronine，T_3） 589
三腔二囊管压迫止血术（balloon tamponade，BT） 951
沙眼衣原体（*Chlamydia trachomatis*） 731
伤寒面容（typhoid facies） 172
上气道咳嗽综合征（upper airway cough syndrome，UACS） 21
上消化道内镜检查（upper gastrointestinal endoscopy） 867
少尿（oliguria） 80, 400
深部触诊法（deep palpation） 153
深静脉血栓形成（deep vein thrombosis，DVT） 494, 501
深吸气量（inspiratory capacity，IC） 844
神经元特异性烯醇化酶（neuron specific enolase，NSE） 656, 755
肾病面容（nephrotic facies） 172
肾病综合征（nephrotic syndrome，NS） 567
肾穿刺活体组织检查术（renal puncture biopsy） 957
肾上腺素（epinephrine） 594
肾小管性蛋白尿（tubular proteinuria） 403
肾小管性酸中毒（renal tubular acidosis，RTA） 564
肾小球性蛋白尿（glomerular proteinuria） 403
肾小球源性血尿（glomerular hematuria） 407
肾性水肿（renal edema） 89
肾性糖尿（renal glucosuria） 404
肾综合征出血热（hemorrhagic fever with renal syndrome，HFRS） 722
渗出液（exudate） 237, 419
生理性分裂（physiologic splitting） 253
生命体征（vital sign） 162
生殖器疱疹（genital herpes） 737
湿啰音（moist crackles） 231
实验室检查（laboratory examination） 3
实验诊断学（laboratory diagnostics） 365
实音（flatness） 157, 228
视黄醇结合蛋白（retinal-binding protein，RBP） 559
视诊（inspection） 151
嗜多色性红细胞（polychromatic erythrocyte） 395
嗜碱性粒细胞（basophil） 377
嗜睡（somnolence） 129
嗜酸性粒细胞（eosinophil） 377

嗜酸性粒细胞减少（eosinopenia） 380
收缩期喷射音（systolic ejection sounds） 254
收缩期杂音（systolic murmur，SM） 256
收缩压（systolic blood pressure，SBP） 165
收缩早期喷射音（early systolic ejection sounds） 255
收缩中、晚期喀喇音（middle and late systolic clicks） 255
舒张期杂音（diastolic murmur，DM） 256
舒张压（diastolic blood pressure，DBP） 165
水冲脉（water hammer pulse） 262
水肿（edema） 88, 183
思维（thought） 170
似然比（likelihood ratio，LR） 369
随机尿（random urine） 399
髓过氧化物酶（myeloperoxidase，MPO） 431
髓鞘碱性蛋白（myelin basic protein，MBP） 656
髓系肿瘤（myeloid neoplasms） 458
锁骨上窝（supraclavicular fossa） 219
锁骨下窝（infraclavicular fosa） 219

T

T- 急性淋巴细胞白血病（T-acute lymphoblastic leukemia，T-ALL） 474
T- 淋巴母细胞淋巴瘤（T-lymphoblastic lymphoma，T-LBL） 474
调节性 T 细胞（regulatory T cell，Tr 或 Treg） 610
胎心律（embryocardia） 252
痰液（sputum） 642
碳酸氢根（bicarbonate，HCO_3^-） 854
唐氏综合征（Down syndrome，DS） 679
糖蛋白（glycoprotein，GP） 481
糖化血红蛋白（glycated hemoglobin，GHb） 574
糖类抗原 125（carbohydrate antigen 125，CA125） 752
糖类抗原 15-3（carbohydrate antigen 15-3，CA15-3） 752
糖类抗原 19-9（carbohydrate antigen 19-9，CA19-9） 750
糖类抗原 242（carbohydrate antigen 242，CA242） 751
糖类抗原 72-4（carbohydrate antigen 72-4，CA72-4） 751
糖尿（glucosuria） 403
套区细胞淋巴瘤（mantle cell lymphoma，MCL） 476
特发性水肿（idiopathic edema） 90
特异度（specificity，SP） 369
特异性酯酶（specific esterase，SE） 432
体格检查（physical examination） 3
体内穿透试验（*in vivo* penetration test） 671
体外穿透试验（*in vitro* penetration test） 671
体位（position） 173
体位性蛋白尿（postural proteinuria） 403
体温（temperature） 163
体型（habitus） 168
体征（sign） 2, 7
体重指数（body mass index，BMI） 93, 169
天冬氨酸氨基转移酶（aspartate aminotransferase，AST） 529
听诊（auscultation） 157
同型半胱氨酸（homocysteine，Hcy） 636
酮尿（ketonuria） 404
酮体（ketone body） 404
酮血症（ketonemia） 404
桶状胸（barrel chest） 222
头痛（headache） 112
透明管型（hyaline cast） 410
湍流（turbulent flow） 255
吞咽困难（dysphagia） 43
脱落脉（dropped pulse） 261
椭圆形红细胞（elliptocyte） 393

V

von Willebrand 因子（von Willebrand factor，vWF） 510
vWF 的 F Ⅷ结合能力（vWF：F Ⅷ binding capacity，vWF：F8Bc） 481
vWF 的胶原结合能力（vWF：collagen binding capacity，vWF：CBc） 481
vWF 裂解酶（von Willebrand factor cleaving protease，vWFCP） 517
vWF 瑞斯托霉素辅因子（vWF：ristocetin cofactor，vWF：RC） 481

W

外阴阴道假丝酵母菌病（vulvovaginal candidiasis，VVC） 694
外源性凝血途径（extrinsic coagulation pathway，ECP） 487
晚幼红细胞（orthochromatic normoblast） 426
晚幼粒细胞（metamyelocyte） 427
网织红细胞（reticulocyte，RET） 383
网织红细胞计数（reticulocyte count，RET） 373
微量白蛋白尿（microalbuminuria，MAU） 554
维生素 B_{12}（vitamin B_{12}，Vit B_{12}） 443
胃癌（gastric cancer） 765
胃泌素释放肽前体（progastrin releasing peptide，proGRP） 755

无脉（pulseless） 262
无脉症（pulseless disease） 164
无尿（anuria） 80, 400

X

XYY 综合征（XYY syndrome） 686
吸气肺活量（inspiratory vital capacity，IVC） 844
希恩综合征（Sheehan syndrome） 98
稀释法（dilution test） 711
系统性红斑狼疮（systemic lupus erythematosus，SLE） 627
细胞大小不均（anisocytosis） 390
细胞毒性 T 细胞（cytotoxic T cell，CTL 或 Tc） 610
细胞化学染色（cytochemical stain） 431
细胞角蛋白（cytokeratin） 756
细胞因子（cytokine，CK） 608
细菌性阴道病（bacterial vaginosis，BV） 674, 695
细湿啰音（fine crackles） 232
夏科 - 莱登结晶（Charcot-Leyden crystal） 415
纤溶亢进（hyperfibrinolysis） 488, 501
纤溶酶（plasmin，PL） 499
纤溶酶 -α_2 抗纤溶酶复合物（plasmin-α_2-antiplasmin complex，PAP） 504
纤溶酶原（plasminogen，PLG） 499, 503
纤溶酶原激活物（plasminogen activator，PA） 492
纤溶酶原激活物抑制剂（plasminogen activator inhibitor，PAI） 481
纤维蛋白（fibrin） 481
纤维蛋白多聚体（fibrin polymer，FP） 500
纤维蛋白溶解系统（fibrinolytic system） 499
纤维蛋白肽 A（fibrin peptide A，FPA） 494
纤维蛋白原（fibrinogen，FIB） 491
纤维蛋白原降解产物（fibrinogen degradation products，FDP） 500
纤维蛋白原受体（fibrinogen receptor，FIB-R） 485
腺苷脱氨酶（adenosine deaminase，ADA） 421
香豆素（coumarin） 498
消瘦（emaciation） 97, 169
小细胞（microcyte） 392
哮鸣音（wheeze） 231
心包穿刺术（pericardiocentesis） 929
心包积液（pericardial effusion） 269
心包叩击音（pericardial knock） 254
心房颤动（atrial fibrillation） 250
心悸（palpitation） 39
心尖搏动（apical impulse） 243
心境障碍（mood disorder） 132
心力衰竭（heart failure） 270
心音分裂（splitting of heart sounds） 252
心源性水肿（cardiac edema） 89
心源性晕厥（cardiogenic syncope） 121
心脏杂音（cardiac murmurs） 255
新生儿溶血病（hemolytic disease of newbon，HDN） 520
性别（sex） 161
性病研究实验室试验（venereal disease research laboratory，VDRL） 735
性传播疾病（sexually transmitted disease，STD） 732
性腺发育不全（gonadal dysgenesis） 162
胸壁（chest wall） 226
胸部（chest） 215
胸骨柄（manubrium sterni） 218
胸骨角（sternal angle） 218
胸骨上切迹（suprasternal notch） 218
胸骨上窝（suprasternal fossa） 219
胸骨下角（infrasternal angle） 218
胸廓（thorax） 215
胸廓扩张度（thoracic expansion） 226
胸膜（pleura） 216
胸膜活体组织检查术（pleura biopsy） 924
胸膜摩擦感（pleural friction fremitus） 227
胸膜摩擦音（pleural friction rub） 233
胸膜腔穿刺术（thoracentesis） 920
胸腔（thoracic cavity） 216
胸腔积液（pleural effusion） 237
胸痛（chest pain） 28
胸语音（pectoriloquy） 232
嗅诊（olfactory examination） 160
选择性蛋白尿（selective proteinuria） 403
眩晕（vertigo） 116
血管免疫母细胞性 T 细胞淋巴瘤（angioimmunoblastic T-cell lymphoma，AITL） 479
血管性血友病（von Willebrand disease，vWD） 510
血管性血友病因子（von Willebrand factor，vWF） 481
血红蛋白尿（hemoglobinuria） 401
血浆黏度（plasma viscosity） 505
血浆鱼精蛋白副凝固试验（plasma protamine paracoagulation test，3P test） 502
血块收缩（clot retraction） 483
血尿（hematuria） 74, 400
血清蛋白质电泳（serum protein electrophoresis，SPE） 535
血清肌酐（serum creatinine，S_{Cr}） 552
血清尿素氮（blood urea nitrogen，BUN） 553
血清铁（serum iron，SI） 440
血清总胆红素（total bilirubin，TBil） 537
血栓（thrombosis） 480

血栓前状态（prethrombotic state，PTS） 514
血栓调节蛋白（thrombomodulin，TM） 481, 495
血栓性血小板减少性紫癜（thrombotic thrombocytopenic purpura，TTP） 17, 517
血小板（platelet，PLT） 381
血小板减少症（thrombocytopenia） 382
血小板无力症（glanzmann thrombasthenia，GT） 484, 510
血小板相关免疫球蛋白（platelet associated immunoglobulin，PAlg） 486
血小板增多（thrombocytosis） 382
血型（blood group） 519
血压（blood pressure，BP） 165, 263
血液高凝状态（hypercoagulable state） 494
血液黏度（blood viscosity） 505
血液黏度计（viscosimeter） 505
血友病（hemophilia） 511

Y

严重急性呼吸综合征（severe acute respiratory syndrome，SARS） 699, 723
羊鸣音（egophony） 232
阳性预测值（positive predictive value，PV+） 369
腰背痛（lumbodorsalgia） 102
药物性水肿（pharmacal edema） 90
叶酸（folic acid，FA） 443
腋窝（axillary fossa） 219
衣原体（chlamydia） 731
医学决定水平（medicine decide level，MDL） 370
遗传代谢病（inherited metabolic disease，IMD） 774
遗传性疾病（inherited disease） 771
乙型肝炎病毒（hepatitis B virus，HBV） 717
乙型肝炎病毒 e 抗体（hepatitis B virus e antibody，抗 -HBe） 718
乙型肝炎病毒表面抗体（hepatitis B virus surface antibody，抗 -HBs） 717
乙型肝炎病毒表面抗原（hepatitis B virus surface antigen，HBsAg） 717
乙型肝炎病毒核心抗体（hepatitis B virus core antibody，抗 -HBc） 717
乙型肝炎病毒核心抗原（hepatitis B virus core antigen，HBcAg） 717
异常纤溶酶原血症（dysplasminogenemia） 503
异型淋巴细胞（atypical lymphocyte） 391
易栓症（thrombophilia） 513
意识模糊（confusion） 130
意识障碍（disturbance of consciousness） 128
溢出性蛋白尿（overflow proteinuria） 403
因子抑制物（factor inhibitor，FI） 499
阴性预测值（negative predictive value，PV-） 369
隐血（occult blood） 407
鹦鹉热衣原体（*Chlamydia psittacosis*） 731
荧光密螺旋体抗体吸附试验（fluorescent treponemal antibody absorption，FTA-ABS） 735
荧光染色（fluorescence stain） 704
荧光原位杂交（fluorescence *in situ* hybridization，FISH） 437, 773
营养不良性水肿（nutritional edema） 89
营养状态（state of nutrition） 169
用力肺活量（forced vital capacity，FVC） 846
优球蛋白（euglobulin） 502
优球蛋白溶解时间（euglobulin lysis time，ELT） 503
幽门螺杆菌（*Helicobacter pylori*，HP） 708
幼单核细胞（promonocyte） 428
幼浆细胞（proplasmacyte） 428
幼淋巴细胞（prolymphocyte） 427
幼稚巨核细胞（promegakaryocyte） 428
鱼精蛋白（protamine） 502
语调（tone） 171
语态（voice） 171
语音共振（vocal resonance） 232
语音震颤（vocal fremitus） 226
预测值（predictive value，PV） 369
原癌基因（protooncogene） 758
原发性肝癌（primary liver cancer） 766
原发性纤溶亢进症（primary fibrinolysis） 501
原发性血小板增多症（essential thrombocythemia，ET） 464
原浆细胞（plasmablast） 428
原粒细胞（myeloblast） 426
原淋巴细胞（lymphoblast） 427
原始单核细胞（monoblast） 428
原始红细胞（pronormoblast） 426
原始巨核细胞（megakaryoblast） 428
原位核酸杂交（*in situ* nucleic acid hybridization） 727
约登指数（Youden index） 369
晕厥（syncope） 120

Z

再生障碍性贫血（aplastic anemia，AA） 456
早幼红细胞（early normoblast） 426
早幼粒细胞（promyelocyte） 427
造血干细胞（hematopoietic stem cell，HSC） 377, 386
谵妄（delirium） 130

Note

阵发性睡眠性血红蛋白尿（paroxysmal nocturnal hemoglobinuria，PNH） 448
诊断学（diagnostics） 1
震颤（thrill） 245
正常化比值（normalized ratio，NR） 495
正色素性红细胞（normochromic erythrocyte） 394
症状（symptom） 2, 7
症状学（symptomatology） 2, 7
支气管肺泡灌洗液（bronchoalveolar lavage fluid，BALF） 645
支气管肺泡呼吸音（bronchovesicular breath sound） 230
支气管呼吸音（bronchial breath sound） 230
支气管镜（bronchoscopy） 873
支气管哮喘（bronchial asthma） 237
支气管语音（bronchophony） 232
支原体（mycoplasma） 730
肢端肥大症面容（acromegaly facies） 172
脂肪颗粒细胞（fatty granular cell） 408
脂肪酶（lipase，LPS） 545
脂肪尿（lipiduria） 401
脂肪泻（steatorrhea） 418
蜘蛛痣（spider angioma） 183
直接触诊法（direct palpation） 152
直接叩诊法（direct percussion） 156
直接听诊法（direct auscultation） 158
直立性低血压（orthostatic hypotension） 121, 167
植入前遗传学筛查（preimplantation genetic screen，PGS） 677
植入前遗传学诊断（preimplantation genetic diagnosis，PGD） 677
止血（hemostasis） 480
纸片扩散法（disc diffusion test） 711
酯酶（esterase） 432
中毒颗粒（toxic granulation） 390
中湿啰音（medium crackles） 232
中性粒细胞（neutrophil） 377
中性粒细胞碱性磷酸酶（neutrophil alkaline phosphatase，NAP） 435
中幼红细胞（polychromatic normoblast） 426
钟摆律（pendular rhythm） 252
肿瘤标志物（tumor marker，TM） 747
肿瘤坏死因子（tumor necrosis factor，TNF） 609
肿瘤扑落音（tumor plop） 254
肿瘤抑制基因（tumor suppressor gene） 759
重症肌无力（myasthenia gravis，MG） 664
主动脉瓣关闭不全（aortic insufficiency） 268
主动脉瓣狭窄（aortic stenosis） 268
主要组织相容性系统（major histocompatibility system，MHS） 524
转铁蛋白（transferrin，Tf） 441
转铁蛋白饱和度（transferrin saturation，TS） 441
准确度（accuracy，AC） 369
浊音（dullness） 157, 228
姿势（posture） 174
自身免疫性疾病（autoimmune disease，AID） 605
自身免疫性溶血性贫血（autoimmune hemolytic anemia，AIHA） 452, 457
自主体位（active position） 173
纵隔（mediastinum） 216
总铁结合力（total iron binding capacity，TIBC） 440
组织凝血活酶（tissue thromboplastin） 487, 489
组织细胞与树突状细胞肿瘤（histiocytic and dendritic cell neoplasms） 460
组织型纤溶酶原激活物（tissue plasminogen activator，t-PA） 481, 500
组织型纤溶酶原激活物（tissue-type plasminogen activator，t-PA） 492
组织性蛋白尿（histic proteinuria） 403
组织因子（tissue factor TF） 481, 487
组织因子途径抑制物（tissue factor pathway inhibitor，TFPI） 481, 495
最大呼气中期流速（maximum middle expiratory flow，MMEF） 847
最小抑菌浓度（minimal inhibitory concentration，MIC） 711
醉酒步态（drunken gait） 175